CURRENT
Diagnóstico e Tratamento

MEDICINA OCUPACIONAL E AMBIENTAL

Revisão técnica desta edição:

Coordenação:

Francisco Arsego de Oliveira (Capítulos 1 a 13 e 50)
Médico de família e comunidade. Chefe do Serviço de Medicina Ocupacional do Hospital de Clínicas de Porto Alegre (HCPA). Professor do Departamento de Medicina Social da Faculdade de Medicina da Universidade Federal do Rio Grande do Sul (UFRGS). Mestre em Antropologia Social.

Cláudio Vieira Bernardes (Capítulos 14, 23 e 32)
Médico residente em Medicina do Trabalho no HCPA.

Fábio F. Dantas Filho (Capítulos 16 a 19, 21, 24 a 28)
Médico do trabalho. Preceptor da Residência em Medicina do Trabalho do HCPA. Especialista em Medicina do Trabalho pela Associação Nacional de Medicina do Trabalho (ANAMT). Mestrando em Ciências Médicas - Endocrinologia da UFRGS.

Fernando Ribas Feijó (Capítulos 20, 22, 37, 39 e Apêndice B)
Médico do trabalho. Especialista em Medicina do Trabalho pela ANAMT e pela Associação Médica Brasileira (AMB). Mestre em Saúde Coletiva pela UFRGS. Doutorando em Epidemiologia da Universidade Federal de Pelotas (UFPEL).

José Mauro Ceratti Lopes (Capítulo 30)
Professor adjunto de Saúde Coletiva na Universidade Federal de Ciências da Saúde de Porto Alegre (UFCSPA). Especialista em Medicina de Família e Comunidade e em Medicina do Trabalho. Mestre em Educação pela UFRGS.

Karen Gomes d'Ávila (Capítulos 29, 31, 33, 35, 36, 38 e 40)
Médica de família e comunidade. Médica do trabalho. Especialista em Medicina do Trabalho pela ANAMT. Preceptora da Residência em Medicina do Trabalho do HCPA.

Luciane Lacerda Gomes Gonçalves (Capítulo 15)
Médica do trabalho do Serviço de Medicina Ocupacional do HCPA e do Serviço de Saúde do Trabalhador do Grupo Hospitalar Conceição (GHC). Pós-graduada em Medicina do Trabalho e em Ergonomia pela Engenharia de Produção da UFRGS. Mestre em Engenharia de Produção pela UFRGS.

Maria Carlota Borba Brum (Capítulos 41 a 49)
Médica do trabalho do Serviço de Medicina Ocupacional do HCPA e da Divisão de Vigilância em Saúde do Trabalhador (CEVS/SES). Especialista em Medicina do Trabalho. Residência Médica em Medicina Preventiva e Social no HCPA. Mestre em Ciências Pneumológicas pela UFRGS.

Rafael Linden (Capítulo 34)
Farmacêutico. Professor titular da Universidade Feevale. Mestre em Ciências Farmacêuticas pela UFRGS. Doutor em Biologia Celular e Molecular pela Pontifícia Universidade Católica do Rio Grande do Sul (PUCRS).

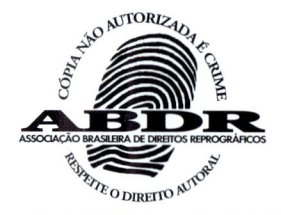

C976   CURRENT medicina ocupacional e ambiental : diagnóstico e tratamento / Organizadores, Joseph LaDou, Robert J. Harrison ; tradução: Ademar Valadares Fonseca ... [et al.] ; [revisão técnica: Francisco Arsego de Oliveira ... et al.]. – 5. ed. – Porto Alegre : AMGH, 2016.
xiii, 913 p. il. ; 25 cm.

ISBN 978-85-8055-564-6

1. Medicina ocupacional. 2. Medicina do trabalho. 2. Diagnóstico - Tratamento. I. LaDou, Joseph. II. Harrison, Robert J.

CDU 616-057

Catalogação na publicação: Poliana Sanchez de Araujo – CRB 10/2094

Um livro médico LANGE

CURRENT
Diagnóstico e Tratamento

MEDICINA OCUPACIONAL E AMBIENTAL

5ª Edição

Joseph LaDou, MS, MD
Clinical Professor Emeritus
Division of Occupational & Environmental Medicine
University of California, San Francisco

Robert J. Harrison, MD, MPH
Clinical Professor of Medicine
Divison of Occupational & Environmental Medicine
University of California, San Francisco

Tradução:
Ademar Valadares Fonseca
Lori Viali
Maria Elisabete Costa Moreira
Marina Boscato Bigarella
Patricia Lydie Josephine Voeux
Paulo Henrique Machado

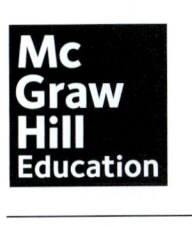

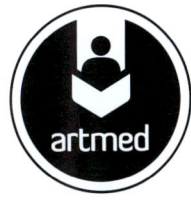

Mc Graw Hill Education

artmed

AMGH Editora Ltda.

2016

Obra originalmente publicada sob o título *Current Occupational & Environmental Medicine*, 5th Edition
ISBN 0071808159 / 9780071808156

Original edition copyright © 2014, McGraw-Hill Global Education Holdings, LLC., New York, New York 10121.
All rights reserved.

Portuguese language translation copyright © 2016, AMGH Editora Ltda., a Grupo A Educação S.A. company.
All rights reserved.

Gerente editorial: *Letícia Bispo de Lima*

Colaboraram nesta edição:

Coordenadora editorial: *Verônica de Abreu Amaral*

Editora: *Mirela Favaretto*

Preparação de originais: *Nádia da Luz Lopes e Maria Regina Borges-Osório*

Leitura final: *Fernanda Luzia Anflor Ferreira e Aline Branchi*

Arte sobre capa original: *Kaéle Finalizando Ideias*

Editoração: *Know-how Editorial*

Nota

A medicina é uma ciência em constante evolução. À medida que novas pesquisas e a experiência clínica ampliam o nosso conhecimento, são necessárias modificações no tratamento e na farmacoterapia. Os autores desta obra consultaram as fontes consideradas confiáveis, num esforço para oferecer informações completas e, geralmente, de acordo com os padrões aceitos à época da publicação. Entretanto, tendo em vista a possibilidade de falha humana ou de alterações nas ciências médicas, os leitores devem confirmar estas informações com outras fontes. Por exemplo, e em particular, os leitores são aconselhados a conferir a bula de qualquer medicamento que pretendam administrar, para se certificar de que a informação contida neste livro está correta e de que não houve alteração na dose recomendada nem nas contraindicações para o seu uso. Essa recomendação é particularmente importante em relação a medicamentos novos ou raramente usados.

Reservados todos os direitos de publicação, em língua portuguesa, à
AMGH EDITORA LTDA., uma parceria entre GRUPO A EDUCAÇÃO S.A. e McGRAW-HILL EDUCATION
Av. Jerônimo de Ornelas, 670 – Santana
90040-340 – Porto Alegre – RS
Fone: (51) 3027-7000   Fax: (51) 3027-7070

Unidade São Paulo
Av. Embaixador Macedo Soares, 10.735 – Pavilhão 5 – Cond. Espace Center
Vila Anastácio – 05095-035 – São Paulo – SP
Fone: (11) 3665-1100   Fax: (11) 3667-1333

SAC 0800 703-3444 – www.grupoa.com.br

É proibida a duplicação ou reprodução deste volume, no todo ou em parte, sob quaisquer formas ou por quaisquer meios (eletrônico, mecânico, gravação, fotocópia, distribuição na *Web* e outros), sem permissão expressa da Editora.

IMPRESSO NO BRASIL
PRINTED IN BRAZIL

AUTORES

Michael A. O'Malley, MD, MPH
Medical Director
Occupational Health Service
University of California, Davis
maomalley@ucdavis.edu
Pesticidas

Michael J. Dibartolomeis, PhD
Chief, Exposure Assessment Section
California Department of Public Health
Richmond, California
michael.dibartolomeis@cdph.ca.gov
Avaliação de risco para a saúde

Michael J. Kosnett, MD, MPH
Adjunct Associate Professor
Colorado School of Public Health
University of Colorado
Denver, Colorado
michael.kosnett@ucdenver.edu
Metais

Michael L. Fischman, MD, MPH
Clinical Professor
Division of Occupational and Environmental Medicine
Department of Medicine
University of California, San Francisco
michael.fischman@fischmanmed.com
Hematologia ocupacional
Câncer ocupacional
Doenças associadas às edificações

Michael P. Wilson, PhD, MPH
Director, Labor Occupational Health Program
Center for Occupational and Environmental Health
School of Public Health
University of California
Berkeley, California
mpwilson@berkeley.edu
Política internacional de substâncias químicas, saúde e direitos humanos

Mohana Amirtharajah, MD
Assistant Professor
Hand and Upper Extremity Surgery
Department of Orthopedic Surgery
University of California, San Francisco
amirtharajahm@orthosurg.ucsf.edu
Lesões no ombro, no cotovelo e na mão

Neal L. Benowitz, MD
Professor of Medicine and Bioengineering
   and Therapeutic Sciences
Chief, Division of Clinical Pharmacology
University of California, San Francisco
nbenowitz@medsfgh.ucsf.edu
Toxicologia cardiovascular

Paul D. Blanc, MD, MPH
Chief, Division of Occupational and Environmental Medicine
University of California, San Francisco
paul.blanc@ucsf.edu
Gases e outros produtos tóxicos em suspensão no ar

Peter B. Rice, CIH, CSP, REHS
Manager of Safety, Health, and Environmental Programs
Ahtna Netiye', Inc.
Sacramento, California
price@ahtna.net
Segurança ocupacional
Higiene industrial (ocupacional)

Peter D. Lichty, MD, MOH
Health Services Department
Lawrence Berkeley National Laboratory
Berkeley, California
pdlichty@lbl.gov
Danos causados por riscos físicos

Rachel Roisman, MD, MPH
Assistant Clinical Professor
Division of Occupational and Environmental Medicine
University of California, San Francisco
rachel.roisman@cdph.ca.gov
rroisman@gmail.com
Solventes

Richard Lewis, MD, MPH
Occupational Medicine and Toxicology
Cleveland, Ohio
occdoclewis@aol.com
Metais
Preparação para QBRNE

Robert C. Larsen, MD, MPH
Clinical Professor
Department of Psychiatry
University of California, San Francisco
rlarsen@occupationalpsych.com
Saúde mental ocupacional e violência no ambiente de trabalho

Robert Dobie, MD
UC Davis Health System
Department of Otolaryngology
Sacramento, California
radobie@ucdavis.edu
Perda auditiva

Robert Eric Dinenberg, MD, MPH
Chief Medical Officer, Viridian Health Management
Executive Director, Viridian Institute for
   Applied Health Improvement
www.viahi.org
edinenberg@yahoo.com
Tratamento e prevenção de incapacidade para o trabalho

Robert J. Harrison, MD, MPH
Clinical Professor of Medicine
Division of Occupational and Environmental Medicine
University of California, San Francisco
robert.harrison@ucsf.edu
Prática da medicina ocupacional
Infecções ocupacionais
História médica ocupacional e ambiental
Hepatotoxicologia
Produtos químicos
Solventes
Sensibilidade química múltipla

AUTORES

Rudolph A. Rodriguez, MD
VA Puget Sound Health Care, Renal Dialysis Unit
Seattle, Washington
rudy.redriguez@va.gov
Toxicologia renal

Rupali Das, MD, MPH
Assistant Clinical Professor
University of California, San Francisco
Executive Medical Director
California Division of Workers' Compensation
Department of Industrial Relations
Sacramento, California
rdas@dir.ca.gov
Monitoramento biológico
Emissões industriais, vazamentos acidentais e resíduos perigosos

Sachin Kapoor, DO, MBA, MPH
Medical Director Employee Health
The Permanente Medical Group
Walnut Creek, California
sachin.kapoor@kp.org
Registros eletrônicos de saúde

Sarah Janssen, MD, PhD, MPH
Assistant Clinical Professor
University of California, San Francisco
sarah.janssen@ucsf.edu
Toxicologia do sistema reprodutor feminino
Toxicologia do sistema reprodutor masculino

Stephen Heidel, MD, MBA
Clinical Professor of Psychiatry
School of Medicine
University of California, San Diego
stephen.heidel@sbcglobal.net
Transtornos relacionados ao uso de substâncias psicoativas

Timur S. Durrani, MD, MPH, MBA
Clinical Instructor of Medicine
University of California, San Francisco
durranit@medsfgh.ucsf.edu
Toxicologia médica
Infecções ocupacionais
Toxicologia cardiovascular

Ware G. Kuschner, MD
Associate Professor of Medicine
Division of Pulmonary and Critical Care Medicine
Stanford University School of Medicine
Stanford, California
kuschner@stanford.edu
Gases e outros produtos tóxicos em suspensão no ar

Wolf Mehling, MD
Associate Professor of Medicine
University of California, San Francisco
mehlingw@ocim.ucsf.edu
Tratamento de dor crônica

Yuen T. So, MD, PhD
Professor, Neurology and Neurological Sciences
Department of Neurology and Neurosciences
Stanford University Medical Center
Stanford, California
yuen.so@stanford.edu
Neurotoxicologia

Prefácio

A 5ª edição de CURRENT Medicina ocupacional e ambiental mantém-se como um recurso abrangente, porém, em linguagem objetiva, para os profissionais da saúde em todas as especialidades que tratam lesões e doenças ocupacionais e ambientais.

ÂMBITO DE APLICAÇÃO E ABORDAGEM AO TEMA

Este livro é um guia completo para o diagnóstico e tratamento das lesões e doenças ocupacionais e ambientais, e para a adoção de medidas preventivas no ambiente de trabalho e na comunidade. Nosso objetivo principal é auxiliar os profissionais da saúde a entender os temas relacionados às complexidades da saúde ocupacional e ambiental, assim como proporcionar informações clínicas úteis sobre as doenças e as lesões mais comuns. Esta edição traz vários capítulos novos, ampliando o âmbito de aplicação da medicina ocupacional e ambiental para muito além das abordagens das edições anteriores. Para aumentar sua utilidade como recurso clínico, o livro foi publicado na série Lange CURRENT dedicada a publicar as especialidades médicas importantes, sempre em linguagem objetiva, com informações atualizadas sobre diagnóstico e tratamento.

ÁREAS COM ÊNFASE ESPECIAL

- Abordagem minuciosa ao diagnóstico e tratamento de lesões e doenças ocupacionais e ambientais de espectro amplo.
- Capítulos dedicados a mostrar como conduzir históricos ocupacionais e ambientais, como fazer exames físicos e como evitar a ocorrência de novas lesões.
- O papel importante que os profissionais da saúde poderão desempenhar na prevenção de incapacidades.
- Informações práticas sobre as propriedades tóxicas e as manifestações clínicas das substâncias industriais mais comuns.
- Técnicas que se baseiam em princípios ergonômicos e que evitam a ocorrência de lesões e doenças associadas ao ambiente de trabalho.

ORGANIZAÇÃO E DESTAQUES DE CADA SEÇÃO

A **Seção I** (Capítulos 1 a 7) define a prática da medicina ocupacional e ambiental, e introduz o profissional da saúde nos diagnósticos de lesões e doenças ocupacionais. Seus capítulos apresentam orientações para identificar exposições a substâncias tóxicas no ambiente de trabalho e na comunidade – disponibilizando-as para uso clínico imediato e aplicando-as para melhorar as práticas de saúde e segurança no ambiente de trabalho. Esta seção apresenta uma discussão ampla sobre prevenção e manejo da incapacitação, além de considerar temas importantes na prática internacional da medicina ocupacional e ambiental.

A **Seção II** (Capítulos 8 a 15) discute as lesões ocupacionais mais comuns e os respectivos tratamentos. Esta seção analisa as perdas auditivas induzidas por ruídos e o impacto de outras ameaças físicas, como calor, frio e radiação. Além disso, orienta sobre como implantar os princípios ergonômicos no ambiente de trabalho para evitar perdas laborais associadas a lesões e doenças. A inclusão do capítulo sobre manejo de dor crônica é uma novidade importante desta nova edição.

A **Seção III** (Capítulos 16 a 29) apresenta uma discussão ampla sobre toxicologia clínica organizada por sistema de órgãos, com ênfase especial nas exposições tóxicas com origem na comunidade e no ambiente de trabalho. Esta seção revisa também as doenças ambientais e ocupacionais mais comuns e destaca inúmeros problemas clínicos que possivelmente não estejam relacionados ao trabalho.

A **Seção IV** (Capítulos 30 a 34) apresenta as substâncias tóxicas mais comuns encontradas no ambiente de trabalho e na comunidade fazendo recomendações sobre diagnóstico e tratamento. O objetivo principal desta seção é servir de fonte de referência imediata para a orientação clínica dos profissionais da saúde. A discussão sobre pesticidas, em particular, dedica-se às exposições ambientais e ocupacionais que podem causar doenças.

A **Seção V** (Capítulos 35 a 42) mostra os papéis e as responsabilidades dos higienistas industriais e dos profissionais de segurança. Os capítulos sobre saúde mental ocupacional e violência no ambiente de trabalho e sobre os transtornos causados pelo uso de substâncias apresentam alguns programas para controle e tratamento desses problemas.

A **Seção VI** (Capítulos 43 a 50) contempla uma ampla discussão sobre medicina ambiental e sobre algumas questões sociais complexas que acompanham o avanço industrial e tecnológico em todo o mundo. Ela discute, ainda, o fato de que as exposições "ocupacionais" mais comuns também podem ser encontradas em residências e em locais públicos e que exigem o mesmo nível elevado de suspeita encontrado no ambiente de trabalho.

O **Apêndice** introduz, de forma concisa, a bioestatística e a epidemiologia – tópicos importantes não apenas para as pesquisas, mas também para a prática clínica, pois, em última análise, os médicos ocupacionais e ambientais atuam como epidemiologistas clínicos.

AGRADECIMENTOS

Este livro reúne a dedicação do corpo docente da UCSF à experiência de 40 anos no ensino de medicina ocupacional e ambiental, sendo que, atualmente, muitos graduados pelo programa estão trabalhando em órgãos de saúde pública e em outros *campus* universitários. Não poderia deixar de dar as boas-vindas ao novo organizador, Robert J. Harrison, MD, MPH, cuja contribuição inestimável nas edições anteriores o qualifica excepcionalmente para o desempenho deste papel.

Joseph LaDou, MS, MD
São Francisco, Califórnia

Sumário

Seção I. Saúde ocupacional

1. **Prática da medicina ocupacional**   1
   Joseph LaDou, MS, MD
   Robert J. Harrison, MD, MPH

2. **Saúde ocupacional e ambiental internacional**   5
   Joseph LaDou, MS, MD

3. **Migração e saúde ocupacional**   19
   Marc B. Schenker, MD, MPH

4. **História médica ocupacional e ambiental**   26
   Robert J. Harrison, MD, MPH
   Karen B. Mulloy, DO, MSCH

5. **Registros eletrônicos de saúde**   32
   Sachin Kapoor, DO, MBA, MPH

6. **Acidentes de trabalho**   40
   Joseph LaDou, MS, MD
   James Craner, MD, MPH

7. **Tratamento e prevenção de incapacidade para o trabalho**   51
   Jordan Rinker, MD, MPH
   Robert Eric Dinenberg, MD, MPH
   Mauro Zappaterra, MD, PhD
   Glenn Pransky, MD, MOH

Seção II. Lesões ocupacionais

8. **Lesões musculoesqueléticas**   63
   Anthony C. Luke, MD, MPH
   C. Benjamin Ma, MD

9. **Lesões no ombro, no cotovelo e na mão**   71
   David M. Rempel, MD, MPH
   Mohana Amirtharajah, MD
   Alexis Descatha, MD, PhD

10. **Lesões lombares e nos membros inferiores**   97
    Anthony C. Luke, MD, MPH
    C. Benjamin Ma, MD

11. **Tratamento de dor crônica**   120
    Diana Coffa, MD
    Wolf Mehling, MD

12. **Lesões oculares**   135
    Allan J. Flach, PharmD, MD

13. **Perda auditiva**   151
    Robert Dobie, MD

14. **Danos causados por riscos físicos**   169
    Peter D. Lichty, MD, MOH

15. **Ergonomia e prevenção de lesões ocupacionais**   197
    David M. Rempel, MD, MPH
    Ira L. Janowitz, MPS, PT, CPE

Seção III. Doenças ocupacionais

16. **Toxicologia médica**   223
    Timur S. Durrani, MD, MPH, MBA
    Kent R. Olson, MD

17. **Imunologia clínica**   235
    Jeffrey L. Kishiyama, MD

18. **Hematologia ocupacional**   260
    Michael L. Fischman, MD, MPH
    Hope S. Rugo, MD

19. **Câncer ocupacional**   276
    Michael L. Fischman, MD, MPH
    Hope S. Rugo, MD

20. Infecções ocupacionais — 308
Timur S. Durrani, MD, MPH, MBA
Robert J. Harrison, MD, MPH

21. Doenças da pele relacionadas com o trabalho — 324
Kazeem B. Salako, MBBS, MRCP
Mahbub M. U. Chowdhury, MBChB, FRCP

22. Distúrbios do trato respiratório superior — 348
Dennis J. Shusterman, MD, MPH

23. Doenças pulmonares ocupacionais — 362
John R. Balmes, MD

24. Toxicologia cardiovascular — 386
Timur S. Durrani, MD, MPH, MBA
Neal L. Benowitz, MD

25. Hepatotoxicologia — 396
Robert J. Harrison, MD, MPH

26. Toxicologia renal — 415
German T. Hernandez, MD
Rudolph A. Rodriguez, MD

27. Neurotoxicologia — 425
Yuen T. So, MD, PhD

28. Toxicologia do sistema reprodutor feminino — 436
Sarah Janssen, MD, PhD, MPH

29. Toxicologia do sistema reprodutor masculino — 450
Sarah Janssen, MD, PhD, MPH

Seção IV. Exposições ambientais e ocupacionais

30. Metais — 463
Richard Lewis, MD, MPH
Michael J. Kosnet, MD, MPH

31. Produtos químicos — 486
Robert J. Harrison, MD, MPH

32. Solventes — 524
Robert J. Harrison, MD, MPH
Rachel Roisman, MD, MPH

33. Gases e outros produtos tóxicos em suspensão no ar — 557
Ware G. Kuschner, MD
Paul D. Blanc, MD, MSPH

34. Pesticidas — 573
Michael A. O'Malley, MD, MPH

Seção V. Gerenciamento do programa

35. Saúde mental ocupacional e violência no ambiente de trabalho — 619
Marisa Huston, MA, MFT
Robert C. Larsen, MD, MPH

36. Transtornos relacionados ao uso de substâncias psicoativas — 629
Marisa Huston, MA, MFT
Stephen Heidel, MD, MBA

37. Agentes químicos, biológicos, radiológicos, nucleares e explosivos — 640
Marek T. Greer, MD, MPH
Richard Lewis, MD, MPH

38. Segurança ocupacional — 654
Peter B. Rice, CSP, CIH, REHS

39. Higiene industrial (ocupacional) — 665
Peter B. Rice, CIH, CSP, REHS

40. Vigilância em saúde — 682
A. Scott Laney, PhD, MPH
Eileen Storey, MD, MPH

41. Vigilância médica — 693
James Craner, MD, MPH

AUTORES

James Craner, MD, MPH
Assistant Clinical Professor
Division of Occupational and Environmental Medicine
University of California, San Francisco
jcraner@drcraner.com
Acidentes de trabalho
Vigilância médica

Jeffrey L. Kishiyama, MD
Associate Clinical Professor of Medicine
Department of Immunology
University of California, San Francisco
jkish@itsa.ucsf.edu
Imunologia clínica

John R. Balmes, MD
Professor of Medicine
University of California, San Francisco
Professor of Environmental Health Sciences
School of Public Health
Director, Northern California Center for Occupational and Environmental Health
University of California, Berkeley
john.balmes@ucsf.edu
Doenças pulmonares ocupacionais
Poluição atmosférica

Jordan Rinker, MD, MPH
Associate Clinical Professor
Division of Occupational and Environmental Medicine
San Francisco, California
jrinker@speakeasy.org
Tratamento e prevenção de incapacidade para o trabalho

Joseph LaDou, MS, MD
Clinical Professor Emeritus
Division of Occupational and Environmental Medicine
University of California, San Francisco
drjoeladou@gmail.com
Prática da medicina ocupacional
Saúde ocupacional e ambiental internacional
Acidentes de trabalho

Karen B. Mulloy, DO, MSCH
Associate Professor
Case Western Reserve University School of Medicine
Swetland Center for Environmental Health
karen.mulloy@case.edu
História médica ocupacional e ambiental

Kazeem B. Salako, MBBS, MRCP
Welsh Institute of Dermatology
University Hospital of Wales
Cardiff, Wales, United Kingdom
kazeem.salako@wales.nhs.uk
Doenças da pele relacionadas com o trabalho

Kent R. Olson, MD
Clinical Professor of Medicine, Pediatrics, and Pharmacy
University of California, San Francisco
olson@calpoison.org
Toxicologia médica

Mahbub M.U. Chowdhury, MBChB, FRCP (UK)
Consultant in Occupational Dermatology
Department of Dermatology
University of Hospital of Wales
Cardiff, Wales, United Kingdom
m.chowdhury1@sky.com
Doenças da pele relacionadas com o trabalho

Marc B. Schenker, MD, MPH
Professor and Director
Center for Occupational and Environmental Health
Co-director, UC Global Health Institute, Center of Expertise on Migration and Health
Department of Public Health Sciences
University of California, Davis
mbschenker@ucdavis.edu
Migração e saúde ocupacional
Apêndice A: Bioestatística e epidemiologia

Marek T. Greer, MD, MPH
Associate Medical Director
Battelle Memorial Institute
Columbus, Ohio
marektgreer@sbcglobal.net
Preparação para QBRNE

Marilyn C. Underwood, PhD
Director of Environmental Health
Contra Costa County
Martinez, California
marilyn.underwood@hsd.cccounty.us
Emissões industriais, vazamentos acidentais e resíduos perigosos

Marisa Huston, MA, MFT
Mental Health Coordination Services
Dean of Students Office
University of California, Santa Barbara
marisa.huston@sa.ucsb.edu
Saúde mental ocupacional e violência no ambiente de trabalho
Transtornos relacionados ao uso de substâncias psicoativas

Mauro Zappaterra, MD, PhD
Physical Medicine and Rehabilitation
Los Angeles, California
maurozappaterra@gmail.com
Tratamento e prevenção de incapacidade para o trabalho

Megan R. Schwarzman, MD, MPH
Environmental Health Scientist
Center for Occupational and Environmental Health
Associate Director, Berkeley Center for Green Chemistry
University of California, Berkeley
mschwarzman@berkeley.edu
Política internacional de substâncias químicas, saúde e direitos humanos

Melanie Marty, PhD
Assistant Deputy Director for Scientific Affairs
Office of Environmental Health Hazard Assessment
Sacramento, California
melanie.marty@oehha.ca.gov
Emissões industriais, vazamentos acidentais e resíduos perigosos

Autores

Alexis Descatha, MD, PhD
Associate Professor, Occupational Health
INSERM, Centre for Research in Epidemiology
   and Population Health
alexis.descatha@inserm.fr
Lesões no ombro, no cotovelo e na mão

Allan J. Flach, MD, PharmD
Department of Ophthalmology
University of California, San Francisco
flacha2@vision.ucsf.edu
Lesões oculares

Anthony C. Luke, MD, MPH
Professor of Clinical Orthopedics
University of California, San Francisco
luka@orthosurg.ucsf.edu
Lesões musculoesqueléticas
Lesões lombares e nos membros inferiores

Anthony S. Laney, PhD, MPH
Epidemiologist
Surveillance Branch, Division of Respiratory Disease Studies
National Institute for Occupational Safety and Health
Morgantown, West Virginia
alaney@cdc.gov
Vigilância em saúde

C. Benjamin Ma, MD
Associate Professor
Department of Orthopedics
University of California, San Francisco
Lesões musculoesqueléticas
Lesões lombares e nos membros inferiores

Craig Steinmaus, MD, MPH
Public Health Medical Officer III
Pesticide and Environmental Toxicology Branch
Office of Environmental Health Hazard Assessment
Sacramento, California
craig.steinmaus@oehha.ca.gov
Poluição da água

David M. Rempel, MD, MPH
Professor of Medicine
Division of Occupational and Environmental Medicine
UCSF Ergonomics Program
University of California, San Francisco
david.rempel@ucsf.edu
Lesões no ombro, no cotovelo e na mão
Ergonomia e prevenção de lesões ocupacionais

Dennis J. Shusterman, MD, MPH
Clinical Professor of Medicine
Division of Occupational and Environmental Medicine
University of California, San Francisco
dennis.shusterman@cdph.ca.gov
Distúrbios do trato respiratório superior

Diana Coffa, MD
Health Sciences Assistant Clinical Professor
School of Medicine
University of California, San Francisco
dcoffa@fcm.ucsf.edu
Tratamento de dor crônica

Eileen Storey, MD, MPH
Chief, Surveillance Branch
Division of Respiratory Disease Studies
National Institute for Occupational Safety and Health
Morgantown, West Virginia
estorey@cdc.gov
Vigilância em saúde

German T. Hernandez, MD, FASN
Assistant Professor of Medicine
Department of Internal Medicine
Division of Nephrology
Texas Tech University Health Sciences Center
El Paso, Texas
german.hernandez@ttuhsc.edu
Toxicologia renal

Gina M. Solomon, MD, MPH
Deputy Secretary for Science and Health
Office of the Secretary
California Environmental Protection Agency
Sacramento, California
gsolomon@calepa.ca.gov
Princípios de saúde ambiental

Glenn Pransky, MD, MOH
Associate Professor
Tufts University School of Medicine
Director, Center for Disability Research
Liberty Mutual
Hopkinton, Massachusetts
glenn.pransky@LibertyMutual.com
Tratamento e prevenção de incapacidade para o trabalho

Hope S. Rugo, MD
Clinical Professor of Medicine
Director, Breast Oncology Clinical Trials Program
UCSF Comprehensive Cancer Center
University of California, San Francisco
hrugo@medicine.ucsf.edu
Hematologia ocupacional
Câncer ocupacional

Ira L. Janowitz, MPS, PT, CPE
Senior Ergonomics Consultant
Berkeley Ergonomics Program
University of California, San Francisco
janowitz@comcast.net
Ergonomia e prevenção de lesões ocupacionais

42. Monitoramento biológico   **711**
Rupali Das, MD, MPH

Seção VI. Saúde ambiental

43. Princípios de saúde ambiental   **731**
Gina M. Solomon, MD, MPH

44. Política internacional de substâncias químicas, saúde e direitos humanos   **741**
Michael P. Wilson, PhD, MPH
Megan R. Schwarzman, MD, MPH

45. Emissões industriais, vazamentos acidentais e resíduos perigosos   **748**
Rupali Das, MD, MPH
Melanie Marty, PhD
Marilyn C. Underwood, PhD

46. Poluição atmosférica   **782**
John R. Balmes, MD

47. Doenças associadas às edificações   **790**
Michael L. Fischman, MD, MPH

48. Poluição da água   **803**
Craig Steinmaus, MD

49. Sensibilidade química múltipla   **819**
Robert J. Harrison, MD, MPH

50. Avaliação de risco para a saúde   **827**
Michael J. DiBartolomeis, PhD

Apêndice A: Bioestatística e epidemiologia   **843**
Marc B. Schenker, MD, MPH

Apêndice B: Respostas às questões de autoavaliação   **865**

Índice   879

Seção I. Saúde Ocupacional

Prática da medicina ocupacional

1

Joseph LaDou, MS, MD
Robert J. Harrison, MD, MPH

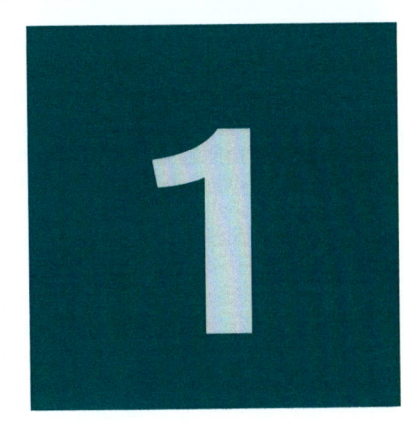

O Occupational Safety and Health Act de 1970 (OSHAct) garante "condições laborais seguras e saudáveis para todos os cidadãos norte-americanos que estiverem trabalhando". Esse dispositivo legal criou a Occupational Safety and Health Administration (OSHA) e o National Institute for Occupational Safety and Health (NIOSH). Na ocasião em que o OSHAct foi aprovado, a medicina do trabalho era uma das especialidades médicas menos expressivas do país, com apenas alguns especialistas treinados em programas de residência ocupando cargos acadêmicos, atuando em clínicas de consultoria ou contratados por grandes empresas. Os médicos independentes também atendiam casos de lesões ocupacionais, às vezes no setor industrial, principalmente como parte integrante de outros serviços prestados em consultórios médicos ou em hospitais.

Em consequência à aprovação do OSHAct e da formação da OSHA e do NIOSH, a medicina do trabalho se transformou no foco de uma atenção especial nas faculdades de medicina, em hospitais e clínicas e entre médicos de diferentes especialidades. As oportunidades que se apresentaram para os sistemas de saúde pública e de serviços assistenciais sindicais, assim como para os médicos independentes, abriram novos caminhos para o desenvolvimento profissional entre os estudantes de medicina. As faculdades de medicina passaram a receber apoio financeiro do NIOSH para treinamento e, além disso, a OSHA passou a desempenhar o papel de porta-voz dos médicos do trabalho no setor industrial, cujos regulamentos são cada vez mais rigorosos.

OPORTUNIDADES NA MEDICINA OCUPACIONAL

De acordo com o Institute of Medicine (IOM), existe uma escassez crítica de médicos com treinamento específico em medicina ocupacional e ambiental nas comunidades, nos centros médicos acadêmicos e nos órgãos de saúde pública. Além disso, o IOM revela que há uma carência grave de médicos de atenção primária na linha de frente que se interessem e tenham condições de atender pacientes com enfermidades ocupacionais e ambientais. O IOM chegou à conclusão de que os dados do Bureau of Labor Statistics (BLS) subestimam, de forma significativa, a incidência de doenças ocupacionais, o que enfatiza a necessidade de mais e melhores diagnósticos de enfermidades ocupacionais pelos médicos da atenção primária. O IOM recomenda que "todos os médicos de atenção primária devem ter capacidade para identificar prováveis condições induzidas por problemas ocupacionais ou ambientais e encaminhar os pacientes para os respectivos acompanhamentos".

Desde a aprovação do OSHAct, o nível empregatício nos Estados Unidos mais que duplicou, passou de 56 milhões de trabalhadores, em 3,5 milhões de locais de trabalho, para 130 milhões de trabalhadores, em aproximadamente 8 milhões de locais de trabalho. A maior parte da expansão da força laboral, durante esse período, ocorreu em empresas do setor de serviços com, pelo menos, 500 funcionários. Embora, muito provavelmente, não contratem médicos do trabalho, essas empresas aumentam a demanda de atendimento de doenças ocupacionais e ambientais e de consultas relacionadas à saúde e à segurança no trabalho. Os empregadores esperam contratar em torno de 500 médicos ocupacionais nos próximos cinco anos e estão em busca de especialistas com treinamento obtido por meio de programas de residência médica. As habilidades técnicas mais importantes exigidas pelos empregadores são avaliação clínica e tratamento baseadas em evidências, determinação da aptidão para o trabalho e avaliação do nível de comunicação entre o trabalhador e a administração. O número estimado da demanda de médicos do trabalho pelos empregadores nos próximos 5 anos é substancialmente maior do que a previsão de formação desses profissionais pelos programas de treinamento existentes. As oportunidades de trabalho na área de medicina ocupacional, assim como na especialidade cada vez mais importante da medicina ambiental, variam de acordo com a região. Existem muitas áreas industriais com comunidades médicas que atendem suas necessidades, sendo que, por outro lado, há corredores industriais em crescimento que são extremamente carentes de médicos do trabalho.

▶ Prática médica ocupacional

As lesões e enfermidades ocupacionais estão entre as cinco principais causas de morbidade e mortalidade nos Estados Unidos e na maioria dos outros países. As lesões no trabalho abrangem uma parcela substancial da carga lesional do país e, em alguns grupos etários, são responsáveis por quase 50% de todas as lesões. Os relatos de lesões ocupacionais são significativamente insuficientes, embora ocorram 3,8 milhões de lesões incapacitantes reconhecidas a cada ano. Um terço de todos os casos de lesões resulta em perda de trabalho. Anualmente, ocorrem em torno de 4.500 fatalidades ocupacionais traumáticas, sendo que o ambiente de trabalho é considerado a oitava causa principal de morte. Desde o início da década de 1970, mais de 113.000 mortes de trabalhadores foram atribuídas a pneumoconioses. Esse número representa uma parcela relativamente pequena do total de mortes atribuíveis às doenças pulmonares ocupacionais. No mesmo período, a fração de mortes causadas por mesotelioma associado ao amianto vem aumentando de forma consistente, assim como a ocorrência de óbitos cuja causa subjacente ou contribuinte é a pneumonite por hipersensibilidade. Nos dias atuais, a asma é a doença respiratória ocupacional mais comum. As estimativas populacionais sugerem que aproximadamente 15% dos novos casos de asma em adultos estão associados ao trabalho.

Os custos humanos associados às lesões e doenças ocupacionais são realmente impressionantes. Os custos financeiros gerados por esse tipo de lesões e enfermidades excedem o valor de US$ 250 bilhões por ano; seus custos médicos e indiretos chegam a se igualar aos custos gerados pelos casos de câncer.

A lei de indenização aos trabalhadores atribui um papel extremamente importante aos médicos do trabalho. Cabe aos médicos a responsabilidade de determinar se uma lesão ou enfermidade foi causada pelo trabalho, diagnosticar a condição, prescrever o tratamento e avaliar a extensão dos danos e a capacidade do trabalhador para retornar ao trabalho. Em algumas situações, a determinação de lesões ou enfermidades que ocorrem no ambiente de trabalho pode ter características litigiosas e, nessas circunstâncias, o médico terá de determinar a causa e apresentar o laudo médico no âmbito jurídico.

Os médicos do trabalho desempenham papel importante na prevenção, no reconhecimento e no tratamento de lesões e enfermidades. Em algumas regiões, os médicos do trabalho são geralmente contratados por empresas. Mais recentemente, a prática adotada é contratar médicos do trabalho como consultores. Esses consultores se envolvem cada vez mais em casos de saúde ocupacional e ambiental. Entretanto, a maioria dos casos de lesões e enfermidades no ambiente de trabalho é atendida por médicos privados em clínicas e hospitais. Esse procedimento é uma função da estrutura dos sistemas de indenização laboral de cada estado.

Sempre que algum caso de indenização resultar em uma ação trabalhista, os profissionais da saúde ocupacional se transformam em peritos importantes nos processos de julgamento de eventuais disputas. Na maior parte dos estados, o médico designado para avaliar os trabalhadores é um examinador médico independente (EMI). Com frequência, a análise feita por um EMI é o nível mais elevado de avaliação que os trabalhadores poderão encontrar. Grande parte das exigências para a elaboração de laudos médicos por EMIs é definida pelas companhias de seguro, porém, eventualmente, os advogados da parte ativa do processo, juízes e outras entidades poderão iniciar um processo de avaliação por meio de um examinador médico independente. Muitos médicos do trabalho dedicam tempo integral a essa área altamente especializada da indenização laboral.

▶ Reconhecimento de lesões e enfermidades ocupacionais

O fato de que as indenizações pagas aos trabalhadores não abrangem a maior parte das lesões e enfermidades ocupacionais, incluindo as fatalidades, é extremamente preocupante. A legislação aplicável às indenizações laborais cobre apenas uma parcela inexpressiva das enfermidades ocupacionais, sendo que apenas uma pequena parte das pessoas que sofrem de doenças ocupacionais recebe os benefícios da indenização laboral. Seja por força de lei ou pela prática, em muitos estados, as indenizações por enfermidades ocupacionais são extremamente limitadas. Um estudo recente indica que o seguro de indenizações laborais absorve apenas 21% dos custos reais de lesões e enfermidades ocupacionais.

Atualmente, muitas leis que disciplinam as indenizações laborais impedem ou desestimulam o reconhecimento de doenças ocupacionais. Os esforços de muitas indústrias e de suas companhias seguradoras em rejeitar as demandas jurídicas impedem que muitos trabalhadores sejam indenizados por doenças ocupacionais. Outra causa importante que contribui para essa situação é a disponibilidade limitada de informações à disposição dos médicos. Entre as dezenas de toneladas de produtos químicos comercializados anualmente nos Estados Unidos (3.000 desses produtos são comercializados em quantidades superiores a 453 toneladas por ano), apenas 7% foram avaliados em termos de toxicidade, sendo que menos da metade foi objeto de estudos minuciosos. Embora o interesse pela medicina ocupacional venha crescendo em todo o país, a insuficiência de diagnósticos de doenças ocupacionais e a indenização inadequada aos trabalhadores continuam sendo uma grande lacuna na política social norte-americana.

Mais de meio milhão de toneladas de produtos químicos é encontrado nos ambientes de trabalho, sendo que vários milhões de trabalhadores se expõem a essas substâncias. No entanto, apenas as queixas indenizatórias de 10.000 trabalhadores com base em enfermidades causadas pela exposição química são processadas judicialmente a cada ano. A exposição a carcinógenos no ambiente de trabalho representa aproximadamente 5 a 10% de todos os casos de câncer e, mesmo assim, menos de 0,1% dos pacientes de câncer faz algum tipo de acordo com seus empregadores. Por exemplo, o NIOSH estima que entre 16 e 17% dos casos de câncer no pulmão em homens e 2% dos casos em mulheres estejam relacionados ao trabalho.

Entre os 100.000 produtos químicos normalmente usados na indústria, pelo menos, 15.000 produtos são carcinogênicos para os seres humanos. Embora seja possível prevenir totalmente a incidência de cânceres ocupacionais, os trabalhadores continuam sendo expostos às substâncias carcinógenas, possivelmente porque poucos casos são relatados, e poucos trabalhadores recebem indenização ou são bem-sucedidos nos casos de litígio. À exceção dos casos de câncer causados pela exposição ao amianto, os trabalhadores jamais recebem indenização nos casos de câncer ocupacional.

▶ O ensino da medicina ocupacional

A maior parte dos médicos que trabalha na área de medicina ocupacional no âmbito da prática privada possui conhecimentos adquiridos por autoaprendizagem, pela participação em cursos intensivos e pela experiência prática. A falta de treinamento na área de medicina ocupacional pode ser a principal razão de algumas falhas no diagnóstico de doenças ocupacionais e, em última análise, no pagamento de indenizações aos trabalhadores. As abordagens tradicionais da saúde pública não são frequentes em muitas dessas práticas. Além disso, os longos períodos de latência de muitas doenças ocupacionais são um grande dilema para os médicos e para as companhias seguradoras. As limitações de tempo e de conhecimentos também poderão prejudicar a capacidade de identificar condições comuns associadas ao ambiente de trabalho, como, por exemplo, os casos de asma relacionados ao trabalho, sendo que as preocupações sobre o efeito do diagnóstico no emprego e na renda dos pacientes possivelmente desestimulem a apresentação de uma quantidade maior de relatos.

Mais recentemente, a medicina ocupacional vem recebendo uma ênfase crescente nas faculdades de medicina. As faculdades de medicina que, antes, ofereciam oportunidades limitadas para a realização de pesquisas e para o ensino da medicina ocupacional, agora, na maior parte têm uma ampla variedade de novas posições por meio da abrangente via da saúde ambiental. Em grande parte, esse avanço dinâmico é o resultado das conquistas acadêmicas nos Estados Unidos, onde, aparentemente, está ocorrendo uma expansão nas pesquisas fundamentais em ambos os campos. Por outro lado, uma pesquisa realizada nas faculdades de medicina europeias mostrou que são dedicadas 25,5 horas, na instrução formal, em medicina ocupacional, para alunos de graduação. As doenças ocupacionais e os princípios de prevenção fazem parte do currículo da maior parte das faculdades de medicina, ainda que a incapacitação e o retorno ao trabalho representem um percentual muito pequeno entre os tópicos apresentados aos estudantes. No Reino Unido, houve uma queda sensível no ensino de medicina ocupacional nos cursos de graduação, sendo que, atualmente, poucas faculdades oferecem seminários, projetos de trabalho e aprendizado em enfermarias sobre esse assunto. No entanto, o sucesso da inclusão da medicina ambiental na área da medicina ocupacional está começando a ser reconhecido em todo o mundo, tanto na área de ensino como na área de pesquisa.

Residência e outros treinamentos

O NIOSH, além dos papéis de dar apoio às pesquisas na área da saúde ocupacional e de recomendar padrões ocupacionais para a OSHA, financia a maioria dos programas de treinamento no campo da saúde e da segurança ocupacional. O NIOSH dá, também, apoio financeiro a uma rede de 18 centros regionais de educação e pesquisa que se localizam em universidades de 17 estados, além de financiar aproximadamente 30 projetos de treinamento individual em 20 estados. No período de 2010-2011, 329 profissionais se graduaram nesses centros regionais de educação e pesquisa, com treinamento especializado em disciplinas que incluem medicina ocupacional, enfermagem ocupacional, higiene industrial, segurança ocupacional e outros campos de estudo relacionados à segurança e à saúde ocupacional.

Grande parte dos programas de treinamento em medicina ocupacional está associada a universidades que tenham escolas de saúde pública, embora alguns programas sejam incluídos em departamentos específicos (p. ex., medicina preventiva, medicina comunitária, medicina interna ou medicina de família) das faculdades de medicina. Nos Estados Unidos, existem 25 programas de residência aprovados. O número anual de graduados que saem de cada programa de residência está apenas um pouco acima de dois. Esse número inexpressivo não atende à demanda de médicos do trabalho com treinamento acadêmico, nem preenche as vagas nos departamentos de saúde pública em muitas regiões do país.

Certificação pelo Conselho de Medicina

De maneira geral, os médicos certificados pelo conselho de medicina têm habilidades e atividades práticas mais diversificadas, com maior envolvimento em gerenciamento, atividades orientadas para a saúde pública e toxicologia. O American Board of Preventive Medicine (ABPM) passou a conceder certificações para especialistas em medicina ocupacional a partir de 1955. Até o ano de 2013, o ABPM certificou um total de 4.047 médicos ocupacionais. Atualmente, menos da metade desses médicos do trabalho certificados está exercendo a profissão. Embora a medicina do trabalho seja a certificação mais popular concedida pelo ABPM, ainda é uma das especialidades menos importantes da medicina. Em 1996, o número de candidatos à certificação, pelo conselho de medicina, atingiu o pico de 331 alunos; em 2013, esse número não chegou a 50% do verificado naquele ano. A fração de médicos do trabalho certificados pelo ABPM não consegue repor as perdas por aposentadoria ou de pessoas que abandonam a profissão. Em 2012, 86 entre 119 médicos (uma taxa de aprovação de 72%) passaram no exame de certificação pelo conselho de medicina. Esse pequeno suprimento de novos especialistas certificados está muito abaixo da simples reposição da perda de médicos certificados mais velhos que se aposentaram.

Em 2010, o ABPM aprovou um caminho alternativo complementar para incluir os médicos que estão no meio da carreira e que desejarem fazer uma mudança para a prática de medicina preventiva e para conseguir a certificação do ABPM em uma das três áreas de especialidades – medicina aeroespacial, medicina ocupacional ou medicina de saúde pública e medicina preventiva geral. A partir de 1998, a disponibilização de uma enorme variedade de oportunidades de aprendizado a distância possibilitou a manutenção da certificação de médicos aprovados pelo ABPM.

Para obter mais detalhes sobre certificação, os interessados devem entrar em contato com:

American Board of Preventive Medicine
111 West Jackson Boulevard, Suite 1110
Chicago, IL, 60604
(312) 9392276
abpm@theabpm.org

REFERÊNCIAS

American College of Occupational and Environmental Medicine. http://www.acoem.org/distancelearning.aspx.

Gehanno JF: Undergraduate teaching of occupational medicine in European schools of medicine. Int Arch Occup Environ Health 2013 Apr 19. [Epub ahead of print] [PMID: 23604622].

Harber P: Career paths in occupational medicine. J Occup Environ Med 2012;54:1324 [PMID: 23047658].

Harber P: Occupational medicine practice: activities and skills of a national sample. J Occup Environ Med 2010;52:1147 [PMID: 21124250].

Harber P: Value of occupational medicine board certification. J Occup Environ Med 2013;55:532 [PMID: 23618887].

Leigh JP: Economic burden of occupational injury and illness in the United States. Milbank Q 2011;89:728 [PMID: 22188353].

Leigh JP: Workers' compensation benefits and shifting costs for occupational injury and illness. J Occup Environ Med 2012;54:445 [PMID: 22446573].

National Assessment of the Occupational Safety and Health Workforce, 2011. http://www.cdc.gov/niosh/oshworkforce/pdfs/NASHW_Final_Report.pdf.

Parhar A: Barriers to the recognition and reporting of occupational asthma by Canadian pulmonologists. Can Respir J 2011;18:90 [PMID: 21499594].

■ QUESTÕES PARA AUTOAVALIAÇÃO

Selecione a resposta correta para cada questão:

Questão 1: As lesões e enfermidades ocupacionais:
a. são definidas pela legislação aplicável às indenizações aos trabalhadores
b. exigem um médico do trabalho para fazer o tratamento
c. estão entre as cinco causas principais de morbidade e mortalidade nos Estados Unidos e na maior parte dos outros países
d. estão em declínio numérico porque o seguro cobre as demandas judiciais

Questão 2: Os médicos do trabalho:
a. são empregados principalmente pelos órgãos de saúde pública
b. desempenham papel importante na prevenção, no reconhecimento e no tratamento de lesões e enfermidades
c. são impedidos por lei de prestar serviços de consultoria aos empregadores
d. devem se esforçar para não se envolverem em problemas de saúde ambiental e ocupacional

Questão 3: Os examinadores médicos independentes:
a. são exigidos nas situações em que os casos de indenização resultarem em ações trabalhistas
b. são contratados pelos empregadores para solucionarem disputas judiciais
c. de maneira geral, oferecem serviços de avaliação do mais alto nível que os trabalhadores poderão encontrar
d. em muitas jurisdições, são contratados pelos advogados das partes ativas dos processos

Questão 4: Os médicos certificados por conselhos médicos:
a. geralmente, têm mais prática e habilidades diversificadas, com maior envolvimento no gerenciamento, nas atividades orientadas para a saúde pública e na toxicologia
b. constituem a maioria dos médicos do trabalho na prática privada
c. repõem, em uma quantidade maior, as perdas de profissionais por aposentadoria ou pelo afastamento da profissão
d. não têm capacidade para atuar como peritos nos casos que forem encaminhados para a justiça

Saúde ocupacional e ambiental internacional

Joseph LaDou, MS, MD

CONDIÇÕES GLOBAIS DE TRABALHO

A força de trabalho mundial está envolvida em mais de 250 milhões de lesões a cada ano. Esse número abrange 2 milhões de pessoas que morrem no ambiente de trabalho anualmente. As enfermidades ocupacionais atribuídas a exposições perigosas ou a sobrecargas de trabalho possivelmente sejam tão frequentes quanto as lesões ocupacionais. A ausência de um monitoramento adequado das doenças ocupacionais é um obstáculo para a avaliação precisa do problema. A epidemia global de lesões e enfermidades ocupacionais não é um fato recente. Trata-se de um problema inerente à natureza do desenvolvimento industrial o fato de as nações mais pobres utilizarem sistemas produtivos de alto risco. A epidemia de lesões e enfermidades ocupacionais é o resultado da transferência rápida, pelos países desenvolvidos, de indústrias de alto risco que não sejam mais compatíveis com as normas governamentais dos países-sede. Apesar das tentativas das normas internacionais em obrigar os empregadores a assumir os custos das lesões e enfermidades ocupacionais, a prevenção, detecção e indenização inadequada são um verdadeiro descaso a essas normas.

As lesões e enfermidades ocupacionais exercem um efeito profundo sobre a saúde da população mundial e desempenham um papel ainda mais importante nos países em desenvolvimento, onde vivem 70% da população de trabalhadores de todo o mundo. As lesões e enfermidades ocupacionais causam um impacto sério na economia de todos os países. Os acidentes de trabalho provocam invalidez permanente e perdas econômicas que chegam a atingir 4 a 6% das rendas nacionais. Essas lesões e doenças evitáveis têm, também, um impacto profundo na produtividade do trabalho, na renda e no bem-estar social dos trabalhadores e suas famílias. Outro fato que é ignorado com frequência é a realidade de que uma única lesão ou doença ocupacional poderá condenar uma família inteira à pobreza.

Raramente, os países em desenvolvimento possuem normas ocupacionais e ambientais vigentes. A saúde ocupacional deveria ser a mais alta prioridade nas agendas internacionais, porém, as leis de segurança e saúde ocupacional (OSH) beneficiam apenas 10% dos trabalhadores nos países em desenvolvimento. Essas leis omitem muitas grandes indústrias e ocupações de alto risco. O progresso da introdução da saúde ocupacional nos países em fase de industrialização é extremamente lento. Nas nações mais pobres, não há progresso algum.

Muitos outros problemas de saúde competem com a saúde ocupacional e ambiental na disputa pelo escasso financiamento. As nações em desenvolvimento estão cada vez mais preocupadas com os problemas generalizados de desemprego, desnutrição e doenças infecciosas. Aproximadamente 450 milhões de pessoas vivem no estado de extrema pobreza e desnutrição, enquanto 880 milhões vivem no que poderia ser descrito como pobreza absoluta. Cerca de um quinto dos trabalhadores em todo o mundo tem de sobreviver com menos de US$1,00 por dia para cada membro da família. Dezesseis milhões de pessoas morrem anualmente por causa de doenças que poderiam ser facilmente evitadas, sendo que as doenças ocupacionais não foram incluídas nessa definição.

As condições de trabalho em boa parte da América Latina, da África, da Europa Central e Oriental, da China, da Índia e do Sudeste Asiático são inaceitáveis. A força de trabalho nos países em desenvolvimento totaliza cerca de 1,8 bilhões de pessoas, o que aumentará para mais de 3,1 bilhões até 2025 – implicando na necessidade da geração de 38 a 40 milhões de novos empregos a cada ano. Nessas circunstâncias, provavelmente, não se dará muita atenção à demanda por trabalhadores e por governos que se preocupem com o aprimoramento da segurança e da saúde ocupacional.

Os países em desenvolvimento estão muito atrás dos países industrializados no que diz respeito à implantação de programas compensatórios aos trabalhadores. Em muitos países da Ásia, América Latina e África, apenas uma pequena parcela da força de trabalho recebe os benefícios desses programas. Em países como Egito, Índia, Paquistão e Bangladesh, menos de 10% de trabalhadores recebem indenizações. Na China, menos de 15% dos trabalhadores têm esse tipo de benefício e, na Venezuela e Colômbia, esse percentual não alcança 20%. Em muitas nações em desenvolvimento, a indenização aos trabalhadores é pouco mais do que alguns programas em que o governo atua em conluio com o setor industrial para minimizar a concessão de benefícios e os respectivos custos.

GLOBALIZAÇÃO

A globalização, no sentido de crescimento rápido das relações comerciais e dos investimentos além das fronteiras, é um fenômeno seletivo. Muitos países se beneficiam com a globalização, mas vários não têm essa oportunidade. Na realidade, o declínio de algumas economias está intimamente associado às vantagens obtidas por outras. Além das desigualdades entre os países, os benefícios do comércio e da distribuição interna, em cada um deles, não são feitos de forma equânime. A globalização beneficia os países mais competitivos sob o ponto de vista econômico do conhecimento, premiando as habilidades e as instituições que promovem inovações tecnológicas de ponta, ou economias com níveis salariais baixos, que utilizam tecnologias largamente disponíveis para a execução de tarefas rotineiras ao custo mais baixo possível.

As nações com industrialização recente buscam avidamente os benefícios financeiros oferecidos por empresas e investidores estrangeiros. Entretanto, esses benefícios criam problemas ecológicos e sociais profundos. Nas nações desenvolvidas, o setor industrial gera empregos, recolhe impostos que dão suporte aos serviços comunitários e está sujeito às leis que regulamentam a saúde ambiental e ocupacional. As nações industrializadas criam leis para limitar os riscos ambientais associados a uma grande variedade de operações industriais, elevando os custos de produção e enfraquecendo as vantagens competitivas. Consequentemente, há um incentivo para impedir ou subverter os controles legislativos.

Os países com renda intermediária não têm se saído tão bem nos mercados globalizados como as nações mais ricas ou as mais pobres. Esses países, principalmente na América Latina e na Europa Oriental e Central, não conseguem competir nos mercados de alto valor agregado dominados pelas economias mais ricas, tendo em vista que as respectivas forças de trabalho não são suficientemente especializadas e os sistemas tributário e financeiro não se desenvolveram de forma adequada. Em consequência, esses países não tiveram outra escolha a não ser competir com a China e outras economias de renda mais baixa nos mercados de produtos padronizados, que são fabricados com tecnologias amplamente disponíveis e relativamente antigas, não sendo capazes de competir de modo eficiente, em razão dos níveis salariais mais elevados.

▶ Empresas multinacionais

As empresas multinacionais de grande porte são responsáveis por um terço das exportações de produtos manufaturados, por três quartos do mercado de *commodities* e por quatro quintos do comércio de tecnologia e de serviços gerenciais. Mesmo assim, o trabalho humano exigido para cada unidade produzida diminuiu verticalmente. Durante a última geração, as vendas efetuadas pelas 500 maiores empresas multinacionais de todo o mundo cresceram sete vezes. No entanto, em termos mundiais, o nível de emprego dessas empresas globais permaneceu praticamente inalterado. Os investimentos estrangeiros diretos globais superam US$ 1 trilhão por ano. As economias em desenvolvimento e em transição atraem mais da metade dos fluxos de investimentos estrangeiros diretos.

Todas as empresas multinacionais aceitam a realidade dos países em desenvolvimento no que diz respeito a fatos como corrupção interna, práticas precárias de trabalho, ausência de regulamentação e aplicação de normas trabalhistas e incapacidade dos trabalhadores locais de reivindicar indenizações por lesões ou enfermidades. As grandes indústrias se aproveitam das oportunidades para transferir muitas de suas operações de risco para os países de industrialização recente. Essas indústrias são bem-vindas, tendo em vista que a criação de infraestrutura, em muitas nações em desenvolvimento, depende da expansão industrial viabilizada por empresas estrangeiras. Nas situações em que uma indústria migra para uma nação em desenvolvimento, as empresas têm não apenas a vantagem de salários mais baixos, mas se beneficiam, também, de impostos mais baixos nas comunidades que não estiverem investindo em setores como sistemas de esgotos, estações de tratamento de água, escolas e transporte público. Os países em desenvolvimento têm capacidade limitada para controlar a cobrança ou a fuga de impostos. As empresas que se instalam nos países em desenvolvimento têm uma carga tributária que representa apenas uma pequena fração do que a que pagariam em países desenvolvidos.

Algumas empresas que migram tentam introduzir suas próprias normas de segurança e de saúde ambiental e ocupacional, ou as normas dos países de origem, no país que as acolhe. Infelizmente, as empresas menos comprometidas simplesmente procuram agir de acordo com as normas do país anfitrião. Com frequência, muitas empresas declaram que sua política corporativa não contempla a aplicação de "dois pesos e duas medidas" na proteção da saúde, da segurança e do meio ambiente nas operações internacionais. Nesta era de investimentos multinacionais e cadeias de suprimentos globais, a responsabilidade social corporativa em relação à saúde e à segurança tem de ser abordada em escala global. Os trabalhadores de todos os países têm direito aos benefícios básicos das leis federais aplicáveis ao trabalho, à saúde e à segurança, incluindo o pagamento de compensações aos trabalhadores. Nos dias atuais, apenas uma pequena minoria de trabalhadores na África, América Latina e Ásia recebem proteção dos programas de seguridade social.

Muitos esforços têm sido envidados para controlar o comportamento da indústria. A Tripartite Declaration of Principles Concerning Multinational Enterprises and Social Policy entre a Organization for Economic Cooperation and Development (OECD) Guidelines for Multinational Enterprises, o UN Code of Conduct on Transnational Corporations e a Organização Internacional do Trabalho (OIT) são tentativas de criar uma estrutura de comportamento ético. As empresas multinacionais que aderirem aos *Ceres Principles* concordam em operar suas fábricas de acordo com as normas regulamentares em vigor nos respectivos países de origem e, consequentemente, dar o melhor exemplo possível nos países em desenvolvimento. A partir do momento em que levarem as práticas de segurança e de saúde aplicadas em seus próprios países para o mundo em desenvolvimento, essas empresas se transformarão em uma força poderosa para melhorar as condições de trabalho nas nações de industrialização recente. Essas empresas representam, também, um grande estímulo para elevar os padrões de vida e as condições de trabalho de mulheres e crianças. Os críticos contestam que esses esforços são paliativos muito fracos de regimes mais agressivos que poderiam impor, de forma mais efetiva, a obrigatoriedade de respeitar os direitos humanos nas empresas.

Influenciadas pelos formuladores das políticas públicas norte-americanas, organizações como o Banco Mundial, o Fundo Monetário Internacional e a Organização Mundial do Comércio têm defendido a adoção de políticas que incentivem a redução e a privatização dos serviços de atendimento médico e de saúde pública que anteriormente eram prestados pelo setor público. As estratégias corporativas culminaram em uma expansão marcante do acesso das empresas aos fundos públicos relacionados à seguridade social para suporte aos serviços de saúde privatizados. O Global Agreement on Trade and Services (GATS) inclui os serviços de saúde como uma *commodity* sujeita às normas comerciais. As instituições financeiras internacionais e empresas multinacionais influenciaram reformas que, embora fossem favoráveis aos interesses corporativos, pioraram o acesso aos serviços remanescentes e fizeram pressão sobre as instituições públicas.

EMPRESAS DE PEQUENO E MÉDIO PORTE

Existem 19 milhões de empresas de pequeno e médio porte em operação na União Europeia, em setores distintos, que geram aproximadamente 75 milhões de empregos. Na União Europeia, as pequenas e médias empresas são responsáveis por 82% de todas as lesões ocupacionais e por 90% dos acidentes fatais.

A força de trabalho nas nações em desenvolvimento está habituada a trabalhar em instalações industriais de pequeno porte. Há um grande predomínio de pequenas empresas sobre as grandes empresas em todo o mundo, tanto na quantidade como na distribuição da utilização da força de trabalho. Mesmo assim, o problema não é tão simples. Entre os países, e dentro de cada um deles, pode haver grandes diferenças entre as pequenas e médias empresas. Com frequência, costuma-se afirmar que a atenção especial às pequenas e médias empresas poderá solucionar os problemas de desemprego e de subdesenvolvimento nos países mais pobres. O Banco Mundial e o FMI orientam aos países pobres sobre como incentivar o desenvolvimento de pequenas e médias empresas e receber ajuda econômica. No entanto, é muito difícil encontrar evidências para incentivar algo que, em sua essência, é apenas um dogma. Na África do Sul, a necessidade percebida de facilitar o crescimento de pequenas e médias empresas ameaça reduzir os ganhos legislativos conquistados pelo movimento trabalhista durante o processo de transição do *apartheid*. Alguns desses ganhos importantes estão relacionados às condições de emprego e ao fornecimento de serviços de saúde e segurança.

Todavia, em todas as regiões analisadas, quanto menor a indústria, mais elevada é a taxa de incidência de lesões e doenças no ambiente de trabalho. As pequenas e médias empresas se caracterizam pela presença de galpões e de outras estruturas inseguras, maquinário obsoleto, má ventilação, excesso de ruídos e de funcionários que são extremamente limitados em termos de educação, habilidades e treinamento. O governo não oferece condições para a avaliação de riscos e, além disso, não há uma ênfase clara em métodos produtivos mais limpos e no controle de risco na fonte. Vestuário de proteção, respiradores, luvas, protetores auriculares e óculos de segurança raramente estão à disposição dos trabalhadores. Na maioria das vezes, as empresas são inacessíveis às inspeções pelos órgãos governamentais responsáveis pela fiscalização da saúde e da segurança. Em muitas situações, essas empresas operam como uma "indústria *underground*" formada por empresas que nem mesmo são cadastradas no governo para fins de cobrança de impostos.

A maior parte das empresas de pequeno e médio porte nos países em fase de industrialização não possui normas adequadas de saúde ocupacional, nem se preocupa em tomar medidas de proteção ou controle. A experiência mundial mostra que as empresas pequenas não oferecem serviços básicos de saúde ocupacional e outros serviços de cuidado primário à saúde. Além disso, muitas fábricas de pequeno porte se localizam no meio ou nas proximidades de áreas residenciais. Os riscos industriais de pequena escala são uma grande ameaça para a saúde das famílias dos trabalhadores e para a comunidade adjacente.

SETOR INFORMAL

Nos países em desenvolvimento, o grande volume de novos empregos ocorre na economia informal, em que os trabalhadores ficam presos a atividades de sobrevivência e de subsistência. Define-se setor informal como todas as atividades econômicas executadas por trabalhadores ou unidades econômicas que, por lei ou pela prática, não têm suporte ou têm suporte insuficiente de dispositivos legais formais e operam fora do alcance das leis aplicáveis. O setor informal engloba uma parcela substancial de trabalhadores pobres que não são reconhecidos, cadastrados, protegidos ou regulados pelas autoridades públicas. O setor informal não pode mais ser considerado um fenômeno temporário ou residual. Em Gana, o setor informal emprega cerca de 60% ou mais trabalhadores, o que o torna uma parte vital das políticas do setor público. Quando Gana implantou o National Health Insurance (Seguro Nacional de Saúde), a maior preocupação dos governantes era como financiar o sistema com uma parcela tão expressiva da força de trabalho fora da rede tributária. A solução proposta foi financiar o seguro de saúde por meio da instituição de um imposto sobre o valor agregado (VAT – *value-added tax*). O VAT pode se tornar um imposto altamente regressivo, ou seja, é duplamente injusto para a população mais pobre.

A esmagadora maioria da força de trabalho atua no setor informal. Na América Latina, o emprego informal fora do setor agrícola alcança aproximadamente 60%. O setor informal é parte integrante da economia mexicana e inclui trabalhadores autônomos extraoficiais cujas atividades variam de vendedores ambulantes a contratos independentes e negócios familiares de pequeno porte. No México, aproximadamente 18 milhões de pessoas e as respectivas famílias trabalham no setor informal.

O Ministério do Trabalho Indiano reconhece que o setor informal engloba a grande massa da força de trabalho do país. Na Índia e na Indonésia, a economia informal representa 90% das mulheres que trabalham fora da agricultura, enquanto em Benin, Chade e Mali essa proporção chega em nível de 95%. Na Índia, a economia informal gera cerca de 60% da renda nacional, 50% das economias nacionais brutas e 40% das exportações do país.

MIGRAÇÃO DE TRABALHADORES

A migração da força de trabalho está em fase de crescimento em todo o mundo, com uma estimativa de aproximadamente

120 milhões de trabalhadores. Com frequência, os imigrantes executam atividades pouco atrativas, como, por exemplo, na agricultura sazonal nos Estados Unidos e no setor de serviços no Reino Unido. O acesso dessa população aos serviços de saúde pública depende das normas de cada país e de sua condição legal nas nações anfitriãs. Embora, na Europa, as autoridades venham realizando esforços para melhorar os direitos dos migrantes em relação aos serviços de saúde, os migrantes sazonais ainda permanecem, em grande parte, fora do âmbito de atuação dessas medidas.

O trabalho de imigrantes é um segmento em fase de crescimento rápido dentro da força de trabalho norte-americana. Os imigrantes representam uma parcela significativa nas ocupações de baixos salários. As ocupações de alto risco que são preenchidas por uma grande proporção de imigrantes incluem agricultura, trabalhos pesados, serviços de diaristas e construção civil. Recentemente, nos Estados Unidos, o número de fatalidades no ambiente de trabalho entre trabalhadores hispânicos e latinos alcançou seus níveis mais elevados. Enfermidades relacionadas ao contato com pesticidas são causas importantes de morbidade aguda e crônica entre migrantes que trabalham no setor agrícola e suas famílias.

Em algumas partes do mundo em desenvolvimento, os problemas com a migração da força de trabalho são ainda mais preocupantes. Nos países do Sul da África, por exemplo, os mineradores migrantes enfrentam os efeitos extraordinariamente multiplicadores dos riscos de silicose, tuberculose e doenças causadas pelo HIV, que estão intrinsecamente ligados ao ambiente de trabalho, às condições habitacionais e a fatores socioeconômicos. O sistema de migração de mão de obra provocou a disseminação desastrosa do HIV na região. Os migrantes e os trabalhadores que procuram asilo formam uma população em expansão com crescente importância social, demográfica e política.

O aumento da migração na busca de emprego teve consequências bastante sérias em muitos países asiáticos. A força de trabalho em processo de migração, na Ásia, é formada basicamente por homens jovens, casados e com nível educacional mais elevado do que o da população média local. A maioria dessa população de migrantes origina-se de áreas rurais, sendo predominantemente empregada pelo setor de construção civil e como mão de obra. A característica mais marcante desses trabalhadores é a concentração em algumas ocupações de colarinho azul, como carpinteiros, pedreiros, eletricistas, encanadores, motoristas de caminhão, mecânicos e operadores de equipamentos pesados. Esses trabalhadores do setor produtivo e do setor de transportes superam quantitativamente os trabalhadores profissionais e técnicos – algo em torno de 3 por 1 nas Filipinas a 17 por 1 no Paquistão e Sri Lanka. A despeito dos esforços das autoridades governamentais para assegurar contratos de trabalho satisfatórios para aqueles que vão para o exterior, é comum ocorrerem casos de "substituição de contrato".

O número de mulheres, em especial as mulheres asiáticas, que migram legal ou ilegalmente à procura de emprego em outros países é cada vez maior. Essas mulheres estão no grupo mais vulnerável à exploração e ao abuso, principalmente porque estão fora da proteção legal de seus países de origem e porque trabalham em atividades como empregadas domésticas, prostitutas, artistas e trabalhos manuais não especializados, que não têm cobertura da legislação trabalhista. A situação dessas mulheres se agrava ainda mais pelo fato de que, geralmente, são jovens e pobres, vivem sempre com medo de perderem o emprego, não falam o idioma do país anfitrião, não têm consciência de que seus direitos estão sendo infringidos e, normalmente, não sabem onde procurar ajuda. Muitas dessas mulheres acabam se envolvendo em uma situação de servidão por dívida em decorrência do dinheiro que pediram emprestado para custear a obtenção de emprego no exterior. Ao retornar para casa, com frequência, as mulheres que exerceram a profissão de empregada doméstica se defrontam com a desaprovação social e enfrentam problemas conjugais.

TRABALHO INFANTIL

As crianças são os trabalhadores que são explorados com mais facilidade. As crianças correspondem a 11% de toda a força de trabalho em alguns países da Ásia, 17% na África e a 25% da força de trabalho na América Latina. Em todo o mundo, pelo menos, 250 milhões de crianças, uma em cada seis com idade entre 5 e 17 anos, estão envolvidos no trabalho infantil. Desse contingente, 180 milhões de crianças são forçados a executar as piores formas de trabalho, expondo-as a situações de risco tão elevado que chega a comprometer seu bem-estar físico, mental e moral. A OIT faz a distinção entre crianças que executam tarefas infantis específicas e crianças que executam trabalho infantil e condena as piores formas de trabalho infantil.

A maior incidência de trabalho infantil ocorre nos países em desenvolvimento em que a pobreza, as tradições e as diferenças culturais impedem os esforços internacionais de solucionar o problema. A aplicação de leis fracas, ou mesmo a ausência de leis, cria condições que, em alguns casos, permitem que as crianças permaneçam em situações que se aproximam da escravidão, frequentemente com abuso físico e sexual. O trabalho infantil é uma realidade econômica e social em muitos países em desenvolvimento. As crianças podem contribuir com 25% ou mais da renda total de uma família, sendo que muitas culturas tradicionais incluem o trabalho infantil como parte integrante do processo de socialização das crianças e como uma forma de conseguir *status* na comunidade local. Os governos consideram o trabalho infantil como um fator importante na manutenção de economias competitivas, por meio da oferta de mão de obra barata. As crianças que trabalham em regime de tempo integral não têm oportunidade de frequentar escolas e, consequentemente, perdem a chance de educação.

Nos países em desenvolvimento, com frequência, as crianças mais pobres e mais vulneráveis trabalham para conseguir dinheiro para a sobrevivência. Provavelmente, as necessidades básicas de alimentação e de cuidados médicos dessas crianças não sejam supridas, o que as predispõe a diarreia, anemia e deficiências nutricionais. As crianças são mais suscetíveis aos efeitos de substâncias tóxicas como o chumbo. Condições subjacentes de saúde agravam ainda mais o problema. As crianças executam tarefas com exposição a riscos que, comprovadamente, provocam enfermidades ou lesões em adultos. Os trabalhos manuais expõem as crianças a lesões, gases e poeira danosos e intoxicação causada por produtos químicos como solventes, pesticidas, metais e agentes cáusticos no ambiente de trabalho.

As enfermidades e doenças ocupacionais raramente são relatadas para os órgãos governamentais quando ocorrem na mão de obra infantil. Nos casos de ocorrência de lesões ocupacionais, essas são tratadas como lesões acidentais, levando-se em conta que, oficialmente, as crianças não são consideradas como trabalhadores. As crianças se expõem a riscos físicos e químicos sem receber treinamento adequado ou usar equipamentos de proteção individual. Com frequência, há uma ênfase equivocada nos equipamentos de proteção individual (EPIs). Esses equipamentos não são projetados para serem utilizados por trabalhadores infantis e, consequentemente, mesmo que sejam usados de forma adequada, é provável que não sejam eficazes. Além disso, confiar apenas no treinamento para evitar a ocorrência de lesões ou enfermidades na mão de obra infantil pressupõe que as crianças sejam capazes de traduzir o treinamento em práticas de segurança. As deficiências mais importantes, no campo da saúde e da segurança, são normas precárias ou inexistentes de segurança e de higiene industrial e práticas laborais inadequadas.

O trabalho infantil, no setor da agricultura, corresponde a 80% do contingente de trabalhadores infantis na Índia e a 70% da força de trabalho infantil em termos globais. Na Índia, grande parte da força de trabalho infantil relata a ocorrência de abusos verbais ou físicos por seus empregadores. Quase um quarto de todas as crianças de Bangladesh faz parte da força de trabalho, mesmo que as leis daquele país proíbam o trabalho infantil.

Em 1992, a OIT lançou o *International Program for the Elimination of Child Labor* (IPEC). O IPEC busca abordagens preventivas orientadas para a eliminação de situações sociais e econômicas subjacentes que produzem o trabalho infantil. Atualmente, o IPEC é o maior programa de cooperação técnica da OIT. As soluções que abordam problemas gerais de pobreza, enquanto se desenvolvem fontes alternativas de educação e emprego, provavelmente sejam mais eficazes na redução do trabalho infantil em países como a Índia. A base de sustentação desse programa da OIT é o foco na erradicação das piores formas de trabalho infantil, assim como o reconhecimento de que a eliminação de todas as formas de trabalho infantil poderá agravar ainda mais a pobreza das famílias.

AGÊNCIAS INTERNACIONAIS

A maior parte dos países acata os princípios defendidos pelas Nações Unidas no que diz respeito à responsabilidade sobre a saúde ocupacional internacional. As agências internacionais das Nações Unidas obtiveram um grande sucesso, embora limitado, na transferência da responsabilidade sobre a saúde ocupacional para as nações industrializadas. A falta de financiamentos adequados pela OMS e pela OIT é um entrave crítico no desenvolvimento da saúde ocupacional em níveis internacionais. A confiança dos Estados Unidos nas agências internacionais para promover saúde e segurança nos países em fase de industrialização não é convincente.

▶ Organização Mundial da Saúde

A Organização Mundial da Saúde (OMS) é responsável pelos aspectos técnicos da saúde e segurança ocupacional e pela promoção dos serviços médicos e das normas de higiene. A OMS aborda a saúde ocupacional por meio de um programa em sua sede, nos escritórios regionais e nos escritórios de cada país, com o suporte de uma rede de centros colaboradores.

A OMS está implantando uma estratégia global para:

- Fornecer evidências para a formulação de políticas, legislação e suporte para os responsáveis pela tomada de decisões, incluindo a execução de atividades para estimar a magnitude do ônus dessas doenças e lesões ocupacionais.
- Fornecer suporte de infraestrutura e desenvolvimento por meio da estruturação de capacidades, disseminação de informações e trabalho em rede.
- Dar suporte à proteção e à promoção da saúde dos trabalhadores.

Para incentivar os países a dar suporte à proteção e à promoção da saúde dos trabalhadores, principalmente em locais que não possuem acesso aos serviços de saúde ocupacional, recentemente, a OMS introduziu a abordagem de **ambientes de trabalho saudáveis**. Os ambientes de trabalho saudáveis não apenas reforçam a saúde ocupacional e os padrões de segurança, mas oferecem, também, ambientes físicos, organizacionais (p. ex., carga de trabalho, estilo de gestão, comunicação) e comunitários que protegem e promovem a saúde e a segurança dos trabalhadores.

O Global Plan of Action (GPA) on Worker's Health (2008-2017) da OMS tem como objetivos principais:

- Fortalecer a função de governança e liderança dos sistemas nacionais de saúde para atender às necessidades específicas de saúde das populações de trabalhadores.
- Definir níveis básicos de proteção da saúde em todos os ambientes de trabalho para diminuir as desigualdades na saúde dos trabalhadores entre os países, e dentro de cada país, e fortalecer a promoção da saúde nos ambientes de trabalho. Assegurar o acesso de todos os trabalhadores aos serviços de saúde preventiva e vincular a saúde ocupacional aos atendimentos médicos de atenção primária.
- Aprimorar a base de conhecimentos para ação na proteção e promoção da saúde dos trabalhadores e estabelecer vínculos entre saúde e trabalho.
- Estimular a incorporação de ações na saúde dos trabalhadores em outras políticas, como desenvolvimento sustentável, redução do nível de pobreza, liberalização do comércio, proteção ambiental e nível empregatício.

Apesar desses esforços, há um problema crescente de credibilidade em relação à OMS, que é explorado pelo setor privado para transferir a autoridade relacionada à tomada das decisões principais no campo da saúde e segurança ocupacional da OMS para outras agências das Nações Unidas e para o próprio setor privado.

A epidemia global de câncer provocado pelo amianto é um exemplo da falha das organizações internacionais na proteção da saúde pública. A epidemia de câncer associado ao contato com amianto poderá sacrificar em torno de 10 milhões de vidas antes que essa substância seja banida em todo o mundo, com a resultante eliminação desse tipo de exposição. A epidemia do câncer provocado por amianto poderia ter sido amplamente evitada se a reação da OMS e da OIT fosse rápida e responsável. A OMS reconheceu tardiamente a epidemia e não agiu de forma decisiva quando ela estava em curso. Parte do problema é que a

OMS e a OIT permitiram que organizações como a International Health Commission on Occupational Health (ICOH) e outros defensores das indústrias as manipulassem e distorcessem as evidências científicas.

A. Centros que colaboram com a OMS

A evolução da política global da OMS aplicável à saúde ocupacional se baseia na assistência, coordenação e utilização das atividades nas instituições existentes. Todos os centros colaboradores da OMS foram constituídos com base nessa política, o que fortaleceu a participação nacional nas atividades da OMS. Os centros que colaboram com a OMS adotaram uma proposta de estratégia global para a "saúde ocupacional de todos". Ao adotar essa estratégia, os centros reconheceram a necessidade premente de desenvolver a saúde ocupacional em um momento em que mudanças rápidas no trabalho estão afetando a saúde dos trabalhadores e a saúde do meio ambiente em todos os países do mundo.

Os centros colaboradores possuem redes em países desenvolvidos e em desenvolvimento com foco na capacitação. Infelizmente, a OMS não financia o trabalho dos centros colaboradores. Os críticos alegam que não é possível fazer muita coisa por meio das tentativas de voluntários para convencer os controladores das indústrias a melhorar as práticas de saúde e segurança. Atualmente, os centros colaboradores estão implementando numerosos projetos cuja validade é duvidosa. Na região das Américas, existem inúmeros "centros internacionais de saúde" financiados e administrados pela Pan American Health Organization (PAHO), organização regional da OMS para as Américas.

▶ Organização Internacional do Trabalho

A Organização Internacional do Trabalho (OIT) é uma organização tripartite, formada por governos, empregadores e representantes dos trabalhadores, que desenvolve políticas, convenções, recomendações e orientações. Seus representantes utilizam um processo consensual para a formulação de políticas. A adoção e a supervisão das normas internacionais aplicáveis ao trabalho são as tarefas principais da OIT. A OIT adota, na International Labor Conference anual, dois tipos de normas: convenções e recomendações. Apenas as convenções podem ser ratificadas e, consequentemente, se transformam em dispositivos legais que devem ser respeitados pelos estados membros. As recomendações são utilizadas com mais frequência como complementos de convenções, dando mais detalhes sobre o conteúdo de uma norma ou estabelecendo uma norma superior à convenção.

A OIT é o ponto inicial lógico para a construção de uma base internacional de normas de segurança e saúde ocupacional, iniciando com regras básicas e, a seguir, incluindo convenções, recomendações e orientações complementares ao longo do tempo. Uma das características importantes da Declaração sobre os Princípios e Direitos Fundamentais no Trabalho (*Fundamental Principles and Rights at Work*) é que tais princípios e direitos são obrigatórios em todos os 183 países membros da OIT, independentemente do país ter ou não ratificado todas as convenções básicas. A meta do estabelecimento de normas internacionais para segurança e saúde ocupacional é que todos os países respeitem as convenções básicas, em combinação com a "harmonização ascendente" progressiva das normas ao longo do tempo, a uma velocidade compatível com as regulamentações socioeconômicas de cada país e o apoio financeiro e técnico de países com mais recursos e experiência.

As convenções da OIT orientam todos os países na promoção da segurança no ambiente de trabalho e na gestão dos programas de saúde e segurança ocupacional. As convenções e recomendações da OIT sobre segurança e saúde ocupacional são acordos internacionais e têm força legal nos casos em que forem ratificadas por algum país membro. Até o momento, mais da metade das convenções adotadas pela OIT está vinculada a problemas de saúde e segurança. A ratificação pelos países membros é totalmente voluntária. Não há sanção alguma contra países membros que não ratifiquem as convenções e, em geral, não há delimitação de prazo para as ratificações. Além disso, mesmo que um país tenha ratificado uma convenção, a OIT não poderá obrigar seu cumprimento. No entanto, após a ratificação, essas convenções passam a ser relevantes nos sistemas judiciais dos países membros.

Essas convenções devem ser instrumentos importantes na política da OIT. Na realidade, nenhuma das Occupational Safety and Health Conventions faz parte das normas trabalhistas básicas da OIT. Quando a OIT adotou sua declaração sobre princípios e direitos fundamentais no trabalho em 1998, oito convenções foram confirmadas imediatamente como normas trabalhistas básicas e passaram a ser objeto de uma grande campanha. Isso levou alguns membros da OIT, incluindo o governo norte-americano, a relegar as outras convenções a um segundo plano. As convenções básicas (fundamentais) da OIT abrangem apenas problemas relacionados à liberdade de associação, trabalho infantil, trabalho forçado e discriminação. Em termos práticos, significa que a segurança e a saúde ocupacional são consideradas como segunda

Convenção	Ratificação	% de estados
Chumbo Branco em Tintas, 1921 (nº 13)	63	34
Proteção Contra Radiação, 1960 (nº 115)	49	21
Proteção em Maquinários, 1963 (nº 119)	52	28
Higiene Industrial, 1964 (nº 120)	51	28
Inspeção do Trabalho na Agricultura, 1969 (nº 129)	51	28
Benzeno, 1971 (nº 136)	38	21
Câncer Ocupacional, 1974 (nº 139)	39	21
Ruído no Ambiente de Trabalho, 1977 (nº 148)	45	25
Segurança e Saúde do Trabalho nas Docas, 1979 (nº 152)	26	14
Amianto, 1986 (nº 162)	35	19
Segurança e Saúde na Construção, 1988 (nº 167)	24	13
Segurança e Saúde em Minas, 1995 (nº 176)	25	14
Segurança e Saúde na Agricultura, 2001 (nº 184)	14	8

ou terceira prioridade nas discussões sobre problemas orçamentários e outros assuntos, como cooperação técnica internacional.

O desenvolvimento econômico é um forte preditor da ratificação de convenções da OIT. As ratificações ocorrem com muito mais frequência nos países mais desenvolvidos, possivelmente porque essas nações já tenham leis trabalhistas semelhantes. Entre os países em desenvolvimento, os custos econômicos afetam mais significativamente a probabilidade delas. Os governos e os sindicatos dos países desenvolvidos dão suporte político para as ratificações. Nos países em desenvolvimento, dificilmente se consegue algum apoio para as ratificações.

A Convenção 155 pode ser considerada como modelo de lei de saúde e segurança ocupacional em nível nacional e corporativo. Ela contém os princípios fundamentais para políticas de segurança, organização do trabalho e prevenção de lesões e enfermidades ocupacionais. A Convenção mais importante da OIT sobre Segurança e Saúde Ocupacional foi ratificada somente por 58 entre os 183 países membros. A OIT possui, também, um Protocolo (2002) que define os requisitos básicos para registrar e notificar acidentes e doenças ocupacionais, o qual, até o momento, foi ratificado apenas por nove países membros. A Convenção nº 121, assim como a Employment Injury Benefits Convention (convenção sobre os benefícios no caso de acidentes de trabalho), de 1964 (alterada em 1980), e a List of Occupational Diseases Recommendation (recomendação sobre a lista de doenças profissionais), de 2003 (R194), que tratam do reconhecimento e da indenização de acidentes e doenças ocupacionais, foram ratificadas por 24 países membros.

As convenções da OIT não podem promover segurança e saúde nos ambientes de trabalho nos países onde não foram ratificadas. As convenções direcionadas para a gestão de programas de saúde e segurança ocupacional, como a Convenção nº 161 (serviços de saúde ocupacional), têm apenas 31 ratificações, e a Convenção nº 170 (segurança química) e a nº 174 (prevenção de acidentes industriais graves) foram, cada uma, ratificadas por apenas 17 países. A indiferença total em relação às regulamentações da OIT pode ser constatada nos baixos índices de ratificação de várias convenções desde 1921. As ratificações são feitas por um pequeno percentual de estados membros da OIT.

A. Programa SafeWork da OIT

O programa SafeWork da OIT sobre segurança e saúde no local de trabalho e no meio ambiente foi o esforço mais importante da organização para promover a saúde ocupacional. O programa SafeWork tenta despertar a consciência mundial para as dimensões e consequências dos acidentes e das doenças relacionadas ao trabalho; colocar a segurança e a saúde ocupacional nas agendas nacional e internacional; e dar suporte aos esforços nacionais para melhorar os sistemas e programas de segurança e saúde ocupacional alinhados com as normas trabalhistas internacionais relevantes.

Os departamentos de inspeção trabalhista nos ministérios do trabalho são considerados apenas um incômodo e administram, de forma precária, os recursos, os poderes e o respeito. A inspeção do trabalho é cada vez mais prejudicada por obstáculos colocados pela indústria, pela falta de instalações e, até mesmo, pelo assédio aos inspetores. Recentemente, os inspetores que trabalhavam no Brasil e na França foram assassinados enquanto cumpriam obrigações totalmente justificadas e normais. Uma auditora fiscal do trabalho que atuava em São Paulo foi acionada judicialmente por fabricantes de amianto, e seu trabalho foi interrompido pelo próprio governo por causa das tentativas de proteger a saúde e a segurança dos trabalhadores brasileiros.

A confiança das agências internacionais para promover a saúde e a segurança nos países em fase de industrialização está muito distante do nível ideal. Os países em desenvolvimento precisam de uma assistência mais direta para viabilizar o desenvolvimento de programas de saúde e segurança que os incluam na família de nações que protegem seus trabalhadores. As agências internacionais afirmam que a maior parte dos países não possui uma legislação concisa sobre saúde ocupacional e, com frequência, os dispositivos legais são divididos em várias leis e regulamentos. É lamentável que os países desenvolvidos e as agências internacionais estejam perdendo essa grande oportunidade de prestar integralmente esse tipo de serviço.

B. Consultas aos governos locais

A Convenção de Consulta Tripartite (Normas Trabalhistas) da OIT (Convenção nº 144) exige que os governos adotem procedimentos que assegurem a realização de consultas efetivas aos empregadores e aos representantes dos trabalhadores sobre medidas exigidas nas convenções ratificadas.

Consultas diretas aos países em desenvolvimento pela OMS e pela OIT possivelmente sejam necessárias nas situações em que essas nações solicitarem ajuda para implantação dos respectivos programas de saúde e segurança. Na realidade, a OMS e a OIT têm equipes e orçamentos limitados para prestação de serviços de consultoria. Além disso, não está suficientemente claro se a OMS e a OIT teriam condições de identificar um modelo de programa de saúde e segurança ocupacional para recomendar aos países membros. Na prática, para oferecer liderança permanente, a implantação de todos os modelos de programa de saúde e segurança ocupacional necessitaria de pessoal treinado e experiente. A grande realidade, nos países em fase de industrialização, é que eles não possuem pessoal treinado em todos os níveis.

As consultas diretas aos países são feitas por meio dos escritórios regionais, nacionais e centrais da OMS e da OIT. A Pan American Health Organization (PAHO), escritório regional da OMS para as Américas, obteve bastante sucesso na ajuda aos países nos processos de desenvolvimento de planos nacionais de ação para a saúde. A OMS e a OIT trabalham em conjunto para ajudar os países no programa Global Program to Eliminate Silicosis (Programa Global para Eliminar a Silicose) e no programa recentemente desenvolvido Joint Effort on Occupational Health and Safety in Africa (Esforço Conjunto em Saúde e Segurança Ocupacional na África).

C. Serviços básicos de saúde ocupacional

Os Serviços Básicos de Saúde Ocupacional (BOHS, do inglês, *Basic Occupational Health Services*) foram divulgados pela OMS e pela OIT em 2005. O progresso da implantação de um sistema mínimo de saúde ocupacional para atender aos objetivos da Convenção OIT nº 161 (serviços de saúde ocupacional) em países em desenvolvimento é extremamente lento, se é que está havendo algum progresso. Não existe sistema único que atenda às preferências particulares de vários governos, indústrias e instituições. Além disso, pouco progresso poderá ser alcançado, a menos que os governos locais deem apoio à OMS, e os sistemas legais assegurem a regulamentação e a aplicação das leis da organização.

D. Modelos de segurança e saúde ocupacional de países desenvolvidos

Políticas governamentais convincentes de segurança e saúde ocupacional e a colaboração estreita entre parceiros sociais e o governo são fatores importantes para garantir programas sustentáveis nos países em desenvolvimento no longo prazo. Existem vários programas regionais ou nacionais de saúde e segurança ocupacional que serviram de modelos para os países em desenvolvimento. Nenhum desses modelos teve muita utilidade, tendo em vista os problemas complexos impostos por circunstâncias específicas nos países em desenvolvimento e as enormes diferenças nos níveis de industrialização. Nenhum modelo de saúde e segurança ocupacional transferido para um país em desenvolvimento terá alguma eficácia se não forem levadas em consideração as condições locais.

O sistema escandinavo de um programa poderoso de saúde e segurança patrocinado pelo governo e bem recebido pela indústria não gerou um modelo que pudesse ser transferido para as nações em desenvolvimento. O modelo comunista, formado por Institutos de Saúde e Segurança Ocupacional de grande porte e centralizados com regulamentações raramente cumpridas e controle governamental rigoroso imposto sobre as agências científicas que regulam a indústria, embora amplamente aceito, tem validade limitada para os países em desenvolvimento.

Com frequência, os modelos adotados pelos Estados Unidos e pelo Reino Unido servem de exemplo, porém, com pouca assistência consultiva direta. A Malásia é um exemplo bem-sucedido no desenvolvimento de um programa de segurança e saúde ocupacional com base em muitas fontes. Os critérios da União Europeia para o diagnóstico de doenças ocupacionais foram usados como base para a elaboração de documentos sobre critérios e para a notificação de doenças, intoxicações e acidentes ocupacionais. Levando-se em consideração que foi uma colônia britânica, grande parte da legislação inicial da Malásia teve como base a estrutura jurídica do Reino Unido. Entretanto, nos anos mais recentes, a legislação de outros países como os Estados Unidos e o Reino Unido foi utilizada como modelo. A American Conference of Governmental Industrial Hygienists (ACGIH) determina uma norma de proteção com base no valor máximo. Os valores máximos não são normas que se fundamentam na saúde, uma deficiência compartilhada praticamente pelas normas protetoras de todos os países. Em grande parte, os valores máximos foram desenvolvidos por especialistas industriais e precisam ser avaliados mais profundamente. Essas normas apresentam uma ampla aceitação porque existem poucas orientações alternativas. O conceito de segurança é divulgado pelo público e pelos trabalhadores para mostrar que o governo dispõe de todas as informações necessárias para chegar à conclusão de que não ocorrerão danos resultantes da exposição química. Raramente, as normas de proteção, quando existem, se baseiam na saúde.

A União Europeia garante o suporte para a transformação econômica dos países da Europa Central e Oriental, incluindo projetos de saúde e segurança ocupacional. A Comissão Europeia expandiu sua política de desenvolvimento para permitir a inclusão da cooperação com países da África, do Caribe e do Pacífico. Os Estados Unidos patrocinam um esforço internacional na área de saúde ocupacional por meio do Centro Internacional Fogarty e de outras agências governamentais e instituições acadêmicas. O foco principal é a pesquisa e a capacitação, sendo o seu alcance político bastante limitado. Em suma, embora existam muitos outros esforços nacionais e regionais, eles estão longe de vencer o grande desafio de criar uma política global na área de segurança ocupacional.

A Finlândia colabora para o desenvolvimento em países da África Oriental e na região Asiática do Pacífico, assim como oportunidades de pesquisa e treinamento no governo finlandês e em centros acadêmicos de saúde ocupacional. O Finnish Institute of Occupational Health (FIOH) trabalha com a OMS e a OIT na produção dos African and Asian Newsletters on Occupational Health and Safety.

AGRICULTURA

O setor agrícola emprega metade da força de trabalho mundial. Os trabalhadores rurais representam uma proporção particularmente elevada de trabalhadores desprotegidos, em especial, nos países em desenvolvimento. De maneira geral, o trabalho é pesado, as horas de trabalho são excessivamente longas e, com frequência, os trabalhadores são expostos a condições climáticas desfavoráveis, sendo que uma grande parcela é exposta a produtos químicos perigosos, principalmente os pesticidas. Os trabalhadores e os pequenos agricultores vivem no local de trabalho, de modo que a exposição a essas substâncias no ambiente de trabalho migra facilmente para as residências. Na maioria das vezes, as condições habitacionais são extremamente precárias, e muitos trabalhadores têm acesso limitado a água limpa, eletricidade, proteção adequada e nutrição. De maneira geral, o nível de alfabetização é baixo entre os trabalhadores rurais.

Esses problemas são agravados pela pobreza. A pobreza é um fenômeno multidimensional, embora a agricultura desempenhe um papel muito importante. Mais de 75% da população pobre do mundo vive em áreas rurais onde o setor agrícola emprega 40% dos trabalhadores e contribui com cerca de 20% para o Produto Interno Bruto (PIB) dos países. Além disso, nas regiões mais pobres do mundo, a agricultura tem maior predomínio na contratação de mão de obra feminina. Portanto, o foco nesse setor poderá contribuir para a maior igualdade de gênero no universo do trabalho.

No passado recente, os pesquisadores e os formuladores de políticas negligenciaram amplamente o setor agrícola e favoreceram a modernização por meio do desenvolvimento dos setores industrial e de serviços. A queda nos investimentos oficiais no desenvolvimento da agricultura evidencia tal tendência. Esse afastamento do setor agrícola está estreitamente associado a um índice mais baixo de redução da pobreza. A pobreza, relativa ou absoluta, precisa ser definida. Embora o PIB médio possa melhorar, a desigualdade poderá se agravar ainda mais. A implicação mais relevante é qual o tipo de desenvolvimento agrícola mais conveniente.

▶ Exposição a pesticidas

No setor agrícola, o uso de pesticidas resulta em, pelo menos, 7 milhões de casos de enfermidades não fatais agudas e crônicas. Os pesticidas são essenciais para a agricultura moderna: mais de 2 milhões de toneladas de pesticidas derivados de 900 ingredientes ativos são utilizados anualmente em todo o mundo. Os pesticidas são muito usados nos países desenvolvidos e em desenvolvimento. Essas substâncias constituem um grande risco para os trabalhadores rurais, sendo que, em alguns países, são responsáveis por algo em torno de 14% de todas as lesões ocupacionais no setor agrícola e por 10% de todas as lesões fatais. As intoxicações acidentais matam aproximadamente 355 mil pessoas em todo o mundo a cada ano. Embora os países desenvolvidos utilizem os pesticidas de forma mais intensiva que os países em desenvolvimento, a carga de doenças é desproporcionalmente maior nas nações em desenvolvimento.

As mulheres e as crianças correm um risco considerável de intoxicação por pesticidas no ambiente doméstico. As roupas contaminadas dos trabalhadores são lavadas pelas esposas ou pelos filhos e, com frequência, são misturadas com outras roupas a serem lavadas. Os pesticidas armazenados em casa criam o risco de intoxicação acidental, principalmente entre as crianças. Além disso, o uso de pesticidas para controle de parasitas provoca intoxicação no ambiente doméstico. Em geral, a venda de pesticidas tóxicos ocorre no setor informal da economia, resultando em muitas consequências agudas e crônicas na saúde das pessoas.

O monocrotofos foi citado como causa da morte de 23 crianças em idade escolar em Patna, na Índia, em julho de 2013, quando uma quantidade do pesticida foi misturada na merenda escolar. O monocrotofos é um inseticida organofosforado que age sistemicamente e por contato com a pele e mucosas. Esse inseticida é agudamente tóxico para pássaros e para os seres humanos e, por essa razão, foi banido dos Estados Unidos desde 1988. O pesticida ainda é produzido por, pelo menos, 15 fabricantes, sendo fabricado e exportado por empresas na Índia, na China, no Brasil e na Argentina. Na Índia, por exemplo, a DowElanco produz o monocrotofos em uma *joint venture* com a empresa indiana NOCIL.

Nos países em desenvolvimento – onde ocorrem dois terços dessas mortes –, cada caso de intoxicação está fortemente associado à exposição excessiva e ao uso inadequado dos pesticidas tóxicos. Praticamente, todas as mortes causadas pela intoxicação por pesticidas ocorrem nos países em desenvolvimento.

Os governos de muitos países em desenvolvimento relatam a ocorrência de fatalidades causadas por pesticidas como suicídios e, consequentemente, transferem a responsabilidade pela prevenção para os indivíduos, diminuindo a responsabilidade corporativa e limitando as políticas de controle disponíveis. Na realidade, com frequência, os empregadores são os grandes responsáveis por esse tipo de versão, cuja finalidade é diminuir seu comprometimento em cada país. É verdade que os governos não examinam esses relatórios de uma maneira crítica. Assim, não fica suficientemente claro se essa postura é o resultado da colaboração deliberada com a indústria, ou simplesmente incompetência ou tendenciosidade política.

Alguns pesticidas de ampla utilização nos países em desenvolvimento são altamente tóxicos. Muitos desses pesticidas foram banidos ou sofrem uma forte restrição nos países desenvolvidos e, mesmo assim, ainda são vendidos legalmente para os agricultores nas nações em desenvolvimento. Na maioria das vezes, os pesticidas são aplicados em combinações ou misturas, o que se tornou uma prática comum nos países desenvolvidos e em desenvolvimento. Estudos sobre intoxicação por pesticidas nos países em desenvolvimento sugerem que a exposição às misturas de pesticidas está associada a taxas mais elevadas de fatalidade e morbidade. Com frequência, os agricultores misturam pesticidas diferentes em uma única mistura para aplicação. Como desconhecem os pesticidas que foram vendidos, assim como o mecanismo de ação dessas substâncias, os agricultores acabam misturando dois agentes com nomes comerciais diferentes, porém, com ingredientes ativos idênticos. Esse procedimento não é eficiente, nem seguro, além de representar uma grande perda de dinheiro. No entanto, em função das circunstâncias em que esses pesticidas são comercializados, não há orientações ou informações aos agricultores sobre como tomar decisões racionais sobre o uso de produtos químicos para o controle de pragas e, mesmo que houvesse, não há qualquer orientação sobre qual produto químico deverá ser utilizado.

Nos países em desenvolvimento, é comum os agricultores fazerem aplicações de pesticidas perigosos com os pés descalços. As roupas ficam encharcadas com pesticida após a aplicação com pulverizador costal, aumentando a absorção por meio da pele. Com frequência, nesses países, não há disponibilidade de equipamentos de proteção individual, ou os agricultores não têm condição de adquiri-los. Também, não é muito prático usar esses equipamentos em climas tropicais por causa da umidade e do calor excessivo, além do grande potencial para diminuir a produtividade dos trabalhadores. Raramente as instalações de lavagem se localizam nas proximidades dos campos agrícolas. A absorção dérmica continua até o agricultor ou o trabalhador rural chegar em casa para se lavar. Entretanto, os trabalhadores rurais permanecem muitas horas nos campos agrícolas e não têm intervalos longos para irem até suas casas. Esses trabalhadores comem, bebem e fumam, com as mãos umedecidas com pesticida, ingerindo essas substâncias por via oral ou pela absorção dérmica.

As organizações internacionais são as principais fontes de informações, orientações e suporte técnico para os países em desenvolvimento sobre saúde e segurança no uso de pesticidas. Nesses países, há uma falta generalizada de leis e regulamentos rigorosos para controlar o uso de pesticidas. Além disso, existem poucos programas de treinamento para o pessoal responsável pela inspeção e pelo monitoramento do uso dessas substâncias. Isso se aplica no nível ministerial, porém, abrange apenas uma parte do problema. Os agricultores e os trabalhadores rurais recebem poucas informações de qualquer outra fonte confiável. Em geral, aquilo que aprendem é ensinado por seus pares sob a forma de pressão para maximizar a produção, ou por empreendedores cujo negócio é vender pesticidas. Consequentemente, há um incentivo para fornecer apenas determinados tipos de informação, que limitam quaisquer esclarecimentos e orientações sobre saúde e segurança, e os meios de diminuir o uso de pesticidas.

Com frequência, há uma relação mutuamente benéfica entre a indústria de pesticidas (não os pequenos distribuidores ou os donos de loja em comunidades pequenas) e o governo comprometido com essas empresas. O governo de muitos países em desenvolvimento dá, às indústrias, liberdade de formular suas próprias políticas, suas informações e sua orientação técnica sobre o uso de pesticidas. Por exemplo, os governos dos países sul-americanos terceirizam o treinamento de novos agricultores para a indústria de pesticidas, cujo programa de treinamento é pago com recursos públicos.

▶ Alterações climáticas

O crescimento da população global aumenta cada vez mais a demanda sobre a produção sustentável de alimentos. Por volta de 2050, o mundo terá de alimentar um contingente adicional de 2 a 3 bilhões de pessoas. As alterações climáticas criam um desafio ainda maior, tendo em vista que mudanças na temperatura e na precipitação ameaçam a produtividade agrícola e a capacidade para alimentar a população mundial. As condições climáticas afetam significativamente as atividades agrícolas nos países em desenvolvimento. Dois terços do território africano são desérticos ou áridos. O continente africano é altamente sensível a quaisquer alterações climáticas e seus efeitos danosos sobre a agricultura. A sobrevivência de 70% da população africana depende da agricultura irrigada pela chuva.

O aquecimento global provoca, também, inundações e longos períodos de seca. Além disso, por causa do degelo das geleiras, o aquecimento global reduz a capacidade de estocagem de água pela natureza. Dois terços da água fresca mundial são armazenados nas geleiras. O degelo glacial deixa os países pobres com menos de um tampão para proteger os agricultores contra alterações no clima e no regime pluvial. As inundações provocam erosões. Aproximadamente 2,4 bilhões de pessoas vivem na bacia de drenagem dos rios do Himalaia. Provavelmente, países como Índia, China, Paquistão, Afeganistão e Bangladesh sofrem inundações seguidas de períodos de seca nas próximas décadas.

Poucos países em desenvolvimento terão acesso a tecnologias mais eficientes para reduzir as emissões de gases de efeito estufa nas décadas seguintes. Assim, essas emissões de gases de efeito estufa nos países em desenvolvimento provavelmente serão superiores às dos países desenvolvidos no decorrer da primeira metade deste século, ressaltando a necessidade de intensificar os esforços dos países desenvolvidos para reduzir o risco de alterações climáticas.

INDÚSTRIA DA CONSTRUÇÃO CIVIL

A indústria da construção civil é responsável por, pelo menos, 60.000 acidentes fatais no ambiente de trabalho por ano em todo o mundo. Aproximadamente 17% de todos os acidentes fatais no local de trabalho ocorrem nesse setor. A indústria da construção civil é responsável por cerca de 10% da atividade econômica mundial e emprega 180 milhões de pessoas.

A indústria da construção civil é uma das ocupações mais perigosas e, em alguns países, a mais perigosa de todas. Esse setor da economia emprega cerca de 7% de pessoas em todo o mundo, porém, é responsável por 30 a 40% das lesões fatais em nível mundial. As quedas de alturas elevadas causadas por andaimes inadequados e falta de proteções básicas, o soterramento em escavações e o esmagamento por veículos ou materiais de construção são as causas mais comuns de lesões fatais.

A construção civil é uma indústria muito perigosa e envolve todos os riscos mais relevantes: produtos químicos, vários tipos de pó, manuseio de materiais, riscos físicos e riscos psicossociais. As exposições na indústria da construção civil são rotineiras e excessivas. Além disso, a dificuldade de acesso aos cuidados médicos e benefícios é um componente importante dos riscos. A maioria das construções ocorre nos países em desenvolvimento, onde as leis aplicáveis à saúde e à segurança raramente são respeitadas. Na maior parte dos países, a construção civil se caracteriza por *status* baixo, salários baixos, curto prazo, trabalhos sem registro, informais e perigosos em uma indústria altamente fragmentada. Muitos trabalhadores, em particular os migrantes das zonas rurais, se defrontam com práticas de exploração dos empregados, muitas dificuldades e exposição a riscos.

Em todo o mundo, a OIT estima que o custo das lesões e enfermidades ocupacionais em todos os setores seja de 4% do PIB, o que transforma a prevenção nos ambientes de trabalho em uma questão de desenvolvimento. Mesmo assim, é muito comum verificar que até os grandes projetos de construção não possuem sequer política de segurança ou programa de prevenção, encarregado de segurança, plano de saúde e segurança para projetos específicos, informação ou treinamento de prevenção, medida coletiva para evitar acidentes ou enfermidades e nem mesmo equipamentos básicos de proteção individual.

A relação empregatícia na construção civil é diferente pela presença de vínculos frágeis entre empreiteiros e operários e a supervisão limitada oferecida pelo empreiteiro principal. Esses fatores são exacerbados por normas sociais e pelas relações de poder características dos ambientes de construção civil, criando mais dificuldades nos estudos e na melhoria dos riscos ergonômicos em tais locais. A ausência de relações sólidas de emprego na construção civil reforça um clima em que os trabalhadores hesitam em apresentar queixas sobre as condições de trabalho, simplesmente pelo medo de serem substituídos, sendo que essa mesma dinâmica reforça a cultura de que trabalhar com alguma lesão faz parte do trabalho.

Os trabalhadores da construção civil são potencialmente expostos a substâncias como amianto, pó de serragem, vários tipos de óleo, fibras minerais artificiais, gases de soldas, chumbo, solventes orgânicos, sílica, isocianatos, gases dos escapamentos de motores a diesel, pó de concreto e vapores asfálticos. A silicose causada pela exposição ao pó de cimento e de pedra mata muitos milhares de trabalhadores. Doenças respiratórias, problemas cutâneos, surdez e dor crônica provocada por trabalho físico pesado, cargas de trabalho punitivas e horas excessivas de trabalho são queixas de saúde quase universais. A OIT estima que 100.000 trabalhadores na construção civil morrem anualmente em decorrência de doenças causadas pela exposição ao amianto. Em alguns países, as mortes causadas por doenças associadas ao amianto superaram o número de mortes causadas por acidentes ocupacionais.

Necessidades básicas como água potável, latrinas, instalações para lavar, cozinhar e comer ou para primeiros socorros raramente são disponibilizadas nos locais de trabalho. Acomodações adequadas são problemas básicos, e os trabalhadores que migram para os grandes centros urbanos em busca de trabalho não têm alternativas a não ser viver no local das construções ou nas proximidades. Desnutrição e doenças como malária, dengue, cólera e tuberculose são disseminadas entre os trabalhadores na construção civil e suas famílias. Essas vulnerabilidades alcançam níveis extremos nas situações em que famílias inteiras migram das áreas rurais em busca de emprego.

LIXO ELETRÔNICO

A fabricação de produtos eletrônicos é uma indústria global muito importante. A explosão no crescimento desse setor resultou em um mercado mundial de mais de US$ 1 trilhão em produtos eletrônicos a cada ano e corresponde a uma parcela substancial da economia mundial. A demanda por produtos eletrônicos continua crescendo em um ritmo acelerado, enquanto a vida útil dos produtos diminui, resultando no crescimento alarmante no acúmulo de lixo eletrônico. Um bilhão de computadores foi fabricado e descartado e, nos próximos 5 anos, outro bilhão repetirá o ciclo. Um número ainda maior de *tablets* eletrônicos será produzido e descartado no mesmo período. Muitos bilhões de produtos eletrônicos além de computadores, incluindo telefones celulares, aparelhos de televisão, condicionadores de ar, aparelhos, brinquedos e uma série de outros produtos, foram descartados, ou seja, uma carga assustadora sobre o meio ambiente. O fluxo de crescimento rápido do lixo eletrônico apresenta uma série de dificuldades para a saúde pública, tendo em vista que uma grande diversidade de metais e de produtos químicos perigosos é utilizada na fabricação de produtos eletrônicos.

A placa de circuito impresso (PCI) é o componente principal do lixo eletrônico. Esse componente é uma plataforma sobre a qual se montam outros componentes eletrônicos, como *chips* semicondutores e capacitores. As PCI são encontradas praticamente em todos os produtos eletrônicos. A Ásia é responsável pela produção de três quartos das PCI fabricadas em todo o mundo, com cerca de 1.000 fabricantes somente na China.

O chumbo é bastante utilizado na indústria de produtos eletrônicos. A presença dessa substância é muito comum em soldas, baterias, tintas, acabamentos, componentes discretos e, em concentrações mais elevadas, nos vidros para tubos catódicos usados nos monitores de computador. Aproximadamente 50% do peso dos monitores são compostos de vidro para tubos catódicos. O vidro para tubos catódicos é considerado um lixo perigoso por causa da alta concentração de chumbo, porém, mesmo assim, raramente é tratado como material perigoso. Embora venha sendo discutida há muitas décadas, a eliminação das soldas com chumbo é um objetivo ambiental razoável que ainda permanece consideravelmente indefinido.

▶ Processamento do lixo eletrônico

O descarte de computadores e de outros produtos eletrônicos deveria ser considerado como lixo perigoso em todos os países. Cerca da metade dos metais pesados, incluindo chumbo, mercúrio e cádmio, encontrados em aterros sanitários é proveniente de lixo eletrônico. Os computadores e outros produtos eletrônicos descartados são a parcela do fluxo de lixo que cresce mais rapidamente, ou seja, cresce três vezes mais rápido que o fluxo municipal total de lixo. Materiais como cobre, níquel, prata, chumbo e produtos orgânicos tóxicos são os poluentes controlados encontrados com maior frequência nos efluentes industriais. Dopantes são substâncias químicas incorporadas em uma substância pura para alterar sua condutividade elétrica. Elementos de traço como arsênio, antimônio, fósforo, gálio e índio são incorporados em matrizes de *chips* de silício. Muitos dos agentes utilizados como dopantes são altamente tóxicos e, em vários casos, estão sendo identificados como carcinógenos reconhecidos ou prováveis nos seres humanos.

Para recuperar materiais valiosos e minimizar os efeitos adversos das substâncias perigosas, os computadores descartados devem ser desmontados, e os materiais recuperados devem ser enviados para instalações especializadas, para reciclagem ou tratamento. A reciclagem consegue recuperar 95% dos materiais úteis das unidades centrais de processamento e 45% dos materiais úteis dos monitores de computador.

▶ Exportação de lixo eletrônico

Atualmente, menos de 20% dos produtos eletrônicos descartados são reciclados. Os Estados Unidos e muitos outros países desenvolvidos exportam lixo eletrônico, principalmente para a Ásia, mesmo tendo plena consciência de que esse lixo representa um perigo real para as comunidades pobres onde é descartado. Para agravar ainda mais o problema, muitos países exportam lixo eletrônico para países em desenvolvimento com o pretexto de reciclar e reusar. A maior parte do lixo eletrônico coletado nos Estados Unidos não é reciclada no próprio país, sendo, em vez disso, exportada para os países em desenvolvimento.

O lixo eletrônico é embarcado para o exterior onde é desmontado em condições estarrecedoras, contaminando a terra, o ar e a água, em países como a China, Índia e outros países asiáticos, África e América Latina. Na África, até 75% das importações não são passíveis de reparo econômico ou comercializável. Consequentemente, o descarte do lixo eletrônico é inadequado e incinerado rotineiramente. Impactos adversos sérios sobre o meio ambiente e a saúde humana, causados pela reciclagem de lixo eletrônico, continuam a ocorrer pela absoluta falta de regulamentação e de cumprimento das leis.

O problema se acelera ainda mais na medida em há um aumento na transferência da fabricação de produtos eletrônicos para a Ásia. A China fabrica quase a metade de todos os produtos eletrônicos atualmente consumidos em todo o mundo. Mesmo assim, a China não está assumindo uma posição de liderança entre os países no que diz respeito ao lixo eletrônico. A China se tornou receptora de 70% da sucata de produtos eletrônicos do mundo. Em oficinas na China, na Índia, em Bangladesh e em muitos outros países, as soldas de chumbo e de outros metais são dissolvidas em banhos ácidos ao ar livre. Uma parte do lixo eletrônico é incinerada ao ar livre para a recuperação dos metais existentes nas estruturas de plástico. As incinerações ao ar livre, os banhos ácidos e os despejos de resíduos eletrônicos tóxicos introduzem níveis inconcebíveis de agentes contaminantes em ambientes frágeis, além de expor as populações mais pobres do mundo a uma grande quantidade de substâncias tóxicas. A limpeza dos depósitos de lixo eletrônico é uma questão muito séria para as crianças que, com frequência, estão mais sujeitas à exposição.

Regulamentação

Os fabricantes de produtos eletrônicos resistem ou retardam os esforços necessários para eliminar ou substituir os materiais perigosos e, além disso, são extremamente lentos em desenhar produtos que possam ser desmontados e reciclados com mais facilidade. Em acordos com o setor industrial, os governos não obrigam os fabricantes a se responsabilizarem pelo descarte de seus próprios produtos. A indústria eletrônica ignora, de forma acintosa, a responsabilidade pela gestão dos produtos no final da sua vida útil, enquanto as políticas públicas simplesmente ignoram a responsabilidade de promover o retorno dos produtos aos fabricantes, o desenvolvimento de desenhos mais limpos e a reciclagem segura.

O United Nations Environment Program (UNEP, ou Programa das Nações Unidas para o Meio Ambiente) é o patrocinador da Convenção de Basileia, acordo multilateral que controla os embarques internacionais de resíduos perigosos. Essa Convenção exige que as nações participantes diminuam o número de embarques de resíduos, por meio da minimização da produção, assim como pelo tratamento e descarte de resíduos o mais próximo possível das fontes de produção. De acordo com as diretrizes da Organization for Economic Cooperation and Development (OECD), não é necessário regular a exportação de resíduos não perigosos para as empresas de reciclagem. Os Estados Unidos e o Canadá se recusam a seguir as nações europeias, que definem o descarte de produtos eletrônicos como resíduos perigosos. Como os Estados Unidos não são signatários da Convenção de Basileia, as limitações impostas por essa Convenção não se aplicam a um dos maiores consumidores de produtos eletrônicos do mundo.

A Partnership for Action on Computing Equipment (PACE), uma parceria entre o setor público e privado, é regida pela Convenção de Basileia. A PACE apoia o conceito de desenvolvimento sustentável e de compartilhamento de informações sobre abordagens ao ciclo de vida. A PACE desenvolve orientações para gestões ambientalmente racionais de equipamentos de computação. As políticas da EPR (Environment Policy Review) para coleta e gestão de lixo eletrônico são atualmente praticadas na Bélgica e na Colômbia. A EPR é uma abordagem à política ambiental pela qual a responsabilidade dos fabricantes por um determinado produto se estende ao estágio pós-consumo da vida útil. A política da EPR transfere a responsabilidade para os fabricantes e desonera a municipalidade e, além disso, incentiva os fabricantes a considerar o meio ambiente nos desenhos de seus produtos. A ERP procura abordar as características ambientais dos produtos e dos processos de fabricação em toda a cadeia produtiva.

Em 2003, a União Europeia publicou as diretrizes sobre a Restriction on Hazardous Substances (RoHS), que baniu o uso de chumbo, mercúrio, cádmio, cromo hexavalente e determinados retardadores de chama bromados na maior parte dos produtos eletrônicos comercializados naquela região. Essa diretriz, ao banir o uso de materiais críticos em produtos eletrônicos em mercados mundiais importantes, poderá resultar na modificação significativa no desenho dos produtos destinados aos mercados globais. Todavia, o processo político possibilitou que inúmeros materiais não constassem nessa diretriz. Uma avaliação de impacto realizada pela União Europeia, em 2008, afirma que até 41% dos produtos eletrônicos coletados naquela região não recebem tratamento adequado. O tratamento de resíduos abaixo dos padrões ocorre dentro e fora da União Europeia. A exportação de lixo eletrônico para descarte foi banida pelas leis da União Europeia, porém, mesmo assim, o lixo eletrônico percorre caminhos para fora da União Europeia até unidades de tratamento com padrão abaixo do estabelecido, sob o pretexto de reutilização e reciclagem.

A Waste Electrical and Electronic Equipment (WEEE) Directive tenta estabelecer um novo programa de gestão que poderia ter implicações de mais longo alcance no desenho de produtos e na gestão de materiais. Essa diretriz incentiva o desenho e a produção de equipamentos eletrônicos para facilitar a desmontagem e a recuperação, principalmente a reutilização e a reciclagem de equipamentos, componentes e materiais cujo objetivo final é proteger a saúde humana e o meio ambiente. A diretriz da WEEE estabelece uma estrutura legislativa mínima comum para todas as nações da União Europeia. As lacunas existentes na diretriz e as dificuldades para forçar sua aplicação limitaram sua eficácia. A maioria do lixo eletrônico gerado na União Europeia ainda não consegue ser completamente contabilizada, ou seja, é colocada em aterros sanitários ou exportada de forma ilegal para os países em desenvolvimento.

O Parlamento Europeu e o Conselho Europeu antecipara a divulgação de uma legislação com o título Regulation, Evaluation and Authorization of Chemicals (REACH), que exige que as indústrias comprovem a segurança no uso e no manuseio dos produtos químicos produzidos e comercializados na União Europeia. A proposta da REACH atribui maior responsabilidade às indústrias na gestão de risco dos produtos químicos e na divulgação de informações sobre todas as substâncias. Os esforços para restringir o uso de carcinógenos, substâncias mutagênicas, produtos tóxicos para a reprodução e substâncias não degradáveis e bioacumulativas poderão afetar a indústria de computadores e oferecer fortes incentivos à substituição dessas substâncias químicas nos produtos eletrônicos.

Os Estados Unidos relutaram em desenvolver soluções legislativas para o problema do lixo eletrônico, e sua indústria de aparelhos eletrônicos não teve o apoio de outros governos. A indústria eletrônica nunca teve de pagar algo, pelo menos, próximo dos custos reais dos danos ambientais que causam nas comunidades. Bilhões de resíduos de produtos eletrônicos foram descartados em todas as regiões do mundo. Somente em 1997 o EPA (*Economic Partnerships Agreement*) passou a fazer parte do projeto *Design for the Environment*. Naquela ocasião, a poluição internacional do mundo com lixo eletrônico era bastante aparente e, mesmo assim, nenhuma tecnologia foi criada para abordar adequadamente o problema. Atualmente, o EPA inclui o descarte de lixo eletrônico na sua lista de maiores prioridades, porém, ainda permite que esse tipo de resíduo seja despejado em aterros municipais sólidos.

Grande parte dos estados aprovou uma legislação obrigando a reciclagem do lixo eletrônico e banindo o despejo em aterros. Além disso, existem, também, sistemas de certificação para os recicladores de lixo eletrônico que exigem que as empresas interrompam as exportações de lixo eletrônico para os países em desenvolvimento e incentivam o total banimento do despejo de resíduos eletrônicos em aterros municipais ou em incineradores desenvolvidos pela Electronics TakeBack Coalition.

A Ásia possui muitas regulamentações industriais que não são aplicadas, podendo decorrer um período de tempo considerável antes que essas tentativas de regulamentação sejam instituídas. Com a intensificação da terceirização e da migração de contratos de fabricação para o Sul e Sudeste Asiático, haverá uma necessidade cada vez maior de conscientização dos governos e das indústrias asiáticas no que diz respeito a problemas ambientais, redução de materiais, eficiência energética, redução da toxicidade e reciclagem. As empresas de pequeno e médio porte têm pouca consciência e compreensão dos problemas ambientais, e poucos governos nesses países iniciaram programas que incentivam o desenvolvimento de desenhos ecológicos, substituição de materiais perigosos e reciclagem.

Há uma necessidade imediata de controles mais rígidos, tanto na movimentação de lixo eletrônico como nas formas de reciclagem. As pressões econômicas e políticas sobre os governos e as agências internacionais neutralizaram todos os esforços de abordagem ao problema. Há uma necessidade premente de que os fabricantes de produtos eletrônicos assumam a responsabilidade por seus próprios produtos, desde a fabricação até o final da vida útil. Os fabricantes devem desenvolver e desenhar produtos limpos, com vida útil mais longa e que sejam seguros e fáceis de consertar, atualizar e reciclar e, além disso, não exponham os trabalhadores e o ambiente a substâncias químicas perigosas.

RECURSOS

Association of Societies for Occupational Safety and Health South Africa (ASOSH): http://www.Association-of-Societies-for-Occupational-Safety-and-Health – (South Africa) – (ASOSH).html.

EPA: http://www.epa.gov/oia/.

European Agency for Safety and Health at Work: http://osha.europa.eu/en/front-page.

ILO Encyclopedia of Occupational Health and Safety: http://www.ilocis.org/en/default.html.

ILO SafeWork: http://www.ilo.org/public/English/protection/safe-work/cis/oshworld/events.htm.

International Labor Office (ILO): http://www.ilo.org/global/lang-en/index.htm.

International Occupational Safety and Health Information Center (CIS): http://www.ilo.org/dyn/cisdoc/index_html.

CISDOC contém informações sobre publicações de segurança e saúde ocupacional.

NIOSH: http://www.cdc.gov/niosh/programs/global.

World Health Organization (WHO) Occupational Health: http://www.who.int/occupational_health/en/.

WHO Global Plan of Action on Worker's Health (2008-2017): http://www.who.int/entity/occupational_health/who_workers_health_web.pdf.

WHO Newsletter: http://www.who.int//occupational_health/publications/newsletter/en/index.html.

WHO/ILO Joint Effort on Occupational Health in Africa: http://www.who.int/occupational_health/regions/en/oehafroharare.pdf.

WHO-ILO-FIOH Newsletter for African and Asian-Pacific regions: http://www.ttl.fi/publications/electronic_journals/Pages/default.aspx.

Módulos de treinamento para profissionais de segurança e saúde ocupacional

ILO Introduction to Occupational Health and Safety: http://www.itcilo.it/english/actrav/telearn/osh/intro/introduc.htm.

UNESCO-UNEVO: http://www.unevoc.unesco.org/fileadmin/user_upload/pubs/AB5_HealthSafety.pdf.

Uma lista de reuniões internacionais está à disposição em: http://www.ilo.org/safework/cis/lang-en/index.htm.

REFERÊNCIAS (LIXO ELETRÔNICO)

Computer Take Back Campaign. http://www.computertakeback.com/

Electronics Industry Code of Conduct (EICC). Global supply chain standards promote socially responsible business practices. http://www.eicc.info/

Environmental Protection Agency. Office of Pollution Prevention and Toxics (OPPT). http://www.epa.gov/oppt/index.html

Europa. European Commission. Registration, Evaluation and Authorization of Chemicals (REACH). http://ec.europa.eu/environment/chemicals/reach/reach_intro.htm

European Commission. Integrated Product Policy; Commission outlines its strategy to stimulate greener products. http://europa.eu.int/comm/environment/ipp/

European Union. Directive 2012/19/EU/108/EC of the European Parliament and of the Council of 4 July 2012 on waste electrical and electronic equipment (WEEE). http://ec.europa.eu/environment/waste/weee/index_en.htm

Lundgren K. The global impact of e-waste: Assessing the challenge, ILO, Geneva, 2012. http://www.ilo.org/wcmsp5/groups/public/—ed_dialogue/—sector/documents/publication/wcms_196105.pdf

■ QUESTÕES PARA AUTOAVALIAÇÃO

Selecione a resposta correta para cada questão:

Questão 1: As leis de saúde e segurança ocupacional nos países em desenvolvimento:
   a. são altamente desenvolvidas e com fundamento adequado
   b. aplicam-se a todos os trabalhadores
   c. cobrem apenas aproximadamente 10% da população dos países em desenvolvimento
   d. garantem acesso a serviços adequados de saúde ocupacional

Questão 2: As condições globais de trabalho são:
   a. em grande parte, resultado de práticas progressivas das corporações multinacionais
   b. aprimoradas por causa do crescimento controlado na população trabalhadora
   c. complicadas por um setor informal de pequeno porte nos países em desenvolvimento
   d. afetadas pela migração de uma grande força de trabalho

Questão 3: O trabalho infantil:
   a. é controlado por leis internacionais
   b. é impedido pela Organização Internacional do Trabalho
   c. é uma realidade econômica e social em muitos países em desenvolvimento
   d. está desaparecendo a uma taxa rápida

Questão 4: A globalização beneficia:
   a. todos os países de maneira igual
   b. a China mais que o Paquistão
   c. os países que são competitivos na economia do conhecimento
   d. somente os interesses corporativos

Questão 5: A Organização Mundial da Saúde:
   a. é a única responsável pela segurança e saúde ocupacional
   b. é responsável pelos aspectos técnicos de segurança e saúde ocupacional por meio da promoção de serviços médicos e de padrões de higiene
   c. não tomou iniciativa alguma na área de saúde ocupacional nos anos recentes
   d. não é responsável pelos aspectos técnicos da saúde ocupacional

Questão 6: As doenças ocupacionais:
   a. são responsáveis por mais de 100 milhões de casos por ano em todo o mundo
   b. ocorrem principalmente nos países desenvolvidos
   c. são diagnosticadas e indenizadas em todos os países
   d. são diagnosticadas e indenizadas somente nos países desenvolvidos

Questão 7: A Organização Internacional do Trabalho (OIT):
   a. não desempenha papel algum na promoção de políticas de saúde e segurança ocupacional
   b. está subordinada à OMS no que diz respeito à saúde e segurança ocupacional
   c. é uma organização tripartite entre governos, empregadores e representantes dos trabalhadores
   d. suas convenções orientam apenas alguns programas de saúde e segurança ocupacional

Questão 8: As lesões ocupacionais globais:
   a. causam perdas econômicas que chegam a 4-6% das rendas nacionais
   b. ocorrem em 1 em 20 trabalhadores a cada ano
   c. raramente envolvem fatalidades evitáveis
   d. ocorrem com mais frequência nos países desenvolvidos

Questão 9: As convenções e recomendações da OIT:
   a. são acordos internacionais que têm força legal se não forem ratificados pelo parlamento nacional
   b. orientam todos os países na promoção da segurança no ambiente de trabalho e na gestão de programas de saúde e segurança ocupacional
   c. deixam a prevenção de doenças ocupacionais a cargo da OMS
   d. são aprovadas pela maioria dos estados membros

Questão 10: A agricultura é:
   a. o tipo predominante de emprego no mundo
   b. dominada pelo emprego de homens nas regiões mais pobres do mundo
   c. não mais dependente de uma globalização justa do que qualquer outro setor
   d. irrelevante na redução da pobreza

Questão 11: O uso global de pesticidas:
   a. é pouco essencial para a agricultura moderna
   b. afeta somente os trabalhadores na agricultura
   c. provoca fatalidades que, na maior parte das vezes, são raras e acidentais
   d. inclui pesticidas altamente tóxicos que foram banidos em alguns países

Questão 12: A indústria global da construção civil:
   a. é a quarta indústria mais perigosa
   b. é responsável por aproximadamente 30 a 40% de todos os acidentes fatais no ambiente de trabalho
   c. tem apenas pequenos problemas com a ocorrência de fatalidades nos Estados Unidos e na Europa
   d. superou seus problemas com a exposição a carcinogênicos

Questão 13: O lixo eletrônico:
   a. é um exemplo de fluxo bem regulamentado de resíduos internacionais
   b. é exportado para os países em desenvolvimento para oferecer oportunidades de trabalho especializado
   c. poderia ser totalmente evitado pela Convenção de Basileia
   d. é abordado diretamente pelas iniciativas REACH e WEEE

Migração e saúde ocupacional

Marc B. Schenker, MD, MPH

O número de migrantes globais transnacionais e internos se aproxima de 1 bilhão, ou um sétimo da população mundial. Se a população global de migrantes formasse um país, seria a quinta maior nação do mundo.

MIGRANTES TRANSNACIONAIS

A migração de seres humanos tem sido uma constante durante o curso de toda a história da humanidade. A industrialização da Europa e da América do Norte, no século XIX e início do século XX, resultou em níveis elevados de migração da mão de obra internacional. Durante os últimos 50 anos, o número de migrantes transnacionais mais do que duplicou. Desde 1990, o número de migrantes que se movimenta de um país para outro aumentou em 37%, isto é, passou de uma estimativa de 156 milhões, em 1990, para cerca de 214 milhões nos dias atuais. Presentemente, 3,1% da população mundial, ou uma em cada 33 pessoas, são migrantes transnacionais. A metade dos migrantes internacionais é formada por mulheres.

Em 2010, a Europa foi a região que recebeu o maior número de migrantes transnacionais, seguida pela Ásia e pela América do Norte. Com 6 milhões de migrantes internacionais, a Oceania apresentou o maior percentual de migrantes transnacionais em relação à população total, seguida pela América do Norte e pela Europa. Alguns países como Qatar e Emirados Árabes Unidos têm cerca de 50% da população composta de imigrantes (Tab. 3-1).

Dez países receberam aproximadamente 50% de todos os migrantes transnacionais, sendo que, em termos mundiais, os Estados Unidos receberam a maior população de estrangeiros. Entre os outros 10 países, seis localizam-se na Europa (Tab. 3-2).

MIGRANTES INTERNOS

O número de migrantes internos, indivíduos que se movimentam dentro de um país, é muito superior ao número total de migrantes transnacionais globais. A International Organization for Migration (IOM) estima que haja 740 milhões de migrantes internos em todo o mundo. Somente na China, o número de migrantes internos é quase tão grande quanto o número total de migrantes transnacionais em todo o mundo, e não há indício algum de que essa tendência de migração das zonas rurais para as áreas urbanas se torne mais lenta. O crescimento econômico rápido da China teve um sério impacto sobre o meio ambiente. É provável que a migração de cerca de 200 milhões de pessoas para áreas urbanas muito poluídas seja altamente prejudicial para a saúde. Levando-se em consideração que muitos problemas de saúde afetam tanto os migrantes internos como os migrantes transnacionais, as discussões sobre cuidados médicos, que serão apresentadas a seguir, aplicam-se a ambos os grupos.

CAUSAS DE MIGRAÇÃO

▶ Oportunidades econômicas

Atualmente, as oportunidades econômicas e de trabalho são os principais motivadores da imigração internacional. Em torno de 50% dos 214 milhões de migrantes transnacionais são migrantes laborais que participam ativamente da força de trabalho, com seus familiares imediatos representando um adicional de 40% na população internacional de migrantes.

Tabela 3-1 Distribuição dos migrantes internacionais por região do mundo (dados de 2010)

Região do mundo	Número de migrantes	% da população total da região
Europa	70 milhões	9,5
Ásia	61 milhões	< 2
América do Norte	50 milhões	14,2
África	19 milhões	< 2
América Latina/Caribe	7 milhões	< 2
Oceania	6 milhões	16,8

Tabela 3-2 Países com número mais elevado de migrantes internacionais (dados de 2010)

Classificação	País	População de migrantes (em milhares)	% da população do país	% de migrantes em todo o mundo	Percentual acumulado
1	Estados Unidos	42.813	13,5	20,0	20,0
2	Federação Russa	12.270	8,7	5,7	25,7
3	Alemanha	10.758	13,1	5,0	30,8
4	Arábia Saudita	7.289	27,8	3,4	34,2
5	Canadá	7.202	21,3	3,4	37,5
6	França	6.685	10,7	3,1	40,7
7	Reino Unido	6.452	10,4	3,0	43,7
8	Espanha	6.378	14,1	3,0	46,7
9	Índia	5.436	0,4	2,5	49,2
10	Ucrânia	5.258	11,6	2,5	51,7

A globalização da economia mundial caracteriza-se não apenas por fluxos crescentes de mão de obra que cruzam as fronteiras internacionais, mas contribuiu, também, para um padrão cada vez mais complexo de migração internacional. Embora ainda persistam os padrões tradicionais de imigração (p. ex., mexicanos que migram para os Estados Unidos), novos padrões surgiram nos últimos 30 anos (p. ex., atualmente, os imigrantes representam 92% da força de trabalho no Qatar).

As remessas financeiras efetuadas para os países de origem por trabalhadores migrantes internacionais superam a barreira de US$ 400 bilhões por ano, dos quais mais de US$ 300 bilhões se destinam aos países em desenvolvimento. Os maiores beneficiários de remessas financeiras são Índia, China e México. Em alguns países menores e mais pobres, as remessas feitas por migrantes correspondem a uma parcela significativa do produto interno bruto. Por exemplo, as remessas financeiras representam 46% do PIB do Tadjiquistão, 38% da Moldávia, 35% de Tonga e 29% do Lesoto.

Muitos trabalhadores que migram são atraídos pela demanda de mão de obra adicional nos países desenvolvidos, além da motivação causada pela falta de oportunidades nos respectivos países de origem. Na medida em que as populações dos países desenvolvidos continuam envelhecendo e se aposentando mais cedo, os migrantes constituem uma parcela cada vez maior da força de trabalho. Os migrantes internacionais em idade de trabalho representam 12,6% da população na faixa etária de 20 a 64 anos nas nações desenvolvidas do mundo, e as Nações Unidas estimam que, sem a migração internacional, a população em idade de trabalho, na maior parte das regiões desenvolvidas do mundo, sofreria uma queda de 77 milhões, ou 11%, por volta de 2050.

▶ **Educação**

Estima-se em 2,8 milhões o número de estudantes transnacionais em todo o mundo. Quase um quarto desse contingente é formado por asiáticos, sendo que a China, isoladamente, é responsável por cerca de 15% dos estudantes que migram em todo o mundo. Com quase 600 mil estudantes transnacionais, os Estados Unidos abrigam a maior parte dos estudantes de qualquer país do mundo; as nações europeias combinadas têm aproximadamente 1,2 milhão de estudantes estrangeiros.

▶ **Migração ambiental**

Existem evidências cada vez maiores de que os desastres ambientais e outros efeitos ambientais associados a mudanças de clima (i.e., longos períodos de seca e elevação dos níveis dos mares) estejam se tornando motivadores significativos dos fluxos migratórios, tanto internamente como no âmbito internacional. As estimativas mais recentes preveem que entre 25 milhões e 1 bilhão de pessoas se transformarão em "refugiados do clima" por volta de 2050.

▶ **Refugiados**

As Nações Unidas estimaram que 15,2 milhões de migrantes eram refugiados no final de 2008, sendo que o Afeganistão (2,8 milhões) e o Iraque (1,9 milhão) são as maiores fontes de grupos de refugiados. Apenas 20% dos refugiados de todo o mundo eram originários de países desenvolvidos. Ao mesmo tempo em que, de maneira geral, a migração já é psicologicamente estressante, os problemas de saúde mental poderão ser amplamente exacerbados para os refugiados.

▶ **Tráfico de mão de obra**

O tráfico de indivíduos para o trabalho é um grande problema global. A Organização Internacional do Trabalho (OIT) estima que, em termos globais, pelo menos, 12 milhões de pessoas são vítimas de trabalho forçado e, pelo menos, 20%, ou 2,45 milhões, desses indivíduos são vítimas do tráfico humano internacional. Em torno de 18 mil homens, mulheres e crianças são vítimas do tráfico nos Estados Unidos a cada ano, por meio dos três canais principais de tráfico: Los Angeles, New York e Miami.

Com frequência, as vítimas do tráfico trabalham na indústria do sexo, como empregadas domésticas, ou no trabalho forçado em restaurantes, no setor agrícola e no setor industrial. Seja qual for o tipo de trabalho, as vítimas do tráfico são sujeitas a abusos frequentes que, geralmente, resultam em enfermidades físicas e mentais.

TRABALHADORES MIGRANTES INTERNACIONAIS PARA OS ESTADOS UNIDOS

Os Estados Unidos são o principal destino dos migrantes de todo o mundo, abrigando aproximadamente 20%, ou 42,8 milhões, de todos os migrantes transnacionais do mundo. Os imigrantes provenientes do México representam cerca de 30% da população norte-americana de migrantes, enquanto outros 23% são originários de países da América Latina e do Caribe. Os asiáticos formam o segundo maior grupo, com 27% de imigrantes, seguidos pelos europeus, com 5%. Em torno de 30%, ou quase 11 milhões, da população nascida no exterior que vive nos Estados Unidos encontra-se em situação irregular, e, pelo menos, 40% dessa população é formada por mulheres.

Regulares ou irregulares, os imigrantes constituem uma parcela cada vez maior da força de trabalho norte-americana, que, em 2010, era formada por aproximadamente 23,1 milhões de trabalhadores nascidos no exterior. Embora correspondam a cerca de 12,9% da população total, os imigrantes representavam 16,4% da força de trabalho. Nos Estados Unidos, os trabalhadores imigrantes formam uma parcela expressiva da força de trabalho em determinados setores da indústria, com os números mais representativos ocorrendo em setores de alto risco, como agricultura, construção civil e transportes.

Nem todas as indústrias com grande quantidade de imigrantes podem ser classificadas genericamente como empresas que pagam baixos salários e possuem baixo nível de capacitação. Os imigrantes correspondem a cerca de 20% de trabalhadores na indústria da tecnologia de informação e nas indústrias manufatureiras de alta tecnologia.

No entanto, a maioria dos imigrantes está representada, de forma desproporcional, nos setores de baixos salários e baixa capacitação da economia norte-americana. Em algumas categorias profissionais (p. ex., trabalhadores em restaurantes e empregadas domésticas), os trabalhadores imigrantes formam a maior parcela da força de trabalho (Tab. 3-3).

DISPARIDADES NA SAÚDE OCUPACIONAL

Os trabalhadores imigrantes se distribuem de forma desproporcional, em ocupações de alto risco, ficando sujeitos a riscos e exposições que poderão resultar em lesões, enfermidades e morte. Além disso, fatores como insegurança no trabalho, nível de pobreza, habitação e dieta precárias, estresse e outros determinantes sociais afetam adversamente a saúde dos trabalhadores imigrantes. A insegurança no trabalho é um fator significativo associado aos resultados adversos na saúde entre os trabalhadores imigrantes. Isso se aplica sobretudo aos trabalhadores que não possuem documentação ou que trabalham em ambientes estressantes ou de risco elevado.

Embora a maioria das migrações seja totalmente autorizada pelos países que enviam e recebem imigrantes, entre 10 e 15% dos atuais 214 milhões de migrantes internacionais encontram-se em situação "irregular". Provavelmente, a maior parte desses imigrantes entrou de forma legal nos países anfitriões, porém, ficou além do prazo de validade da autorização de permanência. Grande parte dos migrantes irregulares em idade de trabalho e sem especialização alguma atua em ocupações de alto risco e menos desejáveis. Sem seguro social e empobrecidos, os trabalhadores irregulares provavelmente procuram assistência médica apenas depois de adiarem por muito tempo ou nos casos de

Tabela 3-3 Percentual de trabalhadores nascidos no exterior com representação desproporcional em categorias profissionais selecionadas nos Estados Unidos (dados de 2010)

Categoria profissional	Número de trabalhadores nascidos no exterior	% de trabalhadores nascidos no exterior na categoria	Nível de capacitação
Empregadas domésticas/faxineiras	146.745	53,0	Baixo
Diversos tipos de trabalhadores na agricultura	256.491	47,2	Baixo
Trabalhadores na construção civil	511.271	41,2	Baixo
Cozinheiros	567.206	40,0	Baixo
Carpinteiros	240.884	24,6	Médio
Enfermeiros, psicólogos e cuidadores domésticos	405.670	23,8	Médio
Montadores de aparelhos elétricos e/ou eletrônicos	24.134	55,8	Médio
Engenheiros de programas de computadores	143.231	35,5	Alto
Médicos e cirurgiões	163.944	24,5	Alto
Cientistas médicos	16.954	43,9	Alto

condições agudas. Esses indivíduos se encontram em uma situação de risco cada vez mais elevada de incidência de resultados adversos em relação à saúde no trabalho.

Com frequência, os trabalhadores imigrantes enfrentam as barreiras do idioma. Eles não possuem treinamento profissional ou experiência funcional em muitos dos empregos de alto risco oferecidos pelo mercado de trabalho. Essa situação aumenta os riscos inerentes a tais ocupações e está associada a taxas mais elevadas de incidência de lesões, mortes e enfermidades do que em trabalhadores nativos experimentados que executam as mesmas atividades. O risco é aindamaior nas situações em que os trabalhadores imigrantes aceitam empregos perigosos que normalmente seriam rejeitados pelos trabalhadores não imigrantes.

LESÕES E FATALIDADES OCUPACIONAIS

Na maior parte das nações desenvolvidas, as taxas de incidência de lesões e fatalidades ocupacionais entre os trabalhadores nascidos no exterior são muito elevadas. Nos Estados Unidos, os imigrantes têm maior probabilidade de sofrer lesões relacionadas ao ambiente de trabalho. Entre os trabalhadores imigrantes latinos fora do setor agrícola, a taxa média de lesões ocupacionais é de 12,2% para os que trabalham em regime de tempo integral, em comparação com a expectativa de uma taxa de 7,1% entre todos os trabalhadores de baixo salário que trabalham na mesma carga horária. Estudos específicos sobre mão de obra na agricultura, serviços de limpeza e indústrias de vestuário confirmam que os imigrantes apresentam taxas elevadas de lesões ocupacionais e uma prevalência maior de dores crônicas entre os trabalhadores de ambos os sexos.

A representatividade dos trabalhadores imigrantes em ocupações de alto risco é bastante elevada, mas esse fato não explica plenamente a razão pela qual os imigrantes apresentam taxas mais altas de lesões ou de fatalidades em comparação com trabalhadores não imigrantes que atuam nas mesmas ocupações. Outros fatores que contribuem para o aumento no nível de riscos são insegurança no emprego, falta de treinamento em segurança, equipamentos de segurança inadequados, pressão econômica para trabalhar em condições inseguras e diferenças culturais e de idioma.

Nos Estados Unidos, onde ocorreu uma redução global nas fatalidades ocupacionais nos últimos 15 anos, o número de lesões fatais entre os trabalhadores hispânicos quase duplicou, e houve um aumento real na taxa de fatalidades nessa população. Tal aumento aplica-se totalmente aos trabalhadores nascidos no exterior. Dados sobre ocupações específicas confirmam a disparidade nas fatalidades entre trabalhadores imigrantes. Por exemplo, um estudo sobre trabalhadores na construção civil constatou que a incidência de fatalidades entre hispânicos que trabalham na construção civil atingiu o nível de 23,5%, embora representem apenas 15% da força de trabalho nesse setor.

Estudos realizados no Canadá, na Espanha, na França, na Alemanha, na Holanda, na Suíça e na Austrália concluíram que, nesses países, os trabalhadores imigrantes apresentam taxas mais elevadas de lesões e fatalidades no ambiente de trabalho em comparação com os trabalhadores nativos. Por outro lado, estudos envolvendo indústrias específicas na Suécia e na Finlândia não encontraram diferença significativa nas taxas de lesões entre trabalhadores nativos e imigrantes.

Alguns estudos indicam que a proficiência limitada no idioma do país anfitrião desempenha um papel importante no risco ocupacional. Um estudo sobre fatalidades ocupacionais realizado na Austrália descobriu que imigrantes recentes de países que não falam o idioma inglês apresentaram as taxas mais elevadas de fatalidades, porém, após 20 anos de residência, a taxa de fatalidade, no longo prazo, entre os imigrantes, igualava-se à taxa aplicável aos trabalhadores nativos. Outros estudos sugerem que os distúrbios psicológicos entre os trabalhadores imigrantes pode ser um fator contribuinte.

ENFERMIDADES E DOENÇAS CRÔNICAS RELACIONADAS AO TRABALHO

Levando-se em consideração que a representatividade dos trabalhadores imigrantes é bastante expressiva em ocupações nas quais, reconhecidamente, há um grande risco de incidência de enfermidades e de doenças crônicas, é provável que essa população de indivíduos tenha mais problemas de saúde relacionados ao trabalho em comparação com os trabalhadores nativos.

Por exemplo, os trabalhadores nos setores agrícola e de construção civil, assim como os trabalhadores nos serviços de limpeza, correm um grande risco de exposição a produtos químicos perigosos e agentes que podem provocar condições respiratórias crônicas e de curto prazo e problemas dermatológicos.

Condições médicas como o câncer, que se desenvolvem em períodos longos de tempo, dificilmente poderão ser atribuídas a condições e exposições específicas do trabalho.

Isso se aplica particularmente ao caso de trabalhadores imigrantes, cujo acompanhamento é muito difícil, o que obstaculiza as avaliações dos resultados na saúde no longo prazo. O aumento no risco de incidência de câncer foi positivamente associado a um grande número de ocupações nas quais os trabalhadores imigrantes são empregados de forma desproporcional (Tab. 3-4).

CONSIDERAÇÕES ESPECIAIS PARA MÉDICOS QUE TRATAM TRABALHADORES MIGRANTES

▶ Exigências legais

A OIT oferece uma ampla base de convenções, protocolos e recomendaçõesde assuntos relacionados ao trabalho, incluindo segurança e saúde ocupacional. Poucos desses dispositivos legais são adotados e menos ainda são obrigatórios (ver Cap. 2). Em 2003, as Nações Unidas adotaram a International Convention on the Protection of the Rights of All Migrant Workers and Members of Their Families (Convenção Internacional sobre Proteção dos Direitos de Todos os Trabalhadores Migrantes e dos Membros de Suas Famílias). Nenhum dos países da Europa Ocidental ou da América do Norte que recebem migrantes ratificou essa Convenção. Apesar disso, a Convenção ainda procura garantir a igualdade de tratamento e as mesmas condições de trabalho para trabalhadores migrantes e nativos.

MIGRAÇÃO E SAÚDE OCUPACIONAL — CAPÍTULO 3

Quadro 3-1 Enfermidades e doenças crônicas reconhecidas ou possivelmente associadas ao trabalho agrícola nos Estados Unidos

Condição	Evidências de disparidades
Câncer	Os MSFW aumentaram as taxas de mortalidade em casos de câncer nos lábios, no estômago, na pele, na próstata, nos testículos e nos sistemas hematopoiético e linfático.
Enfermidades relacionadas a produtos químicos e pesticidas	Os MSFW apresentam as taxas mais elevadas de lesões químicas tóxicas – estima-se a ocorrência de 300 mil casos de intoxicação aguda por pesticidas por ano.
Saúde infantil	Nos Estados Unidos, a idade legal para o trabalho no setor agrícola é de 12 anos, expondo as crianças, que são mais vulneráveis à intoxicação causada por pesticidas, etc, a um risco cada vez maior.
Dermatite	Risco de saúde ocupacional mais comum entre os MSFW.
Estresse térmico	Os MSFW têm uma probabilidade quatro vezes maior de sofrer estresse térmico em comparação com os trabalhadores que não são do setor agrícola.
Infecção por HIV	As taxas de prevalência de HIV variam entre 2,6 e 13% entre os MSFW, em comparação com 0,4% em nível nacional.
Expectativa de vida	A expectativa é de 49 anos para os MSFW, em comparação com 75 anos para a população em geral.
Saúde mental	A residência prolongada nos Estados Unidos aumenta o risco de incidência de transtornos psiquiátricos entre os MSFW.
Distúrbios musculoesqueléticos	Os MSFW apresentam as taxas mais elevadas de irritação articular e tecidual e degeneração articular acelerada.
Saúde oral	Os MSFW apresentam uma deterioração de 150 a 300% a mais nos dentes.
Infecções parasitárias	As taxas entre os MSFW são 11 a 59 vezes mais elevadas.
Saúde reprodutiva	As MSFW correm mais riscos de aborto espontâneo, parto prematuro, malformação e retardo no crescimento fetal, desenvolvimento pós-natal anormal; estima-se que a taxa de mortalidade infantil seja duas vezes maior que a média nacional.
Condições respiratórias	Os MSFW correm mais risco de irritação da mucosa respiratória, alergias, asma, pneumonite por hipersensibilidade, fibrose pulmonar, bronquite crônica, edema pulmonar, traqueobronquite, enfisema e asfixia.
Tuberculose	A probabilidade de incidência é 6 vezes maior que na população em geral.
Infecções no trato urinário	O risco é maior entre os MSFW devido às condições de trabalho que promovem retenção urinária crônica.

MSFW = *migrant and seasonal farmworkers* (trabalhadores rurais migrantes e sazonais)

Muitas nações adotam políticas e regulamentações específicas sobre o fornecimento de serviços de saúde para imigrantes regulares e irregulares. Na melhor das hipóteses, a obrigatoriedade de aplicação é inconsistente e ignorada na maioria dos países.

▶ Competência cultural e linguística

Possivelmente os prestadores de serviços de saúde encontrem fortes barreiras de idioma e culturais ao oferecer serviços de atendimento médico aos trabalhadores migrantes. Nas situações em que o prestador de serviços de saúde fale um idioma diferente, os pacientes que falam outro idioma apresentam indicadores de saúde mais pobres, mesmo que sejam ajustados de acordo com o *status* socioeconômico. É imprescindível que os membros das equipes médicas sejam fluentes no idioma dos pacientes e que estejam familiarizados com as diferenças culturais que poderão causar impacto na adesão às recomendações de tratamento, nas situações em que uma parcela significativa da população de pessoas não fale o idioma do país anfitrião.

▶ Perfis de saúde do trabalhador

Os perfis de saúde dos trabalhadores migrantes podem ser usados para alertar as equipes médicas sobre as necessidades exclusivas dessa população de pacientes. Isso inclui fatores associados à elevação no risco de lesões ocupacionais, como falta de treinamento em segurança, falta de equipamentos de proteção ou existência de equipamentos de proteção inadequados, risco elevado de problemas de comunicação oral e escrita e falta de primeiros socorros para lesões menos importantes.

O Quadro 3-1 mostra o perfil de saúde dos trabalhadores rurais nos Estados Unidos, grupo que é predominantemente formado por trabalhadores imigrantes. Esse quadro apresenta uma lista de disparidades conhecidas ou suspeitas de doenças crônicas entre os trabalhadores do setor agrícola e serve de modelo para o desenvolvimento de perfis para outras classificações de empregos que utilizam grandes contingentes de imigrantes.

▶ Fatores físicos e psicossociais

O aumento no estresse tem sido documentado em muitos estudos sobre imigrantes e pode estar associado a condições como *status*, pobreza, insegurança no emprego, conflitos familiares e outros fatores não documentados. Os prestadores de serviços de saúde precisam ter consciência desses fatores psicossociais quando abordarem fatores físicos e de saúde entre pacientes que pertencem ao grupo de trabalhadores imigrantes.

Quando suspeitar de tráfico

Os prestadores de serviços de saúde estão em uma posição ideal para identificar o tráfico de trabalhadores. Os encontros nos órgãos de saúde podem oferecer oportunidades para reconhecer e ajudar as vítimas do tráfico. Nos Estados Unidos, até 50% das vítimas do tráfico recebem atendimento médico enquanto estão sob controle dos traficantes.

Embora não haja quadros clínicos ou comportamentais típicos de vítimas do tráfico, existem alguns sinais de alerta que podem despertar a atenção dos prestadores de saúde para situações potenciais de tráfico. Esses sinais de alerta se assemelham aos encontrados no atendimento às vítimas de violência doméstica. As seguintes evidências são indicações potenciais de tráfico de mão de obra.

- Demoras óbvias e inexplicáveis na busca de atendimento médico
- Comportamento evasivo do paciente que pode temer um eventual conluio entre o traficante e o médico
- Comportamento controlador de acompanhantes que insistem em acompanhar os exames
- Linguagem corporal, sentimentos e atitudes do paciente que possam transmitir o *status* de "vítima"
- Barreiras de idioma em que o acompanhante controlador se apresenta como voluntário para servir de intérprete
- Pagamento em espécie pelos serviços e pelas informações pessoais incompletas ou inconsistentes

A seguir, são apresentadas algumas estratégias no ambiente da saúde para melhorar a identificação de vítimas de tráfico humano.

- Treinar os profissionais de saúde, incluindo médicos, enfermeiros, dentistas, assistentes médicos, técnicos e recepcionistas para aumentar a percepção de situações de tráfico e coerção
- Neutralizar a barreira imposta pelo idioma; oferecer os serviços de intérpretes profissionais
- Entrevistar e/ou examinar privadamente todos pacientes em algum momento durante a visita médica
- Incorporar história social, laboral e doméstica, assim como perguntas para rastrear violência doméstica nos trabalhos de rotina (i.e., perguntar ao paciente ou à paciente se deve algum dinheiro para o empregador)
- Observar atentamente a linguagem corporal e o estilo de comunicação dos pacientes e de seus acompanhantes
- Conhecer os recursos locais que possam auxiliar nos casos de suspeita de tráfico
- Procurar ajuda nos casos de suspeita de tráfico

CONTINUIDADE DOS TRATAMENTOS DE SAÚDE EM POPULAÇÕES ALTAMENTE MÓVEIS

Um dos grandes desafios nos cuidados de trabalhadores imigrantes é a falta de continuidade nos tratamentos. Isso pode ser resultado dos baixos índices de cuidados médicos recebidos regularmente, ou da grande mobilidade dessa população de trabalhadores. Mesmo nos casos de imigrantes que não mudam fisicamente de local, a continuidade dos tratamentos médicos fica abaixo do ideal por causa da limitação e da variabilidade das visitas ao médico. Sempre que for possível, os trabalhadores imigrantes devem ser incentivados a manter cópias dos principais documentos referentes aos seus tratamentos de saúde. Embora existam alguns sistemas de compilação de dados sobre o estado de saúde de migrantes, é necessário desenvolver sistemas melhores. Essa questão é muito importante nos casos de muitas doenças crônicas como tuberculose, doenças sexualmente transmissíveis e HIV/Aids.

Todos pacientes, incluindo trabalhadores imigrantes e suas famílias, devem ter registros eletrônicos da saúde (ver Cap. 5). Os esforços educacionais, em especial os que utilizam professores e projetos comunitários, são particularmente importantes, porque são realizados por membros da comunidade que utilizam linguagem adequada e possuem sensibilidade cultural.

CONSEQUÊNCIAS GERAIS DA MIGRAÇÃO

Vários estudos documentaram a ocorrência de mudanças significativas que afetam o setor da saúde em uma única geração. Por exemplo, o hábito de fumar aumentou acentuadamente entre as mulheres latinas que imigraram para os Estados Unidos em uma única geração, embora o mesmo fenômeno não tenha ocorrido entre os homens. Aumentos semelhantes podem ser observados no consumo de bebidas alcoólicas e no uso de drogas entre as imigrantes latinas. O fenômeno conhecido por "Paradoxo Reprodutivo Hispânico" se refere ao fato de que as imigrantes latinas apresentam melhores resultados reprodutivos por cerca de cinco anos após a imigração, mas, após esse período, o diferencial acaba desaparecendo.

A dieta pode, também, alterar-se muito com a imigração e, na maior parte dos casos, para uma dieta fortemente associada a fatores como obesidade, diabetes e doenças crônicas. A situação familiar é outro modificador de risco. Os homens que migram em busca de trabalho sem suas famílias correm maior risco de resultados adversos no campo da saúde, incluindo tuberculose, doenças sexualmente transmissíveis, violência e abuso de álcool e drogas. A consciência desses riscos e as mudanças comportamentais são importantes para os médicos avaliarem os riscos para a saúde em curto e longo prazo e os resultados nos pacientes imigrantes, assim como para a implantação de estratégias preventivas eficientes.

PERSPECTIVAS FUTURAS

A expectativa é que o aumento na população migrante global prossiga na medida em que as forças combinadas da globalização econômica, das mudanças ambientais, dos imperativos demográficos e das revoluções tecnológicas e das redes sociais estimulem as pessoas a se mudar. Essas mesmas forças possibilitam que um número maior de pessoas migre em busca de oportunidades econômicas e de ambientes mais estáveis e produtivos. A International Organization for Migration estima que o número de migrantes transnacionais aumente para aproximadamente 400 milhões por volta de 2050.

REFERÊNCIAS

Ahn R: Human trafficking: review of educational resources for health professionals. Am J Prev Med 2013;44:28 [PMID:23415126].

Baldwin SB, Eisenman DP, Sayles JN, Ryan G, Chuang KS: Identification of human trafficking victims in health care settings. Health Hum Rights 2011;13:36 [PMID: 22772961].

Chen J: Migration, environmental hazards, and health outcomes in China. Soc Sci Med 2013;80:85 [PMID: 23273408].

Frank AL: Health care access and health care workforce for immigrant workers in the agriculture, forestry, and fisheries sector in the southeastern US. Am J Ind Med 2013;56:960 [PMID:23532981].

ILO: Resource Guide on International Labor Migration. http://www.ilo.org/public/english/support/lib/resource/subject/migration.htm.

International Organization for Migration (IOM): http://www.iom.int/cms/home.

McCarthy AE: Spectrum of Illness in international migrants. Clin Infect Dis 2013;56:925 [PMID: 23223602].

Smith R: Immigrant workers and worker's compensation: the need for reform. Am J Ind Med 2012;55:537 [PMID: 22457221].

United Nations: International Migration. http://unstats.un.org/unsd/demographic/sconcerns/migration/.

■ QUESTÕES PARA AUTOAVALIAÇÃO

Selecione a resposta correta para cada questão:

Questão 1: Os migrantes transnacionais:
a. duplicaram em número nos últimos 50 anos
b. correspondem a 10% da população mundial
c. são predominantemente homens
d. são um fenômeno recente

Questão 2: Os migrantes internos:
a. são indivíduos que se movimentam dentro de um continente
b. excedem o total global de migrantes transnacionais
c. são mais comuns na Europa e na América do Norte
d. refletem uma tendência migratória dos centros urbanos para as zonas rurais

Questão 3: Os trabalhadores imigrantes são:
a. desproporcionalmente congregados em ocupações de alto risco
b. menos prováveis de sofrerem lesões em comparação com outros trabalhadores
c. livres do estresse da insegurança no emprego
d. inconfundíveis com trabalhadores sem documentos

Questão 4: Os perfis dos trabalhadores migrantes:
a. podem ser utilizados para alertar as equipes médicas para as necessidades exclusivas de saúde da população de imigrantes
b. incluem fatores associados às enfermidades, porém, omitem as lesões ocupacionais
c. não incluem fatores como falta de treinamento em segurança
d. não mencionam o uso de equipamentos de segurança

Questão 5: Os trabalhadores imigrantes são:
a. menos propensos para desenvolverem condições médicas que outros trabalhadores
b. mais prováveis de receberem cuidados nos casos de condições médicas crônicas
c. candidatos de baixo risco para câncer ocupacional
d. candidatos de alto risco para condições médicas relacionadas ao trabalho

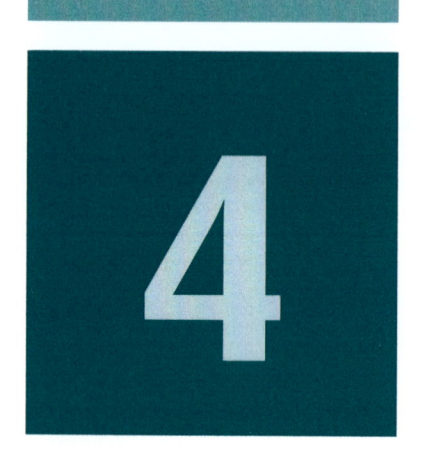

4
História médica ocupacional e ambiental

Robert J. Harrison, MD, MPH
Karen B. Mulloy, DO, MSCH

A relação entre exposição no ambiente de trabalho e desenvolvimento de doenças foi bem documentada ao longo da história. Um dos documentos mais antigos sobre as condições pulmonares de mineiros foi elaborado por Hipócrates no século IV a.C. Com a publicação da obra *De Morbis Artificium* (Doenças dos Trabalhadores), por Bernardino Ramazzini, em 1700, a descrição de riscos para a saúde, causados por produtos químicos, pó, metais e outros agentes, aos trabalhadores de 52 ocupações, definiu exposição ocupacional como um fator importante que contribui para a incidência de doenças crônicas. Ramazzini propôs que os médicos ampliassem a lista de perguntas recomendada por Hipócrates, acrescentando: "Qual é sua ocupação?".

A importância da história médica ocupacional e ambiental não deve ser menosprezada. O trabalho afeta a saúde de todas pessoas, seja por meio de lesões ou de seus efeitos sobre enfermidades agudas e crônicas. Além disso, com o advento da industrialização e a introdução de milhares de produtos químicos e de outras substâncias tóxicas no meio ambiente, é importante que os profissionais da área médica considerem as exposições ocupacionais e ambientais no processo de obtenção da história médica dos pacientes.

▶ História e rastreamento

Com frequência, a relação entre lesão ou enfermidade e trabalho é ignorada ou mesmo esquecida na história médica. Histórias ocupacionais e ambientais completas e precisas são as ferramentas mais importantes para avaliar e diagnosticar lesões e doenças ocupacionais e ambientais. Qualquer paciente que se apresentar com sibilo pode ter asma relacionada a uma longa história de alergias sazonais, ou a asma poderá estar associada à exposição a isocianatos no ambiente de trabalho. Sem histórias ocupacionais e ambientais, talvez não seja possível estabelecer o diagnóstico, o plano de tratamento e a prevenção da forma mais correta.

O diagnóstico preciso das doenças ocupacionais é muito importante e transcende as razões usuais para a precisão dos diagnósticos médicos. As doenças e lesões ocupacionais têm implicações sociais, econômicas e de saúde pública nas comunidades de trabalhadores que atuam no mesmo local de trabalho ou em outros ambientes de trabalho com o mesmo tipo de exposição. Em muitos estados, o diagnóstico de doenças ocupacionais desencadeia uma responsabilidade adicional por parte dos médicos. Essas responsabilidades se referem basicamente à notificação em tempo hábil: informar o trabalhador sobre o potencial jurídico e outras implicações do diagnóstico, informar a previdência sobre o diagnóstico e a base do laudo médico e relatar o caso para o órgão de saúde pública competente ou para órgãos governamentais relacionados ao trabalho. Os diagnósticos diferenciais que incluem, de forma apropriada, as exposições ocupacionais como causas potenciais ou fatores exacerbadores dos sintomas apresentados pelos pacientes ou de suspeitas de doenças são cruciais para o primeiro passo do reconhecimento (Fig. 4-1).

Após a aprovação do Health Information Technology for Economic and Clinical Health (HITECH) Act, em 2009, ocorreu um aumento no desenvolvimento e no uso de prontuários eletrônicos (PE) na prática clínica. O PE possibilita que os médicos tenham acesso imediato a uma ampla variedade de informações importantes sobre seus pacientes. O PE permite capturar a ocupação e a indústria, facilitando não apenas a obtenção de diagnósticos individuais, mas melhorando as condições de saúde e segurança de grupos de trabalhadores e expandindo a inspeção da saúde pública para o campo de doenças e lesões ocupacionais para fins preventivos (ver Cap. 5).

A queixa principal e a história da doença atual sugerem possibilidades diagnósticas potenciais que poderão levar a hipóteses etiológicas específicas. Por exemplo, a história de cefaleia no trabalho sugere exposição potencial a solventes ou ao monóxido de carbono, e de tosse e respiração ofegante durante o trabalho, ou com previsão de ocorrência tardia após o trabalho, sugere a exposição a substâncias alergênicas irritantes ou desencadeantes. A história de febre e dor lombar em funcionários de laboratórios clínicos ou de matadouros sugere a possibilidade de brucelose.

HISTÓRIA MÉDICA OCUPACIONAL E AMBIENTAL — CAPÍTULO 4

1. Observação rápida

Sintoma principal e história da doença atual
- "Que tipo de trabalho você faz?"
- "Você acredita que seus problemas de saúde estão relacionados ao seu trabalho?"
- "Os sintomas melhoram ou pioram quando você está no trabalho ou em casa?"

Revisão de sistemas
- "Você se expõe ou já se expôs a pó, gases nocivos de exaustão, produtos químicos, radiação ou nível elevado de ruídos?"

2. Questionamento detalhado com base na suspeita inicial

Questionário autoaplicável para todos os pacientes
- Cronologia de empregos
- Observação de exposição

Revisão de exposição, com o questionário como guia
- Mais sobre o emprego atual: descrição de um dia típico
- Revisão da cronologia de empregos e exposições associadas

Exame do vínculo entre o trabalho e o sintoma principal
- Dicas clínicas
- Exploração detalhada do vínculo temporal
- "Outras pessoas no emprego têm problemas semelhantes?"

▲ **Figura 4-1** Abordagem clínica inicial para o reconhecimento de doenças causadas por exposição ocupacional.

As fontes adicionais de informações ajudam a confirmar ou a excluir a hipótese de etiologia ocupacional ou ambiental.

HISTÓRIA EXPANDIDA

Se as respostas ao questionário de pesquisa ocupacional/ambiental forem positivas, é necessário preparar um questionário de acompanhamento mais detalhado (Quadro 4-1). Além disso, é importante coletar informações sobre o emprego atual e os empregos anteriores de uma forma sistemática e questionar sobre possíveis exposições ambientais em casa, na comunidade adjacente e nas atividades de lazer. A Agency for Toxic Substances and Disease Registry (ATSDR), órgão público federal de saúde do U.S. Department of Health and Human Services, fornece informações de saúde para evitar exposições e doenças perigosas relacionadas a substâncias tóxicas. Nos *Case Studies in Environmental Medicine* (http://www.atsdr.cdc.gov/csem.html) da ATSDR, há um estudo de caso de obtenção de uma história de exposição (*Taking an Exposure History*), com um "Formulário de História de Exposição" ampliado, que é utilizado para a obtenção de histórias ocupacionais e ambientais expandidas e detalhadas.

▶ História médica anterior

O acesso à história médica completa dos pacientes é muito importante. O empregado deve assinar uma autorização para a obtenção de prontuários médicos que foram consultados ou que estiverem fazendo parte de algum tratamento. Esses prontuários contêm informações importantes sobre diagnósticos anteriores, história de exposições, fatores predisponentes para enfermidades e sobre o curso e o progresso das enfermidades.

▶ Avaliação de exposições

Nas situações em que a história médica de um paciente sugerir que fatores ocupacionais ou ambientais sejam as causas primárias ou secundárias ou que possam contribuir para a enfermidade, o médico deverá identificar todos materiais potencialmente tóxicos ou perigosos existentes no trabalho, em casa e/ou na comunidade.

Os documentos dos empregados que podem ser úteis incluem registros de avaliações médicas e/ou de exames médicos periódicos feitos pelos empregadores. Os empregadores ou os sindicatos talvez tenham relatórios técnicos de segurança ou de higienistas industriais, que poderão dar uma visão clara sobre as exposições e os riscos de doenças. O gerente de saúde e segurança da empresa deve colaborar por meio de respostas às perguntas sobre enfermidades semelhantes em colegas de trabalho. O trabalho com o paciente e a obtenção de permissão para conversar com o empregador/representante do sindicato é um passo muito importante na avaliação médica. As avaliações feitas no local de trabalho são de grande valor, tendo em vista que melhoram a percepção sobre possíveis exposições no trabalho ou de processos de trabalho que o paciente não tenha julgado importantes, mas que podem contribuir para o seu problema de saúde.

Para compreenderem melhor a contribuição potencial das exposições no trabalho para as doenças dos pacientes, os médicos deveriam visitar os locais de trabalho, embora as restrições de tempo possam limitar o número de pacientes que poderiam receber essas visitas. Em primeiro lugar, é necessário obter a permissão do paciente para visitar o local de trabalho e, a seguir, obter autorização para o acesso a esse local mediante contato com o responsável pelo setor de saúde e segurança do empregador ou, nos casos de empresas menores, por meio do contato

Quadro 4-1 Elementos essenciais de história e questionários ocupacionais abrangentes

Os sintomas variam em relação a um dia específico da semana, ou melhoram nas férias ou nos finais de semana?
Trabalho atual ou mais recente e história de exposição:
  Nome do cargo; tipo de indústria; nome do empregador
  Duração do emprego; mês/ano de início, mês/ano de término (caso não estiver atualmente empregado); horas trabalhadas por dia; horas trabalhadas por semana; turno
  Descrição do cargo (o que é um dia típico de trabalho), em principal as partes do trabalho que o paciente julga ser potencialmente perigosas
  Exposições a pó, gases de escapamentos, radiação, produtos químicos, riscos biológicos ou riscos físicos
  Equipamentos de proteção utilizados (roupas, óculos de segurança, protetores auriculares, respirador ou luvas); esses equipamentos são adequados para o tipo de exposição (p. ex., as luvas de látex protegem contra a maior parte dos solventes)? Qual a frequência de trocas?
  Nos casos de exposições potencialmente relevantes para a queixa principal, quais foram o tempo de duração e a intensidade da exposição? Por exemplo, o pó era tão espesso que prejudicava a visibilidade? A tinta era aplicada com pincéis, roletes ou pulverizadores? Existe uma relação temporal entre a exposição e o início dos sintomas?
  Controles de engenharia (recinto do processo, ventilação local por exaustão, proteção, substituição recente de equipamentos ou de produtos químicos mais seguros)
História do serviço militar:
  Você fez o serviço militar? Em caso positivo, onde você serviu? Em quais anos você serviu? Qual era sua classificação de cargo?
Membro de algum sindicato; clima de segurança; relações de supervisão; mudanças organizacionais recentes; estresse no trabalho; reduções de pessoal; melhorias no desempenho
Evidência epidemiológica:
  Outros empregados que tenham sofrido problemas semelhantes no local de trabalho
Evidência toxicológica:
  Exposições químicas análogas causam sintomas semelhantes, mesmo que o produto químico em questão seja reconhecidamente pouco tóxico?
Monitoramento médico no local de trabalho (sangue, urina, programa com respirador, radiografia torácica)
  Resultados de inspeções da OSHA, outras inspeções e higiene industrial; avaliações de estações de trabalho ergonômicas
História de trabalho anterior
  Cronologia do emprego a partir do emprego atual ou do emprego mais recente
  Informações relevantes, conforme mencionado anteriormente, para cada emprego anterior significativo
  Tipos principais de exposição:
  Com base em seus conhecimentos sobre exposições associadas a ocupações específicas, faça perguntas sobre exposições potenciais a:
  • Substâncias corrosivas (ácidos, álcalis)
  • Pó
  • Fibras (amianto, fibra de vidro)
  • Gases
  • Metais pesados
  • Pesticidas, inseticidas, herbicidas
  • Plásticos (di-isocianatos, ftalatos, acrilonitrila)
  • Produtos petroquímicos
  • Agentes físicos (ruído, calor, vibração, elevação ou outros movimentos repetitivos)
  • Radiação (eletromagnética, raios X, raios ultravioleta)
  • Solventes

com o proprietário/gerente. O paciente poderá indicar também o nome de um delegado sindical ou de um membro do comitê de saúde e segurança que poderá facilitar a obtenção de permissão para acesso aos locais de trabalho sindicalizados.

As informações que podem ser obtidas nas visitas aos locais de trabalho incluem descrição detalhada dos processos de trabalho, resultados anteriores de amostragens de higiene industrial e de inspeções médicas, listas locais de substâncias tóxicas ou perigosas e, a mais importante de todas, visita com acompanhamento de um guia nos locais de trabalho, com foco em áreas específicas onde os pacientes estejam trabalhando. Nas situações em que o trabalhador for empregado de uma empresa de grande porte que mantenha programas organizados de saúde e segurança, o contato com técnicos de segurança do trabalho das equipes corporativas ou, se os empregados forem sindicalizados, o contato com o sindicato internacional, pode ser bastante útil para identificar outras informações sobre exposições, medidas de controle e potencial para monitoramentos futuros para avaliar a eficácia das medidas de controle.

Existe ainda a possibilidade de acessar os resultados de inspeções realizadas pela Occupational Safety and Health Administration (OSHA) ou por outros órgãos reguladores da saúde. Uma indicação da OSHA pode ser particularmente útil nas situações em que os médicos suspeitarem da ocorrência de violações potenciais às normas dessa agência. Além disso, o National Institute for Occupational Safety and Health (NIOSH) possui um programa de Avaliação de Riscos para a Saúde (HHE – *health hazards evaluation*), com capacidade para fazer investigações sobre a saúde pública e gerar informações adicionais. O programa de Avaliação de Riscos para a Saúde se caracteriza pelo estudo de um local de trabalho para determinar se os trabalhadores são expostos a substâncias perigosas ou a condições prejudiciais.

A assistência de profissionais como fisioterapeutas, terapeutas ocupacionais ou terapeutas especializados em mãos com experiência na avaliação de estações de trabalho poderá facilitar a identificação de problemas ergonômicos e de lesões provocadas por movimentos repetitivos.

As fontes de informações mais prontamente disponíveis sobre ingredientes químicos de compostos comercializados com regularidade são as folhas de dados de segurança* (SDS – *safety data sheet*), anteriormente conhecidas por folhas de dados de segurança de materiais (MSDS – *material safety data sheet*). A SDS é um documento que fornece informações sobre as propriedades dos produtos químicos perigosos e como eles podem afetar a saúde e a segurança nos locais de trabalho. A Hazard Communication Standard (HCS) da OSHA exige que os fabricantes, distribuidores ou importadores de produtos químicos garantam que os trabalhadores tenham acesso à SDS de todas as substâncias perigosas utilizadas nos locais de trabalho.

Existem outras agências e organizações que poderão ajudar na avaliação de pacientes com exposições ambientais e

---

* N. de R.T. No Brasil, esse documento é conhecido como FISPQ (Ficha de informações de segurança de produtos químicos), documento normatizado pela Associação Brasileira de Normas Técnicas (ABNT).

ocupacionais. A American Association of Poison Control Centers oferece assistência médica gratuita e confidencial 24 horas por dia, sete dias por semana, além de ser um recurso para a orientação sobre problemas toxicológicos. A ATSDR possui informações sobre exposições e doenças associadas às substâncias tóxicas. Existem, também, bancos de dados prontamente disponíveis que permitem fazer pesquisas sobre exposições a produtos químicos específicos.

▶ Relatos de casos sentinelas

O NIOSH define *evento sentinela na saúde (ocupacional (SHE[O])* como "uma doença, incapacidade ou mesmo a morte prematura com características ocupacionais, cuja ocorrência poderá incentivar a realização de estudos epidemiológicos ou de higiene industrial, ou servir de sinal de alerta sobre a necessidade de substituição de materiais, controles de engenharia, proteção individual ou cuidados médicos". Os casos sentinelas do tipo SHE(O) são bastante úteis para disparar investigações regulamentares ou de saúde pública, com o objetivo de agilizar o controle de novos riscos, impedindo, consequentemente, a ocorrência de novos casos de doenças relacionadas ao trabalho. Cada estado norte-americano tem requisitos específicos para a apresentação de relatórios de suspeita de lesões e doenças ocupacionais.

HISTÓRIA DE SAÚDE AMBIENTAL

Poluição do ar e da água, contaminação de alimentos, emissão de gases por instalações industriais vizinhas ou por aterros sanitários e riscos ambientais no meio doméstico são causas comuns de preocupação entre pacientes, membros da comunidade e agentes de saúde pública. Os médicos são cada vez mais requisitados nas abordagens de problemas ou de questões relacionadas à saúde ambiental. A história de saúde ambiental está se tornando uma ferramenta cada vez mais útil na avaliação de pacientes, principalmente nas visitas clínicas iniciais, na avaliação de indivíduos com asma de início recente ou com sintomas de rinite alérgica e dermatite, sintomas que sugerem intoxicação ou exposição potencial ao chumbo ou aos pesticidas, e, também, pelo menos, uma vez nas visitas pré-natais e de puericultura. O uso do termo mnemônico CH^2OPD^2 (das palavras em inglês: *community, home, hobbies, occupation, personal habits, diet and drugs*), significando comunidade, residência, lazer, ocupação, hábitos pessoais, dieta e drogas, pode ser um ponto de partida útil para histórias ambientais mais direcionados. Todos médicos devem entender os efeitos das exposições ambientais mais comuns e as semelhanças e diferenças entre saúde ambiental e saúde ocupacional.

DEFININDO AS CAUSAS

Ao examinar um paciente com uma miríade de sintomas e de exposições possíveis, talvez não fique suficientemente claro se a condição se relaciona ao trabalho ou ao ambiente. Logo após o estabelecimento de um diagnóstico relacionado ao trabalho e a conclusão da avaliação das exposições, o médico poderá considerar os seguintes aspectos:

Força. A associação entre a suspeita do fator de risco e o efeito observado é muito forte?

Consistência. A associação permanece inalterada em ambientes distintos e entre grupos diferentes?

Especificidade. O fator específico da exposição e o efeito específico na saúde estão intimamente ligados?

Temporalidade. A causa antecede o efeito?

Gradiente biológico. Existe alguma relação dose-resposta entre a exposição e o efeito na saúde?

Plausibilidade. A associação aparente é compatível com aquilo que se conhece da história natural e da biologia da doença?

Coerência. Não há conflito algum entre a interpretação da causa e do efeito e o que se conhece da história natural e da biologia da doença?

Evidência experimental. A evidência experimental dá suporte à hipótese de alguma associação?

As respostas a essas perguntas facilitam o raciocínio lógico e ajudam a identificar se um caso específico se relaciona ao trabalho, ao ambiente ou a nenhum deles.

APRESENTAÇÃO DE CASO

Uma mulher de 42 anos se apresentou na clínica para fazer o exame médico anual. Ela não apresenta qualquer enfermidade médica grave, toma multivitaminas e cálcio e sua única queixa é uma leve fadiga nos últimos meses. Os resultados dos testes laboratoriais foram normais, a não ser pela presença de anemia leve. Os testes de acompanhamento não revelaram a causa da anemia. A paciente acredita que a anemia esteja relacionada ao seu trabalho em uma montadora de aparelhos eletrônicos. Você pergunta o que ela faz em seu trabalho, e ela responde que sua função é soldar fios condutores nos quadros de circuito impresso. A paciente o autoriza a entrar em contato com o técnico de segurança da empresa. O técnico de segurança afirma que as exposições da paciente poderiam incluir exposição ao chumbo e que irá solicitar a um higienista industrial uma avaliação para verificar se as medidas de segurança que mantiveram a paciente livre de exposição a esse material no passado ainda estão em vigor. Além disso, a companhia de seguros responsável pela indenização de acidentes do trabalho entra em contato com você para discutir o caso. A paciente o autorizou a discutir o assunto com a equipe de segurança da seguradora.

Após a reunião com o técnico de segurança da empresa, você fez um teste na paciente para verificar o nível de chumbo no sangue, e os resultados indicaram que estavam ligeiramente elevados. Você é responsável por notificar o Departamento de

Saúde estadual em atendimento aos termos do programa de prevenção de intoxicação por chumbo. O pessoal do Departamento irá questioná-lo sobre o empregador da paciente e se houve envolvimento de alguma criança. O estado possui um programa de inspeção de saúde ocupacional que entrará em contato com a empresa para verificar se a exposição ao chumbo tem origem no local de trabalho e se outros trabalhadores também foram contaminados.

Durante a obtenção das histórias ocupacional e ambiental, você descobre que a paciente tem o lazer de fabricar vitrais. Suas perguntas revelam que esse trabalho é executado no porão da casa, que não tem ventilação adequada. A inspeção feita por um técnico privado revela a presença de deposições de chumbo no porão, com base na análise das amostras coletadas no local. A paciente não tem filhos na residência, e seu marido está fazendo testes para exposição ao chumbo.

O laudo da inspeção de higiene industrial feita no local de trabalho mostrou uma área, na estação de trabalho da paciente, que precisava de controles adicionais de engenharia. Nenhum outro trabalhador apresentou níveis elevados de chumbo no sangue. A paciente recebeu instruções sobre medidas adequadas de higiene industrial a serem aplicadas em sua residência e, após a limpeza total do ambiente, poderia retomar sua atividade de lazer, com atenção especial em práticas seguras para o manuseio de chumbo.

RECURSOS

Agency for Toxic Substances and Disease Registry (ATSDR). www.atsdr.cdc.gov/.

Medical Management Guidelines (MMGs) for Acute Chemical Exposures. www.atsdr.cdc.gov/MMG/index.asp.

Toxicological Profiles. http://www.atsdr.cdc.gov/toxprofiles/index.asp.

American Association of Poison Control Centers (AAPCC). http://www.aapcc.org/.

A Environmental Protection Agency (EPA) possui inúmeros recursos e conjuntos de dados sobre questões ambientais, com informações específicas no Estado e em comunidades locais. www.epa.gov/.

O EPA Integrated Risk Information System (IRIS) é um conjunto de dados eletrônicos, contendo informações sobre os efeitos de várias substâncias sobre a saúde. http://cfpub.epa.gov/ncea/íris/index.cfm.

National Institute for Occupational Safety and Health (NIOSH). www.cdc.gov/niosh/.

NIOSH Registry of Toxic Effects of Chemical Substances. www.cdc.gov/niosh/rtecs.

NIOSH Occupational Sentinel Health Events. http://www.cdc.gov/niosh/topics/SHEO/.

Occupational Safety and Health Administration (OSHA). www.osha.gov/.

Os departamentos estaduais de saúde possuem divisões de saúde ocupacional e/ou ambiental e uma ampla variedade de recursos. O New Jersey State Health Department mantém um catálogo de folhas de dados de produtos químicos (www.state.nj.us/health/eoh/rtkweb/rtkhsfs.htm) e o California Department of Health Services' Hazard Evaluation System and Information Service (HESIS) possui uma série de folhas de dados de fatos químicos e ergonômicos para uso de trabalhadores e de médicos (www.dhs.ca.gov/ohb/HESIS/). O California Office of Environmental Health Hazard Assessment (OEHHA), no site www.oehha,ca.gov/, é um recurso com foco na toxicologia de produtos químicos ambientais.

US National Library of Medicine: Toxicologic Data Network (Toxnet). http://toxnet.nlm.nih.gov.

Chemical Information Specialized Information Services. http://sis.nlm.nih.gov/chemical.html.

ChemlDplus: Chemical Dictionary Database. http://chem.sis.nlm.nih.gov/chemidplus/.

National Report on Human Exposure to Environmental Chemicals. www.cdc.gov/exposurereport/.

Muitos sindicatos norte-americanos possuem divisões de segurança e saúde ocupacional que podem ajudar a avaliar os locais de trabalho, a educação sobre saúde e segurança para grupos de trabalhadores e, além disso, oferecem proteção para os trabalhadores. http://www.aflcio.org/.

As companhias de seguro que pagam indenização por acidentes do trabalho empregam profissionais de saúde ocupacional familiarizados com problemas em determinados locais de trabalho.

REFERÊNCIAS

Cegolon L: The primary care practitioner and the diagnosis of occupational diseases. BMC Public Health 2010;10:405 [PMID: 20618928].

Liebman AK: To ask or not to ask: the critical role of the primary care provider in screening for occupational injuries and exposures. J Public Health Manag Pract 2009;15:173 [PMID: 19202419].

Luckhaupt SE: Documenting occupational history: the value to patients, payers, and researchers. J AHIMA 2011;82:34 [PMID: 21848097].

Newcomb RD: Is an occupational examination superior to an occupational health history alone for preplacement screening in health care settings? J Occup Environ Med 2012;54:276 [PMID: 22361991].

NIOSH. Occupational Sentinel Health Events. http://www.cdc.gov/niosh/topics/SHEO/.

Taiwo OA: Recognizing occupational illnesses and injuries. Am Fam Physician 2010;82:169 [PMID: 20642271].

Verbeek J. When work is related to disease, what establishes evidence for a causal relation? Saf Health Work 2012;3:110 [PMID: 22993715].

Woodall HE: Screening questionnaire for work-related health problems. Am Fam Physician 2011;83:1247 [PMID:21661704].

QUESTÕES PARA AUTOAVALIAÇÃO

Selecione a resposta correta para cada questão:

Questão 1: As histórias ocupacionais e ambientais:
a. devem incluir informações sobre empregos atuais e anteriores de uma forma sistemática
b. não precisam incluir possíveis exposições ambientais residenciais na comunidade adjacente e em atividades de lazer
c. devem estabelecer um padrão de sintomas ou de sistemas de órgãos envolvidos
d. podem ignorar os tipos de exposição, ocupação e indústria

Questão 2: As folhas de dados de segurança:
a. devem permanecer à disposição de trabalhadores representados por conselhos
b. devem fornecer informações sobre as propriedades de produtos químicos perigosos e como eles afetam a saúde e a segurança nos locais de trabalho
c. a OSHA exige que sejam atualizadas, completas e precisas
d. desestimulam o contato com os toxicologistas dos fabricantes

Questão 3: *Sentinel Health Event (Occupational)* (SHE[O]):
a. sob o ponto de vista legal, é uma doença, incapacidade ou morte prematura causada pelo trabalho
b. deve se fundamentar em estudos de higiene epidemiológica ou industrial
c. exige substituição de materiais, controle de engenharia, proteção pessoal ou cuidados médicos
d. pode disparar investigações regulamentares ou públicas que poderão resultar no controle imediato de novos riscos

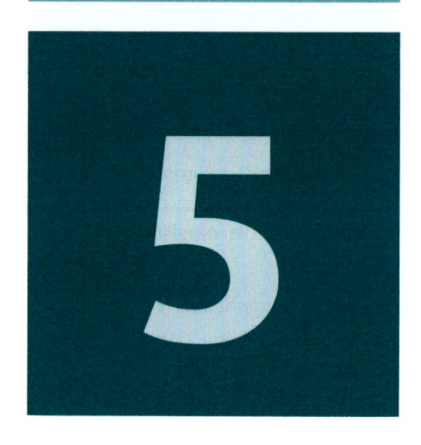

5
Registros eletrônicos de saúde

Sachin Kapoor, DO, MBA, MPH

Os registros eletrônicos prometem revolucionar a indústria dos serviços de saúde. Nas últimas décadas, esse tipo de registro médico recebeu um impulso significativo com os avanços na tecnologia da informação, com evidências de melhorias na qualidade e na eficiência do atendimento médico e com programas que incentivam a redução de barreiras para sua adoção e padronização. Nos dias atuais, o setor da saúde, ao lado de outras indústrias, admite que a tecnologia da informação é um componente essencial de seu futuro.

Embora sejam usados de forma intercambiável, os termos prontuário eletrônico (PE) e registro eletrônico de saúde (RES) são ferramentas de trabalho distintas.

O *prontuário eletrônico (PE)* é a versão digital dos prontuários de pacientes utilizados, em papel, nos consultórios médicos. O PE contém informações dos pacientes, como história médica, diagnósticos, observações feitas pelo médico, medicações, resultados de exames laboratoriais e rastreamento preventivo. Esse tipo de registro apresenta vantagens distintas sobre os prontuários em papel, porque facilitam a análise de tendência dos dados (resultados de exames laboratoriais, sinais vitais, etc.); permitem a execução de ações preventivas imediatas; e estimulam a revisão geral das práticas de manejo. No entanto, não é muito fácil disponibilizar esses dados para as equipes de assistência fora do local de atendimento de referência (salas de emergência, hospitais, especialistas, etc.).

O *registro eletrônico de saúde (RES)* pode ser definido como um PE com mais funcionalidades. Uma das grandes diferenças é que o RES é compartilhado com todos os prestadores de serviços médicos que estiverem envolvidos no atendimento dos pacientes, incluindo os que se localizarem fora do local onde as informações foram coletadas. Esse compartilhamento seguro das informações sobre os pacientes tem o benefício adicional de aprimorar a comunicação entre os membros da equipe de atendimento médico, desde os ambulatórios até o ambiente hospitalar. Algumas partes do registro poderão também ser acessadas pelos pacientes, que passam a ser membros ativos das equipes de atendimento de saúde.

Existem outros termos importantes, como:

O termo *tecnologia da informação para o setor da saúde* (TI na Saúde) é a arquitetura geral, que inclui o PE e o RES, e caracteriza-se pelo uso de equipamentos e de programas de informática para armazenar, recuperar e compartilhar informações sobre a saúde e as condições médicas dos pacientes.

O *registro clínico pessoal* (RCP) é um processo de registro eletrônico de informações relacionadas à saúde que é gerenciado, compartilhado e controlado pelos próprios pacientes ou é utilizado para fins de acompanhamento. Os dados contidos nesses registros podem ser obtidos em várias fontes. Todavia, a grande diferença é que os próprios pacientes podem controlar o acesso a esses registros. Os RCP podem ser conectados aos PE dos pacientes ou podem permanecer como um registro individual armazenado em rede ou em um computador. Cabe observar que alguns RCP, especificamente os que não são oferecidos por entidades cobertas pelo HIPAA (Health Insurance Portability and Accountability Act), poderão ficar fora do escopo de proteção deste dispositivo legal.

ACEITAÇÃO RECENTE DOS REGISTROS ELETRÔNICOS DE SAÚDE

Na década de 1990, à medida que os computadores pessoais se tornaram abundantes no mercado, o sistema de saúde investiu de forma pesada em sistemas básicos que transferiam os processos para o mundo digital. Esses processos incluíam sistemas laboratoriais, radiológicos e farmacológicos. No entanto, os investimentos em plataformas tecnológicas de ensaios clínicos não foram muito difundidos. O Institute of Medicine (IOM) reconheceu a importância de agregar, organizar e apresentar dados complexos sobre os pacientes, para dar suporte às atividades, ao longo de todos os segmentos do atendimento médico, e assumiu a responsabilidade de conduzir um estudo para melhorar o gerenciamento dos dados dos pacientes. No relatório de 1991, cujo título é The Computer-Based Patient Record: An Essential

Technology for Health Care, o IOM passou a exigir a adoção de registros computadorizados com base nas características dos pacientes (CPR – *computer-based patient record*). Esse relatório definiu CPR como "registro eletrônico contendo as características dos pacientes, ou seja, um sistema cuja finalidade é dar suporte aos usuários por meio da disponibilização de dados completos e precisos, lembretes e alertas aos médicos, sistemas de suporte a decisões clínicas, *links* com campos específicos do conhecimento médico e outros dispositivos auxiliares". Uma das principais exigências era a eliminação de registros médicos em papel dentro do prazo de 10 anos. Todavia, os médicos não aderiram a essa nova tecnologia, levando em consideração que não havia incentivos financeiros muito claros para a aplicação desses sistemas e, além disso, os hospitais de menor porte e os sistemas de saúde ficaram em dúvida por causa da incerteza em torno dos custos de implantação e manutenção. O esforço foi feito principalmente por instituições acadêmicas para fins de pesquisa e por sistemas integrados de grande porte, que se basearam nos benefícios financeiros da economia de custos, com melhorias na qualidade e na eficiência do atendimento médico.

No início do novo milênio, os sistemas de PE continuaram a evoluir, sendo que há duas áreas predominantes que garantem a promessa futura de que os PE irão melhorar o nível da assistência médica em todo o país. Em primeiro lugar, a interoperabilidade dos PE gera um fluxo contínuo de dados entre os sistemas de registro médico eletrônico e todos aqueles envolvidos na prestação de serviços de saúde. Isso permite que informações relevantes sobre a saúde acompanhem os pacientes durante todo o ciclo de tratamento. Além disso, podem melhorar a eficácia comparativa dos ensaios clínicos e das pesquisas, facilitando a colaboração entre pesquisadores, prestadores de serviços de saúde e pacientes por meio do fornecimento de um amplo conjunto de dados sobre grandes populações com milhões de características individuais.

Para facilitar a troca de informações sobre a saúde em âmbito nacional por meio da tecnologia da informação, o Office of Standards and Interoperability (OSI), órgão do U.S. Department of Health and Human Services, foi encarregado da tarefa de agilizar o desenvolvimento de normas de saúde por TI para viabilizar esse fluxo de informações. Uma das iniciativas é a criação de uma rede nacional ampla de informações sobre a saúde (NwHIN, – *nationwide health information network*), que é um conjunto de normas, serviços e políticas que permitem trocas seguras de informações sobre a saúde pela Internet. Os participantes recebem um identificador que os habilita a trocar informações sobre saúde com outras entidades dentro da rede, mediante abordagens seguras pelo correio eletrônico.

O segundo desenvolvimento bastante promissor é a proliferação de aplicações, com o objetivo de serem utilizadas pelos próprios pacientes, com foco na eficiência (possibilidade de marcar consultas *online*), na melhoria do acesso aos serviços de saúde (classes interativas *online*) e na qualidade do atendimento (controle do diabetes). O registro clínico eletrônico pessoal (RCP) também se enquadra nessa categoria. Essas ferramentas incentivam o envolvimento dos indivíduos e de suas famílias no processo de aprimoramento dos serviços de saúde.

FUNCIONALIDADE DOS REGISTROS ELETRÔNICOS DA SAÚDE

No relatório de 2003, o IOM detalhou as oito funcionalidades mais importantes para os sistemas de registro eletrônico da saúde, mencionando a lógica de sua inclusão.

1. *Informações e dados sobre a saúde.* O acesso das equipes médicas às informações demográficas e médicas dos pacientes, como listas de problemas, medicações, alergias, resultados de exames laboratoriais e documentação clínica, é essencial para tomar decisões e otimizar os serviços médicos.

2. *Gerenciamento dos resultados.* O acesso eletrônico aos resultados dos testes realizados por serviços de apoio diagnóstico, como laboratórios e serviços de radiologia, a todos os membros das equipes médicas, diminui a incidência de prescrições redundantes e melhora a coordenação dos tratamentos.

3. *Entrada/gerenciamento de prescrições.* A prescrição médica eletrônica (PME) apresenta vantagens bem documentadas na redução de erros de medicação e, em combinação com as ferramentas de suporte decisório, pode melhorar o cumprimento das orientações médicas estabelecidas.

4. *Suporte decisório.* Oferece, aos médicos, orientações pontuais sobre decisões clínicas e, comprovadamente, melhora o desempenho na prevenção de doenças, no diagnóstico e no manejo, assim como na detecção de eventos e resultados adversos.

5. *Comunicações e conectividades eletrônicas.* A comunicação eletrônica interna entre as equipes médicas dos prestadores de serviços de saúde, entre os prestadores e os serviços de apoio diagnóstico, e entre prestadores e pacientes assegura a continuidade e a qualidade dos tratamentos.

6. *Suporte aos pacientes.* As ferramentas utilizadas para a educação dos pacientes e para o autocuidado de condições crônicas melhoram a adesão e o seu manejo.

7. *Processos administrativos.* Os procedimentos de registro, admissão, alta e transferência permitem atualizar os dados individuais, além de oferecerem serviços aos pacientes em tempo hábil.

8. *Registro e gerenciamento da saúde da população.* Levando-se em consideração que as instituições têm a obrigatoriedade de apresentar vários relatórios externos e de desenvolver programas internos de melhoria da qualidade, a manutenção desses dados em um formato padronizado facilita a extração de informações e tem o potencial de aumentar a precisão dos dados registrados.

BENEFÍCIOS DOS REGISTROS ELETRÔNICOS DE SAÚDE

Em comparação com os registros feitos em papel, as informações digitais dos pacientes podem ser agrupadas, analisadas e apresentadas a todos os membros das equipes médicas em tempo real, com o objetivo de dar suporte e orientação, para que as decisões sejam tomadas em tempo hábil, de modo adequado e compartilhadas instantaneamente. Os benefícios apresentados a seguir são os mais comuns com a adoção dos registros eletrônicos de saúde.

Melhoria na qualidade dos tratamentos. Essa melhoria no atendimento ocorre por meio da otimização na adesão às orientações das melhores práticas, principalmente na prevenção primária (p. ex., aplicação de vacinas e rastreamento de câncer no colo); na prevenção secundária (p. ex., melhoria na trombose venosa profunda e na embolia pulmonar, profilaxia durante as hospitalizações, redução na incidência de infecções pós-operatórias em incisões cirúrgicas, adesão às orientações para o tratamento de hipertensão); no monitoramento clínico, por meio de inspeções e da agregação de dados (p. ex., identificação de casos nos surtos de *Shigella*); na redução das reações adversas de medicamentos (p. ex., redução nos erros de dosagem, redução no efeito das interações medicamentosas); e melhorias na seleção de medicamentos (p. ex., melhoria no uso de antibióticos adequados).

Melhoria na eficiência dos tratamentos. Esta meta poderá ser alcançada, reduzindo-se o uso de serviços laboratoriais e radiológicos por meio da redução de testes redundantes e de melhorias na adesão às orientações. Alguns estudos demonstraram também que houve diminuição no tempo de hospitalização, assim como no tempo decorrido entre a prescrição e o início do tratamento.

Entretanto, nem todos os estudos chegam a conclusões positivas; alguns documentam a ocorrência de consequências negativas com a implantação da tecnologia da informação no setor da saúde. A maior parte das descobertas negativas se relaciona às implicações dos processos de fluxo de trabalho durante a fase de implantação dos sistemas eletrônicos na saúde e às interfaces desastrosas entre usuários de prescrições médicas eletrônicas. Esses estudos ressaltam o fato de que a tecnologia propriamente dita é apenas uma parte do contexto; o aspecto humano relacionado ao treinamento e ao suporte à liderança desempenha um papel muito importante para o sucesso da implantação dos registros eletrônicos no setor da saúde.

BARREIRAS PARA ADOÇÃO DO RES

Em 1991, o IOM divulgou um relatório que exigia a eliminação de prontuários médicos registrados em papel a partir de 2001. Desde então, inúmeros estudos mostraram os benefícios na qualidade dos cuidados médicos produzidos pelos registros eletrônicos de saúde, embora o processo de adoção dessa técnica tenha sido muito lento. Em 2008, apenas 17% dos médicos norte-americanos tinham acesso a registros eletrônicos de saúde, sendo que somente 4% se enquadravam na definição de sistemas eletrônicos totalmente funcionais. Essa discordância se deve à existência de várias barreiras para a adoção plena dos RES. As barreiras mais comuns são agrupadas em quatro categorias amplas.

1. *Barreiras financeiras.* A implantação de sistemas de registros eletrônicos tem um custo substancial em termos financeiros e de tempo. O atual sistema norte-americano de pagamento de honorários médicos não remunera, sob o ponto de vista financeiro, os prestadores de serviços de saúde pelo aumento na eficiência com a implantação de registros eletrônicos de saúde (p. ex., redução na duplicação de testes, redução no tempo de permanência em hospitais). Essas economias adicionais recompensam financeiramente mais os pagadores dos serviços e os pacientes do que os prestadores de serviços, que arcam com os custos da implantação. Consequentemente, muitos prestadores não estão muito seguros de que terão algum retorno pelos altos investimentos realizados.

2. *Barreiras tecnológicas.* O mercado incentivou o desenvolvimento de uma ampla variedade de produtos com níveis distintos de funcionalidade. É muito difícil fazer comparações e analisar as diferenças para determinar o melhor produto para uma prática individual. Os produtos variam também em termos de instalação, necessidade de equipamentos, frequência de manutenção e atualização de programas. A falta de interoperabilidade entre produtos diferentes também é uma grande preocupação, tendo em vista que muitos profissionais preferem aguardar uma plataforma padrão que permita o compartilhamento de informações de pacientes em âmbito nacional.

3. *Resistência para mudar fluxos de trabalhos estabelecidos.* Ao longo dos anos, os prestadores de serviços de saúde criaram fluxos de trabalho que permitem gerenciar com eficiência as tarefas diárias desde um processador auxiliar (cadastro do paciente) à interação do paciente (documentação, solicitação de testes, prescrição de medicamentos) até um processador especializado (codificação e faturamento). A implantação de sistemas de registros eletrônicos causa vários impactos em todos esses aspectos do gerenciamento e implica em investimento significativo, em termos de tempo, para reformular e restabelecer os fluxos de trabalho, e no treinamento das equipes.

4. *Preocupação com a privacidade e segurança.* Embora os registros em papel não sejam totalmente seguros, o advento dos dados digitais dos pacientes traz consigo novas preocupações no que diz respeito à segurança. Essas preocupações incluem acesso não autorizado e alteração nos registros; comprometimento do acesso com quedas potenciais do sistema, vírus ou falta de energia; e segurança da comunicação eletrônica com parceiros de fora do local de referência de atendimento (p. ex., farmácias, laboratórios e outros prestadores de serviços).

TECNOLOGIA DA INFORMAÇÃO NA SAÚDE E POLÍTICAS NACIONAIS

Em 2009, o governo norte-americano introduziu uma legislação específica, por meio do American Recovery and Reinvestment Act (ARRA), para ajudar a tirar a economia dos Estados Unidos da recessão econômica. O ARRA incorporava um dispositivo legal importante, o Health Information Technology for Economic and Clinical Health (HITECH) Act, cujo objetivo era alterar o cenário do uso da tecnologia da informação no setor da saúde. As justificativas para a criação dessa legislação se baseavam em dois pontos principais: em primeiro lugar, o uso generalizado de registros eletrônicos da saúde deveria melhorar as condições de saúde da população norte-americana e ajudar a controlar a elevação nos custos dos serviços médicos na origem; em segundo

Primeiro estágio: Critérios de uso com foco em:	Segundo estágio: Critérios de uso com foco em:	Terceiro estágio: Critérios de uso com foco em:
Captura eletrônica de dados da saúde em um formato padronizado	Troca mais rigorosa de informações sobre a saúde	Melhoria na qualidade, segurança e eficiência, levando a resultados clínicos melhores
Uso das informações para rastrear condições clínicas importantes	Exigências mais rigorosas para prescrições eletrônicas e incorporação dos resultados laboratoriais	Suporte decisório para condições nacionais de alta prioridade
Comunicação das informações para os processos de coordenação da saúde	Transmissão eletrônica dos resumos dos tratamentos dos pacientes em vários ambientes	Acesso dos pacientes às ferramentas de autogerenciamento
Início dos relatórios de medidas de qualidade clínica e informações de saúde pública	Dados mais controlados dos pacientes	Acesso a dados abrangentes por meio da troca de informações sobre a saúde com foco nos pacientes
Uso das informações para incentivar a participação dos pacientes e suas famílias nos tratamentos		Melhoria na saúde da população

Primeiro estágio: Captura e compartilhamento de dados

Segundo estágio: Processos clínicos avançados

Terceiro estágio: Melhoria nos resultados

▲ **Figura 5-1** Plano de cinco anos para adoção de registros eletrônicos da saúde.

lugar, existiam barreiras significativas no mercado para a adoção dos registros eletrônicos da saúde, o que tornou necessária a ação governamental.

O HITECH Act disponibilizou US$ 29 bilhões, ao longo de 10 anos, para dar suporte financeiro à adoção e ao uso dos registros eletrônicos da saúde. Esses fundos deveriam ser distribuídos aos prestadores de serviços de saúde elegíveis, que adotassem sistemas de registro eletrônico de informações médicas que atendessem aos critérios "de uso significativo". "Uso significativo" se refere à utilização de registros eletrônicos de saúde para melhorar a qualidade, a segurança e a eficiência do atendimento médico e para diminuir as disparidades no setor da saúde. Criou-se um modelo que especificou os critérios de "uso significativo" desses registros, cuja evolução deveria ocorrer em três estágios durante cinco anos. O Primeiro Estágio focaliza os dados básicos que deveriam ser capturados eletronicamente em um RES. O Segundo e Terceiro Estágios são mais exigentes e têm como foco o uso do RES para melhorar a saúde (Fig. 5-1).

1. *Primeiro Estágio.* Estágio de captura e compartilhamento de dados, com foco amplo na captura eletrônica de informações da saúde, em um formato padronizado, com o objetivo de rastrear condições clínicas importantes, comunicar essas informações à coordenação dos tratamentos, informar as medidas de qualidade clínica e as informações sobre saúde pública e usar essas informações para garantir a participação dos pacientes e suas famílias.

2. *Segundo Estágio.* Estágio de processos clínicos avançados que implica na troca de informações clínicas mais detalhadas, aumento nas prescrições eletrônicas, incorporação dos resultados laboratoriais, transferência eletrônica dos resumos dos tratamentos dos pacientes em vários contextos e dados mais controlados dos pacientes.

3. *Terceiro Estágio.* O objetivo do estágio de melhoria dos resultados é incluir um suporte decisório para as condições nacionais de alta prioridade; garantir o acesso de pacientes às ferramentas de autogerenciamento; trocar informações sobre saúde para dar acesso a dados mais abrangentes; e melhorar a saúde pública.

O reconhecimento da existência de muitas plataformas de registros clínicos eletrônicos e da necessidade de melhorar determinados padrões básicos de atendimento aos pacientes levou a legislação HITECH a exigir que o Office of the National Coordinator (ONC) para tecnologia da informação aplicada à saúde defina um procedimento para criar e manter uma lista de Certified Electronic Health Record Technology (CEHRT). Isso assegura a disponibilização de CEHRTs para os prestadores de serviços da saúde que atendam aos critérios de uso significativo, de forma que possam ser qualificados para o recebimento de incentivos dos Centers of Medicare and Medicaid Services (CMS). Uma lista de produtos certificados de tecnologia da informação aplicável à saúde pode ser encontrada no *site* http://www.healthit.gov/policy-researchers-implementers/certified-health-it-product-list-chpl.

Os dados de um estudo sobre o fluxo de trabalho médico, realizado em 2011, revelaram que houve um aumento na adoção de registros eletrônicos de saúde em todo o país, sendo que 54% dos médicos confirmaram que haviam adotado o sistema eletrônico de dados médicos. Posteriormente, esse mesmo estudo revelou que 76% dos médicos que adotaram o sistema de registro eletrônico da saúde confirmaram que atendiam aos critérios de uso significativo. Atualmente, a taxa de adesão chega a mais de 80% entre os médicos de família.

Ainda não se conhece o impacto total do HITECH Act, mas está claro que esse investimento significativo colocará os Estados Unidos bem à frente no processo de adoção e padronização dos registros eletrônicos de saúde.

MEDICINA OCUPACIONAL E REGISTRO ELETRÔNICO DE SAÚDE

A prática da medicina ocupacional exige características específicas das plataformas de registro eletrônico de informações de saúde, tendo em vista que possui escopos e ambientes de atuação diferentes e apresenta categorias distintas, cada uma com demandas específicas. Isso implica na prática intensiva de gerenciamento de lesões e enfermidades industriais, incluindo a coordenação dos cuidados médicos entre inúmeros especialistas. A natureza da prática da medicina ocupacional se caracteriza por protocolos específicos e pelo monitoramento longitudinal dos serviços de inspeção ocupacional que, com frequência, envolve mais de um órgão governamental. Além disso, há também requisitos especiais de apresentação de relatórios e rastreamento, assim como exigências legais, em relação aos indivíduos que trabalham nos serviços de saúde. O processamento eletrônico de dados na medicina ocupacional tem necessidades exclusivas (Quadro 5-1).

Para a satisfação dessas necessidades, o mercado oferece produtos específicos para a prática de medicina ocupacional. Os grandes distribuidores não procuraram mesclar as necessidades da prática de medicina ocupacional com a prática médica geral. Por conseguinte, com frequência, as clínicas de saúde ocupacional que operam dentro de grandes grupos são forçadas a buscar soluções alternativas para dar suporte a suas operações. Em geral, a prática médica ocupacional não recebe incentivos financeiros federais, tendo em vista que não gera faturamentos por meio do sistema Medicare/Medicaid.

Outro grande desafio da era digital enfrentado pelos prestadores de serviços de medicina ocupacional é o gerenciamento do acesso dos empregados aos registros de saúde. Esse fato é especialmente importante nas situações em que a organização desempenhar múltiplos papéis, que podem incluir: (1) o empregador; (2) o responsável pela assistência médica, e/ou (3) o plano de saúde.

Embora a regra de privacidade do HIPAA exclua os registros relativos ao emprego mantidos pelas organizações de saúde, na qualidade de empregadoras, existem outras leis e outros regulamentos federais que orientam o gerenciamento dos registros da saúde dos empregados (Americans With Disabilities Act [ADA], Family Medical Leave Act [FMLA], e Occupational Safety and Health Act [OSHA]). A regra é que os registros da saúde dos empregados devem ser mantidos separadamente dos registros de clínica geral pelas organizações na qualidade de empregadoras. Todos indivíduos que desempenharem papel duplo dentro de uma organização, como um médico ocupacional ou um enfermeiro ocupacional, que também executam as funções de membro da equipe de atendimento médico aos pacientes, devem estar conscientes de que o acesso ou a limitação de acesso aos registros eletrônicos da saúde depende da função que estiverem desempenhando.

Por exemplo, ao atuar como um agente do empregador (p. ex., exame admissional), o profissional da saúde ocupacional deve manter um sistema de proteção para impedir o acesso aos registros gerais de saúde dos empregados, tendo em vista que as regulamentações estaduais e federais limitam as histórias médicas e os

---

Quadro 5-1 Características exclusivas do registro eletrônico de dados de saúde na medicina ocupacional

Suporte administrativo
- Criação de protocolos detalhados para cada empresa específica.
- Faturamentos distintos para companhias seguradoras e empresas.
- Inclusão de documentação de suporte com faturas relativas às indenizações de acidentes do trabalho.
- Garantia de adesão às regulamentações.

Informações e dados da saúde
- Registro do código de emprego, data da lesão, parte do corpo, tipo de exame, empregador e companhia seguradora.
- Disponibilização de formulários (p. ex., cartão de saúde para motoristas profissionais e questionário respiratório da OSHA).
- Incorporação de histórias de exposições e ambientais para avaliação de exposições tóxicas (p. ex., história de exposição ao chumbo).
- Registros e resultados da tendência dos testes audiométricos e espirométricos.
- Incorporação da análise de cargos do empregador.

Suporte ao paciente
- Alertas de casos de problemas potenciais para início imediato da intervenção.
- Geração de lembretes para o paciente e para o empregador sobre exames a serem realizados no emprego.

Suporte para decisões clínicas
- Reforço das orientações com base em evidências (p. ex., orientações práticas da ACOEM, ODG, orientações DOT).

Comunicação eletrônica
- Garantia de envio de correio eletrônico (*e-mail*) para as companhias seguradoras (p. ex., relatórios de casos de lesão) e para os empregadores (p. ex., *status* do trabalho).
- Portal *online* para acesso limitado de terceiros aos registros eletrônicos de informações de saúde.

Gerenciamento da população
- Rastreamento do tempo perdido, duração da queixa, utilização, custo de casos e satisfação dos pacientes.
- Geração de resumos de casos para as companhias seguradoras e empregadores.
- Geração de listas de pacientes por código de função, data da lesão, parte do corpo, tipo de exame, empregador e companhia seguradora.

exames somente aos elementos essenciais ao exercício da profissão. O acesso ao registro geral é permitido nas situações em que os empregados forem examinados para cuidados industriais. Esses sistemas de proteção ajustáveis para uso duplo não são normalmente disponibilizados como parte das plataformas de registros eletrônicos da saúde e precisam ser criados pelo usuário final. No que diz respeito à retenção dos registros da saúde de empregados, a orientação mais restritiva é da OSHA (29 CFR 1910.1020), que exige a manutenção dos registros de exposições dos empregados pelo período de 30 anos. Como a maioria das organizações não mantém os registros da OSHA separadamente dos registros gerais dos empregados, a orientação da OSHA se tornou o padrão para a saúde dos empregados (tempo de emprego + 30 anos).

De maneira geral, levando-se em consideração que foram desenvolvidas em silos*, as plataformas de registros eletrônicos da medicina ocupacional e da medicina geral não compartilham informações relevantes para as duas práticas. Em 2011, por solicitação do National Institute for Occupational Safety and Health (NIOSH), o Institute of Medicine criou um comitê para Occupational Information and Electronic Health Records para explorar a necessidade e a viabilidade de incorporar informações ocupacionais no Registro Eletrônico da Saúde. A recomendação principal desse comitê foi o registro de informações ocupacionais para dar suporte ao "uso significativo" do RES, tendo em vista que essas informações aumentam a precisão dos diagnósticos, melhoram o gerenciamento e o tratamento dos problemas de saúde, facilitam o retorno ao trabalho, viabilizam inspeções mais completas da saúde pública e centralizam os esforços na saúde preventiva.

O comitê fez 10 recomendações ao NIOSH, incluindo, mas não se limitando ao seguinte: criação de modelos de armazenagem e comunicação de informações ocupacionais, adoção da codificação padrão da Standard Occupational Classification (SOC) e do North American Industry Classification System (NAICS) para uso nos registros eletrônicos da saúde; uso significativo e criação de métricas de desempenho para registro e compartilhamento de informações ocupacionais; desenvolvimento de suporte para decisões médicas e ferramentas educacionais em relação ao retorno ao trabalho; e realização de novos estudos sobre ética e privacidade na inclusão de informações ocupacionais nos registros eletrônicos de saúde. Como as medidas e métricas específicas para atingir o terceiro estágio ainda não foram concluídas, existe a possibilidade de que sejam incluídas informações ocupacionais nos registros. Em 2012, o American College of Occupational and Environmental Medicine (ACOEM) publicou um parecer que exigia a inclusão da saúde ocupacional nos registros eletrônicos de saúde.

PERSPECTIVA GLOBAL

Todas nações industrializadas estão enfrentando desafios no setor da saúde associados ao envelhecimento da população, como aumento na prevalência de doenças crônicas, elevação nos custos

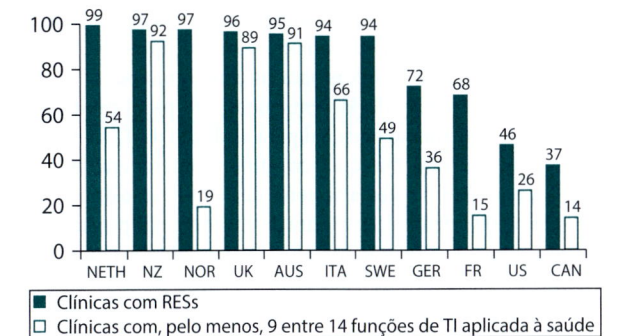

▲ **Figura 5-2** Clínicas com registros médicos eletrônicos *versus* capacidade eletrônica avançada para registro de informações de saúde, 2011.
NETH = Holanda; NZ = Nova Zelândia; NOR = Noruega; UK = Reino Unido; AUS = Austrália; ITA = Itália; SWE = Suécia; GER = Alemanha; FR = França; US = Estados Unidos: CAN = Canadá.

dos tratamentos médicos e necessidade de melhorar a coordenação entre as equipes médicas. Ao longo dos anos, os países implantaram políticas nacionais de reformas na área da saúde para melhorar a qualidade e a eficiência dos tratamentos, sendo que muitas nações entendiam que a Tecnologia da Informação na saúde fazia parte desse esforço. Uma pesquisa realizada em 2009 pelo Commonwealth Fund descobriu que os Estados Unidos estavam atrás de muitos países na adoção de registros eletrônicos de saúde pelos médicos de atenção primária, visto que apenas 46% dos médicos norte-americanos afirmaram que utilizavam registros médicos eletrônicos, em comparação com 90% dos médicos na Austrália, na Itália, na Holanda, na Nova Zelândia, na Noruega, na Suécia e no Reino Unido (Fig. 5-2). Esses países que ampliaram a adoção dos registros eletrônicos de saúde usaram uma combinação de incentivos financeiros, normas e suporte técnico em âmbito nacional. Esse apoio nacional incluía pagamento de incentivos por melhoria na qualidade e pela implantação de registros eletrônicos de informações e dados dos pacientes, cujos alvos principais eram os médicos generalistas, considerando que são os *gatekeepers*** dos cuidados médicos.

Na Nova Zelândia, país que possui registros eletrônicos em consultórios de atenção primária há cerca de 20 anos, o desenvolvimento da Tecnologia da Informação no setor da saúde ocorreu separadamente em hospitais e em clínicas médicas. Os hospitais assumiram a liderança, a partir do início da década de 1980, com o desenvolvimento de sistemas administrativos eletrônicos. Logo em seguida, os médicos generalistas acompanharam os hospitais, e, hoje, a adoção de registros eletrônicos de saúde multifuncionais atingiu o nível de 100% em todo o país. A troca de informações entre consultórios médicos, hospitais, laboratórios e outros prestadores de serviços de saúde tornou-se

---

* N. de R.T. Silos, na linguagem da Tecnologia da Informação, refere-se a sistemas que não interagem com outros sistemas de informática.

** N. de R.T. *Gatekeeper* é utilizado no sentido de coordenar as ações de referenciamento dos pacientes para outros especialistas ou serviços de saúde.

mais fácil por meio do sistema integrado conhecido por HealthLink. Atualmente, está ocorrendo a migração do RES com base em consultórios e clínicas para sistemas remotos.

O governo neozelandês desempenhou um papel muito importante no movimento nacional para a adoção da TI na saúde, uma vez que criou normas que permitiram a interoperabilidade, a implantação de um sistema nacional de identificação de pacientes, o desenvolvimento da estrutura de um código de privacidade e de segurança em relação às informações sobre a saúde, por meio de fundos de investimentos e do incentivo aos investimentos privados. O tema de políticas nacionais estimulando investimentos e a adoção da TI na saúde pode ser observado em muitas das nações que foram identificadas como grandes incentivadores da Tecnologia da Informação no setor da saúde. Na Dinamarca, as políticas que incluíam normas nacionais, pagamentos mais rápidos para os médicos que utilizam RES e pagamento de incentivos que promoviam a comunicação por correio eletrônico agilizaram o processo de adoção. A rede dinamarquesa em nível nacional para interoperabilidade é operada por uma organização sem fins lucrativos, denominada MedCom, que desenvolveu infraestruturas no âmbito nacional, criou normas e, também, oferece cursos de especialização e assistência técnica.

O mercado internacional de registros eletrônicos de saúde encontra-se em fase de evolução. Um estudo recente, realizado em 2010 e envolvendo empresas que lideram o desenvolvimento de programas, equipamentos e serviços na área da saúde, observou que o crescimento do mercado de registros médicos eletrônicos foi maior na América do Norte, seguida pela Região Asiática do Pacífico, Europa, África e América Latina. Esse estudo identificou quatro fatores principais que definem a estrutura do mercado internacional da Tecnologia da Informação no setor da saúde: (1) o fator mais importante é o incentivo governamental à adoção da TI na saúde; (2) a falta de especialistas em TI na saúde resultará na terceirização das atividades de suporte e manutenção dos registros eletrônicos de saúde com base em soluções pela Internet; (3) as oportunidades mais desafiadoras serão as criações de redes para o sistema de saúde em todas as regiões geográficas; e (4) a velocidade da adoção será medida pela recuperação econômica global.

O FUTURO DO REGISTRO ELETRÔNICO DA SAÚDE

Ao longo dos anos, a tecnologia da informação aplicada à saúde foi influenciada, e de certo modo orientada, pela tecnologia disponível no momento. Neste novo milênio, as tendências tecnológicas que influenciarão a TI na saúde são a computação em nuvem e as aplicações móveis.

A computação em nuvem se refere ao fornecimento de serviços remotos pela Internet. Sua grande vantagem é o aproveitamento de economias de escala e do agrupamento de recursos para oferecer uma vasta quantidade de poder de computação e de armazenamento de dados para os assinantes do serviço. A meta principal é facilitar o acesso aos recursos informatizados e aos serviços de TI em níveis determinados pelos usuários (por demanda) em diversas escalas. O termo "nuvem" tem origem no conceito de Internet que geralmente é apresentado em ilustrações. A computação em nuvem oferece vantagens distintas para o setor da saúde: (1) possibilita um grande armazenamento virtual de dados com acesso seguro e com cópias de segurança (*backups*) redundantes; (2) transfere a responsabilidade de atualização, manutenção e suporte de TI para o vendedor do sistema, eliminando uma grande barreira para a sua adoção; e (3) possibilita o compartilhamento de informações com outras entidades em uma plataforma comum sem restrições geográficas, permitindo que as informações acompanhem os pacientes durante todo o tratamento, além de ampliar as possibilidades de inspeções na saúde pública. O faturamento do mercado global da computação em nuvem deverá aumentar em cerca de US$ 5 bilhões por volta de 2017, sendo que a América do Norte contribuirá com a maior parte.

As aplicações móveis difundiram-se na maioria dos aspectos da vida cotidiana. Os consumidores de bens e serviços estão em busca de conveniência e velocidade, sem sacrificar a personalização. Essas aplicações ligam os pacientes com as equipes de atendimento médico em toda a nação. Esse tipo de aplicação permite o acesso aos registros pessoais de saúde de um RES usado pelo prestador de serviços de saúde, monitorando as condições clínicas e o nível de comprometimento com a equipe médica, o que não era possível somente com as visitas aos consultórios. Os prestadores de serviços médicos estão usando as plataformas das redes sociais para ampliar a audiência e educar os pacientes. Nesse ambiente, as vendas de unidades de *smartphones* crescerão a uma taxa exponencial de quase 30% ao ano, ultrapassando significativamente as vendas de computadores pessoais. As plataformas das redes sociais prometem transformar os pacientes e suas famílias em membros ativos das equipes médicas e melhorar a qualidade da saúde. Assim como ocorre em toda tecnologia nova, esse avanço criou preocupações em termos de implicações médico-legais e a necessidade de estabelecer códigos de conduta profissional que os pacientes poderão acessar *online*. Atualmente, muitas empresas criaram políticas que orientam a relação profissional com pacientes no ambiente virtual.

Com frequência, a interligação da computação em nuvem com aplicações e tecnologias móveis oferece grandes possibilidades para a saúde pública. Levando-se em consideração que não exigem grandes investimentos em infraestrutura, os baixos custos iniciais permitem que essas tecnologias sejam adotadas em áreas com poucos recursos. O uso dessas tecnologias permite que os serviços de inspeção, educação e os serviços médicos alcancem as áreas mais remotas das nações em desenvolvimento. Projetos como o TRACnet (sistema de relatórios em rede que possibilita a coleta de dados em nível de *site* sobre tratamento antirretrovirais de HIV com alimentação de dados pela Internet ou por telefones celulares), em Ruanda, nivelam a infraestrutura existente (redes de telefones celulares) para registro e comunicação de dados. Levando-se em conta que o acesso à Internet em Ruanda é bastante limitado e não é confiável, mais de 90% das entradas de dados são feitas por telefones celulares. Isso agiliza a análise da métrica do programa e a resposta à falta de medicamentos, o que ajuda a alocar os recursos com mais eficiência para as áreas mais carentes. Outro uso inovador dessa tecnologia é o RapidSMS, uma estrutura de fonte aberta desenvolvida pela

UNICEF. O RapidSMS é uma plataforma com base em um serviço de mensagens curtas (SMS, isto é, mensagem de texto) que faz a gestão da coleta de dados, de fluxos complexos de trabalho e de coordenação em grupo, com o uso de telefones celulares. Essa plataforma foi projetada para ser customizada por usuários como organizações governamentais e não governamentais para atingir toda a população, a despeito das localizações geográficas remotas e das limitações da infraestrutura. O RapidSMS foi customizado para inúmeros projetos na África, incluindo a inspeção nutricional em crianças em Malawi, monitoramento da distribuição de *commodities*, como redes tratadas com inseticidas na Nigéria, e gestão da distribuição de alimentos durante a fome na Etiópia.

Passados mais de 50 anos após o desenvolvimento inicial, a TI aplicada à saúde melhorou a prática médica e mantém a promessa de melhorar a qualidade e a eficiência do atendimento médico, bem como de reduzir as disparidades em termos globais. Nas próximas décadas, a tecnologia da informação transformará a forma de relacionamento com os pacientes, a forma de comunicação entre as pessoas, o atendimento aos pacientes, a realização de pesquisas e o monitoramento da saúde das populações.

REFERÊNCIAS

Blumenthal D: Wiring the health system—origins and provisions of a new federal program. New Eng J Med 2011;365:2323 [PMID: 22168647].

Buntin M: The benefits of health information technology. Health Affairs 2011;30,464 [PMID: 21383365].

Health and Human Services Department. Personal Health Records and the HIPAA Privacy Rule. http:/ww.hhs.gov/ocr/privacy/hipaa/understanding/special/healthit/phrs.pdf .

Kellermann AL: What it will take to achieve the as-yet-unfulfilled promises of health information technology. Health Aff (Millwood). 2013;32:63 [PMID: 23297272].

Patel V: Variation in electronic health record adoption and readiness for meaningful use: 2008-2011. J Gen Intern Med 2013;28(7):957 [PMID: 23371416].

Weng C: Using EHRs to integrate research with patient care: promises and challenges. J Am Med Inform Assoc 2012;19:684 [PMID: 22542813].

Xierali I: The rise of electronic health record adoption among family physicians. Ann Fam Med 2013;11:14 [PMID: 23319501].

■ QUESTÕES PARA AUTOAVALIAÇÃO

Selecione a resposta correta para cada questão:

Questão 1: O registro eletrônico de saúde:
a. foi desenvolvido para ser compartilhado por prestadores de serviços de saúde aprovados pelas companhias seguradoras
b. melhora o entendimento entre as equipes médicas e os pacientes
c. é um registro médico eletrônico com menos funcionalidades
d. permite o acesso a partes do registro pelos pacientes

Questão 2: O registro de saúde pessoal:
a. é um registro eletrônico de saúde relacionado às informações de um grupo de trabalhadores
b. pode ser obtido apenas a partir de registros médicos eletrônicos
c. não pode ser armazenado *online* sem autorização das companhias seguradoras
d. pode ficar fora do escopo da proteção do HIPAA

Questão 3: A regra de privacidade do HIPAA:
a. exclui registros de emprego mantidos por organizações de saúde na qualidade de empregadoras
b. tem prioridade sobre as leis e regulamentações federais que orientam o gerenciamento dos registros de saúde dos empregados (ADA, FMLA e OSHA)
c. especifica que o registro de saúde dos empregados deve se juntar com os registros gerais de saúde
d. evita que os indivíduos desempenhem papéis duplos dentro da organização, como um enfermeiro/médico da saúde que também faz parte de equipes médicas no atendimento aos pacientes

Questão 4: Em relação ao uso global do RES:
a. os Estados Unidos são os líderes mundiais na adoção e no uso do RES
b. os países com taxas mais elevadas de adoção do RES utilizam uma combinação de incentivos, normas e suporte técnico em âmbito nacional
c. a aplicação da computação em nuvem tem limitações devido à falta de infraestrutura nas nações em desenvolvimento
d. provavelmente, os incentivos governamentais não desempenhem um papel significativo da adoção de registros eletrônicos de saúde

Acidentes de trabalho

6

Joseph LaDou, MS, MD
James Craner, MD, MPH

Praticamente todos os países industrializados concedem direitos legais aos trabalhadores ou aos seus sobreviventes no que diz respeito ao seguro contra acidentes do trabalho, na eventualidade de alguma lesão ou doença ocupacional. Os sistemas de indenizações por acidentes no trabalho têm como objetivo principal assegurar que o trabalhador acidentado receba não apenas cuidados médicos imediatos, mas, também, benefícios que permitam repor as perdas salariais. As indenizações por acidentes no trabalho cobrem apenas uma parte dos direitos, pois a contribuição do restante – particularmente nos casos de incapacidade de longo prazo – é feita por meio do sistema de seguridade social do país. O seguro contra acidentes laborais atribui responsabilidade efetiva, previsível e "sem falhas" aos empregadores.

Os médicos e outros profissionais da saúde que atendem casos de lesões e enfermidades relacionadas ao trabalho devem ter plena consciência das exigências do sistema indenizatório que se localiza na jurisdição de cada trabalhador. Além de avaliação, diagnóstico e tratamento adequados, os médicos são obrigados a apurar se a queixa de lesão ou doença feita por um trabalhador foi causada especificamente por atividades relacionadas ao trabalho – processo que, com frequência, cria uma relação conflitante entre os médicos, os pacientes e as partes responsáveis, isto é, as companhias seguradoras e os empregadores. Os serviços médicos devem ser bastante eficientes, levando-se em consideração que os médicos são responsáveis não apenas pelos pacientes (trabalhadores enfermos ou lesionados) em termos de aliviar o sofrimento e assegurar o fluxo de benefícios, mas, também, junto às seguradoras e aos empregadores para minimizar a incidência de casos de incapacidade, a perda de horas de trabalho e os custos associados às lesões e doenças ocupacionais.

LEGISLAÇÃO SOBRE ACIDENTES NO TRABALHO

A responsabilidade financeira dos empregadores por lesões ou pela morte de seus empregados no local de trabalho foi definida pela primeira vez, em 1884, na Alemanha. Em 1897, a Grã-Bretanha decidiu seguir o mesmo caminho, ao criar uma legislação que exigia que os empregadores indenizassem os empregados ou seus sobreviventes por lesões ou morte, independentemente de quem fosse a culpa. No início do século XX, todos os países europeus já tinham legislação sobre acidentes no trabalho.

A legislação alemã serviu como um modelo de dispositivo legal sobre acidentes no trabalho que, em última análise, foi seguido por grande parte das nações europeias. O sistema alemão exigia uma administração altamente centralizada de queixas e desembolsos relacionados aos acidentes no trabalho. Esse sistema se caracterizava pela prevenção de acidentes, tratamento médico e reabilitação. A cobertura era ampla e se estendia de forma compulsória a todos os empregadores. A legislação alemã obrigava a extensão dos seguros a todos os empregadores mediante um fundo mútuo de seguros sem fins lucrativos. O sistema alemão estava fortemente vinculado aos outros sistemas de seguro social que existiam no país.

A legislação britânica incorporava uma abordagem substancialmente diferente. A participação dos empregadores era eletiva, a administração ficava a cargo do sistema judicial, e os seguros eram oferecidos aos empregadores por seguradoras do setor privado. O sistema britânico não estava vinculado ao sistema de seguro social do país e não oferecia serviços de prevenção de acidentes, tratamento médico e reabilitação. Desde o início, o sistema britânico foi tumultuado por disputas sobre quais empregos e quais indústrias teriam cobertura, resultando nos tipos de litígio que a legislação pretendia eliminar.

Atualmente, existe um alto grau de semelhança entre os critérios básicos dos sistemas atuais de indenização por acidentes do trabalho em todos países europeus. Alguns sistemas de seguridade social da Europa oferecem cobertura universal para incapacidade, independentemente de ela ter sido causada ou agravada pelo trabalho. Esse sistema não prevê seguro específico contra lesões e doenças ocupacionais ocorridas no ambiente de trabalho. Essa modalidade de seguro social oferece reposição salarial que cobre as perdas de renda causadas pelo avanço da idade, desemprego, enfermidades temporárias e/ou invalidez permanente. Por exemplo, na Holanda, Suécia e Alemanha, todos os trabalhadores têm cobertura contra o risco de perda salarial causada por enfermidades temporárias por meio de órgãos governamentais. Em geral, a cobertura permanece até 1 ano, enquanto se faz a transição para programas de seguro de invalidez de prazo mais longo, caso seja necessário. Na Holanda, trabalhadores desempregados e parcialmente incapacitados recebem os mesmos benefícios que os trabalhadores totalmente inválidos.

INDENIZAÇÃO DE ACIDENTE DO TRABALHO NOS ESTADOS UNIDOS

O movimento em prol da indenização de acidentes do trabalho iniciou, nos Estados Unidos, somente a partir de 1908, quando foi aprovado um dos precursores do Federal Employees Compensation Act (FECA). Nos Estados Unidos, existem dois sistemas separados e distintos de indenização por acidentes do trabalho, um no âmbito federal e outro na esfera estadual, que funcionam de forma independente.

▶ Indenização por acidentes do trabalho no âmbito federal

A lei conhecida por Federal Employees Compensation Act (FECA) garante a concessão de benefícios indenizatórios a todos os funcionários do governo federal que sofrerem lesões no cumprimento do dever. Isso inclui benefícios relativos às perdas salariais nos casos de invalidez total ou parcial, benefícios pecuniários para cobrir a perda permanente do uso de parte do corpo, benefícios médicos e reabilitação vocacional. A FECA concede também benefícios para a sobrevivência de dependentes elegíveis de trabalhadores que tenham morrido por causa de alguma lesão ou doença ocupacional ocorrida no local de trabalho.

A FECA é administrada pelo Office of Worker's Compensation Programs (OWCP), órgão interno do US Department of Labor (DOL). A FECA cobre cerca de 2,7 milhões de funcionários federais em mais de 70 agências diferentes, como o U.S. Postal Service (USPS), o Department of Homeland Security e o Department of Veterans Affairs. Além disso, a FECA oferece cobertura a vários outros grupos de funcionários adotados pelo Congresso em diversos atos de expansão da autoridade federal, principalmente os militares, trabalhadores nas zonas costeiras e portuárias, trabalhadores no setor de energia atômica, vítimas de pneumoconiose nas minas de carvão ("pulmão negro") e outras categorias. O programa de indenização aos militares é o maior de todos na esfera federal.

O sistema federal norte-americano seguiu o modelo amplo alemão. A FECA concede benefícios rapidamente e movimenta os trabalhadores incapacitados para outros programas governamentais, incluindo aposentadoria, com relativa facilidade. Na qualidade de sistema administrado pela esfera federal, o programa da FECA opera sem concorrência alguma. A Secretary of Labor tem jurisdição exclusiva sobre todo o programa, incluindo vários recursos e revisões de processos. O DOL tem poucas restrições sobre o que cobra das agências federais para o pagamento de benefícios ou tratamentos médicos aos trabalhadores. O DOL repassa todos os custos da FECA para o Congresso, além das taxas adicionais, cuja consistência raramente é avaliada. A maior parte das agências federais inclui o custo de indenizações aos trabalhadores em suas solicitações de apropriação anual feitas ao Congresso, que assume os gastos.

▶ Indenização por acidentes do trabalho no âmbito estadual

A partir do momento em que foram adotadas gradualmente por cada estado, as leis de indenizações trabalhistas seguiram, em grande parte, o modelo britânico menos amplo. Em 46 estados, todos ou a maior parte dos seguros para cobertura de indenizações trabalhistas é fornecida por companhias seguradoras privadas. Os programas de indenização por acidentes do trabalho, com algumas exceções importantes, são regulados pelos estados, por meio de leis determinadas em cada poder legislativo estadual, e implementados por alguma agência estadual. Os programas se responsabilizam pelo pagamento de perdas salariais, pelos tratamentos médicos e pelos serviços de reabilitação nos casos de trabalhadores que sofreram alguma lesão ou doença ocupacional. As seguradoras privadas e os empregadores com seguro próprio administram o sistema com uma frequência diária, autorizando os médicos e outros profissionais da saúde que irão participar, aceitando ou recusando solicitações e pagando os benefícios para os trabalhadores lesionados e para os prestadores de serviços médicos.

De maneira geral, apesar das várias centenas de redesenhos de menor importância, feitas no século passado, em cada um dos 50 programas de indenizações por acidentes do trabalho, ocorreram poucas reformas relevantes iniciadas ou adotadas pelo governo ou pelo setor industrial.

▶ Características dos sistemas estaduais de indenização de acidentes do trabalho

A. Princípio da não culpabilidade e da solução exclusiva

De acordo com o sistema de indenização por acidentes do trabalho, a responsabilidade dos empregadores de providenciar tratamento médico e benefícios indenizatórios aos empregados que adoeceram no trabalho, ou que ficaram doentes por causa de exposições ambientais no local de trabalho, fundamenta-se na responsabilidade não culposa. Mesmo que o trabalhador, o empregador, ou nenhum dos dois seja culpado, o empregador é responsável pela garantia de tratamento médico e pelo pagamento de benefícios indenizatórios a qualquer empregado que sofrer algum tipo de dano.

Um dos princípios básicos das leis de indenização de acidentes do trabalho e dos programas administrados para sua implementação é que os trabalhadores devem receber, rapidamente e com segurança, os pagamentos por danos ocupacionais, mesmo que sejam limitados, e atribuir, aos empregadores, a responsabilidade certa e previsível de tais pagamentos. Por outro lado, os benefícios que os trabalhadores que adoeceram recebem são a "solução exclusiva". O princípio da solução exclusiva é uma grande confusão, em que os empregadores gozam da imunidade de serem acionados judicialmente, em troca de aceitarem a responsabilidade absoluta por todos os danos e todas as doenças ocupacionais. Nenhum trabalhador que sofrer alguma lesão poderá acionar judicialmente seu empregador, mesmo que o dano ou enfermidade relacionada ao trabalho seja grave ou permanente, e independentemente da extensão ou das circunstâncias da culpabilidade ou negligência do trabalhador ou do empregador que tenha provocado o dano ou a enfermidade.

B. Teste de causalidade

De acordo com as leis estaduais de acidentes do trabalho, o recebimento de qualquer indenização está sujeito à comprovação de que o dano ou a enfermidade de um trabalhador seja "consequência do trabalho ou tenha ocorrido durante sua permanência no emprego" (AOE/COE, em inglês). A FECA utiliza a frase: "ocorrida durante o cumprimento do dever". Na maior parte dos estados, o ônus de provar a causalidade do dano ocorrido no ambiente de trabalho recai, exceto as causalidades mais óbvias, sobre o trabalhador. Por consequência, em grande parte, o sucesso do autor de uma ação depende da validade, da precisão e da objetividade da avaliação e do diagnóstico do médico responsável pelo tratamento. As lesões ou enfermidades que ocorrerem no local de trabalho que, comprovadamente, ativaram (aceleraram) ou agravaram uma condição médica preexistente também são passíveis de indenização em muitos estados. Entretanto, essa definição varia de acordo com o estado e está sujeita a modificações em cada legislatura. O reaparecimento de uma lesão anterior indenizável também está sujeito a indenização. Em alguns estados, os trabalhadores que adoeceram podem ter um período limitado de tempo para "reabrir" uma queixa encerrada, ao passo que outros garantem aos trabalhadores "direitos de reabertura de processos durante a vida toda". Dependendo da jurisdição, uma ação judicial pode ser necessária para a solução de questões relacionadas à responsabilidade por lesões autoinfligidas ou tentativas de suicídio. Determinações semelhantes podem se tornar necessárias nos casos de lesões que ocorrem sob a influência do álcool ou de drogas, durante atividades totalmente pessoais (not AOE/COE), e pela prática de violência no trabalho.

C. Benefícios

A grande maioria das lesões ocupacionais se caracteriza pela presença de distensões, entorses e escoriações de menor importância. Essas lesões menores possuem natureza autolimitada, e seu tratamento é imediato, em trabalhadores que, universalmente, dispõem-se a retornar ao trabalho. Muitos desses casos envolvem a atribuição temporária de tarefas modificadas ou restritas durante as quais o trabalhador não recebe benefícios por incapacitação. Aproximadamente 90% dos problemas de saúde relacionados ao trabalho são casos de incapacidade temporária.

Nos Estados Unidos, entre 8,5 milhões de lesões ocupacionais documentadas em um único ano, a vasta maioria (> 6 milhões) não envolve afastamento do trabalho. Nesses casos, os únicos benefícios são pagamentos feitos aos médicos ou a qualquer outro profissional da saúde pelos tratamentos realizados. Os pedidos de reembolso de despesas médicas não correspondem a uma parcela significativa para os empregadores ou as companhias seguradoras. Embora sejam responsáveis por aproximadamente 77% dos pedidos de indenização por acidentes laborais, esses reembolsos representam apenas 8% de todos os benefícios pagos.

Os 23% de casos remanescentes, que incluem as lesões mais graves e algumas doenças ocupacionais, são responsáveis por cerca de 90% dos benefícios pagos aos trabalhadores, dos custos de assistência médica e dos benefícios por invalidez. Anualmente, nos Estados Unidos, mais de 900 mil trabalhadores perdem de 1 a 4 dias de trabalho; mais de 1 milhão experimenta incapacidade total temporária; mais de meio milhão sofre algum tipo de lesão que causa invalidez permanente (parcial na maioria dos casos); e mais de 5.600 sofrem alguma lesão fatal no trabalho. Aproximadamente 90% das lesões ocupacionais que não são "apenas médicas" correspondem a queixas de "incapacidade parcial temporária". Entre as lesões mais graves, 900 mil trabalhadores atingidos perdem apenas de 1 a 4 dias de trabalho.

1. Pagamentos de indenizações — O seguro por acidente de trabalho paga benefícios aos empregados (algumas vezes conhecidos como "benefícios pagos em dinheiro", mesmo que sejam pagos com cheques) pelo tempo de trabalho perdido, após um período de espera de 3 a 7 dias depois de a solicitação ter sido aceita.

Existem seis tipos de pagamento de benefícios aos trabalhadores ou às respectivas famílias: (1) incapacidade parcial temporária; (2) incapacidade total temporária; (3) incapacidade parcial permanente; (4) incapacidade total permanente; (5) benefícios aos sobreviventes; e (6) benefícios de reabilitação profissional.

A. Incapacidade parcial temporária — A incapacidade parcial temporária (IPT) ocorre nas situações em que um trabalhador sofrer alguma lesão que o impeça de executar o trabalho normal, mas que ainda seja capaz de executar algum tipo de trabalho durante o período de convalescença, geralmente com restrições ou limitações temporárias ("tarefas modificadas", atribuídas pelo médico). Nessa categoria, o trabalhador lesionado deverá ser indenizado pela diferença entre o salário que recebia antes da lesão e o salário recebido durante o período de incapacidade parcial temporária, em geral na base de dois terços da diferença, partindo-se da premissa de que o trabalho com alteração de tarefas é significativamente diferente do trabalho executado no emprego normal.

Muitas companhias seguradoras e empregadores consideram a alteração de tarefas um elemento crítico dos planos de tratamento e da reabilitação de trabalhadores que sofreram alguma lesão. A modificação do trabalho poderá evitar diferenças de salário, impedindo o pagamento por incapacidade parcial temporária. Não obstante, alguns empregadores de determinados tipos de indústria podem recusar o retorno ao trabalho de algum empregado até que seja liberado pelo médico responsável pelo tratamento para "exercer plenamente suas funções". Nesses casos, o trabalhador terá o direito de receber indenização por incapacidade total temporária.

B. Incapacidade total temporária — A maior parte dos trabalhadores que recebe indenização se recupera com o tratamento e/ou ao longo do tempo, embora permaneça sem condição de trabalhar durante algum período de tempo. De acordo com as leis, esses trabalhadores têm o direito de receber os benefícios da incapacidade total temporária (ITT). Um milhão de trabalhadores vive a realidade da condição de incapacidade total temporária.

Os benefícios da ITT são pagos durante o período de recuperação, com base na média dos ganhos do trabalhador. Aplicam-se os limites mínimo e máximo, sendo que os benefícios correspondentes a dois terços do salário bruto ou a 80% do salário líquido são pagos até que indivíduo seja capaz de retornar ao trabalho ou alcance o nível máximo de recuperação. Embora possivelmente decorra algum tempo até o recebimento desse tipo de indenização, o pagamento é retroativo nas situações em que o trabalhador não puder trabalhar durante um determinado número de dias ou se for hospitalizado. O tempo de espera serve de incentivo para o retorno ao trabalho após a ocorrência de lesões menos graves. Portanto, é como uma provisão dedutível em outras formas de seguro de saúde, na qual o trabalhador compartilha alguma parcela dos custos, apesar do princípio da "não culpabilidade".

Os benefícios por incapacidade temporária – IPT e ITT – representam 63% das queixas envolvendo benefícios pagos em dinheiro, embora correspondam a apenas 16% dos benefícios incorridos, com preponderância dos benefícios alocados para os casos de incapacidade permanente.

C. Incapacidade parcial permanente — Os casos de incapacidade parcial permanente (IPP) ocorrem nas situações em que o trabalhador com um problema de saúde ocupacional não consegue competir no mercado de trabalho. Em geral, as lesões que resultarem em danos permanentes a alguma parte do corpo são indenizadas por meio de um "programa", ou seja, uma lista de lesões e doenças ocupacionais reconhecidas, especificadas nos estatutos de indenização por acidentes de trabalho e traduzidas em percentuais das perdas funcionais corporais totais. Por exemplo, 100% da perda de um braço dão ao trabalhador o direito a 500 semanas de benefício, enquanto 50% da perda de um braço dão-lhe o direito a 250 semanas.

Os benefícios não previstos de IPP são pagos por lesões que não constam da lista de programas. Geralmente, as lesões na coluna que causam incapacidade permanente não são previstas, nem as lesões em determinados órgãos internos, lesões na cabeça e muitas doenças ocupacionais. No caso de condições não previstas, as abordagens utilizadas se classificam em quatro métodos. Alguns estados adotam uma "abordagem em nível de comprometimento", que verifica apenas as consequências médicas da lesão e associa comprometimento à incapacidade. O benefício se baseia totalmente no nível dos danos. Nos estados que usam a "abordagem da perda da capacidade de auferir renda", a avaliação da incapacidade considera as consequências médicas e fatores como idade, nível educacional e experiência no emprego, que afetam a capacidade de remuneração dos trabalhadores. No caso da "abordagem de perdas salariais", os benefícios são pagos somente nas situações em que o trabalhador apresentar também perda real de salário, em decorrência de alguma lesão ocorrida no local de trabalho, depois de haver sido determinado que tenha alcançado o nível máximo de recuperação médica. Na "abordagem bifurcada", os pagamentos de benefícios por conta de danos ou de perda da capacidade de auferir renda dependem da situação de emprego do trabalhador no momento da avaliação de sua condição.

Os casos de IPP representam mais da metade de todos os pedidos de benefício, principalmente nas situações em que a incapacidade temporária tenha mais de 7 dias de duração. As incapacidades parciais permanentes são responsáveis por 36% dos pedidos de indenização com pagamentos em dinheiro, mas correspondem a 67% dos pagamentos de todos os benefícios.

D. Incapacidade total permanente — A incapacidade total permanente (ITP) abrange os trabalhadores que estão tão comprometidos por alguma incapacidade provocada por lesão ou doença ocupacional que nunca mais serão capazes de disputar novamente uma vaga no mercado de trabalho, e para os quais não há chance alguma de recuperação com base nos tratamentos. A maior parte dos estados indeniza esses indivíduos à base de dois terços dos salários médios, observando-se os limites mínimos e máximos. Levando-se em consideração que esses benefícios não são tributáveis, os valores poderão atingir aproximadamente 85 a 90% dos salários líquidos. Os estados podem também oferecer fundos adicionais para os dependentes. Embora alguns estados limitem o tempo de duração dos pagamentos, outros estendem a indenização para o resto da vida do trabalhador acidentado.

As incapacidades totais permanentes, juntamente com as fatalidades, representam apenas 1% de todos os indivíduos que recebem benefícios em dinheiro, embora sejam responsáveis por 17% dos pagamentos totais de benefícios em espécie. Os custos anuais de assistência médica de cada caso são os mais elevados para os 8.200 indivíduos que estão total e permanentemente incapacitados por causa de alguma lesão sofrida no local de trabalho, com uma média superior a US$ 680.000 por caso.

E. Benefícios aos sobreviventes — Os sobreviventes que eram dependentes de empregados que faleceram "no exercício da função" recebem benefícios com base na indenização por acidentes de trabalho. O método e o volume desses pagamentos variam amplamente entre os vários estados, porém, todos os sistemas pagam benefícios em decorrência da morte do trabalhador, e alguns reembolsam as despesas com o funeral.

As doenças ocupacionais são responsáveis por mais mortes que as lesões ocupacionais. No entanto, muitas doenças que provavelmente estejam associadas às exposições ocupacionais não chegam a ser reconhecidas pelos trabalhadores e suas famílias ou pelo médico responsável pelo tratamento, ou são objetos de litígio pela companhia seguradora ou pelo empregador. Os custos de assistência médica por mortes causadas por doenças ocupacionais são sete vezes mais elevados que os custos de lesões e são estimados em aproximadamente US$ 20 bilhões.

F. Benefícios de reabilitação profissional — Os benefícios mais expressivos se referem à orientação vocacional e psicológica ou ao retreinamento e à assistência para a procura de novos de empregos. Alguns estados, mesmo que os respectivos estatutos não especifiquem, promovem algum tipo de reabilitação. A meta principal é levar os trabalhadores que adoeceram de volta para empregos adequados e bem remunerados.

2. Benefícios de outras fontes — Os trabalhadores recebem inúmeros benefícios de outras fontes.

A. Social security disability insurance (SSDI) — Nos Estados Unidos, o sistema de previdência social é a fonte principal de recursos fora do sistema de seguro de acidentes do trabalho para cobertura dos casos de afastamento do trabalho por invalidez.

No caso de trabalhadores com incapacidade permanente e total, o SSDI complementa as indenizações por acidente de trabalho por meio do pagamento de benefícios mensais por invalidez. Esses benefícios começam a ser pagos somente após um período de 5 meses de espera e são calculados como se o indivíduo incapacitado tivesse alcançado a idade de aposentadoria pelo sistema de previdência social. Para ser considerada inválida, a pessoa lesionada deve ser incapaz de trabalhar em empregos com ganhos substanciais. Além disso, espera-se que a incapacidade dure por um período superior a um ano ou resulte na morte prematura do indivíduo. Os benefícios do SSDI combinados com indenizações por acidentes do trabalho não poderão exceder 80% dos rendimentos médios do trabalhador ou dos benefícios familiares totais com base na previdência social antes da lesão. Se as indenizações combinadas excederem esse montante, os benefícios previdenciários serão reduzidos proporcionalmente, embora alguns estados reduzam os benefícios por acidente do trabalho, total ou parcialmente, em relação aos pagamentos efetuados pela previdência social.

O SSDI considera as incapacidades como "totais e completas" nas situações em que o requerente demonstrar que os danos o impeçam de receber pelo menos US$ 1.000 por mês. As pressuposições de incapacidade se baseiam na idade, no nível de escolaridade, no histórico de trabalho e em outros fatores atenuantes. Os requerentes poderão considerar a totalidade de várias lesões "não graves" como uma lesão "grave".

De acordo com a Social Security Administration (SSA), 8,6 milhões de trabalhadores e 2 milhões de dependentes recebem pagamentos por invalidez a cada ano. Os trabalhadores contribuem anualmente com US$ 104 bilhões para o programa, com base nos impostos que incidem sobre as folhas de pagamento, enquanto o sistema paga US$ 128 bilhões em benefícios. O número de beneficiários de indenizações por incapacidade aumenta a uma taxa duas vezes mais rápida do que o número de trabalhadores que contribuem para o sistema.

B. Fundos para cobertura de segundas lesões — Os fundos para cobertura de segundas lesões (também conhecidas por "lesões subsequentes") completam as indenizações por acidente do trabalho nos casos de lesões que forem exacerbadas por uma lesão subsequente na mesma parte do corpo ou no mesmo sistema de órgãos. Os fundos para cobertura de segundas lesões de alguns estados indenizam os trabalhadores por manifestações súbitas que não resultem necessariamente em incapacidade total. Esses fundos são criados e mantidos pela maioria dos estados, sendo pagos mediante prêmios de seguro por indenizações por acidentes do trabalho, na expectativa de que os resultados incentivem os empregadores a contratar trabalhadores incapacitados ou que tenham sofrido alguma lesão anterior. A companhia seguradora dos empregadores faz os pagamentos das segundas lesões, sendo que o fundo reembolsa as seguradoras por quaisquer custos adicionais.

D. Rateio

Rateio é um dispositivo legal para distribuir a responsabilidade financeira entre o empregador segurado, o empregador anterior ou o próprio empregado. A finalidade do rateio é assegurar que os empregadores sejam responsáveis apenas pela parcela das lesões ou enfermidades que tenham efetivamente ocorrido nas dependências de suas empresas. O rateio se aplica somente aos casos de invalidez permanente.

Às vezes, a avaliação diagnóstica da causa deverá abordar a questão médico-legal do rateio. A indenização de queixas de doença ou lesão ocupacional poderá se tornar um grande desafio nos seguintes casos: envolvimento de sistemas de múltiplos órgãos; apresentação de sintomas comuns (p. ex., falta de ar) que se sobrepõem a muitas outras indisposições frequentes ou a uma condição preexistente; recorrências comuns (p. ex., asma) ou que poderiam ter sido causadas ou agravadas por fatores relacionados, ou não, ao trabalho que não podem ser prontamente distinguidos. O rateio é um ônus adicional no processo indenizatório que exige o nível mais elevado de habilidade e experiência nos diagnósticos médicos.

E. Comprometimento e liberação

Atualmente, os acordos de comprometimento e liberação são aceitos em acidentes do trabalho nos casos de invalidez permanente em quase todos os estados norte-americanos. Esses acordos permitem fazer pagamentos de benefícios pelo valor total, em vez de uma série de pagamentos durante longos períodos de habilitação. Esse tipo de acordo representa um comprometimento da parte do autor da ação e da companhia seguradora ou do empregador, embora, no decorrer do tempo, provavelmente beneficie mais o empregador ou a companhia seguradora.

Em geral, esses acordos eximem, total ou parcialmente, o empregador e a companhia seguradora de responsabilidades adicionais pela lesão. Levando-se em conta que é impossível prever com precisão o curso futuro das incapacidades e dos tratamentos médicos, os pagamentos desses benefícios e o término de responsabilidades futuras poderão representar uma responsabilidade imprevista para os trabalhadores que adoeceram e que tenham necessidades financeiras prementes no curto prazo, associadas à perda do emprego e a outros impactos sobre suas vidas. Nas situações em que o trabalhador seja compelido a aceitar um acordo para pagamento imediato em dinheiro vivo, o incentivo de ter o recurso nas mãos bloqueia o recebimento de benefícios como reabilitação e manutenção de um nível de renda no longo prazo, que são cláusulas importantes dos acordos de indenização por acidente de trabalho a que o trabalhador tem direito.

F. Classificação da experiência

Os benefícios por acidentes de trabalho são financiados pelos empregadores, em grande parte, por meio de prêmios de seguro. Em uma das etapas do processo de classificação, conhecida por "classificação da experiência", as companhias seguradoras computam anualmente uma taxa de prêmio de seguro padrão para cada grupo de indústrias (p. ex., código SIC ou NAICS) como um valor em dólares norte-americanos por cada US$ 100 das folhas de pagamento. A taxa para um empregador específico pode estar acima ou abaixo da taxa padrão. A taxa de avaliação é reduzida para firmas com registros de segurança acima da média e mais elevada para firmas com registros de segurança abaixo da média.

Teoricamente, a classificação da experiência incentiva os empregadores a promover a segurança nos locais de trabalho, considerando que uma incidência menor de lesões resulta em prêmios de seguro mais baixos. A classificação da experiência parte da premissa de que as indústrias e as companhias seguradoras reagem aos incentivos financeiros para criar programas de custos mais baixos. As companhias seguradoras alegam que os custos de cobertura deveriam ser submetidos ao mesmo sistema de classificação aplicável às outras modalidades de seguro de saúde nas situações em que o sistema tiver de ser substituído. Com frequência, o setor de seguros utiliza a classificação da experiência para demonstrar seu comprometimento com a segurança nos locais de trabalho. Na realidade, apenas os empregadores de grande porte têm a classificação de experiência. De maneira geral, os empregadores de pequeno porte fazem seguro em grupos formados por empresas similares. Há uma diluição na intenção e nos benefícios da classificação de experiência, na medida em que se amplia o conceito de lesão indenizável.

PAPEL DOS MÉDICOS

A legislação aplicável aos acidentes do trabalho atribui um papel muito importante aos médicos responsáveis pelos tratamentos. Os médicos são verdadeiros "guardiões" dos benefícios no sistema de indenização de acidentes do trabalho, que é um sistema de saúde independente da medicina geral. Os médicos são responsáveis por identificar se uma lesão ou enfermidade foi causada pelo trabalho e por efetuar o diagnóstico, a prescrição do tratamento e a avaliação da extensão dos danos e da capacidade do trabalhador para retornar ao trabalho.

Grande parte dos médicos que participam do sistema de indenização de acidentes do trabalho não precisa de treinamento específico para diagnóstico ou tratamento de lesões ou doenças ocupacionais e áreas relacionadas à incapacidade. A maior parte das lesões e diagnósticos laborais se relaciona a traumas agudos que são autolimitados ou não exigem, necessariamente, treinamento especializado para seu diagnóstico e tratamento. Os cuidados primários de lesões laborais ocorrem, predominantemente, nas salas de emergência ambulatoriais, em clínicas médicas voltadas para o atendimento de medicina do trabalho e outras formas de cuidados urgentes. Os médicos devem comprovar que aceitam as taxas de seguros aplicáveis aos acidentes do trabalho que, em geral, estão no mesmo nível ou abaixo das taxas do Medicare. Os ortopedistas desempenham um papel muito importante nos casos de acidentes do trabalho, por causa da grande incidência de lesões musculoesqueléticas. Na realidade, os especialistas em medicina do trabalho treinados em residências médicas ("médicos ocupacionais") desempenham um papel relativamente pequeno no tratamento de lesões causadas por acidentes do trabalho, tendo em vista que seu treinamento e sua especialização têm, como foco principal, as doenças ocupacionais e os distúrbios traumatológicos cumulativos, em que os principais requisitos são habilidade na obtenção de históricos, avaliações de exposições, diagnóstico diferencial e avaliação das causas.

A determinação de que as lesões e as doenças são causadas pelo trabalho está se tornando cada vez mais contenciosa. Com frequência, o médico que obtém históricos cuidadosos da saúde ocupacional, documentando os detalhes dos eventos que produzem lesões ou enfermidades, é a influência mais importante na constatação de fatos (juiz ou árbitro independente) que envolvam alguma relação com o trabalho. Em geral, o médico que faz o tratamento e o acompanhamento clínico é a autoridade mais relevante na constatação do fato em relação à natureza e à extensão de uma lesão ou enfermidade.

Todas as partes envolvidas, ou seja, empregado, empregador e companhia seguradora, beneficiam-se com a ênfase dada pelos médicos responsáveis pelos tratamentos ao retorno rápido ao trabalho. A determinação de restrições adequadas ao trabalho, que sejam aceitáveis tanto pelo empregador como pelo empregado, baseia-se na experiência dos médicos, em sua familiaridade com o local de trabalho e com a descrição da função, bem como com seu relacionamento com empregados e empregadores. Além disso, por meio do tratamento contínuo dos trabalhadores, os médicos estão habilitados a determinar o momento em que um trabalhador alcançou a melhora clínica máxima ou a recuperação funcional máxima.

As companhias seguradoras poderão também solicitar, aos médicos, que identifiquem as restrições ao trabalho (p. ex., impossibilidade de elevação dos braços acima da cabeça nos casos de problemas nos ombros, impossibilidade de trabalhar perto de equipamentos em movimento e alturas sem proteção nos casos de pessoas com problemas de equilíbrio) para compatibilizar os danos com as tarefas específicas. Em algumas situações, as restrições físicas exatas são determinadas com maior precisão por meio de avaliações da capacidade funcional. Existem inúmeros centros especializados que ajudam os médicos a fazer análises detalhadas de cargos e avaliações da capacidade funcional.

▶ Seleção do médico

Em muitos estados norte-americanos, de acordo com as normas de indenização de acidentes do trabalho, os trabalhadores têm o direito de escolher seus próprios médicos. A escolha pode ser um médico licenciado, ou o médico poderá ser selecionado nas listas mantidas pelos empregadores ou pelo órgão responsável pela indenização de acidentes do trabalho. Os critérios seletivos para competência, qualificação e experiência variam segundo a jurisdição.

Os trabalhadores devem fazer exames periódicos com médicos escolhidos pelos empregadores. Nas situações em que o empregador ou o empregado não estiver satisfeito com o progresso do tratamento feito pelo médico selecionado, qualquer uma das partes poderá solicitar mudança de médico, a qual, com frequência, é autorizada. Geralmente, um empregado poderá fazer esse tipo de mudança, mesmo que seja por razões meramente subjetivas. Por outro lado, o empregador poderá ser compelido a comprovar, para o órgão estadual da saúde, a necessidade da mudança de médico. As razões principais para dispensar um médico incluem incompetência, falta de progresso razoável no processo de recuperação, relatos inadequados ou insuficientes e localização inconveniente da clínica médica. Nas situações em que o empregador selecionar o médico, caso não esteja satisfeito com o tratamento e seu progresso, o empregado poderá consultar outro médico, sendo que as despesas correrão por conta do empregador (ou da companhia seguradora).

Embora seja responsável pela cobertura dos custos dos tratamentos médicos de empregados que adoeceram no trabalho, o empregador se eximirá da responsabilidade de quaisquer benefícios relacionados a problemas provocados pela demora ou recusa de qualquer tipo de tratamento, nas situações em que o trabalhador recusar um tratamento ou uma cirurgia razoável sem justa causa. Normalmente, a recusa do trabalhador é considerada justa nos casos em que a sugestão de tratamento ou cirurgia implicar em riscos significativos.

▶ Determinação da incapacidade

Aproximadamente 15 a 20% de indivíduos com idade variando de 45 a 64 anos apresentam incapacidades resultantes do trabalho definidas como limitações na capacidade de trabalhar. Em muitos estados norte-americanos, as companhias seguradoras solicitam ao médico para determinar o grau dos "danos" (medido por perdas anatômicas ou funcionais), que será informado para as pessoas responsáveis pela classificação das incapacidades, juízes que julgam casos de acidentes do trabalho, delegados ou auditores. Esses indivíduos que atuam fora da área médica tomam decisões sobre "incapacidade", grau de incapacidade e nível de indenização. A incapacidade, ao contrário do comprometimento, depende do tipo de emprego e da capacidade de competir no mercado de trabalho. O comprometimento não implica necessariamente em incapacidade. Por exemplo, a perda da falange distal do segundo dedo da mão esquerda resulta na mesma classificação de comprometimento em um violinista e em um carpinteiro, mas a incapacidade é muito mais significativa no músico. É imprescindível discutir separadamente comprometimento e incapacidade. Indivíduos com a síndrome do túnel do carpo são considerados incapazes para empregos que utilizem movimentos repetitivos das mãos, mas não para empregos que não exijam uso extensivo das mãos.

Em alguns estados norte-americanos, o autor de uma ação deve ser examinado por um "médico independente que seja especialista na classificação de incapacidades", designado pelo órgão estadual responsável pela indenização de acidentes do trabalho, para comprovar o nível de incapacitação. Em outros, o médico responsável pelo tratamento examina e documenta "de forma objetiva" os comprometimentos causados por lesões oriundas do trabalho, enquanto as autoridades governamentais ou os tribunais determinam, de forma efetiva, o percentual da incapacidade parcial permanente. Em muitos estados norte-americanos, os médicos responsáveis pela classificação de incapacidades incluem os quiropráticos. De maneira geral, os honorários das avaliações de incapacidade são fixados pelos estatutos das entidades. O treinamento formal de médicos que fazem avaliações de comprometimento e incapacidade é promovido pelo American Board of Independent

Medical Examiners (ABIME) e pela American Academy of Disability Evaluating Physicians (AADEP).

Poucos médicos reconhecem o papel importante que desempenham na prevenção das consequências econômicas da incapacidade ocupacional. Nos Estados Unidos, há uma aceitação crescente das Guides to the Evaluation of Permanent Impairment da AMA como norma para avaliações de comprometimento e incapacidade pelos programas estaduais e federais. As Diretrizes da AMA enfatizam as habilidades fundamentais que os médicos precisam ter para avaliar e comunicar os tipos de comprometimentos dos pacientes. A sexta edição aplica a terminologia e uma estrutura analítica com base na International Classification of Functioning, Disability and Health (ICF) para criar cinco classes de comprometimento que permitem classificar os pacientes, desde a condição de "nenhum comprometimento" à condição de "comprometimento mais grave".

Muitos casos de indenização por acidentes de trabalho são resolvidos com a "continuidade do tratamento médico" dentro dos limites estabelecidos ou como concessão de benefícios vitalícios. Ainda não há um consenso sobre o valor dos tratamentos médicos permanentes e sobre seus propósitos, assim como não existem recomendações de que os tratamentos em curso devem ser diferentes dos tratamentos que já foram feitos por outros médicos.

Doenças ocupacionais indenizáveis

As doenças ocupacionais afetam entre 15 e 20% de todos os trabalhadores. Estimativas conservadoras indicam que há de 6 a 10% de casos de câncer e 5 a 10% de casos de infarto do miocárdio, acidente vascular encefálico e isquemia transitória causados por fatores relacionados aos locais de trabalho. Doenças neurológicas, psicológicas, renais e muitas outras doenças ocupacionais não chegam a ser estimadas porque os dados são muito limitados, o que restringe a aplicação de fundos apenas para a realização de poucos estudos. A maior parte dos indivíduos portadores ou com suspeita de doenças ocupacionais não entra com reclamações trabalhistas objetivando o recebimento de benefícios por acidentes de trabalho. Os trabalhadores que desenvolvem doenças ocupacionais após longos períodos de latência raramente recebem os benefícios a que têm direito.

Muitos estados norte-americanos reformularam a legislação de acidentes do trabalho e dificultaram ainda mais o recebimento de indenizações por trabalhadores que sofreram alguma lesão. Um dos principais interesses das legislaturas estaduais é reduzir os custos dos empregadores mediante limitação do acesso dos trabalhadores aos benefícios. A título de exemplo, para diminuir os benefícios, os estados aprovaram emendas importantes às leis de acidente do trabalho, definindo limites para as indenizações. Essas restrições incluíam limitação das indenizações de duas condições com grande probabilidade de incorrerem em tratamentos de custos elevados: distúrbios causados por trauma e transtornos mentais. As lesões provocadas por traumas repetitivos, como a síndrome do túnel do carpo e a perda auditiva induzida por ruídos, foram restringidas por mudanças processuais e probatórias que dificultaram ainda mais a comprovação do direito a indenizações.

Além disso, muitos estados passaram a excluir a disponibilidade de benefícios para processos de reclamações de estresse ocupacional. Quinze estados norte-americanos simplesmente consideram que as reclamações trabalhistas por estresse não se enquadram nas indenizações, a não ser que o estresse seja acompanhado por alguma lesão física. Outros excluem as reclamações trabalhistas por estresse nas situações em que o estresse estiver relacionado a ações pessoais, ou limitam esse tipo de reclamação às situações que envolverem circunstâncias extraordinárias ou atípicas. O ônus da prova para essas reclamações possivelmente exija que o emprego seja a causa predominante da lesão ou que as reclamações sejam comprovadas por evidências da preponderância. Outras emendas à legislação limitam as indenizações nos casos de agravamento de condições preexistentes ou de condições associadas ao envelhecimento.

Com frequência, as reclamações trabalhistas de trabalhadores que desenvolvem doenças ocupacionais após longos períodos de latência são contestadas pelos empregadores e pelas companhias seguradoras, e raramente os trabalhadores recebem os benefícios a que têm direito. Existem problemas semelhantes nos casos de asma e de distúrbios nas vias respiratórias. Menos de uma em cem reclamações trabalhistas por câncer ocupacional recebe benefícios de acidentes do trabalho. As reclamações de câncer feitas por fumantes são especialmente litigiosas.

Examinador médico independente

Os médicos se tornam testemunhas importantes na resolução de litígios nas situações em que a determinação de alguma reclamação trabalhista for contestada pela companhia seguradora, pelo empregador ou pelo empregado. Na maioria dos estados norte-americanos, sempre que um médico independente for requisitado para avaliar um trabalhador, esse tipo de avaliação denomina-se exame médico independente (EMI). Em geral, os laudos médicos independentes são solicitados pelas companhias seguradoras, porém, ocasionalmente, os advogados dos autores da ação, juízes e outros poderão requisitar avaliações por EMIs e, de maneira geral, exigem que as companhias seguradoras se responsabilizem pelos custos. Provavelmente, os laudos de médicos independentes serão a opinião final para os trabalhadores e determinarão o sucesso ou insucesso de uma reclamação trabalhista. O EMI não estabelece uma relação de caráter legal entre médicos e pacientes, tendo em vista que os exames clínicos não se fundamentam no consentimento dos trabalhadores. Os relatórios dos exames médicos independentes devem ser completos e definitivos, incluindo informações sobre diagnóstico, causa da lesão ou enfermidade, prognóstico, Estado máximo da melhora clínica, comprometimento permanente, capacidade de trabalho e opinião sobre o tratamento clínico futuro. Os médicos que fazem EMI devem estar preparados para testemunhar e prestar depoimentos e, eventualmente, apresentar-se diante do juiz ou árbitro de ações de acidentes do trabalho movidas por trabalhadores. Em raras situações, os médicos se encontram novamente com os trabalhadores e, sob o ponto de vista ético, não devem assumir quaisquer responsabilidades por eventuais cuidados médicos. Acredita-se que os exames médicos independentes forneçam, predominantemente, opiniões favoráveis para a defesa (advogados, companhias seguradoras e empregadores). Os médicos devem se esforçar para evitar tendenciosidades, a despeito de alguns incentivos perversos.

RESPONSABILIDADES DO EMPREGADOR

A cobertura de seguros por acidentes do trabalho é compulsória para a maioria dos empregos no setor privado. A legislação de acidentes do trabalho cobre aproximadamente 87% de todos os trabalhadores assalariados. Muito provavelmente, os empregados que não recebem cobertura alguma de seguro incluem autônomos, empregados domésticos, trabalhadores na agricultura e trabalhadores avulsos. A cobertura de seguro pode também ser limitada para trabalhadores de empresas de pequeno porte com apenas alguns empregados, instituições sem fins lucrativos e governos estaduais e municipais.

A. Comprovação da capacidade de pagar benefícios

A não ser nos casos de isenção por lei, os empregadores se obrigam a comprovar a capacidade de pagar os benefícios relacionados a acidentes do trabalho. Existem três formas de fazer esse tipo de comprovação: (1) fundos estaduais de seguro; (2) companhias seguradoras privadas; ou (3) seguro próprio.

1. Fundos estaduais de seguro — Os estados norte-americanos adotaram dois métodos para cobertura de indenizações de acidentes do trabalho. Alguns exigem que os empregadores façam o seguro por meio de um fundo estadual que opera como provedor exclusivo de seguros. Os fundos de outros estados são competidores das companhias seguradoras privadas. Alguns estados não permitem que os empregadores utilizem seguro próprio.

2. Companhias seguradoras privadas — Os contratos de seguro privado para cobertura de acidentes do trabalho têm dois objetivos: (1) garantir a obrigação dos empregadores de pagar indenizações; e (2) assegurar que os empregados que adoecerem recebam todos os benefícios garantidos por lei. As seguradoras contratadas se obrigam a pagar indenizações aos trabalhadores que sofrerem alguma lesão e, de maneira geral, os empregadores não são envolvidos na administração de quaisquer reclamações trabalhistas, a não ser em assuntos relacionados à revisão de função ou ao retorno ao trabalho. As companhias seguradoras não se eximem de suas responsabilidades nos casos de insolvência ou morte dos empregadores, ou nas situações em que houver algum conflito entre a seguradora e o empregador. A maior parte dos fundos estaduais tem os mesmos tipos de restrições.

3. Seguro próprio — Empregadores de grande porte ou grupos de empregadores menores de um mesmo setor industrial podem atuar como seus próprios seguradores. Essa abordagem inclui a responsabilidade pelas reclamações de ajustes e pelos pagamentos de benefícios. Essas tarefas são contratadas junto a empresas que fornecem esse tipo de serviço (i.e., administradores terceirizados). Para se qualificar como seguradora própria, a empresa ou o grupo de empresas deve comprovar sua capacidade financeira para pagar todas as reclamações previstas de acidentes de trabalho. De modo geral, os órgãos estaduais exigem como garantia a caução de títulos ou de valores mobiliários. Raramente as empresas de pequeno porte utilizam essa modalidade de seguro, tendo em vista que consome muito tempo e exige a criação de reservas financeiras.

Em geral, as empresas preferem fazer seguro próprio para diminuir custos e maximizar o fluxo de caixa. Levando em consideração fatores como custos dos benefícios e reservas para cobertura de reclamações, os litígios e os custos administrativos cresceram vertiginosamente nos últimos anos, sendo que muitas empresas optaram por atuar como seguradoras independentes e economizar os custos de comissões e taxas sobre prêmios de seguro, além da vantagem de melhorar o fluxo de caixa e aumentar as taxas de investimento.

B. Penalidades pela falta de seguro

O seguro para cobertura de indenizações de acidentes do trabalho é obrigatório em todos os Estados Unidos menos no Texas. As penalidades para empregadores que não fazem seguro são pesadas. Além disso, esses empregadores estão sujeitos a multas, perda do direito de defesa nas leis comuns, aumento na quantidade de benefícios a serem concedidos e pagamento de honorários advocatícios. O efeito financeiro mais dissuasivo é que os empregados poderão entrar com alguma ação judicial contra os empregadores. Vários estados norte-americanos forçam o fechamento de negócios que não tenham cobertura de seguro. Todos os estados mantêm fundo(s) para empregadores que não tenham feito qualquer tipo de seguro, junto aos quais os empregados poderão pleitear seus benefícios. A solicitação de benefícios nesses fundos não impede que os indivíduos entrem com ações judiciais contra seus empregadores para o pagamento de penalidades e de honorários advocatícios. Os empregadores sem cobertura de seguro também se obrigam a reembolsar o fundo pelos benefícios pagos a trabalhadores que sofrerem algum tipo de lesão.

▶ Requisitos para apresentação de reclamações

Todos os empregados que sofrerem acidentes ou que adoecerem são obrigados a relatar qualquer lesão ou enfermidade imediatamente após sua ocorrência. Nos casos de acidentes explícitos, essa exigência é direta, enquanto nos casos de lesões ou doenças cumulativas, poderão ocorrer os seguintes fatos: o diagnóstico correto poderá demorar; o problema poderá ser diagnosticado incorretamente; ou talvez não seja imediatamente atribuível a causas relacionadas ao trabalho.

As regras sobre restrições limitam a responsabilidade dos empregadores nas situações em que as lesões ou enfermidades não forem registradas dentro do prazo de uma semana. Em quase todos os estados, as reclamações propriamente ditas necessitam de uma "notificação de lesão" por escrito. Os empregados que informam verbalmente seus empregadores sobre a possível ocorrência de alguma lesão, mas não o fazem por escrito, poderão perder os benefícios indenizatórios. Em alguns estados, a exigência é considerada cumprida nas situações em que os empregadores forem notificados por alguma outra pessoa que não seja o trabalhador lesionado. Imediatamente após a apresentação de uma notificação de ocorrência de lesão, os empregadores devem providenciar todos os cuidados médicos razoavelmente adequados para atenuar o problema. Se, depois, alguma reclamação for recusada pela companhia seguradora, pode-se instituir uma responsabilidade financeira para o trabalhador que adoece e/ou para o médico que fez o tratamento em todas as situações, a não ser nos casos emergenciais.

Na maior parte dos estados norte-americanos, não existem limitações estatutárias em relação ao período de tempo para os tratamentos ou para os custos dos tratamentos, embora os estados e as companhias seguradoras estejam desenvolvendo várias estratégias para contenção de custos. Essas estratégias incluem: (1) revisão da utilização de serviços médicos hospitalares e ambulatoriais; (2) auditoria das faturas hospitalares relativas à prestação de serviços a pacientes hospitalizados; (3) auditoria das faturas médicas relativas aos serviços prestados pelos médicos e outros serviços; e (4) preferência às redes de prestadores que descontam os honorários nos cuidados de pacientes hospitalizados e nos cuidados de pacientes ambulatoriais em que a ênfase recai sobre a otimização nas medições dos resultados. Grande parte das legislações estaduais permite a realização de tratamentos, mesmo nos casos em que a recuperação seja impossível, isto é, cuidados paliativos que não curam, mas aliviam.

Litígios trabalhistas

Com frequência, ocorrem divergências de opinião sobre os pleitos de indenização por acidentes de trabalho. Em geral, esses litígios resultam de questões relacionadas à cobertura de seguro, à associação da lesão ou enfermidade ao trabalho, ao fornecimento de tratamento médico, ao nível de rendimento dos trabalhadores e ao grau da incapacidade. Esta última questão é a causa mais comum de litígios e exige que os médicos forneçam laudos médicos formais. Embora o sistema tenha sido desenhado para ser "sem falha", um grande número de pleitos está sujeito a disputas judiciais entre empregadores, companhias seguradoras e empregados. Levando-se em consideração que as decisões judiciais são complexas, onerosas e demoradas, foram criados tribunais especiais para avaliação de litígios trabalhistas no menor período de tempo possível e ao menor custo.

Em muitos estados norte-americanos, o início de uma ação é feito pelo trabalhador, e a revisão inicial é feita pela companhia de seguros. Sempre que houver algum conflito no resultado, qualquer uma das partes poderá solicitar uma audiência junto à agência de indenização de acidentes do trabalho ou a um tribunal. A interposição de recurso ocorre nas situações em que as partes não ficarem satisfeitas com a decisão do auditor.

Embora variem de acordo com o local, os métodos mais comuns para a condução de audiências trabalhistas são os seguintes: (1) sistema administrado por um tribunal; (2) sistema totalmente administrativo; e (3) combinação entre os dois sistemas. Este último método está se tornando tão complexo como a abordagem legal comum que ele deveria ter substituído.

A. Sistema administrado por tribunais

No sistema administrado por tribunais, os empregadores podem ter cobertura de uma companhia seguradora ou seguro próprio. Todas as lesões ou enfermidades que resultarem no afastamento por mais de 6 dias do emprego devem ser notificadas dentro de 14 dias, sendo que, geralmente, os relatos são acompanhados de um laudo médico. (Informações como períodos de tempo, procedimentos exatos, percentuais de honorários e assim por diante poderão se basear nos regramentos de um dos estados para fins de exemplo). Os departamentos estaduais de trabalho, por meio da divisão de indenização de acidentes do trabalho, são os órgãos que decidem se um trabalhador tem o direito de receber alguma indenização, além do tratamento médico. Na sequência, o órgão envia uma carta padrão para o trabalhador, informando-o de seus direitos no caso de uma decisão favorável ao recebimento de benefícios adicionais. A menos que haja alguma queixa, a agência responsável pela indenização não toma providência adicional para assegurar o pagamento imediato, porém, a companhia seguradora deverá notificar quando fizer o primeiro pagamento. O sistema exige também o registro de um acordo, mesmo que o trabalhador se recuse a assiná-lo. Um tribunal de processos administrativos faz a revisão do acordo para verificar se o trabalhador está recebendo os benefícios. Em caso positivo, aprova-se o acordo e os pagamentos passam a ser feitos regularmente.

A partir de então, o empregador tem 10 dias para juntar, ao processo, cópias autenticadas de todos os documentos relevantes do arquivo do trabalhador. Se a divisão decidir que o acordo não garante o pagamento de benefícios suficientes para o trabalhador, a companhia seguradora se obriga a ajustar o acordo e a alterar a ordem do tribunal. Se a companhia seguradora se recusar a proceder dessa forma, a divisão orienta o trabalhador por escrito a entrar com uma ação judicial. Depois que o tribunal aprovar o acordo, todas as partes se obrigam a respeitá-lo, caso não seja contestado dentro de 30 dias. Entretanto, em qualquer momento, o trabalhador poderá contestar o acordo em um tribunal de primeira instância em até 1 ano após a ocorrência da lesão. Os casos de indenização recebem prioridade e, geralmente, são julgados no prazo de 10 semanas. Esses casos são julgados por um juiz competente, com possibilidade de recorrência a um tribunal de justiça e, a partir de então, até ao supremo tribunal, se a sentença judicial não for aceitável para o trabalhador. O advogado poderá receber um percentual calculado sobre o valor da ação, a título de honorários pela prestação de serviços advocatícios.

B. Sistema administrativo

Nos sistemas totalmente administrativos, o conselho de avaliação de indenizações de acidentes do trabalho faz a revisão das ações interpostas contra empregadores com cobertura de seguro. Após a notificação imediata da ocorrência de uma lesão, o conselho administrativo que estiver mais próximo da residência do trabalhador (usando, mais uma vez, um sistema estadual como exemplo) determina o nível dos benefícios ou a negação dos benefícios. Nas situações em que o conselho negar uma reclamação, o trabalhador é informado sobre os motivos que levaram a essa decisão e sobre os procedimentos para entrar com o pedido de recurso. Nos processos apelatórios, o trabalhador conta com a assistência do governo sem custo algum ou com a assistência do sindicato. Os julgamentos podem ser contestados e, em seguida, enviados para um conselho de revisão de processos administrativos em todos os casos, a não ser naqueles que envolverem a decisão de reabilitação.

Embora os conselhos administrativos responsáveis pelas revisões de processos façam parte dos departamentos estaduais do trabalho, são totalmente independentes da divisão de acidentes do trabalho. Nesse exemplo, os conselhos administrativos são formados por um presidente e dois membros, sendo um membro escolhido pelo grupo de empregadores e o outro por uma organização de trabalhadores.

O autor da ação deverá entrar com o processo de recurso em até 90 dias após o recebimento da sentença. O recurso pode ser feito mediante apresentação de uma carta, contendo as objeções do autor da ação, ou por meio de um formulário de duas páginas específico para essa finalidade. O conselho administrativo estuda os arquivos do processo indenizatório e todas as informações novas que forem obtidas no curso do processo decisório. Não há audiência para discutir o assunto, a menos que seja solicitada pelo autor da ação, e, em tal circunstância, poderá ser recusada se o conselho administrativo decidir que não cabe interposição de recurso. Nas situações em que o conselho administrativo concordar com a audiência, ela se realizará em um local que seja conveniente para o trabalhador. Embora o trabalhador tenha o direito de contratar um advogado, o processo de recurso não contempla o pagamento de honorários advocatícios, o que, nessa hipótese, será de responsabilidade do autor da ação.

Embora a decisão do conselho administrativo geralmente tenha força jurídica, ela poderá ser contestada ulteriormente junto aos representantes do conselho administrativo de acidentes do trabalho em até 60 dias por um sindicato de trabalhadores em nome do trabalhador adoecido, ou por uma organização de empregadores em nome do trabalhador adoecido ou do empregador. Se o presidente do conselho de revisão julgar que o recurso se baseia em princípios relevantes, o trabalhador poderá entrar com o processo de apelação em 30 dias. Além disso, se a decisão do conselho de revisão não for unânime, o trabalhador poderá recorrer aos representantes em até 60 dias. A decisão dos representantes tem força jurídica e não poderá ser contestada nos tribunais.

O grupo de revisores médicos atua somente em problemas relacionados à saúde. Esse grupo de revisores é formado por um presidente designado pelo governo e por dois médicos, sendo um escolhido pelo trabalhador e outro pelo empregador. As decisões tomadas por esse grupo são finais. Muitos estados norte-americanos patrocinam grupos menos formais de médicos, que entrevistam e examinam os reclamantes e emitem laudos médicos sobre incapacidade, restrições ao trabalho, tratamento e prognóstico.

C. Sistema combinado

A agência de indenização de acidentes do trabalho com base no sistema combinado é formada por um conselho de sete membros, que é responsável pela revisão dos recursos interpostos, e por um diretor administrativo, que é responsável pelas funções administrativas da agência. Na Califórnia, por exemplo, oito indivíduos são designados pelo governador e confirmados pelo senado estadual.

O empregador e o médico responsável pelo caso (novamente, usando o sistema estadual como exemplo) devem apresentar relatórios sobre a lesão ou enfermidade do trabalhador junto à divisão estadual de estatística e pesquisa do trabalho. Normalmente, esses relatórios são apresentados por meio da companhia seguradora do empregador ou do agente responsável pelos ajustes e são as petições iniciais dos processos de solicitação. Além disso, em até 5 dias após a ocorrência da lesão, o empregador deverá notificar o trabalhador lesionado, em termos simples, não apenas sobre os benefícios a que tem direito, mas, também, sobre os serviços disponíveis na divisão estadual de indenizações a acidentes do trabalho. A seguir, o empregador se obriga a informar ao administrador do sistema de indenização, assim como ao trabalhador, sobre as datas de início e término dos benefícios, os benefícios que não foram pagos e a rejeição de queixas trabalhistas. Deve-se informar, também, ao trabalhador, sobre o direito de procurar um advogado, em caso de necessidade. O trabalhador deve ainda ser orientado de que quaisquer ações devem ser iniciadas imediatamente para evitar perda de indenizações.

Consequentemente, o trabalhador deve ser informado sobre seus direitos e, levando-se em consideração as penalidades incidentes sobre rejeições injustificadas de indenizações, muitas reclamatórias trabalhistas são pagas de forma automática. A divisão de indenizações de acidentes do trabalho se envolve somente nos casos em que os empregadores ou os empregados procurarem a arbitragem do conselho de apelação de indenizações por acidentes de trabalho. Esse processo de arbitragem inicia pela apresentação de um formulário simples de uma página. Deve-se apresentar a proposição em até 1 ano após a ocorrência da lesão ou na data em que forem interrompidos os pagamentos dos benefícios, o prazo que for mais longo. Nos casos em que a solicitação de arbitragem se relacionar a outros traumas resultantes da lesão original, a proposição deverá ser apresentada dentro de 5 anos a partir da data da lesão inicial.

Embora o sistema preveja a ocorrência de audiências dentro de 30 dias contados a partir da data da apresentação da proposição, essa situação raramente ocorre, em decorrência do acúmulo de solicitações. As audiências se realizam em vários locais em todo o estado e são designadas para um juiz de acidente do trabalho, que é responsável pela decisão. Em geral, cada juiz faz a revisão de aproximadamente 90 casos por mês.

Embora as audiências sejam informais, com frequência, é impossível distingui-las de um tribunal de primeira instância sem o corpo de jurados. Os juízes são as autoridades competentes nos processos de indenização de acidentes do trabalho e devem produzir informações adicionais nas situações em que as evidências apresentadas pelas partes não forem suficientes. No entanto, esses juízes não são profissionais da área médica e nem precisam ter treinamento médico ou científico. De maneira geral, as informações médicas são apresentadas por meio de relatórios formais. Após a apresentação de todas as evidências, o juiz deverá apresentar uma decisão por escrito dentro de 30 dias.

Os empregadores ou os empregados poderão entrar com um processo de recurso nas situações em que não estiverem satisfeitos com a decisão judicial. Às vezes, esses recursos ou apelações denominam-se *petições para reconsideração* e devem ser apresentados em até 20 dias após a decisão original. Esse tipo de petição é avaliado por um grupo formado por três membros do conselho de apelação. O grupo tem autoridade para aprovar ou rejeitar o pedido de reconsideração, para tomar uma decisão diferente com fundamento nas evidências originais ou buscar informações adicionais, incluindo consultas a especialistas médicos independentes.

A decisão desse grupo é final, a menos que a parte que não estiver satisfeita solicite uma revisão dentro do prazo de 45 dias, mediante apresentação de uma petição de recurso judicial junto ao tribunal de recursos. O tribunal tem poderes para rejeitar a revisão sem dar explicação alguma. Nas situações em que se autorizar uma revisão, o tribunal de recursos estuda as evidências, ouve os argumentos orais e apresenta uma decisão por escrito. Se ainda não estiver satisfeita, a parte que entrou com o processo de apelação poderá recorrer ao supremo tribunal para outra audiência. Entretanto, os supremos tribunais estaduais raramente aceitam mais do que alguns casos de indenização de acidentes do trabalho por ano e, mesmo assim, aceitam somente os casos com precedentes.

Nos casos mais acirrados, ambas as partes são representadas por advogados ou por representantes especialistas leigos. Em média, os representantes dos trabalhadores recebem uma remuneração equivalente a 9 a 15% do valor da causa.

▶ Reabertura de processos

Os procedimentos que envolvem indenizações por acidentes de trabalho são diferentes dos processos cíveis em um aspecto muito importante, ou seja, o grupo que decidiu originalmente pela indenização poderá alterar a decisão nas situações em que a condição do trabalhador se alterar ou se houver outra causa razoável. Em determinadas circunstâncias, esse processo pode ser restrito pelas leis indenizatórias estaduais, sendo que a maior parte dos estados norte-americanos estabelece um limite de tempo além do qual não será permitido fazer qualquer modificação. Nas situações em que as exigências legais não puderem ser cumpridas, as decisões finais nos casos de indenização obrigam todas as partes, assim como costuma ocorrer em qualquer procedimento judicial.

REFERÊNCIAS

American Medical Association. *Guides to the Evaluation of Permanent Impairment* 6th ed, amended, 2012.

Ladou J: The European influence on workers' compensation reform in the United States. Environ Health 2011;10:103 [PMID: 221516431].

Leigh JP: Economic burden of occupational injury and illness in the United States. Milbank Q 2011;89:728 [PMID: 22188353].

Leigh JP: Workers' compensation benefits and shifting costs for occupational injury and illness. J Occup Environ Med 2012;54(4):445 [PMID: 22446573].

Spieler EA: The lack of correspondence between work-related disability and receipt of workers' compensation benefits. Am J Ind Med 2012;55:487 [PMID: 22271439].

World Health Organization (WHO): International Classification of Functioning, Disability, and Health: http://www.who.int/classifications/icf/en/.

■ QUESTÕES PARA AUTOAVALIAÇÃO

Selecione a resposta correta para cada questão:

Questão 1: A legislação de indenizações por acidentes de trabalho:
a. tem a finalidade principal de atribuir responsabilidades
b. existia nos Estados Unidos antes de os países europeus seguirem o exemplo
c. foi aprovada primeiramente pelos estados e, a seguir, pelo governo federal
d. exige que os empregadores paguem benefícios indenizatórios para os empregados que sofrerem alguma lesão

Questão 2: Os sistemas de indenização por acidentes de trabalho:
a. evitam ações legais muito prolongadas e de custo elevado
b. garantem tratamentos médicos aos empregados que sofrerem algum tipo de lesão somente nas situações em que o incidente tenha sido causado por falha dos empregadores
c. indenizam lesões ocupacionais que ativam ou agravam alguma condição preexistente
d. não indenizam lesões anteriores indenizáveis

Questão 3: As lesões ocupacionais:
a. na maior parte, são casos de incapacidade temporária
b. ocorrem em menos de 1 milhão de trabalhadores a cada ano nos Estados Unidos
c. são definidas como lesões que envolvem afastamento do trabalho por algum tempo
d. estão sendo eliminadas pela tecnologia moderna

Questão 4: Incapacidade total temporária:
a. engloba a maior parte das lesões ocupacionais
b. os benefícios são pagos durante o período de recuperação com base nos rendimentos médios dos trabalhadores
c. implica períodos de espera, porém, os pagamentos são retroativos se o trabalhador não puder trabalhar por um determinado número de dias ou nos casos de necessidade de hospitalização
d. é a categoria de custos mais elevados nos benefícios relacionados a indenizações de acidentes do trabalho

Questão 5: Incapacidade total permanente:
a. ocorre em mais de 10% de todas as reclamações por acidentes de trabalho passíveis de indenização
b. cobre os trabalhadores cuja incapacidade é tão grave que nunca poderão trabalhar novamente no mercado de trabalho e para os quais não há qualquer tratamento adicional que ofereça alguma chance de recuperação
c. na maior parte dos estados norte-americanos, é indenizada com a metade dos salários médios de um trabalhador
d. não garante fundos adicionais para os dependentes

Questão 6: Classificação de experiência:
a. aplica-se a todos os empregadores, seja qual for o porte da empresa
b. é responsável por todos os custos das lesões que declinaram nos últimos anos
c. resulta em economias de indenizações por acidentes do trabalho para as empresas de menor porte
d. aplica-se aos grandes empregadores

Questão 7: Comprometimento:
a. raramente é determinado por médicos
b. é medido por perdas funcionais ou anatômicas
c. é outro termo para incapacidade
d. depende do tipo de emprego e da capacidade de competir no mercado de trabalho

Questão 8. Doença ocupacional:
a. está presente na metade de todos os norte-americanos
b. as reclamatórias trabalhistas resultam em benefícios para a maioria dos trabalhadores com doenças tardias
c. em muitos estados norte-americanos as reclamatórias trabalhistas limitam as indenizações
d. não inclui distúrbios de traumas repetitivos e transtornos mentais

Questão 9: Rateio:
a. é um dispositivo legal para determinar causas prováveis
b. tem a finalidade de assegurar que os empregadores se responsabilizem por todas as lesões ou doenças
c. aplica-se somente aos casos de incapacidade permanente
d. não funciona mais como determinante de responsabilidade financeira

Questão 10: Os acordos de comprometimento e liberação:
a. são aceitos como indenizações de acidentes do trabalho em apenas alguns estados norte-americanos
b. permitem o pagamento de benefícios em uma única parcela, em vez de uma série de pagamentos em períodos mais longos de habilitação
c. representam o compromisso apenas da parte da companhia seguradora ou do empregador
d. provavelmente beneficiem mais o solicitante que o empregador

Tratamento e prevenção de incapacidade para o trabalho

Jordan Rinker, MD, MPH
Robert Eric Dinenberg, MD, MPH
Mauro Zappaterra, MD, PhD
Glenn Pransky, MD, MOH

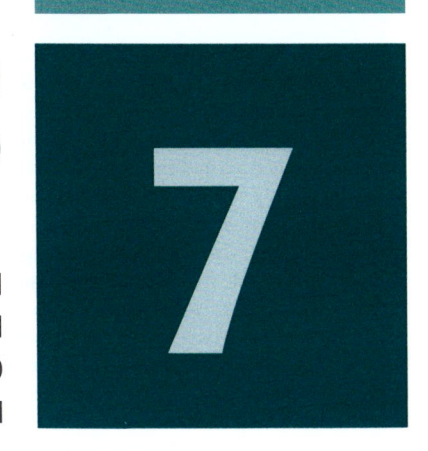

De maneira geral, define-se incapacidade como uma limitação ou a impossibilidade para executar algumas ou todas as funções relacionadas às demandas pessoais, sociais ou profissionais, causada por alguma lesão física ou transtorno mental. Essa visão é distinta do conceito de comprometimento, que se caracteriza por uma redução na capacidade funcional normal. O comprometimento não envolve necessariamente a incapacidade para executar algum tipo de trabalho, a não ser que haja limitações funcionais que impeçam que o trabalhador execute algumas ou todas as tarefas exigidas pelo emprego após terem sido consideradas todas as hipóteses de acomodação das atividades.

As *Guides to the Evaluation of Permanent Impairment* da American Medical Asociation (AMA) estabelecem que as classificações de comprometimento não têm a finalidade de classificar incapacidades, tendo em vista que essas condições refletem uma combinação de fatores médicos e não médicos. Os críticos do assunto ressaltam que a quantificação numérica do comprometimento, que é o aspecto das diretrizes que incentiva seu uso crescente, não se fundamenta em evidências. Os programas estaduais de indenizações aos acidentes do trabalho utilizam, de forma imprópria, as classificações de comprometimento como substituto para uma extensão da incapacidade.

A incapacidade para o trabalho ainda não foi definida, nem medida de forma consistente e, consequentemente, os dados da população sobre incidência, prevalência e causas são incompatíveis. A cada ano, nos países desenvolvidos, aproximadamente um entre seis trabalhadores possui ou desenvolve limitações significativas na capacidade de trabalho relacionadas à saúde, e, em consequência, um terço se ausenta do trabalho por determinado período de tempo. A maior parte das faltas no trabalho por curtos períodos de tempo é causada por condições temporárias. Um pequeno grupo, porém relevante, desenvolve incapacidades laborais de longo prazo. Embora representem apenas um pequeno percentual de trabalhadores com restrições ao trabalho por problemas de saúde, essas pessoas são responsáveis pela maior parte dos dias de afastamento do trabalho por problemas de saúde.

Cerca de um entre cinco adultos norte-americanos é afastado do trabalho por causa de transtornos mentais e comportamentais, problemas musculoesqueléticos e condições neurológicas. Aproximadamente a metade das pessoas incapacitadas apresenta limitações graves e não tem condições de trabalhar. Os distúrbios musculoesqueléticos são o tipo mais frequente de incapacidade, embora, atualmente, em alguns grupos etários, sejam superados pelos transtornos mentais. Há um inter-relacionamento entre trabalho, incapacidade e saúde mental, sendo que cada um tem um impacto potencial sobre o outro (Cap. 35).

A incapacidade para o trabalho é um tema complexo que envolve vários participantes e preocupações, além das condições e dos tratamentos relacionados à saúde em particular. Problemas pessoais, laborais, médicos e sociais podem afetar o nível de gravidade das incapacidades e o sucesso, ou não, do retorno ao trabalho. Normalmente, os fatores sociais e ambientais têm um impacto muito maior sobre a incapacidade e sua prevenção do que as dimensões relacionadas à saúde. A organização do ambiente de trabalho, envolvendo supervisores, colegas, sindicatos e estrutura gerencial, juntamente às companhias seguradoras, as famílias e a sociedade em geral, são todos reconhecidos como influências potencialmente modificáveis sobre a incapacidade e o retorno ao trabalho. A resposta imediata do ambiente de trabalho a um trabalhador portador de alguma condição potencialmente incapacitante é da mais alta relevância. É imprescindível que os prestadores de assistência à saúde (instalações, equipes, companhias seguradoras, administradores, registros médicos) entendam essas influências e sejam capazes de dar sua colaboração e, às vezes, influenciar as pessoas fora da área médica, ajudando a melhorar as condições de prevenção e de tratamento da incapacidade para o trabalho.

O *software* Modelo Arena, que enfatiza uma ampla faixa de fatores que afetam a incapacidade para o trabalho, é a técnica usada com mais frequência para determinar as várias influências nos processos de incapacitação. A International Classification for Health, Functioning and Disability (ICF), da Organização Mundial da Saúde, também faz a combinação dos elementos de um modelo médico e social em um modelo biopsicossocial da incapacidade para o trabalho.

A maior implicação do Modelo Arena e de outros modelos biopsicossociais é a importância de terem uma perspectiva mais ampla na avaliação de pessoas para verificar a presença de fatores de risco e tomar decisões sobre os cuidados médicos e a incapacidade para o trabalho. A conscientização de que a ocorrência e o tempo de duração das incapacidades sofrem influências de vários fatores (clínicos e não clínicos) ajuda as instituições de assistência médica a agilizar os processos de recuperação, considerando-se a hipótese de intervenções não clínicas potenciais e a comunicação nos níveis dos indivíduos, ambientes de trabalho, prestadores de serviços médicos e das companhias seguradoras.

O tratamento da incapacidade é um tema global, sendo que, de maneira geral, os recursos e o acesso aos tratamentos são muito mais extensivos nos países desenvolvidos do que nas nações em desenvolvimento. Vários programas de reabilitação com base nas comunidades (RBC) foram instituídos nos países em desenvolvimento para atender às necessidades de pessoas incapacitadas para o trabalho. Os programas de RBC adotam métodos multidisciplinares, utilizando pessoas incapacitadas, suas famílias, membros da comunidade, organizações e agências governamentais, na tentativa de prestar serviços de reabilitação em países com limitação de recursos. A educação das comunidades que se fundamentam nos programas de RBC abrange os aspectos práticos da incapacidade, da reabilitação e das estratégias preventivas.

O papel dos médicos na identificação e no tratamento de incapacidades para o trabalho inclui o reconhecimento imediato do problema, o tratamento efetivo dos casos e a comunicação com todas as partes envolvidas, de acordo com a necessidade, com a meta principal de garantir o retorno seguro, total ou parcial, ao trabalho o mais rapidamente possível. Talvez seja necessário adotar abordagens holísticas para considerar múltiplos aspectos da incapacidade, incluindo dimensões médicas, psicológicas e sociais, para ajudar as pessoas com risco elevado de incapacidade de longo prazo a permanecerem no emprego, retornarem ao trabalho e continuarem empregadas.

RETORNO AO TRABALHO

Todos os médicos responsáveis pela avaliação e pelo tratamento de problemas de saúde potencialmente incapacitantes e de condições médicas gerais devem levar em conta a importância do trabalho. Após a ocorrência de lesões ou enfermidades graves, o retorno ao trabalho poderá exigir a adoção de processos graduais que se caracterizem por um período de transição do tratamento dos indivíduos e de ajustes dos locais de trabalho, para maximizar a capacidade funcional e a produtividade. Os seguintes conceitos fundamentados em evidências devem integrar o tratamento e a defesa da causa dessas pessoas.

1. O trabalho deve apresentar características terapêuticas e promover a recuperação, além de ser parte importante do processo de reabilitação.
2. Longos períodos de afastamento do trabalho podem causar ou contribuir para uma saúde física e mental inadequada, incluindo excesso de mortalidade.
3. A orientação de afastamento do trabalho é uma intervenção clínica importante, com sério potencial de consequências no longo prazo.
4. Com frequência, problemas comuns de saúde, como condições musculoesqueléticas, cardiorrespiratórias e mentais, podem ser acomodados no trabalho, com modificações e suportes adequados de acordo com a necessidade.
5. O planejamento e o incentivo para permanecer no trabalho ou para retornar às atividades são partes muito importantes do tratamento clínico das incapacidades.

Os médicos devem também estar conscientes da existência de problemas mais sérios, nos locais de trabalho, que poderão afetar o processo de retorno às atividades laborais. Mais recentemente, tem-se dado bastante ênfase na permanência no trabalho e na mudança de foco para criar um ambiente de colaboração entre empregados e empregadores que permita manter a produtividade no emprego. O Canadian Institute for Work and Health identificou sete princípios associados aos retornos bem-sucedidos ao trabalho. As intervenções que se baseiam nos locais de trabalho incluem:

1. Comprometimento da alta administração das empresas com o ambiente de trabalho, a saúde e a segurança e as atividades laborais em toda a organização.
2. Os locais de trabalho devem oferecer oportunidades de trabalho modificado, adequado, rápido e seguro.
3. A coordenação do retorno ao trabalho deve dar garantias de suporte ao trabalhador que estiver retornando, evitando atitudes inconvenientes de colegas de trabalho e supervisores.
4. Supervisores treinados em segurança e ergonomia devem ser incluídos na comunicação inicial e no planejamento de retorno ao trabalho.
5. Os supervisores ou empregadores devem manter contato imediato e atencioso com as pessoas lesionadas ou portadoras de alguma enfermidade.
6. Designação de um coordenador de retorno ao trabalho para facilitar a execução de atividades como planejamento, comunicação e coordenação entre as partes envolvidas.
7. A comunicação entre empregadores e prestadores de serviços de saúde sobre as demandas relacionadas aos locais de trabalho e problemas associados ao retorno às atividades é muito importante e deve contar com a aprovação dos trabalhadores lesionados ou enfermos.

O sucesso dos processos de permanência no emprego e de retorno ao trabalho envolve o entendimento perfeito de todos esses fatores relacionados aos processos de recuperação das pessoas e do local de trabalho. Além disso, é fundamental identificar influências que facilitem a permanência de uma pessoa no trabalho após o retorno. Essas influências incluem a percepção de que o trabalho foi adequado pelo apoio recebido no ambiente de trabalho, assim como a sensação de satisfação com o emprego. É importante criar um ambiente de trabalho no qual o trabalhador lesionado ou incapacitado sinta-se bem-sucedido e protegido.

▶ Papéis do local de trabalho e do empregador

O contato imediato e positivo com o empregador é um forte preditor de uma antecipação do retorno ao trabalho. A existência de uma cultura orientada para a pessoa também é muito importante para os empregadores. Pode ser feita por meio de programas de treinamento de suporte aos empregados, de tentativas para evitar reações adversas ou de incentivos ao trabalhador para não apenas procurar o tratamento médico adequado, mas, também, promover modificações no local de trabalho que sejam disponibilizadas para algumas formas de retorno (i.e., regime de tempo parcial, intensificação gradual de atividades ou de outros programas de trabalho modificado [ver adiante]). Comprovadamente, o treinamento de supervisores, nos locais de trabalho, para que respondam positivamente aos relatos de condições potencialmente incapacitantes, diminui, de forma significativa, o número de episódios de incapacitação, assim como o período de tempo de incapacidade em indivíduos que precisam se afastar do trabalho por causa de alguma lesão ou enfermidade. Os empregadores devem entrar em contato com o(s) médico(s) e fornecer informações relacionadas ao emprego e ao local de trabalho que ajudem a compreender as tarefas laborais. Em última análise, a decisão sobre o retorno ao trabalho de um trabalhador que teve um dano à saúde em uma posição modificada, temporária ou permanentemente, é de responsabilidade do empregador. Com a comunicação adequada e o apoio do empregador, as demandas físicas e psicológicas do trabalho e de quaisquer restrições ao trabalho poderão ser abordadas e, possivelmente, modificadas por processos bem-sucedidos de retorno às atividades.

▶ Programas de trabalho modificado

Os programas de trabalho modificado englobam um conjunto variado de alterações relacionadas às atividades laborais, incluindo alteração nas horas trabalhadas (p. ex., horário de trabalho flexível ou reduzido), redução nas tarefas ou alterações mais permanentes nos locais de trabalho, como modificações nas estações ou nos equipamentos de trabalho. Da mesma forma que os programas de condicionamento físico, os programas de trabalho modificado podem incorporar exposições graduais às atividades laborais para aumentar a carga de horas extras. Inúmeros estudos comprovaram que há benefícios com os programas de trabalho modificado em locais específicos. Na maior parte das situações, o trabalho modificado é organizado informalmente por trabalhadores e supervisores, sendo que os arranjos mais bem-sucedidos são aqueles em que as modificações nas atividades são ajustadas de acordo com as necessidades, para assegurar que os trabalhadores executem tarefas apropriadas dentro de suas capacidades.

Além disso, os empregadores poderão promover modificações ergonômicas e treinamentos nos locais de trabalho, assim como consultar os responsáveis pelo retorno às atividades. Provavelmente os trabalhadores tenham preferência pelas alterações ergonômicas no ambiente de trabalho, em comparação com as estratégias de reabilitação com foco nas pessoas. A meta principal dos programas de trabalho modificado é o retorno mais rápido possível às atividades, em ambientes seguros que promovam a recuperação e evitem a repetição de lesões ou de incapacidades. Portanto, é importante encontrar um equilíbrio entre o retorno ao trabalho e suas limitações, levando-se em consideração que as pessoas deverão executar tarefas dentro de suas habilidades profissionais, com adaptações adequadas nos locais de trabalho e com suporte social.

▶ Fatores que afetam o retorno ao trabalho

Alguns estudos demonstraram que há cerca de 100 fatores diferentes que afetam o retorno ao trabalho, cuja análise permitiu determinar os principais preditores de retorno às atividades. Esses fatores se enquadram em campos ou categorias diferentes, incluindo: características individuais do trabalhador (sociais e demográficas, psicológicas, atitudes e crenças, comportamentos em relação à saúde, medidas clínicas); descritores e gravidade da lesão (dor e função); intervenções visando à reabilitação e ao encaminhamento para tratamento; características físicas e psicossociais do cargo; fatores associados ao empregador/emprego; prevenção de incapacidades com base nas estratégias das seguradoras e intervenções no tratamento das incapacidades; assim como fatores administrativos e legais e fatores legislativos, econômicos e sociais.

O tratamento de pessoas adoecidas ou incapacitadas envolve a avaliação de fatores psicossociais individuais e de fatores associados aos locais de trabalho que sejam obstáculos para a recuperação e o retorno às funções normais. Uma das abordagens para identificar esses fatores prognósticos é o uso do conceito de "alertas", que teve origem no uso médico dos "sinais de alerta" (*red flags*) na presença de sinais e sintomas de possíveis condições médicas graves. Em essência, a presença de algum "alerta" é considerada como um obstáculo potencial para a recuperação e o retorno ao trabalho, que poderia ser tratado antes de uma pessoa retornar com sucesso às atividades normais. O termo "alertas amarelos" foi utilizado, inicialmente, para auxiliar os médicos a reconhecer fatores psicossociais individuais (como percepção de sintomas, da recuperação e do local de trabalho) que se correlacionam a resultados clínicos insatisfatórios e a um aumento na probabilidade de incapacidade permanente. Mais tarde, foram desenvolvidos os "alertas azuis" e os "alertas negros", para identificar e separar fatores pessoais e fatores relacionados a lesões de fatores associados ao local de trabalho e outros prognósticos. O sistema de alertas azuis e negros representa um refinamento na abordagem dos rastreamentos com sinais amarelos, cuja finalidade é despertar a atenção clínica para os fatores psicossociais individuais e para os fatores associados ao local de trabalho que contribuem para a ocorrência de incapacidades.

As percepções individuais específicas sobre o trabalho são classificadas como alertas azuis. Os alertas negros se referem ao contexto no qual a pessoa exerce suas funções, como problemas organizacionais, sociais, financeiros e familiares, assim como às demandas físicas e às tarefas exigidas pelo cargo. Os alertas azuis marcam as percepções do trabalhador a respeito de um cargo que poderá ser estressante, insatisfatório, sem apoio ou com altas demandas físicas. Embora os alertas negros incluam medições objetivas das características do cargo que sejam receptivas a intervenções como a ergonomia, seu contexto amplo de estruturas organizacionais laborais, sociais e atuariais não são tão facilmente influenciáveis pelos médicos como os alertas azuis. A presença desses sinais, na maioria das vezes em combinação, explica por que um trabalhador com dor lombar aguda consegue se recuperar sem faltar ao trabalho, enquanto outro irá experimentar períodos significativos de incapacidade para o trabalho.

Os fatores principais, em nível individual, que permitem prever a incidência de incapacidade laboral prolongada (alertas azuis) são os seguintes:

- Percepção de demandas físicas pesadas
- Incapacidade percebida para o trabalho modificado
- Demandas estressantes no trabalho
- Ausência de suporte social no local de trabalho
- Insatisfação no emprego
- Baixa expectativa de recuperação e de retorno ao trabalho
- Medo de sofrer nova lesão

Algumas condições existentes nos locais de trabalho que permitem prever incapacidade laboral prolongada (alertas negros) são as seguintes:

- Disponibilidade mínima de deveres ajustados e processos gradativos de retorno ao trabalho
- Ausência de um sistema satisfatório para o tratamento de incapacidades (falta de um sistema de relatórios, falta de incentivo à elaboração de relatórios, falta de interesse do empregador)
- Empregos que abrangem trabalho manual ou demandas biomecânicas significativas e impossíveis de serem alteradas temporariamente
- Empregos que envolvem trabalho em regime de turnos ou em horários indesejáveis
- Falta de apoio familiar ou de outros tipos de suporte para o retorno ao trabalho

Há inconsistência nas evidências para permitir a previsão do retorno ao trabalho em decorrência de idade, sexo e educação, pelo uso de analgésicos não narcóticos contra a dor e por problemas de saúde mental, além da depressão secundária em ambientes de curto prazo. De maneira geral, os fatores de risco psicossocial são preditores mais fortes de retorno tardio ao trabalho e de incapacidade permanente do que os fatores biomédicos e ergonômicos. Muito provavelmente, os fatores que afetam o retorno ao trabalho na fase crônica sejam diferentes dos fatores identificados no curto prazo. À medida que a incapacidade para o trabalho se prolonga, fatores como depressão secundária, perda de apoio no local de trabalho e falta de condicionamento físico poderão se transformar em barreiras adicionais ao retorno às atividades laborais.

Existem dois métodos para identificar alertas azuis e negros no contexto de dor lombar: (1) aplicação do cenário de entrevistas clínicas, ou (2) uso de questionários como o *Orebro Musculoskeletal Pain Questionnaire* (OMPQ). O OMPQ é um instrumento de rastreamento que se baseia em autorrelatos cuja finalidade é detectar fatores no nível individual (alertas azuis) que permitam prever a incapacidade para o trabalho. O OMPQ identifica fatores no nível individual, como medo de nova lesão, baixa expectativa de recuperação ou de retorno ao trabalho, estresse, insatisfação com o emprego e demandas físicas pesadas. Outros fatores no nível individual e associados às condições no local de trabalho que possam ser preditores de incapacidade para o trabalho poderão ser identificados em entrevistas clínicas ou por meio de visitas aos locais de trabalho.

O *Back Disability Risk Questionnaire* (BDRQ) é outro instrumento de autorrelatos com foco nos fatores associados aos locais de trabalho. Esse questionário foi elaborado para ser utilizado nos primeiros 14 dias após o início de dores lombares relacionadas aos locais de trabalho. A validade do BDRQ para prever o retorno ao trabalho em um mês é considerada moderada. Comprovadamente, seis entre os 16 itens do BDRQ (tipo de lesão, ausência no trabalho antes da avaliação médica, tempo de serviço, cirurgia lombar anterior, preocupação com recorrência da lesão, expectativa de retorno rápido ao trabalho e estresse) são preditores da presença de dor lombar persistente, de limitação funcional ou de limitação para o trabalho. A *Keele Start Back Screening Tool* é uma ferramenta adicional válida para rastrear pessoas candidatas a intervenções e que se fundamenta nos riscos identificados de incapacidade permanente causada por dor lombar.

As pesquisas sugerem que a aplicação desses questionários ajuda também a identificar indivíduos com maior necessidade de intervenção imediata para aliviar o desconforto emocional agudo. Nos casos de dor lombar, há fortes evidências do papel desempenhado pelo desconforto psicológico ou pelo humor depressivo no período de transição de dor lombar aguda para dor lombar crônica. O desconforto emocional é um fator relevante nos casos de recuperação funcional tardia, mesmo nas situações em que for medido nos primeiros dias após o início da dor. A escala do Center for Epidemiologic Studies Depression (CES-D) é um questionário curto de autorrelatos, que mede os sintomas depressivos e apresenta boa capacidade preditiva entre pacientes com dor crônica. Essa escala tem alta consistência interna e confiabilidade teste-reteste adequada.

Os prestadores de serviços de saúde são muito importantes para ajudar pessoas com risco de incapacidade crônica ou de perda do emprego. Tomando-se como base as ferramentas mencionadas acima, é imprescindível considerar abordagens estratificadas no manejo das intervenções para o retorno ao trabalho, fazendo triagens logo no início para determinar quais pessoas correm risco maior de retorno tardio às atividades e de incapacidade prolongada. Logo após a identificação de indivíduos potenciais e de obstáculos nos locais de trabalho, os prestadores de serviços de saúde podem ajudar a desenvolver planos de ação individualizados, com foco em cada obstáculo ou sinal de alerta, e implementar o plano. Possivelmente as pessoas com alto risco necessitem de avaliações adicionais que permitam fazer intervenções nos locais de trabalho ou outras intervenções mais apropriadas. A Tabela 7-1 apresenta uma lista de fatores associados aos locais de trabalho (alertas azuis) que foram considerados importantes para o retorno ao trabalho, além de algumas sugestões para possíveis questões e ações que possam ser coordenadas entre empregados, empregadores e prestadores de serviços de saúde.

TRATAMENTO CLÍNICO

A incapacidade para o trabalho deve ser abordada separadamente como um tema importante da condição médica. Discussões sobre fatores fora da área médica que impeçam o retorno ao trabalho, sobre soluções possíveis e como os médicos poderão ajudar dentro desse contexto são metas importantes para os cuidados de saúde.

O tratamento inadequado dos casos de incapacidade pelas equipes médicas poderá resultar no grande risco de longos períodos de afastamento do trabalho e de incapacidade prolongada. Os fatores associados aos cuidados de saúde que afetam adversamente

Tabela 7-1 Fatores associados aos locais de trabalho (alertas azuis) importantes para o retorno ao trabalho e sugestões de perguntas para entrevistas e possíveis ações

Fatores associados aos locais de trabalho	Exemplos de perguntas para entrevistas	Ações possíveis
Demandas físicas pesadas	Você está preocupado com o fato de que as demandas físicas possam retardar seu retorno ao trabalho?	• Elaborar uma lista de tarefas problemáticas no emprego • Fazer uma inspeção no local de trabalho • Identificar fontes temporárias de ajuda
Impossibilidade de modificar o trabalho	Você acredita que seu trabalho possa ser modificado temporariamente para que você possa antecipar seu retorno às atividades?	• Programa de tarefas modificadas ou alternativas? • Discutir detalhadamente com o trabalhador adoecido • Avaliar a flexibilidade do cargo
Demandas estressantes no trabalho	Existem elementos estressantes em seu trabalho que possam dificultar seu retorno às atividades?	• Alterar a velocidade ou as pressões de tempo • Identificar os elementos estressantes do cargo • Avaliar as estratégias usuais de adaptação
Ausência de apoio social no local de trabalho	Que reações você espera dos colegas de trabalho e dos supervisores quando você retornar ao trabalho?	• Intensificar o contato com os colegas de trabalho • Incentivar a comunicação com o empregador • Envolver colegas de trabalho confiáveis
Insatisfação com o emprego	Você recomendaria este emprego para um amigo?	• Verificar se houve alterações nas metas de carreira • Esclarecer as opções e responsabilidades do trabalhador • Fazer entrevistas motivacionais
Baixa expectativa de recuperação e de retorno ao trabalho	Você está preocupado com as dificuldades de retorno ao trabalho, considerando as circunstâncias atuais?	• Esclarecer a natureza das preocupações • Todos os prestadores de serviços médicos enviaram mensagens realísticas? • Incentivar e tranquilizar o empregador
Medo de recorrência da lesão	Você se preocupa com a repetição de episódios de dor lombar após o retorno ao trabalho?	• Desenvolver um plano de ação para a eventualidade de recorrência dos sintomas • Planejar um retorno mais gradual ao trabalho • Combater a crença de que a atividade é perigosa

o retorno ao trabalho foram atribuídos a tratamentos fragmentados e mal coordenados, que resultaram em exames diagnósticos completos tardios ou inadequados, tratamentos muito longos, restrições prolongadas e inadequadas ao exercício das atividades e em longos períodos de tempo aguardando oportunidades de consulta. A melhoria das decisões de retorno ao trabalho está intimamente relacionada ao aprimoramento da comunicação entre os prestadores de serviços de atenção primária e os médicos do trabalho ou especialistas em reabilitação. Algumas barreiras para o retorno ao trabalho se caracterizam pela falta de conhecimento, consciência e familiaridade dos médicos com assuntos relacionados à incapacidade física e ao retorno às atividades laborais, sendo incapazes de determinar limitações adequadas às atividades, restrições e expectativas de resultados. Os médicos de atenção primária devem considerar a hipótese de encaminhar os pacientes para um especialista em retorno às atividades profissionais (médico de trabalho, fisioterapeuta, terapeuta ocupacional, coordenador de retorno ao trabalho) nas situações em que se desenvolverem barreiras significativas para o retorno às atividades entre empregadores e empregados, ou quando surgirem outros fatores de risco potenciais de incapacidade prolongada.

A meta principal do tratamento de incapacidades é ajudar as pessoas a manter ou retornar, o mais rapidamente possível, ao estado funcional máximo, após a ocorrência de alguma lesão, enfermidade ou condição clínica crônica. Dependendo dos recursos disponíveis, muitas pessoas poderão se envolver, em vários graus, no tratamento das incapacidades. De maneira geral, na maior parte dos países em desenvolvimento, o tratamento de incapacidades é autodirecionado e com pouca disponibilidade de recursos. Nos países desenvolvidos, existem evidências convincentes de que intervenções imediatas com tratamento apropriado, despreocupação com a atividade, permanência ou retorno ao trabalho com modificações nos locais das atividades são suficientes para a maioria dos indivíduos. Levando-se em consideração os benefícios psicossociais e econômicos, é muito importante incentivar as pessoas adoecidas ou incapacitadas a continuar participando das comunidades como membros produtivos, com foco no retorno às atividades cotidianas e ao trabalho. Além disso, um dos aspectos mais relevantes do tratamento é prevenir a ocorrência de novas lesões e incapacidades.

No contexto dos trabalhadores que sofrem lesões, o objetivo fundamental da avaliação clínica da capacidade para o trabalho é determinar se os pacientes têm condição de permanecer ou de retornar ao mesmo tipo de trabalho e, caso isso seja possível, quais tarefas ou deveres específicos poderão executar. Quanto mais longo for o tempo de afastamento do trabalho, menor será a probabilidade de retorno às atividades normais e, muito provavelmente, esses indivíduos continuarão permanentemente incapacitados ou desempregados. As chances de retorno ao trabalho são de apenas 50% nas situações em que um trabalhador se afasta do emprego por 12 semanas. A probabilidade de retorno ao trabalho é de apenas 2% depois de um afastamento de 12 meses. Abordagens coordenadas, incluindo todas as partes envolvidas e, em especial, os prestadores de serviços médicos, os trabalhadores e os empregadores, apresentaram resultados ideais em relação à permanência ou ao retorno ao trabalho.

A distinção entre comprometimento e incapacidade é um aspecto muito importante na avaliação de indivíduos que sofreram lesões ou que permaneceram afastados do trabalho em consequência de alguma condição médica. As pessoas podem apresentar comprometimentos que não resultam em incapacidades, como, por exemplo, amputações abaixo do joelho em que as pessoas aprendem a caminhar e a correr com próteses, ou paraplégicos que são totalmente independentes em cadeiras de roda e que trabalham como contadores. Por outro lado, na ausência de comprometimentos físicos graves, profissionais como cirurgiões vasculares ou pianistas, que dependem da destreza das mãos, podem apresentar incapacidades significativas ou limitação de atividades com uma lesão no nervo mediano da mão.

As histórias médicas fornecem dados importantes sobre as limitações funcionais, assim como extrapolam informações sobre a capacidade funcional para o trabalho a partir da capacidade para execução de tarefas cotidianas como dirigir, sentar, caminhar, permanecer de pé, inclinar-se, erguer produtos alimentícios ou crianças e subir escadas. Durante os exames físicos, os médicos devem testar a amplitude de movimento, a força e a sensibilidade, assim como solicitar ao paciente para demonstrar que consegue executar atividades difíceis. Ao observar um indivíduo, é possível avaliar-se o nível de esforço e dor. A partir desse momento, é possível fazer uma previsão da função laboral com base na consulta clínica, juntamente ao conhecimento geral das condições no local de trabalho.

O American College of Occupational and Environmental Medicine (ACOEM) desenvolveu um consenso com a descrição de temas e papéis que os prestadores de serviços de saúde devem levar em consideração quando se defrontarem com situações relacionadas à permanência ou ao retorno ao trabalho. Recomenda-se levar em consideração os seguintes componentes:

- Logo no início do tratamento, é necessário discutir o tempo esperado de cura e de recuperação, assim como o papel positivo que a intensificação precoce e gradual nas atividades poderá exercer sobre a cura física e psicológica.
- Perguntar aos pacientes sobre o impacto da condição médica em sua capacidade de assumir responsabilidades em casa e no trabalho e sobre a disponibilidade de sistemas de suporte à família e à comunidade.
- Nas situações em que um indivíduo adoecido ou incapacitado tiver condição de permanecer no emprego ou de retornar com segurança a algum tipo de atividade produtiva, é muito importante explicar que a retomada das atividades normais durante o processo de resolução dos sintomas é uma parte importante do processo de reabilitação.
- Procurar obstáculos potenciais (alertas) para a recuperação funcional e para o retorno ao trabalho tão logo seja prático. Possivelmente o plano de tratamento tenha de ser reavaliado e ajustado.
- Provavelmente seja necessário encaminhar os obstáculos identificados, às partes envolvidas no tratamento médico e na situação laboral, que possam ajudar na abordagem de problemas específicos, como os responsáveis pelo pagamento de benefícios ou reclamatórios, gerentes de caso, profissionais da saúde e segurança ocupacional, profissionais de recursos humanos ou supervisores que atuam no local de trabalho.
- Dar suporte à comunicação direta entre empregados e empregadores, logo no início dos tratamentos ou dos processos de reabilitação, para atenuar o isolamento social e manter vínculos com o mundo do trabalho.
- Em cada visita, é importante orientar os trabalhadores (e os empregadores, mediante autorização ou em conformidade com as leis) sobre quais atividades laborais são consideradas seguras e possíveis de serem realizadas. Essas "prescrições de atividade" se alteram naturalmente ao longo do tempo.
- Nas situações em que um trabalhador for capaz de executar atividades produtivas, mas não houver trabalho disponível devido a restrições estatutárias ou políticas patronais, práticas negociais, má vontade ou impossibilidade de fazer acomodações ou de atenuar os riscos no local de trabalho, os profissionais da saúde devem se oferecer para entrar em contato com o empregador em nome do empregado.

Nos casos de pessoas de alto risco e de pessoas que se sintam incapazes de trabalhar, a avaliação de um médico ou de um fisioterapeuta poderá orientar ou sugerir recursos adicionais dentro do local de trabalho e encaminhar os indivíduos em situações mais críticas para tratamentos externos (i.e., serviços físicos, comportamentais e de assistência social com foco em assuntos trabalhistas). A alocação de recursos adequados e em tempo hábil para esses indivíduos, por médicos, fisioterapeutas e pelos locais de trabalho, poderá evitar ausências prolongadas resultantes de problemas de saúde e de incapacidades de longo prazo, além de reduzir os custos de atendimento médico dentro das comunidades e nos locais de trabalho. Qualquer demora na avaliação dos fatores de risco para o retorno ao trabalho, por períodos de alguns meses após a ocorrência do afastamento do empregado, diminui a oportunidade de considerar intervenções simples que permitam evitar incapacidades prolongadas.

▶ Prescrição de atividades para o trabalho

A orientação aos trabalhadores, às pessoas incapacitadas e aos empregadores a respeito de trabalhos e atividades é muito importante para a recuperação, o retorno ao trabalho e a prevenção de incapacidades prolongadas. Os médicos poderão encontrar recursos para assistência ao retorno ao trabalho no site *Helping Workers Get Back to Work,* que inclui uma referência rápida ao retorno ao trabalho para uso dos médicos (com informações sobre o formulário de prescrição de atividades).

Sempre que as avaliações clínicas não fornecerem informações suficientes que permitam determinar atividades físicas específicas ou limitações ao trabalho, os médicos terão de complementar as informações clínicas com outros tipos de avaliação. Além das inspeções nos locais de trabalho, as avaliações da capacidade funcional são ferramentas que facilitam a tradução de comprometimentos em limitações funcionais relevantes ao trabalho.

▶ Avaliações da capacidade funcional

As avaliações da capacidade funcional (ACFs) têm a finalidade de identificar habilidades físicas funcionais para a análise de ofertas de emprego, reabilitação, capacidade para o trabalho e incapacidade. Existem várias formas de ACFs e uma grande variedade de profissionais que fazem esse tipo de avaliação. Os dois métodos utilizados com mais frequência para determinar a capacidade funcional são os testes que se baseiam no desempenho, geralmente com auxílio de equipamentos específicos e instrumentos de medição física ou simulação de trabalho, e as autoavaliações que utilizam questionários.

A ACF típica que se baseia no desempenho se caracteriza por uma bateria de medidas de avaliação padronizadas, como amplitude de movimento, força, resistência, elevação, impulsão, tração, escalada e outras tarefas cuja finalidade é medir sistematicamente a capacidade física funcional de um indivíduo. Levando-se em consideração que, com frequência, essas ACFs utilizam medidas padronizadas gerais, a previsão da capacidade de trabalho, de retorno ao trabalho e das incapacidades apresenta algumas limitações. O valor preditivo das ACFs ainda é baixo, em parte, porque é muito difícil avaliar com precisão as exigências físicas de um determinado tipo de trabalho e, além do mais, o valor preditivo dos testes padronizados de desempenho profissional é baixo. Avaliações profissionais precisas são imprescindíveis para o desenvolvimento de ACFs específicas que simulem as demandas físicas reais do trabalho.

Outro método alternativo para determinar a capacidade funcional é o autorrelato, ou a utilização de questionários padronizados. Alguns estudos demonstraram que as medições que se baseiam no desempenho avaliam aspectos distintos da capacidade funcional, em comparação com as medições de autorrelatos. Aparentemente, os autorrelatos individuais permitem fazer avaliações mais amplas da capacidade funcional relacionada não apenas a atributos físicos, mas, também, a aspectos psicossociais, como a autoeficácia, além de fornecer um escopo mais amplo de informações, em comparação com as medições que se baseiam no desempenho. Quatro questionários utilizados em avaliações da capacidade funcional apresentam níveis elevados de confiabilidade e validade. Esses questionários são os seguintes: *Pain Disability Index*, *Oswestry Disability Index*, *Roland-Morris Disability Questionnaire* e *Upper Extremity Functional Scale*. Esses questionários focalizam basicamente assuntos relacionados às atividades cotidianas e, consequentemente, na melhor das hipóteses, não são muito precisos para avaliar a capacidade para executar tarefas relacionadas a um emprego específico. Provavelmente, a combinação de testes de desempenho e de não desempenho tenha maior valor preditivo para a participação no trabalho, embora essa hipótese ainda não tenha sido comprovada.

Ainda continua em discussão o valor preditivo das avaliações da capacidade funcional no contexto do retorno ao trabalho. Nos casos de indivíduos com distúrbios musculoesqueléticos, a qualidade preditiva global das ACFs para a participação no trabalho varia de modesta a fraca. Algumas medições funcionais específicas, como os testes de elevação, afirmaram-se como preditoras de uma maior participação no trabalho. No entanto, ainda não foi demonstrado seu valor para o retorno sustentado às atividades. Os detalhes demográficos (sexo) e laborais (tempo de afastamento do trabalho) são preditores mais fortes de retorno ao trabalho, em comparação com as avaliações da capacidade funcional.

A falta de evidências que mostram uma forte previsibilidade da maior parte das ACFs (em especial as evidências que não apresentam simulações válidas de empregos) para o retorno ao trabalho elucida a complexidade das previsões de incapacidade e sua natureza multifatorial. Provavelmente existam muitos fatores que afetam o desempenho nas avaliações da capacidade funcional, incluindo elementos físicos e psicossociais. Da mesma forma, o sucesso do retorno ao trabalho depende não apenas da capacidade física, mas de fatores psicológicos, sociais e outros. O desempenho nas ACFs não deve ser usado somente para avaliar as capacidades funcionais individuais.

▶ Programas de condicionamento físico

Os programas de condicionamento físico, incluindo o condicionamento para o trabalho e os programas de fortalecimento no trabalho e de recuperação funcional, devem ter como foco o retorno ao trabalho ou o aprimoramento do *status* do trabalho atual para indivíduos com responsabilidades modificadas. Em geral, todos os programas envolvem alguma forma de atividade física, como exercícios estruturados para simular ou reproduzir um tipo de trabalho ou tarefas funcionais em ambientes seguros e supervisionados. Esses programas podem envolver processos de atividades graduais ou escalonadas de acordo com o nível de tolerância, que ajudam a desenvolver força, resistência e confiança. Esses programas podem ser aplicados em clínicas ou nos ambientes de trabalho. Existem evidências de que o condicionamento físico no local de trabalho, em comparação com o condicionamento em clínicas, melhorou os resultados do retorno ao trabalho de indivíduos com distúrbios musculoesqueléticos. As melhoras no bem-estar psicossocial, em especial mantendo-se os vínculos com os locais de trabalho e não se afastando da rotina profissional, aumentam a eficácia das reabilitações no emprego. Entretanto, a eficácia desses programas nos processos de tratamento de incapacidades limita-se apenas a pequenos efeitos observados no longo prazo e para tipos limitados de condições, principalmente nos casos de distúrbios musculoesqueléticos subagudos e crônicos.

▶ Reabilitação vocacional

Desde a década de 1970, os programas de reabilitação vocacional* (RV) ajudam as pessoas portadoras de lesões e com vários estados de incapacidade a retornarem ao trabalho e a permanecerem como membros participantes da sociedade. Existem várias definições e conotações de reabilitação vocacional, dependendo do local, dos recursos, das leis trabalhistas aplicáveis e das regulamentações em vigor. O escopo mais amplo inclui "tudo aquilo que ajuda qualquer indivíduo com algum problema de saúde a ficar no emprego, a retornar para o emprego e a permanecer no emprego". A definição de reabilitação vocacional proposta pela International Classification of Functioning, Disability and Health é "uma abordagem multiprofissional com base em evidências, aplicada em ambientes, serviços e atividades diferentes e em indivíduos em idade produtiva portadores de comprometimentos, limitações ou restrições às funções laborais e cujo objetivo

---

* N. de R.T. No Brasil, o termo utilizado é reabilitação profissional.

principal é otimizar a participação no trabalho". Tal definição engloba a expansão de todos os serviços que participam da reabilitação de pessoas. Essa abordagem inclui cuidados médicos com foco no trabalho e na acomodação com base nos empregadores, sendo mais abrangente que o programa norte-americano comum de orientação vocacional e de planejamento de reabilitação conduzido por um consultor de reabilitação para desempregados ou para trabalhadores com incapacidade permanente. Essa ênfase ampliada muda também o seu caráter, de um modelo de retorno ao trabalho para um modelo de permanência no trabalho.

Há uma ampla variedade de serviços de RV que estão associados às necessidades individuais e aos recursos disponíveis. A maioria das pessoas com problemas de saúde não necessita de intervenções abrangentes de reabilitação vocacional, e esses indivíduos podem ser controlados de forma adequada pelos prestadores de serviços de atenção primária à saúde com o mínimo de recursos adicionais. Os cenários mais complexos exigem a aplicação gradual de abordagens mais abrangentes. Os serviços de reabilitação vocacional ajudam pessoas com vários tipos de necessidade, incluindo obtenção mais rápida de tratamentos adequados, determinação de limitações para as atividades e recomendações de modificações nos locais de trabalho após as primeiras semanas de incapacidade. Nos casos de indivíduos com incapacidade por vários meses ou anos, a reabilitação vocacional envolve fornecimento de serviços de suporte ao trabalho, educação de empregadores e comunicação entre prestadores de serviços de saúde e empregadores; além disso, abarca a participação em programas de treinamento, ofertas de empregos, busca de novas oportunidades de trabalho, opções alternativas de trabalho com base em habilidades e atributos individuais e, até mesmo, planos de saída do trabalho. Esses programas se aplicam nos níveis individual e grupal e incluem orientação, planejamento e métodos proativos de manutenção e obtenção de empregos adequados. Os processos de reabilitação vocacional tratam de assuntos como instabilidade e incompatibilidades no trabalho, em que poderá haver alguma discrepância entre as habilidades de um indivíduo e as obrigações exigidas na descrição do cargo. Nas situações em que as pessoas ainda estiverem empregadas, a reabilitação vocacional poderá exigir a participação de um gerente de casos ou de um coordenador de retorno ao trabalho para avaliar o trabalho propriamente dito e o ambiente de trabalho. Dependendo dos resultados das avaliações, as pessoas poderão retornar ao mesmo tipo de atividade, retornar ao mesmo trabalho com ambientes ou características modificadas, ou deverão mudar de atividade e procurar um novo emprego que seja mais compatível com suas capacidades.

Comprovadamente, a reabilitação vocacional (RV) é bastante eficaz para ajudar as pessoas a enfrentar as dificuldades apresentadas pela incapacidade para o trabalho.

Em média, aproximadamente 60% de pessoas incapacitadas que utilizam programas de RV encontram emprego, embora haja uma variabilidade expressiva nos cargos com base no tipo de incapacidade. Existem fortes evidências de que as intervenções efetivas de RV (com base na definição ampla) melhoram os resultados laborais em indivíduos portadores de condições musculoesqueléticas.

Várias estratégias de tratamento foram testadas em casos de incapacidade para o trabalho em indivíduos com transtornos mentais graves e crônicos. A abordagem mais eficaz se fundamenta no modelo de colocação e de apoio individual. As características principais incluem resolução imediata dos assuntos médicos e aplicação subsequente de abordagens multidisciplinares que desviem o foco dos aspectos médicos: análise da carreira no mercado de trabalho com base nos interesses do cliente e na motivação, em vez de grupos protegidos; e apoio dos pares com assistência vocacional secundária, em vez das abordagens tradicionais de treinar e encontrar outro emprego. Outras tentativas inovadoras fazem tentativas para contornar o vínculo entre benefícios da saúde e o atestado de invalidez permanente, dando cobertura total de seguro de saúde para pessoas portadoras de problemas médicos graves e que desejam continuar trabalhando. Essa estratégia permite que pessoas com problemas médicos graves trabalhem em atividades mais flexíveis (geralmente meio período) que não ofereçam seguro de saúde.

Os indivíduos e os locais de trabalho com casos complexos ou com barreiras para o retorno ao trabalho exigem supervisão mais rigorosa, para facilitar a gestão dos fatores de risco e das intervenções inter-relacionadas, e poderão se beneficiar da participação de gerentes de caso e de coordenadores de processos de retorno ao trabalho. Os gerentes de caso são facilitadores da integração dos planos de tratamento e da coordenação da comunicação entre as partes, do progresso e do acompanhamento. A participação dos coordenadores de processos de retorno ao trabalho melhora significativamente os resultados nos casos de incapacidade prolongada. Além disso, as pessoas incapacitadas precisam ser monitoradas para verificar o nível de adesão aos planos de tratamento. De maneira geral, a colaboração interdisciplinar e a participação dos trabalhadores e dos locais de trabalho são imprescindíveis para fazer transições suaves até o retorno efetivo ao trabalho.

PREVENÇÃO

Alguns estudos sugerem que é possível evitar a maior parte das incapacidades para o trabalho relacionadas à saúde. A questão de como evitar a ocorrência desse tipo de incapacidade é muito importante, porque forças de trabalho saudáveis são essenciais para nações fortes. O ACOEM estimula a adoção de novos paradigmas fundamentados em ações preventivas com foco nos locais de trabalho. Uma das principais recomendações é a adoção de estratégias preventivas primárias que ajudem as pessoas a permanecerem saudáveis e produtivas (p. ex., programas saudáveis nos locais de trabalho), estratégias de prevenção secundária que identifiquem os problemas antes que se manifestem como incapacidades para o trabalho (triagens, orientação para a saúde, respostas de supervisores e programas proativos de prevenção de incapacidade para o trabalho) e estratégias de prevenção terciária (tratamento de incapacidades e doenças permanentes, assim como programas de retorno ao trabalho) que limitem o impacto incapacitante de lesões ou enfermidades e que minimizem os obstáculos para o exercício de atividades laborais por pessoas com deficiência.

As evidências mostram que boa saúde física, boa saúde mental, comportamentos positivos em relação à saúde e ausência de doenças crônicas e de suas complicações estão associados a taxas baixas de incidência de lesões ocupacionais e de lesões gerais e à redução de incapacidades para o trabalho. Os esforços que ajudam os trabalhadores e os indivíduos que procuram emprego a alcançar e manter boas condições de saúde física e mental e prevenir a incidência de doenças crônicas ou de suas complicações são intervenções importantes para evitar a ocorrência de incapacidades. A consciência da existência de fatores que colocam um trabalhador ou uma pessoa incapacitada em situação de risco de sofrer alguma lesão e de fatores que, após a ocorrência de uma enfermidade ou lesão, os coloquem em risco de incapacidade prolongada é um passo inicial importante para qualquer ação que tenha como meta a prevenção de incapacidade para o trabalho.

Os fatores que colocam as pessoas em risco de sofrer algum tipo de lesão ou de desenvolver alguma incapacidade para o trabalho incluem:

- Obesidade
- Tabagismo
- Abuso de substâncias ilícitas e de álcool
- Uso de determinados medicamentos controlados
- Fadiga
- Transtorno do sono ou perda de sono
- Controle inadequado do diabetes
- Déficit visual
- Déficit auditivo
- Conflitos no emprego (com colegas de trabalho ou com supervisores)
- Sintomas depressivos.

Esses fatores de risco podem ser identificados por meio de discussões nas consultas clínicas, incluindo assuntos pessoais ou profissionais, e de ferramentas de rastreamento, como avaliações de riscos para a saúde ou questionários para previsão imediata do risco de incapacidade para o trabalho.

▶ Avaliações de riscos para a saúde

A *Health Risk Appraisal or Assessment* (HRA) é uma ferramenta de rastreamento muito aceita que, por meio de um questionário de autorrelatos, pode obter dados sobre estilo de vida (tabagismo, uso de álcool e/ou substâncias ilícitas), história médica pessoal (incluindo o uso de medicamentos controlados), autoavaliação das funções físicas (como audição, visão, sono, fadiga, sintomas depressivos) e dados fisiológicos (como estatura e peso). A avaliação de risco para a saúde se refere ao uso de ferramentas de rastreamento e processos globais para: (1) coleta de informações que identifiquem fatores de risco; (2) obtenção de *feedback* individual; e (3) conexão de pessoas às intervenções destinadas a melhorar a saúde e a evitar a incidência de doenças. As avaliações biométricas nos locais de trabalho e nas comunidades (exame do nível de glicose no sangue em jejum para identificar a presença de diabetes com controle inadequado) informam o estado desse processo e facilitam o encaminhamento para os prestadores de serviços de saúde.

Os prestadores de serviços de saúde que procuram evitar a ocorrência de incapacidade para o trabalho devem incluir o foco em aspectos do trabalho nas consultas clínicas. Estudos sobre trabalho em regime de turnos, por exemplo, mostram que alterações na privação do sono como um tema de segurança confirmaram melhoras em condições de saúde como obesidade, diabetes e doenças cardiovasculares. Ao abordarem os riscos relacionados ao trabalho, os médicos devem incluí-los nas histórias profissionais ou nas análises de cargos dos pacientes. Os governos, as companhias seguradoras e os empregadores poderão usar esses dados populacionais na elaboração de planos de saúde que respondam aos riscos existentes entre os trabalhadores e a comunidade.

Em geral, os estudos de morbidade em populações com fatores de risco distintos utilizam instrumentos de autorrelatos do *status* funcional, como o *Health Assessment Questionnaire (HAQ) Disability Index* para medir a incapacidade para o trabalho. Estudos longitudinais que utilizaram o *Disability Index* do HAQ como métrica chegaram à conclusão de que a incapacidade com base em autorrelatos foi adiada por um período entre 14 e 16 anos em indivíduos que realizam exercícios físicos vigorosos, em comparação com os controles, e foi adiada em cerca de 10 anos em indivíduos de baixo risco, em comparação com coortes de risco mais elevado (risco relacionado ao tabagismo, sobrepeso/obesidade e sedentarismo). Pessoas de "baixo risco" que não sejam fumantes, não tenham excesso de peso ou não sejam obesos e sejam fisicamente ativos têm condição de adiar a incapacidade definida por autorrelatos de *status* funcional, além de terem menor probabilidade de desenvolver doenças crônicas ou lesões ocupacionais. Os programas bem estruturados de promoção da saúde, nos locais de trabalho ou nas comunidades, têm como objetivo principal movimentar a força de trabalho e as comunidades na direção da categoria de "risco baixo". As ações para o cumprimento dessa meta ajudam a evitar incapacidades relacionadas ao trabalho.

A participação em programas de promoção da saúde foi vinculada a melhorias subsequentes na capacidade de recuperação, manifestadas como períodos mais curtos de incapacidade para o trabalho depois de doenças comuns. Os Centers for Disease Control and Prevention (CDC) lançaram o *National Healthy Worksite Program* (NHWP) para ajudar as empresas de todos os portes a criar programas amplos de saúde nos locais de trabalho. Uma das ferramentas úteis usadas pelo NHWP é o *Worksite Health Scorecard* do CDC, que auxilia os empregadores a avaliar o alcance das estratégias de saúde implementadas por eles, com base em evidências, nos locais de trabalho.

As estratégias de prevenção secundária, como programas de treinamento na saúde e prevenção proativa da incapacidade para o trabalho, poderão ser aplicadas após a identificação dos fatores de risco. As evidências mostram que o treinamento em atividades relacionadas à saúde, principalmente treinamentos que atraem os participantes com entrevistas motivacionais, é uma estratégia eficaz para ajudar as pessoas com alteração comportamental. Treinamentos personalizados com foco em fatores da saúde, fatores relacionados ao trabalho e fatores sociais ou psicológicos são especialmente valiosos nos casos de indivíduos identificados como de risco mais elevado de perda precoce do emprego. As pesquisas indicam que os trabalhadores que recebem esse tipo de atendimento apresentam capacidades melhores para o trabalho, menos *burnout* e melhor qualidade de vida.

Os orientadores da saúde devem ser treinados para apresentar programas fundamentados na cognição e no comportamento.

Comprovadamente, as intervenções cognitivas e comportamentais melhoram a incapacidade para o trabalho no longo prazo. Um ensaio clínico randomizado que observou pessoas com dor lombar aguda demonstrou que o risco de afastamento do trabalho, no longo prazo, por causa de incapacidades relacionadas a doenças, era cinco vezes mais elevado no grupo de intervenções mínimas, em comparação com o grupo de intervenção cognitiva e comportamental. Nesse estudo, a intervenção cognitiva e comportamental se caracterizava pela realização de reuniões semanais com o grupo e incluía: (1) prática na solução de problemas; (2) treinamento em habilidades para dar aos participantes a oportunidade de aprimorar suas competências; e (3) desenvolvimento de programas individuais de enfrentamento.

Ainda que as pesquisas mostrem que os transtornos mentais, como depressão e ansiedade, estão associados a alterações nas funções laborais e ao afastamento do trabalho por prazos longos, e os testes controlados demonstrem a eficácia da terapia cognitiva comportamental (TCC) para melhorar a saúde mental, a TCC aplicada comumente em ambientes ambulatoriais não tem o trabalho como foco principal. A integração de intervenções direcionadas para o trabalho aos componentes da TCC é uma estratégia mais eficaz para evitar ausências prolongadas do emprego, nos casos de pessoas que estão em licença médica devido a problemas de saúde mental como depressão ou ansiedade. Um estudo comparativo de resultados, que analisou uma intervenção com base na TCC com foco no trabalho e uma intervenção normal com base na TCC, entre empregados com licença médica em decorrência de transtornos mentais comuns (incluindo depressão e ansiedade), chegou à conclusão de que os empregados que receberam TCC com foco no trabalho retornaram ao trabalho antes dos empregados que receberam a TCC normal.

A TCC com foco no trabalho utiliza o trabalho e o local de trabalho como estrutura habitual para a realização de exercícios e um contexto para atingir metas de tratamento, como ativação, contatos sociais e elevação da autoestima. Por exemplo, a TCC com foco no trabalho pode estimular o paciente a participar de experiências comportamentais voltadas para o trabalho, com o objetivo de desafiar pensamentos disfuncionais. Além da abordagem aos fatores de risco comportamentais e psicológicos, as intervenções cognitivas e comportamentais com foco no trabalho ajudam os trabalhadores adoecidos ou incapacitados a mudar a forma pela qual percebem seu ambiente de trabalho, de modo que seja possível abordar também os riscos associados à percepção (alertas azuis).

Os programas amplos de promoção da saúde nos locais de trabalho incluem: (1) programas de educação sobre a saúde; (2) ambientes com suporte social e físico; (3) integração do programa com a estrutura organizacional; (4) rastreamento, incluindo o tratamento e o acompanhamento, caso seja necessário; e (5) vínculos com outros programas assistenciais. Os programas proativos de prevenção de incapacidade para o trabalho incluem esses cinco elementos da seguinte maneira. Em primeiro lugar, programas de educação da saúde que eduquem e incentivem os trabalhadores a executar atividades voltadas para o bem-estar, cujo objetivo principal é a prevenção da incapacidade para o trabalho. Em segundo lugar, manutenção de ambientes com suporte social e físico, nos locais de trabalho, que permitam garantir o bem-estar e controlar os fatores de risco associados à incapacidade para o trabalho. Em terceiro lugar, adoção de sistemas de gestão de incapacidades, nos locais de trabalho (incluindo um sistema de apresentação de relatórios e respostas imediatas a alguma incapacidade para o trabalho), que possam ser integrados nas estruturas organizacionais. Esse tipo de sistema inclui supervisores de treinamento para ajudar os empregados com condições de saúde que possam interferir na habilidade profissional de navegar facilmente no sistema e identificar deveres alternativos ou modificados e ajustes no emprego, de acordo com a necessidade. Em quarto lugar, o rastreamento de fatores que possam colocar a pessoa em risco de sofrer alguma lesão ou de desenvolver alguma incapacidade para o trabalho deve ser conectado a programas que abordem esses riscos (p. ex., com intervenções ergonômicas). Em quinto lugar, os *links* com outros programas assistenciais (p. ex., programas de assistência aos empregados, coordenadores de retorno ao trabalho, gerentes de caso e treinamento profissional) incluem encaminhamentos apropriados para profissionais da saúde, de acordo com a necessidade.

Locais de trabalho saudáveis que sejam proativos na prevenção de incapacidades para o trabalho otimizam os ambientes e incluem estratégias de proteção e promoção da saúde. As intervenções voltadas para a segurança e saúde ocupacional têm a finalidade de minimizar as exposições dos trabalhadores aos riscos associados ao trabalho, enquanto as intervenções que promovem a saúde nos locais de trabalho têm como objetivo promover a adoção de hábitos saudáveis. As abordagens que integram segurança e saúde ocupacional, com a promoção da saúde, nos locais de trabalho, possivelmente sejam mais eficazes do que a segurança e saúde ocupacional ou a promoção da saúde nos locais de trabalho, consideradas isoladamente, na prevenção de incapacidades para o trabalho e no retorno ao trabalho, depois da ocorrência de alguma incapacidade. A saúde total do trabalhador é a estratégia do NIOSH para fazer a integração entre a proteção da segurança e saúde ocupacional e a promoção da saúde para evitar a ocorrência de lesões ou enfermidades e para promover a saúde e o bem-estar. De acordo com essa estratégia, é mais fácil manter um trabalhador seguro e saudável em uma atmosfera em que a administração esteja totalmente comprometida com o bem-estar da equipe; o ambiente dê suporte ao trabalhador e não apresente qualquer tipo de perigo; e as políticas do local de trabalho, as intervenções e os ambientes de trabalho incentivem escolhas mais saudáveis. Os fatores de risco mais importantes para a ocorrência de doenças crônicas modificáveis (tabagismo, inatividade física e dietas não saudáveis) poderão ser abordados não apenas para evitar a incidência de doenças crônicas, mas, também, para evitar lesões ocupacionais e quaisquer incapacidades subsequentes relacionadas ao trabalho.

As prioridades das pesquisas para prevenção de incapacidade para o trabalho incluem os seguintes estudos: (1) eficácia de iniciativas amplas com o objetivo de promover e proteger a saúde nos locais de trabalho e maneiras de otimizar a participação; (2) intervenções imediatas com foco em fatores de risco específicos para a incapacidade; (3) aprimoramento dos programas de autogerenciamento de doenças que incluam algum componente de prevenção de ocorrência de incapacidades no trabalho; (4) impacto das respostas positivas de supervisores, com ajustes formais e informais nos locais de trabalho; e (5) intervenções proativas com o objetivo de otimizar o bem-estar emocional de toda a força de trabalho. Na medida em que uma quantidade maior de estudos documenta a prevalência do presenteísmo, são necessárias mais pesquisas para determinar quem corre o risco de uma transição para o absenteísmo e como isso poderá ser evitado por meio de intervenções focadas.

REFERÊNCIAS

CDC: National Healthy Worksite Program (NHWP). www.cdc.gov/nationalhealthyworksite/.

Hill JC: Comparison of stratified primary care management for low back pain with current best practice (STarT Back): a randomized controlled trial. Lancet 2011;378:1560 [PMID: 21963002].

Keele University: STarT back screening tool. http://www.keele.ac.uk/sbst/.

Lagerveld SE: Work-focused treatment of common mental disorders and return to work: a comparative outcome study. J Occup Health Psychol 2012;17:220 [PMID: 22308965].

NIOSH: Total worker health. www.cdc.gov/niosh/twh/.

Pomaki G: Workplace-based work disability prevention interventions for workers with common mental health conditions: a review of the literature. J Occup Rehabil 2012;22:182 [PMID: 22038297].

Reme SE: Distressed, immobilized, or lacking employer support? A sub-classification of acute work-related low back pain. J Occup Rehabil 2012;22:541 [PMID: 22644216].

Washington Labor and Industry: Helping Workers Get Back To Work. http://www.lni.wa.gov/ClaimsIns/Providers/TreatingPatients/RTW/default.asp.

WHO: Community-Based Rehabilitation (CBR) Guidelines. http://www.who.int/disabilities/cbr/en/.

WHO: International Classification of Functioning, Disability and Health (ICF). http://www.who.int/classifications/icf/en/.

WorkSafeBC: Understanding return-to-work programs. http://www.worksafebc.com/health_care_providers/related_information/understanding_return-to-work/default.asp.

Wynne-Jones G: Overcoming pain as a barrier to work. Curr Opin Support Palliat Care 2011;5:131 [PMID:21532349].

■ QUESTÕES PARA AUTOAVALIAÇÃO

Escolha a única opção correta para cada questão:

Questão 1: A incapacidade:
a. é definida internacionalmente como uma doença ou a impossibilidade para executar algumas funções ou todas as funções relacionadas a demandas pessoais, sociais ou profissionais em decorrência de um comprometimento físico ou mental
b. é sinônimo de comprometimento
c. presume a presença de algum tipo de comprometimento
d. em apenas um pequeno percentual de todos os trabalhadores com limitações ao trabalho relacionadas ao estado de saúde é responsável pela maior parte do número total de dias perdidos no trabalho por problemas de saúde

Questão 2: As avaliações da capacidade funcional:
a. determinam, com precisão, as aptidões físicas funcionais para a avaliação de procura de emprego, reabilitação, capacidade e incapacidade para o trabalho
b. são feitas somente por médicos do trabalho
c. incluem testes com base no desempenho, geralmente com uso de equipamentos específicos e instrumentos para medições físicas ou simulação de cargos e autoavaliações utilizando questionários
d. devem incluir uma bateria de medidas padronizadas de avaliação, abordando amplitude de movimento, força, resistência, elevação, impulsão, tração, subir escadas e outras tarefas destinadas às medições sistemáticas da capacidade física funcional das pessoas

Questão 3: A reabilitação vocacional:
a. é exigida para a maioria das pessoas com problemas de saúde relacionados ao trabalho
b. geralmente envolve o fornecimento de serviços de suporte ao emprego, educação aos empregadores, comunicação entre prestadores de serviços de saúde e empregadores, assim como a busca e implantação de programas de treinamento
c. faz parte de programas no nível individual, porém não no nível grupal, que incluem orientação, planejamento e métodos proativos para obter e manter empregos adequados
d. pode gerar instabilidade e inconveniências no emprego, em que possa haver alguma incompatibilidade entre as habilidades individuais e as responsabilidades exigidas pela descrição do cargo

Questão 4: A análise ou avaliação de riscos para a saúde:
a. é uma ferramenta de pesquisa com valor clínico limitado
b. é uma ferramenta de rastreamento que não consegue obter informações pessoais
c. pode obter dados relacionados ao estilo de vida (tabagismo, uso de álcool ou de substâncias ilícitas), às histórias médicas individuais (incluindo uso de medicamentos controlados), à autoavaliação das funções físicas (audição, visão, sono, fadiga, sintomas depressivos) e dados fisiológicos (estatura e peso)
d. possivelmente não inclua rastreamento biométrico nos locais de trabalho

Questão 5: A terapia cognitiva-comportamental (TCC):
a. é exigida pelos processos de acidente de trabalho para melhorar a saúde mental dos trabalhadores
b. tem o trabalho como foco principal na qualidade de método aplicado em ambientes ambulatoriais
c. é aplicada em empregados com licença médica em decorrência de transtornos mentais comuns (incluindo depressão e ansiedade), porém, não tem valor mensurável algum
d. com foco no trabalho possibilita que os empregados retornem mais rapidamente às atividades, em comparação com a TCC normal

Questão 6: Os fatores individuais que estão associados a incapacidades prolongadas para o trabalho (alertas azuis):
a. não explicam por que um trabalhador com dor lombar aguda se recupera sem se ausentar do emprego, enquanto outros experimentam períodos significativos de incapacidade para o trabalho
b. incluem fortes evidências de retorno ao trabalho devido a fatores como idade, sexo, educação, uso de medicamentos não narcóticos para aliviar a dor e questões relacionadas essencialmente à saúde mental
c. podem ser identificados no contexto de dor lombar, usando-se o cenário de entrevistas clínicas ou questionários como o *Orebro Musculoskeletal Pain Questionnaire* (OMPQ)
d. incluem disponibilidade mínima de obrigações funcionais ajustadas e falta de um sistema de gerenciamento satisfatório da incapacidade no ambiente de trabalho

Seção II. Lesões Ocupacionais

Lesões musculoesqueléticas

8

Anthony C. Luke, MD, MPH
C. Benjamin Ma, MD

ABORDAGEM GERAL ÀS LESÕES MUSCULOESQUELÉTICAS

FUNDAMENTOS DO DIAGNÓSTICO

▶ A história é o elemento mais importante no diagnóstico de problemas musculoesqueléticos.
▶ O mecanismo da lesão explica a patologia e os sintomas.
▶ É importante definir se a lesão é traumática ou atraumática, aguda ou crônica, de alta ou baixa velocidade (velocidades mais altas sugerem a presença de danos estruturais), ou se qualquer movimento agrava ou alivia a dor associada à lesão.

Considerações gerais

Os problemas musculoesqueléticos são responsáveis por cerca de 10 a 20% das visitas clínicas ambulatoriais para atendimento primário. Os problemas ortopédicos se classificam em traumáticos (i.e., relacionados a uma lesão) ou atraumáticos (i.e., síndromes degenerativas ou de uso excessivo) e em agudos ou crônicos. Geralmente, o mecanismo da lesão é a parte mais útil da história para determinar o diagnóstico.

É imprescindível determinar o início dos sintomas. Comumente, nos casos de lesões traumáticas agudas, os pacientes procuram auxílio médico dentro de 1 a 6 semanas após o início dos sintomas. A descrição da localização exata dos sintomas pelo paciente facilita a identificação das estruturas que poderão estar danificadas. Nos casos de descrições vagas, o médico deve solicitar ao paciente que indique com um dedo o ponto com sensibilidade máxima.

Este capítulo foi adaptado, com permissão, de Luke A, Ma CB, Sports medicine and outpatient orthopedics. In: Papadakis MA, McPhee SJ, Rabow MW, eds. *Current Medical Diagnosis and Treatment*, 53rd ed. New York, NY: McGraw-Hill;2014.

▶ Achados clínicos

A. Sinais e sintomas

De maneira geral, a dor é a principal queixa musculoesquelética (queixa mais comum), além de instabilidade ou disfunção ao redor das articulações. Levando-se em consideração que, com frequência, os sinais e sintomas são inespecíficos, a identificação de combinações esperadas dos sintomas e dos sinais observados no exame físico facilita a obtenção dos diagnósticos clínicos. Em geral, os pacientes costumam descrever sintomas de "travamento" ou de "contração", sugerindo a presença de algum distúrbio interno nas articulações. Os sintomas de instabilidade ou de "frouxidão" sugerem a presença de lesões ligamentosas. No entanto, esses sintomas também podem ser causados pelo tipo de dor que produz inibição muscular. Os sintomas sistêmicos de febre ou perda de peso, edemas sem lesão ou enfermidades sistêmicas sugerem a presença de condições médicas (infecção, câncer ou doença reumatológica).

A avaliação inicial deve seguir as orientações rotineiras de casos de trauma para excluir a hipótese da presença de alguma lesão articular grave. Entretanto, as avaliações clínicas típicas seguem os componentes tradicionais dos exames físicos e, de maneira geral, incluem inspeção, palpação, avaliação da amplitude de movimento e avaliação da condição neurovascular.

As inspeções incluem verificação da presença de edema, eritema, atrofia, deformidades e cicatrizes (cirúrgicas) (com base no método mnemônico "SEADS", em inglês). O médico deve solicitar ao paciente que movimente as articulações que estiverem causando alguma preocupação (ver Tab. 8-1). Nos casos de movimentos assimétricos, a avaliação passiva da amplitude de movimento permite que o médico verifique a gravidade da lesão.

Existem métodos específicos para avaliar cada uma das articulações. Normalmente, os **testes provocativos** recriam o mecanismo de uma lesão, com o objetivo de reproduzir a dor do paciente. Os **testes de esforço físico** se caracterizam pela aplicação de cargas nos ligamentos afetados. De maneira geral, durante os testes de esforço físico aplicam-se forças de 4,5 a 6,8 kg (10 a 15 lb). Os **testes funcionais**, incluindo tarefas simples executadas durante as atividades diárias, são bastante úteis para avaliar a gravidade de uma lesão.

Tabela 8-1 Exame do ombro

Manobra	Descrição
Inspeção	Verificar a postura do paciente e aplicar o método "SEADS" (mnemônica para edema, eritema, atrofia, deformidade, cicatrizes cirúrgicas)
Palpação	Incluir pontos de referência importantes: articulação acromioclavicular (AC), cabeça longa do tendão do bíceps, processo coracoide da escápula e tuberosidade maior (inserção do tendão supraespinhoso)
Teste da amplitude de movimento	Verificação ativa da amplitude de movimento (movimento executado pelo paciente) e verificação passiva (movimento executado pelo médico)
Flexão 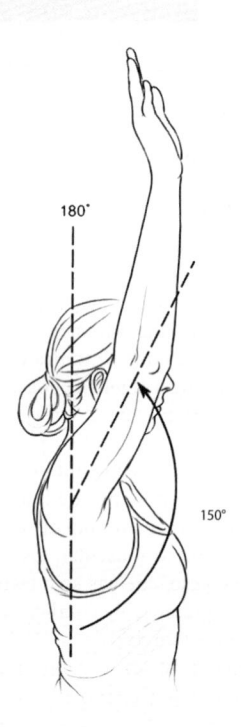	Movimentar o braço para frente o mais alto possível no plano sagital
Rotação externa 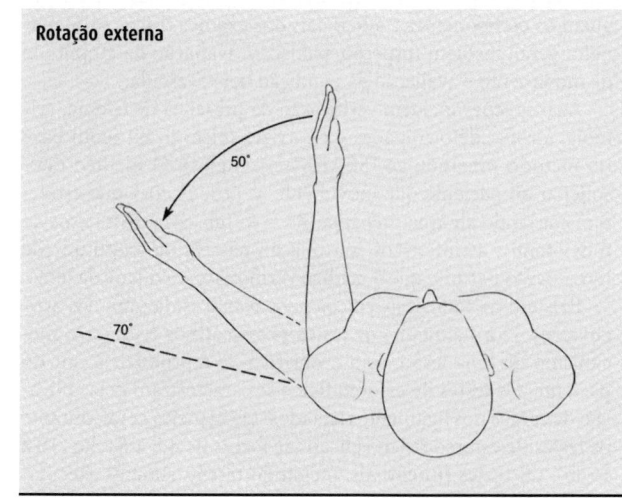	Colocar o cotovelo do paciente ao longo do corpo de modo que a rotação externa ocorra predominantemente na articulação do ombro (glenoumeral)

(continua)

Tabela 8-1 Exame do ombro *(continuação)*

Manobra	Descrição
Rotação interna	O paciente deve elevar os polegares o mais alto possível atrás da coluna em ambos os lados. O médico deve registrar o nível mais alto do processo espinhoso que o paciente consegue alcançar em cada lado (crista ilíaca = L4; ângulo inferior da escápula = T8)
Teste de resistência do rotador do pulso	
Teste do músculo supraespinal (teste de Jobe)	Abduzir o ombro resistido a 90 graus com leve flexão para frente, até aproximadamente 45 graus, para testar a resistência do tendão do músculo supraespinal (teste da "lata"), ou com abdução do ombro a 30 graus e flexionar até 30 graus (teste da "lata vazia")
Rotação externa	O paciente resiste girando o braço externamente e mantendo os cotovelos colados junto ao corpo

(continua)

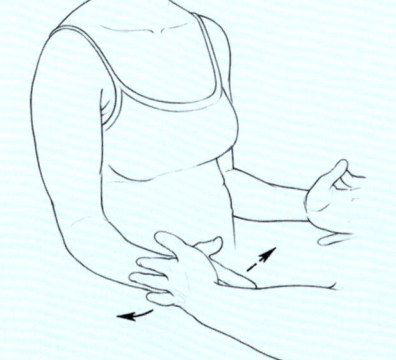

Tabela 8-1 Exame do ombro *(continuação)*

Manobra	Descrição
Rotação interna (teste de elevação vertical) 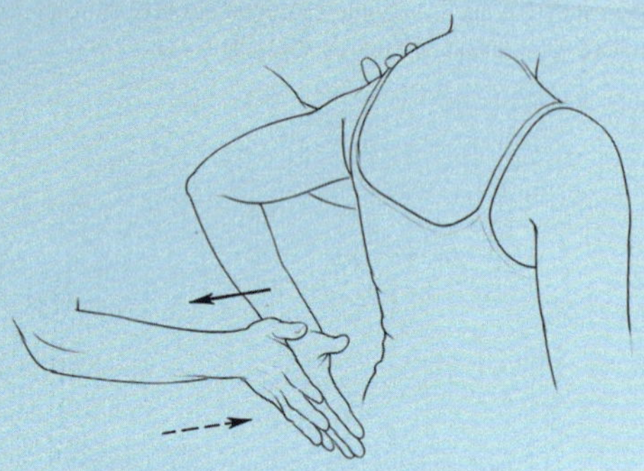	Testes positivos de "elevação vertical" identificam incapacidade do paciente em manter a mão afastada do corpo enquanto estiver tentando alcançar a parte de baixo da cintura. O médico coloca a mão do paciente na direção das costas mediante resistência. Testes positivos de "elevação vertical" sugerem insuficiência do tendão subescapular
Rotação interna (teste de pressão sobre a barriga) 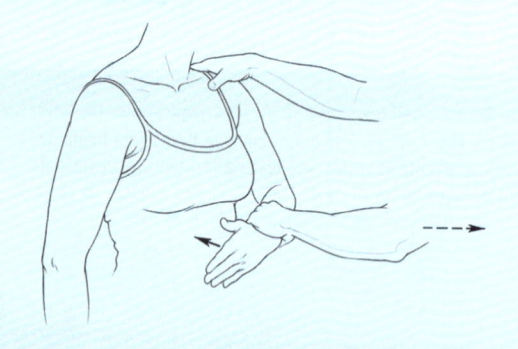	Testes positivos de "pressão sobre a barriga" identificam incapacidade do paciente em manter o cotovelo na frente do tronco enquanto estiver pressionando a barriga com a mão no sentido descendente. Testes positivos de pressão sobre a barriga sugerem insuficiência do tendão subescapular
Testes de impacto	
Sinal da proximidade de um impacto 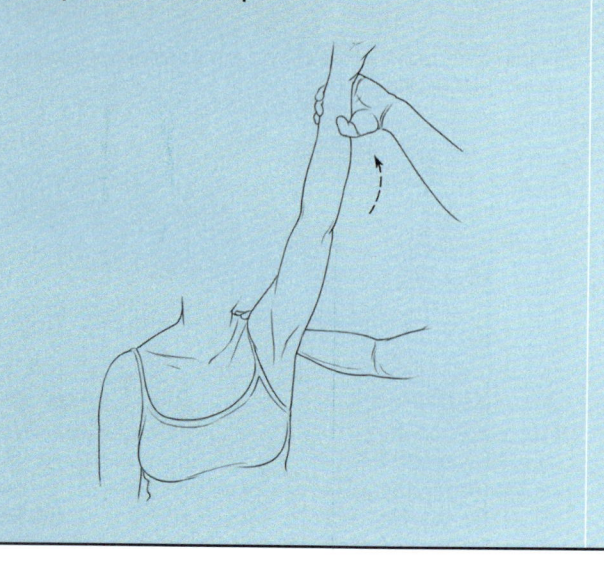	O médico deve flexionar o ombro o máximo possível na posição sobre a cabeça. Este teste é considerado positivo nas situações em que a dor for reproduzida com flexão passiva total do ombro. A sensibilidade é de 79% e a especificidade é de 53%

(continua)

LESÕES MUSCULOESQUELÉTICAS — CAPÍTULO 8

Tabela 8-1 Exame do ombro *(continuação)*

Manobra	Descrição
Sinal de impacto de Hawkins 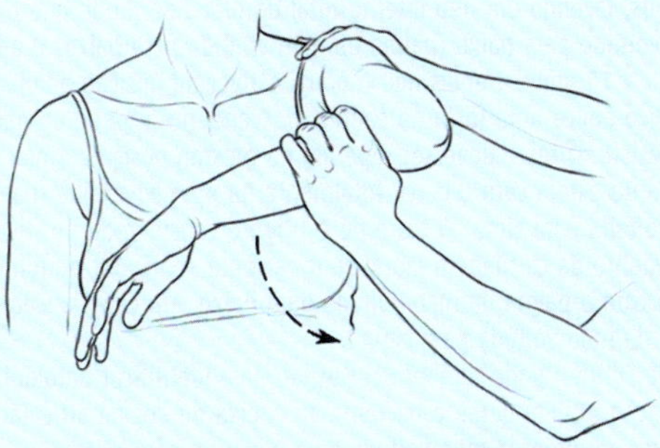	Para executar esta manobra, mantém-se o ombro do paciente à frente com flexão de 90 graus e o cotovelo também com flexão de 90 graus. Em seguida, deve-se girar internamente o ombro o máximo possível para causar impacto na tuberosidade maior na face inferior do acrômio. Este teste é considerado positivo nas situações em que ocorrer reprodução da dor com esta manobra. A sensibilidade é de 79% e a especificidade é de 59%
Testes de estabilidade	
Teste de apreensão 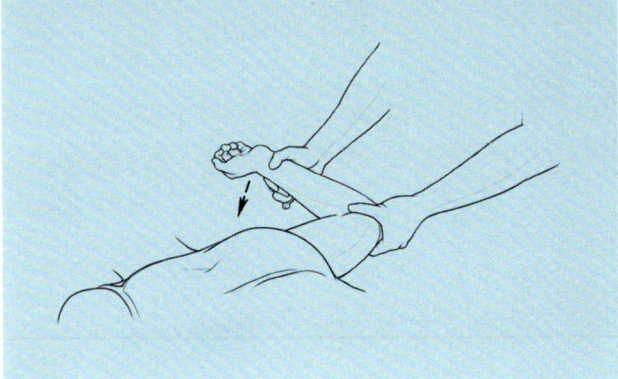	Nos casos de instabilidade anterior persistente ou de deslocamento recente, o paciente sente dor ou se protege quando for abduzido com giro externo de 90 graus. Nos casos de instabilidade posterior, o paciente fica apreensivo nas flexões do ombro para frente e com giro interno de 90 graus, com uma força direcionada para o sentido posterior
Teste de carga e de mudança 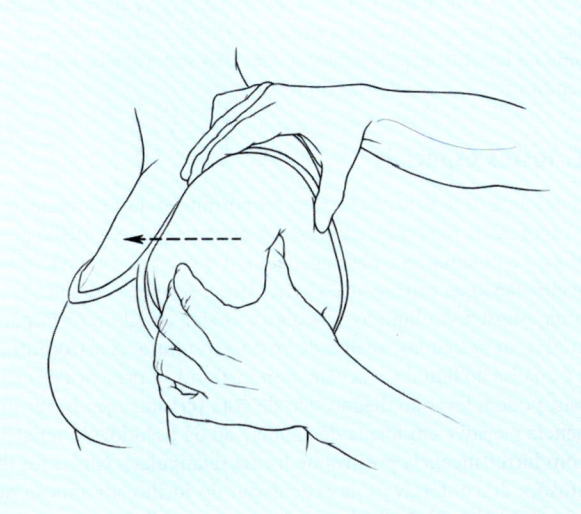	Este teste determina a instabilidade do ombro, transpondo a cabeça do úmero nos sentidos anterior e posterior em relação à cavidade glenoidal. No entanto, a execução deste teste poderá se tornar difícil nas situações em que o paciente não estiver relaxado

(continua)

Tabela 8-1 Exame do ombro *(continuação)*

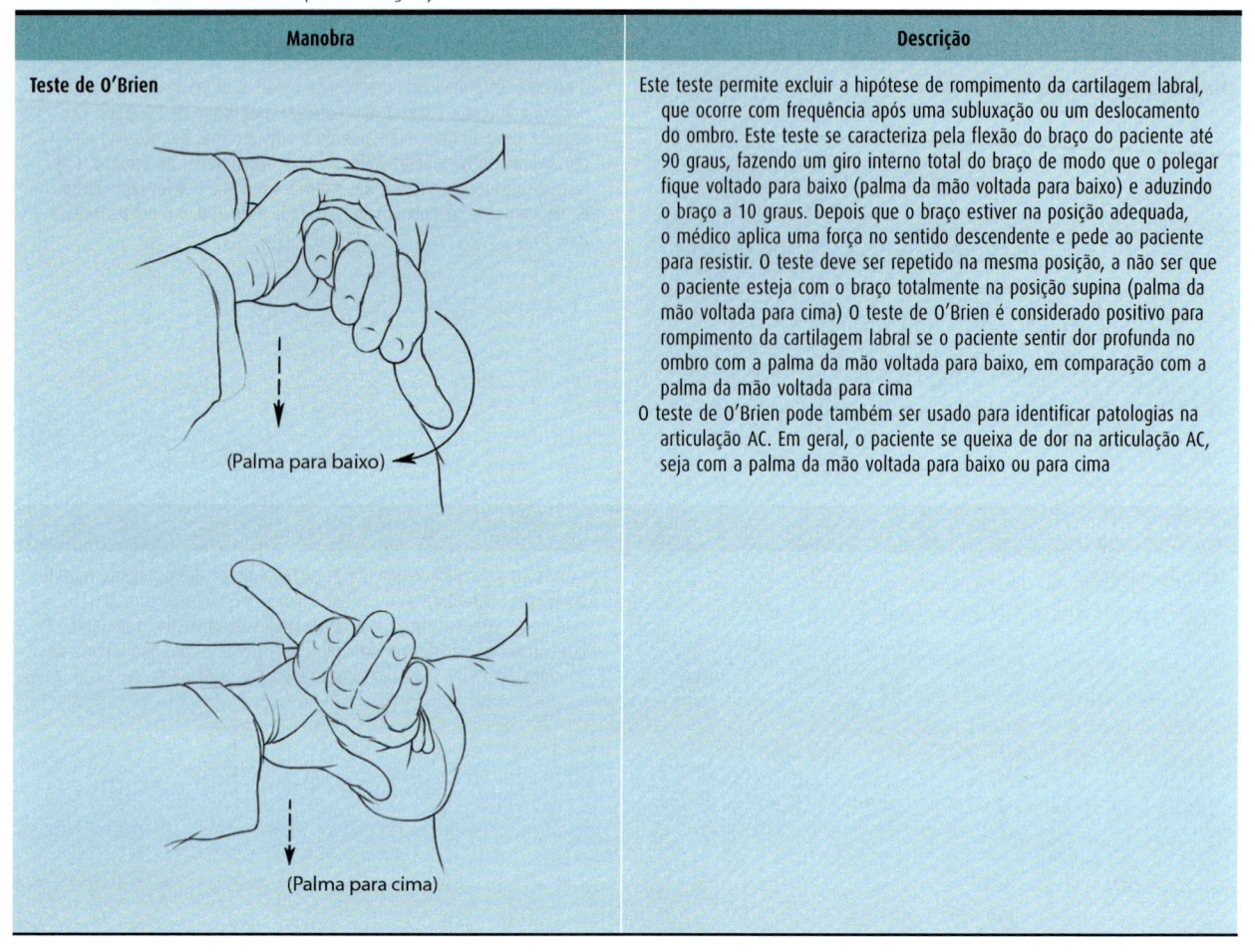

Manobra	Descrição
Teste de O'Brien (Palma para baixo) (Palma para cima)	Este teste permite excluir a hipótese de rompimento da cartilagem labral, que ocorre com frequência após uma subluxação ou um deslocamento do ombro. Este teste se caracteriza pela flexão do braço do paciente até 90 graus, fazendo um giro interno total do braço de modo que o polegar fique voltado para baixo (palma da mão voltada para baixo) e aduzindo o braço a 10 graus. Depois que o braço estiver na posição adequada, o médico aplica uma força no sentido descendente e pede ao paciente para resistir. O teste deve ser repetido na mesma posição, a não ser que o paciente esteja com o braço totalmente na posição supina (palma da mão voltada para cima) O teste de O'Brien é considerado positivo para rompimento da cartilagem labral se o paciente sentir dor profunda no ombro com a palma da mão voltada para baixo, em comparação com a palma da mão voltada para cima O teste de O'Brien pode também ser usado para identificar patologias na articulação AC. Em geral, o paciente se queixa de dor na articulação AC, seja com a palma da mão voltada para baixo ou para cima

B. Estudos de imagem

A patologia óssea pode ser avaliada por meio de radiografias comuns, embora possam ocorrer também achados específicos de tecidos moles. No entanto, os exames de tomografia computadorizada (TC) são o método mais eficaz para visualizar qualquer tipo de patologia óssea, incluindo a morfologia das fraturas. Nos dias atuais, embora sejam usadas com menor frequência, as cintilografias ósseas ainda são válidas para identificar lesões por estresse, infecções, malignidades ou patologias em vários sítios. Os exames de tomografia com emissão de pósitrons (PET, do inglês, *positron emission tomography*) facilitam a identificação de lesões malignas metastáticas. As imagens por ressonância magnética (RM) produzem excelentes visualizações de ligamentos, cartilagens e tecidos moles. Os aparelhos Tesla 3,0 de alto campo estão clinicamente mais disponíveis e permitem a resolução superior de imagens de campo magnético e tempos mais curtos nos exames, em comparação com os aparelhos Tesla 1,5 padrões. Pode-se injetar contraste com gadolínio como artrografia de RM para aumentar a sensibilidade de detecção de determinados distúrbios articulares como as lesões labrais. A ultrassonografia musculoesquelética, nas situações em que estiver disponível, ajuda a identificar problemas nos tecidos superficiais, incluindo tendinopatias e problemas sinoviais.

C. Testes especiais

A execução imediata de artrocentese permite excluir prontamente a hipótese de infecções, na presença de dor aguda no joelho com efusão e inflamação e nas situações em que o paciente não conseguir flexionar ativamente a articulação. Recomenda-se coletar uma amostra do líquido articular e enviar ao laboratório para contagem de células, análise de cristais e cultura. A artrocentese e a análise do líquido articular, demonstrando a presença de cristais, podem levar ao diagnóstico de gota (cristais com birrefringência negativa em forma de agulha) ou de pseudogota (cristais com birrefringência positiva de forma retangular). Nos casos de efusões desconfortáveis na articulação do joelho, a remoção do excesso de líquido articular possivelmente melhore a amplitude de movimento (flexão) e o conforto do paciente. A artrocentese não poderá ser aplicada nas situações em que houver celulite ativa ou abscesso articular sobrejacente para não infeccionar a articulação. Aparentemente, o risco de hemorragia, depois de uma artrocentese ou de injeção na articulação, é muito baixo, mesmos nos casos em que o paciente estiver tomando anticoagulantes. Deve-se tomar muito cuidado nos casos em que o INR for superior a 3,0, embora um estudo tenha demonstrado que mesmo níveis supraterapêuticos do INR não sugerem uma elevação no risco de hemartrose. Marcadores de inflamação, como hemograma completo, taxa de hemossedimentação, proteína C-reativa e testes reumatológicos, facilitam a avaliação de processos infecciosos, oncológicos ou reumatológicos. Estudos eletrodiagnósticos, como eletromiografia e estudos de condução nervosa, são bastante úteis na hipótese de alguma suspeita neurológica. Além disso, ajudam nos prognósticos nas condições crônicas.

▶ Tratamento

Embora o tratamento da maior parte dos problemas musculoesqueléticos ambulatoriais seja conservador, a primeira consideração é a possível necessidade de cirurgia imediata. O tratamento cirúrgico é escolhido nas situações em que o resultado for melhor para a saúde, para a recuperação funcional e para melhorar a qualidade de vida. Comumente, durante a cirurgia, o problema musculoesquelético é reparado, removido, realinhado, reconstruído ou substituído (p. ex., reposição articular).

De maneira geral, nas situações em que a cirurgia não for uma indicação imediata, o tratamento conservador, no contexto ambulatorial, inclui mudança nas atividades, aplicação de compressas de gelo, compressão e elevação (com base no método mnemônico "MICE"). O controle da dor é a preocupação principal para a maioria dos pacientes. Os medicamentos prescritos com mais frequência são os analgésicos (anti-inflamatórios não esteroides [AINEs], paracetamol ou opioides). Outros medicamentos que podem ser prescritos, embora com menor frequência, são os relaxantes musculares ou os coanalgésicos para dor neuropática (incluindo os medicamentos que se ligam à subunidade alfa2-delta do canal de cálcio [p. ex., gabapentina] ou os antidepressivos tricíclicos). As medicações tópicas, como creme ou adesivo à base de capsaicina, adesivos de lidocaína e adesivos de AINEs ajudam a aliviar a dor local superficial.

A imobilização com gesso, tipoias e bandagens protege o membro lesionado. O uso de muletas é muito útil para diminuir a sustentação de peso. Em geral, a reabilitação e a fisioterapia são alternativas utilizadas com bastante frequência. Outras modalidades comuns incluem manipulação quiroprática, massagem terapêutica, acupuntura e osteopatia.

▶ Quando encaminhar o paciente

Indicações para encaminhamentos *emergenciais* (imediatos):

- Lesão neurovascular
- Fraturas (expostas, instáveis)
- Deslocamento articular não reduzido
- Artrite séptica

Indicações para encaminhamentos *urgentes* (dentro de 7 dias):

- Fraturas (fechadas, estáveis)
- Deslocamento articular reduzido
- Articulação "travada" (impossibilidade de estender totalmente uma articulação em decorrência de algum distúrbio mecânico, comumente um corpo solto ou uma cartilagem torcida)
- Tumor

Indicações para avaliação ortopédica imediata (2 a 4 semanas):

- Fraqueza motora (neurológica)
- Sintomas sistêmicos (p. ex., febre que não tenha sido causada por artrite séptica, perda de peso)
- Envolvimento de múltiplas articulações

Indicações para avaliação ortopédica de *rotina* (para o manejo):

- Insucesso de um tratamento conservador (persistência dos sintomas por mais de 3 meses)
- Persistência de dormência e formigamento em uma extremidade

> Ahmed I et al: Safety of arthrocentesis and joint injection in patients receiving anticoagulation at therapeutic levels. Am J Med 2012;125:265 [PMID: 22340924].
> Shapiro L et al: Advances in musculoskeletal MRI: technical considerations. J Magn Reson Imaging 2012;36:775 [PMID: 22987756].

DEFINIÇÕES DE CONDIÇÕES ORTOPÉDICAS COMUNS

A. Luxação

Situação em que um músculo ou tendão com *luxação* tenha sido estendido ou tracionado em nível extremo em decorrência da exposição a uma carga excessiva. De maneira geral, a luxação é resultado da ação de uma força externa inesperada, como, por exemplo, uma queda. Os sintomas da luxação desaparecem dentro do período de alguns dias a várias semanas.

B. Distensão

Distensão é uma lesão em que algum ligamento foi alongado além do limite provocando laceração ou rompimento de fibras localizadas dentro da substância ligamentosa. Inflamações reativas em associação com edema e congestão venosa local se desenvolvem dentro do período de algumas horas a alguns dias. Às vezes, o rompimento completo de um ligamento denomina-se *distensão de terceiro grau*.

C. Tendinose ou tendinopatia

Tendinose ou *tendinopatia* é uma alteração degenerativa de um tendão, com o rompimento de fibras colagenosas, formação de novos capilares e fibrose. Possivelmente seja o resultado de alguma doença inflamatória primária, como artrite reumatoide, ou pode ser secundária a uma lesão mecânica.

D. Tenossinovite

Tenossinovite é a inflamação em uma bainha tendínea.

E. Bursite

A inflamação em uma bursa é conhecida como *bursite*. Um exemplo típico é a bursite do olécrano, causada por inflamação nos planos teciduais finos entre a pele e o olécrano.

F. Artrose

Artrose indica a presença de alguma anormalidade em uma articulação, causada por lesão, doença ou malformação congênita. Os exemplos incluem artrite pós-traumática ou osteoartrite na articulação basilar do polegar.

G. Neuropatias periféricas

Os nervos periféricos da extremidade superior podem ser comprimidos em locais específicos do braço, geralmente nos locais em que o nervo atravessa uma articulação, ou em um túnel. As compressões nervosas possivelmente sejam decorrência de fatores como compressão externa, exposição a ferramentas manuais vibratórias, esforço repetitivo das mãos ou manutenção de posturas extremas (p. ex., execução de atividades mantendo-se os braços acima da cabeça). Essas exposições, com intensidade e duração adequadas, podem provocar edema e fibrose nos tecidos adjacentes (p. ex., tendão ou membrana sinovial), comprimindo o nervo que leva ao edema e o tecido conectivo do nervo, assim como parestesias e dor. Se não for tratada, a neuropatia periférica poderá progredir para desnervação e fraqueza.

H. Lesões por esforço repetitivo

As *lesões por esforço repetitivo* se relacionam a microtraumas cumulativos associados a esforços repetitivos ou exposição a ferramentas manuais vibratórias. Essas exposições repetitivas podem provocar edema, microtrauma, inflamação aguda ou alterações degenerativas crônicas do tendão, músculo, ligamento, cápsula ou nervo associado à dor. Edema ou inchaço tecidual associado pode causar estenose que, por sua vez, poderá comprimir tendões, nervos e tecidos vasculares. Os sítios mais comuns de lesão na extremidade superior são os compartimentos dos tendões do pulso, os epicôndilos e o ombro.

■ QUESTÕES PARA AUTOAVALIAÇÃO

Escolha a única opção correta para cada questão:

Questão 1: Os testes funcionais:
a. recriam atividades cotidianas
b. raramente são utilizados para avaliar a gravidade de uma lesão
c. são sinônimos de testes de esforço
d. substituem a necessidade de testes de esforço

Questão 2: Os exames de TC:
a. são o método mais eficaz para visualizar quaisquer patologias ósseas
b. são limitadas para visualização de fraturas
c. são superiores à RM para visualizar ligamentos, cartilagens e tecidos moles
d. substituíram a ultrassonografia musculoesquelética para identificar problemas teciduais superficiais

Questão 3: A artrocentese:
a. deve ser feita imediatamente para excluir a presença de infecção com dor aguda no joelho
b. é indicada para dor no joelho na presença de efusão e inflamação
c. deve ser feita mesmo se houver celulite ativa ou abscesso sobrejacente à articulação
d. apresenta altos riscos de hemorragia

Questão 4: Trauma cumulativo:
a. não está relacionado a traumas repetitivos
b. afeta os ossos, mas não os tendões, músculos, cápsulas ou nervos
c. raramente é dolorido
d. pode envolver a extremidade

Lesões no ombro, no cotovelo e na mão

9

David M. Rempel, MD, MPH
Mohana Amirtharajah, MD
Alexis Descatha, MD, PhD

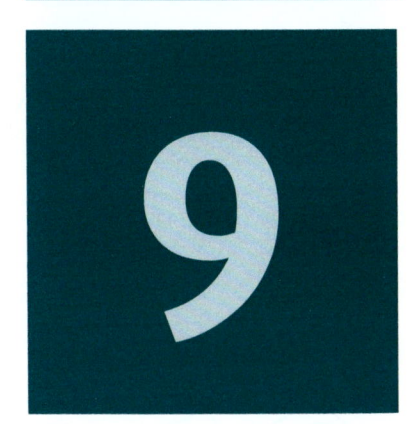

LESÕES NO OMBRO

Qualquer condição localizada no pescoço ou na parte superior da coluna torácica pode provocar dor referida no ombro. A avaliação ampla de dor no ombro inclui o exame cuidadoso das colunas cervical e torácica.

1. Síndrome do impacto, tendinose ou laceração no manguito rotador, tendinite no supraespinal, bursite subacromial

O termo *síndrome do impacto* substituiu termos diagnósticos mais imprecisos, como bursite ou tendinite, na definição de dor no ombro após uso excessivo e repetitivo ou de sobrecarga súbita. Essa patologia é responsável por grande parte da dor espontânea no ombro ou resultante de atividade laboral.

Em ombros normais, o ligamento coracoacromial atravessa o tendão supraespinal do manguito rotador. Em alguns indivíduos, quando a mão passa da posição lateral para uma posição acima da cabeça, em flexão ou abdução para frente, poderá ocorrer pressão de contato ou impacto do acrômio e do ligamento acromial sobre o manguito rotador ou sobre a bursa interveniente. A patologia inicia com uma bursite subacromial que poderá progredir para irritação no tendão supraespinal ou tendinite. A sua progressão se caracteriza pelo início de uma ulceração (laceração de espessura parcial) no tendão, resultando possivelmente em uma descontinuidade ou ruptura de espessura total no manguito rotador. Além disso, podem ocorrer lesões na cabeça longa do bíceps braquial, que se projeta ao longo da articulação abaixo do manguito até sua origem no tubérculo supraglenoidal. Em paralelo a essas alterações no tecido mole, o aspecto anteroinferior do acrômio desenvolve uma labiação osteofítica que invade o espaço subacromial.

O início da dor na parte anterior do ombro pode ser gradual ou aguda. Ocasionalmente, o início da dor coincide com o começo de novas atividades laborais com movimentos repetitivos, em especial atividades executadas com os braços acima da cabeça. É possível que os pacientes não percebam a presença da atividade desencadeante. De maneira geral, a dor se expressa sobre algum aspecto da parte anterior do ombro. Em alguns casos, a dor se limita à parte lateral do braço, nas proximidades da inserção do músculo deltoide no úmero. Às vezes, a dor é referida para o braço distal, cotovelo e, em raras ocasiões, para a mão.

Nessas circunstâncias, ocorrem todos os níveis de dor, incluindo dor intensa em estado de repouso provocada pela tensão na bursa subacromial. A dor noturna é uma queixa comum que força o paciente a buscar tratamento médico.

A síndrome do impacto pós-traumático geralmente ocorre depois de lesões menores no braço ou no ombro. A imobilização autoimposta do ombro predispõe o paciente para a síndrome do impacto, por causa do desequilíbrio funcional do manguito rotador secundário à inibição dolorosa do movimento normal.

▶ Achados clínicos

No exame físico, o paciente começa a sentir dor na parte anterior do ombro sempre que o braço for abduzido a 30 a 40° ou flexionado para frente a 90° ou mais. Geralmente, a rotação externa ativa não causa desconforto, levando-se em conta que o cotovelo é flexionado a 90°. No entanto, a rotação interna (na tentativa de colocar o polegar sobre o ângulo inferior oposto da escápula) é bastante dolorida. Nos casos de rompimento significativo do manguito rotador, os pacientes possivelmente não tenham qualquer elevação ativa superior a 90° de flexão ou mostrem fraqueza à rotação externa. Entretanto, poderão apresentar lacerações de espessura total no manguito rotador, sem perda de movimento. A presença de sensibilidade pontual anterior ao acrômio e sobre a bursa subacromial é muito comum. Dois testes usados com bastante frequência para verificar a possibilidade de impacto são o *teste de isolamento do supraespinal* (teste de Jobe [*empty can test*]) e o *teste de Hawkins-Kennedy* (Fig. 9-1).

▶ Diagnóstico diferencial

A dor anginosa causada por isquemia miocárdica pode ser confundida com a doença primária do ombro. A radiculopatia

Estudos de imagem e diagnóstico

As radiografias simples incluem uma visão anteroposterior (AP) do ombro tirada em rotação interna e externa e uma visão axilar e de saída. Essas radiografias mostram alguma alteração esclerótica na tuberosidade maior ou evidências de artrite degenerativa na articulação acromioclavicular (AC). A cabeça do úmero poderá se elevar em relação à cavidade glenoidal nos casos de rompimento extenso do manguito.

A RM pode identificar o estado do manguito, assim como a presença de alguma patologia no tendão do bíceps braquial, laceração labral, atrofia muscular indicando lesão nervosa, subluxação, deslocamento e outras alterações nos tecidos moles. No entanto, não é necessário fazer um diagnóstico específico de laceração no manguito se os sintomas do paciente melhorarem. O avanço da idade aumenta a incidência de lacerações de espessura parcial ou total no manguito, de modo que, após os 70 anos de idade, a maior parte das pessoas apresenta esse tipo de laceração.

Prevenção

Evitar a execução de atividades prolongadas ou repetitivas acima da cabeça ajuda a diminuir a incidência de dor causada por impacto. Além disso, às vezes, os exercícios de fortalecimento do manguito rotador melhoram os sintomas associados a patologias nessa área.

Tratamento

Os objetivos do tratamento são resolver a dor e recuperar a função normal e o equilíbrio muscular do paciente na região do ombro. Geralmente, esses objetivos são atingidos com tratamento não cirúrgico. Os pacientes com sintomas menos graves podem iniciar o uso de medicamentos anti-inflamatórios, exercícios pendulares e exercícios com o manguito rotador do ombro. Os exercícios pendulares se caracterizam por flexões individuais na cintura, relaxamento de toda a musculatura da cintura escapular e movimentos oscilatórios pendulares no braço envolvido. Isso diminui a pressão sobre a área impactada e pode melhorar a circulação no tendão. A contração seletiva dos músculos interno e externo do manguito rotador deprime a cabeça do úmero e reduz a pressão exercida sobre o espaço subacromial. Os pacientes devem ser orientados a fazer exercícios de resistência, usando faixas elásticas (Thera Band), mantendo o braço ao lado do corpo, o cotovelo flexionado a 90° e aplicando força em rotação interna e externa.

A maneira mais rápida de resolver os sintomas de impacto é injetar um corticosteroide e um anestésico local no espaço subacromial (p. ex., 40 mg de triancinolona e 4 mL de lidocaína a 1%). Deve-se injetar essa mistura com uma agulha n° 25 no ponto do ombro que se localiza na direção da tuberosidade maior, em uma posição 2,5 cm abaixo do quarto anterolateral do acrômio. O diagnóstico é feito nas situações em que os sintomas do paciente forem aliviados imediatamente. Na sequência, o paciente deverá iniciar uma série de exercícios progressivos de resistência.

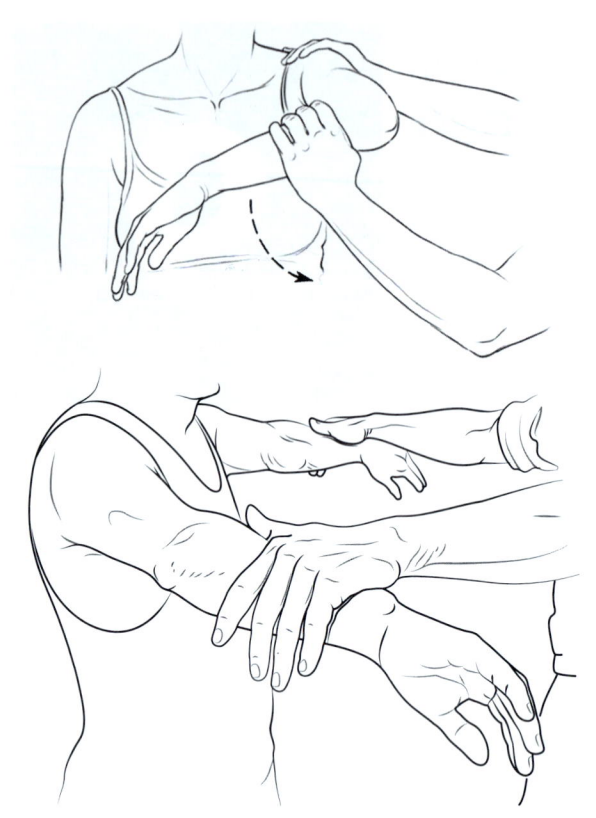

▲ **Figura 9-1 A.** Para fazer o *teste de Hawkins-Kennedy*, deve-se flexionar passivamente o braço para frente, até 90°, e o cotovelo, até 90°. No momento em que o examinador girar internamente o ombro do paciente, a dor indica impacto no tendão supraespinal. **B.** Para fazer o *teste de isolamento do supraespinal*, aplica-se resistência descendente no braço após a abdução do ombro até 90° e flexão para frente a 30°, girando-se, em seguida, o braço estendido, de modo que o polegar aponte para o solo. A fraqueza em relação ao lado oposto indica rompimento do tendão supraespinal (A parte B foi reproduzida, com permissão, de Luke A, Ma CB. *Sports medicine & outpatient orthopedics*. In: Papadakis MA, McPhee SJ, Rabow MW, eds. Current Medical Diagnosis & Treatment 2014. 53rd ed. New York: McGraw-Hill, 2014).

cervical também pode se apresentar como dor irradiada para o ombro. A sepse aguda do ombro pode imitar a bursite aguda, por causa da intensidade comparável da dor. Em geral, a sepse está associada a sinais sistêmicos, como taxa elevada de sedimentação eritrocitária e de contagem de leucócitos, porém, na realidade, é bastante rara. A presença de osteoartrose na articulação glenoumeral não é comum e pode ser difícil de distinguir de algum aspecto da síndrome do impacto até que sejam obtidas radiografias simples. A dor causada por artrite degenerativa sintomática na articulação acromioclavicular pode ser diagnosticada ou mesmo resolvida com a injeção de esteroides na articulação.

Os pacientes que reagirem apenas temporariamente à injeção ou que apresentarem recorrência depois de duas ou três injeções e que tenham feito exercícios adequados, possivelmente, sejam candidatos a cirurgia ou a cirurgia artroscópica para descomprimir o espaço subacromial. A intervenção cirúrgica inclui remoção óssea sob a superfície do acrômio e da articulação AC, bursectomia e, caso seja necessário, desbridamento e reparo do manguito.

2. Tendinose bicipital

O bíceps braquial possui duas cabeças, uma cabeça curta com origem no processo coracoide e uma cabeça longa com origem no tubérculo supraglenoidal. A cabeça longa se estende ao longo do sulco intertubercular do úmero. O tendão poderá inflamar no interior do sulco, resultando em dor e rigidez.

▶ Achados clínicos

Os pacientes poderão sentir dor na parte anterior do ombro que, com frequência, agrava-se com a execução de atividades acima da cabeça. O exame físico revela que o paciente apresenta sensibilidade pontual na área do sulco intertubercular, em uma posição anterior em relação ao úmero.

▶ Diagnóstico diferencial

A tendinose ou tendinite bicipital ou tendinite deve ser diferenciada de outras causas de dor na parte anterior do ombro, como impacto ou patologia do manguito rotador.

▶ Estudos de imagem e diagnóstico

O diagnóstico de tendinose bicipital pode ser obtido por meios clínicos. Com frequência, as radiografias simples são normais, porém, a ultrassonografia e a RM podem revelar um espessamento tendíneo ou a presença de líquido ao redor do tendão. A RM é bastante útil para identificar outras patologias ao redor do ombro.

▶ Prevenção

O fortalecimento dos músculos do manguito rotador e dos estabilizadores da escápula ajuda a evitar a incidência de tendinose bicipital, da mesma forma como costuma ocorrer nas situações em que o paciente evita a execução de atividades repetitivas ou de atividades sustentadas acima da cabeça.

▶ Tratamento

O tratamento inicial envolve repouso e administração de medicamentos anti-inflamatórios não esteroides (AINEs) e, a seguir, reabilitação, consistindo em técnicas de estabilização escapular e fortalecimento do manguito rotador. A aplicação de injeção de esteroides, orientada por ultrassom, ao redor do tendão, também é bastante eficaz. Finalmente, em casos refratários, pode-se considerar a hipótese de cirurgia, consistindo em desbridamento, tenodese do bíceps ou tenotomia.

3. Lacerações labrais

A articulação glenoumeral é circundada por uma margem fibrocartilaginosa que ajuda a aprofundar e estabilizar a articulação. Esse lábio glenoidal pode ser torcido por uma lesão aguda ou por atividades repetitivas acima da cabeça, como um atleta que faz arremessos. As lacerações que ocorrem sobre a parte superior do lábio glenoidal são conhecidas por lesões SLAP (do inglês, *superior labral anterior to posterior*) ou lesões labrais superiores, do sentido anterior para o posterior, e geralmente são observadas em atletas que fazem arremessos, como os lançadores de beisebol. As lesões de Bankart envolvem lacerações no lábio glenoidal e em uma parte do ligamento glenoumeral inferior e na parte anterior e inferior da articulação. Observa-se esse tipo de lesão nos casos de deslocamento traumático do ombro.

▶ Achados clínicos

As queixas associadas às lesões SLAP são vagas. Os pacientes podem apresentar um déficit de rotação interna, em comparação com o outro lado. O **teste de O'Brien** facilita o diagnóstico. O paciente deve flexionar o braço aduzido para frente, em pronação total, contra resistência feita pelo examinador. Essa manobra provoca dor na presença de alguma laceração SLAP. A dor melhora, se o teste for repetido com o braço na posição em supino. Com frequência, os pacientes com lesões de Bankart têm história de deslocamento e lesão no ombro e poderão apresentar sinais de apreensão anterior no exame.

▶ Diagnóstico diferencial

É muito importante considerar outras causas de dor no ombro, incluindo impacto, tendinite e patologia do manguito rotador. A RM facilita a distinção entre essas condições.

▶ Estudos de imagem e diagnóstico

As radiografias simples não têm utilidade diagnóstica, e, até mesmo, a RM simples não consegue detectar todas as lacerações labrais. A RM com artrografia é mais sensível para avaliar o lábio glenoidal.

▶ Prevenção

A adesão cuidadosa à mecânica adequada para fazer arremessos ajuda a evitar a incidência de lesões do tipo SLAP.

▶ Tratamento

As terapias que se baseiam no fortalecimento dos estabilizadores dinâmicos do ombro, assim como *feedback* proprioceptivo, podem ser bastante úteis nos casos de instabilidade crônica. No entanto, de maneira geral, as lesões labrais sintomáticas de grande porte exigem reparo artroscópico.

4. Osteoartrose do ombro

A osteoartrose na articulação do ombro geralmente ocorre nas articulações glenoumeral e/ou acromioclavicular (AC).

▶ Achados clínicos

Os pacientes se apresentam com amplitude de movimento diminuída e dor com os movimentos do ombro. Podem também apresentar sensibilidade e inchaço na articulação AC.

▶ Diagnóstico diferencial

A apresentação de osteoartrose no ombro se assemelha à capsulite adesiva, porém, as radiografias permitem fazer a distinção entre essas duas condições.

▶ Estudos de imagem e diagnóstico

As radiografias simples, incluindo visões anteroposteriores (AP) do ombro obtidas em rotação interna e externa, assim como visões axilares e de uma saída, revelam o estreitamento da articulação glenoumeral ou da AC, com formação de cistos subcondrais e osteófitos.

▶ Prevenção

É provável que as lacerações maciças no manguito rotador estejam associadas à progressão de artrite, portanto, os pacientes com essa condição devem ser orientados no sentido de que o tratamento das lacerações ajuda a evitar o desenvolvimento de artrite.

▶ Tratamento

O tratamento conservador inclui repouso, AINEs e fisioterapia. Uma das opções é aplicar injeções de esteroides nas articulações glenoumeral ou AC. Em geral, aplica-se a injeção na articulação glenoumeral com orientação fluoroscópica. A cirurgia para artrite na articulação AC consiste em uma ressecção artroscópica ou distal aberta na clavícula. A artroplastia é uma das alternativas para tratar a articulação glenoumeral.

5. Ombro congelado (capsulite adesiva)

Os pacientes com a síndrome do ombro congelado sofrem uma restrição acentuada nos movimentos da articulação glenoumeral, presumidamente em resposta a alguma inflamação capsular difusa. Embora a etiologia seja desconhecida, essa condição pode estar associada ao diabetes ou a outras condições endócrinas ou autoimunes.

▶ Achados clínicos

Os pacientes poderão sentir-se confortáveis na posição em repouso, e os sintomas são produzidos nas tentativas de movimentar a articulação glenoumeral além do permissível pela inflamação ou pelas adesões. Todas as amplitudes de movimento são limitadas. A perda de rotação umeral axial (rotação interna e externa), mantendo-se o cotovelo de lado, é diagnóstica. Com frequência, confunde-se capsulite adesiva com perda de movimento causada por patologia do manguito rotador. Nessa última situação, não há perda de rotação axial.

▶ Diagnóstico diferencial

As radiografias simples facilitam a distinção entre esta condição e a osteoartrose da articulação glenoumeral.

▶ Estudos de imagem e diagnóstico

As radiografias simples são normais nesta condição, mas podem ser requisitadas pelo médico para excluir a presença de artrite subjacente.

▶ Prevenção

Não há método preventivo conhecido.

▶ Tratamento

A resolução da dor causada pela síndrome do ombro congelado exige um curto período de tempo de imobilização com tipoia para aliviar a dor. No entanto, após o período de imobilização, os pacientes deverão se submeter a um programa dedicado de reabilitação e fisioterapia. Com tratamento fisioterápico por 6 a 18 meses, o ombro recupera gradualmente os movimentos. Na fase inicial, a recuperação motora pode ser facilitada pela distensão da articulação glenoumeral com 30 mL de líquido, soro fisiológico com lidocaína e 0,5 mL de diacetato de triancinolona. A seguir, faz-se uma manipulação suave no braço em rotação externa.

6. Deslocamentos do ombro

A anatomia do ombro contribui para a facilidade com que ocorrem os deslocamentos. A estabilidade da grande cabeça do úmero na rasa cavidade glenoidal da escápula de 5 cm x 2,5 cm depende da cápsula do ombro e das inserções de ligamentos específicos nas margens da cavidade glenoidal. Geralmente, a aplicação de força excessiva em qualquer direção provoca deslocamentos. A cabeça do úmero projeta-se para frente nas situações em que as forças forem aplicadas com o braço na posição de abdução e rotação externa, provocando lacerações nos ligamentos glenoumerais superior e médio e na cápsula a partir da margem da cavidade glenoidal da escápula. A cabeça do úmero projeta-se anteriormente e repousa em uma posição anterior e inferior em relação à cavidade glenoidal da escápula. Em situações raras, a cabeça do úmero se desloca no sentido posterior em acidentes automobilísticos, em convulsões do tipo grande mal ou na eletroconvulsoterapia. Pode-se deslocar o ombro intencionalmente nos casos de jovens com ligamentos flácidos e transtornos psiquiátricos.

▶ Achados clínicos

O deslocamento anterior agudo do ombro resulta de lesões específicas e se relaciona a uma dor muito intensa na área anterior do ombro. Em geral, os pacientes têm consciência das alterações na configuração do ombro e costumam se proteger contra movimentos nessa área, mantendo o cotovelo flexionado e o antebraço ipsilateral na mão oposta. Qualquer tentativa de movimento está associada a dor muito intensa. Os deslocamentos posteriores são menos óbvios.

▶ Diagnóstico diferencial

Outras lesões na área do ombro que deverão ser consideradas são as fraturas ou as lacerações agudas labrais e no manguito rotador.

▶ Estudos de imagem e diagnóstico

A obtenção de radiografias AP e axilares é muito comum em todos os casos de suspeita de deslocamento do ombro. Os deslocamentos anteriores mostram o deslocamento da cabeça do úmero no sentido inferior em relação à cavidade glenoidal da escápula, confirmando o diagnóstico. Nos deslocamentos posteriores, a cabeça do úmero permanece no mesmo nível da cavidade glenoidal nas radiografias AP. O diagnóstico poderá ser confirmado com uma visão axilar, que mostra a cabeça do úmero em uma posição posterior em relação à cavidade glenoidal. Na ausência de visões axilares, os deslocamentos posteriores podem passar despercebidos nas radiografias iniciais.

▶ Prevenção

A prevenção de quedas gerais e o controle satisfatório das convulsões ajudam a impedir a ocorrência de deslocamentos. O fortalecimento dos estabilizadores dinâmicos do ombro é muito útil nos casos de deslocadores crônicos.

▶ Tratamento

A aplicação de técnicas fechadas diminui imediatamente os deslocamentos anteriores e posteriores do ombro. Existem vários métodos para diminuir a incidência de deslocamentos anteriores, como, por exemplo, a manobra de Hipócrates. Essa técnica envolve distração axial gradual do braço em uma posição de flexão para frente. Aplica-se a força neutralizadora na axila, com o paciente sob analgesia intravenosa (40 a 100 mg de meperidina HCl [Demerol]). Com frequência, o giro suave do braço em rotação interna ajuda a redução. As radiografias confirmatórias devem ser obtidas após a execução do procedimento de redução.

Após a redução, os pacientes devem ser imobilizados durante 3 semanas, mantendo-se o cotovelo de lado e o braço em uma posição com 10° de rotação externa. Essa posição faz parte de um novo conceito, em comparação com o uso de tipoia e o braço em rotação interna, e se baseia em melhor contato anatômico entre o lábio glenoidal torcido e a cavidade glenoidal da escápula. Os pacientes poderão retornar às atividades normais dentro de um período de 6 a 8 semanas. Não se conhecem os índices de sucesso no longo prazo com essa posição de imobilização. Nos casos em que os pacientes tornam-se deslocadores recorrentes, a opção é fazer o reparo da inserção capsular rompida a partir do lábio glenoidal, no sentido anterior, por meio de artroscopia ou de cirurgia aberta. De maneira geral, os deslocamentos posteriores agudos exigem imobilização temporária em uma posição com leve abdução, extensão e rotação externa do ombro para manter reduzida a cabeça do úmero.

7. Instabilidade multidirecional

A instabilidade multidirecional se caracteriza por indivíduos com flacidez nos ligamentos, cujas articulações dos ombros subluxam facilmente nas direções anterior, posterior ou inferior. A ausência de alguma lesão indica que os pacientes são assintomáticos. Após a ocorrência de lesões menores, com subluxação forçada na articulação do ombro, é possível que os pacientes continuem a sentir dor nos ombros com as atividades cotidianas e sintomas de instabilidade em posições diferentes do ombro e do braço.

▶ Achados clínicos

O exame físico pode mostrar evidências de flacidez ligamentosa nos pulsos, cotovelos e joelhos. O exame do ombro revela a presença de flacidez e de deslocamento excessivo da cabeça do úmero nas direções anterior e posterior. Os pacientes podem apresentar instabilidade voluntária.

▶ Diagnóstico diferencial

É possível que as lesões SLAP e outras lacerações labrais se apresentem de forma semelhante.

▶ Estudos de imagem e diagnóstico

Os estudos de RM facilitam a exclusão de patologia labral.

▶ Prevenção

Não existe método preventivo conhecido, porém, o fortalecimento do ombro, conforme demonstrado adiante, poderá melhorar os sintomas.

▶ Tratamento

O objetivo principal do tratamento é educar os pacientes a se ajustarem em relação ao problema, alterando o estilo de vida, fortalecendo o ombro e postergando a execução de atividades sintomáticas. Em alguns pacientes, costuma-se focar o reparo cirúrgico na correção das instabilidades direcionais dominantes.

8. Fraturas claviculares

De maneira geral, as fraturas claviculares resultam de golpes diretos no ombro e, em casos raros, de quedas com a mão estendida. As fraturas no terço médio são as mais comuns, enquanto as fraturas no terço distal são as menos frequentes.

▶ Achados clínicos

A porção proximal da clavícula se eleva pela ação do músculo esternocleidomastóideo. O peso do ombro desloca a porção distal no sentido descendente. A formação de edema local resulta de hemorragias no local da fratura. Em geral, o paciente apoia a extremidade envolvida com a mão oposta. Em raras situações, a porção proximal perfura a pele, produzindo fratura exposta.

▶ Diagnóstico diferencial

Os deslocamentos na articulação AC se apresentam de forma semelhante.

▶ Estudos de imagem e diagnóstico

As radiografias simples da clavícula são suficientes para a obtenção do diagnóstico.

▶ Prevenção

A prevenção inclui evitar quedas e adotar medidas de segurança nos locais de trabalho.

▶ Tratamento

A imobilização desse tipo de fratura é feita com aplicação de uma faixa em forma de oito ou uma tipoia com faixa. Há algumas dúvidas sobre se a aplicação de tipoias em forma de oito, ou mesmo de uma jaqueta de gesso, possa influenciar a posição da fratura. A presença de alguma deformidade cosmética leve é comum. O tratamento cirúrgico consiste em uma redução aberta com fixação interna nos casos de fraturas no terço distal, fraturas com deslocamento significativo e fraturas com a pele em forma de tenda, ou nos casos de necessidade de retorno rápido ao trabalho ou às atividades esportivas. As fraturas expostas são consideradas emergências cirúrgicas.

9. Fraturas no umero proximal

As fraturas isoladas no úmero proximal ocorrem em consequência de quedas diretas sobre o braço ou o cotovelo.

▶ Achados clínicos

Os sintomas clínicos incluem dor na região proximal do ombro ou dor que se irradia em todo o comprimento do braço. O exame físico revela a presença de edema local causado por hemorragias no local da fratura. Depois de alguns dias, observa-se a dissecção do hematoma na parte anterior do tórax.

▶ Diagnóstico diferencial

O deslocamento da articulação glenoumeral pode se apresentar de forma semelhante.

▶ Estudos de imagem e diagnóstico

A avaliação é feita com radiografias simples da escápula e do ombro, incluindo radiografias AP da escápula e do úmero proximal e uma visão escapular lateral. A visão axilar é necessária para excluir a hipótese de deslocamento da cabeça do úmero.

▶ Prevenção

A prevenção de quedas e o tratamento de osteoporose diminuem a incidência desse tipo de fratura.

▶ Tratamento

A classificação de Neer das fraturas umerais proximais em quatro partes ajuda a decidir qual é a melhor modalidade de tratamento. A imobilização temporária é a opção de tratamento para fraturas sem deslocamento ou com deslocamento mínimo no colo cirúrgico ou anatômico ou nos tubérculos maior ou menor. As fraturas com deslocamento em um ou em ambos os tubérculos indicam a presença de lacerações no manguito rotador. As fraturas com deslocamento podem necessitar de tratamento cirúrgico por meio de redução aberta e fixação interna. As fraturas de quatro partes podem resultar na perda de suprimento de sangue para a cabeça do úmero e, possivelmente, exija reposição protética. O deslocamento da cabeça do úmero fraturada exige redução, geralmente por métodos cirúrgicos.

As instruções em relação à movimentação precoce do ombro são muito importantes nos casos de fraturas que não foram fixadas e de fraturas que sofreram cirurgia. O objetivo principal da fisioterapia é recuperar amplitude de movimento normal e a resistência ao redor do ombro. Os pacientes devem progredir de amplitude de movimento ativa para exercícios de resistência, iniciando com exercícios isométricos e evoluindo para exercícios isotônicos.

10. Luxação da articulação acromioclavicular

As lesões na articulação acromioclavicular resultam de quedas ou de traumas diretos no braço ou no ombro. Essas lesões são comuns nos esportes de contato, como hóquei e futebol americano. Os ligamentos conoide e trapezoide são os principais responsáveis pela estabilidade ao longo da articulação acromioclavicular. Esses ligamentos, que se conectam com a superfície inferior da clavícula, suspendem a escápula na posição vertical por meio da inserção na base do processo coracoide. Os ligamentos acromioclaviculares menos robustos e as inserções da musculatura do deltoide entre a clavícula e o braço dão estabilidade adicional. Nas lesões menores, os ligamentos da articulação acromioclavicular se alongam e, com a intensificação da força, os ligamentos coracoacromiais também sofrem alguma lesão. Nas lesões graves, pode ocorrer avulsão parcial do deltoide em relação à sua origem na clavícula ou no acrômio.

▶ Achados clínicos

Os sinais e sintomas incluem dor, deformidade e sensibilidade na articulação acromioclavicular.

▶ Diagnóstico diferencial

As fraturas na clavícula têm aparência clínica semelhante e poderão ser diferenciadas pelas radiografias simples.

▶ Estudos de imagem e diagnóstico

As radiografias do ombro lesionado excluem fraturas na clavícula ou no úmero proximal. Geralmente, o deslocamento da articulação acromioclavicular pode ser identificado nas visões AP da articulação. As radiografias do ombro podem ser obtidas com o paciente segurando um peso ou com tração.

▶ Prevenção

Providências como evitar quedas e garantir a segurança nos locais de trabalho diminuem a incidência dessas lesões.

▶ Tratamento

O tratamento da maior parte dessas lesões consiste no alívio dos sintomas com uma tipoia para imobilizar o ombro e apoiar o peso do braço. Os pacientes poderão retomar as atividades assim que sentirem conforto na região. Uma vez que o ombro estiver estável, em termos de redução da dor (4 a 6 semanas), a fisioterapia ajuda a aumentar a resistência. Os resíduos comuns das lesões AC são deformidades cosméticas leves, causadas por uma proeminência na extremidade distal da clavícula. Nos casos de rompimento grave da articulação AC, com separação do deltoide ou formação de tenda na pele, é possível que a cirurgia seja a melhor indicação.

11. Neuropatia no plexo braquial – síndrome do desfiladeiro torácico

A síndrome do desfiladeiro torácico é um conjunto de sinais e sintomas causado pela compressão das estruturas neurovasculares que se estendem do tórax ao pescoço e sob a clavícula na axila. A compressão dos vasos e dos nervos do plexo braquial e/ou dos vasos subclávios ocorre no triângulo interescaleno, atrás ou abaixo da clavícula ou do espaço subcoracoide, ou em uma posição mais distal no músculo peitoral menor. As costelas cervicais ou as bandas fibrosas congênitas e, raramente, a não consolidação ou consolidação inadequada da clavícula podem comprimir o desfiladeiro torácico. Esse tipo de distúrbio não é muito comum e, com frequência, o diagnóstico passa despercebido. As mulheres são afetadas com mais frequência que os homens, geralmente entre as idades de 20 e 50 anos.

▶ Achados clínicos

Os distúrbios neurogênicos são mais comuns que os distúrbios vasculares. Os pacientes relatam dor e/ou parestesia que irradia no sentido descendente do pescoço ou do ombro até o antebraço e os dedos. De maneira geral, esses pacientes têm dificuldade para executar atividades com os braços acima da cabeça. Há uma sensação de mãos inchadas ou pesadas. O envolvimento da parte inferior do plexo braquial é muito comum e produz sinais de dormência, formigamento e fraqueza nos músculos intrínsecos inervados pelo nervo ulnar e sintomas no lado ulnar do antebraço e da mão. Os pacientes poderão sofrer compressão venosa ou insuficiência arterial de saída.

▶ Diagnóstico diferencial

O diagnóstico da síndrome do desfiladeiro torácico pode ser confundido com doença do disco cervical no nível C7-T1 (que é uma condição rara), podendo produzir radiculopatia em C8. O aprisionamento do nervo ulnar no túnel ulnar (ou canal de Guyon) geralmente pode ser diferenciado pelo exame físico ou por eletroneuromiografia (EMG) adequada. Manobras provocativas (Fig. 9-2), como fazer exercícios acima do nível da cabeça ou permanecer de pé na posição do teste costoclavicular (posição do cinto militar), obliteram o pulso radial ipsilateral e produzem sintomas. O importante é localizar a reprodução dos sintomas com *manobras controladas específicas de tensão neural*, como, por exemplo, controle do alongamento do plexo braquial ao longo da depressão escapular, abdução do ombro (até 90°) e rotação externa, extensão do punho/dedo, seguidas de extensão do cotovelo com supinação do antebraço ou flexão do cotovelo com pronação. Outras manobras mantidas por 60 segundos, como a manobra de Adson, o teste de Wright, o teste de Roos ou a hiperabdução do ombro a 180°, também podem reproduzir os sintomas. Junto à execução dessas manobras, é importante observar-se a palidez da palma da mão, que é uma indicação de comprometimento vascular associado.

▶ Estudos de imagem e diagnóstico

As radiografias simples da coluna cervical facilitam a localização de diferenças congênitas, como costelas cervicais e processos transversos longos ou mesmo primeiras costelas hipoplásicas. As visões torácicas lordóticas apicais são indicadas para excluir tumores do tipo Pancoast. As imagens sofisticadas por ressonância magnética e angiografias ou TC de alta resolução podem ser muito úteis. A eletroneuromiografia é uma opção válida, principalmente na presença de fraqueza muscular.

▶ Prevenção

Embora essa condição possa ser secundária a alguma anormalidade anatômica, os sintomas podem ser desencadeados pela execução de atividades com os braços acima da cabeça ou pelo trabalho em computadores com postura da cabeça para frente. A identificação e a correção dos desencadeadores posturais são partes importantes do tratamento.

▶ Tratamento

O tratamento inicial é conservador e depende de treinamentos posturais de resistência adequados para atenuar o mecanismo de compressão do desfiladeiro torácico. Os pacientes devem ser incentivados a diminuir a obesidade e a melhorar o condicionamento físico geral.

A conscientização de que a postura é a causa principal de impacto é imprescindível e, além disso, os pacientes devem iniciar programas de treinamento postural e de exercícios gerais na extremidade superior e no ombro. Recomenda-se minimizar a execução de atividades acima da cabeça e de carregar cargas pesadas. No caso dos usuários de computadores, uma medida muito importante é abaixar a altura do teclado e do *mouse* para o nível dos cotovelos e mover o monitor para mais perto e em uma altura adequada (p. ex., o topo do monitor deve permanecer no mesmo nível dos olhos). As estações de trabalho em pé também oferecem alguns benefícios. O nível de progresso pode ser medido em termos de algumas semanas ou meses.

A síndrome vascular do desfiladeiro torácico pode necessitar de tratamento cirúrgico para liberar os músculos escalenos anteriores e fazer ressecções na primeira costela ou na banda fibrosa. A osteotomia clavicular é uma opção válida nos casos em que os sintomas não responderem ao tratamento conservador.

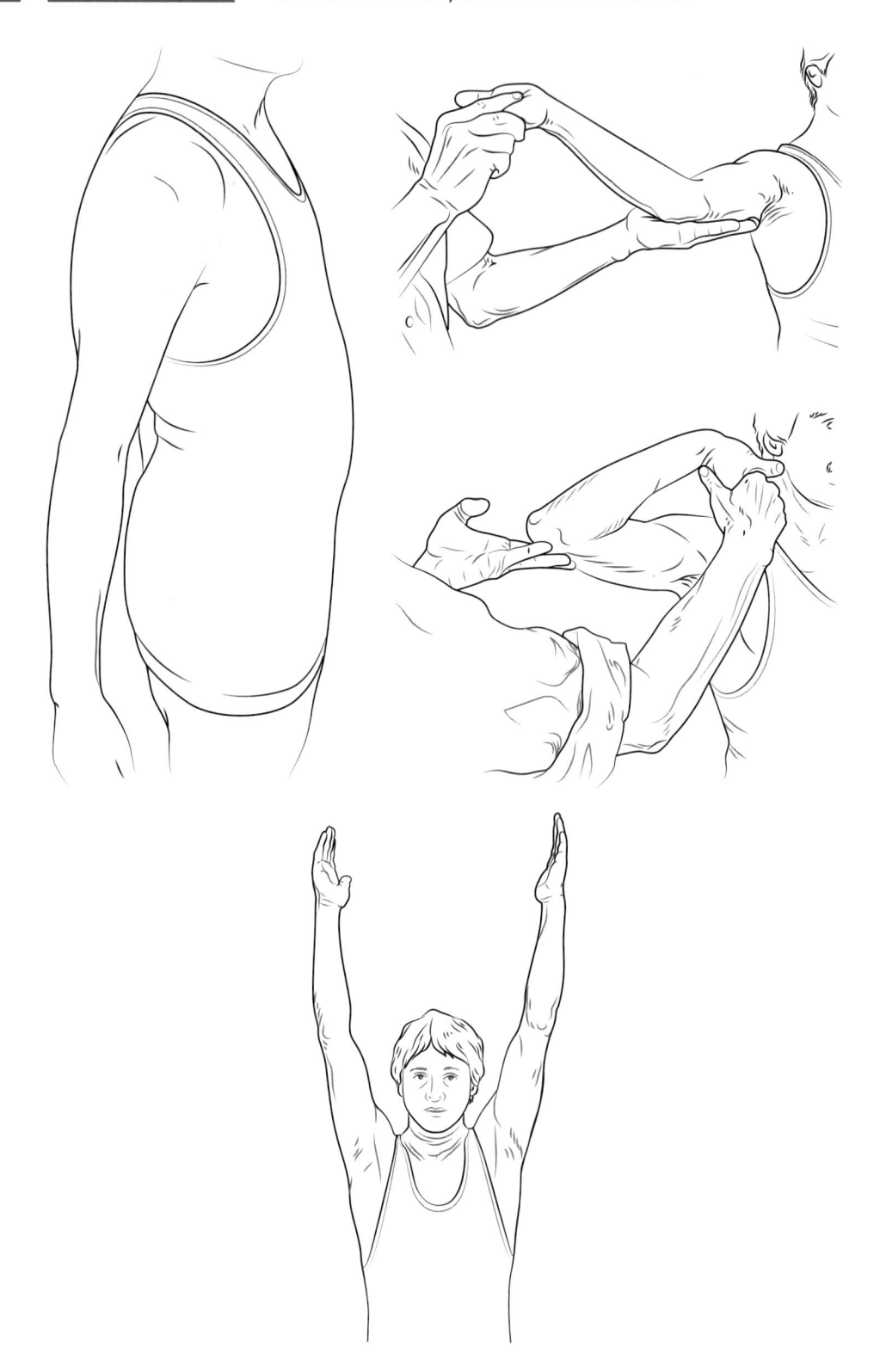

▲ **Figura 9-2 A. Posição do cinto militar. B. Teste de tensão neural** no nervo mediano. **C. Teste de tensão neural** no nervo ulnar. **D. Teste de hiperabdução do ombro.**

LESÕES NO COTOVELO

A presença de dor e de incapacidade no cotovelo é muito comum nos locais de trabalho, sendo que o índice médio de incidência é de 1% ao ano entre os trabalhadores. As avaliações permitem fazer a distinção entre lesões traumáticas agudas e lesões crônicas causadas por esforço repetitivo. A combinação entre contexto, localização e tipos de sintoma e exame físico é suficiente para o diagnóstico de grande parte dos distúrbios no cotovelo. Os estudos de imagens e de condução nervosa são opções a serem consideradas nos casos de possíveis fraturas ou de neuropatias periféricas que não respondam ao tratamento conservador. O tratamento e a prevenção devem ser orientados de acordo com os fatores de risco nos locais de trabalho, como preensão e empunhadura repetidas com força intensa, estresse por contato e posturas viciadas do cotovelo.

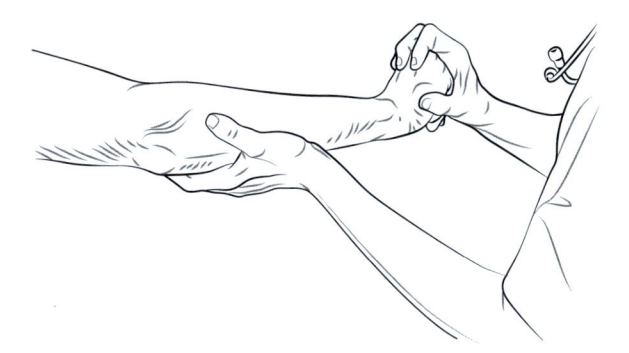

▲ **Figura 9-3 Teste de Cozen:** médico testando a dorsiflexão do punho de um paciente contra resistência. A dor epicondilar umeral lateral resultante sugere cotovelo de tenista.

Distúrbios	Principais elementos do diagnóstico
Epicondilite lateral	Dor mecânica que se localiza no epicôndilo **lateral** +/- fraqueza
Compressão do túnel radial no cotovelo	Dor que se localiza em uma posição distal em relação ao epicôndilo **lateral** com parestesias na mão
Epicondilite medial	Dor mecânica que se localiza no epicôndilo **medial** +/- fraqueza
Compressão do nervo ulnar no cotovelo	Sintomas neuropáticos na distribuição ulnar da mão ou do antebraço com sensibilidade na parte **medial** do cotovelo
Síndrome interóssea anterior	Fraqueza **difusa** (sinal de OK)
Síndrome do pronador	Sintomas semelhantes aos da síndrome do túnel do carpo na mão, que aumentam por pronação
Bursite no olécrano	Inchaço **posterior** no cotovelo
Osteoartrose	Dor progressiva **difusa** e rigidez
Lesão no ligamento colateral ulnar	Dor **medial** nos esportes que envolvem arremessos
Fratura no cotovelo	Trauma grave com sensibilidade pontual
Deslocamento do cotovelo	Trauma grave (alta energia) e deslocamento **posterior**

1. Epicondilite lateral (cotovelo de tenista)

A epicondilite lateral umeral é também conhecida por "cotovelo de tenista", tendo em vista que é um problema comum entre os jogadores de tênis. É possível que essa condição ocorra entre trabalhadores que fazem preensão vigorosa e empunhadura potente por repetidas vezes, que trabalham com o punho em extensão prolongada ou que executam movimentos repetitivos do punho em extensão forçada. O processo patológico envolve lacerações tendíneas e necrose no ponto de inserção do músculo extensor radial curto do carpo (ERCC) no epicôndilo lateral do úmero e na origem do músculo extensor radial longo do carpo ao longo da linha supracondilar. A lesão pode ser mais proximal na junção muscular do tendão do ERCC. O termo *epicondilite* é uma denominação inadequada, tendo em vista que a patologia se relaciona mais com fibrose e alterações degenerativas no tendão do que com processos inflamatórios agudos.

▶ Achados clínicos

Os pacientes apresentam sintomas mal definidos no cotovelo ou dor que se irradia para o aspecto dorsal do antebraço. Em geral, os sintomas ocorrem à noite e em repouso, porém, são mecânicos e se relacionam a movimentos, principalmente em atividades que envolvam preensão (p. ex., segurar o volante de um veículo), dorsiflexão ou supinação do punho (p. ex., girar a maçaneta de uma porta).

O exame físico revela a presença de sensibilidade local sobre o epicôndilo lateral ou distal ao longo da origem do extensor comum. Às vezes, a dor ocorre no terço distal do úmero, que se localiza na origem do extensor radial curto do carpo. Os pacientes poderão se queixar de fraqueza, considerando que a dor é causada pelo movimento de preensão. Para reproduzir os sintomas, o médico deve pedir ao paciente para endireitar o cotovelo e, a seguir, estender o punho contra resistência (teste de Cozen; Fig. 9-3); ou estender o dedo médio contra resistência, mantendo o punho reto; ou segurar o encosto de uma cadeira com os cotovelos estirados e tentar erguê-la (teste da cadeira).

▶ Diagnóstico diferencial

Os sintomas de osteoartrose na cabeça do rádio, que é uma condição rara, podem assemelhar-se aos sintomas do cotovelo de tenista. Geralmente, as radiografias simples permitem fazer a distinção entre esses dois distúrbios.

As fraturas na cabeça ou no colo do rádio, causadas por quedas com a mão estendida, podem produzir sintomas semelhantes. A história de trauma e as visões radiográficas anteriores e laterais facilitam a definição do diagnóstico de fratura.

A síndrome do túnel radial, provocada por aprisionamento do ramo posterior do nervo radial, é uma alternativa a ser considerada em casos refratários, embora, em geral, os sintomas sejam mais distais. A supinação resistida com leve flexão do cotovelo possivelmente agrave a dor.

O exame da parte superior do braço, ombro e pescoço permite excluir a hipótese de dor referida causada por radiculopatia em C6 ou tendinopatia no ombro.

Estudos de imagem e diagnóstico

O diagnóstico se baseia no exame clínico. Os estudos de imagens permitem excluir a presença de fratura ou artrite nos casos de trauma grave ou de sintomas refratários. A RM é uma opção interessante para excluir a hipótese de alguma patologia intra-articular.

Prevenção

O fortalecimento geral da musculatura do cotovelo e do antebraço e as instruções adequadas para uso de ferramentas manuais e/ou modificação de ferramentas manuais podem evitar a incidência de epicondilite umeral lateral nos trabalhadores em situação de risco. A intervenção se caracteriza pela redução de movimentos de preensão ou de empunhadura com força muito intensa ou evitar a repetição de flexão forçada do punho ou dedo.

Tratamento

O tratamento da epicondilite lateral é uma questão polêmica, levando-se em consideração o histórico natural lento da cicatrização após a eliminação da atividade agravante.

A remoção ou modificação das atividades provocadas é fundamental nos casos de distúrbios crônicos ou, temporariamente, em episódios agudos. Os pacientes devem ser orientados a evitar preensão ou empunhadura vigorosa, principalmente com extensão do punho. O fortalecimento do músculo do antebraço é muito importante após a resolução de uma dor aguda. Os exercícios de fortalecimento devem ser iniciados com cargas pequenas e progressão lenta. Por exemplo, recomenda-se iniciar com movimentos dos pulsos usando pesos de 250 g (ou elásticos cirúrgicos equivalentes), aumentando a carga a cada uma ou duas semanas. Embora não haja evidências da eficácia no longo prazo, faixas elásticas de contra força poderão produzir algum benefício temporário e servir de lembrete para reduzir a força de preensão.

O uso de anti-inflamatórios não esteroides (AINEs) e de compressas de gelo possivelmente seja uma alternativa válida para episódios de dor, em especial a dor noturna, porém, não há evidências de que tenha alguma utilidade nos casos de administração contínua.

As injeções de esteroides diminuem a intensidade da dor em curto prazo (p. ex., algumas semanas), embora não haja evidências suficientes de sua eficácia em longo prazo. Os esteroides podem ser injetados em várias doses pequenas nas áreas mais sensíveis do epicôndilo ou na origem do extensor comum. Ocasionalmente, é necessário aplicar uma segunda injeção. As complicações incluem necrose, atrofia cutânea local e perda de pigmentação (temporária na maioria das vezes) em pacientes de pele escura.

As injeções de plasma rico em plaquetas (PRP) não apresentaram benefício algum em testes randomizados controlados.

Com frequência, recomenda-se fisioterapia, incluindo alongamento da origem do extensor e exercícios isométricos e concêntricos. Existem poucas evidências sobre o valor do treinamento de músculos excêntricos ou da terapia de choque extracorpóreo.

Em raras situações, é necessário fazer tratamento cirúrgico com desbridamento da origem do extensor comum ou do extensor radial curto do carpo, com ou sem reparo, mas, mesmo assim, é uma possibilidade de tratamento de epicondilite lateral recalcitrante e confirmada.

2. Epicondilite medial (cotovelo de golfista)

A epicondilite medial geralmente ocorre em jogadores de golfe e em lançadores de beisebol, assim como em trabalhadores que precisam fazer flexão forçada repetida do dedo ou do punho, ou com pronação do punho, especialmente nas flexões do cotovelo. Em geral, os pacientes sentem dor no aspecto medial do cotovelo que irradia para o antebraço. Existem muitas semelhanças entre epicondilite lateral e medial, incluindo fatores prognósticos e de risco, estratégia diagnóstica, prevenção e tratamento.

Achados clínicos

Os achados dos exames físicos incluem sensibilidade local no epicôndilo medial ou na origem do flexor proximal comum. Os sintomas podem ser reproduzidos por flexão resistida do punho.

Diagnóstico diferencial

Assim como na epicondilite lateral, a lista de diagnósticos diferenciais inclui osteoartrose, outras patologias intra-articulares e dor referida de radiculopatia cervical.

A compressão do nervo ulnar no cotovelo é um diagnóstico diferencial importante e, às vezes, está associada à epicondilite medial. Os edemas teciduais associados à epicondilite medial podem comprimir o nervo ulnar.

A dor referida provocada por radiculopatia de C8-T1 ou tendinopatia no ombro pode ser excluída pelo exame da parte superior do braço, ombro e pescoço.

Estudos de imagem e diagnóstico

O exame clínico é o fundamento do diagnóstico. Os estudos de imagem permitem excluir a hipótese de fratura ou artrite na presença de traumas graves ou de sintomas refratários. A RM (aumento de sinal em T2) é uma opção muito útil para excluir a presença de patologia intra-articular. Os estudos de condução nervosa excluem a hipótese de neuropatia ulnar.

Prevenção

O fortalecimento da musculatura do cotovelo e do antebraço e as instruções adequadas para uso de ferramentas manuais e/ou modificação de ferramentas manuais evitam a incidência de epicondilite medial nos trabalhadores em situação de risco. A intervenção deve contemplar a redução de movimentos de preensão ou de empunhadura de alta potência ou de flexão forçada repetida do punho ou dedo.

Tratamento

O tratamento envolve repouso dos tecidos envolvidos e modificação das atividades. De maneira geral, a injeção de esteroides não é recomendada, por causa do risco de lesões no nervo ulnar. Os resultados produzidos pela terapia com choque extracorpóreo são conflitantes. A necessidade de alívio cirúrgico é rara.

3. Compressão do nervo radial no cotovelo (síndrome do túnel radial)

A compressão do nervo radial no cotovelo, também conhecida por síndrome do túnel radial, é uma hipótese a ser considerada nos casos de epicondilite lateral resistente. O ramo posterior (motor) do nervo radial é comprimido na arcada de Fröhse, na parte inferior do músculo supinador, ou quando atravessa os músculos extensores do carpo. Os fatores de risco se assemelham aos da epicondilite lateral, embora essa condição não seja considerada um distúrbio comum.

▶ Achados clínicos

Geralmente, os pacientes se apresentam com dor em um ponto que se localiza entre 4 e 8 cm distalmente em relação ao epicôndilo lateral. A dor é agravada pela supinação resistida e/ou pela extensão do dedo médio. Entretanto, nenhum desses testes é específico para a compressão do nervo radial. Em distúrbios mais graves, é possível detectar desvio radial e fraqueza com a extensão do primeiro dedo na articulação metacarpal.

▶ Diagnóstico diferencial

Devem-se considerar as hipóteses de epicondilite lateral e radiculopatia referida em C6.

▶ Estudos de imagem e diagnóstico

Condução nervosa com eletroneuromiografia (sem valores padrões) e/ou RM podem ser usadas para confirmar o diagnóstico de neuropatia, embora haja uma grande diferença de opiniões entre os especialistas.

▶ Prevenção

A redução na exposição biomecânica relacionada à repetição de preensão e empunhadura forçada, em especial com extensão do punho, é a medida mais recomendada, embora esse tipo de distúrbio não seja muito comum.

▶ Tratamento

O tratamento consiste no alívio da dor com aplicação de compressas de gelo ou com administração de medicamentos anti-inflamatórios, repouso relativo com imobilização do punho e fisioterapia. A modificação nas atividades inclui evitar a execução frequente de manobras provocativas que possam intensificar os sintomas, como extensão prolongada do cotovelo com pronação do antebraço e flexão do punho.

A injeção de esteroides com anestésicos é uma alternativa viável, se for aplicada por um cirurgião de mão ou um cirurgião plástico experiente. O tratamento cirúrgico é uma hipótese a ser considerada nos casos em que o tratamento conservador não melhorar os sintomas do paciente depois de 6 meses.

4. Neuropatia ulnar no cotovelo (síndrome do túnel ulnar)

A compressão do nervo ulnar, também conhecida por *síndrome do túnel ulnar*, é o segundo distúrbio nervoso compressivo mais comum depois da síndrome do túnel do carpo. Esse tipo de síndrome se caracteriza pela presença de compressão, irritação ou subluxação no curso anatômico do nervo até o túnel ulnar (anteriormente conhecido por túnel cubital), na entrada do antebraço até o retináculo do túnel ulnar (curvatura ou ligamento de Osborne) e no arco de origem do flexor ulnar do carpo. A compressão do nervo no túnel possivelmente esteja associada a lesões antigas no cotovelo com aumento nos osteófitos, deformidade de ulna valga no cotovelo ou subluxação no nervo fora do sulco. Condições como epicondilite medial associada ao trabalho, estresse por contato (p. ex., em motoristas de caminhão) ou flexão sustentada do cotovelo (p. ex., uso de telefone) podem provocar edema localizado, compressão do nervo, isquemia, fibrose e neuropatia.

▶ Achados clínicos

Os pacientes se apresentam com sintomas neuropáticos (p. ex., dormência; formigamento; incômodo; dor em queimação, aguda ou penetrante) nos dedos inervados pelo ulnar (p. ex., dedo mínimo e dedo anular) e, com menos frequência, no aspecto medial do antebraço e cotovelo. Esses pacientes poderão apresentar alodinia (p. ex., percepção do toque normal como dolorido) ou fraqueza. Em geral, os sintomas são agravados por flexão do cotovelo ou ao manter o cotovelo em contato com a superfície de trabalho.

Comumente, o exame físico revela a presença do sinal de Tinel ou de uma sensibilidade sobre o nervo ulnar no túnel ulnar, ou a sensibilidade poderá se localizar em uma posição proximal, nas proximidades do tríceps braquial distal ou em uma posição distal em relação ao retináculo do túnel ulnar. A flexão completa do cotovelo durante 60 s (mantendo os punhos retos) poderá desencadear os sintomas (Fig. 9-4). De um modo geral, o exame

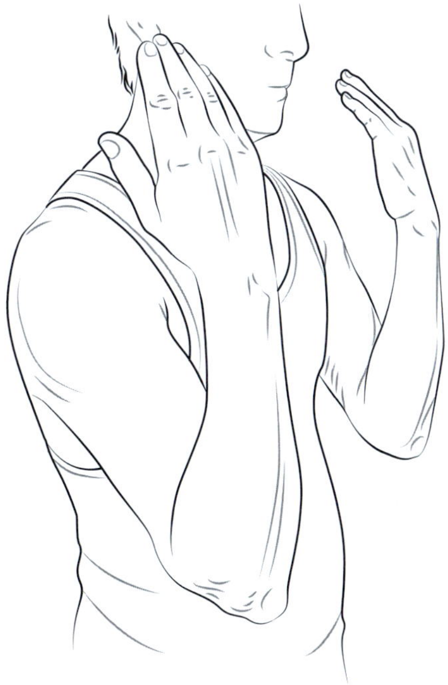

▲ **Figura 9-4** Teste de flexão do cotovelo durante 60 s. A neuropatia ulnar no cotovelo se caracteriza pela presença de formigamento ou dormência nos dedos anular e mínimo. É imprescindível acompanhar o progresso do tratamento, registrando o tempo de início dos sintomas.

sensitivo da distribuição ulnar nos dedos é anormal (p. ex., discriminação de 2 pontos, teste do monofilamento de Semmes-Weinstein, teste de alfinetadas). Fraqueza e atrofia dos músculos interósseo/adutor do polegar sugerem uma condição mais grave.

Diagnóstico diferencial

O diagnóstico diferencial inclui compressão do nervo ulnar no túnel ulnar (canal de Guyon) no punho (condição pouco comum), radiculopatia cervicotorácica em C8-T1 ou neuropatia no plexo braquial (p. ex., síndrome do desfiladeiro torácico). Os exames físicos ou os estudos de condução nervosa permitem identificar a localização da compressão.

A epicondilite medial pode ser o fator desencadeante e, por isso, sempre deve ser considerada com possível neuropatia ulnar no cotovelo.

Estudos de imagem e diagnóstico

O diagnóstico de síndrome do túnel ulnar pode ser obtido a partir de uma combinação de dados clínicos e de estudos de condução nervosa do nervo ulnar ao longo do cotovelo. Recentemente, a ultrassonografia e os estudos de imagens por ressonância magnética são considerados métodos válidos para identificar a presença de alterações morfológicas no nervo no interior do túnel ulnar.

Prevenção

É imprescindível minimizar os fatores biomecânicos de risco ocupacional para epicondilite medial. As práticas laborais devem ser modificadas para eliminar a flexão sustentada do cotovelo, como, por exemplo, usar telefones presos na cabeça em vez de telefones segurados com as mãos. Além disso, deve-se evitar o estresse por contato sustentado, como, por exemplo, manter o braço apoiado em um suporte pressionando o sulco ulnar.

Tratamento

Na fase inicial, o tratamento é conservador. Além do alívio da dor, os métodos de tratamento conservador descritos com maior frequência são modificações nas atividades, como evitar a flexão do cotovelo a 90° ou mais, ou a pressão sobre a região do epicôndilo medial. Durante a noite, recomenda-se usar faixas confortáveis que mantenham o cotovelo em aproximadamente 45° de flexão e não pressionem o nervo.

Os pacientes com atrofia muscular interóssea ou que não respondam ao tratamento conservador podem exigir descompressão cirúrgica do nervo no túnel, epicondilectomia medial ou transposição anterior subcutânea ou submuscular do nervo.

5. Bursite olecraniana

A bursite olecraniana se caracteriza pela presença de irritação e inchaço e geralmente ocorre na bursa existente entre a proeminência do olécrano e a pele sobrejacente. De maneira geral, as formas ativas não estão associadas ao trabalho e são causadas por inflamação ou sepse, embora traumas repentinos no trabalho possam desencadear processos inflamatórios. O tipo crônico é mais comum em homens e, em geral, é causado por estresse de contato repetido no cotovelo.

Achados clínicos

É comum que os pacientes se apresentem com história de dor e inchaço gradual, embora esses sintomas possam ocorrer de forma aguda depois de traumas diretos no processo olecraniano. Sinais de calor no cotovelo sugerem a presença de um processo séptico ou de outra causa de inflamação. A presença de inchaço flutuante localizado também é comum, com ou sem sepse ou inflamação. A pressão exacerba a dor.

Diagnóstico diferencial

Sepse e doenças inflamatórias, como doença reumatoide, deposições cristalinas ou a síndrome CREST (calcinose, fenômeno de Raynaud, falta de motilidade esofágica, esclerodactilia e telangiectasia), são os principais diagnósticos diferenciais.

Estudos de imagem e diagnóstico

Aspiração da bursa e realização de testes sanguíneos específicos costumam ser muito úteis, dependendo da suspeita do diagnóstico diferencial. Para fazer a aspiração, é melhor introduzir a agulha pelo menos 2,5 cm distante da bursa e, em seguida, fazer a tunelização embaixo da pele antes da penetração da agulha. Essa técnica evita a incidência de infecção secundária nos casos de bursas estéreis. A RM é uma boa alternativa em casos complexos (hipointensidade em imagens ponderadas em T1).

Prevenção

A prevenção se baseia na proteção de traumas repetitivos na face posterior do cotovelo. Geralmente, o uso de uma almofada de proteção em atividades específicas com grande exposição do cotovelo é bastante eficaz.

Tratamento

Além do uso de almofadas de proteção para evitar a recorrência de lesões, a imobilização simples é suficiente na maior parte dos casos. Nos casos agudos e doloridos, pode-se utilizar uma faixa elástica e aplicar injeções de esteroides (depois que a infecção for descartada com aspiração do líquido da bursa). A ressecção artroscópica da bursa é uma boa opção nos casos de bursite recorrente.

6. Síndrome do nervo interósseo anterior e do músculo pronador

O nervo mediano pode ser comprimido no antebraço proximal na posição distal em relação à fossa antecubital, entre as duas cabeças musculares do pronador redondo. O ramo interósseo anterior do nervo mediano também pode sofrer compressão. Esse ramo inerva a metade radial dos músculos flexor profundo dos dedos, flexor longo do polegar e pronador quadrado. Essas compressões são raras, e existem apenas alguns relatos de estudos de casos. Os fatores de risco biomecânico são pronação forçada, adução do polegar ou flexão do punho.

▶ Achados clínicos

Em ambos os casos, os pacientes se apresentam com fraqueza nas mãos, porém, os pacientes com a síndrome do pronador poderão se apresentar com parestesia que se assemelha à síndrome do túnel do carpo e com dor na parte volar proximal do antebraço. Movimentos repetitivos em pronação agravam os sintomas, que não são reproduzidos por testes provocativos no nervo mediano do punho. A pronação contra resistência (segurar a parte distal do antebraço do paciente) possivelmente reproduza os sintomas.

No caso da síndrome do nervo interósseo anterior, os pacientes sentem dificuldade em pressionar o dedo polegar contra o indicador. Os dedos polegar e indicador assumem uma forma achatada e triangular em vez da forma normal do sinal de "OK".

▶ Diagnóstico diferencial

Os diagnósticos diferenciais principais são síndrome do túnel do carpo, neuropatia no plexo braquial e radiculopatia de C6.

▶ Estudos de imagem e diagnóstico

Os estudos de condução nervosa com eletroneuromiografia ajudam a estabelecer o diagnóstico e a excluir outros tipos de neuropatia. A RM facilita a avaliação de variações anatômicas específicas que devem ser tratadas nos casos de perda motora significativa.

▶ Tratamento

A redução da tensão nos músculos envolvidos diminui o impacto. O tratamento conservador inclui evitar a execução de atividades agravantes, como, por exemplo, pronação forçada, adução do polegar e flexão do punho. A descompressão cirúrgica talvez seja uma boa opção nas situações em que o tratamento conservador não for bem-sucedido ou se houver perda motora significativa.

7. Osteoartrose no cotovelo

A osteoartrose (OA) no cotovelo é uma condição relativamente rara, que ocorre quase sempre em homens e possui uma forte associação com o uso repetitivo e extenuante do braço em atividades que variam da elevação de peso à operação de equipamentos pesados vibratórios. A OA no cotovelo se caracteriza pela formação de osteófitos, enquanto a OA secundária a um trauma com fratura intra-articular inclui formação de osteófitos e estreitamento do espaço articular, esclerose óssea e cistos subcondrais. Às vezes, a osteoartrose associada ao uso cumulativo denomina-se osteoartrose primária do cotovelo, para diferenciar de osteoartrose secundária a algum trauma anterior.

▶ Achados clínicos

A dor difusa progressiva não é específica. Durante a fase inicial do curso da doença, enquanto ainda se mantém o espaço articular, os osteófitos que se localizam na fossa do olécrano e na porção proximal do olécrano provocam dor na extensão máxima. Da mesma forma, se a formação de osteófitos ocorrer na tróclea do úmero ou no processo coronoide da ulna, observa-se a presença de dor causada por impacto em flexão extrema. Os pacientes se queixam de dor ao longo do arco de movimento, porém, em geral, trata-se de um achado tardio nas situações em que a doença estiver em um estágio mais avançado.

▶ Diagnóstico diferencial

O diagnóstico diferencial inclui osteoartrose secundária ou artrite reumatoide.

▶ Estudos de imagem e diagnóstico

Os estudos de imagens facilitam a confirmação do diagnóstico. As radiografias simples ou as tomografias computadorizadas do cotovelo em geral são suficientes e mostram evidências de OA com osteófitos.

▶ Tratamento

O tratamento conservador inclui redução na exposição biomecânica, alívio da dor, injeções intra-articulares de esteroides, fisioterapia e imobilização. A cirurgia é uma opção a ser considerada nas situações em que o tratamento conservador não for bem-sucedido ou a OA estiver em um estado muito avançado. Nos casos de trabalhadores jovens, as alternativas mais indicadas são sinovectomia, desbridamento artroscópico e artroplastia interposicional. Em outros casos, é possível que seja necessário fazer artroplastia total do cotovelo.

8. Trauma grave no cotovelo: fraturas no cotovelo, deslocamento do cotovelo

Traumas muito graves no cotovelo podem provocar lesões nos ligamentos, nos ossos e nas articulações. Esses distúrbios não são específicos em trabalhadores e poderão ocorrer em quaisquer circunstâncias de trauma.

▶ Achados clínicos

A apresentação mais frequente é dor contínua ou dor com movimento depois de traumas repentinos. Os pacientes apresentam uma grande quantidade de inchaço ou de deformidades óbvias. Os pacientes com deslocamento não conseguem dobrar o cotovelo e, na maior parte das vezes, apresentam deslocamento posterior do olécrano, em geral com fratura associada.

▶ Diagnóstico diferencial

As fraturas patológicas devem ser consideradas nos casos de traumas menores e de deterioração do estado geral de saúde do paciente.

▶ Estudos de imagem e diagnóstico

Geralmente, as radiografias simples são suficientes para a determinação do diagnóstico.

▶ Prevenção

A prevenção se baseia em práticas seguras nos locais de trabalho e ao dirigir veículos.

▶ Tratamento

O tratamento conservador se aplica aos casos de fratura em que não houver deslocamento, embora a cirurgia seja necessária na maior parte dos casos. A terapia conservadora inclui PRICE (proteção, repouso, compressas de gelo, compressão e elevação) antes e durante a avaliação médica. Os deslocamentos agudos devem ser reduzidos, na emergência, com sedação adequada e imobilização até que o paciente seja avaliado por um cirurgião. O processo de reabilitação deve ser iniciado o mais rapidamente possível, com exercícios de amplitude de movimento logo no início.

LESÕES NO PUNHO E NA MÃO

As lesões ou dor na mão e no punho são comuns nos locais de trabalho, principalmente em ocupações que envolvam preensão repetitiva ou excesso de carga sobre os dedos. A avaliação cuidadosa dos sintomas e os exames físicos focados permitem fazer o diagnóstico adequado, tendo em vista que, em geral, os sintomas são vagos e difíceis de reproduzir.

1. Dor inespecífica no antebraço, punho ou mão

Às vezes, os trabalhadores se apresentam nas clínicas de medicina ocupacional com dores não localizadas ou dores na parte distal das extremidades superiores, ou com sintomas que se alteram em termos de qualidade e localização ao longo do tempo. Aproximadamente a metade desses pacientes apresenta exame físico normal. Eles podem ter uma condição pré-clínica que ainda não se manifestou e não apresenta sintomas localizados ou achados físicos. Tratar esse tipo de paciente pode ser uma tarefa gratificante ou frustrante, dependendo da abordagem em relação ao tratamento.

Uma das abordagens é tratar como se fossem somatizações e tentar identificar e lidar com os fatores psicológicos ou psicossociais subjacentes que possam desencadear os sintomas. Essa abordagem deve ser levada em consideração nos casos em que a localização e a qualidade dos sintomas se alterarem com o tempo e se não houver qualquer agravamento aparente, causado pela execução de tarefas específicas ou por atividades biomecânicas. Os fatores psicossociais no trabalho podem ser explorados com perguntas sobre o relacionamento com os colegas de trabalho e com supervisores, preocupação em perder o emprego, padrão de bem-estar e do nível de energia no trabalho durante a semana, etc. Falar por meio de abordagens construtivas sobre as dificuldades no trabalho ou sobre a vida doméstica pode ser muito útil. Um padrão inadequado de sono também pode sugerir a presença de fatores psicossociais. O padrão inadequado de sono e os sintomas reagem satisfatoriamente aos exercícios diários, como caminhadas simples não direcionadas. Podem, também, reagir a baixas doses de antidepressivos tricíclicos à noite ou a outros medicamentos que alteram o estado de humor. Esses pacientes podem se beneficiar de um encaminhamento a um fisioterapeuta.

Outro tipo de abordagem é tentar identificar tarefas específicas e atividades biomecânicas no trabalho ou em casa que possam agravar os sintomas. Essa abordagem se torna mais útil nos casos em que a localização dos sintomas não se alterar ao longo do tempo, e o paciente identificar as atividades agravantes específicas. O médico deve levar em consideração os fatores de risco ergonômicos que afetam os tecidos no local dos sintomas. Por exemplo, a dor na região do cotovelo pode ser causada pela repetição de aperto ou preensão forçada; extensão prolongada do punho; ou estresse por contato no cotovelo. Nos casos de dor no punho, deve-se considerar a hipótese de extensão prolongada do punho ou de desvio ulnar; pronação sustentada do antebraço; movimentos repetidos do punho; ou estresse por contato na superfície volar do punho. Recomendam-se intervenções que abordem diretamente as atividades agravantes. Por exemplo, alguns usuários de computadores são sintomáticos quando utilizam teclados ou *mouses* convencionais, porque os sintomas são agravados pela pronação do antebraço. Eles podem reagir satisfatoriamente aos teclados divididos e aos *mouses* assimétricos. Recomenda-se alertar os pacientes de que a solução dos sintomas poderá levar várias semanas após a intervenção. Inúmeros estudos de intervenção em locais de trabalho demonstraram que há um benefício de redução dos sintomas após a introdução de novas ferramentas ou de mudanças nas práticas de trabalho que abordem fatores de risco ergonômicos.

De maneira geral, os médicos devem evitar o uso dos termos lesão por esforço repetitivo ou distúrbio de trauma cumulativo como diagnóstico, porém, em vez disso, sempre que for possível, devem identificar o distúrbio ou distúrbios específicos. Nas situações em que não houver achados localizados no exame físico, é mais apropriado usar os termos "dor na mão" ou "dor no cotovelo". Os tratamentos e prognósticos são diferentes entre os distúrbios específicos, e o uso de termos genéricos poderá prejudicar a eficácia do tratamento.

2. Cistos sinoviais

Os cistos sinoviais são os tipos mais comuns de tumores nos tecidos moles da mão. Essas lesões císticas cheias de líquido sinovial são mais frequentes da segunda à quarta década de vida. Esse tipo de cisto é assintomático ou poderá produzir dor com pressão direta ou durante determinados movimentos do punho. Em geral, os pacientes procuram ajuda médica quando os cistos alteram seu volume ou quando se tornam sintomáticos.

▶ Achados clínicos

Os cistos sinoviais possivelmente estejam associados a uma cápsula articular ou a uma bainha tendínea. São encontrados com maior frequência sobre o dorso do punho, embora possam ocorrer também no lado volar. Esses cistos são bem circunscritos e cheios de líquido. Os cistos suficientemente grandes poderão ser transiluminados com uma pequena lanterna. Quando ocorrem na mão, são encontrados na superfície volar e se caracterizam pela presença de uma massa firme, pequena e arredondada, "semelhante à forma de B-B", nas proximidades da base dos dedos.

▶ Diagnóstico diferencial

Outros tipos de massa nos tecidos moles também devem ser considerados, principalmente as massas mais sólidas do que císticas.

▶ Estudos de imagem e diagnóstico

O diagnóstico poderá ser feito por meios clínicos. As radiografias são úteis nas situações em que a massa tiver aspecto ósseo ou apresentar natureza calcificada. Pode-se também confirmar o diagnóstico com RM, TC ou ultrassonografia nos casos em que o exame físico não for conclusivo.

▶ Prevenção

Alguns estudos envolvendo locais de trabalho fazem alguma ligação entre cistos gangliônicos e tarefas que envolvem movimentos repetidos do punho, porém, as evidências são muito limitadas.

▶ Tratamento

As lesões assintomáticas são comuns e, ocasionalmente, desaparecem de forma espontânea, principalmente se forem pequenas e com presença inferior a um ano. Evitar sustentação de peso com extensão do punho ajuda a diminuir a dor associada aos cistos dorsais do punho. A aspiração pode ser feita ambulatorialmente, embora existam relatos de taxas de recorrência variando de 50 a 70% após o procedimento. É possível que o uso de agulhas de grande calibre (p. ex., calibre 18) para puncionar as paredes do cisto diminua a taxa de recorrência. As injeções com esteroides aumentam a incidência de despigmentação da pele e de atrofia da gordura subcutânea. A excisão cirúrgica se aplica aos casos de gânglios sintomáticos que não reagirem ao tratamento conservador.

3. Tenossinovite de De Quervain (tenossinovite do primeiro compartimento extensor dorsal do punho)

A tenossinovite de De Quervain envolve o primeiro compartimento dorsal do punho. Os tendões envolvidos incluem o abdutor longo e o extensor curto do polegar. Em geral, o início está associado ao uso excessivo do polegar e do punho, principalmente com desvio radial, como em martelagens repetitivas, elevação ou pipetagem. O revestimento tenossinovial apresenta inflamação de baixo grau.

▶ Achados clínicos

Os pacientes que iniciam novas atividades com uso intensivo das mãos ou aqueles que executam movimentos repetitivos de elevação geralmente se queixam de dor em áreas mal definidas ao longo do lado radial da base do polegar, que ocasionalmente se estende até uma posição distal, como a articulação interfalângica da mão. Essa condição pode também ser observada em mães recentes ou em fase de amamentação. Há uma sensibilidade bem localizada sobre o lado radial do rádio distal com a possível presença de edema. Quando o paciente segura com firmeza o polegar flexionado na palma da mão, o ulnar desvia a mão no punho, produzindo dor e reproduzindo a queixa do paciente (teste de Finkelstein; Fig. 9-5).

▶ Diagnóstico diferencial

Às vezes, a não união crônica do osso escafoide produz sintomas semelhantes. A dor associada à osteoartrose da primeira articulação carpometacarpal, que ocorre aproximadamente em 25% das mulheres brancas com mais de 55 anos de idade, mimetiza a tenossinovite de De Quervain, que ocorre em pacientes mais jovens.

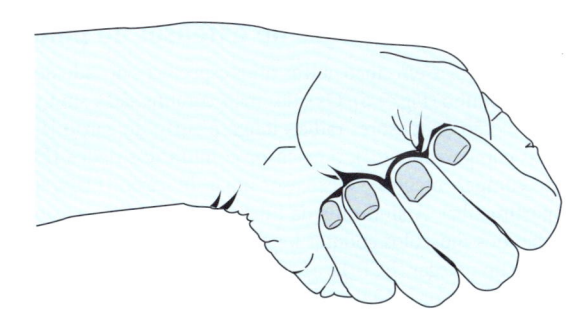

▲ **Figura 9-5 Teste de Finkelstein:** mantendo o polegar preso na palma da mão, conforme mostra a figura, o punho se desvia na direção da ulna, produzindo dor sobre o primeiro compartimento extensor dorsal.

▶ Estudos de imagem e diagnóstico

Trata-se de um diagnóstico basicamente clínico, e não existem achados radiográficos específicos. No entanto, as radiografias do punho excluem a osteoartrose na articulação carpometarcarpal e a não união do osso escafoide.

▶ Prevenção

Os pacientes devem ser instruídos a erguer o braço com a palma da mão voltada para cima (supinação completa), não com a palma da mão voltada para baixo, e a evitar o uso do polegar. A modificação nas ferramentas de trabalho diminui as repetições da flexão forçada do polegar, principalmente mantendo o punho em uma posição não neutra. O polegar que toca na barra de espaço dos teclados dos computadores, geralmente o polegar direito, é uma provável situação de risco.

▶ Tratamento

O tratamento de primeira linha é a alteração nas atividades, incluindo erguer o braço com a palma da mão em supinação, evitar elevações repetitivas e abdução do polegar e usar uma órtese no punho com tala em oito para imobilizar o polegar. A administração de AINEs ajuda a controlar a dor.

Com frequência, as injeções com esteroides são eficazes para curar essa condição. De maneira geral, as injeções se caracterizam por uma combinação de anestésico local e um esteroide e são aplicadas na bainha tendínea sobre a área do processo estiloide do rádio, administrando-se uma única injeção com uma agulha de calibre 25. As tentativas de colocar a injeção no interior da bainha e não aplicar injeções subcutâneas de esteroides evitam a despigmentação da pele e a atrofia adiposa. Apenas entre 1 e 2 mL de líquido total penetrará na bainha do tendão.

Nos casos de pacientes que não respondem às injeções locais, é necessário fazer descompressão cirúrgica da bainha do extensor comum por meio de uma incisão. Pacientes com determinadas variações anatômicas, como sub-bainha separada do tendão do extensor curto do polegar ou múltiplas tiras do abdutor longo do polegar, provavelmente respondam menos às injeções. Um fato negativo é que não há maneiras confiáveis de fazer a distinção clínica ou radiológica entre esses pacientes.

4. Outras tendinopatias do extensor do punho

A tendinite ocorre em cinco outros sítios específicos no lado do extensor do punho (Fig. 9-6). Os sítios mais comuns são a síndrome da intersecção (extensores radiais longo e curto do carpo [ERC, terceiro compartimento]), o extensor comum dos dedos (ECD, quarto compartimento) e o extensor ulnar do carpo (EUC, sexto compartimento). A síndrome da intersecção (o ERC se estende embaixo dos músculos abdutor longo do polegar [ALP] e extensor curto do polegar [ECP]) e a tenossinovite do quarto compartimento do extensor (ECD) podem ocorrer com extensão repetida ou sustentada do punho ou qualquer outro tipo de uso excessivo, como excesso de digitação e de utilização do *mouse*. A tendinite do extensor ulnar do carpo ocorre depois de lesão por torção e se caracteriza pela presença de uma dor vaga ou profunda sobre o lado ulnar do punho. A sinovite no extensor comum dos dedos com inchaço e líquido não é comum fora do contexto de artropatia inflamatória ou cristalina, portanto, os pacientes com esses achados devem ser avaliados para verificar a presença dessas condições.

▶ Achados clínicos

A localização da tendinite em relação ao compartimento específico é muito útil. Pode haver sensibilidades bem localizadas ou dor com carga resistida do tendão ou músculo. Os pacientes com tendinite sobre o tendão do músculo extensor ulnar do carpo sentem dor no lado ulnar do punho que, com frequência, estende-se desde o ponto de inserção na base do quinto metacarpo, sobre a ulna distal e no interior do antebraço distal. Em geral, a dor se agrava com extensão resistida e desvio ulnar. Da mesma forma, a tendinite nos tendões dos músculos extensores radiais longo e curto do carpo produz dor nos segundo e terceiro metacarpos, que poderá se estender até o interior do antebraço. A dor causada por essa condição poderá se agravar com extensão resistida do punho e com o desvio radial. A síndrome da intersecção ocorre na parte distal do antebraço, onde se localizam os ventres musculares dos tendões; o primeiro compartimento dorsal cruza os extensores radiais do punho, provocando compressão nessa área.

▶ Diagnóstico diferencial

A tendinite no extensor ulnar do carpo deve ser diferenciada de laceração no complexo fibrocartilaginoso triangular. A tendinite nos extensores radiais do carpo pode ser confundida com não consolidações (pseudoartrose), ou fraturas de De Quervain ou no escafoide, e com artrite radiocarpal.

▶ Estudos de imagem e diagnóstico

A tendinite é basicamente um diagnóstico clínico. Entretanto, às vezes, os estudos de RM mostram a presença de líquido ou de alterações inflamatórias ao redor do tendão afetado.

▶ Prevenção

Redução no tempo de duração de empunhadura forçada e nos movimentos repetitivos com o punho pode evitar a incidência dessas condições nos casos de trabalho intensivo com as mãos. No caso de usuários de computador, as modificações ergonômicas podem atenuar a extensão do punho com o uso do teclado e do *mouse*.

▶ Tratamento

O tratamento primário inclui modificações nas atividades, talas para o punho, AINEs e, caso seja indicado, avaliação ergonômica das tarefas e das ferramentas de trabalho. As injeções de corticosteroides são uma opção, embora devam ser limitadas para evitar o risco de rompimento do tendão. A cirurgia é indicada somente para as situações muito raras de dor refratária.

5. Dedo em gatilho (tenossinovite estenosante)

A tenossinovite estenosante dos tendões dos músculos flexores dos dedos ou do flexor longo do polegar pode produzir dor nas situações em que ocorrer flexão ou extensão forçada de um dedo ou do polegar. Os movimentos da articulação interfalângica proximal (IFP) dos dedos ou da articulação interfalângica (IF) do polegar produzem os sintomas, que se caracterizam por um estalido doloroso. O repentino fechamento da articulação se assemelha a um gatilho.

A causa principal de tenossinovite possivelmente seja a flexão repetitiva dos dedos. Essa condição está também associada a doenças sistêmicas como diabetes, disfunção da tireoide e artrite reumatoide. A história de trabalho do paciente pode revelar as causas do distúrbio, embora a maior parte dos casos seja idiopática.

▶ Achados clínicos

Em geral, é possível reproduzir o gatilho no exame, porém, com frequência, somente poderá ser observado se a flexão do dedo for ativa, em vez de passiva. Nos estágios iniciais, os pacientes se apresentam com dor somente sobre a tróclea de A1, sem gatilho. Eventualmente, algum nódulo pode ser palpado na tróclea de A1

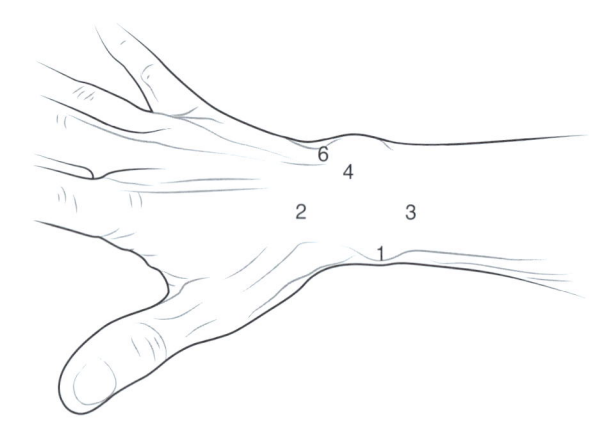

▲ **Figura 9-6** Sítios de compressão do tendão do músculo extensor: o primeiro é a tenossinovite de De Quervain (abdutor longo e extensor curto do polegar, respectivamente ALP e ECP); o segundo é a inserção dos extensores radiais longo e curto do carpo (ERC) nos ossos carpais; o terceiro é a síndrome da intersecção (o ERC se estende por baixo dos músculos abdutor longo do polegar e extensor curto do polegar); o quarto sítio é o quarto compartimento do extensor comum dos dedos (ECD); e o sexto é o extensor ulnar do carpo (EUC).

(nas proximidades da articulação metacarpofalângica) com flexão passiva da articulação interfalângica proximal. Nos estágios finais, o dedo poderá "travar" em extensão (ou, mais raramente, em flexão), sendo que o movimento fica tão limitado que impossibilita a reprodução do gatilho.

▶ Diagnóstico diferencial

Lesões traumáticas nas mãos podem provocar dor em áreas semelhantes.

▶ Estudos de imagem e diagnóstico

Não é necessário fazer estudos de imagem para estabelecer o diagnóstico, pois, em geral, seus resultados são normais.

▶ Prevenção

Evitar flexão repetitiva dos dedos contra uma carga e controlar rigorosamente o diabetes são medidas que ajudam a evitar o efeito gatilho.

▶ Tratamento

Nos estágios iniciais, a imobilização em extensão durante a noite é uma alternativa bastante útil. Todavia, a aplicação de injeções combinando esteroides e anestésicos locais (volume total de 1 a 2 mL), no interior da área da bainha sinovial, ao redor da tróclea de A1, geralmente é curativa. É possível que os pacientes que não responderem às injeções ou que desenvolverem sintomas recorrentes sejam candidatos à cirurgia para fazer a liberação da bainha tendínea.

6. Síndrome do túnel do carpo

A síndrome do túnel do carpo é um tipo de neuropatia por compressão ou pressão no nervo mediano à medida que atravessa o túnel do carpo em uma posição volar em relação aos nove tendões flexores. Os limites do canal são formados por ligamentos carpais transversos rígidos que se localizam no lado volar e nos ossos carpais no lado dorsal.

A síndrome do túnel do carpo afeta trabalhadores de qualquer idade, sendo mais comum em mulheres. Gravidez, idade avançada e obesidade aumentam o risco. Os sintomas surgem depois de uma lesão, como, por exemplo, um golpe direto no punho em dorsiflexão ou lesões associadas à fratura de Colles. A artrite reumatoide, que causa inflamação na bainha que circunda os tendões flexores, é um exemplo de lesão que ocupa espaço e produz compressão. Raros pacientes com hipotireoidismo e tecido mixomatoso nessa área correm o risco de sintomas bilaterais. Embora a causa dessa síndrome seja desconhecida em muitos casos, a preensão forçada repetida ou sustentada ou os movimentos repetitivos dos punhos e dedos no trabalho foram associados à síndrome do túnel do carpo. Ainda há muita controvérsia em torno da associação entre o túnel do carpo e o uso de teclado ou *mouse* de computadores. Os pacientes portadores dessa síndrome possivelmente percebam que a digitação em teclados de computador possa exacerbar os sintomas, em especial com o punho em extensão ou o antebraço em pronação total.

▶ Achados clínicos

Na ausência de lesão aguda, os pacientes podem desenvolver parestesias graduais e espontâneas na distribuição do nervo mediano (superfície volar do polegar, dedo indicador, dedo médio e a metade radial do dedo anular). Com a progressão da síndrome, os pacientes podem acordar, durante a noite, com dor, formigamento, ardência ou dormência nessa área da mão. Comumente, os pacientes tendem a levantar e massagear a área ou agitar o punho e os dedos. Os sintomas também podem ocorrer ao dirigir um veículo ou com preensão sustentada. Qualquer progressão adicional poderá provocar o enfraquecimento da mão. Os casos de síndrome do túnel do carpo que não forem tratados e apresentarem agravamento progressivo dos sintomas poderão resultar em lesão permanente no nervo mediano, com o consequente déficit cutâneo sensitivo persistente, fraqueza e atrofia motora tenar.

Os pacientes que são atendidos logo no início da condição não apresentam evidências de atrofia tenar, e a sensação (discriminação de 2 pontos a 4 mm) permanece intacta. Os pacientes que conseguirem manter o punho em flexão máxima durante 60 s (*sinal de Phalen*) geralmente desenvolvem sintomas, ou a pressão direta com o polegar sobre a área do túnel do carpo também poderá reproduzir os sintomas (teste de compressão carpal) (Fig. 9-7A). As batidas com um martelo de reflexo na parte volar do punho reproduzem dores agudas nas pontas dos dedos (sinal de Tinel). É possível que ocorra um enfraquecimento no abdutor curto do polegar (Fig. 9-7B). O diagnóstico é confirmado por estudos eletrodiagnósticos do nervo mediano (estudos de condução nervosa e EMG).

▶ Diagnóstico diferencial

É muito importante fazer a distinção entre dor na distribuição do nervo mediano com compressão no túnel do carpo e a dor na compressão proximal no nervo mediano. Ocasionalmente, a radiculopatia cervical (C5, C6, C7) e a síndrome do pronador redondo podem se assemelhar à síndrome do túnel do carpo, porém, o exame neurológico permite fazer a distinção entre essas condições.

▶ Estudos de imagem e diagnóstico

Não é necessário fazer estudos de imagem para obtenção do diagnóstico. Os estudos eletrodiagnósticos dos nervos são suficientes para confirmar o diagnóstico e estimar a gravidade da disfunção nervosa. Os estudos da condução nervosa devem ser ajustados de acordo com a temperatura.

▶ Prevenção

Evitar preensão forçada repetitiva ou sustentada, movimentos repetitivos do punho e dos dedos, flexão ou extensão prolongada do punho ou pressão direta sobre o túnel do carpo previne contra os sintomas. Há muitos exemplos de ferramentas ou utensílios que permitem executar as atividades do trabalho com fixação e preensão menos forçadas. Alguns exemplos incluem o uso de barras antitorque em chaves de fenda; ajuste de ferramentas para o torque mínimo; ferramentas com chaves de menor força; balanceamento de ferramentas para apoiar o peso. Ferramentas que reduzem os extremos de postura sustentada, como teclados divididos ou teclados que reduzem a pronação extrema e *mouses* de computadores assimétricos, também são muito úteis.

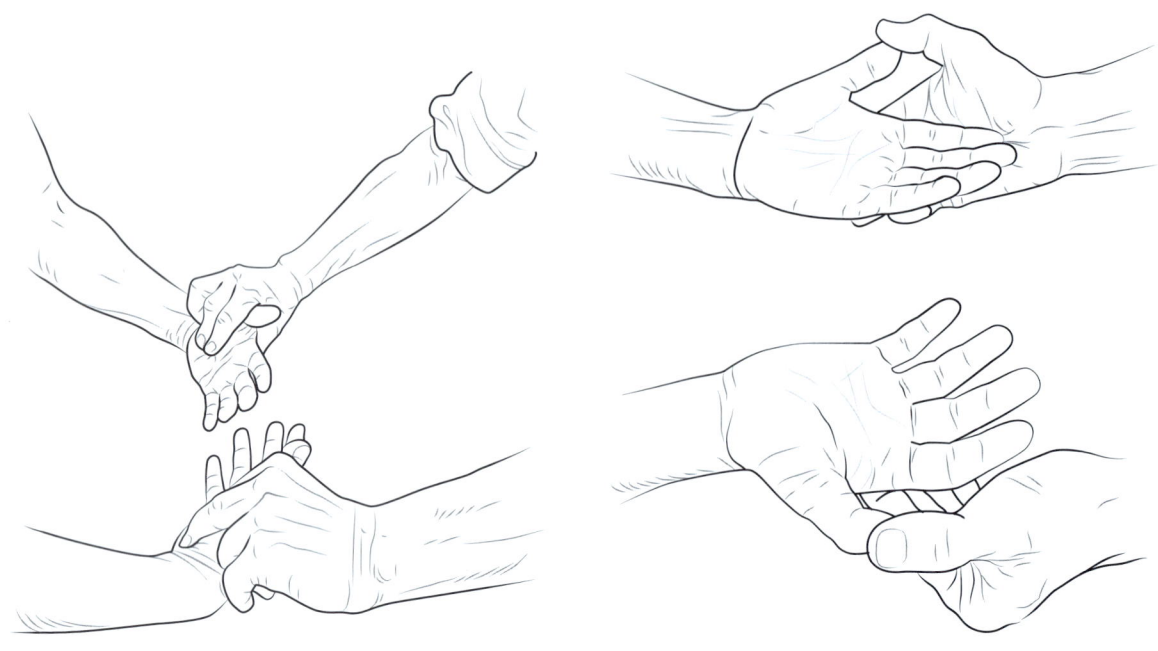

▲ **Figura 9-7** **A.** Teste de compressão do carpo – os punhos são flexionados a 45° e o polegar do examinador faz pressão sobre o túnel do carpo durante 30 s; **B.** Teste de resistência no abdutor curto do polegar (inervado pelo nervo mediano) – os pacientes devem ser instruídos a elevar a ponta dos polegares contra a pressão do polegar do examinador.

▶ Tratamento

É imprescindível tratar as condições subjacentes, como artrite reumatoide ou hipotireoidismo, que causam a síndrome do túnel do carpo. Os pacientes devem ser orientados a diminuir as atividades provocativas ou repetitivas na ausência de sinais de neuropatia. As órteses que mantêm o punho na posição neutra são bastante eficazes para aliviar os sintomas. A imobilização constante durante a noite, por um período de 4 a 6 semanas, pode ter efeitos curativos nos estágios iniciais. Em geral, a síndrome do túnel do carpo associada à gravidez responde à imobilização, e os sintomas desaparecem depois do parto. Nas situações em que o paciente não responder ao repouso e à imobilização, as injeções de cortisona no interior do túnel do carpo (com muito cuidado para evitar que a injeção penetre no nervo mediano) podem ser muito benéficas. Os pacientes que não responderem às medidas precedentes, ou cujos sintomas recorrerem, possivelmente tenham de se submeter a uma cirurgia endoscópica ou aberta para liberar o túnel do carpo. A cirurgia é o procedimento preferido nas situações em que os pacientes se apresentarem com sinais de lesão nervosa, dormência constante, perda de sensibilidade ou atrofia tenar. Existe uma farta documentação sobre os benefícios cirúrgicos em pacientes com síndrome do túnel do carpo confirmada e, consequentemente, o diagnóstico deverá ser confirmado por meio de estudos eletrodiagnósticos antes da cirurgia.

7. Neuropatia ulnar no punho, síndrome do martelo hipotenar

As lesões que ocupam espaço na área do túnel ulnar (canal de Guyon) provavelmente sejam as causas de neuropatia ulnar no punho. Os pacientes sofrem perda sensitiva sobre a região ulnar da mão, fraqueza na eminência hipotenar e nos músculos interósseos e, até mesmo, mão em "garra". A síndrome do martelo hipotenar é uma lesão vascular na artéria ulnar, resultante de compressão ou de "martelagem" repetitiva, usando a eminência hipotenar. O ramo palmar superficial da artéria ulnar se localiza nas proximidades do osso hamato, e traumas repetitivos podem ocluir o ramo e diminuir o fluxo arterial do segundo ao quinto dedos.

▶ Achados clínicos

A presença de calosidades sobre a eminência hipotenar é uma ocorrência comum. Nos casos de neuropatia ulnar no punho, os pacientes poderão perder a sensibilidade no dedo mínimo e na margem ulnar do dedo anular. Em estágios mais avançados, os músculos hipotenares e os músculos interósseos poderão atrofiar e poderá ocorrer o fenômeno conhecido por mão em garra. Os pacientes com a síndrome do martelo hipotenar se apresentam com sinais de isquemia, como sensibilidade ao frio, reposição reduzida de vasos capilares, descoloração ou necrose na ponta dos dedos. O teste de Allen ajuda a avaliar o fluxo sanguíneo na artéria ulnar.

▶ Diagnóstico diferencial

As causas sistêmicas de neuropatia, síndrome do túnel ulnar, radiculopatia de T1 e síndrome de Raynaud devem ser consideradas no diagnóstico diferencial.

Estudos de imagem e diagnóstico

Em geral, a RM e a TC facilitam a identificação de alguma lesão oculta no túnel ulnar (canal de Guyon) ou em qualquer outro local sobre o nervo ulnar. Estudos neurodiagnósticos também podem ser usados para determinar a área de compressão e o grau de disfunção. A arteriografia é muito útil para o diagnóstico da síndrome do martelo hipotenar.

Prevenção

Devem-se evitar martelagens repetitivas com a eminência hipotenar da mão. Indivíduos que trabalham com folhas metálicas devem usar martelo de borracha.

Tratamento

O tratamento cirúrgico da neuropatia no punho causada por alguma massa oculta alivia os sintomas. A liberação do túnel ulnar (canal de Guyon) é uma boa opção na ausência de massa. O tratamento da síndrome do martelo hipotenar é mais controverso. Evitar o tabagismo, manter os dedos aquecidos e usar bloqueadores do canal de cálcio são medidas muito úteis. Com frequência, há redundância suficiente na vasculatura da mão que permite a aplicação de tratamento conservador até a circulação colateral se tornar mais robusta. No entanto, intervenções cirúrgicas como embolização ou ressecção do segmento com trombose, com ou sem enxerto venoso, podem ser necessárias ocasionalmente.

8. Síndrome da vibração de mãos e braços

A síndrome da vibração de mãos e braços (SVMB) se caracteriza pela presença de sinais e sintomas neurológicos e vasculares associados ao uso de ferramentas manuais elétricas ou pneumáticas vibratórias. Ferramentas como motosserras, martelos pneumáticos, pistolas rebitadeiras, ventiladores, cortadores de grama, lixadeiras e perfuratrizes de rocha se caracterizam por níveis elevados de vibração, e seu uso ao longo de meses ou anos poderá provocar SVBM. Geralmente, levando-se em consideração que grande parte da vibração causada por ferramentas de baixa potência é absorvida pelos dedos e pela palma da mão, a patologia clínica limita-se às extremidades distais dos membros superiores. As motosserras modernas, assim como muitas ferramentas vibratórias, reduziram o nível de vibração, em comparação com os modelos mais antigos. Todavia, a manutenção precária das ferramentas ou a utilização de superfícies de corte gastas ou assimétricas aumenta o risco de exposição. A expressão clínica da SVBM é mais comum na execução de trabalhos externos em climas mais frios. Entretanto, a patologia subjacente é causada pelas ferramentas, não pela temperatura.

Achados clínicos

A apresentação clássica, que é a base dos padrões de ferramentas, é o branqueamento dos dedos provocado pelo frio, o que criou o termo dedo branco causado por vibração (DBV) ou fenômeno ocupacional de Raynaud. Os sintomas neurológicos predominam em exposições mais baixas. De maneira geral, esses sintomas começam como problemas de coordenação das mãos e de manipulação fina. A progressão da doença inclui dormência, formigamento e dor (a avaliação da gravidade pode ser feita utilizando-se as *Stockholm Workshop Scales*). A presença de dor nas mãos e nos braços e parestesias nas mãos são relativamente comuns nos usuários de ferramentas manuais e, possivelmente, estejam relacionadas à compressão dos nervos ou a alguma lesão crônica nos tecidos moles. Da mesma forma, a distinção entre exposições e diagnósticos precisos da condição médica é essencial. Nos estágios iniciais, os sinais e sintomas vasculares podem ser estabilizados e revertidos nas situações em que a exposição à vibração for minimizada ou interrompida. O prognóstico é mais variável, considerando que os sintomas neurológicos podem envolver mecanorreceptores ou nervos tronculares. Os casos mais graves, que se caracterizam por alterações tróficas na pele e gangrena, são muito raros. A presença dessa condição exige investigações mais extensivas para verificar a hipótese de comorbidades graves, como doença do colágeno ou doença arterial obstrutiva. O exame deve incluir avaliação de perfusão da pele e, quando estiverem disponíveis, testes sensitivos dos dedos, como discriminação de monofilamentos ou de 2 pontos, e manobras provocativas para compressão do nervo distal, como costuma ocorrer na síndrome do túnel do carpo (STC).

Diagnóstico diferencial

A doença de Raynaud e as neuropatias por compressão, como a síndrome do túnel do carpo e a síndrome do desfiladeiro torácico, devem ser levadas em consideração. A STC e as patologias dos nervos dos dedos são mais complexas, tendo em vista que, nos locais de trabalho, a exposição vibratória provavelmente seja complicada por riscos intrínsecos e por fatores biodinâmicos. Além disso, como a doença do dedo branco causada por vibração é um distúrbio vasoespástico, geralmente os resultados dos estudos de imagens vasculares rotineiros e não invasivos são normais. A síndrome do desfiladeiro torácico (SDT) poderá causar alguma confusão no diagnóstico, por causa dos efeitos independentes nas artérias de grande porte e no plexo braquial. Entretanto, as expressões vasculares da SDT são atípicas e podem ser visualizadas por Doppler, angiografia, angiografia por ressonância magnética (ARM) ou TC multidetectora.

Estudos de imagem e diagnóstico

A função sensitiva pode ser avaliada por meio do teste de limiar da percepção vibratória (TPV) e do teste de limiar da percepção térmica (TPT), embora esses tipos de testes sensitivos quantitativos (TSQs) nem sempre estejam à disposição. Os estudos de condução nervosa ajudam a avaliar a função dos nervos dos dedos e a excluir ou incluir algum componente da síndrome do túnel do carpo. Embora a aplicação seja altamente especializada, a aceitação da validade do uso da pressão arterial sistólica digital ou do método Doppler a laser para avaliar a presença de vasoespasmo, em condições de provocação ao frio, é relativamente antiga. Os testes vasculares não invasivos rotineiros não têm muita utilidade, a não ser nos possíveis casos de patologia obstrutiva.

Prevenção

O uso de ferramentas elétricas com baixos níveis de deslocamento (mm) ou aceleração (m/s^2) dos manípulos diminui ou, até mesmo, previne a incidência da síndrome da vibração de mãos e braços. O nível de vibração da empunhadura das ferramentas manuais, informação a ser disponibilizada pelos fabricantes, deve ser comparado com as normas norte-americanas (ANSI; EU) e com as normas internacionais (ISO). A redução no tempo de uso diário de ferramentas para limites abaixo dos níveis estabelecidos pelas normas nacionais e internacionais também é uma forma de atenuar a exposição. O monitoramento do tempo de duração da exposição e dos sintomas é especialmente importante nos casos de uso de ferramentas com níveis elevados de vibração nos manípulos. Uma das opções para diminuir os níveis de exposição à vibração é a utilização de suportes e de balanceadores que sirvam de apoio para as ferramentas e isolem a vibração em relação ao trabalhador ou reduzam a força de preensão exigida pelas operações diárias. O uso de luvas antivibratórias ou o enrolamento de uma fita adesiva ao redor dos manípulos ajuda a diminuir efetivamente os níveis de exposição às vibrações de alta frequência. Todavia, ainda não se determinou a utilidade dessas alternativas em condições diferentes de trabalho e de uso das ferramentas, assim como as características da força de preensão. Parar de fumar é uma medida muito benéfica, porque reduz o vasoespasmo arterial.

▶ Tratamento

O tratamento envolve a minimização do nível de exposição a ferramentas com manípulos vibratórios. A cirurgia no túnel do carpo pode ser bastante eficaz na presença da síndrome do túnel do carpo.

9. Entorse no punho

Os casos de entorse no punho são comuns e, em geral, envolvem quedas com a mão estendida e estiramento da cápsula dorsal do punho ou cargas de grande potência, como costuma ocorrer nas situações em que o uso de furadeiras de alto torque prende ou torce a mão e o antebraço. Os pacientes se apresentam com dor e edema sobre a parte dorsal do punho.

▶ Achados clínicos

É comum que os pacientes se apresentem com dor na parte dorsal do punho, sobre a articulação radiocarpal, com a possível presença de edema e equimose nessa área.

▶ Diagnóstico diferencial

As fraturas no rádio ou no carpo devem ser excluídas. É bem provável que qualquer paciente com sensibilidade na tabaqueira anatômica tenha alguma fratura oculta no escafoide e, nesse caso, deverá receber o tratamento adequado. Existe ainda a possibilidade de os pacientes apresentarem lacerações no ligamento escafolunar (EL).

▶ Estudos de imagem e diagnóstico

Estudos de imagem, incluindo visões anteroposteriores, laterais e oblíquas do punho, ajudam a excluir a presença de fraturas. Os pacientes com sensibilidade na tabaqueira anatômica devem receber avaliação adicional por meio de uma visão do escafoide. A visão do pulso com os punhos fechados ajuda a avaliar um possível alargamento na articulação escafolunar, sugerindo a presença de alguma lesão no respectivo ligamento. Os estudos de RM permitem identificar lesões ligamentares ou fraturas ocultas.

▶ Prevenção

Práticas seguras no ambiente de trabalho para evitar a ocorrência de quedas e uso de proteções no punho durante atividades esportivas de alto risco evitam a incidência desses tipos mais comuns de lesão. Ferramentas manuais de alto torque, como as furadeiras, devem ser equipadas com embreagens ou limitadores de torque. Recomenda-se operar as furadeiras de alto torque com as duas mãos.

▶ Tratamento

Repouso, imobilização do punho e administração de AINEs são a base do tratamento de entorses no punho.

10. Lesão no ligamento colateral ulnar do polegar (polegar do esquiador ou do guarda-caça)

O desvio radial forçado do polegar possivelmente seja a causa de rompimento parcial ou total do ligamento colateral ulnar, com ou sem fratura. Observa-se essa condição em esquiadores nas situações em que o polegar é forçado contra os bastões do esqui. Acreditava-se que os guarda-caças escoceses desenvolviam atenuação crônica do mesmo ligamento ao quebrarem o pescoço de patos e de outras aves, ao segurar o pescoço da caça com ambas as mãos e girar o antebraço. A imobilização ajuda a estabilizar as lesões ou as fraturas por avulsão sem deslocamento. O reparo cirúrgico aberto não poderá ser adiado nos casos de instabilidade.

▶ Achados clínicos

O rompimento do ligamento colateral ulnar provoca dor e sensibilidade na margem ulnar da articulação metacarpofalângica do polegar (as três articulações do polegar são as seguintes: carpometacarpal [CMC], metacarpofalângica [MCF] e interfalângica [IF]). Em algumas situações, o ligamento retrai para uma posição proximal em relação à inserção do adutor do polegar, e observa-se uma protuberância (conhecida por lesão de Stener) nessa área. Para verificar o nível de estabilidade, a articulação MCF deve ser avaliada por meio de um suave desvio radial em extensão total e 30° de flexão. Qualquer aumento na flacidez ou a presença de extremidades "moles" em ambas as posições em comparação com o lado normal indicam que a laceração é total.

▶ Diagnóstico diferencial

Fraturas na área e entorses simples na articulação MCF e lesões no ligamento colateral radial fazem parte do diagnóstico diferencial.

▶ Estudos de imagem e diagnóstico

As radiografias do polegar facilitam o diagnóstico de lesão por avulsão. A RM ajuda a diferenciar lacerações parciais e lacerações totais nas situações em que o resultado dos exames gerar dúvidas.

▶ Prevenção

Para que não ocorra atenuação crônica do ligamento, é imprescindível evitar desvios radiais forçados repetitivos.

▶ Tratamento

Os rompimentos parciais ou as lesões por avulsão sem deslocamentos são condições que podem ser tratadas com imobilizações com gesso durante seis semanas. Os pacientes que seguem rigorosamente o tratamento podem ser tratados com uma tala em oito no polegar para permitir a inclusão da articulação metacarpofalângica, porém, devem tomar o cuidado de usá-la o tempo todo, a não ser para a higienização da pele, para evitar desvio radial do polegar quando estiverem sem a tala. Os rompimentos com espessura total e instabilidade, ou aqueles com a lesão de Stener, devem ser tratados com reparo ou reconstrução cirúrgica.

11. Lacerações no CFCT

O complexo fibrocartilaginoso triangular (CFCT) é formado por ligamentos ulnocarpais, pela sub-bainha do tendão do extensor ulnar do carpo, pelos ligamentos radioulnares e por um disco fibrocartilaginoso central semelhante aos meniscos do joelho. A função do CFCT é estabilizar a articulação radioulnar distal (ARUD). Quedas com a mão estendida ou cargas de grande potência no punho podem provocar torção na ARUD.

▶ Achados clínicos

Os pacientes com lacerações agudas sentem dor na parte ulnar do punho. A dor é vaga e, com frequência, é descrita como dor "profunda" nessa área. Em geral, a presença de sensibilidade na posição distal em relação à cabeça ulnar é bastante comum. O desvio ulnar passivo do punho poderá agravar a dor. A articulação radioulnar distal pode apresentar alguma instabilidade e, nessa hipótese, deverá ser testada por meio da estabilização do rádio, com uma das mãos, e movimentação da ulna distal nos sentidos dorsal e volar, com a outra mão, para verificar a flacidez. Deve-se testar a articulação com o antebraço nas posições em pronação completa, neutra e em supinação completa, em comparação com o outro lado. Provavelmente, a rotação do punho produza contrações ou estalos doloridos.

▶ Diagnóstico diferencial

É possível que seja muito difícil fazer a distinção entre lacerações no complexo fibrocartilaginoso triangular e tendinite no extensor ulnar do carpo (EUC). Os pacientes com tendinite no extensor ulnar do carpo apresentam sensibilidade na inserção do EUC na base no quinto metacarpo, sendo que a dor poderá irradiar até o antebraço, ao passo que a dor é mais localizada nos casos de lacerações no complexo fibrocartilaginoso triangular. Sintomas mecânicos como contração ou estalo dolorido em determinadas posições sugerem laceração no CFCT.

▶ Estudos de imagem e diagnóstico

Acredita-se que a maior parte dessas lesões não esteja associada a lacerações no complexo fibrocartilaginoso triangular, embora as radiografias do punho mostrem avulsão no estiloide ulnar. As imagens geradas por RM de 3 Tesla ou ressonância magnética/artrograma são bastante úteis no diagnóstico desse tipo de laceração.

▶ Prevenção

A prevenção de quedas é importante para evitar lacerações no complexo fibrocartilaginoso triangular, assim como a imobilização do punho em atividades esportivas de alto risco. Pacientes com punho "ulnar positivo" em que a ulna seja mais longa que o rádio têm maior probabilidade de sofrer lacerações crônicas centrais no CFCT.

▶ Tratamento

De maneira geral, as lacerações crônicas centrais são tratadas de forma conservadora, com repouso, gelo e imobilização. As lacerações agudas sem instabilidade na articulação radioulnar distal também podem receber tratamento conservador, porém, é possível que necessitem de imobilização com gesso, durante 4 a 8 semanas, até que os sintomas melhorem. Com frequência, as lacerações associadas a sintomas mecânicos ou à instabilidade na articulação radioulnar distal são tratadas com cirurgia artroscópica, assim como outros tipos de laceração que não reagirem ao tratamento conservador.

12. Doença de Kienböck

A doença de Kienböck se caracteriza pela presença de necrose avascular (NAV) no osso semilunar. Em geral, essa doença é idiopática, porém, poderá estar associada a outras condições que causam necrose avascular, como o uso crônico de esteroides. A doença de Kienböck pode ser bilateral. Uma condição semelhante pode ocorrer no escafoide e, nesse caso, é conhecida por doença de Preiser. Embora as evidências sejam fracas, a ocorrência de NAV em ambos os ossos do carpo foi associada a níveis muito elevados de exposição a ferramentas manuais vibratórias ou percussivas.

▶ Achados clínicos

Em geral, embora seja de natureza vaga, a dor sentida pelos pacientes na região do punho centraliza-se no osso semilunar. Além disso, poderá ocorrer inchaço e sinovite no punho. A presença de rigidez com flexão e extensão do punho é muito comum.

▶ Diagnóstico diferencial

Entorses no punho, não união do escafoide e osteoartrose do punho, têm apresentação semelhante. A doença de Kienböck é mais comum em adultos jovens do sexo masculino.

▶ Estudos de imagem e diagnóstico

Visões anteroposteriores, laterais e oblíquas do punho facilitam a determinação do diagnóstico e do estágio da doença. Os achados típicos incluem esclerose do osso semilunar, colapso ou perda de altura do osso semilunar, fragmentação do osso semilunar e, finalmente, alterações degenerativas nas articulações radiocarpais e mediocarpais. O diagnóstico do estágio 1 da doença de Kienböck pode ser feito por RM somente nos casos em que as imagens de T1 revelarem uma redução na vascularidade do semilunar. Ocasionalmente, esta doença é também bilateral e, portanto, é necessário tirar radiografias do lado oposto.

▶ Prevenção

De maneira geral, esta condição é considerada idiopática, embora provavelmente esteja associada a níveis elevados de exposição a ferramentas manuais vibratórias ou percussivas.

▶ Tratamento

O tratamento depende do estágio da doença. Os pacientes no estágio inicial da doença e os pacientes com fises abertas, tratados com imobilização com gesso ou com tala, poderão apresentar revascularização do semilunar durante 1 a 2 anos. Na maioria das vezes, os pacientes com colapso significativo do osso semilunar recebem tratamento cirúrgico. Os pacientes radiais positivos (em que o rádio é mais longo que a ulna) podem ser tratados com encurtamento radial ou qualquer outro "procedimento de nivelamento articular". Os procedimentos de revascularização também são opções viáveis. Logo após o início do processo de alterações degenerativas no punho, é necessário aplicar procedimentos de salvamento, incluindo carpectomia proximal do carpo ou artrodese parcial ou total do punho.

13. Contratura de Dupuytren

A contratura de Dupuytren é o espessamento da fáscia palmar, que é uma camada de tecido entre a pele e a bainha tendínea do tendão subjacente. Comumente, esse tipo de contratura inicia como um pequeno nódulo que pode crescer ao longo do tempo, formando cordões. Ao final, esses cordões provocam a contratura do dedo nas articulações interfalângicas e metacarpofalângicas proximais. A incidência dessa condição é mais comum sobre a parte ulnar dos dedos. Na maior parte dos casos, essa condição acomete indivíduos de origem norte-europeia, é mais comum em homens e apresenta uma predisposição hereditária.

▶ Achados clínicos

Nos estágios iniciais, observa-se a presença de nódulos subcutâneos e imóveis na palma da mão. Nos estágios posteriores, o examinador poderá sentir por palpação a presença de cordões subcutâneos que se estendem até o interior dos dedos, provocando o enrugamento da pele sobrejacente. Os pacientes apresentam contraturas relativamente fixas nas articulações metacarpofalângicas (MF) e interfalângicas proximais (IFP) e alguma dificuldade em pousar as mãos retas sobre a superfície de uma mesa.

▶ Diagnóstico diferencial

Deve-se considerar também a hipótese de outros tipos de contratura, como entorse nas articulações, fraturas que passaram despercebidas e lesões nos tendões. Outras massas que se localizam nas mãos, como cistos sinoviais ou tumores da bainha nervosa, podem apresentar aparência semelhante à dos nódulos de Dupuytren.

▶ Estudos de imagem e diagnóstico

Não é necessário fazer estudos de imagem para determinar o diagnóstico. As radiografias dos dedos envolvidos facilitam a identificação de artrite subjacente. As imagens por RM ajudam a fazer a distinção entre os nódulos de Dupuytren e outros tipos de massa.

▶ Prevenção

Acredita-se que esse tipo de doença seja principalmente de natureza genética, embora alguns estudos sugiram que há uma associação com o abuso de bebidas alcoólicas, tabagismo e níveis muito elevados de exposição física (vibração e força) durante a vida profissional.

▶ Tratamento

Recomenda-se observar todos os pacientes assintomáticos. No entanto, os pacientes poderão apresentar algum déficit funcional nas situações em que as contraturas atingirem cerca de 30°. Procedimentos como imobilização e terapia não apresentaram eficiência específica. As injeções de colagenase foram lançadas recentemente no mercado para o tratamento dessa condição e, até o momento, apresentaram resultados aceitáveis no médio prazo. As opções cirúrgicas incluem fasciotomia com agulha ou fasciectomia parcial aberta, sendo que o procedimento aberto é considerado o padrão-ouro.

14. Osteoartrose nos dedos ou no punho

A osteoartrose na primeira articulação carpometacarpal (CMC) do punho acomete aproximadamente 25% das mulheres com idade acima de 55 anos. A osteoartrose nas articulações interfalângicas distais (IFD) e interfalângicas proximais (IFP) também é muito comum em idosos e afeta quase 100% das mulheres com idade acima de 80 anos. A osteoartrose nos dedos e no punho foi associada a cargas estereotipadas nas mãos, com tarefas executadas da mesma forma por um período que pode variar de 10 a 20 anos.

▶ Achados clínicos

Embora, com frequência, essa condição seja assintomática, alguns pacientes sentem dor na base do polegar quando agarram alguma coisa, como, por exemplo, abrir jarras de vidro grandes, podendo ocorrer a deformidade clínica conhecida por "quadratura da mão" ou "sinal do ombro", com subluxação na articulação carpometacarpal da base do polegar. Além disso, há a possibilidade de crepitação com pressão sobre a articulação carpometacarpal. Os pacientes podem apresentar também teste do rangido (teste de rotação articular) positivo, com reprodução da dor e com carga axial do metacarpo do polegar no interior do trapézio. Os dedos poderão apresentar esporões ósseos ou sinovite nas articulações interfalângicas distais e interfalângicas proximais e, com frequência, os pacientes apresentam limitações nos movimentos de flexão ou extensão dessas articulações.

▶ Diagnóstico diferencial

O diagnóstico diferencial de artrite na articulação carpometacarpal do polegar inclui a tenossinovite de De Quervain (discutida anteriormente), na qual a sensibilidade e o inchaço são mais proximais.

▶ Estudos de imagem e diagnóstico

As radiografias simples mostram a presença de alterações osteoartríticas na articulação.

Prevenção

Comprovadamente, o tabagismo intensifica a degeneração cartilaginosa. Nos casos de empregos que envolvam repetição das mesmas atividades manuais muitas vezes, durante o período de uma hora, pode-se reduzir o risco com a adoção de sistemas de rotatividade no emprego, com atividades alternativas que envolvam outros tipos de movimento com as mãos.

Tratamento

A maior parte dos pacientes segue as instruções para evitar a execução de atividades repetitivas dolorosas, como, por exemplo, posições extremas de abdução do polegar. O uso de uma órtese para imobilizar o polegar minimiza os sintomas. No caso dos dedos, evitar preensão repetitiva ajuda a aliviar os sintomas.

A administração de medicamentos anti-inflamatórios é uma boa opção para os pacientes que sentem dor durante a noite. Uma das alternativas é a injeção de esteroides no interior da articulação carpometacarpal do polegar. As articulações interfalângicas distais e interfalângicas proximais são tão pequenas que dificultam a injeção de esteroides. Pacientes refratários ao tratamento conservador poderão ter algum benefício com o tratamento cirúrgico. Da mesma forma que na articulação carpometacarpal do polegar, geralmente, a cirurgia consiste de artroplastia por ressecção (remoção do trapézio), com ou sem reconstrução do ligamento e/ou interposição do tendão. De maneira geral, a artrite nas articulações interfalângicas distais e interfalângicas proximais é tratada com artrodese, embora seja possível fazer uma artroplastia na articulação interfalângica proximal nos casos de indicações limitadas.

15. Fraturas no escafoide

Comumente, as fraturas no escafoide ocorrem nas quedas com as mãos estendidas. Em pacientes idosos com osteoporose, o mesmo mecanismo da lesão poderá produzir a fratura de Colles (parte distal do rádio). Qualquer paciente que sofrer uma queda aguda e sentir alguma sensibilidade na tabaqueira anatômica deverá receber tratamento semelhante ao das fraturas no escafoide, tendo em vista que o diagnóstico e a imobilização rápida são muito importantes para a cicatrização desse tipo de fratura. As fraturas no escafoide que evoluírem para não consolidação quase sempre resultam em alterações degenerativas no punho.

Achados clínicos

Os pacientes sentem sensibilidade na tabaqueira anatômica ou em uma posição volar sobre o polo distal do escafoide. Podem também apresentar inchaço, equimose e amplitude limitada de movimento.

Diagnóstico diferencial

Condições como fraturas no estiloide radial, tenossinovite de De Quervain e artrite carpometacarpal também provocam dor na mesma área.

Estudos de imagem e diagnóstico

É importante obter visões anteroposteriores, laterais e oblíquas do punho, assim como visões do escafoide nas situações em que houver suspeita de fratura nesse osso da mão. Na maioria dos casos, a fratura torna-se visível apenas em uma dessas três visões. Com frequência, as fraturas no escafoide sem deslocamento não aparecem nas radiografias simples iniciais e, possivelmente, seja necessário tirar novas radiografias dentro de 1 a 2 semanas ou obter estudos de imagem por RM ou TC.

Tratamento

Qualquer paciente com suspeita clínica de fratura deverá ser imobilizado imediatamente com uma tala de gesso ou com uma tala simples no polegar até ser possível repetir as radiografias dentro de 1 a 2 semanas ou obter estudos de imagem por RM ou TC. Fraturas no escafoide sem deslocamento podem ser tratadas, por meio de imobilização, com uma tala de gesso curta em forma de oito. A imobilização deve continuar até ser possível verificar radiograficamente a consolidação da fratura, em geral depois de, pelo menos, 12 semanas. As restrições impostas pelas imobilizações com gesso podem ser parcialmente evitadas, fixando-se o escafoide com parafusos percutâneos. De maneira geral, nos casos de fraturas com deslocamento, indica-se redução aberta e fixação interna. Os sintomas de não consolidação do escafoide surgem muito depois da lesão original. O tratamento cirúrgico com enxerto ósseo facilita o reparo da não consolidação do escafoide.

16. Dedo em martelo

Dedo em martelo é uma lesão no tendão do extensor dos dedos, próxima à articulação interfalângica distal. Comumente, esse tipo de lesão ocorre depois de cargas de alta velocidade na extremidade do dedo, como nas situações em que uma bola atinge a extremidade do dedo, provocando estiramento ou rompimento no tendão do extensor.

Achados clínicos

A apresentação mais comum é dor na articulação interfalângica distal, com incapacidade para estender ativamente a articulação (Fig. 9-8). Pode ou não ocorrer presença de fratura.

Estudos de imagem e diagnóstico

As visões laterais das falanges facilitam a identificação de fraturas e ajudam a verificar se houve subluxação articular.

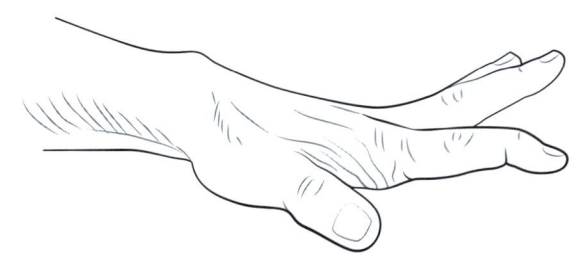

▲ **Figura 9-8** Dedo em martelo. Ao estender os dedos, o paciente não consegue estender a articulação interfalângica distal que sofreu a lesão.

Tratamento

A maior parte das lesões responde bem ao tratamento conservador, mesmo que tenha ocorrido há vários meses. A articulação interfalângica distal deve ser imobilizada em extensão, o tempo todo, com uma tala para dedo em martelo, durante 6 a 8 semanas. O tempo de imobilização é suficiente para a recuperação do tendão. Se, eventualmente, o dedo for flexionado durante esse tempo, o período de imobilização terá de ser reiniciado. Nos casos de fratura com subluxação articular, a melhor opção é colocar pinos cirúrgicos.

17. Fraturas falângicas e metacarpais

As fraturas falângicas e metacarpais costumam ocorrer depois de quedas, de golpes diretos (como dar socos na parede, por exemplo) ou de lesões por torção.

Achados clínicos

Dor, inchaço, equimose, redução na amplitude de movimento e deformidade são comuns nesse tipo de fratura. Os pacientes devem ser avaliados cuidadosamente para verificar se não houve rotação inadequada. Em mãos normais, a flexão dos dedos até a palma da mão não deverá resultar em sobreposição dos dedos, e as extremidades de todos os dedos deverão apontar para a área do escafoide. As fraturas falângicas e metacarpais geralmente provocam perda da "cascata" normal das extremidades dos dedos, ou rotação inadequada, com superposição dos dedos adjacentes ou desvio das bordas dos dedos em relação à palma da mão.

Diagnóstico diferencial

Entorses, contusões nos tecidos moles e deslocamentos têm apresentações semelhantes, mas pode-se distingui-las prontamente nas radiografias.

Estudos de imagem e diagnóstico

As visões anteroposteriores, oblíquas e laterais da mão ajudam a determinar o diagnóstico de fraturas metacarpais. As visões específicas do dedo envolvido são melhores para identificar fraturas nas falanges.

Tratamento

O tratamento varia de acordo com o deslocamento e o tipo de fratura. As fraturas por avulsão simples podem ser tratadas com imobilização ou com adesivos para dor. As fraturas metacarpais sem deslocamento ou as fraturas metacarpais sem má rotação ou progressão lenta do extensor podem ser tratadas com imobilização ou talas de gesso por 4 a 6 semanas. De maneira geral, o tratamento conservador das fraturas falângicas não envolve imobilização por mais de 3 a 4 semanas, por causa do risco de rigidez permanente. As imobilizações com tala ou gesso devem ser feitas em posições mais intrínsecas, mantendo-se as articulações interfalângicas estendidas e as articulações metacarpofalângicas flexionadas em 60 a 90°. Devem incluir também a articulação que se localiza acima e abaixo da lesão, assim como os dedos vizinhos. Com frequência, aplica-se tratamento cirúrgico, com redução fechada e colocação de pinos ou redução aberta e fixação interna, nos casos de fraturas com má rotação, deslocamento significativo, fraturas com padrão instável, encurtamento significativo, envolvimento articular ou fraturas múltiplas na mesma mão.

18. Fraturas no rádio e na ulna

Comumente, as fraturas no rádio ou na ulna resultam de alguma queda ou trauma. Em geral, em pacientes jovens, o trauma é causado por alta energia e, em pacientes osteoporóticos, por alguma queda.

Achados clínicos

Os pacientes se apresentam com dor, inchaço, equimose e deformidade no antebraço ou no punho. A inspeção cuidadosa da pele permite verificar a possível presença de fratura exposta. Recomenda-se fazer também um exame neurovascular rigoroso.

Diagnóstico diferencial

Entorses e lesões nos tecidos moles podem ter a mesma apresentação.

Estudos de imagem e diagnóstico

Dependendo do sítio da lesão, é importante obter visões anteroposteriores e laterais do antebraço ou visões anteroposteriores, laterais e oblíquas do punho.

Prevenção

Para evitar a incidência desses tipos de lesão, recomenda-se tratar e monitorar os pacientes com osteoporose com muita cautela. O uso de proteção no antebraço é muito importante em atividades esportivas de alto risco, como as artes marciais.

Tratamento

Em indivíduos adultos, quase todas as fraturas no eixo radial recebem tratamento cirúrgico. As fraturas ulnares isoladas podem ser tratadas com imobilização ou talas, dependendo da localização, do deslocamento e da idade do paciente. As fraturas na parte distal do rádio são tratadas com talas de gesso ou cirurgia, dependendo de fatores como idade do paciente, nível de atividade, deslocamento da fratura e envolvimento intra-articular.

REFERÊNCIAS

Coombes BK: Effect of corticosteroid injection, physiotherapy, or both on clinical outcomes in patients with unilateral lateral epicondylalgia. JAMA 2013;309:461 [PMID: 23385272].

Freedman M: Electrodiagnostic evaluation of compressive nerve injuries of the upper extremity. Orthop Clin North Am 2012;43:409 [PMID: 23026456].

Gaskill TR: Management of multidirectional instability of the shoulder. J Am Acad Orthop Surg 2011;19:758 [PMID: 22134208].

Gruson KI: Workers' compensation and outcomes of upper extremity surgery. J Am Acad Orthop Surg 2013;21:67 [PMID: 23378370].

Harrison AK: Subacromial impingement syndrome. J Am Acad Orthop Surg 2011;19:701 [PMID: 22052646].

Jones NF: Common fractures and dislocations of the hand. Plast Reconstr Surg 2012;130:722 [PMID: 23096627].

McAuliffe JA: Tendon disorders of the hand and wrist. J Hand Surg Am 2010;35:846 [PMID: 20438999].

Palmer BA: Cubital tunnel syndrome. J Hand Surg Am 2010;35:153 [PMID: 20117320].

Popinchalk SP: Physical examination of upper extremity compressive neuropathies. Orthop Clin North Am 2012;43:417 [PMID: 23026457].

Robinson CM: Frozen shoulder. J Bone Joint Surg Br 2012;94:1 [PMID: 22219239].

Shiri R: Lateral and medial epicondylitis: role of occupational factors. Best Pract Res Clin Rheumatol 2011;25:43 [PMID: 21663849].

Virtanen KJ: Operative and nonoperative treatment of clavicle fractures in adults. Acta Orthop 2012;83:65 [PMID: 22248169].

■ QUESTÕES PARA AUTOAVALIAÇÃO

Escolha a única opção correta para cada questão:

Questão 1: As lesões SLAP (labrais superiores do sentido anterior para o posterior):
  a. são lacerações que ocorrem na parte superior do lábio glenoidal da articulação glenoumeral
  b. podem ser chamadas de lesões de Bankart se os resultados do teste de O'Brien forem positivos
  c. resultam de movimentos elevatórios repetitivos
  d. apresentam-se com um déficit de rotação interna cm comparação com o outro lado

Questão 2: Os deslocamentos no ombro:
  a. são provocados pela aplicação de força excessiva em qualquer direção
  b. são atenuados pela aplicação de técnicas fechadas sem urgência alguma
  c. podem ser reduzidos somente por meio da manobra de Hipócrates
  d. impedem o trabalho por apenas alguns dias

Questão 3: As lesões na articulação acromioclavicular:
  a. resultam de quedas ou de trauma direto no braço ou no ombro
  b. estendem os ligamentos da articulação acromioclavicular, porém, poupam os ligamentos coracoacromiais
  c. produzem dor e sensibilidade na articulação acromioclavicular, mas não provocam deformidade alguma
  d. têm aparência clínica diferente das fraturas na clavícula

Questão 4: A síndrome do desfiladeiro torácico:
  a. é uma condição comum, embora, com frequência, passe despercebida no diagnóstico
  b. é um conjunto de sinais e sintomas causados por compressão nas estruturas neurovasculares, que passam fora do tórax e pescoço e por baixo da clavícula até a axila
  c. afeta os homens com mais frequência que as mulheres
  d. geralmente ocorre entre as idades de 40 e 60 anos

Questão 5: A epicondilite umeral lateral:
  a. é um processo inflamatório agudo
  b. é uma inflamação na inserção do extensor radial curto do carpo no epicôndilo umeral lateral
  c. pode ocorrer entre trabalhadores que executam tarefas que exigem preensão forçada ou segurar algo com firmeza
  d. ocorre em indivíduos que trabalham com o punho em flexão sustentada ou que movimentam o punho por repetidas vezes em flexão forçada

Questão 6: A compressão do nervo radial no cotovelo:
  a. ocorre nas situações em que o ramo sensor do nervo radial for comprimido
  b. caracteriza-se pela presença de dor em uma posição que se localiza 4 a 8 cm acima do epicôndilo lateral
  c. produz dor que é agravada pela flexão do dedo médio
  d. pode ser considerada em casos de epicondilite lateral resistente

Questão 7: A compressão do nervo ulnar no cotovelo:
  a. é menos comum que epicondilite umeral lateral
  b. é mais comum que a síndrome do túnel do carpo
  c. pode estar associada a lesões antigas no cotovelo com aumento no volume dos osteófitos, ulna valga ou subluxação no nervo fora do sulco
  d. raramente está relacionada ao trabalho

Questão 8: A tenossinovite de De Quervain:
  a. provoca dor em áreas mal definidas ao longo do lado ulnar da base do polegar
  b. resulta em sensibilidade localizada no lado ulnar do rádio distal
  c. é excluída com teste positivo de Finkelstein
  d. geralmente está associada ao uso excessivo do polegar e do punho, principalmente com desvio radial, como em movimentos repetitivos de martelagem, elevação ou pipetagem

Questão 9: A tenossinovite estenosante do tendão do flexor longo do dedo e do polegar:
   a. geralmente é causada pela extensão repetitiva do dedo
   b. não está relacionada a doenças sistêmicas como diabetes, disfunção da tireoide e artrite reumatoide
   c. é o prenúncio do início de osteoartrose
   d. pode produzir dor quando o dedo ou o polegar for flexionado ou estendido forçadamente

Questão 10: A síndrome do túnel do carpo:
   a. é uma compressão ou neuropatia por pressão no nervo ulnar ao passar pelo túnel do carpo
   b. afeta os trabalhadores de qualquer idade, porém, é mais comum em homens
   c. não é afetada pela gravidez, pelo envelhecimento ou pela obesidade
   d. está associada aos movimentos sustentados de agarrar com força ou aos movimentos repetitivos do punho e dos dedos no ambiente de trabalho

Questão 11: A síndrome do túnel do carpo:
   a. mostra evidências iniciais de atrofia tenar e de perda de sensibilidade
   b. pode provocar fraqueza na mão na presença de doença tireoidea
   c. é excluída pelo sinal negativo de Phalen, porém, com um sinal positivo de Tinel
   d. é confirmada por estudos eletrodiagnósticos no nervo mediano

Questão 12: A neuropatia ulnar no punho:
   a. provoca fraqueza nos músculos hipotenar e interósseo, porém, sem o aspecto de mão em "garra"
   b. diminui a sensibilidade somente no dedo mínimo
   c. pode ser causada por alguma lesão que ocupa espaço na área do túnel ulnar (canal de Guyon)
   d. é provocada por alguma massa oculta e raramente precisa de tratamento cirúrgico para aliviar os sintomas

Questão 13: Sobre a síndrome da vibração de mãos e braços (SVMB):
   a. está associada ao uso de ferramentas manuais vibratórias elétricas ou pneumáticas
   b. raramente a patologia clínica se limita à extremidade distal dos membros superiores
   c. ocorre com mais frequência em ambientes de trabalho externo e em climas quentes
   d. a dor pode estar associada à compressão do nervo ou a alguma inflamação crônica nos tecidos moles

Lesões lombares e nos membros inferiores

10

Anthony C. Luke, MD, MPH
C. Benjamin Ma, MD

PROBLEMAS NA COLUNA

1. Dor lombar

FUNDAMENTOS DO DIAGNÓSTICO

▶ A causa da dor lombar pode ser classificada como dor com flexão *versus* dor com extensão.

▶ A suspeita de compressão de raízes nervosas ocorre nas situações em que a dor predominar na perna, não na região lombar.

▶ Os sinais de alarme de alguma doença grave na coluna incluem perda inexplicável de peso, insucesso de algum tratamento, dor grave por mais de 6 semanas e dor noturna ou em estado de repouso.

▶ Na maior parte dos casos, a síndrome da cauda equina se apresenta com sintomas nos intestinos ou na bexiga (ou em ambos os locais), sendo considerada uma condição emergencial.

▶ Considerações gerais

Dor lombar é a causa mais comum de incapacidade em pacientes com idade abaixo de 45 anos, e a segunda mais comum nas consultas médicas em atenção primária. A prevalência anual de dor lombar varia entre 15 e 45%, e o custo anual, nos Estados Unidos, chega a atingir US$ 5 bilhões. Aproximadamente 80% dos episódios de dor lombar desaparecem dentro de 2 semanas e 90% dentro de 6 semanas. Na maior parte dos casos, é difícil diagnosticar a causa exata da dor lombar, sendo que, com frequência, sua causa é multifatorial, embora geralmente ocorram alterações degenerativas na coluna lombar.

Os sintomas que sinalizam a possibilidade de dor lombar causada por algum tipo de câncer incluem perda inexplicável de peso, insucesso no tratamento, dor por mais de 6 semanas e dor noturna ou em estado de repouso. História de câncer e idade acima de 50 anos são outros fatores de risco para a presença de uma doença maligna. Os sintomas de alarme para a presença de infecção incluem febre, dor no estado de repouso, infecção recente (infecção no trato urinário, celulite, pneumonia), história de comprometimento imune ou administração de medicamentos injetáveis. Condições como retenção ou incontinência urinária, anestesia em sela, tônus reduzido no esfíncter anal ou incontinência fecal, fraqueza bilateral nas extremidades inferiores e déficits neurológicos progressivos sugerem a presença da **síndrome da cauda equina.** Os fatores de risco de dor lombar produzida por fratura vertebral incluem uso de corticosteroides, idade acima de 70 anos, história de osteoporose, trauma significativo recente ou dor focal muito grave. A dor lombar pode se apresentar também como sintoma em outros problemas médicos graves, como aneurisma da aorta abdominal, úlcera péptica, cálculos renais ou pancreatite.

▶ Achados clínicos

A. Sinais e sintomas

Recomenda-se fazer o exame físico com o paciente nas posições em pé, sentado, em supino e em pronação, para evitar trocas frequentes de posição. Na posição em pé, é possível observar a postura do paciente. As assimetrias espinais mais comuns são escoliose, cifose torácica e hiperlordose lombar. Nessa posição, é possível avaliar também a amplitude de movimento ativo da coluna lombar. As avaliações mais comuns incluem flexão, rotação e extensão. O teste de extensão, com o paciente de pé, utiliza apenas uma única perna para avaliar a dor, enquanto o paciente permanece de pé em uma perna e estende a coluna. Os testes positivos podem ser resultado de fraturas na parte interarticular (espondilólise ou espondilolistese) ou artrite nas articulações

---

Capítulo adaptado, com permissão, de Luke A, Ma CB, *Sports medicine and outpatient orthopedics*. In Papadakis MA, McPhee SJ, Rabow MW, eds. Current Medical Diagnosis and Treatment. 53rd ed. New York: McGraw-Hill; 2014.

Quadro 10-1 Testes neurológicos de distúrbios nos nervos lombossacrais

Raiz Nervosa	Motor	Reflexo	Área sensitiva
L1	Flexão do quadril	Nenhum	Virilha
L2	Flexão do quadril	Nenhum	Coxa
L3	Extensão do joelho	Reflexo no joelho	Joelho
L4	Dorsiflexão do tornozelo	Reflexo no joelho	Panturrilha medial
L5	Dorsiflexão do primeiro dedo	Reflexo de Babinski	Primeiro espaço dorsal entre o primeiro e o segundo dedo
S1	Flexão plantar do pé, dos flexores do joelho ou dos isquiotibiais	Reflexo no tornozelo	Parte lateral do pé
S2	Flexores do joelho ou isquiotibiais	Flexor do joelho	Parte posterior da coxa
S2-S4	Esfíncter anal externo	Reflexo anal, tônus retal	Área perianal

Quadro 10-2 Coluna: exame lombar

Manobra	Descrição
Inspeção	Verificar a postura do paciente na posição de pé. Avaliar a possibilidade de hiperlordose, cifose e escoliose.
Palpação	Inclui pontos de referência importantes: processo espinhoso, articulações facetárias, músculos paravertebrais, articulações sacroilíacas e sacro.
Teste de amplitude de movimento	Verificar a amplitude de movimento ativa (executada pelo paciente) e passiva (executada pelo médico), principalmente com flexão e extensão da coluna. Os movimentos de rotação e de inclinação lateral também são importantes para avaliar movimentos simétricos ou quaisquer restrições.
Exame neurológico	Verificar a resistência motora, os reflexos e a sensibilidade do dermátomo nas extremidades inferiores.
Teste com elevação da perna estendida	Elevar a perna do paciente na posição em supino. A descrição clássica de testes positivos para dor ciática é de uma dor que se assemelha a um "choque elétrico", iniciando na região lombar e irradiando no sentido descendente até o aspecto posterior da perna. Isso poderá ocorrer no contexto de hérnias de disco ou de condições degenerativas que resultam em estenose neural foraminal. De maneira geral, a dor cruzada, em que os sintomas ciáticos ocorrem na perna oposta no sentido descendente durante a elevação da perna estendida, indica a presença de uma grande hérnia de disco.
Teste indireto de elevação da perna estendida	O paciente deve permanecer sentado no lado da mesa de exame com os joelhos dobrados. Em seguida, o médico estende totalmente o joelho. A descrição clássica de testes positivos para dor ciática é de uma dor que se assemelha a um "choque elétrico", iniciando na região lombar e irradiando no sentido descendente até o aspecto posterior da perna. De maneira geral, a dor cruzada, em que os sintomas ciáticos ocorrem na perna oposta no sentido descendente durante a elevação da perna estendida, indica a presença de uma grande hérnia de disco.

facetárias, embora a sensibilidade e a especificidade do teste sejam limitadas.

De maneira geral, fazem-se os testes de resistência motora, reflexos e sensibilidade na posição sentada (Quadro 10-1). Avalia-se a fraqueza dos músculos principais das extremidades inferiores por meio da provocação de contrações isométricas resistidas durante aproximadamente 5 segundos. A comparação da resistência bilateral permite detectar a presença de fraquezas musculares sutis. Da mesma forma, verifica-se a função da raiz nervosa correspondente por meio do teste sensitivo ao toque leve, utilizando dermátomos específicos. Para finalizar, com o paciente na posição sentada, fazem-se os testes no joelho (nervo femoral L2-L4), no tornozelo (nervo fibular profundo L4-L5) e nos reflexos de Babinski (nervo ciático L5-S1).

A avaliação da amplitude de movimento do quadril é feita na posição em supino, com foco no movimento de rotação interna. O teste de elevação da perna estendida produz forças de tração e compressão nas raízes nervosas da região lombar inferior (Quadro 10-2).

Para finalizar, na posição em pronação, o médico deve palpar cuidadosamente todos os níveis da coluna e as articulações sacroilíacas para verificar a presença de sensibilidade. O exame retal é essencial nos casos de suspeita da síndrome da cauda equina. Fatores como sensibilidade superficial na pele a um toque leve na coluna lombar, reações exageradas às manobras nos exames regulares da coluna, dor lombar com aplicação de carga axial na coluna com o paciente de pé, inconsistência no teste de elevação da perna estendida ou no exame neurológico sugerem que a dor ou sua simulação não é de natureza ortopédica.

Quadro 10-3 Critérios da AHRQ para radiografias lombares em pacientes com dor lombar aguda

Possibilidade de fratura
Trauma grave
Trauma menor em pacientes com mais de 50 anos de idade
Uso prolongado de corticosteroides
Osteoporose
Idade acima de 70 anos

Possibilidade de tumor ou infecção
Idade acima de 50 anos
Idade abaixo de 20 anos
História de câncer
Sintomas constitucionais
Infecção bacteriana recente
Uso de medicamentos injetáveis
Imunossupressão
Dor na posição em supino
Dor noturna

AHRQ, Agency for Healthcare Research and Quality.

B. Exames de imagens

Normalmente, na ausência de sintomas "alarmantes", sugerindo a presença de infecção, malignidade ou síndrome da cauda equina, as imagens diagnósticas, incluindo radiografias, não são recomendadas nas primeiras 6 semanas. O Quadro 10-3 apresenta um resumo das orientações da Agency for Healthcare Research and Quality (AHRQ) para obtenção de radiografias lombares. Nos casos aplicáveis, as radiografias da coluna lombar devem incluir visões anteroposteriores e laterais. As visões oblíquas podem ser úteis nas situações em que for imprescindível a visualização do forame neural ou de lesões. Os estudos de ressonância magnética (RM) são o método de escolha para avaliar sintomas que não respondem ao tratamento conservador, ou na presença de sinais de alerta indicando a presença de condições graves.

C. Testes especiais

A eletromiografia ou os estudos de condução nervosa são instrumentos bastante úteis para avaliar pacientes com possibilidade de sintomas em raízes nervosas com mais de 6 semanas de duração; a dor lombar poderá ou não estar presente. Em geral, esses testes não são necessários nos casos em que o diagnóstico de radiculopatia for evidente.

▶ Tratamento

A. Tratamento conservador

Os tratamentos não farmacológicos são imprescindíveis no manejo terapêutico da dor lombar. A educação, considerada isoladamente, é suficiente para melhorar a satisfação dos pacientes em termos de recuperação e recorrência. Os pacientes precisam de informações e de garantias nas situações em que os procedimentos diagnósticos não forem necessários. As discussões deverão incluir revisão de métodos seguros e eficazes de controle dos sintomas e de como reduzir o risco de recorrência com técnicas válidas de elevação, fortalecimento da parede/cavidade abdominal, perda de peso e abandono do hábito de fumar. O fortalecimento e a estabilização diminuem efetivamente a dor e as limitações funcionais, em comparação com o tratamento comum.

Os programas de exercícios fisioterapêuticos podem se adequar aos sintomas e à patologia de cada paciente. A manipulação da coluna não demonstrou benefícios em relação à dor lombar. Os estudos, contudo, apresentam baixos níveis de evidência e são limitados pelo pequeno tamanho das amostras. Os tratamentos com calor e gelo não apresentaram benefícios no longo prazo, porém, podem ser aplicados no controle dos sintomas. Ainda não foi comprovada a eficácia de tratamentos como estimulação nervosa elétrica transcutânea (ENET), órteses lombares, agentes físicos e acupuntura. Fatores como melhora postural, fortalecimento da estabilidade interna, condicionamento físico e alteração nas atividades para reduzir os esforços físicos são muito importantes para os tratamentos em curso.

A administração de AINEs é bastante eficaz na fase inicial dos tratamentos de dor lombar. As evidências de que o uso de relaxantes musculares possa aliviar a dor no curto prazo são limitadas e, levando-se em consideração que possuem um grande potencial aditivo, esses medicamentos devem ser usados com muita cautela. A melhor forma de usar os relaxantes musculares é nos casos de verdadeiros espasmos musculares doloridos, em vez de usá-los simplesmente como resposta protetora. Os opioides podem ser necessários para o alívio imediato da dor. O tratamento de dor neuropática crônica com gabapentina e antidepressivos tricíclicos é uma alternativa válida.

B. Tratamento cirúrgico

As indicações para cirurgia lombar incluem a síndrome da cauda equina, morbidade em curso sem resposta ao tratamento conservador há mais de 6 meses, câncer, infecção ou deformidade grave da coluna. O prognóstico melhora na presença de lesões anatômicas passíveis de correção ou de sintomas neurológicos. A cirurgia da coluna apresenta algumas limitações. A seleção de pacientes é muito importante, e as indicações para a cirurgia recomendada devem ser bem claras. Os pacientes precisam se conscientizar de que a cirurgia alivia a dor, porém, não é curativa. De maneira geral, a cirurgia não é indicada para os casos isolados de anormalidades radiográficas, se o paciente for assintomático. Dependendo do tipo de cirurgia, as possíveis complicações incluem: dor persistente; dor no sítio cirúrgico, principalmente nos casos de enxertos ósseos; infecção; lesões neurológicas; não união; lesão de nervos cutâneos; falha de implante; trombose venosa profunda; e morte.

▶ Quando encaminhar um paciente

- Pacientes com síndrome da cauda equina.
- Pacientes com câncer, infecção ou deformidade grave da coluna.
- Pacientes que não reagem ao tratamento conservador.

2. Estenose espinal

FUNDAMENTOS DO DIAGNÓSTICO

▶ Dor geralmente se agrava com extensão dorsal e alivia na posição sentada.
▶ Ocorre em pacientes mais idosos.
▶ Possível presença de sintomas de claudicação neurogênica ao caminhar.

▶ Considerações gerais

A osteoartrose na coluna lombar causa estreitamento do canal espinal. Uma grande hérnia de disco também pode provocar estenose e compressão de estruturas neurais ou da artéria espinal, produzindo sintomas de "claudicação" ao caminhar. Em geral, essa condição afeta pacientes com 50 anos ou mais idosos.

▶ Achados clínicos

Os pacientes relatam dor que se agrava com movimentos de extensão. Descrevem sintomas que surgem uni ou bilateralmente nas pernas, pioram depois da caminhada por alguns minutos e são aliviados quando se sentam (o que é conhecido como "claudicação neurogênica"). Ao exame, os pacientes frequentemente mostram extensão limitada da coluna lombar, sendo esta a provável origem dos sintomas que se irradiam para as pernas. É recomendável um exame neurovascular completo nos pacientes com tal condição (Quadro 10-1).

▶ Tratamento

Os exercícios fisioterapêuticos de flexão auxiliam no alívio dos sintomas. Da mesma forma, injeções de corticosteroides aplicadas epiduralmente ou nas articulações facetárias podem reduzir os sintomas dolorosos. No entanto, comparados a todos os pacientes com estenose espinal em um período de 4 anos, os pacientes que receberam injeções epidurais de corticosteroides demonstraram melhora em menor grau e associação com maior tempo de duração de hospitalização e cirurgia. É preciso mencionar que, em 2012, houve um surto de meningite fúngica relacionado à contaminação da metilprednisolona injetável produzida em uma única indústria farmacêutica.

A descompressão espinal (alargamento do canal espinal ou laminectomia), a descompressão de raiz nervosa (liberação isolada de um nervo) e a fusão espinal (união de vértebras para eliminar o movimento e reduzir a dor das articulações artríticas) não se mostraram superiores à evolução natural da doença, à terapia com placebo ou ao tratamento conservador de hérnia lombar degenerativa (espondilose). Existem alguns indícios sugestivos de que a instrumentação (adição de dispositivos eletrônicos cirúrgicos à fusão espinal) propicie uma taxa mais elevada de fusão, mas não há evidência alguma de que isso produza efeitos nos resultados clínicos.

▶ Quando encaminhar um paciente

- O paciente mostra sintomas radiculares ou de claudicação por mais de 12 semanas.
- Há confirmação, por meio de RM ou TC, de estenose espinal significativa.

3. Hérnia de disco lombar

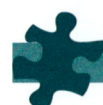

FUNDAMENTOS DO DIAGNÓSTICO

▶ Dor com flexão lombar ou tempo muito prolongado na posição sentada.
▶ Dor radicular com compressão nas estruturas neurais.
▶ Dormência nas extremidades inferiores.
▶ Fraqueza nas extremidades inferiores.

▶ Considerações gerais

De maneira geral, as hérnias de disco lombares são causadas pela inclinação do corpo ou pela sustentação de cargas pesadas (p. ex., elevação de peso) com as costas em flexão, provocando herniação ou extrusão do conteúdo discal (núcleo pulposo) no interior da área da medula espinal. No entanto, possivelmente não existam incidentes desencadeadores. Comumente, as hérnias de disco são decorrência de alguma doença discal degenerativa (dessecação da fibrose anular) em pacientes com idade entre 30 e 50 anos. O disco L5-S1 é afetado em 90% dos casos. A compressão nas estruturas neurais, como o nervo ciático, produz dor radicular. Compressões graves na medula espinal podem produzir a síndrome da cauda equina, que é um caso de emergência cirúrgica (ver anteriormente).

▶ Achados clínicos

A. Sinais e sintomas

Geralmente, a dor discogênica se localiza na região lombar no mesmo nível do disco afetado e se agrava com a atividade. A dor "ciática" produz dor que se assemelha a um choque elétrico que irradia no sentido descendente até o aspecto posterior da perna, com frequência abaixo do joelho. Comumente, os sintomas se agravam com a flexão lombar, como ao inclinar-se ou permanecer sentado por muito tempo (p. ex., ao dirigir veículos automotores). As hérnias de disco muito graves podem provocar dormência e fraqueza, incluindo fraqueza com flexão plantar do pé (L5/S1) ou dorsiflexão dos dedos (L4/L5). A síndrome da cauda equina deve ser excluída nas situações em que o paciente se queixar de dormência perianal ou de incontinência intestinal ou urinária.

B. Exames de imagens

As radiografias simples são suficientes para avaliar alinhamento espinal (escoliose, lordose), estreitamento do espaço discal e alterações na osteoartrose. A RM é o melhor método para avaliar o nível e a morfologia das herniações, sendo recomendada nos casos em que o planejamento do tratamento prever intervenção cirúrgica.

Tratamento

Repouso no leito por até 48 horas é o tratamento mais adequado para casos de exacerbação aguda dos sintomas de dor. Caso contrário, os tratamentos de primeira linha incluem atividades modificadas, AINEs e outros analgésicos, além de fisioterapia incluindo estabilização interna e exercícios de McKenzie. A incidência de recorrência de dor lombar é de, pelo menos, 40% depois de tratamentos não cirúrgicos de disco lombar por cerca de 1 ano, com previsão de um período de tempo mais longo para iniciar a resolução da dor. As injeções epidurais e transforaminais de corticosteroides produzem alguns benefícios, em especial o alívio da dor radicular aguda, embora a tendência seja que esses benefícios durem apenas 3 meses. Provavelmente, a aplicação dessas injeções seja eficaz para postergar o tratamento cirúrgico de dor lombar crônica. A administração oral de prednisona reduz a inflamação e ajuda a atenuar os sintomas de dor ciática aguda. A dose inicial é de aproximadamente 1 mg/kg uma vez ao dia, com redução gradual das doses ao longo de 10 dias. A administração de coanalgésicos como os ligantes alfa-2-delta do canal de cálcio (gabapentina, pregabalina) ou de antidepressivos tricíclicos é muito importante nos tratamentos de dor neuropática.

Uma testagem ampla, atualmente em curso, mostrou que os pacientes que se submeteram a tratamento cirúrgico para hérnia de disco lombar obtiveram melhoras mais significativas, em comparação com os pacientes que receberam tratamento conservador, em todos os resultados primários e secundários, excetuando-se o *status* do retorno ao trabalho, após um acompanhamento de 4 anos. Até o presente momento, em comparação com a cirurgia de fusão espinal, a cirurgia de reposição de disco não apresentou outros benefícios além de diferenças importantes de curto prazo clinicamente aceitas para o alívio da dor, incapacidade e qualidade de vida.

Quando encaminhar um paciente

- Síndrome da cauda equina.
- Agravamento progressivo dos sintomas neurológicos.
- Perda da função motora (as perdas sensitivas podem ser acompanhadas ambulatorialmente).

4. Dor cervical

FUNDAMENTOS DO DIAGNÓSTICO

- A maior parte das dores cervicais é causada por doença articular degenerativa e responde ao tratamento conservador.
- Os sintomas de radiculopatia cervical possivelmente sejam referidos para o ombro, o braço e a região lombar superior.
- O mecanismo de chicotada é o tipo mais comum de lesão cervical traumática.
- Com frequência, a má postura é um fator causativo de dor cervical persistente.

Considerações gerais

A maior parte das dores cervicais, principalmente em pacientes mais velhos, é decorrência de alguma degeneração mecânica, envolvendo os discos cervicais, as articulações facetárias e as estruturas ligamentosas, podendo ocorrer também no contexto de alterações degenerativas em outros locais. A dor também pode ser causada pela musculatura de apoio do pescoço que, com frequência, age para proteger as estruturas cervicais subjacentes. A postura é um fator muito importante, principalmente em pacientes mais jovens. Muitos sintomas cervicais relacionados ao trabalho são produzidos por postura inadequada e movimentos repetitivos ao longo do tempo. Lesões agudas ainda podem ocorrer depois de algum trauma. Por exemplo, o mecanismo da chicotada ocorre em 15 a 40% dos acidentes veiculares, sendo que a dor crônica se desenvolve em 5 a 7% de casos. As fraturas cervicais são lesões agudas traumáticas graves e podem produzir osteoartrose no longo prazo. Em última análise, muitas condições cervicais degenerativas resultam em estenose no canal cervical ou em estenose neural foraminal, às vezes, afetando as estruturas neurais subjacentes. A radiculopatia cervical pode produzir sintomas neurológicos nas extremidades superiores, em geral, derivando de alguma doença nos discos C5-C7. Os pacientes com dor cervical geralmente relatam a presença de cefaleias associadas e dor no ombro. A síndrome do desfiladeiro torácico, na qual ocorre a compressão mecânica do plexo braquial e das estruturas neurovasculares com o posicionamento dos braços acima da cabeça, deve ser levada em consideração no diagnóstico diferencial de dor cervical.

Outras causas de dor cervical incluem artrite reumatoide, fibromialgia, osteomielite, neoplasias, polimialgia reumática, fraturas por compressão, dor referida das estruturas viscerais (p. ex., angina) e distúrbios funcionais. Condições como esclerose amiotrófica lateral, esclerose múltipla, siringomielia, tumores na medula espinal e paresia espástica tropical, relacionada a infecções causadas pelo HTLV-1, podem imitar a mielopatia produzida por artrite cervical.

Achados clínicos

A. Sinais e sintomas

A dor cervical se restringe à região posterior ou, dependendo do nível da articulação sintomática, poderá irradiar de forma segmentar para a parte inferoposterior da cabeça, parte anterior do tórax, cintura escapular, braço, antebraço e mão. De maneira geral, esse tipo de dor é intensificado com movimentos ativos ou passivos do pescoço. A distribuição geral da dor e das parestesias corresponde aproximadamente ao dermátomo envolvido na extremidade superior.

Recomenda-se avaliar a postura do paciente e verificar o movimento do ombro para frente ou a postura da cabeça para frente, assim como a presença de escoliose na coluna toracolombar. Com frequência, os pacientes com dor cervical discogênica se queixam de dor com flexão, provocando herniação nos discos cervicais no sentido posterior. Geralmente, a extensão do pescoço afeta a articulação neural foraminal e a articulação facetária, que se localizam na região cervical. Os movimentos de rotação e de flexão lateral da coluna cervical devem ser medidos para a esquerda e para a direita. A restrição de movimentos cervicais é o achado objetivo mais comum.

LESÕES LOMBARES E NOS MEMBROS INFERIORES

Quadro 10-4 Coluna: exame do pescoço

Manobra	Descrição
Inspeção	Verificar a postura do paciente na posição de pé. Avaliar a hipótese de hiperlordose cervical, postura com a cabeça projetada para frente, cifose, escoliose, torcicolo.
Palpação	Incluir pontos de referência importantes: processo espinhoso, articulações facetárias, músculos paracervicais (esternocleidomastoideo e escaleno).
Teste de amplitude de movimento	Verificar a amplitude de movimento da coluna cervical, principalmente em flexão e extensão. Os movimentos de rotação e de inclinação lateral também são importantes para avaliar movimentos simétricos ou quaisquer restrições motoras. O teste de amplitude de movimento pode exacerbar a dor e os sintomas radiculares.
Exame neurológico	Verificar a força motora, os reflexos e a sensibilidade dos dermátomos nas extremidades superiores (e nas inferiores, caso seja necessário).
Teste de Spurling	Solicitar ao paciente para girar e estender o pescoço para um lado. O médico deve aplicar uma leve carga no pescoço. A reprodução dos sintomas de radiculopatia cervical é um sinal positivo de compressão da raiz nervosa.

A realização de exames neurovasculares detalhados nas extremidades superiores é muito importante e deverá incluir entrada sensitiva ao toque leve e temperatura; teste de resistência motora, principalmente nos músculos intrínsecos das mãos (resistência à extensão do polegar [C6], força do oponente [polegar em relação ao dedo mínimo] [C7] e força dos abdutores e adutores dos dedos [C8-T1]); e reflexos nas extremidades superiores (bíceps braquial, tríceps braquial, braquiorradiais). Os sintomas autênticos de radiculopatia cervical devem ser compatíveis com a expectativa de uma distribuição dermatômica ou miotômica. Para fazer o **teste de Spurling**, o paciente deve girar e estender o pescoço para um lado (Quadro 10-4) e o médico deve aplicar uma suave carga axial no pescoço. A reprodução dos sintomas de radiculopatia cervical é um sinal positivo de compressão em alguma raiz nervosa. Para fazer a palpação no pescoço, é melhor que o paciente fique na posição em supino, de forma que o médico possa palpar cada nível da coluna cervical com os músculos do pescoço relaxados.

B. Exames de imagens

As radiografias da coluna cervical ajudam a identificar as áreas onde ocorrem alterações degenerativas. A visão anteroposterior e a visão lateral da coluna cervical são as mais úteis. Em geral, adiciona-se a visão odontoide para excluir a presença de fraturas traumáticas e de anormalidades congênitas. As visões oblíquas da coluna cervical fornecem informações adicionais sobre alterações artríticas e permitem avaliar o estreitamento do forame neural. Muitas radiografias simples são normais em pacientes que sofreram luxação cervical aguda. Com frequência, observa-se a perda de lordose cervical, mas não é específica. A redução comparativa em altura no espaço entre o disco envolvido e os osteófitos é um achado frequente nos casos de alterações degenerativas na coluna cervical.

A tomografia computadorizada (TC) é o método mais eficiente nos casos de suspeita de anormalidades ósseas como as fraturas. A RM é o melhor método para examinar a coluna cervical, tendo em vista que permite avaliar as estruturas de tecidos moles (discos, medula espinal e raízes nervosas). Nas situações em que o paciente apresentar sinais de radiculopatia cervical com fraqueza motora, essas modalidades mais sensíveis de estudos de imagens devem ser obtidas em caráter de urgência.

▶ Tratamento

Os pacientes poderão ser tratados de forma conservadora na ausência de trauma ou de evidências de infecção, malignidade, achados neurológicos ou inflamação sistêmica. No tratamento fisioterapêutico, as séries de exercícios de alongamento, fortalecimento e postura do pescoço apresentaram alguns benefícios com o alívio dos sintomas. O uso de um colar cervical macio é bastante útil no curto prazo (até 1 a 2 semanas) em lesões cervicais agudas. A manipulação quiroprática e a mobilização produzem benefícios de curto prazo nos casos de dor mecânica no pescoço. Embora o índice de complicações seja baixo (5 a 10 por 1 milhão de manipulações), recomenda-se tomar muito cuidado na presença de sintomas neurológicos. Pacientes específicos podem responder às trações cervicais feitas em casa. O uso de AINEs é comum e a administração de medicamentos opioides pode ser necessária nos casos de dor cervical grave. O uso de relaxantes musculares (p. ex., 5 a 10 mg de ciclobenzaprina por via oral, três vezes ao dia) é uma opção de curto prazo nos casos de espasmo muscular ou como sedativo para o sono. Uma das opções para tratar sintomas radiculares agudos é a administração de medicamentos neuropáticos (p. ex., 300 a 1.200 mg de gabapentina por via oral, três vezes ao dia), com possibilidade de administrar uma série curta (5 a 10 dias) de prednisona (iniciando com 1 mg/kg). As injeções cervicais foraminais ou na articulação facetária também atenuam os sintomas. As cirurgias para diminuir os sintomas neurológicos são bem-sucedidas em 80 a 90% dos casos, porém, ainda são consideradas como tratamento de último recurso.

▶ Quando encaminhar um paciente

- Pacientes com sintomas graves e fraqueza motora.
- Cirurgia para descompressão cirúrgica se os sintomas forem graves e houver alguma patologia identificável com possibilidade de correção.

QUADRIL

1. Fraturas no quadril

FUNDAMENTOS DO DIAGNÓSTICO

▶ A rotação interna do quadril é a melhor manobra diagnóstica provocativa.

▶ As fraturas no quadril devem ser reparadas por meios cirúrgicos o quanto antes possível (dentro de 24 horas).

▶ A postergação do tratamento de fraturas no quadril em pacientes idosos aumenta as complicações e eleva a taxa de mortalidade.

Considerações gerais

Aproximadamente 4% dos 7,9 milhões de fraturas que ocorrem a cada ano nos Estados Unidos são fraturas no quadril. A taxa de mortalidade entre pacientes idosos depois de uma fratura no quadril é bastante elevada, sendo que a ocorrência de óbitos alcança 8 a 9% dentro de 30 dias e cerca de 25 a 30% dentro de 1 ano. Os principais fatores de risco de fraturas no quadril são osteoporose, sexo feminino, estatura acima de 1,72 metro e idade acima de 50 anos. Em geral, as fraturas no quadril ocorrem depois de uma queda. Traumas de alta velocidade são necessários em pacientes mais jovens. As fraturas por estresse são muito comuns depois do exercício de atividades com carga repetitiva em atletas ou em indivíduos com baixa densidade mineral óssea.

Achados clínicos

A. Sinais e sintomas

Normalmente, os pacientes se queixam de dor na virilha, embora também seja comum a dor que irradia para a parte lateral do quadril, nádegas ou joelhos. Nos casos de fraturas expostas, o paciente não consegue sustentar o peso e poderá haver rotação externa da perna. O movimento de rolar a perna com o paciente na posição em supino ajuda a excluir a hipótese de fratura. O exame do quadril revela a presença de dor com palpação profunda na área do triângulo (ou trígono) femoral (semelhante à palpação na artéria femoral). Desde que o paciente consiga tolerar, o médico poderá flexionar o quadril até 90° com o joelho também flexionado no mesmo ângulo na posição em supino. A seguir, pode-se girar a perna interna e externamente para avaliar a amplitude de movimento em ambos os lados. A dor provocada pela rotação interna do quadril é o teste mais sensível para identificar qualquer patologia intra-articular no quadril. Recomenda-se testar também os movimentos de flexão, extensão, abdução e força de adução do quadril.

No exame físico, a dor é menos intensa em pacientes com fraturas por estresse no quadril, em comparação com a dor descrita anteriormente, porém, de maneira geral, esses indivíduos sentem dor com sustentação de peso. O teste de Trendelenburg facilita a identificação da presença de fraqueza ou de instabilidade nos abdutores do quadril, principalmente o músculo glúteo médio (Quadro 10-5). Outro tipo de teste funcional é pedir para o paciente saltitar ou saltar durante o exame. As fraturas por estresse devem ser excluídas nas situações em que o paciente apresentar história clínica compatível de dor e não conseguir ou não quiser saltar. Recomenda-se examinar cuidadosamente a região lombar em pacientes com queixas de dor no quadril, incluindo os exames em busca de sinais de dor ciática.

Depois de fraturas no quadril com deslocamento, é imprescindível fazer uma avaliação médica completa, com foco no tratamento, para maximizar a capacidade do paciente para suportar a intervenção cirúrgica. Os pacientes que não conseguirem levantar-se sem ajuda provavelmente tenham permanecido imóveis durante horas, ou mesmo dias, após a queda. Consequentemente, os médicos deverão excluir a hipótese de rabdomiólise, hipotermia, trombose venosa profunda, embolia pulmonar e outras condições prováveis que costumam ocorrer durante imobilizações prolongadas. Qualquer demora na intervenção poderá aumentar o risco de morbidade e mortalidade perioperatória.

Quadro 10-5 Exame do quadril

Manobra	Descrição
Inspeção	Examinar o alinhamento da extremidade inferior e verificar a necessidade de avaliar a coluna lombar.
Palpação	Incluir pontos de referência importantes: espinha ilíaca anterossuperior (EIAS) e espinha ilíaca anteroinferior (EIAI) (inserções musculares no quadríceps femoral proximal), trocanter maior (bolsa e inserções no tendão glúteo), triângulo (ou trígono) femoral anterior (inserção na flexão do quadril e na articulação do quadril), tuberosidade isquiática (inserção no tendão isquiotibial), articulações sacroilíacas.
Testes de amplitude de movimento	Verificar a amplitude de movimento passivo (teste feito pelo médico), principalmente a rotação interna e externa do quadril.
Teste de resistência do quadril	Avaliar manualmente a resistência do quadril aos movimentos de flexão, extensão, abdução e adução.
Teste de Trendelenburg	O paciente deve balançar uma das pernas e elevar o joelho na direção do tórax. A seguir, mantendo-se de pé atrás do paciente, o médico observa se houve queda da pelve e da nádega no lado sem apoio.

B. Exames de imagens

As visões radiográficas mais importantes do quadril incluem: visões anteroposteriores da pelve, visões bilaterais dos quadris e visões laterais em perna de rã do quadril dolorido. A TC e a RM ajudam a identificar o padrão das fraturas no quadril ou a avaliar fraturas sem deslocamento. De maneira geral, as fraturas no quadril são descritas conforme a localização, incluindo cervical femoral, intertrocantérica ou subtrocantérica.

Tratamento

Quase todos os pacientes com fratura no quadril precisam fazer tratamento cirúrgico e, possivelmente, tenham de ser internados em hospitais para controle da dor enquanto aguardam a cirurgia. Recomenda-se fazer a cirurgia dentro das primeiras 24 horas, levando-se em consideração que alguns estudos comprovaram que a postergação por 48 horas resulta em, pelo menos, duas vezes a incidência de complicações médicas graves e menores, incluindo pneumonia, úlcera de decúbito e trombose venosa profunda.

As fraturas por estresse em pacientes ativos exigem um determinado período de tempo com sustentação de peso protegida e o retorno gradual às atividades, embora o retorno às atividades normais possa demorar de 4 a 6 meses. Geralmente, as fraturas cervicais femorais são tratadas com hemiartroplastia ou reposição total do quadril. Isso permite que o paciente inicie exercícios de sustentação de peso logo no início do período pós-operatório. As fraturas peritrocantéricas no quadril são tratadas com fixação interna e redução aberta, utilizando-se uma estrutura com placa e parafuso ou dispositivos intramedulares. A escolha do implante depende do padrão da fratura. Levando-se em consideração que os procedimentos de fixação exigem a continuidade da fratura para viabilizar a união, provavelmente o paciente tenha de ter sustentação de peso protegida durante a fase inicial do período pós-operatório. Deslocamento, fratura periprotética e necrose avascular são complicações comuns depois de uma cirurgia.

Os pacientes devem ser mobilizados o mais rapidamente possível, no período pós-operatório, para evitar complicações pulmonares e úlceras de decúbito. Fisioterapia e reabilitação supervisionadas são imprescindíveis para o paciente recuperar o máximo possível de suas capacidades funcionais. Infelizmente, depois de fraturas no quadril, a maior parte dos pacientes perde algum grau de independência.

▶ Prevenção

O exame de densitometria óssea ajuda a identificar os pacientes com risco de osteopenia ou osteoporose, possibilitando o planejamento correto do tratamento. Junto ao acompanhamento dos pacientes, é muito importante fazer uma revisão da nutrição (ingestão de cálcio e de vitamina D) e da saúde óssea (densitometria óssea, níveis séricos de cálcio e de 25-OH vitamina D). A anticoagulação sistêmica com heparina de baixo peso molecular ou com varfarina, em pacientes com mobilidade reduzida, ajuda a evitar a incidência de trombose venosa profunda. Existem programas de exercícios preventivos para pacientes idosos com risco de quedas e fraturas no quadril. Os protetores de quadril são desconfortáveis e, por isso, são utilizados com menos frequência na prevenção de fraturas.

▶ Quando encaminhar um paciente

Todos os pacientes com suspeita de fratura no quadril.

2. Osteoartrose

FUNDAMENTOS DO DIAGNÓSTICO

- Dor profunda na virilha no lado afetado.
- Inchaço.
- Degeneração da cartilagem articular.
- Perda da amplitude de movimento ativo e passivo em casos de osteoartrose grave.

▶ Considerações gerais

Nos Estados Unidos, a prevalência de osteoartrose tem a tendência de aumentar, considerando que o número de pessoas com idade acima de 65 anos poderá duplicar e alcançar mais de 70 milhões por volta de 2030. Os sintomas de perda de cartilagem e de osteoartrose são precedidos por lesões na matriz proteoglicana colagenosa. Com frequência, a etiologia de osteoartrose é multifatorial, incluindo trauma anterior, atividades de alto impacto, fatores genéticos, obesidade e condições reumáticas ou metabólicas.

▶ Achados clínicos

A. Sinais e sintomas

Em geral, a osteoartrose provoca dor na articulação afetada, por meio de carga na articulação ou com movimentos extremos. Sintomas mecânicos, como inchaço, crepitação, contração e travamento, sugerem algum distúrbio interno indicado pela presença de cartilagens danificadas e de fragmentos ósseos que afetam a faixa branda da amplitude de movimento nas juntas articulares. A dor produz também a sensação de "curvatura" ou "frouxidão", devido à inibição muscular. À medida que a degeneração articular progride, o paciente perde a amplitude de movimento ativo, com probabilidade de perder também a amplitude de movimento passivo.

Geralmente, os pacientes se queixam de dor profunda na virilha do lado afetado e têm problemas com sustentação de peso em atividades como caminhar, subir escadas e erguer-se de uma cadeira. Esses indivíduos podem começar a mancar e desenvolver uma espécie de oscilação durante a marcha, desviando-se do lado afetado ao caminhar para diminuir a pressão sobre o quadril.

B. Exames de imagens

As radiografias do lado afetado com carga são as preferidas para avaliar a osteoartrose no quadril. As radiografias anteroposteriores da pelve com sustentação de peso, com visões laterais do quadril sintomático, diminuem a exposição à radiação. Estreitamento no espaço articular e esclerose sugerem osteoartrose precoce, enquanto osteófitos nas proximidades da cabeça do fêmur ou cistos no acetábulo e nos ossos subcondrais são alterações mais avançadas. Depois dos 35 anos de idade, os estudos de RM dos quadris já mostram alterações labrais em quase 70% dos pacientes assintomáticos.

▶ Tratamento

A. Tratamento conservador

As alterações na cartilagem articular são irreversíveis. Portanto, é impossível curar articulações enfermas, embora o tratamento dos sintomas ou de questões estruturais seja uma tentativa válida para manter o nível de atividade dos indivíduos. O tratamento conservador de pacientes com osteoartrose inclui mudança de atividades, exercícios terapêuticos, perda de peso e uso de dispositivos assistenciais (p. ex., como as bengalas). As mudanças no estilo de vida incluem também usar sapatos adequados e evitar atividades de alto impacto.

Os analgésicos são eficazes em alguns casos. As injeções de corticosteroides podem ser uma alternativa de curto prazo para aliviar a dor, porém, as injeções no quadril devem ser aplicadas com orientação fluoroscópica, ultrassonográfica ou de TC para assegurar a precisão da injeção na articulação. Os estudos envolvendo o uso de viscocomplementação no quadril apresentaram resultados modestos, mas seu uso *off label* ainda persiste.

B. Tratamento cirúrgico

Foi demonstrado que a artroscopia não melhora os resultados depois de um ano de administração de placebo ou de tratamento conservador rotineiro de osteoartrose em dois testes randomizados. A cirurgia artroscópica é indicada para pacientes com osteoartrose se, em vez de dor, eles apresentarem, como queixa principal, sintomas mecânicos e de distúrbios internos que poderão ser resolvidos. Esses tratamentos cirúrgicos facilitam a recuperação da amplitude de movimento por meio da remoção de osteófitos, fragmentos de cartilagem ou resíduos.

As cirurgias de reposição articular são eficazes e apresentam uma boa relação custo-benefício nos casos de pacientes com sintomas sérios e limitações funcionais, melhorando a dor, a funcionalidade e a qualidade de vida. As cirurgias minimamente invasivas e assistidas por computador durante a operação estão sendo investigadas como métodos para aprimorar as técnicas cirúrgicas (p. ex., precisão na colocação de implantes) e diminuir a incidência de complicações.

A cirurgia de recuperação da superfície do quadril é uma técnica recente de reposição articular. Em vez de utilizar os implantes articulares artificiais tradicionais de todo o colo e do fêmur, somente a cabeça do fêmur é removida e substituída. As maiores preocupações após esse tipo de cirurgia são o risco de fratura no colo do fêmur e o colapso da cabeça do fêmur. Estudos recentes estimam que a taxa cumulativa de sobrevida desse implante, depois de 10 anos, seja de 94%. Até o presente momento, as evidências sugerem que a recuperação superficial é comparável à reposição total do quadril, sendo uma alternativa viável para aplicação em pacientes mais jovens.

▶ Quando encaminhar um paciente

Pacientes com incapacidade considerável, benefícios limitados com a terapia conservadora e evidências de osteoartrose grave poderão ser encaminhados para cirurgia de reposição articular.

JOELHO

1. Dor no joelho

FUNDAMENTOS DO DIAGNÓSTICO

- ▶ A efusão pode ocorrer com alguma patologia intra-articular, como a osteoartrose, e rompimento do menisco e do ligamento cruzado.
- ▶ Inchaço agudo no joelho (hemartrose) dentro de 2 horas possivelmente seja uma indicação de lesões nos ligamentos, de deslocamento patelar ou de fratura.

▶ Considerações gerais

O joelho é a maior articulação do corpo humano e, consequentemente, é suscetível a lesões por trauma, inflamação, infecção e alterações degenerativas. O joelho é uma articulação em dobradiça (gínglimo). Há uma linha articular que se localiza entre os côndilos femorais e os platôs tibiais. As cartilagens dos meniscos laterais e mediais separam e protegem essas superfícies ósseas e atuam como amortecedores durante a sustentação de peso, protegendo a cartilagem articular. A patela é um osso sesamoide de grande porte que se localiza em uma posição anterior à articulação. A patela se insere no tendão do quadríceps femoral e se articula no sulco troclear do fêmur. Qualquer problema na trajetória patelar dentro do sulco troclear é uma fonte comum de dor no joelho, principalmente nos casos em que a causa for de natureza atraumática. Os ligamentos colaterais estabilizam o joelho contra estresses em varo (ligamento colateral lateral) e em valgo (ligamento colateral medial). O ligamento cruzado anterior (LCA) restringe o movimento anterior da tíbia e o ligamento cruzado posterior (LCP) limita o movimento posterior. As bursas do joelho se localizam entre a pele e as saliências ósseas. São estruturas em forma de bolsa, com um revestimento sinovial. A ação dessas bursas diminui o atrito entre os tendões e os músculos, na medida em que eles se movimentam sobre as estruturas ósseas adjacentes. Pressão ou atrito externo excessivo produz inchaço e dor nas bursas. As bursas pré-patelares (localizadas entre a pele e a patela) e a bursa do pé anserino (medial e inferior em relação à patela, imediatamente abaixo do platô tibial) são afetadas com maior frequência. Volumes excessivos de líquido articular, causados por sinovite ou trauma, provavelmente sigam um curso no sentido posterior por meio de um espaço potencial, resultando na formação de cistos (também conhecidos por cistos de Baker). Outras estruturas suscetíveis a lesões por uso excessivo e que poderão provocar dor no joelho depois de atividades repetitivas incluem a articulação patelofemoral e a banda iliotibial. A incidência de osteoartrose nos joelhos é comum após a idade de 50 anos e poderá se desenvolver como resultado de algum trauma anterior, envelhecimento, atividades, problemas de alinhamento e predisposição genética.

▶ Achados clínicos

A. Sinais e sintomas

A avaliação de dor no joelho deve iniciar com perguntas gerais sobre a duração e a rapidez do início dos sintomas e o mecanismo da lesão ou os sintomas agravantes. Problemas degenerativos ou relacionados ao uso excessivo podem ocorrer com estresse ou compressão causada pela prática de esportes, *hobbies* ou atividades ocupacionais. História de trauma, problemas ortopédicos anteriores ou cirurgia no joelho afetado são fatores específicos que também devem ser questionados. Sintomas de infecção (febre, infecções bacterianas recentes, fatores de risco relacionados a infecções sexualmente transmissíveis [como gonorreia] ou outros tipos de infecção bacteriana [como as infecções estafilocócicas]) sempre devem ser analisados com bastante cuidado.

As queixas mais comuns em relação aos sintomas incluem o seguinte:

1. A presença de crepitação ou estalido ao se inclinar pode ser uma indicação de osteoartrose ou da síndrome patelofemoral.

2. "Travamento" ou "falseio" ao caminhar sugere a presença de algum distúrbio interno, como lesão no menisco ou algum resíduo no joelho.

3. Efusões ou inchaço intra-articular no joelho indicam a presença de algum distúrbio interno ou de uma patologia sinovial. Inchaço significativo pode produzir cistos poplíteos (cistos de Baker). Inchaço agudo que ocorre em períodos variando de minutos a horas sugere a presença de hemartrose, muito provavelmente causada por uma lesão no ligamento cruzado anterior (LCA), fratura ou deslocamento patelar, principalmente em casos de trauma.

4. "Estalidos" laterais com flexão e extensão do joelho provavelmente sejam uma indicação de inflamação na banda iliotibial.

5. Dor que se agrava com os movimentos de inclinar ou descer escadas sugere a presença de problemas na articulação patelofemoral, geralmente degenerativos, como condromalacia da patela ou osteoartrose.

6. Dor que ocorre ao se levantar, depois de um tempo prolongado na posição sentada, sugere a presença de algum problema ao longo da trajetória da patela.

Histórias cuidadosas, em combinação com exames físicos que incluam observação, palpação e teste de amplitude de movimento e com testes específicos para estruturas anatômicas particulares, geralmente são suficientes para determinar o diagnóstico. Nas situações em que houver efusão articular no joelho, provocada pelo aumento no volume de líquido no espaço intra-articular, o exame físico em geral revela a presença de inchaço na depressão ou ondulação ao redor da patela e distensão do espaço suprapatelar.

O Quadro 10-6 mostra o diagnóstico diferencial de dor no joelho e o Quadro 10-7 descreve possíveis diagnósticos com base na localização da dor.

B. Achados laboratoriais

Os testes laboratoriais de aspiração de líquido articular podem levar ao diagnóstico definitivo na maior parte dos pacientes nos casos com essa indicação.

Quadro 10-6 Diagnóstico diferencial de dor no joelho

Rompimento ou disfunção mecânica
Distúrbio interno no joelho: lesão nos meniscos ou ligamentos
Alterações degenerativas causadas por osteoartrose
Disfunção dinâmica ou desalinhamento patelar
Fratura produzida por trauma

Inflamação intra-articular ou aumento de pressão
Distúrbio interno no joelho: lesão nos meniscos ou ligamentos
Inflamação ou infecção na articulação do joelho
Rompimento de cistos poplíteos (cistos de Baker)

Inflamação periarticular
Distúrbio interno no joelho: lesão nos meniscos ou ligamentos
Bursite pré-patelar ou anserina
Entorse nos ligamentos

Quadro 10-7 Localização dos casos mais comuns de dor no joelho

Dor na parte medial do joelho
Osteoartrose no compartimento medial
Entorse no ligamento colateral medial
Lesão no menisco medial
Bursite anserina (dor no platô tibial medial proximal)

Dor na parte anterior do joelho
Síndrome patelofemoral (geralmente é bilateral)
Osteoartrose
Bursite pré-patelar (associada a algum inchaço anterior à patela)
"Joelho de saltador" (dor no polo inferior da patela)
Artrite séptica
Gota ou outro distúrbio inflamatório

Dor na parte lateral do joelho
Lesão no menisco lateral
Síndrome da banda iliotibial (dor superficial ao longo da banda iliotibial distal nas proximidades do côndilo femoral lateral ou da inserção tibial lateral)
Entorse no ligamento colateral lateral (trata-se de uma condição muito rara)

Dor na parte posterior do joelho
Cisto poplíteo (cisto de Baker)
Osteoartrose
Lacerações no menisco
Tendinopatia no músculo isquiotibial ou na panturrilha

C. Exames de imagens

De maneira geral, avalia-se a dor no joelho com radiografias simples (com carga) e estudos de RM, embora a TC e a ultrassonografia, às vezes, também sejam alternativas úteis.

A hemartrose aguda significa a presença de inchaço com sangue que, em geral, ocorre dentro das primeiras 1 a 2 horas depois de um trauma. Nas situações em que o trauma esteja associado ao exercício de alguma atividade e não tenha resultado de queda ou colisão, o diagnóstico diferencial mais comum inclui rompimento do ligamento cruzado anterior (responsável por quase 50% dos casos de hemartrose em crianças e por mais de 70% em adultos), fratura (patelar, no platô tibial, supracondilar femoral, na placa de crescimento [fisário]) e deslocamento patelar. Muito provavelmente, os rompimentos dos meniscos não produzem hemartrose significativa.

2. Lesão no ligamento cruzado anterior

FUNDAMENTOS DO DIAGNÓSTICO

▶ Qualquer lesão envolvendo estalidos audíveis sempre que se dobrar o joelho.

▶ Inchaço agudo imediato (ou dentro de 4 horas).

▶ A instabilidade ocorre nas atividades com movimentos laterais e ao descer escadas.

Considerações gerais

O ligamento cruzado anterior (LCA) liga o aspecto posterior do côndilo femoral lateral ao aspecto anterior da tíbia. Sua função principal é controlar os movimentos de translação anterior da tíbia no fêmur. As lacerações no LCA são muito comuns nas lesões esportivas. Essas lacerações resultam de atividades com contato (golpe em valgo no joelho) e de atividades sem contato (saltos, movimentos giratórios e desaceleração). Geralmente, os pacientes sofrem uma queda após a lesão, apresentam inchaço e dificuldade na sustentação de peso e se queixam de instabilidade. As lacerações no LCA são comuns na prática de esportes, como prática de esqui, futebol, futebol americano e basquete por pacientes adolescentes e na meia-idade. De maneira geral, os pacientes mais velhos e na idade pré-puberal sofrem fraturas em vez de lesões nos ligamentos.

Achados clínicos

A. Sinais e sintomas

As lesões agudas no ligamento cruzado anterior produzem inchaço agudo no joelho, dificultando os movimentos. Após a resolução do inchaço, os pacientes conseguem caminhar com uma marcha do tipo "joelho rígido" ou, por causa da instabilidade, evitam marchas que forçam o quadríceps femoral. O fato mais curioso é que os pacientes descrevem sintomas de instabilidade, ao mesmo tempo em que executam manobras laterais ou descem escadas normalmente. Os testes de estabilidade avaliam a fragilidade do joelho nas manobras laterais ou ao descer escadas. O **teste de Lachman** (84 a 87% de sensibilidade e 93% de especificidade) deve ser feito com o paciente deitado na posição em supino e com o joelho flexionado entre 20 e 30° (Quadro 10-8). A seguir, o médico segura o fêmur distal na face lateral com uma das mãos e a tíbia proximal com a outra mão na face medial. Mantendo o joelho na posição neutra, faz-se a estabilização do fêmur, tracionando a tíbia anterior com a mesma intensidade de força aplicada para erguer um peso de 5 a 7 kg. Translação excessiva da tíbia, em comparação com o outro lado, indica a presença de uma lesão no ligamento cruzado anterior. O **teste da gaveta anterior** (48% de sensibilidade e 87% de especificidade) deve ser feito com o paciente deitado na posição em supino e o joelho flexionado a 90° (Quadro 10-8). A seguir, o médico estabiliza o pé do paciente, sentando sobre ele, segura a tíbia proximal com ambas as mãos ao redor da panturrilha e, após, puxa no sentido anterior. Testes positivos indicam a presença de instabilidade no ligamento cruzado anterior, em comparação com o lado não afetado. Utiliza-se o **teste do *pivot shift*** para determinar a quantidade de instabilidade rotacional do joelho (Quadro 10-8). O teste é feito com o paciente deitado na posição em supino e com o joelho em extensão total. Em seguida, flexiona-se lentamente o joelho e, ao mesmo tempo, aplica-se rotação interna e uma tensão em valgo. Depois, o médico faz a palpação para verificar a possível presença de subluxação, mantendo o joelho flexionado entre 20 e 40°. O paciente deverá permanecer relaxado para que esse teste apresente resultado positivo.

B. Exames de imagens

De maneira geral, as radiografias simples são negativas nos casos de lacerações no ligamento cruzado anterior, embora sejam muito úteis para excluir a presença de fraturas. Às vezes, observa-se uma pequena lesão por avulsão no compartimento lateral do joelho. Essa lesão é patognomônica de lesões no ligamento cruzado anterior, sendo também conhecida por fratura de "Segond". A RM é o melhor método diagnóstico de lacerações no ligamento cruzado anterior e apresenta sensibilidade e especificidade superiores a 95%. Os estudos de RM permitem avaliar também outras estruturas associadas, como meniscos e cartilagens.

Tratamento

A maioria dos pacientes jovens e ativos precisa fazer reconstrução cirúrgica do ligamento cruzado anterior. As técnicas cirúrgicas mais comuns utilizam os tecidos dos próprios pacientes, geralmente os tendões patelares ou isquiotibiais (autoenxertos) ou enxertos de cadáveres (aloenxertos) nas reconstruções artroscópicas de ligamentos cruzados anteriores lacerados. Grupos diferentes de pacientes têm melhores resultados com enxertos cirúrgicos específicos. Em geral, a recuperação cirúrgica ocorre dentro de 6 meses.

Geralmente, os tratamentos não cirúrgicos são reservados para pacientes mais velhos ou pacientes com estilo de vida sedentário. O foco principal da fisioterapia é o fortalecimento do músculo isquiotibial e a estabilidade interna. A imobilização do ligamento cruzado anterior com joelheira facilita o processo de estabilização. Alguns estudos longitudinais demonstraram que o tratamento não cirúrgico de lacerações no ligamento cruzado anterior aumenta a incidência de rompimentos dos meniscos. Entretanto, um pequeno estudo randomizado mostrou que as lesões agudas no ligamento cruzado anterior podem receber tratamento não cirúrgico na fase inicial, com resultados clínicos semelhantes aos de lesões que foram operadas dentro de 10 semanas após sua ocorrência.

Quando encaminhar um paciente

- Quase todos os casos de lacerações no ligamento cruzado anterior precisam ser avaliados por um ortopedista.
- Indivíduos com instabilidade no contexto de lacerações crônicas no ligamento cruzado anterior (mais de 6 meses) devem ser considerados para reconstrução cirúrgica.
- Pacientes com lacerações no ligamento cruzado anterior e lesões associadas no menisco ou lesões articulares poderão se beneficiar com a cirurgia, tendo em vista a possibilidade de tratar outras lesões.

3. Lesão no ligamento colateral

FUNDAMENTOS DO DIAGNÓSTICO

▶ Qualquer lesão causada por golpe ou por estresse em valgo ou em varo no joelho.

▶ Dor e instabilidade na área afetada.

▶ Restrição na amplitude de movimento.

Quadro 10-8 Exame no joelho

Manobra	Descrição
Inspeção	Examinar o alinhamento das extremidades inferiores (valgo, varo, joelho recurvado), eversão do tornozelo e pronação do pé, marcha, SEADS.
Palpação	Incluir pontos de referência importantes: articulação patelofemoral, linhas articulares mediais e laterais (principalmente os aspectos posteriores), bursite anserina, banda iliotibial distal e tubérculo de Gerdy (inserção da banda iliotibial).
Teste de amplitude de movimento	Verificar a amplitude de movimento ativo (o teste é feito pelo paciente) e passivo (o teste é feito pelo médico), principalmente com flexão e extensão do joelho, geralmente entre 0 e 10° de extensão e 120 e 150° de flexão.
Teste de resistência do joelho	Teste manual de extensão resistida do joelho e de resistência do joelho em flexão.
Testes de estresse nos ligamentos	
Teste de Lachman	Este teste é feito com o paciente deitado na posição em supino e com o joelho flexionado entre 20 a 30°. O examinador agarra o fêmur distal na face lateral com uma das mãos e a tíbia proximal com a outra mão na face medial. Mantendo o joelho na posição neutra, estabiliza o fêmur e traciona a tíbia no sentido anterior aplicando uma força semelhante à força para erguer um peso de 5 a 7 kg. A translação anterior excessiva da tíbia, em comparação com o outro lado, indica a presença de uma lesão no ligamento cruzado anterior.
Teste da gaveta anterior	Este teste é feito com o paciente deitado na posição em supino e com os joelhos flexionados a 90°. A seguir, o médico estabiliza o pé do paciente, sentando sobre ele, e agarra a tíbia proximal com ambas as mãos e ao redor da panturrilha, tracionando no sentido anterior. Testes positivos indicam a presença de flacidez no ligamento cruzado anterior, em comparação com o lado não afetado.

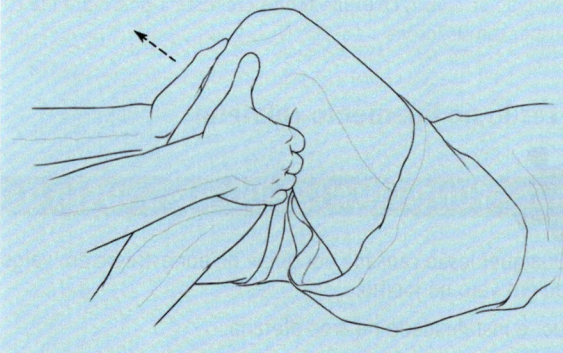

(continua)

Quadro 10-8 Exame no joelho *(continuação)*

Manobra	Descrição
Teste do *pivot shift*	Este teste é utilizado para determinar a quantidade de flacidez rotacional no joelho. Para fazer o teste, o paciente deve permanecer deitado na posição em supino com o joelho em extensão total. A seguir, flexiona-se lentamente o joelho e aplica-se rotação interna e estresse em valgo. Em seguida, o médico faz a palpação e sente uma subluxação entre 20 e 40° de flexão no joelho. O paciente deve permanecer bem relaxado para que o teste seja positivo.
Teste de estresse em valgo (Estabilizar o tornozelo)	Este teste é feito com o paciente deitado na posição em supino. O médico deve ficar de pé ao lado do leito e da parte externa do joelho do paciente. A seguir, o médico deve segurar o tornozelo com uma das mãos e apoiar a perna com a outra mão no nível da articulação do joelho. Na sequência, aplica um estresse em valgo no tornozelo para localizar a dor e a flacidez no ligamento colateral medial. Este teste deve ser feito a 30° e a 0° de extensão do joelho.

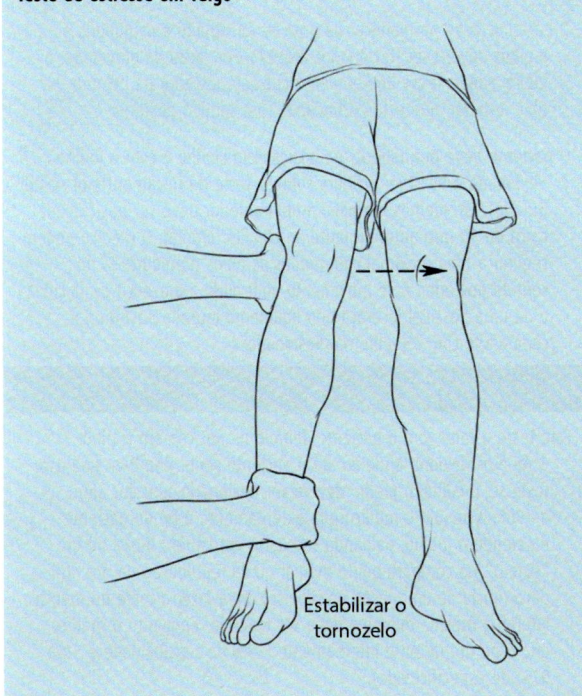

(continua)

Quadro 10-8 Exame no joelho *(continuação)*

Manobra	Descrição
Teste de estresse em varo	Este teste também é feito com o paciente em supino. Para fazer o teste no joelho direito, o médico deve ficar de pé ao lado direito do paciente. O examinador deve segurar o tornozelo do paciente com a mão direita e apoiar a parte lateral da coxa com a mão esquerda. A seguir, aplica um estresse em varo no tornozelo para determinar a dor e a flacidez do ligamento colateral lateral. Este teste deve ser feito a 30° e a 0° de flexão do joelho.
Sinal de depressão	O paciente deve permanecer na posição em supino e os quadris e joelhos devem ser flexionados até 90°. Por causa da gravidade, o joelho com a lesão do ligamento cruzado posterior irá estourar na tíbia anterior, que está "afundando" no sentido posterior.
Teste da gaveta posterior	O paciente deve permanecer na posição em supino e com o joelho flexionado a 90° (ver a figura sobre o teste de tração anterior neste Quadro). Em joelhos normais, a tíbia anterior deve ser posicionada cerca de 10 mm anteriormente ao côndilo femoral. O médico poderá segurar a tíbia proximal com ambas as mãos e empurrá-la no sentido posterior. Esse movimento, indicando a presença de flacidez e de uma possível laceração no ligamento cruzado posterior, é comparado com o joelho não lesionado.
Sinais meniscais	
Teste de McMurray	Este teste é feito com o paciente deitado na posição em supino. O médico flexiona o joelho até o paciente sentir dor. Para que este teste seja válido, o joelho deverá ser flexionado sem dor além de 90°. A seguir, o médico gira externamente o pé do paciente e estende o joelho, palpando sua parte medial em busca de um "estalo" no compartimento medial ou da reprodução da dor em decorrência de uma lesão no menisco. Para fazer o teste no menisco lateral, a mesma manobra deve ser repetida, enquanto o médico gira o pé do paciente internamente (53% de sensibilidade e 59 a 97% de especificidade).

(continua)

LESÕES LOMBARES E NOS MEMBROS INFERIORES — CAPÍTULO 10

Quadro 10-8 Exame no joelho *(continuação)*

Manobra	Descrição
Teste de McMurray modificado	Este teste é feito com o quadril flexionado a 90°. Em seguida, flexiona-se o joelho o máximo possível, com rotação interna ou externa da parte inferior da perna. Pode-se, então, girar o joelho, mantendo-se a parte inferior da perna em rotação interna ou externa, para capturar o menisco torcido embaixo dos côndilos. A presença de dor na linha articular durante a flexão e a rotação interna ou externa do joelho indica que o teste é positivo.
Teste de Thessaly	Este teste é feito com o paciente de pé e se apoiando em uma das pernas com o joelho levemente flexionado. O paciente deve torcer o joelho enquanto se apoia em uma perna. O paciente deverá sentir dor durante o movimento de torção.
Teste da articulação patelofemoral	
Sinal de apreensão	A presença deste sinal sugere instabilidade na articulação patelofemoral, e o resultado do teste é positivo nas situações em que o paciente se tornar apreensivo quando a patela se desviar lateralmente.

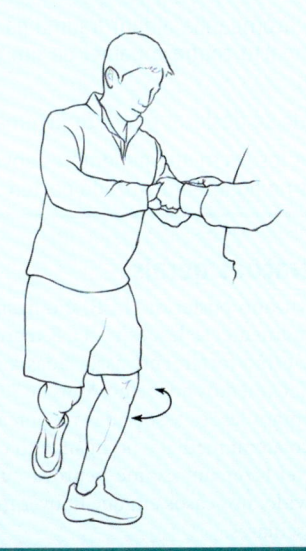

SEADS = swelling, erythema, atrophy, deformity and (surgical) scars (inchaço, eritema, atrofia, deformidade e cicatrizes [cirúrgicas]).

Considerações gerais

O ligamento colateral medial (LCM) é o ligamento do joelho que se lesiona com mais frequência. Geralmente, a lesão é causada por um estresse em valgo no joelho em flexão parcial. Golpes na parte lateral da perna também são causas prováveis. As lesões no ligamento colateral medial podem resultar também de lesões no ligamento cruzado anterior. As lesões no ligamento colateral lateral (LCL) são menos comuns, embora possam ocorrer depois de golpes mediais no joelho. As lesões nesses ligamentos possivelmente não produzam efusão intra-articular, considerando-se que ambos os ligamentos colaterais são extra-articulares. Os pacientes afetados poderão ter alguma dificuldade para caminhar na fase inicial da lesão, mas costumam melhorar depois que diminuir o inchaço.

Achados clínicos

A. Sinais e sintomas

Os principais achados clínicos em pacientes com lesões no ligamento colateral são dor em toda a extensão do ligamento. A dor pode restringir a amplitude de movimento, principalmente nas primeiras duas semanas após a lesão. Os testes de estresse em valgo e em varo são os melhores métodos para avaliar os ligamentos colaterais. A sensibilidade desses testes varia entre 86 e 96%.

O **teste de estresse em valgo** é feito com o paciente na posição em supino (Quadro 10-8). O médico deve permanecer de pé ao lado da parte externa do joelho do paciente. Com uma das mãos, o examinador segura o tornozelo do paciente e, com a outra mão, apoia a perna no nível da articulação do joelho. A seguir, aplica estresse em valgo no tornozelo para determinar a dor e a instabilidade no ligamento colateral medial. Este teste deve ser feito com extensão do joelho a 30° e a 0°.

O **teste de estresse em varo** também é feito com o paciente na posição em supino (Quadro 10-8). No caso do joelho direito, o médico deve permanecer de pé ao lado direito do paciente. O examinador deve segurar o tornozelo do paciente com a mão direita e apoiar a parte lateral da coxa com a mão esquerda. A seguir, aplica estresse em varo no tornozelo para determinar a dor e a instabilidade no ligamento colateral lateral. Este teste deve ser feito com flexão do joelho a 30° e a 0°.

Os resultados desses testes recebem graduações de 1 a 3. Atribui-se o grau 1 nas situações em que o paciente sentir dor com o teste de estresse em varo ou em valgo, mas não apresentar instabilidade. Nas lesões de grau 2, o paciente sente dor e o joelho apresenta alguma instabilidade a 30° de flexão. Nas lesões de grau 3, o paciente apresenta instabilidade acentuada, porém, não sente muita dor. Na maior parte dos casos, o joelho apresenta instabilidade com flexões a 30° e a 0°.

B. Exames de imagens

Geralmente, as radiografias não são diagnósticas, exceto nos casos de lesões por avulsão. No entanto, devem ser utilizadas para excluir fraturas que possam ocorrer com as lesões no ligamento colateral. De maneira geral, as lesões isoladas no ligamento colateral medial não precisam de avaliação por RM, embora os estudos por ressonância magnética sejam importantes para avaliar possíveis lesões associadas ao ligamento cruzado. As lesões no ligamento colateral lateral e na porção posterolateral devem ser avaliadas por RM para excluir a presença de lesões associadas e para determinar o grau de significância.

Tratamento

A maior parte das lesões no ligamento colateral medial é tratada com restrição da sustentação de peso e fisioterapia. Em geral, nas lesões de graus 1 e 2, o paciente consegue tolerar sustentação de peso com amplitude de movimento completa. As joelheiras articuladas dão estabilidade aos pacientes com laceração de grau 2 no ligamento colateral medial. Recomenda-se a aplicação de fisioterapia logo no início da condição para proteger a amplitude de movimento e a resistência muscular. As lesões de grau 3 no ligamento colateral medial exigem joelheiras longas para garantir a estabilidade. Os pacientes podem sustentar peso, porém, somente depois de travar o joelho em extensão com uma joelheira. Na sequência, o paciente poderá intensificar os movimentos com a joelheira destravada. A cicatrização das lesões de grau 3 poderá levar de 6 a 8 semanas. Em raras situações as lesões no ligamento colateral medial precisam de tratamento cirúrgico. De maneira geral, as lesões no ligamento colateral lateral exigem reparo ou reconstrução cirúrgica.

Quando encaminhar um paciente

- Instabilidade sintomática com lacerações crônicas no ligamento colateral medial ou lacerações agudas no ligamento colateral medial com outras lesões ligamentosas.
- Lesões no ligamento colateral lateral ou no canto posterolateral exigem reparo ou reconstrução cirúrgica de emergência (dentro de 1 semana).

4. Lesão no ligamento cruzado posterior

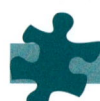

FUNDAMENTOS DO DIAGNÓSTICO

- ► Geralmente acompanha algum trauma na tíbia, como, por exemplo, impacto contra o painel de um veículo em caso de acidente.
- ► O joelho pode se deslocar e reduzir livremente.
- ► Um terço das lesões multiligamentares envolve lesões neurovasculares no ligamento cruzado posterior.

Considerações gerais

O ligamento cruzado posterior (LCP) é o ligamento mais forte do joelho. Comumente, as lesões no LCP representam traumas significativos e estão fortemente associadas a lesões multiligamentares e deslocamentos no joelho. Mais de 70 a 90% das lesões no LCP apresentam lesões associadas na porção posterolateral, no ligamento colateral medial e no ligamento colateral anterior. É imprescindível fazer um exame neurovascular completo no membro envolvido, nos casos em que houver fortes suspeitas de lesões neurovasculares.

Achados clínicos

A. Sinais e sintomas

A maior parte dos pacientes com lesões agudas tem dificuldade para se movimentar. Os pacientes com lesões crônicas no ligamento cruzado posterior conseguem se movimentar sem instabilidade grave, porém, queixam-se de "frouxidão" subjetiva e, com frequência, relatam dor e disfunção, principalmente, ao se inclinar. Os exames clínicos de lesões no LCP incluem a posteriorização passiva da tíbia a 90° (*90° sag test*, ou teste de Godfrey) (Quadro 10-8). O paciente deve permanecer na posição em supino, com os quadris e os joelhos flexionados a 90°. Por causa da gravidade, o joelho com lesão no ligamento cruzado posterior apresenta uma saliência óbvia na tíbia anterior, com um "afundamento" no sentido posterior (*sag sign*). O ligamento cruzado posterior poderá também ser examinado, aplicando-se o **teste de tração posterior** (90% de sensibilidade e 99% de especificidade) (Quadro 10-8). O paciente deve permanecer na posição em supino, com o joelho flexionado a 90°. Em joelhos normais, a tíbia anterior deve ser posicionada cerca de 10 mm anterior ao côndilo femoral. O médico poderá segurar a tíbia com ambas as mãos e empurrá-la no sentido posterior. Esse movimento, indicando fragilidade e uma possível laceração no ligamento cruzado posterior, compara-se com o movimento do joelho sem nenhuma lesão. Às vezes, as lesões no ligamento cruzado posterior se confundem com as lesões no ligamento cruzado anterior nos testes de tração anterior, levando-se em consideração que a tíbia está subluxada posteriormente em uma posição afundada e poderá ser transladada para frente de forma anormal, produzindo um teste falso-positivo para lesões no ligamento cruzado anterior. Dor, inchaço, palidez e dormência na extremidade afetada sugerem deslocamento do joelho com possível lesão na artéria poplítea.

B. Exames de imagens

Na maior parte das vezes, as radiografias não são diagnósticas, embora sejam necessárias para diagnosticar qualquer tipo de fratura. Os estudos de RM são usados para diagnosticar lesões no ligamento cruzado posterior e lesões associadas.

▶ Tratamento

As lesões isoladas no ligamento cruzado posterior podem ser tratadas sem intervenção cirúrgica e, comumente, são imobilizadas com uma joelheira, mantendo-se o joelho em extensão; em geral, os pacientes utilizam muletas para se movimentar. A fisioterapia ajuda a aumentar a amplitude de movimento e melhora a deambulação. Muitas lesões no ligamento cruzado posterior estão associadas a outras lesões e podem exigir reconstrução cirúrgica. As lesões neurovasculares ocorrem em até um terço de todos os deslocamentos do joelho ou lesões no ligamento cruzado posterior.

▶ Quando encaminhar um paciente

- Os pacientes devem ser observados com urgência dentro do período de 1 a 2 semanas.
- Se a parte lateral do joelho permanecer instável depois do teste de estresse em varo, o paciente deve ser avaliado para verificar a possível presença de uma lesão na porção posterolateral, que poderá exigir reconstrução cirúrgica de emergência.
- Lacerações isoladas no ligamento cruzado posterior podem necessitar de tratamento cirúrgico se o rompimento for total (grau 3) e os pacientes forem sintomáticos.

5. Lesões no menisco

FUNDAMENTOS DO DIAGNÓSTICO

▶ Os pacientes podem, ou não, relatar alguma lesão.
▶ Os sinais mais sensíveis são dor na linha articular e com agachamento profundo.
▶ Dificuldade para estender o joelho sugere a presença de algum distúrbio interno que deverá ser avaliado urgentemente com RM.

▶ Considerações gerais

Os meniscos se localizam na parte interna do joelho e agem como amortecedores. Lesões em um dos meniscos podem causar dor, estalido e sensação de travamento. A maior parte das lesões meniscais ocorre com lesões agudas (normalmente em pacientes mais jovens) ou microtraumas repetitivos, como agachamento ou entorses (geralmente em pacientes mais velhos).

▶ Achados clínicos

A. Sinais e sintomas

Em geral, os pacientes apresentam marcha antálgica (dolorida) e dificuldade para agachar. Frequentemente, os pacientes se queixam de contração ou travamento no fragmento meniscal. Os achados clínicos incluem efusão ou sensibilidade na linha articular. É comum os pacientes apontarem a área de sensibilidade máxima ao longo da linha articular. A ocorrência de inchaço é frequente durante as primeiras 24 horas após a lesão ou mais tarde. Os rompimentos de meniscos raramente produzem inchaço imediato que, em geral, ocorre depois de fraturas e do rompimento de ligamentos. As lacerações meniscais são observadas com frequência em joelhos artríticos. No entanto, não está suficientemente claro se a dor é proveniente do rompimento do menisco ou da osteoartrose.

A confirmação do diagnóstico (Quadro 10-8) pode ser feita por meio de testes provocativos, incluindo o **teste de McMurray**, o **teste modificado de McMurray** e o **teste de Thessaly**. A maior parte dos rompimentos sintomáticos do menisco produz dor com o agachamento profundo e a marcha de pato.

B. Exames de imagens

Geralmente, as radiografias são normais, porém, mostram estreitamento no espaço articular, alterações precoces na osteoartrose ou presença de fragmentos. A RM do joelho é a melhor ferramenta diagnóstica para detectar lesões meniscais (93% de sensibilidade e 95% de especificidade). Sinais anormais (brilhantes em imagens T2) significam que houve rompimento do menisco.

▶ Tratamento

O tratamento conservador se aplica aos casos de lacerações degenerativas em pacientes mais velhos. O tratamento é semelhante em pacientes com osteoartrose leve nos joelhos, incluindo administração de analgésicos e fisioterapia para fortalecimento e estabilidade interna. Artroscopia e reparo ou desbridamento do menisco são os melhores tratamentos de lacerações agudas em pacientes jovens e ativos. Estudos randomizados controlados demonstraram que a meniscectomia artroscópica não produz benefício algum em pacientes com osteoartrose em estado avançado.

▸ Quando encaminhar um paciente

- Se o paciente apresentar sintomas de distúrbios internos como lesão meniscal. Nesses casos, a RM é importante para confirmar a presença de alguma lesão.
- A avaliação deve ser feita o mais rapidamente possível nas situações em que o paciente não conseguir estender o joelho por causa de algum bloqueio mecânico. Determinadas formas de laceração, na RM, como laceração em forma de alça de balde, estão sujeitas a reparo cirúrgico do menisco.

6. Dor patelofemoral

FUNDAMENTOS DO DIAGNÓSTICO

▸ Dor com atividades de flexão (ajoelhar, agachar ou subir escadas).
▸ Desvio lateral ou inclinação da patela em relação ao sulco femoral.

▸ Considerações gerais

A dor patelofemoral, também conhecida como dor na parte anterior do joelho ou "joelho de corredor", descreve qualquer tipo de dor envolvendo a articulação patelofemoral. A dor acomete qualquer uma ou todas as estruturas da parte anterior do joelho, incluindo os aspectos mediais e laterais da patela, assim como o quadríceps femoral e as inserções do tendão patelar. A patela se encaixa no sulco troclear do fêmur com flexão de aproximadamente 30° do joelho. As forças que atuam sobre a articulação patelofemoral aumentam em até três vezes o peso do corpo nas flexões de 90° do joelho (p. ex., ao subir escadas), e cinco vezes o peso corporal nas flexões totais do joelho (p. ex., agachar). Trajetórias patelares anormais nas flexões poderão produzir desgaste e dor articular anormal nas cartilagens. A patela poderá subluxar para fora do sulco, geralmente no sentido lateral, nas situações em que os pacientes apresentarem hiperflacidez ligamentar. A dor patelofemoral também está associada à resistência muscular e a desequilíbrios de flexibilidade, assim como às alterações na biomecânica dos quadris e dos tornozelos.

▸ Achados clínicos

A. Sinais e sintomas

De maneira geral, os pacientes se queixam de dor na parte anterior do joelho com movimentos de flexão e, com menor frequência, em movimentos de extensão total. A dor provocada por esta condição se localiza sob a patela, embora, às vezes, possa se referir para a parte posterior do joelho ou sobre a patela inferior lateral ou medial. Os sintomas iniciam depois de um trauma ou após atividades físicas repetitivas, como corridas e saltos. Nas situações em que a trajetória for inadequada, poderá ocorrer crepitação palpável e, às vezes, audível.

Em geral, não há inchaço intra-articular, a não ser na presença de defeitos na cartilagem articular ou se ocorrerem alterações na osteoartrose. É muito importante palpar as superfícies articulares da patela durante o exame físico. Por exemplo, o médico poderá usar uma das mãos para movimentar a patela no sentido lateral e usar as pontas dos dedos da outra mão para palpar a superfície patelar inferior lateral. O desvio medial e lateral da patela (desvio correspondente a um quarto do diâmetro da patela é considerado normal; desvios acima da metade do diâmetro sugerem mobilidade excessiva) permite avaliar a mobilidade patelar. O **sinal de apreensão** sugere instabilidade na articulação patelofemoral e é positivo nas situações em que o paciente ficar apreensivo com o desvio lateral da patela (Quadro 10-8). Para fazer o **teste da raspagem patelar**, basta segurar o joelho em um ponto superior à patela e empurrá-lo para baixo, com o paciente na posição em supino e com o joelho estendido, e, ao mesmo tempo, empurrar a patela no sentido inferior. O paciente deve contrair o músculo quadríceps femoral em oposição a essa translação descendente, sendo que a reprodução da dor ou a sensação de crepitação é o sinal positivo de condromalacia patelar. Há dois aspectos que são muito comuns: (1) pacientes cujos ligamentos e patela estiverem excessivamente soltos (hipermobilidade); e (2) pacientes com tecidos moles muito tensionados que produzem pressão excessiva na articulação.

Para avaliar a resistência do quadríceps femoral e dos estabilizadores do quadril, o examinador deve solicitar ao paciente para agachar sobre uma perna sem apoio. Os pacientes enfraquecidos se desequilibram, com queda da pelve (semelhante a um sinal positivo de Trendelenburg no quadril) ou apresentam rotação interna excessiva do joelho no sentido medial. Normalmente, com o agachamento em apenas uma perna, o joelho deve se alinhar com o segundo raio metatarsal do pé.

B. Exames de imagens

O uso de imagens diagnósticas é restrito em pacientes mais jovens, sendo mais útil em pacientes mais velhos para avaliar a osteoartrose ou para avaliar pacientes que não reagem ao tratamento conservador. As radiografias mostram um desvio lateral ou uma inclinação da patela em relação ao sulco femoral. Os estudos de imagens por ressonância magnética mostram uma redução na espessura da cartilagem articular, mas não apresentam qualquer utilidade clínica, a não ser antes de uma cirurgia ou para excluir outras patologias.

▸ Tratamento

A. Tratamento conservador

A aplicação de modalidades locais, como gelo e medicamentos anti-inflamatórios, é benéfica para o alívio sintomático. Os exercícios fisioterapêuticos fortalecem o quadríceps femoral (principalmente o músculo vasto medial oblíquo) e ajudam a estabilizar a patela e a melhorar a trajetória nas situações em que o paciente apresentar sinais de hipermobilidade patelar. O uso de joelheiras para estabilizar a patela ou a aplicação de técnicas especiais de colocação de ataduras (bandagem de McConnell) serve de apoio para a articulação patelofemoral. A correção do alinhamento das extremidades inferiores (uso de sapatos adequados ou de dispositivos ortopédicos sem prescrição médica) ajuda a melhorar os sintomas, principalmente se o paciente apresentar pronação ou arco acentuado nos pés. O foco principal deve ser o alongamento dos músculos isquiotibiais, da banda iliotibial, do quadríceps femoral, da panturrilha e dos flexores do quadril, nos casos em que o paciente apresentar tensão nos tecidos moles peripatelares. Os exercícios de fortalecimento se aplicam ao quadríceps femoral e aos adutores do quadril.

B. Tratamento cirúrgico

Em raras situações, é necessário fazer algum tipo de cirurgia, sendo que o tratamento cirúrgico é considerado como último recurso para a dor patelofemoral. Os procedimentos incluem cirurgia para liberação lateral ou realinhamento da patela.

▶ Quando encaminhar um paciente

Pacientes com sintomas persistentes.

7. Osteoartrose

FUNDAMENTOS DO DIAGNÓSTICO

- ▶ Degeneração na cartilagem articular.
- ▶ Dor com atividades de inclinação e torção.
- ▶ Inchaço.
- ▶ Perda da amplitude de movimento ativo e passivo em casos de osteoartrose grave.

▶ Considerações gerais

Nos Estados Unidos, há uma tendência de crescimento na prevalência de osteoartrose, na medida em que as previsões indicam que o número de pessoas com idade acima de 65 anos poderá duplicar para mais de 70 milhões por volta de 2030. A incidência de osteoartrose no joelho, nos Estados Unidos, é de 240 por 100 mil pessoas por ano.

Os sintomas de perda de cartilagem e de osteoartrose são precedidos por danos na matriz de colágeno e proteoglicanos. Na maior parte dos casos, a etiologia de osteoartrose é multifatorial e inclui trauma prévio, atividades de alto impacto, fatores genéticos, obesidade e condições reumáticas ou metabólicas.

▶ Achados clínicos

A. Sinais e sintomas

Em geral, a osteoartrose provoca dor na articulação afetada com excesso de carga articular ou em movimentos extremos. Os sintomas mecânicos – inchaço, crepitação, contração e travamento – sugerem a presença de algum distúrbio interno, que é indicado por cartilagens danificadas ou por fragmentos ósseos que afetam uma esperada amplitude suave de movimentos nas articulações. Além disso, a dor poderá criar a sensação de "curvatura" ou de "frouxidão" devido à inibição muscular. A medida que a degeneração articular progride, o paciente perde a amplitude de movimento ativo, com risco de perder também a amplitude de movimento passivo.

À medida que a condição se agrava, os pacientes com osteoartrose no joelho apresentam capacidade cada vez mais limitada para caminhar. Os sintomas incluem dor com atividades de inclinação ou torção e com os movimentos de subir e descer escadas. Inchaço, flacidez e dor nas horas de sono são queixas comuns nos casos de osteoartrose, principalmente durante a evolução da doença.

B. Exames de imagens

As radiografias indicadas com maior frequência incluem visões bilaterais posteroanteriores do joelho dobrado a 45° e com sustentação de peso, laterais e da articulação patelofemoral (visão de Merchant). Os achados radiográficos incluem redução na largura da cartilagem da articulação, com estreitamento no espaço articular, esclerose subcondral, presença de osteófitos e alterações císticas no osso subcondral. Muito provavelmente, não sejam necessárias imagens por ressonância magnética, a menos que haja suspeita de outras patologias, como, por exemplo, osteonecrose isquêmica do joelho.

▶ Tratamento

A. Tratamento conservador

As alterações na cartilagem articular são irreversíveis. Portanto, a cura da articulação enferma é impossível, embora os sintomas ou problemas estruturais possam ser abordados na tentativa de manter o nível de atividades. O tratamento conservador de todos os pacientes com osteoartrose inclui modificação da atividade, exercícios terapêuticos e perda de peso. As mudanças no estilo de vida incluem uso de sapatos adequados e evitar atividades de alto impacto.

O uso de bengala na mão oposta ao lado afetado apresenta algumas vantagens mecânicas. O uso de joelheiras ou talas melhora os sintomas subjetivos da dor, muito provavelmente por causa das condições mais satisfatórias na função neuromuscular. Para os casos de osteoartrose unicompartimental no compartimento medial ou lateral, existem, no mercado, cintas para sustentação do joelho que removem a carga sobre o compartimento degenerativo. Calçados com amortecedores e órteses adequadas, ou adaptação nos sapatos, ajudam a diminuir o impacto nos membros inferiores.

Os medicamentos iniciais de escolha para tratamento de dor nos casos de osteoartrose no joelho são paracetamol por via oral e capsaicina para uso tópico. Nas situações em que um anti-inflamatório não esteroide (AINE) tradicional for indicado, a escolha deve se basear no custo, perfil de efeitos colaterais e adesão. O inibidor da ciclo-oxigenase-2 (COX), celecoxib, não é mais eficaz que os medicamentos anti-inflamatórios não esteroides (AINEs). O celecoxib oferece vantagens no curto prazo, embora provavelmente não tenha vantagem alguma no longo prazo, para prevenir complicações gastrintestinais. O celecoxib deve ser reservado para uso em pacientes cuidadosamente selecionados, por causa do custo e do grande potencial de risco cardiovascular. O papel dos AINEs tópicos encontra-se em fase de avaliação no algoritmo do tratamento de osteoartrose, levando-se em consideração que evitam muitas das complicações dos AINEs tradicionais. Os opioides são adequados para uso em pacientes com osteoartrose grave. A glicosamina e o sulfato de condroitina são suplementos muito utilizados e comercializados para tratamento de osteoartrose. As evidências da eficácia desses medicamentos para desacelerar a progressão ou reverter a perda de cartilagem são muito limitadas e, aparentemente, qualquer provável efeito é inexpressivo. A despeito de algumas promessas iniciais, os estudos mais bem controlados indicam que esses suplementos são ineficazes como analgésicos no tratamento de osteoartrose. Todavia, os efeitos colaterais são mínimos e seu uso pode ser adequado se os pacientes experienciarem benefícios subjetivos.

As injeções de corticosteroides na articulação do joelho são opções válidas para diminuir a dor e reduzir a inflamação e podem aliviar a dor no curto prazo, comumente com duração de 6 a 12 semanas. A viscossuplementação com injeções de produtos à base de ácido hialurônico melhoram a viscosidade do líquido sinovial por meio do aumento no peso molecular e na quantidade daquele ácido, além da síntese natural feita pela sinóvia. Os estudos laboratoriais comprovam que as injeções de ácido hialurônico diminuem as citocinas inflamatórias e os radicais livres. Alguns estudos mostram também efeitos mais prolongados dos produtos usados na viscossuplementação, em comparação com as injeções de corticosteroides, com melhoria dos sintomas por mais de 6 meses, em pacientes com osteoartrose leve no joelho. Uma metanálise recente questionou o valor da viscossuplementação e sugeriu apenas um benefício pequeno e clinicamente irrelevante e uma elevação no risco de eventos adversos sérios. No entanto, outras metanálises anteriores encontraram melhoras modestas e não relataram preocupações semelhantes em relação a efeitos colaterais sérios.

B. Tratamento cirúrgico

Nos casos de osteoartrose, dois testes randomizados demonstraram que a artroscopia não melhora os resultados depois de um ano utilizando placebo ou administrando tratamentos conservadores rotineiros. A cirurgia artroscópica é indicada em pacientes com osteoartrose se, em vez de dor, apresentarem sintomas mecânicos e sintomas de distúrbios internos. Esses tratamentos cirúrgicos são úteis para recuperar a amplitude de movimento por meio da remoção de osteófitos, fragmentos de cartilagem ou resíduos soltos.

As cirurgias de reposição articular são eficazes e econômicas para pacientes com sintomas significativos ou limitações funcionais, tendo em vista que melhoram a dor, a funcionalidade e a qualidade de vida. O número de procedimentos de artroplastia total no joelho aumentou 162% de 1991 a 2010, com um aumento nas complicações e nas readmissões hospitalares. Atualmente, as cirurgias minimamente invasivas e assistidas por computador estão sendo investigadas como métodos para aprimorar as técnicas (p. ex., colocação precisa de implantes) e para reduzir as taxas de complicações.

As cirurgias de realinhamento do joelho, como a osteotomia tibial alta ou a cirurgia de reposição parcial do joelho, são indicadas em pacientes com idade abaixo de 60 anos e com osteoartrose unicompartimental, que se beneficiariam com a postergação da reposição total do joelho. A cirurgia para reposição da articulação do joelho obteve muito sucesso para melhorar os resultados nos casos de pacientes com osteoartrose em estágio terminal. Séries recentes de longo prazo descrevem uma taxa de sobrevida acima de 95% dos implantes depois de 15 anos.

▶ Quando encaminhar um paciente

Pacientes com incapacidade significativa, com poucos benefícios com a terapia conservadora e com evidências de osteoartrose grave podem ser encaminhados para cirurgia de reposição articular.

LESÕES NO TORNOZELO

1. Entorses em inversão no tornozelo

FUNDAMENTOS DO DIAGNÓSTICO

▶ Dor localizada e inchaço.

▶ A maioria das lesões no tornozelo envolve lesões por inversão que afetam os ligamentos laterais.

▶ Considerar a hipótese de instabilidade crônica no tornozelo ou de lesões associadas nos casos em que a dor persistir por mais de 3 meses depois de um entorse no tornozelo.

▶ Considerações gerais

Entorses no tornozelo são as lesões esportivas mais comuns vistas ambulatorialmente. Com frequência, os pacientes relatam que "torceram o tornozelo" durante uma queda ou depois de pisar em superfícies irregulares, como algum buraco ou no pé de um adversário. O mecanismo mais comum desse tipo de lesão é a entorse por inversão e por flexão plantar, causando danos no ligamento talofibular anterior (TFA), em vez de lesões no ligamento calcaneofibular (CF). O Quadro 10-9 apresenta uma lista de outras lesões que poderão ocorrer com lesões por inversão no tornozelo.

▶ Achados clínicos

A. Sinais e sintomas

Os sintomas mais comuns depois de entorses incluem dor localizada e inchaço no aspecto lateral do tornozelo, dificuldade com a sustentação de peso e marcha claudicante. Em determinadas circunstâncias, o paciente poderá sentir alguma instabilidade no tornozelo. Em geral, o exame revela a presença de inchaço

Quadro 10-9 Lesões associadas a entorses no tornozelo

Ligamentos
Entorse na articulação subtalar
Síndrome do seio do tarso
Entorse sindesmótica
Entorse no deltoide
Lesão de Lisfranc

Tendões
Entorse no tendão tibial posterior
Subluxação no tendão fibular

Ossos
Lesão no tálus osteocondral
Fratura no processo lateral do tálus
Compressão posterior (osso trígono)
Fratura na base do quinto metatarso
Fratura de Jones
Fratura de Salter (fíbula)
Fraturas no tornozelo

Quadro 10-10 Exame do tornozelo

Manobra	Descrição
Inspeção	Examinar o alinhamento do tornozelo (SEADS).
Palpação	Incluir pontos de referência importantes: *Ottawa Ankle Rules* (maléolos medial e lateral, base do quinto metatarsal e área navicular), ligamento tibiofibular anterior, tálus posterior; tendões (do calcâneo [de Aquiles], fibulares, tibiais posteriores, flexor longo do hálux).
Teste de amplitude de movimento	Verificar a amplitude de movimento ativo (teste feito pelo paciente) e passivo (teste feito pelo médico), principalmente com flexão e extensão da coluna. Os movimentos de rotação e inclinação lateral também ajudam a avaliar os movimentos simétricos ou quaisquer restrições.
Teste de resistência do tornozelo	Testar manualmente a dorsiflexão resistida do tornozelo, a flexão plantar, a resistência à inversão e a eversão.
Teste da gaveta anterior do tornozelo	O médico deve manter o pé e o tornozelo na posição neutra com o paciente na posição sentada e, a seguir, fixar a tíbia com uma das mãos e segurar o calcanhar com a outra mão e puxar o tornozelo para frente. Normalmente, podem ocorrer aproximadamente 3 mm de translação, até ser possível sentir um ponto final. Os testes positivos incluem aumento no movimento de translação de um dos pés em comparação com ou outro, com perda do ponto final do ligamento talofibular anterior.
Teste de inclinação subtalar	Este teste é feito com o pé na posição neutra e o paciente na posição sentada. Em seguida, o médico fixa a tíbia com uma das mãos e usa a outra mão para segurar e inverter o calcâneo. A inversão normal da articulação subtalar é de aproximadamente 30°. Os testes positivos consistem em aumento na inversão subtalar superior a 10° no lado afetado, com perda do ponto final do ligamento calcaneofibular.
Teste de estresse por rotação externa	Este teste é feito no momento em que o médico fixa a tíbia com uma das mãos e segura o pé com a outra mão, mantendo o tornozelo na posição neutra e, a seguir, dorsiflexiona e gira externamente o tornozelo, reproduzindo a dor sentida pelo paciente.

SEADS = swelling, erythema, atrophy, deformity and (surgical) scars (inchaço, eritema, atrofia, deformidade e cicatrizes (cirúrgicas).

e hematoma no aspecto lateral do tornozelo. Com frequência, os aspectos anterior e inferior, que se localizam abaixo do maléolo lateral, são os pontos de sensibilidade máxima, compatível com lesões nos ligamentos talofibular anterior e calcaneofibular. O inchaço restringe os movimentos do tornozelo. Os testes de estresse específicos para o tornozelo incluem o **teste da gaveta anterior** (Quadro 10-10) e o **teste de inclinação subtalar** (Quadro 10-10). Em termos de classificação da gravidade de entorses no tornozelo, pode-se considerar que a ausência de flacidez nos testes de estresse significa que a lesão é de grau 1; flacidez no ligamento talofibular anterior no teste de tração anterior, porém, com teste de inclinação negativo, significa que a lesão é de grau 2; e testes de tração anterior e de inclinação positivos significam que a lesão é de grau 3.

B. Exames de imagens

As radiografias rotineiras do tornozelo incluem visões antero-posteriores, laterais e oblíquas (encaixe). As visões menos comuns incluem visão do calcâneo e visão subtalar. As normas da *Ottawa Ankle Rules* são regras de previsão clínica para orientar a necessidade de radiografias, com uma sensibilidade de 97% e um valor preditivo negativo de 99%. O médico deverá observar o seguinte nas situações em que o paciente não conseguir sustentar peso imediatamente por quatro passos, seja no consultório ou na emergência: (1) sensibilidade óssea na margem posterior do maléolo medial ou lateral; e (2) sensibilidade óssea sobre o navicular (parte média do pé) ou na base do quinto metatarsal. As radiografias do tornozelo são imprescindíveis nos casos em que ambos os maléolos apresentarem dor ou alguma deformidade. Qualquer sensibilidade nos ossos dos pés também exige a obtenção de radiografias. Os estudos de imagens por ressonância magnética são importantes nos casos de lesões associadas.

▶ Tratamento

O tratamento imediato de entorses no tornozelo deve ser feito após a aplicação do método mnemônico MICE: *modified activities, ice, compression, and elevation* (atividades modificadas, gelo, compressão e elevação). O tratamento subsequente se caracteriza por sustentação de peso protegida com muletas e uso de tornozeleiras estabilizadoras, principalmente nos casos de lesões de graus 2 e 3. A movimentação precoce é essencial, sendo muito importante incentivar os pacientes a fazer exercícios ou fisioterapia em casa. Os exercícios de propriocepção e de equilíbrio (p. ex., "pranchas de equilíbrio") são importantes para recuperar a funcionalidade do tornozelo e evitar a repetição de entorses. O uso regular de proteção no tornozelo, durante as atividades, diminui o risco de entorses laterais. Entre 10 e 20% dos indivíduos possivelmente desenvolvam instabilidade crônica depois de entorse agudo no tornozelo e, talvez, exijam estabilização por meio de cirurgia de reconstrução ligamentar.

▶ Quando encaminhar um paciente

- Fraturas no tornozelo.
- Entorses recorrentes no tornozelo ou sinais de instabilidade ligamentar crônica no tornozelo.
- Nenhuma resposta depois de mais de 3 meses de tratamento conservador.
- Suspeita de lesões associadas.

2. Entorses em eversão ("alta") no tornozelo

FUNDAMENTOS DO DIAGNÓSTICO

- Dor grave e prolongada.
- Amplitude de movimento limitada.
- Inchaço leve.
- Dificuldade para sustentar peso.

Considerações gerais

As lesões sindesmóticas ou entorses na parte "alta do tornozelo" envolvem o ligamento tibiofibular anterior no aspecto anterolateral do tornozelo, em uma posição superior ao ligamento talofibular. Com frequência, o mecanismo da lesão se caracteriza por forçar o pé para fora ou pela rotação externa e eversão (quando o adversário tira a bola de um oponente, por exemplo). De maneira geral, na consulta inicial, esse tipo de lesão passa despercebido ou é diagnosticado incorretamente como entorse no ligamento talofibular anterior.

Achados clínicos

A. Sinais e sintomas

Os sintomas de entorse na parte alta do tornozelo incluem dor grave e prolongada na parte anterior do tornozelo e no ligamento tibiofibular anterior, que se agrava com a sustentação de peso. Com frequência, esse tipo de lesão é mais dolorido que os entorses típicos do tornozelo. O ponto de sensibilidade máxima é no ligamento tibiofibular anterior, localizado acima do ligamento talofibular anterior, como já mencionado. Além disso, é importante palpar a fíbula proximal para excluir a hipótese de qualquer lesão no ligamento sindesmótico proximal e a fratura associada, conhecida por "fratura de Maisonneuve". Na maior parte dos casos, há algum inchaço leve nessa área, sendo que o paciente poderá, ou não, apresentar edema no tornozelo. De maneira geral, a amplitude de movimento é limitada em todas as direções. O **teste de estresse em rotação externa** reproduz o mecanismo da lesão (Quadro 10-10) (**Nota:** Deve-se fazer um exame neurovascular no pé do paciente antes de fazer este teste).

B. Exames de imagens

As radiografias do tornozelo devem incluir visões anteroposteriores, de encaixe (Mortise) e laterais. A visão de encaixe mostra a perda de sobreposição normal entre a tíbia e a fíbula, que poderá variar de 1 a 2 mm no mínimo. A presença de assimetria no espaço articular ao redor da articulação tibiotalar sugere rompimento dos ligamentos sindesmóticos. Nos casos de sensibilidade proximal na parte inferior da perna, principalmente ao redor da fíbula, é necessário obter uma radiografia com visão anteroposterior e lateral da tíbia e da fíbula para excluir a hipótese de fratura fibular proximal. As radiografias realizadas durante os testes de estresse em rotação externa permitem visualizar a instabilidade da articulação tibiofibular distal. As imagens por ressonância magnética são o melhor método para visualizar lesões no ligamento tibiofibular e para avaliar o estado dos outros ligamentos e da cartilagem articular.

Tratamento

Enquanto a maior parte dos entorses no tornozelo é tratada com movimentação precoce e sustentação de peso, o tratamento do entorse alto no tornozelo deve ser conservador, com imobilização com gesso ou bota durante 4 a 6 semanas. A partir de então, recomenda-se sustentação de peso protegida com muletas até o paciente conseguir andar sem sentir dor. O início imediato da fisioterapia permite recuperar a amplitude de movimento e manter a resistência com sustentação de peso limitada na fase inicial.

Quando encaminhar um paciente

Os pacientes devem ser encaminhados com urgência para um cirurgião de pé e tornozelo nos casos em que houver alargamento no espaço articular e assimetria na articulação tibiotalar. Os casos persistentes graves ou prolongados que não cicatrizarem poderão necessitar de fixação interna para evitar instabilidade crônica na articulação tibiofibular.

REFERÊNCIAS

Al Nezari NH: Neurological examination of the peripheral nervous system to diagnose lumbar spinal disc herniation with suspected radiculopathy. Spine J 2013;13:657 [PMID: 23499340].

Ammendolia C: Nonoperative treatment of lumbar spinal stenosis with neurogenic claudication. Spine 2012;37:E609 [PMID: 22158059].

Iversen T: Accuracy of physical examination for chronic lumbar radiculopathy. BMC Musculoskelet Disord 2013;14:206 [PMID: 23837886].

Kelly JC: The natural history and clinical syndromes of degenerative cervical spondylosis. Adv Orthop 2012;2012:393642 [PMID: 22162812].

Kemler E: A systematic review on the treatment of acute ankle sprain. Sports Med 2011;41:185 [PMID: 21395362].

Radcliff K: Epidural steroid injections are associated with less improvement in patients with lumbar spinal stenosis. Spine 2013;38:279 [PMID: 23238485].

Rihn JA: Duration of symptoms resulting from lumbar disc herniation. J Bone Joint Surg Am 2011;93:1906 [PMID: 22012528].

Rubinstein SM: Spinal manipulative therapy for acute low back pain. Spine 2013;38:158 [PMID: 23169072].

Suri P: Recurrence of radicular pain or back pain after nonsurgical treatment of symptomatic lumbar disk herniation. Arch Phys Med Rehabil 2012;93:690 [PMID: 22464091].

Tijssen M: Diagnostics of femoroacetabular impingement and labral pathology of the hip. Arthroscopy 2012;28:860 [PMID: 22365268].

Visser LH: Sciatica-like symptoms and the sacroiliac joint: clinical features and differential diagnosis. Eur Spine J 2013;22:1657 [PMID: 23455949].

Willems P: Decision making in surgical treatment of chronic low back pain: the performance of prognostic tests to select patients for lumbar spinal fusion. Acta Orthop Suppl 2013;84:1 [PMID: 23427903].

■ QUESTÕES PARA AUTOAVALIAÇÃO

Escolha a única opção correta para cada questão:

Questão 1: Dor lombar:
a. raramente desaparece dentro de 2 semanas
b. quase sempre desaparece dentro de 6 semanas
c. não é um sintoma que se apresenta em outros problemas médicos graves
d. não está relacionada a alterações degenerativas na coluna lombar

Questão 2: Estenose espinal:
a. é um estreitamento no canal espinal que não está relacionado a osteoartrose
b. geralmente é resultado de uma hérnia de disco
c. provoca dor que se agrava com movimentos de flexão
d. pode se apresentar com sintomas de claudicação neurogênica ao caminhar

Questão 3: Hérnia de disco lombar:
a. é a lesão ocupacional mais comum
b. deve ter história plausível de algum incidente desencadeador
c. não resulta de doença discal degenerativa
d. quase sempre afeta o disco L5-S1

Questão 4: Fraturas no quadril:
a. devem ser reparadas por meios cirúrgicos o mais rapidamente possível (dentro de 24 horas)
b. podem ser totalmente evitadas com programas de exercícios
c. podem ser totalmente evitadas com protetores de quadril
d. não devem ser submetidas a movimentos de rotação interna do quadril

Questão 5: Osteoartrose:
a. nunca deve ser tratada com corticosteroides
b. pode ser revertida com medicamentos anti-inflamatórios
c. envolve degeneração da cartilagem articular
d. não é afetada por traumas repetitivos

Questão 6: Lesão no ligamento cruzado anterior:
a. causa impacto na estabilidade rotacional da tíbia na patela
b. geralmente se caracteriza por uma curvatura sem dor no joelho
c. provoca instabilidade mais ao subir do que ao descer escadas
d. produz inchaço imediato (ou dentro de 4 horas)

Questão 7: Lesão no ligamento colateral:
a. é causada por um golpe ou estresse em valgo ou em varo no joelho
b. geralmente é causada por um estresse em valgo no joelho parcialmente estendido
c. raramente se apresenta com dor ao longo da trajetória dos ligamentos
d. é avaliada por testes de estresse em varo e em valgo, a despeito da falta de sensibilidade

Questão 8: Entorses em inversão no tornozelo:
a. podem resultar em instabilidade crônica
b. nunca precisam de estabilização cirúrgica com reconstrução do ligamento
c. exigem RM para excluir lesões associadas
d. são tratadas da mesma forma que as entorses em eversão (altas) no tornozelo

11 Tratamento de dor crônica

Diana Coffa, MD
Wolf Mehling, MD

A dor crônica é definida de várias maneiras: (1) dor com mais de três meses de duração; (2) dor com mais de seis meses de duração; (3) dor que se estende além do período esperado de cicatrização ou que persiste mesmo na ausência de alguma lesão. Existem várias maneiras de fazer a distinção entre dor crônica e aguda. Mais concretamente, a dor crônica dura mais tempo. Entretanto, em muitos casos, um fator exclusivo da dor crônica é que ela persiste mesmo na ausência de alguma agressão física, ou é desproporcional a alguma lesão física que tenha ocorrido.

A dor é um fenômeno extraordinariamente complexo. À primeira vista, aparentemente, trata-se de uma sensação simples, uma mensagem transmitida ao encéfalo por um nervo periférico que tenha recebido um sinal de lesão tecidual. Entretanto, o exame físico deixa bem claro que aquilo que a maioria das pessoas descreve como dor é muito mais do que uma simples sensação. De maneira geral, sempre que pronunciam a palavra "dor", as pessoas estão se referindo ao *sofrimento* associado a uma determinada sensação física. Com frequência, no caso de dor crônica, quando a sensação não for um indicador preciso de alguma lesão física, o desconforto ou a aversão à sensação deverá ser descrita precisamente como um problema real acompanhado de dor. As sensações propriamente ditas podem ser traduzidas no encéfalo de várias maneiras e produzem uma ampla variedade de emoções. Normalmente, essas emoções criam associações e pontos de vista distintos. Nas situações em que uma sensação seja aversiva e avaliada como um tipo de ameaça, as emoções que surgem em resposta serão, na maior parte das vezes, emoções desagradáveis que incluem medo, ansiedade, raiva, desespero, frustração ou ódio. Trata-se de concepções relacionadas que, com frequência, poderão se transformar em histórias catastróficas sobre o futuro e, portanto, perpetuar o sofrimento dos indivíduos independentemente da sensação original. Essas concepções e emoções produzem comportamentos reativos que, em indivíduos que sofrem dor crônica, frequentemente incluem redução nas atividades físicas, isolamento social e comportamentos evasivos que aprofundam o sofrimento.

Essa rede complexa de fenômenos como sensação, tradução, emoção, concepções e padrões comportamentais fornece, para as equipes de tratamento, uma enorme variedade de alvos terapêuticos potenciais. O tratamento da dor pode ter os seguintes alvos: a origem da sensação física propriamente dita; a transmissão de sinais; a interpretação da sensação no sistema nervoso central; a reação emocional a essa interpretação; os padrões de reflexão resultantes; ou os comportamentos habituais. Cada uma dessas áreas é uma fonte independente de sofrimento, portanto, melhorias em qualquer uma delas terão consequências diretas em, pelo menos, alguma parte do desconforto dos pacientes.

Existem vários tipos de dor crônica. Aparentemente, em alguns distúrbios, a fonte primária de sofrimento tem origem em uma clara fisiopatologia de geração da dor. As artrites inflamatórias, como a artrite reumatoide ou o câncer invasivo, são exemplos dessa categoria de dor crônica. Em outros distúrbios, como o distúrbio somatoforme ou distúrbio conversivo, é possível que a fonte primária de sofrimento seja quase totalmente emocional ou cognitiva. A maioria das condições com dor crônica fica entre esses extremos. Aparentemente, na maior parte das vezes, a dor que inicia com alguma lesão, um transtorno ou um distúrbio que processa a dor evolui tanto que os processos psicológicos começam a desempenhar um papel mais importante no sofrimento dos pacientes e na perpetuação da dor. A distinção entre fenômenos psicológicos e neurológicos é confusa, especialmente à medida que se aprende mais sobre as correlações neurológicas específicas da experiência da dor crônica.

BASES NEUROLÓGICAS DA DOR

Pesquisas recentes sobre as bases neurológicas da dor mudaram completamente a concepção de dor. A dor, aguda ou crônica, tem sido normalmente interpretada como um aspecto do sistema somatossensorial. Tanto os estímulos nociceptivos que atingem receptores específicos da dor (dor nociceptiva), como as lesões nervosas (dor neuropática), criam impulsos nervosos periféricos, que são transmitidos ao longo de distintas vias espinotalâmicas anterolaterais da dor e são percebidos em seus aspectos discriminativos (localização e intensidade) nas áreas do córtex somatossensorial e nos aspectos afetivos das regiões límbicas cerebrais (córtex do cíngulo anterior [CCA]). As últimas décadas de pesquisas sobre a dor ampliaram essa visão e aprofundaram os conhecimentos da dor e de sua regulação.

Em primeiro lugar, o córtex insular não é apenas a região terminal para a via visceral ascendente ipsilateral da dor, mas, atualmente, é descrito como o órgão principal de interocepção, ou seja, a percepção do meio interno do corpo humano. Os aferentes interoceptivos, incluindo os sinais da dor, são transmitidos para o córtex insular posterior por meio de um trato espinotalâmico lateral e, depois de filtrados, atingem nossa consciência do meio interno do corpo como um todo, prazeroso ou não, na ínsula anterior (Fig. 11-1). A percepção da dor se baseia em cabos espessos de transmissão para o córtex somatossensorial, discriminando e integrando a função sensorimotora, e, em vias homeostáticas finas, para o córtex do cíngulo anterior e para a ínsula. A evolução gerou apenas humanoides com essa alta definição e organizou topograficamente o córtex insular anterior para reapresentação do meio interno, incluindo os aspectos sentidos de emoções e dor. Portanto, com a descoberta da via homeostática interoceptiva, não é mais uma surpresa o fato de a dor compartilhar a maior parte das qualidades com as emoções: ela possui uma qualidade sensitiva sentida e um aspecto afetivo, exige a atenção de nossas mentes e inclui um forte estímulo comportamental na direção da homeostase. No entanto, o ganho evolucionário de uma percepção mais refinada e graduada da emoção tem um preço, ou seja, o aumento da capacidade de permanecer consciente e sofrer com emoções desagradáveis como a dor. Curiosamente, sob o ponto de vista conceitual e neurológico, a regulação da dor se assemelha à regulação da emoção.

Em segundo lugar, a descoberta de que eletrodos colocados em áreas corticais específicas produzem sensações de dor que se projetam, por exemplo, em algum membro periférico, sem qualquer estímulo ascendente com origem naquele membro, levou à conclusão lógica de que "a dor se concentra no cérebro". Essa descoberta sugere que, possivelmente, tenha-se alguns papéis

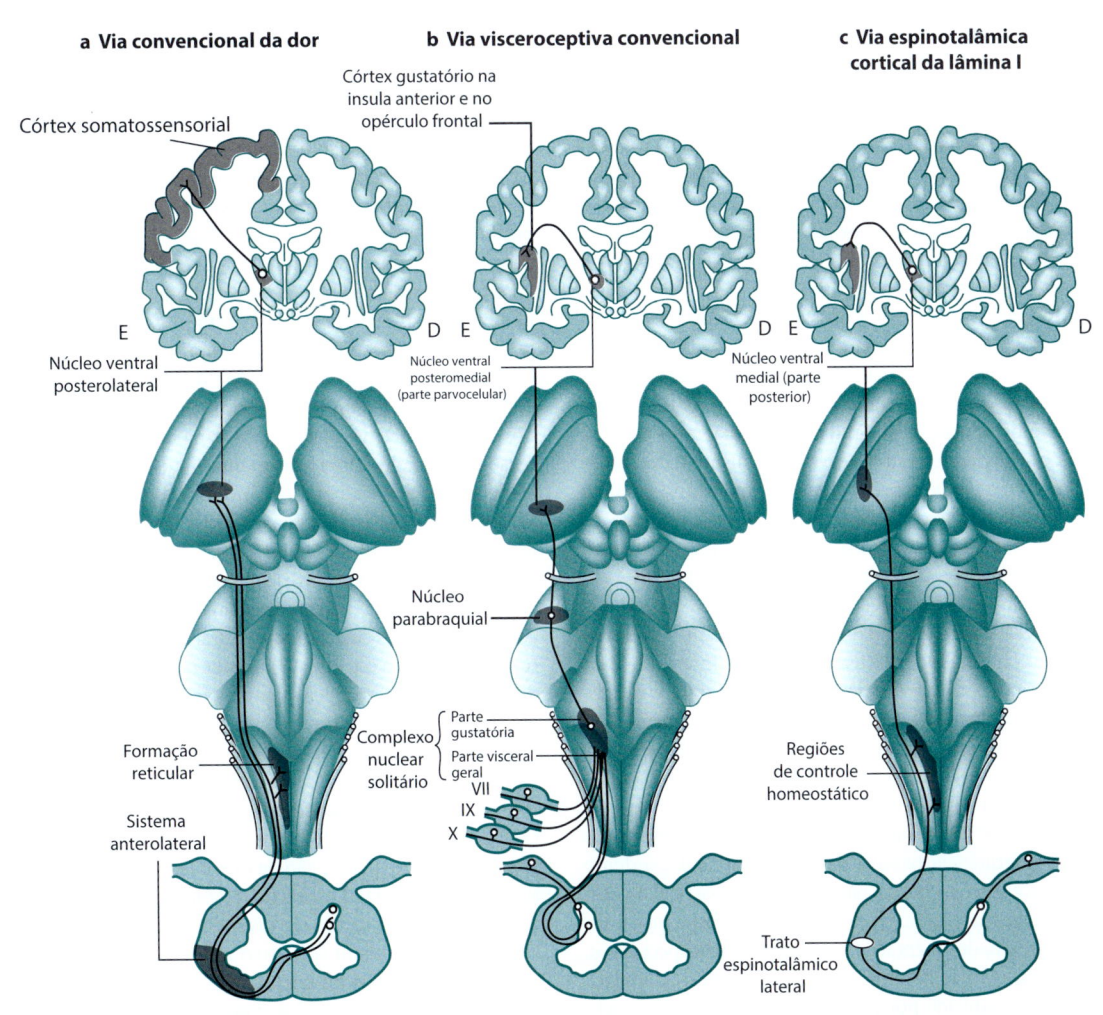

▲ **Figura 11-1** Vias da percepção da dor. (Reproduzida, com permissão, de Craig, AD. *How do you feel? Interoception: the sense of the physiological condition of the body. Nat Rev Neurosci.* 2002 Aug; 3(8)-655-666. Review. [PMID. 12154366]).
E = esquerdo; D = direito.

desempenhados pelo cérebro, aguardando apenas serem selecionados ou modificados por estímulos nociceptivos aferentes. Esse fato assemelha-se ao conceito atual de interocepção, que inclui a dor como uma de suas modalidades mais importantes. Aparentemente, o cérebro humano cria cópias de simulação, um circuito "imaginário" de sensações integradas e organizadas, transmitidas para a ínsula posterior, uma simulação que, em vários graus, fundamenta-se em um análogo do próprio corpo, porém, ao mesmo tempo, sofre influência do córtex pré-frontal, com acúmulo de crenças, conceitos, experiências passadas e processos de avaliação e condicionamento. A geração da "sensação" de dor centraliza-se, no cérebro, por meio do desempenho de papéis que têm sido muito úteis sob o ponto de vista evolucionário. Essa sensação de utilidade é intuitiva no caso de dor aguda, porém, não é tão evidente no caso de dor crônica.

Em terceiro lugar, finalmente, foram elucidados os elementos fundamentais das vias descendentes há muito postuladas para a regulação da dor de cima para baixo. A transmissão dos sinais nociceptivos ascendentes pode ser modulada desde as regiões mais altas do cérebro, em "vários pontos de parada", até o nível de entrada da medula espinal (corno posterior, antes denominado corno dorsal), da medula ventromedial rostral (VMR) e do núcleo cuneiforme. No caso do núcleo cuneiforme, as células especificadas possuem receptores opioides e desempenham funções descendentes graduadas, ativadas ou desativadas, nos neurônios ascendentes, diminuindo ou aumentando, consequentemente, o fluxo ascendente da atividade neuronal, filtrando e modulando, em cada "ponto de parada", a entrada desde a periferia do corpo até a sensação de dor gerada no cérebro.

Em quarto lugar, a dor crônica possui características exclusivas. Ela se relaciona à redução na densidade da massa cerebral no *nucleus accumbens* (NAc), na ínsula e no córtex sensorimotor (CS) ao longo do tempo. Tanto o desenvolvimento de dor crônica como a percepção de sua intensidade estão associados à redução na conectividade neural negativa da ínsula e do córtex sensorimotor com as regiões pré-frontal e talâmica, indicando a presença de problemas no controle cognitivo. Aparentemente, os pacientes que desenvolvem dor crônica apresentam um aumento na conectividade entre o córtex pré-frontal medial (mPFC) e o *nucleus accumbens*. Nessa hipótese, a dor crônica é considerada como uma reflexão subjacente e uma aprendizagem de reforço aversivo que se correlaciona positivamente com a intensidade da dor afetiva. Nos casos de persistência, os circuitos da dor desenvolvem um estado hipersensível em que a dor propriamente dita é um sinal do condicionamento preditivo da dor. A hipersensibilidade à dor e a respectiva cronicidade são expressões da plasticidade neuronal, processo *ativo* gerado nos nervos periféricos, na medula espinal e nas áreas corticolímbicas do cérebro, em vez de uma consequência passiva da transferência ascendente da entrada nociceptiva periférica para um centro cortical da dor.

Em quinto lugar, as pesquisas feitas com placebo explicaram a interação de atividades mentais complexas, como expectativas, crenças e valores, com os sistemas neuronais e a dor. A analgesia com placebo, produzida por expectativas conscientes ou pelo condicionamento inconsciente, funciona em todo o circuito de modulação descendente, modulando efetivamente a dor por meio dos receptores de opioides em todos os "pontos de parada", desde as estruturas corticais moduladoras da dor (córtex do cíngulo anterior) até o tronco encefálico, continuando no sentido descendente até o corno posterior. A impressionante relação entre as regiões encefálicas envolvidas na resposta ao placebo, à dor e às emoções aversivas (p. ex., depressão) sugere que a resposta ao placebo faz parte de um sistema de autorregulação homeostática neurocomportamental que se aplica tanto às emoções quanto à dor.

Em sexto lugar, o uso de medicamentos opioides, além de aliviar a dor, particularmente a dor aguda, é muito reconfortante e estimulante sob o ponto de vista comportamental. O uso repetido possivelmente produza alterações moleculares no encéfalo, podendo resultar no abuso do medicamento, cujo controle poderá ficar cada vez mais difícil para os indivíduos. A mudança do uso voluntário para o uso habitual e compulsivo desse tipo de medicamento corresponde, neurologicamente, a uma transição do controle pré-frontal para o controle estriatal, sobre o comportamento de ingestão do medicamento, e de sub-regiões ventrais (*nucleus accumbens*) para sub-regiões mais dorsais do estriado, dependendo da sensibilização e da neuroplasticidade tanto nas estruturas corticais como nas estruturas estriatais. O *nucleus accumbens* se envolve nas respostas à significância motivacional dos estímulos, enquanto o estriado dorsal está envolvido no aprendizado e na execução das sequências comportamentais que produzem respostas eficientes àqueles sinais. Os opioides aumentam os níveis de dopamina sináptica no circuito de recompensa do *nucleus accumbens* e, consequentemente, produzem reforço comportamental (tendência de repetir ações que elevam o nível de dopamina sináptica). Os neurônios dopaminérgicos que se localizam no estriado podem se habituar ou aprender por meio do condicionamento e, em seguida, disparar estímulos em resposta aos sinais preditivos que são transportados pelos neurônios de projeção do córtex cerebral (incluindo a ínsula), do hipocampo e da amígdala, associando recompensa com o contexto externo e sentindo estados emocionais e fisiológicos de forma interoceptiva. No entanto, o uso prolongado de opioides atenua a experiência de recompensa associada ao medicamento, de modo que a combinação infeliz de vários fatores enfraquece o controle comportamental dos indivíduos em termos de dependência: (a) redução na sensibilidade do circuito de recompensa; (b) intensificação na sensibilidade dos circuitos de memória para expectativas condicionadas em relação aos opiáceos e aos sinais preditivos relacionados ao medicamento; (c) reatividade ao estresse; (d) humor negativo; e (e) envolvimento do circuito de interocepção, aumentando a sensibilidade da ínsula em associação com fissura.

Em sétimo lugar, os estudos de imagens do encéfalo por ressonância magnética funcional apresentaram novas visões dos mecanismos neurais envolvidos e como a terapia cognitiva comportamental (TCC) e as intervenções de consciência plena (*mindfulness*) são capazes de alterar a percepção da dor, pelo menos, nos casos de dor aguda experimental. Depois da terapia cognitivo-comportamental, a intervenção verbal envolvendo avaliação da atenção à dor e um processo mental cognitivo narrativo, os pacientes intensificaram as ativações no córtex pré-frontal ventrolateral/orbitofrontal lateral com estímulos experimentais da dor. Essas regiões estão associadas ao controle cognitivo executivo. Esse fato sugere que a terapia cognitivo-comportamental altera o processamento da dor no cérebro, ampliando o acesso às regiões cerebrais executivas para reavaliação da dor. De outro lado, de uma forma diferente, nas intervenções de *mindfulness*, o aumento na atenção sensitiva para os aspectos discriminatórios da dor, juntamente à redução no *pensamento* de avaliação da dor, resultou em uma atenuação da dor afetiva (menos incômoda). Além disso, há uma associação neurológica com a intensificação na atividade do córtex insular em relação à consciência interoceptiva e a uma redução na atividade do córtex pré-frontal lateral, que foi interpretada como controle cognitivo diminuído e menos reatividade da avaliação cognitiva. A terapia cognitivo-comportamental desvia a atenção da dor e intensifica a atividade de avaliação cognitiva (redefinição). As intervenções de *mindfulness* refinam a atenção na direção da região da dor e facilitam a distinção da atividade de avaliação cognitiva.

Esses achados neurológicos ajudam a entender as características psicossomáticas da dor, assim como sua regulação e seu tratamento.

PSICOLOGIA DA DOR

Os testes de perfil da personalidade psicológica costumam descrever os pacientes com dor crônica como indivíduos que demonstram uma preocupação exagerada com os sentimentos do corpo, desenvolvendo sintomas corporais em resposta ao estresse e, com frequência, não conseguem reconhecer seu próprio estado emocional (p. ex., depressão) ou são muito exigentes e queixosos. Alguns estudos clínicos mostraram que é possível melhorar esses atributos psicológicos com a atenuação da dor, pois são considerados consequências da dor crônica, não como seus antecedentes e preditores. Entretanto, o prognóstico de dor aguda e de dor crônica tem uma dependência mais forte de fatores psicológicos e ocupacionais do que de fatores físicos ou clínicos. Embora os estudos incluam uma grande variação de critérios (duração da dor, atendimento primário, acidentes do trabalho) e nos parâmetros dos resultados (retorno ao trabalho, redução da dor ou da incapacidade, percepção da recuperação), vários fatores se evidenciam e, atualmente, são muito aceitos como fatores de risco para: (a) transição de dor aguda para dor crônica; e (b) persistência da dor crônica. Esses fatores são modificáveis pelas intervenções não farmacológicas apresentadas a seguir.

▶ Depressão

A depressão é mais comum em pacientes com dor crônica do que em controles saudáveis, sendo que a dor é mais comum em pacientes deprimidos do que em indivíduos não deprimidos. Enquanto alguns pesquisadores acreditam que a depressão seja frequentemente negligenciada em pacientes com dor, outros enfatizam que a depressão é uma consequência, não um antecedente de dor crônica. Desconforto (queixa de sintomas físicos associados a depressão e ansiedade), humor depressivo e somatização são situações que têm alguma implicação na transição para dor lombar crônica. Embora inúmeros estudos mostrem que há uma forte associação cruzada entre dor e depressão, os resultados dos estudos longitudinais são contraditórios em relação à depressão como fator de risco para início de nova dor ou para a progressão ou persistência da dor crônica. Alguns pesquisadores postulam que isso ocorre porque as pessoas com dor crônica se dividem em duas categorias. Em um grupo, os sintomas de dor, os sintomas somáticos sem dor e os sintomas de depressão e ansiedade tendem a se agrupar, com reatividade mais alta ao estresse e com uma tendência para sobrepujar os sistemas homeostáticos regulatórios. A segunda categoria, às vezes rotulada de "sofredores felizes", forma um grupo separado que ignora os sintomas de desconforto e dor e apresenta uma "face feliz" não deprimida em resposta ao estresse ou à dor. Embora corram o mesmo risco de cronicidade e duração mais longa da dor, essas pessoas não apresentam sintomas depressivos.

Com frequência, nos casos em que a depressão for uma comorbidade da dor crônica, ambas são consideradas como uma dupla que exige a aplicação de terapias combinadas, embora as revisões sistemáticas não tenham encontrado evidência alguma de que os antidepressivos sejam mais eficazes para o tratamento de dor lombar crônica do que a administração de placebo.

▶ Catastrofismo da dor

O catastrofismo, um estilo de enfrentamento mal-adaptado, é uma estrutura formada por três componentes: magnificação ou ampliação da dor, pensamentos ruminativos sobre a dor e percepção da impotência diante da dor. Aparentemente, o catastrofismo da dor é o fator psicossocial mais forte e mais consistente associado à persistência da dor e do mau funcionamento em pessoas com dor crônica, mesmo depois do controle da depressão. O catastrofismo pode ser modificado, sendo que o tratamento por intervenções psicossociais melhora a dor e o reduz.

▶ Evitar o medo

Evitar o medo é outro comportamento de enfrentamento mal-adaptativo, ou seja, evitar o trabalho, o movimento ou outras atividades com medo de que possam causar danos ao corpo ou agravar a dor. Os pacientes com dor e com grande predisposição para evitar o medo apresentam piores resultados no longo prazo. A atitude de evitar o medo está associada a interpretações catastróficas incorretas da dor, vigilância excessiva, comportamentos exacerbados de fuga e prevenção e à maior intensidade da dor e da incapacidade funcional. Embora ainda não tenha sido comprovado que evitar o medo diminua o condicionamento físico ou a falta de condicionamento como uma forma de mediar o desenvolvimento da dor crônica, há evidências suficientes de que o medo relacionado à dor possa aumentar o risco de desenvolver dor lombar de novo início, cronicidade e persistência. O valor de mudar as opiniões sobre a dor logo no início de seu curso foi comprovado em estudos envolvendo a educação dos pacientes em consultórios médicos e nas orientações por meio de emissoras de rádio.

▶ Satisfação profissional

Embora o apoio de supervisores seja um fator importante no tempo de duração das licenças para tratamento de saúde, há fortes evidências de que a satisfação profissional *não* seja um fator prognóstico para a duração da ausência do trabalho por motivo de doença. Alguns estudos que avaliaram os efeitos de fatores como demandas funcionais, controle funcional, estresse causado pelo emprego, sigilo profissional, autoridade decisória, segurança no emprego, apoio de colegas de trabalho, apoio de supervisores, demandas psicológicas, demandas físicas ou flexibilidade do trabalho em relação ao absenteísmo, não chegaram a qualquer resultado conclusivo. No entanto, há fortes evidências de que o trabalho pesado é um preditor de licenças médicas com tempo de duração mais prolongado. Embora a atribuição de tarefas mais leves agilize o retorno ao trabalho e, aparentemente, essa medida *não* diminua o tempo de duração das licenças para tratamento médico nos casos de trabalhadores com dor lombar aguda, acredita-se muito nas hipóteses de manter os empregados ativos e de modificar as atividades laborais.

▶ Distração

A distração é um estilo de enfrentamento que geralmente é preferido pelos pacientes. O estilo oposto, vigilância excessiva em relação à dor, além de estar associado à ansiedade, apresenta um padrão mal adaptativo. Nos estudos de pesquisas, a distração aparentemente não apresenta benefício algum consistente comprovado em casos de dor crônica, embora existam evidências de que a música possa diminuir a dor, seja por meio da distração ou pela intensificação do afeto positivo e pela indução ao relaxamento. O foco da atenção na dor pode ser benéfico ou mal adaptativo, distinção que provavelmente seja mediada pelo estilo de atenção. Estilos de atenção excessivamente vigilantes ou produzidos pela ansiedade provavelmente são mal adaptativos, enquanto a atenção assumida e consciente pode ser benéfica. Existem pesquisas sobre esse tema em curso.

▶ Ignorar a dor/resistir à dor

De maneira geral, a postura de ignorar a dor é considerada um estilo de enfrentamento adaptativo, principalmente quando se utiliza a distração cognitiva. Isso representa uma abordagem cujo foco é desviar a atenção da dor, além de ser compatível com as metas da terapia cognitivo-comportamental para tratamento da dor. Entretanto, reprimir a percepção da dor para evitar interrupções nas atividades diárias, um tipo de distração mais desorganizado e desfocado que, geralmente, não é bem-sucedido e produz sentimentos de desconforto emocional, é uma forma de comportamento resistente angustiante e persistente que, comprovadamente, provoca dor crônica, talvez por meio de sobrecargas físicas. No entanto, existem alguns estudos que sugerem que o oposto de ignorar e reprimir, uma abordagem *in vivo*, como aceitação e treinamento consciente, pode ser muito eficaz em pacientes com dor.

▶ Expectativa de recuperação

A expectativa de recuperação é um dos preditores mais fortes de bons resultados no trabalho em pacientes com dor. A medição das expectativas de recuperação feita dentro do período de algumas semanas após o recente início da dor permite identificar os indivíduos com risco de atingir resultados insatisfatórios. A expectativa é uma construção mental complexa, composta por inúmeras variáveis, como preocupação com a exacerbação da dor, dor recorrente, segurança financeira, apoio no trabalho e autoconfiança. Os profissionais da área médica precisam pesquisar mais profundamente a razão que leva os pacientes a acreditar que a recuperação ocorra tardiamente e a desenvolver preocupações específicas.

O uso de uma combinação de variáveis físicas e psicológicas viabilizou o desenvolvimento de ferramentas de previsão no Reino Unido e na Suécia (*Örebro Musculoskeletal Pain Questionnaire* e *STarT back screening tool*), que tinham como resultado primário o retorno ao trabalho depois da primeira visita ao consultório médico para consulta de dor lombar (Cap. 7).

TRATAMENTO DE DOR CRÔNICA

A dor crônica é uma condição de longo prazo que sempre deve ser tratada e, algumas vezes, pode até ser curada. Em geral, o objetivo principal da terapia é o tratamento e o enfrentamento, em vez de obliteração total da dor. Os pacientes que têm expectativas realistas em relação ao tratamento da dor tendem a apresentar melhores resultados que os demais pacientes. Os programas de tratamento da dor são mais eficazes quando enfatizam o autogerenciamento pelo paciente e ressaltam a sensação de autoeficiência e de confiança na capacidade de enfrentar a dor.

O monitoramento da eficácia de um determinado programa de manejo da dor é essencial para permitir ajustes e alterações adequadas. Ao contrário da dor aguda, a qual geralmente pode ser medida, de forma adequada, com auxílio de escalas numéricas ou de escalas visuais analógicas, a dor crônica exige ferramentas mais complexas de medição. O tratamento da dor crônica, além de focar a redução na experiência da dor, deve também ter como meta a melhoria nos aspectos funcionais. Pode-se medir o aprimoramento funcional em termos de função física, função social ou função laboral. Especialmente nas situações em que o risco de dependência dos medicamentos que estiverem sendo utilizados para controlar a dor for muito elevado, é bastante importante que o médico responsável pela prescrição tenha uma técnica de medição objetiva para comprovar que a estratégia aplicada está realmente melhorando, e não agravando, os aspectos funcionais do paciente.

Os exemplos de ferramentas para medir a dor e seu impacto sobre a funcionalidade incluem a escala da dor, do prazer e das atividades em geral (Fig. 11-2) ou um inventário breve da dor (Fig. 11-3). De maneira geral, a dor e a funcionalidade devem ser avaliadas na fase inicial e em intervalos regulares durante o progresso do tratamento.

Levando-se em consideração que o sofrimento causado pela dor crônica possivelmente tenha origem em sensações físicas, emoções, pensamentos e crenças ou em comportamentos de enfrentamento e suas consequências, cada um desses domínios deve ser abordado por estratégias abrangentes de manejo da dor. Não chega a causar surpresa alguma o fato de que, aparentemente, as abordagens multidisciplinares e multimodais sejam mais eficazes. Muito provavelmente, as equipes de tratamento formadas por terapeutas ocupacionais, fisioterapeutas, farmacêuticos, terapeutas alternativos e médicos ou enfermeiros sejam mais eficientes.

Na sequência, apresenta-se uma revisão breve das modalidades terapêuticas que podem ser eficazes no tratamento de dor crônica. Nenhuma dessas modalidades é suficiente para pacientes específicos, sendo que a estratégia ideal de tratamento deverá combinar terapias de múltiplas categorias.

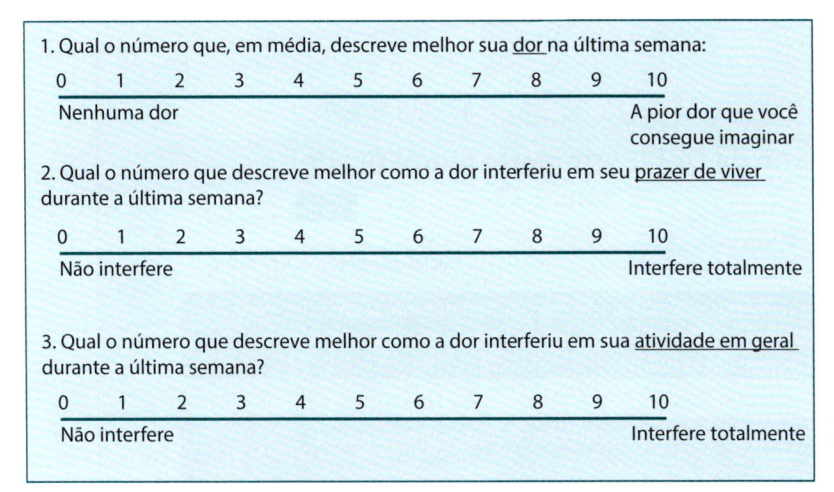

Figura 11-2 Escala da dor, dos prazeres e das atividades em geral (escala PEG, do inglês, *Pain, enjoyment and general activity*).

1. Qual o número que, em média, descreve melhor sua dor na última semana:
   0 1 2 3 4 5 6 7 8 9 10
   Nenhuma dor — A pior dor que você consegue imaginar

2. Qual o número que descreve melhor como a dor interferiu em seu prazer de viver durante a última semana?
   0 1 2 3 4 5 6 7 8 9 10
   Não interfere — Interfere totalmente

3. Qual o número que descreve melhor como a dor interferiu em sua atividade em geral durante a última semana?
   0 1 2 3 4 5 6 7 8 9 10
   Não interfere — Interfere totalmente

▶ Terapias farmacológicas

De maneira geral, a expectativa é que as medicações reduzam a dor entre 20 e 50%, dependendo do tipo de dor e do tipo de medicamento. Raramente esses medicamentos agem de forma isolada no tratamento de dor crônica.

O Quadro 11-1 apresenta uma descrição de classes comuns de medicamentos utilizados no tratamento de dor crônica.

Nos últimos 15 anos, tornou-se cada vez mais comum tratar dor crônica com medicamentos opioides, mesmo na ausência de evidências de sua eficácia além de um período de 6 meses e de evidências consistentes de que não melhoram a funcionalidade. Simultaneamente, houve um aumento acentuado no número de mortes pela prescrição de doses excessivas de opioides e na incidência de dependência desses medicamentos. Na maioria dos casos, embora seja uma realidade, o risco de desenvolver dependência de opioides prescritos ainda é baixo. Além disso, algumas pessoas com dependência preexistente se apresentam para consulta afirmando que estão sentindo dor e, na tentativa de tratar a dor, o responsável pela prescrição do medicamento contribui para a adicção. Estudos recentes mostraram que até 60% dos pacientes que recebem prescrição de opioides não tomam o medicamento de acordo com as instruções do médico. Alguns opioides prescritos para tratamento da dor são administrados ou vendidos a pessoas para as quais o medicamento não foi prescrito, contribuindo de forma significativa para a epidemia nacional de *overdose* de opioides. Por essa razão, foram desenvolvidas orientações específicas para a prescrição segura de opioides. O objetivo principal dessas orientações é diminuir o risco de *overdose* com o uso indevido de opioides e ajudar os médicos a identificar sinais de que os pacientes poderão se prejudicar com o uso dessas medicações. Essas orientações incluem o seguinte:

1. Fazer um diagnóstico claro da causa da dor.
2. Aplicar tratamentos não opioides em primeiro lugar, incluindo abordagens não farmacológicas.
3. A avaliação dos benefícios em relação aos danos deve ser a base inicial das terapias com opioides, cuja reavaliação deverá ser feita ao longo de todas as terapias. As terapias devem ser interrompidas nas situações em que, aparentemente, os danos não justificarem os benefícios.
4. Todos os pacientes devem receber o termo de consentimento informado sobre os riscos do uso de opioides.
5. Nos casos de dor crônica, a terapia à base de opioides deve ser iniciada como um teste de 3 meses e não como um compromisso de longo prazo. Se a funcionalidade e a dor não melhorarem, ou se houver sinais de uso indevido, o uso de opioides deve ser descontinuado.
6. No início de uma terapia, as metas funcionais mensuráveis devem ser definidas pelo paciente e pelo médico.
7. O paciente deve ser reavaliado periodicamente com documentação da dor, da funcionalidade e do progresso em relação às metas. Nos casos em que não houver melhora alguma nessas áreas, recomenda-se não insistir na terapia com opioides.
8. Recomenda-se fazer o monitoramento regular de comportamentos anormais, incluindo exames de urina para detecção de drogas.
9. Os pacientes com alto risco de uso indevido, como indivíduos com história do transtorno de uso de substâncias ou de doença psiquiátrica, devem ser monitorados rigorosamente com visitas frequentes e exames de urina para detecção de drogas.
10. Os pacientes que apresentarem comportamento anormal relacionado ao uso de medicamentos, como solicitações frequentes de reposição do medicamento ou solicitação de prescrições para vários médicos, devem ser avaliados com muito cuidado para verificar a conveniência de continuar o fornecimento de prescrições médicas. Esse tipo de comportamento é um sinal de que as prescrições estão contribuindo para uma patologia psicológica e social e, nessa hipótese, deve-se interromper a prescrição do medicamento.
11. O aumento repetido das doses deve ser revisto para permitir a avaliação da relação risco-benefício. A escalada das doses pode ser um sinal de hiperalgesia induzida por opioides, de dor que não reage aos opioides ou do uso inadequado dos opioides.

ESTUDO ID # _____ NÃO ESCREVER ACIMA DESTA LINHA HOSPITAL #: _____

Breve Questionário da Dor (Formulário Simplificado)

Data: ____ / ____ / ____ Hora: _____
Nome: _____ _____ _____
         Último   Primeiro   Inicial do nome intermediário

1. Ao longo da vida, a maior parte das pessoas sente dor ocasionalmente (como dor de cabeça, entorse e dor de dente). Você sentiu hoje algum tipo de dor diferente desses tipos comuns de dor que as pessoas sentem?

   1. Sim   2. Não

2. No diagrama, escureça as áreas em que você sente dor. Coloque um X na área mais dolorida.

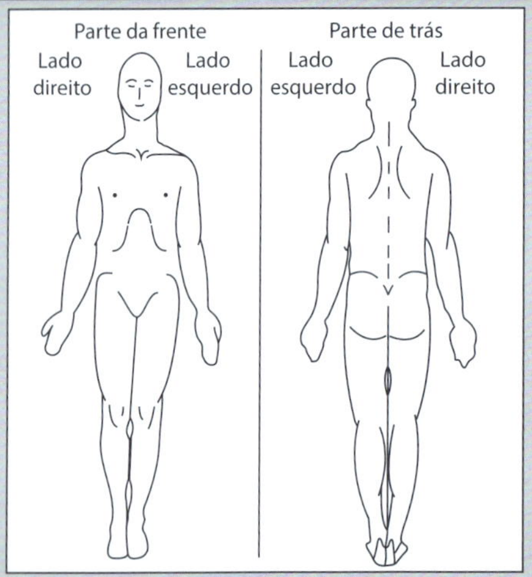

```
              Parte da frente          Parte de trás
         Lado        Lado          Lado        Lado
         direito     esquerdo      esquerdo    direito
```

3. Classifique sua dor, colocando um círculo no número que descreve melhor sua dor mais intensa nas últimas 24 horas.

   0   1   2   3   4   5   6   7   8   9   10
   Nenhuma dor   A pior dor que você pode imaginar

4. Classifique sua dor, colocando um círculo no número que descreve melhor sua dor menos intensa nas últimas 24 horas.

   0   1   2   3   4   5   6   7   8   9   10
   Nenhuma dor   A pior dor que você pode imaginar

5. Classifique sua dor, colocando um círculo no número que descreve melhor sua dor média.

   0   1   2   3   4   5   6   7   8   9   10
   Nenhuma dor   A pior dor que você pode imaginar

6. Classifique sua dor, colocando um círculo no número que mostra a dor que você está sentindo neste exato momento.

   0   1   2   3   4   5   6   7   8   9   10
   Nenhuma dor   A pior dor que você pode imaginar

▲ **Figura 11-3** Breve questionário da dor. (Reproduzida, com permissão, da University of Texas MD Anderson Cancer Center, Department of Symptom Research, Houston, TX. Copyright © 1991 Charles S. Cleeland, PhD, Pain Research Group. Reservados todos os direitos.)

TRATAMENTO DE DOR CRÔNICA — CAPÍTULO 11

ESTUDO ID # _____   NÃO ESCREVER ACIMA DESTA LINHA   HOSPITAL #: _____

Data: ____ / ____ / ____   Hora: _____
Nome: _____ _____ _____
         Último   Primeiro   Inicial do nome intermediário

7. Quais tratamentos ou medicações você está recebendo para sua dor?

8. Qual o nível de alívio que os tratamentos e medicações para a dor produziram nas últimas 24 horas? Coloque um círculo no percentual que mais representa o alívio que você recebeu.

0%   10%   20%   30%   40%   50%   60%   70%   80%   90%   100%
Nenhum alívio   Alívio total

9. Coloque um círculo no número que descreve como a dor interferiu em sua vida nas últimas 24 horas:

A. Atividades em geral
0   1   2   3   4   5   6   7   8   9   10
Não interfere   Interfere totalmente

B. Humor
0   1   2   3   4   5   6   7   8   9   10
Não interfere   Interfere totalmente

C. Capacidade para andar
0   1   2   3   4   5   6   7   8   9   10
Não interfere   Interfere totalmente

D. Trabalho normal (inclui trabalho fora de casa e atividades domésticas)
0   1   2   3   4   5   6   7   8   9   10
Não interfere   Interfere totalmente

E. Relacionamento com outras pessoas
0   1   2   3   4   5   6   7   8   9   10
Não interfere   Interfere totalmente

F. Sono
0   1   2   3   4   5   6   7   8   9   10
Não interfere   Interfere totalmente

G. Prazer de viver
0   1   2   3   4   5   6   7   8   9   10
Não interfere   Interfere totalmente

Copyright 1991 Charles S. Cleeland, PhD
Pain Research Group
All rights reserved

▲ **Figura 11-3** Breve questionário da dor. *(continuação)*

Quadro 11-1 Terapias farmacológicas para a dor

Classe de medicamento	Exemplos	Mecanismo	Tipo de dor	Segurança
Paracetamol	Paracetamol	Não é claro, efeitos centrais múltiplos no SNC.	Todos os tipos.	Doses elevadas podem provocar lesão hepática.
Medicamentos anti-inflamatórios não esteroides (AINEs)	Oral: Não seletivos: Ibuprofeno Naproxeno Cetorolaco Diclofenaco Seletivo: Celecoxib Tópico: Diclofenaco	Inibem a produção de COX1 e COX2. Inibe a produção de COX2.	Todos os tipos. Particularmente úteis em condições inflamatórias.	Podem causar gastrite, úlcera péptica e lesões renais. Aumentam o risco de eventos cardíacos, agravam os casos de insuficiência cardíaca congestiva. As formas tópicas são mais seguras que as formas orais.
Medicações anticonvulsivantes	Gabapentina Pregabalina Carbamazepina Topiramato	Não é claro, embora provavelmente mediante inibição de vias da dor por meio dos receptores GABA ou condução nervosa reduzida.	Dor neuropática. Também são usados como tratamento adjuvante em outros tipos de dor.	Podem provocar sedação, tontura, e ganho de peso. Cada medicamento tem um perfil diferente de efeitos colaterais.
Antidepressivos tricíclicos (ADT)	Amitriptilina Nortriptilina	A reabsorção reduzida da noradrenalina e da serotonina ativa as vias descendentes da dor que inibem os sinais dolorosos.	Dor neuropática. Também são usados como tratamento adjuvante em outros tipos de dor. Em doses mais elevadas, são muito úteis no tratamento de depressão concorrente.	Os efeitos colaterais anticolinérgicos incluem sonolência, boca seca e constipação. O uso deve ser evitado em pacientes suicidas, considerando que as *overdoses* são letais.
Inibidores da reabsorção da serotonina e da noradrenalina (IRSNs)	Venlafaxina Duloxetina	A reabsorção reduzida da noradrenalina e da serotonina ativa as vias descendentes da dor que inibem os sinais dolorosos.	Dor neuropática e depressão.	Menos efeitos colaterais que os dos ADT, embora possam produzir sintomas de abstinência.
Relaxantes musculares	Ciclobenzaprina Baclofeno Carisoprodol Metocarbamol	Variável. A maioria age no SNC e inibe a contração muscular.	A eficácia no tratamento de dor crônica não é clara. A ciclobenzaprina é eficaz nos casos de fibromialgia, possivelmente por causa da melhoria na qualidade do sono.	Sedação. O carisoprodol, em particular, é um medicamento popular de abuso, sendo metabolizado para o medicamento do esquema IV meprobamato.
Anestésicos	Lidocaína Benzocaína	Inibem a transdução de sinais nervosos.	Dor neuropática. Uso transdérmico como creme ou adesivo.	Mínima. Em doses muito elevadas, pode provocar arritmias cardíacas, embora esse tipo de ocorrência seja muito raro com as formulações tópicas.
Creme de capsaicina	Creme de capsaicina	Inibe o transporte de sinal por meio das fibras nervosas nociceptivas.	Principalmente neuropática, embora possa ser usado em qualquer tipo de dor.	Dor abrasadora poderá ocorrer nas primeiras aplicações, embora diminua ao longo do tempo.
Opioides	Hidrocodona Codeína Morfina Oxicodona Hidromorfona	Liga os receptores de endorfina.	Em geral, não são indicados para dor crônica. Quando usados como medicamento de último recurso, geralmente são mais eficazes nos casos de dor não neuropática. Contraindicados para cefaleia, dor em todo o corpo, fibromialgia ou transtornos somatoformes.	Constipação e hipogonadismo são muito comuns. A dependência física é praticamente inevitável e a dependência psicológica ou adição é uma possibilidade. Sedação e morte por *overdose* são cada vez mais comuns. A hiperalgesia induzida por opioides poderá agravar a dor na presença desses medicamentos.

12. A retirada gradual de opioides é imprescindível no caso de pacientes que apresentarem comportamento anormal persistente relacionado ao uso de medicamentos, abuso ou uso indevido de medicamentos, ou que não apresentarem progresso algum em relação às metas estabelecidas.
13. Os médicos que tratarem de pacientes com opioides por tempo prolongado devem aplicar também intervenções psicoterapêuticas e terapias interdisciplinares.

A prática padrão para o tratamento de dor crônica é mudar da monoterapia com opioides para abordagens multimodais. As próximas seções apresentam opções de tratamento não farmacológico recomendadas para pacientes com dor crônica.

▶ Terapias com base psicológica

Independentemente do fato de a dor de um paciente específico ter origem no sofrimento psicossocial, o resultado inevitável será esse tipo de sofrimento. Por isso, quase todos os pacientes com dor crônica se beneficiam das intervenções psicossociais. Existem evidências de que essas terapias diminuem a intensidade da dor, melhoram a funcionalidade e a qualidade de vida e reduzem a depressão. A seguir, apresenta-se uma lista de intervenções psicossociais para dor crônica com base em evidências. A abordagem mais adequada para um determinado paciente pode variar.

A. Suporte ao autogerenciamento

Em vários aspectos, a dor crônica é análoga a outras enfermidades crônicas. A grande expectativa é o aumento ou a redução no nível de gravidade, sendo que o grau de tolerância dos pacientes em relação à enfermidade está associado à responsabilidade que assumirem pelo seu gerenciamento. Os programas de suporte ao autogerenciamento podem se apresentar de formas diferentes. Alguns programas têm a forma de classes que ensinam os pacientes a fazer exercícios, praticar técnicas de distração e de plenitude mental, aplicar práticas de relaxamento muscular e desenvolver habilidades de comunicação, enquanto outros programas envolvem orientadores com a função de ajudar os pacientes a controlar a dor em casa, e, ainda, outros abrangem grupos de suporte conduzidos por pessoas da faixa etária dos pacientes. Comprovadamente, cada um desses programas diminui a dor, e alguns deles melhoram a funcionalidade e reduzem a incapacidade. Os componentes básicos de um programa de autogerenciamento incluem:

- Treinamento na administração de medicamentos.
- Gestão emocional, incluindo educação sobre o papel da raiva e da depressão e estratégias para controlar emoções difíceis.
- Gestão do suporte social, incluindo treinamento em comunicação e estratégias para maximizar o suporte social.
- Gestão do sono, incluindo treinamento em higiene do sono e discussão sobre o impacto do sono na dor.
- Práticas de enfrentamento da dor, incluindo distração, relaxamento muscular, visualização, meditação e exercícios respiratórios.

B. Terapia cognitivo-comportamental

Há uma sobreposição significativa entre a terapia cognitivo-comportamental e os programas de suporte ao autogerenciamento. Com frequência, as duas técnicas ocorrem simultaneamente. A terapia cognitivo-comportamental (TCC) se fundamenta na compreensão de que os pensamentos e as crenças habituais, ou cognição, mudam o comportamento dos pacientes, de forma que passam a ser produtivos ou destrutivos. A meta principal da TCC é ajudar os pacientes a identificar os padrões de pensamento destrutivo e aprender a gerar padrões de pensamento mais construtivo. De maneira geral, o foco da TCC é reestruturar a relação do paciente com a dor, ou seja: orientar o paciente como passar de uma vítima indefesa para um agente ativo; aprender a usar as habilidades de autogerenciamento, como ritmo, relaxamento e solução de problemas; e promover autoconfiança e esperança. No nível neurológico, a TCC é favorável à conectividade neural associada ao aprimoramento do controle cognitivo executivo.

A terapia cognitivo-comportamental pode ser aplicada nos contextos grupal e individual. A terapia em grupo tem a vantagem de fornecer suporte social aos pacientes socialmente isolados, além de aumentar o acesso a programas que permitem que os médicos atendam vários pacientes simultaneamente. A terapia individual tem a vantagem de ser adaptada às necessidades específicas de cada paciente e provavelmente seja mais adequada para aplicação em indivíduos com fisiopatologias concomitantes significativas.

C. Terapia da aceitação e do comprometimento

A terapia da aceitação e do comprometimento (TAC) distingue-se da terapia cognitivo-comportamental no sentido de que ensina a aceitação e "apenas notifica" a situação atual de um determinado paciente, incluindo dor e sofrimento. A TAC ensina os pacientes a separar a percepção da dor dos respectivos pensamentos e emoções, porém, não os ajuda a tentar controlar essas reflexões e esses sentimentos. A distração em relação à dor é vista como uma forma de prevenção experimental e mal-adaptativa, ao passo que se considera adaptativa a discriminação consciente da dor. Consequentemente, faz-se a combinação de flexibilidade psicológica melhorada com a definição de metas e com o compromisso de iniciar ações corretivas. Comprovadamente, a TAC é eficaz no tratamento de dor crônica, transtornos relacionados a substâncias e transtornos aditivos e transtornos da ansiedade, por meio da redução dos fatores de risco psicológicos da dor crônica, ou seja: catastrofismo, atitude de evitar o medo e expectativa de maus resultados.

D. *Mindfulness*

A *mindfulness* foi adaptada aos tratamentos de dor crônica e passou a ser estudada desde a década de 1980. Essa técnica se transformou em uma abordagem popular ao tratamento de dor crônica não apenas por causa do impacto sobre a dor propriamente dita, mas porque aparentemente aborda também formas de sofrimento mais globais e, até mesmo, existenciais. A *mindfulness* se caracteriza por uma consciência compreensiva e imparcial do momento atual. Os pacientes treinados na técnica de *mindfulness* aprendem a minimizar os fatores agravantes narrativos e emocionais da dor e a experimentar apenas as sensações físicas de dor como mais neutras e discriminadas e menos como sensações físicas com forte carga pessoal, em vez de se distraírem com reflexões sem foco. A meta principal é aprender a separar e criar espaço entre a sensação de dor e a reatividade emocional e mental subsequente que, em geral, é a fonte de grande parte do sofrimento das pessoas. "A dor faz parte da vida, o sofrimento é opcional". Comumente, nos ambientes médicos, a *mindfulness* é ensinada no formato *Mindfulness Based Stress Reduction* (MBSR), cujo pioneiro foi Jon Kabat-Zinn. O formato MBSR foi estudado de forma extensiva e, comprovadamente, reduz a intensidade da dor, intensifica a atividade física, melhora a qualidade de vida e melhora o humor de pacientes com dor crônica. No nível neurológico, as alterações na neuroplasticidade relacionadas ao formato MBSR estão associadas ao aumento na consciência interoceptiva (ativação da ínsula), ao aprimoramento na regulação da atenção e à redução na reflexão e no controle cognitivo avaliador.

E. Hipnoterapia e imaginário conduzido

A hipnoterapia inicia com a indução de um estado profundo de relaxamento. Os pacientes familiarizados com o relaxamento podem fazer autoindução, ou poderão ter a indução orientada por um hipnoterapeuta. O hipnoterapeuta, logo após a indução do estado de relaxamento, conversa com o paciente e faz sugestões úteis para o imaginário, para estruturas cognitivas ou para narrativas que facilitam o desenvolvimento de comportamentos mais produtivos ou de cognições sobre a dor pelo paciente. Por exemplo, um paciente com dor no ombro deve ser orientado a sentir o relaxamento da mão e ficar confortável, ou a visualizar o realinhamento dos ossos e dos músculos do ombro de uma forma saudável e confortável. De maneira geral, os pacientes aprendem a autoindução desses estados, de modo que acabam fazendo parte do *kit* de ferramentas do seu tratamento.

F. Biofeedback

O *biofeedback* se refere a uma variedade de sistemas cuja finalidade é dar aos pacientes um *feedback* visual e direto dos processos físicos internos. Trata-se de um dispositivo que pode ser utilizado para proporcionar o retrocontrole sobre a tensão muscular em músculos-alvos, frequência cardíaca, frequência respiratória, temperatura ou condutância da pele. A meta principal é desenvolver a consciência desses fenômenos fisiológicos interoceptivos mais sutis, de modo que possam ser controlados diretamente pelos pacientes de forma voluntária. Portanto, o *biofeedback* ajuda os pacientes a aprender a relaxar física e psicologicamente, sendo comprovado que é um método eficaz para o manejo de condições doloridas, em particular, as cefaleias crônicas.

▶ Terapias do movimento

A. Terapia física e ocupacional

A descrição de terapias físicas e ocupacionais para cada condição de dor crônica está totalmente fora do escopo deste capítulo. Em termos gerais, no caso desses pacientes, a meta da terapia física e ocupacional é ensiná-los a administrar suas próprias habilidades e ajudá-los a aprender a agir dentro das restrições impostas pelas limitações de suas capacidades. Os terapeutas que trabalham com pacientes com dor crônica acabam descobrindo que a superação do padrão de temer ou evitar a dor e do padrão cognitivo de catastrofismo é muito importante. Orientação e educação suaves e agradáveis, porém persistentes, são imprescindíveis. Estudos de fisioterapia em pacientes com dor comprovaram que, em geral, a fisioterapia é tão eficaz ou mais eficaz que os tratamentos farmacológicos para reduzir os escores da dor, além de ser claramente superior na melhoria da funcionalidade.

B. Exercícios aeróbicos

Mesmo na ausência de programas fisioterapêuticos formais, a prática de atividades físicas regulares é benéfica aos pacientes com dor crônica. Os exercícios reduzem as inflamações crônicas, melhoram o estado de humor e aumentam a resistência e a mobilidade. Os pacientes que fazem exercícios regularmente podem observar uma redução nos escores da dor e um aumento na sensação de autoeficiência.

C. *Tai chi* e ioga

Ambas as abordagens se tornaram muito populares e serão discutidas conjuntamente, considerando que são intervenções essenciais por meio de exercícios complexos, cujos focos principais são correção postural e consciência cinestésica do corpo. O desenvolvimento de resistência muscular, afeto positivo, redução na catastrofismo e melhoria na autoeficiência são produtos dessas práticas. A ioga, em particular, foi estudada clinicamente em pacientes com dor lombar crônica e foi incluída nas recomendações orientadoras da American Pain Society e do American College of Physicians para o tratamento dessa condição. Provavelmente, os exercícios de ioga tenham de ser individualizados para atender às necessidades específicas de cada paciente, tendo em vista que alguns indivíduos com dor lombar podem ter constituição hipermóvel e experimentam um agravamento da dor em posições extremas ou podem ter dor lombar sensível a movimentos de flexão ou de extensão. Descobriu-se que a técnica *tai chi* é eficaz no tratamento de dor fibromiálgica, presumivelmente porque seja tão leve que chega a ser tolerada por pacientes com sensibilidade significativa à dor.

D. Técnicas de estimulação

Os pacientes com dor crônica podem se beneficiar com o aprendizado adequado da autoestimulação, juntamente às estratégias para melhorar a mobilidade e a resistência. Por causa da natureza crescente e decrescente da dor crônica, muitos pacientes percebem que há dias ou momentos em que a dor é mínima e outros momentos em que a dor é intensa. Em geral, os pacientes se tornam menos ativos, sob o ponto de vista físico, durante os períodos de dor, às vezes, não conseguem sair da cama ou passam o dia todo sentados. Por outro lado, nos dias de menos dor, geralmente, os pacientes passam mais tempo tentando completar as tarefas e os afazeres que não haviam sido concluídos no dia anterior. Os dois padrões comportamentais podem aumentar a dor, um por meio de um aumento na rigidez, fraqueza e depressão, o outro por irritação, aumento nos processos inflamatórios e, até mesmo, como decorrência de alguma lesão.

As técnicas de estimulação evitam períodos de atividade excessiva ou de falta de atividade e ensinam a medir previamente as tarefas e como planejar o tempo a ser despendido em cada atividade. Por exemplo, o paciente poderá planejar antecipadamente o tempo de 5 minutos para lavar os pratos, 5 minutos para repouso e reiniciar a lavagem dos pratos logo após o período de repouso. Se um paciente souber que 3 minutos colocando roupas na máquina de lavar são suficientes para provocar dor, poderá reduzir esse tempo para 2 minutos, com 3 minutos de intervalo. Embora possa parecer lenta no início, a técnica da estimulação permite que os indivíduos permaneçam ativos. Outra técnica de estimulação envolve a medição do escore da dor antes de iniciar qualquer atividade e fazer verificações periódicas. Os pacientes devem ser orientados a fazer uma pausa e repousar toda vez que o escore da dor se elevar mais que dois pontos.

▶ **Terapias intervencionistas**

Existem vários tipos de intervenção mecânica ou cirúrgica, dependendo da fonte específica da dor de um determinado paciente. Injeções de esteroides nas articulações são eficazes no tratamento de artrite e podem ser aplicadas na maior parte das articulações de médio e grande porte do corpo. As injeções em pontos de gatilhos, que tenham como alvo a tensão muscular e a liberação com anestésicos locais, provavelmente sejam úteis para uso em pacientes com dor miofascial crônica. Os anestesiologistas e os fisiatras conseguem desativar os nervos atingidos por meio de bloqueios nervosos. Às vezes, a ablação nervosa é uma opção nos casos em que for possível rastrear a dor de um paciente até um único nervo ou plexo nervoso. Nas situações em que não for possível tratar a dor, as bombas de infusão de medicamentos intratecais ou estimuladores neurais implantados na medula espinal garantem algum alívio aos pacientes. Para finalizar, em algumas condições, como osteoartrite em estado avançado, a remoção e reposição cirúrgica de articulações doloridas é um procedimento adequado e muito eficaz.

▶ **Terapias complementares**

A. Acupuntura

A acupuntura é uma técnica que se caracteriza pela inserção e estimulação manual ou elétrica de agulhas finas (calibre 30 ou mais), em pontos específicos, definidos anatomicamente e escolhidos de acordo com os fundamentos diagnósticos da medicina chinesa tradicional (MCT). Uma metanálise feita pela Cochrane descobriu que a acupuntura complementa outras terapias, alivia a dor e melhora a funcionalidade, com mais eficácia que a aplicação isolada das terapias convencionais. Entretanto, seus efeitos são inexpressivos e variam significativamente. A MCT é um sistema completo de aplicações, que inclui acupuntura, moxabustão, massagens, exercícios, ervas e orientações verbais. Inúmeras publicações recentes estão avaliando como a acupuntura age nos níveis molecular, tecidual, periférico e neural central. Os efeitos são mais fortes nas situações em que a acupuntura for aplicada de acordo com a expectativa dos pacientes. Nos casos em que as estratégias de autogerenciamento da dor não forem suficientes, a aplicação de três a seis sessões de acupuntura, além dos tratamentos convencionais (fisioterapia, medicações não narcóticas para dor), é um teste razoável que poderá esclarecer se o paciente terá algum benefício. Os acupunturistas licenciados, fora da área médica, são treinados muito mais que os médicos que fazem cursos rápidos de acupuntura.

B. Terapia quiroprática e terapia osteopática manipulativa

Terapeutas, quiropráticos e osteopatas treinados em terapia manual são três profissões que têm capacidade para aplicar uma grande variedade de técnicas de movimentação e manipulação em pacientes com dor musculoesquelética, reunidas sob o título de "terapia manual", ou de "medicina manual" nas situações em que essas técnicas forem aplicadas por médicos. Esses profissionais são bem treinados nas habilidades de palpação para diagnosticar disfunções musculares, fasciais e articulares, assim como para avaliar a funcionalidade da coluna em níveis segmentares. Além das várias técnicas de manipulação leve e nos tecidos moles, podem aplicar impulsos de manipulação de alta velocidade e baixa amplitude em segmentos da coluna e nas articulações facetárias individualmente. Os efeitos fisiológicos dessas manipulações espinais foram documentados como aumento no espaçamento facetário, em estudos de ressonância magnética (RM) feitos em seres humanos e como redução dos aferentes de fusos musculares paraespinais nos estudos feitos em animais. Uma revisão feita pela Cochrane, em cerca de 40 ensaios clínicos randomizados, concluiu que a manipulação espinal é mais eficaz que a falsa manipulação ou que as terapias ineficazes, sendo igualmente eficaz como as outras terapias convencionais. Outras revisões sistemáticas não descobriram qualquer evidência clara de que seja superior a outras terapias ou a uma manipulação falsa em pacientes com dor lombar aguda, enquanto um estudo amplo, realizado no British National Health System, descobriu que é eficaz no tratamento da dor, melhora a funcionalidade e seus custos estão acima do melhor cuidado primário. Estudos conduzidos por fisioterapeutas, nos Estados Unidos, descobriram que, aparentemente, a manipulação da coluna é mais eficaz em um subgrupo de pacientes com menor tempo de duração da dor lombar (< 16 dias), com hipomobilidade segmentar e com baixo comportamento de evitação do medo. As orientações da American Pain Society, do American College of Physicians e do National Institute for Clinical Excelence in the United Kingdom recomendam a manipulação da coluna para os casos de dor lombar aguda e crônica em pacientes que não melhoram com as opções de autocuidados. Uma grande pesquisa feita por telefone, nos Estados Unidos, verificou que 27% dos pacientes com dor cervical e dor lombar consideravam o tratamento convencional "bastante útil", enquanto 61% tinham a mesma opinião em relação aos cuidados quiropráticos. Entretanto, a manipulação da coluna de alta velocidade na parte cervical superior é um procedimento que exige consentimento informado dos pacientes, em função de um pequeno risco indiscutível de acidente vascular encefálico causado pela dissecção da artéria vertebral.

C. Massagem terapêutica

A massagem é uma terapia muito antiga que utiliza uma grande variedade de técnicas: compressão, fricção, deslizamento/toques

Quadro 11-2 Ervas e suplementos mais comuns usados no tratamento da dor

Nome	Mecanismo	Evidências da eficácia	Segurança	Comentários
Boswéllia (*Boswellia serrata*)	Goma-resina extraída da árvore do incenso indiana que contém ácido boswélico e ácido boswélico alfa e beta, que agem como agentes anti-inflamatórios, principalmente no caminho do leucotrieno.	Osteoartrite Colite ulcerativa	Bem tolerada em testes com até 90 dias de duração.	Classicamente utilizada no tratamento de condições pulmonares como asma. Alguns estudos mostraram que diminui a dor em 25 a 50%.
Bromelina (*Ananas comosus*)	A bromelina é uma enzima proteolítica encontrada no miolo e no fruto do abacaxi. A bromelina altera a migração e a ativação de leucócitos.	Osteoartrite	Bem tolerada em estudos; ocasionalmente provoca dor gastrintestinal.	Um estudo mostrou que a bromelina é equivalente a 50 mg de diclofenaco.
Unha-de-gato (*Uncaria tomentosa* e *Uncaria guianensis*)	A raiz e a casca contêm alcaloides que inibem a produção de prostaglandina E2 e TNF-alfa e diminuem a inflamação.	Osteoartrite Artrite reumatoide	Bem tolerada em testes com duração de até 6 meses.	Os extratos que contêm alcaloides oxindólicos pentacíclicos e sem alcaloides oxindólicos tetracíclicos podem ser mais eficazes.
Curcumina/Cúrcuma/ Turmérica/Açafrão-da--terra (*Curcuma longa, Curcuma domestica* ou *Curcuma aromatica*)	Os curcuminoides extraídos do rizoma cor de açafrão inibem a COX-2, a prostaglandina e os leucotrienos, diminuindo a inflamação.	Osteoartrite Artrite reumatoide	Bem tolerada em testes com duração de até 8 meses, com doses de até 2,2 g/dia.	Baixa disponibilidade, a não ser em combinação com a piperina ou outros agentes que melhoram a absorção. Um teste demonstrou que 500 mg de cúrcuma, quatro vezes ao dia, equivalem a 400 mg de ibuprofeno.
Óleo de peixe	Os ácidos graxos ômega-3 diminuem a produção de prostaglandina E2, tromboxano B2, leucotrienos e outras citocinas inflamatórias.	Artrite reumatoide Colite ulcerativa	Doses de 3 g ou menos por dia são consideradas seguras. Diminui a ativação de plaquetas, pode aumentar o risco de hemorragia.	Pode apresentar um sabor desagradável e provocar arrotos. A manutenção das pílulas congeladas melhora as condições mencionadas acima.
Gengibre (*Zingiber officinale*)	O rizoma e a raiz do gengibre contêm gingerol, gingeridona e óleos voláteis de sesquiterpeno. Aparentemente inibe os caminhos da COX e da lipoxigenase, assim como a produção de TNF-alfa, diminuindo a inflamação.	Osteoartrite	Bem tolerado em testes de longo prazo.	O gengibre é também muito útil no tratamento de náusea.
S-adenosilmetionina (SAMe)	Trata-se de uma molécula que ocorre naturalmente e é abundante no tecido humano. As concentrações diminuem com o avanço da idade. Contribui com a metilação em centenas de reações bioquímicas, incluindo síntese de hormônios, síntese de neurotransmissores e síntese do ácido nucleico.	Osteoartrite Fibromialgia	Bem tolerada em estudos com duração de até 2 anos. Pode induzir mania em pacientes com transtorno bipolar.	Os testes mostraram também que é eficaz no tratamento de depressão.

leves (*effleurage*), preensão, massagem (*petrissage*), elevação, movimento, mobilização e vibração. Embora a massagem terapêutica não tenha cobertura dos seguros de saúde, uma revisão realizada pela Cochrane, em 2010, em 13 ensaios clínicos randomizados, encontrou evidências moderadas de funcionalidade e dor lombar, em comparação com manipulações falsas no curto e longo prazo, indicando que a massagem terapêutica é melhor quando usada em combinação com exercícios e educação. Os efeitos são mais expressivos nos casos em que estiver de acordo com as expectativas dos pacientes. Em uma grande pesquisa feita por telefone, em 2003, 65% dos pacientes norte-americanos com dor lombar que foram entrevistados relataram que a massagem foi "muito útil" para as dores cervical e lombar.

Uma metanálise de vários resultados de estudos de massagem terapêutica descobriu que esse tipo de terapia produziu, sem dúvida alguma, o maior efeito na redução da ansiedade. O efeito sobre a dor, pelo menos em parte, pode ser mediado por uma redução na catastrofismo, um dos fatores psicológicos mais relevantes associados à duração e à intensidade da dor crônica. A massagem foi objeto de vários estudos, nos níveis celular e tecidual, com o objetivo de verificar seu efeito sobre a dor muscular provocada por atividades exaustivas dos músculos em ambientes ocupacionais específicos: descobriu-se que a massagem melhora a sinalização da biogênese mitocondrial e diminui o estresse celular causado por lesões em miofibras, por meio da neutralização da produção dos pró-inflamatórios TNF-alfa + IL-6 e da fosforilação da proteína 27 por choque térmico.

▶ Terapias para a mente e o corpo

As terapias para a mente e o corpo se fundamentam no entendimento de que os processos mentais causam impacto no corpo físico e vice-versa. Levando-se em consideração que a distinção entre mente e corpo é claramente indefinida nos casos de dor crônica, essas terapias passaram a ser aceitas no decorrer dos tratamentos de dor crônica e, como tal, já foram discutidas anteriormente na seção sobre terapias com base psicológica.

▶ Ervas e suplementos

De maneira geral, as fitoterapias e os suplementos nutricionais não foram tão estudados como as terapias farmacológicas para tratamento da dor. Por outro lado, muitos pacientes preferem essas formas de tratamento, não apenas porque têm menos efeitos colaterais, mas porque tendem a ser menos patologizantes. Com frequência, os pacientes que usam medicamentos encaram as medicações como um sinal de fraqueza ou de falha, enquanto, aparentemente, os pacientes que usam ervas e suplementos costumam considerá-los mais como fontes de força e símbolos de autoeficiência. Consequentemente, a despeito da falta de clareza sobre a eficácia, muitos pacientes e profissionais da área médica preferem essas opções terapêuticas. O Quadro 11-2 apresenta uma lista das ervas e dos suplementos mais comuns usados no tratamento da dor.

▶ Nutrição

Acredita-se que muitas dietas causam impacto positivo sobre a dor, porém, poucas foram suficientemente estudadas para que sejam recomendadas aos pacientes. As dietas de eliminação pelas quais os alergênicos mais comuns são sistematicamente eliminados e estão correlacionadas a alterações no estado clínico dos pacientes são usadas, com frequência, nos tratamentos da dor, embora ainda não tenham sido estudadas com profundidade. Um dos padrões dietéticos que tem apoio de pesquisas é a dieta anti-inflamatória. Aparentemente, essa dieta é muito útil e pode ser testada em condições de dor inflamatória, como a artrite reumatoide, e, possivelmente, nos casos de osteoartrite, principalmente em pacientes motivados a mudar o estilo de vida. Essas dietas se caracterizam por um grande consumo de vegetais, grãos integrais, peixe e gorduras poli-insaturadas e baixa ingestão de grãos refinados, baixa ou nenhuma ingestão de carne ou laticínios.

ABORDAGEM MULTIMODAL

Cada uma das categorias terapêuticas mencionadas anteriormente aborda um aspecto diferente da experiência humana de dor. Os profissionais da área da saúde podem aumentar a eficácia dos tratamentos se elaborarem planos que causem impacto em cada uma daquelas áreas, principalmente nos casos em que não for possível determinar ou remover a fonte física da dor. Com frequência, essa abordagem multimodal à dor envolve a participação de equipes multidisciplinares que observam os pacientes conjuntamente ou que discutem casos de forma regular para elaborar planos de tratamento compartilhados. Seja qual for o modelo, os médicos do trabalho, com seu foco específico na funcionalidade dos pacientes, passaram a ser membros importantes dessas equipes.

REFERÊNCIAS

Chou R: Clinical guidelines for the use of chronic opioid therapy in chronic noncancer pain. J Pain 2009;10:113 [PMID: 19187890].

Freynhagen R: Opioids for chronic non-cancer pain. BMJ 2013; 29;346 [PMID: 23719636].

Kerns RD: Psychological treatment of chronic pain. Annu Rev Clinic Psychol 2011;7:411 [PMID: 21128783].

Krebs EE: Development and initial validation of the PEG, a three-item scale assessing pain intensity and interference. J Gen Intern Med 2009;24:733 [PMID: 19418100].

Manchikanti L: ASIPP guidelines for responsible opioid prescribing in chronic non-cancer pain. Pain Physician 2012;15:S1 [PMID: 22786448].

Tao XG: Impact of the combined use of opioids and surgical procedures on workers' compensation cost. J Occup Environ Med 2012;54:1513 [PMID: 23018525].

Turk DC: Treatment of chronic non-cancer pain. Lancet 2011;377:2226 [PMID: 21704872].

■ QUESTÕES PARA AUTOAVALIAÇÃO

Escolha a única opção correta para cada questão:

Questão 1: Dor:
a. sob o ponto de vista neurológico, a regulação da dor é distinta da regulação das emoções
b. apaga o sentimento de emoções
c. inclui um forte estímulo comportamental na direção da homeostase
d. é diferente do sofrimento causado por emoções desagradáveis

Questão 2: Em relação à dor crônica:
a. está associada a um aumento na densidade da substância encefálica
b. está associada a um aumento na conectividade neural negativa da ínsula com as regiões pré-frontal e talâmica
c. não prejudica o controle cognitivo
d. os circuitos desenvolvem um estado hipersensível, sendo que a dor propriamente dita é um sinal de condicionamento preditivo

Questão 3: Os medicamentos opioides para tratamento da dor:
a. são particularmente eficazes nos casos de dor crônica
b. são gratificantes e um reforço comportamental
c. nunca foram difíceis para os pacientes controlarem
d. levam a uma transição neurológica de controle estriatal para controle cortical pré-frontal sobre o uso dos medicamentos

Questão 4: Depressão:
a. é mais comum em pacientes com dor crônica do que em controles saudáveis
b. com frequência é diagnosticada e tratada excessivamente em pacientes com dor
c. é comumente um antecedente de dor crônica
d. não está relacionada à cronicidade da dor

Questão 5: Os tratamentos farmacológicos para dor crônica:
a. geralmente reduzem os escores da dor em 80 a 100%
b. em geral são suficientes
c. comumente são mais eficazes quando são combinados com outras estratégias de tratamento
d. raramente apresentam efeitos colaterais

Questão 6: A terapia cognitivo-comportamental (TCC):
a. é o mesmo que programas de suporte ao autogerenciamento
b. altera o comportamento dos pacientes sob o ponto de vista produtivo ou destrutivo
c. ajuda os pacientes a identificar padrões de pensamento destrutivo e a aprender a gerar padrões de pensamentos mais construtivos
d. reestrutura o relacionamento dos pacientes com seus colegas de trabalho

Questão 7: Estimulação:
a. é uma técnica para evitar que os pacientes sejam excessivamente ativos ou pouco ativos
b. é uma técnica para ensinar os pacientes a permanecer constantemente ativos, sem nenhuma pausa
c. é uma técnica para fazer as coisas acontecerem mais rapidamente
d. é uma técnica pare explicar às outras pessoas qual é a sensação da dor crônica

Lesões oculares

Allan J. Flach, PharmD, MD

A tragédia pessoal e a perda econômica, associadas ao comprometimento da visão, ou mesmo, à cegueira resultante de lesões oculares ocupacionais, podem ser prevenidas mediante a identificação dos trabalhadores em risco e a instituição de programas de segurança apropriados. A manutenção adequada de ferramentas e equipamentos pelo empregador e o uso efetivo de equipamentos protetores, como óculos de segurança ou escudos faciais, pelo empregado, reduzirão o número de lesões, como as contusões oculares, o trauma como consequência de corpos estranhos penetrantes ou não penetrantes, as abrasões da córnea e da conjuntiva, a dilaceração das pálpebras e a lesão do nervo óptico.

O reconhecimento dos efeitos tóxicos de agentes químicos e a proteção contra os que podem ser respingados nos olhos são vitais para a prevenção da lesão visual. A disponibilidade imediata de facilidades para limpar e irrigar a face e os olhos, no local de trabalho, é de suma importância, porque os passos iniciais para o tratamento de queimaduras químicas – especialmente as causadas por bases e ácidos fortes – devem ser realizados imediatamente pelo empregado, pelos colegas de trabalho ou por qualquer pessoa disponível que esteja próxima. Não há tempo para se esperar por cuidados médicos especializados, de modo que os programas de educação dos empregados para o tratamento de emergência de queimaduras químicas são essenciais.

Os riscos de lesão ocular em técnicos de raios X, sopradores de vidro, soldadores e outros trabalhadores expostos às radiações ionizantes, infravermelhas e ultravioletas são conhecidos há muito tempo, porém, as lesões causadas pela exposição às quantidades excessivas de luz visível foram reconhecidas apenas recentemente. O uso de lentes protetoras que filtrem os comprimentos de onda mais ofensivos da luz visível poderá tornar-se comum no futuro.

ANATOMIA E FISIOLOGIA

Uma breve revisão da anatomia e função ocular auxiliará a compreensão dos mecanismos dos vários tipos de lesões oculares e de como afetam o sistema visual (Fig. 12-1). A órbita, a pálpebra e a conjuntiva são mecanismos protetores do olho. A órbita e sua margem óssea oferecem excelente proteção mecânica às lesões, com exceção das provenientes diretamente das partes anterior ou temporal. A pálpebra e a conjuntiva são essenciais para a manutenção normal da superfície anterior da córnea limpa, úmida e lisa, o que, por sua vez, é essencial para uma visão clara. O mecanismo normal de piscar os olhos depende do terceiro nervo craniano para abrir as pálpebras e do sétimo nervo craniano para fechá-las. O umedecimento da conjuntiva pelo líquido lacrimal depende, em parte, da ativação do arco reflexo entre a quinta inervação sensitiva do segmento anterior do olho e fibras secretomotoras parassimpáticas que acompanham o sétimo nervo craniano, ao longo da parte petrosa do osso temporal, para o interior da fossa média do crânio e, em seguida, por meio da órbita, até a glândula lacrimal. O umedecimento do epitélio da córnea é acrescido de muco vindo das células caliciformes da conjuntiva, particularmente as do tarso da pálpebra superior. A produção reflexa de lágrima pela glândula lacrimal ajuda a diluir e enxaguar as substâncias irritantes que se abrigam no interior do saco da conjuntiva. O rico suprimento sanguíneo da conjuntiva e da pálpebra também auxilia a resistência e a limitação de infecções do polo anterior do bulbo do olho.

As estruturas internas do olho podem ser convenientemente divididas em segmentos anterior e posterior do olho. O segmento anterior do olho inclui a córnea, a câmara anterior, a íris, o cristalino e o corpo ciliar. Essas estruturas compreendem os elementos ópticos essenciais do olho. O padrão regular das fibras de colágeno e da camada endotelial posterior da córnea mantém a sua claridade óptica. Como a córnea e a lente são avasculares, necessitam de uma fonte especializada de nutrição, que é fornecida pelo humor aquoso. O corpo ciliar produz o humor aquoso de forma aproximadamente constante, banhando a lente e a superfície posterior da córnea e, em seguida, desembocando próximo à base da córnea por meio das estruturas associadas ao canal de Schlemm. Uma taxa normal de produção e drenagem do humor aquoso mantém a pressão intraocular entre 10 e 21 mmHg. Lesões que causam uma pressão elevada contínua podem levar à perda significativa do campo visual por glaucoma. A íris e a sua pupila ajustam a quantidade de luz que penetra no olho. A contração do músculo ciliar altera a forma do cristalino, permitindo, assim, a acomodação (ajuste do foco para a visão em diferentes distâncias).

CAPÍTULO 12 — LESÕES OCULARES

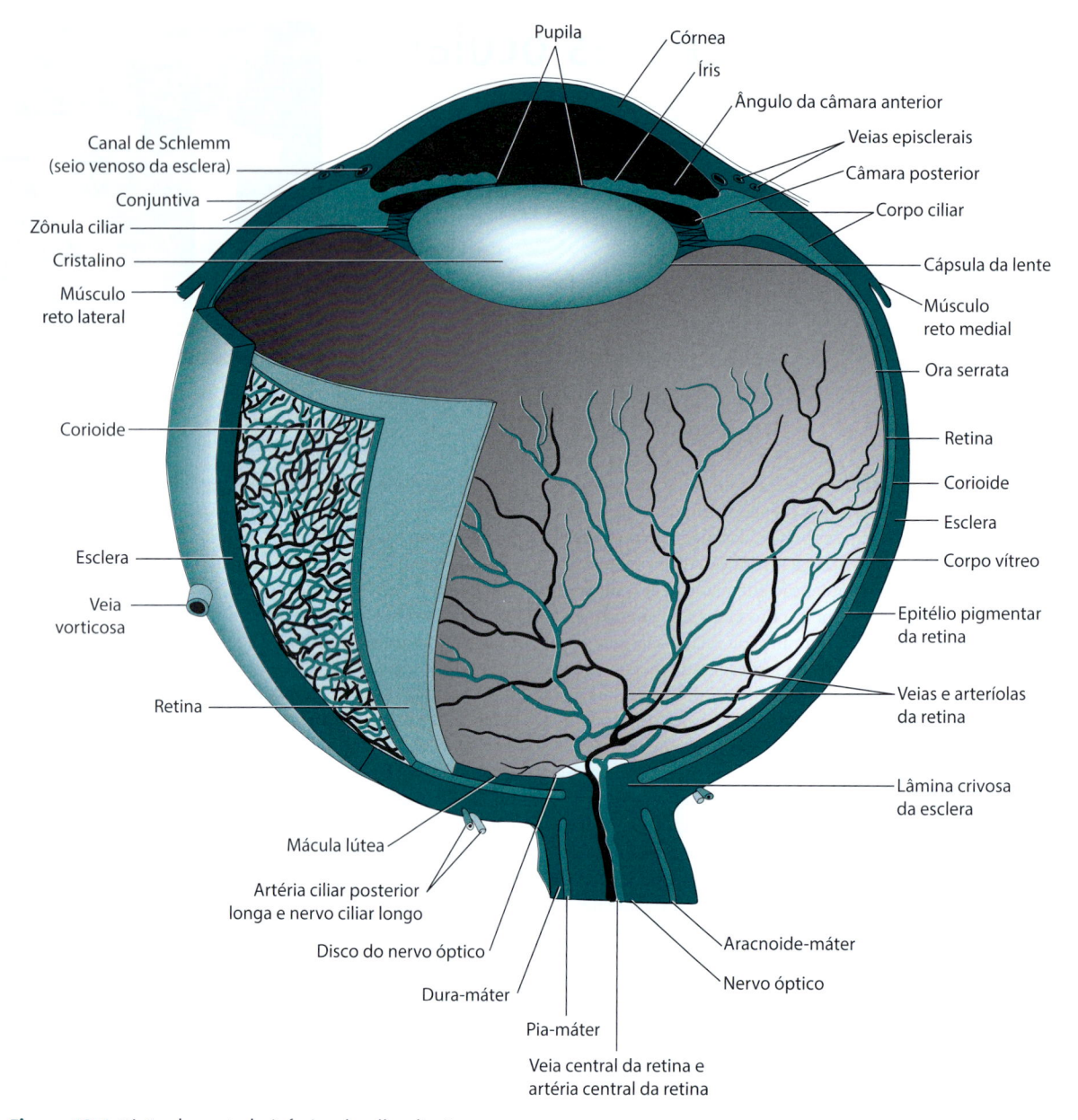

Figura 12-1 Visão da metade inferior do olho direito.

O segmento posterior do olho é a porção do sistema visual sensível à luz e contém a retina e sua camada vascular de sustentação, a corioide. A retina possui mais de 1 milhão de fibras nervosas que se originam nas células ganglionares e se reúnem no disco do nervo óptico para formar o nervo óptico, que transmite a informação visual para o sistema visual posterior. Essas fibras nervosas são neurônios de segunda ordem, semelhantes ao trato sensitivo mielinizado da medula espinal, e não são capazes de se recuperar com a restauração da função visual após lesões como feridas penetrantes na órbita ou fraturas da órbita posterior envolvendo o canal óptico. Dependendo da gravidade da lesão, as fibras podem desaparecer parcial ou completamente, levando à atrofia parcial ou completa do disco do nervo óptico (nervo óptico). Em geral, o quiasma óptico, os tratos ópticos e as radiações visuais para o córtex não estão envolvidos diretamente nas lesões oculares, exceto nas que envolvem os ossos da cabeça e as estruturas intracranianas.

A acuidade visual depende da claridade óptica da córnea, da lente, do corpo vítreo e do funcionamento adequado da fóvea central, que é o centro avascular da mácula lútea da retina e é composto totalmente por cones especializados sensíveis à cor e capazes de proporcionar visão de alta resolução. Se essa pequena área (< 0,5 mm de diâmetro) for comprometida, nenhuma parte adjacente da retina será capaz de assumir essa função delicada que proporciona a máxima acuidade visual.

As lesões do bulbo do olho que causam descolamento da retina ou hemorragia do corpo vítreo podem levar à perda da visão periférica, e as lesões dos músculos extrínsecos do bulbo do olho ou de seus nervos poderão produzir diplopia (visão dupla).

ANAMNESE E EXAME DE OLHO

Atenção: Nos casos de queimaduras químicas (ver "Queimaduras Químicas no Olho"), o tratamento de emergência deverá ser iniciado imediatamente, e a anamnese e os exames do paciente poderão ser feitos oportunamente. Em caso de suspeita de ruptura ou laceração do globo ocular (ver a seguir), deve-se tomar cuidado para prevenir lesões posteriores ao olho durante o transporte ao hospital e a avaliação inicial.

▶ Anamnese

A história médica ocupacional deverá incluir uma variedade de perguntas nem sempre consideradas como pertinentes nas histórias em geral. Além disso, o trabalhador deverá ser indagado a respeito de sua visão anterior e posterior à lesão e se qualquer perda visual foi repentina ou gradual. A perda repentina de visão sem lesão óbvia poderá ser causada por oclusão da artéria central da retina ou por lesão isquêmica do nervo óptico, ocasionalmente causada por arterite de células gigantes. Esses problemas necessitam de tratamento de emergência. A perda progressiva de visão após fraturas ósseas faciais ou lesões na cabeça é, às vezes, resultante de lesão no nervo óptico, que poderá responder à cirurgia quando reconhecida a tempo.

Em casos de lesão mecânica, o trabalhador deverá ser indagado a respeito de vacinas prévias contra o tétano e sobre a natureza das forças envolvidas durante a lesão. O olho foi atingido por um objeto pequeno em movimento rápido, que pode ter penetrado no bulbo do olho, como ocorre algumas vezes quando um martelo de aço bate em uma ferramenta de aço? Ou o olho foi atingido por um objeto grande em movimento lento, que pode ter causado uma contusão ou ruptura do bulbo? Em caso de suspeita da presença de um corpo estranho, o trabalhador deverá ser perguntado sobre o tipo de material que pode estar envolvido (um metal magnético, como ferro ou aço, um metal não magnético, como alumínio ou cobre, ou um material orgânico, como madeira), pois essa informação será de grande ajuda na determinação do método de tratamento e no prognóstico. Sais metálicos solúveis de corpos estranhos que contenham ferro ou cobre poderão causar lesões tóxicas irreversíveis à retina, mais bem prevenidas pela sua imediata remoção. Materiais menos solúveis, como alumínio, plástico ou vidro, estão associados a um melhor prognóstico. Corpos estranhos orgânicos, como pedaços de madeira ou fragmentos de matéria vegetal, poderão ocasionar uma infecção intraocular, que é frequentemente de difícil tratamento e apresenta um mau prognóstico.

Caso se apresente ou se suspeite de uma queimadura química, o tipo de substância (base ou ácido) influenciará na rapidez e no grau de penetração no olho. Caso se acredite que as lesões oculares tenham sido causadas pela exposição prolongada do trabalhador às substâncias químicas, estas deverão ser identificadas e deverá ser feita uma Ficha de Dados de Segurança de Material (MSDS, do inglês *Material Safety Data Sheet*) para cada uma. O trabalhador deverá ser indagado a respeito da sua exposição aos aerossóis, aos surfactantes, aos detergentes, à poeira e à fumaça, pois todas essas substâncias podem comprometer o epitélio da córnea.

▶ Exame

Mesmo que uma lesão tenha comprometido apenas um olho, ambos os olhos deverão ser examinados cuidadosamente. Caso o edema impeça a abertura dos olhos com facilidade para exame, um anestésico tópico estéril deverá ser instilado pelas pálpebras quase fechadas, aplicando as gotas ao longo da fenda palpebral. Após alguns minutos, retratores macios estéreis poderão ser utilizados para levantar cuidadosamente as pálpebras, para que o exame do olho seja realizado.

A. Exame do olho externo

1. Pálpebras — Observar a simetria das pálpebras de ambos os olhos. Procurar lacerações que cruzem as margens da pálpebra e lesões que tenham perfurado a pele da pálpebra acima ou abaixo da margem palpebral. Exceto em caso de suspeita de ruptura ou laceração do bulbo, a pálpebra poderá ser evertida para que se procurem corpos estranhos no tarso superior. Para everter a pálpebra, pede-se ao paciente que olhe para baixo, enquanto o médico puxa gentilmente os cílios e aplica uma pressão média na superfície superior da pálpebra.

2. Órbitas — Palpar as margens orbitais e observar descontinuidades e crepitação causada pela presença de ar subcutâneo a partir de fraturas dos seios paranasais. Nas fraturas orbitais, a lesão dos nervos infraorbitais ou supraorbitais, conforme atravessam o assoalho ou o teto da órbita, poderá causar redução da sensibilidade das pálpebras e da face.

3. Conjuntiva — Para examinar a conjuntiva, everter as pálpebras, aplicando suave pressão sobre a margem orbital superior da pálpebra superior ou sobre a eminência malar da pálpebra inferior, evitando, dessa forma, a pressão direta sobre o globo ocular. Investigar a presença de corpos estranhos, hemorragia, laceração e inflamação.

A inflamação causada por trauma geralmente produz uma secreção aquosa (lágrimas), em contraste com a secreção mucoide purulenta da conjuntivite bacteriana. A conjuntivite viral ou por clamídia é caracterizada por folículos linfoides no fórnice inferior da conjuntiva com uma secreção aquosa. Os linfonodos pré-auriculares também são observados com frequência.

4. Córneas — Com o auxílio de uma luz brilhante, observar o seu reflexo sobre a superfície da córnea normalmente lisa. A presença de irregularidades indica rompimentos do epitélio da córnea. Como essa é normalmente clara e lustrosa, a textura da superfície da íris é observada claramente e com facilidade. Uma lesão da córnea com encarceramento da íris também poderá ser indicada por assimetria da pupila. Uma tira de papel com fluoresceína, umedecida com soro fisiológico estéril ou um anestésico tópico, pode ser usada para corar as lágrimas sobre a superfície da córnea. O corante se difundirá para o interior de qualquer área de epitélio rompido e o tingirá de verde brilhante. A coloração é acentuada com uma luz azul. Detalhes da córnea e do segmento anterior do olho são examinados com muito mais facilidade utilizando-se uma lupa de 2x ou 4x de aumento ou (e preferencialmente) com uma lâmpada de fenda e um microscópio, quando disponível.

5. Câmaras anteriores do olho — As câmaras anteriores devem apresentar aparência profunda e clara. A presença de hifema (hemorragia no interior da câmara anterior) é quase sempre um sinal de lesão significativa. O hipópion (material purulento na câmara anterior) é caracterizado por uma camada branca ou cinza de células inflamatórias no fundo da câmara. O hipópion geralmente é causado por uma infecção posterior a uma lesão penetrante ou a uma úlcera da córnea causada por bactérias ou fungos.

6. Pupilas — As pupilas deverão se apresentar arredondadas, pretas e de igual tamanho. As reações pupilares à luz deverão ser observadas com cautela. Normalmente, ambas as pupilas realizam constrição e dilatação igual e simultaneamente quando uma delas é estimulada pela luz. Enquanto a pupila iluminada estará demonstrando resposta à luz direta, a pupila não iluminada estará mostrando a resposta consensual à luz. As respostas de ambos os olhos à luz direta podem ser comparadas, movimentando-se uma lanterna de um lado para outro, entre os olhos, e parando por alguns segundos, em cada olho, para observar a pupila. Normalmente, cada pupila realiza constrição quando é iluminada; o fato de uma pupila se dilatar, em vez de realizar constrição, indica a presença de um distúrbio pupilar aferente (pupila de Marcus Gunn), que poderá ser resultante de uma lesão no nervo óptico ou de um comprometimento extenso da retina daquele lado.

B. Teste de motilidade ocular

Caso não sejam observadas lesões oculares graves, os movimentos oculares poderão ser testados com segurança, comparando-se as excursões em todas as direções, para se certificar de que são as mesmas em ambos os olhos. A limitação do olhar para cima ou para baixo ocorre frequentemente nas fraturas do assoalho orbital e pode resultar de edema também presente ou da restrição mecânica dos músculos oculares. Essa limitação também pode advir de trauma direto a um músculo quando tiver ocorrido uma lesão penetrante na órbita.

C. Exame oftalmoscópico

1. Reflexo vermelho — A presença de um bom reflexo vermelho brilhante demonstra a clareza óptica normal do olho. Utiliza-se um oftalmoscópio direto com uma luz brilhante adequada para observar o reflexo vermelho (o brilho vermelho refletido do fundo). O exame deve ser realizado em uma sala escura, com o instrumento posicionado a 0 ou +1, e os olhos devem ser observados a uma distância equivalente ao comprimento do braço, aproximadamente 60 cm, de modo que o reflexo em ambos os olhos possa ser visto ao mesmo tempo e comparado. Uma opacidade na córnea, na câmara anterior, na lente ou no corpo vítreo ou uma alteração grosseira na coloração da retina aparecerão como uma forma escura contra um fundo vermelho ou como um reflexo vermelho embaçado ou ausente.

2. Discos ópticos — O examinador deve estar o mais próximo possível do paciente para maximizar o tamanho relativo da pupila. Os discos ópticos devem ser examinados à procura de papiledema. Os discos ópticos geralmente são bem vascularizados e apresentam uma cor rósea. Quando as fibras nervosas do nervo óptico morrem em consequência de diversas lesões, o suprimento sanguíneo para o disco diminui em proporção à perda de fibras. O disco apresentará uma tênue palidez, se apenas algumas fibras tiverem sido danificadas, ou poderá se mostrar completamente branco, como resultado de atrofia óptica após destruição total do nervo.

3. Cálices ópticos — A largura de cada cálice óptico é geralmente igual ou inferior a um terço do diâmetro de todo o disco óptico. Caso os cálices ópticos se mostrem com até metade do diâmetro do disco ou não forem semelhantes em ambos os olhos, existe um risco aumentado de glaucoma. Portanto, a estimativa do tamanho do cálice é útil para o rastreamento de pacientes com glaucoma.

4. Vasos sanguíneos da retina — Os vasos devem ser examinados ao longo do círculo vascular do nervo óptico (arcadas superior e inferior procedentes do disco óptico), e deverá ser investigada a presença de hemorragias, exsudatos e outras alterações na aparência da retina.

5. Máculas e fóveas — Cada mácula lútea deverá ser observada em relação à presença de alterações na sua aparência normal relativamente inexpressiva. Sua porção central, a fóvea central, sempre se localiza a 2,5 diâmetros de disco, em situação temporal ao disco óptico. Seu centro côncavo em geral apresenta um pequeno reflexo de luz foveal brilhante.

D. Medição da pressão intraocular

Em caso de suspeita de laceração ou ruptura do bulbo do olho, a pressão intraocular não deve ser medida. Em outras lesões, a pressão pode ser avaliada com um tonômetro de Schiotz ou com um tonômetro de aplanação, caso esteja disponível sobre uma lâmpada de fenda. Se não houver essa disponibilidade, pode-se obter a impressão geral de uma pressão intraocular muito alta ou baixa, palpando-se gentilmente um globo ocular de cada vez com um dedo de cada mão por meio da pálpebra superior fechada. A comparação da firmeza dos dois olhos é ocasionalmente útil quando a pressão intraocular é muito alta, como no glaucoma de ângulo fechado.

O glaucoma de ângulo fechado representa apenas aproximadamente 5% de todos os glaucomas; em geral, apresenta-se com dor aguda no olho envolvido, vermelhidão moderada do globo ocular e visão embaçada, algumas vezes descrita como halos coloridos em volta de luzes brilhantes. Esse distúrbio ocorre quando a raiz da íris toca a parte posterior da córnea, bloqueando a saída de humor aquoso e causando um aumento muito rápido da pressão intraocular, o que acarreta os sintomas mencionados. O glaucoma de ângulo fechado ocorre apenas em olhos com câmaras anteriores anatomicamente rasas e ângulos estreitos. Um ataque de glaucoma de ângulo fechado requer tratamento imediato. A estratégia inicial é abaixar a pressão com o uso de mióticos tópicos, como a pilocarpina, 1 a 4%, a cada 15 minutos, por 1 a 2 horas. A produção de humor aquoso é reduzida com um bloqueador β-adrenérgico oftálmico tópico e um inibidor da anidrase carbônica. A pressão intraocular pode ser baixada rapidamente, aumentando-se a osmolaridade do sangue que elimina água do humor vítreo, reduzindo, assim, o volume ocular e a pressão intraocular. Infusões intravenosas de ureia ou manitol são eficazes, porém, a ingestão oral de glicerina é igualmente eficaz, mais segura e se encontra mais facilmente disponível. Eventos subsequentes são prevenidos, fazendo-se uma abertura na íris periférica (iridectomia), que possibilita a passagem do humor aquoso diretamente da câmara posterior para a câmara anterior, conservando o ângulo de filtração aberto. A iridectomia geralmente é feita à *laser*.

O glaucoma de ângulo aberto é responsável pela maioria dos casos de perda visual glaucomatosa (90%). Seu aparecimento é insidioso e indolor, com os sintomas visuais sendo observados apenas após a ocorrência da perda irreversível grave do campo visual. Portanto, torna-se responsabilidade do médico a observação de alterações no cálice óptico. Cálices assimétricos ou cálices que apresentem tamanho equivalente à metade do diâmetro do disco óptico são suspeitos. Tais alterações representam uma indicação para a avaliação do campo visual. A redução precoce da pressão intraocular é o único caminho para prevenir a perda do campo visual. Todos os adultos devem ser encorajados a avaliar suas pressões intraoculares a cada 1 a 2 anos.

Os restantes 5% dos casos de glaucoma apresentam uma variedade de causas. Lesões oculares por contusão podem romper a raiz da íris e a ligação do corpo ciliar à esclera, comprometendo o ângulo de filtração, reduzindo o fluxo de saída do humor aquoso e aumentando a pressão. Esse é o chamado *glaucoma de recessão de ângulo*. O sangue presente na câmara anterior (hifema) e as células inflamatórias nos casos de inflamação crônica, como na uveíte, podem bloquear os canais de saída do humor aquoso, causando glaucoma secundário.

Embora muitos pesquisadores discutam o aumento do fluxo sanguíneo e a neuroproteção como terapias potenciais, o único tratamento de eficácia comprovada do glaucoma de ângulo aberto e do glaucoma secundário é a redução da pressão intraocular. Esse tratamento pode ser feito clinicamente, reduzindo-se a produção de humor aquoso com um bloqueador β-adrenérgico tópico, um inibidor sistêmico da anidrase carbônica ou um fármaco simpaticomimético. Os parassimpaticomiméticos, simpaticomiméticos e análogos da prostaglandina aumentam o fluxo de saída do humor aquoso. Caso essas medidas não reduzam a pressão adequadamente, poderá ser realizado um procedimento cirúrgico para aumentar a drenagem do humor aquoso para o interior do espaço subconjuntival.

E. Teste de acuidade visual

A acuidade visual sempre deve ser testada, registrando-se seus resultados antes da realização do tratamento. Esse fato é importante tanto sob o ponto de vista de um bom tratamento, como por razões medicolegais, pois os pacientes nem sempre se lembram de quantificar a perda visual ocorrida no momento de uma lesão grave. A acuidade visual deve ser avaliada com um teste de Snellen, quando possível, ou com um quadro de acuidade aproximada, e registrada apropriadamente. Cada olho deverá ser testado separadamente, inicialmente sem correção (óculos ou lentes de contato) e, em seguida, com correção; cada avaliação da acuidade deverá ser registrada para o olho direito, seguida da avaliação para o esquerdo. Caso se utilize um quadro de acuidade aproximada, é importante registrar a distância com a qual foram feitas as avaliações e se foram realizadas com ou sem os óculos do paciente. Em casos de acuidade visual ruim e suspeita de um erro de refração, o teste ou o quadro poderão ser lidos por meio de um orifício, como substituto das lentes corretivas; uma melhora na acuidade confirmará a presença de um erro de refração. Se a acuidade for inferior a 20/200, deverá ser registrada a maior distância que permita a contagem dos dedos por olho. Caso o paciente não possa ver os dedos suficientemente bem para contá-los, deverá ser registrada a maior distância em que os movimentos da mão puderam ser vistos. Se a visão for pior do que isso, a percepção à luz deverá ser testada, com uma lanterna brilhante colocada o mais próximo possível do olho, e será registrada a capacidade para perceber a luz em cada um dos quatro quadrantes. Caso não haja percepção da luz, tal registro deverá ser feito. A acuidade visual avaliada pelo teste de Snellen é baseada em um ângulo visual de 1 minuto de arco; esse é considerado o melhor poder de resolução do olho e é o padrão usado para elaborar todos os tipos de quadros de testes. As letras 20/20 são formadas de linhas pretas separadas por espaços brancos, a cada 1 minuto de largura de arco; a letra completa tem 5 minutos de altura de arco, medindo 8,7 mm (Fig. 12-2). Quando as letras desse tamanho são lidas precisamente a uma distância de 6 m (20 pés), a visão 20/20 é determinada. Outras letras, em um quadro, aumentam em múltiplos dessa dimensão-padrão. A letra 20/200 é 10 vezes maior, ou tem 87 mm de altura, e apresentará o mesmo tamanho que uma letra 20/20 quando vista a uma distância de 60 m. Os quadros de acuidade visual métrica utilizam a distância de 6 m como o valor para o teste-padrão; portanto, 6/6 = 20/20. O pico da curva de sensibilidade do olho à luz se encontra em um comprimento de onda de aproximadamente 555 nm. Isso significa que a melhor visão é realizada com a luz amarelo-verde.

Existem duas técnicas para estimar objetivamente a acuidade visual – o nistagmo optocinético e a resposta visual estimulada – que podem ser úteis em certas situações, particularmente quando o paciente é incapaz ou relutante para responder às avaliações normais subjetivas de acuidade visual. O nistagmo optocinético é uma resposta visualmente estimulada aos alvos relativamente grandes. Esses movimentos oculares são observados no sistema

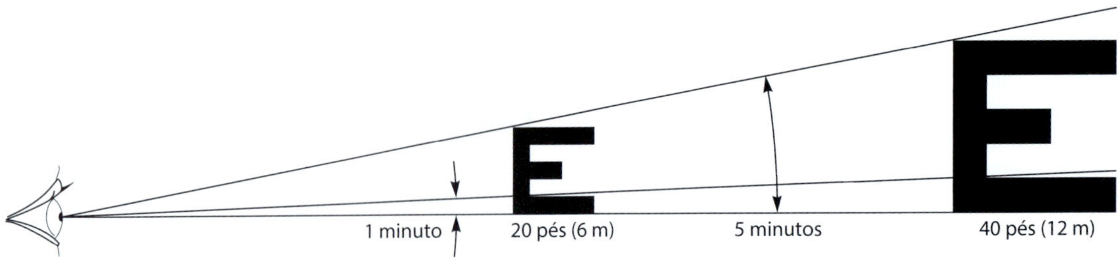

▲ **Figura 12-2** Avaliação da acuidade visual. As medições da acuidade visual se baseiam em um ângulo visual de 1 minuto de arco subtendendo cada parte de uma letra de teste. Cada letra é constituída de cinco partes pretas ou brancas de mesmo tamanho; portanto, a letra completa se estende sob um ângulo visual de 5 minutos de arco. As letras 20/20 possuem 8,7 mm de altura; as letras 20/40 são duas vezes maiores, ou com 17,4 mm de altura. Este desenho não está em escala.

visual intacto, passando uma série alternante de listras claras e escuras de largura semelhante diante dos olhos do paciente. Desse modo, é produzido o nistagmo involuntário – movimento lento seguindo a direção do movimento das listras alternantes, com um rápido movimento de recuperação. O estímulo é geralmente apresentado como uma série de listras verticais com 1 a 2 cm de largura em um tambor de 10 a 15 cm de diâmetro seguro com a mão. O tambor é mantido à distância de 20 a 30 cm do paciente, girando lentamente enquanto se observam os olhos do paciente para avaliar a indução do nistagmo. As listras também são apresentadas em uma tira de pano com 50 cm de comprimento, com as listras atravessando os 10 a 12 cm de largura. Normalmente, o nistagmo pode ser induzido em qualquer direção, e a sua frequência variará de acordo com a velocidade do estímulo.

A resposta visualmente estimulada é um registro eletrencefalográfico sobre o córtex visual (lobo occipital) em resposta a estímulos visuais. O estímulo pode ser uma simples lanterna originando uma resposta liga-desliga, ou poderá ser feita uma estimativa da acuidade visual apresentando-se um modelo alternativo de quadrados escuros e claros, em um tabuleiro-padrão, na tela de televisão. Os quadrados podem ser progressivamente diminuídos até que não haja mais registro da resposta, e o tamanho dos menores quadrados que estimularam um registro cortical pode ser relacionado com as avaliações da acuidade visual-padrão. As respostas são involuntárias e não podem ser controladas pelo indivíduo; avaliações da acuidade na faixa de 20/400 a 20/20 têm sido observadas até em bebês com menos de 1 ano de idade. Essa técnica geralmente pode ser realizada em uma consulta neuro-oftalmológica ou neurológica, sendo particularmente valiosa quando se avaliam pacientes com problemas indenizatórios ou judiciais.

F. Teste de campos visuais

Os campos visuais devem ser testados, especialmente em pacientes com suspeita de lesão na cabeça ou com uma redução significativa da acuidade visual. Cada olho é testado separadamente para serem comparados. Pede-se ao paciente que olhe para o olho do examinador enquanto a mão deste se movimenta em direção ao centro do seu campo visual. Determina-se o ponto no qual o paciente pode contar precisamente os dedos em cada um dos quatro quadrantes, e os resultados dos dois olhos são comparados cuidadosamente.

QUEIMADURAS QUÍMICAS DOS OLHOS

▶ Etiologia e patogênese

Bases e ácidos fortes podem causar as lesões químicas mais graves e prejudiciais para os olhos e as pálpebras. As queimaduras por bases são normalmente causadas pelo hidróxido de sódio e potássio, usado como agente de limpeza, pelo hidróxido de cálcio, usado em argamassa e gesso de pedreiro, e pela amônia desidratada, usada como fertilizante. Ácidos de baterias e ácidos fortes usados para limpar metais na indústria de galvanoplastia também representam causas comuns de lesão ocular grave.

As bases afetam os lipídeos das membranas celulares e, portanto, reduzem as barreiras normais à difusão. Esse fato permite que a substância química penetre rapidamente no interior do olho. Como as bases não são neutralizadas rapidamente pelo tecido, sua ação destrutiva poderá prosseguir por horas, caso não sejam diluídas e removidas imediatamente por irrigação do olho. Por outro lado, os ácidos tendem a ser fixados pelas proteínas nos tecidos, e isso os neutraliza em um período relativamente mais curto e os impede de penetrar mais profundamente.

O endotélio da córnea, que é essencial para a sua claridade e boa visão, é particularmente vulnerável ao dano químico. Em geral, se observa grave comprometimento no interior da câmara anterior, inclusive as vias de saída do humor aquoso, levando ao glaucoma. A obliteração de vasos sanguíneos da conjuntiva e da esclera pode causar isquemia grave do segmento anterior do olho, incluindo a periferia da córnea e o corpo ciliar e a íris subjacentes. A isquemia, assim como a redução associada do suprimento sanguíneo, é uma das principais causas do prognóstico ruim em pacientes com queimaduras químicas graves.

▶ Achados clínicos

A pele da face e das pálpebras apresenta edema e eritema, algumas vezes associados à descamação da superfície. O exame do olho requer o uso de um anestésico tópico, a menos que o

Quadro 12-1 Classificação das queimaduras químicas dos olhos

Classificação	Achados clínicos
Leve	Erosão do epitélio da córnea Fraca nebulosidade da córnea Ausência de necrose isquêmica da conjuntiva ou da esclera
Moderada	Opacidade da córnea encobrindo detalhes da íris Necrose isquêmica mínima da conjuntiva e da esclera
Grave	Opacidade da córnea encobrindo o limite pupilar Necrose isquêmica grave e clareamento da conjuntiva e da esclera

Quadro 12-2 Tratamento de emergência de queimaduras químicas dos olhos

(1) **No local de trabalho:** Enxaguar copiosamente os olhos com água até que o paciente possa ser removido para uma unidade de emergência.
(2) **Na unidade de emergência:**
   (a) Irrigar cada olho com, pelo menos, 1 L de soro fisiológico ou outra solução isotônica, com as pálpebras abertas para enxaguar o saco conjuntival.
   (b) Usar anestésico tópico estéril quando necessário.
   (c) Remover o material particulado com cotonetes umedecidos.
   (d) Testar o pH da superfície da conjuntiva e continuar a irrigação até que o pH se aproxime do neutro.
   (e) Remover o epitélio frouxo ou lesionado da córnea e da conjuntiva.
   (f) Dilatar a pupila com ciclopentolato ou escopolamina.
   (g) Administrar gotas tópicas de antibiótico, tampar os olhos e encaminhar o paciente a um oftalmologista.

comprometimento do nervo seja suficientemente grave para causar anestesia. A conjuntiva poderá se apresentar moderadamente hiperêmica, com pequenas hemorragias, ou descolorida, com a aparência de mármore branco. O teste do pH da superfície da conjuntiva com papel indicador ajudará a confirmar a presença de lesões por ácidos (pH baixo) ou bases (pH alto). A gravidade da lesão (Quadro 12-1) geralmente é julgada pelo grau de opacidade da córnea, usando-se a claridade normal da pupila como um guia. A córnea poderá estar cinzenta ou turva, devido ao edema do epitélio e do estroma. Se a córnea não estiver turva, a câmara anterior poderá ser vista claramente. Em alguns casos, a íris e a pupila se apresentam nebulosas e indistintas. A acuidade visual é reduzida na proporção da gravidade do comprometimento da córnea. Frequentemente, são observadas lesões da nasofaringe e das vias respiratórias superiores em associação à aspiração do irritante químico.

▶ Prevenção

As queimaduras químicas podem ser prevenidas por medidas de segurança, como conservar as substâncias químicas em reservatórios inquebráveis e fornecer escudos de proteção e óculos aos empregados que precisam manipular reagentes químicos. Os trabalhadores em risco deverão receber instruções sobre medidas de tratamento de emergência para seu próprio uso e para os companheiros de trabalho.

▶ Tratamento

O tratamento de emergência (Quadro 12-2) deverá ser iniciado no local de trabalho pelo paciente ou por qualquer pessoa que esteja imediatamente disponível. Qualquer fonte de água (bebedouro, mangueira, etc.) é adequada e deve ser usada imediatamente para lavar os olhos com quantidades copiosas de água, até que o paciente possa ser removido para uma unidade de emergência. Em seguida, pelo menos, 1 L de soro fisiológico ou de outra solução isotônica deverá ser utilizado para irrigar cada olho, com cuidado, mantendo as pálpebras abertas para limpar vigorosamente o saco conjuntival. Poderá ser necessário o uso de um anestésico tópico estéril.

Podem ser usados cotonetes umedecidos para manter a superfície da conjuntiva livre de matéria particulada, como grânulos encontrados em produtos para limpar canos de esgoto e no gesso. O pH da superfície da conjuntiva ou da urina deverá ser testado com tiras de papel específico para tal fim, e a irrigação deverá ser repetida até que o pH se aproxime do nível normal de 7. Como regra, não existe um limite prático necessário para que a irrigação tenha sucesso. Em caso de qualquer dúvida sobre sua eficácia, a irrigação deverá ser repetida por várias horas, enquanto se aguarda pela consulta oftalmológica.

Durante a irrigação, o aspecto cinzento ou embaçado da córnea poderá parecer mais claro, dando uma falsa impressão de melhora do estado clínico. A alteração geralmente resulta da descamação do epitélio lesado da córnea, revelando um estroma mais claro embaixo.

Ao final da irrigação, gotas cicloplégicas (p. ex., ciclopentolato ou escopolamina) podem ser instiladas para dilatar a pupila e, portanto, prevenir sinéquias posteriores (aderências entre a íris e a lente). As gotas de antibióticos devem ser instiladas antes que o olho receba o curativo. Esse curativo impede o piscar de olhos e deve proporcionar conforto. O paciente deverá ser encaminhado a um oftalmologista.

O tratamento oftalmológico específico poderá incluir o uso de corticosteroides tópicos e antibióticos para reduzir a resposta inflamatória grave que ocorre imediatamente após a lesão. Esses medicamentos – particularmente os corticosteroides – devem ser usados com cautela, pois aumentam a possibilidade de infecção secundária e retardam a formação de novos vasos nas áreas isquêmicas. A irrigação da câmara anterior com soro fisiológico pode ajudar a restabelecer o pH em níveis mais normais. Após o fim da reação inicial e a epitelialização da conjuntiva e da córnea, a gravidade da lesão poderá ser avaliada. A córnea lesionada pode ser substituída em um transplante, e a lente comprometida (catarata) pode ser removida cirurgicamente e substituída por uma lente sintética. O glaucoma advindo do comprometimento das vias de efluxo do humor aquoso pode ser controlado clinicamente e, se isso não for possível, poderá ser realizado um procedimento de fistulização cirúrgica.

Prognóstico

O tratamento de emergência de queimaduras químicas geralmente é seguido por um período de semanas ou meses de esforço para reabilitar os tecidos oculares lesionados. O grau de clareamento ou isquemia da conjuntiva é um fator importante que influencia o prognóstico final. A lesão isquêmica, mesmo na presença de cura aparente, torna difícil a restauração definitiva da visão. A sobrevivência de um transplante de córnea depende do funcionamento normal de estruturas do segmento anterior do olho. A sobrevivência da córnea e do segmento anterior do olho está diretamente relacionada com o grau de comprometimento do endotélio da córnea, das vias de drenagem do humor aquoso e do corpo ciliar. Se o corpo ciliar não produzir suficiente humor aquoso, todo o olho ficará amolecido e sofrerá atrofia. Em pacientes com queimaduras graves, a penetração profunda e a destruição extensa dos tecidos oculares poderão levar à perfuração do globo ocular, infecção e perda do olho. Queimaduras mais brandas, nas quais a penetração química é menos profunda, poderão ser curadas com poucas cicatrizes.

QUEIMADURAS TÉRMICAS DOS OLHOS E DAS PÁLPEBRAS

As queimaduras térmicas das pálpebras e da face superior podem envolver os olhos. Entretanto, em casos de queimaduras rápidas, por uma explosão repentina de gás, a maioria dos indivíduos forçosamente fecha os olhos, e esse reflexo de fechamento das pálpebras em geral protege a superfície ocular. O contato direto com metal ou vidro fundido pode causar lesão grave às pálpebras e, até mesmo, aos olhos abertos. A lesão térmica ocorre rapidamente no momento do contato. A destruição tecidual não é progressiva, como ocorre no caso de algumas queimaduras químicas.

O exame dos olhos poderá requerer anestesia local e o uso cauteloso de afastadores palpebrais. Talvez seja necessária a irrigação para remover o material particulado, especialmente em lesões causadas por explosões.

Dependendo de sua gravidade, as queimaduras térmicas das estruturas oculares são tratadas da mesma forma que as queimaduras que ocorrem em outras partes do corpo. A perda extensa da pele da pálpebra pode levar à exposição e ao ressecamento da córnea. Esse fato pode ser prevenido, cobrindo-se o olho afetado com um filme plástico transparente e selando-o à pele adjacente com uma pomada antibiótica estéril, produzindo, assim, uma câmara úmida sobre o olho. A recuperação da pele da pálpebra é frequentemente seguida por cicatrização, contração e distorção das pálpebras, o que leva a certo grau de exposição do globo ocular. A cirurgia plástica com enxerto de pele poderá ser necessária para restaurar a função palpebral.

LESÕES MECÂNICAS DOS OLHOS E DAS PÁLPEBRAS

As lesões mecânicas vão desde abrasões superficiais até o rompimento completo do globo ocular, dependendo da natureza da força que atinge o olho. Objetos pequenos, pontiagudos e de movimento rápido podem penetrar ou lacerar o globo ocular, enquanto objetos maiores podem exercer força de compressão suficiente para causar uma lesão de contusão ou de ruptura do olho.

Laceração da pálpebra

As lacerações da pálpebra resultam de dois mecanismos comuns: (1) contato com objetos pontiagudos de movimento rápido, como partes de vidro ou metal que cortam a pele e os tecidos subcutâneos (lacerações de espessura parcial) ou que envolvem as camadas posteriores, o tarso e a conjuntiva (lacerações de espessura total) e (2) lesões de avulsão que são causadas por trauma sem cortes (p. ex., um golpe na eminência malar) e causam tração abrupta da pálpebra, rompendo sua ligação ao ligamento palpebral medial. O tipo e a extensão da lesão determinam o método de tratamento.

As lacerações de espessura parcial podem ser fechadas por sutura direta, em geral com bons resultados. As lacerações de espessura total necessitam de reparo meticuloso em duas camadas, por um cirurgião plástico oftalmologista ou oculofacial, para restabelecer precisamente a continuidade da margem da pálpebra. Se houver um chanframento da margem com a cicatrização, a córnea talvez não seja adequadamente umedecida pelas lágrimas, nem protegida de abrasões e outros traumas. Golpes profundos sobre a pálpebra superior podem cortar o músculo levantador da pálpebra. A extremidade cortada do músculo levantador é mais fácil de ser recuperada e reparada quando a cirurgia é realizada imediatamente após a lesão. O reparo inapropriado poderá levar à ptose crônica. As lesões graves da pálpebra superior e do mecanismo responsável pelo ato de piscar os olhos também podem colocar o paciente em risco de sofrer lesões superficiais na córnea.

Nas lesões por avulsão, as estruturas da pálpebra que foram puxadas para fora do bulbo deverão ser examinadas cuidadosamente e colocadas o mais próximo possível de suas posições anatômicas, para proteger o olho enquanto o paciente aguarda o tratamento por um cirurgião oftalmologista. É importante a retenção das estruturas da pálpebra que sofreram avulsão; essas estruturas frequentemente podem ser reparadas e, em geral, cicatrizam bem devido à sua rica irrigação sanguínea. É difícil substituir os constituintes normais da pálpebra por enxertos de pele ou retalhos de pele, particularmente no que se refere às estruturas do tarso e da conjuntiva, que são essenciais para o funcionamento normal da pálpebra. A avulsão do ligamento palpebral medial geralmente rompe o sistema de drenagem lacrimal e, quando não reparada, levará à epífora (fluxo excessivo de lágrimas).

Lesões da íris

As lesões da íris podem ser causadas indiretamente por contusão e diretamente por lesões perfurantes ou penetrantes no olho.

A contusão do globo ocular transmite força à íris pelo rápido deslocamento do humor aquoso. Como a água é incompressível e o olho é essencialmente inelástico, essas forças podem ser muito grandes e destrutivas.

A iridoplegia é causada pelo comprometimento do músculo esfíncter da pupila. A pupila pode reagir à luz, direta ou consensualmente e apenas de leve ou, até mesmo, não reagir. A raiz da íris, onde se liga ao corpo ciliar, poderá ser rompida, produzindo uma iridodiálise. Às vezes, o corpo ciliar, com a raiz da íris intacta, é desprendido de sua ligação com a esclera, produzindo uma recessão de ângulo que poderá prejudicar o efluxo do humor aquoso, causando uma forma de glaucoma.

Lesões penetrantes, corpos estranhos, golpes de facadas, lacerações da córnea e bulbos rompidos podem causar perfuração, laceração e rompimento da íris. O tecido da íris com frequência sofre herniação por meio de lesões da córnea ou da esclera.

As lesões da íris geralmente não necessitam de outro tratamento além do reparo incidental das principais lesões associadas. Exceto pelo aumento da quantidade de luz que penetra no olho, pode-se ter uma visão bastante eficiente na ausência da íris ou na presença de uma íris com múltiplos buracos. Um olho com mais de uma pupila ainda vê apenas uma imagem.

▶ Lesões da retina

As lesões da retina são causadas tanto por trauma sem cortes (contusão) quanto por golpes penetrantes. Quando o olho é atingido por uma lesão contusa, a força é transmitida pelos conteúdos líquidos a todo o interior do bulbo. Posteriormente, a retina poderá se apresentar edematosa em uma área discreta, com frequência incluindo a mácula – uma condição chamada de *commotio retinae* ou *edema de Berlim*. A visão é reduzida, porém, poderá quase voltar ao normal quando o edema desaparecer. Esse processo pode levar de algumas semanas a um mês para se completar. Lesões por contusão também causam deslocamento forçado do corpo vítreo, levando à tração na sua ligação anterior à superfície da retina, na face posterior do corpo ciliar. Esse fato poderá separar a retina do corpo ciliar ou abrir um orifício na parte periférica retiniana. É possível que ocorra hemorragia, embaçando o corpo vítreo por algum período.

Lacerações ou buracos na retina causam frequentemente o seu descolamento, que requer reparo cirúrgico imediato. O prognóstico da visão depende do envolvimento da mácula. Se essa estiver intacta, a visão geralmente é boa; caso a mácula esteja descolada, mesmo por poucos dias, o prognóstico deve ser ruim. Lesões penetrantes causam perfurações diretas e buracos na retina, levando às hemorragias e aos descolamentos. O tratamento do descolamento da retina requer a localização e o fechamento das lacerações ou dos buracos. Tal procedimento é feito criando-se uma aderência e uma sutura entre a retina e a corioide em torno do buraco. Uma sonda congelada colocada na superfície escleral sobre o buraco causará uma reação inflamatória na corioide, que aderirá à retina. Às vezes, é necessário reunir as superfícies da esclera, corioide e retina. Em geral, esse procedimento é feito mediante colocação de um anel elástico de silicone em torno de todo o globo ocular; também, pode ser realizado, empurrando-as em conjunto de dentro para fora, injetando-se uma bolha de gás no interior do espaço vítreo (atual câmara postrema, preenchida pelo corpo vítreo).

▶ Globo ocular rompido ou lacerado

Em caso da presença ou suspeita de um globo ocular rompido ou lacerado, a colocação de um escudo de metal ou outra cobertura protetora (p. ex., a metade inferior de um copo de papel) sobre o olho lesionado impedirá que a pressão externa cause posteriores lesões durante o transporte ao hospital. O ato de tampar também o outro olho reduzirá os movimentos oculares e, portanto, ajudará a prevenir posteriores traumas ao olho lesionado.

A acuidade visual deverá ser avaliada e registrada. Lesões graves quase sempre estão associadas a certo grau de perda visual, edema de pálpebra, edema orbital, exoftalmia e hemorragia. Se o edema de pálpebra for extremo, poderá ser necessário o uso de um anestésico tópico estéril e de retratores palpebrais para afastá-las do globo ocular durante o exame inicial.

Se a córnea estiver clara e a pupila se apresentar redonda e reagir à luz, o globo ocular provavelmente estará intacto. A ruptura do globo ocular geralmente é caracterizada pela presença de tecido amarronzado ou acinzentado, sob a conjuntiva (hemorragia subconjuntival), causada pela exposição ou herniação da túnica vascular do globo ocular (que abrange a corioide, a íris e o corpo ciliar), por uma irregularidade ou um rompimento da superfície da córnea ou pela presença de sangue ou alteração grosseira na aparência da íris e da pupila. Os reflexos pupilares à luz poderão estar anormais. A pupila puxada ou apontada para um lado da córnea geralmente indica que a íris sofreu herniação por meio de uma laceração naquela direção.

O exame oftalmoscópico poderá ser dificultado pelas irregularidades da córnea e por hemorragia nas câmaras anterior e postrema. Se o fundo puder ser examinado e o disco óptico e os vasos se apresentarem relativamente normais, é improvável o rompimento total do globo ocular. Um reflexo vermelho brilhante geralmente indica que o interior do globo ocular está intacto. A pressão intraocular não deverá ser medida em casos de suspeita de ruptura ou laceração do globo ocular. Uma radiografia para detectar qualquer material radiopaco na região do bulbo representa uma parte essencial do exame inicial.

O exame definitivo e o tratamento deverão ser realizados por um oftalmologista. Até que isso seja possível, ambos os olhos deverão ser novamente cobertos, com um tampão de olho estéril sobre o olho lesionado, para minimizar a contaminação. O paciente deverá receber líquidos por via parenteral e ser considerado candidato à anestesia geral. O reparo de um globo ocular rompido ou de uma laceração de córnea normalmente é realizado sob o efeito de anestesia geral. Um anestésico local não é considerado seguro, porque a distorção causada pela sua injeção poderá causar dano adicional.

O olho é anestesiado e examinado com segurança, geralmente com um microscópio cirúrgico, e o reparo é realizado suturando-se a esclera rompida ou a córnea lacerada. As estruturas intraoculares expostas, como a íris ou o corpo ciliar, poderão ser recolocadas no olho ou excisadas, dependendo das condições em que se encontrarem. Ao final do reparo, o olho é preenchido com soro fisiológico ou solução iônica que simule o humor aquoso. Os antibióticos são injetados sob a conjuntiva após o fechamento do globo ocular, e sua administração continua por via intravenosa deve ser realizada, durante 4 a 5 dias, para prevenir infecções que possam ter sido introduzidas pela lesão.

Um globo ocular rompido apresenta um prognóstico ruim para a restauração da visão. As lacerações da córnea apresentam um melhor prognóstico, pois seu reparo cirúrgico em geral é realizado com facilidade. Em caso de escarificação, poderá ser realizado um transplante de córnea.

▶ Lesões por contusão

O trauma contuso do olho causa várias lesões que variam, na sua gravidade, de uma equimose das pálpebras (olho preto) até um comprometimento intraocular importante. As lesões por compressão do segmento anterior do olho são caracterizadas por edema da córnea, hemorragia da câmara anterior e aumento da pressão intraocular. Esses sintomas geralmente desaparecem sem tratamento. Em alguns casos, no entanto, a volta da pressão intraocular normal é seguida, algumas semanas ou meses mais tarde, por outro aumento, o que indica a presença de glaucoma de recessão de ângulo. Esse tipo de glaucoma é causado por um rompimento na ligação entre a íris e o corpo ciliar, a partir da superfície interna da esclera, no ângulo da câmara anterior, comprometendo a via de efluxo do humor aquoso. Os pacientes com lesões de compressão sempre deverão ser acompanhados por um oftalmologista, de modo que o glaucoma de recessão de ângulo possa ser detectado e tratado, para prevenir o comprometimento progressivo do nervo óptico. O tratamento geralmente começa com a administração de gotas de um β-bloqueador oftálmico duas vezes ao dia.

O hifema (hemorragia para o interior da câmara anterior) em geral cede espontaneamente, porém, em até um terço dos pacientes, ocorre hemorragia secundária após algumas horas ou dias, como consequência da lise de um trombo nos vasos lesados da íris ou do corpo ciliar. A hemorragia secundária frequentemente continua até que a câmara anterior esteja completamente cheia de sangue, período que a pressão intraocular poderá se elevar até 50 a 60 mmHg (a normal é de 12 a 20 mmHg). A lise e a reabsorção desse coágulo sanguíneo poderão durar alguns dias e comprometer as vias de filtração do humor aquoso, vindo a causar um glaucoma subsequente. Os produtos de degradação do sangue também podem se difundir para o interior da córnea, corá-la e causar uma redução prolongada da visão. Se a reabsorção do coágulo sanguíneo for prolongada, em alguns casos, ele poderá ser aspirado com sucesso. Do contrário, a câmara anterior será aberta, e o coágulo será removido diretamente. As hemorragias secundárias poderão precisar de tratamento cirúrgico. O prognóstico para readquirir uma boa visão em pacientes com hemorragia secundária é ruim.

A prevenção de hemorragias secundárias é difícil. O repouso no leito com tampões em ambos os olhos tem sido o tratamento-padrão por muitos anos. Trabalhos mais recentes, comparando pacientes tratados com repouso no leito com outros que puderam realizar suas atividades normais, não mostraram diferenças significativas na incidência de hemorragias secundárias.

O ácido aminocaproico tem sido usado para retardar a fibrinólise de vasos lesados para prevenir hemorragias secundárias, beneficiando vários pacientes. Esse tratamento atrasa a lise do hifema primário, porém, quando administrado durante 5 a 7 dias, reduz a ocorrência de hemorragias secundárias. Devido aos seus efeitos colaterais significativos, o uso do ácido aminocaproico deve ser considerado cuidadosamente e monitorado.

O edema da retina, particularmente na mácula, causa redução aguda da visão. Geralmente, a visão melhora com o desaparecimento do edema em alguns dias a várias semanas. O desaparecimento nem sempre é completo, e a mácula poderá ser lesada de forma permanente. Nos casos de ruptura da corioide, o sangue se espalha sob a retina no momento da lesão e a sua reabsorção revelará uma cicatriz, em forma de "C", concêntrica com o disco óptico. Não existe tratamento. Outras lesões contusas incluem deslocamento (parcial ou completo) do cristalino, cataratas traumáticas e cortes na região da ligação anterior da retina ao corpo ciliar, o que leva às hemorragias no corpo vítreo e ao descolamento da retina.

Um cristalino lesionado – seja por deslocamento ou por catarata – poderá reduzir a visão ou poderá ser deslocado anteriormente, causando aumento na pressão intraocular por fechamento do ângulo de filtração do humor aquoso. Em ambos os casos, o cristalino é removido, utilizando-se uma das técnicas de cirurgia da catarata. As hemorragias do corpo vítreo são removidas com um instrumento de vitrectomia de corte e sucção. Após esse procedimento, o descolamento da retina é reparado por uma linha adesiva entre a corioide e a retina, geralmente, pelo congelamento através da superfície da esclera (crioterapia) sobre a área do corte ou orifício da retina. A esclera pode, então, ser dobrada para dentro, a fim de pressionar a adesão contra a retina. Isso é feito, em geral, comprimindo-se o (parcial ou completo) com um anel elástico de silicone. Às vezes, uma bolha de gás intraocular é usada para colocar em contato a retina, a corioide e a esclera.

Corpos estranhos intraoculares

Pode-se suspeitar da presença de um corpo estranho intraocular com base na história ocupacional, particularmente se o trabalhador se queixa de uma sensação irritante no olho e não se observa um corpo estranho superficial. Por exemplo, quando ferramentas de aço são utilizadas para martelar outros objetos de aço, as estruturas de aço martelado se chocam com uma superfície vítrea, da qual podem voar pedaços pequenos e pontiagudos e penetrar no globo ocular, causando um mínimo desconforto no momento do impacto. A visão poderá estar quase normal, se o ponto de entrada for pequeno. Em casos como esse, em que se suspeita da presença de um corpo estranho radiopaco, deverá ser feita uma radiografia. A ultrassonografia geralmente revelará objetos não radiopacos (p. ex., vidro e plástico). Caso se encontre um corpo estranho, será essencial o encaminhamento do paciente ao oftalmologista para avaliação adicional e tratamento precoce.

A não remoção de corpos estranhos de ferro ou cobre poderá causar comprometimento grave ou perda da visão, devido aos seus efeitos tóxicos sobre o tecido ocular. Um corpo estranho de ferro ou cobre retido poderá se dissolver em alguns meses a um ano, porém, o dano causado à retina pelos sais metálicos solúveis será irreversível e poderá ocorrer grave perda visual, até mesmo, a cegueira. O prognóstico para esses corpos estranhos é bom, caso sejam removidos antes que tenham tempo de se dissolver. Materiais inertes, como vidro ou plástico, podem causar dano mecânico ao olho, porém, na ausência de uma reação tóxica local, o prognóstico em longo prazo será melhor. Não é necessário remover cada corpo estranho de material inerte; alguns desses poderão ser deixados no local, dependendo da posição em que se encontram no globo ocular e do seu efeito na função visual. Corpos estranhos magnéticos que contenham ferro geralmente são removidos com um magneto oftálmico – às vezes, pelo ponto de entrada ou por meio de uma incisão cirúrgica feita o mais próximo possível do corpo estranho. Corpos estranhos não magnéticos são removidos com instrumentos de preensão especialmente desenhados para a microcirurgia oftálmica.

Lesões penetrantes causadas por objetos potencialmente contaminados, como implementos de agricultura, ou por fragmentos de madeira, arremessados a partir de ferramentas de marcenaria, podem introduzir infecções intraoculares graves que poderão levar ao rompimento completo e à perda do globo ocular; portanto, são necessários a realização de estudos microbiológicos e o tratamento com antibióticos locais e sistêmicos apropriados.

▶ Lesões da órbita e do nervo óptico

As fraturas do assoalho orbital (por explosão, *blowout*) são frequentemente associadas à herniação do conteúdo intraorbital para o interior da linha da fratura. Em geral, ocorre um edema grave no interior da órbita que limita os movimentos do olho por 7 a 10 dias. Caso a restrição permaneça, o reparo cirúrgico da fratura poderá ser indicado para libertar os músculos extraoculares envolvidos.

As fraturas dos ossos da face e da órbita que se estendem à órbita posterior podem envolver o canal óptico, com a lesão do nervo óptico sendo indicada pela presença de um defeito pupilar aferente. As avaliações iniciais e posteriores do paciente deverão incluir a documentação da acuidade visual. Caso haja perda progressiva da visão, a descompressão cirúrgica do nervo óptico no canal poderá preservar ou, ocasionalmente, até melhorar a visão restante.

As lesões da órbita podem causar hemorragia grave, exoftalmia marcante do globo ocular e aumento extraordinário e abrupto da pressão intraocular devido à compressão. Embora esse aumento da pressão seja geralmente aliviado pela dissipação do líquido intersticial em um curto período de tempo, poderá ocasionalmente levar à oclusão da artéria ou da veia central da retina. Às vezes, a pressão pode ser reduzida pela aplicação de uma suave massagem externa ao globo ocular sobre as pálpebras fechadas. A correção cirúrgica do canto lateral das pálpebras poderá ser necessária.

As lesões penetrantes podem comprometer o nervo óptico diretamente, avançando pela órbita, em forma de funil, para alcançar seu vértice, onde o nervo óptico e seu suprimento sanguíneo estão presos pelo canal óptico. A contusão do nervo causa grave comprometimento visual e, às vezes, é tratada com amplas doses de corticosteroides, de forma semelhante ao tratamento das lesões da medula espinal.

▶ Lesões do epitélio da córnea (abrasões e corpos estranhos superficiais)

As abrasões do epitélio da córnea podem ser causadas por trauma mecânico superficial (p. ex., uso prolongado de lentes de contato), pela presença de um corpo estranho ou pela exposição a radiação ultravioleta, substâncias químicas, aerossóis, poeira, fumaça e outros agentes irritantes. A história médica ocupacional deverá ser obtida, conforme descrito no Capítulo 2.

A fotoceratoconjuntivite (*flash* do soldador) é uma lesão ocular específica causada pela exposição sem proteção à radiação ultravioleta com comprimentos de onda inferiores a 300 nm (raios actínicos). Essa radiação é gerada pela solda elétrica e lesiona os epitélios expostos da córnea e da conjuntiva. As lesões são causadas tanto pela observação direta da solda quanto em indivíduos próximos, que em geral não estão usando filtros protetores.

Nas primeiras horas após a exposição, poderá ocorrer apenas um leve desconforto e uma pequena vermelhidão na conjuntiva. Após um período latente de algumas horas – ou em até 6 a 8 horas –, as células epiteliais lesadas se desprendem, causando o aparecimento agudo de dor grave, algumas vezes referido "como se alguém tivesse atirado areia quente nos meus olhos". São ocorrências comuns um forte lacrimejamento, fotofobia e blefarospasmo (pálpebras fortemente fechadas).

O exame requer o uso de um anestésico tópico estéril, que poderá ser introduzido entre as pálpebras quase fechadas, pingando-se algumas gotas ao longo das suas margens. Quando os olhos abrirem, poderá ser instilado mais anestésico junto à fluoresceína de uma tira de papel estéril. A fluoresceína se difundirá sobre a parte da córnea em que o epitélio se desprendeu, corando-o de verde brilhante – sendo mais bem observado com uma luz azul. A perda epitelial é confinada à área exposta na abertura da pálpebra.

O tratamento consiste na instilação de uma pomada antibiótica e no tamponamento do olho ou dos olhos para impedir o movimento palpebral ou o ato de piscar os olhos. O epitélio não se recuperará rapidamente e, em alguns casos, não se recuperará caso seja tocado com frequência ou perturbado com o ato de piscar. Serão necessárias 12 a 24 horas para que ocorra a cicatrização; em alguns casos, poderão ser necessários alguns dias. Os olhos deverão ser examinados diariamente. O uso de gotas anestésicas e da fluoresceína permitem o acompanhamento do progresso da reepitelização. O tampão deverá ser mantido com pomada antibiótica até que ocorra a cicatrização. O epitélio da córnea cura sem deixar cicatrizes. Às vezes, soluções ou pomadas antibióticas contendo corticosteroides são recomendadas para o tratamento das queimaduras causadas pela solda elétrica. Os esteroides podem acelerar o desaparecimento de hiperemia e edema associados, porém, aumentam a incidência de infecções bacterianas, virais e fúngicas secundárias. Quando os esteroides são utilizados, é essencial a realização de exame frequente (a cada 12 a 24 horas) em busca de sinais precoces de infecção, até que a cura seja alcançada. Além disso, o uso prolongado de esteroides tópicos (10 a 14 dias ou mais), mesmo em doses baixas, pode aumentar a pressão intraocular e, no caso, causar perda significativa do campo glaucomatoso. Tal resposta, que é imprevisível, ocorre em aproximadamente 10% da população. Portanto, provavelmente, é melhor evitar-se o uso rotineiro ou frequente de corticosteroides tópicos no tratamento das lesões e infecções da córnea e da conjuntiva.

O paciente não deverá receber gotas ou pomadas anestésicas para usar em casa. Os anestésicos retardam e podem até impedir a cicatrização epitelial e, quando usados nessas circunstâncias, causaram marcas graves na córnea e, até mesmo, a perda de um olho.

Essas lesões são facilmente prevenidas mediante uso de filtros protetores adequados nas máscaras faciais do soldador e óculos de proteção ou de filtro ultravioleta por visitantes e trabalhadores que permanecem nas áreas próximas onde pode ser vista a solda elétrica em funcionamento.

Os sinais e sintomas de abrasão da córnea incluem dor ocular severa, lacrimejamento e embaçamento da visão. A inspeção do segmento anterior do bulbo do olho com uma lanterna geralmente mostra reflexos irregulares da luz sobre a superfície da córnea na área epitelial lesionada. O uso de anestésicos tópicos estéreis e de tiras de papel de fluoresceína auxilia o exame posterior. O corante fluoresceína se difunde na área do epitélio rompido, corando-o de verde brilhante, e pode ser facilmente observado com uma luz azul. Caso a avaliação posterior mostre reações pupilares normais, reflexo vermelho brilhante e ausência de rompimento do segmento anterior do globo ocular, a lesão deverá estar confinada à camada externa anterior da córnea.

Pequenos corpos estranhos na superfície da córnea ou da conjuntiva podem ser observados diretamente ou detectados por evidenciação do epitélio lesionado pelo corante fluoresceína. Esses corpos estranhos geralmente podem ser removidos com um cotonete, porém, às vezes, um instrumento pontiagudo terá utilidade. O bisel lateral de uma agulha hipodérmica descartável pode ser usado para deslocar gentilmente corpos estranhos que se encontram firmemente presos à superfície da córnea. A ferrugem depositada nas camadas anteriores da córnea pode ser removida com frequência pela mesma manobra cuidadosa. Caso nem todos os corpos estranhos ou a ferrugem sejam removidos com facilidade, pode-se esperar que se desprendam ou sejam absorvidos por si próprios sem causar lesões. Após a remoção dos corpos estranhos, o tratamento será o mesmo utilizado no caso de abrasões.

As abrasões são tratadas aplicando-se uma pomada oftálmica antibiótica estéril e eficaz contra os organismos gram-positivos e gram-negativos (p. ex., gentamicina, tobramicina ou uma mistura de bacitracina, polimixina e neomicina) e cobrindo-se o olho afetado com um curativo em tampão para conservar as pálpebras fechadas. O epitélio da córnea costuma cicatrizar rapidamente, quando a sua superfície é mantida em descanso, sem que a pálpebra pisque. O processo inicial de cura consiste no deslizamento das células epiteliais normais da margem da lesão, sobre a superfície lisa da córnea, para preencher a falha. Os olhos deverão ser examinados a cada 12 a 24 horas para determinar o progresso da cicatrização e descartar a presença de infecção da córnea, evidenciada por uma névoa branca ou cinza na área da lesão. Caso a abrasão não cicatrize completamente, poderá ser necessária uma segunda aplicação de pomada e um novo curativo por um período adicional de 12 a 24 horas. Esse processo deverá ser continuado até que a lesão epitelial esteja curada. Em geral, não restam cicatrizes e a visão normal é restabelecida.

Atenção: Após o exame inicial com anestésico tópico, a dor aguda poderá voltar até que o epitélio comece a melhorar. Sob nenhuma circunstância, o paciente deverá receber gotas ou pomada anestésicas para usar durante o processo de cicatrização, pois os anestésicos tópicos podem retardar a cicatrização e submeter o paciente ao risco de infecção e lesão grave da córnea. As combinações de antibióticos com corticosteroides não deverão ser usadas no tratamento, pois fornecem proteção inadequada contra infecções bacterianas e aumentam o crescimento de patógenos virais e fúngicos.

As abrasões causadas nos olhos por respingos de derivados de petróleo lipossolúveis são tratadas inicialmente por irrigação copiosa com água ou soro fisiológico, para remover qualquer material remanescente. A coloração com fluoresceína evidenciará a quantidade de perda epitelial, que poderá variar de algumas áreas pontuais à desnudação total da córnea. Em qualquer um dos casos, o tratamento será o mesmo já descrito. Se a área lesionada for grande, o estroma da córnea poderá se mostrar levemente cinza devido a certo de grau de edema. Este desaparecerá rapidamente com a cicatrização do epitélio.

A exposição a aerossóis (p. ex., tintas em *spray*), detergentes, surfactantes, poeira, fumaça e vapores pode originar sintomas agudos e crônicos de abrasão. Os sintomas agudos incluem, quase que invariavelmente, forte lacrimejamento e blefarospasmo, que atuam protegendo os olhos e lavando o material agressor para fora. O tratamento dos sintomas agudos é o mesmo realizado para outros casos de abrasão (ver descrição anterior). A exposição crônica a irritantes em baixo nível causa fadiga do reflexo lacrimal e subsequente sensação de ressecamento e queimação dos olhos. É comum a observação de certo grau de vermelhidão. A irrigação com soro fisiológico previne a maioria desses sintomas crônicos. A ventilação adequada e o ato de evitar irritantes no local de trabalho consistem nas melhores medidas preventivas.

A exposição a algumas substâncias químicas causa uma perda tardia do epitélio da córnea. Por exemplo, vapores de formaldeído podem lesionar difusamente as células epiteliais, levando à descamação acelerada associada ao ato normal de piscar os olhos. A abrasão, no entanto, será curada sem que ocorram descamações quando os vapores forem evitados em seguida. A longa lista de outras substâncias que produzem esse efeito inclui butilamina, dietilamina, sulfeto de hidrogênio, metil silicato, gás mostarda, tetróxido de ósmio, resina de podofilina e enxofre.

LESÕES INDIRETAS NOS OLHOS

Em casos de lesões por esmagamento maciço, a compressão dos vasos sanguíneos abdominais e torácicos pode causar ingurgitamento vascular repentino da retina. Esse fato leva a um edema marcante e às hemorragias difusas no fundo do olho e poderá ocasionar lesão ocular permanente. A retinopatia de Purtscher é uma das formas dessa condição para a qual não existe tratamento. O prognóstico da visão dependerá do comprometimento da mácula ou do nervo óptico. Ocorrerá uma melhora lenta da visão à medida que a hemorragia for absorvida, podendo levar até alguns meses.

No caso de fraturas dos ossos longos, êmbolos de gordura podem migrar para a retina e produzir pequenas alterações embólicas algodomosas e, às vezes, associadas a hemorragias em forma de chama no fundo do olho. Êmbolos de gordura, trombos originados de doenças da valva cardíaca e endocardite e êmbolos das mais variadas origens podem causar a obstrução de ramos da artéria da retina e levam ao infarto de um segmento da retina. Cristais de colesterol se espalham, a partir de placas ateromatosas, pelas artérias carótidas, e podem migrar para a retina e se apresentar como corpos intra-arteriais reluzentes. No caso de abuso de drogas por via intravenosa, as drogas injetadas frequentemente contêm substâncias inertes, como talco, que podem ser observadas na retina sob a forma de pequenos depósitos brancos. O prognóstico para cada uma dessas condições dependerá totalmente da sua localização e se a mácula foi ou não comprometida. Não existe tratamento ocular. O desaparecimento dos efeitos desses êmbolos – hemorragia e edema – levará de semanas a um mês. Os êmbolos de cristais de colesterol representam uma indicação para se investigar o grau de desobstrução (ou patência) das artérias carótidas.

Raramente, um êmbolo séptico, advindo de uma infecção sistêmica distante, causa endoftalmite. Essa condição geralmente apresenta um prognóstico ruim. Seu diagnóstico específico requer a aspiração de humor vítreo e, algumas vezes, de humor aquoso para que os organismos sejam isolados. A injeção periocular de antibióticos adjacente à superfície da esclera, ocasionalmente, a injeção intravítrea de doses apropriadas de antibióticos e a injeção intravenosa de antibióticos representam os métodos normais de tratamento. O prognóstico ruim é resultado do atraso no diagnóstico, enquanto a infecção avança, e da penetração ocular imprevisível e, por vezes, insuficiente dos antibióticos.

OFTALMIA SIMPÁTICA

Se o trato uveal (i.e, íris, corpo ciliar e corioide) de um dos olhos for lesionado, o olho não afetado (simpático) poderá apresentar inflamação. Esse raro distúrbio é considerado uma resposta inflamatória autoimune e pode ser evitado pelo tratamento imediato e adequado da lesão inicial, para minimizar a progressão do trauma ao tecido uveal comprometido. A oftalmia simpática pode causar completa perda de visão em ambos os olhos, caso não seja reconhecida e tratada no início do seu curso. Assim que a inflamação for observada no olho simpático, deverá ser iniciado o tratamento de ambos os olhos com corticosteroides locais (injeções tópicas e perioculares) e midriáticos. Grandes doses de corticosteroides sistêmicos também são utilizadas com frequência.

OCLUSÃO DA ARTÉRIA CENTRAL DA RETINA

A oclusão da artéria central da retina é caracterizada pela perda indolor repentina da visão e é considerada uma emergência ocular. A perda permanente da visão ocorrerá se a retina for privada de sangue por 30 a 60 minutos; por consequência, a circulação arterial deverá ser restaurada assim que possível.

O diagnóstico se baseia no histórico e no exame de olho. A oclusão é geralmente observada em pacientes mais velhos com aterosclerose, após uma embolia, a partir dos grandes vasos. Também pode ser causada pela pressão de um curativo muito apertado sobre o olho, particularmente na presença de edema ou hemorragia orbital. Se a perda visual não for completa, o paciente ainda será capaz de detectar alguma luz. O exame oftalmológico revela uma retina sem sangue, com artérias finas e filiformes. Os achados iniciais incluem um débil edema retinal que se apresenta com uma coloração acinzentada ou branca, particularmente notável em torno da mácula, permitindo que a cor vermelha normal da corioide na fóvea seja observada como um ponto vermelho-cereja. Em seguida, na coluna de sangue das artérias, os eritrócitos podem se separar em segmentos e se apresentar como "vagões". As veias também se mostram mais finas do que o normal. O disco óptico mantém sua coloração rosa normal por várias semanas, porém, o edema da retina se torna mais aparente.

Embora as oclusões da artéria central da retina geralmente não estejam associadas ao aumento da pressão intraocular, o tratamento mais eficaz é a redução imediata da pressão intraocular normal, na tentativa de deslocar o êmbolo ou trombo que se acredita estar obstruindo a artéria em uma área restrita do vaso, quando ele atravessa a concha da esclera imediatamente posterior ao disco óptico. A pressão pode ser reduzida utilizando-se dois dedos para massagear e pressionar alternadamente o globo ocular por sobre as pálpebras fechadas. Essa manobra deverá ser repetida quatro ou cinco vezes, durante 10 a 15 minutos, para acelerar a expressão do humor aquoso e aplicar uma pressão intermitente sobre a artéria. O uso de uma máscara de ventilação pelo paciente aumentará a quantidade de dióxido de carbono nos vasos sanguíneos cerebrais e oculares, algumas vezes, causando vasodilatação.

Caso essas manobras falhem, poderá ser indicada a paracentese da câmara anterior. Após a administração de uma anestesia local, a conjuntiva é pinçada com um fórceps de ponta fina. É feita uma incisão por meio da córnea clara, na periferia da câmara anterior, com uma lâmina de bisturi mantida no plano da íris, mas de modo a não tocar na íris, nem no cristalino. Em seguida, a lâmina é girada ligeiramente para permitir o escape abrupto de algum humor aquoso. Esse procedimento abaixa a pressão intraocular e, algumas vezes, restabelece a circulação para a retina.

▶ Neuropatia óptica isquêmica anterior

Esta condição é caracterizada por uma perda indolor aguda da visão em indivíduos entre 50 e 70 anos de idade. A isquemia do nervo óptico ocorre no disco ou imediatamente atrás dele. Ele se mostra inchado ou edematoso inicialmente, clareando-se com o tempo e deixando diferentes níveis de atrofia óptica e, em geral, uma perda grave da visão. O mesmo processo observado no grupo da faixa etária entre 70 e 80 anos poderá ser o resultado de arterite de células gigantes, frequentemente, associada à arterite temporal. Os esteroides sistêmicos costumam auxiliar esse último grupo a prevenir o envolvimento do segundo olho.

OCLUSÃO DA VEIA CENTRAL DA RETINA

A oclusão da veia central da retina acarreta perda visual indolor e é mais comumente observada em pacientes idosos com diabetes, hipertensão ou outras doenças vasculares oclusivas. As manifestações incluem disco óptico inchado, veias da retina tortuosas e distendidas e retina edematosa, com hemorragias em forma de chama de vela.

Não existe tratamento de emergência eficaz, embora tenham sido feitas tentativas com anticoagulantes. Esses pacientes deverão ser acompanhados por um oftalmologista. O prognóstico de melhora da visão é levemente melhor para pacientes que apresentam oclusão da veia central da retina do que para pacientes com oclusão da artéria central da retina.

LESÕES OCULARES CAUSADAS POR EXPOSIÇÃO À RADIAÇÃO

Ver o Capítulo 14 para a descrição do espectro eletromagnético e uma discussão sobre os métodos para prevenir a exposição ocupacional à radiação.

▶ Lesões causadas por radiações ionizantes

Os raios X, raios beta e outras fontes de radiações em doses adequadas podem causar lesão ocular. As pálpebras são particularmente vulneráveis à lesão por raios X, devido à fina espessura de sua pele. A perda de cílios e a escarificação podem levar à inversão ou eversão (entrópio ou ectrópio) das margens das pálpebras e impedir o seu fechamento adequado. A escarificação da conjuntiva pode comprometer a produção de muco e a função dos ductos glandulares lacrimais, causando, portanto, o ressecamento dos olhos. A irradiação por uma dose de 500 a 800 R de raios X, em direção à superfície da lente, pode causar catarata, às vezes, decorrendo alguns meses até um ano para que a sua opacidade seja observada. O tratamento para essas lesões é o reparo oculoplástico apropriado das deformidades e a escarificação das pálpebras. As deficiências de produção de lágrimas e muco podem ser melhoradas pelo uso tópico de lágrimas artificiais e proteção da evaporação mediante uso de óculos protetores com abas laterais que selam a face. As cataratas por radiação podem ser removidas cirurgicamente pela técnica-padrão adequada.

▶ Lesões causadas por radiação ultravioleta

A radiação ultravioleta de comprimentos de onda inferiores a 300 nm (raios actínicos) pode lesionar o epitélio da córnea. Esse fato ocorre mais comumente em consequência à exposição ao sol em grandes altitudes e em áreas onde comprimentos de ondas mais curtos são rapidamente refletidos por superfícies brilhantes como a neve, a água e a areia. A exposição à radiação gerada por uma solda elétrica pode causar a queimadura do *flash* de soldador, uma forma de ceratite. Após um período latente de algumas horas, as células epiteliais lesadas amolecem e se descamam, causando o aparecimento repentino de dor. O tratamento dessas lesões consiste na aplicação de pomada antibiótica e de curativos até que as células epiteliais tenham tido a oportunidade de cicatrizar (ver "Lesões do Epitélio da Córnea [Abrasões e Corpos Estranhos Superficiais]").

Os comprimentos de onda entre 300 e 400 nm são transmitidos por meio da córnea e aproximadamente 80% são absorvidos pela lente, onde podem causar alterações de catarata. A exposição acidental a um instrumento dental inadequadamente protegido e usado para acelerar o endurecimento de obturações com resina causou opacidades significativas na lente de profissionais da área odontológica. Estudos epidemiológicos sugerem que a exposição à radiação solar próxima ao equador, nesses comprimentos de onda, está correlacionada com uma incidência aumentada de catarata. Esses estudos também indicam que trabalhadores expostos à luz do sol brilhante em ocupações de fazendeiros, motoristas de caminhão e trabalhadores de construção parecem apresentar uma incidência mais elevada de catarata do que os trabalhadores de ambientes internos. Estudos experimentais mostram que esses comprimentos de onda causam alterações na proteína do cristalino, que levam à formação da catarata em animais.

▶ Catarata

Qualquer opacidade no cristalino é referida como uma *catarata*. Certo grau de opacidade está presente em quase todos os cristalinos, e o significado das alterações dependerá unicamente do seu efeito na visão. Opacidades periféricas, por exemplo, que não interferem na visão não possuem significado clínico.

O cristalino é composto de proteínas arranjadas em um padrão ordenado de fibras citoplasmáticas produzidas pelo seu epitélio. Essas células continuam a produzir novas fibras em uma taxa lenta durante toda a vida. Portanto, a lente aumenta de volume – principalmente em espessura – empurrando a íris para frente.

Alterações na química e na hidratação da proteína do cristalino criam uma variedade de tipos de catarata. Tais variações podem ser induzidas por diversos agentes, incluindo a radiação de 300 a 400 nm, próxima ao ultravioleta. Esses comprimentos de onda são absorvidos pelas fibras centrais do cristalino, causando a descoloração amarronzada da esclerose nuclear lenticular. A inflamação ocular e os corticosteroides, tanto em uso tópico quanto sistêmico, produzem as típicas cataratas subcapsulares posteriores.

▶ Tipos de cataratas

A. Cataratas relacionadas com a idade

A catarata relacionada com a idade (senil) é o tipo mais comum observado. A presença de certo grau de opacidade é quase universal. O progresso da alteração e a redução relacionada com a visão são geralmente bem lentos. A esclerose nuclear – uma densidade crescente na massa central da proteína – causa uma alteração miópica que pode ser corrigida, trocando-se os óculos por alguns anos – em muitos casos, restabelecendo a visão quase em nível normal.

B. Cataratas congênitas

Estas podem ser unilaterais ou bilaterais e muitas são consideradas de origem genética. Algumas são advindas da rubéola materna durante o primeiro trimestre de gravidez. Se a opacidade impedir uma visão clara do fundo de olho, será indicada a remoção cirúrgica em uma idade precoce – até mesmo com 2 meses – para auxiliar o desenvolvimento de uma visão eficiente.

C. Cataratas traumáticas

Lesões por contusão podem causar opacidades que poderão surgir imediatamente ou poderão se desenvolver lentamente durante semanas ou até meses. Lesões penetrantes podem romper a cápsula do cristalino, permitindo que o humor aquoso amoleça a proteína do cristalino, dando origem, em geral, a opacidades importantes. Essas cataratas quase sempre precisam ser removidas em situação aguda – em muitos casos, no momento do reparo da lesão.

D. Cataratas secundárias

Estas alterações resultam de processos inflamatórios no olho (uveíte) e geralmente têm início produzindo opacidades bem no interior da face posterior da cápsula da lente. Alterações semelhantes ocorrem em associação com a retinite pigmentar, o glaucoma e, raramente, com os descolamentos da retina.

E. Cataratas associadas às doenças sistêmicas

Estas são geralmente bilaterais e podem se apresentar em pacientes com distrofia miotônica, hipoparatireoidismo, diabetes melito e síndrome de Down, assim como em outras condições menos comuns.

F. Cataratas tóxicas

As opacidades do cristalino são observadas após exposição ou ingestão de diversas substâncias químicas. Elas são descritas em certa extensão no *"Grant's Toxicology of the Eye"*. A causa mais comum atualmente é o uso de corticosteroides, seja de forma tópica ou sistêmica.

▶ Tratamento

Não existe tratamento clínico eficaz para a catarata. A remoção cirúrgica geralmente leva a uma melhora significativa da visão em aproximadamente 90% dos pacientes. Os resultados dependerão da presença de outras alterações oculares, como cicatrizes maculares ou alterações no nervo óptico. As indicações para a cirurgia dependem quase que totalmente das necessidades de cada paciente de melhorar sua visão. Minimamente invasiva, a facoemulsificação com pequena incisão e uma rápida recuperação pós-operatória tem-se tornado o padrão de tratamento na cirurgia da catarata em todo o mundo.

▶ Prognóstico

Os resultados da cirurgia de catarata geralmente são excelentes. A melhora visual significativa é observada em aproximadamente 90% dos pacientes após a extração da catarata relacionada com a idade. As expectativas reduzidas nos olhos com lesões resultam de complicações intraoculares imprevisíveis, como escarificação da retina e lesão macular.

▶ Lesões causadas pela radiação visível (luz)

A luz visível apresenta um espectro de 400 a 750 nm. Se os comprimentos de onda desse espectro atravessarem completamente a retina, poderão causar lesões térmicas, mecânicas ou fóticas. As lesões térmicas são produzidas pela luz suficientemente intensa para aumentar a temperatura da retina em 10 a 20°C. Os raios *laser* utilizados em terapias podem causar esse tipo de lesão. A luz é absorvida pelo epitélio pigmentado da retina, onde sua energia é transformada em calor, e esse calor causa fotocoagulação do tecido da retina. As lesões mecânicas podem ser produzidas pela exposição à energia do *laser* a partir de um *laser Q-switched* ou de modo controlado, que produz ondas de choque sônico que rompem o tecido da retina.

As lesões fóticas são causadas pela exposição prolongada à luz intensa, que produz vários graus de lesão celular na mácula, sem um aumento significativo na temperatura do tecido (geralmente não superior a 1 a 2°C). Estudos recentes mostram que as lesões fóticas não são queimaduras no sentido literal, e sim, lesões produzidas pela própria luz. O sol brilhante é a causa mais comum desse tipo de lesão, porém, a exposição prolongada e desprotegida a uma solda elétrica também poderá comprometer a mácula lútea. Quando o edema inicial da retina desaparece, em geral, observa-se uma escarificação que leva a uma redução permanente da acuidade visual. A intensidade da luz, a duração da exposição e a idade do indivíduo exposto representam fatores igualmente importantes. Quanto mais velho o indivíduo, mais sensível parece ser sua retina às lesões fóticas. Qualquer pessoa que tenha sofrido cirurgia de catarata é muito mais vulnerável, porque a filtração da luz pela lente está comprometida. Nas lesões fóticas causadas pela exposição às fontes de solda ou outras luzes de brilho excessivo, o tratamento com corticosteroides sistêmicos poderá ser tentado. Uma dose maciça inicial de prednisona (60 a 100 mg) é administrada rapidamente por um período de 10 a 14 dias. Essa medicação poderá reduzir o edema agudo ou a resposta inflamatória, porém, nem sempre é eficaz.

Comprimentos de onda de 500 a 750 nm são os mais úteis para a visão e parecem não causar lesão fótica na retina nas exposições mais comumente observadas. Entretanto, a exposição repetida ao brilho da luz do sol por trabalhadores de área externa durante 3 a 4 horas/dia pode induzir o prolongamento da resposta adaptativa ao escuro, reduzindo, portanto, a visão noturna.

▶ Lesões causadas por radiação infravermelha

Comprimentos de onda superiores a 750 nm no espectro infravermelho podem induzir alterações no cristalino. A catarata do soprador de vidro é um exemplo de uma lesão por calor que compromete a face anterior da cápsula do cristalino. Alterações mais densas de catarata podem ocorrer em trabalhadores desprotegidos que observam massas incandescentes de vidro ou ferro durante muitas horas por dia.

EFEITOS DO USO DE MONITOR DE VÍDEO

Nos últimos anos, trabalhadores que passam de 6 a 8 horas por dia olhando um terminal de vídeo apresentam queixas de fadiga ocular, dor de cabeça e fadiga geral. O brilho da luz desses terminais não é forte o suficiente para produzir qualquer lesão ocular. A postura, a fadiga acumulada e as alterações precoces de presbiopia podem contribuir para as sensações de fadiga ocular e para o estresse físico. As medidas para aliviar esses problemas associados ao uso do monitor de vídeo serão discutidas no Capítulo 15.

REFERÊNCIAS

Blackburn J: A case-crossover study of risk factors for occupational eye injuries. J Occup Environ Med 2012;54:42 [PMID: 22227872].

Constantinou M: Corneal metallic foreign body injuries due to suboptimal ocular protection. Arch Environ Occup Health 2012;67:48 [PMID: 22315936].

Luo H: Socioeconomic status and lifetime risk for workplace eye injury reported by a US population aged 50 years and over. Ophthalmic Epidemiol 2012;19:103 [PMID: 22364578].

Nuzzi R: Ophthalmic evaluation and management of traumatic accidents associated with retinal breaks and detachment: a retrospective study. Eur J Ophthalmol 2012;22:641 [PMID: 22180153].

Pierce JS: An assessment of the occupational hazards related to medical lasers. J Occup Environ Med 2011;53:1302 Review [PMID: 22027542].

Ramakrishnan T: On-the-job ocular injuries. Insight 2012;37:25 [PMID: 22439359].

■ QUESTÕES PARA AUTOAVALIAÇÃO

Escolha a única opção correta para cada questão:

Questão 1: O glaucoma de ângulo aberto:
a. representa a maioria dos casos de perda visual por glaucoma (90%)
b. é de aparecimento doloroso
c. distorce a visão em seus estágios iniciais
d. resulta em menores cálices ópticos

Questão 2: Os campos visuais deverão ser testados:
a. por técnicos licenciados em oftalmologia
b. principalmente em uma unidade hospitalar
c. em pacientes com suspeita de lesão na cabeça
d. para confirmar o diagnóstico de degeneração macular

Questão 3: Bases e ácidos fortes:
a. são neutralizados no olho antes de causarem lesão
b. podem causar as lesões químicas mais graves e prejudiciais ao olho e às pálpebras
c. representam perigos de exposição em apenas algumas unidades industriais
d. não causarão lesões fora do ambiente de trabalho

Questão 4: A iridoplegia:
a. é causada pela lesão do esfíncter da pupila
b. afeta previsivelmente o modo como a pupila reage à luz
c. não está associada à lesão na raiz da íris
d. não está relacionada a qualquer forma de glaucoma

Questão 5: O hifema com hemorragia secundária:
a. desaparece espontaneamente
b. pode causar um aumento na pressão intraocular
c. requer a abertura da câmara anterior
d. apresenta um prognóstico uniformemente bom

Questão 6: A fotoceratoconjuntivite (*flash* de soldador):
a. é causada pela exposição desprotegida à radiação ultravioleta com comprimentos de onda superiores a 300 nm
b. pode ser causada pelos raios actínicos da luz solar
c. lesiona os epitélios expostos da córnea e da conjuntiva
d. não afeta indivíduos que passem nas proximidades

Questão 7: A oftalmia simpática:
a. é um distúrbio comum associado à lesão de um olho
b. provavelmente não se constitui em uma resposta inflamatória autoimune
c. não pode ser prevenida pelo tratamento imediato
d. pode causar perda completa da visão de ambos os olhos, caso não seja reconhecida e tratada no início de seu curso

Perda auditiva

Robert Dobie, MD

A perda auditiva ocupacional pode ser parcial ou (raramente) total, unilateral ou bilateral e condutiva, neurossensorial ou mista (condutiva e neurossensorial). A perda auditiva condutiva envolve a orelha externa (ouvido externo) ou a orelha média (ouvido médio) e compromete a passagem do som para a orelha interna (ouvido interno); a perda auditiva neurossensorial (PANS) resulta de disfunção da orelha interna, do nervo vestibulococlear (auditivo) ou do encéfalo. No local de trabalho, as perdas auditivas condutiva e mista podem ser causadas por lesões sem corte ou penetrantes na cabeça, por explosões e por lesões térmicas, como queimaduras por materiais originados quando um resto de solda penetra na membrana timpânica (tímpano). A PANS geralmente resulta do comprometimento da cóclea, especialmente pela perda de células ciliadas (pilosas) do órgão espiral (órgão de Corti). Entre as causas de PANS ocupacional, estão a exposição contínua ao ruído excessivo superior a 85 dBA, o traumatismo da cabeça e a exposição às substâncias ototóxicas.

FISIOLOGIA DA AUDIÇÃO

As ondas sonoras consistem em períodos alternados de compressão e rarefação em um meio como o ar. Quanto mais forte for a variação de pressão, mais alto será o som. A avaliação da audição, em termos de pressão de som em micropascais (µPa), é incômoda, devido à enorme faixa dinâmica da audição normal (para os casos das frequências que os seres humanos ouvem melhor, as pressões entre 20 e 20.000.000 µPa podem ser ouvidas e toleradas). Por esse motivo, é utilizada a escala logarítmica de decibéis (dB), comprimindo uma variação de pressão de um milhão de vezes, em uma faixa de 120 dB. Como os seres humanos escutam melhor algumas frequências do que outras, os audiômetros são calibrados no "nível de audição" (HL, do inglês, *hearing level*), uma escala que define 0 dB HL – a cada frequência – como o som mais suave que a média dos indivíduos jovens saudáveis pode detectar.

A frequência do som (o número de ondas que passa por um ponto fixo a cada segundo, medido em Hertz [Hz]) correlaciona-se com a altura. A orelha humana normal pode detectar sons ao longo da faixa de frequência de aproximadamente 20 a 20.000 Hz. A faixa mais importante para a comunicação humana se situa entre 500 e 3.000 Hz.

Quando o som que atravessa o ar encontra a água, quase todo ele é refletido, pois o ar e a água possuem impedâncias acústicas muito distintas. Para permitir a transmissão eficiente do som conduzido no ar para o interior da orelha interna cheia de líquido, a adaptação da orelha média à impedância evoluiu. Quando o meato acústico externo (canal auditivo) se abre e a membrana timpânica e os três ossículos da audição (martelo, bigorna e estribo) estão funcionando adequadamente, a orelha interna poderá responder a sons que sejam até 60 dB menos intensos do que seria o caso.

A transdução de vibrações mecânicas para os impulsos nervosos pelas células ciliadas internas ocorre na orelha interna (cóclea), no órgão espiral (órgão de Corti). As células ciliadas do órgão espiral descansam sobre a lâmina basilar, e os estereocílios das três filas de células ciliadas externas oscilam de encontro à membrana tectória. Uma força de cisalhamento entre os estereocílios e a membrana tectória, causada pelo movimento ondulatório da lâmina basilar, leva à liberação de neurotransmissores por uma única camada de células ciliadas internas para as fibras do nervo vestibulococlear que as inervam.

Conforme a onda se desloca da base (alta frequência) ao ápice (baixa frequência) ao longo da lâmina basilar, ela alcança uma amplitude máxima que se correlaciona diretamente com a frequência do som. Cada ponto ao longo da lâmina basilar é específico de cada frequência (tonotopicamente organizado). A eletromotilidade das células ciliadas externas aumenta o ajuste de frequência da onda que se desloca.

AVALIAÇÃO DA AUDIÇÃO

▶ Observação clínica

A forma mais simples de se avaliar a audição se apresenta durante a realização da anamnese, na sala de exames, sem qualquer

---

N. de R.T. Os ajustes terminológicos foram feitos de acordo com a ***Terminologia anatômica*** (2001), ***Dicionário ilustrado de anatomia de Feneis*** (2009) e ***Neurociências ilustrada*** (2013). Para facilitar ao leitor, na primeira vez em que aparecem os termos anatômicos atuais, os termos antigos constam a seguir, entre parênteses.

equipamento sofisticado. O paciente conversa adequadamente quando está face a face a uma distância normal (aproximadamente 1 m)? A distâncias menores ou maiores? Quando o examinador está falando normalmente, alto ou (em casos de perda auditiva grave) gritando? Quando o examinador vira de costas e as pistas visuais são perdidas? Enquanto lava as mãos, com a interferência do barulho da água corrente? Embora não substituam uma audiometria, simples observações grosseiras desse tipo deverão se correlacionar com os resultados dos testes formais de audição e poderão servir para validá-los ou invalidá-los.

O teste do sussurro ainda é utilizado em alguns contextos (p. ex., são permitidos como substitutos da audiometria para os casos de licenças de motoristas comerciais).

▶ Testes com diapasão

Os testes com diapasão devem ser realizados com um diapasão de 512 Hz, pois frequências inferiores poderão estimular uma resposta tátil.

A. Teste de Rinne

Nos casos em que o paciente escuta melhor a condução por via respiratória (diapasão posicionado na abertura do meato acústico externo) do que a condução por via óssea (diapasão posicionado no processo mastoide do osso temporal), o teste auditivo geralmente indica uma perda auditiva neurossensorial ou uma audição normal. Quando a condução óssea é mais alta do que a condução aérea, normalmente está presente uma perda auditiva condutiva (uma perda neurossensorial unilateral grave poderá apresentar o mesmo padrão, a menos que se utilize um recurso para excluir a orelha dominante).

B. Teste de Weber

Quando o diapasão é posicionado sobre a testa ou os dentes frontais, o som deverá se lateralizar em direção à orelha afetada, no caso de uma perda condutiva, e para longe da orelha afetada, em caso de perda neurossensorial (em casos de perda auditiva assimétrica ou unilateral).

▶ Audiometria tonal

Em uma audiometria, a sensibilidade aos tons puros é avaliada a 250, 500, 1.000, 2.000, 3.000, 4.000, 6.000 e 8.000 Hz pela condução por via respiratória (fones de ouvido) e, quando necessário, pela condução óssea (oscilador ósseo). O limiar auditivo (o som mais suave audível) pode ser avaliado ajustando-se a intensidade do tom, manual ou automaticamente, controlado por computador; essa última forma é comum em programas ocupacionais de conservação auditiva (PCAs). Os limiares são expressos em decibéis, com a faixa normal (para adultos jovens), em cada frequência de 0 a 20 dB HL. Como os sons altos podem estimular a orelha oposta, será necessário mascarar essa orelha com um barulho competidor, no caso de assimetria. Quando tanto a condução aérea quanto a condução óssea estão reduzidas, é caso de uma perda auditiva neurossensorial. Perdas condutivas são indicadas por um "intervalo ar-osso", em que o limiar da condução pelo ar excede o limiar da condução óssea. Os resultados podem ser apresentados numérica ou graficamente (Figs. 13-1 a 13-5).

▶ Audiometria de Bekesy (automedição)

Os limiares de tons puros também podem ser avaliados pela audiometria de Bekesy, na qual o paciente utiliza técnicas autodirigidas que envolvem apertar e soltar um botão sinalizador. Esse procedimento costumava ser comum nos PCAs ocupacionais.

▶ Audiometria da fala

Dois testes rotineiros são realizados para avaliar a recepção e a compreensão da fala, que são os aspectos mais importantes da audição.

A. Limiar de recepção da fala

O limiar de recepção da fala (LRF) é a intensidade (em decibéis), na qual o ouvinte é capaz de repetir 50% de palavras dissílabas compostas, foneticamente equilibradas e conhecidas como *palavras compostas por aglutinação* (p. ex., **baseball**, **playground** e avião – quando em inglês, **airplane**). O limiar se apresenta geralmente em forte concordância (entre 6 e 10 dB) com uma média de limiares de tons puros para frequências entre 500 e 2.000 Hz. A faixa normal para adultos jovens se encontra entre 0 e 20 dB, com limiares de 25 a 40 dB, referidos como *perda auditiva leve*, 40 a 55 dB, chamada de *moderada*, 55 a 70 como *moderadamente severa*, 70 a 90 dB chamada de *severa* e superior a 90 dB referida como *perda auditiva profunda*.

B. Índice de reconhecimento da fala

No índice de reconhecimento da fala (IRF), também conhecido como *índice de discriminação da fala,* palavras monossilábicas foneticamente equilibradas são apresentadas em intensidades em geral bem superiores ao limiar de recepção da fala (LRF mais 30 a 40 dB), para testar a sua compreensão. Os resultados são expressos como uma porcentagem das palavras repetidas de forma correta. A faixa normal de IRFs para adultos jovens é de 88 a 100%. As listas de palavras estão disponíveis para a maioria dos idiomas. A depressão severa do IRF geralmente indica incapacidade socialmente significativa, porém os IRFs apresentam uma ampla variabilidade entre teste e reteste.

▶ Audiometria por impedância (Imitância)

Os aspectos mecânicos do sistema transformador de som da orelha média podem ser avaliados por timpanometria e teste do reflexo acústico.

A. Timpanometria

A timpanometria utiliza uma sonda acústica para avaliar a impedância da membrana timpânica e dos ossículos da audição (cadeia ossicular). A mobilidade (ou complacência) reduzida da orelha média em geral indica um vácuo parcial devido à disfunção da tuba auditiva, enquanto a sua ausência sugere uma perfuração da membrana timpânica ou uma efusão da orelha média. Um aumento na mobilidade sugere o relaxamento da membrana timpânica ou o rompimento da cadeia ossicular.

PERDA AUDITIVA — **CAPÍTULO 13** — **153**

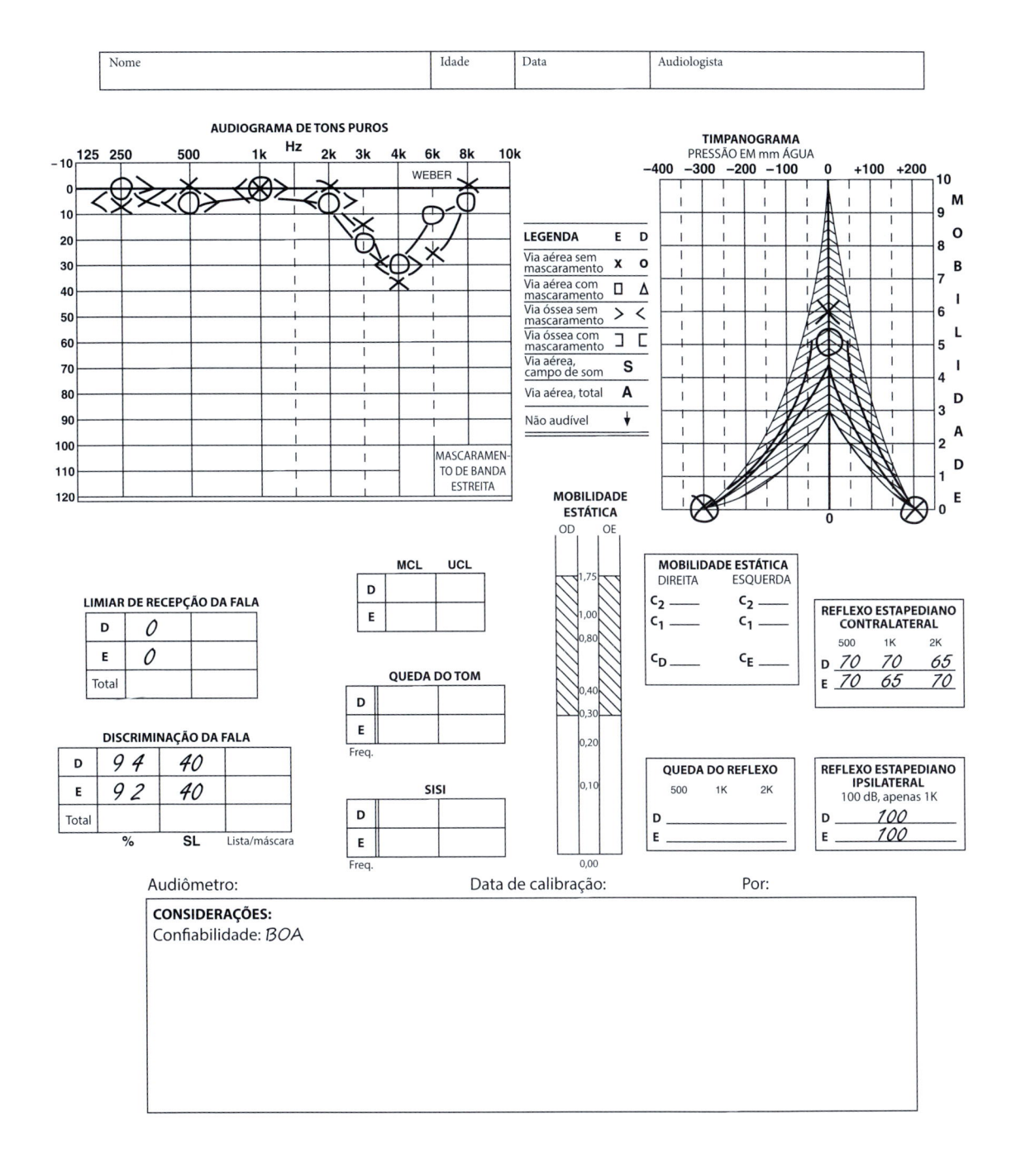

▲ **Figura 13-1** Audição normal à perda auditiva mínima induzida por ruído. O audiograma mostra uma típica perda auditiva neurossensorial bilateral de alta frequência, que apresenta sua maior gravidade a 4.000 Hz. Observar o índice de discriminação da fala normal.
SL, índice de sensibilidade; MCL, limiar de conforto; UCL, limiar de desconforto; SISI, índice de sensibilidade de incremento curto.

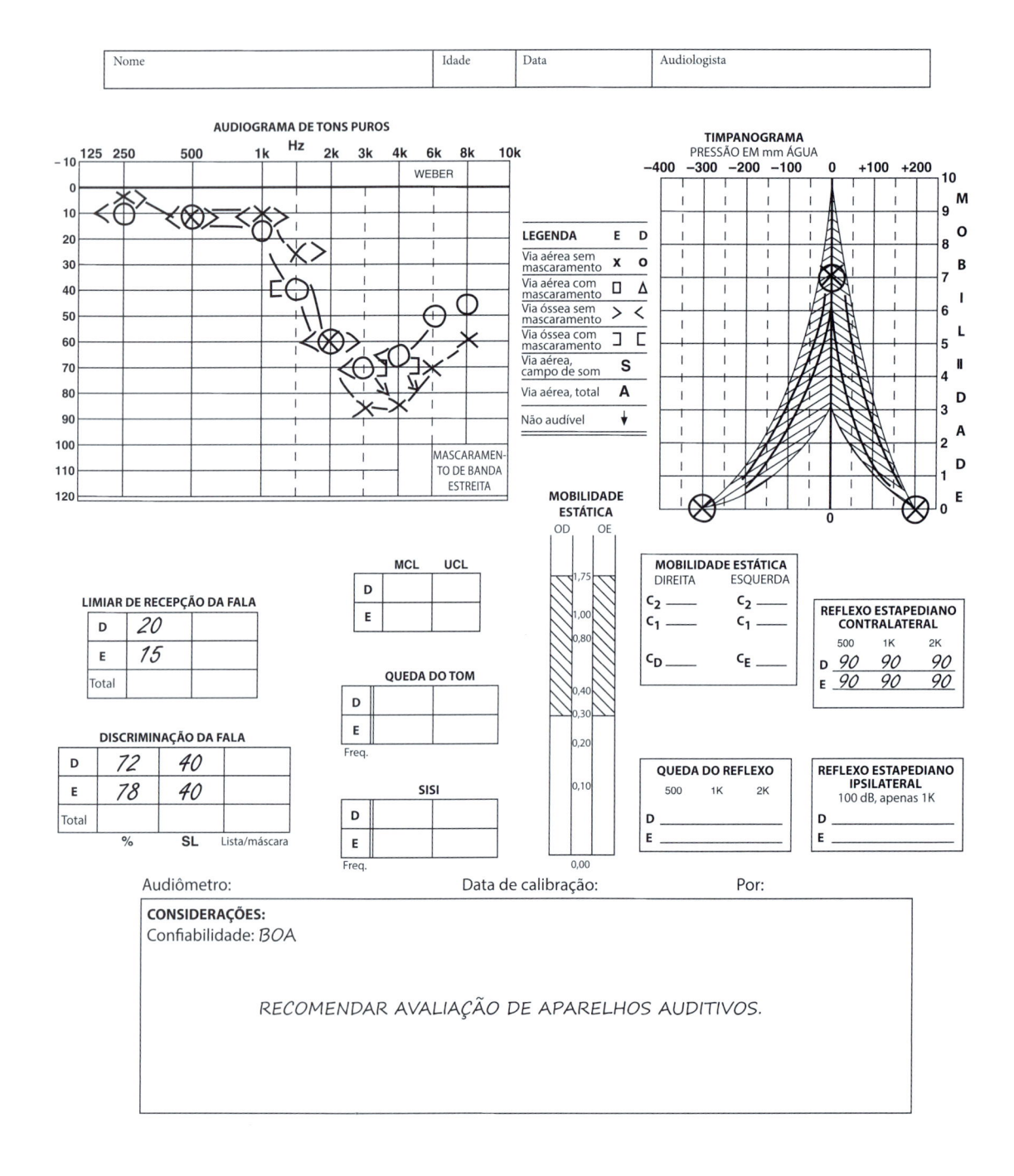

Figura 13-2 Audição normal à perda auditiva severa induzida por ruído mais perda auditiva relacionada com a idade. O audiograma mostra uma perda auditiva neurossensorial moderada a severa de alta frequência, porém, com a preservação dos tons mais baixos. Observar a redução moderada no índice de discriminação da fala.
SL, índice de sensibilidade; MCL, limiar de conforto; UCL, limiar de desconforto; SISI, índice de sensibilidade de incremento curto.

PERDA AUDITIVA   CAPÍTULO 13   155

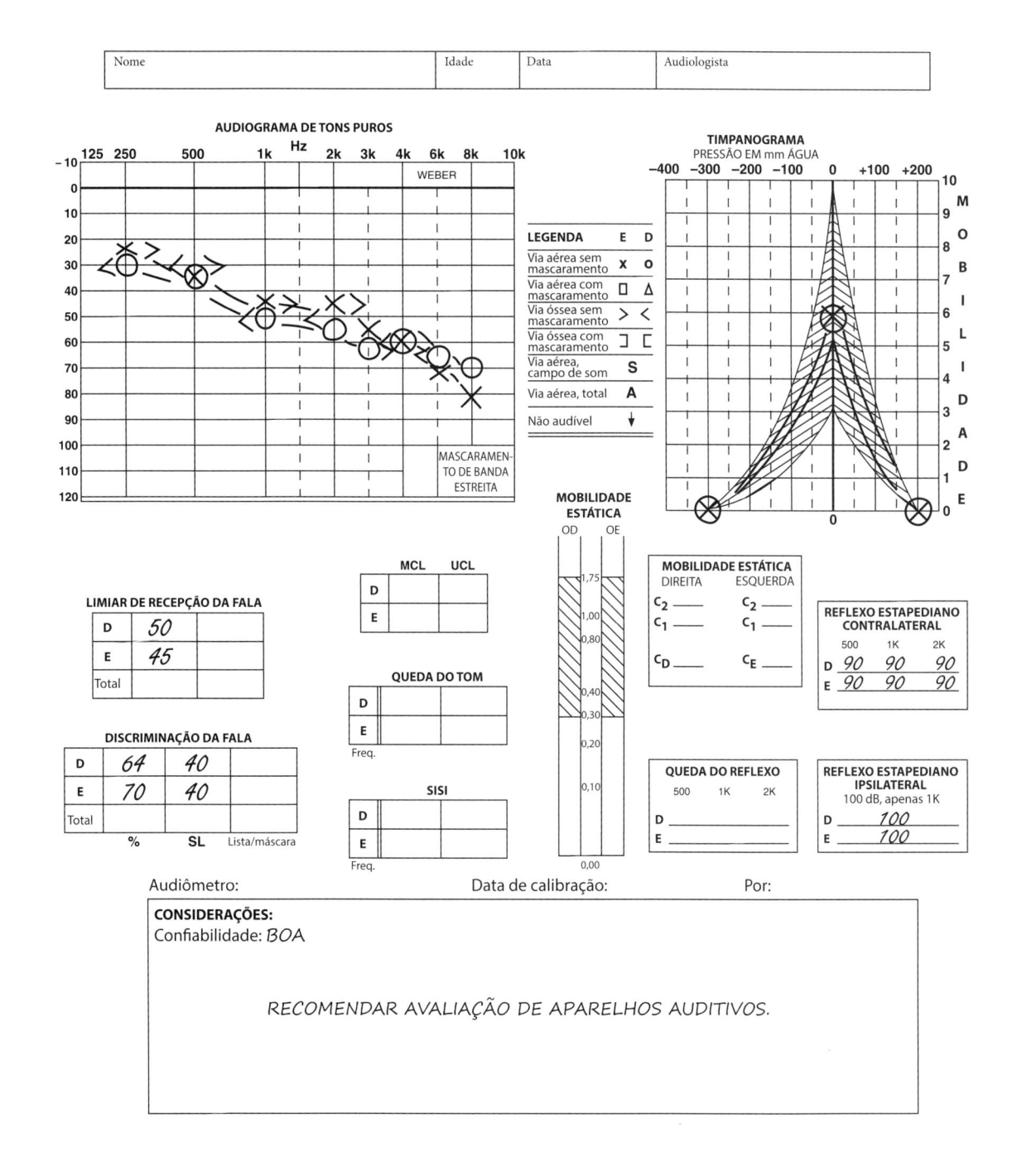

▲ **Figura 13-3** Presbiacusia. O audiograma mostra perda auditiva neurossensorial moderada a severa levemente inclinada. Observar que o limiar auditivo a 4.000 Hz é melhor do que a 8.000 Hz, um padrão sugestivo, porém, não diagnóstico, de uma alteração relacionada com a idade, não com a exposição ao ruído.
SL, índice de sensibilidade; MCL, limiar de conforto; UCL, limiar de desconforto; SISI, índice de sensibilidade de incremento curto.

PERDA AUDITIVA

Nome	Idade	Data	Audiologista

AUDIOGRAMA DE TONS PUROS

TIMPANOGRAMA
PRESSÃO EM mm ÁGUA

LEGENDA

	E	D
Via aérea sem mascaramento	X	O
Via aérea com mascaramento	□	Δ
Via óssea sem mascaramento	>	<
Via óssea com mascaramento	]	[
Via aérea, campo de som	S	
Via aérea, total	A	
Não audível	↓	

MASCARAMENTO DE BANDA ESTREITA

MOBILIDADE ESTÁTICA
OD   OE

MOBILIDADE ESTÁTICA

DIREITA	ESQUERDA
c_2 ___	c_2 ___
c_1 ___	c_1 ___
c_D ___	c_E ___

REFLEXO ESTAPEDIANO CONTRALATERAL
500   1K   2K

| D | AUSENTE |
| E | AUSENTE |

LIMIAR DE RECEPÇÃO DA FALA

D	10
E	50
Total	

MCL UCL

| D | | |
| E | | |

QUEDA DO TOM

D		
E		
Freq.		

SISI

D		
E		
Freq.		

DISCRIMINAÇÃO DA FALA

D	100	40
E	100	35
Total		
	%	SL Lista/máscara

QUEDA DO REFLEXO
500   1K   2K

| D | ___ |
| E | ___ |

REFLEXO ESTAPEDIANO IPSILATERAL
100 dB, apenas 1K

| D | 100 |
| E | AUSENTE |

Audiômetro: _____   Data de calibração: _____   Por: _____

CONSIDERAÇÕES:
Confiabilidade: BOA

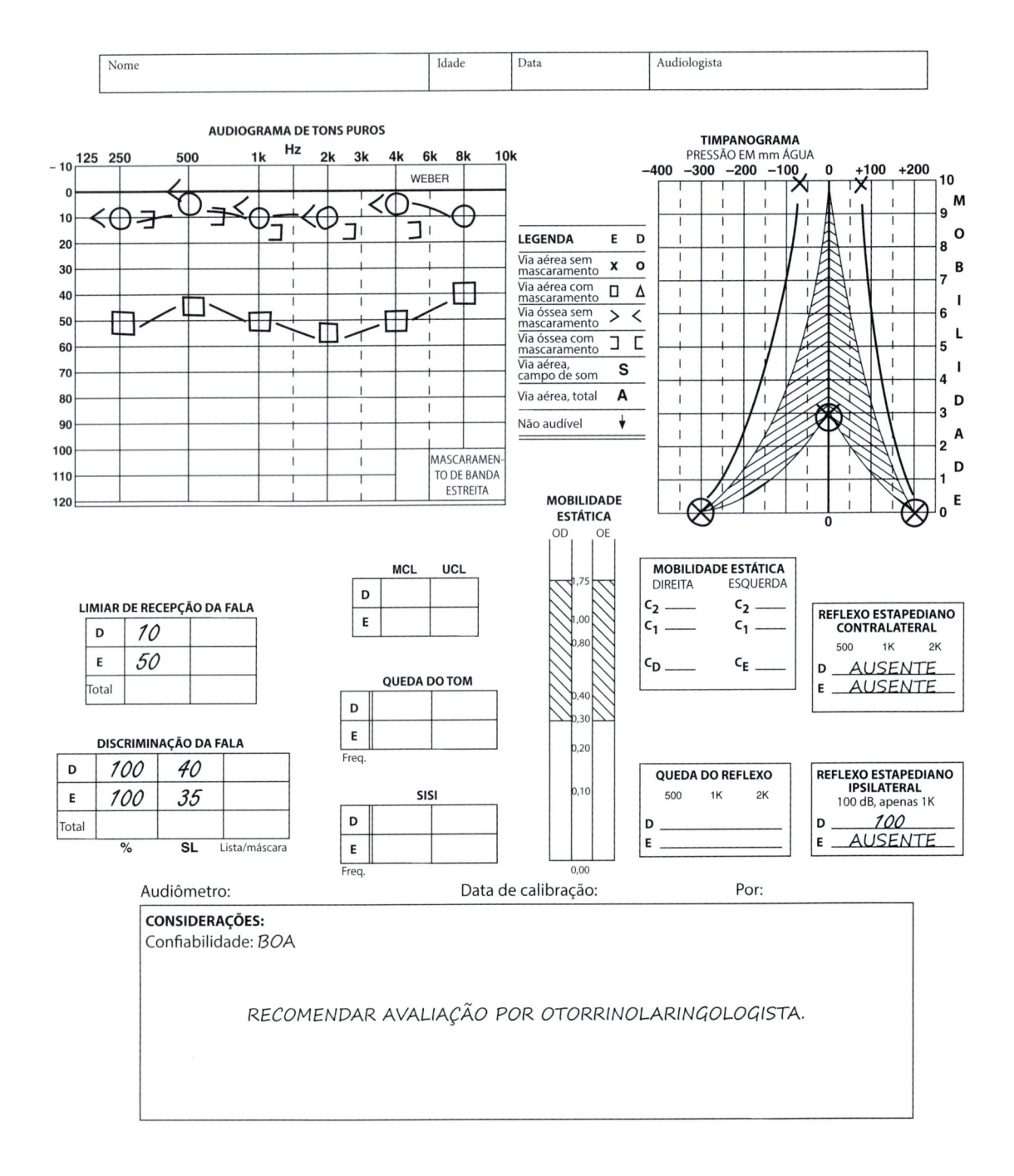

RECOMENDAR AVALIAÇÃO POR OTORRINOLARINGOLOGISTA.

▲ **Figura 13-4** Perda auditiva condutiva moderada. O audiograma mostra uma disparidade entre os limiares de condução da via respiratória e da via óssea. Esse "intervalo ar-osso" representa o grau de comprometimento auditivo causado pela disfunção da orelha média ou da externa. O timpanograma mostra um aumento na mobilidade da orelha média esquerda. O audiograma é típico de um rompimento da cadeia ossicular esquerda.
SL, índice de sensibilidade; MCL, limiar de conforto; UCL, limiar de desconforto; SISI, índice de sensibilidade de incremento curto.

PERDA AUDITIVA — **CAPÍTULO 13** — **157**

Nome	Idade	Data	Audiologista

AUDIOGRAMA DE TONS PUROS

TIMPANOGRAMA — PRESSÃO EM mm ÁGUA

LEGENDA — E D
- Via aérea sem mascaramento — X O
- Via aérea com mascaramento — □ △
- Via óssea sem mascaramento — > <
- Via óssea com mascaramento —] [
- Via aérea, campo de som — S
- Via aérea, total — A
- Não audível — ↓

MASCARAMENTO DE BANDA ESTREITA

LIMIAR DE RECEPÇÃO DA FALA

D	20	
E	15	
Total		

DISCRIMINAÇÃO DA FALA

D	88	40
E	92	40
Total		
	% SL	Lista/máscara

	MCL	UCL
D		
E		

QUEDA DO TOM

D		
E		
Freq.		

SISI

D		
E		
Freq.		

MOBILIDADE ESTÁTICA — OD OE

MOBILIDADE ESTÁTICA

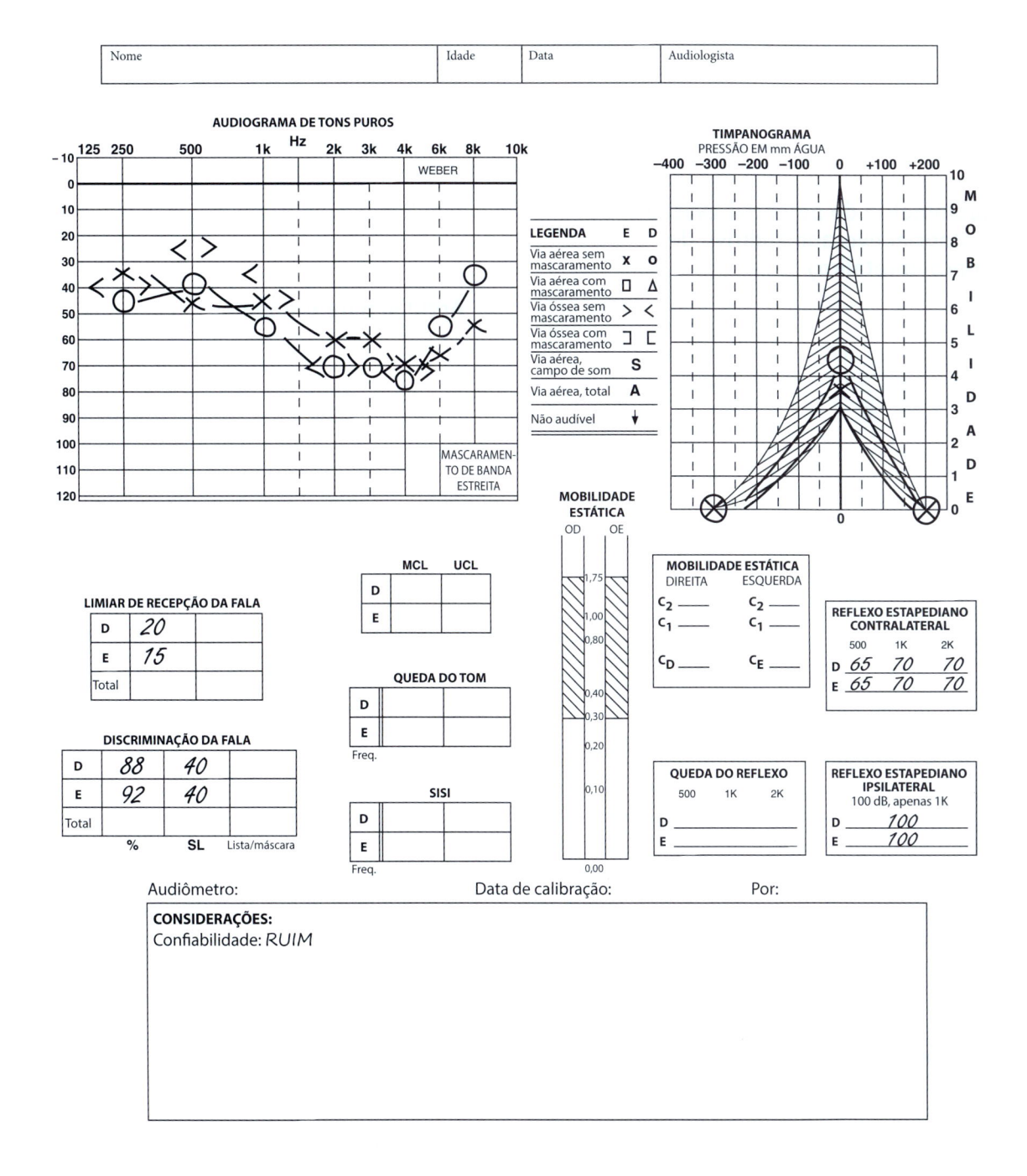

	DIREITA	ESQUERDA
c_2		
c_1		
c_D		c_E

QUEDA DO REFLEXO

	500	1K	2K
D			
E			

REFLEXO ESTAPEDIANO CONTRALATERAL

	500	1K	2K
D	65	70	70
E	65	70	70

REFLEXO ESTAPEDIANO IPSILATERAL — 100 dB, apenas 1K

D	100
E	100

Audiômetro: Data de calibração: Por:

CONSIDERAÇÕES:
Confiabilidade: *RUIM*

▲ **Figura 13-5** Perda auditiva não orgânica. O audiograma mostra os limiares de tons puros que são significativamente piores do que os limiares de recepção da fala registrados no mesmo período.
SL, índice de sensibilidade; MCL, limiar de conforto; UCL, limiar de desconforto; SISI, índice de sensibilidade de incremento curto.

B. Teste do reflexo acústico

A contração dos músculos da orelha média em resposta a um ruído alto leva a uma elevação mensurável da impedância na orelha média. A interpretação do teste do reflexo acústico também pode fornecer informações a respeito da integridade da porção auditiva do sistema nervoso central. Representa, também, uma avaliação indireta do recrutamento (elevação anormal do ruído) que, com frequência, acompanha a perda auditiva neurossensorial.

▶ Audiometria do potencial evocado (potencial evocado auditivo de tronco encefálico)

Em pacientes que demonstram perda auditiva neurossensorial assimétrica ou unilateral, a presença de lesões retrocleares (lesões do oitavo nervo craniano, tronco encefálico ou córtex cerebral) deverá ser verificada. Os potenciais evocados, que são geralmente desencadeados em resposta a ruídos agudos e registrados por eletrodos no couro cabeludo, fornecem informações sobre a localização das lesões neurossensoriais. No caso de indivíduos com audição normal, assim como na maioria de pacientes com perdas auditivas cocleares, pode ser detectada uma série de cinco ondas eletrencefalográficas, representando o sistema auditivo central, a partir do oitavo nervo craniano (onda I) ao colículo inferior (onda V). Qualquer retardo significativo ou, até mesmo, uma completa ausência de resposta poderá indicar a presença de um tumor no ângulo pontocerebelar (p. ex., neuroma acústico) ou uma lesão no tronco encefálico. O diagnóstico mais definitivo de lesões retrocleares requer a realização de uma tomografia computadorizada (TC) ou de uma ressonância magnética (RM).

▶ Teste de Stenger

Este teste é útil para detectar a perda auditiva unilateral falsa. O princípio de Stenger diz que, quando tons da mesma frequência, porém, de intensidades diferentes, são apresentados a ambas as orelhas simultaneamente, apenas o tom mais alto será ouvido. Quando o tom mais alto for apresentado à orelha com perda auditiva falsa, o paciente para de responder por perceber que todos os sons são provenientes daquele lado. Pacientes com perda unilateral verdadeira sinalizam que continuam a ouvir o som na orelha oposta.

▶ Emissões otoacústicas

As emissões otoacústicas (EOAs) representam uma adição recente ao teste auditivo objetivo. As EOAs são produzidas quando a cóclea recebe um estímulo sonoro externo e as propriedades mecânicas das células ciliadas externas atuam de maneira a criar e transmitir um som mensurável, lateralmente, pela orelha média, para ser registrado no meato acústico externo. Existem dois tipos de EOAs evocadas, usados clinicamente hoje: as emissões otoacústicas evocadas transitórias (EOAETs) e as emissões otoacústicas por produto de distorção (EOAPDs). Indivíduos que ouvem melhor do que 35 dB (EOAETs) e 50 dB (EOAPDs) produzirão normalmente EOAs, a menos que possuam uma patologia da orelha média. Se um indivíduo gera EOAs, mas não admite as estar ouvindo, assume-se que a orelha média e a cóclea estejam funcionais e, portanto, uma origem não orgânica ou retroclear deverá ser considerada. As EOAs são úteis, no exame forense, porque são rápidas (30 segundos a 3 minutos), reprodutíveis, de frequências específicas (1.000-10.000 Hz) e sensíveis à disfunção das células ciliadas externas, como a lesão causada pelo ruído. As EOAs poderão se mostrar úteis, futuramente, nos programas de conservação auditiva, porém, não têm se mostrado mais eficazes do que a audiometria de tons puros e não podem detectar a piora da audição em indivíduos com perda auditiva até mínima, que já perderam suas EOAs.

▶ Aptidão para o trabalho

O Teste de Reconhecimento de Fala em Ruído (HINT, do inglês, *Hearing In Noise Test*) tem sido proposto como uma medida direta de percepção funcional da fala em ruído, para selecionar candidatos às profissões que dependem fundamentalmente da audição. O HINT avalia a inteligibilidade da fala, em ambientes de silêncio e ruído espectralmente combinado a níveis supraliminares, utilizando-se de listas de sentenças. O teste é realizado no silêncio e em três ambientes de ruídos distintos (ruído frontal, ruído à direita e ruído à esquerda). O nível de ruído é fixado em 65 dBA, enquanto o nível (sinal) da sentença é variado; a proporção sinal-ruído (PSR) é a diferença em decibéis entre o nível da sentença e o nível do ruído em que o desempenho está 50% correto. Em geral, os adultos jovens podem repetir as sentenças, mesmo quando o ruído está mais alto do que as sentenças, enquanto os indivíduos com perda auditiva precisam que as sentenças estejam consideravelmente mais altas do que o ruído. Na condição de silêncio do teste, é proposta a repetição de 50% das sentenças no nível de 28 dBA, como critério de aprovação. Na presença de ruído, as PSRs são usadas para determinar um índice percentual baseado nas normas para normo-ouvintes. Algumas empresas públicas empregam o critério do quinto percentil (95% de normo-ouvintes jovens apresentam um desempenho melhor do que o indivíduo) como um índice de aprovação mínimo. Testes como este são atrativos porque utilizam uma fala mais realística do que os testes de fala convencionais (sentenças, em vez de palavras isoladas) e incorporam o ruído do ambiente, o que é importante em alguns tipos de trabalho. Entretanto, não podem postular a simulação de qualquer situação auditiva ocupacional específica (muitos empregos possuem vocabulários e tipos de ruído particulares) e não apresentaram correlação com o desempenho na profissão, nem puderam prevê-lo. Não há uma forma simples de se avaliar a aptidão para o trabalho a partir de testes de audição.

DIAGNÓSTICO DIFERENCIAL DA PERDA AUDITIVA NEUROSSENSORIAL

▶ Perda auditiva não ocupacional

Na tentativa de determinar a extensão da perda auditiva ocupacional de um indivíduo, os seguintes distúrbios de perda auditiva não ocupacional deverão ser considerados.

A. Perda auditiva relacionada com a idade

A perda auditiva relacionada com a idade (PARI) é uma deterioração lenta e progressiva da audição, associada ao envelhecimento e não atribuível a outras causas (Fig. 13-3). É normalmente chamada de *presbiacusia* e está associada a uma variedade de patologias da orelha interna, incluindo atrofia das células ciliadas internas e externas, da estria vascular do ducto coclear e do gânglio espiral da cóclea. Outras características que ocorrem histologicamente incluem atrofia ou degeneração de vias auditivas centrais e, possivelmente, alterações mecânicas no ducto coclear afetando o movimento da membrana basal. Em geral, a perda auditiva é uma perda neurossensorial de alta frequência, gradual, progressiva, mais ou menos simétrica e associada a uma discriminação da fala em crescente deterioração. Na população dos Estados Unidos, a idade é, de longe, o preditor mais importante da perda auditiva; a probabilidade de apresentar comprometimento auditivo significativo aumenta em aproximadamente três vezes, a cada década, a partir dos 25 e até os 65 anos. A gravidade da PARI, em qualquer idade, é altamente variável, dependendo, em parte, dos fatores de risco independentes, como sexo masculino, raça branca, *status* socioeconômico inferior, tabagismo acentuado, diabetes e exposição ao ruído (ocupacional e não ocupacional). A PARI apresenta um amplo componente genético; a hereditariedade está próxima a 50%.

B. Comprometimento auditivo hereditário

Nos países desenvolvidos, a surdez congênita e de aparecimento precoce apresenta um importante componente genético e, pelo menos, 60% dos casos são hereditários. O comprometimento auditivo hereditário (CAH) pode ser condutivo, misto ou neurossensorial, e o padrão de hereditariedade pode ser dominante, recessivo, ligado ao X ou mitocondrial. Com frequência, o CAH é acompanhado por uma história familiar positiva, consanguinidade e/ou achados físicos compatíveis com uma síndrome hereditária que, sabidamente, inclui a perda auditiva. Atualmente, mais de 100 genes estão envolvidos nos diferentes tipos de surdez hereditária (sindrômica e não sindrômica). O CAH é normalmente detectado no início da infância, em particular, se estiver associado às síndromes (p. ex., síndrome de Usher autossômica recessiva, síndrome branqui-oto-renal autossômica dominante ou perda auditiva mista ligada ao X, com *gusher* do estribo). O CAH autossômico recessivo não sindrômico contribui com 80% da perda auditiva não sindrômica de aparecimento precoce. Um único *locus* gênico, *DFNB1*, é responsável por uma alta proporção de casos recessivos, com sua variabilidade dependendo da população. O gene envolvido nesse tipo de surdez é o *GJB2,* que codifica a proteína de junção comunicante conexina 26. As conexinas são proteínas transmembrânicas que formam canais, permitindo o transporte rápido de íons ou de pequenas moléculas entre as células. O CAH autossômico dominante não sindrômico geralmente se apresenta no início ou no meio da idade adulta e costuma ser progressivo. O rastreamento genético está clinicamente disponível para várias das mutações sindrômicas e não sindrômicas.

C. Distúrbios metabólicos

A perda auditiva progressiva pode estar relacionada com diabetes melito, tabagismo crônico, disfunção grave da tireoide, insuficiência renal, doença autoimune e, talvez, hiperlipidemia. No diabetes melito, a patologia é variada, envolvendo a neuropatia primária e/ou a insuficiência de pequenos vasos. Outros distúrbios metabólicos podem envolver patologia da estria vascular do ducto coclear, importante na manutenção do equilíbrio iônico e dos potenciais elétricos no interior da cóclea.

D. Perda auditiva neurossensorial súbita idiopática

Este distúrbio é diferenciado pelo seu aparecimento repentino, em geral, desenvolvendo-se em 24 horas, na ausência de fatores desencadeantes. A perda auditiva é quase sempre unilateral. O padrão de redução auditiva na perda auditiva neurossensorial súbita idiopática (PANSI) é variável. O grau de perda auditiva é imprevisível, oscilando de mínimo a profundo; a recuperação espontânea parcial ou total é característica. A vertigem está presente em alguns casos de PANSI e sugere um prognóstico pior.

A etiologia da PANSI é desconhecida; as causas virais, as lesões vasculares e a ruptura da membrana vestibular (membrana de Reissner) ou da membrana tectória, ambas da orelha interna, têm sido postuladas. Este distúrbio requer uma avaliação minuciosa para excluir outras patologias conhecidas.

O tratamento da PANSI é controverso. As terapias mais comuns são a observação *versus* o uso de esteroides (orais ou intratimpânicos). Os vasodilatadores, anticoagulantes e diuréticos também têm sido utilizados para esse fim.

E. Origem infecciosa

Este tipo de distúrbio inclui infecções bacterianas ou virais, como meningite e encefalite, que podem causar perda auditiva. Infecções por espiroquetas, como sífilis congênita ou adquirida e doença de Lyme, podem levar à perda auditiva e à disfunção vestibular. O indivíduo com sífilis congênita poderá desenvolver sintomas na infância ou mais tarde, que também poderão ser associados aos sintomas vestibulares semelhantes aos da síndrome de Ménière; a perda auditiva poderá ser unilateral, porém, em geral, é bilateral. A sífilis tardia pode apresentar uma perda auditiva neurossensorial lentamente progressiva e, também, pode exibir problemas vestibulares associados.

A caxumba pode levar a uma perda auditiva neurossensorial predominantemente unilateral. Outros exantemas virais da infância também podem causar perda auditiva neurossensorial. A perda auditiva congênita ainda pode ser causada pelo vírus da rubéola e pelo citomegalovírus.

F. Doença do sistema nervoso central

Tumores do ângulo pontocerebelar, especialmente o schwannoma vestibular (neuroma acústico), podem se apresentar com perda auditiva neurossensorial progressiva unilateral. Esta se contrapõe à perda auditiva induzida por ruído e à PARI, que são simétricas em geral. Pacientes com perda auditiva neurossensorial unilateral ou assimétrica necessitam de investigações posteriores para excluir a presença desses tumores. Tal investigação poderá requerer estudos audiométricos detalhados e a realização de uma TC ou RM. Doenças desmielinizantes (p. ex., esclerose múltipla) podem apresentar uma perda auditiva unilateral súbita, que em geral se restabelece até determinado grau.

G. Doença de Ménière (hidropisia endolinfática)

A doença de Ménière e suas variantes habitualmente apresentam uma perda auditiva neurossensorial unilateral estável ou flutuante de baixa frequência, volume ou pressão na orelha afetada, zumbido (*tinnitus*, ou tinido) e vertigem episódica incapacitante. Nos estágios iniciais, a perda auditiva geralmente afeta as baixas frequências, podendo, porém, progredir, ao longo do tempo, para uma perda auditiva grave estável. Embora sua etiologia seja desconhecida, a histopatologia revela uma dilatação hidrópica do espaço endolinfático (câmaras endolinfáticas) da cóclea e do labirinto membranáceo.

H. Perda auditiva não orgânica

A perda auditiva funcional por motivos de ganho secundário é bastante frequente. Pode ser observada em indivíduos com audição normal e nos que simulam uma perda auditiva orgânica existente. Com o uso de técnicas audiométricas eficientes, geralmente, é possível distinguir a perda auditiva orgânica da não orgânica, mas poderá ser necessário o encaminhamento do paciente a um centro audiológico que tenha considerável experiência com esse problema.

Existem várias indicações de perda auditiva não orgânica. A baixa correlação entre os limiares de recepção da fala e a média dos limiares de condução por via respiratória a 500, 1.000 e 2.000 Hz é a indicação mais comum de funcionalidade (Fig. 13-5). Os limiares de recepção da fala em geral se encontram a 6 dB da média das "frequências da fala". A excessiva variabilidade entre teste e reteste também é sugestiva. Em casos de suspeita de perda auditiva funcional unilateral, o teste de Stenger é útil. A audiometria de potencial evocado, os testes de emissões otoacústicas, ou ambos, também podem auxiliar a estabelecer objetivamente os limiares auditivos em pacientes incapazes ou que não queiram cooperar com os testes convencionais.

PERDA AUDITIVA INDUZIDA PELO RUÍDO

▶ Etiologia e patogênese

A perda auditiva induzida pelo ruído (PAIR) é um distúrbio complexo, é provável que seja causado por uma interação entre fatores genéticos e ambientais. A PAIR resulta, mecanicamente, de um trauma ao epitélio sensitivo da cóclea e, metabolicamente, da geração de espécies reativas de oxigênio. O epitélio sensitivo da cóclea consiste em uma fileira de células ciliadas internas, dotadas de estereocílios, e três fileiras de células ciliadas externas, também providas de estereocílios, mantidas por células de suporte (células de Hansen e Deiter). A lesão mais óbvia é a que atinge os estereocílios das células ciliadas internas e externas (as transdutoras eletromecânicas da energia sonora), que poderão se apresentar distorcidos ou, até mesmo, rompidos, sob as forças de cisalhamento geradas acusticamente pela membrana tectória. No entanto, todas as estruturas do órgão espiral (órgão de Corti) podem ser afetadas. As alterações vasculares, químicas e metabólicas que ocorrem nas células sensoriais podem causar perda da rigidez dos estereocílios, possivelmente, como consequência à contração das estruturas da raiz, que ancoram os estereocílios, à placa cuticular, na parte superior da célula ciliada.

Inicialmente, as alterações vasculares, químicas e metabólicas são potencialmente reversíveis e, com a progressão do tempo, a audição será recuperada. Esta condição é conhecida como *deslocamento temporário do limiar* (TTS, do inglês, *temporary threshold shift*). O TTS pode durar algumas horas. Entretanto, quando ocorre perda permanente de estereocílios, com aparente fratura das estruturas da raiz e destruição das células sensoriais, que são substituídas por tecido de cicatrização não funcional, um audiograma demonstrará um *deslocamento permanente do limiar* (PTS). As células ciliadas externas, que são importantes na modulação, geralmente são afetadas antes das células ciliadas internas. Uma degeneração retrógada das fibras nervosas da cóclea ocorre centralmente de forma progressiva. O ruído pode envolver outras estruturas da cóclea, incluindo alteração vascular na área da estria vascular metabolicamente ativa. Como o TTS pode imitar o PTS, os indivíduos deverão ser submetidos aos testes audiométricos após um período de recuperação de 12 a 24 horas da exposição a níveis prejudiciais de ruído. O PTS pode ser causado por uma breve exposição a sons de intensidade muito elevada, porém, é mais comumente causado pela exposição repetitiva e prolongada a níveis inferiores de ruído prejudicial.

A suscetibilidade à PAIR é bastante variável. Enquanto alguns indivíduos são capazes de tolerar exposições a ruídos altos por prolongados períodos de tempo com perda auditiva mínima, outros sujeitos, expostos ao mesmo ambiente, poderão desenvolver considerável perda auditiva. O risco de comprometimento auditivo permanente está relacionado com a duração e a intensidade da exposição (Tab. 13-1) e, provavelmente, à suscetibilidade genética.

Em geral, a exposição prolongada a sons superiores a 85 dBA (i.e., um nível de ruído de 85 dB determinado com base na escala A) é potencialmente prejudicial. Embora não exista uma pesquisa recente sobre a exposição ao ruído em nível mundial, ainda é verdadeiro que milhões de trabalhadores nos Estados Unidos são expostos a um ruído nocivo que poderá levar à perda auditiva. A exposição contínua a níveis prejudiciais de ruído tende a ocasionar um efeito máximo nas regiões de alta frequência da cóclea. A perda auditiva induzida pelo ruído é geralmente mais severa em torno de 4.000 Hz, com a extensão descendente em direção às "frequências da fala" (500 a 3.000 Hz) ocorrendo apenas após exposição prolongada ou severa. É interessante salientar que essa tendência de que a perda auditiva induzida por ruído afete preferencialmente as regiões de alta frequência da cóclea permanece verdadeira, independentemente da frequência do ruído nocivo, e poderá estar relacionada com a ressonância do meato acústico externo.

A orelha interna é parcialmente protegida dos efeitos do ruído contínuo pelo reflexo acústico. Esse reflexo, que é desencadeado

Quadro 13-1 Intensidade relativa de ruídos comuns

	Nível de ruído (dBA)
Ruído recreacional	
Conversação normal	50-60
Cortador de grama	100
Motocicleta	110
Motoneve ou trenó motorizado	110
Fogos de artifício	150
Armas de caça	160
Ruído industrial (média de muitas ocupações)	
Impressão e publicação	90
Transporte de caminhão	90
Enlatamento de alimentos	100
Máquinas agrícolas	100
Fábrica têxtil	100
Serraria e produtos de madeira	100
Refinamento de petróleo	110
Produtos metálicos	100
Mineração, subsolo	110
Equipamento pesado	110
Operações com ferramentas metálicas	110
Aeroporto militar	120

quando a orelha é submetida a um ruído superior a 90 dB, induz a contração dos músculos da orelha média (o músculo estapédio [do estribo] e o músculo tensor do tímpano), enrijecendo, dessa forma, o sistema condutivo e reduzindo a quantidade de som que entra na orelha interna (isso ocorre apenas com as frequências inferiores a aproximadamente 2 kHz). Como esse reflexo protetor é mediado em nível neural, o seu aparecimento é retardado por um período de 25 a 150 milissegundos, dependendo da intensidade do som. Portanto, o efeito biológico do ruído de impulso não é tão amortecido como o efeito do ruído contínuo.

▶ Trauma acústico

Enquanto a maior parte das perdas auditivas induzidas por ruídos resulta de uma exposição continuada, o trauma acústico, definido como um deslocamento permanente de limiar a partir de uma única exposição, poderá resultar de uma breve exposição a ruídos muito altos. Em alguns casos, poderá surgir após intensos ruídos de impulso; em outros casos, poderá acompanhar uma única explosão. Lesões causadas por explosões podem resultar em pressões que comprometam estruturas da orelha média, como a membrana timpânica. Ferimentos por explosões não apenas geram ruídos de impulso, como, também, poderão lesionar a orelha por meio da geração de pressões excessivas e, até mesmo, de produtos da combustão por calor, que poderão romper a membrana timpânica. Embora seja menos comum, uma redução aguda na audição também poderá ocorrer após períodos únicos de exposição ao ruído contínuo. Por exemplo, várias horas de exposição desprotegida a uma turbina de jato, que produz sons na faixa de 120 a 140 dB, poderão ocasionar uma lesão permanente da cóclea.

▶ Achados clínicos na PAIR e na PARI

Pacientes com PAIR e/ou PARI se queixam frequentemente de deterioração gradativa da audição. A queixa mais comum é a dificuldade de compreender a fala, em especial, na presença de ruídos de fundo competitivos. Como esses pacientes apresentam um viés de alta frequência para a sua perda auditiva, escutam melhor os sons das vogais do que os sons das consoantes. Esse fato leva a uma distorção dos sons da fala quando provenientes de indivíduos que possuem vozes mais agudas (p. ex., mulheres e crianças). O ruído de fundo, que é geralmente um viés de baixa frequência, mascara a parte mais bem preservada do espectro auditivo e, posteriormente, exacerba os problemas com a compreensão da fala.

Todos os tipos de perda auditiva são frequentemente acompanhados por zumbido (tinido). A maioria dos pacientes costuma descrever um som tonal de alta frequência (toque de campainha), porém, algumas vezes, o som apresenta um tom mais baixo (zumbido, sopro ou assobio) ou, até mesmo, não tonal (estouro ou estalido). Essa sensação pode ser intermitente ou contínua e poderá ser exacerbada por exposição posterior ao ruído. O tinido geralmente incomoda mais os pacientes quando existe pouco ruído ambiental. Portanto, alguns pacientes podem se queixar de incapacidade para pegar no sono ou para se concentrar quando se encontram em um ambiente muito silencioso.

No exame com o diapasão, o paciente ouve melhor pela condução por via respiratória do que por via óssea, o que indica uma perda auditiva neurossensorial. O exame audiométrico normalmente revela uma perda auditiva neurossensorial predominantemente de alta frequência, em ambas as condições de PAIR e PARI; na PAIR, em geral, ocorre uma queda máxima dos limiares dos tons puros, próxima a 4.000 Hz, observada no audiograma de tons puros (Figs. 13-1 e 13-2).

A onda de 4.000 Hz, que aparece, com frequência, relativamente cedo na exposição do trabalhador ao ruído nocivo, em geral, será ampliada com a continuidade da exposição; portanto, as frequências inferiores e superiores serão afetadas de alguma forma mais tarde, caso a exposição seja mantida. Como os limiares mais importantes para a compreensão da fala humana se situam entre 500 e 3.000 Hz, as dificuldades significativas na conversação não aparecem até que as frequências iguais ou inferiores a 3.000 Hz sejam afetadas. O índice de discriminação da fala é normal nos estágios iniciais da perda auditiva induzida por ruído, mas poderá piorar conforme a perda se torne mais grave. Devido à grande variabilidade, o diagnóstico da perda auditiva induzida por ruído nem sempre pode ser eliminado ou estabelecido pela forma do audiograma.

Embora a perda auditiva na PAIR seja bilateral, a assimetria poderá ser observada, particularmente quando a fonte do ruído for lateralizada (p. ex., tiro de rifle ou espingarda). O tinido (toque de campainha ou zumbido) poderá estar, ou não, presente. O tinido é uma queixa subjetiva, e suas avaliações se baseiam na capacidade do paciente em combinar o estímulo sonoro em altura e frequência. Em geral, o campo do tinido é próximo à frequência da perda auditiva máxima observada no audiograma e se situa aproximadamente 5 dB acima daquele limiar em altura. O tinido é bloqueado com frequência pelo ruído ambiente. A presença do tinido na ausência de perda auditiva provavelmente não está relacionada à exposição ao ruído.

Indivíduos que sofreram trauma acústico poderão se apresentar com uma variedade de padrões audiométricos. Esses pacientes apresentam zumbido com frequência, e alguns mostrarão sintomas de hiperacusia e, ocasionalmente, vertigens.

▶ Prevenção

A Occupational Safety and Health Administration (OSHA) regulamenta a exposição ao ruído durante uma média ponderada de tempo (TWA – *time-weighted average*) igual ou superior a 8 horas para 85 dBA, o limiar biológico aproximado acima do qual é possível sofrer alterações permanentes na audição. Acima de uma TWA de 85 dBA, a OSHA exige o envolvimento em um programa de conservação auditiva (PCA).

Um PCA é o método conhecido para prevenir a perda auditiva induzida por ruído no ambiente ocupacional. Embora exista uma tendência a se pensar que a "conservação auditiva" é a provisão de testes audiométricos e de proteção auditiva, sabe-se que muito mais que isso é necessário. Um PCA eficaz integra os seguintes elementos no programa:

1. Monitoramento do ruído
2. Controles técnicos
3. Controles administrativos
4. Educação do trabalhador
5. Seleção e uso de equipamentos de proteção auditiva (EPAs)
6. Avaliações audiométricas periódicas

A conservação dos registros também é importante, e a OSHA requer que a PAIR seja registrada no formulário 300 OSHA, *300 Log of Injuries and Illnesses*. Se um audiograma de um empregado revelar uma mudança do limiar padrão (STS, do inglês, *Standard Threshold Shift*) relacionada com o trabalho (deslocamentos de 10 dB na acuidade auditiva), em uma ou ambas as orelhas, e o seu nível de audição total está a 25 dB ou mais acima do zero audiométrico (com média avaliada em 2.000, 3.000 e 4.000 Hz), na(s) mesma(s) orelha(s) em que a STS foi observada, então, o empregador deverá registrar o caso na Seção M(5) do formulário da OSHA 300 Log. Em casos com a intenção de registro de lesões e doenças, a mudança do limiar padrão é, às vezes, referida como uma *mudança de limiar registrável*. É importante mencionar que, antes de registrar uma perda auditiva, os empregadores devem procurar a consultoria de um médico ou de outro profissional de saúde reconhecido, para determinar se a perda está relacionada com o trabalho, estabelecer ajustes para a presbiacusia e realizar testes de audição adicionais, a fim de verificar a persistência da perda auditiva. Os elementos do PCA serão expostos brevemente a seguir.

A. Monitoramento do ruído

Se houver razão para acreditar que a exposição ao ruído no trabalho será igual ou superior a uma TWA de 85 dBA, então, o monitoramento do ruído se fará necessário. Uma estratégia de amostragem deverá ser elaborada para identificar todos os trabalhadores que precisam ser incluídos no PCA. Caso haja uma mudança na produção, no processo, no equipamento ou nos controles que afetariam a exposição dos trabalhadores, os testes de monitoramento de ruído deverão ser repetidos.

B. Controles técnicos

As informações adquiridas durante o monitoramento do ruído (em particular, a análise da oitava faixa, que indica o nível de som nas frequências selecionadas) podem ser usadas para elaborar os controles técnicos do ruído. Os técnicos desenvolvem as possíveis soluções necessárias em relação à fonte (que está gerando o ruído), à via (o caminho ou os caminhos que o ruído gerado percorre) e aos receptores (os trabalhadores expostos ao ruído). Os controles de ruídos podem envolver o uso de gabinetes (para isolar fontes ou receptores), barreiras (para reduzir a energia acústica ao longo da via) ou distância (para aumentar a via e, dessa forma, reduzir a energia acústica para o receptor), para reduzir a exposição do trabalhador ao ruído. Em geral, os controles técnicos são preferidos, porém, nem sempre são praticáveis, devido aos seus custos e limites tecnológicos.

C. Controles administrativos

Os controles administrativos incluem: (1) a redução da quantidade de tempo em que um determinado trabalhador poderá ser exposto a uma fonte de ruído, para impedir que a média ponderada de tempo de exposição alcance 85 dBA e (2) o estabelecimento de diretrizes de compras para impedir a introdução de equipamentos que aumentem a dose de ruído para o trabalhador. Embora sejam medidas teoricamente simples, a implantação de controles administrativos requer compromisso da gestão e constante supervisão, em particular, na ausência de controles técnicos ou de proteção pessoal. Em geral, os controles administrativos são usados como um adjunto para as estratégias de controle de ruído existentes no PCA, não como estratégia exclusiva para o controle da exposição ao ruído.

D. Educação do trabalhador

Trabalhadores e gerentes devem compreender os efeitos potencialmente nocivos do ruído para satisfazer a OSHA e, mais importante, garantir que o PCA tenha sucesso na prevenção da perda auditiva induzida pelo ruído. Um bom programa de educação do trabalhador descreve: (1) os objetivos do programa, (2) os perigos do ruído existente, (3) como ocorrem as perdas auditivas, (4) o propósito do teste audiométrico e (5) o que os trabalhadores podem fazer para se proteger. Além disso, os papéis e as responsabilidades do empregador e dos trabalhadores deverão ficar bem claros. O treinamento deverá ser fornecido anualmente para todos os trabalhadores incluídos no PCA. As oportunidades para manter o alerta ocorrem durante encontros periódicos sobre segurança, assim como durante as consultas para a realização dos testes audiométricos, quando são explicados os resultados desses testes.

E. Equipamentos de proteção auditiva

Os equipamentos de proteção auditiva (EPAs) estão disponíveis em uma variedade de tipos produzidos por diversos fabricantes. Existem três tipos básicos de EPAs: (1) dispositivos ou plugues auriculares, ou *aurais* (pré-moldados, moldáveis e personalizados), (2) dispositivos de inserção, ou *semiaurais* (com uma banda que comprime cada extremidade contra a entrada do meato acústico externo) e (3) abafadores auriculares, ou *circum-aurais*

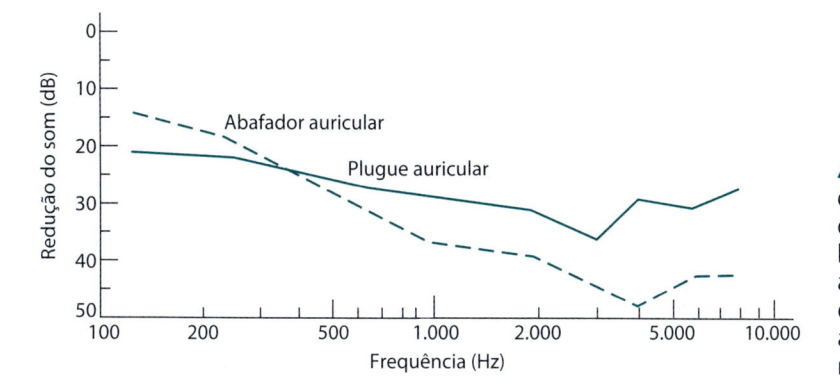

▲ **Figura 13-6** Comparação das propriedades de atenuação de um plugue auricular do tipo moldado e de um protetor auricular do tipo abafador. Observar que o plugue auricular oferece maior atenuação das frequências mais baixas, enquanto o abafador auricular é mais eficiente nas frequências mais altas.

(que envolvem a orelha). Cada um desses tipos de equipamento possui vantagens e desvantagens, que variam de acordo com a atividade do trabalhador, o equipamento e as características do ruído e do ambiente de trabalho (Fig. 13-6). A seleção dos EPAs apropriados deverá incluir informações fornecidas pelo sanitarista industrial, pelo fonoaudiólogo, pelo médico do trabalho e, obviamente, pelos trabalhadores que farão uso desses equipamentos. Embora o PCA seja desencadeado pela presença de níveis de ruído iguais ou superiores a 85 dBA por uma TWA de 8 horas, os EPAs devem atenuar a exposição do trabalhador a ruídos iguais ou inferiores a 90 dBA por uma TWA de 8 horas, o nível de exposição ao ruído permitido (PEL, *permissible exposure level*) pela OSHA pelo período de 8 horas.

É importante observar que – na presença de ruídos nocivos – os EPAs deverão atenuar a exposição para um valor igual ou inferior a 85 dBA por uma TWA de 8 horas, no caso de trabalhadores que tenham sofrido uma mudança do limiar padrão. Essa exigência também se aplica aos empregados que ainda não tenham realizado suas audiometrias iniciais. Em geral, recomenda-se o uso de EPAs pelos empregados expostos aos níveis de ruído iguais ou superiores a 85 dBA por uma TWA.

F. Avaliações audiométricas

Os testes audiométricos representam o único meio quantitativo de avaliar a eficiência total de um programa de conservação auditiva. Um programa de testes audiométricos adequadamente gerenciados, supervisionado por um fonoaudiólogo ou por um médico que seja treinado e experiente em conservação auditiva ocupacional, detectará mudanças na resposta ao ruído ambiental que, de outra forma, passariam despercebidas. Os resultados de testes audiométricos deverão ser compartilhados com os empregados para garantir a sua eficácia. Os resultados finais ou as tendências observadas no programa de testes audiométricos podem ser usados para ajustar o PCA, ou seja, para determinar que tipos de EPAs oferecer aos empregados ou identificar onde se faz necessário um treinamento adicional do empregado.

▶ Índices de redução de ruído e seleção de equipamentos de proteção auditiva

Todos os EPAs vendidos nos Estados Unidos são aferidos para um valor padronizado conhecido como *índice de redução de ruído* (IRR). Os fabricantes de EPAs são recrutados pela Agência de Proteção Ambiental para que seus produtos sejam testados, a fim de obter um IRR antes de sua colocação no mercado. Os IRRs (listados em decibéis) se baseiam nos dados laboratoriais de atenuação alcançados em condições ideais. A real redução do ruído, alcançada em condições de campo, utilizando-se qualquer EPA, será muito inferior ao IRR. O ajuste do IRR é recomendado antes que um equipamento seja escolhido para o seu uso na prática, como será explicado adiante.

A. Ajuste da escala ponderada

Dependendo do método de monitoramento utilizado para determinar a exposição ao ruído, poderá ser necessário um ajuste inicial do IRR de um equipamento específico. Por exemplo, se os níveis de ruído do local de trabalho são determinados com o uso da escala C (dBC) na instrumentação de monitoramento, o IRR atribuído pode ser subtraído diretamente da real medida dos níveis de ruído, por uma TWA, para determinar a "aferição" legal do equipamento selecionado, relativa ao critério regulador da exposição a 90 dBA por uma TWA (ou para os empregados que [1] apresentaram mudanças do limiar padrão ou [2] ainda não realizaram suas audiometrias iniciais, com o critério de exposição a 85 dBA por uma TWA).

Se os níveis de ruído do local de trabalho são determinados com o uso da escala A (dBA) na instrumentação de monitoramento, o IRR atribuído deverá sofrer uma redução de 7 dB, antes de ser subtraído da real medida dos níveis de ruído, por uma TWA, para determinar a "aferição" legal do equipamento selecionado, relativa ao critério regulador da exposição a 90 dBA por uma TWA (ou para os empregados que [1] apresentaram mudanças do limiar padrão ou [2] ainda não realizaram suas audiometrias iniciais, com o critério de exposição a 85 dBA por uma TWA).

O ajuste da escala A é necessário porque essa escala aproxima a resposta da orelha humana às frequências da fala e reduz muito a energia acústica das frequências baixas e altas que estão presentes no ambiente de trabalho. Como a escala C é essencialmente estável (não ponderada) em todo o espectro das frequências audíveis, toda a energia acústica presente está integrada na avaliação, e não há necessidade de ajustes.

B. Redução da aferição

A eficiência dos EPAs depende do seu uso adequado. Os IRRs são obtidos no laboratório em condições ideais e refletem a atenuação que seria alcançada ou excedida por 98% dos indivíduos submetidos a essa situação "ideal". Para prever o IRR dos EPAs mais precisamente (e conservadoramente) durante o uso real, o IRR do produto deverá ser reduzido. Na auditoria dos programas de conservação auditiva, a OSHA reduz o IRR atribuído (após o ajuste da escala ponderada, quando necessário) pela metade (50%), para *todos* os tipos de EPAs, a fim de determinar o "desempenho relativo". Como um exemplo típico, se um equipamento possui um IRR de 29 e as avaliações de ruído no local de trabalho foram feitas utilizando-se a escala A, então, a atenuação de campo do equipamento prevista pela OSHA seria (29-7)/2 = 11 dB. Espera-se que tal equipamento forneça proteção (de acordo com o PEL pela OSHA para 90 dBA) na presença de níveis de ruído de até 101 (90+11) por uma TWA de 8 horas. Como um exemplo de uma situação pior, a não realização do ajuste para as avaliações de ruído na escala A, junto ao fato de não se proceder a redução de 50% na aferição, poderia levar um avaliador desinformado a acreditar, de forma errada, que esse mesmo EPA protegeria em ambientes com níveis de ruído iguais ou inferiores a 119 (90+29) dBA por uma TWA.

O National Institute for Occupational Safety and Health (NIOSH) recomenda um esquema variável para a redução da aferição dos IRRs. Por exemplo, os abafadores auditivos sofrem uma redução de 25%, os plugues auditivos moldáveis são reduzidos em 50% e todos os outros plugues auditivos sofrem uma redução de 70%. Esse esquema poderá refletir, mais precisamente, a atenuação que se pode esperar para os vários tipos de EPAs em condições do "mundo real". É bom lembrar que a redução da aferição de um EPA não é estritamente exigida pela OSHA, porém, fornece uma estimativa conservadora da provável atenuação que será alcançada na prática.

C. EPAs combinados

Os EPAs podem ser combinados (i.e., usar plugues auditivos e abafadores auditivos) para fornecer mais proteção em ambientes de ruído elevado. Entretanto, os IRRs dos equipamentos combinados não são somados para se determinar a redução do ruído total. Nessas circunstâncias, a OSHA aconselha, a seus inspetores, que adicionem 5 dB após o ajuste da escala ponderada ter sido aplicado ao equipamento com o IRR *mais elevado* (mais uma vez, a OSHA não exige a redução de aferição de 50%). Essa é uma estratégia conservadora para determinar a atenuação combinada, mas a verdadeira atenuação (e proteção) no campo é provavelmente maior. Na prática, a proteção dupla poderá ser inadequada quando os níveis de ruído excederem 105 dBA por uma TWA.

D. Provisão do EPA *versus* fiscalização do EPA

Quando os níveis de ruído forem iguais ou superiores a 85 dBA por uma TWA de 8 horas (uma dose de ruído de 50%), porém, inferiores a 90 dBA (uma dose de ruído de 100%), os EPAs *deverão* estar disponíveis para os trabalhadores expostos. No caso de uma TWA de 8 horas para níveis de ruído iguais ou superiores a 90 dBA, entretanto, os EPAs deverão ser fornecidos aos trabalhadores e o seu uso adequado deverá ser fiscalizado pelo empregador (exceções: [1] os empregados com mudança de limiar padrão deverão receber EPAs quando os níveis de ruído forem iguais ou superiores a 85 dBA por uma TWA de 8 horas e [2] os empregados que ainda não tenham sido submetidos aos testes audiométricos deverão receber EPAs). Uma considerável variedade de EPAs deverá estar disponível. O ajuste da escala ponderada do IRR deverá ser aplicado, e é aconselhável que se faça uma redução da aferição que ajustará o IRR para assegurar a proteção adequada do trabalhador.

▶ Tratamento

Não existe tratamento clínico ou cirúrgico disponível para reverter os efeitos da PAIR. Após o estabelecimento do diagnóstico pelo exame otológico e pelo desempenho em uma bateria de testes audiométricos, o médico deverá informar, ao paciente, as prováveis consequências da exposição continuada ao ruído excessivo e deverá recomendar técnicas para evitar um comprometimento posterior causado pelo ruído. A amplificação da audição é reservada para pacientes com audição socialmente comprometida.

Os aparelhos auditivos deverão ser ajustados cuidadosamente, de modo a atender, da melhor forma, às necessidades do indivíduo em relação às preferências e ao ganho da frequência. Na perda auditiva bilateral, a amplificação bilateral geralmente fornece reabilitação mais satisfatória. O fato de tentar ou não a amplificação auditiva é uma decisão do paciente. Um critério racional de encaminhamento a um profissional, para que seja feita uma avaliação auditiva, é um limiar de percepção da fala superior a 25 dB ou um índice de discriminação da fala inferior a 80% quando as palavras forem apresentadas em um nível de conversação normal de 50 dB HL. Em pacientes com perda auditiva de alta frequência e audição relativamente normal de baixa frequência, os equipamentos auditivos costumam ser mais necessários para aqueles que apresentam uma perda auditiva significativa a 2.000 Hz no audiograma de tons puros. Um candidato limítrofe pode ser um indivíduo com audição normal a 1.500 Hz, uma perda mínima a 2.000 Hz e uma perda moderada ou maior em frequência igual ou superior a 3.000 Hz.

Os equipamentos auditivos mais antigos usavam circuitos analógicos, que possuíam capacidade limitada para se ajustar à configuração audiométrica do paciente e para compensar a recuperação. Quase todos os equipamentos auditivos atuais usam circuitos digitais, que modificam a entrada do som para melhorar a fala e reduzem o nível de ruído ambiente. Essa supressão de ruído permite um ganho superior antes de produzir o retorno audível (supressão). Os equipamentos auditivos digitais também permitem o uso de microfones múltiplos e direcionais. Os equipamentos auditivos programáveis podem conter vários programas para permitir, ao usuário, o ajuste aos vários ruídos do ambiente.

Os equipamentos auditivos também se diferenciam pelo estilo. O maior, mais poderoso e ajustável é o aparelho usado por trás da orelha (BTE). Também existem os aparelhos intra-auricular (ITE), intracanal (ITC) e microcanal (CIC). O CIC é o menor, porém, o mais difícil de ser ajustado e o menos poderoso.

Antes de comprar um aparelho auditivo, o paciente deverá se submeter a uma avaliação para o uso de um equipamento auditivo e passar por um período de experiência em que possa utilizar o equipamento em várias circunstâncias. A disposição de um paciente para fazer uso de um equipamento auditivo dependerá de vários fatores, incluindo considerações cosméticas e preocupações a respeito da sua capacidade para colocar o equipamento e manipular seus controles. Diversos outros instrumentos engenhosos, conhecidos como *equipamentos de audição auxiliares*, estão disponíveis para aumentar a compreensão em pequenos ou grandes grupos (p. ex., em encontros de negócios ou convenções), com o uso do telefone e de vários meios audiovisuais, como a televisão. A maioria desses equipamentos trabalha com transmissão sem fio de sinais de FM ou feixes de luz infravermelha. Classes de reabilitação auricular, formadas para aumentar a capacidade do paciente em compreender a fala, também poderão auxiliar e, geralmente, estão disponíveis nas áreas urbanas.

Não há cura para o zumbido resultante da perda auditiva induzida pelo ruído ou por qualquer outra causa, embora estejam disponíveis várias medidas para o seu melhoramento. Na ausência de lesão posterior da orelha interna, o zumbido poderá diminuir gradualmente, em geral, durante algumas semanas a meses. É habitual que um grau sutil de zumbido persista, sendo especialmente óbvio quando o paciente se encontra em um ambiente silencioso. Para o caso de alguns pacientes que possam achar esses procedimentos muito incômodos, a terapia musical, na qual a música ou outros sons são apresentados, costuma ser de grande ajuda. Em pacientes com perda auditiva significativa, o tratamento mais bem-sucedido poderá ser a amplificação auditiva adequada. Equipamentos auditivos modificados (mascaradores do tinido), elaborados para produzir ruídos dissimuladores, em geral, têm apresentado sucesso limitado. O uso de *biofeedback* e aconselhamento (p. ex., terapia cognitivo-comportamental) têm ajudado alguns pacientes a reduzir o seu zumbido. A terapia musical e o aconselhamento são geralmente combinados em programas como a "terapia de reciclagem do zumbido". Costuma ser necessário o encaminhamento a um psiquiatra para controlar a depressão associada.

▶ Prognóstico

A audição de pacientes com PAIR se estabilizará, se o paciente for privado do estímulo nocivo. Caso não se estabilize, a audição continuará a se deteriorar, levando, por fim, ao comprometimento severo da audição de alta frequência. Embora a proteção auditiva adequada seja essencial e deva ser sempre recomendada, outros fatores também poderão desempenhar um papel no prognóstico do paciente. A PARI se somará à perda induzida pelo ruído, conforme o paciente for envelhecendo.

▶ Terapias futuras

No sistema auditivo dos mamíferos, a perda das células ciliadas, resultante do envelhecimento, de fármacos ototóxicos, infecções, ruído e outras causas, é irreversível e leva à perda auditiva neurossensorial permanente. Para restabelecer a audição, é necessário gerar novas células ciliadas funcionais. O advento de novas estratégias, como a terapia gênica, o transplante das células-tronco embrionárias e das células-tronco neurais e a genômica, poderá gerar métodos para induzir a regeneração das células ciliadas e reparar o órgão vestibulococlear dos mamíferos.

PERDA AUDITIVA CAUSADA POR TRAUMA FÍSICO

▶ Etiologia e patogênese

Um amplo espectro de lesões pode causar trauma às orelhas. A contusão da cabeça representa, de longe, a causa mais comum de perda auditiva traumática. Um golpe na cabeça cria uma onda de pressão no crânio que é transmitida pelos ossos, de forma semelhante ao modo em que uma onda de pressão é conduzida no ar, pelo mecanismo condutor da orelha. A lesão coclear observada após um trauma sem cortes da cabeça lembra muito, tanto histológica quanto audiologicamente, a lesão induzida por trauma acústico de alta intensidade. Acidentes de motocicleta representam a principal causa de contusão da cabeça e contribuem para aproximadamente 50% das lesões ósseas temporais. As lesões penetrantes do osso temporal são relativamente raras, responsáveis por pouco menos de 10% dos casos. Outras causas ocupacionais de lesão auditiva incluem quedas, explosões e queimaduras por substâncias cáusticas, chamas ou produtos de solda que penetram no meato acústico externo.

▶ Exame e tratamento

No paciente consciente, a audição deverá ser avaliada imediatamente com um diapasão de 512 Hz. Mesmo na orelha gravemente traumatizada e repleta de sangue, o som se lateralizará na direção da perda auditiva condutiva e para a direção oposta, no caso de uma perda neurossensorial. Exames audiométricos completos ("Avaliação da Audição") podem ser realizados após a estabilização do paciente. Este também deverá ser examinado à procura de sinais de lesão vestibular (nistagmo) e trauma do nervo facial (paralisia).

A. Lesões que causam perda auditiva condutiva

1. Trauma sem cortes da cabeça, com ou sem fratura do osso temporal, pode causar hematotímpano – um acúmulo de sangue na orelha média. Caso essa seja a única lesão, a audição geralmente se recupera em algumas semanas. Em casos raros, a contusão da cabeça poderá levar à separação dos ossos da orelha média (rompimento da cadeia ossicular formada pelos ossículos da audição).

2. Queimaduras que ocorrem quando um pouco de solda penetra na membrana timpânica, em geral, curam menos facilmente, levando, com frequência, às infecções crônicas.

3. O barotrauma poderá levar a uma perda auditiva condutiva, com líquido ou sangue atrás da membrana timpânica. Essa perda auditiva costuma ser transitória e se resolve em poucos dias a algumas semanas.

4. Perfurações traumáticas da membrana em geral são curadas espontaneamente, caso não se desenvolvam infecções secundárias (os pacientes deverão ser aconselhados a não molhar a orelha durante o período de cicatrização), embora a perda auditiva possa persistir.

A perda auditiva condutiva que persiste por mais de 3 meses após a lesão, habitualmente, é resultante de uma perfuração da membrana timpânica ou de um rompimento da cadeia ossicular (Fig. 13-4). Essas lesões são passíveis de reparo cirúrgico, em geral, após um retardo. O reparo será feito por enxerto da membrana timpânica ou por reconstrução da cadeia ossicular com homoenxerto ou materiais prostéticos, ou ambos.

B. Lesões que causam perda auditiva neurossensorial

O trauma da orelha interna advém mais comumente da contusão na cabeça. A concussão labiríntica ocorre frequentemente com vertigem transitória, perda auditiva potencialmente permanente e zumbido. O tratamento pressupõe ansiedade, com a administração de supressores vestibulares, como a meclizina, oferecendo alívio sintomático da vertigem.

O trauma também pode causar ruptura das membranas da janela do vestíbulo (janela oval) ou da janela da cóclea (janela redonda), o que poderá levar ao escapamento de líquidos da orelha interna para o interior da orelha média (fístula perilinfática). A maioria das fístulas perilinfáticas se cura espontaneamente. O escapamento perilinfático persistente é de difícil diagnóstico e requer tratamento cirúrgico, com o uso de material autógeno, para reparar o defeito. A maioria dos pacientes com fístulas confirmadas cirurgicamente sofre episódios recorrentes de vertigem e perda auditiva, em geral, relacionados temporariamente com o exercício físico vigoroso.

C. Lesões que causam perda auditiva neurossensorial e condutiva mista

As lesões do osso temporal algumas vezes envolvem as orelhas média e interna, levando à perda auditiva neurossensorial, condutiva e mista. As fraturas do osso temporal tendem a ocorrer ao longo das linhas que conectam os pontos de fraqueza na base do crânio. Clinicamente, essas fraturas podem ser divididas em dois padrões: longitudinais e transversas. As fraturas longitudinais são muito mais comuns (80% dos casos) e, em geral, resultam de um golpe na região lateral da cabeça. Envolvem as estruturas da orelha média com frequência, porém, caracteristicamente, poupam a orelha interna, levando a uma perda auditiva condutiva ou mista. As fraturas transversas são menos comuns (20% dos casos) e, em geral, advêm de um golpe severo na região occipital. A lesão intracraniana grave acompanha com frequência as fraturas transversas. É comum que essas fraturas atravessem a orelha interna e causem perda auditiva neurossensorial completa e morte labiríntica. As fraturas da orelha interna, habitualmente, são acompanhadas de vertigem grave que permanece por semanas ou até meses.

As fraturas ósseas temporais são reconhecidas clinicamente pela presença de sangue, líquido cerebrospinal ou ambos, no meato acústico externo, ou pela presença de sangue, na orelha média, atrás da membrana timpânica intacta. O meato acústico externo deverá ser limpo com cuidado, usando uma sucção estéril para avaliar a integridade da membrana timpânica. Sob nenhuma circunstância, a irrigação de uma orelha recentemente traumatizada deverá ser realizada. O sinal de Battle (equimoses em torno da região mastoidea) pode ser observado ocasionalmente. O diagnóstico definitivo requer a realização de uma TC de alta resolução para demonstrar as linhas de fratura.

PERDA AUDITIVA OTOTÓXICA

▶ Etiologia e patogênese

A perda auditiva ototóxica resulta da exposição às substâncias químicas que lesionam a cóclea. A maioria das ototoxinas lesiona as células ciliadas diretamente ou por meio do rompimento dos mecanismos homeostáticos cocleares. Na maioria dos casos, a perda auditiva ototóxica se origina do uso de medicamentos como os antibióticos aminoglicosídeos (p. ex., neomicina), agentes antineoplásicos contendo platina (p. ex., cisplatina), diuréticos da alça (p. ex., furosemida) e salicilatos (p. ex., ácido acetilsalicílico). As últimas duas classes de fármacos causam perda auditiva apenas temporária, que se resolverá com a interrupção de sua administração.

Nas indústrias com ambientes de trabalho ruidosos, os trabalhadores que estão sendo tratados com medicamentos potencialmente ototóxicos poderão apresentar risco aumentado para perda auditiva, pois a combinação de alguns tratamentos à base de fármacos ototóxicos, com o trauma pelo ruído, pode levar a um maior grau de perda auditiva do que seria causada por um dos itens isolados. Entretanto, ácido acetilsalicílico provavelmente não está associado a uma probabilidade aumentada de PAIR.

A perda auditiva poderá resultar da exposição às substâncias ototóxicas no local de trabalho. Metais pesados, incluindo arsênio, cobalto, chumbo, lítio, mercúrio e tório, têm sido reconhecidos como possuidores de potencial ototóxico. Outras substâncias químicas que podem ser ototóxicas incluem: cianeto, benzeno, corantes de anilina, iodo, clorofenotano, dimetil-sulfóxido, dinitrofenol, propilenoglicol, metilmercúrio, bromato de potássio, dissulfeto de carbono, monóxido de carbono, tetracloreto de carbono e solventes industriais, como o estireno e o tolueno.

▶ Prevenção

As ototoxinas medicinais devem ser administradas na dose mais baixa compatível com a eficiência terapêutica. Os níveis séricos mínimos e máximos de aminoglicosídeos devem ser monitorados para reduzir o risco de dosagens excessivas. A administração simultânea de múltiplos fármacos ototóxicos deverá ser evitada, quando possível, para minimizar os efeitos sinergísticos. Indivíduos com perda auditiva sensitiva e comprometimento da função renal ou hepática preexistentes se encontram em risco substancialmente elevado. A identificação desses trabalhadores que se encontram em risco elevado de perda auditiva ototóxica é importante para evitar essa complicação. A avaliação audiométrica é apropriada para identificar e monitorar a exposição ototóxica.

ASPECTOS MÉDICO-LEGAIS

Cálculo da perda auditiva biauricular

Apenas um método para o cálculo da gravidade da perda auditiva se encontra em uso generalizado. O atual método desenvolvido pela American Academy of Otolaryngology and Head and Neck Surgery (AAO-HNS) é o seguinte: (1) O nível médio do limiar auditivo a 500, 1.000, 2.000 e 3.000 Hz é calculado para cada orelha. (2) A porcentagem do comprometimento de cada orelha (a perda monoauricular) é calculada multiplicando-se o valor pelo qual a média anterior excede 25 dBA (limite inferior), por 1,5, até um máximo de 100%, que é alcançado a 92 dBA (limite superior). (3) A deficiência auditiva (avaliação biauricular) deve ser calculada em seguida, multiplicando-se a menor porcentagem (orelha melhor), por 5, adicionando esse valor à maior porcentagem (orelha pior) e dividindo o total por 6.

O *AMA Guides to the Evaluation of Permanent Impairment* (6ª edição) descreve cálculos idênticos para se avaliar uma porcentagem da "lesão auditiva biauricular" (BHI) de acordo com a AAO-HNS. Além disso, o *AMA Guides* permite a adição de até 5% nos casos da presença de zumbido, caso este cause impacto na capacidade para realizar atividades da vida diária. O método *AMA* para estimar a BHI tem sido validado contra a própria informação do paciente sobre sua incapacidade de audição e é usado na maioria dos programas estaduais e federais de indenização dos trabalhadores.

Para que os cálculos anteriores sejam válidos, o audiômetro utilizado deverá ser conferido diariamente e calibrado de forma periódica por uma agência independente. A cabine usada para o teste deverá se encaixar nos padrões de níveis de ruído ambiente estabelecidos pelo American National Standards Institute (ANSI) em 1977.

É importante prestar atenção em relação ao cálculo da porcentagem da perda auditiva com base em audiogramas mais antigos. Diferentes padrões para a avaliação da audição eram usados antes do estabelecimento do atual padrão pela ANSI em 1969. De 1964 a 1969, o padrão da International Standards Organization (ISO) foi muito utilizado; este é essencialmente o mesmo atual padrão ANSI, não sendo necessária conversão alguma. Entretanto, de 1951 a 1964, e em alguns casos até 1969, foi usado o padrão da American Standards Association (ASA), e os audiogramas obtidos nesse período precisam ser convertidos para o uso na fórmula anterior. Para se converter um audiograma do padrão ASA para o ANSI, adicionam-se 14 dB a 500 Hz, 10 dB a 1.000 Hz, 8,5 dB a 2.000 Hz, 8,5 dB a 3.000 Hz, 6 dB a 4.000 Hz e 9,5 dB a 6.000 Hz. Em casos em que o limiar a 3.000 Hz não foi avaliado, poderá ser substituído pela média de 2.000 e 4.000 Hz.

Avaliação do comprometimento

Conforme indicado anteriormente, a faixa normal do limiar de recepção da fala se situa entre 0 e 20 dB, com perdas de 25 a 40 dB, referidas como *mínimas*, 40 a 55 dB, chamadas de *moderadas*, 55 a 70, como *moderadamente severas*, 70 a 90 dB, chamadas de *severas*, e superiores a 90 dB, referidas como *perdas auditivas profundas*. É claro que a extensão da incapacidade apresentada pelo paciente dependerá de diversos fatores psicológicos, sociais e relativos ao trabalho. A avaliação da aptidão de um indivíduo para o trabalho requer conhecimento sobre as várias tarefas realizadas por ele. Alguns aspectos relacionados com o trabalho que deverão ser considerados incluem o nível de comunicação, com os companheiros e outros, necessário para o emprego, o tipo de comunicação (p. ex., pessoal ou pelo telefone) e a necessidade de ser capaz de ouvir sinais de alerta ou alarmes de avisos de emergência.

Para se enquadrar nas normas da Administração da Segurança Social norte-americana para a total incapacidade resultante de uma lesão auditiva, um indivíduo deverá apresentar (1) um limiar auditivo médio igual ou superior a 90 dB para sua melhor orelha, com base nas vias de condução aérea e óssea a 500, 1.000 e 2.000 Hz, ou (2) um índice de discriminação da fala igual ou inferior a 40% para sua melhor orelha. Em ambos os casos, a audição não deverá ser recuperável por equipamentos de amplificação auditiva.

Indenização pela perda auditiva ocupacional

Não existe sistema de vigilância ou de notificação de acidentes para os casos de perda auditiva. Sendo assim, não há disponibilidade de dados abrangentes sobre o impacto econômico da perda auditiva. O U.S. Department of Labor (DOL) informa que o valor médio que um trabalhador do governo recebe por perda auditiva é de aproximadamente US$ 6.000,00. Esse valor é consideravelmente superior à média estabelecida e recebida por trabalhadores engajados nos programas de indenização de trabalhadores do Estado. O DOL trata as perdas auditivas graves ou aceleradas da mesma maneira que as perdas totalmente precipitadas ou proximamente causadas pelo emprego do paciente. Em outras palavras, os casos de perdas auditivas anteriores à contratação dos empregados não são deduzidos quando a porcentagem de perda é calculada. Por outro lado, as regulamentações locais e do governo estadual levam em conta o nível de perda auditiva preexistente com frequência, e algumas usam fórmulas para corrigir a progressão antecipada da PARI no cálculo das indenizações.

A relação entre a PAIR e a PARI é complexa. Muitos estudos tentaram abortar a situação do trabalhador que envelhece e é exposto a um ruído nocivo durante um longo período de tempo. A opinião mais aceita é de que ambas as condições são essencialmente aditivas.

REFERÊNCIAS

CDC: Workplace Safety and Health Topics. Noise and Hearing Loss Prevention. http://www.cdc.gov/niosh/topics/noise/.

Marlenga B: Determinants of early-stage hearing loss among a cohort of young workers with 16-year follow-up. Occup Environ Med 2012;69:479 [PMID: 22447644].

Thurston FE: The worker's ear: a history of noise-induced hearing loss. Am J Ind Med 2013. 56:367. [PMID: 22821731].

Tufts JB: Auditory fitness for duty. J Am Acad Audiol 2009;20:539 [PMID: 19902702].

■ QUESTÕES PARA AUTOAVALIAÇÃO

Escolha a única opção correta para cada questão.

Questão 1: Em um audiograma clínico:
a. a sensibilidade aos tons puros é avaliada pela via respiratória de condução usando-se um oscilador ósseo
b. os limiares são expressos em decibéis, com a faixa normal (para adultos jovens) a cada frequência de 0 a 40 dB HL
c. em caso de redução da condução por via respiratória ou por via óssea, existe uma perda auditiva neurossensorial
d. perdas condutivas são indicadas por um "intervalo ar-osso", no qual o limiar de condução aérea excede o limiar de condução óssea

Questão 2: O limiar de recepção da fala (LRF):
a. é a intensidade (em decibéis) na qual o ouvinte é capaz de repetir todas as palavras dissílabas compostas foneticamente equilibradas e conhecidas como *palavras compostas por aglutinação*
b. em geral não está em perfeita concordância com uma média de limiares de tons puros para frequências entre 500 e 2.000 Hz
c. apresenta uma faixa normal para adultos jovens entre 0 e 20 dB
d. quando superior a 50 dB é chamado de *perda auditiva profunda*

Questão 3: O teste de reconhecimento de fala em ruído (HINT):
a. mede a inteligibilidade da fala, porém, não incorpora o ruído do ambiente
b. utiliza uma fala mais realística do que os testes de fala convencionais (sentenças em vez de palavras isoladas)
c. não é usado para testar empregados do governo
d. simula situações auditivas específicas ocupacionais

Questão 4: A perda auditiva relacionada com a idade (PARI):
a. é uma deterioração rápida e progressiva da audição associada ao envelhecimento
b. deve ser distinguida do que se conhece como presbiacusia
c. é raramente associada a outras patologias da orelha interna
d. apresenta um amplo componente genético; a hereditariedade está próxima de 50%

Questão 5: A perda auditiva neurossensorial súbita idiopática (PANSI):
a. geralmente se desenvolve em 24 horas na ausência de fatores precipitadores
b. é quase sempre bilateral
c. raramente apresenta recuperação espontânea parcial ou completa
d. quando acompanhada de vertigem, apresenta um melhor prognóstico

Questão 6: A perda auditiva induzida pelo ruído (PAIR):
a. resulta mecanicamente do trauma ao epitélio sensitivo da cóclea e metabolicamente da geração de espécies reativas de oxigênio
b. não está relacionada com a duração ou intensidade da exposição
c. é inicialmente avaliada entre 500 e 3.000 Hz
d. em geral é mais grave em torno de 8.000 Hz

Questão 7: O reflexo acústico:
a. protege completamente a orelha interna dos efeitos do ruído contínuo
b. é desencadeado quando a orelha está sujeita a um ruído superior a 30 dB
c. aumenta a quantidade de som que penetra a orelha interna
d. tem o seu aparecimento retardado, dependendo da intensidade do som

Questão 8: A OSHA:
a. regulamenta a exposição a um ruído igual ou superior a 85 dBA por uma média ponderada de tempo (TWA) de 8 horas
b. requer a filiação a um programa de conservação auditiva no caso de um ruído superior a 50 dBA por uma TWA
c. não apresenta jurisdição sobre empregados de empresas privadas
d. fornece um sistema nacional de comunicação e vigilância para a perda auditiva

Questão 9: Os equipamentos protetores auditivos:
a. deverão estar disponíveis aos trabalhadores expostos quando os níveis de ruído forem iguais ou superiores a 85 dBA por uma TWA de 8 horas (uma dose de ruído de 50%), porém, inferiores a 90 dBA (uma dose de ruído de 100%)
b. deverão ser fornecidos pela OSHA ou agências estatais para todos os trabalhadores expostos
c. deverão ser fornecidos aos empregados que apresentem qualquer mudança do limiar padrão
d. deverão ser fornecidos aos empregados que ainda não tenham sido submetidos aos testes audiométricos iniciais

Questão 10: A perda auditiva ototóxica:
a. é o resultado da exposição às substâncias químicas que lesionam a cóclea
b. não é resultante do uso de medicamentos
c. não é resultante da exposição aos metais pesados
d. é rapidamente reversível com o uso de agentes queladores

Danos causados por riscos físicos

14

Peter D. Lichty, MD, MOH

Este capítulo discute os efeitos da exposição ocupacional a temperaturas extremas (frio e calor), eletricidade, radiação, alterações na pressão atmosférica, vibração e injeção por alta pressão sobre a saúde.

HIPOTERMIA (DANO CAUSADO POR FRIO)

Os danos causados pelo frio são classificados como sistêmicos ou localizados e como congelantes (p. ex., frostbite ou geladura) ou não congelantes (p. ex., pé de imersão). Os fatores que influenciam o risco de sofrer esses danos incluem: temperatura do ar ou da água, umidade, velocidade do vento, duração da exposição, tipo de equipamento ou roupas protetoras, tipo de trabalho que está sendo realizado e gasto de energia a ele associado, idade e condição de saúde do trabalhador.

Os trabalhadores em risco são expostos ao frio tanto em ambientes internos quanto externos, como embaladores de carne e outros que trabalham no interior de *freezers*, trabalhadores de construção, equipes de salas frias, pescadores, lenhadores, mergulhadores, carteiros, bombeiros, trabalhadores de serviços de reparação, equipes de busca e resgate e trabalhadores em manutenção de estradas. O risco de hipotermia aumenta com a idade e também será maior se o empregado estiver intoxicado com drogas ou álcool, estiver usando medicamentos como barbitúricos, antipsicóticos ou reserpina, for fumante ou apresentar insuficiência da suprarrenal, diabetes, mixedema, doença neurológica afetando a função hipotalâmica ou hipofisária ou causando lesão sensorial periférica, doença vascular periférica ou insuficiência cardiovascular causando redução do débito cardíaco.

1. Hipotermia sistêmica

▶ **Patogênese**

Hipotermia sistêmica é a redução da temperatura central do corpo para menos de 35°C. A hipotermia pode ocorrer em temperaturas ambientes de até 18,3°C ou na água em até 22,2°C.

Quando o corpo é exposto a ambientes frios, apresenta dois tipos de reação fisiológica normal: (1) constrição dos vasos sanguíneos superficiais da pele e do tecido subcutâneo, levando à conservação do calor e (2) aumento da produção do calor metabólico por meio do movimento voluntário e de arrepios. No caso da hipotermia sistêmica, as funções celulares e fisiológicas são reduzidas. O consumo de oxigênio é diminuído em aproximadamente 7% por grau Celsius, a repolarização miocárdica é retardada e a fibrilação ventricular é o principal dano.

▶ **Achados clínicos**

A história médica deverá conter as circunstâncias nas quais o paciente foi encontrado, a provável duração da exposição, as lesões ou ulcerações associadas, as condições clínicas preexistentes, o uso de álcool ou drogas e as alterações recentes do nível de consciência. Como o calor do corpo é perdido mais rapidamente quando a pessoa está molhada, imersa em água ou exausta, esses fatores deverão ser considerados.

O surgimento da hipotermia em geral é insidioso, sem quaisquer características específicas. No caso de hipotermia profunda, geralmente se observa diminuição da memória, redução ou ausência de calafrios e combatividade. Os achados iniciais poderão incluir sonolência, fala arrastada, irritabilidade, coordenação comprometida, fraqueza geral e letargia, diurese recente, e pele e rosto frios e inchados.

O exame físico em geral revela reflexos neurológicos diminuídos, reações musculares e mentais lentas, pulso fraco ou inexistente, arritmia, pressão sanguínea baixa e viscosidade sanguínea aumentada. O calafrio e a vasoconstrição periférica têm início na temperatura corporal de 35°C. A frequência cardíaca, a frequência respiratória e a pressão sanguínea diminuem com a redução da temperatura. Na hipotermia branda, entre 33 e 35°C, observam-se intensos calafrios que diminuem conforme a temperatura cai abaixo de 33°C, quando a rigidez muscular e articular se torna predominante.

A temperatura corporal deve ser medida com um termômetro ou um par termoelétrico sensível a temperaturas inferiores a 28°C, e a avaliação esofagiana ou retal profunda (15 cm) é a melhor. A temperatura poderá oscilar entre 25 e 35°C. Abaixo de 35°C, a consciência fica entorpecida, causando desorientação, pensamento irracional, esquecimento e alucinações. Abaixo de 30°C, observa-se o estado de semiconsciência e confusão. A condução nervosa é retardada, embora o sistema nervoso central esteja protegido de lesão isquêmica. A frequência respiratória cai para 7 a 12 respirações por minuto, e a motilidade gastrintestinal é reduzida ou interrompida. Poderá ocorrer hemoconcentração em decorrência da diurese e da perda de volume plasmático. Essa última ocorre devido ao edema subcutâneo, que é acompanhado pela elevação nos níveis de corticosteroides. A perda de consciência raramente ocorre em temperaturas superiores a 28°C.

A avaliação deverá incluir: hemograma completo, medição da glicose sanguínea, testes de função renal e hepática, eletrólitos, amilase e níveis de álcool e drogas, análise da urina, volume de urina, testes de coagulação, culturas de escarro e sangue, testes de função da tireoide, medidas de gases no sangue arterial com pH corrigido pela temperatura (adicionar 0,0147 unidade de pH para cada grau inferior a 37°C), radiografia de tórax e eletrocardiograma (ECG). Poderão ser observadas evidências de acidose metabólica, hipovolemia, elevação ou depressão da glicemia e insuficiência renal. O ECG poderá evidenciar uma onda J patognomônica na junção QRS-ST. O nível de consciência poderá piorar e o óbito poderá ocorrer em decorrência de fibrilação ventricular ou de parada cardíaca.

▶ **Prevenção**

O risco de hipotermia está diretamente relacionado com o índice de resfriamento pelo vento, que leva em conta tanto os efeitos da temperatura ambiente quanto da velocidade do vento. As normas para o estresse causado pelo frio são baseadas na velocidade do vento e na temperatura e pretendem impedir que a temperatura corporal alcance menos de 36°C (Tabela 14-1).

O índice de resfriamento pelo vento (IRV) pode ser calculado a partir de T e V, onde T é a temperatura do ar em graus Celsius (°C) e V é a velocidade do vento a 10 m de altitude em quilômetros por hora.

$$\text{IRV} = 13{,}12 + 0{,}6215T - 11{,}37V^{0,16} + 0{,}3965T \times V^{0,16}$$

A temperatura equivalente de resfriamento pelo vento (t_{ch}, "*windchill*"), a temperatura equivalente à existente na presença de vento suave (1,8 m/s), é dada por:

$$t_{ch} = (33 - \text{IRV}/22)°C$$

Quando t_{ch} atinge menos de -30°C, a pele exposta poderá congelar e quando t_{ch} for inferior a -60°C, a pele poderá congelar em 1 a 2 minutos.

A temperatura ambiente é medida com um termômetro de bulbo seco; a velocidade do vento é avaliada por um anemômetro padrão. Os períodos de trabalho e de pausas devem levar em consideração a velocidade do vento e a temperatura esperadas.

Tabela 14–1 Regime de recuperação térmica para um período de trabalho de 4 horas em ambiente externo

Temperatura do ar – céu ensolarado		Sem vento		Vento de 8 km/h		Vento de 16 km/h		Vento de 24 km/h		Vento de 32 km/h	
°C (aprox.)	°F (aprox)	Máx. período de trabalho (minutos)	Nº de pausas	Máx. período de trabalho (minutos)	Nº de pausas	Máx. período de trabalho (minutos)	Nº de pausas	Máx. período de trabalho (minutos)	Nº de pausas	Máx. período de trabalho (minutos)	Nº de pausas
-26 a -28	-15 a -19	(Pausas norm.)	1	(Pausas norm.)	1	75	2	55	3	40	4
-29 a -31	-20 a -24	(Pausas norm.)	1	75	2	55	3	40	4	30	5
-32 a -34	-25 a -29	75	2	55	3	40	4	30	5	Trabalho não emergencial deverá ser interrompido	
-35 a -37	-30 a -34	55	3	40	4	30	5	Trabalho não emergencial deverá ser interrompido			
-38 a -39	-35 a -39	40	4	30	5	Trabalho não emergencial deverá ser interrompido					
-40 a -42	-40 a -44	30	5	Trabalho não emergencial deverá ser interrompido							
-43 e abaixo	-45 e abaixo	Trabalho não emergencial deverá ser interrompido									

O regime se aplica a um período de trabalho de 4 horas, com atividade moderada a pesada, com períodos de recuperação térmica de 10 minutos em um local quente. Esse regime assume que a prática normal de trabalho prevê pausas a cada 2 horas em ambientes quentes e se aplica aos trabalhadores com roupas secas. Todas as temperaturas estão aproximadas. No caso de atividade física limitada, aplicar o regime a um passo abaixo. Por exemplo, a -35°C na ausência de vento (passo 4), um trabalhador exercendo uma atividade com pouca movimentação física deverá ser submetido a um período máximo de trabalho de 40 minutos, com quatro pausas em um período de 4 horas (passo 5). Pausas especiais de recuperação térmica deverão ser iniciadas a um índice de resfriamento pelo vento (*windchill*) de aproximadamente 1.750 W/m²; todo o trabalho não emergencial deverá ser interrompido no caso de um *windchill* igual ou inferior a 2.250 W/m².

Em condições climáticas de alto risco, os trabalhadores deverão estar em constante observação para fins de proteção.

O índice de isolamento requerido do vestuário (IREQ), a duração do limite de exposição (DLE) e o tempo requerido de recuperação (TR) podem ser calculados pela equação matemática proposta na ISO/CD 11079, usando a atividade física, temperatura ambiente, temperatura radiante, velocidade do vento, etc. Vestes secas com isolamento adequado para manter a temperatura corporal acima de 36°C deverão ser fornecidas aos trabalhadores, se o trabalho for realizado em temperaturas ambientes inferiores a 4°C.

A hipotermia pode ser prevenida, usando-se roupas especialmente criadas para resistir ao vento e à chuva, mas que também permitam a evaporação do vapor d'água gerado pela transpiração. O excesso de aquecimento observado quando o trabalho extenuante é realizado no frio extremo pode ser evitado pelo uso de várias camadas finas de roupas, que podem ser removidas ou vestidas quando necessário. As vestes molhadas deverão ser substituídas logo que possível por outras secas, e roupas apertadas não deverão ser usadas.

Os trabalhos devem ser planejados de modo que os trabalhadores permaneçam relativamente ativos quando expostos aos ambientes frios e que recebam abrigos aquecidos, secos e protegidos do vento para realizar tarefas que envolvam posturas de trabalho sedentárias. Os trabalhadores de áreas externas deverão ter a possibilidade de descanso aquecido e de ter comidas e bebidas quentes disponíveis. Os trabalhadores deverão ser treinados para "se manter quentes, secos e em movimento".

Os trabalhadores expostos ao frio deverão possuir bom condicionamento físico, ausência de doenças subjacentes vasculares, metabólicas ou neurológicas que os coloquem em risco de sofrer hipotermia. Devem ser aconselhados a evitar o fumo ou o álcool. Novos trabalhadores deverão ser introduzidos lentamente no esquema de trabalho e instruídos a respeito do uso de roupas protetoras, reconhecimento de geladuras iminentes e dos sinais e sintomas precoces da hipotermia, procedimentos adequados de aquecimento e tratamento de primeiros socorros.

▶ Tratamento e prognóstico

Em casos de hipotermia branda (temperatura retal > 33°C), os pacientes jovens e normalmente saudáveis deverão ser tratados por reaquecimento em uma cama ou banho quentes ou com bolsas quentes e cobertores e com hidratação oral com líquidos aquecidos (sem cafeína e sem álcool). Os pacientes debilitados ou idosos com hipotermia branda deverão ser tratados conservadoramente, usando um cobertor elétrico aquecido a 37°C. O tratamento deverá ser mais agressivo de acordo com a temperatura corporal decrescente, o que, nos casos graves, pode exigir o uso de ambas as técnicas internas e externas selecionadas (Fig. 14-1).

O ritmo e a frequência cardíacos devem ser monitorados. Como o risco de morte causada por fibrilação ventricular é alto nos casos de hipotermia grave (< 32°C), os métodos de tratamento que poderiam desencadear a fibrilação (p. ex., cateteres centrais, cânulas ou tubos) serão evitados, a menos que o seu uso seja essencial. Entretanto, os pacientes comatosos ou com insuficiência respiratória deverão sofrer entubação traqueal. Em caso de ressuscitação cardiopulmonar (RCP), esse procedimento continuará até que o paciente seja reaquecido a, pelo menos, 36°C. A avaliação e o tratamento de áreas localizadas de trauma e ulcerações deverão ser realizados.

Uma série de medidas deve ser instituída para corrigir as deficiências do equilíbrio ácido-básico, normalizar os níveis séricos de potássio e de glicose sanguínea, aumentar o volume sanguíneo, manter o débito cardíaco e a pressão sanguínea e fornecer ventilação adequada. O suporte cardiovascular adequado, o equilíbrio ácido-básico, a oxigenação arterial e o volume intravascular deverão ser restabelecidos o mais rapidamente possível, para minimizar o risco de infarto de órgãos durante o reaquecimento. A administração de oxigênio deve ser iniciada antes do reaquecimento. Como a maioria das arritmias se reverte espontaneamente ao ritmo sinusal normal conforme o paciente é reaquecido, em geral, a administração de agentes antiarrítmicos não é necessária, exceto em casos de problemas cardíacos preexistentes. Entretanto, as arritmias ventriculares deverão ser tratadas, como no caso de um paciente eutérmico. Recomenda-se a expansão do volume sanguíneo com solução de dextrose a 5% em soro fisiológico normal. Os expansores que contêm potássio deverão ser evitados até que os níveis séricos de potássio estejam estabilizados. Caso o mixedema represente uma condição básica ou em caso de intoxicação por fármacos, deverá ser realizado o tratamento apropriado. Áreas localizadas de geladura devem ser avaliadas e tratadas, conforme mencionado na seção "Hipotermia das Extremidades".

O uso de esteroides ou antibióticos não é recomendado, a menos que seja clinicamente indicado. A temperatura corporal deverá ser monitorada com frequência durante e após o reaquecimento inicial, devido à possibilidade da reincidência de hipotermia tardia.

O reaquecimento interno ativo, nos casos de hipotermia grave, é mais eficaz do que o reaquecimento externo.

A. Métodos de reaquecimento externo ativo

Embora sejam relativamente simples e estejam em geral disponíveis, os métodos de reaquecimento externo ativo podem causar dilatação periférica marcante, que predispõe à fibrilação ventricular e ao choque hipovolêmico. Cobertores aquecidos ou banhos quentes podem ser usados para o reaquecimento externo ativo. O reaquecimento em um banho quente é mais eficiente e realizado em uma banheira com água em movimento entre 40 e 42°C, apresentando uma taxa de reaquecimento de aproximadamente 1 a 2°C por hora. Entretanto, é mais fácil monitorar o paciente e realizar procedimentos diagnósticos e terapêuticos durante o uso de cobertores aquecidos para o reaquecimento ativo. O reaquecimento por ar forçado (38 a 43°C) é recomendado quando o reaquecimento extracorpóreo não está disponível; os cobertores aquecidos são recomendados durante o transporte.

B. Métodos de reaquecimento interno (central) ativo

O reaquecimento interno é essencial para pacientes com hipotermia grave; o reaquecimento sanguíneo extracorpóreo (cardiopulmonar, arteriovenoso [femorofemoral] ou por *bypass* venovenoso) é o tratamento de escolha. Se o reaquecimento

CAPÍTULO 14 — DANOS CAUSADOS POR RISCOS FÍSICOS

Terapia inicial para todos os pacientes
- Remover as vestes molhadas
- Proteger contra a perda de calor e o resfriamento pelo vento (usar cobertores e equipamento isolante)
- Manter a posição horizontal
- Evitar movimentos bruscos e atividades excessivas
- Monitorar a temperatura corporal
- Monitorar a frequência cardíaca[1]

↓

Avaliar capacidade de resposta, respiração e pulso

Pulso e respiração presentes → *Qual é a temperatura corporal?*

- **34-36°C (hipotermia branda)**
  - Reaquecimento passivo
  - Reaquecimento externo ativo

- **30-33,9°C (hipotermia moderada)**
  - Reaquecimento passivo
  - Reaquecimento externo ativo apenas de áreas tronculares[1,3]

- **<30°C (hipotermia grave)**
  - Reaquecimento interno ativo

Reaquecimento interno ativo[2]
- Líquidos IV aquecidos (43°C)
- **Oxigênio** úmido aquecido (42-46°C)
- Lavagem peritoneal (líquido livre de KCl)
- Reaquecimento extracorpóreo

Reaquecimento interno contínuo até:
- Temperatura corporal >35°C
- Retorno à circulação espontânea ou
- Interrupção dos esforços de ressuscitamento

Pulso ou respiração ausente

Iniciar RCP
- **Desfibrilar** FV/TV na ausência de pulso até o máximo de 3 choques (200 J, 200-300 J, 360 J ou por DEA; ver algoritmo FV/TV e algoritmo DEA)
- Acessar, confirmar e garantir a via respiratória
- Ventilar com **oxigênio** úmido aquecido (42-46°C)[2]
- Estabelecer um acesso IV
- Infundir salina normal aquecida (43°C)[2]

Qual é a temperatura corporal?

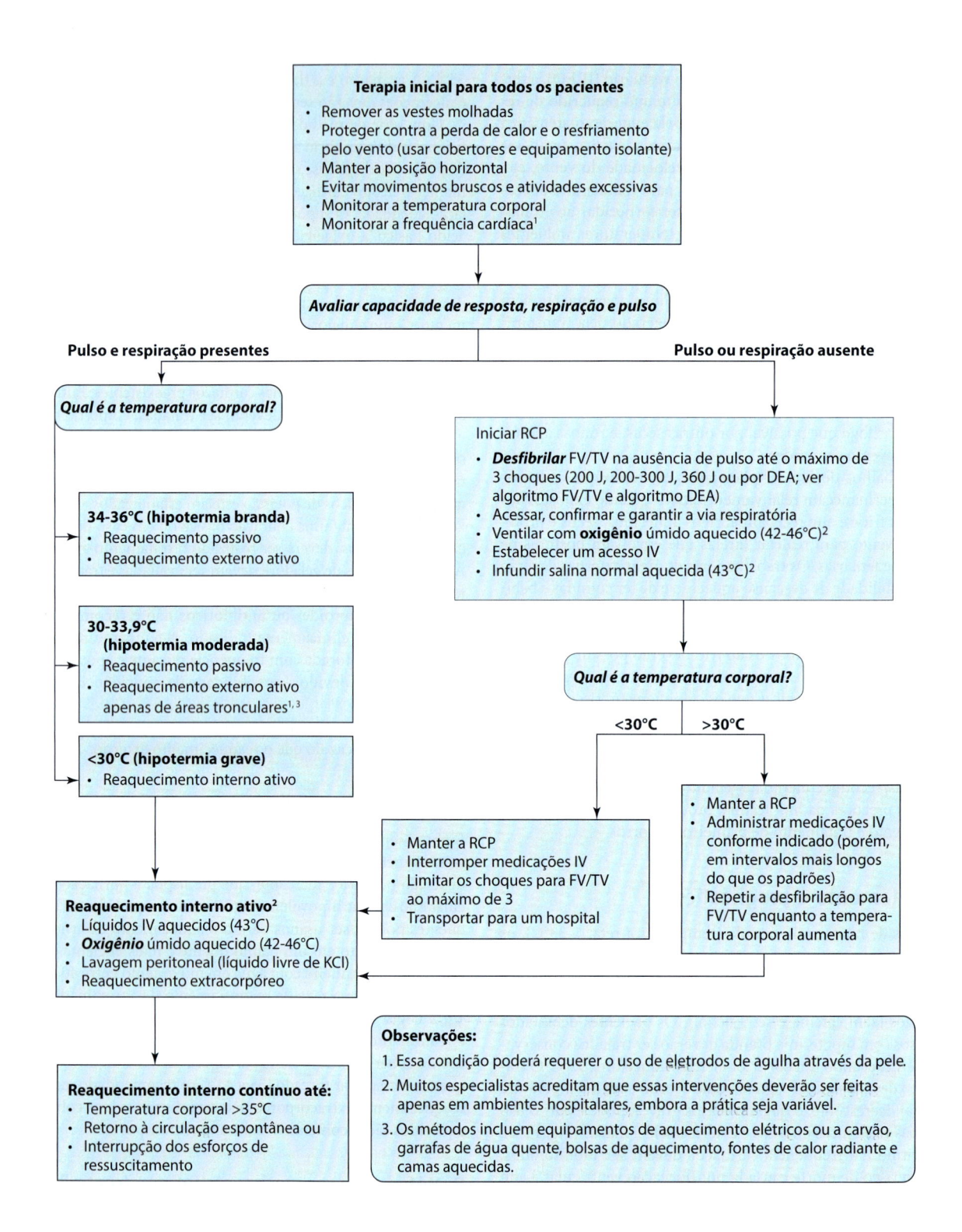

<30°C:
- Manter a RCP
- Interromper medicações IV
- Limitar os choques para FV/TV ao máximo de 3
- Transportar para um hospital

>30°C:
- Manter a RCP
- Administrar medicações IV conforme indicado (porém, em intervalos mais longos do que os padrões)
- Repetir a desfibrilação para FV/TV enquanto a temperatura corporal aumenta

Observações:
1. Essa condição poderá requerer o uso de eletrodos de agulha através da pele.
2. Muitos especialistas acreditam que essas intervenções deverão ser feitas apenas em ambientes hospitalares, embora a prática seja variável.
3. Os métodos incluem equipamentos de aquecimento elétricos ou a carvão, garrafas de água quente, bolsas de aquecimento, fontes de calor radiante e camas aquecidas.

▲ **Figura 14-1** Algoritmo para o tratamento da hipotermia. DEA = desfibrilador externo automatizado; RCP = ressuscitação cardiopulmonar; IV = intravenoso; J = joules; FV = fibrilação ventricular; TV = taquicardia ventricular.

extracorpóreo não for possível, a toracotomia do lado esquerdo seguida pela irrigação da cavidade pericárdica com soro fisiológico aquecido tem sido eficiente em pacientes com hipotermia sistêmica inferior a 28°C. A repetição da diálise peritoneal pode ser feita com 2 L de solução dialisada livre de potássio e aquecida (43°C), trocada a intervalos de 10 a 12 minutos até que a temperatura se eleve até aproximadamente 35°C. Os líquidos parenterais (dextrose a 5% em soro fisiológico normal) devem ser aquecidos a 43°C antes de serem administrados. O ar umidificado e aquecido a 42°C deverá ser administrado por meio de uma máscara facial ou tubo endotraqueal. As irrigações colônicas e gastrintestinais aquecidas são menos importantes.

O reaquecimento passivo (isolamento do frio) é importante apenas no caso de pacientes levemente hipotérmicos ou como tratamento emergencial no local. As vítimas de hipotermia que não apresentem sinais vitais não deverão ser consideradas mortas até que tenham sido reaquecidas à temperatura corporal de 3°C e que continuem sem reagir à RCP naquela temperatura.

O prognóstico está diretamente relacionado com a gravidade da acidose metabólica; com pH baixo (6,6), P_{CO2} elevada (8,0) e/ou potássio elevado (4 mEq/L), o prognóstico é ruim. O prognóstico é bom no caso de pacientes saudáveis em outros aspectos, mas piora na presença de problemas subjacentes que predisponham o paciente ou no caso de um atraso no tratamento.

2. Hipotermia das extremidades

As bochechas, o nariz, os lóbulos das orelhas, os dedos das mãos, os dedos dos pés, as mãos e os pés são as áreas com maior probabilidade de desenvolver cristais de gelo no interior dos tecidos, levando à lesão hipotérmica localizada. Quando a temperatura da pele cai abaixo de 25°C, o metabolismo tecidual é desacelerado, embora aumente a demanda de oxigênio caso o trabalho não seja interrompido. Poderá ocorrer lesão tecidual a 15°C como consequência de isquemia e trombose, e a -3°C como consequência do real congelamento do tecido.

O pé de imersão (pé de trincheira) é causado por uma combinação de temperatura fria e exposição à água. Esse problema e as frieiras (eritema pérnio) representam lesões não congelantes, enquanto as geladuras (frostbites) são lesões congelantes. Os fatores de predisposição para as lesões não congelantes incluem roupas inadequadas e apertadas. Os fatores de risco para as geladuras incluem lesões anteriores pelo frio, tabagismo, fenômeno de Raynaud e doenças do colágeno e vasculares.

▶ Achados clínicos

A. Frieiras (eritema pérnio)

As frieiras, também chamadas de *eritema pérnio agudo,* consistem em lesões cutâneas pruríticas, eritematosas e dolorosas, causadas pela inflamação resultante do frio ou da umidade com frio. No caso de exposição prolongada, essa condição poderá progredir para o pérnio crônico ou "dedos azuis", caracterizado por lesões ulcerativas, edematosas e eritematosas das partes acrais dos dedos dos pés. Em seguida, poderão ocorrer escarificação, fibrose e atrofia.

B. Pé de imersão

Existem três estágios clínicos de recuperação após a remoção do frio: um estágio isquêmico, um estágio hiperêmico e um estágio de recuperação pós-hiperêmico. Inicialmente, os pés se encontram frios, dormentes, inchados e com coloração branca como cera ou cianóticos. Entre 2 e 3 dias após a remoção do frio, ocorre a hiperemia acompanhada de dor intensa, edema adicional, vermelhidão, calor, formação de bolhas, hemorragia, linfangite, equimoses e, em alguns casos, sequelas como celulite, gangrena ou tromboflebite. Após 10 a 30 dias, geralmente ocorre parestesia intensa acompanhada por sensibilidade ao frio e hiper-hidrose, que poderá persistir por anos. O pé de imersão tropical, que é observado em temperaturas mais elevadas, é semelhante, porém, costuma apresentar sintomas menos intensos e recuperação mais rápida.

C. Geladura pelo frio (frostbite)

Na geladura pelo frio, o congelamento dos tecidos superficiais (pele, subcutâneo) geralmente causa sintomas de dormência, formigamento e coceira; a pele se mostra branco-acinzentada e endurecida. Em casos graves, poderá ocorrer parestesias e rigidez, bem como lesões aos tecidos mais profundos – ossos, músculos e nervos. A pele em geral se apresenta branca e edematosa. O congelamento profundo poderá ser seguido de ulceração, necrose e gangrena.

▶ Prevenção

Conservar a pele seca e fazer uso de chapéus resistentes à umidade, máscaras faciais, proterores de ouvidos, lenços, luvas de cinco dedos ou fechadas, meias e botas. Meias molhadas ou apertadas deverão ser substituídas assim que possível para prevenir o pé de imersão. Aquecedores portáteis poderão ser usados para aquecer as extremidades. As normas adicionais de prevenção são as mesmas descritas para a hipotermia sistêmica (ver a seguir)

▶ Tratamento

A. Frieiras (eritema pérnio) e pé de imersão

O tratamento pretende melhorar a circulação capilar e inclui a elevação das extremidades, reaquecendo-as gradativamente pela exposição ao ar na temperatura ambiente e protegendo os locais de pressão do trauma. A administração de 1 mg de hidrocloreto de prazosina ao deitar tem sido recomendada para o tratamento e a profilaxia do pérnio. A aplicação de massagens, gelo, calor e imersão tem sido evitada. Em caso de desenvolvimento de infecções, são administrados antibióticos.

B. Geladura pelo frio (*frostbite*)

No local da exposição, as extremidades podem ser aquecidas, removendo-se as luvas, as meias e os sapatos molhados, secando-as e cobrindo novamente com vestes secas ou elevando-as e as colocando próximas a um local mais quente do corpo (p. ex., posicionar as mãos sob as axilas). *Atenção:* o reaquecimento não deverá ser feito se for provável a ocorrência de recongelamento antes da terapia definitiva.

Em casos de congelamento grave, recomenda-se a hospitalização até que a extensão do dano tecidual tenha sido determinada. O paciente deverá ser avaliado e tratado, quando necessário, para hipotermia sistêmica. Ver a seção "Hipotermia Sistêmica".

O reaquecimento rápido das partes congeladas do corpo pode ser realizado, colocando-as em um banho aquecido entre 40 e 42°C, com a água em movimento até que o descongelamento seja completo, porém, não mais do que o necessário (em geral, 30 minutos). O calor seco não é recomendado, e o calor externo deverá ser interrompido, uma vez alcançada a temperatura normal. O paciente deverá permanecer no leito, com as partes afetadas elevadas e descobertas expostas à temperatura ambiente. As partes congeladas não deverão ser exercitadas, esfregadas ou expostas à pressão. Curativos e bandagens não deverão ser aplicados. A terapia com hidromassagem entre 37 e 40°C, duas vezes ao dia, por 15 a 30 minutos, durante 3 semanas ou mais, auxilia na limpeza da pele e dos restos de tecidos superficiais. Uma combinação de 200 mg de ibuprofeno, quatro vezes ao dia, e aloe vera pode ser usada para prevenir a isquemia dérmica.

A infecção pode ser tratada com banhos de povidona-iodo (PVPI), banhos de água, terapia de hidromassagem, antibióticos sistêmicos ou com a combinação desses métodos. A administração de antitoxina tetânica ou de um reforço com o toxoide tetânico pode ser indicada.

Em geral, deve-se evitar a cirurgia e a consideração da amputação até que se tenha certeza da morte do tecido. O tecido gangrenoso ou necrótico deverá ser tratado por especialistas.

A fisioterapia poderá ser instituída de acordo com o progresso da cura. O paciente deverá ser instruído a evitar a exposição ao frio por vários meses e ser informado a respeito de hipersensibilidade futura ao congelamento.

▶ Distúrbios causados pelo calor

Cinco distúrbios médicos podem resultar da exposição excessiva aos ambientes quentes (em ordem decrescente de gravidade): intermação, exaustão pelo calor, cãibras, síncope e distúrbios cutâneos. Entre os diversos tipos de trabalhadores em risco, estão os metalúrgicos, operadores de fornos e caldeiras, sopradores de vidros, fazendeiros, pecuaristas, pescadores e construtores.

Uma temperatura corporal interna estável requer a manutenção de um equilíbrio entre a produção e a perda de calor que o hipotálamo regula por meio de alterações na sede, no tônus muscular, no tônus vascular e no funcionamento das glândulas sudoríparas. A produção e a evaporação do suor são o principal mecanismo de remoção do calor (entretanto, o suor causa perda de água corporal e de sódio). A transferência de calor da pele para o ar ou líquido ambiente (convecção) ou entre dois sólidos em contato direto (condução) também pode ocorrer, tendo a sua eficiência reduzida de acordo com o aumento da temperatura ambiente. A transferência passiva de calor por raios infravermelhos de um objeto mais quente para um mais frio (radiação) representa 65% da perda do calor corporal em condições normais. A perda de calor radiante também se reduz de acordo com o aumento da temperatura até 37,2°C, ponto em que a transferência de calor é revertida. Em temperaturas normais, a evaporação contribui com aproximadamente 20% da perda de calor corporal, porém, em temperaturas excessivas, torna-se o meio mais importante de dissipação do calor. Ela também é limitada pelo aumento da umidade e se torna ineficaz com a umidade relativa de 100%.

A exposição controlada e gradativa aos ambientes aquecidos com intensidade e duração crescentes (aclimatização) permite que o corpo se ajuste ao calor, começando a suar em temperaturas corporais mais baixas, aumentando a quantidade de suor produzida, reduzindo o conteúdo de sal no suor e aumentando o volume plasmático, débito cardíaco e volume sistólico, enquanto a frequência cardíaca diminui.

Condições de saúde que inibem a produção ou evaporação do suor e aumentam a suscetibilidade às lesões por calor incluem: obesidade, doenças cutâneas, fluxo sanguíneo cutâneo reduzido, desidratação, hipotensão, insuficiência cardíaca resultante da redução do débito cardíaco, uso de álcool ou medicamentos que inibem a sudorese, reduzem o fluxo sanguíneo cutâneo ou causam desidratação (p. ex., atropina, antipsicóticos, antidepressivos tricíclicos, diuréticos, laxantes, anticolinérgicos, anti-histamínicos, inibidores da monoamino oxidase, vasoconstritores e betabloqueadores) e uso de fármacos que aumentam a atividade muscular e, portanto, aumentam a geração de calor corporal (p. ex., fenciclidina [PCP], ácido lisérgico dietilamida [LSD], anfetaminas, cocaína e carbonato de lítio). Infecções, câncer, desnutrição, disfunção da tireoide e outras condições médicas incapacitantes podem reduzir a eficiência do mecanismo de sudorese e da resposta circulatória ao calor. A idade e o sexo também afetam a suscetibilidade às lesões por calor. Indivíduos mais velhos não se adaptam tão facilmente devido à eficiência reduzida de sua sudorese, e as mulheres geram mais calor interno do que os homens quando realizam a mesma tarefa.

1. Intermação

A intermação ou hipertermia é uma emergência médica potencialmente fatal, causada por uma falha na regulação térmica, manifestada por disfunção cerebral com estado mental alterado, hiperpirexia, sinais vitais anormais e, geralmente, pele quente e seca. A intermação se torna iminente quando a temperatura corporal (retal) se aproxima de 41,1°C. Sua ocorrência é mais provável após exposição excessiva ao calor e se manifesta em uma das duas formas: *clássica* ou *exercional*. A forma clássica ocorre em condições de extremo calor entre aqueles que apresentam comprometimento da capacidade de dissipação do calor (indivíduos idosos, bebês e pacientes debilitados ou cronicamente enfermos). A intermação exercional resulta de um esforço extenuante em ambientes quentes, geralmente em indivíduos não climatizados. A morbidade ou a mortalidade poderá advir da insuficiência cerebral, cardiovascular, hepática ou renal.

▶ Achados clínicos

O distúrbio de regulação térmica é caracterizado por tonturas, fraqueza, náuseas, vômitos, confusão, *delirium* e distúrbios visuais; as alterações no estado mental representam sua principal característica. Poderão ocorrer convulsões, colapso ou inconsciência. A pele se apresenta quente e inicialmente coberta por suor; em seguida, ela seca. A pressão sanguínea poderá se apresentar inicialmente um pouco elevada, porém, ocorre hipotensão mais tarde. A temperatura corporal em geral excede 41°C. Como na exaustão pelo calor, poderá ocorrer hiperventilação e esta levar à alcalose respiratória e à acidose metabólica compensatória. Também, sangramento anormal, insuficiência renal ou arritmias poderão ser observados.

A avaliação laboratorial poderá revelar um aumento de leucócitos devido a desidratação, níveis séricos reduzidos de potássio, cálcio e fósforo, níveis sanguíneos aumentados de nitrogênio ureico, hemoconcentração, coagulação sanguínea reduzida e urina concentrada com proteinúria, cálculos tubulares e mioglobinúria. A trombocitopenia, o aumento de sangramento e do tempo de coagulação, a fibrinólise e a coagulopatia destrutiva poderão ser observados. A insuficiência miocárdica, hepática ou renal poderá se refletir nos testes laboratoriais (Quadro 14-1).

▶ Prevenção

A American Conference of Governmental Industrial Hygienists (Conferência Pública Americana dos Higienistas Industriais; ACGIH) desenvolveu um índice de valores limites de limiar para exposição ao calor em ambientes de trabalho. Os valores (índice de bulbo úmido temômetro de globo [IBUTG]) são baseados em uma fórmula (a seguir) que inclui a temperatura de bulbo úmido natural T_{bn}, a temperatura de bulbo seco protegido T_{bs} e a temperatura de globo preto T_g, que são medidas que consideram os efeitos causados pelo calor solar radiante, a velocidade do ar, a umidade relativa e a temperatura ambiente. No caso de exposição direta à luz solar:

$$IBUTG = 0{,}7\ T_{bn} + 0{,}2\ T_g + 0{,}1\ T_{bs}$$

Sem exposição direta à luz solar:

$$IBUTG = 0{,}7\ T_{bn} + 0{,}3\ T_g$$

Os limites de exposição levam em consideração o tipo de regime trabalho-descanso e a carga de trabalho, incluindo a posição corporal, o movimento, a aclimatação e o uso dos membros. Esses fatores determinam a carga de calor ou a taxa metabólica que, em seguida, será relacionada ao índice para alcançar um padrão de exposição recomendado aos trabalhadores em uma determinada situação. Na ausência de dados da IBUTG, as diretrizes dos índices de calor desenvolvidas pelo National Weather Service (Serviço de Meteorologia Nacional) preveem

Quadro 14-1 Hipertermia acidental – diferencial clínico

	Cãibras por calor	Exaustão pelo calor	Intermação
Fisiopatologia	Deficiência de sal	Depleção de volume/eletrólitos	Insuficiência termorreguladora
Sintomas	Cãibras/espasmos musculares dolorosos Fraqueza Náuseas Vômitos	Fraqueza Dor de cabeça Síncope Náuseas Vômitos Sede intensa (depleção de água) Fadiga Cãibras musculares (depleção de sal) Mal-estar	Irritabilidade Confusão Exaustão pelo calor prodrômica Colapso Esforço físico severo/continuado (intermação exercional) Comportamento psicótico
Achados objetivos	Eutermia	Temperatura corporal ≤ 38°C Sudorese intensa Sinais vitais ortostáticos Taquicardia Hiperventilação Tetania	Temperatura corporal ≥ 40°C Estado mental alterado – comportamento bizarro Pele quente e seca (intermação clássica) Pele úmida (intermação exercional) Coma Hipotensão/intermação Convulsões Taquicardia Cianose Estertores
Laboratoriais	Creatina fosfoquinase (CPK) elevada, creatinúria	Oligúria	Hiperuricemia CPK elevada Coagulação intravascular disseminada Alcalose respiratória Hipopotassemia Trombocitopenia Mioglobinúria Hipoglicemia Transaminase elevada

Temperatura (°C) *versus* Umidade Relativa (%)

°C	90%	80%	70%	60%	50%	40%
26,7	29,4	28,8	27,7	27,2	26,6	26,1
29	38,3	35,6	33,3	32,2	30,0	28,9
32,0	49,4	45,0	40,6	37,2	34,4	32,2
35,0		56,1	50,0	45,0	40,6	36,7
37,8			61,1	53,8	47,8	42,8
40,5				64,4	56,1	49,4
43,3						57,2

IC[a]	Possível distúrbio de calor
26,7°C -32,0°C	Possível fadiga com exposição prolongada e atividade física.
32,0°C-40,5°C	Insolação, cãibras, possível exaustão pelo calor.
40,5°C-54,4°C	Insolação, cãibras, possível exaustão pelo calor e possível intermação.
≥ 54,4°C	**Intermação altamente provável com exposição prolongada.**

[a]O **Índice de Calor** (IC) é a temperatura que o corpo sente com a combinação do calor e da umidade. O quadro mostra o IC que corresponde às verdadeiras temperatura e umidade relativa do ar. (Este quadro se baseia em condições de sombra e vento leve. **A exposição direta à luz solar poderá aumentar o IC em até 9,4°C.**)

(Devido à natureza do cálculo do índice de calor, os valores do quadro apresentam um erro de +/− 17,0°C.)

▲ **Figura 14-2** Gráfico do índice de calor mostrando os distúrbios associados.

---

os riscos de exposição de acordo com a temperatura e umidade ambientes (Fig. 14-2). Os padrões se baseiam no pressuposto de que os trabalhadores estejam aclimatizados e fisicamente aptos, usando roupas apropriadas e que recebam água e alimentos adequados. Se essas condições não forem verdadeiras ou o ambiente de trabalho não puder ser controlado dentro dos limites apropriados, o cálculo da taxa de sudorese recomendada, fornecido pela International Standards Organization (ISO) 7933, ou as medidas fisiológicas de frequência cardíaca e temperatura corporal fornecidas na ISO 9886 deverão ser realizados por uma equipe especializada. A exposição ocupacional ao calor pode ser minimizada pela utilização de controles como ar condicionado/refrigeração, ventiladores, ventilação com ar quente, blindagem refletora e resfriamento local. Controles administrativos como a limitação do tempo de exposição poderão ser necessários. Vestes especiais resfriadas têm sido desenvolvidas para ambientes de calor.

Em ocupações nas quais os trabalhadores são expostos ao calor excessivo, a avaliação médica é recomendada para identificar indivíduos com risco elevado para distúrbios de calor causados por condições médicas preexistentes ou pelo uso de medicamentos. Os trabalhadores expostos deverão ser treinados para reconhecer os sinais e sintomas precoces dos distúrbios de calor e deverão ser informados sobre a importância do vestuário adequado, da nutrição e da ingestão de líquido. Os empregadores deverão fornecer água potável ou soluções refrescantes de eletrólitos-carboidratos, bem como áreas de descanso com sombras, próximas ao local de trabalho. No caso dos trabalhadores não adaptados ao calor, deverão ser disponibilizadas soluções equilibradas de eletrólitos-carboidratos ou soro fisiológico potável a 1%. Os tabletes de sais não são recomendados, pois o seu uso poderá exacerbar ou causar desequilíbrio de eletrólitos. Eventos atléticos organizados deverão ser planejados dando atenção à regulação térmica; o índice IBUTG deverá ser monitorado, o consumo de água deverá ser estimulado e o tratamento deverá ser disponibilizado imediatamente.

▶ Tratamento

O tratamento se destina à rápida (em 1 hora) redução da temperatura corporal e ao controle dos efeitos secundários. O resfriamento por evaporação leva à redução rápida e eficaz da temperatura e é realizado com facilidade na maioria dos estabelecimentos de emergência. Até que o tratamento médico esteja disponível, o paciente deverá ser transferido para um local fresco com sombra. A roupa deverá ser removida e todo o corpo deverá ser borrifado com água fresca (15°C); o ar ambiente ou resfriado deverá ser soprado sobre o paciente em alta velocidade (30 cm/min). O paciente deverá ser colocado em decúbito lateral ou mantido com as mãos sobre os joelhos para expor maior superfície da pele ao ar.

O processo de resfriamento deverá ser continuado no hospital com o uso de lençóis molhados, acompanhado por ventilação. A imersão em um banho de água gelada ou resfriada é eficaz para que ocorra uma redução rápida até 39°C (em seguida, interromper a imersão), porém, apresenta um maior potencial para complicações de hipotensão e tremores e poderá impedir a realização de outras intervenções. Outros tratamentos alternativos incluem bolsas de gelo (virilha, axila e pescoço) e lavagem gástrica gelada, embora esses sejam menos eficazes do que o resfriamento por evaporação. O tratamento deverá prosseguir até que a temperatura do corpo caia para 39°C. Devido aos riscos de hipóxia e aspiração, as entubações deverão ser consideradas, e o oxigênio a 100% deverá ser administrado até que o paciente tenha sido esfriado. A temperatura corporal continuará sendo monitorada, embora geralmente se conserve estável após ter retornado ao normal. A administração intravenosa de 25 a 50 mg de clorpromazina ou de 5 a 10 mg de diazepam poderá ser feita para controlar os tremores e, portanto, prevenir o aumento do calor. O uso de antipiréticos é contraindicado (Fig. 14-3).

Os pacientes deverão ser monitorados em relação à ocorrência de choque hipovolêmico e cardiogênico, pois um ou ambos poderão ser observados. É importante que se mantenha uma via respiratória acessível, fornecendo oxigênio, corrigindo os desequilíbrios de líquidos e eletrólitos e administrando os processos vitais. A pressão de oclusão da veia central ou da artéria pulmonar deverá ser avaliada e deverá ser feita a administração intravenosa de líquidos, quando indicada. Em caso de suspeita de choque hipovolêmico, poderão ser administrados 500 a 1.000 mL de dextrose a 5% em soro fisiológico a 1N ou 0,5N por via intravenosa sem sobrecarregar a circulação. Deverão ser considerados outros medicamentos adequados para o tratamento cardiovascular.

A saída de líquido deverá ser monitorada por meio de um cateter urinário interno, e a administração de líquido deverá garantir uma diurese superior a 50 mL/h. O paciente deverá ser monitorado para prevenir complicações, incluindo insuficiência renal (causada pela desidratação e rabdomiólise), insuficiência hepática ou insuficiência cardíaca, desconforto respiratório, hipotensão, desequilíbrio eletrolítico (hipopotassemia) e coagulopatia. O nível elevado de creatina fosfoquinase (CPK) e enzimas hepáticas e acidose metabólica são indicadores de deficiência múltipla dos órgãos.

Como a hipersensibilidade ao calor permanece em alguns pacientes por períodos prolongados após a intermação, deverão ser aconselhados a evitar a reexposição ao calor por, pelo menos, 4 semanas.

2. Exaustão pelo calor

Em indivíduos que realizam trabalho extenuante, a exposição prolongada ao calor e a ingestão insuficiente de sal e água poderão causar exaustão pelo calor, desidratação e depleção de sódio ou perda de líquido isotônico, acompanhadas de alterações cardiovasculares. Os sintomas e os sinais podem incluir sede intensa, fraqueza, náuseas, fadiga, dor de cabeça, confusão, utemperatura corporal (retal) superior a 38°C, pulsação aumentada e pele úmida. Os sintomas associados à síncope pelo calor e às cãibras (ver adiante) também poderão estar presentes. Algumas vezes, a hiperventilação é observada de forma secundária à exaustão pelo calor e pode levar à alcalose respiratória. A evolução para a intermação é indicada por um aumento na temperatura ou uma redução na sudorese.

O tratamento consiste em colocar o paciente em um ambiente fresco com sombra e fornecer hidratação (1 a 2 L durante 2 a 4 horas) e recomposição de sais – por via oral, caso o paciente seja capaz de engolir. O soro fisiológico ou uma solução de glicose deverá ser administrado por via intravenosa nos casos mais graves. Recomendam-se, pelo menos, 24 horas de repouso.

3. Cãibras pelo calor

As cãibras pelo calor resultam da hiponatremia dilucional causada pela reposição das perdas de suor apenas por água. São geralmente caracterizadas por contrações musculares lentas e dolorosas e espasmos musculares severos que duram de 1 a 3 minutos e acometem os músculos utilizados no trabalho extenuante.

A pele se apresenta úmida e fria, e os grupos de músculos envolvidos se parecem com caroços duros semelhantes a bolas de bilhar. A temperatura poderá estar normal ou levemente aumentada e os testes sanguíneos poderão acusar baixos níveis de sódio e hemoconcentração. Como o mecanismo da sede permanece intacto, o volume de sangue não é significativamente reduzido.

O paciente deverá ser transferido para um ambiente fresco e receber uma solução de sal equilibrada ou soro fisiológico oral – 4 colheres de sopa de sal por galão de água (3,8L). O uso de tabletes de sais não é recomendado. Poderá ser necessário um descanso de 1 a 3 dias, com a administração contínua de sal na dieta, antes que possa retornar ao trabalho.

DANOS CAUSADOS POR RISCOS FÍSICOS

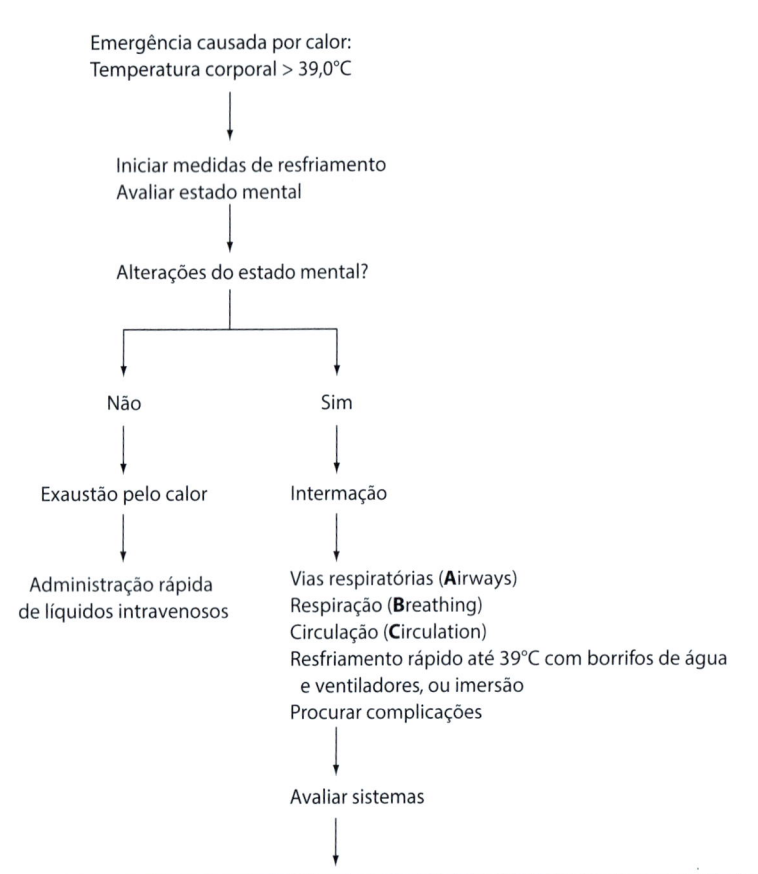

```
Emergência causada por calor:
Temperatura corporal > 39,0°C
              │
              ▼
Iniciar medidas de resfriamento
Avaliar estado mental
              │
              ▼
Alterações do estado mental?
        ┌─────┴─────┐
        ▼           ▼
       Não         Sim
        │           │
        ▼           ▼
  Exaustão     Intermação
  pelo calor        │
        │           ▼
        ▼    Vias respiratórias (Airways)
 Administração  Respiração (Breathing)
 rápida de      Circulação (Circulation)
 líquidos       Resfriamento rápido até 39°C com borrifos de água
 intravenosos     e ventiladores, ou imersão
                Procurar complicações
                    │
                    ▼
                Avaliar sistemas
```

Sistemas	Sinais	Medidas
Neurológico	Coma persistente Convulsões Déficit focal	TC da cabeça Punção lombar Entubação Suporte ventilatório
Cardiovascular	Hipotensão Insuficiência cardíaca congestiva	Acesso central Acesso de pressão na AP Líquidos, medicação quando indicada
Hematológico	Petéquias Púrpura Epistaxe Hematêmese	Monitorar estudos de coagulação Reposição dos fatores e plaquetas CIVD: administrar heparina
Renal	Oligúria Anúria	Nível elevado de CPK e mioglobinúria: manter diurese elevada; considerar diálise
Pulmonar	Reduzir PO_2 Aumentar a resistência das vias respiratórias	Considerar a SDRA Suporte da PPEF no ventilador

▲ **Figura 14-3** Algoritmo para o tratamento de emergências causadas por calor. SDRA = síndrome do desconforto respiratório agudo; TC = tomografia computadorizada; CIVD = coagulação intravascular disseminada; AP = artéria pulmonar; PPEF = pressão positiva expiratória final; P_{O_2} = pressão parcial de oxigênio.

4. Síncope por calor

Na síncope por calor, a inconsciência repentina resulta da depleção de volume e vasodilatação cutânea com consequente hipotensão cerebral e sistêmica. Os episódios ocorrem normalmente após o trabalho extenuante por, pelo menos, 2 horas.

A pele se apresenta fria e úmida e o pulso, fraco. A pressão sanguínea sistólica em geral se encontra abaixo de 100 mmHg. O tratamento consiste em repouso, resfriamento e hidratação. As condições médicas preexistentes deverão ser monitoradas e tratadas, quando necessário.

5. Distúrbios cutâneos causados pelo calor

A miliária (brotoeja) é causada pela retenção do suor, levando à obstrução do ducto da glândula sudorípara. Existem três formas (listadas em ordem crescente de gravidade a seguir): miliária cristalina, miliária rubra e miliária profunda. Conforme o local da obstrução do ducto se torna mais profundo na pele, a gravidade aumenta e sua apresentação varia (p. ex., vesículas, eritema, descamação, máculas).

O eritema *ab igne* ("calórico") é caracterizado pelo aparecimento de nódulos com hiperceratose após o contato direto com o calor, nesse caso, insuficiente, para causar uma queimadura. O intertrigo advém da sudorese excessiva e, em geral, é observado em indivíduos obesos. A pele das dobras do corpo (p. ex., a virilha e as axilas) se apresenta eritematosa e macerada. A urticária pelo calor (urticária colinérgica) pode ser localizada ou generalizada e se caracteriza pela presença de pápulas com eritema circundante.

O tratamento desses distúrbios consiste na redução ou interrupção da exposição ao calor, redução da sudorese e controle dos sintomas. Os anti-histamínicos poderão auxiliar no alívio do prurido em pacientes com urticária. Os corticosteroides não são benéficos.

LESÕES CAUSADAS POR ELETRICIDADE

Os acidentes causados por eletricidade constituem até 4% de todos os acidentes fatais na indústria. Instaladores e reparadores de linhas de energia elétrica, eletricistas, operadores de equipamento elétrico de alta potência e equipes de manutenção estão submetidos aos mais elevados riscos de choque elétrico.

O contato físico com um circuito elétrico energizado proporciona uma via para que a eletricidade atravesse o corpo e procure o solo. A condutividade do corpo é afetada pela umidade da pele, assim como pela umidade das superfícies de contato (p. ex., pisos). Os fatores que influenciam a gravidade da lesão causada pela eletricidade incluem a tensão (força elétrica), a amperagem (intensidade da corrente), o tipo de corrente (alternada ou contínua), a duração do contato, a área de contato, a via da corrente pelo interior do corpo e a magnitude da resistência do tecido.

A eletricidade advinda das correntes alternadas é mais perigosa do que a das correntes contínuas. As correntes alternadas geralmente causam tetania muscular e sudorese, enquanto as correntes contínuas causam alterações eletrolíticas nos tecidos. A maioria das lesões teciduais está relacionada com o calor produzido pela corrente elétrica, e a resistência do tecido é amplamente influenciada pelo seu conteúdo hídrico. O sistema vascular e os músculos são bons condutores de eletricidade, enquanto os ossos, os nervos periféricos e a pele seca apresentam maior resistência.

Uma exposição repentina à energia elétrica intensa poderá causar não apenas a destruição e necrose do tecido pelo calor e queimação como, também, a despolarização dos tecidos eletricamente sensíveis, como os nervos e o coração. As correntes alternadas com tensões e frequências tão baixas quanto as dos circuitos domésticos (100 V e 60 Hz) podem produzir fibrilação ventricular. Altas tensões (> 1.000 V) podem levar à parada respiratória. A maioria dos choques que envolvem correntes que excedem 10.000 V apresenta tamanha magnitude a ponto de arremessar a vítima para longe da fonte de energia, o que reduz a lesão elétrica potencial, mas, em geral, causa um trauma sem cortes.

O efeito da tetania dos músculos voluntários é o maior nas frequências entre 15 e 150 Hz. Normalmente, o condutor não permanece preso à fonte nos casos que envolvem altas tensões, pois o circuito provavelmente descreve um arco antes do contato com a vítima, que é jogada para trás. Uma corrente superior a 20 mA pode causar contração contínua dos músculos respiratórios torácicos; correntes alternadas superiores a 30 a 40 mA podem induzir fibrilação ventricular, enquanto a corrente contínua tem maior probabilidade de ocasionar uma assistolia (parada cardíaca). As lesões por raios diferem das lesões causadas por choque elétrico de alta tensão, no sentido de que as primeiras costumam envolver uma tensão superior, menor duração de contato, assistolia em vez de fibrilação ventricular, lesão do sistema nervoso, uma onda de choque característica e um efeito patológico multissistêmico.

▶ Achados clínicos

A exposição à corrente elétrica pode causar choque, queimaduras por clarão, queimaduras por chama ou necrose direta do tecido. As feridas superficiais que cobrem a necrose tecidual induzida pelo calor são geralmente arredondadas ou ovais e bem demarcadas, podendo apresentar uma aparência amarelo-amarronzada relativamente inócua. Deve-se investigar o local das lesões de entrada e saída para determinar a via elétrica percorrida no interior do corpo. Dependendo do local de contato e da via, podem ter ocorrido lesões nos nervos, nos músculos ou nos órgãos principais, como o coração, o encéfalo, os olhos, os rins e o trato gastrintestinal.

Em todos os casos, um ECG com uma faixa de ritmo e um exame de urina para investigar a presença de sangue e proteína deverão ser realizados, assim como o ritmo e a frequência respiratória deverão ser verificados. Em casos de suspeita de lesões em órgãos, músculos ou nervos, deverão ser prescritos testes diagnósticos apropriados, como a dosagem de mioglobina na urina; a CPK deverá ser monitorada por, pelo menos, 24 horas, na presença de sintomas musculares ou em caso de suspeita de lesões musculares por outros motivos. No caso de lesão muscular, o nível de CPK poderá estar significativamente elevado (> 1.000 U/L), porém, a fração MB será inferior a 3%, caso não haja lesão no músculo cardíaco. Poderão ser observadas fraturas ocultas após a tetania muscular ou o trauma sem cortes. Os pacientes deverão ser monitorados por vários dias, pois alguns desenvolvem miosite pós-traumática com rabdomiólise.

A lesão causada por eletricidade leva ao aumento da permeabilidade vascular, que poderá resultar na redução do volume intravascular e no extravasamento de líquido na área da lesão interna. O hematócrito, o volume plasmático e a diurese deverão ser minuciosamente monitorados.

As complicações do sistema nervoso periférico e central, de aparecimento agudo e tardio, representam as sequelas mais comuns das lesões causadas por eletricidade. As complicações cardíacas geralmente consistem em anormalidades de condução e ritmo, com raros casos de infarto. A sepse e as complicações psiquiátricas também podem ocorrer.

▶ Prevenção

As lesões causadas por eletricidade podem ser prevenidas nos ambientes industriais, certificando-se que os trabalhadores do setor elétrico são adequadamente qualificados e treinados para seguir os procedimentos de segurança, que envolvem a instalação, o aterramento e a desconexão de fontes de energia. Bloquear e marcar os interruptores de fechamento elétrico, assim como verificar a ausência de tensão são práticas de trabalho efetivas para prevenir as lesões por eletricidade. Uma especial atenção deve ser dada ao trabalho que requer manipulação de equipamento durante uma operação "ao vivo". Ferramentas e vestes não condutoras deverão ser usadas sempre que possível. Barricadas e sinais de aviso deverão ser colocados em torno das áreas de alta tensão e procedimentos para excluir outros trabalhadores dessas áreas serão rigorosamente aplicados.

Os trabalhadores deverão ser instruídos a respeito das medidas adequadas para libertar uma vítima do contato com a corrente elétrica. Quando possível, a fonte deverá ser desligada. Por vezes, um objeto não condutor, como uma corda, uma vassoura ou outro instrumento de madeira, ou ainda uma peça de roupa, deverá ser usado para puxar a vítima para longe da corrente e proteger o socorrista da ocorrência de lesão.

▶ Tratamento

Antes da RCP, dos primeiros socorros ou do tratamento, o paciente deve ser afastado da corrente elétrica "viva". A fonte deve ser desligada e/ou materiais não condutores devem ser usados para afastar o socorrista e o paciente da corrente. O socorrista deve estar protegido durante esse procedimento. Quando necessário, a RCP (incluindo o uso do desfibrilador externo automatizado [DEA]) deverá ser instituída até a chegada do socorro médico. Como a vítima poderá ter sofrido lesão espinal, a cautela será necessária durante seu manejo e transporte.

Em caso de suspeita de lesões graves por eletricidade, o paciente deverá ser hospitalizado e observado em relação às lesões secundárias de órgãos, comprometimento da função renal, hemorragia, acidose e mioglobinúria. As indicações para hospitalização incluem arritmia significativa ou alterações no ECG, queimaduras extensas, perda de consciência, achados neurológicos, sintomas pulmonares ou cardíacos ou evidência de lesão significativa de tecidos profundos/órgãos. Uma dose de reforço ou uma vacina antitetânica deverá ser administrada, quando necessário.

A lesão superficial dos tecidos e as queimaduras deverão ser tratadas. Em caso de suspeita de lesão importante dos tecidos moles, a exploração cirúrgica, a fasciotomia ou ambas deverão ser consideradas. A presença de mioglobinúria significativa pode indicar a necessidade de fasciotomia e/ou amputação.

A solução de Ringer com lactato deverá ser administrada por via intravenosa em uma taxa suficiente para manter a diurese entre 50 e 100 mL/hora. O monitoramento contínuo e a correção imediata do equilíbrio acidobásico ou eletrolítico são necessários em caso de ocorrência de rabdomiólise.

LESÕES POR RADIAÇÕES NÃO IONIZANTES

1. Lesões causadas por radiofrequência e radiação de micro-ondas

▶ Exposição

As lesões podem ser causadas pelos efeitos térmicos da exposição aguda a altos níveis de radiofrequência (RF) e micro-ondas. Assim como no caso de outras lesões térmicas, estas se caracterizam pela desnaturação de proteínas e necrose dos tecidos no local do aquecimento, acompanhadas por uma reação inflamatória e subsequente formação de cicatrizes. Os efeitos não térmicos da exposição de nível baixo têm sido demonstrados em alguns estudos laboratoriais, porém, seu significado em humanos não está claro.

A radiação de RF e a radiação de micro-ondas consistem em energia sob a forma de onda que atravessa o espaço livre na velocidade da luz. A radiação é definida em termos de frequência e intensidade, sendo que a frequência do espectro eletromagnético se estende de 0 a 1.000 GHz (1 Hz equivale a 1 onda ou ciclo por segundo [cps]). As micro-ondas ocupam apenas a porção de frequência entre 300 MHz e 300 GHz desse espectro (Fig. 14-4).

A radiação de RF não possui energia suficiente para causar ionização molecular, porém, causa vibração e rotação das moléculas, particularmente das que possuem uma distribuição de cargas assimétrica ou apresentam uma estrutura polar. A radiação é composta de vetores de campo elétrico e magnético separados, sendo um perpendicular ao outro e ambos perpendiculares à direção da onda eletromagnética resultante (Fig. 14.5). O componente do campo elétrico é medido em volts por metro, o componente magnético em amperes por metro e a densidade da força resultante em watts por metro quadrado.

A absorção da radiação de RF depende parcialmente da orientação do corpo em relação à direção da onda eletromagnética. A radiação das frequências abaixo de 15 MHz e acima de 25 GHz é fracamente absorvida pelos tecidos humanos e provavelmente não será responsável por lesões térmicas significativas. Os fatores que afetam a condução da radiação de RF no interior do corpo incluem a espessura, a distribuição e o conteúdo hídrico dos vários tecidos. Quando o conteúdo de água aumenta, a absorção de energia e os efeitos térmicos aumentam. A radiação de RF pode ser modulada de acordo com a amplitude (AM) e frequência (FM) e pode ser gerada em forma de pulso ou contínua. As ondas em pulso são consideradas mais perigosas.

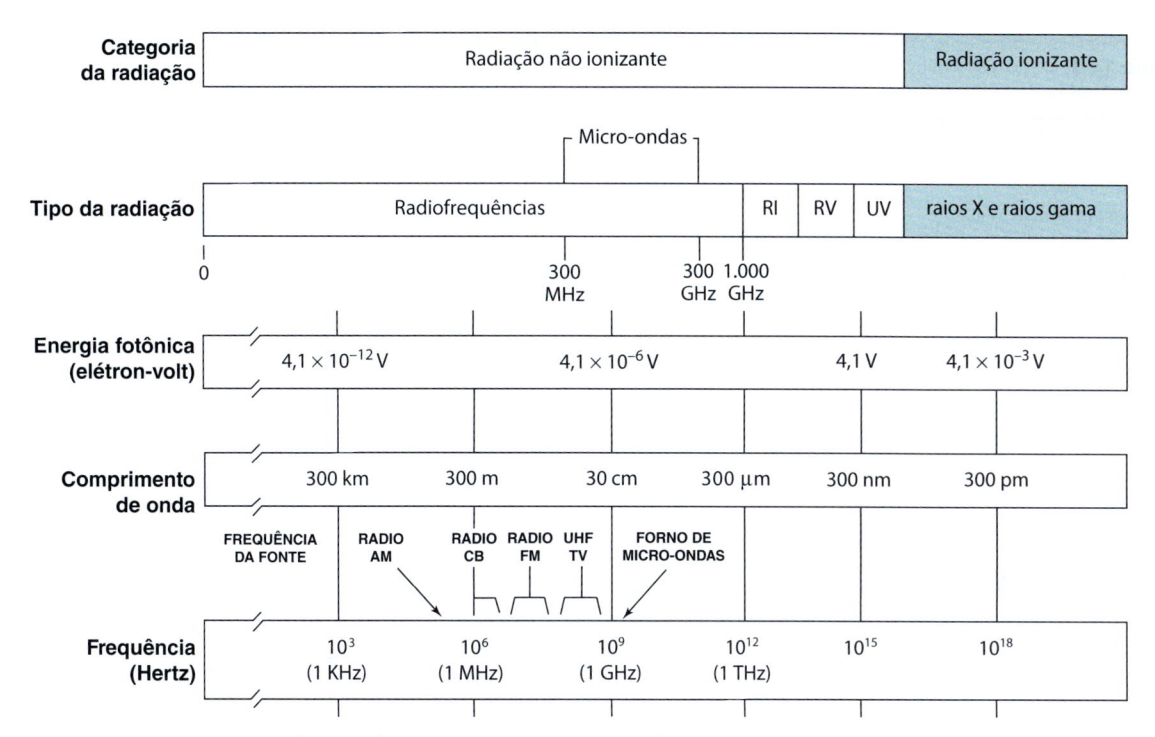

DANOS CAUSADOS POR RISCOS FÍSICOS   CAPÍTULO 14   181

▲ **Figura 14-4** O espectro de radiação eletromagnético. GHz = giga-hertz; RI = radiação infravermelha; kHz = quilo-hertz; MHz = mega-hertz; THz = tera-hertz; UV = luz ultravioleta; RV = radiação visível (luz).

O risco de lesão térmica aumenta de acordo com as intensidades mais altas de radiação e com a maior proximidade da fonte de radiação. Outros fatores que afetam a suscetibilidade humana à radiação de RF incluem a umidade e a temperatura do ambiente, o aterramento, o meio refletor, a vascularidade do tecido, a maior sensibilidade dos tecidos à temperatura (p. ex., os testículos) e a ausência de barreiras anatômicas à radiação externa (p. ex., os olhos).

A ocorrência de exposições ocupacionais é provável em qualquer ambiente de trabalho onde os trabalhadores fiquem próximos a equipamentos que geram radiação de RF, particularmente equipamentos para aquecimento dielétrico (usados na selagem

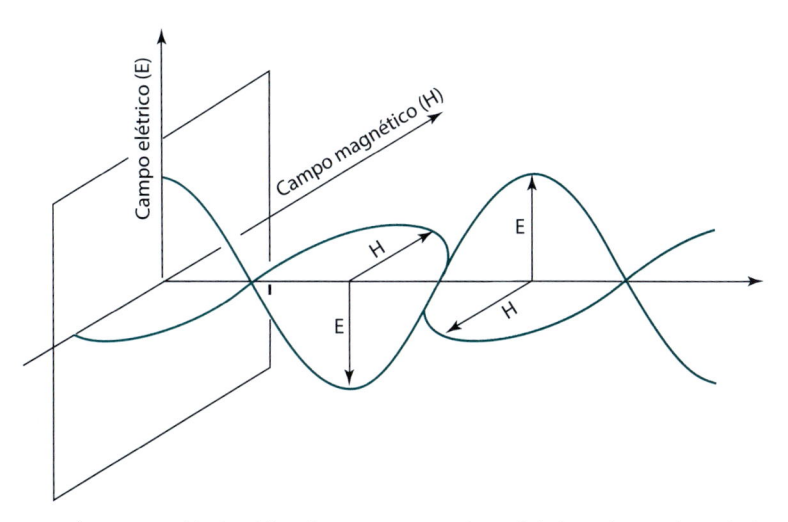

▲ **Figura 14-5** Componentes do campo elétrico (E) e do campo magnético (H) da radiação de radiofrequência.

Quadro 14-2 Exposições ocupacionais às radiofrequências e às micro-ondas

Equipamento de selagem e aquecimento
  Indústria automotiva
  Móveis e marcenaria
  Produção de fibra de vidro
  Produção de papel
  Manufatura e fabricação de plásticos
  Aquecimento de produtos de borracha
  Indústria têxtil

Manutenção de equipamento elétrico
  Radar
  Rádio: AM, FM, CB
  Televisão: UHF e VHF
  Satélite
  Navegação de rádio
  Geradores de micro-ondas e fontes de calor

Aplicações de RF
  Teste do tubo de micro-ondas e envelhecimento
  Laser de RF
  Soldagem de RF
  Diatermia médica e tratamento pelo aquecimento

Operadores de linhas de transmissão de energia

---

de plásticos e na secagem de madeira), fisioterapia, comunicações de rádio e manutenção de antenas e equipamento elétrico de alta potência (Quadro 14-2). Lesões por exposição aguda a níveis de energia superiores a 10 mW/cm^2 têm sido documentadas. Na maioria dos casos, os níveis foram superiores a 100 mW/cm^2. A maioria dos estudos sobre os efeitos da radiação de RF em animais e em outros sistemas biológicos de teste não demonstrou efeitos induzidos pela temperatura com níveis de energia inferiores a 10 mW/cm^2. Em estudos animais, os efeitos térmicos incluem destruição tecidual superficial e profunda, catarata e lesão testicular.

Em geral, não se espera que exposições agudas em altos níveis ou em baixos níveis por longos períodos causem câncer, porém, existem evidências de carcinogênese associada à exposição a campos magnéticos de radiação de Frequências Extremamente Baixas (FEB < 200 Hz). Dados atuais indicam que a radiação de FEB causa leucemia da infância; assim, a International Agency for Research on Câncer (Agência Internacional de Pesquisa em Câncer) classificou a radiação de FEB como um carcinógeno de categoria 2B ("possivelmente carcinogênico para seres humanos"). Embora alguns estudos tenham demonstrado um aumento na incidência de tumores encefálicos, câncer de mama (em homens) ou leucemia em trabalhadores expostos à radiação de FEB, a maioria dos dados recentes que consideram a exposição de adultos à radiação ocupacional de FEB não mostra efeitos carcinogênicos em qualquer frequência da RF. Da mesma forma, a teratogenicidade tem sido questionada, com base em achados de alterações cromossômicas em trabalhadores e no aumento da incidência de anomalias observadas nos filhos de fisioterapeutas do sexo masculino. Entretanto, devido aos resultados conflitantes dos estudos, às exposições mistas e à falta de um mecanismo biológico comprovado, as hipóteses dos efeitos reprodutivos induzidos por campo magnético ou de teratogenicidade não foram verificadas.

Embora diversos efeitos sobre a saúde tenham sido atribuídos às exposições às RF crônicas e não térmicas (incluindo radiações de micro-ondas e de FEB), dados atuais não corroboram uma associação com os efeitos cardiovasculares, neurológicos ou reprodutivos, com a possível exceção da esclerose lateral amiotrófica.

Existe uma literatura crescente a respeito de possíveis efeitos sobre a saúde associados ao uso de telefones celulares. A pesquisa nessa área é dificultada pela rápida expansão do uso do telefone celular em todo o mundo, o que gera confusão com todas as tendências simultâneas da saúde. Além disso, as exposições foram alteradas, ao longo do tempo, com a introdução de novas tecnologias de comunicação eletrônica. A maioria das recentes revisões publicadas indica que os dados são inadequados para se estabelecerem conclusões a respeito dos efeitos do uso de telefones celulares sobre a saúde.

▶ Achados clínicos

A exposição aguda a altas doses, em geral, está associada a uma sensação de calor sobre a parte do corpo exposta, seguida por uma sensação de pele quente ou queimada. A sensação de estalo ou zumbido também poderá ser observada durante a exposição. Outros sintomas incluem irritabilidade, dor de cabeça ou tonturas, vertigem, dor no local da exposição, olhos lacrimejantes e sensação de areia nos olhos, disfagia, anorexia, cólicas abdominais e náuseas. Massas localizadas induzidas pela temperatura poderão surgir em alguns dias após a exposição e consistem em edema intersticial e necrose por coagulação.

A pele exposta apresenta-se como que queimada pelo sol, com eritema e leve endurecimento. Poderão aparecer vesiculações ou bolhas. A pressão sanguínea poderá estar aumentada e os níveis de CPK, elevados. Os valores hematológicos, eletrencefalográficos e de varredura encefálica, a taxa de sedimentação e os índices eletrolíticos se apresentam dentro dos limites normais geralmente.

Além da lesão térmica imediatamente evidente, nenhuma lesão estrutural posterior deverá ser antecipada. Sintomas do transtorno de estresse pós-traumático foram observados, com instabilidade emocional e insônia que podem persistir por até 1 ano.

▶ Diagnóstico diferencial

Equipamentos de alta potência capazes de gerar radiações de micro-ondas e de RF também podem gerar outras formas de radiações não ionizantes que devem ser consideradas. Reações químicas causadas por fontes de calor no local de trabalho deverão ser investigadas, pois produtos da decomposição térmica de um hidrocarboneto aquecido podem causar o aparecimento agudo de sintomas semelhantes, embora não seja esperado que a pressão sanguínea e os níveis de CPK se elevem em tais circunstâncias. O medo e a ansiedade resultantes do conhecimento de uma possível exposição nociva também podem causar muitos dos sintomas funcionais descritos anteriormente, embora não sejam esperadas evidências objetivas de lesão térmica e níveis elevados de CPK.

▶ Prevenção

A avaliação da exposição deverá incluir os seguintes fatores: a distância entre a fonte de energia e os trabalhadores expostos, a densidade do pico de energia no momento da exposição, a frequência e o tipo de onda de radiação (pulsada ou contínua) e a duração da exposição (em minutos). As barreiras de metal em torno da fonte de energia podem ser usadas para conter a radiação de RF. A intensidade é proporcional a $1/d^2$, onde d é a distância da fonte. Dessa forma, ocorre uma rápida redução na densidade da energia de acordo com a distância, portanto, a especificação de uma área dita como "proibida para a circulação de pessoas" pode fornecer uma barreira efetiva. Recomenda-se a realização de procedimentos para desenergizar os equipamentos quando os trabalhadores ficam próximos às fontes expostas. O uso de roupas protetoras em geral é ineficaz. É essencial a avaliação periódica da radiação de RF ambiental no caso de exposições ao equipamento.

▶ Tratamento e prognóstico

O tratamento é o mesmo designado para outras lesões por alterações da temperatura. As lesões térmicas geralmente se curam sem problemas. Em caso de hipertensão, esta deverá se resolver após um curto período de terapia anti-hipertensiva. O transtorno de estresse pós-traumático e outras sequelas psicológicas respondem à terapia de curta duração.

2. Lesões causadas pela radiação infravermelha

A radiação infravermelha (IV) abrange a porção do espectro eletromagnético entre a radiação visível e a radiação de RF (Fig. 14-4). Apresenta comprimentos de onda entre 750 e 3 x 10^6 nm e é composta de três bandas espectrais – A, B e C – que começam em 750, 1.400 e 3.000 nm, respectivamente. A radiação IV é liberada por qualquer objeto que possua uma temperatura superior ao zero absoluto. As exposições ocupacionais – além da luz solar – incluem processos nos quais a energia térmica da radiação IV é usada, como os processos de aquecimento e desidratação, soldas, fabricação de vidros e a secagem e o cozimento de coberturas ou produtos de consumo. Além disso, os trabalhadores próximos a metais e vidro em fusão estão expostos a altos níveis de radiação infravermelha. Nos últimos anos, o uso de *lasers* infravermelhos, como a granada de ítrio e alumínio (YAG) com neodímio, aumentou o potencial para a exposição acidental de alta potência à radiação infravermelha.

A exposição aguda de alta intensidade aos comprimentos de onda inferiores a 2.000 nm pode causar lesão térmica à córnea, à íris ou ao cristalino. A lesão térmica da pele também poderá ser observada, porém, em geral, é autolimitada pelo afastamento por causa da dor e leva a uma queimadura de pele aguda com pigmentação aumentada. As lesões podem ser prevenidas pela blindagem das fontes de calor, pela proteção dos olhos e da pele com vestes e pelo monitoramento dos níveis de exposição. Os valores-limite do limiar para a intensidade de exposição são dependentes da frequência do comprimento de onda biologicamente ativo de 750 a 2.000 nm no espectro. Os comprimentos de onda nessa faixa causam excitação e vibração molecular, gerando calor, que é absorvido pelos tecidos e poderá causar lesão térmica. Por outro lado, os comprimentos de onda que excedem 2.000 nm são absorvidos pela água e não são biologicamente ativos, devido ao alto teor hídrico dos tecidos.

3. Lesões causadas pela radiação visível

A radiação visível (luz) abrange a porção do espectro eletromagnético entre a radiação infravermelha e a ultravioleta (Fig. 14-4) e os comprimentos de onda entre 400 e 750 nm. O olho é o órgão-alvo mais sensível, e a lesão resulta de reações estruturais, térmicas ou fotoquímicas induzidas pela luz. Os trabalhadores em risco são aqueles submetidos à exposição prolongada ou repetida às fontes de luz intensa, incluindo luz solar, lâmpadas de alta intensidade, *lasers*, *flashes*, holofotes e arcos de solda. As fontes de luz muito intensas, como os *lasers*, também podem causar lesão na retina, induzida por pressão (mecânica).

A retina costuma ser o local de lesão e é mais sensível aos comprimentos de onda de 440 a 500 nm (luz azul), que causam uma reação fotoquímica destrutiva. A luz azul é responsável pela retinite solar (cegueira do eclipse) e pode contribuir para o envelhecimento da retina e para a degeneração macular senil, que poderá levar à deficiência no campo visual. Como a lente normalmente filtra comprimentos de onda entre 320 e 500 nm, fornece à retina certa proteção da luz azul. Indivíduos com afaquia (ausência do cristalino), que são mais suscetíveis à lesão da retina, deverão ser advertidos contra olhar para o sol do meio-dia e outras fontes de luz intensas e ser aconselhados a usar filtros de óculos quando trabalharem em ambientes radiantes. Queimaduras rápidas de luz de alta intensidade podem levar à cegueira do *flash*, na qual a perda visual temporária e a pós-imagem resultam do descoramento dos pigmentos visuais. Quanto mais a intensidade de luz e a duração da exposição aumentam, a pós-imagem persiste por mais tempo. No caso de exposição branda a moderada, os sintomas da cegueira do *flash* desaparecem rapidamente.

A iluminação insuficiente ou a luz refletida (brilho) podem causar astenopia (fadiga ocular), fadiga visual, dor de cabeça e irritação ocular. É mais provável que esses problemas se apresentem em indivíduos com mais de 40 anos. Os sintomas são transitórios, e não há indicações de que episódios repetidos levem à lesão ocular.

O contraste de fontes de luz ambiental com as áreas de menor intensidade originou queixas de astenopia associada ao uso do terminal do monitor de vídeo. Esse fato, em geral, pode ser corrigido, reduzindo-se a intensidade das luzes ambientais, usando filtros antibrilho e ajustando o contraste dos caracteres na tela.

As medidas para prevenir a lesão nos trabalhadores em risco incluem avaliações anteriores à alocação de indivíduos com afaquia ou com uma história de sensibilidade à luz e a fiscalização médica para detectar alterações na acuidade visual ou sinais precoces de lesão ocular; uso de óculos de proteção ou protetores de face pelos soldadores, iluminação correta do local de trabalho para redução do brilho (Cap. 12) e uso de filtros nas fontes de luz intensa para eliminar os comprimentos de onda da luz azul.

4. Lesões causadas pela radiação ultravioleta

A radiação ultravioleta (UV) abrange a porção do espectro eletromagnético entre a radiação visível e a radiação ionizante (Fig. 14-4) e consiste em comprimentos de onda entre 100 e 400 nm. Os comprimentos de onda são divididos em três bandas espectrais – A, B e C – com as bandas A e B representando os comprimentos de onda mais longos e produzindo os maiores efeitos biológicos (Tabela 14-2). Os comprimentos de onda inferiores a 200 nm são absorvidos em distâncias muito curtas no ar, prevenindo os efeitos sobre a saúde. Os comprimentos de onda entre 200 e 290 nm são absorvidos primariamente no estrato córneo da pele ou pela córnea do olho, enquanto os comprimentos de onda mais longos podem afetar a derme, o cristalino, a íris ou a retina.

Como a radiação UV é dotada de uma penetração relativamente fraca, os únicos órgãos afetados por ela são os olhos e a pele. A lesão ocular é causada pela ação térmica, a partir de exposições pulsadas ou breves à alta energia, e a lesão da pele é causada mais comumente por reações fotoquímicas (incluindo reações tóxicas e de hipersensibilidade) a partir de exposições breves à alta energia ou prolongadas à baixa energia. Os efeitos térmicos de coagulação das proteínas e necrose dos tecidos aparecem rapidamente. Os efeitos da exposição crônica incluem envelhecimento acelerado da pele, caracterizado pela perda de elasticidade, hiperpigmentação, enrugamento e telangiectasia.

As lesões por UV ocorrem em ocupações que envolvem processos de secagem e cura de matéria-prima e produtos finalizados, arco de solda ou uso de *lasers* ou luzes UV germicidas (Quadro 14-3). No entanto, a maior proporção de lesões causadas é, de longe, resultante de ocupações que expõem os trabalhadores à luz solar natural durante o período de pico da disseminação de energia UV, de 10 horas da manhã às 3 horas da tarde. Os fatores que afetam a gravidade da lesão incluem: duração da exposição, intensidade da radiação, distância da fonte de radiação, altitude e orientação do indivíduo exposto em relação à fonte e ao seu plano de propagação de onda. Os reflexos da radiação UV na água e na neve ou nas superfícies adjacentes podem aumentar a intensidade da exposição.

Quadro 14-3 Trabalhadores potencialmente expostos à radiação ultravioleta

Luz solar natural
- Agricultores
- Pedreiros
- Pecuaristas
- Construtores
- Fazendeiros
- Pescadores
- Jardineiros
- Trabalhadores em campos de golfe
- Horticultores
- Paisagistas
- Salva-vidas
- Lenhadores
- Militares
- Trabalhadores de campos de petróleo
- Mineiros a céu aberto
- Trabalhadores de manutenção ao ar livre
- Trabalhadores de oleodutos
- Policiais
- Carteiros
- Trabalhadores de ferrovias
- Trabalhadores de rodovias
- Marinheiros
- Instrutores de esqui
- Desportistas
- Topógrafos
- Outros trabalhadores de ambiente externo

Soldagem de arco/corte a maçarico
- Soldadores
- Trabalhadores de oleodutos
- Cortadores de tubos
- Trabalhadores de manutenção

Ultravioleta germicida
- Médicos
- Enfermeiros
- Técnicos de laboratório
- Equipe do laboratório de bacteriologia
- Barbeiros
- Esteticistas
- Ajudantes de cozinha
- Dentistas/técnicos em odontologia

Laser
- Trabalhadores de laboratório

Processos de secagem e cura
- Tipógrafos
- Litógrafos
- Pintores
- Marceneiros
- Trabalhadores da indústria de plásticos

Tabela 14-2 Espectro da luz ultravioleta: comparação entre a radiação ultravioleta A (UVA) e a radiação ultravioleta B (UVB)

	UVA	UVB
Comprimento de onda	315-400 nm	280-315 nm
Penetração Física Biológica	Ar, água, vidro, quartzo por meio do olho à retina	Ar, quartzo Câmara anterior apenas
Efeitos na saúde	Lesão da pele e dos olhos requer maior energia do que a UVB	Eritema cutâneo a 280-315 nm Carcinogenicidade máxima a 280-320 nm Sensibilidade máxima com fotoceratite a 270 nm Catarata
Proporção de UV no ambiente natural	97%	3%

Achados clínicos e tratamento

A. Fotoceratoconjuntivite (*flash* de soldador)

A exposição ocular aos comprimentos de onda UV inferiores a 315 nm (especialmente comprimentos de onda de 270 nm, ao qual o olho é mais sensível) pode causar fotoceratoconjuntivite. Os sintomas aparecem de 6 a 12 horas após a exposição e incluem dor severa, fotofobia, sensação da presença de um corpo estranho ou areia nos olhos e lacrimejamento. Após um período de latência que varia inversamente à gravidade da exposição, aparece a conjuntivite, algumas vezes, acompanhada por eritema e edema das pálpebras e da pele facial. O exame com fluoresceína poderá revelar uma coloração pontilhada difusa em ambas as córneas.

O tratamento consiste em fornecer alívio sintomático, que poderá incluir bolsas de gelo, analgésicos sistêmicos, compressas oculares e sedação branda. Os anestésicos locais não deverão ser usados, devido ao risco de lesão posterior no olho anestesiado. Os sintomas geralmente desaparecem em 48 horas. As sequelas permanentes são raras e os olhos não desenvolvem tolerância à exposição repetida.

B. Catarata

A cataratogênese (cortical) é atribuída a ambos os efeitos fotoquímico e térmico da exposição intensa aos comprimentos de onda UV entre 295 e 320 nm e, geralmente, surge em 24 horas. A formação da catarata tem sido observada após exposições repetidas aos comprimentos de onda UV superiores a 324 nm, porém, não é bem documentada. O tratamento é feito mediante cirurgia corretiva. As lentes intraoculares implantadas após a remoção da catarata normalmente contêm filtros UV para proteger a retina.

C. Outras lesões oculares

A córnea e o cristalino protegem a retina dos efeitos dos comprimentos de onda UV inferiores a 300 nm, porém, o dano à íris e à retina é possível quando indivíduos com afaquia são expostos a esses comprimentos de onda. Em outros, a lesão é possível no caso de exposição aos comprimentos de onda superiores ou a *lasers* UV de alta potência. O tratamento é de apoio (Quadro 14-4).

Quadro 14-4 Lesões oculares causadas pela luz ultravioleta

Localização	Efeito UV
Conjuntiva	Conjuntivite
Esclera	Hiperemia
Córnea	Ceratite
Cristalino	Catarata
Humor aquoso	Substâncias fotoquímicas tóxicas
Humor vítreo	Degradação em afaquicos
Retina	Lesão cromófora em afaquicos

Duas lesões da conjuntiva do bulbo foram associadas às exposições repetidas à radiação UV: pterígio (uma hiperplasia benigna) e carcinoma epidermoide.

D. Eritema

A radiação UV absorvida reage com substâncias fotoativas presentes na pele e causa eritema (queimadura de sol) após 2 a 24 horas, o efeito agudo mais comum da UV. O eritema é mais severo após a exposição aos comprimentos de onda de 290 a 320 nm e pode ser acompanhado de edema, formação de bolhas, descamação, calafrios, febre, náuseas e, raramente, colapso circulatório.

O tratamento da queimadura aguda e de qualquer formação de bolhas que aconteça é de apoio e sintomático, podendo incluir o uso de analgésicos tópicos e sistêmicos brandos. A maioria dos sintomas desaparece em 48 horas. A descamação resultante, o escurecimento da pele (causado pela produção aumentada de melanina) e o espessamento do estrato córneo fornecem maior proteção contra exposições subsequentes.

E. Reações de fotossensibilidade

Podem ocorrer dois tipos de reações agudas de fotossensibilidade da pele após exposição à radiação UV: reações fototóxicas (não alergênicas) e fotoalérgicas. As reações fototóxicas são muito mais comuns e ocorrem frequentemente em associação ao uso de medicamentos como griseofulvina, tetraciclina, sulfonamidas, tiazidas e preparações contendo alcatrão de carvão ou psoraleno. A fototoxicidade poderá exacerbar ou agravar os efeitos de algumas doenças sistêmicas, incluindo lúpus eritematoso, dermatomiosite, porfiria eritropoiética congênita, porfiria cutânea tarda sintomática, pelagra, reticuloide actínico, herpes simples e pênfigo foliáceo. As reações de fotossensibilidade podem ser caracterizadas por vesículas, bolhas e outras manifestações cutâneas.

A exposição aos comprimentos de onda UV acima de 320 nm, após o contato da pele com vegetais produtores de furocumarina, como o aipo, pode causar fitofotodermatite. Uma reação fototóxica branda causa alterações pigmentares ao longo do padrão de pontos de contato, enquanto as bolhas poderão advir de uma reação inflamatória mais grave. Reações fotoalérgicas à radiação UV ocorrem em associação a agentes bacteriostáticos e componentes de perfumes, que causam irritação na pele, eritema e formação de bolhas. O tratamento de reações de fotossensibilidade dependerá da causa básica isolada ou associada e oscila desde o tratamento sintomático em casos brandos até a hospitalização e ao uso de corticosteroides sistêmicos em casos de reações graves.

F. Lesões cutâneas pré-malignas e malignas

As lesões pré-malignas associadas à exposição crônica à radiação UV incluem a ceratose actínica, o ceratoacantoma e a melanose de Hutchinson. As lesões malignas associadas à exposição são o carcinoma basocelular (o mais comum), o carcinoma escamocelular e o melanoma maligno. Acredita-se que os comprimentos de ondas de UV nocivos estejam entre 256 e 320 nm. A radiação UV também promove a carcinogênese após a exposição a algumas substâncias químicas, incluindo as encontradas no alcatrão e no piche. O risco aumentado da ocorrência de lesões pré-malignas e malignas é observado em indivíduos de pele clara e nos que sofrem repetidas queimaduras de sol ou se bronzeiam inadequadamente. Pacientes com uma história de xeroderma pigmentar apresentam o mais elevado risco para a manifestação do melanoma maligno.

Os pacientes deverão ser encaminhados a um dermatologista para o diagnóstico definitivo e tratamento. Lesões pré-malignas podem ser tratadas pela remoção ou pelo uso de medicação tópica. O tratamento de lesões malignas poderá envolver uma simples excisão, radiação ou uma importante cirurgia.

▶ Prevenção

As normas de exposição se baseiam no comprimento de onda e na irradiação. Os indivíduos expostos deverão ser advertidos em relação aos agentes fotossensibilizantes. Os soldadores deverão ser instruídos a usar óculos de proteção ou escudos faciais para proteger seus olhos. Os trabalhadores de ambientes externos deverão ser instruídos a usar filtros solares (amplo espectro com fator de proteção solar [FPS] 30) e roupas protetoras, e os indivíduos com risco aumentado devido às condições médicas preexistentes ou à exposição excessiva deverão ser examinados periodicamente em busca da presença de lesões pré-malignas ou malignas.

Lesões por radiação ionizante

As duas agressões mais significativas à saúde causadas pela radiação ionizante são a síndrome aguda da radiação, que se segue a uma exposição breve, porém intensa, e aos efeitos crônicos causados por uma breve exposição a altas doses ou por exposições excessivas acumulativas. Ocorreram mais de 200 incidentes significativos por radiação, desde 1940, como resultado da exposição aos radioisótopos, geradores e aceleradores de raios X, geradores de radar e fontes similares de radiação ionizante. Devido à ubiquidade da radiação ionizante em nosso meio ambiente, é difícil identificar os efeitos de exposições prolongadas e progressivas a baixas doses. Os trabalhadores em risco, com base nas suas histórias de exposição e consequentes lesões, incluem radiologistas, mineradores de urânio, pintores de mostradores de rádio, operadores de usinas de energia nuclear e militares. O Quadro 14-5 relaciona outros trabalhadores em risco com base no potencial para exposição.

A radiação ionizante é emitida a partir de estruturas atômicas radioativas, como partículas energizadas (partículas alfa, beta, próton e nêutron) que transmitem energia por meio da colisão com outras estruturas ou como raios X eletromagnéticos

Quadro 14-5 Potenciais exposições ocupacionais à radiação ionizante

Trabalhadores de aeronaves
Trabalhadores de usinas de energia atômica
Biólogos
Fabricantes de tubos de raios catódicos
Químicos
Profissionais ligados à odontologia
Fabricantes de fármacos e esterilizadores
Fabricantes e operadores de microscópios eletrônicos
Operadores de eliminadores eletrostáticos
Embalsamadores
Fabricantes de alarmes de incêndio
Conservantes e esterilizadores de alimentos
Fabricantes de bujões de gás
Fabricantes, usuários e reparadores de tubos eletrônicos de alta-tensão, raios X, vácuo, radar, *clistron* ou televisores
Radiografistas industriais e fluoroscopistas
Inspetores que utilizam – e trabalhadores próximos a – fontes seladas de raios gama (césio 137, cobalto 60, irídio 192) e raios X
Pintores da calibração do nível de líquido nas seringas
Pintores de indicadores luminosos
Militares
Perfuradores de poços de petróleo
Ensaiadores de minério
Trabalhadores das refinarias de petróleo
Médicos e enfermeiros
Operadores de maçarico de plasma
Técnicos da indústria de plásticos
Prospectores
Trabalhadores de radiorrefinaria
Pesquisadores, químicos, biólogos, físicos
Operadores de paquímetros
Trabalhadores com minério e liga de tório
Pintores de azulejos
Trabalhadores e mineradores de urânio
Veterinários
Auxiliares e técnicos de raios X
Operadores de aparelhos de difração de raios X

de alta energia ou raios gama. As diferentes formas de radiações ionizantes variam na natureza da fonte, energia, frequência e penetrabilidade, porém, todas compartilham a capacidade de ionizar materiais incidentes e existem nas mais altas energias e frequências do espectro eletromagnético (Fig. 14-4). O deslocamento de um elétron a partir de um átomo incidente e as reações químicas biomoleculares resultantes podem causar lesão tecidual. A Tabela 14-3 resume os efeitos clínicos da radiação ionizante.

A exposição biológica externa aos raios X, raios gama e à radiação de prótons e nêutrons leva à alta absorção, enquanto as partículas beta penetram fracamente na pele e as partículas alfa não penetram de forma alguma. A exposição interna às partículas alfa ou beta por inalação, implantação ou ingestão de radioisótopos poderá levar a uma grave lesão aguda ou tardia. Em caso de suspeita de contaminação radioativa, os procedimentos de controle de contaminação deverão ser seguidos escrupulosamente durante todas as fases do tratamento do paciente.

Tabela 14-3 Resumo dos efeitos clínicos das dosagens das radiações ionizantes

	Faixa subclínica	Faixa terapêutica			Faixa letal	
	0-100 rem	100-200 rem (supervisão clínica)	200-600 rem (terapia efetiva)	600-1.000 rem (terapia promissora)	1.000-5.000 rem (terapia paliativa)	> 5.000 rem (terapia paliativa)
Incidência de vômito	Nenhuma	5% a 100 rem 50% a 200 rem	100% a 300 rem	100%	100%	100%
Tempo decorrido até o vômito	–	3 horas	2 horas	1 hora	30 minutos	30 minutos
Principal órgão afetado	Nenhum	Tecido hematopoiético	Tecido hematopoiético	Tecido hematopoiético	Trato gastrintestinal	Sistema nervoso central
Sinais e sintomas característicos	Nenhum	Náusea branda e leucopenia moderada	Leucopenia grave, diarreia, náuseas, púrpura, hemorragia e infecção; perda de cabelo acima de 300 rem	Leucopenia grave, púrpura, hemorragia, infecção, prostração, coma	Diarreia, febre e distúrbio do equilíbrio eletrolítico	Convulsões, tremor, ataxia e letargia
Período crítico pós-exposição	–	–	4-6 semanas	4-6 semanas	5-14 dias	1-48 horas
Terapia necessária	Reafirmação	Reafirmação e controle hematológico	Transfusão sanguínea, antibióticos e fatores de crescimento hematopoiéticos	Transfusão sanguínea, antibióticos, fatores de crescimento hematopoiéticos e consideração de transplante de medula óssea	Manutenção do equilíbrio eletrolítico	Sedativos
Prognóstico	Excelente	Excelente	Bom	Cauteloso	Sem esperanças	Sem esperanças
Convalescença	Nenhuma	Algumas semanas	1-12 meses	Longa	–	–
Incidência de óbito	Nenhum	Nenhum	0-80%	80-100%	90-100%	90-100%
Tempo até a ocorrência do óbito	–	–	2 meses	2 meses	2 semanas	2 dias
Causa do óbito	–	–	Hemorragia e infecção	Hemorragia e infecção	Colapso circulatório	Insuficiência respiratória e edema encefálico

1. Síndrome aguda da radiação

A síndrome aguda da radiação é uma consequência da exposição breve, porém intensa, de todo ou parte do corpo à radiação ionizante. A radiação rompe as ligações químicas, o que causa excitação molecular e formação de radicais livres. Os radicais livres altamente reativos reagem com outras moléculas essenciais, como os ácidos nucleicos e as enzimas; esse fato, por sua vez, perturba a função celular. A apresentação clínica e a gravidade da doença são determinadas pela dosagem, parte(s) do corpo exposta(s) e duração da exposição. Os tecidos que apresentam renovação celular mais rápida são os mais radiossensíveis: tecidos reprodutor, hematopoiético e gastrintestinal.

▶ Achados clínicos

Embora seja improvável a observação de sintomas nos casos de exposição a doses inferiores a 100 cGy, achados laboratoriais anormais podem ser encontrados após a exposição a qualquer dose superior a 25 cGy. No caso de doses entre 100 e 400 cGy, os sintomas têm início em 2 a 6 horas e poderão durar até 48 horas. Nos casos de doses entre 600 e 1.000 cGy, os sintomas se iniciam em 2 horas e, em seguida, progridem até a fase da doença. No caso dos indivíduos em Chernobyl, que receberam mais de 600 cGy, foram observadas dores de cabeça, febre e vômito durante a primeira meia hora. Em 6 dias, desenvolveu-se uma linfopenia grave, seguida por gastroenterite severa, granulocitopenia e trombocitopenia. No caso dos que se encontravam no grupo menos exposto (80 a 210 cGy), ocorreu uma linfopenia leve nos primeiros dias, seguida por granulocitopenia branda e trombocitopenia em 4 semanas.

Doses de 1.000 a 3.000 cGy podem causar sintomas gastrintestinais imediatos e intensa perda de líquidos, sangue e eletrólitos, resultante da perda de vilosidades da mucosa gastrintestinal. As doses superiores a 3.000 cGy são letais. Levam à incapacitação neurológica progressiva associada a ataxia, letargia, tremor e convulsões. A morte é quase imediata nos casos das doses mais elevadas.

Alguns pacientes com síndrome aguda da radiação passam por quatro fases: pródromo, fase latente, doença e recuperação.

A. Pródromo

Os sinais e sintomas podem incluir anorexia, náuseas, vômito, diarreia, cólicas intestinais, salivação, desidratação, fadiga, apatia, prostração, arritmia, febre, desconforto respiratório, hiperexcitabilidade, ataxia, dores de cabeça e hipotensão. As manifestações do sistema nervoso central e do trato gastrintestinal são predominantes.

B. Fase latente

O pródromo é, às vezes, seguido por um período de bem-estar relativo, anterior ao aparecimento da doença. Em casos de exposição às doses mais elevadas de radiação, o período latente é reduzido ou ausente, e os efeitos no sistema nervoso central e no trato gastrintestinal são predominantes.

C. Fase da doença

Os sinais e sintomas desta fase podem incluir fadiga, fraqueza, febre, diarreia, anorexia, perda de peso, perda de cabelos, arritmias, íleo adinâmico, ataxia, desorientação, convulsões, coma e choque. Os efeitos são primariamente hematopoiéticos e resultam da inibição das células progenitoras hematopoiéticas. Poderá ser observada uma redução sequencial nos linfócitos, granulócitos, plaquetas e eritrócitos. Podem ocorrer leucopenia e trombocitopenia com infecção secundária, diátese hemorrágica ou anemia. Foi observada a ocorrência de colapso cardiovascular, pericardite e miocardite. Com doses superiores a 200 cGy, poderão ser observados efeitos sobre o sistema genital, incluindo esterilidade, ausência de espermatogênese e interrupção da menstruação. Toxicidade ou morte fetal e embrionária também poderão ocorrer.

D. Fase de recuperação

O prognóstico para recuperação no caso de exposições até 600 cGy é bom quando fornecido o tratamento adequado. No caso de exposições mais elevadas, o prognóstico piora de acordo com o aumento da dose. Infecção e sepse são as principais causas de morbidade e mortalidade em casos que envolvem exposições abaixo de 1.000 cGy, nas quais o principal impacto é hematopoiético.

▶ Prevenção

A exposição ocupacional à radiação ionizante deverá ser monitorada. A tecnologia varia de acordo com o tipo de radiação e com o sítio-alvo. Equipamentos para avaliação da exposição pessoal incluem dosímetros de filme em crachás (raios X, gama e beta) ou monitores de emulsão nuclear (raios X, gama, beta e nêutrons), dosímetros termoluminescentes (beta, gama e nêutron) e dosímetros de ionização. Um contador de cintilação pode ser usado para medir alguns radioisótopos em amostras de urina ou em tecidos dos órgãos-alvo (p. ex., trítio ou ^{32}P na urina, cintilografia da tireoide para ^{125}I). Equipamentos para monitoramento de áreas ou ambientes incluem o contador Geiger-Muller, a câmara de ionização e o detector de cintilação. Em casos de possível exposição, a blindagem com chumbo ou outras barreiras eficazes pode conter as emissões.

Para quantificar o risco da exposição à radiação, um sistema de unidades foi criado e revisado várias vezes. A International Commission on Radiological Units and Measurements (ICRU; Comissão Internacional de Unidades e Medidas Radiológicas) tem recomendado que as antigas unidades CGS (centímetro-grama-segundo) sejam substituídas pelas unidades equivalentes do SI (Sistema Internacional de Unidades), como mostra a Tabela 14-4. A Tabela 14-5 lista os limites recomendados de exposição externa. A base para esses limites é o que se conhece como *risco aceitável* dos efeitos adversos à saúde. Esse risco aceitável é considerado como 1 em 10.000 efeitos por ano para os trabalhadores com exposições ocupacionais e 1 em 10.000 a 1.000.000 efeitos por ano para o público em geral, com base nos casos fatais estimados de câncer induzido por radiação e nos distúrbios hereditários graves. As exposições podem ser facilmente prevenidas pelo uso de chumbo ou outro material de alta densidade, que poderá envolver a fonte e/ou blindar a área de trabalho (p. ex., blocos de chumbo, cimento e vidro com chumbo).

▶ Tratamento

O paciente deverá ser descontaminado, hospitalizado e submetido aos cuidados de hematologistas e especialistas em doenças infecciosas. Sinais vitais, equilíbrio de líquidos e eletrólitos e função dos sistemas nervoso central, hematopoiético e gastrintestinal deverão ser minuciosamente monitorados. Uma consulta com um profissional de saúde física deverá ser feita na tentativa de medir a dose de radiação.

Se a contagem de granulócitos for inferior a 1.000/µL, recomenda-se o uso profilático de agentes antibacterianos, aciclovir e antifúngicos. Em casos de febre ou suspeita de sepse, deve ser iniciada imediatamente a administração de agentes antimicrobianos por via intravenosa. A escolha de agentes também dependerá dos patógenos endêmicos no hospital em que o paciente se encontra. A terapia antimicrobiana deverá ser mantida até que a contagem de granulócitos exceda 500/µL ou até que o paciente se apresente sem febre por 5 dias consecutivos e sem evidências de infecção. O isolamento reverso deverá ser mantido.

Tabela 14-4 Unidades de radiação

Parâmetro	Unidades SI[a]	Unidades CGS[b]	Conversão
Atividade = taxa de decaimento (desintegração por segundo)	Becquerel (Bq)	Curie (Ci)	1 Ci = 3,7 × 10^{10} Bq 1 Bq = 2,703 × 10^{-11} Ci
Exposição (dose) = quantidade de raios X ou radiação gama em um determinado ponto	Coulomb (C)/kg de ar	Roentgen (R)	1 C/kg de ar = 3.876 R 1 R = 258 MC/kg de ar
Taxa de dose = dose por unidade de tempo (contagens por minuto)	Coulomb (C)/kg de ar/h	Roentgen (R)/h	Idem acima
Dose absorvida = quantidade de radiação absorvida por unidade de massa	Gray (Gy) Joules (J)/kg	Rad Erg	1 Gy = 1 J/kg 1 Gy = 100 rads 1 rad = 0,01 Gy 1 rad = 100 ergs
Dose equivalente = dose absorvida em termos de efeito biológico estimado relativo a uma exposição de 1 roentgen de raios X ou radiação gama	Sievert (Sv)	Rem	1 Sv = 100 rem 1 rem = 0,01 Sv

[a] SI = Sistema Internacional de Unidades
[b] CGS = sistema de unidades centigrama-grama-segundo

Poderá ser necessária a realização de transfusões de granulócitos, plaquetas e eritrócitos. Os linfócitos deverão ser obtidos imediatamente pela tipagem do HLA. As transfusões são recomendadas quando a contagem de plaquetas cai abaixo de 20.000/μL, a contagem de granulócitos abaixo de 200/μL ou o hematócrito abaixo de 25%. Os fatores de crescimento hematopoiéticos (filgrastim, sargramostim) têm sido eficazes em acelerar a recuperação hematopoiética. Os transplantes de medula óssea têm sido usados com sucesso questionável no combate a hemorragia e infecção intratáveis. Esses transplantes devem ser considerados no caso de pacientes expostos a 600 a 2.000 cGy, e a decisão quanto a usá-los deverá ser tomada em até uma semana após a exposição à radiação.

Os pacientes deverão receber terapia de apoio, quando necessário, para o controle das náuseas, da desidratação e de outros sintomas. A administração oral de 8 mg de cloridrato de ondansetron, duas ou três vezes ao dia, tem sido recomendada no caso de náuseas; uma alternativa é o uso de 25 a 50 mg de clorpromazina, a cada 4 a 6 horas, por via intramuscular profunda.

2. Lesões agudas localizadas causadas por radiação

A exposição localizada da pele e das partes do corpo à radiação ionizante levará à perda de cabelos (doses superiores a 300 cGy), eritema (acima de 600 cGy), descamação seca (radionecrose) (acima de 1.000 cGy) e descamação úmida (acima de 2.000 cGy). A dor e o prurido ocorrem logo após a exposição e são seguidos por eritema e formação de bolhas. Em caso de queimaduras graves localizadas, poderá ocorrer isquemia e necrose.

A prevenção é a mesma utilizada para a síndrome aguda da radiação (ver anteriormente). O tratamento é conservador e não deverá incluir cirurgia, a menos que seja determinada por causa de complicações secundárias. Para conservar o movimento articular e prevenir contraturas, a fisioterapia e o uso de talas poderão ser necessários durante a convalescença. As lesões deverão ser acompanhadas intimamente, pois a extensão do comprometimento tecidual nem sempre é aparente. Em seguida, poderá ocorrer fibrose, ulceração, infecção, necrose ou gangrena e poderá ser necessária a realização de cirurgia ou de um tratamento médico mais radical.

Tabela 14-5 Limites de exposição à radiação externa

Grupos e partes do corpo expostas	Limite da radiação
Adultos	
Corpo todo, cabeça, tronco, braço e coxa	5 rem (0,05 Sv) por ano[a] ou 2 rem (0,02 Sv) por ano medido em uma média de 5 anos
Mão, cotovelo, antebraço, pé, joelho e perna	50 rem (0,5 Sv) por ano
Cristalino dos olhos	15 rem (0,15 Sv) por ano
Pele (10 cm)	50 rem (0,5 Sv) por ano
Gestantes	0,05 rem (0,5 mSv) por mês durante a gravidez

[a] Inclui a dose equivalente profunda (externa) acumulada anualmente e a dose equivalente efetiva (interna) comprometida.

3. Contaminação por radionuclídeo

A contaminação da pele com radionuclídeos é raramente fatal. As medidas de descontaminação imediata consistem em esfregar gentilmente a pele com sabão e água morna e, quando necessário, cortar o cabelo. Prendedores de cabelo, o material removido pela esfregação, cotonetes usados nas narinas e na boca, roupas e objetos pessoais deverão ser reservados para realizar a análise da radioatividade e o cálculo da dosagem.

No caso de feridas abertas contaminadas, deverá ser feito um desbridamento cirúrgico suave e uma provável irrigação. Dependendo do tipo de radionuclídeo responsável pela lesão, o uso de um agente quelante poderá ser recomendado. No caso de emissores alfa e de plutônio, o ácido dietilenotriamino pentacético (DTPA) é eficaz e pode ser administrado sistemicamente, bem como na solução de irrigação da ferida. Agentes bloqueadores também podem ser considerados, como no caso dos radioiodos. O urânio e suas emissões de radônio estão associados ao câncer de pulmão e, provavelmente, a efeitos no sistema genital, à insuficiência pulmonar não maligna e à nefrite. Para auxiliar a medição da dose, toda a urina e as fezes das primeiras 24 horas (ou mais) deverão ser coletadas.

4. Efeitos tardios da radiação de alta dose

A radiodermatite geralmente ocorre em associação à terapia da radiação ionizante. A pele se mostra seca, lisa, brilhante, fina, pruriginosa e sensível, e aparecem sinais de telangiectasia, atrofia e pigmentação difusa. As unhas ficam brilhantes e estriadas.

A escarificação de outros tecidos, após a exposição a altas doses, tem levado à endoarterite obliterante, síndrome do olho seco, mielopatia, pericardite, hepatite, nefrite, doença arterial coronariana, lesão cromossômica, estenose intestinal, fibrose pulmonar e catarata.

A exposição sistêmica devido à explosão nuclear e/ou à chuva radioativa está associada ao aumento das neoplasias da tireoide e leucemia. Os cânceres relacionados com a radioatividade localizada incluem o câncer ósseo advindo de radioisótopos localizados, o câncer da tireoide que ocorre após uma irradiação do timo na infância, o câncer hepático associado ao dióxido de tório e o câncer pulmonar associado a produtos de decaimento do radônio ("filhas do radônio") nos mineradores de urânio. A leucemia tem sido observada em pacientes recebendo radioterapia para espondilite anquilosante. Outros tipos de câncer associados à exposição à radiação ionizante incluem os de pele e de mama.

Outros efeitos de exposição a altas doses incluem envelhecimento precoce, encurtamento do tempo de vida e anormalidades reprodutoras e teratogênicas (déficit do sistema nervoso central, deficiência mental e microcefalia).

5. Efeitos da radiação de baixa dose

Continua a controvérsia a respeito do risco de que os distúrbios genéticos e somáticos aumentem significativamente pelas exposições acumulativas a baixas doses. A curva dose-reposta na faixa de baixa dose não pode ser determinada atualmente, de modo que a estimativa do risco continua a ser baseada nas extrapolações matemáticas a partir das experiências com doses mais elevadas. Embora as anormalidades do desenvolvimento estejam associadas a doses tão baixas quanto 10 cGy e o câncer esteja associado a níveis inferiores a 100 cGy, a relevância prática dos fenômenos de baixa dose é muito difícil de ser estabelecida, não apenas devido às inconsistências da literatura como, também,

Tabela 14-6 Média da dose equivalente efetiva anual de radiações ionizantes para um membro da população norte-americana

Fonte	Dose equivalente[a]		Dose equivalente efetiva	
	mSv	mrem	mSv	%
Natural				
Radônio[b]	24	2.400	2,0	55
Cósmica	0,27	27	0,27	8,0
Terrestre	0,28	28	0,28	8,0
Interna	0,39	39	0,39	11
Natural total	–	–	3,0	82
Artificial				
Médica				
Diagnósticos por raios X	0,39	39	0,39	11
Medicina nuclear	0,14	14	0,14	4,0
Produtos de consumo	0,10	10	0,10	3,0
Outras				
Ocupacional	0,0009	0,9	<0,01	<0,3
Ciclo do combustível nuclear	<0,01	<1,0	<0,01	<0,03
Precipitação	<0,01	<1,0	<0,01	<0,03
Miscelânea[c]	<0,01	<1,0	<0,01	<0,03
Artificial total	–	–	0,63	18
Natural e artificial total	–	–	3,6	100

[a] Nos tecidos moles.
[b] Dose equivalente para os brônquios a partir dos produtos derivados do radônio. O fator de ponderação assumido para a dose equivalente efetiva relativa à exposição do corpo todo é de 0,08.
[c] Instalações, fundições, transporte, etc. do Departamento de Energia.

devido ao fato de que a exposição média acumulativa para a população dos Estados Unidos é de aproximadamente 8 a 10 cGy durante a vida (Tabela 14-6). Dados atuais sugerem que a exposição acumulativa às baixas doses (50 a 100 mSv) é carcinogênica, porém, seu risco dependerá da dose total, do tipo de câncer e da idade na ocasião da exposição.

LESÕES CAUSADAS POR *LASER*

A energia da fonte de *laser* é transformada, por meio da excitação atômica, em um feixe de radiação monocromático coerente e colimado. Os *lasers* operam em um comprimento de onda, geralmente na faixa do ultravioleta, do visível ou do infravermelho do espectro eletromagnético. Podem emitir radiação em ondas contínuas ou pulsadas.

A lista de aplicações industriais do *laser* que podem representar exposições para os seres humanos é longa e crescente. Usos domésticos de *lasers* de baixa potência, usando a luz visível, incluem a varredura de códigos de barras, os apontadores a *laser* e o nivelamento a *laser*. *Lasers* de potência moderada podem realizar cortes de materiais, soldas e operações de fundição. Aplicações médicas incluem o tratamento da pele, a remoção de tatuagens e a cirurgia da retina. Fontes de *laser* intenso são usadas para cortar metais duros e diamantes.

Os *lasers* foram categorizados de acordo com sua capacidade para causar lesão no padrão ANSI Z136,1, "Para o Uso Seguro de *Lasers*". As categorias básicas são Classes 1, 2, 3a, 3b e 4. Essas categorias do *laser* fornecem alguma indicação do dano relativo, porém, muitas outras variáveis em relação ao ambiente e à aplicação do *laser* contribuem para o risco total. Os Operadores de Segurança do *Laser* são especialmente treinados na mais sofisticada análise de risco e deverão ser consultados em caso de uma lesão a *laser*.

Os *lasers* de Classe 1 são considerados seguros geralmente, restringindo o uso de concentração óptica com *lasers* 1M. Os feixes de *laser* de Classe 2 não deverão jamais causar lesões devido ao reflexo do clarão, mais uma vez restringindo a concentração óptica do feixe 2M. Os *lasers* de Classe 3 podem causar lesões nos olhos, sendo que os *lasers* de Classe 3b provavelmente causam lesão na própria retina a partir dos reflexos. Deve-se estar ciente de que nem todos os *lasers* são classificados corretamente: descobriu-se recentemente que os *lasers* verdes, considerados como Classe 1, excedem o nível de potência daquela classificação.

Os efeitos biológicos ocorrem a partir de baixas intensidades, embora exista certa variação de acordo com o comprimento de onda. Lesões permanentes não têm sido associadas às exposições repetidas às baixas intensidades. Nos casos de intensidades elevadas, podem ocorrer danos térmicos ou induzidos pela pressão à pele ou aos olhos. Essas lesões são mais prováveis a partir de *lasers* que possuem um feixe de alta intensidade com comprimento de onda externo à luz visível, pois a proximidade do trabalhador ao feixe poderá não ser aparente. Devido ao mecanismo térmico, espera-se que qualquer lesão que ocorra se manifeste imediatamente com sinais e sintomas de uma queimadura na pele, na córnea ou na retina. É mais provável que a exposição aos *lasers* de ultravioleta (UV) cause lesão na córnea, enquanto os *lasers* de infravermelho e de luz visível costumam causar mais lesões na retina devido à sua penetração ocular. Os sintomas oculares da exposição acidental a um *laser* de alta intensidade incluem fotofobias ou um *flash* visual repentino seguido por escotoma ou uma sombra de tamanho ou cor incomum. A acuidade ou os campos visuais poderão estar reduzidos. Alterações na retina, incluindo edema, coagulação, hemorragia e humor vítreo opaco poderão ocorrer. Nos casos de lesões por *laser*, é importante que seja realizado o tratamento imediato, que inclui o uso de corticosteroides em geral.

Para prevenir lesões, controles adequados de engenharia e equipamentos de proteção individual dirigidos ao comprimento de onda do *laser* deverão ser utilizados. Um profissional qualificado em segurança a *laser* deverá rever os controles, especialmente para os *lasers* das classes 3b e 4. A avaliação de trabalhadores após as exposições a *lasers* deverá incluir uma análise de intensidade da exposição, comprimento de onda, duração, ângulo de visão e classificação da lesão a *laser* pela ANSI.

Os indivíduos que trabalham próximos a *lasers* de alta potência deverão receber instruções sobre procedimentos adequados de operação e equipamentos de proteção ocular destinados ao comprimento de onda específico do *laser*. Em alguns casos, a proteção ocular não fornece, por si só, proteção suficiente, devido aos possíveis reflexos do *laser* ou aos pulsos de *laser* ultracurtos. Outros equipamentos, incluindo bloqueios de portas, barreiras e, sempre que possível, equipamento de visão remota, deverão ser considerados. A proteção da pele também é importante quando são utilizados *lasers* de alta potência. Quando possível, deverão ser construídos sistemas nos quais a linha do feixe fique totalmente protegida.

Exames anteriores à admissão são recomendados no caso de indivíduos que trabalharão com *lasers* das Classes 3b e 4. Tais exames deverão consistir, pelo menos, na história médica, nos testes de acuidade visual (perto e longe), nos erros de refração, nos campos visuais e na inspeção externa do olho e da pele. Fotografias iniciais da retina poderão ser úteis na avaliação de pacientes após terem sido submetidos a uma sensibilização por *flash* de *laser*. A avaliação periódica de operadores de *laser* não é recomendada, a menos que ocorra uma exposição aguda à alta intensidade.

DISTÚRBIOS DE PRESSÃO ATMOSFÉRICA (DISBARISMO)

O deslocamento súbito para um ambiente de menor pressão atmosférica, como ocorre na ascensão rápida à superfície após mergulhos profundos ou na perda da pressão na cabine durante um voo em altitude elevada, causa o distúrbio da descompressão. Esse também poderá ser observado após movimentação para um ambiente de pressão mais elevada, porém, o único exemplo comum dessa situação é a barotite (barotrauma).

1. Doença da descompressão (Doença de Caisson)

A doença da descompressão resulta dos efeitos mecânicos e fisiológicos da expansão de gases e bolhas no sangue e tecidos. Quando o corpo é exposto a um ambiente com pressão superior à pressão dos gases atmosféricos, como ocorre em túneis e mergulhos, absorve mais gases inalados do que o faz no nível do mar. Ajudadas por sua lipossolubilidade, as concentrações de nitrogênio aumentam nos tecidos, particularmente no sistema nervoso, na medula óssea e no tecido adiposo. Como o suprimento sanguíneo é fraco na medula óssea e no tecido adiposo, o nitrogênio entra e sai desses tecidos mais lentamente do que o oxigênio e o dióxido de carbono. Conforme a pressão circundante diminui (descompressão), o nitrogênio se expandirá e bolhas de gás serão formadas, caso não haja tempo suficiente para que se dissolva nos tecidos. Como o oxigênio e o dióxido de carbono apresentam maior solubilidade em líquidos e se movimentam mais facilmente entre os compartimentos teciduais, a tendência para formar bolhas é reduzida. As bolhas restantes do gás nitrogênio são mais destrutivas, especialmente em estruturas e tecidos menos elásticos (p. ex., articulações e sistema nervoso central).

A maioria dos casos de doença da descompressão ocorreu após a rápida ascensão a partir de mergulhos profundos a mais de 9 m ou após súbita perda da pressão na cabine em altitudes superiores a 7.000 m.

▶ Achados clínicos

Uma avaliação completa dos sistemas afetados – determinada pelo histórico e pelo exame físico – deverá ser realizada com os raios X apropriados e outros procedimentos diagnósticos. Qualquer um que apresente sinais ou sintomas da doença da descompressão em 48 horas de uma exposição à alta pressão deverá passar por um teste de compressão, no qual são administradas três atmosferas de oxigênio a 100%, durante 20 minutos, em uma câmara hiperbárica.

Existem três tipos de doença da descompressão, conforme será descrito a seguir. O tipo e a gravidade dos sintomas dependerão da idade, do peso/gordura corporal, de sua condição física e se é fumante, do grau de esforço físico, da profundidade ou altitude anterior à descompressão, da duração da compressão e da taxa e duração da descompressão.

A. Doença da descompressão do tipo 1

Este tipo, que é o de melhor prognóstico, afeta os membros e a pele. A dor aguda, geralmente em volta de uma articulação usada com frequência, poderá ser incapacitante e levar o paciente a assumir uma postura curvada. A dor tem início imediatamente após a descompressão ou em até 12 horas mais tarde e, algumas vezes, vem acompanhada de urticária e manchas vermelho-azuladas e coceira da pele ("piolho de mergulhador").

B. Doença da descompressão do tipo 2

O tipo 2 é mais grave do que o tipo 1. Os sinais e sintomas de comprometimento nervoso central e periférico poderão incluir vertigem, parestesias com sensação de "alfinetes-e-agulhas", hipoestesia, marcha atáxica, hiper-reflexia, sinal de Babinski, paralisia ou fraqueza dos membros, dor de cabeça, convulsões, vômito, perda visual ou distúrbios no campo visual, incontinência, comprometimento da fala, tremor e coma. As manifestações pulmonares (as "faltas de ar") podem incluir dor subesternal, pressão no peito, tosse severa, dispneia, edema pulmonar e respiração superficial. Os achados cardiovasculares incluem arritmia e hipertensão.

A doença do tipo 2, que é provavelmente causada por bolhas de gás no sistema nervoso central e na medula espinal, poderá apresentar sequelas significativas, como obstrução vascular e infarto do tecido (que, algumas vezes, são acompanhados por hemoconcentração, alterações na pressão osmótica ou êmbolos lipídicos, infartos hemorrágicos dos pulmões, úlceras do colo, degeneração multifocal da massa branca e hipercoagulação do sangue).

O barotrauma pulmonar e a expansão gasosa em outros tecidos podem causar embolia gasosa arterial, que é a segunda causa principal de morte em mergulhadores (afogamento é a primeira). As doenças da descompressão dos tipos 1 e 2 também podem ocorrer com a subida despressurizada a uma altitude elevada ou no caso da perda de pressurização na cabine (descompressão) em altitudes elevadas. A gravidade dependerá da altitude inicial, da altitude final e da taxa de ascendência ou da velocidade da despressurização.

C. Doença da descompressão do tipo 3

O terceiro tipo é caracterizado por necrose asséptica do osso (osteonecrose), que envolve frequentemente a cabeça ou o eixo do úmero e, com menos frequência, atinge a extremidade inferior do fêmur e a cabeça da tíbia. A osteonecrose geralmente se apresenta de 6 a 60 meses após a descompressão e é assintomática, a menos que um envolvimento articular que poderá levar a uma lesão permanente esteja presente. O exame radiográfico poderá evidenciar esclerose e manchas no osso. As lesões geralmente são simétricas.

A osteonecrose poderá resultar da obstrução de capilares por bolhas de nitrogênio e tem sido registrada em até 50% dos mergulhadores e trabalhadores submarinos, embora a incapacidade ocorra em menos de 3%. Uma incidência aumentada de déficits de memória, amnésia retrógada, instabilidade emocional e outros sintomas psiquiátricos e neurológicos têm sido observados em mergulhadores com uma história de episódios múltiplos da doença de descompressão.

▶ Prevenção

Mergulhadores, trabalhadores submarinos e pilotos deverão ser avaliados para que se tenha certeza de suas boas condições físicas – que não apresentem sobrepeso e qualquer outra condição que gere um risco aumentado para o disbarismo, como distúrbios vasculares, hipercoagulopatia, doença obstrutiva das vias respiratórias, pneumotórax, sinusite, otite média, desidratação, abuso de substâncias ou fraturas ósseas recentes. Os trabalhadores deverão receber treinamento e educação sobre os procedimentos corretos de compressão e descompressão e sobre o reconhecimento de sinais e sintomas da doença da descompressão.

▶ Tratamento

A. Doença da descompressão dos tipos 1 e 2

O paciente deverá ser colocado em posição de supinação. No atendimento imediato de primeiros socorros, deve-se administrar oxigênio a 100% e ácido acetilsalicílico para analgesia. O paciente deverá ser transportado rapidamente a uma unidade de emergência que possua uma câmara hiperbárica para recompressão e descompressão.

Na câmara hiperbárica, o paciente é submetido a uma atmosfera de pressão elevada. Em seguida, a pressão é reduzida a uma taxa inferior, com as pressões e os horários de descompressão sendo determinados com base na duração e pressão observadas no incidente responsável. Os protocolos de compressão variam de acordo com o fornecedor; os programas da marinha norte-americana são normalmente seguidos nos Estados Unidos. O ato de se aspirar oxigênio a 100% por uma máscara, alternando com a respiração do ar normal, reduz o período de descompressão. Alguns centros utilizam misturas de oxigênio-hélio como uma alternativa para os protocolos que requerem oxigênio a 100%, na tentativa de acelerar a descompressão sem causar toxicidade pelo oxigênio.

Os corticosteroides, diuréticos ou ambos podem ser usados nos casos de edema cerebral ou espinal. A depleção de volume deverá ser corrigida com a administração oral ou parenteral de líquidos (soro fisiológico normal ou solução de Ringer lactato). Nos casos graves, a anticoagulação com heparina ou a expansão do volume plasmático com dextran 40 de baixo peso molecular é eficaz. O diazepam é usado para o tratamento de estados de confusão e de toxicidade do oxigênio, caso este seja administrado durante o tratamento.

Nos casos da doença do tipo 2, a descompressão poderá durar vários dias. O monitoramento cuidadoso deverá ser mantido para impedir o efeito da toxicidade do oxigênio nos pulmões e no sistema nervoso central.

B. Doença da descompressão do tipo 3

A osteonecrose e as sequelas resultantes da doença da descompressão crônica são tratadas da mesma forma que as originadas por outras causas.

2. Doença da compressão

Quando a pressão atmosférica é aumentada, os gases internos são comprimidos, geralmente, com pouco efeito. A única forma comum de doença da compressão é o barotrauma. Este pode ocorrer com a descida de uma aeronave de uma altitude elevada, ou debaixo d'água durante o aprofundamento de um mergulho ou com o uso de oxigênio hiperbárico, sendo que todas essas situações causam um vácuo relativo no espaço da orelha média, caso a tuba auditiva já se encontre obstruída devido às alergias ou infecções do trato respiratório superior. Os sintomas podem incluir dor (com uma sensação de entupimento nas orelhas), tontura, náuseas e vertigem. Nos casos mais graves, a membrana timpânica poderá se apresentar inflamada e retraída ou rompida.

O barotrauma pode ser prevenido no caso de indivíduos em risco, evitando-se a exposição a altas pressões ou, em exposições curtas, utilizando-se descongestionantes. O barotrauma é geralmente autolimitante, porém, pode ser tratado com gotas nasais descongestionantes, pela inalação de um vasoconstritor ou por uma manobra de Valsalva.

DISTÚRBIOS CAUSADOS POR VIBRAÇÃO

A vibração ocorre quando a energia mecânica vinda de uma fonte oscilante é transmitida para outra estrutura. Cada estrutura possui o seu próprio nível de vibração natural, incluindo o corpo humano como um todo e cada uma de suas partes. Quando a vibração da mesma frequência é aplicada, a ressonância (amplificação) daquela vibração ocorre, em geral, com efeitos adversos. Por exemplo, na frequência de 5 Hz, ocorre a ressonância do corpo todo e este atua em conjunto à vibração gerada externamente, amplificando o efeito.

1. Efeitos da vibração de corpo inteiro

Motoristas de caminhão e ônibus, operadores de equipamentos pesados, mineradores e outros expostos a uma vibração prolongada do corpo inteiro têm apresentado maior incidência de distúrbios sistêmicos musculoesqueléticos, neurológicos, circulatórios e digestivos do que a população em geral. Dores na região lombar, lesão dos discos intervertebrais e degeneração espinal são observadas com frequência. Estudos europeus observaram anormalidades ósseas associadas (osteocondrose intervertebral e calcificação dos discos intervertebrais) e efeitos adversos no sistema genital (aborto espontâneo, malformações congênitas e alterações menstruais). A "doença da vibração", caracterizada por problemas gastrintestinais, a acuidade visual reduzida, os distúrbios labirínticos e a dor musculoesquelética intensa também têm sido observados nesses trabalhadores. Apesar desses estudos, a relação entre a intensidade ou a quantidade da exposição e os distúrbios observados ainda não está claramente definida nos grupos expostos no nível ocupacional. Embora muitas questões permaneçam sem resposta em relação aos efeitos da exposição prolongada do corpo inteiro à vibração, é provável a observação de efeitos neurológicos e espinais.

Embora quase todos os efeitos clínicos e experimentais da vibração sobre o corpo inteiro tenham ocorrido em frequências inferiores a 20 Hz, também foram observados em frequências tão altas quanto 100 Hz, dependendo de outros fatores como a amplitude, aceleração, duração e direção (vertical ou lateral) da força vibratória. A International Standards Organization (ISO) estabeleceu normas para os períodos de exposição do corpo inteiro à vibração vertical, relativas às várias frequências e acelerações, como mostra a Figura 15-16. Nem todos os pesquisadores concordam com os padrões de exposição existentes, devido às várias inconsistências da literatura; entretanto, a prudência sugere que os empregadores tentem minimizar as exposições do corpo inteiro à vibração sempre que possível, limitando a duração da exposição e escolhendo equipamentos bem planejados que isolem os trabalhadores da vibração.

2. Doença do dedo-branco induzida pela vibração (síndrome da vibração mão-braço)

A doença do dedo-branco induzida pela vibração (síndrome da vibração mão-braço [SVMB]) é uma lesão ocupacional causada pela vibração segmentar das mãos. Nos Estados Unidos, estima-se que mais de um milhão de trabalhadores sejam expostos significativamente à vibração a partir de ferramentas manuais, como serras elétricas, amoladores, lixadeiras, furadeiras pneumáticas, martelos pneumáticos e outros equipamentos usados na área de construção, fundição, usinagem e mineração. Embora a lesão por vibração segmentar possa ocorrer na faixa de frequências entre 5 e 1.500 Hz, geralmente, ocorre entre as frequências de 125 e 300 Hz. Outros fatores que afetam o risco incluem a amplitude e a aceleração do equipamento usado e a duração do uso. O trauma acumulativo ocorre mais frequentemente com uma história de trabalho de, pelo menos, 2 mil de exposição e, em geral, acima de 8 mil horas.

A SVMB é caracterizada por espasmos das artérias digitais (fenômeno de Raynaud), causados pela lesão do nervo periférico e do tecido vascular, do tecido subcutâneo, dos ossos e das articulações das mãos e dos dedos, induzida pela vibração. O processo patológico também poderá envolver a hipertrofia da parede muscular da artéria, a neuropatia periférica desmielinizante, o excesso de deposição de tecido conectivo nos tecidos perivascular, perineural e subcutâneo e a oclusão microvascular. Os ataques de vasoespasmos podem durar de minutos a horas, e sua ocorrência é mais provável com a exposição ao frio e com exercício físico extenuante. Frequentemente, o trabalhador se encontra em pé, com a mão mantida abaixo do coração e em uma posição contraída.

▶ Achados clínicos

Nos casos graves, os ataques podem durar de 15 minutos a 2 horas. Em geral, são facilmente reversíveis, se o indivíduo se afastar da exposição à vibração. Os sintomas iniciais consistem em formigamento, seguido de dormência dos dedos. Em seguida, os dedos começam a ficar brancos em um ambiente frio ou ao manuseio de objetos frios. É frequente que o branqueamento intermitente se inicie na ponta de um dedo, mas progressivamente se estenda às pontas de outros dedos e, por fim, às pontas e bases de todos os dedos da(s) mão(s) exposta(s). À medida que a gravidade da doença aumenta, o branqueamento ou a cianose dos dedos poderão ocorrer até no verão. O retorno da circulação sanguínea (hiperemia reativa ou "rubor"), após cada episódio, é acompanhado por vermelhidão e inchaço, dor aguda, latejamento e parestesias.

Nos casos mais avançados, poderá ocorrer degeneração do osso e da cartilagem, levando à rigidez articular, restrição do movimento e artralgia. A habilidade manual poderá diminuir e a falta de jeito, aumentar. No caso de intensidades maiores de vibração, o período entre a exposição e a vibração e o aparecimento do "dedo branco" é mais curto.

O diagnóstico se baseia na história de exposição e na resposta ao frio. Testes diagnósticos específicos poderão incluir a avaliação da pressão sistólica dos dedos em resposta ao estresse do frio, a temperatura dos dedos em resposta ao frio, as avaliações da sensibilidade vibrotátil e do limiar da percepção, as medidas ultrassônicas do fluxo sanguíneo, a pletismografia, a termografia e outros testes de função neurológica e vascular localizada. A classificação diagnóstica se baseia nas Stockholm Workshop Scales, que consideram tanto os efeitos vasculares como os neurológicos.

▶ Diagnóstico diferencial

O diagnóstico da SVMB se baseia na história ocupacional de exposições à vibração, na associação dessas exposições aos episódios do fenômeno de Raynaud (vasoespasmos digitais) e na exclusão da doença de Raynaud idiopática e de outras causas do fenômeno de Raynaud, incluindo trauma dos dedos e das mãos, congelamento, doença vascular oclusiva, distúrbios do tecido conectivo, distúrbios neurogênicos, intoxicação por drogas e exposição ao monômero do cloreto de vinila.

▶ Prevenção

A vibração segmentar pode ser prevenida com o uso de ferramentas bem planejadas (Cap. 15), com o uso de luvas para minimizar a vibração e manter as mãos aquecidas, e seguindo-se um programa de trabalho-descanso que evite longos períodos de exposição à vibração. Os trabalhadores deverão ser instruídos a respeito dos sinais e sintomas precoces da SVMB e avisados sobre os fatores que podem colocá-los em situação de maior risco, como o uso de fármacos vasoativos e o tabagismo. Os limites de exposição desenvolvidos pela ACGIH levam em conta as medidas da aceleração do instrumento em um dos três eixos direcionais.

▶ Tratamento

Na maioria dos casos, os sinais e sintomas desaparecem quando o trabalhador deixa de ser exposto à vibração. Em outros casos, os ataques poderão ter a sua gravidade reduzida ou interrompida por massagem, agitação ou balanço das mãos ou sua colocação em água ou ar quentes.

No caso de episódios mais intratáveis, o uso de 30 a 40 mg/dia de nifedipina é eficaz; a timoxamina também representa uma alternativa. Nos casos mais graves, o estanozolol ou a prostaglandina E poderá ser útil. A simpatectomia cirúrgica poderá ser considerada nos casos irreversíveis. Para a realização de terapia médica ou cirúrgica, o paciente deverá ser encaminhado ao especialista vascular adequado ou ao cirurgião de mão.

LESÕES POR INJEÇÕES DE ALTA PRESSÃO

O uso de ferramentas e sistemas pressurizados em fábricas e indústrias ocasionalmente leva à lesão grave por injeção. Tipos comuns de materiais injetados incluem líquido hidráulico, tinta e removedor de tinta, graxa e combustível. A mão não dominante é o local mais comum de lesão, porém, outros sítios têm sido registrados, como a órbita ocular.

▶ Patogênese

O tipo e a quantidade de material injetado, a localização anatômica e a velocidade de injeção determinam a extensão da lesão. Como exemplo do efeito do tipo de material, tinta e removedores de tinta geralmente desencadeiam uma ampla resposta inflamatória em termos químicos, além de apresentar propriedades bactericidas. A quantidade de material injetado determina a gravidade da distensão tecidual localizada que, por sua vez, determina a extensão do comprometimento vascular. O local e a velocidade da injeção afetam a dispersão do material injetado ao longo das camadas de tecido, bem como a penetração no mesmo.

A resposta patológica ocorre em três estágios. O primeiro estágio envolve a inflamação aguda associada ao comprometimento vascular a partir da distensão tecidual. A gangrena e/ou infecção em geral complica o primeiro estágio. O segundo estágio envolve a inflamação quimicamente induzida e a formação de granuloma de corpo estranho. O último estágio envolve a fibrose tecidual e o colapso da pele sobre os granulomas, levando à ulceração e à formação de seio subcutâneo.

▶ Achados clínicos

Com o evento inicial, o paciente poderá sentir uma sensação momentânea de ardor; dormência e inchaço são os sintomas iniciais. Na verdade, a aparência inicial da lesão não costuma refletir a sua gravidade. Também, deverá estar presente uma pequena ferida pontual, pela qual um pouco do material injetado poderá escorrer. A pressão exercida em torno da punção poderá aumentar o extravasamento.

Em poucas horas, poderá surgir uma dor latejante e palidez ou cianose. Às vezes, a dor é descrita como uma sensação de queimação. Os pacientes que não são imediatamente avaliados poderão apresentar, horas a dias depois, leucocitose e evidências de linfangite. Os testes laboratoriais incluem radiografia à procura de evidências de materiais radiopacos, como metais, e xerorradiografia, para investigar a presença de graxa. A TC pode ser usada para demonstrar edema localizado, bolsas de gás e distorção do bulbo do olho relacionada com lesões por injeção orbital.

▶ Tratamento

O objetivo do tratamento é a preservação das estruturas neurovasculares. Recomenda-se a descompressão agressiva, o desbridamento e a irrigação. A incisão e o desbridamento dos tecidos desvitalizados e a remoção do máximo material injetado deverão ser realizados o mais rápido possível. O desbridamento aberto de todas as estruturas contaminadas, incluindo as bainhas tendíneas, é recomendado. A amputação poderá ser necessária, sendo mais frequente no caso de injeções que envolvem tintas ou solventes. A irrigação por lavagem pulsada, a drenagem e as técnicas de tamponamento aberto têm sido usadas com sucesso. O fechamento tardio da ferida ou o fechamento por intenção secundária é recomendado.

O uso de antibióticos de amplo espectro e a profilaxia do tétano deverão ser providenciados quando indicados. A fisioterapia intensa e a amplitude de movimento precoce deverão ser oferecidas; a imersão da mão, duas vezes ao dia, em povidona-iodo (PVPI), bem como os tratamentos diários de hidromassagem têm sido empregados com sucesso.

Inicialmente, poderá ser necessário o uso de analgésicos; bloqueadores digitais locais deverão ser evitados devido ao risco de comprometimento vascular posterior. O valor do uso de esteroides ou dextran não tem sido observado no caso das lesões por injeção, com a possível exceção dos esteroides no caso de injeções orbitais por alta pressão, caso em que o desbridamento cirúrgico é mais difícil ou, talvez, não seja apropriado.

REFERÊNCIAS

Brown DJA: Accidental hypothermia. New Engl J Med 2012;367:1930 [PMID: 23150960].

Divers Alert Network. www.diversalertnetwork.org.

Donnelly EH: Acute radiation syndrome: assessment and management. South Med J 2010;103:541 [PMID: 20710137].

Fish JS: Diagnosis of long-term sequelae after low voltage electrical injury. J Burn Care Res 2012;33:199 [PMID: 21979842].

Heaver C: Hand-arm vibration syndrome. J Hand Surg Eur 2011;36:354 [PMID: 21310765].

ICNIRP statement—Protection of workers against ultraviolet radiation. Health Phys 2010;99:66 [PMID: 20539126].

Kasunori K: Radiation effects on cancer risks in the Life Span Study cohort. Radiat Prot Dosimetry 2012;151:674 [PMID: 22908358].

Pappou PP: High-pressure injection injuries. J Hand Surg Am 2012;37:2404 [PMID: 22999384].

Radiation Emergency Assistance Center/Training Site (REACTS). www.orau.gov/reacts.

Vann RD: Decompression illness. Lancet 2011;377:153 [PMID: 21215883].

■ QUESTÕES PARA AUTOAVALIAÇÃO

Escolha a única opção correta para cada questão:

Questão 1: Sobre a hipotermia sistêmica:
a. é a redução da temperatura interna do corpo abaixo de 35°C
b. seu aparecimento é seguramente sintomático
c. poderá levar à hemoconcentração em consequência de hemorragia interna
d. a perda de consciência é irreversível

Questão 2: Intermação:
a. apresenta-se com estado de alerta aumentado
b. apresenta-se com pele seca e fria
c. estabiliza-se conforme a temperatura corporal (retal) se aproxima de 41,1°C
d. poderá causar lesão cerebral, cardiovascular, hepática ou renal

Questão 3: Sobre as lesões por eletricidade:
a. constituem-se em até 10% de todos os acidentes industriais fatais
b. a partir de correntes alternadas são menos perigosas do que as causadas por correntes contínuas
c. poderão causar não apenas destruição tecidual e necrose por calor e queimaduras, como, também, despolarização de tecidos eletricamente sensíveis (p. ex., os nervos e o coração)
d. envolvendo correntes superiores a 10.000 V, grudam o trabalhador à fonte

Questão 4: Sobre a síndrome aguda da radiação:
a. poupa significativamente os tecidos que apresentam renovação celular mais rápida
b. afeta primariamente os tecidos reprodutor, hematopoiético e renal
c. causada por doses superiores a 1.000 cGy, é uniformemente letal
d. pacientes podem passar por quatro fases: pródromo, fase latente, doença e recuperação

Questão 5: Sobre a doença da descompressão (doença de Caisson):
a. resulta dos efeitos mecânicos e fisiológicos dos gases tóxicos
b. reflete a concentração de nitrogênio no sistema nervoso, na medula óssea e no fígado
c. sintomas estão relacionados com a formação de bolhas de oxigênio e dióxido de carbono
d. ocorre após rápida subida de mares profundos com mais de 9 m ou após a perda repentina de pressão na cabine a altitudes superiores a 7.000 m

Questão 6: Lesões oculares por *laser*:
a. ocorrem apenas quando se olha diretamente para um feixe de *laser*
b. não estão relacionadas com a fonte de *laser*
c. ocorrem apenas com *lasers* da luz visível
d. ocorrem com muito maior probabilidade quando há exposição aos *lasers* de Classe 3b ou mais forte

Questão 7: Lesões por injeção de alta pressão:
a. devem ser tratadas de forma conservadora, permitindo a drenagem espontânea
b. geralmente ocorrem na mão dominante
c. em geral requerem desbridamento extenso com fechamento tardio
d. tendem a se recuperar na ausência de terapia física ou ocupacional

Ergonomia e prevenção de lesões ocupacionais

15

David M. Rempel, MD, MPH
Ira L. Janowitz, MPS, PT, CPE

Ergonomia – também conhecida como *engenharia de fatores humanos* – é o estudo das demandas físicas e cognitivas para assegurar a segurança e a produtividade dos locais de trabalho. A função dos especialistas em ergonomia é projetar ou melhorar os locais de trabalho, as estações de trabalho, as ferramentas, os equipamentos e procedimentos, de modo que seja possível estabelecer determinados limites para a fadiga, o desconforto e a ocorrência de lesões e, ao mesmo tempo, assegurar a eficiência das metas individuais e organizacionais. O objetivo principal é manter as demandas do trabalho dentro das capacidades físicas e cognitivas dos responsáveis por sua execução.

Abordagem da organização do trabalho

Ergonomistas, engenheiros industriais, profissionais de saúde e segurança ocupacional e, mais importante ainda, pessoas que executam e supervisionam o trabalho podem trabalhar em conjunto para melhorar a organização do trabalho e dos postos que apresentem características inseguras ou que tenham causado lesões. Controle de erros, desperdício de movimentos, danos causados por materiais e ferramentas e melhoria da qualidade também são metas importantes. Os princípios da organização do trabalho e melhorias discutidas neste capítulo são relevantes para todos os setores, e exemplos de escritórios, da área da saúde e da indústria são apresentados. Este capítulo apresenta abordagens ergonômicas que poderão ser aplicadas nos locais de trabalho para a prevenção e o gerenciamento de distúrbios musculoesqueléticos, facilitando a permanência e o retorno ao trabalho por meio da prevenção da incapacidade.

Abordagem à prevenção de lesões ocupacionais

Os profissionais da saúde devem procurar constantemente oportunidades para visitar áreas que permitam que se familiarizem com os processos de trabalho, os equipamentos e as condições de trabalho. Os conceitos apresentados neste capítulo devem ser mantidos em todas as visitas aos locais de trabalho, sendo que as áreas e atividades problemáticas devem ser observadas para estudos posteriores e possível reorganização do trabalho. Essas visitas devem focar áreas e tarefas com taxas elevadas de lesões, alta rotatividade, absenteísmo excessivo, taxa elevada de erros ou outros sinais de incompatibilidade entre as capacidades funcionais dos trabalhadores e seus empregos.

Uma das maneiras de reprojetar trabalhos inseguros e pouco saudáveis é reestruturá-los com base em novos níveis de habilidades ou em novos níveis de mecanização. Isso poderá envolver a simplificação do trabalho (redução na complexidade das tarefas) ou o uso mais amplo de habilidades ou uma maior variedade de tarefas. Com frequência, a participação de um ergonomista ou de um engenheiro industrial é fundamental. Esses profissionais devem se preocupar com a saúde e a segurança dos empregados e, também, com a produtividade, porque, na maior parte dos casos, estão inter-relacionadas. Por exemplo, a eliminação de passos desnecessários, por meio de técnicas de gestão enxuta, também diminui movimentos repetitivos e, consequentemente, o risco de exposição dos trabalhadores.

Estrutura dos programas ergonômicos

De uma forma ou de outra, a maioria dos programas ergonômicos contém os elementos apresentados na Figura 15-1. Inspeção das condições de saúde, revisão de dados existentes (p. ex., indenizações trabalhistas registros da Occupational Safety and Health Administration [OSHA] e registros clínicos) ou revisões para identificar atividades com fatores de risco excessivos são ações que permitem identificar e priorizar atividades ou tarefas associadas aos riscos mais elevados de lesão. Geralmente, os problemas no trabalho também são identificados nas discussões de tarefas críticas com os empregados ou por meio da utilização de listas de verificação (*checklists*) de fatores de risco. O próximo passo é fazer uma análise mais detalhada dos cargos ou das tarefas de maior risco para identificar e priorizar os fatores de risco. Na sequência, estratégias administrativas e de engenharia para reduzir os fatores de risco mais importantes são identificadas, discutidas com as partes envolvidas (trabalhadores, supervisores, engenharia, instalações e manutenção e gerenciamento) e implantadas como um projeto-piloto. A intervenção-piloto, que

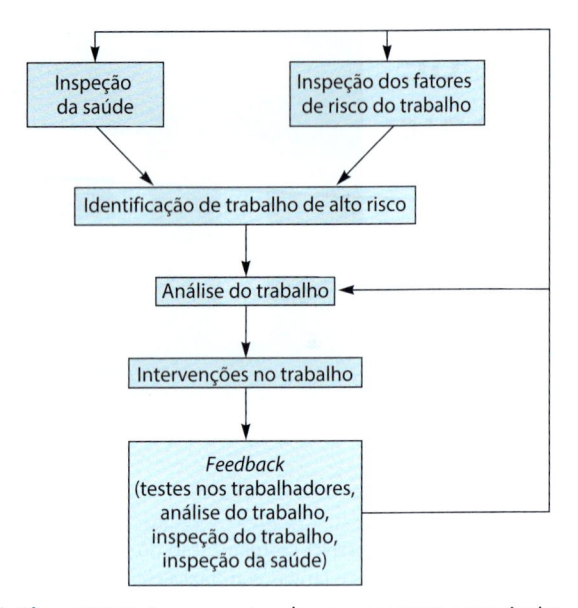

Figura 15-1 Componentes de um programa ergonômico.

deverá durar por um período de 2 semanas a 2 meses, tem como objetivo assegurar sua eficácia e garantir que não ocorram novos problemas de saúde ou fatores que interfiram na qualidade e na produtividade. Com frequência, o *mock-up*, ou protótipo de estação de trabalho, pode ser fundamental para descobrir problemas potenciais durante a simulação de tarefas (Fig. 15-2).

Além dos componentes da Figura 15-1, é muito importante promover o treinamento de empregados, supervisores, engenheiros e membros da equipe de saúde e segurança nos módulos de programas eficientes de gerenciamento e de metodologias ergonômicas básicas. Esse treinamento deve incluir estudos de casos com base em tarefas recentes que causem preocupação na empresa ou no setor industrial respectivo. Os treinamentos que simplesmente apresentam princípios ergonômicos abstratos são menos eficazes que as discussões sobre solução de problemas em atividades específicas.

Os profissionais da saúde devem trabalhar também com um comitê dentro das organizações para elaborar o planejamento das revisões de saúde e segurança, acompanhar as atividades e agir como um recurso para a gestão empresarial. Esses comitês devem incluir ergonomistas, engenheiros industriais ou de processo, equipe de saúde e segurança, equipe de manutenção e de utilidades, trabalhadores, supervisores e equipe de gerenciamento de risco. Os sistemas gerenciais bem-sucedidos atribuem as atividades de análise, a priorização de riscos e as intervenções aos indivíduos que pertencem aos comitês, com a fixação de datas limites para a conclusão das metas.

O governo federal dos EUA e vários governos estaduais e organizações não governamentais criaram padrões e orientações ergonômicas para uso dos empregadores. O Quadro 15-1 apresenta uma lista desses padrões e orientações. Outros países e outras regiões (p. ex., Japão, Austrália e Canadá) também desenvolveram padrões e orientações ergonômicos.

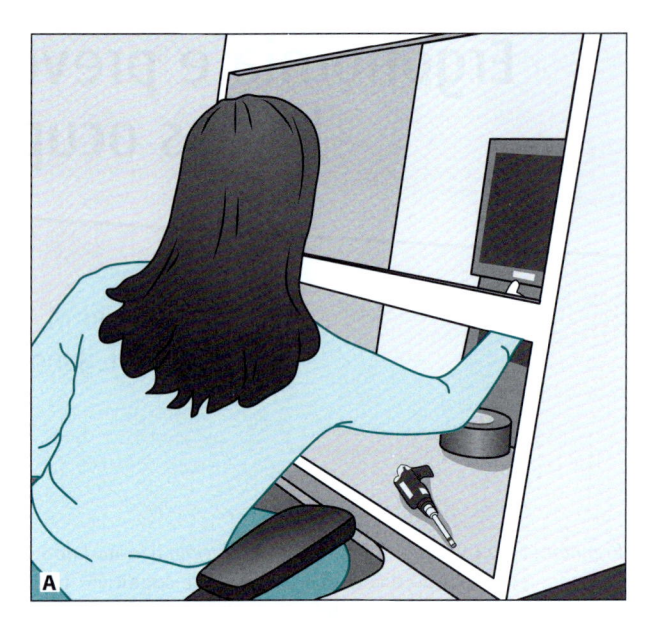

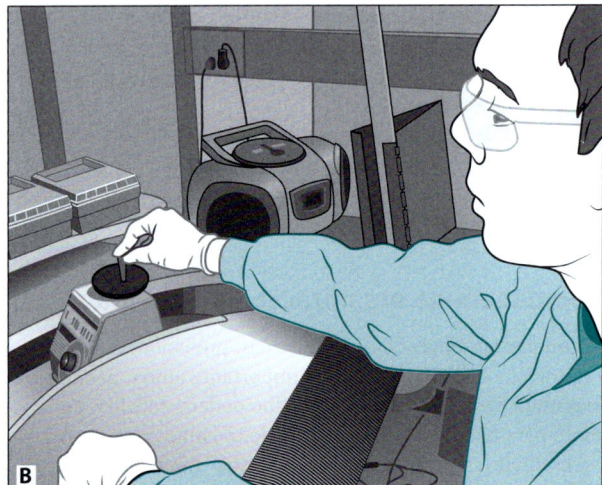

Figura 15-2 A. Ergonomista, supervisor e técnico testam o protótipo de uma estação de trabalho para identificar barreiras à execução de tarefas e posições incômodas. **B.** O desenho final, com área recuada e receptáculos inclinados, diminui posturas incômodas do punho e desperdício de movimentos e utiliza suportes com bordas arredondadas e proteção para o antebraço.

Relação custo-benefício das atividades preventivas

O suporte gerencial é muito importante para o sucesso, e todos os administradores devem ser informados sobre as expectativas dos impactos dos programas ergonômicos nos custos, na produtividade e na qualidade. É essencial alertar os administradores de que os treinamentos iniciais possivelmente aumentem os relatórios de lesões, embora as evidências indiquem que o impacto

Quadro 15-1 Orientações ou padrões ergonômicos estaduais, nacionais e internacionais

Padrão/Orientação	Organização	Assuntos
Nível de atividade manual (HAL) TLV 2012	ACGIH	Trabalho manual intensivo
Elevação TLV 2012	ACGIH	Tarefas com elevação repetitiva
Vibração de mãos e braços TLV 2012	ACGIH	Ferramentas com vibração das mãos
Vibração do corpo inteiro TLV 2012	ACGIH	Equipamentos pesados
ANSI/HFES 100-2007	ANSI & HFES	Estações de trabalho de computador
ANSI/HFES 200	ANSI & HFES	Interface de usuário de *software*
B11	ANSI	*Design* de ferramentas
Equação de levantamento de peso da NIOSH	NIOSH	Limites de levantamento de peso
CCR Título 8, Seção 5110	OSHA da Califórnia	Todas as indústrias
AB 1136	OSHA da Califórnia	Movimentação de pacientes
Guidelines	OSHA Federal	Embalagem de carne; lar de idosos; mercearias; criação de aves; estaleiros; distribuição de bebidas
MIL-STD-1472G, 2012	US DOD	Critérios para projetos da engenharia humana
Diretriz 90/269/EEC	União Europeia	Manuseio manual
Diretriz 90/270/EEC	União Europeia	Tela de exibição
Diretriz 2002/244/EEC	União Europeia	Vibração
Diretriz 2006/42/EC	União Europeia	Segurança de equipamentos
ISO 9241, 9355, 14738	ISO	VDT, desenho dos equipamentos
ISO 28927	ISO	Vibração transmitida para as mãos (ferramentas)
ISO 2631, 5007, 25398	ISO	Vibração de corpo inteiro (veículos)
ISO 11228	ISO	Movimentação manual
ISO 12296	ISO	Movimentação de pacientes

Abreviaturas: ACGIH, American Conference of Government Industrial Hygiene; ANSI, American National Standards Institute; DOD, Department of Defense; HAL, hand-activity limit; HFES, Human Factors and Ergonomics Society; ISO, International Standards Organization; MIL-STD. military standard; TLV, threshold limit value.

dos programas ergonômicos no longo prazo diminui os custos globais e a gravidade das lesões relacionadas ao trabalho.

Os custos indiretos dos distúrbios musculoesqueléticos, como indenizações trabalhistas, custo dos treinamentos para reposição de funcionários, redução na produtividade e redução no nível de qualidade, geralmente são três a quatro vezes maiores que os custos diretos com despesas médicas e reabilitação. Com frequência, a comparação dos custos das intervenções com os custos totais dos distúrbios musculoesqueléticos indica que o período de retorno financeiro da modernização das estações de trabalho ou da melhoria do *design* de ferramentas e dos processos de trabalho é inferior a 1 ano. Embora, em geral, a organização do trabalho tenha como foco principal a redução nos fatores de risco para os distúrbios musculoesqueléticos mais comuns (p. ex., tendinite no punho ou dor lombar), os benefícios secundários incluem redução na incidência de lesões agudas (p. ex., fraturas, lacerações, equimoses e entorses) e melhoria na qualidade dos produtos. Por exemplo, uma análise das lesões ocorridas em uma indústria petroquímica revelou que várias contusões, queimaduras, entorses e luxações ocorreram durante a operação de válvulas que estavam nas proximidades de estruturas de aço e de linhas de vapor. As medições subsequentes indicaram que a operação dessas válvulas exigia posturas incômodas e força excessiva. A maior parte dessas válvulas excedia as orientações civis e militares geralmente aceitas que recomendam um limite máximo de 50 libras (23 kg) de força tangencial aplicada ao volante. Na maior parte das vezes, as lesões ocorreram nas situações em que as mãos do trabalhador escorregavam no volante ou na chave na tentativa de operar a válvula e acabavam entrando em contato com os perigos nas proximidades.

FATORES DE RISCO FÍSICO ASSOCIADOS A DISTÚRBIOS MUSCULOESQUELÉTICOS

O National Institute for Occupational Safety and Health (NIOSH) e a National Academy of Sciences fizeram uma revisão dos estressores físicos ou dos fatores de risco que estão associados a distúrbios cervicais, problemas nos membros superiores e dor lombar. Esses fatores de risco são os seguintes:

- Aplicação de força sustentada ou excessiva
- Posturas incômodas sustentadas
- Movimentos rápidos e repetitivos
- Estresse por contato
- Vibração
- Ambientes com baixas temperaturas.

As informações quantitativas sobre dose e resposta para cada um desses fatores de risco e sua relação com distúrbios específicos são muito limitadas. No entanto, existem alguns dados que ajudam a identificar os limiares das lesões. Por exemplo, elevações associadas a alta compressão, torção ou forças de cisalhamento sobre a coluna têm potencial mais elevado para provocar dor lombar. Forças de preensão repetidas ou maiores que 10 N (1 kg) estão associadas a um risco maior da síndrome do túnel do carpo. O Quadro 15-1 inclui alguns modelos de avaliação de risco. O limite de atividade manual (HAL) da American Conference of Governmental Industrial Hygienists (ACGIH), a equação de levantamento de peso do NIOSH e outras recomendações serão apresentados adiante com mais detalhes.

O Índice de Esforço, que estima o risco de lesão nos membros superiores (cotovelos, punhos e mãos), utiliza os fatores de risco relacionados à intensidade do esforço, à duração do esforço, ao esforço por minuto, à posição das mãos e dos punhos, à velocidade ou ao trabalho e à duração por dia. Um teste de campo realizado em um frigorífico revelou que havia uma correlação entre a pontuação do Índice de Esforço com a incidência de distúrbios nos membros superiores. Os autores do estudo recomendam que pontuações iguais ou superiores a 7 devem estimular investigações adicionais e possíveis intervenções. As ferramentas de avaliação de risco (p. ex., o Índice de Esforço ou o HAL da ACGIH) podem ser utilizadas antes e imediatamente após uma intervenção, para avaliar o efeito desta sobre o risco para lesão de membros superiores.

PRINCÍPIOS DO PROJETO DE ESTAÇÕES DE TRABALHO

Redução de posturas incômodas sustentadas

Tarefas, ferramentas e estações de trabalho devem ser projetadas para evitar posturas incômodas sustentadas. Nada há de errado em movimentar ocasionalmente as articulações na amplitude total de movimento durante o trabalho. Entretanto, as posturas incômodas que forem sustentadas por várias horas, ou por repetidas vezes, durante a jornada de trabalho, poderão ser problemáticas. A execução de tarefas que mantêm as mãos acima do nível dos ombros por períodos muito longos poderá provocar distúrbios nos ombros, na parte superior das costas e no pescoço. Essas posturas incômodas e sustentadas dos ombros podem ocorrer durante os trabalhos de construção civil, na montagem e no reparo de veículos ou nos trabalhos em armazéns. Com frequência, a flexão sustentada do tronco pode ser observada nos trabalhos na construção civil e na agricultura. As tarefas devem ser projetadas para evitar a repetição sustentada de:

- Flexão, extensão ou rotação do pescoço ou do tronco
- Agachamento
- Elevação, abdução, flexão ou rotação externa do ombro
- Flexão do cotovelo
- Extensão, flexão ou desvio ulnar ou radial do punho
- Extensão ou abdução dos dedos.

As posturas incômodas ocorrem em função da interação entre a estrutura do trabalhador (antropometria) e a localização das mãos durante a execução das tarefas ou do alvo visual. Os equipamentos e materiais poderão ficar na rota de movimentação das pernas ou dos braços, aumentando as distâncias de alcance. De maneira geral, a área de trabalho (localização principal das mãos para a execução das tarefas) deve ficar em uma altura entre a cintura e os ombros e entre os ombros. A área de trabalho deve ficar abaixo dessa delimitação nas situações em que os materiais ou as ferramentas forem de grande porte ou pesados, ou se as mãos tiverem de permanecer estendidas em uma determinada área por períodos de tempo muito longos.

Redução do estresse por contato

Embora possam ser locais convenientes para pousar os braços, as superfícies e bordas duras exercem pressão sobre os tendões, nervos, ossos ou na bursa, criando pontos doloridos ou provocando distúrbios nos tecidos moles. Nas situações em que for necessário o uso de superfícies de apoio (p. ex., áreas de apoio durante o uso prolongado de microscópios), os suportes devem ser arredondados e macios, para minimizar o risco de estresse por contato, e cuja localização não permita a aplicação de pressão sobre regiões sensíveis do corpo (p. ex., punhos ou cotovelos). Com apoio adequado para os braços, os trabalhadores têm mais opções posturais e motoras que, de outra forma, poderiam ser desconfortáveis ou prejudiciais (Fig. 15-3).

Projetos com base em dados antropométricos

A incompatibilidade dimensional entre o trabalhador, o local de trabalho, os equipamentos ou as ferramentas é uma das razões de sobrecarga musculoesquelética no trabalho. Essa incompatibilidade poderá resultar em inclinação prolongada para frente para alcançar ferramentas ou materiais, necessidade de segurar ferramentas pesadas a alguma distância em relação ao corpo, ou permanecer sentado em uma posição muito baixa ou muito alta para as mãos.

As Figuras 15-4 e 15-5 mostram as dimensões corporais críticas de homens e mulheres adultas nos Estados Unidos, respectivamente. Postos de trabalho e equipamentos devem ser projetados adequados para trabalhadores de maior porte (até o 95º percentil) e de menor porte (até o 5º percentil) para facilitar a execução das tarefas. Ou seja, espaços de trabalho bem desenhados acomodam os trabalhadores maiores e mantêm os materiais

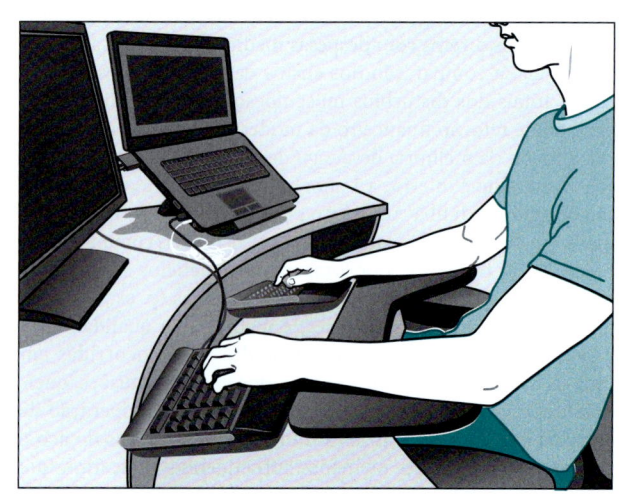

▲ **Figura 15-3** Apoio para o antebraço em trabalhos prolongados em computadores.

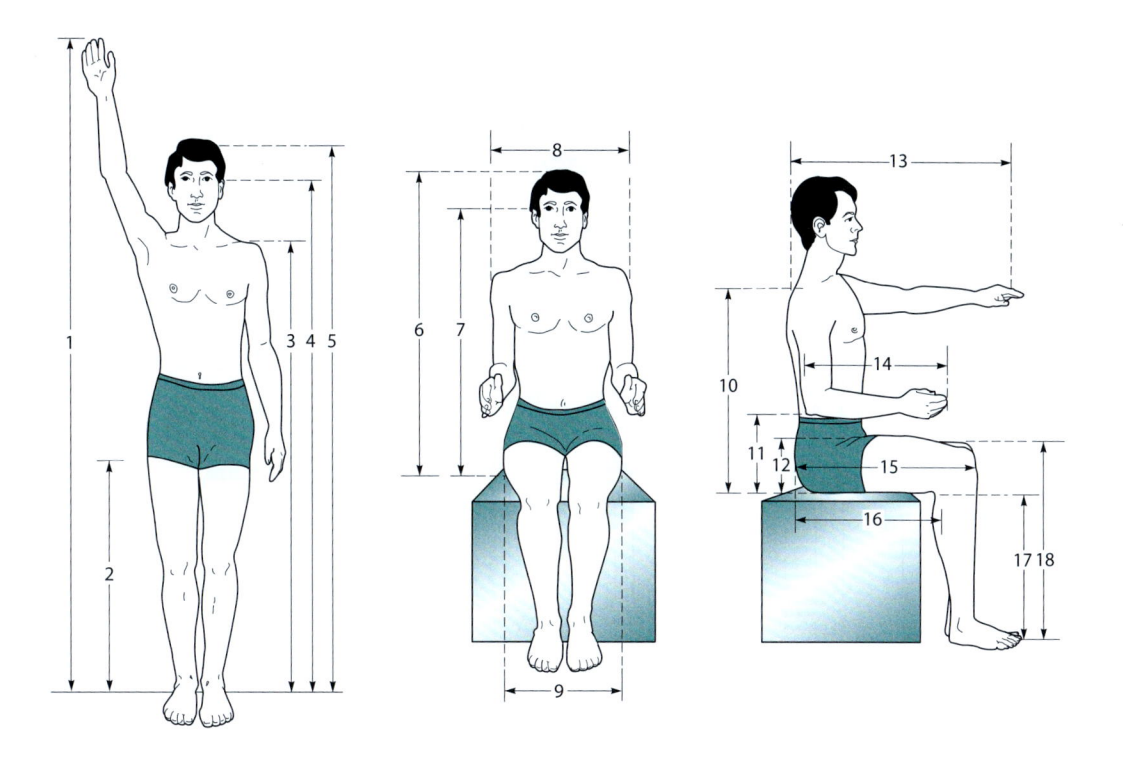

ERGONOMIA E PREVENÇÃO DE LESÕES OCUPACIONAIS CAPÍTULO 15 201

Dimensões corporais masculinas (cm)					
Dimensão	Descrição	5° Percentil	50° Percentil	95° Percentil	Desvio-padrão
1	Alcance vertical	195,6	209,6	223,5	8,46
2	Altura da virilha	75,4	83,1	90,7	4,67
3	Altura do ombro	133,6	143,6	154,1	6,22
4	Altura dos olhos	152,4	163,3	175,0	15,29
5	Estatura	163,8	174,4	185,6	6,61
6	Altura na posição sentada	84,5	90,8	96,7	3,66
7	Altura dos olhos na posição sentada	72,8	78,8	84,6	3,57
8	Largura dos ombros	41,5	45,2	49,8	2,54
9	Largura do quadril na posição sentada	30,7	33,9	38,4	2,38
10	Altura do ombro na posição sentada	57,1	62,4	67,6	3,18
11	Altura do cotovelo na posição sentada	18,8	23,7	28,0	2,78
12	Espaço entre as coxas	13,0	14,9	17,5	1,36
13	Alcance da ponta do polegar	74,9	82,4	90,9	4,85
14	Distância entre o cotovelo e a ponta do dedo	44,3	47,9	51,9	2,31
15	Distância entre a nádega e o joelho	54,9	59,4	64,3	2,85
16	Distância entre a nádega e a fossa poplítea	45,8	49,8	54,0	2,50
17	Altura poplítea	40,6	44,5	48,8	2,50
18	Altura do joelho na posição sentada	49,7	54,0	58,7	2,73

▲ **Figura 15-4** Dimensões corporais masculinas. Os pesos correspondentes são os seguintes: 5° percentil: 57,4 kg; 50° percentil: 71 kg; e 95° percentil: 91,6 kg. As dimensões adequadas devem ser ajustadas de acordo com as roupas e os sapatos.

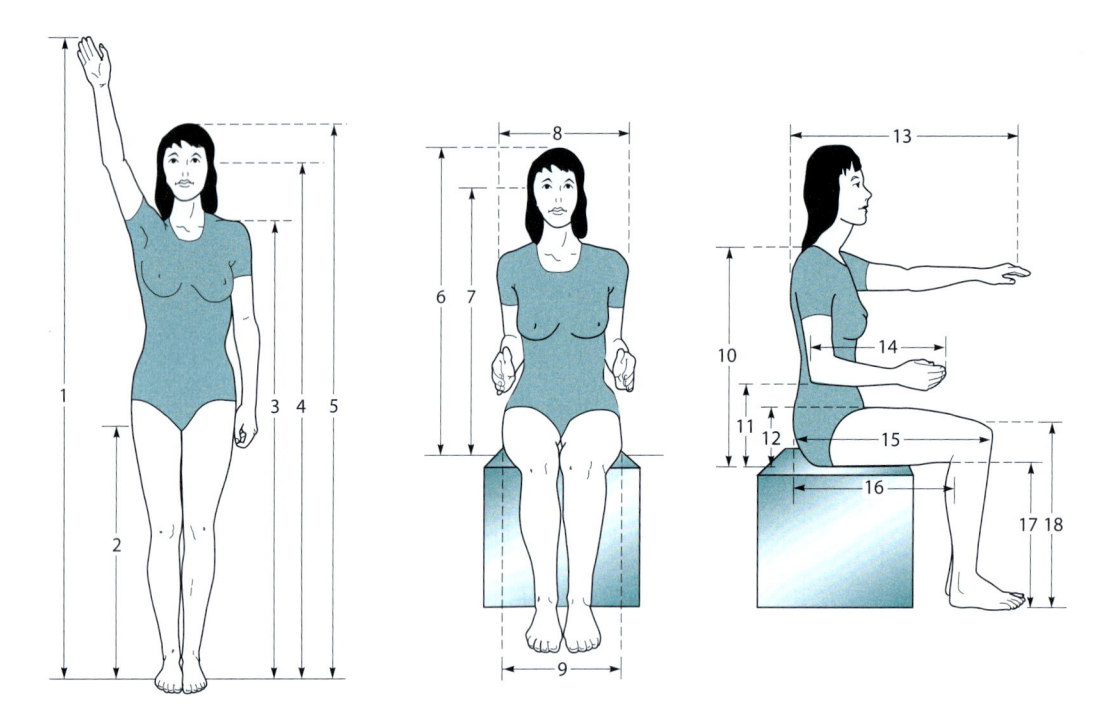

ERGONOMIA E PREVENÇÃO DE LESÕES OCUPACIONAIS

Dimensões corporais femininas (cm)					
Dimensão	Descrição	5° Percentil	50° Percentil	95° Percentil	Desvio Padrão
1	Alcance vertical	185,2	199,1	213,4	8,64
2	Altura da virilha	68,1	74,4	81,3	4,06
3	Altura do ombro	123,9	133,3	143,7	6,00
4	Altura dos olhos	142,2	149,9	158,8	6,35
5	Estatura	152,6	162,8	174,1	6,52
6	Altura na posição sentada	79,0	85,2	90,8	3,59
7	Altura dos olhos na posição sentada	67,7	73,8	79,1	3,46
8	Largura dos ombros	38,4	42,0	45,7	2,24
9	Largura do quadril na posição sentada	33,0	38,2	43,9	3,27
10	Altura do ombro na posição sentada	53,7	57,9	62,5	2,66
11	Altura do cotovelo na posição sentada	16,1	20,8	25,0	2,74
12	Espaço entre as coxas	13,2	15,4	17,5	1,31
13	Alcance da ponta do polegar	67,7	74,2	80,5	3,88
14	Distância entre o cotovelo e a ponta do dedo	40,0	43,4	47,5	2,28
15	Distância entre a nádega e o joelho	53,1	57,7	63,2	3,06
16	Distância entre a nádega e a fossa poplítea	43,5	47,5	52,6	2,76
17	Altura poplítea	38,0	41,6	45,7	2,35
18	Altura do joelho na posição sentada	46,9	50,9	55,5	2,60

▲ **Figura 15-5** Dimensões corporais femininas. Os pesos correspondentes são os seguintes: 5° percentil: 46,6 kg; 50° percentil: 59,6 kg; e 95° percentil: 74,5 kg. As dimensões adequadas devem ser ajustadas de acordo com as roupas e os sapatos.

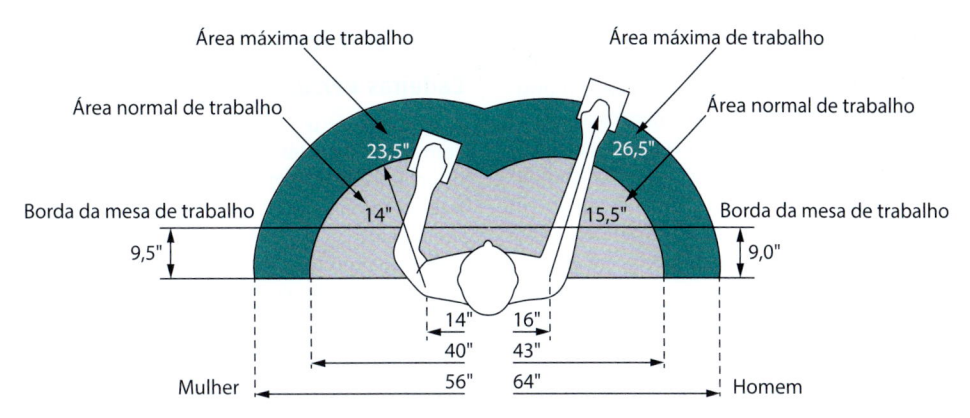

Figura 15-6 Alcance limite apenas do antebraço (posição preferível) e de todo o braço (posição satisfatória) para homens e mulheres em áreas de trabalho nos planos horizontal e vertical.

e as alavancas de controle dentro de um alcance confortável para os trabalhadores menores.

A regra mais importante do projeto para trabalhos sedentários em mesas de escritório ou em bancadas é que o operador seja capaz de alcançar todos os itens utilizados com mais frequência (p. ex., peças, materiais, teclados, ferramentas e controles) sem se dobrar, inclinar ou torcer o tronco. Sempre que for possível, o alcance deve se restringir a movimentos moderados do braço. A Figura 15.6 ilustra apenas os limites de alcance do antebraço (preferível) e de toda a extensão do braço (aceitável ocasionalmente) para a população norte-americana de homens e mulheres. As tarefas que exigem movimentos fora dos limites de alcance de todo o braço tendem a aumentar os riscos da incidência de problemas no ombro, no pescoço e na coluna lombar.

A. Exemplo

Mulheres com dimensões médias (50° percentil) conseguem atingir apenas 74 cm no plano horizontal e mulheres de baixa estatura (5° percentil) conseguem atingir apenas 68 cm no mesmo plano, sendo que as medições são feitas a partir do encosto da cadeira para alcançar os materiais ou para manipular os controles, mesmo que haja necessidade de se curvar ou contorcer a cintura. Certamente, haverá uma queda de produtividade. A área deverá ser redesenhada para permitir que as pessoas alcancem os itens ou controles usados com mais frequência dentro de distâncias confortáveis.

As regras das delimitações do alcance são particularmente importantes nos casos de itens pesados (>10 kg) ou de tarefas que exijam forças muito intensas. Quanto mais pesados, a ferramenta ou o material de trabalho devem permanecer mais perto em relação ao corpo e à altura do cotovelo. Nos casos de uso contínuo ou repetido, as ferramentas ou os materiais de trabalho muito pesados devem se apoiar em suportes ou em superfícies de trabalho especiais.

Em geral, nos trabalhos que exigem alta precisão, as tarefas visuais devem levar em conta a localização visual do alvo (p. ex., peça, ferramenta). Recomenda-se priorizar os alvos visuais, cuja localização deverá se basear na frequência de visualização. Os alvos que forem visualizados com mais frequência devem se localizar à frente do operador, entre o nível dos olhos e 45° abaixo do nível de visualização.

Localização lógica de controles e painéis de visualização

As operações se tornam mais produtivas nas situações em que as tarefas são executadas pelas máquinas e os operadores se preocupam com a inteligência operacional. Os controles (p. ex., alavancas, chaves, *joysticks* e pedais) permitem que os operadores transmitam "instruções" e alimentem informações para as máquinas. Além disso, os controles dão *feedbacks* para os operadores. Os controles principais – os mais importantes ou utilizados com maior frequência – devem se localizar dentro dos limites de alcance do antebraço (p. ex., na zona de alcance próximo) e entre os ombros. Os controles menos utilizados podem se localizar dentro do alcance total do braço (posição satisfatória), conforme mostra a Figura 15-6.

A localização dos controles, dos dispositivos de visualização e de outros alvos visuais deve ter uma integração lógica. As conexões lógicas e a proximidade sugerem respostas intuitivas para as informações exibidas para os operadores. Desse modo, as relações entre os controles e os dispositivos de visualização diminuem a carga de processamento de informações para os operadores e, consequentemente, reduzem o estresse e o índice de erros.

A. Exemplo

No caso do monitoramento e da operação de uma turbina a vapor, os monitores principais devem se localizar em frente do operador e um pouco abaixo do nível dos olhos e, de maneira geral, os controles do equipamento devem ficar em frente do operador e dentro do alcance das mãos. No entanto, o controle da velocidade rotacional deve se conectar e ficar nas proximidades do monitor de indicação de velocidade (p. ex., o controle e o monitor devem se localizar em uma área comum no painel ou se interligar por meio de uma linha codificada colorida). O movimento ascendente ou para a direita do controlador de velocidade deverá movimentar também o monitor de indicação de velocidade na mesma direção. Esse procedimento aumenta a compatibilidade entre estímulo e resposta e melhora a capacidade de controle do operador.

Projeto adequado de cadeiras

As queixas mais comuns de indivíduos que trabalham em posições sentadas inadequadas incluem fadiga, dor nas costas ou nas partes inferiores do corpo. A principal finalidade das cadeiras é dar suporte confortável e estável para o peso corporal, sem pontos localizados de pressão. A cadeira deve servir de apoio em posturas que sejam mais adequadas para a execução das tarefas (p. ex., levemente reclinada para execução de tarefas em computador ou levemente inclinada para frente para escrever). A mudança na posição do corpo ao longo de um dia de trabalho é uma forma natural de distribuir as cargas sobre a coluna e manter a circulação sanguínea nas nádegas e nas coxas. As cadeiras devem permitir essas variações posturais.

Se o assento for muito profundo (> 41 cm), a borda frontal poderá pressionar a parte de trás dos joelhos, principalmente em mulheres de baixa estatura. Assentos menos profundos ou bordas frontais levemente curvadas do tipo "desenho em forma de cachoeira" podem eliminar esse contato por estresse no caso de pessoas de estatura mais baixa. A concavidade dos assentos das cadeiras não deve restringir mudanças ocasionais de posição. Muitas cadeiras possuem dispositivos que permitem fazer ajustes de acordo com as dimensões das pessoas (p. ex., assentos deslizantes que ofereçam alternativas de profundidade ou que permitam a escolha de dimensões diferentes). Os assentos devem ser suficientemente macios e confortáveis, porém, não tão macios que cheguem a dificultar mudanças de posição ou o ato de se levantar.

Além disso, as cadeiras devem garantir apoio lombar suficiente para manter um grau confortável de lordose lombar e ajudar a apoiar o peso do tronco. As cadeiras devem ser facilmente ajustáveis enquanto os operadores permanecerem sentados, de maneira que possam oferecer uma ampla faixa de alturas, altura de apoio lombar e inclinação para descansar as costas. Sem apoio adequado, é muito provável que as pessoas sintam fadiga e dor lombar subsequente.

As bases das cadeiras devem ter cinco pernas para diminuir a probabilidade de escorregar nas situações em que o ocupante se inclinar para trás. Se o ambiente permitir, a textura do material do encosto e do assento deve ser porosa e levemente rugosa ou saliente para permitir a circulação de ar entre o material e corpo. Se as cadeiras tiverem apoio para os membros superiores, estes deverão se ajustar ao ocupante ou ter altura e distância ajustáveis para dar apoio adequado, enquanto o ocupante estiver executando as tarefas diárias. Recomenda-se tomar muito cuidado para escolher os móveis, para que o apoio aos membros superiores não toquem em partes da superfície de trabalho nos movimentos da cadeira, aumentando as distâncias de alcance. Por exemplo, mesas em que os usuários estiverem de frente para um canto ou para uma superfície curva aumentam as chances de que o apoio para os membros superiores toque na mesa e aumente a distância de alcance em relação ao telefone ou aos documentos.

Nas situações em que se tornar necessário ajustar a altura das cadeiras e os pés não toquem no piso, deve-se colocar um apoio grande e resistente para evitar que as pernas fiquem oscilando. Sem suportes estáveis para os pés, os assentos excessivamente altos restringem a circulação na parte inferior das pernas e dificultam a inclinação para frente.

Tipos de cadeira

Cadeiras *versus* bancos

A maior parte dos adultos consegue se acomodar em cadeiras com alturas ajustáveis, variando de 38 a 48,3 cm. No caso de trabalhos que exijam breves períodos de tempo na posição sentada, como no caso de pessoas que executam atividades de alta mobilidade (p. ex., trabalhos executados em laboratórios ou em linhas de produção em fábricas), possivelmente seja melhor utilizar bancos altos, com altura dos assentos entre 53 e 72 cm. No caso de pessoas que executam suas tarefas diárias em estações de trabalho, porém, têm de se movimentar com frequência, é mais eficiente e confortável usar bancos altos ou "bancos de bar" acolchoados. Esses bancos devem ter altura aproximada ao comprimento das pernas dos ocupantes, de modo que não seja preciso erguer e baixar a parte superior do corpo por repetidas vezes, sempre que for necessário se movimentar para algum outro local. Estudos realizados com funcionários de escritórios mostraram que houve uma grande redução nos casos de edema nas extremidades inferiores e de carga cumulativa sobre a coluna nas situações em que os indivíduos sentam-se e levantam-se alternadamente, de forma que cada posição seja adotada por um período total de, pelo menos, 2 horas durante a jornada de trabalho. Permanecer de pé em estações de trabalho, pelo menos, durante uma boa parte do dia, também melhora a saúde cardiovascular.

Reclinar o apoio das costas em mais de 20° em relação à posição vertical pode aumentar a carga cervical, a não ser que o alvo visual e os controles dos dispositivos de entrada estejam bem posicionados e as cadeiras tenham apoio para a cabeça.

Escolha adequada de cadeiras

Embora existam muitas cadeiras bem projetadas, elas devem se adequar tanto ao tipo de trabalho quanto ao usuário. Alguns tipos de profissão envolvem o manuseio de documentos ou a execução de tarefas que exigem visualização de alta precisão e, consequentemente, forçam as pessoas a permanecer na "posição sentada e inclinada para frente". Outras profissões exigem que os indivíduos permaneçam na posição vertical ou reclinada (p. ex., para redigir códigos de computador). Os empregadores ou os comitês de ergonomia devem obter amostras de dois ou três tipos mais apropriados de cadeira para as tarefas (com assento, encosto, apoio para os membros superiores e apoio para o antebraço, caso seja necessário), de modo que possam atender às necessidades dos funcionários (profundidade adequada do assento, forma do encosto, rodas *versus* deslizamento, etc.), sendo que os testes deverão ser feitos, pelo menos, durante uma semana. Em geral, períodos mais curtos de teste não são suficientes, tendo em vista que, com frequência, as impressões iniciais são diferentes da satisfação no longo prazo. A opinião dos indivíduos que executam o trabalho, o projeto da estação de trabalho e as demandas físicas e visuais das tarefas são fatores que devem ser levados em conta na confirmação dos pedidos de compra de cadeiras novas.

Evite posições estáticas do corpo: variação de tarefas

Os indivíduos que operam computadores e alguns tipos de equipamento têm de permanecer em uma posição fixa por longos períodos de tempo, de modo que seja possível manter uma relação física compatível com o respectivo equipamento. Por exemplo, o uso de teclados exige uma relação espacial fixa entre o assento, o tronco, as mãos e o teclado, para possibilitar a digitação da tecla correta sem olhar para o teclado. Além disso, com frequência, os usuários de computadores mantêm uma posição cervical rígida durante muito tempo para que possam visualizar o monitor. Os técnicos de laboratórios que trabalham com microscópios ou trabalham em capelas de exaustão normalmente permanecem em posições estáticas por várias horas para a execução de tarefas visuais de alta precisão.

Nesses tipos de trabalho, é necessário tomar medidas para evitar dor e fadiga nos ombros, no pescoço e no dorso em decorrência de cargas estáticas. Apoios para o antebraço equipados com almofadas diminuem as cargas sobre os ombros e o pescoço. A interrupção de tarefas estáticas, com execução de tarefas alternativas, em intervalos de 20 a 60 minutos, pode diminuir o desconforto. Essas tarefas alternativas podem ter curta duração (p. ex., buscar impressões ou materiais, obtenção de novas cópias impressas ou de amostras ou organização de arquivos), ou seja, alguns minutos para permanecer de pé e caminhar um pouco. Em algumas situações, talvez seja necessário usar um cronômetro ou um *software* de lembrete para alertar sobre o momento exato de parar para descanso.

A. Exemplo

O programa de pausas de operadores de entrada de dados era de duas paradas de 15 minutos cada, mais 30 minutos de intervalo para almoço. Esse programa foi modificado para adicionar uma pausa de 5 minutos em cada hora. Os funcionários foram incentivados a utilizar essa pausa para fazer uma caminhada curta. Na medida em que as pausas se tornaram mais frequentes, os funcionários relataram menos desconforto nos ombros, na parte superior dos braços, no pescoço e nas costas. Embora as pessoas trabalhassem 20 minutos a menos por dia, a produtividade em turnos de 8 horas permaneceu inalterada.

ESTAÇÕES DE TRABALHO DE COMPUTADOR

Com frequência, os operadores de computador se queixam de dor e fadiga no pescoço, na parte superior do dorso, nos ombros, antebraços ou punhos, principalmente nas situações em que usam o equipamento por mais de 4 horas por dia. Além disso, esses indivíduos sentem fadiga visual ou cansaço nos olhos depois de manterem os olhos fixos no monitor do computador por muito tempo. Organização e uso adequado das estações de trabalho de computadores ajudam a diminuir esses incômodos e dores.

Ajuste da cadeira

O primeiro passo na regulagem de uma estação de trabalho de computador é o ajuste no assento da cadeira, principalmente nos casos em que a superfície de trabalho tiver altura ajustável. O ajuste da altura do assento da cadeira deve permitir que o operador apoie os pés com firmeza no piso, porém, o assento não pode ficar muito baixo, pois poderá impedir a distribuição uniforme do peso do indivíduo no assento. Pode-se utilizar um descanso grande e estável para os pés nos casos em que não for possível ajustar a cadeira e a estação de trabalho em uma altura suficientemente baixa para acomodar indivíduos de baixa estatura. Os apoios para os membros superiores, que se localizam na cadeira ou na superfície de trabalho, devem apoiar confortavelmente os antebraços e evitar estresses por contato nos punhos ou nos cotovelos (p. ex., nervo ulnar). Alguns usuários de computadores preferem mudar da posição sentada para a posição de pé, durante o dia, para a promoção de mudanças posturais. No entanto, isso exige o ajuste fácil e rápido da altura das estações de trabalho (Fig. 15-7) ou de sua rotação para permitir a execução de uma grande variedade de tarefas. Os indivíduos com problemas no pescoço, nos ombros ou no dorso podem se beneficiar com a possibilidade de alternar entre a posição sentada e a posição de pé.

Posição correta do monitor e dos documentos

Os alvos visuais principais (telas e cópias impressas) devem se localizar na frente do operador, entre 0 e 30° abaixo do nível dos olhos e a uma distância de aproximadamente 48 a 72 cm. Nas situações em que for preciso usar cópias impressas, o suporte para documentos deverá ficar em um dos lados do monitor ou entre o monitor e o teclado. Isso permite que o operador visualize o monitor e minimize os movimentos de flexão, extensão ou rotação

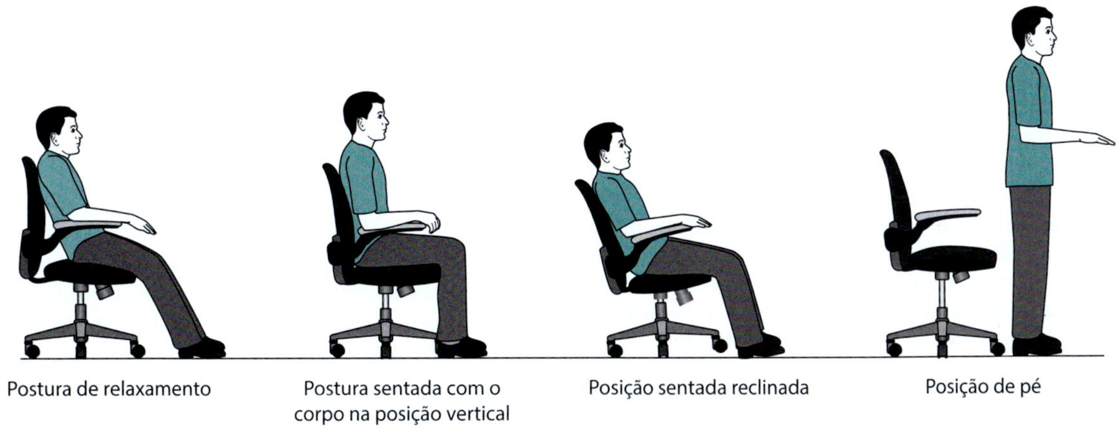

| Postura de relaxamento | Postura sentada com o corpo na posição vertical | Posição sentada reclinada | Posição de pé |

▲ **Figura 15-7** A postura sentada pode variar, durante uma jornada de trabalho, da posição sentada com inclinação para frente (tarefas com demandas visuais) às posições sentada vertical, sentada reclinada (para gravar códigos de computador) ou de pé.

do pescoço. Os usuários de lentes bifocais são uma exceção a essa recomendação, tendo em vista que, nessa hipótese, o monitor deve ser colocado em uma posição mais baixa, ou seja, 30 a 45° abaixo do nível dos olhos. Os usuários de lentes bifocais poderão se beneficiar com a prescrição de lentes monofocais ou de lentes bifocais ocupacionais para uso específico em computadores, considerando que essas lentes permitem utilizar uma faixa mais ampla de posturas da cabeça. Para fins de prescrição de lentes, os optometristas devem ser informados sobre o tipo de trabalho executado e a distância e localização típicas dos alvos visuais.

Provavelmente, os usuários de computador que inclinam o corpo para frente para visualizar a tela tenham de aumentar o tamanho da fonte, ou fazer um exame de olhos ou colocar o monitor mais perto.

A. Exemplo

Os funcionários de uma central de atendimento vinham se queixando de um aumento da dor nos ombros no final do expediente e depois de uma semana de trabalho. Os apoios para antebraço, colocados na frente da superfície de trabalho do teclado e do *mouse*, foram ajustados de acordo com as dimensões corporais de cada indivíduo. Os funcionários que passaram a usar o apoio para antebraço relataram que houve um declínio constante da dor nas semanas seguintes.

Minimização do reflexo de luz

O posicionamento do monitor dos computadores deve permitir uma redução do reflexo de luz, ou seja:

1. Mudar a localização do monitor, de modo que a fonte de claridade fique em uma posição lateral (p. ex., luz da janela) ou em uma posição superior (p. ex., luz do teto) e não diretamente atrás ou na frente do operador. O monitor deve ser deslocado para uma posição a uma distância superior a 2 m em relação às janelas.
2. Diminuir a iluminação geral da sala para aproximadamente 500 lux. Para tanto, basta diminuir a quantidade de iluminação acima da cabeça (p. ex., removendo outras lâmpadas ou tubos fluorescentes), instalar iluminação indireta em relação à luz direta no sentido ascendente em direção ao teto, instalar persianas parabólicas especiais para luzes fluorescentes a fim de direcionar a iluminação para baixo ou controlar a iluminação das janelas com cortinas, persianas e películas para vidraças.
3. Melhorar a iluminação com luminárias de mesa ("iluminação das tarefas") que devem ser direcionadas para alvos visuais. O objetivo principal é manter um tipo de iluminação mais uniforme possível, com relação máxima de 1 por 3 entre a claridade da tela do computador e a claridade dos arredores.
4. Nas situações em que os passos 1 a 3 não forem bem-sucedidos, a melhor opção é utilizar filtros para redução da claridade nas telas dos computadores. Esses filtros são comercializados em vários modelos, embora os mais eficientes sejam os filtros revestidos (p. ex., filtros polarizados).

Posicionamento dos dispositivos de entrada

A altura do teclado e do *mouse* deve ser ajustada de modo que o operador não precise erguer os ombros, e os punhos permaneçam relativamente retos durante a execução das tarefas. A inclinação do teclado pode ser ajustada para que os punhos não permaneçam em extensão nas movimentações do *mouse* ou nas digitações. Os teclados mais finos ajudam a reduzir a extensão dos punhos. Nas situações em que forem utilizados apoios elevados para o antebraço, talvez o teclado ou o *mouse* tenha de ser erguido levemente, colocando-se um ou mais *mouse pads* sob eles para que seja possível atingir o alinhamento adequado dos punhos.

As pessoas que utilizam computadores por várias horas devem fazer cursos de digitação. Possivelmente isso diminua a flexão do pescoço associada ao movimento de olhar para o teclado durante a digitação. Como medida alternativa, pode-se movimentar o teclado e o *mouse* para mais perto do monitor e apoiar os antebraços na superfície de trabalho, para reduzir a carga sobre os ombros.

O uso de apoios para os punhos foi associado a um aumento de dor nas mãos. Nas situações em que for inevitável, o uso de descansos de pulso deve ser apenas ocasional durante a operação do teclado. As melhores opções são apoios para os antebraços na cadeira ou na superfície da mesa de trabalho, ou simplesmente um apoio para o antebraço. A maior parte dos *softwares* atuais exige o uso de um dispositivo indicador ou cursor (*mouse, touchpad, trackball*) com mais frequência que o teclado. O uso do *mouse* pode precisar de um apoio para o antebraço, para diminuir a extensão do punho e a carga no ombro. Os miniteclados sem teclas numéricas reduzem a rotação externa do ombro e a distância em relação ao *mouse*. Os atalhos do teclado podem ser usados para acionar os comandos utilizados com mais frequência (p. ex., copiar e colar, sequências repetidas de caracteres). Além disso, os dispositivos alternativos de entrada permitem que os atalhos sejam atribuídos a teclas extras.

Teclados e mouses alternativos

Os teclados e dispositivos indicadores alternativos diminuem as posições incômodas dos punhos e dos antebraços, embora os dados empíricos sejam muito limitados para recomendar algum tipo de orientação. Os desenhos que dividem o teclado em duas partes iguais, com alguma separação e inclinação entre as duas metades, reduzem o desvio ulnar dos punhos e a pronação dos antebraços. Algumas evidências indicam que os teclados com divisão fixa diminuem a dor e os distúrbios nas mãos em usuários de computador, em comparação com os teclados convencionais, porém, a constatação dos efeitos benéficos poderá levar algumas semanas. Assim como no caso das cadeiras, é importante que os usuários avaliem tipos diferentes de teclado e de *mouse* em, pelo menos, uma semana durante a execução das tarefas diárias, antes de tomar a decisão sobre o uso efetivo do dispositivo. Avaliações sistemáticas por um comitê de ergonomia ajudam a identificar os conjuntos de dispositivos de entrada mais adequados para uso nas instalações dos empregadores.

Os pacientes que sentirem dor ao manusear o *mouse* podem tentar usar esse dispositivo com a outra mão, porém, existe o risco da dor se estender em ambos os lados. Outra solução é disponibilizar vários tipos diferentes de dispositivos indicadores, de modo que o usuário possa alternar entre eles semanalmente. Nos casos em que o trabalho envolver combinações frequentes de cliques com o *mouse* e com movimentos simultâneos ("clicar e arrastar"), o uso de um *mouse* em cada mão, um para manter o botão pressionado e o outro para movimentar o cursor, diminui significativamente o esforço nas extremidades superiores. Outra solução é usar um pedal para reposicionar o botão do *mouse*.

PROJETO E SELEÇÃO DE FERRAMENTAS MANUAIS

Redução na força manual

A aplicação repetida de alta força de pinça para segurar peças ou preensão de ferramentas elétricas está associada à incidência de distúrbios tendíneos no antebraço, fadiga muscular e síndrome do túnel do carpo. Um exemplo clássico de uma tarefa de alto risco é a preensão sustentada, mantida pelos embaladores de carne, com facas úmidas e escorregadias. A preensão de pinça sustentada ou repetida coloca os tendões em um risco ainda maior em comparação com a força de preensão manual. A força de pinça ocorre nas situações em que se aplica a maior parte da força entre os dedos e o polegar. Na preensão manual, há uma distribuição uniforme da força na palma da mão. O redesenho de tarefas e ferramentas diminui a força necessária para a execução do trabalho e reduz o tempo de duração de aplicação da força durante o ciclo de cada tarefa. O redesenho de ferramentas pode também converter a preensão de pinça em força de preensão manual.

Geralmente, a montagem de peças que utilizam parafusos é feita com chaves de fenda em linha. A força necessária para manter e estabilizar uma chave de fenda poderá ser reduzida à medida que o parafuso for sendo apertado, usando chaves de fenda ajustadas ao torque mais adequado, garras ou barras antitorque e selecionando os parafusos ou quaisquer outros dispositivos de fixação mais adequados para a tarefa.

A. Evite a manutenção de posições estáticas

A execução de tarefas específicas das linhas de produção implica segurar uma peça ou uma ferramenta continuamente com uma das mãos e executar o trabalho com a outra mão. A utilização de prensas ou de tornos de bancada de liberação rápida reduz o nível de fadiga. Nas situações em que for necessário segurar uma peça ou ferramenta por muito tempo, a melhor opção é utilizar cabos de suspensão equipados com um sistema oscilatório ou articulados com barras antitorque para diminuir a força de preensão. As peças mais pesadas podem ser presas em um suporte ou em um torno, de modo que a mão não dominante não precise aplicar uma força de preensão constante.

B. Exemplo

Em uma tarefa de controle de qualidade, cada peça que estava sendo testada tinha de ser erguida e o operador tinha de segurá-la com a mão esquerda, enquanto os equipamentos de teste eram instalados e ajustados. A tarefa foi redesenhada de modo que cada peça era colocada em um suporte rolante pequeno, mantido à altura da cintura e, a seguir, o operador fazia as conexões e os ajustes com ambas as mãos.

Redução de movimentos rápidos e repetitivos

Tarefas que exigem movimentos muito rápidos das mãos e dos ombros ou movimentos que precisam ser repetidos, em intervalos de poucos segundos, durante toda a jornada de trabalho, foram associadas à incidência de distúrbios nas mãos e nos braços. A exposição a esse tipo de tarefa pode ser controlada limitando-se o número de horas por dia que um indivíduo execute esses movimentos ou revezando os empregados entre tarefas diferentes, de modo que os mesmos músculos não recebam a repetição das mesmas cargas durante o dia todo.

Pode-se também considerar a hipótese de redesenhar a tarefa para minimizar a distância de cada movimento, reduzindo, consequentemente, a velocidade necessária para concluir a tarefa. Na maior parte das vezes, os trabalhadores mais experientes sabem como executar essas tarefas com movimentos suaves que diminuem o desperdício de energia e os impactos repentinos. Portanto, os empregados mais experientes devem se envolver nos programas de treinamento dos novos empregados na aplicação das melhores técnicas laborais.

Evite o uso das mãos como ferramentas

A palma das mãos não deve ser usada como se fora um martelo. Mesmo as batidas mais leves com a região hipotenar, que se localiza no "calcanhar" da mão, podem causar lesões no nervo ou na artéria ulnar (p. ex., síndrome do martelo hipotenar). Nos trabalhos em folhas metálicas, por exemplo, a palma da mão costuma ser usada para juntar as peças. O mais lógico é usar um martelo de borracha.

Projeto adequado da empunhadura de ferramentas

O projeto da empunhadura de ferramentas deve possuir áreas de sustentação de força suficientemente grandes, sem cantos ou bordas afiadas, para evitar estresse por contato nas mãos. Isso significa que as empunhaduras devem ser redondas ou ovais. A manutenção de coeficientes elevados de atrito diminui a intensidade das forças de preensão que controlam as ferramentas. Os pontos de pressão devem ser eliminados ou protegidos.

De maneira geral, os cabos rígidos de forma anatômica, com sulcos para cada um dos dedos, não melhoram a função preensora, a não ser que suas dimensões sejam específicas para as mãos de cada indivíduo. Os cabos de forma anatômica e com entalhes que, em geral, são desenhados para indivíduos do 50° percentil, separam excessivamente os dedos de mãos pequenas (5° percentil), com perda de eficiência, e formam bordas desconfortáveis debaixo dos dedos de mãos muito grandes (95° percentil).

Muitas ferramentas elétricas (p. ex., furadeiras, lixadeiras e motosserras) são operadas e controladas com ambas as mãos e, geralmente, possuem um cabo principal equipado com um gatilho que serve de empunhadura para a mão dominante. Os cabos secundários, estabilizantes ou antitorque podem ser utilizados em ambos os lados da ferramenta, possibilitando o uso por indivíduos canhotos ou destros e com a possibilidade de alternar periodicamente a mão que pressiona o gatilho para diminuir o nível de fadiga.

O uso excessivo de um único dedo para pressionar os gatilhos das ferramentas manuais provoca fadiga local que poderá resultar em tenossinovite estenosante ou "dedo de gatilho". Os gatilhos podem ser desenhados para serem operados por dois ou mais dedos simultaneamente ou por uma chave acionada pelo pé. Os botões de travamento também diminuem as cargas sustentadas. A exposição à vibração produzida pelas ferramentas será comentada mais adiante neste capítulo.

A. Exemplo – estudo sobre a usabilidade de pipetas

Uma empresa fez um teste com usuários experientes, envolvendo tarefas de pipetagem-padrão, com cinco pipetas manuais e cinco pipetas eletrônicas. Cada pipeta recebeu atributos fundamentais de conforto e usabilidade. As características associadas a um maior conforto para as mãos e braços foram força menor de ejeção da extremidade, força menor de ruptura e melhor equilíbrio da pipeta na mão. O estudo de usabilidade serviu de orientação para a aquisição de novas pipetas.

BIOMECÂNICA DAS FORÇAS DE ELEVAÇÃO, IMPULSÃO E TRAÇÃO

Princípios da elevação

A Figura 15-8 ilustra as forças estimadas sobre a base da coluna vertebral (L5-S1), resultantes de dois métodos diferentes, para erguer uma carga de 150 N (aproximadamente 15 kg; força de 0,454 kg = 4,44 N). Se a elevação do peso for feita com as pernas relativamente retas (elevação do peso em uma posição "inclinada"), poderá ocorrer uma força de cisalhamento anterior em L5-S1 estimada em aproximadamente 500 N e uma compressão espinal de 1.800 N. Se a elevação do peso for feita com os joelhos dobrados (elevação do peso na posição agachada ou "elevação com as pernas"), a força de cisalhamento é de apenas 340 N, porém, a compressão espinal se eleva para 2.700 N. Esse fato permite presumir que a carga é muito volumosa para se encaixar entre os joelhos, como geralmente ocorre na prática. Uma das regras de segurança repetidas com mais frequência é "erguer com as pernas" e manter a carga perto do corpo, embora seja muito difícil ou quase impossível proceder dessa forma na posição agachada profunda. No exemplo ilustrado na Figura 15-8, a distância horizontal H, desde a coluna até o centro de gravidade da carga, é maior na posição agachada do que nos casos de elevação na posição inclinada. Isso aumenta o torque sobre a coluna, aumentando também a força compressiva sobre os discos lombares inferiores. Os trabalhadores tendem a evitar a posição agachada profunda sempre que estiverem erguendo um peso, tendo em vista que consome mais tempo, exige mais energia, é mais desconfortável para os joelhos e, com frequência, diminui a capacidade de equilíbrio sobre os pés. Os estilos ideais para elevação de pesos (Fig. 15-9) são aqueles que:

- Permitem que a carga permaneça o mais perto possível da coluna.
- Oferecem uma base ampla de apoio para manter um bom equilíbrio.
- Permitem que o trabalhador tenha uma boa visão à sua frente e evitem obstáculos.
- Permitem que o trabalhador mantenha a coluna em uma posição confortável ("postura neutra"), evitando movimentos extremos de inclinação ou torção.

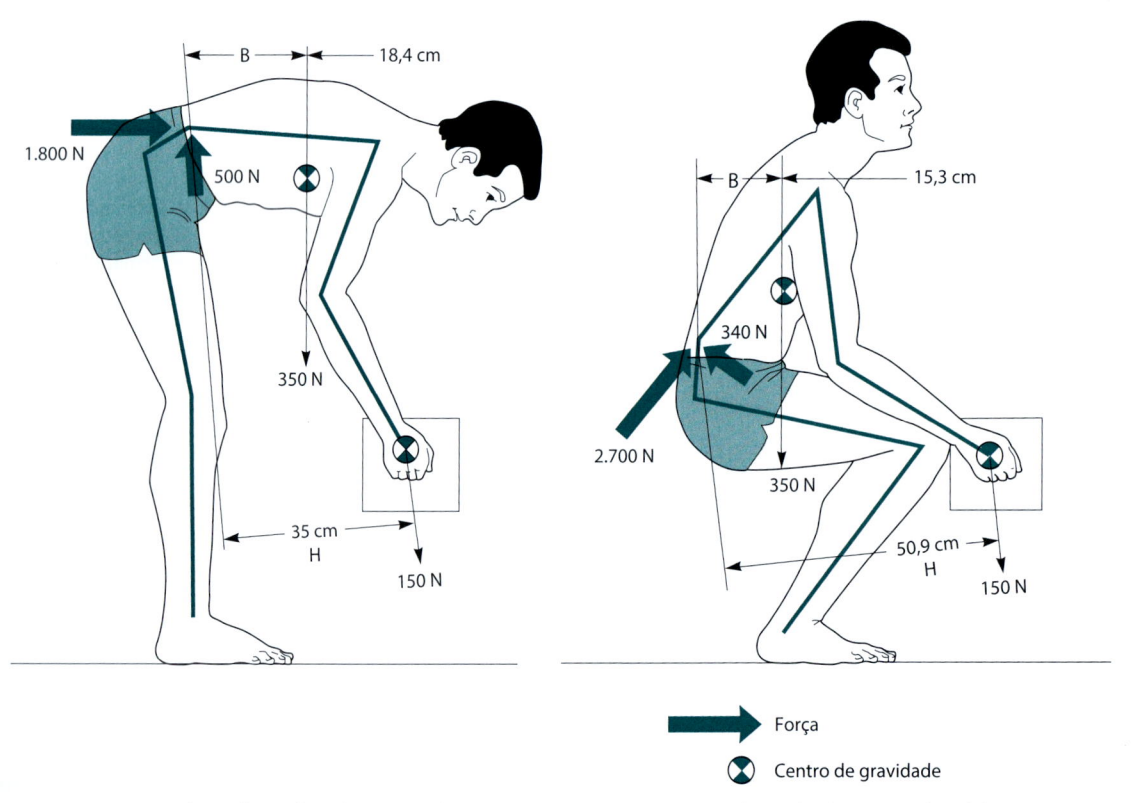

▲ **Figura 15-8** Forças sobre a base da coluna vertebral (forças em L5-S1) que resultam de dois métodos diferentes para erguer uma carga de 150 N. Se a elevação do peso for feita com as pernas relativamente retas, há uma força de cisalhamento de 500 N em L5-S1 e uma força de compressão espinal de 1.800 N. Se a elevação do peso for feita com os joelhos dobrados, a força de cisalhamento é de apenas 340 N, porém, a compressão espinal se eleva para 2.700 N. B = distância horizontal da articulação L5-S1 até o centro de gravidade do corpo; H = distância horizontal da articulação L5-S1 até o centro de gravidade da carga.

ERGONOMIA E PREVENÇÃO DE LESÕES OCUPACIONAIS — CAPÍTULO 15

- Teste a carga; peça ajuda se for necessário
- Planeje a elevação da carga e o caminho que seguirá
- Mantenha a carga o mais próximo possível do corpo
- Gire e movimente os pés com uma base ampla de apoio para evitar torções
- Tente fazer movimentos suaves e coordenados
- Mantenha as costas em uma linha reta da "cabeça aos pés"

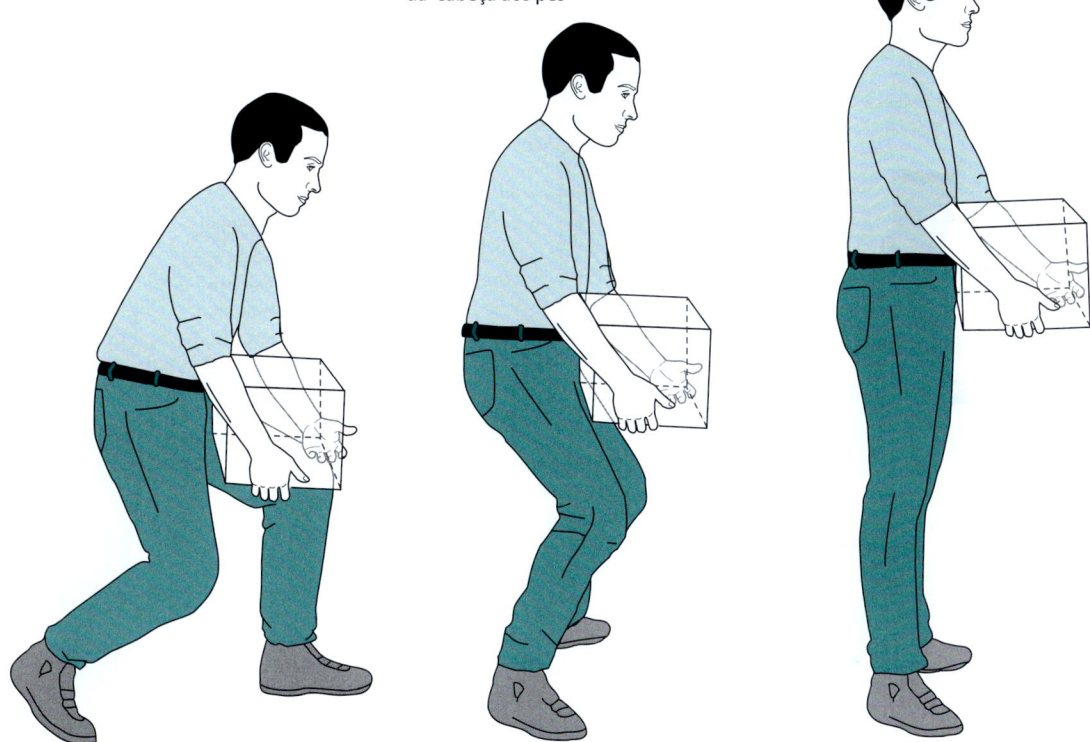

▲ **Figura 15-9** A utilização de boas técnicas de elevação de pesos mantém a estabilidade da coluna vertebral, mesmo nas situações em que ela tiver de ser inclinada para frente.

Sempre que for possível, deve-se evitar fazer torções, girando os ombros e os quadris simultaneamente como uma unidade. A Figura 15-10 apresenta várias sugestões e orientações para diminuir o risco de lesões durante a execução de tarefas que envolvem elevação de peso.

Princípios dos movimentos de impulsão e tração

A Figura 15-11 ilustra as forças estimadas nos movimentos de impulsão e tração. O movimento de tração com uma força de 350 N (aproximadamente 36 kg) (peso de um carrinho carregado multiplicado pelo coeficiente de atrito deslizante) a uma altura de 66 cm acima do nível do piso resulta em uma força compressiva de cerca de 8.000 N sobre a coluna lombar, o que está substancialmente acima do limite de 3.400 N, recomendado pelo US NIOSH, e, até mesmo, acima do valor mais elevado (6.400 N) que a maior parte dos trabalhadores consegue tolerar sem incidência de lesão.

A seguir, apresenta-se algumas orientações de caráter geral para evitar a ocorrência de lesões durante os movimentos de impulsão ou tração de cargas pesadas. (1) Assegure-se de que a área à frente da carga está nivelada, oferece tração adequada e não possui obstáculo algum. Se a área não estiver em nível, é necessário utilizar algum sistema de frenagem. (2) Empurre a carga em vez de puxá-la. Em geral, isso diminui o estresse espinal e, na maioria dos casos, melhora a visibilidade frontal. (3) Use sapatos antiderrapantes. O coeficiente de atrito entre o piso e as solas dos sapatos deve ser, pelo menos, 0,8 sempre que houver movimentação de cargas pesadas. (4) Sempre que começar a empurrar uma carga, imobilize o pé de trás e deslize o peso do corpo para frente. Se a carga não começar a se movimentar, mesmo com a aplicação de uma quantidade razoável de força, peça ajuda para algum colega de trabalho ou utilize um veículo motorizado. (5) Os movimentos de impulsão e tração se tornam mais fáceis quando barras de carrinhos carregados estiverem na altura dos quadris (81 a 114 cm para populações dos dois sexos), em comparação com barras que ficam na altura dos ombros ou mais. Barras abaixo do nível dos quadris são incômodos e difíceis de usar. Duas barras verticais, ou dois conjuntos de barras com alturas diferentes, permitem que indivíduos de estaturas diferentes segurem a carga em pontos ideais (Fig. 15-12).

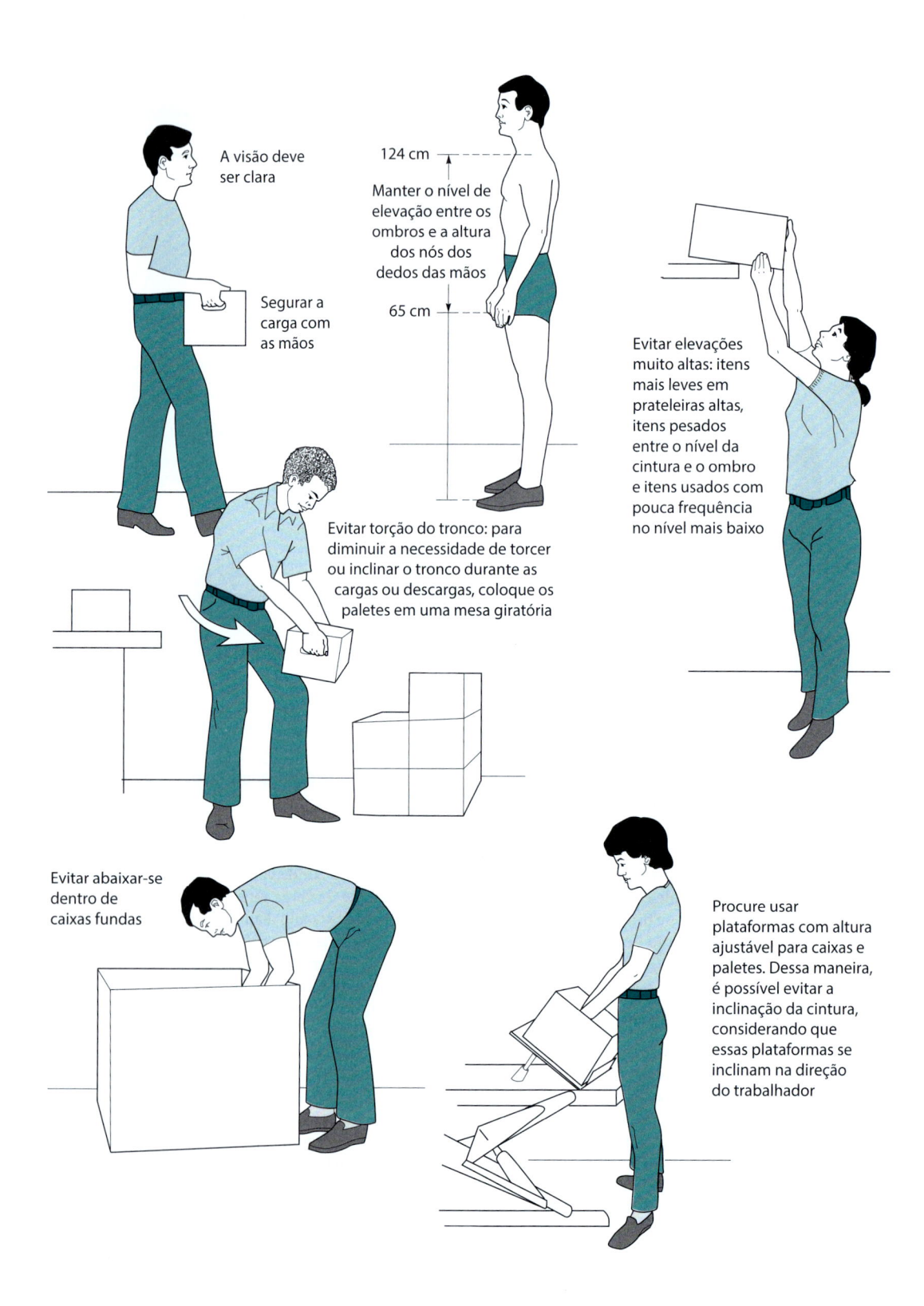

▲ **Figura 15-10** Sugestões para a elevação segura de cargas.

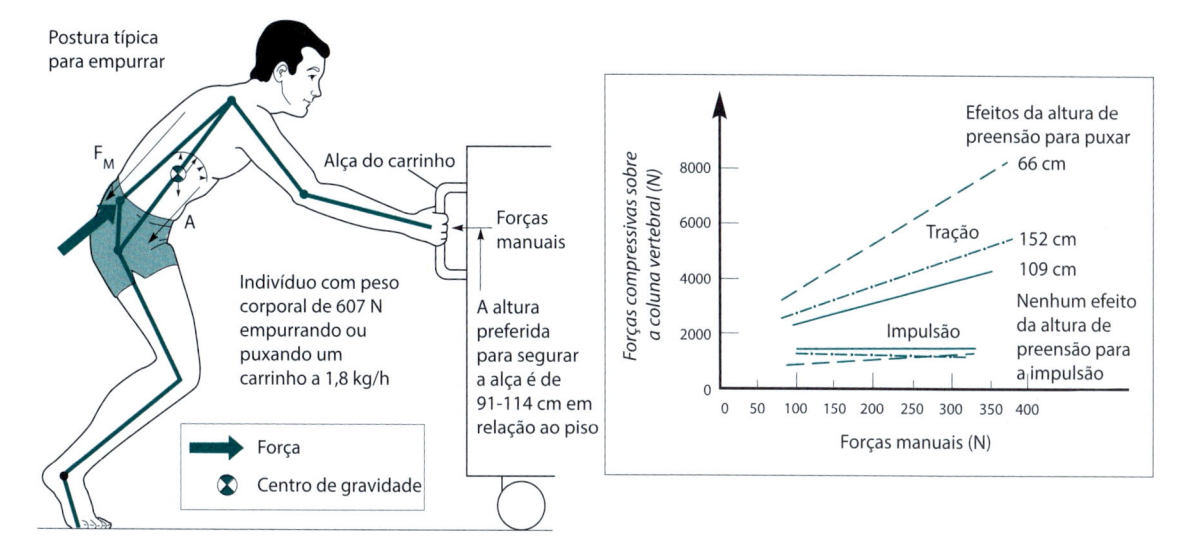

ERGONOMIA E PREVENÇÃO DE LESÕES OCUPACIONAIS   CAPÍTULO 15   211

▲ **Figura 15-11** Forças envolvidas nos movimentos de impulsão e tração de cargas. A tração de uma força de 350 N (peso do carrinho multiplicado pelo coeficiente de atrito deslizante) a uma altura de 66 cm acima do piso gera uma força compressiva na parte inferior da coluna vertebral de cerca de 8.000 N, o que está substancialmente acima do valor mais elevado (6.400 N) que a maior parte dos trabalhadores consegue tolerar, sem incidência de lesão.

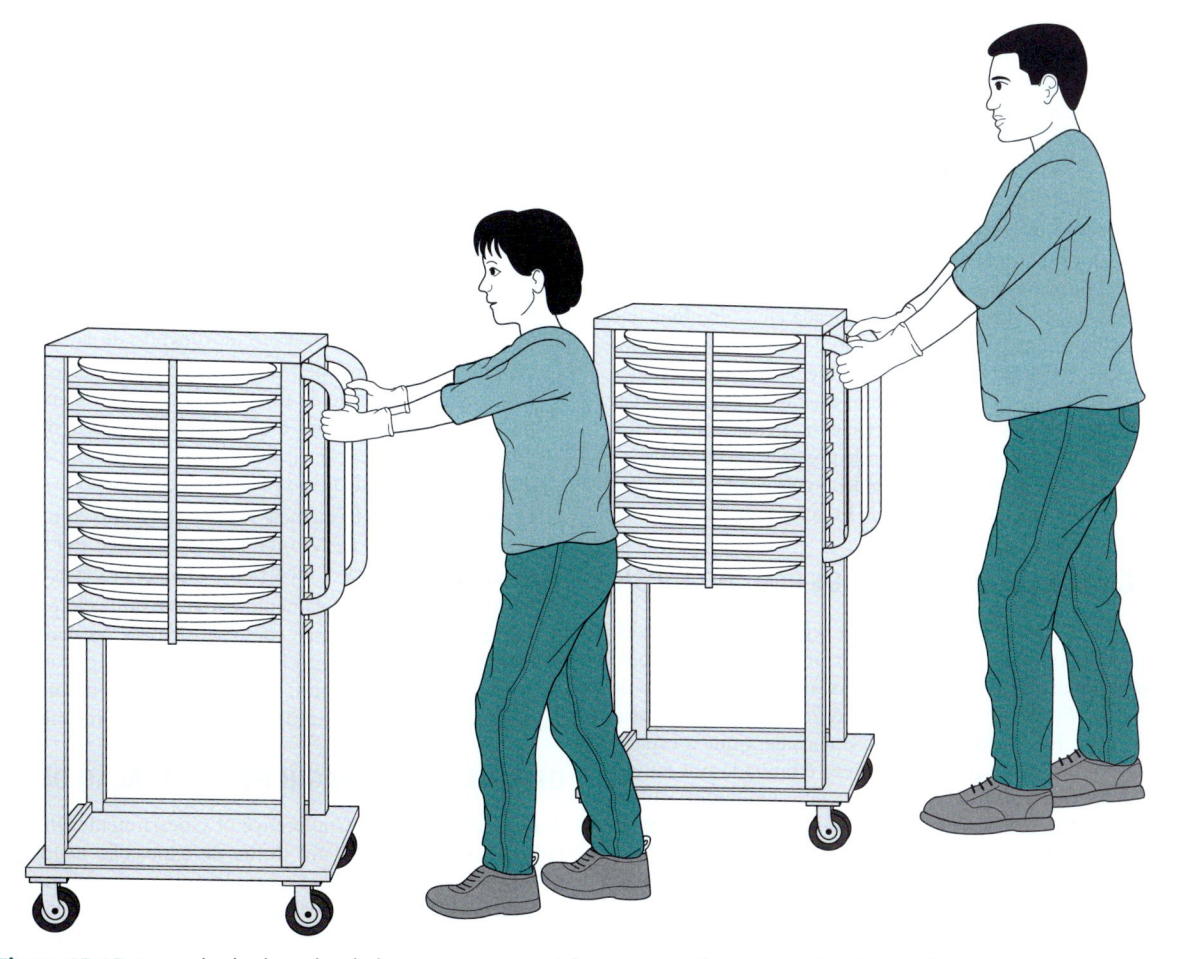

▲ **Figura 15-12** Exemplo de desenho de barras em um carrinho para uso de empregados de grande ou pequeno porte.

AVALIAÇÃO DAS TAREFAS DE MOVIMENTAÇÃO MANUAL DE MATERIAIS

Apesar de se ter ingressado na "era da informação", a movimentação manual de materiais ainda é uma causa significativa de dor lombar e de lesões nos ombros. Os esforços para abordar essas situações com programas de treinamento com foco nos trabalhadores não foram bem-sucedidos. Embora algumas dessas lesões estejam associadas a escorregões, tropeções e quedas durante a movimentação de algum objeto, a maior parte dos acidentes ocorre porque simplesmente as cargas simultâneas ou cumulativas sobre os indivíduos excederam suas capacidades. A elevação repetida de objetos pesados, em especial com torção da coluna, está associada à incidência de dor lombar. Fatores psicossociais como escalas de trabalho, relacionamento com colegas de trabalho e satisfação profissional podem influenciar os relatos de dor lombar e de incapacidade.

As tentativas para estabelecer limites seguros para a movimentação manual de materiais podem ser abordadas de quatro maneiras:

1. *Abordagem epidemiológica.* Identifica os fatores de risco por meio da análise de distribuição das lesões em uma determinada população.
2. *Abordagem biomecânica.* Estima as forças aplicadas ao corpo por tarefas de movimentação manual de materiais e compara com tarefas com tolerâncias teciduais derivadas de estudos feitos em cadáveres.
3. *Abordagem fisiológica.* Estima as necessidades energéticas das tarefas de movimentação manual de materiais e compara com a capacidade aeróbica dos trabalhadores.
4. *Abordagem psicofísica.* Simula as tarefas de movimentação manual de materiais em ambientes controlados e registra o nível de aceitação dos indivíduos à fadiga ou ao desconforto. Esta abordagem deve ser aplicada em indivíduos que sejam representativos da população de interesse em termos de idade, condição física e sexo. Por meio desta abordagem, é possível estimar os pesos máximos aceitáveis, as forças ou as distâncias para as tarefas de movimentação manual de materiais, embora, geralmente, não seja possível coletar os dados sobre as lesões subsequentes, tendo em vista que os períodos dos estudos são muito curtos (de 1 dia a 1 semana).

EQUAÇÃO DE LEVANTAMENTO DE PESO DO NIOSH

Empregos em que a elevação de peso seja a atividade predominante (em comparação com empurrar, puxar ou carregar) podem ser analisados com base na equação de levantamento de peso do NIOSH norte-americano (http://www.cdc.gov/niosh/docs/94-110). Esse método de análise considera que a capacidade de um indivíduo para erguer peso é limitada por fatores biomecânicos ou metabólicos, ou seja, o fator limitante pode ser as forças resultantes no corpo (fator biomecânico) ou o gasto de energia (fator resistência) exigido para elevações repetidas de peso. Essa equação tenta sintetizar os resultados de estudos biomecânicos, fisiológicos, psicofísicos e epidemiológicos.

O principal objetivo da equação de levantamento de peso do NIOSH é sugerir a carga limite recomendada (CLR) que proteja, pelo menos, 75% das mulheres e 99% dos homens. Mesmo as cargas que se enquadram na CLR pelo NIOSH poderão exceder as capacidades de alguns trabalhadores, principalmente as mulheres mais idosas. A equação de levantamento de peso do NIOSH fornece uma proporção conhecida por *índice de levantamento*, cujo cálculo se faz dividindo-se a carga do objeto pela CLR. Índices de elevação de peso inferiores a 1,0 são considerados relativamente seguros para a maioria de trabalhadores.

O valor *carga constante* (23 kg) é o limite máximo recomendado para levantamento de carga em condições ideais de boa localização (perto do trabalhador), bom acoplamento (boa preensão das mãos) e taxa baixa de repetitividade. A equação de levantamento de peso do NIOSH considera que os fatores mencionados a seguir, ou "modificadores", diminuem a capacidade elevatória do trabalhador e, consequentemente, reduzem a CLR. Cada um desses modificadores corresponde a um número entre 0 e 1 que, quando multiplicado pela carga constante, diminui o limite de levantamento de peso aceitável. A Figura 15-13 apresenta exemplos das dimensões utilizadas na fórmula.

- O modificador horizontal (MH) considera a influência exercida pela carga em elevação desde o ponto de apoio – disco intervertebral L5-S1 – e o centro de gravidade da carga. Deve-se determinar na origem e no destino da elevação. Distâncias horizontais maiores diminuem os pesos que poderão ser erguidos com mais segurança.
- O modificador vertical (MV) leva em conta a inclinação do tronco necessária para erguer uma carga. As elevações de peso que iniciam ou terminam abaixo ou acima da altura dos nós dos dedos das mãos em relação ao piso (76 cm para pessoas comuns) são mais difíceis, de modo que o peso recomendado deve, portanto, ser reduzido.
- Modificador de distância (MD) é a distância do percurso vertical desde o ponto de origem até o ponto de destino no transporte da carga. Distâncias maiores tendem a aumentar as cargas biomecânicas e metabólicas dos movimentos de elevação.
- Os modificadores assimétricos (MA) levam em consideração a quantidade de torção do tronco durante a movimentação de um objeto. Quanto maior a quantidade de torção, maior é a probabilidade de ocorrência de alguma lesão. Esse modificador deve ser calculado do inicio ao término do transporte de carga.
- O modificador de frequência (MF) é calculado com base na frequência média de levantamentos de carga por minuto, sendo que sua função é incorporar a fadiga na equação.
- O modificador de acoplamento (MDA) é utilizado para classificar a força de preensão como satisfatória, normal ou inadequada. O acoplamento inadequado, como, por exemplo, erguer um saco de batatas, deveria resultar em um modificador de 0,90, reduzindo em 10% o limite de peso recomendado.

ORIENTAÇÕES DA ACGIH PARA ELEVAÇÃO DE PESO

A ACGIH (American Conference of Governmental Industrial Hygienists) estabeleceu um limite de exposição ocupacional (TLV – *threshold limit value*) para o levantamento de carga. Esse TLV recomenda limites superiores para movimentos elevatórios repetitivos com o objetivo principal de permitir que a maioria dos trabalhadores possa executar tarefas sem desenvolver

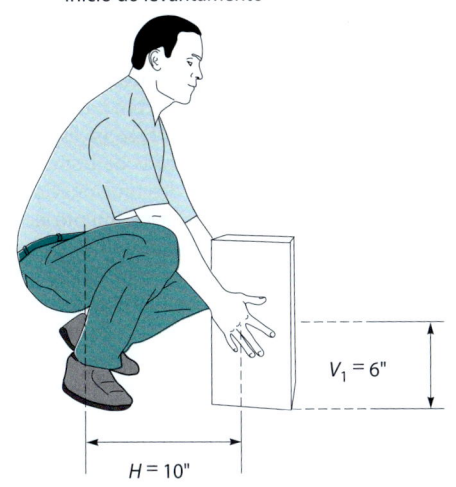

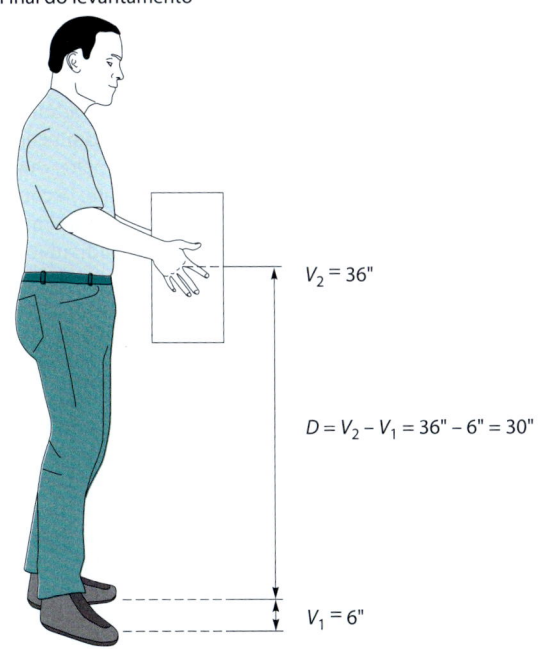

ERGONOMIA E PREVENÇÃO DE LESÕES OCUPACIONAIS — CAPÍTULO 15

Tabela 15-1 Frequência de elevação moderada > 2 h/d e < 30 elevações/h (kg/lb)

Localização Horizontal / Localização Vertical	Próxima	Intermediária	Distante
Ombro e acima do ombro	14/31	5/11	Não há qualquer peso seguro conhecido
Dos nós dos dedos das mãos ao ombro	27/59	14/31	7/15
Das tíbias aos nós dos dedos das mãos	16/35	11/24	5/11
Do piso às tíbias	9/20	Não há qualquer peso seguro conhecido	Não há qualquer peso seguro conhecido

Fonte: American Conference of Governmental Industrial Hygienists (ACGIH), TLVs and BEIs, Cincinnati, OH, 2014.

▲ **Figura 15-13** Exemplo de uma tarefa com levantamento de peso e medições usadas na equação de levantamento de peso do NIOSH. A origem de H é medida desde o ponto intermediário entre os tornozelos. D = modificador de distância (neste caso, D = 76,2 cm); H = modificador horizontal; V = modificador vertical.

distúrbios lombares ou nos ombros. Isso é aplicável para levantamento de carga com as duas mãos, com, no máximo, 30° de rotação em relação ao plano sagital.

Existem três tabelas que permitem calcular o TLV, que se baseiam na duração e na frequência do levantamento de carga por dia. Cada tabela é dividida em quatro zonas verticais de localização das mãos, variando do nível do piso até 30 cm acima da altura dos ombros. As três zonas horizontais são definidas em termos da distância de localização das mãos, em frente do ponto intermediário entre os tornozelos do trabalhador.

A Tabela 15-1 mostra um exemplo de limites, com base no TLV, da ACGIH, aplicados a levantamento de peso de frequência moderada. A equação de levantamento de peso do NIOSH permite um peso máximo inferior ao TLV da ACGIH (23 kg *versus* 34 kg) e permite considerar a hipótese de uma faixa menor de localizações horizontais (i.e., distância em relação à carga). Entretanto, a equação de levantamento de peso do NIOSH considera os movimentos de flexão e torção do tronco além de 30° e frequências de levantamento de carga acima de 360 por hora, além de incluir considerações sobre qualidade de preensão (acoplamento) e distância do percurso vertical em seus cálculos. Nenhuma dessas abordagens se aplica ao levantamento de peso com apenas uma das mãos, ao levantamento em posturas inadequadas, ao levantamento de peso em ambientes com níveis elevados de temperatura e umidade, baixa tração sob os pés, ou ao levantamento de objetos instáveis como as cargas com produtos líquidos. As comparações entre os pesos recomendados para cada abordagem com base na localização vertical indicam que o TLV da ACGIH tende a permitir a elevação de cargas mais pesadas, a não ser em níveis próximos do piso.

PSICOFÍSICA E LEVANTAMENTO DE PESO

Várias pesquisas foram realizadas ao longo de muitas décadas para desenvolver os limites recomendados para uma grande variedade de tarefas de elevação, impulsão e tração de acordo com os resultados de testes psicofísicos. Os testes psicofísicos envolvem a repetição de tarefas por indivíduos que não sofreram qualquer lesão durante algumas horas de trabalho por dia, ou durante todo o dia, e que relataram, para os pesquisadores, o que achavam que poderiam executar confortavelmente em turnos de 8 horas, cinco dias por semana (Tabela 15-2). Esses dados podem ser usados juntamente a outras abordagens, ou nos casos

Tabela 15-2 Limites psicofísicos para levantamento de cargas

Altura de elevação (cm)	Dimensões da caixa no plano sagital (cm)	Limites médios de levantamento[a] (N)	
		Homens	Mulheres
Altura desde o piso até os nós dos dedos das mãos na posição ereta	30,5
45,7
61,0	296
261
236	194
171
152
Altura desde os nós dos dedos das mãos até o ombro na posição ereta	30,5
45,7
61,0	263
233
205	141
129
127
Desde o ombro até a altura de alcance na posição ereta	30,5
45,7
61,0	221
204
195	120
110
112

[a] Os valores acima representam limites aceitáveis de levantamento (N) com base na frequência elevatória de uma vez por minuto durante uma jornada de 8 horas.

em que for necessário fazer estimativas grosseiras dos limites de movimentos de elevação, impulsão e tração. Salvo melhor juízo, a aplicabilidade das tabelas psicofísicas se limita a:

- Tarefas com frequências de 4,3 elevações por minuto, no máximo.
- Força máxima aceitável para a movimentação manual executada por uma pessoa.
- Uso de carrinhos, recipientes ou caixas com pega adequada.
- Distância de 34 a 75 cm entre o objeto que estiver sendo manuseado e a parte da frente do corpo do trabalhador.
- Localização vertical da elevação de peso entre 25 e 76 cm.

Tanto na equação de levantamento de peso do NIOSH como no TLV da ACGIH, não há considerações sobre mecânicas corporais ou técnicas de elevação específicas, porque a expectativa é que essas variáveis sejam distintas para cada trabalhador. O fato de ensinar aos trabalhadores uma maneira "segura" de elevação de pesos não chegou a evitar a ocorrência de lesões lombares.

A Universidade de Michigan publicou modelos biomecânicos tridimensionais para facilitar as análises de movimentos de elevação, impulsão e tração e os cálculos em computadores pessoais (*3D Static Strength Prediction Program,* www.engin.umich.edu/dept/ioe/3DSSPP/). Esse programa permite estimar a compressão sobre a coluna lombar inferior, assim como a proporção da população industrial capaz de exercer uma força específica em uma direção determinada. Esse modelo é estático e não leva em conta a força adicional exigida para acelerar o objeto, nem a fadiga gerada pelo manuseio repetitivo do material ao longo do tempo. O modelo se baseia em testes de resistência estática de uma ampla amostra de homens e mulheres (Tabela 15-3).

Exemplo: movimentação de pacientes

Um grande sistema hospitalar apresentava altas taxas de lesões graves nos ombros, nas costas e nos punhos entre as enfermeiras responsáveis pela elevação, pela transferência e pelo reposicionamento de pacientes. A administração do hospital decidiu investir em um processo geral de redução de risco, que incluía identificação de pacientes de alto risco, instalação generalizada de dispositivos para elevação acima da cabeça, inventário e manutenção de dispositivos elevatórios, treinamento de enfermeiras e utilização de algoritmos de movimentação de pacientes com base nos respectivos níveis de mobilidade dos mesmos. Esse investimento resultou em um declínio significativo das taxas de lesões e em melhoria na motivação e na produtividade dos funcionários.

Nota: Durante a transferência e o reposicionamento de pacientes, as cargas espinais se aproximam ou excedem, de maneira consistente, aos limites de tolerância tecidual, mesmo nas situações em que esse tipo de movimentação seja feito por dois cuidadores. Além disso, há uma preferência pelo uso de elevadores permanentes suspensos acima da cabeça, em comparação com elevadores portáteis, tendo em vista a baixa complacência dos pacientes em relação aos elevadores portáteis.

Testes pré-admissionais

Nos casos de cargos que exijam força no manuseio de materiais ou na execução de outras tarefas, os testes de rastreamento pré-admissional ajudam a identificar os candidatos com força física e capacidade de trabalho suficiente para a execução de tarefas essenciais, sem o risco de se lesionarem ou de causarem lesões em outras pessoas. No entanto, qualquer teste pré-admissional deve avaliar força e capacidade de trabalho que sejam realmente relevantes e exigidas para a execução das tarefas pelos candidatos. Caso contrário, o teste poderá ser discriminatório contra as mulheres ou outros candidatos de porte físico menor. Em geral, os candidatos aos testes pré-admissionais são indivíduos com condições de executar as tarefas de cargos que demandam muita força física. O objetivo principal desses testes é estabelecer, com todo o cuidado possível, a relevância de cada trabalho.

Estimativa da capacidade laboral

No caso de trabalhadores que gastam muita energia (p. ex., seletores de pedidos em centros de distribuição, bombeiros e alguns tipos de trabalho agrícola), o fator limitante da capacidade de trabalho pode ser a capacidade aeróbica em relação às demandas do trabalho. Para estimar a proporção da capacidade aeróbica máxima de um trabalhador no exercício de suas funções, basta medir a frequência cardíaca ou o nível de absorção de oxigênio. Levando-se em consideração que há uma relação linear entre a frequência cardíaca e o gasto de energia, a não ser perto dos níveis superiores e inferiores da capacidade de um indivíduo, o monitoramento da frequência cardíaca dos trabalhadores permite estimar as demandas energéticas de um cargo (Tab. 15-4). Para calcular a reserva de frequência cardíaca, deve-se subtrair o valor da frequência cardíaca estimada em estado de repouso ($FC_{repouso}$) da estimativa da frequência cardíaca máxima (220 – idade). Para estabelecer uma proporção, como na fórmula a seguir, deve-se subtrair também a frequência cardíaca em repouso da frequência cardíaca média durante os períodos de trabalho ($FC_{trabalho}$):

$$\% \text{ da faixa de FC} = \% \text{ da capacidade aeróbica máxima} = [100\% \, (FC_{trabalho} - FC_{repouso})]/(FC_{max} - FC_{repouso})$$

É muito importante verificar a possibilidade de modificar a tarefa em execução, melhorar o ambiente de trabalho (principalmente a temperatura ambiente) ou ambas as coisas nas situações

Tabela 15-3 Forças estáticas demonstradas por trabalhadores durante os movimentos de elevação, impulsão e tração, utilizando ambas as mãos para pega em locais diferentes em relação a um ponto intermediário entre os tornozelos e o piso

Descrição do teste	Localização da pega[a] (cm)		Força média[b] (cm)	
	Vertical	Horizontal	Homens	Mulheres
Elevação-pernas em agachamento parcial	38	0	903	427
Elevação-dorso inclinado	38	38	480	271
Elevação-braços flexionados	114	38	383	214
Elevação-ombros elevados e braços voltados para fora	152	51	227	129
Elevação-ombros elevados e braços flexionados	152	38	529	240
Elevação-ombros elevados e braços próximos	152	25	538	285
Elevação-nível do piso, perto (agachado)	15	25	890	547
Elevação-nível do piso, voltado para fora (inclinado)	15	38	320	200
Impulsão para baixo-nível da cintura	118	38	432	325
Tração para baixo-acima dos ombros	178	33	605	449
Tração para dentro-nível dos ombros, braços voltados para fora	157	33	311	244
Tração para dentro-nível dos ombros, braços voltados para dentro	140	0	253	209
Tração para fora-nível da cintura, posição ereta	101	35	311	226
Tração para fora-nível do tórax, posição ereta	124	25	303	214
Tração para fora-nível do ombro, inclinação para frente	140	64	418	276

[a] As localizações de pega são medidas no plano sagital, em uma linha vertical, a partir do piso e horizontal a partir do ponto médio entre os tornozelos.
[b] 1 lb = 4,45 N.

em que houver alguma dúvida relativa à possibilidade de um determinado funcionário ou funcionária estar além da capacidade máxima de trabalho.

A. Exemplo

A colheita manual de uvas para fabricação de vinho se caracteriza pela elevação rápida e repetitiva de tonéis pesados. Na década de 1980, costumava-se encher os tonéis utilizados nas colheitas de uvas até um peso médio de 26 kg, as alças eram desconfortáveis e exigiam muita força para o deslizamento de uma videira à próxima durante todo o processo. Uma equipe formada por ergonomistas e engenheiros avaliou um tipo de tonel de plástico com uma carga média de 21 kg, alças melhores e um fundo liso que exigia menos força para o deslocamento entre videiras. O novo tipo de tonel foi associado a um risco fisiológico e biomecânico mais baixo e, além disso, os trabalhadores relataram menos fadiga e dor durante o manuseio. O novo tonel foi amplamente adotado em todo o Napa Valley "Wine Country" na Califórnia.

FATORES AMBIENTAIS

Os ambientes de trabalho afetam o desempenho, a saúde e a segurança dos trabalhadores de várias maneiras. Essa discussão tem como foco principal os aspectos físicos dos ambientes, embora, com frequência, as características sociais do local de trabalho (p. ex. isolamento *versus* superpopulação, baixa valorização *versus* valorização e flexibilidade organizacional *versus* rigidez) desempenhem um papel importante nos problemas relacionados ao estresse. Os Capítulos 13 e 14 apresentam informações adicionais sobre lesões provocadas por ruído, temperatura e vibração.

Riscos físicos

Os riscos se apresentam de várias maneiras e estão associados a máquinas ou equipamentos móveis sem proteção, locais sem parapeitos ou com parapeitos mal projetados para proteção

Tabela 15-4 Níveis máximos de frequência cardíaca e de absorção de oxigênio para homens e mulheres em condições físicas médias

Idade (em anos)	Frequência cardíaca (batimentos por minuto)		Absorção de oxigênio (mL/kg/min)	
	Homens	Mulheres	Homens	Mulheres
20-29	190	190	34-42	31-37
30-39	182	182	31-33	25-33
40-49	179	179	27-35	24-30
50-59	171	171	25-33	21-27
60-69	164	164	23-30	18-23

dos trabalhadores em áreas perigosas, defeitos elétricos, pisos obstruídos ou escorregadios. As normas de segurança e saúde preparadas pela Occupational Safety and Health Administration (OSHA) norte-americana descrevem as exigências para eliminação de riscos, da mesma forma que as normas internas de segurança de muitas empresas. A aplicação regular e consistente dessas normas de segurança é imprescindível.

Ruído

Com frequência, os trabalhadores se queixam do excesso de ruído e afirmam que isso desvia sua atenção do trabalho. A intensidade do som relaciona-se diretamente à pressão mecânica transmitida para a membrana timpânica, embora a frequência e outras características do som determinem o efeito degradante sobre o desempenho no trabalho. A uma determinada intensidade, frequências mais baixas têm maior probabilidade de causar danos auditivos, ao passo que as frequências mais elevadas interferem nos processos de concentração e de raciocínio. Quanto menos previsível e controlável, mais incômodo é o som.

Em áreas silenciosas, algum som (p. ex., música suave) é preferível, como meio de encobrir as conversas entre as pessoas mais próximas, que, de outra maneira, poderia causar alguma distração. Embora, em determinadas circunstâncias, o *ruído branco* (som propagado uniformemente em todo o espectro auditivo) seja utilizado com sucesso, em vez da música, ocasionalmente encontra alguma objeção.

Níveis sonoros acima de 50 dB podem se tornar cada vez mais intrusivos, inaceitáveis e cansativos, dependendo da frequência e da previsibilidade. Por exemplo, o índice de queixas de dor lombar entre os movimentadores de materiais aumenta em ambientes com níveis sonoros mais elevados. Níveis sonoros acima de 85 dBA (registrados em um medidor sonoro A – escala ponderada de bandas de frequência) que continuarem durante um período de 8 horas poderão provocar perda auditiva. Nas situações em que os níveis de som excederem 85 dBA rotineiramente, é necessário controlar a fonte sonora ou providenciar outros meios de proteção auditiva. A Figura 15-14 mostra a duração máxima recomendada da exposição humana a vários níveis de ruído. Nenhum trabalhador deve se expor a intensidades sonoras acima de 115 dBA. A Tabela 15-5 apresenta uma lista de exemplos de níveis sonoros que satisfazem várias necessidades de comunicação.

Iluminação

A quantidade de iluminação necessária para executar alguma tarefa específica, sem sentir fadiga visual, é uma função da dificuldade visual da tarefa, na velocidade e qualidade de trabalho desejada, e da acuidade visual do indivíduo. Comumente, o grau de dificuldade visual é determinado por: (1) contraste entre o alvo e o cenário de fundo; (2) resolução espacial; e (3) dimensões do alvo. A acuidade visual, mesmo com correção da visão, varia de acordo com a idade. A Tabela 15-6 apresenta as faixas recomendadas de iluminação para vários tipos de tarefas.

Da mesma forma como nos trabalhos com computadores, é muito importante reduzir a claridade inaceitável nos locais de trabalho. A claridade pode emanar diretamente de uma fonte de luz brilhante ou pode ser refletida das superfícies brilhantes

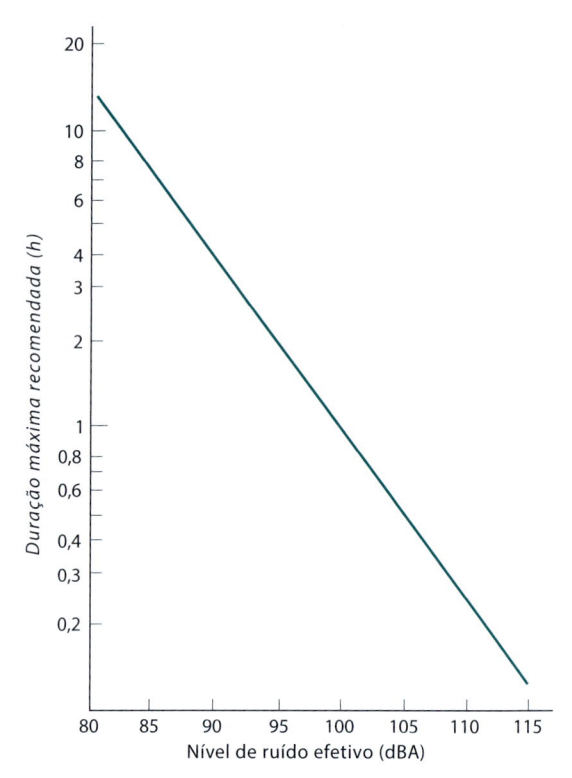

▲ **Figura 15-14** Duração máxima recomendada para exposição humana a vários níveis de ruído. Os trabalhadores não devem se expor a sons acima de 115 dBA (ACGIH: *Threshold Limit Values for Chemical Substances and Physical Agents in the Work Environment*. American Conference of Governmental Industrial Hygienists, *2014*).

das máquinas, das mesas de trabalho, das janelas, dos monitores ou das ferramentas. Pode-se reduzir ou eliminar a claridade, limitando a luz que emana da fonte ou cobrindo as superfícies brilhantes com revestimentos opacos ou não reflexivos.

A. Exemplo

Em uma fábrica de confecções, os operadores das máquinas de costura se queixavam de cefaleias, cansaço e irritação nos olhos depois que as lâmpadas foram instaladas no lado oposto de cada máquina. Embora o objetivo das lâmpadas tenha sido melhorar a visibilidade, o efeito foi o contrário, por causa da luz que refletia da madeira polida, das mesas metálicas de costura e dos materiais brilhantes. O reposicionamento das lâmpadas eliminou a claridade e aliviou os sintomas visuais e as cefaleias.

Temperatura e umidade

Níveis elevados de temperatura e umidade ambiente aumentam a carga cardiovascular em funções que exigem esforço pesado sustentado (manuseio repetitivo de materiais), enquanto baixas temperaturas podem diminuir substancialmente a flexibilidade e a precisão dos dedos. A zona de conforto térmico (Fig. 15-15) se

Tabela 15-5 Curvas de critério de ruído preferencial (PNC, do inglês, *preferred noise criterion*) e níveis recomendados de pressão sonora para várias categorias de atividade

	Curva PNC[a]	Nível aproximado de pressão sonora (dBA)[b]
Ouvir sons musicais suaves ou usar microfones com captação distante	10-20	21-30
Condições auditivas excelentes	≤ 20	≤ 30
Apenas microfone com captação próxima	≤ 25	≤ 34
Boas condições auditivas	≤ 35	≤ 42
Dormindo, repousando, relaxando	25-40	34-47
Conversando, ouvindo rádio ou vendo TV	30-40	38-47
Condições auditivas moderadamente boas	35-45	42-52
Condições auditivas razoáveis	40-50	47-56
Condições auditivas moderadamente razoáveis	45-55	52-61
Fala e comunicação telefônica apenas aceitável	50-60	56-66
Fala não exigida, sem risco algum de danos auditivos	60-75	66-80

[a] As curvas PNC são utilizadas em muitas instalações para estabelecer os espectros de ruídos.
[b] As frequências sonoras da voz são utilizadas para determinar os níveis aproximados de pressão sonora. Esses níveis devem ser usados apenas para estimativas, tendo em vista que o nível total de pressão sonora não fornece indicação alguma do espectro.

Tabela 15-6 Faixas recomendadas de iluminação para vários tipos de tarefas

Tipo de atividade ou área	Faixa de iluminação[a]	
	Lux	*Footcandles*
Áreas públicas com arredores escuros	20-50	2-5
Orientação simples para visitas temporárias curtas	>50-100	>5-9
Espaço de trabalho onde a execução de tarefas visuais é ocasional	>100-200	>9-19
Execução de tarefas visuais de alto contraste ou de grandes dimensões: material impresso para leitura, originais digitados, manuscrito à tinta, boas cópias xerográficas; serviço pesado em máquinas ou bancadas; inspeção geral; montagem pesada	>200-500	>19-46
Execução de tarefas visuais de contraste médio ou de pequenas dimensões: leitura de manuscrito a lápis, material mal impresso ou mal reproduzido; trabalho médio em máquinas ou bancadas; inspeção difícil, montagem média	>500-1.000	>46-93
Execução de tarefas visuais de baixo contraste ou com dimensões muito pequenas: leitura de manuscrito com lápis duro ou em papel de má qualidade, material reproduzido inadequadamente; inspeção muito difícil	>1.000-2.000	>93-186
Execução de tarefas visuais de baixo contraste e com dimensões muito pequenas durante um período prolongado: montagem fina, inspeção altamente difícil, trabalho fino em máquinas e bancadas	>2.000-5.000	>186-464
Execução de tarefas visuais muito prolongadas e muito precisas: as inspeções mais difíceis, trabalho extrafino em máquinas e bancadas, montagem extrafina	>5.000-10.000	>464-929
Execução de tarefas visuais de contraste extremamente baixo e dimensões muito pequenas: alguns procedimentos cirúrgicos	>10.000-20.000	>929-1.858

[a] A escolha de um valor dentro da faixa depende das variáveis das tarefas, da refletância do ambiente e das capacidades visuais individuais.
Lux e *footcandles*: unidades de iluminação.

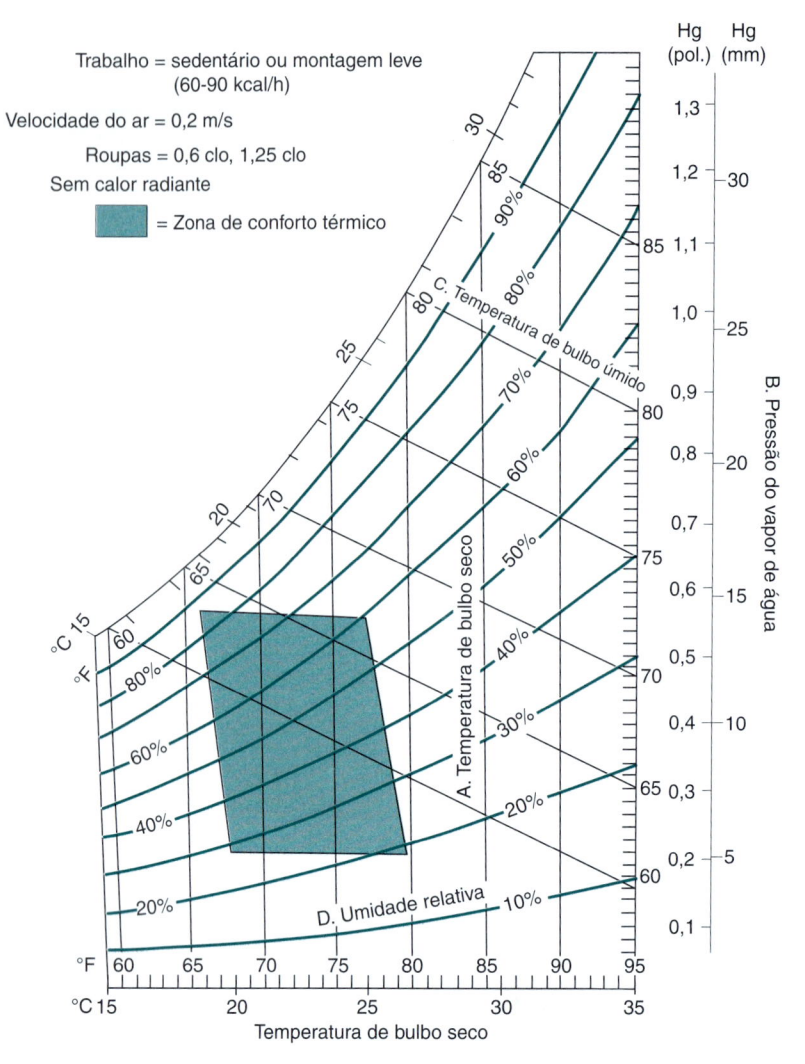

▲ **Figura 15-15** Zona de conforto térmico. As combinações confortáveis de umidade e temperatura de bulbo seco para a maior parte das pessoas que executa tarefas leves ou sedentárias aparecem na área sombreada do gráfico psicométrico. A temperatura de bulbo seco varia de 19 a 26°C, e a umidade relativa (que aparece nas curvas paralelas) varia de 20 a 85%, sendo que os valores mais comuns na zona de conforto variam de 35 a 65%. Neste gráfico, a temperatura ambiente de bulbo seco (A) se localiza no eixo horizontal e aparece como linhas verticais paralelas; a pressão do vapor de água (B) está no eixo vertical. As temperaturas de bulbo úmido (C) aparecem como linhas paralelas com inclinação negativa; elas se intersectam com as linhas da temperatura de bulbo seco e com as curvas de umidade relativa (D) no gráfico. A definição de zona de conforto térmico levou em consideração fatores como carga de trabalho, velocidade do ar, calor radiante e níveis de isolamento das roupas. Essas premissas aparecem no canto superior esquerdo do gráfico. (ACGIH: *Threshold Limit Values for Chemical Substances and Physical Agents in the Work Environment.* American Conference of Governmental Industrial Hygienists, *2014*).

caracteriza por condições ideais de temperatura e umidade nos ambientes de trabalho. A zona de conforto é afetada por uma série de fatores, além da temperatura e da umidade. Entre esses fatores, estão a velocidade do ar (produzindo um efeito de sensação térmica), carga de trabalho, fontes de radiação de calor e quantidade e tipo de roupa. Em geral, a temperatura interna do corpo não varia mais do que 1°C em qualquer direção, sendo que os fatores devem ser ajustados para acomodar essa faixa.

Vibração

A vibração pode se tornar um grande risco para as mãos ou para a coluna vertebral. Com a interação crescente entre os trabalhadores e ferramentas de alta potência, a vibração em frequências e acelerações críticas se transformou em uma fonte importante de lesão e está associada a condições como perda de equilíbrio, náusea, síndrome da vibração de mãos e braços (SVMB) e síndrome do túnel do carpo. Além disso, os motoristas de caminhão e os operadores de equipamentos pesados correm risco elevado de distúrbios na coluna lombar, hemorroidas, hérnias e problemas nos tratos urinário e digestivo, que podem resultar de uma combinação de vibração, tempo prolongado na posição sentada e carga e descarga de caminhões.

A vibração das mãos e dos braços por períodos de tempo prolongados, como costuma ocorrer na operação de ferramentas elétricas pesadas, como motosserras, martelos de rebitagem, lixadeiras, furadeiras pneumáticas para perfuração de rochas, cinzéis elétricos e trituradores, pode ser uma fonte de dor recorrente nas mãos, dormência, branqueamento de dedos ou síndrome da vibração de mãos e braços (SVMB). A SVMB se caracteriza pela presença de lesões nos pequenos vasos sanguíneos e nos nervos dos dedos. É exacerbada pela vibração e pelo frio. Os trabalhadores apresentam também uma queda na sensibilidade do toque, na destreza dos dedos e na força preensora. A exposição prolongada, acompanhada de doença grave, pode provocar gangrena nas extremidades dos dedos. Mesmo após a interrupção à exposição vibratória, a reversão da doença ocorre em apenas 50% dos casos.

O Capítulo 14 apresenta uma discussão sobre diagnóstico, prevenção e tratamento da síndrome da vibração de mãos e braços. A ACGIH e a ISO desenvolveram orientações para exposição a vibrações causadas por ferramentas manuais.

Os tipos de vibração de corpo inteiro mais preocupantes estão associados à operação de veículos (p. ex., ônibus, empilhadeiras e equipamentos usados na construção pesada) e à operação de maquinário (p. ex., prensas perfuratrizes de grande porte, transportadores e fornalhas) nas análises de saúde e segurança ocupacional. O efeito da vibração depende da aceleração, do tempo de duração, da frequência e da direção (vertical ou lateral) (Fig. 15-16). Exposições com intensidades mais baixas (medidas por acelerômetros instalados em superfícies planas) são toleradas por períodos mais longos de tempo, sem dor ou lesão, em comparação com as exposições com intensidades mais elevadas; na realidade, as vibrações com intensidades inferiores a 1 Hz podem ter um efeito calmante.

A vibração de corpo inteiro vertical é um problema permanente para os motoristas de veículos. A faixa crítica de frequência ressonante natural do tronco varia de 3 a 5 Hz, embora a sensação de desconforto possa ocorrer entre 2 e 11 Hz. Assentos bem desenhados para motoristas de ônibus e caminhões diminuem em aproximadamente 50% o nível de vibração nessa faixa de frequência crítica. Entretanto, os assentos mais antigos e mais rígidos podem ter um efeito multiplicador de até 20%. Em alguns tipos de ônibus e caminhões, a intensidade da aceleração lateral pode chegar a duas vezes a intensidade da aceleração vertical. De maneira geral, o desempenho visual fica prejudicado na faixa de 10 a 25 Hz. Habitualmente, os assentos de caminhões e ônibus não transmitem vibrações verticais nessa faixa de frequência, embora não ocorra o mesmo com outros tipos de equipamentos (p. ex., pontes rolantes, serras de madeireiras e esteiras transportadoras).

A. Exemplo

Os trabalhadores de uma empresa de construção civil que estavam trabalhando em um projeto de melhorias estruturais em uma ponte tinham de fazer 10 mil perfurações em uma estrutura de concreto, usando perfuratrizes manuais pneumáticas de 14 kg. Os níveis e as forças de vibração eram tão intensos que os trabalhadores ficavam exaustos depois de apenas 40 perfurações por dia. A construção de um suporte para as máquinas perfuratrizes isolou a vibração e diminuiu a força aplicada pelo operador. A produtividade duplicou, e os trabalhadores passaram a executar as tarefas durante todo o dia sem fadiga.

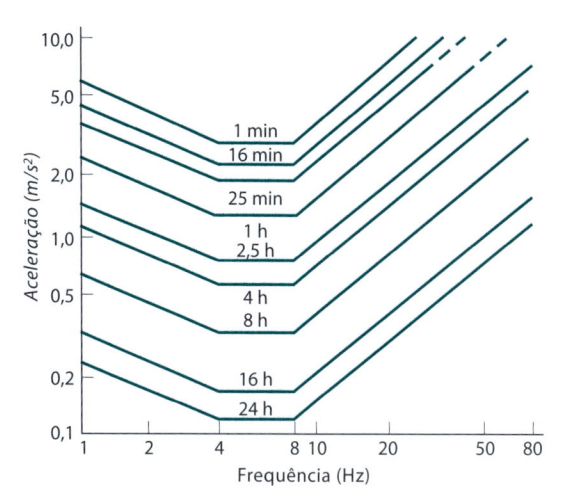

▲ **Figura 15-16** Exposição máxima aceitável de vibração de corpo inteiro vertical em várias frequências e acelerações. Quanto mais curto for o tempo de exposição à vibração, maior será o nível tolerável à aceleração. A faixa mais baixa tolerável de frequências em todas as acelerações e durações de exposição varia de 4 a 8 Hz. (ACGIH: *Threshold Limit Values for Chemical Substances and Physical Agents in the Work Environment.* American Conference of Governmental Industrial Hygienists, *2006.*)

REFERÊNCIAS

Bonfiglioli R: Validation of the ACGIH TLV for hand activity level in the OCTOPUS cohort: a two-year longitudinal study of carpal tunnel syndrome. Scand J Work Environ Health 2013;39:155 [PMID: 22752342].

Ferguson SA et al: Biomechanical, psychosocial and individual risk factors predicting low back functional impairment among furniture distribution employees. Clin Biomech 2012;27:117 [PMID: 21955915].

Harris C: Workplace and individual factors in wrist tendinosis among blue-collar workers—the San Francisco study. Scand J Work Environ Health 2011;37:85 [PMID: 21298225].

Heneweer H: Physical activity and low back pain: a systematic review of recent literature. Eur Spine J 2011;20:826 [PMID: 21221663].

Kennedy C: Systematic review of the role of occupational health and safety interventions in the prevention of upper extremity musculoskeletal symptoms, signs, disorders, injuries, claims and lost time. J Occup Rehab 2010;20:127 [PMID: 19885644].

Waters TR et al: Efficacy of the revised NIOSH lifting equation to predict risk of low back pain due to manual lifting: expanding cross-sectional analysis. J Occup Environ Med 2011;53:1061 [PMID: 21866048].

Westgaard RH: Occupational musculoskeletal and mental health: Significance of rationalization and opportunities to create sustainable production systems—a systematic review. Appl Ergon 2011;42:261 [PMID: 20850109]

WEB SITES

American Conference of Governmental Industrial Hygienists (ACGIH): www.acgih.org.

Human Factors and Ergonomics Society (HFES): www.hfes.org.

National Institute for Occupational Safety and Health (NIOSH): www.cdc.gov/niosh.

The Liberty Mutual Manual Materials Handling Guidelines forlifting, lowering, pushing, pulling: http://libertymmhtables.libertymutual.com/CM_LMTablesWeb/pdf/LibertyMutual Tables.pdf.

ORIENTAÇÕES ERGONÔMICAS

Back Injury Prevention Guide in the Health Care Industry for Health Care Providers. www.dir.ca.gov/dosh/dosh_publications/backinj.pdf.

Ergonomics in Action: A Guide to Best Practices for the Food--Processing Industry. www.dir.ca.gov/dosh/dosh_publications/Erg_Food_ Processing.pdf.

Ergonomics: Guidelines for Nursing Homes. www.osha.gov/ergonomics/guidelines/nursinghome/index.html.

Ergonomics: Guidelines for Poultry Processing. www.osha.gov/ergonomics/guidelines/poultryprocessing/index.html.

Ergonomics: Guidelines for Retail Grocery Stores. www.osha.gov/ergonomics/guidelines/retailgrocery/index.html.

Keys to Success and Safety for the Construction Foreman. www.dir.ca.gov/dosh/dosh_publications/foremanweb.pdf.

NIOSH Resources on Ergonomics. http://www.cdc.gov/niosh/topics/ergonomics/.

US Federal OSHA Ergonomics. www.osha.gov/SLTC/ergonomics/index.html.

■ QUESTÕES PARA AUTOAVALIAÇÃO

Selecione a única opção correta para cada questão:

Questão 1: O determinante principal da postura da cabeça na posição sentada é:
a. a altura da superfície de trabalho
b. a altura da cadeira
c. a localização do alvo visual
d. o ângulo do encosto da cadeira

Questão 2: O TLV da ACGIH para o nível de atividade das mãos:
a. estima o risco de lesões não ocupacionais
b. pode ser aplicado em tarefas com 1 hora de duração
c. estima o risco de distúrbios nos punhos
d. considera a temperatura no modelo de risco

Questão 3: A regra mais importante para o projeto de uma mesa ou bancada de trabalho em tarefas sedentárias é:
a. garantir movimentos extensivos dos braços
b. permitir o alcance frequente
c. incentivar a inclinação e a torção da cintura
d. criar cuidadosamente um *layout* que permita ao operador alcançar com facilidade todos os itens utilizados com mais frequência

Questão 4: O desenho dos cabos das ferramentas deve permitir que:
a. a área de sustentação de força seja a menor possível
b. não haja bordas ou cantos afiados
c. não sejam arredondados ou ovais
d. sejam apropriados para as mãos de homens no 95º percentil

Questão 5: As pessoas que usam lentes bifocais e que trabalham com computadores devem:
a. manter a tela em um nível mais baixo do que o nível de outros usuários de computador
b. afastar a tela mais do que os outros usuários de computador
c. tirar os óculos durante o trabalho
d. manter a tela em um nível mais elevado do que o nível de outros usuários de computador

Questão 6: A equação de levantamento de peso do NIOSH:
a. considera que a capacidade de cada pessoa para erguer peso deve se limitar apenas a fatores biomecânicos
b. não leva em consideração os resultados de estudos fisiológicos, psicofísicos e epidemiológicos
c. tem como objetivo recomendar limites de peso que protejam, pelo menos, 75% da mão de obra feminina e 99% da mão de obra masculina
d. cria uma proporção conhecida por *índice de levantamento de peso*, que é calculado dividindo-se a carga limite recomendada pela carga do objeto erguido

Questão 7: O TLV da ACGIH para levantamento de peso:
a. tem a meta de permitir que a maior parte dos trabalhadores consiga executar uma tarefa sem desenvolver distúrbios nas costas e nos ombros
b. não recomenda qualquer limite superior para elevações repetitivas de peso
c. é um limite recomendado para elevação de peso, ao contrário da equação de levantamento de peso do NIOSH
d. permite a elevação de objetos significativamente mais pesados, em comparação com a equação de levantamento de peso do NIOSH

Questão 8: A síndrome da vibração de mãos e braços (SVMB):
   a. envolve lesões em pequenos vasos e nervos dos dedos
   b. não é exacerbada pela exposição ao frio
   c. não resulta na redução da sensibilidade ao toque, da destreza fina dos dedos e da força preensora
   d. desaparece em 90% dos casos, limitada à exposição

Questão 9: Em condições ideais (baixa repetitividade e melhor biomecânica para levantamento), o peso máximo recomendado que um trabalhador pode erguer, com base na equação de elevação de peso do NIOSH de 1991 é:
   a. 14,1 kg
   b. 18,6 kg
   c. 23,1 kg
   d. 27,7 kg

Questão 10: Os fatores de risco para dor cervical e dor nos ombros entre usuários de computadores incluem:
   a. centro do monitor do computador acima da altura dos olhos
   b. teclado abaixo da altura do cotovelo
   c. apoio do antebraço para alcançar o *mouse*
   d. apoio dos antebraços sobre a mesa durante o uso do teclado

Questão 11: A síndrome do túnel do carpo está associada a:
   a. trabalhar com extensão sustentada dos punhos em 10°
   b. exposição a ferramentas manuais vibratórias
   c. força preensora repetida com mais de 1 kg
   d. transferências de locais de trabalho

Questão 12: Na aplicação dos princípios antropométricos, a altura feminina de 75% significa que:
   a. esta é a estatura média para 75% da população de mulheres
   b. 75% da população feminina possui estatura mais elevada do que este nível
   c. esta é a estatura média para 25% da população de mulheres
   d. 75% da população feminina possui estatura mais baixa do que este nível

Seção III. Doenças ocupacionais

Toxicologia médica

16

Timur S. Durrani, MD, MPH, MBA
Kent R. Olson, MD

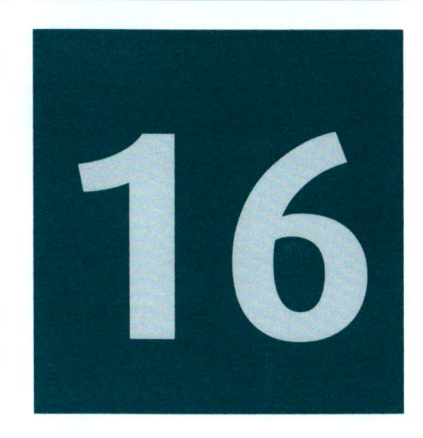

A toxicologia médica é uma subespecialidade com foco no diagnóstico, tratamento e prevenção do envenenamento e outros efeitos adversos à saúde causados por fármacos, substâncias tóxicas ambientais e ocupacionais e agentes biológicos. Todas as substâncias são potencialmente tóxicas; é a dose que faz o veneno. Diversas atividades, incluindo ocupações e *hobbies*, podem gerar exposição a substâncias tóxicas. Embora exposição ocupacional a substâncias tóxicas seja subnotificada, estima-se que 5% de todas as consultas relacionadas a intoxicações sejam de natureza ocupacional, sugerindo elevada exposição química no local de trabalho. O Quadro 16-1 lista algumas atividades e exposições tóxicas potenciais. Historicamente, muitas populações também foram consideradas em risco de exposição tóxica ambiental (Quadro 16-2).

Toxicidade não necessariamente equivale ao risco. Uma substância química extremamente tóxica, mantida em um recipiente selado em uma prateleira, possui toxicidade inerente, porém, apresenta pouco ou nenhum risco. Entretanto, quando ela é removida da prateleira e usada por um trabalhador sem proteção adequada, o risco poderá se tornar significativo. Portanto, a forma de uso influencia o quão perigosa será a substância no local de trabalho.

AGENTES TÓXICOS E SEUS EFEITOS

▶ Classificação de agentes tóxicos

Os agentes tóxicos podem ser classificados de acordo com:

A. Estado físico

Um metal como o chumbo pode ser inofensivo na forma sólida, apresentar toxicidade moderada como poeira e ser extremamente tóxico como fumo metálico.

B. Estrutura química

A estrutura química pode determinar a toxicidade. Frequentemente, apenas um entre os isômeros de um composto, apresenta toxicidade. Por exemplo, as aminas aromáticas são carcinogênicas quando substituídas em outras localizações diferentes das posições para. A estabilidade de uma substância e a presença de impurezas, contaminantes ou aditivos também poderão afetar sua toxicidade.

C. Tamanho

As nanopartículas são estruturas fabricadas com tamanho inferior a 100 nm. Essas estruturas têm demonstrado propriedades físicas e químicas únicas, que podem ser independentes da dose. Seu pequeno tamanho e forma única podem facilitar a absorção, permitindo-lhes, teoricamente, acesso direto ao sistema nervoso central via nervo olfatório ou causando aumento da fibrose no pulmão semelhante ao asbesto. Devido às suas propriedades especiais, esses materiais podem alterar a atividade biológica, levando a efeitos positivos (p. ex., efeitos antioxidantes, melhora da absorção de fármacos) ou negativos (p. ex., toxicidade inesperada, estresse oxidativo) sobre a saúde, ou os resultados poderão ser mistos. Essas partículas são usadas em diversos produtos, incluindo computadores, recipientes para armazenamento de alimentos, vestuário, cosméticos e medicamentos. Entretanto, o conhecimento sobre sua toxicidade humana ainda é reduzido. A avaliação da dose e dos níveis contidos nos tecidos biológicos poderá ser difícil no caso de algumas nanoestruturas.

D. Meio ou solução

O meio no qual uma substância tóxica é encontrada determina, em parte, a população exposta, e, de certa forma, portanto, o risco. Algumas substâncias tóxicas ocorrem em um meio específico – por exemplo, óxidos de nitrogênio no ar (a partir do escapamento de veículos), tri-halometanos na água (a partir da cloração) e nitrosaminas nos alimentos (a partir dos nitritos). Em geral, a substância química ativa em um produto comercial é dissolvida em um solvente líquido por ser insolúvel na água; o solvente poderá apresentar toxicidade potencial independente do ingrediente ativo.

Quadro 16.1 Processos de trabalho que apresentam alto risco de exposições tóxicas específicas

Processo de trabalho	Exposição
Aeroespacial e outros trabalhos em metais especializados	Berílio
Aplicação de unhas artificiais	Metacrilato
Remoção de unhas artificiais	Acetonitrila, nitroetano
Fabricação de couro artificial, revestimento de tecido	Dimetilformamida
Pintura automotiva	Isocianatos
Reciclagem de baterias	Fumos e poeiras de chumbo e cádmio
Acabamento de banheira	Cloreto de metileno
Limpeza de carburador (reparo de carros)	Cloreto de metileno
Fabricação de cimento	Dióxido de enxofre
Refrigeração comercial	Amônia, dióxido de enxofre
Aplicação de concreto	Ácido crômico
Trabalho de higienização	Cloro (hipoclorito + misturas de ácidos)
Lavagem a seco	Solventes de hidrocarbonetos clorados
Cola epóxi e uso em revestimentos	Anidrido trimelítico
Trabalho com explosivos	Oxidantes de nitrato
Operação de fermentação	Dióxido de carbono
Combate ao fogo	Monóxido de carbono, cianeto, acroleína
Fumigação	Brometo de metila, iodeto de metila, Vikane (fluoreto de sulfurila), fosfina
Raspagem de móveis	Cloreto de metileno
Acabamentos de móveis e pisos de madeira	Isocianatos
Solda com blindagem a gás	Dióxido de nitrogênio
Refinamento de ouro	Vapor de mercúrio
Trabalho de esterilização hospitalar	Óxido de etileno, glutaraldeído
Operação de empilhadeira *indoor* ou de compressor	Monóxido de carbono
Operação de esterqueira	Sulfeto de hidrogênio
Corte especial com lâmina metálica	Carboneto de tungstênio-cobalto
Desengraxante de metais	Solventes de hidrocarboneto clorado
Galvanização de metais	Cianeto, névoas de ácidos
Gravação de *chip* microeletrônico	Ácido fluorídrico
Dopagem de *chip* microeletrônico	Gás arsina, gás diborano

(continua)

Quadro 16-1 Processos de trabalho que apresentam alto risco de exposições tóxicas específicas *(continuação)*

Processo de trabalho	Exposição
Raspagem de pintura	Cloreto de metileno
Trabalho com polpa de celulose	Cloro, dióxido de cloro, ozônio
Desinfecção de piscinas e banheiras	Cloro, bromo
Fabricação de vidros e cerâmica	Poeira de chumbo
Reparo de radiador	Fumos de chumbo
Fabricação de *rayon*	Dissulfeto de carbono
Uso de cola de cimento de borracha	*N*-hexano, outros solventes
Trabalho com combustível de foguete e jato	Hidrazina, monometil-hidrazina
Jateamento de areia, acabamento de concreto	Poeira de sílica
Trabalho em esgoto	Sulfeto de hidrogênio
Trabalho em silo com silagem fresca	Dióxido de nitrogênio
Corte ou solda de lâmina metálica com chama	Fumos de cádmio
Restauração estrutural de pintura	Fumos e poeira de chumbo
Colheita de tabaco	Nicotina
Tratamento ou purificação da água	Cloro, ozônio
Soldagem de aço galvanizado	Fumos de óxido de zinco
Soldagem de metal contaminado com solventes	Fosgênio

Fonte: Adaptado, com permissão, do Quadro IV-1 em *"Evaluation of the patient with occupational chemical exposure,"* Blanc PD, em *Poisoning & Drug Overdose*, 6 ed, Nova York: McGraw Hill; 2012.

Quadro 16-2 Exemplos de exposições tóxicas que afetam a saúde pública

Toxina	Incidente
Chumbo	Amplo envenenamento infantil por chumbo em Zamfara, Nigéria, devido a práticas de mineração perigosas
Arsênio	Estimadas 70 milhões de pessoas expostas a arsênio devido à contaminação da água de reservatórios nos arredores do delta do Ganges, em Bangladesh
Nitratos	Metemoglobinemia em bebês devido à presença de nitratos em água de reservatórios
Sulfeto de hidrogênio	Causa frequente de múltiplos óbitos em esgotos fechados ou esterqueiras
Isocianato de metila	3.800 mortes em Bhopal, Índia, devido ao vazamento acidental em fábrica de pesticidas.
Cloreto de metileno	Solvente amplamente utilizado na remoção de tintas, desengraxamento e na descafeinação; causa de morte recentemente reconhecida em trabalhadores de reforma de banheiras.
Metilmercúrio	Baía de Minamata (Japão, década de 1950); grãos contaminados no Iraque (1972)

E. Locais de lesão

Os agentes tóxicos podem ser descritos em termos de seus efeitos sobre os órgãos-alvo (hepatotoxinas, nefrotoxinas, etc.).

F. Mecanismos de ação

Os asfixiantes simples (gases inertes, como o dióxido de carbono) atuam deslocando o oxigênio nos tecidos sem causar outros efeitos tóxicos. Em contraste, asfixiantes químicos, como o monóxido de carbono, interferem ativamente na liberação ou na utilização do oxigênio, combinando-se com a hemoglobina para formar a carboxi-hemoglobina, que reduz a capacidade carreadora de oxigênio pelo sangue e inibe a sua liberação para os tecidos.

G. Efeitos clínicos

1. Aparecimento dos efeitos — Os efeitos tóxicos podem ser imediatos, como ocorre com alguns irritantes que causam lesão direta nos tecidos no momento do contato inicial, geralmente levando à inflamação; ou podem ser tardios, como no caso dos carcinógenos químicos.

2. Reversibilidade dos efeitos — Se os efeitos tóxicos de uma substância são reversíveis ou não, dependerá da capacidade de regeneração ou de recuperação das células lesadas. Por exemplo, o cérebro e outras células do sistema nervoso possuem pouca capacidade de regeneração, enquanto as células hepáticas ou musculares apresentam maior probabilidade de regeneração ou recuperação após o dano.

▶ Fatores que afetam a resposta clínica a um agente tóxico

Os seguintes fatores afetam a relação dose-resposta e a resposta clínica de seres humanos a um agente tóxico:

A. Duração, frequência e via de exposição

A gravidade do dano está relacionada com a duração, frequência e via de exposição. Por exemplo, o etilenoglicol é tóxico quando ingerido, porém, representa pouco perigo no local de trabalho, exceto quando borrifado ou aquecido.

B. Fatores ambientais

A toxicidade é afetada pela pressão atmosférica, temperatura e umidade. Por exemplo, uma concentração de monóxido de carbono, que tem pouco efeito no nível do mar, poderá comprometer a capacidade de trabalho em uma altitude de 1.500 metros. Substâncias químicas são mais rapidamente absorvidas pela pele lesada ou úmida pela transpiração, ou que tem seu fluxo sanguíneo aumentado em resposta ao calor e à umidade.

C. Fatores individuais

Os fatores individuais que determinam a "suscetibilidade" incluem a constituição genética e racial, idade e maturidade, gênero, peso corporal, nutrição, estilo de vida, estado hormonal e imunológico, presença de doenças ou estresse. Esses fatores não são independentes uns dos outros. Por exemplo, os fatores genéticos determinam muitos dos demais fatores, e a má nutrição pode afetar o estado imunológico.

1. Enquanto a maior parte do interesse sobre o efeito da idade na suscetibilidade individual tem sido dirigida ao feto, os idosos também metabolizam muitas substâncias químicas com menos eficiência. Com o envelhecimento da força de trabalho, esse fato pode se tornar uma crescente preocupação.

2. O efeito da deficiência nutricional na suscetibilidade aos agentes tóxicos tem recebido interesse nos países desenvolvidos principalmente durante a guerra ou a fome, porém tem sido relevante nos países em desenvolvimento conforme estes se industrializam. Enquanto estudos toxicológicos em animais demonstram facilmente os efeitos da deficiência nutricional na suscetibilidade, os resultados desses estudos são difíceis de ser extrapolados para os seres humanos. Há controvérsias a respeito do papel dos fatores genéticos e do desenvolvimento e uso de testes de rastreamento genético para identificar indivíduos com suscetibilidade aumentada aos agentes tóxicos no local de trabalho. Questiona-se a acurácia desses testes, e se poderia ocorrer discriminação a partir do seu uso como rastreamento pré-admissional. Exemplos de traços genéticos que podem aumentar o risco de toxicidade a partir da exposição às substâncias químicas ou à radiação são a deficiência da glicose-6-fosfato desidrogenase (G6PD), anemia falciforme e a deficiência de α_1-antitripsina.

A deficiência de G6PD é um distúrbio recessivo ligado ao X que afeta primariamente homens americanos negros e indivíduos de descendência mediterrânea. Indivíduos afetados são suscetíveis à hemólise causada por diversos fármacos. Algumas substâncias químicas – notavelmente o naftaleno e a arsina – podem causar hemólise após a exposição excessiva. Não há evidências de que os trabalhadores com deficiência de G6PD expostos a essas substâncias químicas apresentam um risco aumentado. O rastreamento para a deficiência de G6PD não é corroborado por evidências sólidas de sua utilidade.

Da mesma forma, não existem evidências de que qualquer um dos 7-13% dos americanos negros portadores de células falciformes apresentem risco aumentado de hipoxemia quando trabalham como pilotos de aeronaves, ou de hemólise, quando estiverem lidando com agentes hemolíticos, apesar do fato de que esses "riscos" tenham sido citados para justificar o rastreamento de indivíduos para essas ocupações.

A deficiência grave de α_1-antitripsina, quando presente no raro genótipo homozigoto, pode levar ao enfisema precoce na ausência de agentes ambientais. O genótipo heterozigoto, que é o mais comum, afeta 4-9% da população norte-americana, e pode, em combinação com outros fatores, colocar os indivíduos afetados em risco aumentado para desenvolverem enfisema a partir da exposição a agentes ambientais.

TOXICOCINÉTICA E TOXICODINÂMICA

A toxicocinética é o estudo da movimentação de substâncias tóxicas no interior do corpo (i.e, sua absorção, distribuição, metabolismo e excreção) e a relação entre a dose que entra no corpo e o nível de substância tóxica encontrado no sangue ou em outra amostra biológica. A toxicodinâmica é o estudo da relação entre a dose que entra no corpo e a resposta observada. *Colocando de forma simples, a toxicocinética é o estudo do efeito do corpo sobre a substância e a toxicodinâmica é o estudo dos efeitos da substância no corpo.* A magnitude de uma resposta tóxica está geralmente relacionada com a concentração da substância tóxica no seu local de ação.

▶ Biodisponibilidade

A biodisponibilidade de uma substância tóxica indica a extensão em que o agente alcança seu local de ação. Em alguns casos, um agente será inativado antes de alcançar o seu local de ação. Por exemplo, quando o cianeto é ingerido por via oral, é absorvido e chega ao fígado, onde a enzima rodanase pode catalisar uma parte do cianeto ingerido. Por outro lado, se o cianeto é absorvido sob a forma de ácido hidrociânico gasoso (HCN) pela circulação pulmonar, ele irá diretamente para o encéfalo, onde poderá causar lesão devido à hipóxia.

▶ Permeabilidade da membrana celular, barreiras celulares e sinalização celular

A absorção, distribuição, metabolismo e excreção, todos esses processos envolvem a passagem de agentes tóxicos pelas membranas celulares. A permeabilidade é dependente do tamanho e da forma molecular de uma substância tóxica, do seu grau de ionização e da sua lipossolubilidade relativa. A distribuição de alguns agentes tóxicos é alterada por barreiras celulares específicas, por exemplo, a barreira hematencefálica, a barreira hematotesticular e a placenta, que podem impedir a entrada de substâncias tóxicas.

O osso é um reservatório profundo importante para muitos metais pesados (especialmente chumbo) e para materiais radioativos, e os efeitos destes materiais podem persistir muito tempo após terem deixado a corrente sanguínea. Essa propriedade de armazenamento pode ser usada na determinação da exposição prévia e da carga tóxica. *As substâncias dependem de diversas vias distintas de sinalização celular para induzir toxicidade. Essas vias incluem os receptores ligados à proteína G (no caso de receptores muscarínicos que são suscetíveis à ação dos organofosfatos), os canais iônicos dependentes de ligantes (usados pela nicotina) e as enzimas intracelulares, como a guanilato ciclase solúvel (usadas por nitrovasodilatadores como o nitrato).*

▶ Absorção

A taxa de absorção é dependente da concentração e da solubilidade do agente tóxico. A absorção é aumentada nos locais de maior circulação sanguínea ou que possuem maior superfície de absorção, como o pulmão adulto e o trato gastrintestinal.

A. Absorção gastrintestinal

A taxa de absorção pelo trato gastrintestinal é geralmente proporcional à área da superfície gastrintestinal, e seu fluxo sanguíneo dependerá do estado físico do agente. A maioria das substâncias tóxicas é absorvida no intestino delgado. Portanto, agentes que aceleram o esvaziamento gástrico irão aumentar a taxa de absorção, enquanto fatores que retardam seu esvaziamento irão reduzi-la. Algumas substâncias tóxicas podem ser afetadas pelo suco gástrico; por exemplo, a acidez do estômago pode liberar produtos do cianeto e formar o gás cianeto de hidrogênio, que é muito mais tóxico do que o sal do cianeto.

B. Absorção pulmonar

A via mais comum de exposição ocupacional é a absorção pulmonar. Substâncias tóxicas voláteis e gasosas podem ser inaladas e absorvidas através do epitélio pulmonar e das membranas mucosas do trato respiratório. O acesso à circulação é rápido, porque a área da superfície dos pulmões é ampla e o fluxo sanguíneo, abundante. O pelo nasal, o reflexo da tosse e a barreira mucociliar ajudam a impedir as partículas de poeira e os fumos de alcançarem o pulmão.

A solubilidade dos gases afeta a sua absorção. Gases altamente hidrossolúveis, como a amônia e o dióxido de enxofre, são absorvidos nas vias respiratórias superiores onde causam importante irritação. Isso funciona como um alerta e pode ajudar a limitar a lesão pulmonar, pois a vítima se afastará do local da exposição. Por outro lado, gases nocivos de baixa hidrossolubilidade, como o dióxido de nitrogênio e o fosgênio, que não desencadeiam alertas precoces, podem atingir os brônquios e os alvéolos e causar lesão tardia (Quadro 16-3).

C. Absorção percutânea

Muitas substâncias tóxicas podem passar pela pele íntegra ou lesionada. A taxa de absorção por meio da pele é geralmente proporcional à área da superfície de contato e à lipossolubilidade do agente tóxico. A epiderme atua como uma barreira lipídica, e a camada córnea fornece uma barreira protetora contra os agentes nocivos. A derme, entretanto, é livremente permeável às várias substâncias tóxicas. A absorção é aumentada por agentes tóxicos que aumentam o fluxo sanguíneo da pele. Ela também é aumentada pelo uso de coberturas que isolam a pele (p. ex., incluindo roupas e luvas industriais) e pela aplicação tópica de veículos solubilizadores de gordura. A pele hidratada é mais permeável do que a pele seca. A pele grossa das palmas das mãos e das plantas dos pés são mais resistentes à absorção do que a pele fina do rosto, pescoço e escroto. Queimaduras, abrasões, dermatites e outras

Quadro 16-3 Gases irritantes

Baixa hidrossolubilidade (sinais de alerta fracos)	Alta hidrossolubilidade (sinais de alerta eficientes)
Ozônio	Amônia
Fosgênio	Cloramina
Dióxido de nitrogênio	Dióxido de enxofre
Óxido nítrico	Ácido nítrico

lesões de pele podem alterar suas propriedades de proteção e permitir a absorção de grandes quantidades de substâncias tóxicas.

O pH da substância pode afetar o grau de lesão tecidual e irreversivelmente a pele. Substâncias altamente ácidas podem causar uma necrose imediata do tipo coagulação, criando uma escara, que tende a autolimitar a lesão posterior. Por outro lado, substâncias altamente alcalinas causam uma necrose liquefativa com saponificação e penetração continuada nos tecidos mais profundos, levando a um dano extenso.

D. Absorção ocular

O olho também é um sítio de absorção imediata. Quando as substâncias químicas penetram no corpo através da conjuntiva, elas não passam pelo metabolismo de primeira passagem hepática e podem causar toxicidade sistêmica. A descontaminação precoce do olho poderá, portanto, prevenir o dano sistêmico e também local.

Distribuição de toxinas no corpo

Após sua absorção, as substâncias tóxicas são transportadas para várias regiões do corpo. Algumas são removidas pela linfa e alguns compostos insolúveis são transportados através de tecidos como os do pulmão, por meio de células como os macrófagos. A maioria das substâncias tóxicas penetra na corrente sanguínea e é distribuída para tecido intersticial e celular. O padrão de distribuição dependerá das propriedades fisiológicas e físico-químicas do material. A fase inicial de distribuição geralmente reflete o débito cardíaco e o fluxo sanguíneo regional. Agentes que atravessam as membranas com dificuldade apresentam distribuição restrita, e seus sítios de ação potenciais são, portanto, limitados. As barreiras hematencefálica e hematotesticular limitam a distribuição das substâncias hidrossolúveis, mas não a das lipossolúveis, a esses órgãos. A distribuição também poderá ser limitada pela ligação das substâncias tóxicas às proteínas plasmáticas. Os agentes tóxicos podem se acumular em maiores concentrações em alguns tecidos devido aos gradientes de pH, ligando-se a proteínas celulares específicas ou se dividindo entre os lipídeos. Alguns agentes se acumulam em reservatórios teciduais, e tal fato poderá ajudar a prolongar sua ação tóxica; por exemplo, o chumbo pode se acumular durante anos nos ossos e ser liberado tardiamente. Algumas propriedades permitem que as substâncias sejam removidas por meios extracorpóreos, como a diálise. Substâncias que apresentam pequeno volume de distribuição, baixo peso molecular, alta hidrossolubilidade e baixo poder de ligação à proteína são mais facilmente removidas por diálise.

Metabolismo

Antes que uma substância tóxica seja excretada, poderá requerer conversão metabólica (biotransformação), por exemplo, a uma substância mais hidrossolúvel, que possa ser eliminada pela urina. O sítio de biotransformação mais comum é o fígado, porém também poderá ocorrer no plasma, pulmão ou outros tecidos. A biotransformação poderá levar à redução (detoxificação ou inativação) ou ao aumento (ativação) da toxicidade de um composto. Diferenças no metabolismo das substâncias tóxicas representam boa parte das diferenças observadas entre os indivíduos e entre as espécies animais.

A biotransformação ocorre no fígado por hidrólise, oxidação, redução e conjugação. As enzimas metabolizadoras microssomais do citocromo P450 desempenham um papel central nesse processo, catalisando principalmente a oxidação de substâncias tóxicas. A atividade do sistema enzimático CYP450 pode ser aumentada (induzida) por diversos agentes ambientais e farmacológicos. As diferenças individuais na atividade enzimática microssomal e na suscetibilidade à indução são determinadas geneticamente e contribuem para a marcante variabilidade na biodisponibilidade de várias substâncias tóxicas. Outros fatores que regulam os sistemas enzimáticos fundamentais do fígado são os hormônios (que contribuem para algumas diferenças ligadas ao sexo) e o estado de saúde (p. ex., a presença de hepatite, cirrose ou insuficiência cardíaca). Como a atividade de vários sistemas enzimáticos hepáticos é baixa em neonatos – particularmente em neonatos prematuros –, eles podem ser muito mais suscetíveis às substâncias tóxicas que são inativadas pelo metabolismo hepático. Sistemas de metabolização ineficientes, uma alteração na barreira hematencefálica, e mecanismos inadequados de excreção se combinam para tornar o feto e o neonato mais suscetíveis aos efeitos tóxicos de diversos agentes.

Excreção

A. Vias e mecanismos de excreção

As substâncias são excretadas de forma inalterada ou como metabólitos. Os órgãos excretores, que não os pulmões, eliminam os compostos polares (hidrossolúveis) de maneira mais eficiente do que os apolares (lipossolúveis). O rim é o órgão primário de eliminação da maioria dos compostos polares e metabólitos. A excreção de substâncias tóxicas pela urina envolve filtração glomerular, secreção ativa e reabsorção tubular passiva. A alcalinização ou a acidificação da urina pode alterar consideravelmente a excreção de alguns agentes. Quando a urina tubular está mais alcalina, os ácidos fracos são excretados mais rapidamente, porque estão ionizados e a reabsorção tubular passiva está reduzida. Por outro lado, quando a urina tubular é produzida com maior acidez, a excreção de ácidos fracos é reduzida.

Diversas substâncias tóxicas metabolizadas pelo fígado são excretadas inicialmente na bile e, mais tarde, são eliminadas pelas fezes. Após a excreção biliar, algumas substâncias são reabsorvidas de maneira eficiente para o sangue, um processo conhecido como recirculação entero-hepática. Essa recirculação poderá ser uma causa de exposições repetidas e dano. Esse processo pode ser interrompido pelo uso de agentes ligantes, como o carvão ativado administrado em doses múltiplas. As substâncias tóxicas também podem ser excretadas no suor, na saliva e no leite materno, e podem apresentar uma eliminação mínima pelo cabelo ou pela pele.

B. Depuração

Depuração é a taxa em que um agente tóxico é excretado, dividida pela concentração média do agente no plasma. A maior parte das substâncias tóxicas é eliminada em função de sua concentração, isto é, uma fração constante do material tóxico é eliminada por unidade de tempo, um processo conhecido como eliminação de "primeira ordem". Se o ponto de saturação for alcançado, o corpo não mais será capaz de eliminar uma fração constante do material e, em vez disso, eliminará uma quantidade constante por unidade de tempo, um processo conhecido como eliminação de "ordem zero". Sob essas circunstâncias, a depuração se torna muito variável. Observa-se que a depuração não representa uma medida de quantos *miligramas* de toxina estão sendo eliminados, mas sim do *volume* de líquido do agente tóxico é depurado por unidade de tempo.

C. Volume de distribuição

O volume de distribuição é calculado dividindo-se a quantidade de substância tóxica do corpo (p. ex., uma dose conhecida) pela concentração medida no sangue. Esse número não representa, necessariamente, um volume fisiológico; é um volume "aparente" que reflete o grau de distribuição do agente tóxico nos tecidos. O volume de distribuição para a maioria dos agentes tóxicos dependerá do seu tamanho, pH, capacidade de ligação à proteína, coeficientes de partição e diferenças regionais no fluxo sanguíneo e na ligação a tecidos específicos.

D. Meio-tempo e meia-vida

O tempo decorrido para que a concentração plasmática de uma substância seja reduzida em 50% é o meio-tempo. No caso das substâncias que são eliminadas de acordo com a cinética de primeira ordem, o tempo decorrido para eliminar 50% da substância é chamado de meia-vida. Neste último caso, aproximadamente 90% da quantidade contida no corpo será eliminada em 3,5 meias-vidas após o final do período de exposição.

TESTES DE EFEITOS TÓXICOS

Grande parte de nossas informações a respeito dos efeitos tóxicos de diferentes agentes se origina no estudo de diversas cepas e espécies de animais. As substâncias tóxicas causam, com frequência, efeitos em animais, alguns imediatamente após sua administração e outros depois de um período prolongado. Os efeitos agudos são, algumas vezes, qualitativamente muito diferentes dos efeitos crônicos. Por exemplo, o efeito agudo do benzeno é a depressão do sistema nervoso central, enquanto seus efeitos crônicos são a anemia aplástica e a leucemia.

Embora os testes em animais representem os métodos mais comuns para identificar agentes que causam toxicidade, os resultados são difíceis de ser extrapolados para os seres humanos, dada a disparidade entre os ciclos de vida (18-24 meses para os roedores *versus* 75 anos para os seres humanos). Além disso, diferentes cepas e espécies de animais podem apresentar diferenças tanto qualitativas como quantitativas no padrão ou na intensidade da resposta a um agente tóxico. Mesmo com as melhores estratégias estatísticas e as melhores evidências de respostas tóxicas em animais, não existe uma forma certa de estimar a incidência de toxicidade ou de determinar o tipo de resposta a uma substância tóxica em uma população humana. Além disso, não existe certeza absoluta de que os fatores de segurança para a exposição a uma substância tóxica baseados em estudos com animais seriam válidos para seres humanos.

▶ Testes para efeitos tóxicos agudos, subagudos e crônicos

Os testes para os efeitos agudos são geralmente realizados quando não existem dados disponíveis sobre a potencial toxicidade de uma única exposição ou de poucas exposições a um agente específico. Uma via de administração apropriada é escolhida, e é selecionado um desfecho específico (p. ex., morte do animal de laboratório). Os sinais e sintomas anteriores à morte são observados e o animal é examinado em seguida à procura de alterações macroscópicas e histológicas nos tecidos. Em alguns casos, a aplicação tópica de um agente é usada para testar lesão cutânea ou ocular.

Os testes para efeitos subagudos ou subletais de um agente específico são geralmente realizados durante um período de 21-90 dias em animais, com a via de administração escolhida com base na antecipação da exposição humana. Duas diferentes espécies de roedores costumam ser utilizadas em cada teste.

Testes para efeitos crônicos são realizados em animais quando é prevista exposição humana a um agente específico por um período longo, ou se espera um longo período de latência entre a exposição e a toxicidade. Ratos e camundongos são geralmente expostos desde suas primeiras semanas de idade até que ocorra a morte prematura ou o sacrifício ao final do ciclo de vida esperado. Testes de curta duração para a genotoxicidade, incluindo a mutagenicidade, são usados para priorizar agentes para testes de longa duração ou para fornecer dados que corroborem os resultados desses testes.

▶ Testes para teratogênese e efeitos tóxicos sobre órgãos reprodutores

Os testes teratológicos envolvem a exposição de animais fêmeas grávidas a um agente específico em um momento crítico da gravidez e, posteriormente, o exame de sua prole à procura de malformações. Geralmente são usadas duas ou três espécies para comparação e controles. Nos estudos de reprodução, animais machos e fêmeas são expostos a um agente e, em seguida, observados em relação às falhas e ao sucesso da reprodução. Em casos de reprodução bem-sucedida, as proles da primeira e da segunda geração também são observadas em relação à sua capacidade reprodutora. Em casos de reprodução malsucedida, os machos costumam ter a mobilidade, a contagem e a morfologia de seus espermatozoides testadas.

AVALIAÇÃO DO RISCO TOXICOLÓGICO

▶ Etapas da avaliação de risco

A avaliação de risco é a caracterização dos efeitos potenciais adversos à saúde da exposição humana às substâncias nocivas. Essa avaliação pode ser dividida nas seguintes etapas:

Etapa 1. Identificação do dano – (a) Descrição da população exposta a uma substância (população sob risco). (b) Determinação dos efeitos adversos à saúde que poderiam ser causados por aquela substância (p. ex., câncer e defeitos congênitos).

Etapa 2. Avaliação dose-resposta – (a) Coleta dos dados dose-resposta epidemiológicos e experimentais sobre os efeitos das substâncias. (b) Identificação de uma relação dose-resposta "crítica" (discutida em detalhes adiante). (c) Expressão quantitativa da relação dose-resposta por extrapolação matemática a partir de doses elevadas em animais e baixas doses em seres humanos.

Etapa 3. Avaliação da exposição – (a) Estimativa dos níveis de exposição passados, presentes e futuros da população em risco e das doses reais recebidas.

Etapa 4. Caracterização do risco – (a) Estimativa da incidência dos efeitos adversos à saúde na população, prevista a partir da avaliação dose-resposta (etapa 2) quando aplicada à avaliação da exposição (etapa 3).

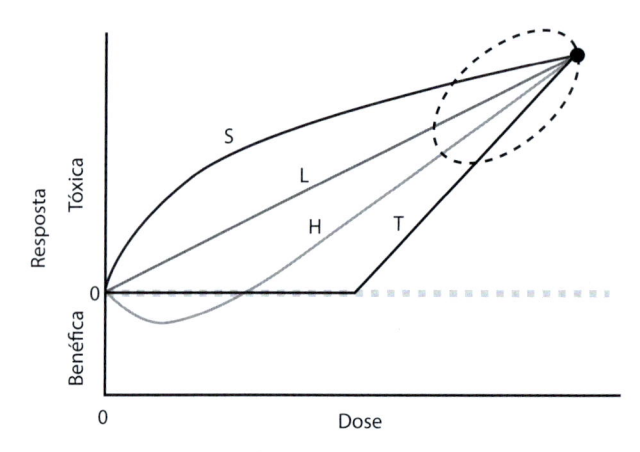

▲ **Figura 16-1** Nesta figura, as curvas dose-resposta são abreviadas da seguinte forma: H = hormética (bifásica); L = linear (sem limiar); S = supralinear, T = limiar. As curvas dose-resposta mostram a faixa das possíveis relações dose-resposta em um indivíduo.

Incertezas inerentes à avaliação de risco

Existem diversas incertezas inerentes à avaliação de risco das substâncias tóxicas: (1) Dados de seres humanos são frequentemente insuficientes ou limitados devido à incapacidade de detecção de efeitos de baixa incidência. Os estudos epidemiológicos não demonstram causalidade, nem fornecem dados quantitativos de dose-resposta, também não representam exposições mistas e múltiplas, ou período de latência suficiente para que os efeitos se manifestem, nem diferenças entre as populações estudadas. (2) Dados animais são, em geral, de relevância duvidosa para seres humanos. Uma escolha racional das espécies mais apropriadas talvez não seja possível. Geralmente, os dados toxicocinéticos e toxicodinâmicos são inexistentes. A via, a frequência e a duração da exposição poderão ser diferentes daquelas relativas à população humana. As doses geralmente são muito maiores, e os animais estudados são geneticamente homogêneos e livres de exposição a outras substâncias tóxicas. (3) Os mecanismos de ação dos efeitos são pouco conhecidos. (4) A exposição da população em risco talvez não seja quantificável e o cálculo das doses provavelmente não poderá ser possível.

Devido a essas incertezas, a prática da avaliação do risco quantitativo é algumas vezes criticada por ser "não científica". Entretanto, como a exposição humana às substâncias tóxicas pode levar a riscos à saúde individual e pública, a avaliação de risco geralmente representa a única base para decisões sobre como lidar com os riscos potenciais. Métodos para a estimativa da avaliação do risco à saúde serão discutidos no Capítulo 50.

CURVAS DOSE-RESPOSTA

Uma relação dose-resposta existe quando alterações na dose são seguidas por alterações consistentes na resposta, como pode ser visto em curvas do tipo dose-resposta. Uma variedade de fenômenos toxicológicos pode ser demonstrada por essas curvas. A Figura 16-1 mostra a intensidade da resposta de um indivíduo às várias doses. A linha L mostra a resposta linear, onde existe uma relação linear entre dose e toxicidade. A linha T evidencia uma resposta limiar (*threshold*, em inglês), onde uma resposta tóxica não é desencadeada até que seja alcançada uma dose superior a um limiar específico. A linha H mostra a hormese, uma dose-resposta teórica, onde uma dose mínima leva a uma resposta protetora, como uma capacidade de detoxificação aumentada, porém, em uma dose mais elevada resulta em uma resposta tóxica, na qual o órgão não é mais capaz de desintoxicar e é em seguida lesado. A linha S mostra uma dose-resposta supralinear, onde a toxicidade é aumentada de acordo com a dose, particularmente no menor espectro.

A frequência de uma resposta em uma população pode ser relacionada à dose como uma distribuição de frequência (como na Fig. 16-2) ou como uma frequência cumulativa (como nas Figs. 16-3 e 16-4).

Na Figura 16-2, a existência de um limiar é indicada pela seta no ponto onde a curva faz interseção com a coordenada da dose. As doses abaixo desse ponto não produzem uma resposta. Indivíduos que apresentam a resposta a doses bem inferiores à média são considerados hipersuscetíveis (H, na Fig. 16-2), enquanto aqueles que respondem apenas a doses bem superiores à média são considerados resistentes (R, na Fig. 16-2).

Na Figura 16-3, as curvas de frequência cumulativa são usadas para comparar duas doses da mesma substância tóxica, a dose que é letal para 50% da população (LD50) e a dose que apresenta um efeito sobre 50% da população (ED50). Por exemplo, a ED50 pode representar um efeito que não seja nocivo, como o odor. A proporção entre pontos comparáveis das curvas (i.e, a proporção entre LD50 e ED50) representará então a margem de segurança para o odor como um alerta contra um efeito tóxico ou letal.

Na Figura 16-4, as curvas de frequência cumulativa são usadas para comparar as doses com as quais o mesmo efeito tóxico

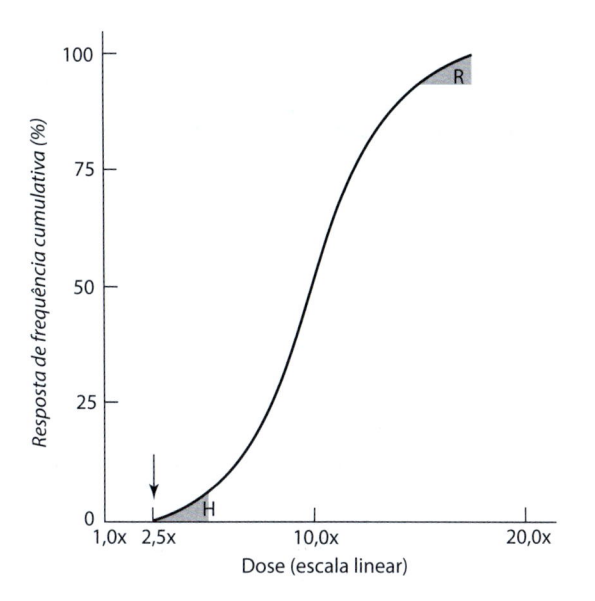

▲ **Figura 16-2** A existência de um limiar nesta curva dose-resposta é indicada pela seta. Doses abaixo desse ponto não produzem uma resposta. Indivíduos que apresentam a resposta a doses bem inferiores à média são considerados hipersuscetíveis (H), enquanto aqueles que respondem apenas a doses bem superiores à média são considerados resistentes (R).

▲ **Figura 16-3** Curvas dose-resposta comparando duas doses da mesma substância tóxica. ED = dose efetiva; LD = dose letal. A área entre a ED e a LD representa a margem de segurança.

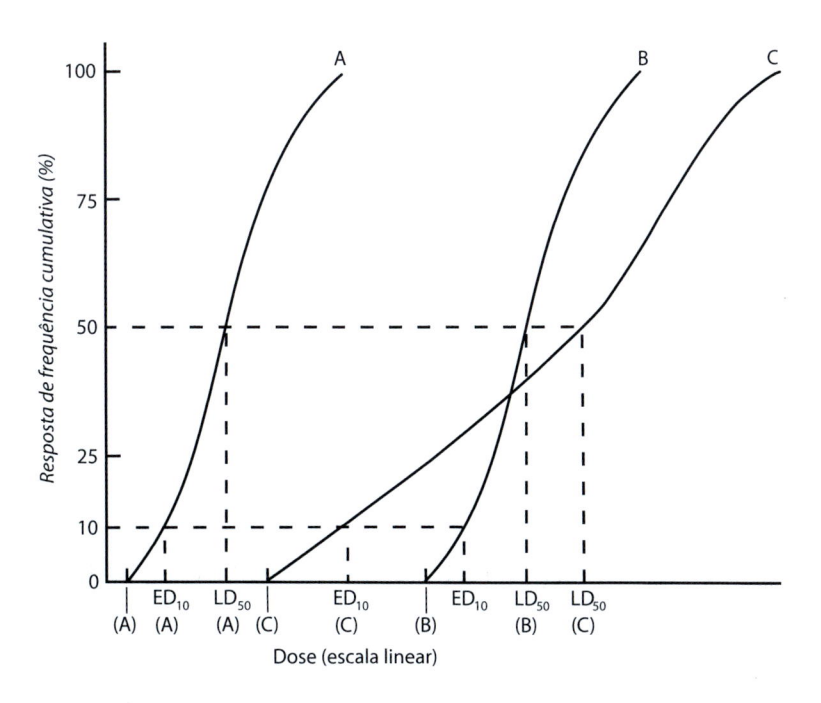

▲ **Figura 16-4** Curvas dose-resposta comparando as doses nas quais o mesmo efeito tóxico é desencadeado por três substâncias tóxicas diferentes (A, B e C).

Quadro 16-4 Síndromes tóxicas ocupacionais/ambientais

	Pressão sanguínea	Pulsação	Tamanho da pupila	Sudorese	Peristaltismo
Simpaticomimética (intoxicação por cocaína ou anfetamina)	+	+	+	+	-
Simpaticolítica (intoxicação por opiáceos, etanol ou benzodiazepínico)	-	-	--	-	-
Nicotínica (colheita do tabaco)	+	+	±	+	+
	-	--		+	+
Colinérgica mista (exposição aos pesticidas organofosfatos ou carbamatos)	±	±	--	+	+
Antimuscarínica (estado anticolinérgico, p. ex., devido aos anti-histamínicos)	±	+	+	--	--

é provocado por três substâncias tóxicas diferentes (A, B e C). A substância A é claramente a mais tóxica, pois a cada incremento na dose uma maior porcentagem da população apresenta resposta a ela, não à B ou à C. Os valores de LD50, ED10 e do limiar para A são todos inferiores aos valores correspondentes para B e C. A comparação entre B e C é menos evidente e demonstra a necessidade de se considerar as curvas dose-resposta completas, e não pontos individuais, quando comparadas as toxicidades. Como a LD50 de B é inferior à de C, a dose B é mais tóxica do que a de C. Entretanto, como a ED10 de C é inferior à de B, a dose inferior C é mais tóxica do que a de B. A forma de uma curva dose-resposta é importante para se avaliar o risco de uma substância tóxica. Uma substância que apresenta um baixo limiar e uma curva dose-resposta rasa (como C) poderá ser mais prejudicial em baixas doses, enquanto uma substância que apresenta uma curva dose-resposta íngreme (como B) poderá ser mais nociva de acordo com o aumento da dose. A avaliação adequada do risco de uma substância tóxica requer a avaliação dos dados de dose-resposta em uma faixa ampla de doses.

DIAGNÓSTICO DE EFEITOS TÓXICOS

Em geral, as manifestações de toxicidade aguda devidas às exposições a doses elevadas serão mais evidentes do que as devidas à toxicidade crônica ou à toxicidade associada às exposições a baixas doses. O Quadro 16-4 lista exposições ocupacionais selecionadas e seus sinais e sintomas.

EXPOSIÇÃO AGUDA

O reconhecimento de sintomas compatíveis com a exposição tóxica é fundamental na avaliação e finalmente na solicitação de testes para confirmar a exposição aguda. Os sinais vitais, incluindo pressão sanguínea e pulsação, bem como a avaliação das pupilas, pele e ruídos intestinais, poderão auxiliar no diagnóstico (Quadro 16-4, Síndromes tóxicas). Por exemplo, um trabalhador que adoece após realizar a colheita de tabaco poderá se apresentar com pressão sanguínea, pulsação, tamanho pupilar e sudorese aumentados, devido aos efeitos tóxicos da nicotina absorvida pela pele. No caso de um envenenamento agudo, o acesso à unidade de emergência adequada é essencial, incluindo auxílio respiratório e cardíaco avançados. Poucos testes toxicológicos específicos se encontram disponíveis de forma imediata em uma unidade de envenenamento agudo.

EXPOSIÇÃO CRÔNICA

Em casos de suspeita de exposição crônica à toxina, os sinais e sintomas poderão ser sutis ou mesmo passar despercebidos, se houver um baixo índice de suspeição para uma toxina específica. Enquanto diversos testes validados estão disponíveis para a exposição às toxinas (Cap. 42), esses testes serão mais bem aplicados após um exame físico e uma história minuciosos tenham sido realizados, e um diagnóstico diferencial específico esteja sendo explorado. Na exposição crônica a baixas doses, é mais provável que os agentes tóxicos causem um aumento na incidência de distúrbios já presentes na população, em vez de causar um novo distúrbio.

Um cenário comum com o qual o médico se depara é o de um paciente que pede a realização de testes para várias toxinas ambientais, que ele suspeita estarem causando uma variedade de sintomas. Por exemplo, o medo de envenenamento crônico por metais pesados é geralmente citado. Os metais são disseminados no ambiente, levando à exposição humana frequente, incluindo metais não essenciais, como o chumbo. Os testes clínicos são capazes de detectar níveis muito baixos de metais pesados, em concentrações inferiores àquelas associadas aos efeitos tóxicos conhecidos. Administrar um agente quelante e, em seguida, avaliar a presença de metais pesados na urina (testes pós-desafio ou pós-provocação) não é corroborada por fortes evidências e os resultados são de difícil interpretação. Além disso, a administração de agentes quelantes pode aumentar a eliminação de alguns minerais essenciais, como ferro, cobre e zinco.

A análise do cabelo tem sido utilizada para determinar a exposição a metais pesados, incluindo arsênio, metilmercúrio e selênio, e drogas de abuso, incluindo as anfetaminas. Entretanto, os resultados da testagem de cabelo são de difícil interpretação, pois as amostras estão sujeitas à contaminação externa.

A análise de traços de metais pode ser tecnicamente difícil, já que as amostras são facilmente contaminadas durante o processo de coleta, incluindo as agulhas e os tubos de coleta à vácuo usados no procedimento. Deve-se ter especial atenção na coleta e no teste de traços de metais a partir de fluidos corporais, a fim de reduzir o risco de contaminação.

CONTROLE DE EFEITOS TÓXICOS

O controle da toxicidade aguda consiste na interrupção da exposição, no tratamento sintomático e no tratamento de apoio. Em casos de toxicidade potencialmente fatal, a manutenção da função cardiopulmonar e do equilíbrio de hidroeletrolítico são de alta prioridade. Após a ingestão aguda de um fármaco ou substância química venenosa, deverão ser tomadas medidas para limitar a absorção gastrintestinal por meio de administração de carvão ativado ou por lavagem intestinal. No caso do contato de substâncias químicas com a pele ou com os olhos, deverá ser realizada a descontaminação tópica, geralmente com água abundante ou soro fisiológico. Métodos para aumentar a eliminação, como a hemodiálise, poderão ser efetivas em alguns casos de envenenamento agudo. Existem vários tratamentos ou antídotos específicos para o envenenamento agudo. Agentes quelantes poderão auxiliar na eliminação de alguns metais (p. ex., chumbo, arsênio e mercúrio), porém, é menos provável que surtam algum efeito na toxicidade subaguda ou crônica. A atropina e a pralidoxima podem ser salva-vidas, revertendo os efeitos agudos de inibição da colinesterase dos pesticidas organofosfatos. A hidroxocobalamina (vitamina B_{12a}) é usada como um antídoto para o cianeto, e o azul de metileno pode ser usado em pacientes com metemoglobinemia. O uso de oxigênio neutraliza o efeito e aumenta a eliminação do monóxido de carbono. O Quadro 16-5 lista vários antídotos comuns usados nas exposições tóxicas ocupacionais e ambientais.

▶ Carcinógenos

A International Agency for Research on Cancer (IARC; Agência Internacional de Pesquisa em Câncer) estabelece o potencial carcinogênico de agentes químicos para os seres humanos.

Quadro 16-5 Antídotos comuns usados na exposição ocupacional e ambiental

Toxina/Exposição	Antídoto
Metemoglobinemia	Azul de metileno
Cianeto de hidrogênio	Hidroxocobalamina; tiossulfato de sódio/nitrito de sódio
Monóxido de carbono	Oxigênio
Animais ou insetos peçonhentos	Antiveneno específico
Anticolinérgicos	Fisostigmina
Organofosfatos	Atropina, pralidoxima
Chumbo	EDTA, dimercaprol, *succimer*
Arsênio	Dimercaprol, *succimer*
Mercúrio	Dimercaprol, *succimer*

A agência atualmente estabelece mais de 100 agentes químicos como carcinógenos "conhecidos". Essas definições se baseiam primariamente em dados de seres humanos e animais.

Embora algumas substâncias sejam implicadas no desenvolvimento anormal do feto, menos de 10% dos defeitos congênitos podem ser atribuídos à exposição a uma substância tóxica. O feto humano é mais suscetível aos agentes teratogênicos nas primeiras 3-8 semanas de gestação. Substâncias teratogênicas conhecidas presentes no local de trabalho incluem agentes antineoplásicos, monóxido de carbono, mercúrio, chumbo e fumaça do tabaco.

FONTES PARA PESQUISA

American Associations of Poison Control Centers. www.aapcc.org.
International Agency for Research on Cancer. www.iarc.fr.
The Hospital for Sick Children. www.motherisk.org.

■ QUESTÕES PARA AUTOAVALIAÇÃO

Selecione a resposta correta para cada questão:

Questão 1: Nanopartículas
    a. são estruturas fabricadas de tamanho inferior a 100 nm
    b. não apresentam propriedades químicas
    c. são barradas do sistema nervoso central
    d. são facilmente medidas nos tecidos biológicos

Questão 2: A toxicidade
    a. afeta todas as idades com o mesmo grau
    b. é independente da constituição genética e racial
    c. não apresenta fatores genéticos importantes
    d. é afetada pela pressão atmosférica, temperatura e umidade

Questão 3: A deficiência de G6PD
    a. afeta primariamente homens brancos e indivíduos de descendência mediterrânea
    b. é um distúrbio recessivo ligado ao X
    c. previne a hemólise causada por diversos fármacos
    d. possui rastreamento corroborado por evidências sólidas

Questão 4: A biotransformação
a. ocorre no fígado por hidrólise, oxidação, redução e conjugação
b. é independente do citocromo P450 microssomal
c. pode ser bloqueada por diversos agentes ambientais e farmacológicos
d. é acelerada em neonatos

Questão 5: A depuração
a. é a taxa em que um agente tóxico é excretado, multiplicada pela concentração média desse agente no plasma
b. é uma função da concentração na urina, não relacionada à dose
c. é a medida de quantos miligramas de toxina estão sendo removidos
d. é uma medida do volume de fluido de cujo agente tóxico é depurado por unidade de tempo

Questão 6: A análise do cabelo
a. é usada apenas para avaliar a exposição a metais pesados
b. é o método preferido para avaliar exposições tóxicas requer pouco treinamento na coleta e análise
c. requer pouco treinamento na coleta e análise
d. mostra resultados de difícil interpretação porque as amostras de cabelo estão sujeitas à contaminação externa

Questão 7: O tratamento de toxicidade aguda
a. consiste na interrupção da exposição, no tratamento sintomático e no tratamento de apoio
b. identifica inicialmente a toxina exata, de modo que o antídoto apropriado pode ser administrado
c. acompanha o contato com as autoridades de saúde pública
d. concentra-se na prevenção do dano ao sistema nervoso central

Imunologia clínica

Jeffrey L. Kishiyama, MD

Os mecanismos de hipersensibilidade imune desempenham um papel em muitos distúrbios da medicina do trabalho. Uma apreciação básica dos componentes e da fisiologia da imunidade normal é de importância fundamental para entender a fisiopatologia das doenças de hipersensibilidade do sistema imune.

VISÃO GERAL DA RESPOSTA IMUNE

O sistema imune tem como função proteger o hospedeiro contra a invasão de antígenos estranhos por meio de sua capacidade de distinguir os antígenos "próprios" dos "não próprios". Esse sistema é necessário para a sobrevida de todos os animais vivos. A resposta imune normal depende de uma cuidadosa coordenação de uma complexa rede de células especializadas, órgãos e fatores biológicos necessários para o reconhecimento de patógenos e a eliminação subsequente de antígenos estranhos. Uma resposta imune anormal e exagerada pode causar hipersensibilidade a antígenos estranhos, com consequente lesão tecidual e expressão de uma variedade de síndromes clínicas, que são frequentemente observadas na prática da medicina do trabalho.

Imunidade inata e adaptativa

Os organismos vivos têm dois níveis de resposta contra invasões externas: (1) um sistema inato e inespecífico de imunidade natural e (2) um sistema adaptativo, que é adquirido e depende da memória imunológica (Fig. 17-1). A imunidade inata já está presente por ocasião do nascimento, não necessita de exposição prévia a antígenos e é inespecífica na sua atividade. A pele e as barreiras mucosas atuam como primeira linha de defesa do sistema imune inato. Fatores solúveis, como enzimas proteolíticas, quimioatraentes, proteínas de fase aguda, citocinas e leucócitos, incluindo fagócitos e células *natural killer*, proporcionam níveis adicionais de proteção. Receptores do tipo Toll (TLR – *toll-like receptors*), que são encontrados em macrófagos, mastócitos e células dendríticas imaturas, reconhecem padrões conservados presentes nas proteínas, no DNA, RNA e lipopolissacarídeos (LPS) microbianos, desencadeando respostas inflamatórias antes da resposta adaptativa. Por meio de uma série de ativações proteolíticas, o soro e os componentes de membrana da cascata do complemento amplificam e regulam a destruição dos micróbios e as respostas inflamatórias. A despeito da falta de especificidade, a imunidade inata é, em grande parte, responsável pela proteção contra uma ampla diversidade de microrganismos e substâncias estranhas ambientais.

Os organismos superiores desenvolveram um sistema imune adaptativo, que é desencadeado pela exposição a agentes estranhos que escaparam das defesas imunes inatas ou que nelas penetraram. O sistema imune adaptativo possui especificidade para antígenos estranhos individuais, bem como memória imunológica, que possibilita a produção de uma resposta intensificada em uma exposição subsequente ao mesmo agente ou a algum agente estreitamente relacionado. As respostas imunes adaptativas primárias exigem proliferação clonal, levando a uma resposta tardia a novas exposições. As respostas imunes secundárias são mais rápidas, de maior intensidade e mais eficientes. A estimulação do sistema imune adaptativo deflagra uma sequência complexa de eventos que iniciam a ativação dos linfócitos, a produção de anticorpos específicos contra antígenos (imunidade humoral) e células efetoras (imunidade celular) e, por fim, a eliminação da substância desencadeante. Embora a imunidade adaptativa seja específica para antígenos, o repertório de respostas é muito diverso, com um valor estimado de 10^9 especificidades antigênicas.

Antígenos e imunógenos

As substâncias estranhas passíveis de induzir uma resposta imune são denominadas antígenos ou imunógenos. A imunogenicidade implica que a substância em questão tenha capacidade de reagir com sítios de ligação de antígeno sobre moléculas de anticorpos ou receptores de células T. Agentes estranhos complexos possuem determinantes antigênicos ou "epítopos" múltiplos e distintos, dependentes da sequência peptídica e da conformação de dobramento das proteínas imunogênicas. Os

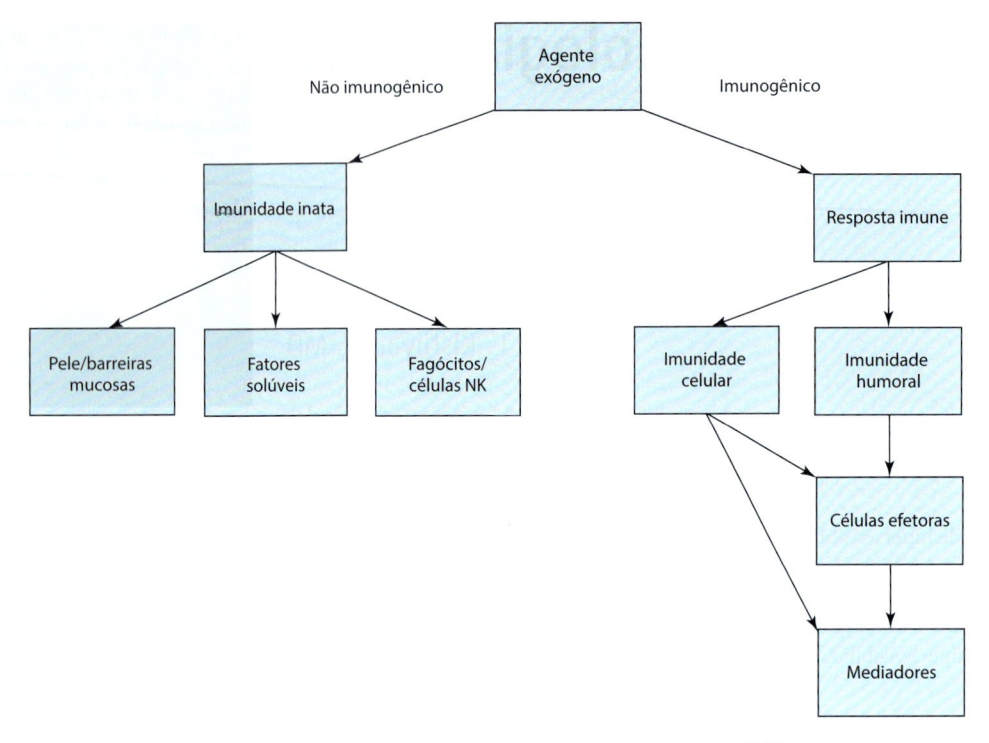

Figura 17-1 Resposta do hospedeiro a agentes exógenos ou a exposições. NK, *natural killer*.

imunógenos são, em sua maioria, proteínas, embora carboidratos puros também possam ser imunogênicos. A resposta imune a determinado imunógeno também pode depender da via de exposição à substância estranha. As substâncias transportadas por via hematogênica são normalmente imunoglobulinas ligadas e removidas pelo sistema reticuloendotelial. A exposição ocupacional a alérgenos por meio das superfícies mucosas respiratórias pode levar à produção local intensa de imunoglobulinas, junto com recrutamento, ativação e proliferação de leucócitos nos tecidos acometidos e tecidos linfoides regionais.

Células do sistema imune

Diversas células efetoras participam na defesa imune e nas reações de hipersensibilidade. Essas células incluem mastócitos, basófilos, neutrófilos polimorfonucleares, eosinófilos, macrófagos, monócitos, plaquetas e linfócitos. Dependendo do tipo de resposta imune, muitas delas ou todas podem desempenhar algum papel. As células efetoras totalmente diferenciadas, que se originam de células-tronco hematopoiéticas, possuem receptores de membrana para vários quimioatraentes e mediadores e participam na ativação ou na destruição das células-alvo.

Os linfócitos são responsáveis pelo reconhecimento inicial e específico de antígenos. Essas células são classificadas, do ponto de vista funcional e fenotípico, em linfócitos B e linfócitos T. Em nível estrutural, os linfócitos B e T não podem ser diferenciados visualmente ao exame microscópico, mas podem ser enumerados por meio de fenotipagem com citometria de fluxo ou métodos imuno-histoquímicos. Cerca de 70 a 80% dos linfócitos no sangue circulante consistem em células T, e 10 a 15%, células B; o restante é constituído pelas células *natural killer* (também conhecidas como células NK ou células nulas).

As células derivadas do timo (**linfócitos T** ou **células T**) estão envolvidas nas respostas imunes celulares. Os linfócitos B ou células B estão envolvidos nas respostas humorais ou dos anticorpos. Os precursores das células T migram para o timo, onde adquirem algumas das características funcionais e de superfície celular das células T maduras. Por meio de seleção positiva e negativa, clones de células T autorreativas são eliminados, e as células T maduras migram para os tecidos linfoides periféricos. Nesses tecidos, entram no reservatório de linfócitos de vida longa, que recirculam do sangue para a linfa.

Os linfócitos T são heterogêneos no que diz respeito aos marcadores de superfície celular e características funcionais. Atualmente, são reconhecidas numerosas subpopulações de células T. As **células T auxiliares indutoras (CD4)** ajudam a amplificar a produção de imunoglobulinas pelas células B e a amplificar a citotoxicidade mediada por células T (CD8). As células T CD4 ativadas regulam as respostas imunes por meio de contato entre células e pela elaboração de fatores solúveis ou citocinas.

Os subgrupos de células T auxiliares podem ser identificados com base no seu padrão de produção de citocinas. As **células T auxiliares tipo 1 (TH$_1$)** produzem gama-interferon (IFN-γ) e fator de necrose tumoral beta (TNF-β), enquanto as **células T auxiliares tipo 2 (TH$_2$)** produzem interleucinas 4, 5, 9 e 25, entre outras. Ambos os subgrupos produzem as interleucinas

(IL)-2, IL-3, IL-10, IL-13 e o fator de estimulação de colônias de granulócitos-macrófagos (GM-CSF). Os fenótipos TH_1 e TH_2 representam respostas imunes diametralmente opostas das células T auxiliares. O subgrupo TH_1 de células T CD4 promove respostas imunes celulares contra patógenos intracelulares e constitui a base da patogenia da hipersensibilidade de tipo tardio. As células TH_2 desempenham um papel central na hipersensibilidade imediata e respostas imunes humorais, visto que as IL-4/IL-13 promovem a produção de imunoglobulina (Ig) E, enquanto a IL-5 é um fator de diferenciação e proliferação de eosinófilos. As respostas TH_1 e TH_2 se antagonizam mutuamente. Embora outros mecanismos reguladores influenciem claramente o equilíbrio entre as respostas das células TH_1 e TH_2, sua polaridade levou à "hipótese de higiene", um paradigma para explicar a imunopatogenia das doenças atópicas.

As **células T citotóxicas** ou *killer* são produzidas após a interação de células T maduras com determinados antígenos estranhos. São responsáveis pela defesa contra patógenos intracelulares (p. ex., vírus), imunidade tumoral e rejeição de transplante de órgãos. As células T *killer* expressam, em sua maioria, o fenótipo **CD8**, embora, em certas circunstâncias, as células T CD4 possam ser citotóxicas. As células T citotóxicas podem matar o seu alvo por meio de lise osmótica, por secreção do TNF ou por indução de apoptose, isto é, por morte celular programada.

As células dendríticas da mucosa controlam a produção de células T reguladoras. As **células T_H-17** e **células T reguladoras** (T_{REG}) são subgrupos de células T que modulam as respostas inflamatórias por meio da secreção de citocinas reguladoras. As células T_H-17 recrutam neutrófilos para os locais de inflamação aguda por meio da secreção de IL-17. As células T_{REG} são inibitórias e suprimem as células T efetoras ativadas, por meio da secreção de interleucina-10 e TGF-β. As células T_{REG} modulam as respostas a antígenos, regulando, assim, a homeostasia e a tolerância *versus* inflamação, alergia e autoimunidade.

A maturação das **células B** ocorre por meio de estágios antígeno-independente e antígeno-dependente. O desenvolvimento antígeno-independente ocorre na medula óssea, onde células pré-B amadurecem em células B virgens (células que não foram previamente expostas a antígenos) que expressam imunoglobulinas. Nos tecidos linfoides periféricos, a ativação dependente de antígeno produz células B de memória circulantes de vida longa e plasmócitos encontrados predominantemente em folículos primários e centros germinativos dos linfonodos e do baço. Todas as células B maduras apresentam imunoglobulinas de superfície, que são os receptores específicos de antígenos. O principal papel das células B consiste na diferenciação em plasmócitos secretores de anticorpos. Todavia, as células B também podem liberar citocinas e atuar como células apresentadoras de antígenos.

Os macrófagos estão envolvidos na ingestão, no processamento e na apresentação de antígenos para interação com os linfócitos. Além disso, trata-se de células efetoras para determinados tipos de imunidade tumoral. Os monócitos circulantes são recrutados até os locais de inflamação, onde amadurecem em macrófagos. Tanto os monócitos quanto os macrófagos contêm receptores para C3b (complemento ligado ativado), para a porção Fc da IgG e para a IgE, possibilitando a ativação por meio de vias imunológicas antígeno-específicas e inespecíficas. A ativação dessas células ocorre após a sua ligação a imunocomplexos, por meio de exposição a várias citocinas e após fagocitose de antígenos ou substâncias particuladas, como sílica ou asbesto. Contêm enzimas proteolíticas e são capazes de sintetizar mediadores pró-inflamatórios, incluindo citocinas, metabólitos do ácido araquidônico e metabólitos oxidativos. Os macrófagos expressam, de modo constitutivo, o receptor do tipo Toll 4 (TLR_4), que pode ligar-se a endotoxinas bacterianas, desencadeando a liberação de citocinas. É hipotetizado que a IL-12 e o TNF derivados de macrófagos influenciem a diferenciação das células TH_1 e TH_2, afetando, dessa maneira, a expressão de atopia e doença alérgica.

As **células NK** são linfócitos não B e não T, capazes de destruir um amplo espectro de células-alvo. Essas células são reconhecidas pela presença de antígenos de superfície específicos (CD16 ou CD56). As células NK têm a capacidade de ligar-se à IgG, devido ao receptor de membrana para a molécula de IgG (FcR). Ocorre citotoxicidade celular dependente de anticorpo (ADCC) quando um organismo ou uma célula são recobertos por anticorpos e sofrem destruição mediada por células NK. Alternativamente, as células NK podem destruir células infectadas por vírus ou células tumorais de modo inespecífico.

Os **mastócitos** são células de coloração basofílica encontradas principalmente nos tecidos conectivo e subcutâneo. Possuem grânulos proeminentes que constituem a fonte de numerosos mediadores da hipersensibilidade imediata e apresentam de 30 a 200mil receptores de membrana da superfície celular para o fragmento Fc da IgE. Quando uma molécula de alérgeno estabelece uma ligação cruzada com dois anticorpos IgE associados à superfície celular de mastócitos adjacentes, a ativação celular dependente de cálcio leva à liberação de mediadores tanto pré-formados quanto recém-produzidos. Os mastócitos também possuem receptores de superfície para "anafilatoxinas" (fragmentos ativados do complemento, C3a, C4a e C5a), citocinas e neuropeptídeos, como a substância P. A ativação por esses mecanismos não mediados pela IgE pode contribuir para a imunidade do hospedeiro e proporcionar uma ligação entre os sistemas imune e neuroendócrino. Camundongos com deficiência de mastócitos exibem uma vulnerabilidade particular à sepse e morte rápida após peritonite, possivelmente devido à produção insuficiente de TNF-α durante a infecção bacteriana. Os mastócitos também aparecem em áreas de cicatrização de feridas e na doença pulmonar fibrótica. Em condições experimentais, os mediadores derivados dos mastócitos promovem a angiogênese e a fibrogênese, sugerindo que a sua presença nesses locais é patologicamente importante.

Os **neutrófilos** são granulócitos que fagocitam e destroem antígenos estranhos e microrganismos. Essas células são atraídas até os locais de antígenos por fatores quimiotáticos, incluindo o componente 5 do complemento ativado pelo plasma (C5a), leucotrieno B_4 (LTB_4), fator de estimulação de colônias de granulócitos (G-CSF), GM-CSF, IL-8 e fator de ativação das plaquetas (PAF). Possuem receptores para o fragmento Fc dos anticorpos IgG e IgM (opsoninas específicas) e para o fragmento C3b do complemento (opsonina inespecífica). Os antígenos menores são fagocitados e destruídos por enzimas lisossômicas. As enzimas lisossômicas liberadas localmente destroem partículas que são muito grandes para seres fagocitadas. Os neutrófilos produzem ou contêm vários fatores antimicrobianos, incluindo metabólitos oxidativos, superóxidos e H_2O_2; mieloperoxidase, que catalisa a produção de hipoclorito; e enzimas proteolíticas, como colagenase, elastase e catepsina B. Todos esses fatores ou alguns deles podem desempenhar um papel em várias reações de hipersensibilidade, incluindo resposta asmática tardia tipo I, reação citotóxica tipo II e doença por imunocomplexos tipo III (ver Seção "Classificação dos Distúrbios de Hipersensibilidade Imune").

Os **eosinófilos** desempenham um papel tanto pró-ativo quanto modulador na inflamação. São atraídos até o local das reações antígeno-anticorpo pelo PAF, C5a, quimiocinas, histamina e LTB_4. São importantes na defesa contra parasitos. Quando estimulados, liberam numerosos fatores inflamatórios, incluindo a proteína básica principal (MBP), a neurotoxina derivada de eosinófilos, a proteína catiônica de eosinófilos (ECP), a peroxidase de eosinófilos, as hidrolases lisossômicas e o LTC_4. A MBP destrói parasitos, compromete o batimento dos cílios e causa esfoliação das células epiteliais respiratórias; além disso, pode desencadear a liberação de histamina dos mastócitos e basófilos. Os produtos derivados dos eosinófilos podem desempenhar um papel no desenvolvimento da hiper-reatividade das vias respiratórias.

As **células dendríticas** são células fagocíticas especializadas, que são encontradas, em quantidade abundante, próximas às superfícies mucosas que internalizam microrganismos e resíduos. Essas células deslocam-se até órgãos linfoides secundários e apresentam antígenos às células T virgens circulantes. Exibem, também, receptores do tipo Toll e, após ligação a microrganismos, desencadeiam a produção de citocinas inflamatórias, estabelecendo uma ponte entre as respostas imunes inata e adaptativa.

MEDIADORES DA HIPERSENSIBILIDADE IMEDIATA

Os mediadores da hipersensibilidade imediata são substâncias químicas produzidas ou liberadas por células efetoras após a sua ativação. Possuem várias atividades biológicas e normalmente atuam na defesa do hospedeiro; todavia, desempenham um papel patológico na hipersensibilidade imune. Os mediadores podem existir em um estado pré-formado nos grânulos dos mastócitos e basófilos, ou podem ser sintetizados por ocasião da ativação dessas células e de algumas outras células nucleadas (Quadros 17-1 e 17-2). O reconhecimento dos efeitos fisiológicos e imunológicos dos mediadores levou a um melhor entendimento da imunopatologia e forneceu alvos potenciais para a futura farmacoterapia.

Os mediadores pré-formados incluem histamina, quimioatraentes dos eosinófilos e neutrófilos, proteoglicanas (heparina, sulfato de condroitina) e várias enzimas proteolíticas. A histamina é uma amina bioativa, acondicionada em grânulos

Quadro 17-1 Mediadores da hipersensibilidade imediata

Mediadores vasoativos e de contração do músculo liso
  Pré-formados
    Histamina
  Produzidos
    Metabólitos do ácido araquidônico (PGD_2, LTC_4)
    PAF
    Adenosina
Mediadores quimiotáticos
  Dirigidos para eosinófilos
    Fator quimiotático eosinofílico da anafilaxia (ECFA)
    Oligopeptídeos ECF
    PAF
  Dirigidos para neutrófilos
    Fator quimiotático neutrofílico de alto peso molecular
    LTB_4
    PAF
Mediadores enzimáticos
  Proteases neutras
    Triptase
    Quimase
  Hidrolases lisossômicas
  Outras enzimas
    Superóxido dismutase
    Peroxidase

intracelulares densos, a qual, quando liberada, liga-se a receptores H_1, H_2 e H_3 de membrana, resultando em efeitos fisiológicos significativos. A ligação aos receptores H_1 provoca contração do músculo liso, vasodilatação, aumento da permeabilidade vascular e estimulação das glândulas mucosas nasais. A estimulação dos receptores H_2 provoca aumento da secreção de ácido gástrico, secreção de muco e quimiotaxia dos leucócitos. A histamina é importante na patogenia da rinite alérgica, asma alérgica e anafilaxia.

Os mediadores recém-produzidos incluem cininas, fator de ativação das plaquetas e metabólitos do ácido araquidônico, incluindo leucotrienos e prostaglandinas. Em muitas células imunes, o ácido araquidônico, liberado das bicamadas fosfolipídicas da membrana, é metabolizado pela via da lipoxigenase para formar leucotrienos (LT), ou pela via da ciclo-oxigenase para produzir prostaglandinas (PG) e tromboxanos A_2 e B_2 (TXA_2 e TXB_2). O LTB_4 é um potente quimioatraente para os neutrófilos. O LTC_4, o LTD_4 e o LTE_4 constituem a substância de reação lenta da anafilaxia, que possui uma potência espasmogênica para o músculo liso dos brônquios de 100 a 1.000 vezes a da histamina e que também provoca dilatação e permeabilidade vasculares.

Quase todas as células nucleadas produzem prostaglandinas. Os membros mais importantes são as PGD_2, PGE_2, PGF_2 e PGI_2 (prostaciclina). Os mastócitos humanos produzem grandes quantidades de PGD_2, que provoca vasodilatação, permeabilidade vascular e constrição das vias respiratórias. Os neutrófilos polimorfonucleares e os macrófagos ativados sintetizam PGF_{2a}, um broncoconstritor, e PGE_2, um broncodilatador. A PGI_2 causa desagregação das plaquetas. O TXA_2 provoca agregação plaquetária, constrição brônquica e vasoconstrição.

Quadro 17-2 Ação dos mediadores nas reações de hipersensibilidade

| | Broncoconstrição | Quimiotaxia | | Ativação das plaquetas | Aumento da permeabilidade vascular | Produção de muco | Aumento do prurido |
		PMS	Eosinófilo				
Histamina	X	X	X		X	X (nasal)	X
Leucotrienos							
C	X				X	X	
D	X				X	X	
E	X					X	
5-HETE		X					
PGD$_2$	X				X		
TXA$_2$	X			X			
Calicreína						X	
PAF	X		X	X			
NCFA		X					
ECFA		X	X				

ECFA = fator quimiotático eosinofílico; 5-HETE = ácido hidroxieicositetraenoico; NCFA = fator quimiotático neutrofílico; PAF = fator de ativação das plaquetas; PGD$_2$ = prostaglandina D$_2$; TXA$_2$ = tromboxano A$_2$.

Os macrófagos, os neutrófilos, os eosinófilos e os mastócitos produzem PAF, que provoca agregação plaquetária, vasodilatação, aumento da permeabilidade vascular e contração do músculo liso brônquico. O PAF é o quimioatraente eosinofílico mais potente descrito, que também desempenha um papel na anafilaxia. As cininas são peptídeos vasoativos formados no plasma quando a calicreína, liberada pelos basófilos e mastócitos, digere o cininogênio plasmático. As cininas, incluindo a bradicinina, causam contração lenta e duradoura do músculo liso brônquico e vascular, permeabilidade vascular, secreção de muco, estimulação das fibras dolorosas, contribuindo para o angioedema e a anafilaxia nos seres humanos.

Cascatas do complemento

A ligação do antígeno ao anticorpo IgG ou IgM desencadeia a ativação da via clássica do complemento. Os sítios de ligação do complemento, nesses imunocomplexos, são expostos, possibilitando a ligação do primeiro componente da sequência do complemento, C1q. Outros componentes da sequência do complemento são subsequentemente ligados, ativados e clivados, levando finalmente à lise da célula. Os subprodutos importantes da via clássica incluem produtos de clivagem ativados, as anafilatoxinas C3a, C5a e o componente C4a, menos potente. O C5a é um poderoso fator quimiotático dos leucócitos, que também causa a liberação de mediadores dos mastócitos e basófilos. Os componentes C4b e C3b medeiam a ligação dos imunocomplexos às células fagocíticas, facilitando a opsonização.

A ativação da sequência do complemento pela via alternativa é iniciada por diversos agentes, incluindo lipopolissacarídeos (LPS), moléculas semelhantes à tripsina, IgA e IgG agregadas e veneno de cobra. A ativação da via alternativa não exige a presença de complexos antígeno-anticorpo, tampouco utiliza os componentes iniciais da sequência do complemento, C1, C4 e C2. Por fim, como consequência da ativação da via clássica ou da via alternativa, ocorre a ativação da sequência terminal do complemento, resultando em lise celular e/ou inflamação tecidual.

Citocinas

Muitas funções imunes são reguladas ou mediadas pelas citocinas, que são fatores solúveis secretados pelas células imunes ativadas. As citocinas podem ser organizadas funcionalmente em grupos, de acordo com as suas principais atividades: (1) citocinas que promovem a inflamação e medeiam a imunidade natural, como IL-1, IL-6, IL-8, TNF e interferon (IFN)-γ; (2) citocinas que sustentam a inflamação alérgica, como IL-4, IL-5 e IL-13; (3) citocinas que controlam a atividade reguladora dos linfócitos, como IL-10, IL-12 e IFN-γ; e (4) citocinas que atuam como fatores de crescimento hematopoiético, como IL-3, IL-7 e GM-CSF (Quadro 17-3). Essa complicada rede de interação de citocinas atua para modular a função celular e as respostas imunológicas. Muitas pesquisas em andamento estão focadas na modulação das respostas das citocinas como modo de controlar ou tratar processos patológicos.

Quadro 17-3 Principais citocinas

Citocina	Principais efeitos
IL-1	Pirógeno endógeno, fator de ativação dos linfócitos
IL-2	Ativação e expansão de linfócitos antígeno-específicos
IL-3	Fator de crescimento para as células-tronco hematopoiéticas
IL-4	Fator de mudança para IgE e IgG1, promove a resposta das células TH_2
IL-5	Ativa e aumenta a sobrevida dos eosinófilos
IL-6	Promove a diferenciação das células B em plasmócitos, estimula a produção de reagentes de fase aguda
IL-7	Promove a proliferação linfocitária
IL-8	Fator quimiotático neutrofílico
IL-10	Inibe a apresentação de antígenos, a expressão de moléculas de MHC II e de adesão
IL-12	Promove a resposta das células TH_1, inibe a resposta das células TH_2, ativa as células NK
IL-13	Promove a síntese de IgE
IL-17	Recruta e promove a proliferação e a função dos neutrófilos
IFN-α	Inibe a replicação viral
IFN-γ	Estimula a expressão de MHC I e II, desvia o equilíbrio de TH_2 para TH_1, intensifica as respostas efetoras de TH_1
TNF	Citotóxico para as células tumorais, efeitos pró-inflamatórios semelhantes aos da IL-1
GM-CSF	Intensifica a proliferação, a diferenciação e a sobrevida dos neutrófilos, macrófagos, megacariócitos e eosinófilos
TGF-β	Inibe as respostas da IL-2, promove a cicatrização de feridas e a fibrose

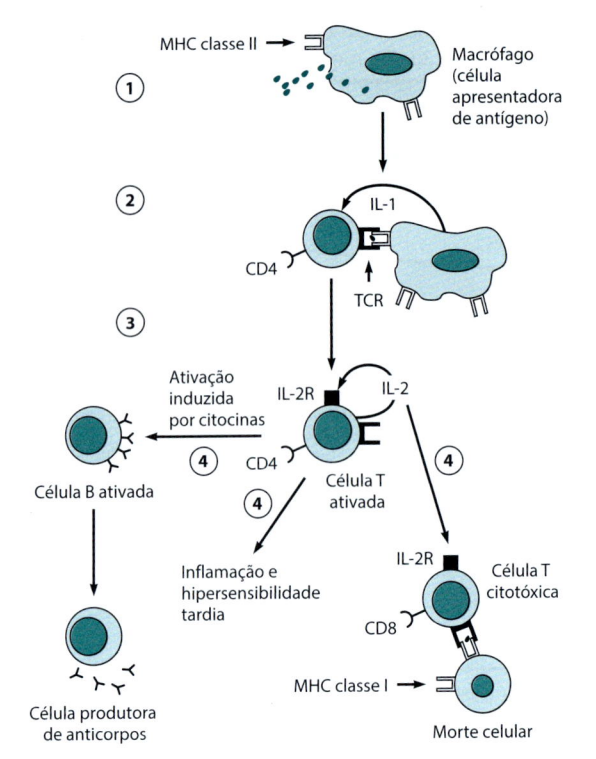

▲ **Figura 17-2** Resposta imune normal.
(1) Processamento e apresentação do antígeno pelas células apresentadoras de antígeno. (2) O reconhecimento do complexo antígeno-MHC por linfócitos T CD4 induz a secreção de IL-1 por células apresentadoras de antígeno e ativação celular subsequente. (3) Os linfócitos T ativados expressam receptores de IL-2 e secretam IL-2, que regula positivamente a expressão do receptor de IL-2 de modo autócrino. (4) Os linfócitos T CD4 ativados podem estimular os linfócitos T citotóxicos CD8 a mediar a citotoxicidade celular, a ativação dos linfócitos B e a diferenciação em plasmócitos produtores de anticorpos, que medeiam a imunidade humoral ou a hipersensibilidade tardia e outras reações inflamatórias.

Resposta aos antígenos

As principais respostas imunológicas a antígenos incluem a eliminação do antígeno por meio de eventos mediados por anticorpos (resposta humoral) e a destruição direta das células-alvo por um subgrupo de linfócitos T, denominados linfócitos T citotóxicos (CTL) (resposta celular). A série de eventos que compõe a resposta imune inclui processamento e apresentação do antígeno, reconhecimento e ativação dos linfócitos, resposta imune celular e/ou humoral e destruição ou eliminação do antígeno (Fig. 17-2).

As respostas imunes podem ter efeitos tanto positivos quanto deletérios. O controle rigoroso dos mecanismos inflamatórios promove a eliminação eficiente de substâncias estranhas e impede a ativação descontrolada dos linfócitos e a produção desregulada de anticorpos. Entretanto, a ativação inapropriada ou a desregulação do sistema podem perpetuar processos inflamatórios, resultando em lesão tecidual e disfunção orgânica. A inflamação é responsável por reações de hipersensibilidade e por muitos dos efeitos clínicos da autoimunidade.

A. Processamento e apresentação de antígeno

Os imunógenos exógenos não são reconhecidos, em sua maioria, pelo sistema imune na sua forma nativa, e exigem a sua captação e o seu processamento por **células apresentadoras de antígenos** especializadas. As células apresentadoras de antígenos incluem macrófagos, células dendríticas no tecido linfoide, células de Langerhans na pele, células de Kupffer no fígado, células da micróglia no sistema nervoso e linfócitos B. Após entrar em contato com imunógenos, as células apresentadoras de antígeno internalizam a substância exógena por meio de fagocitose ou pinocitose, modificam a sua estrutura original e exibem fragmentos antigênicos da proteína nativa em sua superfície.

B. Reconhecimento e ativação por linfócitos T

O reconhecimento do antígeno processado por linfócitos T especializados, conhecidos como linfócitos T "auxiliares" (CD4+), é o evento de importância crítica na resposta imune. Os linfócitos T auxiliares coordenam as numerosas células e sinais biológicos necessários para a execução da resposta imune. Os linfócitos T auxiliares reconhecem o antígeno processado e exibido por células apresentadoras de antígeno apenas em associação a proteínas de superfície celular polimórficas, codificadas pelo complexo de genes de histocompatibilidade principal (MHC – *major histocompatibility gene complex*). Os genes *MHC* são altamente polimórficos e determinam a responsividade imunológica. São conhecidos como genes *HLA*, de antígenos leucocitários humanos, e certos genótipos *HLA* conferem suscetibilidade ou resistência genética a uma variedade de doenças autoimunes, ambientais e ocupacionais específicas.

As proteínas virais de síntese endógena são processadas em associação com moléculas MHC da classe I, enquanto antígenos estranhos exógenos, que necessitam de uma resposta humoral, são expressos em associação a estruturas MHC da classe II. Todas as células somáticas expressam MHC da classe I, enquanto apenas as células especializadas apresentadoras de antígeno podem expressar MHC da classe II. Os linfócitos T auxiliares que expressam o antígeno CD4 reconhecem antígenos no contexto do MHC da classe II, enquanto os linfócitos T citotóxicos (CD8+) reconhecem células-alvo que transportam MHC da classe I complexado com antígeno.

Dois sinais são necessários para a ativação desses linfócitos T: (1) a ligação do receptor de células T específico para antígenos (CD3) ao complexo antígeno-MHC, e (2) a coestimulação por meio de interações CD28 (nas células T)-B7 (na célula apresentadora de antígeno). Esses dois sinais induzem a expressão dos receptores de IL-2 sobre a superfície dos linfócitos CD4+, bem como a produção de vários fatores de crescimento celular e de diferenciação (citocinas). Subsequentemente, os linfócitos T auxiliares CD4+ ativados estimulam as células efetoras que mediam os braços celular e humoral da resposta imune.

Os **linfócitos T citotóxicos (CTL)** eliminam as células-alvo (células infectadas por vírus, células tumorais ou tecidos estranhos), constituindo a resposta imune celular. Esses linfócitos T *killer* liberam substâncias, denominadas citotoxinas, que levam à citólise ou destruição das células-alvo infectadas. Os CTLs originam-se de ativação desencadeada por antígeno e diferenciação de pequenos linfócitos precursores maduros em repouso. Os CTLs ativados produzem uma proteína formadora de poros de membrana (perforina ou citolisina), IFN-γ. A destruição das células-alvo por CTLs exige um contato direto entre as células e ocorre de modo sequencial por (1) interações de adesão entre os CTLs e a célula-alvo, (2) ativação dos CTLs pela ocupação dos receptores de CTLs por antígenos, (3) liberação do processo letal nas células-alvo por mecanismos pouco caracterizados, e (4) morte celular programada das células-alvo.

C. Ativação dos linfócitos B (resposta imune humoral)

A principal função dos linfócitos B maduros consiste em sintetizar anticorpos. Após proliferação e diferenciação terminal e a ligação do antígeno a receptores de células B, isto é, anticorpos de superfície, as células B transformam-se em células com alta taxa de produção de anticorpos, denominadas **plasmócitos**. Os anticorpos são moléculas de imunoglobulina direcionadas contra antígenos específicos, que medeiam a imunidade humoral. Os linfócitos B também podem ligar-se diretamente ao antígeno estranho, internalizá-lo, processá-lo e apresentá-lo a linfócitos T CD4+. Um reservatório de linfócitos B ativados pode sofrer diferenciação para formar células de memória, que respondem mais rapidamente e de modo eficiente a exposições subsequentes a antígenos idênticos ou estruturas antigênicas estreitamente relacionadas. Essas respostas imunes secundárias são mais rápidas e mais intensas em consequência da memória imunológica.

D. Estrutura e função dos anticorpos

O repertório de especificidades antigênicas das imunoglobulinas no corpo humano é estimado em 10^7. As imunoglobulinas desempenham uma variedade de funções biológicas secundárias, incluindo fixação do complemento, imunização passiva transplacentária do neonato e facilitação da fagocitose (opsonização), que participam, em sua totalidade, na defesa do hospedeiro contra doenças. (Fig. 17-3). As imunoglobulinas circulantes possuem especificidade peculiar para determinada estrutura antigênica e diversidade para entrar em contato com uma ampla variedade de materiais antigênicos. Essa diversidade surge de complexos rearranjos do DNA e processamento do RNA nos linfócitos B no início de sua maturação. Todas as moléculas de imunoglobulina compartilham uma estrutura polipeptídica de quatro cadeias, que consiste em duas cadeias pesadas e duas cadeias leves. Cada cadeia inclui uma porção aminoterminal, que contém a região variável (V), e uma porção carboxiterminal, que contém quatro ou cinco regiões constantes (C). As regiões V são estruturas altamente variáveis, que formam o sítio de ligação do antígeno, enquanto os domínios C sustentam as funções efetoras das moléculas. Existem cinco classes (isotipos) de imunoglobulinas, que são definidas com base em diferenças na região C das cadeias pesadas. A **IgG** é a imunoglobulina predominante no soro. Os anticorpos IgG são precipitinas poderosas, e três subclasses (IgG_1, IgG_2 e IgG_3) podem ativar o complemento, características que contribuem para a patogenia da doença do soro e de certos tipos de pneumonite de hipersensibilidade (p. ex., doença dos criadores de pássaros).

A **IgA** é a imunoglobulina predominante na superfície das membranas mucosas. Ocorre predominantemente na forma de

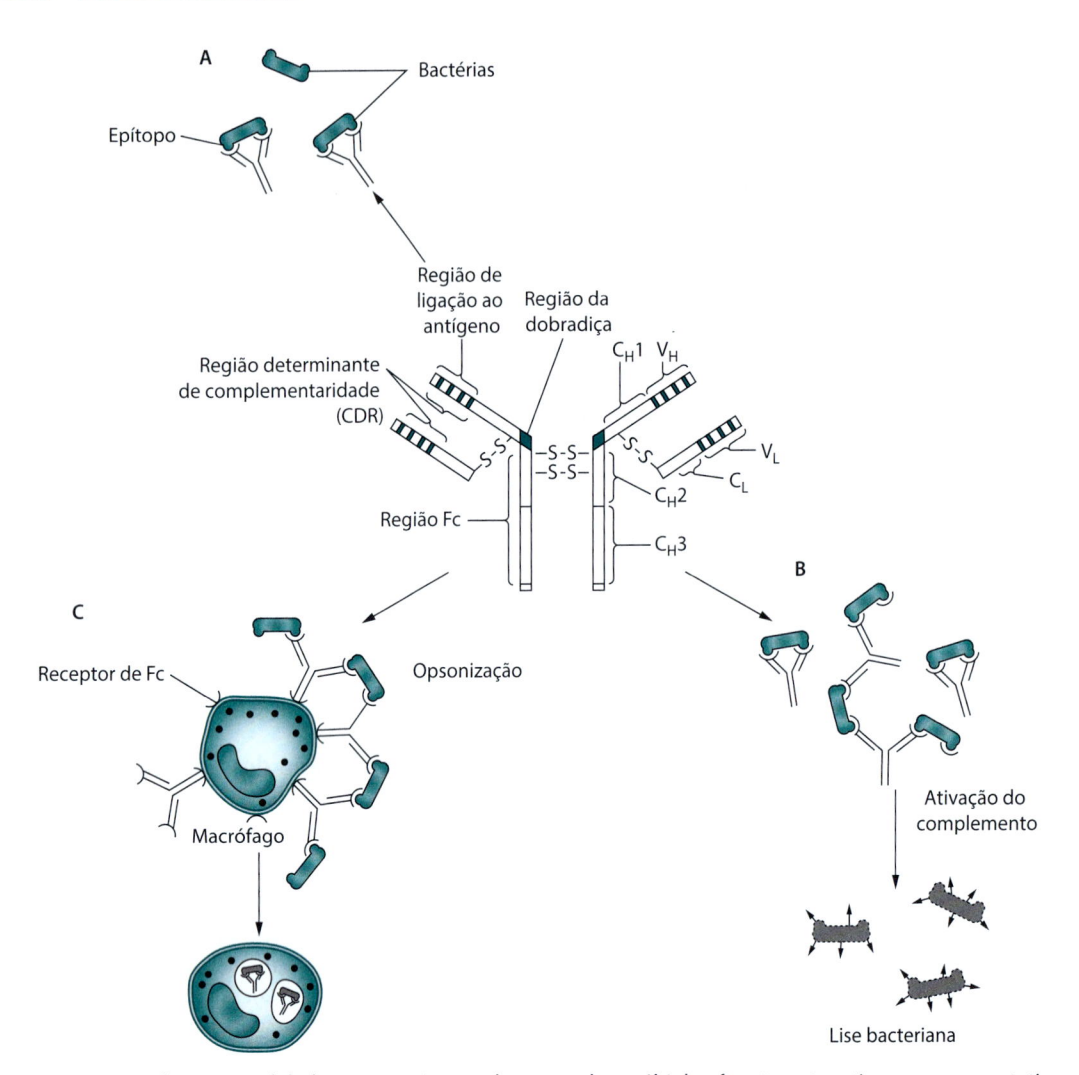

▲ **Figura 17-3** Função das imunoglobulinas. O anticorpo desempenha múltiplas funções. O anticorpo representativo consiste em duas cadeias pesadas (H) e duas cadeias leves (L), cada uma delas subdividida em domínios constantes (CL, CH) e variáveis (VL, VH). A estrutura é mantida por pontes dissulfeto intra e intercadeias. (A) A região determinante de complementaridade (CDR) da porção do anticorpo de ligação ao antígeno liga-se ao determinante antigênico (epítopo) de maneira semelhante a uma chave e fechadura. (B) Os complexos antígeno-anticorpo ativam o complemento para produzir componentes do complemento que causam lise bacteriana. (C) A porção Fc dos anticorpos liga-se a receptores de Fc nos fagócitos (p. ex., macrófagos, neutrófilos) e facilita a captação de bactérias (opsonização).

monômero no soro e como dímero ou trímero quando secretada na superfície das mucosas. Quando o dímero ou o trímero atravessa as células epiteliais até uma superfície mucosa, adquire uma molécula menor, denominada peça secretora, que estabiliza a molécula e impede a sua degradação por enzimas proteolíticas. Os anticorpos IgA protegem o hospedeiro de antígenos estranhos na superfície das mucosas, porém, não fixam o complemento pela via clássica.

A **IgM** é um pentâmero encontrado quase exclusivamente no compartimento intravascular. Os anticorpos IgM são aglutininas potentes e fixam o complemento. Podem mediar a síndrome de anemia pulmonar por anidrido trimelítico. A **IgD** é uma imunoglobulina monomérica. Sua função biológica é desconhecida.

A **IgE** é o monômero de imunoglobulina mais pesado, cuja concentração sérica normal varia de 20 a 100 UI; entretanto, a sua concentração pode ser cinco vezes maior do que o normal ou, até mesmo, mais alta no indivíduo atópico. A porção Fc da IgE liga-se a receptores na superfície dos mastócitos e dos basófilos. Os anticorpos IgE desempenham um importante papel nas reações de hipersensibilidade imediata, como alergia nasal e asma alérgica em veterinários, tratadores de animais de laboratório e trabalhadores na indústria de detergentes enzimáticos.

E. Mecanismos humorais da eliminação de antígenos

Os anticorpos podem induzir a eliminação do antígeno estranho por meio de vários mecanismos diferentes. A ligação do anticorpo a toxinas bacterianas ou a agentes estranhos pode neutralizar ou promover a eliminação de "imunocomplexos" antígeno-anticorpo por meio do sistema reticuloendotelial. Os anticorpos também podem recobrir a superfície bacteriana, possibilitando a sua eliminação por macrófagos, em um processo conhecido como opsonização. Algumas classes de anticorpos podem formar complexos com antígenos e ativar a cascata do complemento, que culmina na lise da célula-alvo. Por fim, a IgG, a principal classe de anticorpos, pode ligar-se a células *natural killer*, que subsequentemente formam complexos com as células-alvo e liberam citotoxinas por meio de citotoxicidade dependente de anticorpos (ADCC).

CLASSIFICAÇÃO DOS DISTÚRBIOS DE HIPERSENSIBILIDADE IMUNE

Gell e Coombs desenvolveram um esquema de classificação para definir os mecanismos imunopatológicos básicos de hipersensibilidade em quatro tipos distintos de reações (tipos I-IV) (Fig. 17-4). Os tipos I-III são mediados por anticorpos específicos (resposta imune humoral), enquanto o tipo IV resulta da ação de linfócitos T sensibilizados (resposta imune celular). Todos os mecanismos definidos necessitam de uma exposição inicial ao antígeno, que desencadeia uma resposta imune primária (sensibilização). A exposição subsequente ao mesmo antígeno (estímulo) depois de um curto período (habitualmente 1 semana, no mínimo) desencadeia uma resposta de hipersensibilidade.

Tipo I: reação de hipersensibilidade anafilática ou imediata

Essas reações são desencadeadas pela interação do antígeno com anticorpos IgE específicos ligados aos mastócitos e basófilos, com liberação subsequente de mediadores inflamatórios. Os exemplos de reações tipo I, na prática da medicina ocupacional, incluem a rinite e a asma alérgicas observadas em padeiros e tratadores de animais, e anafilaxia sistêmica em apicultores e profissionais da área de saúde (alergia ao látex).

A exposição inicial ao antígeno em um hospedeiro geneticamente predisposto leva à síntese de IgE antígeno-específica por células B maduras, constituindo o estado atópico. A mudança isotípica para a produção de IgE exige a presença da citocina IL-4, junto com fatores adicionais de ativação e diferenciação dos linfócitos B (IL-5, IL-6, IL-13). Em contrapartida, o IFN-γ, uma citocina de TH_1, inibe a síntese de IgE dependente de IL-4 nos seres humanos. Foi formulada a hipótese de que o equilíbrio entre as respostas de IL-4 e as que favorecem o IFN-γ pode influenciar o desenvolvimento, ou não, de atopia em um indivíduo.

Os linfócitos T auxiliares (CD4+) desempenham um papel central na indução de respostas imunes normais. Linfócitos T ativados que liberam citocinas características de TH_2 foram encontrados em locais de inflamação na doença alérgica das vias respiratórias, e acredita-se que esses linfócitos direcionam a resposta imune para a inflamação alérgica.

A IgE antígeno-específica liga-se a receptores Fc de alta afinidade nos mastócitos e basófilos teciduais, bem como a receptores Fc de baixa afinidade nos linfócitos, macrófagos, eosinófilos e plaquetas, sensibilizando, assim, essas células para futura exposição a alérgenos. Com a reexposição ao alérgeno, o indivíduo sensibilizado pode desencadear uma resposta de hipersensibilidade imediata. Os mastócitos, munidos de IgE antígeno-específica em sua superfície, podem ligar-se a alérgenos polivalentes e estabelecer uma ligação cruzada entre moléculas de IgE, com consequente ativação e desgranulação da célula. O Quadro 17-4 fornece uma lista de muitas causas ocupacionais de reações de hipersensibilidade imediata. Os aeroalérgenos ambientais comuns que causam reações mediadas por IgE incluem pólen, ácaros de poeira doméstica, fungos e pelos de animais. A ativação dos mastócitos e dos basófilos induz tanto a liberação de mediadores pré-formados dos grânulos citoplasmáticos (histamina, fatores quimiotáticos e enzimas) quanto a síntese e a liberação de mediadores recém-produzidos (prostaglandinas, leucotrienos e fator de ativação das plaquetas). Os mastócitos e os basófilos também têm a capacidade de sintetizar e liberar citocinas pró-inflamatórias, fatores de crescimento e fatores reguladores, que interagem em redes complexas.

A interação de mediadores com células e órgãos-alvo específicos frequentemente induz uma resposta bifásica: um efeito inicial sobre os vasos sanguíneos, o músculo liso e as glândulas secretoras, caracterizado por permeabilidade vascular, contração do músculo liso e hipersecreção de muco, e uma resposta tardia, caracterizada por edema da mucosa e influxo de células inflamatórias. A **resposta de fase inicial** ocorre dentro de poucos minutos após exposição a antígenos. Na rinoconjuntivite alérgica, a resposta de fase inicial caracteriza-se, macroscopicamente, por eritema, edema localizado, rinorreia e prurido, que resultam, em grande parte, da interação da histamina com tecidos-alvo das vias respiratórias superiores e mucosa conjuntival. Em nível histológico, a resposta inicial caracteriza-se por vasodilatação, edema e infiltrado celular discreto constituído, em sua maior parte, por granulócitos.

A **resposta de fase tardia** pode ocorrer ou após a resposta de fase inicial (resposta dupla), ou pode surgir como evento isolado (fase tardia isolada). As reações de fase tardia começam dentro de 2 a 4 horas após a exposição inicial ao antígeno,

A. TIPO I

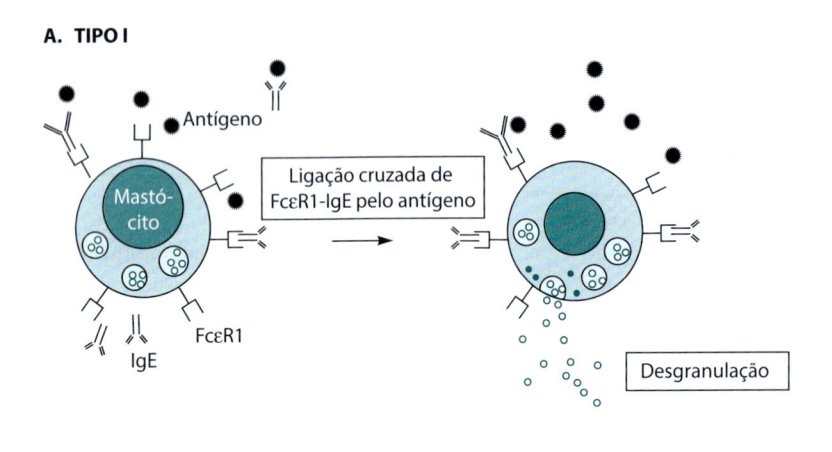

B. TIPO II

▲ **Figura 17-4** Respostas imunes de hipersensibilidade. **A.** Reação tipo I. Os mastócitos e os basófilos ligam-se à IgE por meio de receptores de Fc de alta afinidade (FcεR1). A ligação do antígeno e a ligação cruzada de complexos de FcεR1-IgE induzem a desgranulação das células e a liberação de mediadores inflamatórios. **B.** Reação tipo II. Os anticorpos IgG e IgM dirigidos contra antígenos teciduais ou celulares induzem a ativação do complemento, resultando em morte celular e lesão tecidual. **C.** Reação tipo III. Os imunocomplexos circulantes, compostos de antígeno solúvel e IgG ou IgM, depositam-se no endotélio vascular de vários tecidos, ativando a cascata do complemento. Os leucócitos polimorfonucleares (PMN) e outros fagócitos são atraídos até os locais de depósito de imunocomplexos por meio dos receptores Fc e C3b e são induzidos a sofrer desgranulação e fagocitar os complexos, resultando em lesão tecidual e vasculite. **D.** Reação tipo IV. Por meio de seus receptores, as células T auxiliares reconhecem peptídeos antigênicos das células-alvo ligados a células apresentadoras de antígeno. Esse reconhecimento pela célula T resulta em secreção de interleucina 2, gama-interferon e outras citocinas, que são necessárias para a ativação dos macrófagos teciduais e células T citotóxicas. As células T citotóxicas reconhecem o mesmo antígeno ligado às células-alvo e induzem a lise por meio de perforinas e outras moléculas secretadas pelas células T citotóxicas. ADCC, citotoxicidade celular dependente de anticorpos; APC, célula apresentadora de antígenos; TC, célula T citotóxica; TCR, receptor de célula T; TH, célula T auxiliar.

alcançam a sua atividade máxima em 6 a 12 horas e desaparecem habitualmente dentro de 12 a 24 horas. A resposta de fase tardia caracteriza-se, macroscopicamente, por eritema, endurecimento, calor, ardência e prurido e, microscopicamente, por um influxo principalmente de eosinófilos e células mononucleares. Com frequência, são obtidas amostras de eosinófilos da mucosa nasal de pacientes com rinite alérgica e do escarro de pacientes com asma. Os produtos dos eosinófilos ativados, como a proteína básica principal e a proteína catiônica eosinofílica, são destrutivos para o tecido epitelial das vias respiratórias e estão associados a uma hiper-reatividade das vias respiratórias. A ruptura epitelial é uma característica de pacientes com dermatite atópica e asma. As células imunes que infiltram os tecidos na resposta tardia podem ainda elaborar citocinas e fatores de liberação de histamina, que perpetuam a resposta inflamatória, resultando em hiper-reatividade duradoura e destruição da integridade do tecido-alvo (p. ex., brônquios, pele ou mucosa nasal). Com a persistência da exposição ao alérgeno, o início e a resolução da resposta de fase tardia tornam-se indistintos, à medida que se desenvolve a inflamação tecidual crônica. Foi constatada a ocorrência de reatividade de fase tardia na doença atópica, incluindo rinite e conjuntivite alérgicas, asma, dermatite atópica sensível a alimentos e anafilaxia. É possível que as duplas respostas asmáticas observadas em indivíduos com asma ocupacional por detergentes, asma por anidrido trimelítico e asma do padeiro representem

C. TIPO III

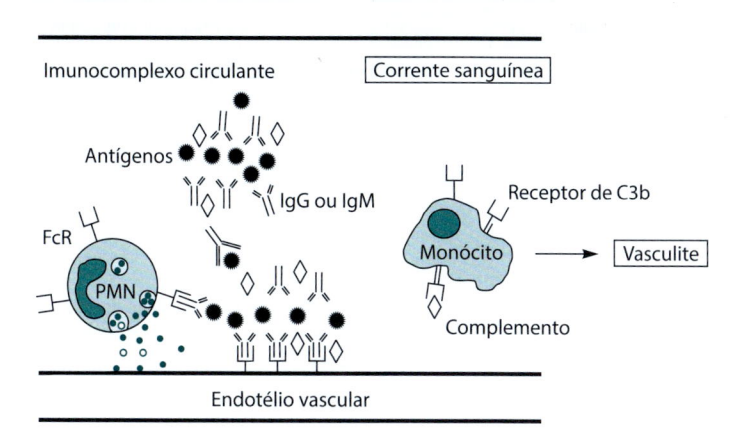

(diagrama: Imunocomplexo circulante na corrente sanguínea, com antígenos, IgG ou IgM, FcR, PMN, Receptor de C3b, Monócito → Vasculite, Complemento, Endotélio vascular)

D. TIPO IV

(diagrama: MHC, TCR, APC, Célula TH, Endocitose, Antígeno, Célula TC, Célula-alvo, Macrófago, Secreção de IL-2, IFN-γ, etc., Inflamação da lise celular, Mediadores inflamatórios, perforina, etc.)

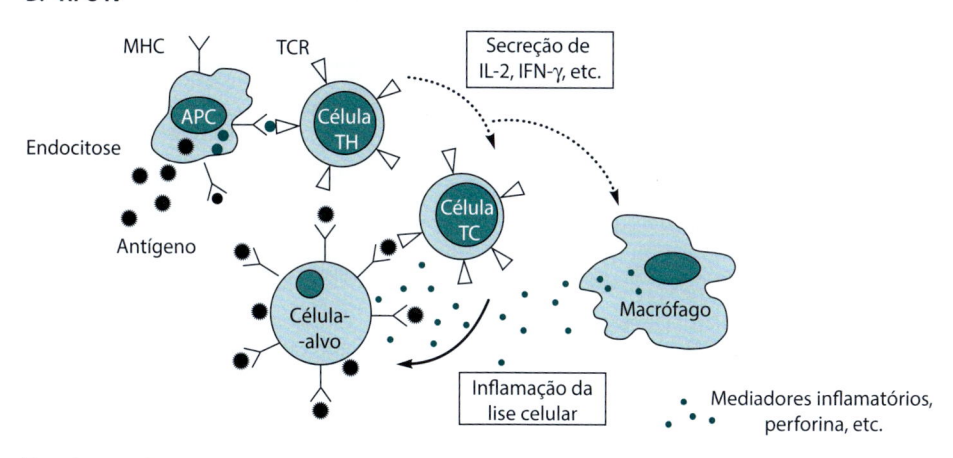

▲ **Figura 17-4** (*Continuação*)

exemplos clínicos de respostas brônquicas de fase tardia. A terapia anti-inflamatória direcionada para a resposta de fase tardia, como o uso de corticosteroides tópicos, continua sendo a base do tratamento clínico da rinite e asma alérgicas.

A hipersensibilidade imediata pode ser demonstrada *in vivo* por meio de teste cutâneo (*prick test*) ou intradérmico para antígenos específicos, ou *in vitro* pelo teste radioalergoabsorvente (RAST) ou o ensaio imunoabsorvente ligado à enzima (ELISA).

Tipo II: reações citotóxicas

Nas reações tipo II, o antígeno-alvo é uma proteína de superfície celular ou uma substância antigênica que se liga de modo covalente a uma proteína de superfície celular (Fig. 17-4, B). Ocorre ligação entre o antígeno ligado à superfície celular e o anticorpo, facilitando a fagocitose ou ativando a sequência terminal do complemento, com consequente lise celular. Nas reações transfusionais, o antígeno é uma proteína sobre a membrana celular do eritrócito incompatível. O teste de Coombs é útil para a demonstração de anticorpos IgG sobre a superfície dos eritrócitos e leucócitos. Em alguns distúrbios de hipersensibilidade tipo II, uma substância de baixo peso molecular, como o anidrido trimelítico (TMA), que atua como hapteno, liga-se a uma proteína de superfície celular do hospedeiro, que atua como carreador. Na síndrome pneumopatia-anemia, que ocorre em trabalhadores com exposição repetida a altas concentrações de TMA volátil, essa substância química combina-se com uma proteína da membrana eritrocitária ou com uma proteína da membrana celular basal pulmonar, formando um antígeno completo que, por sua vez, estimula a produção de anticorpos IgG ou IgM anti-TMA-proteína conjugados. Modelos murinos de pneumopatia-anemia induzida por TMA demonstram uma correlação entre os títulos elevados de anticorpos e a ocorrência de hemorragia intra-alveolar, nódulos inflamatórios septais alveolares e evidências de lesão das células endoteliais e epiteliais.

Quadro 17-4 Materiais com associação causal a rinite e a asma no ambiente de trabalho

	Alérgeno	Exposição ocupacional
Produtos vegetais	Ervas aromáticas, especiarias	Trabalhadores na indústria alimentícia
	Farinha de alfarroba	Trabalhadores na indústria alimentícia
	Grãos de café verde	Trabalhadores na torrefação de café
	Colofônia (ácido abiético)	Soldadores
	Algodão	Trabalhadores com algodão
	Fibras (juta, linho)	Trabalhadores no processamento de fibras
	Flores (crisântemo, cravo, girassol)	Floristas
	Forragem	Produtores de leite
	Poeira de grãos (trigo, trigo sarraceno, soja)	Padeiros, trabalhadores em moinhos
	Hena	Cabeleireiros
	Lúpulo	Fabricantes de cerveja
	Látex	Trabalhadores na área de saúde, técnicos de laboratório, trabalhadores no processamento de látex, empregados domésticos
	Obeche (bordo africano)	Trabalhadores na construção de saunas
	Pentadecilcatecol (carvalho venenoso)	Carvalho venenoso
	Sementes de gergelim, funcho, anis	Trabalhadores na indústria alimentícia
	Roseira brava (*rose hips*)	Trabalhadores com alimentos naturais
	Tabaco	Trabalhadores na indústria de tabaco
	Leguminosas (pó de alho, alcachofra, feijões, couve)	Trabalhadores na indústria alimentícia
	Gomas vegetais (arábica, *guar*)	Trabalhadores na fabricação de tapetes, indústria alimentícia, cabeleireiros, farmacêuticos, trabalhadores em gráficas
	Poeira de madeira (freixo, cedro, mogno, carvalho, zebrano)	Trabalhadores da construção civil, marceneiros, trabalhadores em serrarias, artesãos
Produtos animais e de insetos	Pelo de animal	Veterinários, fazendeiros, tratadores de animais de zoológico
	Proteínas urinárias de animais	Pessoas que trabalham com animais de laboratório (roedores)
	Caseína	Trabalhadores na indústria alimentícia, pessoas que trabalham no curtume
	Crustáceos	Trabalhadores no processamento de alimentos
	Ovos	Trabalhadores no processamento de alimentos
	Penas, excrementos	Criadores de aves, fazendeiros
	Ácaros de alimentos	Trabalhadores que manipulam alimentos (particularmente queijos, aves, chouriço, presunto)
	Gafanhotos, mosquitos	Pessoas que alimentam peixes, técnicos de laboratório
	Gorgulho dos grãos	Trabalhadores que manipulam grãos

(continua)

Quadro 17-4 Materiais como causadores de rinite e de asma no ambiente de trabalho (*continuação*)

	Alérgeno	Exposição ocupacional
	Lactalbumina (leite de vaca, proteínas do ovo)	Padeiros, confeiteiros, trabalhadores no processamento de alimentos
	Isca viva para peixes	Pescadores
	Ácaros vermelhos	Trabalhadores em viveiros
	Bicho-da-seda	Trabalhadores na produção de seda
	Ácaros de estocagem	Trabalhadores no processamento de grãos, padeiros
Fungos e bolores (fungos filamentosos)	*Aspergillus* sp., *Penicillium* sp., *Thermoactinomyces* sp.	Fazendeiros, jardineiros, técnicos de laboratório, bibliotecários, madeireiros, pessoas que trabalham com cogumelos, trabalhadores na coleta de lixo, vitivinicultores
Produtos químicos	Anidridos (ácido, ftálico, trimelítico)	Trabalhadores na fabricação de plásticos
	Diacrilatos	Trabalhados na linha de montagem de carrocerias
	Di-isocianatos	Trabalhadores na fabricação de plástico de poliuretano e espumas, pintores que usam pistola
	Fármacos (antibióticos, opiáceos, *Psyllium*)	Farmacêuticos
	Corantes	Trabalhadores na extração do carmesim, cabeleireiros, fotógrafos, trabalhadores na indústria têxtil
	Resinas epóxi	Trabalhadores na fabricação de epóxi
	Dióxido de etileno	Trabalhadores na área de saúde
	Formaldeído	Trabalhadores em hospitais, coveiros
	Glutaraldeído	Trabalhadores em hospitais, trabalhadores na indústria de papel
	Metabissulfito	Agricultores
	Persulfatos (solução para permanente)	Esteticistas
	Corantes reativos	Trabalhadores na fabricação de corantes
	Sulfitos	Trabalhadores no processamento de alimentos
Enzimas	β-amilase	Padeiros
	Enzimas bacterianas (alcalase, proteases, peptidase)	Pessoas que trabalham com detergentes, farmacêuticos
	Lactase	Farmacêuticos
	Lisozima	Trabalhadores na indústria alimentícia, farmacêutica
	Pectinase, glucanase	Trabalhadores no processamento de frutas
	Papaína	Farmacêuticos
	Pepsina	Trabalhadores na indústria alimentícia (queijos), farmacêutica
	Tripsina	Trabalhadores na indústria alimentícia, em laboratórios, na fabricação de plásticos
Metais	Alumínio	Soldadores
	Cromo	Trabalhadores com cimento, curtume
	Cobalto	Trabalhadores com metais duros

(*continua*)

Quadro 17-4 Materiais como causadores de rinite e de asma no ambiente de trabalho (*continuação*)

	Alérgeno	Exposição ocupacional
	Níquel	Trabalhadores com metais
	Sais de platina	Fabricantes de catalisadores
	Vapor de aço inoxidável	Soldadores
Produtos farmacêuticos	Antibióticos	Trabalhadores na área de saúde
	Hormônio de liberação da corticotrofina	Farmacêuticos
	Psyllium	Trabalhadores na área de saúde

Tipo III: reação a imunocomplexos

As reações tipo III dependem da ligação de antígeno solúvel a anticorpos IgG ou IgM solúveis e da ativação subsequente da sequência do complemento, com lesão tecidual do órgão-alvo (Fig. 17-4, C). No subtipo de reação de Arthus, ocorre formação local de imunocomplexos; no segundo subtipo, a doença do soro, os imunocomplexos são depositados em vários tecidos.

Observa-se o aparecimento de endurecimento e eritema no local de injeção dentro de 2 horas, com pico em 6 horas e resolução em 12 a 24 horas. Em alguns casos, verifica-se o desenvolvimento de necrose no local. As manifestações da reação de Arthus resultam da ligação de antígeno localizado, mas não fixado, a anticorpos circulantes, com formação de imunocomplexo *in situ*. Essa reação pode ser atuante na pneumonite por hipersensibilidade. Um exemplo é a doença dos criadores de pombos. O antígeno, que é o soro seco nos excrementos dos pombos, é inalado, sensibilizando o hospedeiro e levando à produção de anticorpos IgG e IgM. Com exposição subsequente ao antígeno inalado, ocorre formação localizada de imunocomplexos alveolares. O complexo ativa a cascata do complemento, com formação de opsonina, intensificação da fagocitose, produção de anafilatoxinas C3a, C4a e C5a, resultando em vasodilatação e aumento da permeabilidade vascular, o que facilita a difusão de outros mediadores e células efetoras para o local da reação. A ingestão de imunocomplexos por leucócitos polimorfonucleares causa ativação de monócitos e macrófagos e estimula a liberação de enzimas lisossômicas. O PAF e o tromboxano também podem causar ativação e agregação das plaquetas, levando à formação de trombos. Na doença do soro ou "doença por imunocomplexos", os antígenos e os anticorpos IgG circulantes se combinam, formando imunocomplexos que, na presença de antígeno em excesso, resultam em microprecipitados. Esses imunocomplexos são filtrados a partir da circulação na vênula pós-capilar em tecidos como a pele, os rins, as articulações e os pulmões. As manifestações clínicas da doença do soro consistem em urticária generalizada, polisserosite (artrite, pleurite, pericardite), febre e nefrite.

Exemplos de doença por imunocomplexos circulantes incluem a doença do soro clássica, que ocorre dentro de 8 a 13 dias após a injeção do soro estranho ou administração de fármacos, e o lúpus eritematoso sistêmico, em que o antígeno é o DNA do hospedeiro. A presença de anticorpos nas reações tipo III pode ser demonstrada pela técnica de difusão em gel de Ouchterlony.

Tipo IV: imunidade celular

As **reações de hipersensibilidade tardia** tipo IV não são mediadas por anticorpos; na verdade, são mediadas principalmente por linfócitos T (imunidade celular). Diferentemente das reações tipo I, que ocorrem, com frequência, dentro de poucos minutos após uma dose-desafio de antígeno, as reações tipo IV necessitam de 24 a 72 horas para o seu desenvolvimento. Exemplos clássicos de alterações imunopatológicas tipo IV são a reação ao teste cutâneo de tuberculina e a dermatite de contato.

Os linfócitos T citotóxicos (CTL) que induzem necrose das células transportadoras de antígenos representam uma importante função do sistema imune na eliminação de células tumorais, células infectadas por vírus ou células transplantadas que possuem proteínas estranhas; todavia, a ativação inapropriada ou a desregulação do sistema podem resultar em lesão tecidual imunológica (hipersensibilidade tipo IV). A aparência histológica da citotoxicidade mediada por células T caracteriza-se por necrose das células acometidas e acentuada infiltração linfocítica nos tecidos afetados.

As células T ativadas também promovem a migração de fagócitos mononucleares nos locais de depósito de antígenos e induzem a ativação e a diferenciação dos macrófagos (Fig. 17-4, D). Os macrófagos ativados têm maior capacidade e eficiência de destruir microrganismos. A lesão tipo IV pode resultar de ativação descontrolada dos macrófagos teciduais.

A dermatite de contato é uma reação de hipersensibilidade tipo IV cutânea, que ocorre habitualmente quando substâncias sensibilizadoras de baixo peso molecular (PM <500) atuam como haptenos com proteínas da derme, formando um antígeno completo. O antígeno completo é reconhecido e ligado por células T sensibilizadas, que liberam citocinas, ativando os macrófagos e promovendo as reações cutâneas inflamatórias subsequentes. Além disso, a hipersensibilidade tipo IV também pode contribuir para a patogenia da pneumonite por hipersensibilidade. Antígenos derivados dos esporos de fungos filamentosos ou de actinomicetos termofílicos (*Thermoactinomyces* sp.) ligam-se a linfócitos T sensibilizados, desencadeando a reação. O teste de contato com adesivos impregnados de antígenos padronizados é usado para demonstrar a sensibilidade de contato de tipo tardio.

ATIVAÇÃO NÃO IMUNE DE REAÇÕES INFLAMATÓRIAS

Os sintomas clínicos e as reações inflamatórias também podem ser iniciados por ativação não imunológica de mecanismos efetores celulares e humorais. Substâncias como lectinas de origem vegetal (concanavalina A do feijão-de-porco, fito-hemaglutininas do feijão-vermelho e mitógeno de *Phytolacca americana*), polissacarídeos de microrganismos gram-negativos, polissacarídeos de pneumococos, subprodutos de fungos, vírus Epstein-Barr, tripsina, papaína, sílica, óxido de zinco e asbesto atuam como "pseudoantígenos", ativando não imunologicamente linfócitos, macrófagos, mastócitos, basófilos e, em alguns casos, o sistema complemento. Ativadores inespecíficos que atuam em associação a antígenos específicos podem desempenhar um importante papel na indução de reações de hipersensibilidade imunes observadas em muitos distúrbios imunológicos ocupacionais. Foram identificados constituintes tóxicos em muitas poeiras orgânicas, incluindo endotoxina, micotoxinas e compostos orgânicos voláteis, que foram implicados em síndromes ocupacionais, caracterizadas por sintomas constitucionais, febre e dispneia. Alguns desses compostos foram estudados *in vitro* e *in vivo*, demonstrando a liberação não antigênica de mediadores e efeitos pró-inflamatórios. A exposição ocupacional a ácidos orgânicos, como o ácido plicático (cedro-vermelho) e o ácido abiético (colofônia ou resina), pode causar descamação das células epiteliais das vias respiratórias, ativação do complemento, indução de hiper-reatividade brônquica e estimulação de fibras C aferentes, induzindo asma e inflamação das vias respiratórias por meio de lesão tóxica e mecanismos neurogênicos. Nas reações clínicas a agentes tóxicos, a gravidade da resposta está mais frequentemente relacionada com a magnitude e a natureza da exposição, não com a suscetibilidade ou reatividade individuais.

A **síndrome de disfunção reativa das vias respiratórias** (SDRVR) é uma síndrome caracterizada pelo aparecimento agudo de hiper-reatividade brônquica e sintomas de asma após exposição aguda a altos níveis de irritantes respiratórios, habitualmente produtos químicos tóxicos, fumaça ou partículas. Os sintomas surgem de modo agudo, e, diferentemente das síndromes de hipersensibilidade, não há período algum de latência. Por definição, não ocorre doença pulmonar preexistente nos trabalhadores acometidos, e, apesar da ausência de reexposição, os sintomas e a hiper-reatividade brônquica podem se tornar persistentes. Acredita-se que a patogenia envolva lesão do epitélio respiratório, com inflamação neurogênica subsequente e remodelagem das vias respiratórias. Em 2001, durante os esforços de resgate nos ataques terroristas à cidade de Nova Iorque, trabalhadores de emergências e recuperação foram expostos a uma mistura complexa de fumaça, partículas e poluentes, que foi associada à SDRVR nos indivíduos acometidos.

DISTÚRBIOS OCUPACIONAIS POR HIPERSENSIBILIDADE IMUNE

Os distúrbios ocupacionais mais comuns por hipersensibilidade imune incluem a asma alérgica ou rinoconjuntivite, a pneumonite por hipersensibilidade e a dermatite de contato alérgica. As reações dependem do hospedeiro, da duração, do grau e do tipo de sensibilização e do antígeno.

Ocorrem asma alérgica e rinite alérgica quando trabalhadores sensibilizados inalam antígenos específicos. A **asma ocupacional**, provavelmente, é a mais prevalente das doenças ocupacionais imunomediadas, embora os dados acerca de sua incidência sejam limitados, devido à falta de definição uniforme da doença, viés de seleção, subnotificação e diferenças nas taxas de prevalência em diferentes indústrias. Nos Estados Unidos e no Japão, estima-se que 2 a 15% dos casos recém-diagnosticados de asma em adultos sejam consequência de exposição ocupacional. A limitação variável do fluxo de ar, a hiper-reatividade brônquica ou ambas, em decorrência das condições em determinado ambiente de trabalho, caracterizam a asma ocupacional. A histamina e os metabólitos do ácido araquidônico contribuem para a broncoconstrição aguda, porém, observa-se, também, o desenvolvimento de obstrução crônica das vias respiratórias em consequência de edema da mucosa brônquica, hiperplasia do músculo liso brônquico, hipersecreção de muco e remodelagem das vias respiratórias com espessamento abaixo da membrana basal. Tanto a asma ocupacional quanto a asma agravada pelo trabalho estão associadas à sibilância, sensação de aperto no tórax, dispneia, tosse ou alguma combinação desses sintomas. A hiper-reatividade brônquica constitui uma característica essencial da asma e caracteriza-se por um aumento de sensibilidade a estímulos tanto alergênicos quanto não alergênicos. Fatores desencadeantes inespecíficos da asma consistem em inalação de ar frio e seco, exercícios físicos e exposição a irritantes do sistema respiratório, como gases de escape, fumaça, matéria particulada e odores fortes.

A sensibilização pode resultar de uma ampla variedade de produtos naturais e substâncias químicas sintéticas que podem entrar na composição de uma diversidade de materiais e processos. A lista de agentes causais documentados ampliou-se rapidamente nos últimos 5 a 10 anos, e, atualmente, o seu número ultrapassa 250.

Em geral, os pacientes atópicos possuem predisposição à sensibilização a inalantes de alto peso molecular (proteínas), como proteínas animais, polens, proteínas vegetais, enzimas, esporos de fungos filamentosos e poeira doméstica. A exposição a **antígenos de alto peso molecular** geralmente induz reações de hipersensibilidade clássicas tipo I, mediadas por IgE. Não existe predisposição atópica à sensibilização a substâncias químicas de baixo peso molecular, como o di-isocianato de tolueno (TDI), TMA ou sais de platina. Alguns **compostos de baixo peso molecular**, como anidridos e sais de platina, atuam como haptenos e induzem a produção de anticorpos IgE específicos por meio de sua combinação com uma proteína de superfície celular ou proteína carreadora, enquanto outros, como os isocianatos, não parecem induzir anticorpos IgE específicos.

Foram observados vários padrões clínicos após exposição das vias respiratórias a inalantes, incluindo (1) broncospasmo agudo, com rápida resolução após remoção da exposição; (2) início tardio, com desenvolvimento de sintomas dentro de 4 a 6 horas após exposição (frequentemente após o trabalhador chegar a casa); ou (3) início agudo de sintomas de asma contínuos, sem remissão alguma entre as respostas de fase inicial e de fase tardia. Em geral, as reações mediadas por IgE ocorrem como eventos de fase inicial isolados ou como reações bifásicas, enquanto as reações que não dependem de IgE ocorrem frequentemente como reações asmáticas da fase tardia isoladas ou atípicas.

Pesquisas realizadas entre trabalhadores que têm ocupações de alto risco sugerem que o agente etiológico ou a exposição constituem o fator de risco mais importante no desenvolvimento da asma ocupacional. A incidência de rinite alérgica ou de asma alérgica em trabalhadores com exposição a proteínas animais é estimada entre 20 e 30%. A prevalência da asma ocupacional em trabalhadores expostos a anidridos é estimada em 20%, em comparação com a estimativa do National Health Interview Survey de 5% na população geral adulta dos Estados Unidos em 1994.

Uma história pessoal ou familiar de atopia e o tabagismo concomitante são fatores de risco independentes para a asma ocupacional mediada por IgE, mas não parecem influenciar os processos que não dependem de IgE. Os pacientes podem desenvolver asma ocupacional precocemente durante uma exposição a antígenos, ou podem apresentar sintomas somente depois de 10 anos de exposição.

As alterações patológicas das vias respiratórias, caracterizadas por infiltrados de células inflamatórias (principalmente eosinófilos), edema, hipertrofia do músculo liso, fibrose subepitelial e obstrução do lúmen das vias respiratórias por exsudato ou muco são semelhantes em pacientes com asma ocupacional e naqueles com outras formas de asma.

Em princípio, qualquer agente capaz de provocar asma ocupacional também pode causar **rinite alérgica** ou conjuntivite alérgica. Os espirros, a rinorreia e o prurido nasal observados na rinite alérgica resultam dos efeitos teciduais dos mediadores de fase inicial, causando aumento da permeabilidade vascular, edema tecidual, estimulação das fibras C eferentes e secreções glandulares mucosas. A obstrução nasal crônica parece ser causada pela reação de fase tardia, com recrutamento celular de células mononucleares, eosinófilos e produção de outros mediadores inflamatórios. Foi observado o fenômeno de *priming*, em que a exposição frequente ou crônica a determinado alérgeno baixa o limiar para a produção de sintomas. Isso também parece ser causado pelo acúmulo de células inflamatórias nos tecidos afetados. Estudos recentes estimam que a prevalência da rinite alérgica seja de 20% na população estadunidense geral. A rinite ocupacional pode desenvolver-se por meio de mecanismos tanto alérgicos quanto irritantes e pode ocorrer isoladamente ou sobreposta à rinite alérgica causada por polens ambientais, ácaros de poeira, pelos de animais ou mofo. Muitos pacientes com rinite alérgica podem sofrer de **conjuntivite alérgica** concomitante, que se manifesta por hiperemia conjuntival, prurido dos olhos, secreção ou desconforto. Embora não seja um distúrbio que comporte risco de vida, a rinoconjuntivite alérgica possui impacto mensurável sobre a qualidade de vida do indivíduo. Em alguns levantamentos realizados sobre qualidade de vida, seu impacto supera o da asma, em virtude de seus efeitos sobre o bem-estar físico, social e emocional no lar, na escola e no trabalho. Além disso, a rinite não controlada pode levar a complicações, como sinusite bacteriana, tosse e asma.

A **pneumonite por hipersensibilidade** é uma doença pulmonar parenquimatosa, que resulta da sensibilização e subsequente exposição a uma variedade de poeiras orgânicas inaladas e antígenos ocupacionais relacionados. A sensibilização a produtos bacterianos, a pequenas quantidades de soro presente nos excrementos de animais, a actinomicetos termofílicos (p. ex., *Micropolyspora faeni*, *Tectibacter vulgaris* e *Thermoactinomyces sacchari*), a fungos e a proteínas vegetais tem levado ao desenvolvimento de pneumonite de hipersensibilidade. Entre os exemplos, destacam-se a doença dos criadores de pombos, o pulmão de fazendeiro, o pulmão do umidificador, o pulmão do cervejeiro, o pulmão dos trabalhadores com cogumelos e a bagaçose. Os agentes ocupacionais que demonstraram induzir pneumonite de hipersensibilidade incluem os di-isocianatos encontrados na maioria das tintas à base de poliuretano, espumas, revestimentos e resina epóxi na maioria dos plásticos. A pneumonite de hipersensibilidade causada por plásticos parece ter uma evolução mais insidiosa do que o pulmão de fazendeiro clássico. Pode ser necessário um tratamento prolongado com esteroides sistêmicos para a resolução da inflamação e do comprometimento ventilatório. A incidência varia de acordo com o tipo e a frequência de exposição antigênica e não depende da idade. A sensibilização é favorecida pelo depósito alveolar de antígenos na forma de partículas com menos de 5 μm de diâmetro.

Com exposição de curto prazo a altos níveis de determinado antígeno, a doença aguda caracteriza-se por febre, tosse, dispneia e mialgias, que ocorrem dentro de 4 a 12 horas após exposição maciça, com remissão em questão de horas a vários dias. A forma subaguda ou crônica da doença está associada à exposição prolongada a baixos níveis de antígeno, com início insidioso dos sintomas, levando finalmente a um comprometimento ventilatório restritivo irreversível.

Há evidências tanto que sustentam quanto que rejeitam o conceito de que a pneumonite de hipersensibilidade seja uma reação tipo III. Até 90% dos pacientes apresentam precipitinas antígeno-específicas no soro. Entretanto, 50% de indivíduos assintomáticos com exposição semelhante também apresentam precipitinas contra o mesmo antígeno, sugerindo que as precipitinas podem constituir meramente marcadores de exposição a antígenos. A transferência passiva de soro de coelho com pneumonite de hipersensibilidade a um coelho não sensibilizado e a exposição subsequente a aerossol do antígeno não conseguiram induzir a reação, sugerindo que, nessa espécie, pode não haver a atuação de uma resposta tipo III.

As evidências disponíveis sugerem que uma reação imune celular ou de tipo IV a antígenos inalados pode desempenhar um papel mais predominante no desenvolvimento da pneumonite de hipersensibilidade. Estudos histopatológicos das lesões mostram a ocorrência de infiltração com neutrófilos, linfócitos e macrófagos, e pode-se verificar a presença de granulomas não caseosos, células gigantes e fibrose. A formação de granulomas favorece o diagnóstico de reação imune celular; entretanto, isso também pode ser induzido por complexos antígeno-anticorpo não fagocitados. Os linfócitos de pacientes sensibilizados liberam citocinas quando expostos a antígenos específicos. Em condições experimentais, lesões semelhantes à alveolite podem ser induzidas pela sensibilização inicial de coelhos com métodos que favoreçam uma resposta imune celular e, em seguida, exposição dos animais a antígenos inalados. Além disso, quando os coelhos são sensibilizados passivamente por linfócitos de coelhos sensibilizados e, em seguida, expostos, constata-se o desenvolvimento de lesões típicas compatíveis com alveolite. Esses estudos favorecem uma resposta tipo IV. É possível que a ativação não imune de mecanismos efetores da hipersensibilidade também possa ser operante.

Embora o diagnóstico dependa habitualmente do achado de anticorpos IgG dirigidos contra os agentes agressores, esforços atuais estão sendo envidados para a detecção de linfocitose alveolar intensa no lavado broncoalveolar. Na pneumonite de hipersensibilidade, o líquido do lavado caracteriza-se por uma contagem aumentada de células T CD8+, o que frequentemente ajuda a diferenciá-la da sarcoidose, em que predominam as células T CD4+, bem como da fibrose pulmonar idiopática, que se caracteriza por infiltração de neutrófilos. As precipitinas no soro podem ser úteis na doença dos criadores de aves e no pulmão de fazendeiro, mas podem representar um teste insensível para outras etiologias, devido à falta de reagentes apropriados para muitos antígenos. As radiografias e as provas de função pulmonar podem estabelecer a presença de comprometimento intersticial, porém, o LBA ou o exame histopatológico, algumas vezes, podem ser necessários.

A **dermatite de contato alérgica (DCA)** é uma doença de hipersensibilidade tardia tipo IV, causada por uma variedade de agentes no ambiente de trabalho, incluindo látex, níquel, formaldeído, dicromato de potássio, tiuram, resinas epóxi, mercaptos, parabenos, quatérnio-15, etilenodiamina e cobalto (Quadro 17-5). A dermatite de contato alérgica por *Rhus sp.* ou carvalho venenoso é causada pela exposição cutânea a óleos de plantas do gênero *Toxicodendron*. Em sua forma aguda, a dermatite caracteriza-se por eritema e endurecimento, com formação de vesículas, exsudação e crostas nos estágios mais avançados. A DCA crônica pode estar associada à formação de fissuras, liquenificação ou despigmentação. A face e as mãos estão desproporcionalmente acometidas em virtude de sua maior probabilidade de exposição. Com efeito, a aparência pode lembrar outras formas de dermatite, como dermatite atópica ou dermatite de contato por irritante. De modo global, a dermatite de contato por irritante é quatro vezes mais comum do que a DCA.

Diferentemente dos agentes que causam DCA, as reações a irritantes não se caracterizam por uma fase de sensibilização e não levam a uma resposta inflamatória mediada por antígenos.

Quadro 17-5 Agentes relacionados ao trabalho que causam dermatite de contato alérgica

Acrilatos
Aldeídos
Anidridos
Persulfato de amônio
Aminas aromáticas
Nitros aromáticos
Carbamatos
Desinfetantes
Enzimas
Resinas epóxi
Fungicidas
Herbicidas
Isocianatos
Lanolina
Metais
Fenóis
Ftalatos
Extratos vegetais
Agentes farmacêuticos
Conservantes
Aditivos da borracha
Solventes

ANTÍGENOS QUE INDUZEM DISTÚRBIOS DE HIPERSENSIBILIDADE IMUNE RELACIONADOS COM O TRABALHO

Os agentes que induzem distúrbios de hipersensibilidade imune relacionados com o trabalho podem ser de origem animal, vegetal ou química. O Quadro 17-4 fornece uma lista e classificação das reações causadas por vários desses agentes. Ocorrem reações de hipersensibilidade imune quando um trabalhador sensibilizado sofre exposição a antígenos no ambiente de trabalho.

Produtos animais

A exposição ocupacional a produtos animais pode causar uma resposta imediata tipo I, que se manifesta por sintomas de asma e rinite agudas ou crônicas. Os pelos e excrementos de animais, insetos, mariscos e enzimas animais induzem a produção de anticorpos IgE e reações tipo I. Os antígenos dos pelos e da saliva de gatos e dos pelos de cães podem induzir alergias ocupacionais em veterinários e tratadores de animais. A urina de camundongos e o epitélio de coelhos e cobaias podem sensibilizar funcionários de laboratórios e causar alergia respiratória. De 5.641

trabalhadores que foram expostos a animais em 137 instalações de laboratório animal/no Japão, aproximadamente 25% apresentaram um ou mais sintomas alérgicos relacionados com esses animais, sendo mais comum o aparecimento de rinite. Cerca de 70% dos trabalhadores desenvolveram sintomas durante os primeiros três anos de exposição. A presença de atopia, o número de espécies de animais manipulados e a duração de exposição ao animal tiveram uma correlação significativa com o desenvolvimento de alergia. Foi demonstrado que as proteínas do epitélio e da urina de bovinos causam asma e rinite em fazendeiros, com base nos resultados de testes imunológicos e testes provocativos brônquicos e nasais. Os insetos, incluindo o ácaro vermelho e outros artrópodes, induziram doença alérgica ocupacional em técnicos e trabalhadores de controle de pragas.

A alcalase, derivada do *Bacillus subtilis*, é usada na fabricação de detergentes na Grã-Bretanha e era, outrora, empregada nos Estados Unidos. Em consequência da exposição diária, os trabalhadores com atopia mostram-se particularmente predispostos à sensibilização e ao desenvolvimento de sintomas respiratórios tipo I mediados por IgE.

Produtos vegetais

A poeira de mamona e de soja e o pó dos grãos de café verde são potentes antígenos para alguns indivíduos, incluindo resposta de hipersensibilidade imediata tipo I, que se manifesta na forma de rinite e asma. Existem relatos de pacientes residindo perto de usinas de processamento de mamona que desenvolveram asma grave em consequência de mudanças na direção dos ventos, resultando na inalação de minúsculas quantidades dessa poeira. A inalação da poeira de soja liberada durante o descarregamento da soja em silos causou surtos de asma na Espanha. A instalação de filtros sobre os silos para impedir a disseminação da poeira de soja alergênica transportada pelo ar eliminou esses surtos. Estima-se que 10% dos trabalhadores que manipulam grãos de café verde desenvolvem sintomas mediados por IgE, particularmente rinoconjuntivite. A antigenicidade dos grãos de café verde é destruída pela torrefação. Os trabalhadores que apresentam reação imune adversa à poeira do café verde são capazes de manipular os grãos torrados sem dificuldade alguma.

Um problema cada vez mais comum e que representa uma ameaça crescente à saúde pública é a hipersensibilidade a antígenos do látex da borracha natural, que é obtido da seringueira *Hevea brasiliensis*. Entre 1989 e 1993, a U.S. Food and Drug Administration (FDA) recebeu mais de 1.100 relatos de lesão e 15 mortes associadas à alergia ao látex. O látex é um produto intracelular complexo, cuja unidade funcional essencial é a partícula de borracha, uma gotícula esférica de poli-isopreno recoberta por uma camada de proteína, lipídeo e fosfolipídeo. Numerosas proteínas da borracha são potencialmente alergênicas, embora os pesquisadores tenham identificado vários antígenos principais, que parecem ser particularmente efetivos na produção de uma resposta da IgE (Quadro 17-6). Os antígenos do látex recobrem a superfície de vários produtos de uso comum, como luvas, cateteres e balões. Os produtos à base de látex ou borracha

Quadro 17-6 Principais alérgenos do látex da borracha natural

Hev b 1	Fator de alongamento da borracha
Hev b 2	β-1,3-glucanase
Hev b 3	Proteína da partícula de borracha de 22-27 kD
Hev b 5	Proteína ácida do látex da borracha natural
Hev b 6.01	Pro-heveína
Hev b 6.02	Heveína

"mergulhada" (luvas, preservativos) são produzidos por meio de processos diferentes dos produtos de borracha dura, obtida por extrusão e moldagem por injeção (por exemplo, pneus), e estão associados a um risco muito maior de reações de hipersensibilidade. As reações de hipersensibilidade imediata tipo I ao látex podem ser desde leves a potencialmente fatais e consistem em urticária, rinite, conjuntivite, broncospasmo e anafilaxia, e podem ocorrer após contato da pele, da mucosa ou por via parenteral. A transmissão de antígenos por aerossóis é uma via de exposição comumente relatada. Os trabalhadores que correm risco de alergia ao látex incluem profissionais da área d saúde e trabalhadores na indústria de borracha. Como a presença do látex pode ser ubíqua em certos ambientes, e a incidência de hipersensibilidade ao látex pode se aproximar de 1% na população geral, pode ser difícil estabelecer a fonte e o momento da sensibilização inicial. Além disso, foram observadas até 3 mil diferenças no conteúdo de alérgenos, em várias marcas de luvas de látex natural examinadas.

Os fatores de risco para a sensibilização incluem aumento na exposição e atopia. Estudos realizados com enfermeiros e cirurgiões estimaram que a prevalência da hipersensibilidade ao látex varie entre 5 e 17%. O número crescente de trabalhadores afetados foi atribuído a mudanças no processamento do látex e aumento no número de indivíduos expostos, devido às precauções para evitar a exposição a fluidos corporais nessas últimas duas décadas. Em 1998, a Alemanha proibiu o uso de luvas de látex com talco, e a incidência de alergia ao látex ocupacional diminuiu em 80%, demonstrando o impacto das medidas de redução da exposição. A dermatite de contato alérgica também pode ser causada por exposição ao látex, embora essas reações de hipersensibilidade tardia de tipo IV sejam, em sua maior parte, provocadas por aditivos da borracha, como tiurans, carbamatos, benzotiazóis, tioureias e aminas. Esses componentes da borracha são acrescentados ao extrato de látex derivado da planta, durante o processo de fabricação, como antioxidantes, agentes aceleradores ou corantes. Uma condição curiosa, a "síndrome látex-fruta", foi também observada em até 52% dos pacientes alérgicos ao látex. A reatividade cruzada imunológica entre os alérgenos do látex e aqueles encontrados em bananas, no abacate, no kiwi e em castanhas leva a uma hipersensibilidade sistêmica a esses alimentos.

No oeste dos Estados Unidos, 5% dos trabalhadores na indústria madeireira do cedro-vermelho desenvolvem asma depois de um período latente de exposição de cerca de 3 a 4 anos em média. Esses indivíduos apresentam broncospasmo em consequência da inalação de ácido plicático, um derivado de baixo peso molecular do cedro-vermelho. O teste cutâneo e o RAST revelam sensibilidade com produção de IgE em aproximadamente 50% dos trabalhadores acometidos, porém, são, também, obtidos resultados positivos em trabalhadores não afetados. A atopia não predispõe os trabalhadores à sensibilização. É possível que alguns casos sejam provocados por um processo mediado por IgE. A poeira de outras madeiras também pode causar asma ocupacional, incluindo carvalho, mogno, zebrano e freixo, no entanto, muitos trabalhadores em serrarias igualmente sofrem exposição significativa a fungos filamentosos.

A colofônia, uma resina de pinheiro (rosina) que é usada como fluxo para solda, provoca reações respiratórias tanto imediatas ou de resposta dupla (imediata + tardia) em trabalhadores sensibilizados. A reação consiste, provavelmente, em uma hipersensibilidade mediada por IgE ao ácido abiético.

Nos Estados Unidos, o agente mais comum causador de dermatite ocupacional é o óleo de plantas do gênero *Rhus* (carvalho venenoso, hera venenosa e sumagre venenoso). O carvalho venenoso é encontrado no oeste das Montanhas Rochosas, enquanto a hera venenosa e o sumagre venenoso são encontrados no leste. O princípio ativo é o pentadecilcatecol, uma substância de baixo peso molecular que se liga a uma das proteínas da pele, formando um antígeno completo. Os estudos realizados revelam que mais de 90% dos indivíduos são sensibilizados com a exposição a esses antígenos. O indivíduo desenvolve dermatite de contato alérgica tipo IV dentro de 24 a 72 horas após a exposição.

Ocorrem sintomas respiratórios secundários à exposição à poeira de farinha em padeiros. Os possíveis alérgenos podem ser provenientes dos grãos de cereais, mas, também,

de contaminantes de esporos de fungos filamentosos, ácaros de estocagem, proteínas do ovo ou enzimas utilizadas na fermentação e produção do pão. A incidência anual média de doenças respiratórias relacionadas com o trabalho entre padeiros, na Finlândia, no decorrer de um período de 10 anos, foi relatada em 374 para cada 100 mil trabalhadores, comparada com a taxa de 31 por 100 mil trabalhadores na população geral. Os trabalhadores acometidos podem apresentar (1) uma reação imediata, ou (2) uma reação imediata seguida de reação de início tardio; ambas são provavelmente mediadas por IgE. Existe uma relação direta entre a duração de exposição e a porcentagem de padeiros que exibem reatividade no teste cutâneo.

Agentes químicos

Os trabalhadores em instalações industriais podem ser expostos a uma ampla variedade de agentes químicos. Dois desses agentes que foram bem estudados são os isocianatos e os anidridos. Diferentemente dos alérgenos biológicos, que são substâncias sensibilizadoras de alto peso molecular, esses agentes são de baixo peso molecular e necessitam de um hapteno para se tornarem imunogênicos. Os **isocianatos** são usados na fabricação de pesticidas, espumas de poliuretano e vernizes sintéticos. Existem muitos relatos de casos de problemas obstrutivos das vias respiratórias associados ao di-isocianato de tolueno (TDI), ocorrendo com igual frequência em trabalhadores com e sem atopia. O mecanismo da doença obstrutiva das vias respiratórias ainda não foi elucidado, porém, algumas hipóteses para explicar a patogenia incluem as seguintes:

1. *Efeito irritante*. As evidências contra essa hipótese incluem o período latente observado em muitos casos e o fato de que nem todos os trabalhadores são acometidos.
2. *Ação farmacológica direta*. Estudos *in vitro* demonstraram que o TDI atua como agente bloqueador beta-adrenérgico fraco e, também, pode estimular mecanismos neuroimunológicos, potencializando as ações mediadas pela substância P e por neuropeptídeos.
3. *Respostas das células epiteliais das vias respiratórias e imunes inatas*. Essas respostas podem mediar a liberação de citocinas, reações ao estresse oxidativo e inflamação, que não dependem de IgE. A exposição ao isocianato também foi associada à liberação aumentada de quimioatraentes e ao acúmulo de monócitos e neutrófilos.
4. *Resposta de hipersensibilidade imune*. Essa resposta é sugerida pelo início insidioso dos sintomas, depois de um período de latência de várias semanas a meses, eosinofilia periférica e indução de sintomas em trabalhadores sensibilizados com reexposição a minúsculas quantidades do material. O RAST e o teste cutâneo com conjugado de um isocianato de baixo peso molecular com albumina sérica humana demonstraram a produção de anticorpos IgE específicos e, em alguns casos, de anticorpos IgG. Entretanto, como os anticorpos podem ser demonstrados em trabalhadores tanto acometidos quanto não acometidos, eles podem se correlacionar melhor com a exposição, não com a doença clínica. A capacidade de desencadear uma resposta imunológica contra isocianatos parece ser geneticamente determinada, visto que certos genes *HLA* foram associados à suscetibilidade a doenças.

O **anidrido trimelítico** (TMA) é usado na fabricação de plásticos, resinas epóxi e tintas. A poeira ou os vapores de TMA foram associados a quatro síndromes clínicas. Na reação de tipo imediato ao TMA, o paciente pode apresentar rinite, conjuntivite ou asma. A reação requer um período latente de exposição antes do aparecimento dos sintomas. Foram demonstrados anticorpos IgE dirigidos contra os conjugados de trimelitil-albumina sérica humana (TMHSA). Embora os trabalhadores acometidos não tenham predisposição atópica, trata-se, provavelmente, de uma reação tipo I.

A síndrome sistêmica de reação tardia ("influenza por TMA") caracteriza-se por tosse, sibilos ocasionais, dispneia e sintomas sistêmicos de mal-estar, calafrios, mialgia e artralgia. Essas reações surgem dentro de 4 a 6 horas após exposição ao TMA. Isso pode representar um distúrbio tipo III, em que imunocomplexos de anticorpos IgG e conjugados de TMA-proteína são operantes. A exposição repetida e um período latente de semanas a meses é necessária para o desenvolvimento dos sintomas. Foi documentada a produção de anticorpos IgG contra TMHSA.

A síndrome de doença pulmonar-anemia desenvolve-se após exposição a gases de TMA. Ocorre a partir de exposição repetida a altas doses de gases voláteis de TMA vaporizados sobre superfícies metálicas aquecidas para evitar a sua corrosão. A anemia hemolítica Coombs-positiva e a insuficiência respiratória são evidentes. Trata-se de um exemplo de reação citotóxica tipo II, em que os anticorpos produzidos são dirigidos contra o TMA ligado aos eritrócitos e à membrana basal pulmonar. Foram demonstrados títulos elevados de anticorpos IgG contra TMHSA e contra um conjugado trimelitil-eritrócito.

Pode ocorrer uma síndrome respiratória por irritante com a primeira exposição de alta dose a poeiras e fumos de TMA. Os pacientes desenvolvem tosse e dispneia. Não foi demonstrada a ocorrência de sensibilização imune aos conjugados de TMA.

O anidrido hexa-hidroftálico (HHPA) é um componente de alguns sistemas de resina epóxi. Uma alta fração de trabalhadores expostos ao HHPA apresenta sintomas nasais, e alguns deles exibem anticorpos séricos específicos. Onze indivíduos que foram sensibilizados contra um conjugado de HHPA-albumina sérica humana (HSA) e que se queixaram de sintomas nasais relacionados com o trabalho tiveram aumento significativo dos sintomas e redução do pico de fluxo inspiratório nasal após um teste provocativo nasal com HHPA-HSA. Os sintomas foram associados à presença de IgE sérica específica e a aumentos significativos das contagens de eosinófilos e neutrófilos e dos níveis de triptase e albumina no líquido de lavagem nasal, sugerindo uma síndrome mediada por IgE. Nove indivíduos que não foram sensibilizados, mas que se queixaram de sintomas relacionados com o trabalho, e 11 indivíduos que não foram sensibilizados e que não tiveram sintoma algum não apresentaram alterações nesses parâmetros após exposição. De acordo com outro estudo, os fatores de risco para o desenvolvimento de doença respiratória imunologicamente mediada causada por HHPA, em 57 trabalhadores expostos, incluíram o grau de exposição e a produção de anticorpos IgE ou IgG específicos.

Compostos metálicos reativos são encontrados em uma ampla variedade de contextos industriais. Os sais metálicos são uma importante causa de hipersensibilidade imune. Depois do carvalho venenoso, o níquel é a causa mais comum de dermatite de contato, uma reação tipo IV. Há, também, relatos de asma secundária à exposição a fumos de sais de níquel e de platina. Acredita-se que esses sais atuem como haptenos que se ligam a proteínas corporais, causando a indução de sensibilidade imune por IgE e, com exposição subsequente, o desenvolvimento de asma brônquica ou dermatite. Estudos de exposição com estimulação brônquica por meio de substâncias metálicas agressoras demonstraram a ocorrência de broncospasmo e hiper-reatividade brônquica após exposição a sais de platina, sulfato de níquel, cloreto de cobalto e vanádio. Foi constatada a ocorrência de hiper-reatividade mediada por IgE com alguns desses compostos metálicos, mas não com todos.

Efeitos biológicos de partículas de escapamento de diesel

Um conjunto cada vez maior de evidências documentou os efeitos proinflamatórios das partículas de escapamento de diesel (DEP) sobre as células epiteliais das vias respiratórias e células imunes, e dados intrigantes sugerem uma promoção das respostas alérgicas com a produção aumentada de IgE. Estudos *in vitro* de DEP demonstraram um efeito adjuvante, com aumento da produção de IL-4 por células B cultivadas, ativadas pela IL-4 e por fatores coestimuladores. Modelos animais mostram um aumento da hiper-reatividade das vias respiratórias, com eosinofilia e hiperplasia das células caliciformes, características histológicas essenciais de alergia, e asma. Embora os mecanismos fisiopatológicos ainda estejam em fase de pesquisa, numerosos estudos epidemiológicos demonstraram a existência de associações entre a proximidade do tráfego de automóveis e a incidência de tosse, exacerbações da asma e bronquite.

DIAGNÓSTICO DAS DOENÇAS POR HIPERSENSIBILIDADE NA MEDICINA DO TRABALHO

Tanto para o paciente quanto para o empregador, é importante estabelecer um diagnóstico precoce. Muitos problemas pulmonares obstrutivos que são reversíveis com tratamento precoce adequado transformam-se em incapacidades permanentes com exposição prolongada a agentes agressores. O diagnóstico de doenças por hipersensibilidade relacionadas com o trabalho deve incluir tanto o diagnóstico da hipersensibilidade quanto o estabelecimento de uma relação entre a doença e o ambiente de trabalho. As exigências para o estabelecimento de uma relação com o trabalho são geralmente mais rigorosas para situações médicas do que para estudos epidemiológicos de campo. Embora seja frequentemente possível demonstrar um padrão de sinais e sintomas sugerindo uma doença ocupacional, em geral, não se dispõe de testes confirmatórios para as doenças de hipersensibilidade ocupacionais. Deve-se suspeitar de doença de hipersensibilidade ocupacional em um indivíduo exposto, no local de trabalho, a agentes que comprovadamente causam doença ocupacional, embora a impossibilidade de identificar um agente conhecido não exclua o distúrbio. Deve-se obter uma história ocupacional sobre possíveis exposições pregressas e atuais, visto que a exposição precoce a determinado agente pode ter induzido asma crônica.

▶ História e exame físico

A investigação inicial deve incluir história detalhada e exame físico e, quando indicados, radiografia de tórax, provas de função pulmonar e hemograma.

Devem ser observados os tipos de sintomas, os fatores de agravamento e de alívio, sua relação temporal com o ambiente de trabalho e os efeitos dos finais de semana e das férias. Uma história de melhora dos sintomas nos finais de semana e feriados e o seu agravamento com o retorno ao trabalho sugere, porém não confirma, uma doença de hipersensibilidade ocupacional. Podem não ocorrer reações respiratórias de início tardio até o paciente chegar a casa após o trabalho. Deve-se investigar a história pessoal ou familiar de atopia (rinite alérgica, asma alérgica ou dermatite atópica). Se houver broncospasmo, é importante rever as medicações que o paciente está usando, incluindo betabloqueadores, ácido acetilsalicílico e anti-inflamatórios não esteroides, todos os quais podem induzir asma brônquica. Os inibidores da enzima conversora de angiotensina podem causar tosse. O ambiente domiciliar deve ser revisado, incluindo quaisquer modificações ocorridas, presença de animais de estimação e mofo, mudanças recentes, *hobbies* e uso de tabaco pelo paciente ou por outras pessoas que residem na casa. Por fim, deve-se obter uma história ocupacional minuciosa, incluindo informações relativas a empregos anteriores e ao emprego atual. A avaliação deve incluir uma história detalhada das funções exercidas e dos processos de trabalho, tanto do paciente quanto dos colegas de profissão. Devem-se obter a frequência e a intensidade das exposições, bem como as concentrações máximas dos agentes potenciais envolvidos. O pesquisador deve proceder a uma revisão das fichas de dados de segurança sobre produtos químicos* no local de trabalho, dados de higiene industrial e registros de saúde dos empregados.

Algumas vezes, é útil – com a autorização do empregador – visitar o próprio local de trabalho.

O exame físico deve concentrar-se na avaliação da pele e das vias respiratórias superiores e inferiores, porém, convém efetuar um exame completo para identificar sinais de doenças sistêmicas ou de outras doenças clínicas. Evidências de atopia devem ser procuradas, incluindo a presença de fácies alérgica, conjuntiva com aspecto em "pedra de calçamento", mucosas pálidas e edemaciadas, placas linfoides na parte posterior da faringe, sibilos expiratórios e sinais de dermatite atópica. Devem ser observadas evidências de baqueteamento digital, aumento do diâmetro anteroposterior do tórax e localização e natureza de exantemas cutâneos.

Exames laboratoriais

O diagnóstico de doença ocupacional deve ser confirmado com base em dados objetivos. A demonstração de eosinofilia no hemograma completo pode ajudar no diagnóstico de atopia. A presença de eosinofilia em um esfregaço corado de amostra de escarro ou em secreções nasais é compatível com asma e com rinite alérgica respectivamente. O nível sérico total de IgE frequentemente está elevado em pacientes com atopia, embora esse teste não seja sensível, nem específico, para estabelecer um diagnóstico de atopia.

Devem-se obter radiografias posteroanteriores e laterais de tórax em pacientes com problemas pulmonares, observando a presença de aumento do diâmetro anteroposterior do tórax, achatamento do diafragma, infiltrados, evidências de bronquiectasia, hiperaeração e micronodularidade difusa.

Provas de função pulmonar antes e depois da administração de broncodilatadores devem ser realizadas no caso de distúrbios pulmonares; no mínimo, devem incluir volume expiratório forçado em 1 segundo (VEF_1), capacidade vital forçada (CVF), fluxo expiratório forçado entre 25% e 75% da CVF (FEF_{25-75}) e pico de fluxo expiratório (PFE). As provas de função pulmonar completas, incluindo determinação dos volumes pulmonares e da capacidade de difusão (CD_{CO}), podem ser úteis para excluir uma doença pulmonar com componente restritivo, assim como a gasometria arterial.

A medição da hiper-reatividade brônquica a agentes farmacológicos, incluindo metacolina ou histamina, é uma etapa importante na investigação diagnóstica. O teste de broncoprovocação com agentes farmacológicos mostra-se útil para estabelecer um aumento de hiper-reatividade brônquica inespecífica, particularmente em pacientes que não exibem padrões obstrutivos reversíveis nas provas de função pulmonar, ou naqueles que apresentam tosse como única manifestação de doença pulmonar. No teste de provocação com metacolina, o indivíduo realiza manobras seriadas de espirometria após a inalação de quantidades crescentes de metacolina. Na presença de hiper-reatividade brônquica, ocorre uma redução detectável do fluxo de ar ou do VEF_1 (um declínio de 20% constitui o parâmetro de avaliação padrão) com baixas doses de metacolina. Os indivíduos asmáticos são até mil vezes mais sensíveis do que as pessoas normais ao teste de broncoprovocação com metacolina. A ausência de hiper-reatividade brônquica depois de uma pessoa trabalhar por duas semanas em condições normais de trabalho praticamente exclui a possibilidade de diagnóstico de asma ocupacional. A presença de hiper-reatividade brônquica exige a realização de outros testes para definir a relação da asma com o local de trabalho. A sensibilização a antígenos e a hiper-reatividade brônquica induzida farmacologicamente está associada a uma probabilidade de 80% de hipersensibilidade imediata a antígenos em testes laboratoriais.

Mais recentemente, medidas de FE_{NO} (fração exalada de óxido nítrico) foram utilizadas na asma brônquica para quantificar a inflamação das vias respiratórias. A FE_{NO}, cuja medição é rápida, simples e reproduzível, é um biomarcador não invasivo que pode constituir um adjuvante nas medidas do fluxo de ar.

Testes imunológicos

Com base na avaliação inicial, podem ser solicitados testes imunológicos específicos, incluindo testes cutâneos de alergia imediata, testes de contato, testes *in vitro* para anticorpos IgE, testes de difusão em gel de Ouchterlony e testes provocativos com antígenos específicos.

A. Testes cutâneos

Os testes epicutâneo (*prick-test*) e intradérmico mostram-se úteis para estabelecer a existência de sensibilidade mediada por IgE a diversos antígenos proteicos inalados, incluindo esporos de fungos filamentosos, ácaros de poeira doméstica, pelos de animais, penas, polens e extratos de antígenos suspeitos de alto peso molecular no ambiente de trabalho. No momento atual, não se dispõe, no comércio, de alérgenos ocupacionais padronizados. Os testes cutâneos *in vivo* são rápidos, apresentam uma relação custo-benefício favorável e são mais sensíveis e específicos do que os ensaios atualmente disponíveis para IgE específica contra alérgenos *in vitro*. O teste pode ser realizado em 30 a 60 minutos em centros especializados. Um teste cutâneo positivo caracteriza-se por uma reação de pápula e eritema pruriginosa, que se torna máxima em 20 minutos, confirmando a presença de

---

* N. de R.T. No Brasil, essas fichas são denominadas "Ficha de informações de segurança de produtos químicos" ou FISPQ.

IgE específica contra antígenos ligada aos mastócitos da pele. A reação de pápula e eritema inicial pode ser seguida, dentro de 4 a 6 horas, por uma reação de fase tardia mediada por IgE, manifestada por eritema, endurecimento, prurido e hipersensibilidade da pele no local do teste. Em geral, os compostos de baixo peso molecular não produzem uma resposta positiva imediata ao teste cutâneo, a não ser que estejam ligados a um carreador proteico, como a albumina sérica humana.

B. Testes de contato

Os testes de contato são úteis na avaliação de sensibilização de contato (hipersensibilidade tardia tipo IV). O teste utiliza adesivos padrões impregnados de antígenos, que são aplicados na pele. Os adesivos são removidos depois de 48 horas, e, então, a leitura dos locais de realização do teste é realizada. Uma reação positiva consiste em eritema, endurecimento e, em alguns casos, vesiculação. Em geral, efetua-se uma leitura de acompanhamento dentro de 24 a 48 horas após a primeira leitura, o que possibilita, ao técnico, distinguir entre hipersensibilidade tardia e reações a substâncias irritantes. Além dos antígenos disponíveis no *kit* padrão para o teste de contato, obtido da American Academy of Dermatology, podem-se utilizar materiais suspeitos coletados no ambiente de trabalho.

C. Pesquisa de anticorpos *in vitro*

O ensaio radioalergoabsorvente (RAST) e o ensaio imunoabsorvente ligado a enzima (ELISA) são imunoensaios *in vitro* utilizados para detectar anticorpos IgE específicos contra antígenos. Nesses testes, partículas inertes recobertas por antígeno são incubadas com soro. Na presença de anticorpo específico, este liga-se ao antígeno na superfície das partículas. O complexo é lavado, incubado com anti-IgE marcada com radioisótopo ou com enzima e, em seguida, mais uma vez, é lavado. A quantidade de anti-IgE medida por radioatividade ou por atividade enzimática determina a quantidade de imunoglobulina antígeno-específica ligada. Os testes *in vitro* podem ser valiosos nos casos em que não se dispõe de reagentes apropriados para testes cutâneos, ou para pacientes com dermatografismo grave, para aqueles tratados com anti-histamínicos de ação longa ou com antidepressivos tricíclicos ou que tenham risco aumentado de anafilaxia sistêmica. O AlaSTAT (Diagnostic Products Corporation), o Immuno-CAP (Pharmacia-Upjohn) e o HY-TEC EIA (Hycor) são sorologicamente testados e aprovados pela FDA para uso no diagnóstico de alergia ao látex nos Estados Unidos.

D. Teste de difusão em gel de Ouchterlony

Esse teste semiquantitativo é usado para demonstrar a presença de anticorpo precipitante IgG contra um antígeno específico. Os antígenos suspeitos e o soro do paciente são colocados em cavidades separadas cortadas em uma lâmina recoberta de gel. O antígeno e o soro difundem-se um em direção ao outro. Na presença de anticorpo específico em quantidade suficiente, formam-se linhas de precipitina compostas de complexos antígeno-anticorpo em um ponto intermediário. A detecção de precipitinas séricas pode confirmar uma reação de hipersensibilidade tipo III. Anticorpos precipitantes específicos contra proteínas aviárias e antígenos fúngicos podem ser detectados em alguns casos de pneumonite de hipersensibilidade.

E. Testes provocativos por inalação

Esses testes podem ser realizados por meio de exposição do trabalhador ao antígeno suspeito. *Atenção*: os testes provocativos por inalação não são isentos de risco. Os parâmetros finais de medição consistem, geralmente, em uma deterioração de 20% do fluxo de ar. Os pacientes são suscetíveis a reações asmáticas de início tardio, que podem se desenvolver dentro de até 12 horas após o estímulo inicial. Com frequência, essas reações são refratárias ao tratamento com agentes broncodilatadores. A gravidade da doença pulmonar subjacente ou a impossibilidade de prescindir dos corticosteroides, dos anti-histamínicos e dos broncodilatadores antes da realização do teste constituem contraindicações para esses procedimentos.

O teste provocativo pode ser aplicado no ambiente de trabalho ou em um laboratório hospitalar. O paciente provavelmente deve ser hospitalizado e observado por 12 a 24 horas após um teste de provocação laboratorial.

1. Teste provocativo no local de trabalho — Um teste provocativo no local de trabalho pode estar indicado para estabelecer a associação entre a exposição no ambiente de trabalho e a provocação de uma resposta respiratória. O paciente é instruído a usar um fluxômetro manual para monitorar e registrar o pico de fluxo expiratório quatro vezes ao dia, durante 2 semanas, enquanto se encontra no local de trabalho, e por mais duas semanas enquanto está longe do ambiente de trabalho. Existe uma boa correlação com o teste de estimulação específica por inalação; entretanto, os diários de pico de fluxo expiratório podem estar sujeitos à tendenciosidade e ao esforço por parte do paciente. A combinação da medida do pico de fluxo com medições seriadas de hiper-reatividade brônquica não parece melhorar a sensibilidade, nem a especificidade. O uso de fluxômetros computadorizados pode melhorar a acurácia, porém, não corrige o esforço do paciente. Se o monitoramento inicial do pico de fluxo expiratório for sugestivo de asma ocupacional, um técnico pode ser enviado ao local de trabalho para monitorar a espirometria, a cada hora, durante o dia de trabalho.

2. Teste provocativo por inalação no laboratório — Quando há incerteza sobre a importância etiológica de um agente ocupacional específico e o risco respiratório, pode-se efetuar um teste provocativo por inalação. Isso pode ser realizado de três maneiras. (1) Uma vez estabilizada a condição do trabalhador fora do local de trabalho, são efetuados testes basais; o indivíduo é colocado em um ambiente fechado e é solicitado a transferir várias vezes poeira do antígeno suspeito misturada com lactose em pó entre duas bandejas. (2) Em outra variação, o indivíduo, em ambiente hospitalar, é exposto a vários agentes voláteis (p. ex., solda, vernizes) que ele efetivamente manipula. Em cada um desses testes provocativos, são obtidas provas de função pulmonar imediatamente antes e várias horas depois da exposição. (3) A inalação de aerossol envolve a administração de doses gradualmente crescentes de material suspeito aerossolizado, enquanto se procede ao monitoramento das provas de função pulmonar. A observação de uma queda de 20% ou mais no VEF_1 é considerada uma resposta positiva. Podem ser obtidos resultados falso-negativos nos testes provocativos por inalação se forem usados agentes ou doses incorretos, ou se o paciente permaneceu ausente do trabalho por período de tempo prolongado e perdeu a hiper-reatividade brônquica.

▶ Tratamento

O diagnóstico de doença de hipersensibilidade ocupacional tem implicações econômicas consideráveis para o trabalhador e a sua família, os empregadores e os órgãos governamentais. Embora a farmacoterapia possa ajudar a controlar os sintomas, as medidas para evitar a exposição ambiental constituem a base de qualquer plano de tratamento. Os níveis de segurança ou limiares de exposição não estão bem ou claramente definidos para muitos agentes. A remoção completa do trabalhador do ambiente de trabalho pode ser ideal, mas impõe consideráveis dificuldades econômicas a todos os envolvidos. Uma tentativa pode ser feita no sentido de requalificar o trabalhador para outras funções dentro da mesma empresa ou com outro empregador, reduzir a exposição melhorando a ventilação ou utilizando um respirador, ou efetuar mudanças no local de trabalho, obedecendo às leis vigentes. Deve-se entrar em contato com os órgãos de saúde pública para que sejam iniciados programas de vigilância quando são identificados casos índices. Os pacientes que retornam ao mesmo local de trabalho necessitam de acompanhamento e monitoramento clínico rigorosos. Mesmo após a remoção do ambiente de trabalho, os pacientes podem continuar apresentando doença crônica das vias respiratórias e necessitar de medicamentos. A experiência com o cedro-vermelho no oeste norte-americano (ácido plicático), TDI e outras substâncias de baixo peso molecular revela que, pelo menos, metade dos pacientes continua apresentando asma persistente e, até mesmo, agravamento da asma, apesar da remoção da fonte de exposição. Uma duração dos sintomas de mais de seis meses antes da remoção é um forte fator de risco para doença progressiva, mesmo após remoção do ambiente de trabalho. O comprometimento e a incapacidade do trabalhador devem ser avaliados para determinar se há disponibilidade de indenização apropriada.

PRÁTICAS NÃO COMPROVADAS E CONTROVERSAS

Muitos pacientes queixam-se de mal-estar e disestesia não associados a qualquer disfunção orgânica mensurável ou demonstrável. Os que praticam a "ecologia clínica" defendem a crença de que muitos desses pacientes sofrem da controvertida "síndrome de sensibilidade a múltiplas substâncias químicas". Essa síndrome é definida, pelos ecologistas clínicos, como uma "doença ambiental", caracterizada por sintomas recorrentes envolvendo múltiplos sistemas de órgãos em resposta à exposição a uma multidão de compostos químicos não relacionados, em doses abaixo daquelas geralmente consideradas como seguras na população geral. Além disso, muitos desses profissionais são da opinião de que não existe qualquer teste de função fisiológica que tenha alguma correlação com os sintomas. Muitos sintomas são inespecíficos. Os ecologistas clínicos propuseram uma variedade de mecanismos "pseudoimunológicos" não fundamentados como base para explicar esse distúrbio, entretanto, nenhum desses mecanismos é compatível com o atual entendimento da função imunológica. Alguns pacientes também podem citar uma teoria bem divulgada, porém semelhantemente falha, de "hipersensibilidade a *Candida*" como causa de múltiplos sintomas inespecíficos. Não existe base cientificamente válida subjacente a essa síndrome, e ela não deve ser confundida com infecções locais ou sistêmicas bem estabelecidas por *C. albicans*.

As opiniões divergentes entre a comunidade médica tradicional e os que praticam a ecologia clínica têm como foco a ausência de qualquer estudo controlado, reproduzível e bem documentado demonstrando que a disestesia é o resultado de exposições a substâncias químicas, não a uma doença subjacente incorretamente diagnosticada (p. ex., endocrinopatia, câncer, doença vascular do colágeno) ou de um transtorno psiquiátrico não diagnosticado. Esse tipo de diagnóstico incorreto pode levar a despesas significativas com exames complementares desnecessários, litígio, morbidade e, até mesmo, mortalidade. As questões relacionadas com esse aspecto controverso da medicina ocupacional são discutidas, de modo pormenorizado, no Capítulo 49. Os que praticam a ecologia clínica baseiam-se em testes diagnósticos e tratamentos não comprovados ou inadequados (Quadro 17-7). Um teste não comprovado é o que carece de validade comprovada e que não foi submetido a ensaios clínicos randomizados, controlados por placebo e adequadamente planejados. Os procedimentos não comprovados são testes ou tratamentos incapazes de diagnosticar ou tratar qualquer doença. Alguns dos testes e tratamentos são modificações de testes e tratamentos válidos para distúrbios alérgicos ou imunológicos existentes e bem definidos. Os procedimentos inadequados são aqueles tecnicamente capazes de diagnosticar ou tratar uma doença, porém, não necessariamente, os sintomas apresentados pelo paciente. Os proponentes do uso inadequado desses testes e tratamentos alegam que eles são válidos, visto que médicos "tradicionais" ou "estabelecidos" os utilizam. É importante que os médicos especializados na medicina ocupacional entendam plenamente a base e as teorias que sustentam os procedimentos e tratamentos não comprovados ou inadequados usados por muitos profissionais de ecologia clínica, de modo que possam ser capazes de fornecer informações a seus pacientes sobre a validade e a utilidade dos testes e tratamentos recomendados. É particularmente importante reconhecer que a percepção dos sintomas por um paciente é a realidade do paciente, de modo que todos os esforços devem ser envidados para elaborar planos de diagnóstico e tratamento adequados e efetivos.

A California Medical Association Scientific Board Task Force on Clinical Ecology procedeu a uma revisão do assunto, em 1985, e a sua conclusão é a que melhor resume os conhecimentos científicos até este momento: "Não foram encontradas evidências convincentes de que pacientes tratados por ecologistas clínicos são portadores de síndromes reconhecíveis, de que os testes diagnósticos utilizados são eficazes e confiáveis ou de que os tratamentos administrados são efetivos."

Quadro 17-7 Testes e tratamentos não comprovados e inadequados

Teste ou tratamento	Não comprovado	Inadequados
I. Teste		
Neutralização da provocação	Para determinar a reatividade inespecífica a um agente "agressor"	
Cinesiologia aplicada	Para determinar a reatividade alérgica a um alimento ou a um agente químico	
Teste para leucócitos citotóxicos	Para determinar a reatividade alérgica a um alimento	
Eletrodiagnóstico	Para determinar a reatividade alérgica a um alimento	
Análise química corporal/respiratória	Para detectar substâncias químicas tóxicas, no corpo, responsáveis pelos sintomas	Diagnóstico de doença "ambiental"
Análise dos cabelos	Para detectar substâncias químicas tóxicas, no corpo, responsáveis pelos sintomas	Diagnóstico de doença "ambiental"
Anticorpos IgG ou imunocomplexos circulantes		Diagnóstico de alergia alimentar
Subgrupos de linfócitos, imunoglobulinas ou outros testes da função imune		Suposta "sensibilidade" a múltiplas substâncias químicas, sem sinais ou sintomas de imunodeficiência
Alterações na frequência do pulso		Diagnóstico de alergia a produtos químicos, alimentos ou suposta "alergia alimentar"
Exposições não controladas em câmara		Resposta a supostos agentes agressores
II. Tratamento		
Terapia de neutralização	Para "neutralizar" sintomas causados pela ingestão de agente agressor	
Dietas de revezamento	Para prevenir a "sensibilização" a um dado alimento	
Acupuntura	Para aliviar os sintomas alérgicos	
Terapia ortomolecular	Para corrigir a suposta deficiência de vitaminas e/ou sais minerais; para curar certas doenças	
Remédios homeopáticos	Para prevenir ou curar doenças	
Remoção de amálgamas de mercúrio	Para tratar sintomas induzidos por mercúrio ou fadiga, mal-estar, etc.	
Dietas de eliminação de múltiplos alimentos/ evitação de produtos químicos	Para "incrementar" a resposta imune	"Incrementando o sistema imune"
Terapia antiCandida		"Tratamento" da suposta liberação de imunotoxinas da Candida albicans da flora corporal normal
Ecologia clínica		Sintomas que supostamente surgem em decorrência da exposição de baixo nível a produtos químicos orgânicos e inorgânicos ambientais
Terapia de destoxificação		Sintomas que supostamente surgem em decorrência da exposição de baixo nível a produtos químicos orgânicos e inorgânicos ambientais

REFERÊNCIAS

Bernstein DI: Diesel exhaust exposure, wheezing and sneezing. Allergy Asthma Immunol Res 2012;4:178 [PMID: 22754710].

Ghosh RE: Asthma and occupation in the 1958 birth cohort. Thorax 2013;68:365 [PMID: 23339164].

Hamilton RG: Clinical laboratory assessment of immediate-type hypersensitivity. J Allergy Clin Immunol 2010;125:284 [PMID: 20176264].

Peden DB: Advances in environmental and occupational disorders in 2012. J Allergy Clin Immunol 2013;131:668 [PMID: 23384680].

Shah R: Unproved and controversial methods and theories in allergy-immunology. Allergy Asthma Proc 2012;33: S100 [PMID: 23339164].

Turner S: Evaluating interventions aimed at reducing occupational exposure to latex and rubber glove allergens. Occup Environ Med 2012;69:925 [PMID: 23085557]

■ QUESTÕES PARA AUTOAVALIAÇÃO

Selecione a resposta correta para cada questão:

Questão 1: Os linfócitos:
a. compõem-se de cerca de 70 a 80% de células B
b. compõem-se de cerca de 10 a 15% de células T
c. são responsáveis pelo reconhecimento específico inicial de antígenos
d. são distinguíveis visualmente uns dos outros ao microscópio

Questão 2: As células T citotóxicas ou células T *killer*:
a. são geradas após a interação das células T imaturas com antígenos estranhos
b. são responsáveis pela defesa contra patógenos intracelulares
c. são incapazes de causar morte celular programada
d. não secretam TNF

Questão 3: Os macrófagos:
a. transformam-se em monócitos após serem recrutados para locais de inflamação
b. são incapazes de sintetizar mediadores proinflamatórios
c. estão envolvidos na ingestão, no processamento e na apresentação de antígenos para interação com linfócitos
d. inibem a produção de endotoxina bacteriana

Questão 4: Os eosinófilos:
a. desempenham um papel tanto proativo quanto modulador na inflamação
b. são atraídos até o local de reações antígeno-anticorpo por mudanças de temperatura
c. não desempenham papel algum na defesa contra parasitos
d. liberam principalmente prostaglandinas

Questão 5: As reações anafiláticas ou de hipersensibilidade imediata tipo I:
a. são iniciadas pela interação do antígeno com anticorpos IgE específicos
b. não apresentam liberação subsequente de mediadores inflamatórios
c. desempenham uma função destrutiva na inflamação
d. não estão relacionadas a mediadores proinflamatórios

Questão 6: A síndrome de disfunção reativa das vias respiratórias (SDRVR):
a. caracteriza-se pelo desenvolvimento lento dos sintomas
b. caracteriza-se por sintomas de asma
c. tem um longo período de latência
d. ocorre na presença de doença pulmonar preexistente

Questão 7: A dermatite de contato alérgica (DCA):
a. acomete habitualmente a pele coberta por roupas
b. não é causada por exposição ao látex
c. resulta predominantemente de exposição a solventes
d. é um distúrbio de hipersensibilidade tardia tipo IV

Questão 8: A influenza por anidrido trimelítico (TMA):
a. caracteriza-se por tosse, sibilos ocasionais e dispneia
b. é um distúrbio tipo IV
c. ocorre após exposição a baixas doses de fumos de TMA
d. ocorre imediatamente após exposição a fumos de TMA

Questão 9: O teste de contato:
a. é útil para avaliar a dermatite de contato por irritantes
b. é útil para avaliar a sensibilidade cutânea de contato
c. é lido após 24 horas
d. é relido, como leitura de acompanhamento, uma semana após a primeira leitura

Questão 10: Os testes provocativos por inalação:
a. expõem o trabalhador ao antígeno suspeito
b. não ocasionam risco significativo
c. não devem ser realizados no ambiente de trabalho
d. não exigem a dispensa de corticosteroides, anti-histamínicos e broncodilatadores antes de sua realização

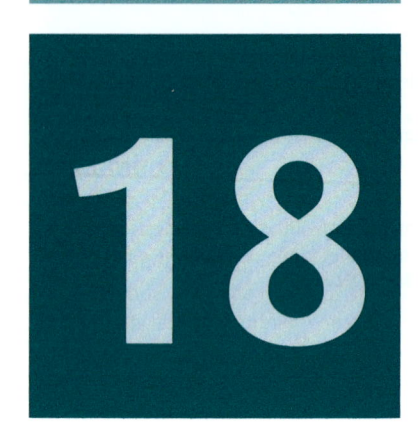

Hematologia ocupacional

18

Michael L. Fischman, MD, MPH
Hope S. Rugo, MD

A toxicidade hematológica ocupacional tem ocorrido de maneira ligeiramente cíclica, associada, historicamente, à introdução de algumas substâncias químicas novas e não testadas no comércio. Um fator comum que contribui para a epidemia de toxicidade tem sido a exposição de muitos trabalhadores sem proteção adequada. À medida que a toxicidade desses agentes tornou-se gradualmente conhecida, foi estabelecida a regulação de seu uso, e houve redução da exposição. Como a toxicidade hematológica, à semelhança de outros efeitos não neoplásicos sobre a saúde, exibe um limiar para a sua indução, a redução subsequente dos níveis de exposição levou à diminuição na frequência dessas doenças. Em alguns casos, a exposição a determinadas toxinas, como o rádio, foi eliminada. As toxinas hematológicas, como o chumbo, o benzeno, o arsênio e o gás arsina, ainda são utilizados; envenenamentos que levam à hematotoxicidade ainda ocorrem ocasionalmente no local de trabalho, e, em alguns ambientes, a educação dos trabalhadores ou dos consumidores é inadequada. O estudo da hematotoxicidade melhorou nosso conhecimento da fisiopatologia hematológica, ensinou importantes lições farmacológicas e introduziu o conceito de suscetibilidade individual a agentes tóxicos específicos. A observação de variações individuais na suscetibilidade aos agentes tóxicos foi feita em decorrência da constatação de que substâncias químicas com potencial oxidativo eram capazes de causar cianose e anemia hemolítica potencialmente fatal em alguns indivíduos com níveis de exposição que tinham pouco efeito sobre a população em geral. A população normal irá manifestar toxicidades semelhantes, porém apenas quando expostas a níveis muito mais altos. Em consequência, é importante identificar os trabalhadores com suscetibilidade aumentada a determinadas substâncias químicas e colocá-los em ocupações que tenham menor risco de contato com essas substâncias tóxicas específicas, embora a eliminação ou a redução de exposição de todos os trabalhadores seja a estratégia preferível.

A exposição a hematotoxinas pode afetar a sobrevida das células sanguíneas (desnaturação da hemoglobina e hemólise), a síntese e o metabolismo das porfirinas (incluindo algumas porfirias), a hematopoiese (aplasia), o risco de neoplasias hematopoiéticas, ou a coagulação (por meio do desenvolvimento de trombocitopenia).

DISTÚRBIOS ASSOCIADOS À REDUÇÃO DA SOBREVIDA DOS ERITRÓCITOS

METEMOGLOBINEMIA E HEMÓLISE PRODUZIDAS POR SUBSTÂNCIAS QUÍMICAS OXIDANTES

A metemoglobina é formada pela oxidação da hemoglobina ferrosa (Fe^{2+}) a hemoglobina férrica (Fe^{3+}). Foi descrita pela primeira vez no início do século XIX, quando o alcatrão de hulha era convertido em subprodutos químicos precursores para uma variedade de produtos, incluindo desde explosivos até corantes sintéticos e perfumes. Exposição excessiva a esses produtos – que incluíam anilinas, nitrobenzenos e quinonas – era comum, e pouco se sabia a respeito de sua toxicidade potencial. Os trabalhadores nessas fábricas passaram a ser conhecidos como "trabalhadores azuis", visto que tinham os "lábios azuis" em consequência da cianose crônica provocada pela metemoglobinemia tóxico-induzida que ocorria em muitos deles. Aos poucos, foi reconhecido que a oxidação da hemoglobina era tóxica para os eritrócitos e podia ser seguida de uma hemólise aguda e potencialmente fatal, conhecida como *anemia de corpúsculos de Heinz*. Os corpúsculos de Heinz são inclusões dos eritrócitos que representam hemoglobina precipitada e são observados classicamente em indivíduos com deficiência de glicose-6-fosfato desidrogenase (G6PD) após exposição a um estresse oxidativo. Indivíduos normais expostos a grandes quantidades de substâncias químicas oxidantes irão desenvolver metemoglobinemia e, eventualmente, anemia hemolítica de corpúsculos de Heinz. Não se compreende por que algumas substâncias químicas podem causar metemoglobinemia, hemólise ou ambas, porém os distúrbios certamente estão relacionados com a suscetibilidade individual. As substâncias químicas oxidativas são comuns na indústria, e é importante saber quais os agentes tóxicos implicados, reconhecer os sinais e sintomas de apresentação e ser capaz de instituir o tratamento adequado, quando necessário.

Apesar da compreensão desse fenômeno, novos surtos dessas doenças ocorreram à medida que novos compostos com

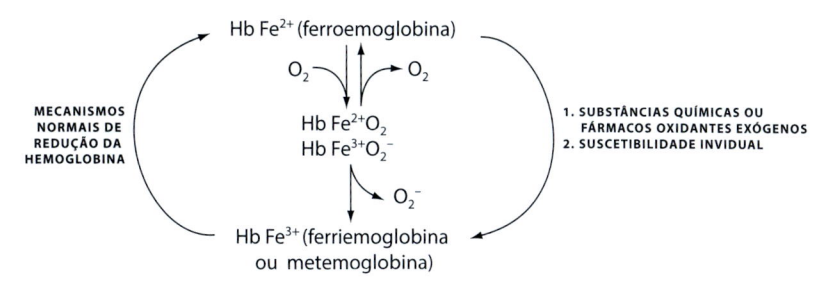

Figura 18-1 Oxidação da hemoglobina pela via de Embden-Meyerhof.

hematotoxicidade desconhecida foram introduzidos na indústria. Uma compreensão da fisiopatologia desse fenômeno é essencial para conduzir corretamente essa emergência médica; além disso, irá ajudar a entender a miríade de agentes industriais e terapêuticos que podem causar hemólise oxidativa em um indivíduo suscetível.

Fisiopatologia da metemoglobinemia e hemólise por substâncias oxidantes

A hemoglobina é singular pela sua capacidade de se combinar reversivelmente com o oxigênio, sem oxidação da sua unidade ferro. A pequena quantidade de metemoglobina ou hemoglobina oxidada produzida é prontamente reduzida por um sistema enzimático eficiente ligado à energia fornecida pelo metabolismo da glicose através da via Embden-Meyerhof (Fig. 18-1).

A metemoglobina é perigosa por sua incapacidade de ligar-se ao oxigênio e por aumentar a afinidade dos grupos heme remanescentes pelo oxigênio no tetrâmero de hemoglobina, diminuindo, assim, a liberação de oxigênio nos tecidos. A oxidação resulta em desnaturação da hemoglobina, com formação de hemoglobina precipitada (corpúsculos de Heinz) dentro dos eritrócitos. A presença de corpúsculos de Heinz altera a membrana de superfície do eritrócito, causando aumento de rigidez e vazamento. Os macrófagos, no sistema reticuloendotelial do baço e do fígado (o compartimento extravascular), percebem a superfície alterada dos eritrócitos e removem os corpúsculos de Heinz por meio de fagocitose parcial (hemólise extravascular). Como a superfície do eritrócito é incapaz de se fechar e de formar um esferócito (como na hemólise autoimune), o eritrócito permanece intacto como célula com um pedaço faltando, constituindo a denominada célula mordida ou em bolha (*blister*). Os corpúsculos de Heinz também podem ser produzidos de uma segunda forma de hemoglobina desnaturada, a sulfemoglobina. Diferentemente da metemoglobina, a sulfemoglobina está irreversivelmente associada ao componente heme.

O desenvolvimento de metemoglobinemia ou hemólise oxidativa em um indivíduo exposto a estresse oxidativo depende da via de exposição, dos produtos químicos específicos envolvidos, da dose e duração de exposição e, o mais importante, da suscetibilidade do indivíduo. Anormalidades estruturais inatas (hemoglobinas instáveis) – ou, com muito mais frequência, distúrbios na capacidade normal de redução, como a deficiência ligada ao X da enzima de oxidação-redução G6PD – fazem alguns indivíduos serem muito mais suscetíveis do que outros ao estresse oxidativo. Existem muitas variedades de ambas as anormalidades. A identificação desses indivíduos de alto risco no local de trabalho é importante para reduzir a probabilidade de exposições particularmente tóxicas.

O indivíduo normal tem menos de 1% de metemoglobina circulante. Noventa e cinco por cento da metemoglobina formada diariamente pela auto-oxidação da hemoglobina são reduzidos pelo $NADH_2$ (nicotinamida adenina dinucleotídeo [forma reduzida]) gerado pela desidrogenação de triose fosfato pela triose fosfato desidrogenase. Essa reação é catalisada pela NADH-metemoglobina-redutase (NADH-citocromo-b_5-redutase). Uma rara deficiência inata de NADH-metemoglobina-redutase resulta em cianose congênita causada por metemoglobinemia (Fig. 18-2).

Existe uma via alternativa de redução da metemoglobina, que exige a presença de um cofator redutor, como o azul de metileno, para alcançar uma atividade redutora significativa.

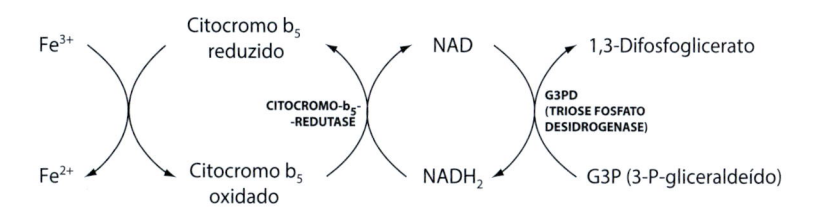

Figura 18-2 Redução da hemoglobina pela NADH-metemoglobina-redutase (NADH-citocromo-b_5-redutase).

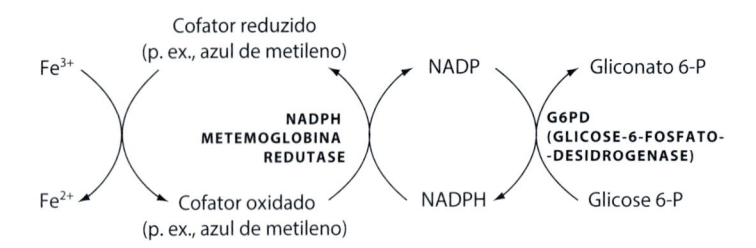

Figura 18-3 A redução da hemoglobina pela NADPH-metemoglobina-redutase pode ser acelerada por um agente redutor, como o azul de metileno.

Nessa reação, a nicotinamida adenina dinucleotídeo fosfato (NADPH) das duas primeiras etapas do ciclo da hexose monofosfato converte a metemoglobina em hemoglobina reduzida. Como essa via é normalmente responsável por uma redução muito pequena de metemoglobina, a deficiência da enzima que catalisa essa reação, a NADPH-metemoglobina-redutase, não resulta em metemoglobinemia ou cianose. Como a formação de NADPH depende de G6PD, o azul de metileno, que é utilizado no tratamento da metemoglobinemia tóxica e congênita, também pode precipitar uma crise hemolítica em um indivíduo com deficiência de G6PD, competindo pelo NADPH necessário para manter a glutationa reduzida, um agente protetor essencial contra o estresse oxidativo dos eritrócitos. Além disso, o próprio azul de metileno é um oxidante, mas é metabolizado ao agente redutor, azul de leucometileno. Nos indivíduos normais, a administração de um agente redutor pode aumentar acentuadamente a taxa de redução da hemoglobina, de modo a ultrapassar sobremaneira aquela da NADH-metemoglobina-redutase (Fig. 18-3). Essa é a lógica da eficácia do azul de metileno na metemoglobinemia tóxica.

Existem duas outras vias, mas estas só reduzem a metemoglobina em pequeno grau. A glutationa é responsável pela conversão de menos de 7 a 10% da ferriemoglobina em ferroemoglobina, e o ácido ascórbico em quantidades farmacológicas também reduz a hemoglobina oxidada. Entretanto, devido ao elevado potencial redutor do ácido ascórbico, a taxa de redução é muito lenta, tornando-o menos efetivo para tratamento. Em concentrações fisiológicas, a contribuição do ácido ascórbico para a redução da metemoglobina é insignificante.

1. Anilina

Historicamente, a maioria dos episódios de metemoglobinemia e, com menos frequência, de anemia hemolítica relacionados ao trabalho resultaram de exposição a nitrocompostos aromáticos e aminas aromáticas, incluindo anilina. Esses compostos são usados mais extensamente como intermediários na síntese de corantes de anilina; são também usados como aceleradores e antioxidantes na indústria da borracha e na produção de pesticidas, plásticos, tintas e vernizes. O Quadro 18-1 fornece uma lista de substâncias químicas que estão associadas ao desenvolvimento de metemoglobinemia e/ou hemólise oxidativa e seus usos industriais. Muitos fármacos são oxidantes e podem causar metemoglobinemia.

A apresentação clínica da metemoglobinemia é exemplificada pela toxicidade da anilina. A anilina, utilizada na fabricação de corantes e na indústria da borracha, é a amina aromática mais comum e mais bem descrita. É lipossolúvel e prontamente penetra na pele intacta, mesmo através das roupas. Em forma de vapor, também pode ter acesso ao corpo pelos pulmões. A ingestão é rara no ambiente industrial, porém provoca grave toxicidade quando ocorre. A anilina é convertida pelos microssomos hepáticos em fenil-hidroxilamina, que se comporta como catalisador na mediação da oxidação da hemoglobina. A depuração hepática da fenil-hidroxilamina é lenta, visto que a forma oxidada, o nitrosobenzeno, sofre rápida conversão de volta à fenil-hidroxilamina. Outra via de depuração elimina gradualmente a amina do corpo.

Quadro 18-1 Substâncias químicas associadas à metemoglobinemia ou hemólise oxidativa

Substância química	Uso
Anilina	Borracha, corantes; produção de MBI (metileno bisfenil isocianato)
Nitroanilina	Corantes
Toluidina	Corantes, substâncias químicas orgânicas
p-Cloroanilina	Corantes, produtos farmacêuticos, pesticidas
o-Toluidina	Reagente analítico de laboratório, produção do corante azul de tripano, kits para teste de cloro, fitas para teste, agente de cura para resina de uretano
Naftaleno	Fumigantes usados na indústria têxtil
Paradiclorobenzeno	Fumigantes usados na indústria têxtil e em naftalina
Nitratos	Fertilizantes do solo
Trinitrotolueno	Explosivos

Quadro 18-2 Sintomas de metemoglobinemia

% de metemoglobinemia	Sintomas
10-30	Cianose, fadiga leve, taquicardia
30-50	Fraqueza, dispneia, cefaleia, intolerância ao exercício
50-70	Alteração da consciência
>70-80	Coma, morte

Apresentação clínica

A exposição aguda está habitualmente associada a derramamentos ou uso incorreto. Os sintomas variam, dependendo da concentração de metemoglobina (Quadro 18-2). Os casos são, em sua maioria, leves e transitórios e manifestam-se na forma de coloração azulada assintomática dos lábios e leitos ungueais. Nos casos mais graves, o paciente apresenta cianose profunda. O sangue recém-coletado é castanho amarronzado escuro e não se torna vermelho após exposição ao ar. A oximetria de pulso pode indicar normoxia ou hipóxia leve, que não reflete a gravidade da metemoglobinemia. A gasometria arterial pode revelar uma tensão de oxigênio (Po_2) normal, porém a co-oximetria irá demonstrar de modo confiável a presença de metemoglobinemia. Com frequência, devido a diferenças no método de aferição, pode haver um "*gap* de saturação", em que a saturação de oxigênio na gasometria arterial é substancialmente mais alta do que aquela determinada pela oximetria de pulso. Os resultados de laboratório podem indicar hemólise, com contagem elevada de reticulócitos e grau variável de anemia. O exame do esfregaço de sangue periférico mostra evidências de reticulocitose (policromasia, possivelmente eritrócitos nucleados) e pode exibir células mordidas ou em bolha.

Na metemoglobinemia crônica, pode-se observar a ocorrência de policitemia em resposta à hipóxia crônica. A anemia hemolítica com corpúsculos de Heinz pode ou não acompanhar a formação de metemoglobina, ou pode ocorrer após resolução da cianose. Os corpúsculos de Heinz são facilmente detectados pelo exame do esfregaço de sangue periférico corado com corante supravital, porém não são visíveis no esfregaço corado pelo método de Wright. Os níveis sanguíneos de metemoglobina devem ser monitorados rigorosamente.

▶ Prevenção

A medida de proteção mais importante na prevenção da hemólise oxidativa é minimizar a exposição atmosférica e cutânea a produtos químicos potencialmente oxidantes, como produtos de alcatrão de carvão. A identificação de indivíduos suscetíveis, como os que têm deficiência de G6PD, pode ajudar a evitar a ocorrência de toxicidade significativa em situações de trabalho de alto risco. O rastreamento para deficiência de G6PD precisa ser realizado ou antes da ocorrência de um episódio hemolítico ou 1 a 2 meses após a resolução da hemólise. Os eritrócitos jovens, particularmente os reticulócitos, apresentam níveis normais de G6PD na maioria dos indivíduos com deficiência de G6PD. Durante um episódio hemolítico agudo, os eritrócitos mais velhos são destruídos e substituídos por células jovens. O resultado do rastreamento para deficiência de G6PD será normal nesse contexto agudo. O monitoramento biológico no local de trabalho poderá ser realizado pela determinação dos níveis de metemoglobina e contagem de reticulócitos.

▶ Tratamento

O tratamento depende da rápida identificação do problema. É importante obter a história de exposição mais completa possível, visto que isso irá orientar o tratamento. O aspecto mais importante da terapia consiste em assegurar a remoção do agente agressor. Devido à natureza lipossolúvel desses compostos, é essencial que as roupas sejam removidas, e que o paciente seja totalmente descontaminado. Para os casos de intoxicação leve (< 20% de metemoglobina no sangue), a observação deve ser suficiente para acompanhar a progressão dos sintomas. Para casos de intoxicação moderada a grave (> 30% de metemoglobina no sangue), administra-se oxigênio a 100% por máscara para saturar a hemoglobina remanescente, e administra-se o antídoto, azul de metileno. É preciso ter cuidado na utilização do azul de metileno de modo a evitar o aumento da metemoglobina decorrente do potencial oxidativo do próprio azul de metileno, ou o risco de anemia hemolítica, particularmente em indivíduos que apresentam deficiência de G6PD (nos quais ele é ineficaz).

Para o tratamento inicial da metemoglobinemia grave, deve-se administrar azul de metileno por via intravenosa, na forma de solução a 1%, em uma dose de 1-2 mg/kg durante 5-10 minutos. O efeito máximo deve ser observado dentro de 1 hora. Se não for observada resposta alguma nesse prazo, o azul de metileno pode ser repetido a cada hora (em parte, devido à meia-vida curta do azul de metileno no corpo). As doses repetidas, que também podem ser ingeridas por via oral, devem ser administradas para os sintomas, e não apenas com base nos níveis de metemoglobina. Um paciente que não responde ao azul de metileno pode ter deficiência de G6PD, e a administração adicional de azul de metileno pode, nesse caso, exacerbar a hemólise, sem reduzir a hipóxia.

Pode-se administrar ácido ascórbico em associação com a dose oral de azul de metileno, em uma dose de 300 a 400 mg por via oral, embora o seu papel para esse propósito permaneça controverso. O início de ação do ácido ascórbico é lento, e o seu potencial de acidificação da urina pode potencializar a toxicidade renal em pacientes com hemólise ativa.

2. Sais de clorato

Os sais de clorato, usados principalmente em herbicidas, provocam uma forma incomum de metemoglobinemia e hemólise, que não responde ao azul de metileno. Acredita-se que a desnaturação da hemoglobina causada pelos cloratos seja devida à sua capacidade oxidante direta e à habilidade de inibir o ciclo da hexose monofosfato. Anemia hemolítica também foi observada em pacientes urêmicos submetidos a hemodiálise quando constatado que o abastecimento de água continha cloraminas, compostos oxidantes feitos de cloro e amônia, atualmente usados em alguns reservatórios de água públicos como desinfetantes. O tratamento para o envenenamento por cloratos é de suporte, pois não existe antídoto específico. A exsanguineotransfusão tem sido recomendada para casos de toxicidade grave.

HEMÓLISE ASSOCIADA À EXPOSIÇÃO A METAIS PESADOS

Depois da metemoglobinemia e da hemólise oxidativa, os elementos de transição e os metais pesados constituem as causas mais importantes de anemia hemolítica associada ao trabalho. Esses agentes incluem arsênio, chumbo, mercúrio, cobre, antimônio e outros. O mecanismo de hemólise não é conhecido, porém acredita-se que esteja relacionado com a afinidade desses metais diretamente citolíticos por grupos tióis, como os encontrados na superfície dos eritrócitos e nos resíduos de cisteína da hemoglobina. Quando os metais ligantes da sulfidrila são expostos aos eritrócitos, a membrana eritrocitária torna-se permeável e absorve solutos e água. Isso causa intumescimento do eritrócito e, por fim, a sua ruptura na circulação (hemólise intravascular).

1. Arsina

O exemplo mais drástico de hemólise aguda induzida por metais é o da causada pela arsina. A arsina é um gás volátil, incolor e não irritante em temperatura ambiente (o ponto de ebulição da arsina é de -62°C). Em geral, é produzida acidentalmente pela ação de um ácido sobre um metal contaminado com arsênio. Todavia, o gás arsina é com frequência usado na indústria de semicondutores para introduzir pequenas quantidades de arsênio na matriz de *wafers** de silício para conferir propriedades semicondutivas na produção de *chips* de computadores.

A toxicidade da arsina pode ser mais bem demonstrada por um caso em que houve duas quase fatalidades. Dois trabalhadores em uma fábrica de produção química estavam limpando um sumidouro que tinha ficado entupido durante uma operação de limpeza. Resíduos de herbicidas arsenicais contendo trióxido de arsênio reagiram com o hidrogênio formado pela combinação de hidróxido de sódio e alumínio, formando arsina. Na manhã seguinte após a exposição, ambos estavam hospitalizados com anemia hemolítica aguda. A exposição foi documentada pela presença de arsênio no sumidouro, bem como no sangue e na urina de ambos os pacientes. Cada trabalhador necessitou de exsanguineotransfusão com múltiplas unidades e reposição hídrica; a recuperação levou quase um mês.

O relato recente de um caso não fatal em um trabalhador lotado na reciclagem de sucata de arsenieto de gálio detalhou a evolução clínica e laboratorial da hemólise, levando à anemia (nível de hemoglobina de aproximadamente 6 g/dL) e disfunção renal e hepática com recuperação gradual. Como o trabalhador não desenvolveu falência renal aguda em consequência da hemólise intravascular, foi tratado com sucesso com transfusões, porém não necessitou de exsanguineotransfusão. Essa publicação descreveu o primeiro caso de envenenamento por arsina em que foi conduzida a especiação do arsênio, distinguindo o arsênio inorgânico e seus metabólitos do arsênio orgânico (proveniente de frutos do mar), confirmando a causa e documentando a meia-vida da espécie de arsênio associada à hemólise e outras manifestações clínicas.

A ocorrência de envenenamento crônico por arsina tem sido descrita em trabalhadores de uma fábrica de fundição de zinco e em trabalhadores ocupados na extração de cianeto do ouro. Esses pacientes podem estar anêmicos, com hemólise crônica leve.

▶ Apresentação clínica

A. Sinais e sintomas

Muitas manifestações do envenenamento agudo por arsina são causadas pela hemólise intravascular aguda e maciça. O aparecimento dos sintomas pode ser tardio, dentro de 2 a 24 horas após a exposição. Os sintomas incluem náusea e vômitos, cólicas abdominais, cefaleia, mal-estar e dispneia. Com frequência, os pacientes são alarmados pela presença de urina com coloração de chá, que não está associada à disúria, levando-os a procurar assistência médica. O exame físico pode revelar o odor de alho peculiar da arsina, febre, taquicardia, taquipneia e hipotensão. Tardiamente, na evolução da hemólise, o paciente em geral desenvolve icterícia.

B. Achados laboratoriais

A hemoglobinúria tende a ser o primeiro achado laboratorial. Ocorre quando a quantidade de hemoglobina plasmática livre ultrapassa a capacidade de ligação normal da haptoglobina e a reabsorção tubular proximal renal. Em consequência, os níveis plasmáticos de haptoglobina declinam, e os níveis de hemoglobina livre podem estar muito elevados (foram relatados níveis > 2.000 mg/dL; normal: < 1 mg/dL). O plasma pode adquirir uma coloração vermelho-acastanhada, devido à presença de metemalbumina (hemoglobina oxidada ligada à albumina). Embora possa não haver anemia no primeiro hemograma, a análise do esfregaço de sangue periférico irá revelar a presença de fragmentação dos eritrócitos com poiquilocitose acentuada, pontilhados basófilos e policromasia. Com a queda do hematócrito, ocorre desenvolvimento de reticulocitose. A bilirrubina total está elevada, refletindo um aumento primariamente na forma não conjugada ou indireta. Quando a hemólise é vigorosa, pode ocorrer coagulação intravascular disseminada, manifestada com nível baixo (ou em declínio) de fibrinogênio, prolongamento do tempo de protrombina (devido a produtos de degradação da fibrina circulantes) e presença de esquizócitos e trombocitopenia. Com frequência, a função renal está afetada em vários graus, com elevação precoce da creatinina sérica. Isso pode resultar tanto da hemoglobina precipitada, causando obstrução tubular renal, como da toxicidade direta da arsina sobre as células intersticiais e tubulares renais. Os níveis de arsênio no sangue e na urina são úteis como indicadores de exposição, não como diretriz para o tratamento.

▶ Tratamento

A terapia inicial deve incluir hidratação vigorosa para assegurar uma perfusão renal adequada. Para a hemólise grave com níveis plasmáticos de hemoglobina acima de 400-500 mg/dL, tem sido

---

* N. de R.T. *Wafers* ou bolachas de silício são fatias muito finas obtidas de cilindros de silício ultrapuros, nas quais são construídos microcircuitos por dopagem, separação química com ácidos e deposição de vários materiais. São fundamentais para a construção de circuitos integrados e semicondutores.

preconizada a exsanguineotransfusão. Exsanguineotransfusões de repetição são indicadas para níveis crescentes de hemoglobina.

A função renal pode ser preservada com hidratação. Entretanto, caso ocorra insuficiência renal, pode ser necessária hemodiálise aguda. Todos os pacientes devem ser monitorados rigorosamente até o desaparecimento de todos os sinais de hemólise e a estabilização da função renal. Alguns pacientes podem ficar com insuficiência ou falência renal crônica, exigindo diálise ou transplante. No envenenamento crônico por arsina, a redução da exposição ou, de modo ideal, a sua remoção constitui a intervenção mais importante.

2. Chumbo

O chumbo é discutido de modo mais pormenorizado na seção sobre porfiria, adiante. Além da supressão da eritropoiese e da síntese da heme, descrita a seguir, pode-se observar, ocasionalmente, o desenvolvimento de anemia hemolítica. A anemia da toxicidade crônica do chumbo – o principal efeito hematológico da exposição ao chumbo – é agravada pela redução da sobrevida dos eritrócitos, assim como pela inibição da síntese de hemoglobina.

Foi sugerido que a patogenia da hemólise induzida pelo chumbo está relacionada com a acentuada inibição da piridina 5-nucleotidase. A deficiência homozigota hereditária dessa enzima caracteriza-se por pontilhado basófilo dos eritrócitos, hemólise crônica e acúmulo intraeritrocitário de nucleotídeos contendo pirimidina. Esses nucleotídeos talvez concorram com nucleotídeos de adenina na sua ligação ao sítio ativo de quinases na via glicolítica, alterando, assim, a estabilidade da membrana eritrocitária. Como o chumbo provoca deficiência adquirida dessa enzima, e os achados clínicos são semelhantes, a toxicidade grave tem sido comparada a essa doença hereditária.

3. Cobre

O sulfato de cobre é usado na Índia na caiação* e na indústria do couro. A toxicidade resulta principalmente de ingestão acidental e tentativa de suicídio, provocando hemólise intravascular, metemoglobinemia, insuficiência renal e, com frequência, levando à morte. A hemólise também tem sido causada por hemodiálise com água contaminada por encanamento de cobre. Dados *in vitro* sugerem que vários mecanismos estão envolvidos, incluindo inibição da glicólise, oxidação do NADPH e inibição da G6PD. Não existe qualquer tratamento específico, a não ser o tratamento de suporte, com transfusões e hemodiálise, quando indicadas.

AS PORFIRIAS

As porfirias constituem um grupo de distúrbios caracterizados por anormalidades na via de biossíntese do heme (Fig. 18.4), resultando em acúmulo anormal de precursores desse componente. Embora seja distúrbio genético (hereditário ou esporádico) da atividade enzimática, a porfiria adquirida ocorre após exposição a diversas toxinas. A biossíntese do heme ocorre majoritariamente no fígado e na medula óssea e, até certo ponto, no tecido nervoso. A etapa limitadora de velocidade na biossíntese da heme é a síntese do ácido δ-aminolevulínico a partir da glicina e da succinil-coenzima A (CoA) por meio da enzima ácido δ-aminolevulínico-sintetase. Essa etapa encontra-se sob o controle de retroalimentação negativa pelo heme. Clinicamente, a porfiria sintomática pode ocorrer em consequência da função enzimática inadequada em qualquer etapa da biossíntese da heme, ou em decorrência da estimulação excessiva e inapropriada da enzima ácido δ-aminolevulínico-sintetase, habitualmente na presença de concentração diminuída de heme.

As síndromes clínicas de porfiria caracterizam-se por neurotoxicidade ou fotossensibilidade cutânea (ambas podem ocorrer). A neurotoxicidade – que geralmente consiste em cólica abdominal, constipação intestinal, disfunção autonômica, neuropatia sensorimotora e problemas psiquiátricos – é considerada o resultado dos efeitos tóxicos diretos dos precursores do heme solúveis na urina, o ácido δ-aminolevulínico e o porfobilinogênio, sobre o tecido nervoso. A neurotoxicidade também pode resultar da deficiência de heme, que interrompe a homeostasia do tecido nervoso. A fotossensibilidade cutânea manifesta-se na forma de vesiculação repetida, cicatrização e deformidade, com hipertricose das áreas da pele expostas ao sol. Isso resulta dos precursores do heme relativamente insolúveis na urina, a uroporfirina III, a coproporfirina III e a protoporfirina IX, que fluorescem na pele após absorção da luz ultravioleta de 400 nm. Essas porfirias fluorescentes também podem causar pigmentação dos dentes e, em certas ocasiões, hemólise dos eritrócitos nos quais se acumulam as porfirinas.

Várias toxinas industriais e ambientais induziram porfirias tóxicas semelhantes à porfiria cutânea tarda em indivíduos com exposição maciça aos agentes (Quadro 18-3). Essas toxinas, em geral, quando absorvidas em altas doses, usualmente causam lesão no fígado e alteração na síntese hepática do heme. Embora os efeitos metabólicos exatos desses agentes não estejam totalmente elucidados, a estimulação desregulada da enzima ácido δ-aminolevulínico-sintetase é geralmente demonstrável.

1. Hexaclorobenzeno

Em um surto de porfiria adquirida, na Turquia, entre 1955 e 1958, mais de 4.000 pessoas desenvolveram uma síndrome de porfiria cutânea, que se assemelhava à porfiria eritropoiética congênita, aproximadamente seis meses após a ingestão de trigo contendo o fungicida hexaclorobenzeno. O trigo era destinado à plantação e continha 2 kg de hexaclorobenzeno a 10% por 1.000 kg de trigo para controlar o fungo *Tilletia tritici*. As pessoas acometidas apresentaram fotossensibilidade cutânea com hiperpigmentação da pele, hipertricose, bolhas, fraqueza e hepatomegalia, uma condição denominada *kara yara*, ou "ferida negra". A porfirinúria era quase universal, com urina de coloração vermelha ou marrom. A taxa de mortalidade foi de 10%. As crianças lactentes com menos de 2 anos de idade tiveram uma

---

* N. de R.T. Caiação consiste no processo de aplicação de uma solução geralmente composta de água, cal virgem e sulfato de cobre sobre uma superfície, como troncos de árvores e paredes, usualmente com objetivo de proteção contra fungos e bactérias,

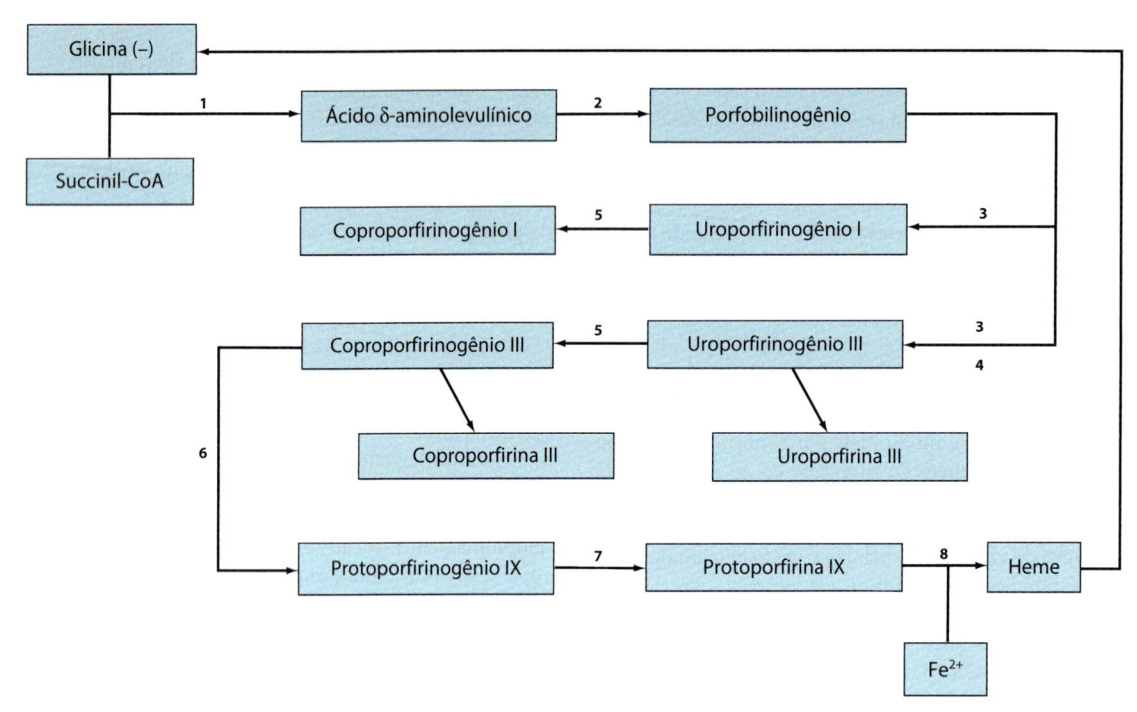

▲ **Figura 18-4** Via de biossíntese da heme. O heme é um inibidor por retroalimentação da enzima (1) ácido δ-aminolevulínico-sintetase. As outras enzimas são (2) a ácido δ-aminolevulínico-desidrase, (3) a uroporfirinogênio I-sintase, (4) a uroporfirinogênio III-cossintase, (5) a uroporfirinogênio-descarboxilase, (6) a coproporfirinogênio-oxidase, (7) a protoporfirinogênio-oxidase e (8) a ferroquelatase.

taxa de mortalidade de 95% ao ingerir o leite materno contaminado com o fungicida. Essas crianças desenvolveram fraqueza, convulsões e eritema anular cutâneo, uma condição denominada *pembe yara* ou "ferida rosa". Não foi possível detectar porfirinas em excesso na urina desses lactentes. Observa-se um resultado semelhante em modelos animais de porfiria induzida por hexaclorobenzeno. Filhotes de ratos e camundongos morrem de toxicidade neurológica em consequência do hexaclorobenzeno, sem porfirinúria, enquanto ratos e coelhos adultos desenvolvem fotossensibilidade cutânea e porfirinúria após exposição prolongada ao produto químico.

Um estudo de acompanhamento, realizado entre 1977 e 1983, examinou 204 pacientes que sofreram previamente de porfiria por hexaclorobenzeno. A idade média desses indivíduos era de 32 anos, e o tempo médio decorrido após exposição ao hexaclorobenzeno era de sete anos. A duração média dos sintomas de porfiria cutânea foi de 2,4 anos. Por ocasião do estudo, 71% dos indivíduos apresentavam hiperpigmentação; e 47%, hipertricoses. A cicatrização residual em áreas da pele expostas ao sol era evidente em 87%. Outras manifestações consistiam em cicatrizes periorais, mãos pequenas, artrite, baixa estatura, fraqueza, parestesias e miotonia. Dezessete pacientes tinham urina vermelha e demonstravam porfirinúria (particularmente uroporfirinúria). O hexaclorobenzeno foi detectado em 56 amostras de leite humano obtidas de mães com porfiria, com valor médio de 0,51 parte por milhão (ppm) (vs. 0,07 ppm em controles).

A experiência turca foi a primeira exposição associada a uma substância química industrial com a porfiria adquirida em seres humanos. Não apenas o ataque sintomático e a taxa de mortalidade foram significativos, como também a lesão bioquímica persistiu por várias décadas em muitos sobreviventes. O mecanismo exato pelo qual o hexaclorobenzeno induz

Quadro 18-3 Substâncias tóxicas associadas a porfiria adquirida em seres humanos

Toxina	Uso
Hexaclorobenzeno	Fungicida
2,4-Diclorofenol	Herbicida
2,4,5-Triclorofenol	Herbicida
2, 3, 7, 8-Tetraclorodibenzo--p-dioxina	Contaminante na produção de herbicida
o-Benzil-p-clorofenol	Produto de limpeza e desinfetante
2-Benzil-p-diclorofenol	Desinfetante comercial
Cloreto de vinila	Plásticos
Chumbo	Componente de tintas
Alumínio	Ligante de fósforo

porfiria ainda não foi elucidado. A maioria das mitocôndrias hepáticas de animais com porfiria induzida pela exposição a benzenos clorados, como o hexaclorobenzeno, demonstrou uma atividade aumentada da ácido δ-aminolevulínico-sintetase, a enzima que controla a taxa de produção de porfirinas. Com exceção dos camundongos com porfiria induzida por dietil-1,4--di-hidro-2,4,6-trimetilpiridina-3,5-dicarboxilato, o fígado de animais com porfiria demonstra uma produção aumentada de heme. Normalmente, o heme inibe a atividade da ácido δ-aminolevulínico-sintetase. Isso sugere que os compostos porfirinogênicos interferem, de algum modo, no sinal repressor do heme sobre a ácido δ-aminolevulínico-sintetase. Outras teorias sugerem que os compostos porfirinogênicos induzem a ácido δ-aminolevulínico-sintetase ao alterar o estado de oxidação intracelular por meio da ação sobre a cadeia de transporte de elétrons, estimulando a produção de succinil-CoA, reduzindo os níveis intracelulares de trifosfato de adenosina, ou as duas coisas. De qualquer modo, o resultado final consiste na superprodução de porfirinas mediada pela atividade desregulada da ácido δ-aminolevulínico-sintetase.

O papel da sobrecarga de ferro na patogenia da porfiria induzida por hexaclorobenzeno tem sido estudado. Foi sugerida a possível participação do ferro, com base na observação de que 80% dos pacientes com porfiria cutânea tarda – uma doença associada a uma redução da atividade hepática da uroporfirinogênio-descarboxilase – apresentam reservas hepáticas aumentadas de ferro e níveis elevados de uroporfirina I. Além disso, a diminuição das reservas hepáticas de ferro por flebotomia em pacientes com porfiria cutânea tarda frequentemente induz uma remissão da doença e redução na excreção urinária de uroporfirina I. Em um modelo hepático suíno e humano, foi constatado que o ferro no estado ferroso inibe acentuadamente a atividade da uroporfirinogênio III-cossintetase, aumenta a produção total de porfirinas e leva a uma acentuada superprodução de uroporfirina I. Em ratos com porfiria induzida por hexaclorobenzeno, a sobrecarga de ferro resulta em produção diminuída de heme, citocromo P450 e citocromo b_5 pelo fígado, e na ausência de atividade da uroporfirinogênio-descarboxilase. Além disso, a razão ácido nicotínico-desidrogenase (NAD):NADH foi mais do que duas vezes maior em ratos sideróticos com porfiria induzida por hexaclorobenzeno, em comparação com ratos não sideróticos. Além disso, camundongos flebotomizados deficientes em ferro submetidos a flebotomia foram protegidos do efeito porfirinogênico da 2,3,7,8-tetraclorodibenzo-p-dioxina.

A maioria dos autores acredita que o ferro desempenha um papel permissivo, e não causador, nas porfirias. Essa ideia baseia-se nos fatos de que nem todos os pacientes com porfiria cutânea tarda apresentam sobrecarga de ferro, de que a porfiria cutânea tarda é rara em pacientes com hemocromatose, e de que a flebotomia não corrige a lesão bioquímica em pacientes com porfiria cutânea tarda. Além disso, em ratos com porfiria induzida pelo hexaclorobenzeno, não há necessidade de sobrecarga de ferro para o desenvolvimento de porfiria, embora a porfiria tenha sido agravada pela sobrecarga de ferro. Por conseguinte, ainda não foi estabelecido se a sobrecarga de ferro é permissiva ou etiológica em pacientes expostos a toxinas porfirinogênicas.

2. Herbicidas

Vários herbicidas estão claramente associados à porfiria sintomática. Vinte e nove pacientes expostos ao 2,4-diclorofenol e ao 2,4,5-triclorofenol em uma unidade de produção apresentaram cloracne; 13 tinham hiperpigmentação; 11, hirsutismo; e 5, fragilidade cutânea. Onze pacientes apresentaram excreção urinária aumentada de porfirinas (uroporfirina e coproporfirina). Assim, esses pacientes desenvolveram uma síndrome tipo porfiria cutânea tarda, adquirida após exposição variável a esses herbicidas. Um estudo de acompanhamento de 73 trabalhadores nessa mesma fábrica de herbicidas, seis anos depois, não identificou qualquer pessoa com a síndrome porfirínica, e apenas uma com uroporfirinúria persistente. Os autores do estudo de acompanhamento levantaram a hipótese de que a redução na incidência da síndrome resultou de uma melhora nos hábitos de segurança pessoal dos trabalhadores e da redução da exposição aos produtos químicos. Uma explicação alternativa é a de que o verdadeiro agente porfirinogênico seja talvez a 2,3,7,8-tetraclorodibenzo-p-dioxina, um subproduto do 2,4,5-triclorofenol, e que esse contaminante foi efetivamente eliminado dos armazéns de produtos químicos da fábrica. O contaminante foi fortemente implicado em um surto de porfiria cutânea tarda adquirida, cloracne e polineuropatia em 80 trabalhadores industriais que produziam herbicidas na região correspondente à Tchecoslováquia.

3. Desinfetantes

Os desinfetantes comerciais, o-benzil-p-clorofenol e 2-benzil-4,6-diclorofenol, foram implicados como causa de porfiria cutânea tarda adquirida, em uma mulher zeladora exposta a esses produtos químicos por meio da mistura inapropriada de produtos químicos de limpeza.

4. Alumínio

Foi descrita uma síndrome semelhante à porfiria cutânea tarda em pacientes com insuficiência renal crônica, mantidos em hemodiálise regular. Os níveis plasmáticos e urinários de uroporfirinas estão aumentados nesses pacientes, enquanto os níveis plasmáticos e urinários de coproporfirinas estão frequentemente baixos. Como se sabe que o alumínio inibe algumas enzimas da síntese de heme, e tendo em vista que muitos pacientes com insuficiência renal crônica submetidos a hemodiálise apresentam sobrecarga de alumínio, esse elemento foi implicado, porém sem nenhuma prova, como a causa de porfiria nesses pacientes.

5. Cloreto de vinila

O cloreto de vinila é uma hepatotoxina conhecida, usada na produção de plásticos. Um estudo com 46 pessoas trabalhando em uma fábrica de produção de cloreto de polivinila revelou níveis urinários significativamente elevados de coproporfirina, em comparação com controles normais. Os períodos de exposição variaram de 2 a 21 anos. A patogenia da coproporfirinúria envolve inibição da coproporfirinogênio-oxidase, inibição da uroporfirinogênio-descarboxilase e, talvez, indução da ácido δ-aminolevulínico-sintetase. Os indivíduos com produção urinária excessiva de coproporfirina também manifestaram trombocitopenia, esplenomegalia, varizes esofágicas, alterações cutâneas semelhantes à esclerodermia, síndrome de Raynaud e acro-osteólise.

6. Chumbo

A intoxicação pelo chumbo (particularmente com níveis sanguíneos de chumbo acima de 60 µg/dL) provoca sinais e sintomas notavelmente semelhantes àqueles associados à porfiria intermitente aguda. A tríade da porfiria intermitente aguda clássica consiste em dor abdominal, constipação intestinal e vômitos – representando, todos eles, os efeitos neurotóxicos do ácido δ-aminolevulínico e do porfobilinogênio em excesso. Essa tríade é observada com igual frequência na intoxicação pelo chumbo. Outras características em comum incluem dores neuromusculares, paresia ou paralisia, parestesias, diarreia e convulsões. As principais diferenças entre as duas doenças consistem em (1) aumento dos sinais neuropsiquiátricos na porfiria intermitente aguda, em comparação com a intoxicação pelo chumbo, e (2) anemia, que é observada na intoxicação pelo chumbo, mas que praticamente está ausente na porfiria. A anemia da intoxicação pelo chumbo é uma anemia microcítica característica, com pontilhado basófilo dos eritrócitos e sideroblastos na medula óssea.

As características bioquímicas da intoxicação pelo chumbo revelam por que essas duas doenças exibem tanta semelhança clínica. Os pacientes com intoxicação pelo chumbo apresentam níveis urinários acentuadamente elevados de ácido δ-aminolevulínico, como na porfiria intermitente aguda. A intoxicação pelo chumbo leve (estágio de pré-anemia) está associada a uma excreção normal de porfobilinogênio; entretanto, quando ocorre anemia, é possível demonstrar o excesso de porfobilinogênio urinário. Embora se verifique a presença de elevações discretas nos níveis urinários de coproporfirinas e uroporfirina I, a uroporfirina e a coproporfirina fecais estão normais em pacientes com intoxicação pelo chumbo. Essas alterações nas porfirinas são observadas apenas em pacientes com intoxicação por chumbo inorgânico, e não naqueles com intoxicação por chumbo orgânico. Foi também observado um acúmulo excessivo de protoporfirina IX nos eritrócitos de pacientes com intoxicação pelo chumbo.

A intoxicação pelo chumbo está associada a uma acentuada redução da atividade da ácido δ-aminolevulínico-desidrase no cérebro, no fígado, nos rins e na medula óssea. Como a ácido δ-aminolevulínico-desidrase é polimórfica, indivíduos diferentes podem apresentar níveis distintos de sensibilidade à exposição ao chumbo, dependendo da forma particular da enzima herdada. O chumbo também bloqueia a incorporação do ferro na protoporfirina IX ao deprimir a atividade da ferroquelatase, um evento mais estreitamente ligado à produção de anemia e elevação dos níveis eritrocitários de protoporfirina IX livre. A atividade da coproporfirinogênio-oxidase também é deprimida pelo chumbo. Por conseguinte, o efeito do chumbo no bloqueio da síntese do heme é observado em várias etapas da via de síntese, todas ocorrendo nas mitocôndrias.

TRATAMENTO DAS PORFIRIAS TÓXICAS

Como frequentemente não existem meios efetivos de eliminar substâncias tóxicas ambientais ou industriais, uma vez incorporadas nos tecidos, deve-se evitar a exposição aos compostos porfirinogênicos. Embora não se disponha de dados prospectivos para sustentar o uso da flebotomia para esse propósito, esse tratamento pode ser benéfico para pacientes com porfiria tóxica, cuja doença se assemelha à porfiria cutânea tarda e nos quais é possível demonstrar evidências de sobrecarga de ferro. Em certas ocasiões, os pacientes com porfiria intermitente aguda respondem a infusões de carboidratos em alta dose (400 g de dextrose por dia) ou a infusões intravenosas de hematina (uma porfirina contendo ferro). Todavia, o uso de infusões de hematina, na porfiria tóxica, pode não ser benéfico, visto que, como no caso do hexaclorobenzeno, o agente tóxico pode interromper o sinal de retroalimentação negativa do heme sobre a ácido δ-aminolevulínico-sintetase.

No caso da intoxicação pelo chumbo, a prevenção constitui, mais uma vez, o melhor tratamento. Diferentemente de todas as outras porfirias tóxicas, dispõe-se de tratamento específico, com agentes quelantes de chumbo, que é recomendado para a intoxicação grave pelo chumbo.

DISTÚRBIOS ASSOCIADOS A UMA DIMINUIÇÃO DA SATURAÇÃO DE OXIGÊNIO

1. Envenenamento por monóxido de carbono

O monóxido de carbono (CO) é um gás incolor, inodoro e não irritante produzido pela combustão incompleta de matéria orgânica, particularmente hidrocarbonetos. Além dos trabalhadores que sofrem exposição a produtos de combustão dos hidrocarbonetos, aqueles expostos ao cloreto de metileno (convertido em monóxido de carbono por meio de metabolismo *in vivo*) também podem desenvolver envenenamento por monóxido de carbono.

O monóxido de carbono liga-se à hemoglobina, formando carboxi-hemoglobina (HbCO), que diminui a saturação de oxigênio da hemoglobina e desloca a curva de dissociação de oxigênio-hemoglobina para a esquerda. A afinidade da hemoglobina pelo monóxido de carbono é 210 vezes maior que a sua afinidade pelo oxigênio. O monóxido de carbono também aumenta a estabilidade da combinação hemoglobina-oxigênio, inibindo, assim, a liberação de oxigênio aos tecidos. Além disso, o monóxido de carbono liga-se à cadeia da citocromo-oxidase, interferindo na respiração celular. Essas propriedades do monóxido de carbono resultam em asfixia química.

▶ Achados clínicos

Os sintomas consistem em mal-estar generalizado, cefaleia, náusea, dispneia, vômitos e alteração do estado mental na presença de altos níveis. A exposição intensa pode causar agudamente coma, convulsões, arritmias e morte e, posteriormente, nos sobreviventes, déficits cognitivos persistentes e outros danos neurológicos. Os sintomas de anoxia podem ser proeminentes sem cianose, devido à cor vermelho-cereja da carboxiemoglobina.

Os achados laboratoriais na presença de baixos níveis crônicos podem consistir em policitemia; com níveis mais altos, observa-se a presença de hipóxia. Os níveis de carboxi-hemoglobina devem ser medidos; um nível abaixo de 6% pode causar comprometimento da visão e da discriminação temporal; com níveis de 40-60%, podem ocorrer alterações do estado mental e morte. Todavia, existe uma correlação imperfeita entre os níveis de carboxi-hemoglobina e as manifestações do envenenamento por monóxido de carbono. Além disso, em razão da meia-vida curta do monóxido de carbono no corpo, os níveis de HbCO podem declinar, uma vez interrompida a exposição, para níveis relativamente baixos antes que o paciente procure assistência médica (e realize exames). Os níveis sanguíneos de carboxi-hemoglobina podem estar significativamente elevados tanto após exposição intensa de curta duração, como após exposição crônica a baixo nível.

▶ Tratamento e prevenção

O tratamento depende do grau de carboxi-hemoglobina. Na presença de baixos níveis sem sintomas, a remoção da fonte de exposição é suficiente. A administração de oxigênio é um tratamento eficaz, visto que diminui acentuadamente a meia-vida da carboxi-hemoglobina (de cerca de 5-6 horas em ar ambiente) para cerca de 90 minutos com oxigênio a 100%, por meio do deslocamento do monóxido de carbono da hemoglobina. O tratamento com oxigênio hiperbárico diminui a meia-vida da carboxi-hemoglobina ainda mais para 23 minutos em 3 atm. Embora alguns estudos tenham sugerido uma menor incidência de déficits cognitivos em pacientes tratados com oxigênio hiperbárico (HBO), uma recente revisão na Cochrane concluiu: "Os ensaios clínicos randomizados existentes não estabelecem se a administração de HBO a pacientes com intoxicação por monóxido de carbono diminui a incidência de desfechos neurológicos adversos. São necessárias pesquisas adicionais para definir melhor o papel do HBO, se tiver algum, no tratamento de pacientes com intoxicação por monóxido de carbono". A prevenção do envenenamento por monóxido de carbono depende de uma ventilação adequada e da educação do consumidor, com ventilação apropriada dos aparelhos de combustão (p. ex., fornos, lareiras, motores de veículos e geradores) para o ar externo. Na atualidade, as organizações de saúde pública recomendam o uso universal de monitores de CO em residências para possibilitar a detecção e o aviso aos ocupantes da presença de concentrações elevadas no ar.

DISTÚRBIOS QUE AFETAM A FORMAÇÃO E A MORFOLOGIA DAS CÉLULAS SANGUÍNEAS

As doenças hematológicas pré-malignas e malignas estão ligadas a uma variedade de exposições ocupacionais. Como é muito difícil determinar causa e efeito quando o período de latência é longo, e a história de exposição é pouco documentada, foram explorados outros métodos para estabelecer essa ligação. O estudo citogenético consiste no exame dos cromossomos somáticos das células hematológicas em metáfase.

▶ Citogenética

A análise cromossômica dos distúrbios hematológicos constitui um importante mecanismo para a classificação e serve de guia para o prognóstico e o tratamento. A análise citogenética tem duas finalidades em hematologia ocupacional: (1) rastreamento de populações com risco de exposição tóxica, de modo que os agentes tóxicos crípticos possam ser identificados, e (2) em casos individuais, identificação de doenças que possam ter sido causadas por exposição a agentes mutagênicos.

As anormalidades nos cromossomos podem ser usadas como marcadores de exposição a agentes ambientais nocivos. Por meio de extenso estudo epidemiológico, certas anormalidades foram associadas a doenças específicas e categorias de prognóstico. Os agentes tóxicos associados a anormalidades cromossômicas *in vivo* estão ligados ao desenvolvimento de cânceres e leucemias.

A análise citogenética para distúrbios hematológicos é mais adequadamente realizada por meio de exame direto de células obtidas da medula óssea. Devido à proliferação contínua dessas células, é relativamente fácil examinar as que estão sofrendo mitose, ocasião em que os cromossomos tornam-se visíveis ao microscópio. São utilizadas técnicas de bandeamento de alta resolução para identificar precisamente deleções, translocações, inversões e outras anormalidades estruturais dos cromossomos.

As células obtidas do sangue periférico necessitam de estimulação artificial por um mitógeno, como a fitoemaglutinina, e cultura durante 2-3 dias para obter um número suficiente de células em mitose para análise. Podem ser induzidas aberrações por artefatos nas células que são manipuladas após coleta do paciente, antes de sua fixação para análise. O consequente risco de avaliações falsamente anormais aumenta a necessidade e a importância de controles equivalentes e múltiplos.

▶ Rastreamento e prevenção

A análise citogenética tem sido utilizada como ferramenta de rastreamento para monitoramento de populações industriais na pesquisa de exposição precoce a substâncias químicas mutagênicas e identificação de possíveis mutágenos. Dessa maneira, os trabalhadores com risco poderiam ser removidos de condições potencialmente perigosas, quando os efeitos ainda são reversíveis. Os linfócitos do sangue periférico, e não da medula óssea, devem ser usados por razões óbvias de maior conforto para os trabalhadores, tempo e custo.

O problema com o uso da citogenética para monitoramento é a relativa insensibilidade do método a baixos níveis de exposição. A única relação de dose-resposta conhecida para exposição e aberrações cromossômicas somáticas foi descrita com a radiação ionizante. Em um estudo recente de trabalhadores expostos a baixos níveis (abaixo dos limites de exposição) de produtos químicos em uma fábrica petroquímica na Holanda, o monitoramento citogenético por técnicas de bandeamento dos cromossomos foi realizado de 1976 a 1981. Os resultados desses estudos, publicados em 1988, não encontraram aumento algum na frequência de aberrações cromossômicas nas populações expostas, em comparação com populações-controle. Os autores concluíram que o exame de linfócitos do sangue periférico para aberrações cromossômicas não é sensível o suficiente para o monitoramento rotineiro de citogenética em trabalhadores expostos a baixos níveis dos compostos químicos.

Outras técnicas que foram avaliadas no monitoramento incluem as trocas entre cromátides-irmãs, o ensaio cometa e o ensaio de micronúcleos, métodos de avaliação de rearranjos cromossômicos do DNA. Embora essas técnicas sejam mais rápidas e menos onerosas do que a análise citogenética, a presença de anormalidades detectáveis por esses ensaios, entretanto, não se correlaciona necessariamente com a incidência de aberrações cromossômicas ou o desenvolvimento de doença.

São necessários maiores progressos nos métodos de detecção de dano induzido do DNA para que a análise citogenética constitua uma ferramenta de rastreamento adequada para grandes populações. Com o advento das técnicas de biologia molecular, isso deverá ser possível, no futuro, em uma escala populacional. No momento atual, embora não seja possível estimar as consequências individuais para a saúde com base nos métodos de rastreamento populacional, os achados cromossômicos ou citogenéticos anormais claramente constituem um sinal adverso quando correlacionados com dados específicos de risco de exposição.

▶ Relação das anormalidades citogenéticas com doenças específicas

O estudo citogenético proporciona uma maneira de relacionar as aberrações cromossômicas na medula óssea de um paciente com pré-leucemia ou leucemia à exposição a agentes mutagênicos. A população beneficiada inclui trabalhadores expostos a agentes e irradiação industriais, bem como pacientes previamente tratados com agentes quimioterápicos ou radiação. Muitos estudos sugerem que essa população apresenta uma incidência muito mais alta de anormalidades cromossômicas do que um grupo semelhante não exposto com as mesmas doenças. Em um resumo de três estudos retrospectivos de pacientes com leucemia não linfocítica aguda *de novo*, os indivíduos foram divididos em grupos não expostos e expostos, com base na sua ocupação. Os indivíduos que trabalhavam com inseticidas, substâncias químicas e solventes, metais ou minerais, produtos do petróleo e radiação ionizante foram considerados expostos, enquanto estudantes, trabalhadores de escritórios e donas de casa foram classificados como não expostos. De 236 pacientes, 68 (29%) foram enquadrados no grupo exposto. Dos 68, 51 (75%) apresentaram cariótipos anormais *versus* apenas 60 dos 168 (36%) no grupo não exposto. Além desse aumento generalizado nas aberrações cromossômicas, foram observadas anormalidades dos cromossomos 5 e 7 em 37% dos indivíduos expostos e em 12% dos não expostos.

Essas anormalidades cromossômicas específicas também apresentaram uma correlação positiva com o desenvolvimento de leucemia após exposição a mutágenos terapêuticos (quimioterapia ou radioterapia) usados no tratamento de outros cânceres. Especificamente, foi observada uma perda de todo o cromossomo ou de parte do braço longo de um ou de ambos os cromossomos. Embora essas anormalidades cromossômicas possam ocorrer na ausência de exposição a mutágenos, os pacientes com leucemias ou condições pré-leucêmicas que apresentam deleções envolvendo os cromossomos 5 ou 7 devem levantar suspeita de exposição prévia a carcinógenos químicos ou radiação, e essa história deve ser pesquisada vigorosamente. O prognóstico de pacientes com anormalidades dos cromossomos 5 ou 7 – ou múltiplas anormalidades citogenéticas quando associadas à exposição prévia a agentes mutagênicos – é sombrio, quando comparado com o de pacientes cuja análise cromossômica é normal.

Claramente, a maior utilidade da citogenética encontra-se na área de prevenção e desenvolvimento de técnicas melhores para avaliar futuras consequências patológicas de exposição em um momento em que os efeitos ainda podem ser reversíveis. Com o desenvolvimento de técnicas mais sensíveis, elas também podem servir de diretriz para determinar os valores limites dos possíveis mutágenos.

ANEMIA APLÁSICA E CÂNCERES HEMATOLÓGICOS RELACIONADOS COM O TRABALHO

As neoplasias hematopoiéticas, como a leucemia e as síndromes mielodisplásicas, são discutidas detalhadamente no Cap. 19. Nesta seção, iremos discutir apenas a anemia aplásica e o mieloma múltiplo.

1. Anemia aplásica

A anemia aplásica, ou aplasia medular, é uma anormalidade adquirida das células-tronco hematopoiéticas pluripotentes, que resulta em pancitopenia (anemia, neutropenia e trombocitopenia). Nos EUA, a incidência média de anemia aplásica fatal é de aproximadamente 2 por milhão ao ano e aumenta com a idade, até atingir a mortalidade anual específica por idade de aproximadamente 10 por milhão em indivíduos com mais de 65 anos. Cerca de 50% dos casos de anemia aplásica na América do Norte e na Europa Ocidental são idiopáticos; a maior parte dos casos restantes consiste em *anemias aplásicas secundárias,* que podem ser causadas por fármacos, substâncias químicas, radiação, infecção e mecanismos imunológicos. Uma pequena porcentagem de casos é causada por doenças hereditárias.

A maior categoria de anemia aplásica secundária é causada por agentes terapêuticos; provavelmente apenas uma pequena fração resulta de causas ambientais e ocupacionais. O fármaco mais comumente implicado é o cloranfenicol; outros fármacos envolvidos incluem acetazolamida, fenilbutazona, fenitoína e sulfonamidas —, bem como muitos outros. Esta seção irá discutir apenas os casos de anemia aplásica de origem ocupacional.

Muitos casos de anemia aplásica desenvolvem-se após a ocorrência de alterações morfológicas displásicas nas células hematológicas, com anormalidades cromossômicas associadas. A incidência de leucemia não linfocítica aguda em pacientes com anemia aplásica que sobrevivem por dois anos após o diagnóstico é de aproximadamente 5 a 10%; em pacientes com displasia precedente, a incidência pode ser mais alta. As substâncias químicas capazes de induzir dano na medula óssea devem ser consideradas como agentes leucemogênicos potenciais. É difícil estabelecer uma ligação entre substâncias químicas específicas e o desenvolvimento de anemia aplásica, devido à ausência de um teste específico para exposição e à frequência de exposições múltiplas ou desconhecidas. Apenas três agentes estão firmemente estabelecidos como causa de anemia aplásica em uma relação dose-dependente: o benzeno, a radiação ionizante e agentes citotóxicos, como os antimetabólitos e os agentes alquilantes.

▶ Benzeno

O benzeno foi descrito pela primeira vez como causa de anemia aplásica fatal em 1897. A exposição precoce desregulada ao benzeno – amplamente usado como solvente na produção de numerosos produtos, incluindo produtos têxteis e pesticidas – levou a muitos casos de toxicidade aguda e crônica. Historicamente, os trabalhadores com maior risco de exposição a altas concentrações são os envolvidos na fabricação da borracha, na indústria de calçados, na produção de petróleo e produtos químicos e na impressão.

Antes de 1950, o benzeno era a única causa mais comum de anemia aplásica tóxica. Com exposição a doses crônicas acima de 100 ppm, as citopenias isoladas e a anemia aplásica eram comuns. As citopenias regrediam habitualmente após a interrupção da exposição; mesmo com exposição persistente, foram descritas reduções espontâneas. Com exposições de 100 ppm ou mais, alguns trabalhadores irão desenvolver anemia aplásica fatal. Foi observada uma acentuada variação na suscetibilidade à exposição, com aparecimento de evidências de envenenamento algumas vezes somente depois de várias semanas ou anos. Foram também observados casos de citopenia vários anos após a interrupção da exposição; esses casos têm menos tendência a regredir com o tempo e podem constituir parte de uma síndrome pré-leucêmica. No envenenamento crônico grave, foi relatada uma redução da sobrevida dos eritrócitos com hemólise.

A toxicidade está diretamente relacionada com a quantidade e a duração de exposição, embora, neste caso também, exista uma variação individual na suscetibilidade. O limite de exposição permissível atual, de acordo com a U.S. OSHA, é de 1 ppm; entretanto, as exposições que levam ao desenvolvimento de anemia aplásica são muitas vezes mais altas do que esse nível. O diagnóstico é estabelecido pelo exame da medula óssea após a obtenção de um hemograma completo anormal. A medula óssea revela hipocelularidade com substituição gordurosa, embora possam ser observadas ilhas de hipercelularidade. Apesar de anormalidades citogenéticas estarem associadas à exposição ao benzeno, não existe qualquer associação com alterações cromossômicas específicas. O prognóstico inicial na anemia aplásica associada ao benzeno é mais satisfatório do que o da anemia aplásica idiopática; até 40% dos pacientes podem se recuperar por completo após remoção da fonte de exposição. Se a hipocelularidade persistir por mais do que alguns meses, a recuperação tem pouca probabilidade de ocorrer. A exposição também está associada ao desenvolvimento de leucemia não linfocítica aguda e leucemia mieloide crônica – *de novo* ou em trabalhadores que se recuperaram de um episódio de anemia aplásica – e em casos de anemia aplásica irreversível.

O tratamento é de suporte (i.e., com transfusões e fatores de crescimento, como eritropoietina, fator de estimulação de colônias de granulócitos e fator de estimulação de colônias de granulócitos-macrófagos). Fármacos, como os androgênios, para estimular a hematopoiese não têm sido amplamente usados na anemia aplásica induzida por benzeno, porém devem ser tentados, se não houver outra opção de tratamento (como transplante de medula óssea ou fatores de estimulação de colônias). O transplante de medula óssea alogênica constitui a única cura conhecida para a anemia aplásica irreversível, porém esbarra na disponibilidade de doadores, maior risco de mortalidade com o aumento da idade do paciente e toxicidade do esquema de transplante.

▶ Radiação ionizante

A radiação ionizante também foi associada à anemia aplásica de modo dose-dependente. A exposição interna a partículas alfa absorvidas e associadas ao desenvolvimento de anemia aplásica foi demonstrada, de maneira mais notável, em pessoas que trabalhavam com mostradores de relógio de rádio e que ingeriam rádio ao umedecer os pincéis com a língua. A exposição externa à radiação é muito mais comum e pode ocorrer na forma de exposição corporal total a uma grande dose, como em um acidente nuclear ou com radioterapia, ou exposição de longo prazo a pequenas quantidades, como a que pode ter ocorrido na prática de radiologia como especialidade médica antes do uso de proteção efetiva contra exposições à radiação.

Os dados de pacientes submetidos à radiação para espondilite anquilosante e dos sobreviventes das bombas atômicas de Hiroshima e Nagasaki sugerem que o risco de anemia aplásica apresenta-se aumentado até 3 a 5 anos após a exposição, quando se observa então um acentuado declínio na incidência. A leucemia constitui o distúrbio tardio mais importante após irradiação da medula óssea. A capacidade de recuperação de uma única dose de radiação penetrante depende da fração de células-tronco sobreviventes. As aberrações cromossômicas estão associadas à exposição à radiação ionizante e aumentam de modo linear em função da dose de radiação absorvida. A presença dessas aberrações, incluindo o aumento no número de trocas entre cromátides-irmãs, pode indicar exposição excessiva, mas não é preditiva de anemia aplásica ou de leucemia.

A regulação estrita da exposição e o monitoramento com dosímetros praticamente eliminaram a anemia aplásica causada por radiação, exceto em casos de exposição acidental excessiva. Nesse caso, o tratamento é, mais uma vez, principalmente de suporte. Pode-se observar uma recuperação depois de um período prolongado de anemia aplásica, que se estende por 3 a 6 semanas, e a sua ocorrência pode ser prevista a partir da dose total conhecida de radiação. Se não houver recuperação, a lesão permanente da população de células-tronco irá resultar em hipoplasia ou displasia celular crônica, ou em leucemia. O tratamento pode então incluir transplante de medula óssea, se houver disponibilidade de um doador.

▶ Outras substâncias químicas

Foi relatado o desenvolvimento de anemia aplásica após exposição a uma variedade de outras substâncias químicas listadas no

Quadro 18-4 Substâncias químicas implicadas como causa de anemia aplásica no ambiente ocupacional

Substância química	Uso
Benzeno	Intermediário na síntese de tecidos, pesticidas, borracha; solvente para colas, vernizes, tintas; aditivo da gasolina
Trinitrotolueno (TNT)	Produção de explosivos
Hexaclorocicloexano (lindano) Pentaclorofenol Clorofenotano (DDT)	Pesticida
Arsênio	Fabricação de vidro, tinta, esmaltes, herbicidas, agentes de curtimento, pesticidas
Éter de etilenoglicol monometil ou monobutil	Produção de tintas, lacas, corantes, agentes de limpeza

Quadro 18-4. Com frequência, as toxicidades sofrem resolução completa com a cessação da exposição. Nesse caso, também, a suscetibilidade individual desempenha um importante papel, embora seja pouco compreendida.

Duas substâncias químicas, em particular, merecem ser mencionadas aqui. A anemia aplásica associada ao trinitrotolueno pode ser acompanhada de metemoglobinemia, hemólise oxidativa, lesão hepática e dermatite. A incidência de exposição excessiva ao arsênio declinou com o seu uso cada vez menor e controle mais rigoroso nessas últimas décadas. Na atualidade, menos de 10 casos de envenenamento franco por arsênio são relatados anualmente nos EUA. Em geral, observa-se uma recuperação hematológica espontânea e completa se o paciente for imediatamente removido da fonte de exposição maciça.

2. Síndromes mielodisplásicas

As síndromes mielodisplásicas compreendem um grupo de distúrbios genéticos adquiridos das células hematopoiéticas, semelhantes ao câncer e caracterizados por hematopoiese ineficaz, resultando clinicamente em anemia, neutropenia, trombocitopenia ou uma combinação de citopenias. Essas síndromes estão ligadas entre si pela presença de morfologia hematopoiética bizarra e tendência à transformação em leucemia aguda. Entretanto, a maioria dos pacientes com mielodisplasia não desenvolve leucemia, embora as síndromes específicas associadas à exposição a substâncias químicas ocupacionais e a agentes citotóxicos tenham alta incidência de progressão para a leucemia franca. Tanto o benzeno quanto a radiação ionizante foram implicados no desenvolvimento da mielodisplasia. Vários estudos de caso-controle sugeriram que outros fatores de risco ocupacionais podem ser relevantes, como a exposição a pesticidas ou solventes, ou o emprego em setores específicos, como fazenda, indústria têxtil ou profissões relacionadas à saúde. A sobrevida mediana de pacientes com essas doenças é de menos de 12 meses, e todos acabam desenvolvendo leucemia ou sucumbem de complicações relacionadas com citopenias. A mielodisplasia induzida por exposição e relacionada a tratamento está especificamente associada a uma alta incidência de deleções envolvendo os cromossomos 5 e 7.

As síndromes mielodisplásicas (SMD) são mais comuns em homens do que em mulheres, e 85% dos pacientes têm mais de 40 anos na ocasião do diagnóstico. As características laboratoriais da SMD incluem citopenias de vários graus e, com frequência, aumento do volume corpuscular médio eritrocitário. Em geral, a medula óssea revela displasia de todas as três linhagens celulares (granulocítica/eritrocítica/megacariocítica [formadora de plaquetas]) e exibe celularidade medular anormal, sendo habitualmente hipercelular. Observa-se aumento anormal na porcentagem de células blásticas.

Várias opções de tratamento estão disponíveis, embora todas tenham desvantagens significativas. O transplante de medula óssea alogênica (transplante de doador, geralmente um irmão ou doador não aparentado compatível) constitui a única cura conhecida, porém é limitado principalmente pela idade do paciente e está associado a um risco significativo de mortalidade relacionada ao tratamento. As transfusões e o tratamento das infecções podem ser auxiliados pelo uso de fatores de crescimento hematopoiéticos. A azacitidina, um agente quimioterápico hipometilante, foi aprovada pela Food and Drug Administration (FDA)* para a SMD, e dois outros agentes, a lenalidomida e a decitabina, parecem ser muito ativos, embora nenhum desses fármacos pareça ser curativo.

3. Mieloma múltiplo

O mieloma múltiplo é uma leucemia crônica de células B diferenciadas (denominadas *plasmócitos*), que responde por 15% de todos os cânceres hematológicos. Caracteriza-se por anemia, doença óssea lítica e osteopênica dolorosa, produção de imunoglobulina monoclonal (no soro ou na urina ou em ambos), hipogamaglobulinemia e sobrevida curta. Os pacientes também podem apresentar hipercalcemia, insuficiência renal ou neuropatia. O tratamento envolve uma variedade de agentes, incluindo talidomida, quimioterapia (com melfalana, vincristina, vimblastina, doxorrubicina, ciclofosfamida e carmustina) e corticosteroides, com o objetivo de aliviar a dor óssea, corrigir as complicações da doença e prolongar a vida. O transplante de medula óssea autóloga logo após o estabelecimento do diagnóstico parece melhorar tanto a sobrevida livre de doença quanto a sobrevida global. Essa forma menos tóxica de tratamento está disponível para uma variedade mais ampla de pacientes até 70 anos de idade.

A incidência máxima do mieloma múltiplo é observada entre 55 e 65 anos de idade, e menos de 2% dos casos ocorrem

---

* N. de R.T. Food and Drug Administration (FDA) é agência governamental responsável pelo controle e segurança dos alimentos e fármacos nos Estados Unidos.

antes dos 40 anos. O mieloma múltiplo é igualmente comum em homens e mulheres, porém é quase duas vezes mais comum em negros do que em brancos. A incidência de mieloma múltiplo tem aumentado nessas últimas três décadas em homens da América do Norte e da Europa, porém essa elevação não foi observada nas populações estáveis de estudo em Minnesota e na Suécia, e pode refletir apenas uma melhora na capacidade de diagnosticar a doença. A elevação da incidência despertou a preocupação de que o mieloma poderia estar associado a fatores ambientais ou ocupacionais.

Embora não haja relação definitiva entre exposição ocupacional e risco de mieloma múltiplo, muitos estudos epidemiológicos sugerem associações. Foi observada associação com a exposição a produtos de petróleo, benzeno, solventes orgânicos, metais pesados, alguns pesticidas e asbesto, porém os estudos realizados são, em sua maioria, pequenos, e esses achados em geral não foram reproduzidos. Por conseguinte, para a maioria dos agentes, esses achados podem ser apenas usados como base para hipóteses etiológicas. Acredita-se que os trabalhadores que correm risco incluem trabalhadores na agricultura, indústria química, mineiros, trabalhadores em fundição, fogueiros* e trabalhadores na indústria moveleira. A International Agency for Research on Cancer (IARC), uma instituição científica independente dentro da Organização Mundial da Saúde (OMS), concluiu recentemente, em sua monografia sobre o benzeno, que "há evidências limitadas em seres humanos para uma associação causal do benzeno com o mieloma múltiplo".

Foi observada importante associação entre exposição a altas doses de radiação e o mieloma múltiplo em coortes de sobreviventes das bombas atômicas de Hiroshima e Nagasaki e controles, no período de 1950-1976. O risco relativo para indivíduos com uma exposição estimada a doses no ar de 100 cGy ou mais foi de mais de quatro vezes o dos controles. Esse risco excessivo tornou-se aparente aproximadamente 20 anos após a exposição. Uma associação também foi proposta – mas não confirmada – entre o risco de mieloma múltiplo e a exposição a baixas doses de radiação. No momento atual, com exceção do caso de altas doses de radiação, não há dados suficientes em que se basear para se chegar a uma firme conclusão sobre a relação entre a exposição à radiação ionizante e o risco de desenvolvimento de mieloma múltiplo.

TROMBOCITOPENIA TÓXICA

Diferentemente da trombocitopenia que ocorre como parte da anemia aplásica induzida por agentes tóxicos, a trombocitopenia

---

* N. de R.T Fogueiro ou foguista é um trabalhador que realiza a operação de caldeiras a vapor, conduzindo os fogos e executando a limpeza dos equipamentos. Antigamente empregados na marinha e nos transportes ferroviários, quando estes dependiam da propulsão à vapor, atualmente os fogueiros trabalham em instalações industriais que dependem da operação de caldeiras.

Quadro 18-5 Agentes tóxicos associados à trombocitopenia isolada

Agente tóxico	Uso	Mecanismo
Di-isocianato de tolueno	Agente polimerizante	Imunológico
2,2-Diclorovinil dimetilfosfato	Inseticida	Hipoplasia megacariocítica
Dieldrina		
Piretrina		
Hexaclorocicloexano (lindano)		
Clorofenotano (DDT)		
Terebintina	Solvente orgânico	Imunológico
Cloreto de vinila	Plásticos	Insuficiência hepática com hiperesplenismo

tóxica isolada ocorre raramente. Foram relatadas várias exposições tóxicas que resultaram em trombocitopenia isolada (Quadro 18-5). Em 1963, foram descritos dois casos de trombocitopenia isolada em indivíduos expostos ao di-isocianato de tolueno (TDI), um agente de polimerização reativo usado na fabricação de espuma de poliuretano. Em ambos os casos, houve desenvolvimento de trombocitopenia 14 a 22 dias após exposição significativa, que também induziu broncospasmo (o TDI é uma causa reconhecida de asma ocupacional). Esses pacientes apresentaram sangramento trombocitopênico com nadir plaquetário de 6.000/μL e 30.000/μL. Em ambos os casos, as amostras de medula óssea revelaram aumento dos megacariócitos. O defeito fisiopatológico consistiu em destruição periférica aumentada das plaquetas, presumivelmente de base imunológica (púrpura trombocitopênica imune). Um dos pacientes respondeu transitoriamente ao tratamento com corticosteroides e, em seguida, teve uma resposta completa à esplenectomia; o segundo paciente teve resolução da trombocitopenia sem tratamento algum.

Outros dois casos de púrpura trombocitopênica imune induzida por toxina foram descritos em 1969. Duas crianças que sofreram exposição significativa à terebintina (uma com exposição respiratória e cutânea, a outra com ingestão) desenvolveram petéquias e trombocitopenia grave, com aumento dos megacariócitos na medula óssea. Ambas responderam totalmente ao tratamento com corticosteroides.

Alguns inseticidas parecem ocasionalmente causar uma aplasia megacariocítica seletiva em pessoas com exposição significativa por inalação ou ingestão. Foi relatada a ocorrência de trombocitopenia isolada após exposição a 2,2-diclorovinil dimetil fosfato, dieldrina, piretrina, hexaclorocicloexano (lindano) e clorofenotano (DDT). Esses pacientes apresentaram ausência ou diminuição dos megacariócitos na medula óssea. Alguns megacariócitos estavam vacuolados.

Uma terceira forma de trombocitopenia tóxica foi descrita em 1984. Quarenta e seis pessoas que sofreram exposição maciça ao cloreto de vinila, com evidências de coproporfirinúria tóxica, também apresentaram trombocitopenia. Embora esses pacientes não tenham sido descritos de modo detalhado, parecem ter apresentado hepatotoxicidade significativa por cloreto de vinila, com varizes esofágicas e esplenomegalia. Por conseguinte, o provável mecanismo fisiopatológico da trombocitopenia consistiu no aumento do consumo periférico plaquetário causado pelo hiperesplenismo, apesar dos dados insuficientes apresentados para descartar um mecanismo imunológico ou tóxico dos megacariócitos.

A hemostasia normal depende tanto da quantidade de plaquetas presentes quanto de sua capacidade de sofrer agregação apropriada com estimulação fisiológica. Foram descritos distúrbios qualitativos da função plaquetária em consequência de várias substâncias ocupacionais e ambientais. Alguns pesticidas (mas nem todos), como o p,p-DDE (2,2-bis-[p-clorofenil]-1,1-dicloroetileno) e o Aroclor 1242 (uma bifenila clorada com 42% de cloro), inibem a agregação plaquetária de modo dose-dependente ao inibir a atividade da ciclo-oxigenase plaquetária (um efeito semelhante ao do ácido acetilsalicílico). A exposição a essas substâncias pode causar sangramento mucocutâneo em indivíduos suscetíveis. Por outro lado, algumas substâncias ambientais (p. ex., metilmercúrio, cádmio e trietil chumbo) induzem agregação plaquetária e podem resultar em hipercoagulação. Esses distúrbios plaquetários qualitativos ainda não foram relatados em seres humanos ocupacionalmente expostos e constituem riscos teóricos.

EXPOSIÇÃO OCUPACIONAL A AGENTES ANTINEOPLÁSICOS

Os enfermeiros oncológicos e farmacêuticos, que preparam e administram de modo regular a quimioterapia aos pacientes, correm risco de exposição a agentes potencialmente mutagênicos. Dispõe-se de dados de uma variedade de fontes sobre o potencial mutagênico de muitos agentes antineoplásicos. Os estudos epidemiológicos associam determinados fármacos (e radiação) ao desenvolvimento de cânceres secundários; métodos analíticos *in vitro* de avaliação da mutagenicidade oferecem evidências corroborativas.

Existem vários problemas óbvios na avaliação do risco de enfermeiros. Em primeiro lugar, existe uma taxa de exposição baixa e intermitente em relação aos pacientes que recebem esses fármacos como tratamento e que servem de modelos *in vivo* para os efeitos de exposição maciça. Isso limita a utilidade de dados epidemiológicos, como taxas de exposição e incidência da doença, quando se tenta avaliar os riscos individuais. Em segundo lugar, os métodos empregados para detectar a exposição são frequentemente contraditórios e podem ser complicados quanto ao tempo em relação ao trabalho. Por exemplo, pode ser difícil para enfermeiros obterem uma amostra de urina 6 horas após o término de um plantão.

Os métodos para avaliar o risco incluem a determinação dos níveis sanguíneos e urinários do fármaco, ensaios de mutagenicidade na urina, estudos de monitoramento citogenético e troca entre cromátides-irmãs e monitoramento ambiental. Pode ser difícil interpretar os níveis sanguíneos e urinários quando os fármacos são metabolizados rapidamente. Foram publicados estudos que avaliaram enfermeiros oncológicos *versus* populações-controle de outros enfermeiros ou cuidadores que não da área de saúde apresentando resultados tanto positivos quanto negativos, utilizando todos os métodos anteriores. Claramente, é necessária uma combinação de instrumentos de monitoramento.

Além dos estudos precedentes, que avaliam o risco potencial, foi examinado o efeito sobre a reprodução humana em termos de aborto espontâneo e efeitos teratogênicos. Nesse caso também, os resultados não são conclusivos, porém sugerem um aumento em ambos os efeitos com uma exposição frequente. Não se dispõe de informações sobre práticas de segurança.

Os agentes implicados mais comumente no potencial mutagênico são os que também são implicados como causas de cânceres secundários em pacientes tratados com agentes terapêuticos, como os agentes alquilantes. Evidentemente, qualquer agente citotóxico deve ser manipulado com enorme cuidado e com o objetivo de exposição absolutamente mínima dos funcionários. Isso pode ser obtido por meio de educação dos trabalhadores, uso de luvas e roupas protetoras, capelas de fluxo laminar para o preparo de fármacos e sistema de manejo apropriado dos dejetos. As verificações atmosféricas periódicas e o monitoramento biológico podem melhorar os padrões higiênicos, porém não é possível elaborar conclusões acerca dos efeitos a longo prazo sobre a saúde com base nesses resultados.

REFERÊNCIAS

Balwani M: The porphyrias: advances in diagnosis and treatment. Blood 2012;120:4496 [PMID: 22791288].

Bejar R: Myelodysplastic syndromes. Am Soc Clin Oncol 2013;2013:256 [PMID: 23714517].

Buckley NA: Hyperbaric oxygen for carbon monoxide poisoning. Cochrane Database Syst Rev 2011 Apr 13;(4):CD002041 [PMID: 21491385].

IARC: Benzene. A review of human carcinogens. Chemical agents and related occupations, Volume 100F, 2012. http://occupationalcancer.ca/wp-content/uploads/2012/06/Lancet-Monograph-100F.pdf.

Skold A, Cosco DL, Klein R. Methemoglobinemia: pathogenesis, diagnosis, and management. South Med J 2011;104:757 [PMID: 22024786].

Snyder R: Leukemia and benzene. Int J Environ Res Public Health 2012;9:2875 [PMID: 23066403].

Valsami S: Acute copper sulphate poisoning: a forgotten cause of severe intravascular haemolysis. Br J Haematol 2012;156:294 [PMID: 21981599].

Yoshimura Y: Acute arsine poisoning confirmed by speciation analysis of arsenic compounds in the plasma and urine by HPLC-ICP-MS. J Occup Health 2011;53:45 [PMID:21123960].

■ QUESTÕES PARA AUTOAVALIAÇÃO

Selecione a resposta correta para cada questão:

Questão 1: A metemoglobina
a. assemelha-se à sulfemoglobina, visto que está irreversivelmente associada ao componente heme
b. é perigosa em razão de sua capacidade de ligar-se ao oxigênio
c. diminui a afinidade dos grupos heme pelo oxigênio na hemoglobina
d. diminui a liberação de oxigênio nos tecidos

Questão 2: As porfirias
a. constituem um grupo de distúrbios caracterizados pela coloração azulada da pele
b. resultam em acúmulo anormal de hemoglobina na pele
c. são distúrbios genéticos que só afetam famílias reais
d. podem ocorrer em consequência da superestimulação inapropriada da enzima ácido δ-aminolevulínico-sintase

Questão 3: A porfiria intermitente aguda causa
a. sinais e sintomas muito diferentes dos associados à intoxicação pelo chumbo
b. uma tríade clássica de dor abdominal, constipação intestinal e icterícia
c. aumento dos sinais neuropsiquiátricos em comparação com a intoxicação pelo chumbo
d. uma anemia mais pronunciada do que a que ocorre na intoxicação pelo chumbo

Questão 4: A anemia aplásica
a. distingue-se da aplasia medular e da anemia aplásica secundária
b. trata-se, em grande parte, de anormalidade hereditária das células-tronco hematopoiéticas pluripotentes
c. resulta em pancitopenia (anemia, neutropenia e trombocitopenia)
d. em grande parte, é de casos causados por doenças hereditárias

Questão 5: As síndromes mielodisplásicas
a. constituem um grupo de distúrbios não genéticos adquiridos das células hematopoiéticas
b. caracterizam-se por hematopoiese ineficaz
c. caracterizam-se por uma morfologia hematopoiética bizarra, confirmando o câncer
d. em quase todos os casos, apresentam uma progressão para leucemia franca

Questão 6: O mieloma múltiplo
a. trata-se de uma leucemia aguda de células B diferenciadas (denominadas *plasmócitos*)
b. responde por 50% de todos os cânceres hematológicos
c. caracteriza-se por anemia, doença óssea lítica e osteopênica dolorosa
d. tem uma taxa de sobrevida longa

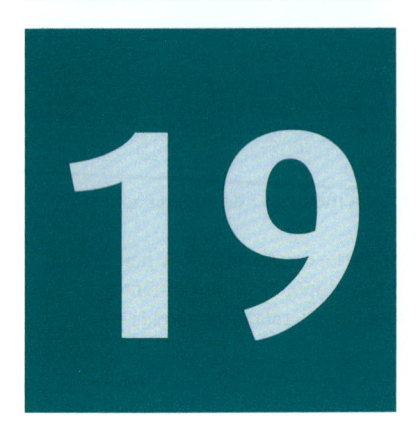

19 Câncer ocupacional

Michael L. Fischman, MD, MPH
Hope S. Rugo, MD

Os cânceres são, em sua maioria, de etiologia multifatorial, em decorrência de uma associação de fatores genéticos e não genéticos. Estima-se que os fatores genéticos por si só causem apenas 5% dos cânceres. Os fatores não genéticos, às vezes designados como fatores ambientais, respondem pela maioria dos cânceres. Fatores de estilo de vida, como uso de tabaco, consumo de álcool, dieta inadequada, obesidade, sedentarismo, e exposições individuais e ocupacionais a diversas substâncias químicas e formulações, em seu conjunto, contribuem para a ocorrência de uma proporção substancial de cânceres. Milhões de trabalhadores norte-americanos são expostos a substâncias comprovadamente cancerígenas para o ser humano, com 125 situações documentadas de exposição química como causa de câncer, e um número ainda maior em estudos de animais. Infelizmente, entretanto, menos de 5% dos produtos químicos elaborados ou processados nos Estados Unidos foram testados quanto à sua carcinogenicidade em estudos de animais. Com base em associações entre exposições ocupacionais e ocorrência de câncer, estima-se que 4 a 10% dos casos de câncer nos Estados Unidos sejam causados por exposições ocupacionais.

A identificação dos carcinógenos ocupacionais é importante, em parte, pelo fato de que, em sua maioria, os cânceres ocupacionais são totalmente passíveis de prevenção com controle de exposição e práticas pessoais adequadas, e legislação protetora dura. Várias agências classificaram os produtos químicos e outros agentes quanto à sua carcinogenicidade potencial em seres humanos e animais, entre as quais a International Agency for Research on Cancer (IARC), uma instituição científica independente dentro da Organização Mundial da Saúde (OMS) (ver http://www.iarc.fr/). Outras classificações dos agentes carcinogênicos podem ser encontradas no Web site do U.S. National Toxicology Program (http://ntp.niehs.nih.gov/) e em seu mais recente relatório sobre carcinógenos (12º Relatório sobre Carcinógenos).

CARCINOGÊNESE: PROPRIEDADES FUNDAMENTAIS

As evidências sugerem que os cânceres se originam de uma única célula anormal. O estágio inicial no desenvolvimento dessa célula anormal parece resultar de uma alteração ou mutação no material genético, o ácido desoxirribonucleico (DNA). Essa alteração pode ocorrer de modo espontâneo, ou pode ser causada por fatores exógenos, como exposição a substâncias químicas carcinogênicas ou radiação. A possibilidade de que um tumor venha a se desenvolver a partir dessa célula alterada depende de uma variedade de fatores, como a capacidade da célula em reparar a lesão, a presença de outros agentes endógenos ou exógenos que promovem ou inibem o desenvolvimento de tumor e a integridade do sistema imune.

Estágios no desenvolvimento do tumor

Diversas evidências indicam que as células sofrem várias alterações hereditárias no processo de transformação em uma célula cancerígena; esse processo é denominado *carcinogênese*. Os primeiros estudos realizados em animais para pesquisar a etiologia do crescimento de células tumorais formularam a hipótese de que o desenvolvimento de um tumor envolvia, pelo menos, dois estágios distintos: a iniciação e a promoção. Um exemplo clássico desse processo é fornecido pelo modelo de tumor cutâneo do camundongo. Nesse modelo, aplica-se, à pele, uma pequena dose de um carcinógeno, conhecido como *iniciador* (nesse caso, um hidrocarboneto aromático policíclico [HAP]). Embora, por si só, grandes doses de HAP induzam prontamente o desenvolvimento de tumores cutâneos, as doses menores não o fazem. Entretanto, a aplicação de um *promotor*, como óleo de cróton, após a aplicação do iniciador, leva ao desenvolvimento de tumor. É interessante assinalar que aaplicação do promotor sozinho, ou antes da administração do iniciador, não resulta em tumores cutâneos. Um processo semelhante foi implicado no desenvolvimento de tumores em outros órgãos, como o fígado e o pulmão do camundongo e a traqueia do rato. Evidentemente, existem limitações na aplicação de modelos animais de carcinogênese à etiologia dos tumores humanos de ocorrência comum. Entretanto, esses dados forneceram as estruturas para entender a carcinogênese básica induzida por toxinas (Fig. 19-1).

Do ponto de vista funcional, parece ser conveniente considerar a carcinogênese como um processo de múltiplas etapas, incluindo iniciação, promoção e progressão. Acredita-se que a

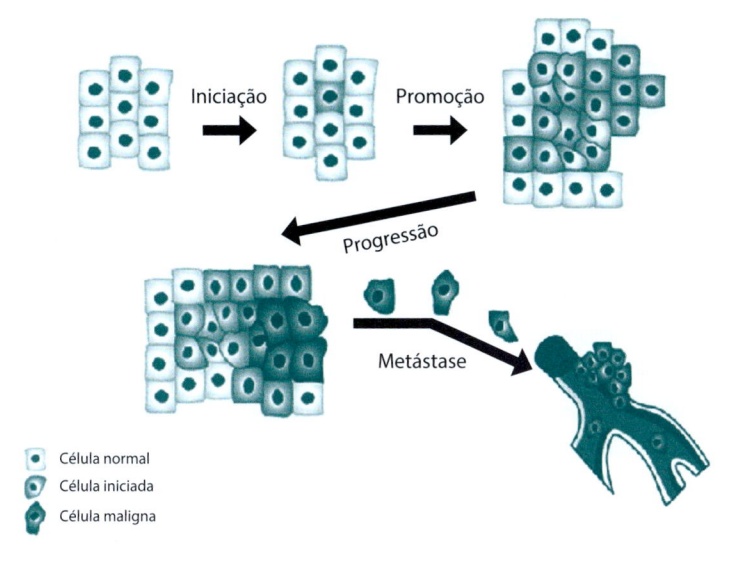

▲ Figura 19-1 Progressão da carcinogênese.

iniciação resulte de uma alteração irreversível no material genético (DNA) da célula decorrente de uma interação com um carcinógeno, que seja uma condição necessária, porém não suficiente para o desenvolvimento de tumor. É essa mutação somática que prepara o terreno para o desenvolvimento do tumor e constitui a base da teoria de mutação somática da carcinogênese.

A promoção consiste nos processos subsequentes à iniciação que facilitam o desenvolvimento do tumor, presumivelmente ao estimular a proliferação da célula alterada. Os mecanismos da promoção, às vezes designados como *mecanismos epigenéticos* (em oposição aos efeitos genotóxicos ou mutacionais dos iniciadores), não estão totalmente elucidados. Classicamente, a promoção não resulta de ligação ao DNA, nem de sua alteração, mas pode resultar da produção ou da supressão de proteínas que alteram o modo pelo qual o DNA é transcrito. No caso do modelo do tumor cutâneo murino, o óleo de cróton parece interagir com receptores de membrana, afetando o crescimento e a diferenciação das células. Comumente, a promoção produz um tumor benigno ou grupo de células pré-neoplásicas, que não têm a capacidade de invadir o estroma ou de formar metástase; em seguida, a progressão cria as alterações hereditárias adicionais, que são necessárias ao desenvolvimento de um tumor maligno.

Esse modelo é designado *modelo de carcinogênese em múltiplas etapas* ou *multiestágios*. A maioria dos cânceres de adultos de ocorrência comum, como câncer colorretal, resulta de múltiplas alterações mutacionais proteicas e genéticas. Embora seja, evidentemente, uma classificação simplista, os carcinógenos são frequentemente divididos em agentes iniciadores, ou carcinógenos genotóxicos (DNA-reativos) de "estágio inicial"; e agentes promotores, ou carcinógenos epigenéticos de "estágio tardio". O Quadro 19-1 relaciona as características diferenciais dos agentes iniciadores e promotores. Alguns agentes (p. ex., fumaça de cigarro ou asbesto), que parecem possuir propriedades tanto iniciadoras quanto promotoras, são denominados *carcinógenos completos*. Todavia, é também evidente que o dano causado pelo tabagismo pode dar início a uma relação multiplicativa da carcinogênese com a exposição a carcinógenos, como asbesto ou níquel. Tendo em vista a complexidade do modelo multiestágio e as evidências experimentais cada vez mais numerosas que tendem a atenuar a distinção entre essas categorias, o valor da classificação de agentes específicos provavelmente é limitado. Além disso, devido ao tempo decorrido entre a exposição a um agente iniciador e o posterior desenvolvimento de câncer visível, a identificação de possíveis agentes causais ou fatores contributivos pode ser bastante difícil.

O mecanismo pelo qual a alteração do DNA induzida por carcinógeno leva à iniciação e, por fim, ao desenvolvimento de tumor está relacionado, pelo menos em parte, a mutações em proto-oncogenes e genes supressores de tumor. Os proto-oncogenes contêm sequências de DNA que, quando alteradas por um evento mutacional a um oncogene, estimulam a transformação e a proliferação de uma célula alterada potencialmente neoplásica. Existem diversos proto-oncogenes, nas células humanas e animais, que são responsáveis pela diferenciação e maturação normais das células. Em contrapartida, os genes supressores de tumor atuam como reguladores negativos do crescimento celular. A ocorrência de uma alteração genética em um ou mais genes supressores de tumor, que resulta em inativação de um gene específico, pode possibilitar o crescimento desregulado da célula alterada. Em animais de laboratório, a observação de que o desenvolvimento de tumores só ocorre após a ativação de um ou mais oncogenes e a inativação de um ou mais genes supressores de tumor fornece uma explicação mecanicista para o modelo de carcinogênese em múltiplas etapas.

Existem diversos mecanismos que levam a alterações genéticas, incluindo mutações pontuais, translocação ou rearranjo de cromossomos, amplificação gênica e indução de alterações numéricas dos cromossomos (aneuploidia), podendo, cada um

Quadro 19-1 Distinções entre iniciadores e promotores da carcinogênese

Iniciadores	Promotores
Genotóxicos	Não genotóxicos; mecanismos epigenéticos
Carcinogênicos isoladamente	Não carcinogênicos isoladamente; apenas ativos após exposição ao iniciador
Em geral, produzem compostos eletrofílicos; altamente reativos (com frequência, formam radicais livres)	Não eletrofílicos
Ligação covalente a nucleófilos (p. ex., DNA), resultando em alteração irreversível do material genético	Em geral, não se ligam ao DNA, nem o alteram; com frequência, atuam por indução da proliferação celular; os efeitos podem ser reversíveis
Geralmente ativos em testes de curto prazo (mutagênicos)	Não ativos em testes de curto prazo
A existência de uma dose limiar não pode ser verificada	Existe provavelmente um limiar
Uma única exposição pode ser suficiente para induzir o desenvolvimento subsequente de câncer	São necessárias exposições repetidas

deles, ser teoricamente induzido por exposição a substâncias químicas. Por exemplo, foram observadas mutações pontuais em proto-oncogenes *ras* (assim denominados por terem sido originalmente identificados em sarcomas de rato) em tumores de seres humanos e roedores. O gene *ras* codifica um produto proteico, conhecido como p21, que difere da proteína normal em apenas um aminoácido. Essa proteína pode atuar como agente direto de transformação celular, conferindo um potencial maligno à célula.

Para a maioria dos efeitos tóxicos, a persistência ou a progressão do dano exige a presença continuada do agente químico agressor. Entretanto, para os iniciadores de câncer, uma exposição relativamente curta nos seres humanos pode, com base nos resultados obtidos de estudos em animais, induzir uma lesão genética na célula, suficiente para levar, em última análise, ao desenvolvimento de tumor após vários anos de cessada a exposição. Um exemplo disso é o desenvolvimento do mesotelioma mais de 20 anos após uma exposição relativamente breve a asbestos, observado depois de apenas um dia de exposição tanto em animais quanto em seres humanos.

Período de indução-latência

Tanto em modelos de câncer em animais de laboratório quanto em cânceres humanos com causas conhecidas, é necessário um intervalo de tempo significativo entre a primeira exposição ao agente responsável e o desenvolvimento de neoplasia maligna. Esse intervalo é designado como *período de indução-latência* (ou, às vezes, apenas *latência*) ou *período de incubação*. A necessidade de múltiplas alterações hereditárias na célula pode ser responsável, pelo menos em parte, pelos intervalos de latência prolongados.

Para os seres humanos, o período de indução-latência pode ser de apenas 2 anos para a leucemia induzida por radiação (como nos sobreviventes da bomba atômica) até 40 anos ou mais para alguns casos de mesotelioma induzido por asbesto. Entretanto, para a maioria dos tumores sólidos, o intervalo de latência é de aproximadamente 12 a 25 anos. Naturalmente, esse longo período de tempo pode obscurecer a relação entre uma exposição remota e um tumor recém-detectado.

A QUESTÃO DOS LIMIARES

Muitos agentes tóxicos resultam em efeitos adversos conhecidos somente quando a exposição ultrapassa uma determinada dose limiar ou duração. Se essa dose limiar não for excedida, não há consequências demonstráveis na saúde do animal ou do ser humano. No caso dos carcinógenos, é muito mais difícil estabelecer se existe esse tipo de limiar. Na teoria, se não houvesse qualquer limiar, não haveria dose alguma (diferente de zero) em que o risco incremental de câncer seria zero.

Existem diferentes opiniões científicas quanto à existência de doses limiares para agentes carcinogênicos, sustentadas por argumentos em ambos os lados. Por um lado, os reguladores geralmente aceitam o modelo de não limiar. Tendo em vista que uma única alteração (mutação) do DNA em uma célula pode criar condições para o desenvolvimento de um tumor, é teoricamente possível que a exposição da célula a apenas uma única molécula de carcinógeno possa levar, em última análise, à formação de tumor. Embora a probabilidade de formação de tumor tenda a aumentar com o aumento na frequência e magnitude de exposição ao carcinógeno, uma única exposição de pequena magnitude poderia ser suficiente. Por exemplo, no modelo de tumor cutâneo murino descrito anteriormente, foi constatado que uma única exposição a um nível elevado de HAP tem a capacidade de induzir o desenvolvimento de tumor.

Por outro lado, existem contra-argumentos que sustentam o conceito de uma dose limiar para os carcinógenos. Embora a exposição a uma única molécula de determinado agente agressor possa induzir uma alteração tumorigênica em uma célula, a probabilidade de que essa molécula alcance a célula-alvo é reduzida quando ocorre exposição a doses menores. Os mecanismos que poderiam resultar teoricamente em uma dose limiar diferente de zero incluem o efeito de "primeira passagem", os processos de reparo do DNA, a vigilância imunológica e, em certos casos, o fenômeno observado em que é necessária a ocorrência de uma lesão celular precedente com altas doses de uma toxina para induzir o desenvolvimento subsequente de câncer. Se o carcinógeno for sujeito a uma rápida desativação metabólica, como no efeito de "primeira passagem" no fígado após a sua ingestão, a possibilidade de uma dose pequena ou única entrar em contato com a célula suscetível será reduzida. Os mecanismos de reparo do DNA (p. ex., excisão de nucleotídeos alterados do DNA) podem possibilitar o reparo de uma mutação induzida antes da formação de um clone de células tumorais. Nesse aspecto, alguns pesquisadores observaram que, em células humanas e animais, a maioria do grande número de mutações espontâneas induzidas por oxidantes endógenos, como o ânion superóxido (O_2^-) e o peróxido de hidrogênio (H_2O_2), é "corrigida" por mecanismos efetivos de reparo do DNA. Na medida em que as mutações causadas por mutágenos exógenos, que ocorrem com menor frequência, são "corrigidas", em sua maior parte, por mecanismos de reparo, o seu impacto sobre a carcinogênese deve ser mínimo. Além disso, os mecanismos imunológicos podem ser capazes de destruir as células transformadas antes que ocorra desenvolvimento de tumor. Por fim, alguns cânceres são induzidos por lesão tecidual prévia. Por exemplo, o álcool e, provavelmente, alguns solventes de hidrocarboneto clorados podem induzir inflamação hepática, com cirrose subsequente, sendo o processo seguido de maior risco de desenvolvimento de tumor hepático.

Se nenhum desses fenômenos é pertinente a determinado carcinógeno, pode existir uma dose limiar abaixo da qual não haverá qualquer efeito carcinogênico. Esses mecanismos podem não levar em consideração o conceito de suscetibilidade individual, como, por exemplo, em um indivíduo imunocomprometido ou que apresenta defeitos genéticos no processo de reparo do DNA. Por exemplo, existe uma variabilidade substancial na dose crônica de álcool necessária para induzir lesão hepática e, portanto, carcinogênese em indivíduos, o que parece resultar, pelo menos em parte, de diferenças no metabolismo do álcool. Na prática, é essencialmente impossível provar ou refutar a noção da existência de um limiar diferente de zero, devido às limitações na sensibilidade das metodologias científicas disponíveis (i.e., estudos epidemiológicos ou experimentais em animais) para detectar algum efeito na presença de doses muito baixas. Embora as autoridades de saúde pública geralmente avaliem os riscos com base na pressuposição de que não existem limiares demonstráveis para os carcinógenos, elas também reconhecem que o aumento teórico do risco com doses baixas pode ser insignificante, particularmente em comparação com riscos basais para o câncer não relacionado à exposição. Por exemplo, a U.S. Environmental Protection Agency, por intermédio de seu Integrated Risk Information System (IRIS), calculou, por meio de um processo de avaliação quantitativa de risco, que o incremento aproximado no risco de câncer de pele acima dos riscos basais, devido à presença de baixas concentrações de arsênio na água potável, seria, por exemplo, de 1 em 1.000.000 para uma concentração de 0,02 μg/L (ou 0,02 ppb) durante toda uma vida de exposição. Ao se considerar que o câncer de pele seja o tipo mais comum de câncer nos Estados Unidos, acometendo aproximadamente 1 em 5 norte-americanos ao longo de suas vidas, o risco teórico associado à ingestão dessa baixa concentração de arsênio na água potável é tão baixo que seria considerado como tendo pouco significado real para a saúde. Diante da necessidade de expressar a sua opinião quanto à importância desses riscos calculados, muitas agências, como a U.S. EPA, estabeleceram um nível de exposição permissível a doses ao longo da vida que, teoricamente, aumentaria o risco em um nível "aceitável", habitualmente estabelecido em 1 em 10.000 a 1 em 1.000.000.

Relações de dose-resposta

Embora possa, ou não, haver limiares, existem fortes evidências de um efeito de dose-resposta para os carcinógenos que foram estudados adequadamente, assim como para a maioria das condições que causam todos os tipos de doença humana. Em outras palavras, a exposição a doses mais altas de um agente específico resulta em maior risco de desenvolver câncer do que a exposição a doses menores. Os estudos epidemiológicos tanto em animais quanto em seres humanos sustentam esse conceito.

Lamentavelmente, os dados observados para definir a relação de dose-resposta a partir desses estudos tendem a originar-se de doses relativamente altas de exposição. A forma das curvas de dose-resposta com doses mais baixas, na faixa das exposições humanas típicas, precisa ser extrapolada com base em pressuposições sobre o "comportamento" não observável da curva na presença de baixas doses. Com essas doses baixas, a curva teoricamente poderia ser linear, côncava (sublinear) ou convexa (supralinear) e poderia, ou não, haver um limiar. Essas incertezas levam a uma incapacidade de prever de forma definitiva o impacto de baixas doses a partir dos efeitos observados em doses muito mais altas. Na ausência de informações sobre os efeitos produzidos em baixas doses, o ponto de vista convencional em saúde pública é que existe uma linearidade em baixas doses.

MÉTODOS INVESTIGATIVOS NA AVALIAÇÃO DA CARCINOGENICIDADE QUÍMICA

As evidências para sustentar a carcinogenicidade de uma substância química nos seres humanos podem ser obtidas de três tipos básicos de estudos: os estudos epidemiológicos humanos, os estudos experimentais em animais e os estudos mecanísticos. Os estudos epidemiológicos, particularmente os estudos de coortes, fornecem as evidências mais fortes para a carcinogenicidade humana; eles avaliam os efeitos produzidos sobre seres humanos e envolvem habitualmente um grande número de indivíduos. Entretanto, esses estudos estão sujeitos a várias limitações, incluindo tipos potenciais de viés epidemiológico, fatores de confusão e poder inadequado, o que pode limitar sua capacidade de detectar e confirmar efeitos carcinogênicos. Os bioensaios bem conduzidos em animais podem proporcionar um forte suporte para a carcinogenicidade na espécie animal testada. Entretanto, os achados para seres humanos são menos definidos do que os observados nos estudos epidemiológicos, embora um estudo positivo em animais deva levantar uma preocupação potencial para os seres humanos. Outras classes de dados potencialmente relevantes, com menor papel na avaliação da causalidade, são designadas pela IARC como *dados mecanísticos e outros dados relevantes*, que derivam de diferentes tipos de estudos, como os *dados toxicocinéticos* e os *dados sobre mecanismos de carcinogênese*. Os dados mecanísticos incluem dados sobre *alterações em nível molecular*, geralmente avaliadas por meio de ensaios *in vitro* de curto prazo, e dados sobre relações de estrutura-atividade. Essas informações podem fornecer evidências para a existência de um mecanismo plausível por meio do qual um agente pode aumentar o risco de câncer; todavia, são incapazes, por si só, de fornecer evidências causais para a carcinogenicidade. Os resultados positivos de ensaios de curto prazo (p. ex., para mutação bacteriana) levantam a possibilidade de que um agente possa ser um carcinógeno. A semelhança estrutural de uma substância química com um carcinógeno conhecido também levantaria a possibilidade quanto à sua natureza carcinogênica. Embora a presença dessa semelhança tenha previsto, de fato, a carcinogenicidade de alguns compostos previamente não testados, a utilidade global da análise estrutural na previsão da carcinogenicidade não foi estabelecida. As fontes de informações sobre os resultados de todos esses tipos de estudos podem incluir monografias da IARC, relatos do NTP, publicações da U.S. EPA (p. ex., no banco de dados do Integrated Risk Information System [IRIS]) e publicações de revisões abrangentes, incluindo metanálises, estas últimas com limitações significativas.

Estudos epidemiológicos

A evidência sobre a causalidade de uma associação provém habitualmente de estudos epidemiológicos analíticos ou, em outras palavras, de estudos de coortes ou de caso-controle, embora os relatos de casos e os estudos epidemiológicos descritivos possam fornecer evidências sugestivas quanto a uma possível associação que mereça maior estudo. Em alguns casos, como o asbesto, que causa mesotelioma ou o cloreto de vinila, que provoca angiossarcoma, esses estudos podem ser suficientes. Estudos epidemiológicos de câncer bem conduzidos, com resultados positivos, fornecem uma forte evidência para sustentar a carcinogenicidade. Os estudos epidemiológicos são difíceis de conduzir e, com frequência, não são viáveis, devido a diversos fatores, incluindo custo elevado, necessidade de estudar um grande número de indivíduos e necessidade de longos períodos de observação.

Várias autoridades, começando com Sir Austin Bradford Hill, em 1965, e, mais recentemente, incluindo a IARC, estabeleceram critérios para avaliar a causalidade a partir de estudos epidemiológicos e avaliar o grau de evidências que sustentam a designação de um agente como carcinógeno. Esses critérios são utilizados para ajudar a decidir se uma associação positiva observada em estudos epidemiológicos tende a indicar uma relação causal ou, de modo alternativo, se essa associação é provavelmente causada por acaso, viés ou por algum fator de confusão. Nem todos os critérios precisam ser preenchidos. Os critérios mais importantes ou úteis são os seguintes:

1. A *força* de uma associação é a magnitude do risco relativo no grupo exposto, em comparação com o do grupo de controle. Associações fortes estatisticamente significativas têm mais probabilidade de serem causais, visto que existe menos chance de que a associação observada seja explicada pelo acaso, por viés (como viés de memória) ou variáveis de confusão (p. ex., os efeitos de diferenças nas taxas de tabagismo).
2. A *consistência* de uma associação é a extensão com que ela é relatada em múltiplos estudos conduzidos em diferentes populações, utilizando diferentes métodos de estudo. A consistência pode ser avaliada quantitativamente em alguns casos, utilizando uma metanálise, técnica que combina os achados de múltiplos estudos independentes.
3. O *gradiente biológico* de uma associação é o grau com que ela exibe uma relação de dose-resposta (i.e., a observação de que doses mais altas resultam em maior frequência de efeitos adversos).
4. A *plausibilidade biológica* de um estudo baseia-se na avaliação de que ele faz sentido à luz dos conhecimentos sobre o mecanismo de produção dos efeitos adversos.
5. A *temporalidade* de um estudo baseia-se na conclusão ou observação de que a causa (i.e., a exposição) precedeu o efeito no tempo.

Apesar da utilidade desses critérios para efetuar avaliações de causalidade, apenas a temporalidade é absolutamente necessária. Uma associação fraca que não exibe um efeito de dose-resposta e que não faz (ainda) totalmente sentido pode, entretanto, ser causal. Além disso, alguns dos critérios podem ser preenchidos quando a associação resulta, de fato, do acaso ou de viés. A significância estatística, por si só, não prova uma causalidade. Por conseguinte, é preciso considerar cuidadosamente possíveis explicações alternativas para as associações observadas e o provável impacto do acaso, do viés ou dos fatores de confusão nos estudos. Se a maior parte desses critérios for preenchida, a probabilidade de que uma associação seja causal é maior. Na prática, o desenvolvimento de um consenso científico sobre a probabilidade de um agente ser um carcinógeno humano pode levar muitos anos, à medida que as evidências acumulam-se a partir de múltiplos estudos epidemiológicos, bioensaios de câncer em animais, ensaios *in vitro* e estudos mecanísticos. Não se pode concluir adequadamente que a associação entre a exposição a um agente e o desenvolvimento de câncer seja causal, com base no achado de uma associação estatisticamente significante em um único estudo.

A IARC, no mais recente Preâmbulo, em sua série de Monografias, definiu as categorias de evidências de carcinogenicidade em seres humanos:

Evidência suficiente de carcinogenicidade. O Working Group considera que foi estabelecida uma relação causal entre a exposição ao agente e o câncer humano. Isto é, foi observada uma relação positiva entre a exposição e o câncer em estudos nos quais foi possível excluir o acaso, o viés e as variáveis de confusão com confiança razoável. A afirmativa de que existe uma **evidência suficiente** é seguida de uma sentença separada que identifica o(s) órgão(s) ou tecido(s)-alvo onde foi observado um risco aumentado de câncer em seres humanos. A identificação de um órgão ou tecido-alvo específico não exclui a possibilidade de que o agente possa causar câncer em outros locais.

Evidência limitada de carcinogenicidade. Foi observada uma associação positiva entre a exposição ao agente e o câncer para o qual uma interpretação causal é considerada confiável pelo Working Group, mas em que não foi possível excluir o acaso, o viés ou as variáveis de confusão com razoável confiança.

Evidência inadequada de carcinogenicidade. Os estudos disponíveis são de qualidade, consistência ou poder estatístico insuficientes para permitir uma conclusão a respeito da presença ou da ausência de uma associação causal entre a exposição e o câncer, ou não se dispõe de dado algum sobre o câncer em seres humanos.

Evidências sugerindo ausência de carcinogenicidade. Existem vários estudos adequados, incluindo toda a faixa de níveis de exposição encontrados por seres humanos, que são mutuamente compatíveis em não demonstrar uma associação positiva entre a exposição ao agente e qualquer câncer estudado em qualquer nível observado de exposição. Os resultados desses estudos isoladamente ou combinados devem ter intervalos de confiança estreitos, com limite superior próximo ao valor nulo (p. ex., risco relativo de 1,0). O viés e as variáveis de confusão devem ser excluídos com razoável confiança, e os estudos devem ter uma duração adequada de acompanhamento. Uma conclusão de **evidência sugerindo a ausência de carcinogenicidade** é inevitavelmente limitada aos locais de câncer, às condições e aos níveis de exposição e alcance da observação coberta pelos estudos disponíveis. Além disso, nunca se pode excluir a possibilidade de um risco muito pequeno nos níveis estudados de exposição.

Limitação dos estudos epidemiológicos

Surtos históricos de câncer ocupacional têm sido observados com frequência como resultado de exposições em níveis particularmente altos, passíveis de produzir efeitos tóxicos ou proliferação celular. Na medida em que ocorrem toxicidade ou proliferação celular em níveis altos, mas não nas doses baixas às quais os seres humanos estão geralmente expostos hoje, as previsões relativas ao risco de câncer com as doses atuais de exposição, com base nos resultados de estudos epidemiológicos históricos, podem não ser acuradas, devido à falta de clareza quanto ao formato da curva de dose-resposta nas doses baixas.

A incapacidade de demonstrar uma associação positiva em um estudo epidemiológico nem sempre indica que não existe associação entre o agente e o efeito estudado. Em alguns casos, pode-se obter um estudo epidemiológico falso-negativo devido a uma variedade de falhas. Algumas dessas limitações incluem dificuldades na identificação de exposições e efeitos, dificuldades na escolha do estudo apropriado (expostos) e populações de controle, duração inadequada do acompanhamento em virtude de longos períodos de indução-latência e falta relativa de sensibilidade dos métodos epidemiológicos.

A existência de todas essas limitações levou ao consenso, entre os cientistas, de que os estudos epidemiológicos negativos não fornecem, em absoluto, uma prova de não carcinogenicidade de determinado agente. Em geral, esses dados negativos são anulados se houver o achado de resultados convincentemente positivos em estudos de animais de laboratório. Um maior crédito pode ser conferido a um estudo negativo, se os sujeitos estudados tiveram um período suficientemente longo de exposição (uma média de 15 anos ou mais), se houve um acompanhamento longo o suficiente para observar algum efeito (25 anos ou mais) e se o número de indivíduos expostos foi grande o suficiente para detectar um pequeno incremento no risco para determinado câncer.

Bioensaios em animais

Desenho

Estudos experimentais em animais envolvem a administração de uma substância química a ser testada a um grupo de animais, seguida de observação quanto ao desenvolvimento de tumores. Na atualidade, os procedimentos para esses estudos são, de certo modo, padronizados e aceitos pela maioria das instituições examinadoras ou patrocinadoras como, por exemplo, o National Toxicology Program (NTP) e a IARC. Em resumo, os protocolos incluem pelo menos 100 ou mais animais de ambos os sexos, com duas espécies em cada dois a quatro grupos de administração de doses, e exigem um exame patológico completo e uma análise estatística adequada dos resultados. Com mais frequência, os animais recebem doses durante dois anos, um período que se aproxima de seu tempo de sobrevida esperado, incluindo uma dose máxima tolerada (DMT), metade da DMT e, mais recentemente, uma dose menor (habitualmente um quarto da DMT).

Interpretação

Os resultados de bioensaios animais bem conduzidos podem fornecer evidências claras para sustentar a carcinogenicidade de um composto específico em determinada espécie de animal, e podem, com cautela, ser extrapolados para os seres humanos. A IARC, em seu mais recente preâmbulo de sua série de monografias, definiu categorias de evidências sobre a carcinogenicidade em animais de laboratório semelhantes àquelas para seres humanos, conforme assinalado anteriormente.

Correlação com efeitos em seres humanos

Os resultados obtidos de bioensaios animais serviram como preditores apropriados de carcinogenicidade humana. Numerosos agentes que, na atualidade, são reconhecidos como carcinógenos humanos foram inicialmente descobertos como carcinógenos em animais. As evidências disponíveis sugerem que existe uma boa correlação entre os resultados em animais e em seres humanos. Como a própria IARC declarou em seu preâmbulo:

> Embora essa associação [entre carcinogenicidade animal e humana] não possa estabelecer que todos os agentes que causam câncer em animais de laboratório também provocam câncer em seres humanos, é biologicamente plausível que agentes para os quais existem evidências suficientes de carcinogenicidade em animais de laboratório... também representem um risco carcinogênico para os seres humanos. Por conseguinte, na ausência de informações científicas adicionais, esses agentes [para os quais existe evidência suficiente de carcinogenicidade em animais de laboratório] são considerados como agentes que representam um risco carcinogênico para os seres humanos.

Tem havido alguma preocupação quanto à possibilidade de que os estudos de animais não tenham uma sensibilidade de

100% na previsão de carcinogenicidade humana, isto é, de que esses estudos possam não demonstrar uma carcinogenicidade, quando, em última análise, os estudos epidemiológicos indicam que o agente é carcinogênico para os seres humanos. Nesse aspecto, até recentemente, não era possível demonstrar a carcinogenicidade do arsênio em animais, embora seja um conhecido carcinógeno da pele, dos pulmões e da bexiga e um provável carcinógeno do fígado e do rim nos seres humanos. Entretanto, os bioensaios subsequentes em animais forneceram **evidências suficientes** da carcinogenicidade de compostos arsenicais inorgânicos em animais de laboratório. Assim, todos os carcinógenos humanos conhecidos, com os quais foram conduzidos estudos adequados em animais, apresentaram evidências suficientes de carcinogenicidade nos animais testados.

A questão da especificidade do teste em animais como preditor de carcinogenicidade humana é mais difícil de resolver. Em virtude das limitações inerentes aos estudos epidemiológicos (discutidos anteriormente), é pouco provável que possam ser obtidas evidências inequívocas de carcinogenicidade humana para os numerosos compostos químicos de carcinogenicidade comprovada em animais. Todavia, para um número limitado de compostos que apresentam dados adequados tanto em seres humanos quanto em animais, não existe substância alguma de carcinogenicidade comprovada em animais que tenha sido demonstrada como não carcinogênica nos seres humanos.

Embora pareça existir uma boa relação qualitativa entre a carcinogenicidade animal e a carcinogenicidade humana, o local-alvo onde se desenvolve o câncer pode ser muito diferente em roedores e em seres humanos. Por exemplo, a benzidina produz tumores hepáticos em ratos, *hamsters* e camundongos, porém, provoca tumores de bexiga em seres humanos e cães. Todavia, para todos os carcinógenos humanos conhecidos, pelo menos, uma localização do câncer em seres humanos correspondeu a um local acometido em, no mínimo, uma espécie animal testada.

Nos bioensaios, os agentes são frequentemente administrados a animais por uma via, como ingestão ou instilação intratraqueal, que difere da utilizada comumente em seres humanos. Em consequência, é possível que os resultados observados no animal não possam prever de forma correta o efeito produzido nos seres humanos. Entretanto, há poucas evidências sugerindo a ocorrência de uma discrepância significativa nos resultados, baseando-se apenas em diferenças na via de administração, exceto talvez com vias não fisiológicas, como injeção intraperitoneal ou implante subcutâneo.

Outra questão no uso de bioensaios em animais é o grau com que a suscetibilidade dos seres humanos aos efeitos carcinogênicos corresponde (ou acompanha) aos/os padrões de dose-resposta em animais. Não se dispõe de qualquer banco de dados que possibilite uma comparação da sensibilidade entre espécies. Para o número limitado de substâncias sobre as quais existem dados quantitativos tanto em seres humanos quanto em animais, parece que a sensibilidade dos seres humanos, em uma dose total com base no peso corporal, é aproximadamente semelhante à dos animais.

Por fim, existe alguma controvérsia sobre a adequação da classificação de um agente como carcinógeno potencial na rara circunstância em que os resultados experimentais só indicam uma frequência aumentada de tumores benignos. Entretanto, tanto o NTP quanto a IARC são da opinião de que os tumores benignos induzidos em animais devem levantar a suspeita de que o agente seja potencialmente carcinogênico.

Limitações dos bioensaios em animais

Existem várias questões difíceis na análise de estudos experimentais em animais, que podem limitar sua utilidade na avaliação do risco de câncer em seres humanos. Devido à quantidade relativamente pequena de animais estudados, os bioensaios são igualmente pouco sensíveis. O agente em estudo precisa causar, pelo menos, um aumento de 15% na incidência de tumores, para que um excesso estatisticamente significativo de tumores seja detectado em um bioensaio de tamanho padrão. Um menor aumento do risco não será demonstrável, em particular se houver qualquer taxa antecedente de desenvolvimento de tumores em animais não tratados.

Para aumentar a sensibilidade dos experimentos em animais, são escolhidos altos níveis de doses, que se aproximam à DMT. Dependendo do agente estudado, esses níveis de doses geralmente são muito mais altos do que os níveis de exposição humana em ambientes ocupacionais ou em contextos ambientais. Em alguns casos, observa-se uma incidência aumentada de tipos de tumores que não são comumente observados em seres humanos. A quantificação do risco com base em estudos de animais conduzidos com altas doses é difícil, visto que a previsão baseia-se em uma extrapolação para as exposições a doses menores nos seres humanos. Os pressupostos exigidos e os modelos matemáticos associados necessários para a extrapolação fazem com que seja essencialmente impossível confirmar a acurácia das avaliações quantitativas de risco daí derivadas, e tais avaliações não são aceitas pelos cientistas de forma universal. Normalmente, nesse processo, são feitas pressuposições conservadoras de saúde. Esses problemas contribuem para a incerteza relacionada com a acurácia das estimativas de risco em baixas doses.

Podem ocorrer resultados falso-positivos, visto que certos efeitos tóxicos como um mecanismo para a indução de câncer são observados, em grande parte, em roedores, mas não em seres humanos, como, por exemplo, a proliferação peroxissomal, resultando na formação de tumores hepáticos. Se um metabólito carcinogênico for produzido apenas no animal ou apenas em seres humanos, podem ser obtidos resultados falso-negativos ou falso-positivos. Diferenças genéticas nos processos metabólicos em seres humanos podem resultar em diferenças de sensibilidade dos indivíduos a alguns carcinógenos. Essas diferenças podem não ser aparentes em bioensaios de animais que utilizam cepas geneticamente semelhantes e pequeno número de roedores, levando potencialmente a resultados falso-negativos. Para muitas substâncias químicas, essas diferenças na farmacodinâmica e farmacocinética entre seres humanos e animais nem sempre são compreendidas, o que pode ter impacto na relevância dos resultados obtidos em animais para os seres humanos.

Estudos mecanísticos

Testes de curto prazo – tipos e usos

Diversos ensaios foram projetados para fornecer evidências de mutagenicidade ou capacidade de induzir dano cromossômico por substâncias químicas, sem o longo período de observação ou de acompanhamento necessário para os estudos epidemiológicos ou os bioensaios em animais. Por conseguinte, esses testes de curto prazo são de execução muito mais rápida e de menor custo. Os parâmetros de avaliação incluem mutação gênica, indução de dano do DNA e seu reparo, ligação do DNA, aberrações cromossômicas, troca entre cromátides-irmãs e transformação neoplásica de células de mamíferos, bem como outros parâmetros. Em geral, esses testes baseiam-se no fato de que a maioria dos carcinógenos, isto é, iniciadores, liga-se de modo covalente ao DNA, induzindo consequentemente a sua lesão.

Um dos testes de curto prazo mais bem estudado e comumente realizado é o teste de Ames, que utiliza uma cepa mutante de *Salmonella typhimurium* deficiente das enzimas necessárias para sintetizar a histidina e que não irá crescer, a não ser que se acrescente histidina ao meio de crescimento. A substância química a ser testada é acrescentada à cultura bacteriana, junto com uma fração enzimática microssômica hepática de roedores ou de seres humanos que pode ativar metabolicamente "pró-carcinógenos" As colônias de bactérias que crescem subsequentemente e que podem ser contadas indicam a ocorrência de mutação reversa para a cepa selvagem, refletindo a atividade mutagênica do agente estudado. É possível efetuar um teste mutagênico semelhante em cultura de células de mamífero *in vitro*.

Os testes para reparo do DNA podem demonstrar a ocorrência de dano ao DNA após a exposição a determinada substância química. Aberrações cromossômicas em células de mamíferos são detectadas por testes citogenéticos que identificam alterações na estrutura morfológica dos cromossomos. Esses testes podem ser realizados em células animais ou humanas, incluindo linfócitos humanos. As alterações morfológicas que podem ser observadas incluem translocações cromossômicas e formação de micronúcleos.

O teste para trocas entre cromátides-irmãs (TCI) é uma forma mais sofisticada de investigação citogenética, baseada na coloração diferencial das cromátides-irmãs, possibilitando a detecção da troca de material genético entre as cromátides. As TCI são mais sutis do que as aberrações cromossômicas estruturais visíveis. Os testes para TCI podem ser realizados em células animais ou humanas.

Os testes para transformação neoplásica de células de mamíferos em cultura avaliam a capacidade de substâncias químicas de induzir crescimento neoplásico. As células assim tratadas são, às vezes, injetadas em animais para se verificar sua capacidade de formar tumores nesses organismos. Vários outros testes de curto prazo foram ou estão sendo desenvolvidos

Alguns desses testes (p. ex., testes para TCI e aberrações cromossômicas) podem ser realizados em células (geralmente linfócitos) obtidas de seres humanos com exposição ocupacional ou ambiental a carcinógenos suspeitos. O teste para TCI tem sido realizado em trabalhadores expostos ao óxido de etileno e a outros agentes químicos. Foi constatada uma frequência aumentada de TCI em alguns desses trabalhadores. Esses testes podem ser considerados como biomarcadores da dose efetiva de um carcinógeno potencial. Embora isso mereça mais estudos, o significado clínico desses achados para os trabalhadores não é conhecido. As TCI também são aumentadas por outros fatores, incluindo o tabagismo. No momento atual, não é possível avaliar o risco de câncer com base nos resultados desse tipo de teste em trabalhadores. Por conseguinte, o uso desses testes deve limitar-se a estudos de pesquisa prospectivos bem desenhados.

Interpretação e limitações

O valor preditivo dos testes de curto prazo na avaliação da carcinogenicidade potencial de determinada substância química para animais ou seres humanos é limitado. A correlação entre os resultados dos ensaios de curto prazo e estudos em seres humanos ou animais é imperfeita. A sensibilidade e a especificidade dos testes de curto prazo como preditivos de carcinogenicidade são limitadas, refletindo a ocorrência de resultados falso-negativos e falso-positivos respectivamente. Além disso, embora os carcinógenos genotóxicos sejam, em sua maioria, positivos em alguns testes de curto prazo, esses testes *in vitro* geralmente não detectam substâncias químicas que induzem cânceres por mecanismos não genotóxicos ou epigenéticos (i.e., não são sensíveis aos efeitos dos agentes promotores). Há também exemplos de substâncias, como o asbesto, que são negativas nos testes de Ames, mas que são claramente carcinogênicas.

Tendo em vista o estado atual de conhecimento, a maioria das autoridades considera que os resultados positivos dos testes de curto prazo com materiais previamente não testados justificam um estudo adicional em bioensaios de animais e uma investigação mais minuciosa nas situações de exposição de seres humanos. De modo semelhante, os resultados positivos obtidos nesses testes fornecem uma corroboração dos achados positivos nos bioensaios de animais ou estudos epidemiológicos, em particular, quando os resultados em animais ou em seres humanos fornecem apenas evidências limitadas ou sugestivas de carcinogenicidade. Por outro lado, os resultados positivos de ensaios de curto prazo sozinhos não podem demonstrar a carcinogenicidade de determinado agente.

O papel da biologia molecular e dos biomarcadores no estudo do câncer ocupacional

Os avanços realizados na bioquímica e biologia molecular abriram os horizontes para novos tipos de estudos que podem aprofundar a compreensão dos cânceres ocupacionais. Essas abordagens incluem estudos de farmacogenômica, avaliação de mutações em oncogenes ou em genes supressores tumorais e medição de **adutos de DNA** ou de **proteína**. O termo *epidemiologia molecular* foi aplicado a essa utilização da metodologia da biologia molecular em associação com estudos epidemiológicos. A aplicação de algumas dessas abordagens pode possibilitar uma avaliação da exposição a carcinógenos e identificação de possíveis efeitos precoces sobre a saúde. Os métodos de avaliação de dose interna por meio da mensuração de metabólitos urinários dos carcinógenos potenciais podem fornecer informações complementares acerca da dose absorvida. A mensuração de adutos e metabólitos urinários, com a avaliação das alterações cromossômicas, discutida anteriormente, pode ser valiosa para avaliar a dose interna ou biologicamente efetiva de determinado carcinógeno. Entretanto, isso só poderia ser aplicado aos indivíduos estudados, não necessariamente a toda população.

A farmacogenômica é o estudo do impacto da variabilidade genética sobre a resposta a diferentes substâncias ou toxinas ou seu metabolismo. A compreensão dessas variações pode levar à capacidade de detectar diferenças na suscetibilidade individual a cânceres quimicamente induzidos e ajudar a entender os mecanismos e a etiologia do câncer ocupacional. As substâncias químicas carcinogênicas são metabolizadas, em sua maioria, ao metabólito carcinogênico ativo por enzimas de fase I, em principal, diversas enzimas da classe mono-oxigenase do citocromo P450. As variações na atividade dessas enzimas (polimorfismos), que podem ser genética ou ambientalmente determinadas, podem resultar em diferenças na suscetibilidade à carcinogênese química. Por exemplo, uma isoforma de uma enzima, a aril-hidrocarboneto-hidroxilase, codificada pelo gene *CYP1A1*, foi associada a um risco aumentado de câncer de pulmão em tabagistas. Essa enzima catalisa a oxidação de HAPs a metabólitos reativos, como os epóxidos. Variantes geneticamente determinadas de enzimas de fase II, que estão envolvidas em reações de conjugação, como a glutationa-*S*-transferase (GST) e a *N*-acetiltransferase (NAT), parecem desempenhar um papel na determinação do risco do câncer de pulmão associado aos HAPs e do câncer de bexiga associado à exposição a fumaça de cigarros e a aminas aromáticas respectivamente. Polimorfismos na NAT resultam em metabolismo tardio (conhecido como acetilação lenta) das aminas aromáticas (contidas na fumaça de cigarro e em alguns pigmentos orgânicos), aumentando, presumivelmente, o risco de câncer de bexiga ao aumentar a duração e a intensidade da exposição. Esses exemplos ilustram o conceito das interações gene-ambiente, em que existem diferenças na resposta a uma exposição ocupacional ou ambiental sobre o risco de doenças, como o câncer, em indivíduos com diferentes genótipos.

A ocorrência de mutações em oncogenes ou em genes supressores de tumor, ou nos produtos proteicos anormais codificados por esses genes, pode ser potencialmente detectada no tecido tumoral ou no soro e na urina. Por exemplo, estudos de câncer de pulmão em tabagistas e em indivíduos que nunca fumaram identificaram diferentes níveis de mutações dos genes supressores de tumor *P53* ou dos oncogenes *KRAS*. Na medida em que podem ser identificadas mutações exposição-específicas, essas mutações e os produtos proteicos resultantes poderiam servir de marcadores de exposição e, potencialmente, de risco para cânceres específicos induzidos por exposição ocupacional. É também possível que uma análise adicional dos genes ou das proteínas alterados possa ser útil, fornecendo indicadores de resposta pré-clínicos em lesões pré-malignas e lesões malignas iniciais em coortes com exposição ocupacional e desempenhando um papel na sua detecção precoce. Informações adicionais consideráveis de estudos epidemiológicos moleculares serão necessárias antes que essas medidas possam ser prontamente aplicadas em situações clínicas.

Outro instrumento potencialmente valioso é a determinação dos níveis de carcinógenos específicos ligados de modo covalente ao DNA ou a proteínas, designados como *adutos de DNA* ou de *proteína*. A ligação ao DNA, que pode ser detectada nos leucócitos ou em tecidos, pode levar ao dano do DNA. Os adutos de proteína (a albumina ou a hemoglobina) atuam como substitutos potenciais para ligação ao DNA e têm a vantagem de representar uma dose internalizada que é mais facilmente mensurável. A mensuração de adutos é um método promissor e, talvez, mais apropriado para quantificar a dose interna, em comparação com métodos mais antigos disponíveis, como o monitoramento do ar ou a determinação dos níveis sanguíneos ou urinários de um agente. A aplicação desses métodos incluiu a mensuração de adutos HAP-DNA em tabagistas e pacientes com câncer de pulmão e adutos de hemoglobina de aminas aromáticas em tabagistas e grupos com exposição ocupacional.

Essas abordagens começaram a ampliar a compreensão das causas e dos mecanismos dos cânceres quimicamente induzidos. Entretanto, ainda não têm aplicação clínica na determinação do risco de câncer em indivíduos expostos, tampouco na confirmação de que um câncer específico esteja relacionado a uma exposição. Essas limitações devem-se a vários motivos; por exemplo, existem correlações imperfeitas e inconsistentes entre essas mensurações; a associação entre elas e o risco de câncer individual não está bem definida; e elas ainda não possibilitam diferenciar a causa de qualquer câncer específico. Além disso, muitos outros fatores contribuem para a indução do câncer, o que pode impedir uma aplicação clínica efetiva desses testes. Ademais, as informações sobre polimorfismos poderiam ser inadequadamente empregadas para tentar prever um risco individual e para discriminar indivíduos, levantando questões éticas importantes, embora, nos Estados Unidos, a legislação recentemente aprovada, o Genetic Information Nondiscrimination Act (GINA),[*] impeça legalmente esse uso de tais informações.

Integração dos resultados dos estudos na avaliação do risco de câncer

Com base na análise de estudos epidemiológicos e de animais, por meio de sua série de Monografias, a IARC atualiza regularmente as listas que classificam as substâncias químicas e outros agentes pelo nível de evidência de carcinogenicidade humana. As Monografias, atualmente no volume 101 de 2012, discutem o potencial de carcinogenicidade desses agentes. Em seu *website*, a IARC declara: "Desde 1971, mais de 900 agentes foram avaliados, dos quais mais de 400 foram identificados como carcinogênicos, provavelmente carcinogênicos ou possivelmente carcinogênicos para os seres humanos." (http://monographs.iarc.fr/). Esses agentes incluem substâncias químicas específicas, grupos de substâncias químicas, misturas complexas, exposições ocupacionais, processos industriais, fatores de estilo de vida, agentes biológicos e agentes físicos. Os grupos (categorias) são definidos da seguinte maneira:

>Grupo 1: O agente é *carcinogênico para os seres humanos*.
>
>Grupo 2A: O agente é *provavelmente carcinogênico para os seres humanos*.
>
>Grupo 2B: O agente é *possivelmente carcinogênico para os seres humanos*.
>
>Grupo 3: O agente *não é classificável quanto à sua carcinogenicidade para os seres humanos*.
>
>Grupo 4: O agente *provavelmente não é carcinogênico para os seres humanos*.

---

[*] N. de R. T. Genetic Information Nondiscrimination Act – GINA é uma lei do Congresso dos Estados Unidos elaborada para proibir o uso de informação genética em seguros de saúde e emprego.

O Preâmbulo atual da IARC fornece critérios detalhados para classificar determinado agente em um desses grupos: por exemplo, a IARC fornece os critérios para o Grupo 1:

> Essa categoria é utilizada quando há *evidências suficientes de carcinogenicidade* nos seres humanos. Excepcionalmente, um agente pode ser incluído nessa categoria quando as evidências de carcinogenicidade em seres humanos são menos do que *suficientes*, porém, há *evidências suficientes de carcinogenicidade* em animais de laboratório e fortes evidências de que o agente possa, em seres humanos expostos, atuar por meio de um mecanismo relevante de carcinogenicidade.

As listas atualizadas dos agentes, em cada um desses grupos, estão disponíveis em http://monographs.iarc.fr/ENG/Classification/index.php. Outras classificações de agentes específicos e listas de agentes (categorizados de modo um pouco diferente) também podem ser encontradas no relatório atual sobre carcinógenos (*12th Report on Carcinogens*) preparado pelo U.S. National Toxicology Program, disponível em http://ntp.niehs.nih.gov/. Cabe salientar que, embora esses órgãos forneçam níveis de evidências para avaliar o potencial de produção de câncer por esses agentes, não fornecem informações sobre relações de dose-resposta quantitativas, incluindo a dose do agente necessária para induzir câncer em seres humanos.

IMPLICAÇÕES PARA MEDIDAS REGULAMENTARES E MEDICINA PREVENTIVA

Os resultados de todos esses estudos que visam avaliar a carcinogenicidade e o risco de câncer induzido por substâncias químicas devem servir de base para o manejo do risco, que envolve políticas públicas e considerações científicas. Quando existe um conjunto suficiente de evidências que sustentam a carcinogenicidade em seres humanos, devem-se implementar medidas corretivas para proteger a saúde pública e a dos trabalhadores, mesmo se houver ainda alguma incerteza remanescente nas conclusões. Evidências suficientes de carcinogenicidade em seres humanos devem levar a intervenções imediatas de proteção. Os resultados positivos convincentes de um estudo epidemiológico bem conduzido ou evidências suficientes de carcinogenicidade em animais, de acordo com as definições da IARC ou do NTP, devem levar a tentativas de reduzir, o máximo possível, a exposição dos trabalhadores. O achado de evidências limitadas em bioensaios animais ou a obtenção de resultados positivos em testes de curto prazo devem, no mínimo, servir de estímulo para um estudo mais detalhado da substância química suspeita. Quando os resultados em diferentes estudos são contraditórios, aqueles que sugerem uma carcinogenicidade geralmente superam as evidências negativas. Tendo em vista a sensibilidade limitada dos métodos epidemiológicos, esse princípio de manejo das exposições deve ser considerado quando estudos de animais são claramente positivos, enquanto os estudos epidemiológicos não parecem demonstrar riscos aumentados. Esses conceitos incorporam a visão europeia do princípio de precaução.

Embora seja cientificamente difícil estabelecer de maneira definitiva que não há qualquer aumento no risco associado a doses muito baixas de carcinógenos humanos identificados, a avaliação quantitativa do risco pode fornecer valores aproximados das doses vitalícias que provavelmente só irão produzir aumentos muito pequenos no risco. Foram planejados modelos matemáticos para possibilitar a extrapolação de estudos de altas doses para exposições a doses menores, proporcionando uma estimativa do limite superior aproximado do risco aumentado (ou do consequente número de casos aumentados) de determinado câncer passível de ser observado em determinada população, em consequência de uma exposição específica. Todavia, existem incertezas substanciais na aplicação dessa abordagem, devido a vários fatores, como limitações nas evidências obtidas dos estudos disponíveis e necessidade de pressupostos e modelos para avaliar a forma da curva de dose-resposta em baixas doses. O princípio da menor exposição possível ajuda na redução do risco.

A natureza da resposta apropriada pelo governo às evidências de carcinogenicidade de determinada substância química é controversa, em parte, devido a essas incertezas. Em um mundo ideal, a exposição dos seres humanos a carcinógenos conhecidos seria inexistente; todavia, na prática, fatores políticos, econômicos, sociais e técnicos restringem o poder das autoridades de adotar esse padrão de rigor. A metodologia quantitativa de avaliação de risco pode fornecer algum auxílio na tomada de decisões relativa ao manejo dos riscos. A partir desse tipo de informação, os órgãos de controle podem estabelecer níveis de doses que não ultrapassem os riscos "aceitáveis", definidos por alguns órgãos como 1 em 10.000 ou 1 em um milhão. Em seguida, o órgão pode exigir o controle das exposições, para assegurar que a dose cumulativa ocupacional ou durante toda a vida do indivíduo seja suficientemente baixa para que o risco adicional de câncer não tenha probabilidade de ultrapassar os níveis aceitáveis. Essas avaliações de risco também podem ajudar a considerar os perigos associados a várias substâncias químicas em qualquer ambiente específico, possibilitando uma comparação da estimativa de risco com a dos outros riscos conhecidos. O uso de comparações de risco pode permitir, aos órgãos que regulam ou tomam decisões, priorizar os problemas de exposição e alocar recursos, que são escassos, para atividades corretivas.

Naturalmente, as organizações industriais, com base nas recomendações de profissionais de saúde ocupacional e toxicologia, têm a oportunidade de ir além do que é exigido pelos regulamentos, utilizando as informações sobre carcinogenicidade para a tomada de decisões sobre o uso e o controle de substâncias químicas. Infelizmente, essas organizações raramente procedem dessa maneira, e foi constatado que as indústrias criam propositadamente uma incerteza. Por exemplo, as decisões para evitar o uso de substâncias químicas classificadas nos grupos 1 e 2A da IARC (ou aquelas com evidências que é provável que as classificariam nessas categorias) ou, de modo alternativo, para controlar rigorosamente a exposição a esses agentes (para evitar por completo a exposição) podem levar a uma redução no risco de cânceres ocupacionais. Outra abordagem efetiva seria a de que os usuários exercessem pressão sobre os fabricantes de substâncias químicas para estudar os produtos químicos suspeitos e desenvolver alternativas seguras para carcinógenos potenciais. Além disso, a comunicação adequada de risco deve informar, aos trabalhadores, sobre a existência de carcinógenos potenciais na área de trabalho, bem como fornecer-lhes o treinamento e os instrumentos necessários para prevenir ou minimizar a exposição.

A exposição a carcinógenos reconhecidos ou suspeitos reduziu, de forma clara, nos Estados Unidos e em outros países economicamente desenvolvidos, em consequência tanto de regulamentos que controlam as exposições quanto de mudanças nos produtos químicos produzidos e usados e nos métodos de produção. Lamentavelmente, a exposição a carcinógenos em alguns países em desenvolvimento está aumentando tanto na sua frequência quanto na intensidade. Quando existem medidas, e essas são relatadas aos trabalhadores de países em desenvolvimento, os níveis de exposição a carcinógenos em determinadas indústrias tendem a ser consideravelmente mais altos do que aqueles nos países desenvolvidos, ultrapassando, algumas vezes, os padrões exigidos nos países desenvolvidos e, até mesmo, os padrões mais altos adotados em alguns países em desenvolvimento. A transferência de indústrias perigosas para países em desenvolvimento provavelmente irá aumentar a exposição dos trabalhadores a carcinógenos nesses países. Tendo em vista a capacidade reduzida de muitos países em desenvolvimento de controlar efetivamente esses riscos, cabe, às grandes indústrias das nações desenvolvidas, procurar controlar esses riscos para os seus empregados (ou trabalhadores contratados) nos países em desenvolvimento.

IMPLICAÇÕES PARA A PRÁTICA CLÍNICA

Vigilância médica

O papel da vigilância médica em trabalhadores com exposição pregressa ou atual a carcinógenos conhecidos ou suspeitos deve seguir princípios bem estabelecidos. A vigilância de populações com alto risco de câncer só é efetiva se o teste de rastreamento for sensível e fácil de executar, se tiver a capacidade de detectar anormalidades pré-malignas ou tumores em um estágio inicial de desenvolvimento e se houver uma intervenção efetiva que reduza a morbidade e a mortalidade quando aplicada aos indivíduos em risco. No caso de certos tumores com associação desconhecida a exposições químicas (p. ex., câncer cervical), as técnicas de rastreamento e o tratamento efetivo das lesões iniciais tiveram um impacto significativo sobre a doença. Há algumas evidências de que um pequeno grupo de trabalhadores com alto risco de tumores de bexiga, em consequência da exposição prévia a aminas aromáticas empregadas na manufatura de corantes, possa se beneficiar da detecção precoce por meio de citologia da urina e cistoscopia como instrumentos de rastreamento. O achado no The National Lung Screening Trial de que a rastreamento de tabagistas atuais e ex-fumantes de alto risco (história de ≥ 30 maços-ano) com TC de baixa dosagem reduziu em 20% a taxa de mortalidade por câncer de pulmão levanta a possibilidade de que o uso desses testes poderia, em última análise, desempenhar um papel no rastreamento de grupos de alto risco expostos a outros carcinógenos.

Apesar dessas limitações, os dados adequadamente coletados de vigilância médica, combinados com a coleta de dados de higiene industrial, podem demonstrar sua utilidade em futuros estudos epidemiológicos e no aperfeiçoamento do conhecimento a respeito das relações de dose-resposta nos seres humanos. Para a realização de uma vigilância médica, o protocolo deve ser planejado para cada agente em questão, com base no suposto

Quadro 19-2 Carcinógenos para os quais é necessária uma vigilância médica

2-Acetilaminofluoreno
Acrilonitrila
4-Aminodifenil
Arsênio (inorgânico)
Asbestos
Benzeno
Benzidina (e seus sais)
Éter bisclorometílico (BCME)
1,3-Butadieno
Cádmio
Emissões de forno de coque
1,2-Dibromo-3-cloropropano (DBCP)
3,3'-Diclorobenzidina (e seus sais)
4-Dimetilaminoazobenzeno
Etilenoimina
Dibrometo de etileno (EDB)
Óxido de etileno
Formaldeído[3]
Chumbo
4,4'-Metileno-bis(2-cloroanilina) (MOCA)
Cloreto de metileno
Éter metil clorometílico (éter clorometilmetílico, CMME)
Metileno dianalina (MDA)
α-Naftilamina
β-Naftilamina
4-Nitrobifenil
N-Nitrosodimetilamina
β-Propiolactona
Cloreto de vinila

sítio-alvo a partir de estudos anteriores em seres humanos e em animais e na disponibilidade de instrumentos de rastreamento. Na prática, os padrões da Occupational Safety and Health Administration (OSHA) exigem alguma forma de vigilância médica para o asbesto, o arsênio, o benzeno e a uma variedade de outros carcinógenos, que estão listados no Quadro 19-2.

Avaliação individual de casos de câncer ou preocupações relacionadas com câncer

A prática da medicina ocupacional exige, às vezes, uma avaliação para determinar se um câncer em um trabalhador exposto está causalmente relacionado a uma exposição no trabalho ou a uma exposição em geral. Essa avaliação pode ser feita de modo informal, em uma conversa com o empregado afetado, ou de maneira mais formal, no contexto de pedido de indenização pelo trabalhador ou processo judicial. Infelizmente, nem os princípios de carcinogênese, nem os métodos de investigação para avaliar a carcinogenicidade de determinada substância química foram elaborados para serem usados na avaliação de um caso individual, e não podem ser prontamente aplicados a esse propósito.

Em um contexto médico legal, existem dois elementos envolvidos para avaliar se determinado câncer pode estar relacionado a alguma exposição. O primeiro consiste em avaliar se o agente é capaz de provocar o tipo de câncer relevante. Essa avaliação envolve uma análise do nível de evidência científica de carcinogenicidade humana, conforme discutido na seção "Integração dos resultados dos estudos na avaliação do risco de câncer" e, em uma situação ideal, é sustentada por uma classificação de carcinogenicidade da IARC ou classificação semelhante. Se não foi constatada uma associação causal de um agente com algum câncer em seres humanos, não é possível associar uma exposição causal de determinado indivíduo ao agente com um câncer. Dentro de um contexto legal, essa avaliação é frequentemente denominada *causalidade geral*. O estabelecimento da causalidade geral é uma condição necessária, porém não suficiente, para a determinação de que um câncer específico em um indivíduo tem uma relação causal com exposições particulares, designadas como *causalidade específica*. Essa última avaliação também envolve a consideração de causas alternativas potenciais, questões de latência e sinergismo.

Alguns dos mesmos fatores utilizados na avaliação da relação de qualquer doença com o trabalho, derivada, em grande parte, da história médica e ocupacional e dos registros médicos, empregatícios e de exposição, são importantes na avaliação de um possível câncer ocupacional. A obtenção dessas informações pode ser complicada pelo longo tempo decorrido desde o início da exposição e pela ausência de registros de exposição ou higiene industriais. Entretanto, é de importância crítica avaliar, na medida do possível, a natureza dos agentes envolvidos e a intensidade, contexto, controle, momento de ocorrência e duração das exposições, bem como outras fontes de exposição. Para a obtenção dessas informações, as possíveis fontes incluem o próprio trabalhador, colaboradores e gerentes, ficha de dados de segurança dos materiais e outras fontes de informações de uso de produtos químicos e, quando disponíveis, dados de higiene industrial. O conhecimento da presença ou ausência de outros sintomas e condições que possam estar associados a exposições pode ser valioso para estabelecer a ocorrência de exposição substancial. No caso de algumas indústrias, pode haver informações publicadas de avaliação de exposições e efeitos das doses. Com base nessas fontes, é possível ter-se uma ideia qualitativa ou semiquantitativa da intensidade, do momento de ocorrência e da duração das exposições, bem como do significado potencial para a saúde.

A história clínica e os registros médicos fornecem informações sobre a localização do câncer e o tipo celular, bem como sobre a presença de quaisquer outros fatores de risco reconhecidos para o câncer. O exame físico pode ser útil, uma vez que pode demonstrar achados físicos sugestivos de outras condições associadas à exposição ou a outros fatores de risco.

Com a rara exceção de certos tumores, como os mesoteliomas, que se originam quase universalmente da exposição ao asbesto, em geral, não há nada sobre a aparência ou o comportamento de determinado câncer que possa possibilitar a diferenciação entre etiologia ocupacional e ocorrência espontânea. O desenvolvimento de alguns tipos patológicos de câncer pode sugerir uma determinada etiologia.

A revisão da literatura pode fornecer a epidemiologia descritiva do tipo de tumor, incluindo idade, sexo e padrões raciais de incidência, bem como informações sobre os fatores de risco não ocupacionais conhecidos para o tipo específico de tumor. Pesquisas na literatura podem identificar estudos epidemiológicos relevantes, que podem ser específicos quanto a substâncias químicas ou trabalho ou processo. Além disso, existem diversos estudos publicados de mortalidade ocupacional, que podem fornecer informações sobre taxas de mortalidade de cânceres em determinados locais e de outras causas em grupos ocupacionais específicos. As pesquisas na literatura também podem identificar estudos de produtos químicos específicos em animais de laboratório que fornecem dados sobre a localização, o tipo e a frequência dos tumores e a resposta à dose. A síntese dessa informação envolve inicialmente uma avaliação da qualidade da evidência epidemiológica e de experimento animal, utilizando os critérios discutidos anteriormente. A revisão da literatura pode identificar dados publicados sobre exposições em diferentes ambientes, que sejam úteis na estimativa da exposição de um indivíduo, embora essas reconstruções de doses estimadas possam estar repletas de dificuldades. A determinação do tempo decorrido entre a exposição inicial ao agente químico e o desenvolvimento do câncer pode ajudar a definir se houve um período de latência adequado. Para os tumores sólidos em seres humanos, que se acredita que sejam causados por exposições, a latência mínima entre a primeira exposição e a evidência clínica de câncer parece ser de cerca de 10 a 12 anos, ou mais. Por conseguinte, é pouco provável que tumores que se desenvolvem dentro de poucos anos após a exposição inicial ao agente suspeito tenham alguma relação causal com a exposição. Estudos de coortes de trabalhadores expostos a carcinógenos conhecidos demonstram, às vezes, a ocorrência de determinados cânceres depois de um intervalo mais curto desde a exposição inicial. Diferentemente da latência prolongada necessária para o desenvolvimento dos tumores sólidos, os cânceres hematológicos (p. ex., leucemia) e do sistema linfático (p. ex., linfoma) associados a exposições geralmente são observados dentro de 3 a 7 anos após a exposição. Os cânceres hematológicos de crescimento mais lento (p. ex., mielodisplasia ou linfomas de baixo grau) podem ter o seu desenvolvimento mais tardio.

Todas as informações apresentadas anteriormente podem ser úteis para elaborar uma "avaliação diferencial" dos fatores etiológicos potenciais em um indivíduo, à semelhança de um diagnóstico diferencial. Além de uma análise de exposições, as características demográficas, o período de latência e os fatores de risco não ocupacionais no indivíduo afetado precisam ser levados em consideração na avaliação da causalidade.

No caso dos bombeiros e policiais, pode haver pressupostos estabelecidos legalmente nos casos de indenização do trabalhador, segundo os quais os cânceres que surgem durante ou após o emprego devem ser considerados como ocupacionais. Quando esses trabalhadores, expostos a um agente conhecido pela sua capacidade de causar câncer em seres humanos, desenvolvem câncer, supõe-se que a exposição causou o câncer, a não ser que haja evidência indicativa de que não existe qualquer "ligação razoável" entre a exposição e o câncer (daí o termo pressuposto ilidível). Esses pressupostos não refletem necessariamente a existência de dados epidemiológicos convincentes ou outras evidências para sustentar a causalidade no caso. Entretanto, o indivíduo pode ser elegível para a concessão de indenização.

Por fim, existirão frequentemente limitações para a capacidade de avaliar a causalidade específica em determinado caso. Essas limitações incluem: (1) a possível existência de dados epidemiológicos (ou experimentais em animais) limitados, ou nenhum dado, para possibilitar o estabelecimento da carcinogenicidade de determinado agente (levando a problemas na avaliação da causalidade geral); (2) com frequência, a disponibilidade de informações incompletas de exposição/dose na literatura publicada ou do indivíduo para possibilitar a estimativa do risco de exposição desse indivíduo; e (3) em determinado indivíduo, a existência de múltiplas causas potenciais passíveis de contribuir para o risco ou de interagir umas com as outras (como tabagismo e exposição ao asbesto), dificultando a avaliação da contribuição relativa dos diferentes fatores de risco em um caso individual. Na indenização de trabalhadores em casos de danos tóxicos, o padrão de prova em geral consiste em probabilidade médica razoável (i.e., de que a exposição, mais provavelmente do que não, causou a condição médica). Possíveis conexões não são suficientes para estabelecer uma causalidade. Em um caso individual, o estabelecimento de causalidade específica é, no mínimo, necessariamente probabilístico (não definitivo).

Fora do contexto médico-legal, grupos de empregados podem expressar suas preocupações sobre a existência de um risco de desenvolver câncer em consequência de exposições a agentes específicos no local de trabalho. A avaliação dessas preocupações envolve, inicialmente, investigações semelhantes do potencial de causalidade geral e específica relacionada com as exposições. Os esforços de comunicação do risco são então justificados para compartilhar informações significativas e fornecer algumas perspectivas quanto aos possíveis riscos. É importante ressaltar que as pessoas leigas frequentemente têm pouca compreensão e percepção equivocada de risco. Por exemplo, os levantamentos realizados mostraram que as pessoas, com frequência, percebem que a poluição e as exposições ocupacionais constituem as principais causas de câncer, quando, na verdade, os fatores no estilo de vida, como tabagismo, alimentação e obesidade, são, de modo global, fatores de risco muito mais importantes para o câncer. É comum a ideia de que "deve existir uma causa para o câncer", sem reconhecer a existência de riscos *a priori*. A aplicação dos princípios de comunicação do risco, divulgados por informação científica, e a compreensão da natureza e da magnitude das exposições podem ajudar a reduzir uma percepção equivocada de risco e proporcionar esclarecimento quando apropriado.

A possível ocorrência de grupos de casos (*clusters*) de câncer em uma população de trabalhadores representa um desafio um tanto diferente para o médico ocupacional em termos da investigação da causalidade e comunicação do risco. Os *clusters* são definidos como grupos de doenças semelhantes, tanto do ponto de vista patológico quanto etiológico, agregadas no espaço e no tempo, dentro de um grupo de indivíduos com a mesma ocupação. Um cenário comumente encontrado envolve o reconhecimento, por um grupo de trabalhadores, de que dois, ou mais, indivíduos no grupo tiveram câncer. O primeiro desafio é confirmar que existe, de fato, um *cluster*, talvez entrevistando membros do grupo ou fazendo uma revisão dos registros médicos. Os indivíduos podem apresentar tipos distintamente diferentes de tumores que, em geral, não estão relacionados do ponto de vista etiológico (p. ex., câncer de mama, linfoma de Hodgkin e câncer de pulmão). Os indivíduos podem não ter compartilhado o mesmo espaço por muito tempo, ou um deles pode ter tido câncer antes de se reunir ao grupo. É também importante avaliar a exposição no local de trabalho e investigar fontes potenciais de exposição a carcinógenos ou a outros agentes químicos ou físicos perigosos. Caso a investigação inicial revele a possível existência de um *cluster* verdadeiro, a próxima etapa é confirmar que a incidência observada ultrapassa a que seria esperada em uma população de tamanho e características demográficas comparáveis (i.e., que a formação de *cluster* aparente não ocorreu ao acaso). Essa avaliação exige métodos estatísticos apropriados, comumente o uso de uma distribuição de Poisson para dados de baixa frequência, com comparação aos dados de incidência do câncer para uma população comparável. Existem várias investigações publicadas de *clusters* "verdadeiros", nos quais não foi possível identificar qualquer fator ambiental responsável plausível, mesmo quando esses *clusters* não pareciam ser produzidos por acaso. Por conseguinte, a impossibilidade de determinar uma causa ambiental depois de uma investigação minuciosa não é surpreendente. Na ausência de causas conhecidas para os *clusters* observados de câncer, uma apresentação cuidadosa e acurada dos resultados de investigação pode ajudar a aliviar as preocupações na força de trabalho.

APRESENTAÇÕES CLÍNICAS

CÂNCER DE PULMÃO

FUNDAMENTOS DO DIAGNÓSTICO

- História de exposição a carcinógenos pulmonares conhecidos, como asbesto, radônio, éteres clorometílicos, hidrocarbonetos aromáticos policíclicos (HAPs), cromo, níquel, exposição ao arsênio inorgânico.
- Tabagismo ou exposição à fumaça de cigarro.
- Tosse, hemoptise, dispneia, perda de peso.
- Lesão expansiva, infiltrado pulmonar, adenopatia hilar ou mediastinal na radiografia de tórax.
- O diagnóstico é habitualmente estabelecido com um, ou mais, dos seguintes exames: citologia do escarro, broncoscopia com escovado e biópsia, biópsia por agulha transtorácica; raramente, necessidade de toracotomia.

Ocupações de risco

- Trabalhadores expostos ao asbesto, incluindo mineiros, trabalhadores com isolamentos e em estaleiros
- Trabalhadores expostos ao radônio, por exemplo, mineiros que trabalham com urânio
- Trabalhadores na produção química expostos a éteres clorometílicos
  - Trabalhadores expostos à emissão de gases/partículas de diesel
- Trabalhadores expostos a hidrocarbonetos aromáticos policíclicos, como, por exemplo, pessoas que trabalham na redução do alumínio, com fornos de coque, instalação de telhados e produção da borracha.
- Trabalhadores expostos a compostos de cromo hexavalente, como, por exemplo, na produção de cromato

- Trabalhadores expostos a compostos de níquel, como, por exemplo, na mineração e refino de minério de níquel
- Trabalhadores expostos a compostos de arsênio inorgânico, como, por exemplo, na produção e no uso de pesticidas arsenicais e na fundição de cobre, chumbo e zinco

▶ Considerações gerais

Na América do Norte e na Europa, o câncer de pulmão é a principal causa de morte relacionada com câncer. Nos Estados Unidos, o câncer de pulmão responde por 33% dos novos casos e por 25 a 30% das mortes. Quando o número de novos casos torna-se igual ou aproxima-se do número de mortes, é uma indicação de que o tratamento não é satisfatório. Foi observado um declínio do câncer de pulmão mais evidente nos homens; só recentemente é que esse declínio se tornou aparente entre mulheres nos Estados Unidos. Infelizmente, em muitas partes do mundo, em particular nos países em desenvolvimento, o tabagismo continua aumentando, e, com ele, a incidência do câncer de pulmão também está aumentando. Embora o fumo de tabaco continue sendo a principal causa de câncer de pulmão no mundo inteiro, mais de 60% dos novos casos de câncer de pulmão ocorrem em indivíduos que nunca fumaram ou em ex-fumantes, muitos dos quais abandonaram o tabagismo há várias décadas. Além disso, 1 em cada 5 mulheres e 1 em cada 12 homens com diagnóstico de câncer de pulmão nunca fumaram.

▶ Etiologia

O fumo de cigarros é o fator de risco mais importante e mais evitável para o câncer de pulmão. Mais de 80% das mortes por câncer de pulmão são atribuíveis ao tabagismo. Embora a sua importância relativa possa declinar se as tendências recentes da redução do consumo de cigarros e do uso de cigarros com teor reduzido de alcatrão e nicotina continuarem, a incidência crescente de câncer de pulmão em mulheres correlaciona-se com um aumento no hábito de fumar. As ocupações associadas a uma alta prevalência de tabagismo possuem risco aumentado de câncer. Essas ocupações incluem garçom de restaurante, caixas, serventes, motoristas, pedreiros, guardas e outros, em que a prevalência do tabagismo pode ser superior a 40%. Os altos níveis de fumaça de tabaco ambiental encontrados em alguns locais de trabalho também podem aumentar o risco de câncer de pulmão, com base na conclusão da IARC, em 2002, segundo a qual o fumo involuntário (exposição passiva ou "ambiental" à fumaça de tabaco) é carcinogênico para os seres humanos.

Foi estimado que a exposição no local de trabalho contribua com 10% de todos os casos de câncer de pulmão. Além do asbesto, outros carcinógenos respiratórios comprovados ou suspeitos incluem acrilonitrila, compostos de arsênio, berílio, éter bis (clorometílico), cromo (hexavalente), formaldeído, gás mostarda, carbonila de níquel (fundição do níquel), hidrocarbonetos poliaromáticos (emissões de forno de coque e emissão de gases de motores diesel), fumo passivo de tabaco, sílica (mineração e processamento), talco (possível contaminação com asbesto na mineração e moagem), cloreto de vinila (sarcomas) e urânio. Os trabalhadores que correm risco de câncer de pulmão relacionado com radiação incluem não apenas os envolvidos na mineração ou no processamento do urânio, mas, também, aqueles expostos em operações de mineração subterrânea de outros minérios, onde *filhos* do radônio podem ser emitidos a partir de formações rochosas. A associação do câncer de pulmão com a exposição à maioria desses agentes parece ser independente do tabagismo. Entretanto, os efeitos de alguns carcinógenos ocupacionais conhecidos são acentuadamente potencializados pelo tabagismo (p. ex., asbesto, radônio).

A. Asbesto

O asbesto é a substância geralmente considerada como a de maior ameaça carcinogênica no local de trabalho. Cerca de 125 milhões de indivíduos no mundo inteiro são expostos ao asbesto no ambiente de trabalho, e muitos milhões a mais de trabalhadores já foram expostos, no passado, ao asbesto. O NIOSH estimou que a exposição ocupacional atual ao asbesto irá causar cinco mortes por câncer de pulmão a cada mil trabalhadores expostos ao longo da vida ocupacional. Cerca de 20 a 40% de homens adultos relatam ocupações passadas que podem ter sido associadas a uma exposição ao asbesto. Nos grupos etários mais afetados, o mesotelioma pode responder por mais de 1% de todas as mortes. Além do mesotelioma, 5 a 7% de todos os cânceres de pulmão são potencialmente atribuíveis à exposição ocupacional ao asbesto.

Asbesto refere-se a um grupo de silicatos fibrosos de vários tipos. Os minerais são divididos em duas classes: o grupo da serpentina (crisotila) e os anfibólios (amosita, crocidolita, actinolita, antofilita e tremolita). As três formas comerciais mais comuns são a crisotila, a amosita e a crocidolita. A crisotila representa 95% de todo o asbesto utilizado no mundo inteiro. É comprovado que essas três formas de asbesto comumente usadas causam um risco aumentado de câncer. Com frequência, o indivíduo é exposto a tipos mistos de fibras. Apesar de todos os conhecimentos sobre os efeitos do asbesto na saúde, a produção mundial anual continua sendo de mais de 2 milhões de toneladas. O comércio mundial de asbesto aumentou em mais de 20% em 2012.

O câncer de pulmão é uma importante doença relacionada com o asbesto, sendo responsável por 20% de todas as mortes em coortes de indivíduos expostos ao asbesto. Foi observado um período de latência de aproximadamente 20 anos antes da identificação da maioria dos casos de câncer de pulmão. A exposição ao asbesto aumenta em cinco vezes o risco de câncer de pulmão em indivíduos não fumantes. Vários estudos fornecem evidências de que fumantes que também foram expostos ao asbesto correm um risco muito maior de desenvolver câncer de pulmão, indicando um efeito sinérgico entre esses dois carcinógenos.

B. Radônio

Sabe-se que a exposição ao radônio aumenta o risco de câncer de pulmão. Esse efeito carcinogênico foi descoberto quando foi identificada uma taxa aumentada de mortalidade por câncer de pulmão em trabalhadores na mineração do urânio. A mineração do urânio em larga escala começou nos Estados Unidos em 1948, devido à necessidade de urânio para fabricar armas nucleares. Na década de 1960, 20% das mortes de trabalhadores na mineração do urânio, nos Estados Unidos, foram causadas por doença pulmonar. A incidência excessiva de câncer de pulmão em mineiros de urânio é independente do tabagismo, embora a exposição a ambos seja sinérgica.

Os minérios que contêm urânio incluem todos os seus produtos de decaimento, que formam uma série de radionuclídeos, um deles é o gás radônio inerte. O radônio difunde-se a partir das rochas na atmosfera da mina, onde sofre decaimento em radioisótopos de polônio, bismuto e chumbo – denominados *filhos do radônio*. Esses radionuclídeos são encontrados no ar e são então inalados na forma de íons livres ou ligados a partículas de poeira. Estudos epidemiológicos de trabalhadores em minas de urânio, nos Estados Unidos, demonstram que o risco de câncer de pulmão é proporcional à exposição cumulativa aos filhos do radônio. Foi também constatado um risco aumentado de câncer de pulmão em trabalhadores em minas de espatoflúor, minérios de ferro (hematita) e minas de rocha dura. Dados obtidos de modelos animais confirmam o efeito carcinogênico do radônio; é possível induzir tumores respiratórios pela inalação de produtos de filhos de radônio.

A exposição doméstica ao radônio tem sido um problema que vem causando preocupação desde 1984, quando foram detectados altos níveis de radônio em prédios construídos sobre a formação geológica Reading Prong no Estado americano da Pensilvânia. O risco de câncer de pulmão com exposição a baixos níveis de radônio foi extrapolado de estudo de trabalhadores em minas para a população geral, porém, parece ser muito baixo.

C. Éteres clorometílicos

A exposição a múltiplas substâncias químicas pode causar aumento na incidência de cânceres de pulmão em trabalhadores expostos. Entre as mais importantes dessas substâncias químicas, do ponto de vista histórico, destacam-se os éteres clorometílicos, que incluem o éter clorometilmetílico (CMME) e o éter bisclorometílico (BCME). Os éteres clorometílicos são produzidos para a clorometilação de outras substâncias químicas orgânicas na fabricação de resinas trocadoras de íons, agentes bactericidas, pesticidas, dispersores, repelentes de água, solventes para reações de polimerização industriais e agentes à prova de fogo. O potencial dos éteres clorometílicos em causar câncer foi suspeitado pela primeira vez em seres humanos em 1962. Em Filadélfia, ocorreram casos de câncer de pulmão de pequenas células em aproximadamente 45 homens que trabalhavam no único prédio de uma grande instalação química. Uma considerável proporção de tumores acometeu homens jovens e não fumantes. Outros numerosos estudos confirmaram esses achados, observando-se um risco aumentado em trabalhadores com exposição prolongada ou intensa. Diferentemente de outros carcinógenos químicos, que podem causar uma variedade de cânceres, os éteres clorometílicos estão associados principalmente à indução do câncer pulmonar de pequenas células. Estudos de inalação em animais mostraram que os éteres clorometílicos provocam metaplasia do epitélio brônquico e atipia, e ambos os carcinógenos são agentes alquilantes ativos. O BCME é um carcinógeno mais potente do que o CMME.

D. Hidrocarbonetos aromáticos policíclicos

Os HAPs, formados a partir da combustão do alcatrão de carvão, breu, óleo e coque, são reconhecidos, há muito tempo, como carcinógenos. Em 1775, Sir Percival Pott relatou um risco aumentado de câncer escrotal em limpadores de chaminés, em consequência da exposição dérmica à fuligem. Evidências epidemiológicas, ligando os HAPs ao câncer de pulmão, foram fornecidas, em 1936, quando um estudo de trabalhadores expostos em uma fábrica de carbonização do carvão, no Japão, revelou um acentuado aumento na taxa de câncer de pulmão.

A associação entre a exposição aos HAPs e um risco aumentado de câncer de pulmão foi observada em trabalhadores em fornos de coque, instaladores de telhados, trabalhadores em gráficas e motoristas de caminhão. Os trabalhadores em fábricas de borracha e aqueles empregados na produção de asfalto, gaseificação do carvão e redução do alumínio também correm risco. O grupo ocupacional mais bem descrito é representado pelos trabalhadores em fornos de coque, onde a exposição direta às emissões do forno de coque resulta em taxas aumentadas de câncer de pulmão. Foi descrita uma relação bem definida de dose-resposta baseada na proximidade do trabalho com o forno e no potencial de exposição aos HAPs.

E. Emissão de gases de motores diesel

Estudos realizados em mineiros, trabalhadores em ferrovias e motoristas de caminhão demonstraram um aumento significativo do risco de câncer de pulmão associado à exposição a emissões de gases de motores diesel. Além disso, essa associação foi observada em múltiplos estudos de caso-controle, incluindo uma grande análise conjunta, ajustada para tabagismo, de 11 estudos de caso-controle baseados em populações da Europa e do Canadá. Em 2012, a IARC, com base nesses estudos, concluiu que havia evidências suficientes em seres humanos para a carcinogenicidade da emissão de gases de motores diesel. De forma semelhante, a IARC afirmou que os bioensaios em animais forneceram evidências suficientes de carcinogenicidade. A emissão de gases de motores diesel contém vários nitroarenos, que são derivados nitrossubstituídos de hidrocarbonetos aromáticos policíclicos (arenos). Muitos desses agentes são carcinógenos animais e são genotóxicos.

F. Outras substâncias químicas

1. Arsênio — A exposição ao arsênio inorgânico aumenta o risco de câncer de pulmão; os primeiros casos de câncer de pulmão induzidos por arsênio foram relatados em 1930. A exposição ao arsênio em fundição de cobre, manuseio de peles, fabricação de produtos para banho de carneiros para conservar a sua lã e produção e uso de pesticidas à base de arsênio resultaram em taxas aumentadas de câncer de pulmão. São observados longos períodos de latência de aproximadamente 25 anos após a exposição para o desenvolvimento de câncer. Acredita-se que o arsênio atue como promotor de estágio tardio do câncer e possa interferir nos mecanismos de reparo do DNA. Foi descrita uma relação de dose-resposta em trabalhadores expostos. Há algumas evidências de um efeito sinérgico do tabagismo e da exposição ao arsênio no aumento do risco de câncer de pulmão.

2. Berílio — Foi observado um risco aumentado de câncer de pulmão em estudos de trabalhadores no processamento de berílio. Em 2012, a IARC concluiu que o berílio e os compostos de berílio causam câncer de pulmão em seres humanos.

3. Cádmio — Foi relatado um risco aumentado de câncer de pulmão em alguns estudos de trabalhadores no processamento do cádmio, trabalhadores com baterias de níquel-cádmio (Ni-Cd) e trabalhadores em fábrica de recuperação do cádmio. Apesar da possibilidade de que a coexposição a outros carcinógenos pulmonares, como fumaça de cigarro, arsênio e níquel, possa ter contribuído para o risco excessivo, a IARC concluiu, em 2012, que o cádmio e os compostos de cádmio causam câncer de pulmão nos seres humanos.

4. Cromo — Foram relatadas taxas aumentadas de câncer de pulmão em várias indústrias de produção de cromato, banho de cromo e produção de liga de cromo, que utilizam compostos de cromo (VI), também conhecidos como compostos de cromo hexavalente. Outros carcinógenos pulmonares utilizados na indústria de galvanoplastia, como níquel e HAP, podem confundir essa relação. A IARC concluiu que os compostos de cromo (VI) causam câncer de pulmão.

5. Níquel — A exposição ao níquel na mineração, no refino e na calcinação de subsulfeto está associada a uma taxa aumentada de câncer de pulmão e câncer nasal. Embora a exposição a compostos de níquel, tanto solúveis quanto insolúveis, tenha sido associada a um risco de câncer de pulmão, as evidências são mais fortes para os compostos de níquel hidrossolúveis. A IARC concluiu que existem evidências suficientes, em seres humanos, para a carcinogenicidade de misturas que incluem compostos de níquel e níquel metal.

6. Gás mostarda — Estudos realizados com trabalhadores japoneses e alemães em fábricas de gás mostarda durante a Segunda Guerra Mundial mostraram uma taxa excessiva de cânceres respiratórios. Esses achados são compatíveis com a constatação de que o gás mostarda pode produzir tumores pulmonares em animais de laboratório. Nos seres humanos, pode haver uma taxa mais alta de câncer de pulmão de células escamosas.

7. Sílica — Em vários contextos ocupacionais, trabalhadores expostos à sílica cristalina correm risco aumentado de câncer de pulmão, incluindo trabalhos em pedreiras e com granito e nas indústrias de tijolos refratários e de terra de diatomáceas.* Estudos realizados em indivíduos com silicose documentada também demonstraram um aumento no risco de câncer de pulmão. Com base nessas informações, a IARC concluiu, em 1997, que existem evidências suficientes, nos seres humanos, para a carcinogenicidade da sílica cristalina inalada na forma de quartzo ou cristobalita de fontes ocupacionais.

8. Outros agentes — A IARC concluiu que tintas, radiação ionizante e produção de borracha e alumínio constituem causas de câncer de pulmão em seres humanos.

9. Carcinógenos pulmonares prováveis ou possíveis nos seres humanos — Alguns estudos sugeriram, porém, não demonstraram um risco aumentado de câncer de pulmão em seres humanos associado à exposição a determinados agentes. Os agentes para os quais foram obtidos graus variáveis de evidências sugestivas de carcinogenicidade para o pulmão humano incluem acrilonitrila, formaldeído, vapores de ácidos inorgânicos fortes (incluindo ácido sulfúrico) e cloreto de vinila.

▶ Patologia

Os quatro tipos principais de câncer de pulmão são o carcinoma de células escamosas (epidermoide), o adenocarcinoma, o carcinoma de células grandes e o carcinoma de pequenas células. Todos os tipos histológicos de câncer de pulmão estão ligados ao tabagismo. Não existe tipo celular algum que seja patognomônico de câncer de pulmão relacionado com determinada ocupação. Mesmo nos estudos de trabalhadores expostos ao CMME ou ao BCME, que têm muito mais probabilidade de desenvolver a histologia de pequenas células, que é um tipo histológico relativamente incomum, foram observados outros tipos de câncer de pulmão. Embora os estudos preliminares tenham sugerido que a distribuição periférica das fibras de asbesto estava associada à maior incidência de adenocarcinomas nessa região, isso não foi constatado em estudos recentes mais minuciosos. Parece que o câncer de pulmão em indivíduos expostos ao asbesto ocorre igualmente em todo pulmão, e todos os tipos patológicos são observados.

▶ Achados clínicos

Sinais e sintomas

- 75 a 90% dos casos são sintomáticos por ocasião do diagnóstico.
- A apresentação depende dos seguintes achados:
  - Tipo e localização do tumor
  - Extensão da disseminação
  - Presença de metástases distantes e qualquer síndrome paraneoplásica
- Anorexia, perda de peso e astenia em 55 a 90% dos casos.
- Tosse recente ou mudança da tosse em até 60% dos pacientes.
- Hemoptise em 5 a 30%.
- Dor, frequentemente, devido às metástases ósseas, em 25 a 40%.
- A disseminação local pode resultar em obstrução endobrônquica e pneumonia pós-obstrutiva, derrames ou alteração da voz, em virtude do comprometimento do nervo laríngeo recorrente.
- Síndrome da veia cava superior (VCS).
- Síndrome de Horner.
- As metástases hepáticas estão associadas à ocorrência de astenia e perda de peso.
- Possível apresentação de metástases cerebrais.

Os sinais e sintomas e os achados nos exames laboratoriais e de imagem no câncer de pulmão de origem ocupacional geralmente não diferem daqueles de câncer de pulmão de etiologia não ocupacional. Em alguns casos, o exame de imagem ou outro achado podem sugerir uma etiologia específica, como, por exemplo, a presença de placas pleurais, em associação a um tumor de pulmão, sugere exposição intensa ao asbesto como causa.

---

* N. de R.T. A terra de diatomáceas, ou diatomito, é uma rocha sedimentar biogênica que se forma pela deposição dos restos microscópicos das carapaças de algas diatomáceas em mares, lagoas e pântanos. As propriedades físicas e químicas na terra de diatomáceas tornam essa substância muito útil em várias aplicações, portanto, é considerado um mineral de largo emprego e elevado valor comercial. Começou a ser empregado dois mil anos atrás pelos gregos em cerâmica e hoje é componente de centenas de produtos, sendo fundamental na fabricação de milhares de outros.

Prevenção

A medida preventiva mais importante consiste em evitar a exposição a carcinógenos pulmonares; entretanto, é geralmente impossível evitar qualquer exposição por completo, em particular, no caso dos agentes que ocorrem naturalmente no ambiente, como asbesto, arsênio e sílica. A prevenção primária é o método mais efetivo de redução da taxa de mortalidade do câncer de pulmão. A prevenção primária consiste na identificação dos agentes etiológicos no local de trabalho, na adesão a padrões estritos no local de trabalho e na educação dos trabalhadores. Como o uso de tabaco aumenta comprovadamente a incidência de câncer de pulmão em grupos com exposição ocupacional, as campanhas antitabagismo de impacto no local de trabalho são de essenciais.

O monitoramento clínico no local do trabalho foi tentado como método de prevenção secundária para ajudar na detecção precoce. Radiografias seriadas de tórax e exames citológicos do escarro são recomendados pelo National Institute for Occupational Safety and Health (NIOSH) e exigidos pela OSHA em alguns grupos ocupacionais de alto risco. O principal problema com essa abordagem é o fato de que não há evidências de que a detecção precoce possa melhorar o prognóstico para indivíduos com câncer de pulmão induzido por exposição ocupacional. Até então, as radiografias seriadas de tórax têm sido mais úteis do que o exame citológico do escarro na detecção do câncer de pulmão. Entretanto, a citologia do escarro pode revelar sinais de lesão da mucosa, como atipia, que pode identificar indivíduos com risco aumentado, levando a uma redução da exposição.

Na atualidade, há uma falta de evidências para sustentar o uso da quimioprevenção do câncer de pulmão em populações de alto risco. Um estudo de quimioprevenção primária do câncer de pulmão, que utilizou retinol e betacaroteno, em fumantes ativos, ex-fumantes e trabalhadores expostos ao asbesto foi interrompido após a observação de um aumento no risco.

Tratamento e prognóstico

A terapia do câncer de pulmão induzido por exposição ocupacional não difere do tratamento de cada um dos tipos celulares específicos de câncer de pulmão que podem ser observados em outros contextos. Em geral, mesmo nos pacientes com doença localizada, a sobrevida em longo prazo é mais a exceção do que a regra.

MESOTELIOMA

FUNDAMENTOS DO DIAGNÓSTICO

- A exposição ao asbesto (decorrida 20 anos antes) pode causar mesoteliomas pleurais ou peritoneais.
- Dor torácica não pleurítica e unilateral, dispneia, tosse seca, perda de peso.
- Derrame pleural ou espessamento da pleura ou ambos em radiografias de tórax.
- Presença de células malignas no líquido pleural ou na biópsia tecidual.
- Diagnóstico por toracotomia aberta com múltiplas biópsias.

Ocupações de risco

- Trabalhadores em mineração do asbesto
- Trabalhadores na construção civil
- Trabalhadores expostos na produção, instalação e remoção de materiais isolantes.
- Trabalhadores em estaleiros
- Fabricação de tecidos com asbesto
- Soldadores, encanadores, eletricistas

Considerações gerais

O mesotelioma é incomum e responde por apenas uma pequena fração de mortes causadas por câncer; entretanto, esse tumor e outras doenças relacionadas com a exposição ao asbesto têm sido de grande interesse para médicos do trabalho e profissionais na área da saúde pública. Isso se deve ao fato de que as exposições tanto comunitárias quanto industriais ao asbesto e a fibras asbestiformes aumentam o risco de desenvolvimento de mesotelioma. A exposição ao asbesto, em consequência do uso de materiais de construção que contêm asbesto, representa um problema grave e frequentemente negligenciado no mundo inteiro.

Em âmbito mundial, o número anual de mortes por câncer relacionado à exposição ao asbesto em trabalhadores é estimado em 100 mil a 140 mil. Na Europa Ocidental, América do Norte, Japão e Austrália, a exposição ao asbesto resulta em 20 mil novos casos de câncer de pulmão e 10 mil casos de mesotelioma por ano. A incidência do mesotelioma tem aumentado, a despeito dos esforços internacionais de proibir a mineração e a manufatura do asbesto. Na América do Norte, a incidência anual ajustada para a idade em adultos é de aproximadamente 19 casos por milhão de homens e 4 casos por milhão de mulheres. Na Austrália, as taxas de incidência nacional do mesotelioma são as maiores do mundo. No Reino Unido, pelo menos, 3.500 pessoas morrem por ano em decorrência de doenças relacionadas com a exposição ao asbesto. Na atualidade, a taxa de mortalidade do mesotelioma, no Reino Unido, é a maior do mundo, respondendo por 1 em cada 40 mortes por câncer nos homens. Cerca de 1 em 170 homens britânicos nascidos na década de 1940 provavelmente morrerá de mesotelioma. As taxas de incidência do mesotelioma peritoneal são cerca de uma ordem de magnitude menor que as dos tumores pleurais.

Etiologia

Os mesoteliomas malignos difusos do peritônio e da pleura são considerados "tumores sentinela" ou patognomônicos de exposição ao asbesto. A maioria dos casos de mesotelioma tem um relato de exposição pregressa ao asbesto. O período de latência entre a exposição ao asbesto e o diagnóstico de mesotelioma é, com frequência, de 30 anos ou mais. Em alguns pacientes com mesotelioma, foi encontrado um maior conteúdo quantitativo de fibras de asbesto no pulmão seco. Evidências adicionais do papel etiológico do asbesto foram obtidas em animais de laboratório, em que a injeção intrapleural ou a administração por via inalatória de fibras de asbesto provocam mesotelioma, que é histologicamente idêntico aos tumores humanos.

Dados epidemiológicos mostram que níveis variáveis de exposição ao asbesto podem resultar no desenvolvimento de mesotelioma, apesar da relação dose-resposta conhecida. Embora a maioria dos casos seja observada em indivíduos com história de exposição intensa ao asbesto, alguns casos ocorrem em indivíduos com contato relativamente trivial no ambiente do trabalho ou em casa (p. ex., exposição das esposas ao lavar as roupas de trabalho contaminadas dos maridos).

O grande valor dos estudos conduzidos até o momento tem sido a identificação de segmentos da população que correm risco; entretanto, o relato de pacientes com mesotelioma que não apresentam história de exposição ocupacional ou para-ocupacional ao asbesto levanta outras questões. A proporção de pacientes sem história de exposição varia de 0 a 87% em diversos estudos. O longo período de latência entre a exposição e a ocorrência da doença resulta em problemas de esquecimento de exposições ou exposições desconhecidas. Além disso, a variedade de ocupações associadas à exposição ao asbesto leva ao problema de casos de exposição que passam despercebidos. Ocorre exposição nos processos de moagem, mineração e transporte do asbesto bruto e na manufatura de tubulações de cimento de asbesto, materiais de fricção, manufatura de tecidos e materiais para telhado. Os trabalhadores na construção civil, os encanadores, os soldadores e os eletricistas são todos expostos, e negociantes em estaleiros podem ser "espectadores inocentes" quando são expostos a fibras de asbestos transportadas pelo ar. Há também algumas evidências de que agentes diferentes do asbesto podem induzir mesoteliomas malignos, incluindo a erionita, uma fibra não asbesto, e a radiação ionizante. O tabagismo não aumenta o risco de mesotelioma maligno. Diferentemente do câncer de pulmão, não há evidências de qualquer sinergismo entre o tabagismo e a exposição ao asbesto no desenvolvimento desse tumor.

▶ Patogenia

Todos os tipos de asbesto são capazes de causar mesotelioma, embora haja evidências de que os anfibólios, particularmente a crocidolita e a amosita, sejam os carcinógenos mais potentes. Os mecanismos de indução não são conhecidos. O desenvolvimento de câncer não está aparentemente relacionado com a composição química, mas com as propriedades físicas (i.e., tamanho e dimensão das fibras). Em trabalhos realizados com ratos, as fibras longas e finas de vários tipos demonstraram ser carcinogênicas, enquanto as fibras curtas e aquelas com diâmetro relativamente largo não produziram mesotelioma. As fibras inaladas são expectoradas ou deglutidas. As fibras curtas são eliminadas mais prontamente do que as fibras longas e têm mais tendência a alcançar a pleura. As fibras que permanecem acumulam-se na parte inferior dos pulmões, adjacente à pleura. Acredita-se que a patogenia do mesotelioma peritoneal seja semelhante à dos tumores pleurais. As fibras de asbesto são transportadas nos vasos linfáticos até o abdome, e o asbesto também é transportado por meio da mucosa intestinal após a sua ingestão. Essa localização do mesotelioma também está relacionada com o tipo de fibras de asbesto, visto que o mesotelioma peritoneal ocorre com muito mais frequência em indivíduos expostos ao asbesto anfibólio, em comparação com o asbesto crisotila.

▶ Patologia

Uma importante área de dificuldade no estudo do mesotelioma tem sido distinguir suas características patológicas. Muitos tumores produzem metástases e disseminam-se para o revestimento mesotelial do tórax e do abdome. Isso levou a um diagnóstico incorreto de mesotelioma quando, na verdade, se tratava de um tumor metastático, como o adenocarcinoma, sendo também verdadeira a ocorrência do processo inverso. Há ainda confusão devido ao aspecto microscópico diverso do tumor.

Foram descritos dois tipos de mesotelioma: solitário benigno e difuso maligno. O tipo solitário benigno permanece localizado, embora possa se tornar volumoso, comprimindo as estruturas torácicas adjacentes. Esse tumor não tem sido associado à exposição ao asbesto; trata-se de um tumor benigno que se origina de fibroblastos e de outros elementos do tecido conectivo nas camadas celulares submesoteliais areolares da pleura e que não tem origem ocupacional. Em contrapartida, o mesotelioma maligno difuso origina-se da célula mesenquimatosa pluripotente ou da célula mesenquimatosa submesotelial primitiva, que mantém a capacidade de formar elementos epiteliais ou do tecido conectivo.

O mesotelioma maligno é uma lesão difusa, que se dissemina amplamente no espaço pleural e que está associado a derrame pleural extenso e invasão direta das estruturas torácicas. Ao exame microscópico, podem ser observados numerosos nódulos tumorais, e, nos casos avançados, o tumor tem consistência dura e lenhosa. Ao exame microscópico, os mesoteliomas malignos consistem em três tipos histológicos: um tipo epitelial (ou epitelioide), que pode se assemelhar ao adenocarcinoma metastático, um tipo mesenquimatoso e um tipo misto. Técnicas histoquímicas e imunohistoquímicas que utilizam corantes de azul de Alcian e um painel de anticorpos contra antígenos celulares específicos, respectivamente, podem ser utilizadas para ajudar a diferenciar o mesotelioma do adenocarcinoma metastático. Estudos realizados com microscopia eletrônica definiram certos aspectos característicos que também podem ser úteis para diferenciar o tumor da doença metastática.

▶ Achados clínicos

A. Sintomas

Os sintomas no mesotelioma pleural difuso podem estar totalmente ausentes ou podem ser mínimos por ocasião do aparecimento da doença. A evolução da doença resulta no sintoma mais comum de dor torácica lancinante e persistente no lado acometido, que pode se irradiar para o ombro e o braço. Para a maioria dos pacientes, a dor passa a ser o sintoma mais incapacitante. A dispneia ao esforço, a tosse seca (ocasionalmente hemoptise) e a perda crescente de peso constituem sintomas frequentes. Alguns pacientes apresentam febre baixa, que pode levar a um diagnóstico incorreto de infecção crônica. Os sintomas do mesotelioma peritoneal são inespecíficos, mas podem consistir em aumento da circunferência abdominal, dor e perda de peso.

B. Sinais

Os achados físicos variam de acordo com o estágio da doença. A maioria dos pacientes apresenta derrame pleural. O crescimento local do tumor pode empurrar o diafragma e deslocar o fígado ou o baço, dando a impressão de hepatomegalia ou esplenomegalia. Na doença avançada, pode haver aumento evidente do hemitórax afetado, com proeminência dos espaços intercostais e deslocamento da traqueia e do mediastino para o lado não afetado. Após a remoção do líquido pleural, pode-se ouvir um atrito pericárdico ou pleuropericárdico. Os sinais avançados também podem incluir aumento dos linfonodos mediastinais, nódulos subcutâneos na parede torácica e baqueteamento digital. A compressão das estruturas mediastinais pode levar a sinais neuropáticos, como paralisia das cordas vocais ou síndrome de Horner. Pode-se observar o desenvolvimento de congestão e edema na parte superior do tronco ou nos membros inferiores, em consequência da compressão da veia cava superior ou inferior.

C. Achados laboratoriais

Os achados laboratoriais são inespecíficos, mas podem consistir em anemia e trombocitose.

D. Exames de imagem

Os exames radiográficos de tórax revelam mais comumente o derrame pleural unilateral. Após toracocentese, a pleura pode exibir espessamento ou nodularidade, habitualmente observados nas bases. A TC, o exame mais sensível para avaliar a superfície pleural, pode revelar um tumor espessado ao longo da parede do tórax, e, em um estágio avançado da doença, a tomografia ou uma radiografia superexposta irão revelar um pulmão comprimido circundado, em todos os lados, por um tumor de 2 a 3 cm de espessura. A extensão extrapleural pode resultar em massas de tecido mole ou evidências radiológicas de destruição de costelas. Os sinais de asbestose, como fibrose pulmonar intersticial, placas pleurais e calcificação, são achados valiosos quando presentes.

E. Exames especiais

1. Citologia do escarro — O exame microscópico do escarro raramente revela células malignas, a não ser que o tumor tenha invadido o parênquima pulmonar. Podem-se observar corpúsculos de asbesto.

2. Toracocentese — A considerável força necessária para entrar no espaço pleural com uma agulha de toracocentese pode ser devido à presença de mesotelioma pleural. O líquido pleural é serossanguinolento ou hemorrágico em 30 a 50% dos casos, porém, costuma ser de coloração amarelo-palha. Em geral, o exame citológico do líquido pleural não é valioso para o diagnóstico. A hiperplasia mesotelial não é rara nos derrames pleurais benignos e pode ser facilmente confundida com células malignas.

3. Biópsia pleural — Devido às limitações do exame citológico do líquido pleural, é necessária uma confirmação por biópsia. A biópsia pleural guiada por TC possibilita o estabelecimento do diagnóstico em alguns casos. A toracoscopia (pleuroscopia) com biópsia das massas pleurais pode constituir uma técnica efetiva, que é menos invasiva do que a biópsia aberta. A pleurodese (obliteração do espaço pleural) com insuflação de talco para reduzir a recidiva dos derrames pleurais pode ser realizada como parte desse procedimento. Algumas vezes, é necessário realizar uma toracotomia aberta com múltiplas biópsias de áreas pleurais diferentes para estabelecer o diagnóstico.

▶ Diagnóstico diferencial

Os principais distúrbios que precisam ser diferenciados do mesotelioma incluem pleurite inflamatória, câncer de pulmão primário e adenocarcinoma metastático ou sarcoma. A pleurite inflamatória é sugerida pelo quadro clínico associado e por achados típicos na análise do escarro e do líquido pleural. No câncer de pulmão primário, o sintoma mais proeminente de tosse, a presença menos comum de dor torácica intensa, a presença de tumores parenquimatosos e a ausência de anormalidades pleurais após toracocentese ajudam a diferenciar esses dois tipos de câncer. Os tumores primários de pâncreas, do trato gastrintestinal ou de ovário devem ser excluídos, visto que esses tumores podem enviar metástases para o espaço pleural ou peritoneal, simulando o mesotelioma.

▶ Prevenção

A maneira mais efetiva de prevenção do mesotelioma consiste em evitar a exposição ao asbesto. A exposição ao asbesto que leva ao desenvolvimento do mesotelioma pode ser menos intensa e de menor duração do que a exposição que resulta em asbestose ou câncer de pulmão. A definição de limites permissíveis requer o estabelecimento de relações de dose-resposta, com determinação subsequente de um nível de risco aceitável. A dificuldade reside no fato de que todos os processos industriais, os tipos de fibras e as doenças relacionadas com a exposição ao asbesto apresentam relações de dose-resposta diferentes. O controle da poeira de asbesto na indústria tornou-se mais rigoroso nos últimos 40 anos. As recomendações para níveis de asbesto no ar de ambientes de trabalho foram estabelecidas, pela primeira vez, na década de 1940; entretanto, somente em 1970 é que começaram a aparecer regulamentos federais, nos Estados Unidos, em consequência da aprovação do Occupational Safety and Health Act e do Clean Air Act. O atual padrão da OSHA é de 0,1 fibra/cc de ar para uma média ponderada de tempo (TWA – *threshold limit value*, ou limite de exposição ocupacional – LEO) de 8 horas, embora a adesão a esse padrão possa não ser totalmente protetora contra o desenvolvimento do mesotelioma.

▶ Tratamento

A. Medidas cirúrgicas

A cirurgia tem sido usada com algum sucesso como método primário de tratamento, nos mesoteliomas pleurais, tanto para extirpação do tumor quanto para paliação dos sintomas. Mesmo com tumores que apresentam infiltração extensa de vísceras adjacentes, a ressecção cirúrgica parcial levou a um aumento aparente da sobrevida, embora não seja curativa. A pleurectomia subtotal com descorticação é o procedimento aceito. Cirurgias mais radicais, como a pleuropneumonectomia (pneumonectomia extrapleural), podem ser apropriadas para pacientes selecionados. Às vezes, a quimioterapia adjuvante e a radioterapia pós-operatórias são utilizadas, porém, não foram conduzidos estudos para sustentar o seu uso. Acredita-se que a ressecção cirúrgica de toda a doença visível seja o tratamento de escolha. A excisão cirúrgica não desempenha papel algum no manejo do mesotelioma peritoneal, a não ser que o tumor seja localizado.

B. Radioterapia externa

A radioterapia claramente demonstrou ser benéfica no controle da dor e do derrame pleural no mesotelioma. Embora se tenha observado uma eficácia antitumoral com o uso de altas doses de radiação, essa modalidade é relativamente ineficaz para alterar as desanimadoras estatísticas de sobrevida para essa doença.

C. Quimioterapia

Nenhum estudo sistemático foi realizado sobre o papel dos agentes citotóxicos no mesotelioma. Embora existam relatos bem documentados de efeitos antitumorais definitivos em alguns pacientes, a quimioterapia não é curativa. O pemetrexede (um antimetabólito do folato), a cisplatina, a gencitabina (um análogo nucleosídico), o metotrexato e outros fármacos, às vezes, em associação, têm sido utilizados. A U.S. Food and Drug Administration (FDA) aprovou o tratamento de combinação com pemetrexede e cisplatina para o mesotelioma pleural maligno que não é cirurgicamente ressecável.

▶ Evolução e prognóstico

Aproximadamente 75% dos pacientes morrem dentro de um ano após o estabelecimento do diagnóstico, com sobrevida média de 8 a 10 meses depois do diagnóstico. Vários fatores correlacionam-se com uma melhora da sobrevida no mesotelioma. Pacientes cujos tumores estão localizados na pleura sobrevivem duas vezes mais tempo do que aqueles com tumores peritoneais; a sobrevida é mais longa nos pacientes com tipos epiteliais do que nos que apresentam tipos mistos ou fibrossarcomatosos.; A sobrevida também é mais longa para pacientes com menos de 65 anos de idade, para os que respondem de modo satisfatório à quimioterapia e para os que podem se submeter à ressecção cirúrgica.

CÂNCER DE CAVIDADE NASAL E DOS SEIOS PARANASAIS

FUNDAMENTOS DO DIAGNÓSTICO

▶ Os sintomas de apresentação consistem em obstrução nasal unilateral, úlcera que não cicatriza e sangramento ocasional.
▶ Mais frequente nos homens do que nas mulheres (2:1).
▶ Em geral, histologia de célula escamosa.

Ocupações de risco

- Madeira e outras poeiras
  - Fabricação de botas e calçados
  - Trabalho com movelaria
  - Indústria têxtil
- Níquel
  - Trabalhadores em fundição de níquel
- Cromo
  - Fabricação de pigmento de cromato
  - Trabalhadores em galvanoplastia

Os cânceres da cavidade nasal e dos seios paranasais são raros e, nos Estados Unidos, respondem por menos de 10 casos por milhão por ano. Essa doença é incomum em indivíduos com menos de 40 a 50 anos de idade, porém, suas taxas aumentam com a idade. As evidências sugerem uma incidência bastante estável ao longo dos anos. Mais de 50% de todos os tumores sinonasais são de células escamosas, enquanto cerca de 10% consistem em adenocarcinomas. Ambas as histologias estão ligadas a exposições ocupacionais. Outros tipos histológicos incluem carcinoma, sarcoma e melanoma.

▶ Etiologia

A IARC concluiu que o tabagismo provoca câncer da cavidade nasal e dos seios paranasais. Muitas exposições ocupacionais diferentes estão associadas ao câncer da cavidade nasal e dos seios paranasais, abrangendo poeira de madeira e de couro, produção de níquel, rádio e álcool isopropílico (por meio do processo de ácido forte), para as quais a IARC concluiu que existem evidências suficientes nos seres humanos. Os agentes ou as indústrias para os quais a IARC concluiu que há evidências limitadas nos seres humanos como fatores etiológicos desses tumores incluem compostos de cromo hexavalente, formaldeído, carpintaria e marcenaria e indústria têxtil (possivelmente devido a poeiras de tecidos, corantes e/ou formaldeído). Empregos em várias outras indústrias, incluindo movelaria e calçados, com exposições correspondentes a poeiras de madeira e de couro, respectivamente, também têm sido frequentemente associados a esses cânceres.

A. Poeira de madeira e outras poeiras orgânicas

Muitos estudos mostraram uma incidência aumentada de carcinoma da área sinonasal em indivíduos expostos à poeira de madeira. O adenocarcinoma etmoidal e da concha nasal média é o tipo celular mais encontrado nesses trabalhadores. A substância exata presente na poeira de madeira, responsável pela carcinogênese, ainda não foi identificada.

Foi também observada uma ocorrência excessiva de adenocarcinomas e carcinomas de células escamosas dos seios paranasais entre trabalhadores na indústria de botas e calçados, que são expostos à poeira de couro. Como no caso dos trabalhadores expostos à poeira de madeira, o agente etiológico específico presente na poeira de couro não é conhecido. As poeiras envolvidas na indústria têxtil e as poeiras de farinha em padarias e na fabricação da farinha também foram associadas ao desenvolvimento de câncer sinonasal.

B. Níquel

Tanto o câncer nasal quanto o câncer de pulmão estão ligados à exposição ocupacional ao níquel. A maioria dos estudos foi realizada em trabalhadores em refinaria de níquel expostos a partículas complexas (poeira de sulfeto de níquel insolúvel, óxidos de níquel e sulfato, nitrato ou cloreto de níquel solúveis) e carbonila de níquel gasosa. O níquel e a carbonila de níquel são carcinogênicos em condições experimentais; contudo, as evidências epidemiológicas não apontam para o processo da carbonila de níquel, mas incriminam a exposição à poeira dos processos preliminares. O período de latência média entre a exposição e o diagnóstico de câncer em trabalhadores em refinarias é de 20 a 30 anos.

C. Outras exposições ocupacionais

Foram observados tumores do epitélio nasal e de células mastóideas aeradas do processo mastoide em mulheres expostas ao rádio usado na pintura de mostradores de relógios e em químicos trabalhando com radônio. Sabe-se que o cromo provoca ulceração e perfuração do septo nasal, e existe um risco excessivo de câncer sinonasal em trabalhadores envolvidos na fabricação de pigmentos de cromato. O gás mostarda, os óleos de corte (óleos minerais) e o formaldeído também estão associados a uma ocorrência aumentada de cânceres da cavidade nasal e dos seios paranasais.

▶ Achados clínicos

Os sintomas mais precoces das neoplasias da cavidade nasal consistem em infecção crônica de baixo grau associada a secreção, obstrução e sangramento intermitente menor. Com frequência, o paciente queixa-se de "sinais de sinusite" e pode ter sido tratado inadequadamente com antibióticos por um longo período de tempo antes do estabelecimento do diagnóstico correto. Os sintomas subsequentes dependem do padrão de crescimento local. Os tumores de seio maxilar desenvolvem-se assintomaticamente quando estão confinados ao seio, produzindo sintomas apenas com a sua extensão fora das paredes. Com a extensão do tumor dentro da cavidade oral, a dor pode ser referida para os dentes superiores. A obstrução nasal e o sangramento são queixas comuns, junto a "dor sinusal" ou "plenitude" do antro envolvido.

▶ Diagnóstico e tratamento

Em todos os casos, o paciente deve ser submetido a cuidadosa inspeção e palpação das estruturas faciais, com atenção para os olhos e, em particular, para os movimentos extraoculares. As cavidades nasais e orbitais devem ser examinadas atentamente. Os exames radiológicos úteis incluem radiografias dos ossos ou seios da face e TC das áreas envolvidas. A realização de biópsias é necessária para o estabelecimento do diagnóstico.

O tratamento para os cânceres ocupacionais é o mesmo usado para outros cânceres sinonasais, incluindo tratamento cirúrgico e radioterapia, sendo a quimioterapia reservada para os casos de doença avançada. O prognóstico é melhor para o câncer da cavidade nasal, visto que este tende a ser diagnosticado em um estágio inicial.

CÂNCER DE LARINGE

FUNDAMENTOS DO DIAGNÓSTICO

- ▶ A rouquidão é um sinal de apresentação inicial.
- ▶ O tabagismo e o abuso de álcool são os principais fatores etiológicos.
- ▶ Muito mais frequente nos homens do que nas mulheres (4,5:1), habitualmente na meia-idade ou em idade mais avançada.
- ▶ Em geral, a histologia é de células escamosas.

Ocupações de risco

- Trabalhadores expostos ao asbesto, incluindo trabalhadores em mineração, isolantes e construção naval
- Trabalhadores expostos a gases e vapores de ácidos inorgânicos fortes

O câncer de laringe é muito mais comum do que o câncer sinonasal e, nos Estados Unidos, representa cerca de 2% do risco total de câncer. Entretanto, atualmente, nesse país, há evidências de uma redução na incidência do câncer de laringe.

▶ Etiologia

O câncer de laringe parece estar relacionado principalmente com o tabagismo. O álcool é menos importante como fator etiológico do câncer de laringe do que de outros tumores da cabeça e do pescoço. A IARC indicou que existem evidências suficientes, nos seres humanos, de que tanto o tabagismo quanto o consumo de álcool provocam câncer de laringe. De modo semelhante, a IARC concluiu que, nos seres humanos, existem evidências suficientes em relação à exposição ocupacional ao asbesto. A exposição ao asbesto, em uma variedade de ocupações, incluindo mineração, manufatura de produtos contendo asbesto e isolantes, está associada a uma elevada taxa de câncer de laringe. De modo semelhante, a IARC concluiu que, nos seres humanos, existem evidências suficientes de que os vapores de ácidos inorgânicos fortes causam câncer de laringe. Os agentes ou as indústrias para as quais a IARC concluiu que há evidências limitadas de seus efeitos nos seres humanos incluem gás mostarda (mostarda de enxofre), papilomavírus humano tipo 16 e produção de borracha.

O câncer de laringe é, em principal, uma doença de indivíduos idosos, incluindo trabalhadores, com uma taxa de incidência que aumenta acentuadamente depois dos 50 anos. Por ocasião do diagnóstico, aproximadamente 60% dos casos são localizados, 30% exibem disseminação regional e 10% apresentam metástases a distância. Nos Estados Unidos, os tumores de laringe são classificados em três grupos, de acordo com o seu local anatômico de origem, com cerca de 30 a 40% de cânceres supraglóticos, 60% de cânceres glóticos e 1% de câncer subglótico. Quase todos consistem em carcinomas de células escamosas.

▶ Achados clínicos

Os sintomas do carcinoma de laringe variam, dependendo do local de comprometimento. Qualquer paciente que se queixe de rouquidão persistente, dificuldade na deglutição, dor na deglutição, "caroço na garganta" ou alteração na qualidade da voz deve ser imediatamente examinado por meio de laringoscopia indireta. Deve-se observar qualquer limitação de movimento ou rigidez, e é necessária a realização de laringoscopia direta com biópsia das lesões suspeitas. As radiografias laterais de tecido mole do pescoço e a TC também são úteis, particularmente para delinear a extensão da doença.

▶ Tratamento

O plano de tratamento deve incluir a preservação da vida e da voz do paciente. O tratamento para o câncer de laringe relacionado com o trabalho não difere do utilizado em outros cânceres de laringe.

CÂNCER DE BEXIGA

FUNDAMENTOS DO DIAGNÓSTICO

▶ O tabagismo é o fator etiológico mais importante.

▶ Exposição a aminas aromáticas, incluindo 2-naftilamina, benzidina e 4-aminobifenil.

▶ Queixas iniciais de hematúria e irritabilidade vesical.

▶ Diagnóstico pelo exame citológico da urina e cistoscopia.

Ocupações de risco

- Trabalho com aminas aromáticas, como 2-naftilamina, 4-aminobifenil, benzidina e ortotoluidina
  - Fabricação e uso de tintas/corantes
- Trabalhadores na indústria da borracha
  - Pintores
  - Trabalhadores na produção de borracha
  - Motoristas de caminhão
- Metilenodianilina
  - Operadores de máquinas furadeiras
- Azocorantes derivados da benzidina

▶ Considerações gerais

O câncer de bexiga responde por aproximadamente 5% de todos os tumores malignos. Nos Estados Unidos, quase 60 mil casos são diagnosticados a cada ano. A razão entre homens e mulheres é de cerca de 4:1. A maior incidência de câncer de bexiga é observada nos países industrializados, como Estados Unidos, Canadá e França, com menor incidência em países menos desenvolvidos. Os tabagistas correm duas a três vezes mais risco do que os não fumantes. A frequência aumentada de homens pode refletir as maiores taxas de tabagismo e o fato de que um maior número de homens do que de mulheres trabalha em ocupações potencialmente perigosas. À semelhança da maioria dos cânceres, a incidência do câncer de bexiga aumenta com a idade, sendo a maioria dos casos observada em indivíduos com 65 anos de idade ou mais.

▶ Etiologia

O fumo de cigarros é a causa mais importante e evitável conhecida de câncer de bexiga, sendo até 60% dos casos atribuídos a esse hábito comum. A exposição ocupacional também representa uma importante causa, particularmente em indivíduos não fumantes.

A produção em larga escala de aminas aromáticas como intermediários de corantes foi iniciada nos Estados Unidos durante a Primeira Guerra Mundial, e, em 1934, foram descritos os primeiros cânceres de bexiga ocupacionais. Foram relatados 25 casos de câncer de bexiga em trabalhadores expostos à 2-naftilamina (β-naftilamina) ou benzidina, e dois casos, em trabalhadores expostos à α-naftilamina. Vários anos depois, foram relatados mais 58 casos na mesma fábrica. Além disso, foi relatado que a β-naftilamina induz tumores de bexiga em cães. Foi constatado, também, que injeções subcutâneas de benzidina induzem carcinomas em ratos. No decorrer das três décadas seguintes, vários estudos conduzidos nos Estados Unidos e na Grã-Bretanha mostraram um aumento na incidência de tumores de bexiga em trabalhadores expostos a essas substâncias químicas. O período de latência entre a exposição e o desenvolvimento de câncer foi muito variável, com média de 20 anos. O NIOSH concluiu que todos os corantes derivados da benzidina devem ser reconhecidos como carcinógenos humanos potenciais, e, desde então, praticamente todas as companhias, nos Estados Unidos, interromperam ou reduziram a sua manufatura.

Os agentes classificados pela IARC como causadores de câncer de bexiga em seres humanos incluem tabaco, arsênio (na água potável), várias aminas aromáticas (conforme assinalado anteriormente), tintas, trabalho na produção de alumínio e borracha, platelminto *Schistosoma haematobium* e radiação ionizante (de explosões de bomba atômica e radiação terapêutica). As exposições ocupacionais com evidências limitadas de causar câncer de bexiga em seres humanos incluem piche de carvão e alcatrão, fuligem, limpeza a seco e tetracloroetileno, emissão de gases de motor diesel, atividade de cabeleireiro (talvez devido às tintas para cabelo), gráfica e indústria têxtil. No caso de exposições ambientais, o café também está incluído nessa categoria. Os adoçantes artificiais provavelmente não estão associados a um risco de câncer de bexiga, com base nos resultados dos estudos epidemiológicos.

▶ Patogenia

O tabagismo leva à exposição de diversos carcinógenos ligados ao câncer de bexiga, incluindo várias aminas aromáticas, HAPs e nitrosamina. Acredita-se que os tumores do trato urinário relacionados a exposições ocupacionais sejam causados, em sua maioria, pelo contato do epitélio vesical com carcinógenos na urina. Em virtude da capacidade de concentração dos rins, a bexiga fica exposta a maiores concentrações desses materiais, em comparação com outros tecidos do corpo. Além disso, essa exposição ocorre por períodos prolongados em certas áreas do trato urinário, mais notavelmente na área do trígono da bexiga. A maior parte dos carcinógenos urinários comprovados consiste em aminas aromáticas, que podem ser inaladas, ingeridas ou absorvidas por meio da pele. Dados recentes indicam que polimorfismos hereditários do gene da arilamina *N*-acetiltransferase podem desempenhar um papel na etiologia do câncer de bexiga ao modular o efeito e a interação entre carcinógenos, incluindo fumaça de cigarro e aminas aromáticas. O risco de câncer parece ser maior nos acetiladores lentos, sugerindo que mecanismos individuais de desintoxicação desempenham um importante papel no risco de câncer de bexiga induzido por toxinas.

Patologia

Além do câncer de bexiga, outras neoplasias urológicas menos comuns que, algumas vezes, estão relacionadas com o trabalho, incluem tumores da pelve renal, ureter e uretra – em grande parte com as mesmas características histológicas e etiológicas dos tumores de bexiga. Todos os quatro tipos são habitualmente considerados em seu conjunto como "cânceres do trato urinário inferior" para fins epidemiológicos. Mais de 90% dos tumores de bexiga são do tipo de células de transição, aproximadamente 6 a 8% consistem em células escamosas, e 2%, em adenocarcinoma. Os tumores podem ser papilares ou planos, *in situ* ou invasivos e são classificados de acordo com o grau de atipia celular, anormalidades nucleares e número de figuras mitóticas.

Numerosas alterações genéticas têm sido associadas ao câncer de bexiga, como expressão dos proto-oncogenes *RAS* e *MYC*. A mutação do gene supressor de tumor *P53* está correlacionada a um risco aumentado de progressão da doença.

Achados clínicos

O sintoma de apresentação mais comum do câncer de bexiga é a hematúria, que é observada em 80% dos pacientes e, habitualmente, é indolor, macroscópica e intermitente. Mais de 20% dos pacientes apresentam apenas irritabilidade vesical, com polaciúria, disúria, urgência e nictúria. O diagnóstico de câncer de bexiga pode ser estabelecido com base no exame citológico da urina, que foi proposto como instrumento de rastreamento. Até 75% dos pacientes com câncer de bexiga apresentam citologia urinária anormal. A maioria dos pacientes é submetida a urografia excretora, que é valiosa para excluir a presença de doença do trato superior e que pode revelar um defeito de enchimento na bexiga. O diagnóstico definitivo depende da cistoscopia e biópsia transuretral das áreas suspeitas.

O carcinoma de bexiga com invasão da parede celular é potencialmente letal e pode produzir metástases, até mesmo, antes que a ocorrência de sintomas urinários leve o paciente a procurar um médico. Em geral, o câncer de bexiga dissemina-se por extensão local, por meio dos vasos linfáticos, ou por disseminação hematogênica. Os locais clínicos de doença metastática incluem os linfonodos pélvicos, os pulmões, os ossos e o fígado (por ordem decrescente de ocorrência). Uma vez confirmado o diagnóstico por biópsia, devem ser realizadas radiografia de tórax, cintilografia óssea com radionuclídeos e provas de função hepática e renal. A TC é muito útil para o estadiamento. O estadiamento atual depende da profundidade de acometimento, comprometimento de linfonodos e presença ou ausência de metástases à distância.

Prevenção

A medida preventiva mais importante consiste em evitar o fumo de cigarros. A prevenção da exposição a carcinógenos conhecidos constitui a maneira mais efetiva de prevenir o câncer de bexiga ocupacional. Um modo interessante de controle é o rastreamento, e, para esse propósito, foi sugerido o uso do exame citológico de urina, seguido de cistoscopia, quando indicado, além do exame de urina à procura de hematúria microscópica. O rastreamento de pacientes de alto risco, como determinados grupos ocupacionais, pode levar a uma redução do estágio da doença por ocasião do diagnóstico, embora os estudos realizados tenham demonstrado um impacto favorável sobre os resultados ou a sobrevida.

Tratamento

O tratamento e o prognóstico do câncer induzido por exposição ocupacional não diferem daqueles de outros cânceres de bexiga. A terapia varia de acordo com o estágio do câncer, embora o tratamento inicial para doença não metastática seja cirúrgico. O carcinoma *in situ* e as lesões superficiais são tratados com ressecção transuretral das áreas malignas, seguida, em certas ocasiões, de imunoterapia intravesical ou quimioterapia. A doença mais avançada exige cirurgia mais agressiva, incluindo cistectomia potencialmente radical. A quimioterapia sistêmica é reservada para doença metastática.

O prognóstico varia de acordo com o estágio da doença.

CÂNCER DE FÍGADO: ANGIOSSARCOMA HEPÁTICO

FUNDAMENTOS DO DIAGNÓSTICO

- As principais exposições ocupacionais incluem cloreto de vinila e compostos arsênios, e as ocupações de risco incluem manufatura de cloreto de polivinila (PVC) e vitivinicultores respectivamente.
- Dor abdominal no quadrante superior direito, perda de peso.
- Hepatomegalia no exame físico.
- Diagnóstico estabelecido por arteriografia hepática e biópsia hepática aberta.

Considerações gerais

O angiossarcoma de fígado é um tumor raro, com forte ligação epidemiológica com a exposição ao cloreto de vinila e arsênio. A exposição ao Thorotrast (dióxido de tório) era o principal fator de risco não ocupacional quando esse agente era usado como meio de contraste radiográfico entre 1930 e 1955. Esse câncer ocorre mais comumente em homens de meia-idade, com razão entre homens e mulheres de 4:1. A idade média na apresentação é de 53 anos. Os aspectos característicos da doença incluem um longo período de anormalidades laboratoriais assintomáticas, dificuldade no estabelecimento do diagnóstico e resposta precária ao tratamento.

Etiologia

O cloreto de vinila é a matéria-prima a partir da qual se produz o plástico comum, cloreto de polivinila. Em 1974, vários casos de angiossarcoma de fígado em homens foram relatados por um médico atento em Louisville, Kentucky. Todos os homens trabalhavam em uma fábrica local que polimerizava o cloreto de vinila. Em 1981, foram identificados 10 casos de angiossarcoma hepático entre 1.855 empregados com mais de 35 anos de idade, sem qualquer outro caso de angiossarcoma diagnosticado na área de Louisville. Em uma revisão de 20 pacientes com angiossarcoma de fígado após exposição ao cloreto de vinila, o intervalo médio entre a primeira exposição e o desenvolvimento do tumor foi de 19 anos, com faixa de 11 a 37 anos. Além da experiência de Louisville, foi observada a ocorrência de câncer em outros pacientes que trabalhavam em fábricas na produção de cloreto de vinila. Foram também observadas lesões hepáticas semelhantes em animais de laboratório expostos a altas concentrações de cloreto de vinila. Embora as evidências não sejam tão notáveis, o angiossarcoma de fígado também está associado a pesticidas arsenicais, vinho contaminado com arsênio e solução de Fowler de uso medicinal.

▶ Patologia e fisiopatologia

As duas lesões hepáticas características observadas após a exposição ao cloreto de vinila consistem em uma peculiar fibrose hepática e angiossarcoma. A fibrose hepática caracteriza-se por três achados: fibrose portal inespecífica, fibrose capsular e subcapsular na forma nodular (a lesão mais característica) e acúmulo intralobular focal de fibras de tecido conectivo. A neoplasia é hemorrágica e cística e substitui a maior parte do tecido normal. A carcinogenicidade do monômero de cloreto de vinila está relacionada com a formação metabólica de metabólitos reativos.

Os angiossarcomas hepáticos causados pelo Thorotrast e por arsenicais inorgânicos exibem muitas das características histológicas observadas na evolução do angiossarcoma hepático nos trabalhadores expostos ao cloreto de vinila.

▶ Achados clínicos

A. Sinais e sintomas

Os sintomas do angiossarcoma hepático são inespecíficos, e alguns pacientes podem ser assintomáticos. A dor abdominal é o sintoma mais comum e localiza-se, habitualmente, no quadrante superior direito. Observa-se a ocorrência de fadiga, fraqueza e perda de peso em 25 a 50% dos pacientes. O exame físico revela hepatomegalia com ascite, icterícia e, com menos frequência, esplenomegalia.

B. Achados laboratoriais

Quase todos os pacientes apresentam alguma anormalidade nas provas de função hepática. O achado mais comum consiste em elevação do nível sérico de fosfatase alcalina. Os testes para α-fetoproteína, antígeno carcinoembrionário e antígeno da hepatite B são negativos.

C. Exames de imagem e diagnóstico

As radiografias de abdome de rotina e os exames contrastados do trato gastrintestinal são habitualmente normais. A cintilografia do fígado com radionuclídeos é anormal na maioria dos pacientes, porém, os achados podem incluir desde defeitos de enchimento distintos até captação não homogênea inespecífica (que pode ser confundida com cirrose e esplenomegalia). A arteriografia hepática é o instrumento diagnóstico de maior utilidade e, em geral, demonstra artérias hepáticas de tamanho normal que podem ser deslocadas pelo tumor, coloração do tumor periférica, atraso durante a metade da fase arterial e área central de hipovascularização. A ultrassonografia hepática também pode demonstrar uma massa hepática. O diagnóstico definitivo de angiossarcoma é mais bem estabelecido por biópsia hepática toracoscópica. Devido à dificuldade em estabelecer o diagnóstico e à rápida deterioração clínica, mais de 50% dos angiossarcomas hepáticos são apenas diagnosticados após a morte.

D. Exames de rastreamento

▶ Vigilância médica e prevenção

Como parte do padrão do U.S. OSHA para cloreto de vinila, os empregados expostos devem ser submetidos a exames periódicos, incluindo anamnese, exame físico e provas de função hepática. Outros exames, como exames de imagem (ultrassonografia, cintilografia hepática), angiografia e biópsia, devem ser realizados, quando indicados, para anormalidades significativas. Embora o OSHA exija uma vigilância médica para trabalhadores expostos ao arsênio, não é direcionada para a detecção do angiossarcoma. As medidas preventivas para o angiossarcoma incluem limitação rigorosa da exposição dos empregados ao cloreto de vinila e a compostos de arsênio.

▶ Tratamento e prognóstico

A hepatectomia parcial com intenção curativa só é possível em um número muito limitado de pacientes, devido à presença de fibrose extensa no fígado não acometido. Nenhuma forma de tratamento, incluindo radioterapia, quimioterapia ou transplante de fígado, demonstrou melhorar a sobrevida dos pacientes.

Em geral, a sobrevida global é medida em meses, com sobrevida mediana de aproximadamente 6 meses, e sobrevida de 2 anos apenas em um pequeno percentual de pacientes. A principal causa de morte consiste em insuficiência hepática rapidamente progressiva e irreversível.

CÂNCER DE PELE (NÃO MELANOMA)

FUNDAMENTOS DO DIAGNÓSTICO

- ▶ O principal risco é a radiação ultravioleta.
- ▶ Achados cutâneos: crostas, ulceração, sangramento fácil, mudança em lesões pigmentadas.
- ▶ A pele clara aumenta o risco.

Ocupações de risco

- Radiação solar (ultravioleta)
  - Trabalhadores com ocupação ao ar livre
- HAPs
  - Trabalhadores expostos ao alcatrão de carvão, piche de carvão e fuligem, como trabalho com telhados
  - Trabalhadores expostos a óleos minerais não tratados ou levemente tratados, como, por exemplo, os que trabalham com metais
- Trabalhadores expostos a óleo de xisto
- Arsênio
  - Produção e uso de pesticidas arsenicais
  - Fundição de cobre, chumbo, zinco
  - Fabricantes de loção desinfetante para carneiros (contaminação da água potável)
- Radiação ionizante
  - Mineiros de urânio
  - Trabalhadores de saúde

▶ Considerações gerais

As doenças neoplásicas da pele costumam ser divididas em câncer melanoma e câncer cutâneo não melanoma, que consiste, principalmente, em carcinoma basocelular e carcinoma espinocelular. O câncer cutâneo não melanoma (CCNM) é, atualmente, a forma mais comum de câncer na população branca dos Estados Unidos, respondendo por um terço dos casos diagnosticados de câncer. Embora se tenha estabelecido o principal fator de risco para o CCNM (luz ultravioleta), os estudos epidemiológicos do câncer de pele têm sido limitados. O câncer cutâneo não melanoma tem excelente prognóstico, com taxas de cura de 96 a 99%, tornando inúteis as revisões de declarações de óbito.

Existe uma percepção incorreta de que o câncer cutâneo não melanoma seja uma doença trivial. Além disso, os pacientes são raramente hospitalizados, de modo que é comum que não sejam incluídos nos registros de câncer. Como resultado da falta de registro dos cânceres de pele, grande parte dos dados sobre a sua incidência provém de pesquisas conduzidas há muitos anos. Estima-se que mais de 80 mil norte-americanos irão desenvolver CCNM a cada ano. O câncer basocelular é mais de três vezes mais comum do que o câncer espinocelular.

De modo global, o CCNM é a forma mais comum de câncer, sendo mais comum do que todos os outros cânceres reunidos. A maior parte é causada pela radiação solar (ultravioleta) e ocorre com muita frequência em pessoas que trabalham ou que se divertem em ambientes expostos à luz solar ou que utilizam cabines ou luzes para bronzeamento artificial.

▶ Etiologia

As principais causas de câncer de pele na indústria incluem radiação ultravioleta (UV), HAP, arsênio e radiação ionizante. A informação apresentada adiante refere-se principalmente ao CCNM. Risco aumentado de melanoma está associado à exposição à luz UV.

A. Radiação UV

É evidente que o principal fator de risco para o câncer de pele em indivíduos com pele de pigmentação clara é a radiação do sol. A experiência na natureza, em que são observadas diferentes intensidades de radiação UV em latitudes diferentes, forneceu a oportunidade para numerosos estudos epidemiológicos demonstrarem uma incidência aumentada de CCNM nos indivíduos brancos que residem em latitudes mais próximas do Equador. A primeira constatação de que o excesso de exposição ao sol leva ao desenvolvimento de câncer de pele foi feita com base na ocupação, em 1890, quando Unna descreveu a ocorrência de alterações na pele de marinheiros, incluindo câncer de pele decorrente de exposição prolongada ao clima.

Nos Estados Unidos, existem aproximadamente 4,8 milhões de trabalhadores com ocupações ao ar livre, das quais algumas estão associadas a um maior risco, como agricultura e esportes profissionais. Em animais de laboratório, o comprimento de onda mais carcinogênico situa-se na faixa de 290-300 nm (a luz solar não inclui comprimentos de onda abaixo de 290 nm). O verdadeiro espectro carcinogênico para os seres humanos não é conhecido. É também notável o fato de que, em animais de laboratório, diversas substâncias estranhas, incluindo substâncias clínicas fototóxicas (p. ex., alcatrão de carvão, metoxaleno), carcinógenos químicos (p. ex., benzo[a]pireno) e irritantes inespecíficos (p. ex., xileno), aumentam, em condições apropriadas, a carcinogênese por UV.

B. Hidrocarbonetos aromáticos policíclicos

Embora a carcinogênese química da pele não pareça ser uma causa tão frequente de CCNM quanto a radiação UV, ela foi descrita há mais de um século. Percival Pott relatou a incidência aumentada de câncer da bolsa escrotal em limpadores de chaminé, em 1775; entretanto, somente na década de 1940, é que foi constatado que um hidrocarboneto aromático policíclico (HAP), o benzo[a]pireno, era um constituinte da fuligem. Esses hidrocarbonetos têm a capacidade de induzir cânceres de pele em animais de laboratório, e misturas de HAP são encontradas no alcatrão de carvão, piche, asfalto, fuligem, creosotos, antracenos, ceras de parafina e óleos lubrificantes e de corte. Exposições a óleo mineral não tratado ou levemente tratado contendo HAPs foram associadas a cânceres de pele e da bolsa escrotal entre trabalhadores na fiação do algodão com máquinas de fiar, impressores usando cera, trabalhadores com metais expostos a óleos de corte pouco refinados e operadores de máquinas que utilizam óleos lubrificantes. O período latente entre a exposição aos hidrocarbonetos aromáticos policíclicos e o desenvolvimento de câncer de pele varia de cerca de 20 (alcatrão de carvão) até 50 anos ou mais (óleo mineral).

C. Arsênio

O arsênio provoca câncer em animais de laboratório e é um carcinógeno humano bem reconhecido. Ocorrem tumores cutâneos associados ao arsênio após ingestão, injeção ou inalação, bem como contato com a pele. Os arsenicais inorgânicos de uso medicinal e o arsênio na água potável constituem as fontes mais comumente implicadas. Estudos detalhados recentes, em Taiwan, estabeleceram que o uso de água de poço com altas concentrações de arsênio resultou em câncer de pele, com uma relação de dose-resposta. Nos Estados Unidos, estima-se que 1,5 milhão de trabalhadores sejam expostos ao arsênio inorgânico em ofícios diversos, como fundição do cobre e do chumbo, indústria metalúrgica e produção e uso de pesticidas; todavia, os tumores cutâneos atribuídos à exposição ocupacional ao arsênio são muito raros. Acredita-se que alguns dos casos citados na literatura de trabalhadores na agricultura com cânceres de pele induzidos por arsênio possam resultar de outras influências carcinogênicas, como luz solar e alcatrão. A presença simultânea de hiperceratose arsenical ou hiperpigmentação, que ocorre com níveis mais baixos de exposição, implica fortemente o arsênio como agente etiológico em um indivíduo com CCNM. Além disso, os cânceres tendem a ser múltiplos e ocorrem em pacientes mais jovens do que os cânceres atribuíveis à luz UV.

D. Radiação onizante

A radiação ionizante é carcinogênica tanto para a pele quanto para muitos outros tecidos. O carcinoma cutâneo induzido por raios X foi relatado pela primeira vez, em 1902, pouco depois da descoberta dos raios X, em funcionários que operavam os aparelhos de raios X. Houve um nítido aumento de mortes por câncer de pele entre radiologistas no período de 1920 a 1939, além de também ter sido observado um risco aumentado em mineiros de urânio. Os pacientes submetidos, no passado, à radiação para tratamento de acne, *Tinea capitis* e pelos faciais apresentavam um risco aumentado de cânceres de pele invasivos. O período latente para o desenvolvimento de câncer de pele induzido por radiação varia inversamente com a dose, com uma faixa global de 7 semanas a 56 anos (média de 25 a 30 anos). Os cânceres de pele ocorrem com frequência em áreas com dermatite crônica por radiação. Embora os estudos epidemiológicos conduzidos não forneçam dados confiáveis sobre uma relação de dose-resposta, o risco com exposições inferiores a mil cGy parece ser pequeno, e o câncer de pele pode ser induzido por equivalentes de doses de 3 mil cGy. Atualmente existem controles estritos para a exposição industrial e ocupacional à radiação ionizante, e a radiação ionizante não é responsável por grande parte da carcinogênese cutânea aparentemente.

E. Outros fatores

Outros fatores de risco para o desenvolvimento de CCNM incluem mascar tabaco ou nozes de bétele. Nesses casos, foi descrita a ocorrência de câncer espinocelular do lábio e da cavidade oral. Acredita-se que esses cânceres sejam induzidos por irritação ou inflamação crônicas. Os pacientes com imunodeficiência primária ou secundária (terapia imunossupressora em longo prazo) correm risco aumentado de câncer de pele. Várias síndromes geneticamente herdadas, como o xeroderma pigmentar e o albinismo, estão associadas a uma suscetibilidade aumentada a cânceres de pele.

▶ Fisiopatologia

Os estudos preliminares elucidaram a teoria da carcinogênese em dois estágios. Constataram que uma única exposição a um carcinógeno potente, como o benzo[a]pireno aplicado em quantidade insuficiente para causar tumores, possibilitou o desenvolvimento de tumor após a aplicação subsequente de óleo de cróton, que, por si só, não provoca tumores. Os autores formularam a teoria de que a produção de um tumor é iniciada pelo carcinógeno, porém, o seu desenvolvimento subsequente pode ser promovido de modo inespecífico. Parece que a iniciação é permanente e irreversível, enquanto a promoção, até determinado ponto, é reversível.

A luz UV se enquadra nessa teoria da carcinogênese química, visto que ela parece ser tanto um iniciador quanto um promotor para o carcinoma da pele. Dois efeitos principais da radiação UV sobre a pele que parecem ser provavelmente responsáveis pelos efeitos carcinogênicos são a alteração fotoquímica do DNA e as alterações na imunidade. Determinados defeitos imunológicos, tanto na pele quanto nos linfócitos, podem ser induzidos pela radiação UV. A exposição à luz UV causa depleção das células de Langerhans da derme, que se torna incapaz de ser sensibilizada a alérgenos potentes. Acredita-se também que as alterações no nível de DNA sejam responsáveis por cânceres de pele induzidos por radiação ionizante.

▶ Patologia

Os tipos histológicos de lesões cutâneas associadas à exposição ao sol incluem ceratoses solares, epiteliomas basocelulares, carcinomas espinocelulares, ceratoacantomas, bem como melanomas malignos. As ceratoses solares contêm células morfologicamente cancerosas, porém, são consideradas pré-malignas, visto que a invasão limita-se à parte mais superficial da derme. Cerca de 13% de todas as ceratoses solares evoluem para carcinomas espinocelulares, que raramente são agressivos. A incidência estimada de metástases a partir de todos os carcinomas espinocelulares induzidos pela luz solar é de 0,5% ou menos. Quase todos os carcinomas espinocelulares em indivíduos brancos ocorrem em áreas altamente expostas ao sol, no entanto, 40% dos epiteliomas basocelulares são observados em áreas sombreadas da cabeça e do pescoço.

Independentemente da fonte de exposição, certas características são comuns em todos os casos de cânceres de pele induzidos por arsênio. Com frequência, são observadas ceratoses puntiformes das palmas das mãos e plantas dos pés e hiperpigmentação. Os tumores cutâneos são de vários tipos. Os carcinomas espinocelulares originam-se da pele normal ou ceratoses. Foram descritos epiteliomas basocelulares, incluindo múltiplos epiteliomas espinocelulares e basocelulares superficiais, bem como áreas de carcinoma espinocelular intraepidérmico (*in situ*) (doença de Bowen). Múltiplos tumores, cuja maior parte é encontrada em áreas não expostas, constituem a regra. O câncer da bolsa escrotal, que é observado após exposição tópica a HAPs, é raro.

Os primeiros profissionais que trabalharam com radiação, com exposição maciça devido a máquinas não calibradas, desenvolveram predominantemente carcinomas espinocelulares, encontrados, em principal, nas mãos e nos pés e, em certas ocasiões, na face. Mais recentemente, foi descrita a ocorrência de câncer basocelular após exposições ocupacionais repetidas. Em geral, os tumores relacionados com a radiação surgem em áreas de dermatite por radiação crônica, e há controvérsia quanto à sua possível ocorrência na pele clinicamente normal.

Achados clínicos

Com frequência, o epitelioma basocelular manifesta-se na forma de lesão nodular ou nodular-ulcerativa na pele da cabeça e do pescoço e, em apenas 10% dos casos, na pele do tronco. É muito menos comum nos membros superiores e muito raro nos membros inferiores. Em geral, a lesão é lisa, brilhante e translúcida, com vasos telangiectásicos logo abaixo da superfície. Normalmente, a lesão não é dolorosa, nem hipersensível, até mesmo com ulceração, exceto quando se observa a formação de crosta ou a ocorrência de sangramento com traumatismo leve. O carcinoma basocelular raramente produz metástase; todavia, pode invadir ampla e profundamente, estendendo-se pelo tecido subcutâneo para acometer as estruturas neurovasculares e, em certas ocasiões, erodir o osso.

O carcinoma espinocelular manifesta-se inicialmente em um estágio pré-maligno, que se caracteriza por ceratose actínica, uma placa áspera e avermelhada na pele exposta ao sol. Em seguida, observa-se um estágio *in situ*, que aparece como placa eritematosa bem demarcada e ligeiramente elevada, com mais infiltração e escamas do que a ceratose actínica. Os cânceres espinocelulares que surgem em áreas do corpo expostas ao sol tendem a se localizar nas áreas mais altamente irradiadas, como a ponta do nariz, a fronte, as pontas da hélice das orelhas, o lábio inferior ou o dorso das mãos. As metástases são mais comuns do que no câncer basocelular, e os cânceres espinocelulares nas mucosas formam metástase com mais frequência do que os encontrados na superfície da pele.

Prevenção

A etapa mais importante na prevenção dos cânceres de pele relacionados ao trabalho consiste em evitar a luz. Isso se aplica particularmente aos trabalhadores que são mais suscetíveis à luz UV, como os de pele clara ou com determinadas doenças hereditárias (p. ex., albinismo e xeroderma pigmentar).

O uso de roupas protetoras, como chapéus com abas largas e mangas compridas, constitui a barreira mais efetiva contra a exposição à radiação UV em trabalhadores com ocupações ao ar livre. Devem-se utilizar diariamente filtros solares que forneçam proteção no espectro UVA e UVB. A eficiência dos filtros solares na prevenção do câncer cutâneo não melanoma e do melanoma não é conhecida, embora sua eficiência para evitar o eritema tenha sido comprovada. Exames periódicos são recomendados para detectar a presença de lesões cutâneas pré-malignas e malignas nos indivíduos de risco.

Na atualidade, a incidência de câncer da bolsa escrotal é rara, devido às medidas preventivas. Quando possível, o material carcinogênico deve ser substituído por um material não carcinogênico. A boa higiene pessoal deve incluir banhos de chuveiro obrigatórios e troca das roupas ao entrar e sair da fábrica, bem como lavagem da pele exposta após deixar áreas contaminadas. Operações em sistema isolado ou fechado, o uso de roupas protetoras e a educação dos empregados também são de importância crítica para evitar o desenvolvimento de câncer da pele induzido por HAPs.

Atualmente, a dose equivalente máxima permissível de radiação ionizante para exposição ocupacional da pele é de 30 rems em qualquer ano, exceto os antebraços e as mãos, cuja dose permitida é de 75 rems em qualquer ano (devido à presença de pouca medula óssea vermelha nos antebraços e nas mãos). Essas recomendações baseiam-se principalmente na necessidade de evitar a ocorrência de doença hematológica e podem ser revisadas para prevenção do câncer de pele. A exposição pode ser ainda mais limitada pelo uso de dispositivos protetores, como luvas e aventais.

Diagnóstico e tratamento

É necessária a realização de biópsia em todos os casos de suspeita de carcinoma da pele. O tratamento para os cânceres de pele induzidos por exposição ocupacional não difere do de outros cânceres de pele.

LEUCEMIA

FUNDAMENTOS DO DIAGNÓSICO

- Radiação, exposição ao benzeno.
- Queixas de apresentação: fraqueza, mal-estar, anorexia, febre e facilidade de equimoses.
- Palidez, hepatoesplenomegalia, aumento dos linfonodos ao exame físico.
- Leucocitose ou leucopenia, com presença de leucócitos imaturos no sangue periférico e na medula óssea.
- Anemia, trombocitopenia.

Ocupações de risco

- Trabalhadores expostos à radiação ionizante, incluindo alguns radiologistas expostos, trabalhadores na indústria nuclear e militares
- Trabalhadores expostos ao benzeno
- Trabalhadores na indústria de borracha (leucemia e linfoma)

Considerações gerais

As duas principais formas de leucemia que têm sido associadas ao trabalho são a leucemia não linfocítica aguda (LNLA), incluindo a mielodisplasia ou pré-leucemia, e a leucemia mieloide crônica (LMC). As leucemias agudas são doenças malignas dos órgãos hematopoiéticos, que se caracterizam pela proliferação de células sanguíneas progenitoras imaturas na medula óssea e em outros tecidos. Com a substituição da medula óssea normal por células leucêmicas, ocorre produção diminuída de eritrócitos, granulócitos e plaquetas normais. As leucemias agudas são classificadas morfologicamente com referência à linhagem celular predominante envolvida em formas linfocíticas e não linfocíticas. As leucemias não linfocíticas são ainda classificadas em *de novo* (sem causa subjacente conhecida e sem mielodisplasia preexistente) ou em secundárias (causa conhecida, como exposição química, ou mielodisplasia ou leucemia crônica preexistentes). As taxas de incidência de todos os tipos de leucemia variam amplamente de acordo com a região geográfica e os grupos étnicos; todavia, na América do Norte e na Europa, variam de cerca de 8 a 12 casos por 100 mil pessoas-ano nos homens a cerca de 5 a 8 casos por 100 mil pessoas-ano nas mulheres, e a LNLA responde por cerca de 3 a 4 casos por 100 mil pessoas-ano nos homens e 1 a 2 casos por 100 mil pessoas-ano nas mulheres. Por conseguinte, tanto as leucemias de todos os tipos quanto a LNLA são mais comuns em homens. A incidência de LNLA aumenta com a idade, sendo a maior taxa observada em indivíduos com mais de 50 anos.

As leucemias crônicas são classificadas em linfocíticas e mieloides; apenas a LMC foi relatada como doença relacionada à exposição industrial. A LMC é uma doença neoplásica que resulta do desenvolvimento de uma célula-tronco hematopoiética anormal. Ocorre crescimento excessivo das progenitoras das células sanguíneas na medula óssea, que inicialmente atuam como células hematopoiéticas normais. As células leucêmicas sofrem gradualmente uma transformação maligna adicional, com perda da capacidade de diferenciação, nos estágios mais avançados da doença, e consequente desenvolvimento de leucemia aguda e morte. Nos estágios iniciais da doença, grandes quantidades de células granulocíticas maduras e imaturas acumulam-se no sangue, e a hematopoiese extramedular provoca aumento visível do fígado e do baço. A LMC é responsável por aproximadamente 20% de todas as mortes por leucemia no mundo ocidental, com uma incidência que, diferentemente de outras formas de leucemia, não aumentou recentemente. Embora raros casos sejam relatados em lactentes, a maioria dos pacientes com LMC tem 25 a 60 anos de idade, com idade mediana de cerca de 45 anos.

▶ Etiologia

A causa das leucemias humanas não é conhecida na maioria dos casos. À semelhança da maior parte dos outros cânceres, é provável que não haja qualquer fator isolado responsável. Acredita-se que a maioria dos casos possa resultar da interação de fatores de suscetibilidade do hospedeiro, lesão química ou física dos cromossomos e, nos animais e presumivelmente nos seres humanos, incorporação de informação genética de origem viral em células-tronco suscetíveis. Embora determinadas exposições ocupacionais, como ao benzeno e à radiação ionizante, provoquem leucemia, a maioria dos casos de leucemia é idiopática e não pode ser atribuída a causas reconhecidas. Uma análise recente, utilizando a informação sobre a extensão de exposição a três fatores leucemogênicos humanos conhecidos e suspeitos – benzeno, radiação ionizante e óxido de etileno – e estimativas dos riscos relativos de estudos epidemiológicos, sugeriu que essas exposições poderiam ser responsáveis por apenas 1 a 3% de todos os casos de leucemia.

A. Radiação

A radiação continua sendo o fator leucemogênico mais conclusivamente identificado em seres humanos. As primeiras evidências começaram a se acumular pouco depois da descoberta dos raios X, que eram usados principalmente no local de trabalho médico; assim, os radiologistas, radioterapeutas e técnicos em radiação corriam risco. Vários estudos mostraram um risco excessivo de leucemia entre radiologistas (aproximadamente nove vezes o risco observado em outros médicos), durante os anos de 1930 a 1950, com um período de latência de aproximadamente 18 anos. Com a instituição dos limites de doses, monitoramento cuidadoso e proteção adequada desde aquela época, esse risco excessivo diminuiu significativamente e deve ser eliminado.

Os dados dos sobreviventes das bombas atômicas de Hiroshima e Nagasaki deixam pouca dúvida sobre o fato de que a incidência de leucemia aumenta após exposição à radiação de raios gama e nêutrons mistos, e que a resposta é dependente da dose. O risco de leucemia apresenta-se aumentado em populações expostas à radiação ionizante em doses de apenas 50 a 100 cGy. Entre 100 e 500 cGy, existe uma correlação linear entre a dose e a incidência de leucemia. Os dados sugerem que o risco de leucemia aumenta em uma taxa de 1 a 2 casos por milhão da população por ano por centigray. O risco máximo é observado aproximadamente 4 a 7 anos após a exposição, e foi constatado um risco aumentado em japoneses até 14 anos após a exposição.

A exposição corporal total à radiação em doses únicas resulta em supressão do crescimento da medula óssea, e uma única dose corporal total de mais de 400 cGy é habitualmente fatal nos seres humanos. Em caso de exposição subletal, podem ocorrer citopenias, que se recuperam gradualmente, mas que indicam lesão significativa dos elementos precursores medulares. Os pacientes correm risco de desenvolver leucemia com um intervalo de 8 a 18 anos entre a exposição e a doença. Após exposição à radiação, pode ocorrer leucemia mieloide tanto aguda quanto crônica. As taxas específicas por 100 mil a uma distância de 1.500 m do hipocentro são de 8,1 para a LNLA, de 25,6 para leucemia mieloide crônica e de 21,7 para leucemia linfocítica aguda. A leucemia linfocítica crônica não tem sido associada à exposição à radiação ionizante.

Os trabalhadores com risco secundário à exposição à radiação ionizante incluem militares nas proximidades de locais de testes nucleares, trabalhadores em minas de urânio e trabalhadores em usinas nucleares. Estima-se que aproximadamente 250 mil soldados estiveram presentes em múltiplas detonações de dispositivos nucleares realizadas pelos Estados Unidos, de 1945 a 1976. Em 1976, mais de 3 mil homens expostos à explosão do teste nuclear "Smoky", em 1957, foram estudados, e foi constatado um aumento significativo de casos de leucemia. Uma revisão das certidões de óbito de trabalhadores no Portsmouth Naval Shipyard, em Portsmouth, New Hampshire (onde submarinos nucleares são consertados e reabastecidos), revelou uma taxa entre mortes por leucemia observadas e esperadas de 5,62 entre os antigos trabalhadores nucleares.

B. Benzeno

Sabe-se que determinadas substâncias químicas (p. ex., agentes quimioterápicos) são tóxicas para as células medulares, e muitas delas também exibem potencial leucemogênico. As evidências de leucemogenicidade ocupacional são mais fortes para o benzeno, cujos estudos epidemiológicos demonstraram aumentos significativos de leucemia em trabalhadores com exposição ao benzeno no passado. Sabe-se, há mais de um século, que o benzeno é um poderoso veneno para a medula óssea, resultando em anemia aplásica ou hipoplásica. Além disso, o benzeno provoca leucemia, e o número de casos fatais de leucemia ultrapassa os da anemia aplásica. Em 1928, foi descrito o primeiro caso de leucemia aguda em um trabalhador de uma fábrica onde havia exposição muito intensa ao benzeno. O benzeno é um hidrocarboneto cíclico obtido na destilação do petróleo e do alcatrão de carvão. É muito usado na síntese química em diversas indústrias, na fabricação de explosivos e na produção de cosméticos, sabões, perfumes, produtos químicos e corantes. O benzeno era antigamente usado na indústria de limpeza a seco, porém, essa aplicação não é mais observada. Além disso, a gasolina contém benzeno, geralmente cerca de 1% na gasolina norte-americana, no entanto, algumas vezes, chega a 5%.

Nos Estados Unidos, estima-se que 2 milhões de trabalhadores sejam expostos ao benzeno. Em uma coorte de trabalhadores de hidrocloretos de borracha, com exposição significativa ao benzeno, foi observado um aumento global de 2,5 a 3 vezes no risco de leucemia, havendo um risco progressivamente maior com exposição cumulativa crescente (em ppm-anos). Muitos outros estudos, incluindo vários deles realizados na indústria de calçados, demonstraram um aumento no risco de leucemia em trabalhadores com exposição ao benzeno. Os estudos realizados também sugerem uma associação entre a exposição ao benzeno e um risco aumentado de leucemia linfocítica crônica, mieloma múltiplo e linfoma não Hodgkin. Em 2012, a IARC concluiu que o benzeno provoca LNLA (bem como síndromes mielodisplásicas), com evidências limitadas, nos seres humanos, de uma associação causal com a leucemia linfocítica aguda e a leucemia linfocítica crônica.

C. Outros agentes

Além do benzeno, há suspeita ou comprovação de que outras substâncias químicas causem leucemia. Em 2012, a IARC concluiu que o formaldeído provoca leucemia, sendo essa etiologia confirmada particularmente por estudos que demonstraram um risco aumentado em trabalhadores profissionais, como, por exemplo, embalsamadores e patologistas. As evidências são mais fortes para a leucemia mieloide. De modo semelhante, a IARC concluiu, em 2012, que o 1,3-butadieno, um monômero utilizado na produção da borracha sintética e polímeros, provoca neoplasias malignas hematolinfáticas, com evidências mais fortes para a leucemia do que para o linfoma; todavia, os dados epidemiológicos nessa área são incompletos. De acordo com a IARC, há evidências limitadas de que o óxido de etileno cause leucemia em seres humanos. A exposição ao óxido de etileno, que é utilizado como esterilizante e no processamento químico, tem sido associada a um risco aumentado de cânceres linfáticos e hematopoiéticos (particularmente, tumores linfoides, isto é, linfoma não Hodgkin, mieloma múltiplo e leucemia linfocítica crônica). Entre os agentes cuja exposição é, em grande parte, não ocupacional, o fumo de tabaco provoca leucemia mieloide em seres humanos, talvez pela presença significativa de benzeno, formaldeído e 1,3-butadieno na fumaça de cigarro. O tratamento com uma variedade de agentes quimioterápicos foi associado causalmente a um risco aumentado de leucemia, em geral, dentro de 2 a 5 anos após o início da quimioterapia. Há evidências suficientes, nos seres humanos, de que alguns agentes alquilantes, como bussulfano, clorambucil, ciclofosfamida, melfalana e tiotepa, provocam leucemia. Existe uma interação sinérgica comprovada entre a radioterapia e o tratamento com agentes quimioterápicos alquilantes, usados no tratamento da doença de Hodgkin e de outras neoplasias malignas, resultando em aumento significativo no risco de desenvolvimento subsequente de leucemia. Alguns agentes imunossupressores, como ciclosporina e azatioprina, também causam leucemia em seres humanos. A IARC concluiu que existem evidências limitadas de que a exposição a campos magnéticos de frequência extremamente baixa (FEB), como, por exemplo, de linhas elétricas, e ao tabagismo dos pais provoque leucemia em crianças.

▶ Fisiopatologia

A. Radiação ionizante

Os efeitos da radiação sobre os tecidos humanos dependem de múltiplos fatores, como tipo e dose de radiação, duração da exposição, parte do corpo exposta e conteúdo de oxigênio do tecido exposto. O dano causado pela radiação é maior nas células que sofrem rápida divisão, como as células-tronco da medula óssea, as células epiteliais e as células formadoras de gametas. O mecanismo da lesão induzida por radiação em nível celular envolve dano direto e indireto aos ácidos nucleicos e proteínas. O DNA é um alvo radiossensível, e, até mesmo, o mínimo dano molecular resulta em profundos efeitos sobre a célula e o organismo. O dano molecular induzido por radiação pode ser tão grave a ponto de a célula não funcionar mais, resultando em morte celular. As células expostas à radiação podem sobreviver sem efeito algum (se apenas um pequeno número de moléculas não essenciais forem afetadas) ou podem sobreviver com alteração de sua estrutura e função. Se a alteração estiver localizada no DNA, pode não aparecer doença clínica até decorrido um período de latência. A indução do câncer parece depender de uma interação entre o reparo deficiente das células e a lesão dos genes reguladores da célula.

B. Benzeno

A toxicidade do benzeno pode produzir doença aguda ou uma doença crônica que se desenvolve dentro de até 30 anos após a exposição. A exposição crônica ou recorrente a concentrações de benzeno acima de 100 ppm (320 mg/m^3) leva a uma incidência muito alta de citopenias. Quando a exposição termina, observa-se habitualmente uma remissão espontânea. Entre trabalhadores que foram expostos a concentrações atmosféricas de benzeno de mais de 300 ppm durante, pelo menos, 1 ano, até 20% irão adquirir pancitopenia ou anemia aplásica. Em geral, a anemia aplásica ocorre em indivíduos que ainda estão expostos a altas concentrações de benzeno; a leucemia pode ocorrer ao mesmo tempo ou após cessação da exposição.

Existem provavelmente múltiplos mecanismos pelos quais o benzeno induz LNLA e síndromes mielodisplásicas (SMD). Em estudos experimentais, incluindo estudos em células humanas, o benzeno provoca aberrações cromossômicas e mutações. Trabalhadores com exposição ocupacional ao benzeno apresentaram aberrações cromossômicas nos linfócitos periféricos. Ocorrem aberrações cromossômicas em indivíduos com leucemia, em leucemias tratamento-induzidas e benzeno-induzidas e em leucemias espontâneas (*de novo*). A leucemogenicidade do benzeno exige o seu metabolismo a outros compostos no fígado e na medula óssea, como hidroquinona e 1,4-benzoquinona, que podem constituir os metabólitos carcinogênicos ativos. À semelhança de determinados agentes quimioterápicos, conhecidos como inibidores da topoisomerase-II, os metabólitos do benzeno podem atuar por meio da inibição dessa enzima, que é responsável pela manutenção da estrutura característica dos cromossomos. Os efeitos hematotóxicos da exposição a altas doses de benzeno, conforme discutido anteriormente, a disfunção secundária do sistema imune e as alterações epigenéticas induzidas pelo benzeno também podem contribuir para a sua leucemogenicidade.

▶ **Achados clínicos**

Os achados clínicos, incluindo sinais, sintomas e achados laboratoriais, nas leucemias ocupacionais ou induzidas por fatores ambientais, não diferem dos observados nas leucemias *de novo*. Todavia, determinados agentes produzem efeitos tóxicos precedentes, que podem aparecer antes do desenvolvimento da leucemia.

1. *Radiação*. Conforme assinalado anteriormente, uma dose de radiação corporal total de 300-400 cGy é letal para os seres humanos. Exposições subletais provocam sintomas de náusea e vômitos, seguidos de supressão da medula óssea. Observa-se o desenvolvimento de trombocitopenia, anemia e neutropenia, com seus sintomas associados. O desenvolvimento da leucemia ocorre depois de um período de latência variável, porém, relativamente curto. Quando a doença evolui, os sintomas ficam idênticos aos da leucemia aguda.

2. *Benzeno*. A hematotoxicidade induzida pelo benzeno pode resultar em anemia, trombocitopenia e leucopenia, com sintomas e achados clínicos associados; todavia, essas manifestações podem não preceder o desenvolvimento de leucemia induzida por benzeno. A apresentação da leucemia em consequência de exposição ao benzeno não difere daquela da leucemia *de novo*.

▶ **Prevenção**

Deve-se evitar a exposição a agentes leucemogênicos potenciais, incluindo radiação ionizante, benzeno e tabagismo, para reduzir a ocorrência de leucemia secundária a esses agentes.

A. Radiação

Os raios X foram descobertos por Roentgen, em 1895, e, por volta de 1902, já estavam formulados os princípios básicos de proteção contra a radiação: minimizar a dose ao reduzir o tempo de exposição e usar uma proteção e distância. Desde 1928, o International Council on Radiation Protection (ICRP) e o National Council on Radiation Protection definiram níveis aceitáveis de exposição dos trabalhadores à radiação. O conceito de dose equivalente ou rem (Roentgen-equivalent man [radiação equivalente no homem]) é usado, visto que as mesmas quantidades de energia de radiação absorvida podem produzir diferentes níveis de dano, dependendo do tipo de radiação presente. As exposições aceitáveis de diferentes órgãos variam, e a dose máxima permissível varia de 5 rems de exposição corporal total a 30 rems de exposição da pele ou do osso.

B. Benzeno

A regulamentação da exposição ao benzeno começou em 1926. Em 1974, o NIOSH publicou um padrão recomendado com base nas evidências dos efeitos hematotóxicos: 10 ppm como média ponderada no tempo (TWA – *time weighted average*) de 8 horas, com valor-teto (*ceiling*) de 25 ppm. O atual limite da OSHA de média ponderada no tempo de 8 horas de exposição no local de trabalho é de 1 ppm. Ainda que esse nível seja "aceitável", continua sendo objeto de controvérsia, visto que uma análise de avaliação do risco quantitativo sugere que o risco de mortalidade de leucemia, em consequência de exposição no ambiente de trabalho durante toda vida a esse nível, seria de cerca de 1,7 vez, em comparação com o risco de base. A OSHA exige uma vigilância médica periódica anualmente, incluindo hemograma completo, para os trabalhadores expostos ao benzeno acima do nível de ação da TWA de 8 horas de 0,5 ppm.

▶ **Tratamento e prognóstico**

Houve grandes avanços recentes no tratamento das leucemias agudas com o uso da quimioterapia combinada e do transplante de medula óssea. O tratamento da leucemia ocupacional é essencialmente o mesmo que o das leucemias espontâneas.

OUTROS CÂNCERES

Diversos agentes constituem causas reconhecidas de outros cânceres em seres humanos. O formaldeído e a poeira da madeira provocam carcinoma da nasofaringe nos seres humanos. O trabalho na indústria da borracha exibe uma associação causal com o câncer de estômago, bem como com a leucemia, com o linfoma e com os cânceres de pulmão e de bexiga. Sabe-se que a radiação ionizante, especificamente os raios X e a radiação γ, provoca diversos cânceres nos seres humanos – glândulas salivares, esôfago, estômago, colo, pulmão, osso, pele (basocelular), mama na mulher, rim, bexiga urinária, cérebro e sistema nervoso central, tireoide e leucemia (excluindo a leucemia linfocítica crônica), embora nem todas essas associações causais tenham sido observadas em estudos epidemiológicos ocupacionais. Foi relatada uma associação de muitos outros cânceres a exposições ocupacionais ou ambientais específicas em seres humanos, a maioria com evidências limitadas, baseadas em estudos epidemiológicos. Trabalhadores com semicondutores demonstram um risco excessivo de linfoma não Hodgkin, leucemia, tumor encefálico e câncer de mama. Foi relatada uma incidência aumentada de câncer de células renais em alguns trabalhadores, com evidência limitada de carcinogenicidade renal para a exposição a compostos de arsênio e cádmio. Existem evidências limitadas de que a exposição ao asbesto provoque câncer de faringe, estômago e colorretal.

REFERÊNCIAS

Aberle DR: Reduced lung-cancer mortality with low-dose computed tomographic screening. New Engl J Med 2011;365:395 [PMID: 21714641].

Alberg AJ: Epidemiology of lung cancer. Chest 2013;143:1 [PMID: 23649439].

Boffetta P: Recommendations and proposed guidelines for assessing the cumulative evidence on joint effects of genes and environments on cancer occurrence in humans. Int J Epidemiol 2012;41:686 [PMID:22596931].

Cogliano VJ: Preventable exposures associated with human cancers. J Natl Cancer Inst 2011;103:1827 [PMID: 22158127].

Espina C: Environmental and occupational interventions for primary prevention of cancer. Environ Health Perspect 2013;121:42010 [PMID: 23384642].

Field RW: Occupational and environmental causes of lung cancer. Clin Chest Med 2012;33:681 [PMID: 23153609].

IARC, A Review of Human Carcinogens, 2012. http://monographs.iarc.fr/ENG/Monographs/vol100C/index.php.

Kiriluk KJ: Bladder cancer risk from occupational and environmental exposures. Urol Oncol 2012;30:199 [PMID: 22385990].

Smith MT: Advances in understanding benzene health effects and susceptibility. Annu Rev Public Health 2010;31:133 [PMID: 20070208].

Stewart BW. Priorities for cancer prevention: lifestyle choices versus unavoidable exposures. Lancet Oncol 2012;13:126 [PMID: 22381935].

Bulka C: Residence proximity to benzene release sites is associated with increased incidence of non-Hodgkin lymphoma. Cancer 2013;119:3309 [PMID: 23896932].

■ QUESTÕES PARA AUTOAVALIAÇÃO

Selecione a resposta correta para cada questão:

Questão 1: O período de latência:
a. é diferente do período de indução-latência ou incubação
b. não está relacionado com o requisito geral da presença de múltiplas alterações herdáveis na célula antes que haja desenvolvimento de um câncer
c. é o intervalo de tempo necessário entre a primeira exposição ao agente responsável e o desenvolvimento de neoplasia maligna
d. é geralmente de 2 a 8 anos para a maioria dos cânceres ocupacionais nos seres humanos

Questão 2: Os estudos epidemiológicos:
a. fornecem a evidência mais forte de carcinogenicidade humana
b. avaliam os efeitos sobre animais e seres humanos
c. envolvem um número pequeno e distinto de indivíduos
d. geralmente confirmam os efeitos carcinogênicos

Questão 3: Sobre os testes de curto prazo:
a. fornecem evidências sobre carcinogenicidade ou capacidade de induzir dano cromossômico por substâncias químicas
b. *endpoints* avaliados excluem a ocorrência de mutação gênica e indução de dano e reparo do DNA
c. baseiam-se exclusivamente no fato de que os carcinógenos ligam-se de modo covalente ao DNA e, portanto, induzem a sua lesão
d. incluem o teste de Ames

Questão 4: Os testes para reparo do DNA:
a. podem demonstrar que ocorreu dano do DNA após exposição a uma substância química
b. incluem testes citogenéticos para avaliar alterações na estrutura morfológica dos cromossomos
c. podem indicar de modo consistente os efeitos de carcinógenos tanto genotóxicos quanto não genotóxicos
d. incluem translocações cromossômicas e formação de micronúcleos

Questão 5: Os adutos de DNA ou de proteínas:
a. constituem um instrumento potencialmente valioso na determinação dos níveis de carcinógenos específicos ligados de modo covalente ao DNA ou a proteínas
b. são apenas detectáveis nos leucócitos
c. não quantificam a dose interna melhor do que os métodos disponíveis mais antigos, como monitoramento do ar ou determinação dos níveis sanguíneos ou urinários de um agente
d. ajudam a identificar tabagistas em grupos com exposição ocupacional

Questão 6: O câncer de pulmão:
a. tem um período de latência de aproximadamente 10 anos
b. é prontamente detectado por exames de rastreamento
c. é uma importante doença relacionada com exposição ao asbesto, respondendo por 20% de todas as mortes em coortes expostas ao asbesto

d. tem uma incidência 10 vezes maior em trabalhadores tabagistas expostos ao asbesto

Questão 7: A emissão de gases de motores diesel:
a. demonstrou aumentar o risco de câncer de pulmão somente em estudos de mineiros e trabalhadores ferroviários
b. não se considera um carcinógeno humano
c. forneceu resultados duvidosos em estudos de animais
d. contém diversos nitroarenos, que são derivados nitros-substituídos de hidrocarbonetos aromáticos policíclicos (arenos)

Questão 8: Os cânceres de cavidade nasal e seios paranasais:
a. são comuns onde o tabagismo é prevalente
b. são comuns em indivíduos com menos de 40 a 50 anos de idade
c. são principalmente adenocarcinomas
d. estão associados a numerosas exposições ocupacionais diferentes

Questão 9: Todos os corantes derivados da benzidina:
a. causam câncer de bexiga com incidência máxima nos países em desenvolvimento
b. são metabolizados até formar nitroarenos, que constituem os agentes carcinogênicos ativos derivados dos corantes
c. provocam câncer de bexiga, com período de latência médio de cerca de 10 anos
d. devem ser considerados como carcinógenos humanos potenciais

Questão 10: No que diz respeito ao arsênio:
a. há suspeita de que seja um carcinógeno humano, embora isso não tenha sido definitivamente confirmado em estudos epidemiológicos
b. os tumores cutâneos associados ao arsênio ocorrem exclusivamente em consequência do contato com a pele
c. os cânceres de pele induzidos tendem a ser isolados e únicos
d. ocorrem cânceres em pacientes mais jovens do que aqueles atribuíveis à luz UV

Questão 11: A leucemia não linfocítica aguda (LNLA):
a. diminui com a idade, sendo as maiores taxas observadas em indivíduos com menos de 50 anos de idade
b. e a leucemia mieloide crônica (LMC) estão ocupacionalmente relacionadas
c. caracteriza-se por um número diminuído de progenitoras imaturas das células sanguíneas na medula óssea
d. induzida por exposição ao benzeno é distinta da leucemia *de novo*

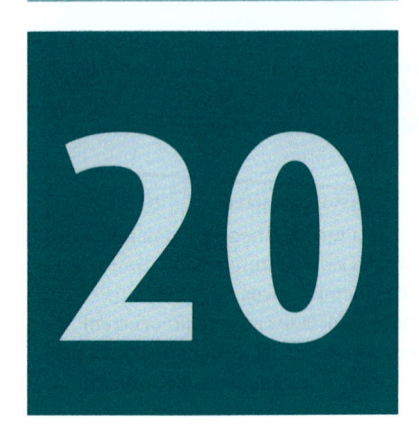

20 Infecções ocupacionais

Timur S. Durrani, MD, MPH, MBA
Robert J. Harrison, MD, MPH

As infecções ocupacionais são doenças humanas causadas por exposição associada ao trabalho a agentes microbianos, como bactérias, vírus, fungos e parasitas. Foi aventada a hipótese de que determinadas doenças infecciosas, como a malária, a dengue e a cólera, se tornarão mais prevalentes com a mudança dos climas. Uma infecção é caracterizada como ocupacional devido a algum aspecto do trabalho que envolve o contato com um organismo biologicamente ativo. Pode ocorrer infecção ocupacional após o contato com pessoas infectadas ou superfícies contaminadas, como no caso dos profissionais de saúde; com tecidos, secreções ou excreções animais ou humanos infectados, como naqueles que trabalham em laboratórios; com seres humanos assintomáticos ou contagiosos desconhecidos, como ocorre durante viagens de negócios; ou com animais infectados, como na agricultura. O Quadro 20-1 fornece uma lista de patógenos relacionados com o trabalho, de acordo com o emprego específico.

A etiologia, a patogenia, os achados clínicos, o diagnóstico e o tratamento das infecções ocupacionais, não ocupacionais e relacionadas com o bioterrorismo são essencialmente iguais, exceto por diferenças práticas relacionadas com a identificação da fonte de exposição, o controle epidemiológico a e prevenção. Este capítulo trata especificamente dos aspectos ocupacionais das exposições a micróbios e as estratégias relevantes para a sua prevenção. Como exemplos de diferentes tipos de exposição, este capítulo destaca a Síndrome Respiratória do Oriente Médio (MERS), o *influenza*, a tuberculose, as hepatites B e C, a síndrome de imunodeficiência adquirida (Aids) e as infecções relacionadas com viagens.

DOENÇAS INFECCIOSAS EMERGENTES RECENTES

▶ Síndrome respiratória do Oriente Médio (MERS)

A síndrome respiratória do Oriente Médio é uma doença respiratória viral, descrita pela primeira vez na Arábia Saudita, em 2012. De modo semelhante à síndrome respiratória aguda grave (SARS) epidêmica, que teve um pico em 2003, a MERS é causada por um coronavírus. No final da epidemia, os profissionais de saúde representavam 21% dos casos de SARS, demonstrando a vulnerabilidade desses profissionais às infecções ocupacionais. A maioria das pessoas com infecção por MERS-CoV confirmada apresentou doença respiratória aguda grave. Esses indivíduos tiveram febre, tosse e dispneia, e cerca da metade morreu. Todos os casos foram relatados em países da Península Arábica ou proximidades, incluindo Barein, Iraque, Irã, Israel, Jordânia, Kuwait, Líbano, Omã, territórios da Palestina, Catar, Arábia Saudita, Síria, Emirados Árabes Unidos (EAU) e Iêmen.

A epidemia de SARS de 2003 provocou uma resposta de emergência global da saúde pública, visto que a doença, na ausência de medidas de controle, espalhou-se com rapidez em uma escala global. A SARS representava claramente um risco de saúde ocupacional, uma vez que os profissionais de saúde que cuidaram dos pacientes responderam por 21% de todos os casos (>50% em alguns ambientes). Nessa circunstância, os profissionais na área de saúde não apenas eram afetados, como, também, propagavam os surtos em hospitais e na comunidade. Outros grupos de trabalhadores que correm risco incluem comerciantes da fauna e flora silvestres, manipuladores de alimentos, funcionários de laboratórios, funcionários que trabalham com viagens e comissários de bordo.

Os coronavírus, como os que causam a MERS e a SARS, são transmitidos principalmente por perdigotos respiratórios da tosse e do espirro. As gotículas podem ser propelidas a uma distância de até 1,80 m e são depositadas na boca, no nariz e nos olhos (daí a necessidade de usar máscaras e óculos). As gotículas também podem contaminar superfícies, que passam a constituir fômites. Outro modo possível é a transmissão pelo ar, que ocorre por disseminação de núcleos de gotículas ou pequenas partículas de tamanho respirável contendo agentes infecciosos, que permanecem infecciosos ao longo do tempo e da distância. Os microrganismos carreados dessa maneira podem ser espalhados por longas distâncias pelas correntes de ar e podem ser inalados por indivíduos suscetíveis que não tiveram qualquer contato interpessoal com o indivíduo infeccioso (ou que não estiveram na mesma sala).

▶ Resposta nos serviços de saúde

Os Centers for Disease Control and Prevention (CDC) recomendam precauções contra a transmissão pelo ar para o manejo de

Quadro 20-1 Patógenos relacionados com o trabalho de acordo com ocupações específicas ou grupos ocupacionais mais amplos

Ocupação	Patógenos
Trabalhadores em matadouros	*Staphylococcus aureus* (resistente à meticilina), vírus *influenza* (suíno), *Brucella* spp., *Campylobacter* spp., *Coxiella burnetii*, *Escherichia coli*, vírus da hepatite B, vírus da hepatite E, *Leptospira hardjo*, *Leptospira pomona*, *Streptococcus pyogenes*, *Toxocara canis*
Funcionários de companhias aéreas	Vírus da hepatite E
Pessoas que cuidam de animais	*Bartonella hensalae*, *Borrelia burgdorferi*, *Capillaria hepatica*, *Chlamydophila psitacci*, hantavírus, vírus *influenza*, *Leptospira* spp., vírus de símio espumoso, parvovírus de símio, retrovírus de símio tipo D, *Toxocara canis*, *Toxoplasma gondii*
Arqueólogos	*Coccidioides immites*
Forças armadas	*Leishmania* spp.
Pessoas que cuidam de crianças	*Cryptosporidium parvum*, Citomegalovírus, *Giardia lamblia*, vírus da hepatite A, parvovírus, vírus da varicela-zóster
Faxineiros	Vírus da hepatite A, vírus da hepatite B, *Mycobacterium tuberculosis*
Dentistas	Vírus da hepatite B, vírus da hepatite C, HIV, etc.
Mergulhadores	*Campylobacter jejuni*, enterovírus, *Pseudomonas aeruginosa*
Trabalhadores agrícolas (tratadores de animais)	*Staphylococcus aureus* (resistente à meticilina), vírus *influenza* (suíno e aviário), *Borrelia burgdorferi*, *Brucella* spp., *Campylobacter* spp., *Chlamydophila psittaci*, *Clostridium tetani*, *Coxiella burnetii*, *Escherichia coli*, *Helicobacter pylori*, vírus da hepatite E, *Leptospira icterohaemorrhagiae*, *Mycobacterium bovis*, *Strongyloides stercoralis*, *Toxocara canis*, *Toxoplasma gondii*, vírus do Nilo Ocidental
Trabalhadores agrícolas, animais	*Staphylococcus aureus* (resistente à meticilina), vírus *influenza* (suíno e aviário), *Borrelia burgdorferi*, *Brucella* spp., *Campylobacter* spp., *Chlamydophila psittaci*, *Clostridium tetani*, *Coxiella burnetii*, *Helicobacter pylori*, vírus da hepatite E, *Leptospira icterohaemorrhagiae*, *Mycobacterium bovis*, *Streptococcus suis*, *Strongyloides stercoralis*, *Toxocara canis*, *Toxoplasma gondii*, vírus do Nilo Ocidental
Trabalhadores agrícolas, colheitas	*Borrelia burgdorferi*, *Clostridium tetani*, *Coxiella burnetii*, *Escherichia coli*, *Leishmania* spp., *Strongyloides stercoralis*, *Toxocara canis*
Pescadores	*Anisakis simplex*
Peixeiros	*Anisakis simplex*
Trabalhadores florestais	*Anaplasma phagocytophilum*, *Borrelia burgdorferi*, *Coxiella burnetii*, hantavírus, *Rickettsia conorii*, *Rickettsia helvetica*, vírus da encefalite transmitida por carrapato, *Toxoplasma gondii*
Pessoas que trabalham em serviços funerários	*Mycobacterium tuberculosis*
Jardineiros	*Francisella tularensis*
Auxiliares nos cuidados de saúde	*Helicobacter pylori*
Profissionais na área de saúde	*Staphylococcus aureus* (resistente à meticilina), *Bordetella pertussis*, citomegalovírus, *Helicobacter pylori*, vírus da hepatite A, vírus da hepatite B, vírus da hepatite C, vírus da hepatite E, herpes-vírus humano, HIV, parvovírus humano, vírus *influenza*, vírus do sarampo, vírus da variola do macaco, vírus da caxumba, *Mycobacterium bovis*, *Mycobacterium tuberculosis*, vírus da rubéola, *Salmonella* spp., coronavírus da SARS, *Streptococcus pyogenes*, enterococos resistentes à vancomicina, vírus da varicela-zóster
Trabalhadores em serviços de alimentação hospitalar	*Coxiella burnetii*, vírus da hepatite A
Caçadores, utilizadores de armadilhas	*Borrelia burgdorferi*, *Brucella* spp., *Echinococcus granulosus*, *Echinococcus multilocularis*, *Ehrlichia chaffeensis*, *Francisella tularensis*, hantavírus, *Leptospira icterohaemorrhagiae*, *Leptospira interrogans*, *Toxocara canis*
Funcionários de laboratórios	*Staphylococcus aureus* (resistente à meticilina), *Bartonella henselae*, *Brucella* spp., *Clostridium difficile*, *Coxiella burnetii*, *Giardia lamblia*, HIV, vírus *influenza*, *Mycobacterium tuberculosis*, *Neisseria meningitidis*, *Pasteurella multocida*, rinovírus, *Salmonella* spp., *Shigella* spp., vírus espumoso de símio

(continua)

Quadro 20-1 Patógenos relacionados com o trabalho de acordo com ocupações específicas ou grupos ocupacionais mais amplos

Ocupação	Patógenos
Médicos	Vírus da hepatite B, vírus da hepatite C, HIV, *Mycobacterium tuberculosis*, coronavírus da SARS
Microbiologistas	*Neisseria meningitidis*
Operadores e montadores de máquinas e indústrias	*Histoplasma capsulatum, Legionella pneumophila, Mycobacterium chelonae*
Guardas prisionais	*Mycobacterium tuberculosis*
Profissionais do sexo (também atores de filmes pornográficos)	*Chlamydia trachomatis*, vírus da hepatite B, vírus da hepatite C, herpes-vírus, HIV, HPV, vírus linfotrópico T humano, *Neisseria gonorrhoeae, Treponema pallidum, Trichomonas vaginalis*
Professores do ensino fundamental	Citomegalovírus, *Neisseria*
Assistentes de veterinários	*Staphylococcus aureus* (resistente à meticilina), vírus *influenza* (suíno), *Brucella* spp., *Bartonella henselae, Campylobacter* spp., *Chlamydophila psittaci, Clostridium tetani, Coxiella burnetii, Pasteurella multocida, Salmonella* spp., *Toxoplasma gondii*
Veterinários	*Staphylococcus aureus* (resistente à meticilina), vírus *influenza* (suíno), *Bartonella henselae, Brucella* spp., *Campylobacter* spp., *Chlamydophila psittaci, Clostridium tetani, Coxiella burnetii*, vírus da hepatite E, vírus da varíola do macaco, *Pasteurella multocida, Salmonella* spp., *Toxocara canis, Toxoplasma gondii*
Coletores de lixo	*Brucella* spp., *Helicobacter pylori*, vírus da hepatite A, vírus da hepatite B, vírus da hepatite C, *Toxoplasma gondii*

pacientes hospitalizados com suspeita de MERS. Isso inclui medidas básicas de higiene, incluindo higiene respiratória/etiqueta da tosse, uso de equipamento de proteção individual (EPI), em particular, de máscaras N95, utilização de salas de isolamento para infecções transmitidas pelo ar (SIIAs) e protocolos de procedimentos para uso de respiradores, nebulizadores, entubação endotraqueal e outros dispositivos e procedimentos que geram gotículas e aerossóis.

▶ **Questões relacionadas com o trabalho**

Em termos de saúde no trabalho, alguns profissionais de saúde podem ser colocados em "quarentena de trabalho" (com permissão de deslocamento apenas entre o domicílio e o local de trabalho) para assegurar níveis de efetivos suficientes. Quanto ao ambiente corporativo, medidas de "cancelamento" podem ser justificadas, envolvendo o fechamento de negócios e o cancelamento de reuniões públicas. O International Labor Office (ILO), da Organização Internacional do trabalho (OIT), divulgou um documento de trabalho sobre respostas práticas e administrativas à SARS no local de trabalho, em relação aos padrões preexistentes da OIT.

INFLUENZA

A infecção por *influenza* – ou gripe – é uma infecção respiratória causada por vários tipos de vírus *influenza*.

A gripe sazonal é o termo empregado para referir-se aos surtos de gripe que ocorrem anualmente, em particular, no final do outono e no inverno. A gripe pandêmica refere-se a cepas particularmente virulentas do *influenza*, que se propagam de forma rápida, de pessoa para pessoa, provocando uma epidemia mundial (pandemia).

Os vírus *influenza* são classificados nos tipos A, B e C. Os vírus *influenza* A são divididos em subtipos, com base em duas proteínas existentes sobre a superfície do vírus: a hemaglutinina (H; 15 subtipos: H1-H15) e a neuraminidase (N; 9 subtipos: N1-N9). Aves silvestres são o principal reservatório natural de todos os subtipos do vírus *influenza* A e, apesar de abrigarem os vírus, continuam sendo, em sua maioria, hospedeiros sadios. Quando as aves domesticadas (i. é, galinhas, patos, perus, etc.) tornam-se infectadas, a infecção dissemina-se com rapidez e amplamente, levando a um surto de *influenza* aviária em aves domésticas. Se o vírus for de um tipo altamente patogênico, a epidemia é muito letal. Os vírus podem ser transmitidos de uma fazenda para outra, por meio de equipamentos, veículos, rações, gaiolas ou roupas contaminados. Por conseguinte, as medidas-padrão de controle na criação de aves são a quarentena e o despovoamento (ou abate) e a vigilância no entorno dos bandos afetados. Embora o risco de infecção de seres humanos pela gripe aviária seja, em geral, baixo, as pessoas devem evitar todo contato com aves infectadas ou superfícies contaminadas e devem ter cuidado ao manusear e cozinhar carnes de aves.

Os vírus *influenza* A são geneticamente lábeis e bem adaptados para escapar das defesas do hospedeiro. Em consequência, ocorrem constantemente pequenas alterações na composição antigênica (*deriva antigênica*). De modo alternativo, pode ocorrer uma importante mudança abrupta (*mudança antigênica*) quando os vírus de duas espécies diferentes infectam o mesmo hospedeiro (humano ou animal) e se misturam. O novo vírus combinado pode adquirir a maioria dos genes de um vírus humano, porém, uma hemaglutinina e/ou neuraminidase de um vírus aviário e, dessa maneira, é provável que adquira a capacidade de disseminação eficiente de uma pessoa para outra.

Um surto de infecções humanas por um novo vírus *influenza* A aviária (H7N9) foi relatado pela primeira vez, na China, pela Organização Mundial da Saúde (OMS), em 1º de abril de 2013.

O vírus também foi detectado em aves domésticas na China. Durante o surto, foram notificados mais de 130 casos de infecção humana por H7N9, cuja a maioria ocorreu durante o mês de abril. Muitas das pessoas infectadas pelo H7N9 relataram ter tido contato com aves domésticas. A hipótese de trabalho é a de que as infecções humanas ocorreram após exposição a aves domésticas infectadas ou a ambientes contaminados. Embora alguns casos de doença leve em seres humanos tenham sido observados, a maioria dos pacientes apresentou doença respiratória grave, e 43 morreram. Os contatos próximos de pacientes com diagnóstico confirmado de H7N9 foram acompanhados para determinar se estava ocorrendo transmissão interpessoal do H7N9. Não foi encontrada evidência alguma de disseminação interpessoal sustentada do vírus H7N9. Nenhum caso de H7N9 fora da China foi relatado.

No século XX, a grande pandemia de *influenza* de 1918 a 1919 ("gripe espanhola" [*Influenza* A(H1N1)]) causou, segundo estimativas, 40 a 50 milhões de mortes no mundo inteiro e foi seguida de outra pandemia em 1957 a 1958 ("gripe asiática" [*Influenza* A(H2N2)]) e em 1968 a 1969 ("gripe de Hong Kong" [*Influenza* A(H3N2)]). Embora a origem do vírus da pandemia de 1918 a 1919 não esteja bem esclarecida, as últimas duas pandemias foram causadas por um vírus contendo uma combinação de genes de um vírus *influenza* humano e de outro vírus *influenza* aviário. Podem ocorrer pandemias de *influenza* quando novos subtipos de vírus emergem e são prontamente transmitidos de uma pessoa para outra. A OMS declarou que a ocorrência de outra pandemia de *influenza* é inevitável, porém, imprevisível. As pandemias de *influenza* são distintas das epidemias de *influenza* mais comuns e de menor escala que aquelas que ocorrem em quase todos os invernos, causadas por vírus *influenza* tipo A ou B (o único outro tipo de vírus *influenza*, o tipo C, provoca doença respiratória leve e não causa epidemias).

INFLUENZA NO LOCAL DE TRABALHO

Embora cada local de trabalho seja singular, e o risco de exposição ocupacional de um trabalhador ao *influenza* possa variar amplamente, dependendo da natureza de seu trabalho. O CDC incentiva os locais de trabalho a promover a vacinação contra *influenza* entre os trabalhadores, a estimular práticas apropriadas de higiene das mãos e respiratória e a instruir os trabalhadores sobre os sinais e sintomas da gripe por *influenza*. Como os profissionais da área de saúde e os socorristas correm alto risco de infecção em uma situação pandêmica, as estratégias de prontidão com forte componente de saúde do trabalho são bem justificadas.

As orientações para rastreamento, prevenção e tratamento do *influenza* são regularmente atualizadas.

INFECÇÃO CAUSADA PELO AMBIENTE DE TRABALHO

▶ Coccidioidomicose

A coccidioidomicose, também conhecida como Febre do Vale, é uma doença ocupacional reconhecida que tem sido relatada em trabalhadores envolvidos em atividades de revolvimento do solo, incluindo agricultores, militares, antropologistas e arqueólogos trabalhando em áreas endêmicas. Em áreas não endêmicas, foram relatados casos da doença relacionados com o trabalho em diversas ocupações, incluindo pessoal de laboratório e hospitais.

A coccidioidomicose é causada pela inalação de esporos de fungo, transportados pelo ar, após revolvimento do solo, de duas espécies de *Coccidioides* encontradas no solo: *C. immitis*, nativo da Califórnia, e *C. posadasii*, encontrado fora da Califórnia. Esse fungo é endêmico em certas áreas semiáridas da Califórnia, do Arizona, do Novo México, de Nevada e do Texas, bem como da América Central e América do Sul. A coccidioidomicose pode ser uma doença grave, resultando em incapacidade, devido ao comprometimento pulmonar e à doença disseminada; entretanto, as infecções são, em sua maioria, assintomáticas. A apresentação clínica mais comum consiste em doença semelhante à gripe por *influenza*. Em geral, a infecção confere imunidade à reinfecção, embora raros casos de reinfecção tenham sido relatados. Os grupos de alto risco para desenvolver doença disseminada incluem afrodescendentes e asiáticos, pessoas de ascendência filipina, mulheres grávidas durante o terceiro trimestre e pacientes imunocomprometidos.

A prevenção da coccidioidomicose adquirida no trabalho requer uma abordagem multidisciplinar, incluindo: controles de engenharia, como umidificação contínua do solo revolvido e lavagem de todo o equipamento antes de sua remoção do local de trabalho; controles administrativos, como aumento do treinamento em prevenção, sinais e sintomas de infecção; e uso de equipamento de proteção individual, como respiradores com purificação de ar, além da troca de roupa no local de trabalho.

O cetoconazol é o único antifúngico aprovado pela Food and Drug Administration (FDA) para uso na coccidioidomicose; entretanto, a maioria dos especialistas prefere o uso de fluconazol ou itraconazol. Alguns estudos iniciais indicaram que os antifúngicos imidazólicos devem ser usados em uma dose mínima de 400 mg ao dia, sendo frequente a ocorrência de recidivas após a interrupção da terapia. Foi constatado ser o fluconazol o medicamento mais eficaz no tratamento da meningite por *Coccidioides*.

▶ Hantavírus

O hantavírus, da família dos buniavírus, é um vírus de RNA de filamento simples e sentido negativo. Os funcionários que trabalham em laboratórios com animais e as pessoas que trabalham em construções infestadas por roedores correm risco aumentado de entrar em contato com excrementos secos, urina ou saliva de camundongos e ratos, que abrigam o hantavírus, bem como de desenvolver a síndrome pulmonar por hantavírus (SPH). A infecção começa como uma doença semelhante à gripe por *influenza*, caracterizada por febre, calafrios e mialgias; todavia, pode evoluir com rapidez para uma condição potencialmente fatal, caracterizada por insuficiência respiratória, à medida que os pulmões são preenchidos com líquido.

Não existe tratamento específico ou cura para a infecção por hantavírus. O tratamento de pacientes com SPH continua sendo de suporte. Os pacientes devem receber antibioticoterapia apropriada de amplo espectro enquanto aguardam a confirmação do diagnóstico de SPH. O tratamento durante os estágios iniciais da doença deve incluir antipiréticos e analgesia, quando necessário. Se houver um alto grau de suspeita de SPH, os pacientes devem ser imediatamente transferidos para um serviço de emergência ou para a unidade de terapia intensiva (UTI) para monitoramento e tratamento rigorosos.

São recomendadas instalações e práticas com Nível de Biossegurança 2 (NB-2) para a manipulação laboratorial de amostra de soro e tecidos de indivíduos potencialmente infectados pelos agentes da SPH.

A prevenção da exposição inclui tampar os buracos no local de trabalho para impedir a entrada de roedores, colocar armadilhas para reduzir a população de roedores e manter os alimentos em recipientes fechados para eliminar locais de aninhamento. Se forem encontrados excrementos de roedores, o CDC recomenda a limpeza com agentes líquidos e desinfetantes antes de criar uma contaminação com poeira aerossolizada.

▶ Transmissão por carrapatos

Os trabalhadores que exercem atividades ao ar livre correm risco de exposição a doenças transmitidas por carrapatos, se estiverem trabalhando em locais onde se encontram carrapatos. Os locais de trabalho com matas, arbustos, grama alta ou folhas acumuladas têm tendência a apresentar mais carrapatos. Na maioria das regiões dos Estados Unidos, os trabalhadores ao ar livre devem ter um cuidado adicional para se protegerem na primavera, no verão e no outono, quando os carrapatos são mais ativos. Em algumas regiões de clima mais quente, os carrapatos podem ser ativos durante todo o ano. Os trabalhadores com risco de adquirir doenças transmitidas por carrapatos incluem os que trabalham ao ar livre, como trabalhadores da construção civil, pintores, pessoas que trabalham com telhados, pavimentação de estradas, operários, mecânicos, paisagistas, trabalhadores na silvicultura, pessoas que trabalham em desmatamento, técnicos agrários, agricultores, ferroviários, trabalhadores em campos de petróleo, em linhas de abastecimento, na administração de parques e reservas naturais, entomologistas e biólogos da fauna e flora selvagens. Os trabalhadores em laboratórios, no campo e em clínicas que realizam necropsias de aves infectadas ou que manuseiam tecidos ou líquidos infectados também correm risco de infecção (particularmente pelo vírus do Nilo Ocidental). Outras doenças transmitidas por carrapatos incluem: doença de Lyme, babesiose, erlichiose, febre maculosa, febre recorrente transmitida por carrapato, tularemia e febre Q.

Nos Estados Unidos, os carrapatos são habitualmente mais ativos nos meses de abril a outubro e exibem atividade máxima nos meses de verão, de junho até agosto. A época do ano em que os carrapatos são ativos pode variar de acordo com a região geográfica e o clima. Os trabalhadores ao ar livre devem ter um maior cuidado para se protegerem no final da primavera e durante o verão, quando os carrapatos imaturos são mais ativos. Os sintomas comuns de infecção por doenças transmitidas por carrapatos incluem dores no corpo, mialgias, febre, cefaleia, fadiga, dor articular e exantema. As doenças transmitidas por carrapatos são diagnosticadas com base nos sintomas e na possibilidade de exposição do trabalhador a carrapatos infectados. Na maioria dos casos, o tratamento com antibióticos é um sucesso.

A prevenção das doenças transmitidas por carrapatos requer o uso de roupas de cores claras, incluindo camisas de manga longa e calças compridas enfiadas dentro de botas ou meias, uso de repelentes para insetos, contendo DEET a 20 a 30%, sobre a pele exposta e as roupas, para evitar picadas de carrapatos, bem como a aplicação de permetrina às calças compridas, às meias e aos calçados, que geralmente permanece efetiva apesar de várias lavagens. Os trabalhadores devem ser orientados a examinar, todos os dias, a pele e as roupas à procura de carrapatos. As formas imaturas desses carrapatos são pequenas e pode ser difícil visualizá-las. Além disso, devem ser instruídos a tomar banho de chuveiro ou banheira, o mais cedo possível, após o retorno do trabalho ao ar livre, para remover e verificar a presença de carrapatos, particularmente nos pelos, nas axilas e na virilha. Qualquer carrapato identificado deve ser imediatamente removido, utilizando pinças finas, e a área deve ser limpa com sabão e água. A remoção dos carrapatos infectados, dentro de 24 horas, diminui o risco de infecção pela bactéria causadora da doença de Lyme. Por fim, a lavagem e a secagem das roupas de trabalho em secadora com ar quente matam qualquer carrapato presente.

INFECÇÕES CAUSADAS PELA EXPOSIÇÃO A SERES HUMANOS INFECTADOS OU A SEUS TECIDOS

Os profissionais de saúde e os trabalhadores em laboratórios clínicos também correm risco aumentado de infecção por microrganismos cujos hospedeiros naturais são os seres humanos, como no caso da hepatite, rubéola, Aids, tuberculose e doença estafilocócica. Algumas infecções podem ser transmitidas por contato pessoal próximo com pacientes infectados. A exposição e a infecção por quase todos os tipos de vírus, bactérias, fungos e parasitas patogênicos, nos seres humanos, podem resultar do contato direto com o organismo em culturas ou tecidos humanos. A tuberculose é um exemplo de uma infecção ocupacional relativamente comum, que resulta do contato próximo repetido com pacientes infectados, enquanto a hepatite B exemplifica uma infecção grave e relativamente frequente, em decorrência da manipulação de sangue humano infectado e inoculação por partículas virais infecciosas.

▶ *Staphylococcus aureus* resistente à meticilina

O *Staphylococcus aureus* resistente à meticilina (MRSA) coloniza os trabalhadores na área de saúde em uma taxa de 1 a 15%, em comparação com 1% na população geral. Os funcionários prisionais (guardas e equipes que trabalham em cárceres ou prisões) também apresentam taxas aumentadas de MRSA. Outros locais com risco aumentado de exposição ao MRSA incluem escolas (incluindo departamentos atléticos), dormitórios, acampamentos militares, residências, instalações carcerárias e creches. Os fatores que aumentam o risco de transmissão do MRSA são: populações aglomeradas, contato frequente com a pele, comprometimento cutâneo, objetos contaminados (com toalhas ou ataduras já usadas) e falta de limpeza. O MRSA é transmitido com maior frequência pelo contato direto da pele com a pele, ou pelo contato com objetos compartilhados ou por superfícies que entraram em contato com outra pessoa com infecção. As infecções por MRSA podem incluir desde abscessos cutâneos simples até infecções sistêmicas potencialmente fatais.

A prevenção da transmissão requer práticas de higiene mais cuidadosas em locais de maior risco. Em estabelecimentos de cuidados à saúde, isso pode abranger a colocação de pacientes suspeitos de infecção ou infectados em quartos particulares, quando disponíveis, e o uso apropriado de EPP. O controle ambiental deve incluir o uso diário de produtos de limpeza e detergentes comercialmente disponíveis em superfícies de contato intenso (p. ex., maçanetas, balcões, mesas de cabeceira, grades laterais de leitos, banheiras, vasos sanitários) que podem ter contato com infecções da pele desnuda.

Os abscessos simples podem ser tratados com incisão e drenagem apenas. Recomenda-se o uso de antibióticos durante 5 a 10 dias para pacientes que apresentam abscessos associados à doença grave ou extensa (p. ex., múltiplos locais de infecção) ou rápida progressão na presença de celulite associada; com sinais e sintomas de doença sistêmica, ou comorbidades ou imunossupressão associadas. As opções de antibióticos orais para o tratamento das infecções cutâneas e dos tecidos moles em pacientes com MRSA associado à comunidade incluem clindamicina, sulfametoxazol/trimetoprima, tetraciclina (doxiciclina ou minociclina) e linezolida.

Pode-se considerar a descolonização quando um trabalhador desenvolve infecção recorrente, apesar da boa higiene pessoal e do cuidado da ferida, ou quando outros membros da casa desenvolvem infecções. As estratégias para descolonização incluem a descolonização nasal com mupirocina, duas vezes ao dia, durante 5 a 10 dias, ou a descolonização nasal com mupirocina, duas vezes ao dia, durante 5 a 10 dias, com descolonização corporal tópica com solução antisséptica cutânea (p. ex., clorexidina), durante 5 a 14 dias.

TUBERCULOSE

O *Mycobacterium tuberculosis* pode causar doença disseminada, porém, está associado com maior frequência a infecções pulmonares. Os bacilos são transmitidos pelo ar e, dependendo dos fatores do hospedeiro, podem levar à infecção latente por tuberculose (ILTB) ou tuberculose (TB). Apenas as pessoas doentes com TB dos pulmões são infecciosas, enquanto as pessoas com ILTB não o são.

De modo global, estima-se que, em 2011, a TB causou 8,7 milhões de casos e 1,4 milhão de mortes. Do ponto de vista geográfico, a carga de TB é maior na Ásia e na África. A Índia e a China, juntas, apresentam quase 40% dos casos mundiais de TB; o Sudeste da Ásia e a as Regiões Ocidentais do Pacífico respondem por 60%. A Região Africana responde por aproximadamente 25% dos casos mundiais e apresenta as taxas mais altas de casos e mortes em relação à população. Houve grandes avanços na redução dos casos e das taxas de mortalidade da TB nas últimas duas décadas, com um declínio global na incidência da TB durante vários anos e uma taxa de declínio de 2,2% entre 2010 e 2011. No mundo inteiro, a taxa de mortalidade da TB caiu em 41% desde 1990, e o mundo está a caminho para alcançar o alvo global de uma redução de 50% em 2015.

As equipes de assistência médica apresentam uma taxa de tuberculose duas a três vezes maior do que a de quem não é da área, e os trabalhadores em laboratórios expostos ao *M. tuberculosis* têm uma incidência três vezes maior do que os trabalhadores não expostos. Segundo estimativas, as equipes de laboratório e de salas de necropsia têm uma probabilidade 100 a 200 vezes maior de desenvolver tuberculose, em comparação com o público geral. Outros ambientes de trabalho com alta prevalência incluem a maioria dos ambientes de cuidados à saúde (particularmente hospitais, instituições de cuidados prolongados e centros de diálise), centros de refugiados/imigração, abrigos para sem-teto, centros de tratamento de abuso de substâncias e instituições penitenciárias.

Os bacilos da tuberculose podem ser encontrados em amostras de líquido gástrico, líquido cerebrospinal, urina, escarro e tecidos que apresentam lesões ativas. Os pacientes infecciosos disseminam o microrganismo quando tossem, espirram ou falam, ao expelir pequenas gotículas infecciosas que podem permanecer suspensas no ar por várias horas e que, em seguida, são inaladas por indivíduos suscetíveis. Depois de um período de incubação de 4 a 12 semanas, a infecção permanece habitualmente subclínica ou latente, sem desenvolvimento de doença ativa, porém, o teste cutâneo tuberculínico, ou reação de Mantoux, torna-se positivo. Entretanto, o microrganismo pode ser ativado a qualquer momento, resultando em doença pulmonar grave aguda ou outra doença sistêmica. O risco de desenvolvimento de doença clínica após infecção é maior em determinados grupos etários (infância; dos 16 aos 21 anos de idade), nos estados de desnutrição, em certos estados imunopatológicos (p. ex., Aids), em determinados grupos genéticos (indivíduos com o antígeno de histocompatibilidade HLA-Bw15) e em indivíduos com algumas doenças coexistentes (silicose, doença renal terminal, desnutrição, leucemia, linfoma, carcinoma do trato gastrintestinal superior, diabetes melito).

▶ Teste Cutâneo Tuberculínico (PPD) ou Prova de Mantoux

O PPD é um produto de fracionamento químico de filtrado de culturas dos bacilos da tuberculose. A injeção intradérmica de cinco unidades de tuberculina em um paciente com infecção por tuberculose subclínica ou clínica resulta em uma reação de hipersensibilidade tardia, manifestada por uma enduração no local de injeção, dentro de 48 a 72 horas. É necessária uma enduração mínima de 5 mm para que o teste seja positivo ou reativo em contatos próximos de pacientes infecciosos, pacientes imunossuprimidos, receptores de órgãos ou indivíduos com infecção suspeitada ou conhecida pelo vírus da imunodeficiência humana (HIV). Uma reação de 10 mm ou mais é considerada positiva em outros grupos ocupacionais de alta prevalência (>5%) e alto risco (ver anteriormente) ou em grupos de alto risco, como imigrantes de regiões de alta prevalência, alcoolistas, usuários de substâncias intravenosas e indivíduos com os outros estados patológicos já mencionados. Em indivíduos que não apresentam fatores de risco e residem em áreas de baixa prevalência, é necessária uma enduração de 15 mm ou mais para ser interpretada como reação positiva. O PPD pode ser negativo na presença de tuberculose fulminante, sarampo, doença de Hodgkin, sarcoidose ou estados imunossupressores. Se o teste inicial for negativo em indivíduos com suspeita de resposta imune reduzida ou nos que se submeterão ao rastreamento anual, devido ao risco ocupacional ou a outro risco, a prova deve ser repetida.

▶ Método em "duas etapas"

Alguns indivíduos infectados pelo *M. tuberculosis* podem apresentar uma reação negativa ao PPD quando transcorrem muitos

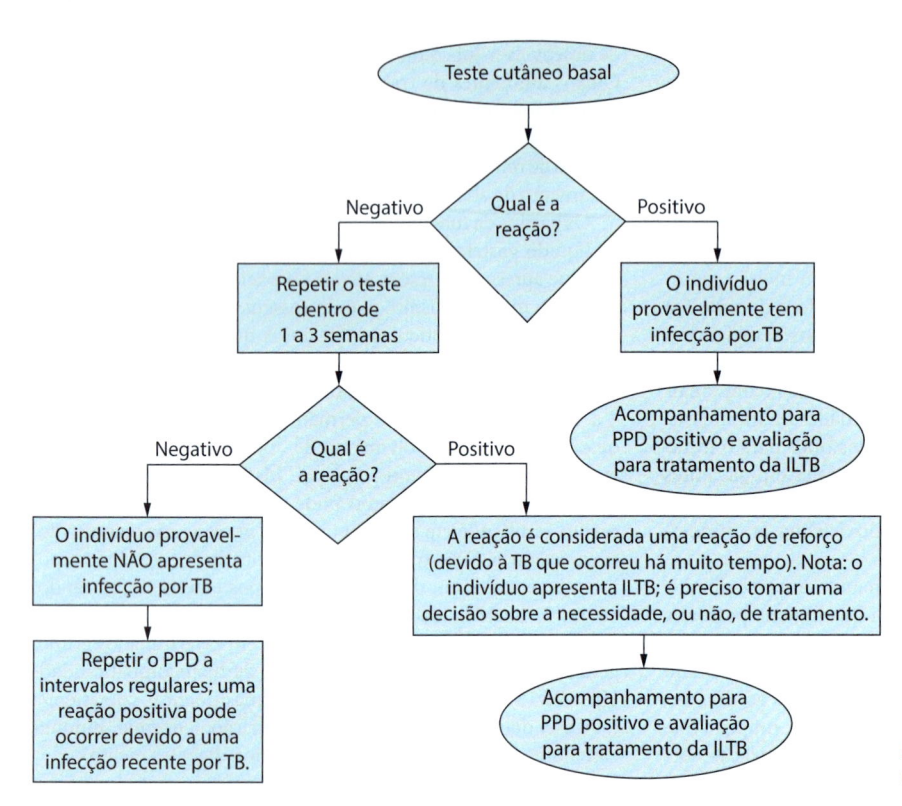

Figura 20-1 Teste cutâneo tuberculínico (PPD).

Fluxograma:
- Teste cutâneo basal → Qual é a reação?
  - Negativo → Repetir o teste dentro de 1 a 3 semanas → Qual é a reação?
    - Negativo → O indivíduo provavelmente NÃO apresenta infecção por TB → Repetir o PPD a intervalos regulares; uma reação positiva pode ocorrer devido a uma infecção recente por TB.
    - Positivo → A reação é considerada uma reação de reforço (devido à TB que ocorreu há muito tempo). Nota: o indivíduo apresenta ILTB; é preciso tomar uma decisão sobre a necessidade, ou não, de tratamento. → Acompanhamento para PPD positivo e avaliação para tratamento da ILTB
  - Positivo → O indivíduo provavelmente tem infecção por TB → Acompanhamento para PPD positivo e avaliação para tratamento da ILTB

anos desde o momento em que foram infectados. Podem demonstrar uma reação positiva a um teste subsequente, visto que o teste inicial estimula a sua capacidade de reagir à prova. Isso é comumente designado como "fenômeno de reforço" e pode ser interpretado de forma incorreta como conversão do teste cutâneo (passando de um resultado negativo para positivo). Por esse motivo, recomenda-se o "método em duas etapas" para indivíduos que podem realizar o teste periodicamente (p. ex., profissionais de saúde). Se o primeiro resultado do teste basal em duas etapas for positivo, deve-se considerar o indivíduo infectado, e esse deve ser avaliado e tratado de acordo. Se o primeiro resultado for negativo, o PPD deve ser repetido dentro de 1 a 3 semanas. Se o resultado do segundo teste for positivo, deve-se considerar o indivíduo infectado, e este deve ser avaliado e tratado de acordo. Por fim, se ambas as etapas forem negativas, o indivíduo é considerado não infectado, e o PPD é classificado como negativo no teste basal (Fig. 20-1).

O PPD é um método aceito para rastreamento de populações de alto risco para infecção primária. Os indivíduos reatores correm risco de desenvolver infecção clínica ativa a qualquer momento (durante toda vida) após a infecção primária, devido à reativação da infecção primária, contanto que os bacilos da tuberculose viáveis permaneçam no corpo.

Exame de sangue para TB

Os Ensaios de Liberação de Gama-Interferon (IGRA, *Interferon-Gama Release Assays*) são exames de sangue total, que podem auxiliar no diagnóstico da infecção pelo *M. tuberculosis*. Esses ensaios não diferenciam a infecção latente por tuberculose da doença tuberculose. Os IGRA apresentam várias vantagens em comparação ao PPD: exigem uma única visita do paciente para a realização do teste, os resultados podem ser disponíveis dentro de 24 horas, não há "fenômeno de reforço" medido por testes subsequentes e a vacina prévia com bacilo Calmette-Guérin (BCG) não provoca um resultado falso-positivo nos IGRA. As desvantagens são as seguintes: as amostras precisam ser processadas dentro de um prazo específico (8 a 30 horas) após a coleta, enquanto os leucócitos ainda estão viáveis; os erros na coleta ou no transporte das amostras de sangue ou na realização e interpretação do ensaio podem diminuir a acurácia dos IGRA; existem dados limitados sobre o uso dos IGRA para prever se o paciente evoluirá para a TB no futuro; também há dados limitados sobre o uso dos IGRA em crianças com menos de 5 anos de idade, indivíduos recentemente expostos ao *M. tuberculosis*, indivíduos imunocomprometidos e testes seriados; e, por fim, os exames podem ser dispendiosos.

Quando os IGRA são utilizados para testes seriados (como em profissionais de saúde), não há necessidade de um segundo teste, visto que não ocorre reforço.

Controle e tratamento

O PPD pode identificar indivíduos cujos testes são reativos, indicando infecção primária. Os testes seriados (bienais ou com mais frequência) podem identificar indivíduos recentemente infectados, cujos testes se tornaram reativos (*conversores*) nos últimos

2 anos. Os candidatos ocupacionais para a realização periódica do PPD incluem os que têm contato com pacientes com suspeita de infecção ou infectados, os indivíduos que trabalham com primatas ou gado potencialmente infectados (p. ex., veterinários, os guardas de jardim zoológico, os indivíduos que têm contato com primatas) e todos os outros indivíduos que trabalham nos ambientes de alto risco mencionados anteriormente.

Os conversores assintomáticos recentes ou outros que apresentaram reação à tuberculina (reatores) há pouco tempo, cuja data de conversão não é conhecida, e que têm menos tendência a desenvolver complicações em consequência da antibioticoterapia devem receber tratamento farmacológico, de acordo com os protocolos recomendados pelo CDC ou por departamentos de saúde locais.

Recomenda-se a profilaxia para indivíduos com PPD positivo que podem ser incluídos em qualquer uma das seguintes categorias: indivíduos recém-infectados, incluindo conversores recentes (dentro de 2 anos); contatos domiciliares de casos ativos; pessoas com radiografia de tórax anormal compatível com tuberculose clínica e terapia prévia inadequada contra tuberculose, ou doença ativa prévia com tratamento anterior inadequado; indivíduos cuja reativação pode ter consequências para a saúde pública (p. ex., professores de escolas); pacientes com Aids (ou indivíduos com anticorpos anti-HIV), silicose, diabetes melito insulinodependente, câncer hematológico ou reticuloendotelial, gastrectomia prévia, desnutrição crônica, desvio ileal, insuficiência renal exigindo diálise ou história de uso prolongado de terapia com glicocorticoides ou agentes imunossupressores, bem como usuários de substâncias intravenosas; e, por fim, todos os reatores com menos de 35 anos de idade que não apresentam sequer um dos fatores de risco precedentes.

Antes de iniciar a profilaxia, deve-se obter uma radiografia de tórax de todos os reatores ao teste cutâneo. Qualquer anormalidade encontrada deve ser avaliada minuciosamente quanto à evidência de doença clinicamente ativa. Caso o paciente tenha recebido profilaxia prévia adequada ou nos casos em que o tratamento para doença ativa foi concluído, não se deve administrar profilaxia.

Os esquemas atuais de tratamentos recomendados pelos American Thoracic Society (ATS)/CDC baseiam-se nas evidências de ensaios clínicos e são classificados por um sistema que utiliza uma letra (A, B, C, D ou E) para indicar a força da recomendação e por um algarismo romano (I, II ou III) para indicar a qualidade da evidência que sustenta a recomendação. Existem quatro esquemas recomendados para pacientes com tuberculose causada por microrganismos sensíveis a fármacos, cada um deles com toxicidade potencial significativa e interações medicamentosas. Cada esquema tem uma fase inicial de 2 meses, seguida de uma escolha de várias opções para a fase de continuação, de 4 ou 7 meses de duração. A isoniazida e a rifampicina são os dois fármacos anti-TB mais potentes incluídos no esquema na maioria das circunstâncias. Devido à rápida mudança nos padrões de resistência a fármacos, o leitor deve consultar as recomendações atuais sobre a profilaxia ou a terapia da doença ativa.

Os bacilos podem desenvolver resistência aos medicamentos anti-TB nos pulmões dos pacientes quando estes não completam o esquema padrão de tratamento ou quando recebem o esquema incorreto. Uma forma particularmente perigosa de TB resistente a fármacos é a TB resistente a múltiplos fármacos (TB-RMF), que é definida como a doença causada por bacilos da TB resistentes, pelo menos, à isoniazida e à rifampicina. Altas taxas de TB-RMF são encontradas em alguns países e ameaçam os esforços de controle da TB. Para obter um controle da TB com relação custo-benefício favorável, a OMS e outras organizações internacionais defendem uma estratégia abrangente, focada na terapia diretamente observada (TDO). Os agentes de saúde e comunitários ou voluntários treinados observam os pacientes tomarem todo o ciclo de doses corretas dos medicamentos anti-TB. Com esse procedimento, a TDO evita o desenvolvimento de resistência a fármacos.

Os indivíduos para os quais a antibioticoterapia profilática está contraindicada devem se submeter a radiografias de tórax de vigilância, caso se tornem sintomáticos. Os indivíduos que tiveram contato com um paciente infeccioso cujo estado do PPD não está previamente documentado devem efetuar imediatamente um teste cutâneo e, em seguida, repeti-lo dentro de 8 a 12 semanas após o contato infeccioso. Se houver conversão, devem-se efetuar um exame físico e uma radiografia de tórax para excluir a presença de infecção clínica aguda.

Bacilos atenuados da tuberculose – particularmente BCG – foram usados em muitos países como vacina. Entretanto, a BCG possui eficácia variável na prevenção das formas adultas de TB e interfere no teste cutâneo para infecção latente por TB. Por conseguinte, o seu uso rotineiro não é recomendado nos Estados Unidos.

HEPATITE B

Antes da introdução da vacina contra a hepatite B em 1981, as infecções pelo vírus da hepatite B, nos Estados Unidos, representavam a infecção ocupacional mais frequente entre profissionais de saúde e trabalhadores em laboratórios e na segurança pública após exposição a sangue ou líquidos corporais humanos. O vírus da hepatite B (HBV) pode causar hepatite fulminante e, também, levar a um estado de portador crônico em até 10% dos indivíduos após infecção aguda. Os portadores crônicos apresentam taxas mais altas de cirrose e insuficiência hepática, bem como de câncer de fígado. A prevalência da infecção pelo HBV entre profissionais de saúde era 10 vezes maior do que na população geral, na década que precedeu a aprovação da vacina contra o HBV.

O sangue contém os títulos mais elevados do vírus nos indivíduos infectados, com níveis mais baixos em vários outros líquidos corporais, incluindo os líquidos cerebroespinais, sinovial, pleural, peritoneal, pericárdico e amniótico, bem como o sêmen e as secreções vaginais. Os títulos do vírus na urina, nas fezes, nas lágrimas e na saliva são baixos o suficiente para que não sejam considerados como vias de transmissão, exceto nos casos de mordidas humanas, que, habitualmente, envolvem a transmissão de algum sangue. A transmissão sexual e a transmissão da mãe para o filho são modos alternativos de contrair o HBV na população geral.

O risco de transmissão do HBV por meio de lesões causadas por picadas de agulha é de aproximadamente 30%. Entretanto, mais de 50% das infecções agudas em adultos são assintomáticas. Tendo em vista que 10% das infecções agudas pelo HBV levam a infecções crônicas, observa-se um estado de portador assintomático crônico em uma quantidade significativa dos indivíduos com infecções ocupacionais.

O HBV pode permanecer viável durante, pelo menos, 1 mês em superfícies secas à temperatura ambiente. Isso proporciona uma oportunidade adicional de adquirir infecções pelo HBV relacionadas com o trabalho quando indivíduos com cortes abertos ou escoriações da pele ou das mucosas entram em contato com superfícies contaminadas. Com efeito, na maioria das infecções ocupacionais, não há qualquer lesão percutânea definida envolvida na transmissão do HBV.

Em geral, não se recomenda a realização de testes sorológicos de rastreamento antes da vacinação, visto que a prevalência de indivíduos infectados pelo HBV é baixa nos Estados Unidos. Alguns grupos instituíram a realização de rastreamento prévio de todos os receptores potenciais de vacina, com anticorpos dirigidos contra o cerne do vírus da hepatite B, quando uma alta porcentagem de indivíduos para vacinação potencial provêm de países endêmicos. Os anticorpos anticerne positivos indicam infecção pregressa ou atual pelo HBV e devem levar à realização de teste para antígenos de superfície para identificar portadores crônicos e anticorpos de superfície, bem como indivíduos com resolução de infecção pregressa.

Enquanto a vacina original contra hepatite B era derivada do plasma, os estudos conduzidos não mostraram transmissão alguma dos agentes infecciosos com essa vacina. O desenvolvimento de uma vacina de DNA recombinante, em 1986, forneceu um método ainda mais aceitável e altamente seguro para vacinação em massa dos profissionais de saúde. Desde 1991, recomenda-se a vacinação dos recém-nascidos por ocasião do nascimento, mesmo quando a prevalência da hepatite B crônica é inferior a 0,5% da população. Naquele mesmo ano, foi aprovado o Bloodborne Pathogens Act, exigindo que a vacinação dos profissionais de saúde em alto risco seja financiada pelo empregador. Desde então, foi constatada uma acentuada redução na transmissão do HBV relacionada com o trabalho. Todavia, ainda existem alguns trabalhadores que não completaram a vacinação ou que se recusaram a fazê-la, permanecendo vulneráveis à infecção. Existe um subgrupo adicional de indivíduos vacinados que não desenvolvem anticorpos e que permanecem suscetíveis à infecção.

As exposições conhecidas a sangue ou hemoderivados infectados pelo HBV, em indivíduos que não foram vacinados ou nos quais não houve desenvolvimento de anticorpos protetores, exigem o uso de imunoglobulina anti-hepatite B (IGHB), que é de alto custo e requer uma segunda dose dentro de 1 mês, a não ser que a vacina contra hepatite B seja administrada concomitantemente.

O calendário habitual para vacinação contra o HBV para profissionais de saúde, trabalhadores na área de segurança pública e equipes em instituições para pessoas que necessitam de cuidados especiais com risco de exposição ao sangue ou líquidos corporais consiste em duas doses, com intervalo de, pelo menos, 4 semanas, com a terceira dose dentro de 4 a 6 meses após a segunda. Aqueles que receberam apenas uma ou duas doses não precisam reiniciar a série: precisam apenas completar as doses que não receberam (à semelhança da maioria das outras vacinas que exigem múltiplas doses). Como apenas 50 a 60% dos indivíduos vacinados com duas doses desenvolvem imunidade, algumas instituições consideram a administração de uma série acelerada para os que trabalham ativamente em contato com sangue ou hemoderivados, com doses da vacina Engerix-B (GlaxoSmithKline) dentro de 0, 1, 2 e 12 meses (essa vacina possui duas vezes mais antígenos do que a vacina Recombivax [Merck] e é a única aprovada pela FDA para essa série). Como isso ainda deixa uma janela de tempo antes da obtenção de proteção com anticorpos em trabalhadores que correm alto risco, utiliza-se, em alguns casos, um esquema muito acelerado, com doses em 0, 1 e 3 semanas e uma dose final dentro de 12 meses. Esse esquema proporciona uma proteção de até 83% na quarta semana (que continua aumentando sem doses adicionais da vacina) e é utilizado em mais de 15 países da Europa. A dose final, administrada dentro de 6 a 12 meses, dependendo do calendário, é de importância crítica, visto que ela proporciona uma proteção de longo prazo. Uma vez administrada a série inicial de 3 a 4 doses, não há necessidade de doses adicionais, pressupondo que sejam produzidos anticorpos dirigidos contra o antígeno de superfície da hepatite B.

Em 1997, o Advisory Committee on Immunization Practices passou a recomendar a realização de um teste para anticorpos contra o antígeno de superfície da hepatite B nos indivíduos com exposição contínua a sangue ou a hemoderivados. Embora o comitê não tenha recomendado a realização de teste nos indivíduos vacinados antes de dezembro de 1997, existem vários motivos para verificar a ocorrência de resposta humoral nessa população (em que os resultados positivos para anticorpos contra antígenos de superfície são definidos como níveis superiores a 10 mUI/mL). Embora a vacina seja altamente protetora em lactentes vacinados por ocasião do nascimento, o grau de proteção declina com a idade, e 90% respondem a uma série de três doses aos 40 anos de idade, e 75%, aos 60 anos. Além disso, aqueles que desenvolvem anticorpos os perdem com o passar do tempo, embora permaneçam protegidos. Se uma resposta humoral positiva nunca é verificada, não será possível diferenciar o indivíduo que responde e que perdeu os anticorpos (que é protegido) daquele que não responde e nunca desenvolveu anticorpos (que não é protegido). Por conseguinte, a documentação do desenvolvimento de proteção por anticorpos contra antígenos de superfície, a qualquer momento após a série de vacinação, melhora o manejo para a hepatite B após exposição de forma significativa.

As recomendações atuais consistem em verificar a presença de anticorpos contra antígenos de superfície 4 semanas a 6 meses após a série primária. Se o indivíduo for negativo para anticorpos, os dados mostram que a administração de uma dose adicional de vacina induzirá proteção humoral em 15 a 25% dos que não respondem, enquanto a administração de 3 doses adicionais (para um total de 6 doses) induzirá a produção de anticorpos em 30 a 50% dos que não respondem. A recomendação oficial para doses adicionais consiste em seguir o calendário de 0, 1 e 6 meses. Esse prazo pode ser reduzido efetivamente para 0, 1 e 2 meses, visto que o intervalo de 6 meses entre a primeira e a última dose (importante para a imunidade de longo prazo) já foi realizado com a primeira série de vacinação. Os indivíduos que não desenvolvem anticorpos, depois do total de 6 doses, devem considerar uma mudança de cargo no trabalho, que não envolva exposição a sangue e a hemoderivados. Nos casos em que isso não é possível ou viável, pode-se considerar uma série de 3 doses, com 40 μg de antígeno com Merck Recombivax HB, formulado para pacientes com hemodiálise,[*] ou a administração de duas

---

[*] N. de R.T. A Routine Recombivax HB contém apenas 10 μg de antígeno.

Quadro 20-2 Interpretação dos resultados sorológicos para hepatite B

Teste	Resultado	Interpretação
HBsAg Anti-HBc Anti-HBs	Negativo Negativo Negativo	Suscetível
HBsAg Anti-HBc Anti-HBs	Negativo Positivo Positivo	Imune devido à infecção natural
HBsAg Anti-HBc Anti-HBs	Negativo Negativo Positivo	Imune devido à vacina contra hepatite B
HBsAg Anti-HBc Anti-HBs Anti-Hbc IgM	Positivo Positivo Negativo Positivo	Agudamente infectado
HBsAg Anti-HBc Anti-HBs Anti-Hbc IgM	Positivo Positivo Negativo Negativo	Cronicamente infectado
HBsAg Anti-HBc Anti-HBs Anti-Hbc IgM	Negativo Positivo Negativo Negativo	Interpretação confusa; quatro possibilidades: 1. Resolução da infecção (mais comum) 2. Anti-HBc falso-positivo e, portanto, suscetível 3. Infecção crônica de "baixo nível" 4. Resolução de infecção aguda

doses da vacina Engerix-B, contendo 20 µg de antígeno por dose. Se mais de 6 meses tiverem transcorrido desde a vacinação e o teste for negativo para anticorpos contra antígenos de superfície, a administração de uma dose adicional de vacina e a repetição do teste para anticorpos dentro de 4 semanas são justificadas, visto que 50% dos pacientes perdem os anticorpos depois de 7 anos. Menos de 5% dos indivíduos que recebem 6 doses de vacina contra hepatite B, administradas de acordo com o esquema apropriado, no músculo deltoide, não desenvolvem anticorpos anti-HBs detectáveis. Alguns indivíduos que são negativos para anti-HBs, depois de 6 doses, podem apresentar baixos níveis de anticorpos que não são detectados pelo teste sorológico de rotina (indivíduos com resposta deficiente). Todavia, um motivo para a ausência persistente de resposta à vacina contra hepatite B consiste na infecção crônica do indivíduo pelo HBV.

Consultar o Quadro 20-2 para uma interpretação dos resultados sorológicos para hepatite B.

HEPATITE C

A hepatite C é uma infecção viral do fígado causada pelo vírus da hepatite C (HCV). Atualmente, sabe-se que a hepatite C é responsável por mais de 75% dos casos anteriormente designados como *hepatite não A, não B pós-transfusional*. Nos Estados Unidos, o HCV está mais associado a uma história de transfusão sanguínea (antes da introdução do EIA no final da década de 1980), uso de drogas por via parenteral, exposição sexual ou domiciliar e, em alguns casos, transmissão hematogênica do patógeno. No mundo inteiro, existem seis principais genótipos de HCV, sendo o tipo 1 o mais frequente nos Estados Unidos.

A estimativa atual é de aproximadamente 1,8% para a transmissão do HCV após lesão por picada de agulha de um portador de HCV positivo. A transmissão após exposição a mucosas é rara, não havendo qualquer transferência aparente após exposição à pele intacta.

Com a disponibilidade atual do imunoensaio enzimático (EIA) de terceira geração, a sensibilidade é estimada em aproximadamente 97% dentro de 6 a 8 semanas após a exposição. Todavia, a presença de anticorpos não se correlaciona com uma proteção, visto que 70 a 90% dos indivíduos infectados tornam-se portadores crônicos, apesar dos anticorpos positivos. Os portadores crônicos têm uma probabilidade de 20% de desenvolver cirrose e correm risco aumentado de desenvolver carcinoma hepatocelular. Os EIA positivos justificam habitualmente a obtenção de um teste confirmatório com ensaios de RT-PCR muito sensíveis para o RNA do HCV. O ensaio de imunotransferência recombinante (RIBA) ainda pode ser usado nos casos em que o EIA é positivo com RNA do HCV negativo para determinar se o resultado do EIA é falso-positivo.

Recentemente, foram realizados importantes avanços no tratamento dos portadores crônicos, com a introdução do alfa-peginterferon parenteral combinado com ribavirina oral. Uma *resposta virológica sustentada* (RVS) é definida como ausência de vírus detectável 6 meses após completar o tratamento. O aspecto negativo é que os genótipos tipo 1 (mais frequentes nos Estados Unidos) são menos responsivos a esse esquema (RVS de 42 a 46%) e necessitam de 12 meses de tratamento, diferentemente de outros genótipos (RVS de 76 a 82%) que respondem, em geral, depois de 6 meses.

Após exposição a sangue ou hemoderivados HCV-positivos, a realização de um teste para RNA do HCV é frequentemente considerado dentro de 2 a 4 semanas após a exposição, como instrumento diagnóstico sensível para detectar a presença de doença inicial. As questões relativas à profilaxia pós-exposição não estão tão bem definidas. Entretanto, alguns estudos parecem indicar que o tratamento da soroconversão precoce com alfa-interferon, possivelmente com ribavirina, pode evitar a ocorrência do estado de portador crônico. Não existe indicação alguma para o uso de imunoglobulina no manejo pós-exposição desses casos.

VÍRUS DA IMUNODEFICIÊNCIA HUMANA

O advento do vírus da imunodeficiência humana (HIV) levou a consequências devastadoras no mundo inteiro, afetando particularmente os países mais pobres e menos equipados para enfrentar essa doença infecciosa. A Aids refere-se à fase sintomática do HIV, que se manifesta por infecções oportunistas e desenvolvimento do sarcoma de Kaposi. Com a evolução da terapia antirretroviral altamente ativa (HAART), o maior controle das populações infectadas pelo HIV, nos Estados Unidos e em outras nações capazes de custear esse tratamento, levou a uma acentuada queda no número de mortes atribuíveis a essa doença.

A transmissão do HIV ocorre por contato sexual e com o sangue. O aspecto positivo é que a infecção relacionada com o trabalho tem sido relativamente infrequente (embora grave). Além do sangue, os líquidos corporais considerados como maior risco de transmissão do HIV incluem o sêmen e as secreções vaginais, bem como os líquidos cerebroespinal, sinovial, pleural, peritoneal, pericárdico e amniótico. As secreções nasais, a saliva, o escarro, o suor, as lágrimas, a urina e o vômito não são considerados potencialmente infecciosos, a não ser que sejam visivelmente sanguinolentos.

A taxa de transmissão estabelecida após exposição ao HIV por lesão com picada de agulha é de aproximadamente 0,3%, de modo que é aproximadamente 10 vezes menos transmissível do que o HCV e 100 vezes menos transmissível do que o HBV. Além disso, a incidência de transmissão do HIV relacionada com o trabalho parece ter declinado de forma substancial nos últimos anos. Existem vários fatores que podem ser responsáveis por esse declínio, incluindo o uso disseminado de agentes antirretrovirais em indivíduos infectados pelo HIV, resultando em cargas virais menores, bem como o uso mais amplo do tratamento antirretroviral após exposição ao HIV.

Entretanto, o número crescente de cepas resistentes de HIV exigiu uma maior compreensão das várias opções disponíveis de tratamento quando essas lesões de alto risco ocorrem. De modo semelhante, tendo em vista os problemas observados com a toxicidade dos fármacos, é indispensável que a profilaxia pós-exposição seja apenas usada nas lesões de alto risco.

Na atualidade, os fármacos antirretrovirais administrados após exposição incluem inibidores da transcriptase reversa, inibidores não nucleosídicos da transcriptase reversa, inibidores da protease e a classe mais recente de agentes, os inibidores da fusão. São considerados dois ou três esquemas de fármacos após exposição ao HIV e são administrados múltiplos fármacos quando as lesões envolvem quantidades maiores de sangue infectado pelo HIV (p. ex., agulhas de grande calibre, punções profundas e sangue visível em dispositivos ou agulhas usadas em artérias ou veias dos pacientes) ou quando há suspeita de concentrações mais altas do vírus (p. ex., pacientes com Aids, soroconversão aguda, altas cargas do vírus e vírus concentrados em situações laboratoriais especiais).

É importante compreender que, em situações nas quais a fonte não é conhecida ou o estado do HIV tampouco é conhecido, a profilaxia após exposição geralmente não se justifica. Pode-se obter uma consultoria especializada sobre a necessidade e a escolha de agentes antirretrovirais 24/7 pela linha direta da University of California, San Francisco National Clinician's Hotline.

A profilaxia após exposição ao HIV consiste em um ciclo de 4 semanas de tratamento. Deve-se efetuar um monitoramento rigoroso quanto aos efeitos colaterais dos fármacos nos 3 primeiros dias. O monitoramento durante todo o ciclo de 4 semanas de tratamento é bem aconselhável, visto que muitos indivíduos que recebem essa administração apresentam efeitos colaterais que levam à interrupção do tratamento. O acompanhamento rigoroso monitora a ocorrência de efeitos colaterais potenciais e assegura um ciclo completo de tratamento. Um teste para infecção preexistente por ocasião da exposição sempre deve ser obtido em condições basais, com acompanhamento dentro de 6 semanas e 3 e 6 meses. Pode-se considerar a realização prolongada do teste durante até 12 meses para situações em que os pacientes estão coinfectados pelo HIV e pelo HCV ou nas quais o indivíduo exposto é HCV positivo.

O aconselhamento e o apoio do indivíduo exposto (e de seu parceiro) são imprescindíveis, visto que essas lesões são psicologicamente traumáticas e incluem recomendações para abstinência sexual ou uso de preservativos se a profilaxia pós-exposição for justificada.

Importantes diretrizes para o manejo dessas lesões foram publicadas no *Morbidity and Mortality Weekly Report* (publicação do CDC) em 30 de setembro de 2005. É imprescindível que todos os médicos considerem esses tipos de exposição ocupacionais como problemas urgentes, uma vez que a adesão precoce ao tratamento pode evitar a transmissão ocupacional.

VIAGENS

O mercado internacional em constante expansão continua tendo impacto sobre a necessidade de viagens internacionais de negócios. As viagens para regiões do mundo com sistemas subótimos de saúde pública e/ou doenças tropicais exigem considerações especiais, visto que existem muitas doenças passíveis de prevenção com vacinas ou medicamentos que podem apresentar taxas significativas de morbidade e mortalidade em adultos saudáveis. Além disso, as doenças contraídas durante viagens, que são específicas do local de destino, como a malária ou a hepatite A, são cobertas pela indenização aos trabalhadores. Ainda, mais importante é a perda de produtividade quando um empregado adoece e não pode realizar as atividades que o levaram a viajar. O fator negativo é que muitas empresas e muitos médicos não preparam adequadamente os empregados que viajam com vacinas apropriadas e preparações antes da viagem.

Na atualidade, algumas vacinas são exigidas para a entrada em alguns países. O que não é reconhecido com frequência é o maior número de doenças passíveis de prevenção com vacinas, para as quais a vacinação não é exigida, mas cuja administração poderia evitar o desenvolvimento de doença significativa, como a hepatite A. Outro exemplo frequentemente ignorado é o caso do indivíduo que viaja repetidamente a negócio e retorna várias vezes a uma filial estrangeira, em que múltiplas viagens contribuirão para muitos meses de viagem. Face a essa situação, é preciso considerar as vacinações para viagens de maior duração, como hepatite B, encefalite japonesa e, em alguns casos, raiva pré-exposição. Essas e outras vacinas também devem ser consideradas quando se preparam famílias para cargos de longo prazo em países estrangeiros.

Diretrizes úteis para determinar quais as vacinas apropriadas para viagem a determinado país podem ser encontradas no Travelers Health Web site do CDC ou consultando o *Health Information for International Travel* (também conhecido como *Yellow Book*) do CDC. Todavia, essas fontes relacionam todas as vacinas recomendadas e não diferenciam viagens de curto ou de longo prazo, ou urbanas ou rurais, que se constituem em importantes fatores na decisão de quais vacinas devem ser administradas. Além disso, as missões militares representam um desafio singular. Informações mais detalhadas sobre a imunização de militares podem ser obtidas no U.S. Department of Defense Military Vaccine Agency Web site.

VACINAÇÕES EXIGIDAS PARA VIAGEM

Conforme assinalado anteriormente, as vacinações necessárias são aquelas exigidas por determinados países para a entrada do indivíduo no país. Com frequência, não incluem muitas doenças que são endêmicas para aquele país e que podem ser contraídas por indivíduos residentes em locais não endêmicos que viajam para o local em questão.

▶ Febre amarela

A febre amarela é uma doença hemorrágica viral aguda transmitida por mosquitos, que ocorre em áreas tropicais da África, América do Sul e em partes do Panamá. A vacinação contra febre amarela pode ser necessária para a entrada em um país (mesmo se for apenas em trânsito), quando ocorreu viagem em outro país, onde a febre amarela ocorre ou acredita-se que ocorra. A vacina também é recomendada para viagens para zonas endêmicas.

As vacinas devem ser obtidas de um posto de vacinação credenciado contra a febre amarela, onde o certificado internacional de vacinação é carimbado e assinado. Esses centros podem ser localizados por meio do CDC Web site (http://wwwnc.cdc.gov/travel/yellow-fever-vaccination-clinics/search). O certificado internacional de vacinação deve ser apresentado na alfândega para entrada e é válido a partir de 10 dias após a vacinação, por 10 anos (a duração da proteção proporcionada pela vacina).

Como a vacina contra febre amarela é preparada a partir de vírus vivos, não deve ser administrada em indivíduos imunossuprimidos e está relativamente contraindicada durante a gravidez (embora possa ser administrada, se a viagem para uma área de alto risco for inevitável). Está contraindicada para pessoas com graves alergias a ovos ou quando ocorreu uma reação alérgica grave a doses anteriores. Houve raros casos de doença neutropênica associada à vacina contra febre amarela (YEL-AND), com encefalite, principalmente em lactentes, mas também em alguns adultos, junto a doença neurológica autoimune (p. ex., síndrome de Guillain-Barré), cuja ocorrência é estimada em quatro a seis pessoas por milhão. Desde 1996, foram relatados casos de doença viscerotrópica associada à vacina (YEL-AVD), com falência múltipla de órgãos febril, em 26 indivíduos no mundo inteiro (3 a 5 casos por milhão de doses administradas). Isso parece ocorrer com uma frequência um pouco maior em indivíduos com mais de 60 anos de idade (19 casos por milhão de doses). Estudos recentes mostraram uma alta associação entre indivíduos com distúrbios do timo (p. ex., miastenia gravis), que atualmente são uma contraindicação para a vacinação. Tanto a YEL-AND quanto a YEL-AVD ocorreram com vacinação primária e não parecem constituir um problema para os que necessitam de doses de reforço.

É também importante lembrar que as vacinas de vírus vivos (febre amarela, MMR e varicela) precisam ser administradas simultaneamente ou com intervalo de, pelo menos, 4 semanas.

▶ Profilaxia para viagens

Malária

A malária é uma importante doença causada por protozoários, transmitida pelas fêmeas infectadas do mosquito *Anopheles*, que picam ao entardecer. A malária acomete até 300 milhões de pessoas no mundo inteiro, a cada ano. Além disso, os que provêm de países não endêmicos, como os Estados Unidos, têm maior probabilidade de desenvolver doença grave ou sintomas muitos meses após retornar de regiões de malária, quando o diagnóstico tem mais probabilidade de ser omitido. Existem quatro tipos de malária que infectam os seres humanos: *Plasmodium falciparum, P. vivax, P. ovale* e *P. malariae*. A malária causada pelo *P. falciparum* constitui a forma mais grave e desenvolveu resistência em muitas áreas do mundo.

Em áreas de *P. falciparum* e outras formas não resistentes (em geral, na América Central e no Oriente Médio), podem-se utilizar a cloroquina ou a hidroxicloroquina. Esses fármacos são administrados semanalmente, começando uma semana antes da entrada no país, semanalmente durante a viagem e por 4 semanas após sair da área de malária.

Nas áreas com resistência à cloroquina (Ásia, Sudeste da Ásia, Índia, África e América do Sul), outras formas de profilaxia contra malária precisam ser utilizadas, como a mefloquina, doxiciclina e atovaquona-proguanil. A mefloquina tem sido associada a pesadelos, ansiedade, depressão, psicose, baixo limiar convulsivo e anormalidades da condução cardíaca. Esse fármaco é administrado uma vez por semana, de acordo com um esquema semelhante ao da cloroquina. A doxiciclina, como forma de tetraciclina, tem sido associada a fotossensibilidade, distúrbios gastrintestinais, exantema e diarreia. É administrada uma vez ao dia, 1 a 2 dias antes da entrada no país e diariamente por até 4 semanas após sair da área de malária. A atovaquona-proguanil é a contribuição mais recente dos agentes antimaláricos, que apresenta relativamente poucos efeitos adversos, incluindo dor abdominal, náusea, vômitos, diarreia, cefaleia, níveis elevados de transaminases e prurido. Esse medicamento é tomado diariamente, 1 dia antes da entrada no país e continuamente por até 7 dias após sair da região de malária.

Os agentes antimaláricos são altamente protetores, porém, não conferem proteção completa. Assim, são importantes medidas adicionais para reduzir as picadas de mosquitos. Essas medidas devem incluir aplicar repelente efetivo contendo DEET aplicado à pele exposta (devendo-se evitar os olhos e a boca), usar mosquiteiros quando dormir em áreas não protegidas, tratar as roupas e mosquiteiros com permetrina e evitar atividades ao ar livre ao entardecer e à noite.

Diarreia do viajante

A diarreia do viajante (DV) é um problema comum em viagens para áreas onde os alimentos e as condições sanitárias são inadequadas. Esse problema acomete até 30 a 70% dos viajantes durante as primeiras 2 semanas de viagem. Embora a DV possa ocorrer devido a causas não infecciosas, como síndrome de alteração do fuso horário e mudanças na dieta, as causas infecciosas podem incluir numerosos microrganismos, como *Escherichia coli* enterotoxigênica (ETEC), *Campylobacter, Salmonella, Shigella, E. coli* enteroagregativa e muitas outras bactérias. Os agentes virais incluem norovírus (que afetam muitas viagens de cruzeiro), bem como rotavírus. As infecções por protozoários são menos prováveis, embora resultem em estados diarreicos mais crônicos com frequência.

Pode ser útil evitar o consumo de alimentos muito quentes e alimentos preparados de forma manual e mal cozidos, assim como o consumo de água contaminada (incluindo gelo), embora seja frequentemente difícil aderir a essas restrições. O tratamento com antibióticos do grupo das quinolonas (administrados em dose única de 750 a 1.000 mg para a diarreia não complicada ou em um ciclo de 3 dias para formas mais graves) ou rifaximina (um antibiótico não absorvível administrado em uma dose de 200 mg, 3 vezes ao dia, durante 3 dias) pode ser usado em associação com loperamida com frequência, contanto que não haja febre, nem diarreia sanguinolenta. Com o aparecimento do *Campylobacter* resistente às quinolonas na Tailândia e na Índia, deve-se considerar o uso da azitromicina como alternativa.

INFECÇÕES TRANSMITIDAS POR ANIMAIS A SERES HUMANOS: ZOONOSES

As zoonoses são definidas como qualquer doença e/ou infecção naturalmente transmissíveis de animais vertebrados para seres humanos. As ocupações que envolvem o contato com animais infectados e/ou suas secreções ou tecidos infectados, ou o contato com artrópodes vetores de animais infectados, podem resultar em doença zoonótica relacionada com o trabalho. As zoonoses envolvem diferentes tipos de agentes: bactérias (p. ex., salmonelose e campilobacteriose), parasitos (p. ex., cisticercose/teníase) *Rickettsia* (p. ex., febre Q), vírus (p. ex., raiva e *influenza* aviária) e agentes não convencionais (p. ex., encefalopatia espongiforme bovina [EEB] como causa da doença de Creutzfeldt-Jakob variante). A *influenza* aviária, a EEB e o vírus Nipah são exemplos de zoonoses "emergentes", de acordo com a definição da OMS/FAO/OIE.

BRUCELOSE

A brucelose é uma doença infecciosa causada por bactérias do gênero *Brucella*. As espécies variam de acordo com o animal hospedeiro: *B. abortus*, gado bovino; *B. melitensis*, caprinos e ovinos; *B. suis*, suínos; e *B. canis*, cães. Nos Estados Unidos, os rebanhos livraram-se quase por completo da infecção por *B. abortus* em 2003. O CDC afirma que o risco de contrair brucelose em decorrência da exposição ocupacional a rebanhos nos Estados Unidos ou do consumo de laticínios de produção doméstica é mínimo. Naquele país, a maioria dos casos de brucelose ocorre entre pessoas que retornam de viagem ou imigrantes recentes de regiões endêmicas.

▶ Patogenia e achados clínicos

A brucelose ocupacional ocorre em consequência do contato das mucosas e da pele com tecidos animais infectados. Os tecidos placentários e das membranas fetais abortados de gado, suínos, caprinos e ovinos são fontes bem documentadas de exposição humana. O período de incubação é de 1 a 6 semanas. O início é insidioso, com febre, sudorese, mal-estar, dor e fraqueza. A febre exibe um padrão característico, frequentemente com elevação à tarde e queda durante a noite (febre ondulante). A infecção é sistêmica e pode resultar em comprometimentos gástrico, intestinal, neurológico, hepático ou musculoesquelético. Em geral, observa-se uma fase sistêmica inicial; em seguida, pode haver desenvolvimento de um estágio mais crônico, caracterizado por febre baixa, mal-estar e, em alguns casos, sintomas psiconeuróticos.

▶ Diagnóstico e tratamento

A brucelose é diagnosticada pelo achado de *Brucella* em amostras de sangue ou de medula óssea ou pela detecção de anticorpos. O tratamento variará de acordo com a sensibilidade do microrganismo; todavia, as brucelas são frequentemente sensíveis às tetraciclinas ou ampicilinas. Espécies mais resistentes podem exigir terapia combinada com estreptomicina e sulfametoxazol-trimetoprima. Com frequência, há necessidade de tratamento prolongado.

▶ Prevenção

A identificação e o tratamento ou o abate dos animais infectados, junto a imunização efetiva dos animais suscetíveis, podem eliminar a doença em populações de gado. A higiene pessoal e as precauções protetoras devem ser seguidas no manuseio de tecidos ou secreções de animais potencialmente infectados, em particular daqueles resultantes de aborto. A imunização dos seres humanos ainda é experimental.

FEBRE Q

A febre Q é uma zoonose causada por *Coxiella burnetii*, uma bactéria intracelular que infecta os fagócitos mononucleares, mas, também, pode infectar outros tipos de células. A infecção nos seres humanos ocorre habitualmente por inalação das bactérias a partir do ar contaminado por excrementos de animais infectados.

A febre Q é uma doença ocupacional que acomete pessoas cujo trabalho envolve o contato com animais, como trabalhadores em matadouros, veterinários e fazendeiros, embora a infecção não se limite a esses grupos. Foram relatados surtos de febre Q entre pessoas que trabalham em instalações para pesquisa em animais, unidades militares e, raramente, hospitais e laboratórios clínicos. Foram relatados surtos urbanos e casos sem exposição conhecida ou estreita proximidade com gado, assim como exposições não ocupacionais, como a agricultura como passatempo. Cerca de 200 casos de febre Q aguda foram relatados em militares norte-americanos que foram destacados para o Iraque, desde 2003. As investigações desses casos associaram a doença a picadas de carrapatos, dormir em celeiros e residir perto de zonas de helicópteros, em que a exposição ambiental resulta de aerossóis gerados pelos helicópteros.

Os sintomas da febre Q aguda variam, e a condição caracteriza-se, geralmente, por uma doença febril inespecífica, hepatite ou pneumonia. Foram relatadas infecções assintomáticas, seguidas de soroconversão, em até 60% dos casos identificados durante investigações de surtos. Em geral, o início dos sintomas é observado dentro de 2 a 3 semanas após a exposição, e os pacientes sintomáticos, quando não tratados, podem ficar enfermos durante semanas ou meses. A febre Q crônica pode se manifestar dentro de poucos meses ou vários anos após a infecção aguda e pode ocorrer após infecções sintomáticas ou assintomáticas. A doença crônica é rara e caracteriza-se, comumente, por endocardite em pacientes com fatores de risco preexistentes, como defeitos valvares ou vasculares. Diferentemente da febre Q aguda, que apresenta baixa taxa de mortalidade, a endocardite da febre Q crônica é sempre fatal, se não for tratada. As hemoculturas de rotina são negativas em pacientes com endocardite da febre Q crônica. O diagnóstico de endocardite da febre Q crônica pode ser muito difícil, visto que as lesões vegetativas são visualizadas por ecocardiografia em cerca de 12% dos pacientes.

Diagnóstico

Manifestações clínicas agudas

A infecção aguda da febre Q é sugerida pela presença de febre prolongada, de mais de 10 dias de duração, com contagem normal de leucócitos, trombocitopenia e elevação das enzimas hepáticas.

As mulheres infectadas com febre Q durante a gestação correm risco aumentado de aborto e parto prematuro. As mulheres de idade fértil que recebem um diagnóstico de febre Q podem beneficiar-se do rastreamento para gravidez e aconselhamento para orientar as decisões de manejo dos cuidados de saúde.

Manifestações clínicas crônicas

As condições que aumentam o risco de desenvolvimento de febre Q crônica incluem cardiopatia valvar preexistente, enxertos vasculares ou aneurismas arteriais. A infecção durante a gravidez e a imunossupressão (p. ex., em consequência de quimioterapia) são condições que foram associadas ao desenvolvimento de febre Q crônica. A endocardite e as infecções de aneurismas ou próteses vasculares são as formas mais comuns de febre Q crônica e, em geral, são fatais, se não forem tratadas.

Análise laboratorial

A reação em cadeia da polimerase (PCR) do sangue total ou do soro fornece resultados rápidos e pode ser usada para o diagnóstico de febre Q aguda aproximadamente nas primeiras 2 semanas após o aparecimento dos sintomas, porém, antes da administração de antibióticos. Um aumento de quatro vezes nos títulos de anticorpo imunoglobulina G (IgG) de fase II, por ensaio imunofluorescente (IFA) de pares de amostras de fase aguda e convalescente, é o padrão de referência diagnóstico para a confirmação do diagnóstico de febre Q aguda. A obtenção de um título agudo negativo não exclui a possibilidade de febre Q, visto que o IFA é negativo durante os primeiros estágios da doença aguda. A maioria dos pacientes sofre soroconversão em torno da terceira semana de doença. Uma única amostra convalescente pode ser examinada, por meio do IFA, em pacientes depois do estágio agudo da doença; entretanto, a demonstração de uma elevação de quatro vezes entre as amostras das fases aguda e convalescente apresenta sensibilidade e especificidade muito mais altas do que a obtenção de um único título elevado da fase convalescente. O diagnóstico de febre Q crônica exige a demonstração de um aumento nos anticorpos IgG da fase I (≥ 1:1.024) e infecção persistente identificável (p. ex., endocardite). A PCR, a imuno-histoquímica ou a cultura do tecido afetado podem fornecer uma confirmação definitiva de infecção por *C. burnetii*.

Tratamento e manejo

Devido à demora na soroconversão frequentemente necessária para confirmar o diagnóstico, o tratamento com antibióticos nunca deve ser adiado enquanto se aguardam os resultados laboratoriais, nem interrompido com base em uma amostra de fase aguda negativa. Em contrapartida, o tratamento da febre Q crônica só deve ser iniciado após confirmação do diagnóstico. O tratamento para a febre Q aguda ou crônica só deve ser ministrado nos casos clinicamente compatíveis e não deve basear-se exclusivamente nos títulos sorológicos elevados. A doxiciclina constitui o fármaco de escolha, e recomenda-se um tratamento de duas semanas de duração para os adultos. As mulheres que estão grávidas, quando se diagnostica a febre Q aguda, devem ser tratadas com sulfametoxazol/trimetoprima durante toda a gestação. Recomenda-se o monitoramento sorológico após a infecção aguda da febre Q para avaliar uma possível progressão para a infecção crônica. O esquema recomendado para monitoramento baseia-se no risco de infecção crônica do paciente.

Prevenção

Os esforços educacionais envidados devem descrever os grupos vulneráveis ao desenvolvimento de febre Q crônica, como trabalhadores que apresentam valvopatia preexistente, prótese de valva cardíaca, prótese vascular, aneurisma, mulheres grávidas ou que podem engravidar, ou indivíduos imunossuprimidos, visto que esses empregados correm maior risco de resultados graves ou morte se forem infectados. Embora a proteção para trabalhadores de alto risco possa ser oferecida com vacina contra febre Q, uma vacina licenciada para seres humanos só está comercialmente disponível na Austrália.

Manejo da exposição ocupacional

Nos Estados Unidos, em instituições de pesquisa biomédica, a maioria dos surtos de febre Q relacionados com o trabalho ocorreu entre trabalhadores expostos a ovelhas prenhes infectadas. Os locais de trabalho com empregados que correm alto risco de exposição a *C. burnetii* (p. ex., laboratórios que trabalham com *C. burnetii* e instituições de pesquisa em animais) devem instituir um programa de vigilância médica e monitoramento de educação em saúde para a febre Q. Controles de engenharia, controles administrativos e uso de EPI são recomendados, quando apropriados. O uso das precauções-padrão por profissionais de saúde é suficiente para prevenir a transmissão da febre Q durante os cuidados de rotina. Outras precauções devem ser utilizadas durante procedimentos que geram aerossóis. O uso de profilaxia pós-exposição não é recomendado para trabalhadores após exposição conhecida ou potencial; qualquer doença febril aguda que ocorra dentro de 6 semanas após exposição justifica um tratamento imediato e avaliação médica.

VÍRUS B

A infecção pelo vírus B é causada pelo herpes-vírus Macacine 1, um alfa-herpes-vírus estreitamente relacionado ao herpes-vírus simples. O vírus B costuma ser designado como herpes B, vírus B do macaco, herpes-vírus símio e herpes-vírus B.

O vírus é comumente encontrado entre macacos, incluindo macacos rhesus, *Macaca nemestrina* e macacos cinomolgos, que podem abrigar a infecção latente pelo vírus B e que parecem ser hospedeiros naturais desse vírus. Em geral, os macacos infectados pelo vírus B são assintomáticos ou só apresentam sintomas leves. Além disso, coelhos, cobaias e camundongos podem ser infectados pelo vírus B de forma experimental.

A infecção pelo vírus B é muito rara nos seres humanos; entretanto, quando ocorre, a infecção pode resultar em grave comprometimento neurológico ou encefalomielite fatal, se o paciente não for tratado logo após a exposição.

Os casos relatados de infecção em seres humanos são muito raros; desde a identificação do vírus, em 1932, houve apenas 31 casos documentados de infecção humana pelo vírus B, dos quais 21 foram fatais. A maioria dessas infecções foi causada por mordidas ou arranhaduras de animais ou pela inoculação percutânea de materiais infecciosos. Todavia, em 1997, um pesquisador morreu de infecção pelo vírus B após exposição a respingos de mucosa.

O tratamento inicial de trabalhadores expostos à infecção pelo vírus B deve incluir limpeza da área exposta, com lavagem completa e escovação da área ou ferida com sabão, solução concentrada de detergente, iodopovidona ou clorexidina e água, e irrigação da área lavada, com água corrente, durante 15 a 20 minutos. Não se deve obter uma amostra para análise da área da ferida antes de lavar o local, visto que isso pode empurrar os vírus mais profundamente na ferida, reduzindo a eficiência do protocolo de limpeza. Após a limpeza do local, deve-se obter uma amostra de soro do paciente para determinar o nível basal de anticorpos. Deve-se considerar a profilaxia com valaciclovir, 1 g, 3 vezes/dia, por 14 dias, ou aciclovir, 800 mg, 5 vezes/dia, durante 14 dias.

O trabalhador acometido deve ser aconselhado a procurar assistência imediata, caso desenvolva lesões cutâneas, sintomas de tipo gripal ou sintomas neurológicos.

IMUNIZAÇÃO, PROFILAXIA E VIGILÂNCIA BIOLÓGICA RELACIONADAS COM O TRABALHO

Os trabalhadores em laboratórios com risco de contato com organismos vivos e as pessoas que viajam para áreas de infecções endêmicas devem ser considerados para vacinação, profilaxia ou vigilância apropriadas quando há a disponibilidade de tecnologia. Dispõe-se de preparações para proteção contra difteria, coqueluche, tétano, sarampo, caxumba, rubéola, varíola, febre amarela, poliomielite, hepatite A, hepatite B, *influenza*, raiva, cólera, pneumonia pneumocócica, doença meningocócica (certos sorotipos), peste, febre tifoide, tuberculose, febre Q, infecção por adenovírus, antraz e infecção por *Hemophilus influenzae*. Além disso, dispõe-se de muitas vacinas não licenciadas ou em fase experimental por meio do CDC (p. ex., para diversos vírus transmitidos por artrópodes).

Os testes cutâneos podem ser úteis na vigilância da tuberculose e de algumas micoses (coccidioidomicose, histoplasmose e blastomicose). Os testes cutâneos também podem detectar infecção prévia por caxumba e vacínia. Os testes sorológicos para evidências de infecção subclínica em populações selecionadas de alto risco devem ser considerados com cuidado, mas podem ser valiosos para as seguintes doenças: brucelose, infecções por *Chlamydia*, leptospirose, peste, tularemia, salmonelose, toxoplasmose, algumas doenças parasitárias (amebíase, triquinose), a maioria das doenças virais relacionadas com o trabalho (hepatites A e B, herpes simples, *influenza*, raiva, mononucleose infecciosa), pneumonia por micoplasma e algumas riquetsioses.

Assim como a administração de qualquer teste de vigilância ou agente terapêutico, a prevalência da doença, o risco de exposição ocupacional, as contraindicações e os efeitos colaterais do agente profilático devem ser considerados antes da administração de qualquer agente imunológico ou do uso de qualquer teste de vigilância biológica. Por exemplo, a vacina contra sarampo-caxumba-rubéola (MMR) não deve ser administrada 3 meses antes de uma gravidez ou durante a gestação. As vacinas contra febre amarela e poliomielite oral não devem ser administradas durante a gravidez, a não ser que exista um risco substancial de exposição.

▶ Avaliação da exposição

A sorologia ou outras técnicas microbiológicas clínicas podem ser utilizadas para investigar fontes humanas ou animais de agentes infecciosos. A avaliação da exposição ambiental associada a fontes inanimadas, como sistemas de ventilação ou centrífugas contaminados, é mais particular. Entretanto, existem tecnologias para a coleta e medição de bactérias e vírus transportados pelo ar. Um higienista industrial especializado pode selecionar a instrumentação e a estratégia de amostragem apropriadas, com base nas supostas características biológicas do microrganismo, velocidade do ar, eficiência do coletor de amostras, concentração antecipada, tamanho das "partículas", exigências físicas do coletor de amostras e objetivo do estudo.

REFERÊNCIAS

Anderson A: Diagnosis and management of Q fever—United States, 2013: recommendations from CDC and the Q Fever Working Group. MMWR Recomm Rep 2013;62:1 [PMID: 23535757]. http://www.cdc.gov/mmwr/PDF/rr/rr6203.pdf.

Das R: Occupational coccidioidomycosis in California: outbreak investigation, respirator recommendations, and surveillance findings. J Occup Environ Med 2012;54:564 [PMID: 22504958].

Haagsma JA: Infectious disease risks associated with occupational exposure. Occup Environ Med 2012;69:140 [PMID: 22006935].

International Labour Office. SARS—Practical and administrative responses to an infectious disease in the workplace. http://www.ilo.org/safework/info/publications/WCMS_108546/lang-en/index.htm.

Liu C: Clinical practice guidelines for the treatment of methicillin-resistant Staphylococcus aureus infections in adults and children. Clin Infect Dis 2011;52:18 [PMID: 21208910].

U.S. Centers for Disease Control and Prevention. Latent Tuberculosis Infection: A Guide for Primary Health Care Providers. http://www.cdc.gov/tb/publications/ltbi/diagnosis.htm.

U.S. Centers for Disease Control and Prevention. Middle East Respiratory Syndrome (MERS). http://www.cdc.gov/coronavirus/mers/index.html.

U.S. Department of Health and Human Services. Checklist to help businesses prepare for a pandemic, http://www.flu.gov/planning-preparedness/business/.

U.S. Public Health Service Guidelines for the Management of Occupational Exposures to HIV and Recommendations for Postexposure Prophylaxis. http://www.cdc.gov/mmwr/preview/mmwrhtml/rr5409a1.htm.

Watson DC: Epidemiology of Hantavirus infections in humans. Crit Rev Microbiol 2014;40:261 [PMID: 23607444].

■ QUESTÕES PARA AUTOAVALIAÇÃO

Escolha a única opção correta para cada questão:

Questão 1: A síndrome respiratória do Oriente Médio é:
a. uma doença respiratória bacteriana
b. muito diferente da síndrome respiratória aguda grave (SARS)
c. causada por um coronavírus
d. de pouca preocupação para profissionais de saúde

Questão 2: A tuberculose:
a. apresenta uma incidência crescente no mundo inteiro, devido à emergência de cepas resistentes aos fármacos
b. é mais frequentemente uma infecção gastrintestinal
c. é transmitida exclusivamente pelo ar
d. é mais prevalente na região africana

Questão 3: A prova cutânea tuberculínica:
a. é recomendada mensalmente para trabalhadores com alto risco no trabalho
b. é confiavelmente positiva, mesmo na presença de tuberculose fulminante
c. é confiavelmente positiva, mesmo na presença de sarampo, doença de Hodgkin, sarcoidose ou estados de imunossupressão
d. é considerada positiva em grupos ocupacionais de alto risco, com uma reação de 10 mm ou mais

Questão 4: A hepatite C:
a. é uma infecção bacteriana do fígado, causada pelo vírus da hepatite C
b. causa, segundo estimativas, 25% dos casos previamente designados como hepatite não A, não B pós-transfusional
c. está raramente associada a uma história de transfusão sanguínea
d. apresenta transmissão rara após exposição a mucosas, sem transferência aparente após exposição à pele intacta

Questão 5: A hepatite A:
a. é uma hepatite viral transmitida por via fecal-oral
b. é raramente encontrada em viajantes
c. sempre provoca sintomas agudos pronunciados em crianças
d. foi erradicada nos Estados Unidos

Questão 6: A brucelose ocupacional:
a. é uma infecção sistêmica, que pode resultar em comprometimento gástrico, intestinal, neurológico, hepático ou musculoesquelético
b. ocorre em consequência da inalação de tecidos animais infectados
c. apresenta um período de incubação de 6 a 12 semanas
d. apresenta início profundo e agudo, com febre, sudorese, mal-estar, dor e fraqueza

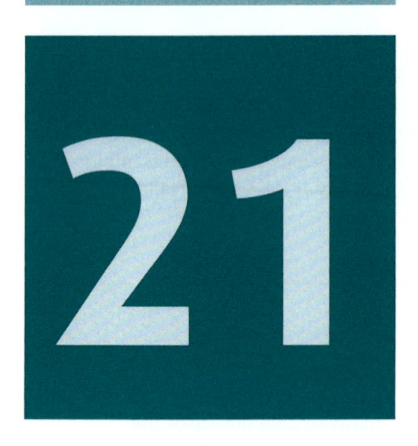

21 Doenças da pele relacionadas com o trabalho

Kazeem B. Salako, MBBS, MRCP
Mahbub M. U. Chowdhury, MBChB, FRCP

Embora a pele humana possa suportar muitas agressões de um ambiente hostil, é o órgão mais comumente lesionado na ocupação industrial. Os distúrbios da pele representam mais de 35% de todas as doenças relacionadas ao trabalho, acometendo cerca de um trabalhador a cada mil por ano. Entretanto, os relatos de casos continuam muito incompletos, e o sofrimento e a perda financeira para trabalhadores e empregadores são igualmente substanciais. A maioria das doenças de pele relacionadas com o trabalho resulta do contato com substâncias químicas, das quais existem, hoje, mais de 90 mil no meio ambiente. Em certas condições, todas podem irritar a pele, e, na atualidade, aproximadamente 2 mil substâncias são reconhecidas como alérgenos de contato. Além disso, os trabalhadores levam para o seu trabalho doenças preexistentes, as quais podem ser agravadas pelo próprio trabalho.

A dermatite de contato (DC) das mãos constitui a doença cutânea ocupacional mais comum, e a atopia é, com frequência, um cofator importante. A DC pode ser subdividida em dermatite de contato por irritante (DCI) e dermatite de contato alérgica (DCA) (Fig. 21-1).

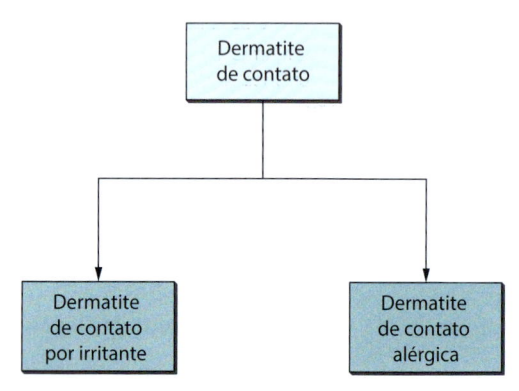

▲ **Figura 21-1** Tipos de dermatite de contato.

DERMATITE DE CONTATO

Dermatite de contato por irritante

> **FUNDAMENTOS DO DIAGNÓSTICO**

- Efeitos agudos e subagudos
- Uma única exposição a um irritante forte é suficiente.
- Habitualmente, ocorre comprometimento das mãos.
- Aspecto "em carne viva" e eritema da parte corporal acometida.
- Áreas demarcadas da pele normal.
- Rachadura/ da parte corporal acometida.
- Fissuras.
- Sangramento.
- Alterações cutâneas pustulosas.
- Prurido/ardência com ou sem alterações cutâneas visíveis.
- Efeitos crônicos
- Necessidade de exposições repetidas.
- Ressecamento da pele.
- Hiperceratose.
- Prurido da pele (menos do que na DCA).
- Enrugamento da pele.
- Desenvolvimento de dermatite de contato alérgica.

▶ Considerações gerais

A DCI é um espectro de processos mórbidos com fisiopatologia complexa, história natural variada e aparência clínica divergente. Isso contrasta com a DCA, em que a causa central consiste em uma substância química específica. Numerosos fatores podem induzir reações irritantes, seja isoladamente ou em combinação. Incluem a natureza intrínseca da substância (i.e., pH, solubilidade, estado físico e concentração), fatores ambientais (i.e., temperatura, umidade e pressão), características predisponentes do indivíduo (i.e., idade, sexo, etnicidade, doença cutânea concomitante e preexistente e região da pele exposta) e fatores genéticos, como mutação do gene da filagrina (FLG). A dermatite de contato por irritante é uma forma comum de doença da pele relacionada com o trabalho e, nos Estados Unidos, responde por quase 80% de todas as dermatites ocupacionais.

Existem, pelo menos, 14 entidades biológicas dentro da síndrome de dermatite por irritante.

A **irritação aguda/corrosão** refere-se a uma única exposição a determinado material, que é tão irritante que a lesão provocada é observada dentro de poucas horas a um dia ou mais. Em geral, é causada pela exposição a ácidos e bases fortes (Quadro 21-1). Muitas outras substâncias químicas produzem efeitos exagerados semelhantes. A probabilidade de determinada mistura provocar esse tipo de irritação aguda frequentemente pode ser estimada pelas altas concentrações de substâncias químicas com extremos de pH.

A **reação a irritantes** refere-se a um eritema, com rachaduras da pele de desenvolvimento lento, que, com a interrupção imediata da exposição ao agente irritante, leva habitualmente a uma rápida melhora sem tratamento. A situação típica é a de um assistente de cabeleireiro que passa a lavar as cabeças dos clientes com xampu numerosas vezes ao dia, durante semanas e meses. O eritema e a rachadura frequentemente aparecem no dorso das mãos. Com a interrupção da exposição, a resolução é rápida. Muitos cremes hidratantes (mas nem todos) inibirão a resposta. Alguns indivíduos evoluem, com exposição repetida, para uma dermatite de contato por irritante cumulativa, que pode se tornar grave.

A **dermatite por irritante aguda tardia** refere-se a uma dermatite de contato por irritante aguda (primária), que se desenvolve dentro de poucas horas a um dia, ou mais, após a exposição. Existe outra forma em que uma única exposição provoca irritação dentro de até dois a três dias. Essa forma de dermatite por irritante pode ser confundida com as reações da dermatite de contato alérgica.

A **irritação subjetiva/sensitiva** é uma forma de irritação que consiste em sensação de ardência, ferroadas, prurido e outro desconforto sem sinais visíveis. Os mesmos sintomas podem ocorrer com dermatite visível; todavia, esses casos não são designados como irritação subjetiva/sensitiva. A síndrome é facilmente confundida com a exposição a substâncias químicas, em baixas doses, que também provocam ardência, ferroadas e prurido, mas que, em doses mais altas, produzem urticária de contato. Isso precisa ser excluído para que os sintomas sejam definidos como irritação subjetiva/sensitiva. Embora não ocorra lesão visível, alguns indivíduos são muito incomodados pelos sintomas. Uma classe de substâncias químicas conhecida por induzir esse tipo de irritação é a dos piretroides.

A **irritação suberitematosa** é definida como um desconforto da pele, em que não há eritema, endurecimento nem descamação visíveis. Entretanto, o exame cuidadoso da pele com ensaio para o estrato córneo (escamometria) revela alterações na conformação das proteínas do estrato córneo. Esse problema clínico não visível deve ser reconhecido pelo médico do trabalho, visto que pode ser o primeiro sinal clínico precoce (visível) de dermatite por irritante.

A **irritação cumulativa** é frequentemente confundida com a dermatite de contato alérgica. Essa entidade biológica refere-se ao fato de que algumas substâncias químicas (com frequência, em doses apropriadamente baixas) podem não produzir irritação após múltiplas exposições até semanas, meses ou anos de exposição. Quando uma dermatite visível se desenvolve depois de um período prolongado de tempo, é essencial excluir a dermatite de contato alérgica com teste de contato diagnóstico apropriado. Se o trabalhador tiver o resultado negativo no teste de contato, a dermatite clínica pode consistir em irritação cumulativa. A interrupção da substância irritante e a concessão do tempo necessário à cicatrização podem permitir que a substância química seja usada sem dificuldade clínica.

A **dermatite por irritante traumática** refere-se a um fenômeno clínico incomum e pouco elucidado, em que uma pequena área de dermatite cicatriza e, em seguida, sofre exacerbação. A dermatite subsequente pode ser duradoura (várias semanas). Os fatores desencadeantes incluem dermatite de contato por irritante agudo, algumas vezes, dermatite de contato alérgica e traumatismo, como cortes.

A **dermatite de contato por irritante pustulosa e acneiforme** ocorre em indivíduos que, com exposição a determinados irritantes, como óleos, graxas e alcatrão, desenvolvem lesões semelhantes à acne, como comedões (Quadros 21-2 e 21-3). Além

Quadro 21-1 Exemplos de irritantes e alérgenos de contato

Irritantes
- Sabões/detergentes
- Água
- Ácidos/álcalis
- Solventes orgânicos
- Fluidos metalúrgicos

Alérgenos
- Cromato
- Resinas epóxi
- Biocidas
- Fragrâncias
- Formaldeído
- Produtos químicos de borracha
- Metacrilatos

Quadro 21-2 Exemplos de acne no local de trabalho

Tipo	Ocupação
Acne cosmética	Atores, modelos, cosmetologistas
Acne mecânica	Mecânico de automóveis e caminhões, atletas, operadores de telefonia
Acne por radiação ultravioleta	Modelos, salva-vidas
Acne por óleos	Maquinistas, mecânicos de automóveis, cozinheiros que fazem frituras, trabalhadores com telhados, trabalhadores em refinaria de petróleo, trabalhadores na indústria de borracha, trabalhadores que pavimentam estradas

Quadro 21-3 Substâncias químicas que produzem cloracne

Naftalenos polialogenados
Bifenilas polialogenadas
Dibenzofuranos polialogenados
Contaminantes de compostos de policlorofenol: herbicida 4, 5-T
Contaminantes de 3,4-dicloroanilina e herbicidas relacionados
Diclorofetniltricloroetano (DDT) (triclorobenzeno bruto)

disso, surgem pústulas que o indivíduo frequentemente identifica como acne, se estiverem localizadas na face.

A **dermatite eczematoide por dessecação** refere-se a uma dermatite crônica por baixa umidade, levando a uma morfologia eczematosa. O fator desencadeante é a baixa umidade e, muitas vezes, mudanças frequentes atmosféricas. Trata-se de uma condição não imunológica, cujo tratamento consiste em elevar a umidade relativa.

Ocorre **atrito** em muitas atividades industriais com exposição repetitiva da pele, levando ao atrito. O atrito tem sido bastante estudado e pode ser facilmente medido com vários instrumentos de bioengenharia. Essa forma de irritação não é quimicamente induzida.

A **urticária de contato não imunológica** (**UCNI**) é um evento comum; porém, felizmente é, em geral, de mínima importância clínica. Uma dose apropriada de determinada substância química, como ácido sórbico ou dimetil-sulfóxido (DMSO), provoca, em doses baixas, sintomas de ardência, ferroadas e prurido. Em doses mais altas, provocam eritema e, em doses ainda mais altas, urticária franca. A involução é rápida.

A **dermatite por irritante transportado pelo ar** refere-se à irritação (com testes de contato apropriados e teste de fotocontato negativos) em uma área fotoexposta.

A **fotoirritação (fototoxicidade)** refere-se à irritação química que exige exposição à luz ultravioleta A para desencadeá-la. Não ocorre no escuro. O protótipo químico que foi mais estudado é o bergapteno. Os testes preditivos para identificar substâncias químicas que produzem fotoirritação estão bem desenvolvidos e são muito preditivos. Em geral, o tratamento exige a remoção da substância química do ambiente.

A **dermatite de contato por irritantes conjugados** refere-se a casos em que um irritante pode não produzir doença clínica, enquanto dois irritantes podem fazê-lo. Não se trata de um fenômeno comum, e algumas combinações não produzem irritação em série.

Outros padrões clínicos gerais incluem fricção e atrito de repetição, produzindo uma placa descamativa espessa e nitidamente demarcada em muitos indivíduos, que se assemelha à psoríase, conhecida como *líquen simples crônico*. A sudorese excessiva, particularmente sob oclusão, e a radiação ultravioleta e infravermelha podem causar miliária. A irritação também pode resultar em hiperpigmentação ou hipopigmentação, alopecia, urticária e granulomas.

▶ Mecanismo de ação

A DCI é uma reação cutânea não imunogênica a substâncias tóxicas em concentrações baixas ou altas. Qualquer substância (incluindo a água após exposição prolongada) tem o potencial de causar irritação cutânea. A exposição da pele a substâncias tóxicas irritantes, em concentrações menores, por um longo período de tempo, constitui um fator predisponente, assim como a diátese cutânea atópica e a hiperidrose.

O mecanismo exato da DCI não está bem elucidado. Na atualidade, foram propostos dois mecanismos, seja isoladamente ou em combinação: a lesão da função de barreira do estrato córneo da pele e/ou o efeito direto do irritante sobre as células cutâneas.

A DCI resulta da desnaturação e delipidação do estrato córneo rico em lipídeos, resultando em alteração da função de barreira e perda transepidérmica de água. Isso pode possibilitar maior penetração e causar maior dano à camada mais profunda da epiderme contendo queratinócitos vivos.

O mecanismo da DCI está bem ilustrado pelos surfactantes e emulsificantes (Fig. 21-2). Os surfactantes possuem caudas hidrofílicas e hidrofóbicas; por conseguinte, podem reduzir a tensão superficial e formar micelas em solução. Causam a liberação de citocinas pró-inflamatórias do citoplasma, como a IL-1α, que ainda expressa IL-6, IL-8, fosfolipase A_2 (PLA_2) e TNF-α. O processo é, então, seguido de alterações morfológicas e manifestações clínicas da DCI.

▶ Manifestações clínicas

A. Sinais e sintomas

As manifestações clínicas variam e dependem de numerosos fatores. Entre eles, destacam-se a integridade cutânea, as propriedades físicas e químicas da substância envolvida, a duração da exposição, a área de superfície da pele exposta e a localização. O fator predisponente mais comum para a DCI, no local de trabalho, é a atopia, que ocorre em 15 a 20% da população. A pele seca e o avanço da idade também são fatores predisponentes importantes. A DCI, no local de trabalho, manifesta-se na forma de eritema, edema e descamação (Fig. 21-3). Em geral, acomete as mãos e resulta de exposição a substâncias irritantes. Os sintomas aparecem no trabalho; observa-se alguma melhora no final de semana e nos feriados, e a resolução completa só ocorre depois de um período prolongado de ausência ou mudança de trabalho.

As diferenças anatômicas no local de exposição são importantes. A irritação é maior em áreas em que a pele é fina, como dorso e dedos das mãos, face volar dos antebraços, parte interna das coxas e dorso dos pés. A dermatite por irritante, causada por substâncias transportadas pelo ar, como poeiras e substâncias químicas voláteis, desenvolve-se mais em regiões de maior exposição, como face, mãos e braços.

B. Testes especiais

O diagnóstico de DCI é frequentemente confirmado pela exclusão da dermatite de contato alérgica. O teste de contato é necessário para excluir a dermatite de contato alérgica; todavia, deve-se ressaltar que o teste deve ser evitado com agentes irritantes, a não ser que sejam utilizadas concentrações não irritantes.

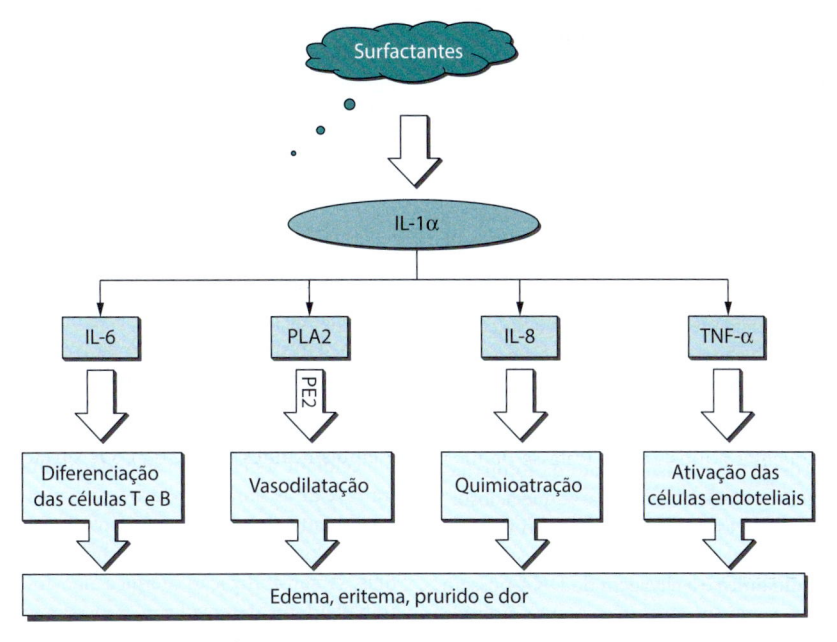

DOENÇAS DA PELE RELACIONADAS COM O TRABALHO — CAPÍTULO 21

```
                    Surfactantes
                         ↓
                       IL-1α
        ┌──────────┬──────────┬──────────┐
       IL-6       PLA2       IL-8       TNF-α
        ↓          ↓PE2       ↓          ↓
  Diferenciação  Vaso-     Quimio-   Ativação das
  das células   dilatação  atração   células
  T e B                              endoteliais
        └──────────┴──────────┴──────────┘
                         ↓
              Edema, eritema, prurido e dor
```

▲ **Figura 21-2** Fisiopatologia da dermatite de contato por irritante.

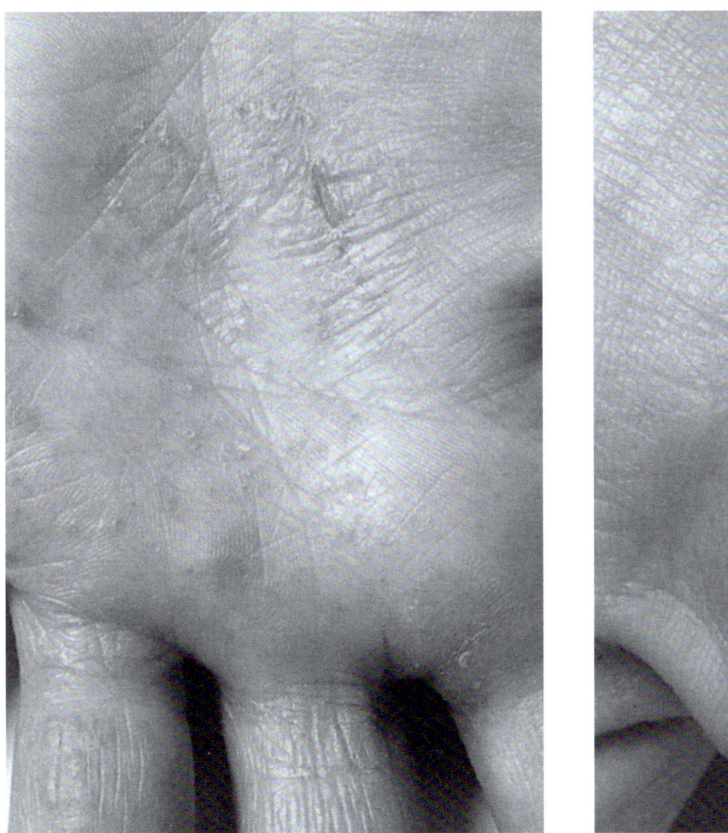

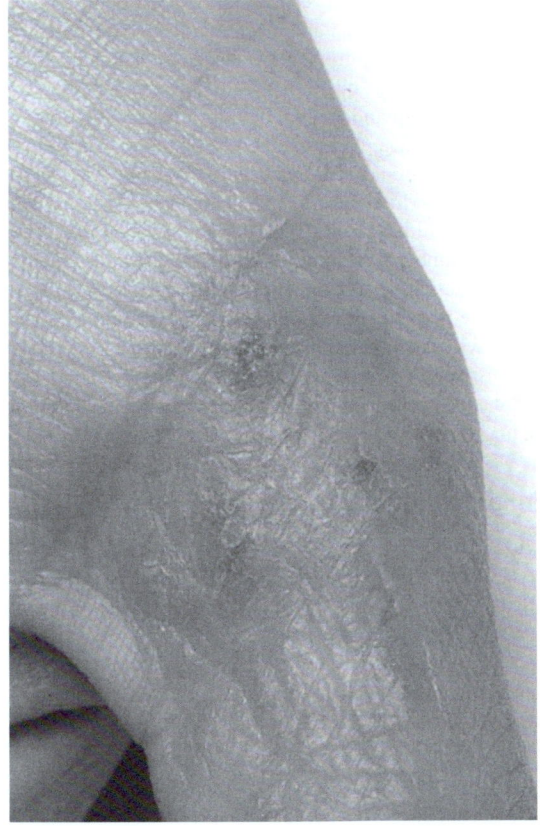

▲ **Figura 21-3** Efeitos subagudos da DCI sobre a palma, eritema, edema e descamação. (Fonte: Cardiff & Vale NHS Trust, Cardiff, UK.) (Ver encarte colorido)

Tipos específicos de irritação cutânea

A. Reações fototóxicas (fotoirritação)

Pode ocorrer erupção fototóxica não imunológica em consequência do contato com determinadas substâncias químicas, como suco de vegetais, com exposição simultânea à luz natural ou artificial. A formação de vesículas e bolhas é característica, com eritema semelhante a uma queimadura solar, seguido de hiperpigmentação. A pseudoporfiria, a foto-onicólise, a hiperpigmentação cinza-ardósia e as erupções liquenoides são menos frequentes. O grau de fototoxicidade está correlacionado com a dose ou a concentração da substância fototóxica. As causas mais comuns consistem em hidrocarbonetos aromáticos policíclicos no alcatrão e furocumarinas (psoralenos) encontradas em certas plantas (Quadro 21-4). Numerosos fármacos sistêmicos também podem causar essas reações. O mecanismo exato da fotoirritação ainda não foi totalmente elucidado; acredita-se que a absorção ultravioleta (habitualmente espectro UVA), o dano tecidual causado pela geração de espécies reativas de oxigênio (ERO), a peroxidação lipídica fotodinâmica e a clivagem do DNA possam desempenhar importantes papéis no processo. A cura é obtida evitando a exposição à(s) substância(s) agressora(s).

B. Queimaduras por cimento

Graves queimaduras podem ser causadas pelo contato com cimento úmido, devido à sua alta alcalinidade em consequência da presença de óxido e hidróxido de cálcio. As queimaduras são habitualmente causadas quando trabalhadores se ajoelham no cimento úmido, ou quando o cimento derrama nas botas ou nas luvas. Com frequência, os trabalhadores demoram a retirar as botas e luvas contaminadas para concluir o trabalho antes que o concreto endureça. Inicialmente, há queimadura e eritema, com aparecimento de ulceração tardia dentro de várias horas, seguida de necrose profunda. A cicatrização é lenta, exige várias semanas e deixa cicatrizes desfigurantes.

A perda de trabalho, nesses casos, é extensa, prolongando-se por muitas semanas. Existem numerosos problemas cosméticos e funcionais residuais. Nunca é demais enfatizar a importância das medidas de precaução a serem tomadas por trabalhadores que lidam com cimento.

C. Dermatite por fibra de vidro

Produzida comercialmente desde a década de 1930, a fibra de vidro está disponível em duas formas: na forma de lã de vidro e fibras têxteis de vidro. A primeira é usada principalmente para isolamento, painéis acústicos e placas de teto na construção. A fibra de vidro têxtil é preparada em fios ou processada em fibras curtas para reforço de plásticos, borracha e papel. São utilizados aglutinantes na lã de vidro, como resinas do tipo fenol formaldeído termoconsolidantes. O agente de engomagem para a fibra de vidro têxtil varia; porém, uma vez curado, o risco de dermatite de contato alérgica diminui. Quase todas as fibras de vidro fabricadas têm diâmetro de mais de 4,5 µm, de modo que elas podem facilmente penetrar nas glândulas sudoríparas e causar irritação.

O contato com fibra de vidro provoca irritação, com prurido e sensação de picada na pele, particularmente nas pregas cutâneas e áreas em que ocorre atrito da roupa. Pode ocorrer exantema maculopapular, habitualmente obscurecido pelas escoriações. Quando disseminado, o exantema pode ser diagnosticado de forma incorreta como escabiose. A aplicação de um pedaço de fita celofane à pele e, em seguida, a uma lâmina de microscópio irá revelar as fibras de vidro uniformes e semelhantes a varetas (facilmente visualizadas com polarização).

Os sintomas desaparecem habitualmente depois de alguns dias. A sensibilização alérgica não foi comprovada, e muitos trabalhadores desenvolvem "espessamento" e, portanto, podem retornar ao trabalho e continuar sem haver recidiva.

D. Alterações pigmentares

Os agentes químicos podem induzir aumento ou redução da pigmentação, ou, algumas vezes, ambos no mesmo paciente. A *melanose* refere-se à hiperpigmentação, enquanto o *leucoderma* indica perda de pigmento. A alteração da coloração é habitualmente precedida de inflamação. O traumatismo repetido, o atrito, as queimaduras químicas e térmicas e a exposição à luz ultravioleta (UV) podem aumentar a pigmentação, particularmente em indivíduos de pele escura. O alcatrão de carvão, o piche, o asfalto, o creosoto e outros derivados do alcatrão e do petróleo podem induzir escurecimento da pele. Os psoralenos, encontrados em certas plantas, induzem fitofotodermatite com contato seguido de exposição ao sol, podendo causar hiperpigmentação.

O leucoderma ocupacional assemelha-se ao vitiligo idiopático, e a diferenciação pode ser difícil. Entretanto, para ser considerado como induzido pelo trabalho, o local inicial de leucoderma, habitualmente nas mãos e nos antebraços, deve ser o local de contato repetido com uma substância química despigmentante conhecida (Quadro 21-5). Com o contato continuado, a despigmentação pode espalhar-se para locais distantes do corpo que não têm contato direto com a substância química (Fig. 21-4).

Quadro 21-4 Causas de reações fototóxicas (por fotoirritantes)

Alcatrão de carvão
Furocumarinas: psoraleno; 8-metopsoraleno; 4,5,8-trimetilpsoraleno
Derivado do ácido aminobenzoico: ácido amil-orto-dimetilaminobenzoico
Corantes: azul disperso 35
Fármacos: sulfonamidas; fenotiazinas; tetraciclinas; tiazídicos

---

Quadro 21-5 Substâncias químicas que causam leucoderma

Hidroquinona
Monobenziléter de hidroquinona
Monometiléter de hidroquinona
Butilfenol *para*-terciário
Buticatecol *para*-terciário
Aminofenol *para*-terciário
para-isopropilcatecol

DOENÇAS DA PELE RELACIONADAS COM O TRABALHO — CAPÍTULO 21

- Pustulose palmoplantar.
- Fitofotodermatite.
- Reação de Id.
- Dermatite artefacta – lesões autoinduzidas que são observadas em certas ocasiões e que podem ser reconhecidas pelas suas formas e localizações bizarras, com história de ocorrência inconsistente e suspeita.
- Escabiose.
- Erupções farmacogênicas.
- Porfiria cutânea tarda.
- Pseudoporfiria.
- Dermatose bolhosa da diálise.

DERMATITE DE CONTATO ALÉRGICA

FUNDAMENTOS DO DIAGNÓSTICO

▶ Uma vez ocorrida a sensibilização alérgica, a dermatite começa dentro de 24 a 48 horas após o contato.
▶ Prurido — característica muito proeminente.
▶ Eritema — habitualmente rápido.
▶ Formação de pápulas.
▶ Vesículas.
▶ Bolhas.

▶ **Considerações gerais**

Apesar de sua ocorrência menos frequente do que a dermatite de contato por irritante, a DCA é de grande importância, visto que as medidas protetoras habituais podem ser ineficazes, e muitos trabalhadores têm que mudar de emprego ou aprender um novo ofício. Por outro lado, os trabalhadores com dermatite de contato por irritante frequentemente podem retornar ao trabalho, contanto que passem a utilizar medidas protetoras pessoais adequadas, como luvas, e quando se efetuam mudanças no local de trabalho para que se torne menos perigoso.

A DCA é uma reação imunológica classificada como hipersensibilidade tardia tipo IV ou mediada por células. Isso a diferencia das reações tipo I, que são imediatas e mediadas por anticorpos. Ver o Capítulo 17 para uma discussão da imunologia.

A. Mecanismos de ação

O desenvolvimento da DCA resulta de uma interação complexa de fatores de risco herdados, como polimorfismo (variações genéticas), e fatores de risco adquiridos, como dermatite atópica, DCI e estase venosa. O mecanismo não está totalmente elucidado. A diátese cutânea atópica continua sendo individualmente o fator de risco mais importante no ambiente ocupacional.

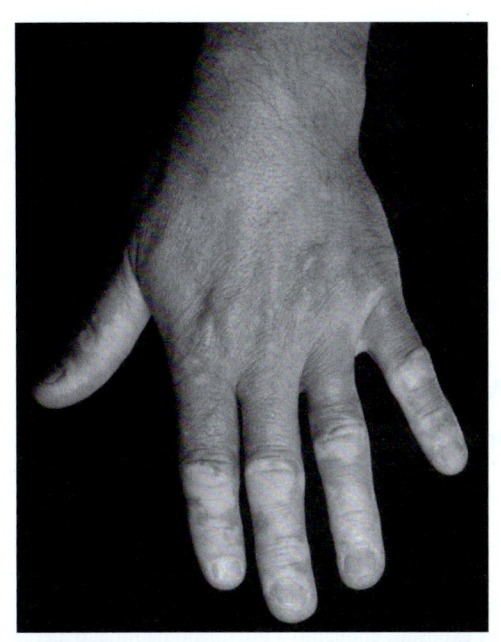

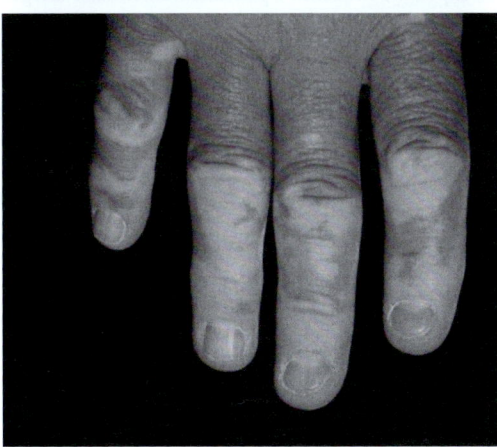

▲ **Figura 21-4** Hipopigmentação das mãos. (Fonte: Cardiff & Vale NHS Trust, Cardiff, UK.) **(Ver encarte colorido)**

O leucoderma químico é reversível se a exposição for interrompida logo após o início. Se a exposição prosseguir, o leucoderma pode ser permanente. A terapia com psoraleno tópico e oral e a luz ultravioleta A (PUVA) têm sido usados para induzir repigmentação; todavia, as lesões nas extremidades, em particular nas mãos, são frequentemente refratárias ao tratamento.

▶ **Diagnóstico diferencial**

- Dermatite de contato alérgica.
- Dermatite atópica/eczema endógeno.
- Líquen simples crônico.
- Pomfolix (Eczema disidrótico).

As células de Langerhans (CL), as células dendríticas (CD) epidérmicas e dérmicas, desempenham um papel vital na sensibilização e elicitação da DCA. Durante a sensibilização, os alérgenos potenciais reagem com CD por meio de interação com os queratinócitos adjacentes, migração para os linfonodos de drenagem local e a iniciação das células T virgens. Esses processos são mediados por citocinas inflamatórias, quimiocinas e moléculas de adesão. Quando a pele entra em contato com os mesmos alérgenos, as células T efetoras específicas para alérgenos são então recrutadas, resultando em elicitação. Após o seu recrutamento, essas células T são ativadas por células cutâneas apresentadoras de antígenos, incluindo CL, CD dérmicas e, mais provavelmente, queratinócitos.

As células T efetoras citotóxicas, na junção dermoepidérmica, atacarão (causando morte celular), entre outros, os queratinócitos da camada suprabasal. A interação da CD, dos queratinócitos e da perda da inibição mediada pelas células T reguladoras (Treg) resultará na ativação subsequente das células efetoras específicas da pele, isto é, células T citotóxicas (Tc1 $CD8^+$) e células T auxiliares (Th) 1 e 17 (Fig. 21-5).

Mecanismos imunes são mediados por linfócitos na alergia de contato na fase de sensibilização. O alérgeno de contato interage com células dendríticas na pele por meio de "receptores de reconhecimento de padrão", como os receptores do tipo Toll (TLR – *toll-like receptors*). Subsequentemente, as células T auxiliares (Th) virgens são polarizadas com o reconhecimento específico do alérgeno ligado por hapteno pelo complexo principal de histocompatibilidade (MHC – *major histocompatibility complex*), sinais coestimuladores e citocinas, como IL-12, IL-4, IL-1b e IL-6. Esse processo é seguido da fase de elicitação em que os linfócitos T CD8 citotóxicos (LTC) específicos de haptenos liberam citocinas inflamatórias e induzem lesões cutâneas locais específicas da doença após nova exposição da pele ao mesmo alérgeno de contato.

Em certas ocasiões, pode ocorrer dermatite mais aguda com reexposição ao alérgeno ou com agravamento por contato com substâncias irritantes. Existe uma considerável variação na intensidade da reação, dependendo da área do corpo acometida.

Em geral, as mucosas não são afetadas. O couro cabeludo habitualmente é muito menos acometido do que a pele adjacente. As palmas e as plantas dos pés podem ser menos afetadas do que as áreas do dorso e entre os dedos. As pálpebras e a pele periorbital são particularmente sensíveis, enquanto o acometimento das axilas é raro. É importante considerar e trabalhar a percepção do paciente sobre os seus sintomas, visto que isso é benéfico no alívio dos sintomas em longo prazo.

Exemplos de alérgenos de contato ocupacionais incluem resinas epóxi, biocidas, cromatos e formaldeído (Quadro 21-1).

▶ Achados clínicos

A. Sinais e sintomas

Embora a maioria dos alérgenos de contato só produza sensibilização em pequena porcentagem de indivíduos expostos, existe grande variação entre os indivíduos, dependendo de numerosos fatores, como a natureza do próprio alérgeno. O alérgeno na hera venenosa ou no carvalho venenoso sensibilizará quase 70% das pessoas expostas, enquanto a *p*-fenilenodiamina, o alérgeno em tinturas de cabelos permanentes, sensibiliza uma porcentagem relativamente pequena de pessoas que entram repetidamente em contato com essa substância.

A sensibilização necessita de, pelo menos, quatro dias para se desenvolver. Entretanto, muitos trabalhadores entram em contato repetidamente com um alérgeno no seu trabalho durante meses e, até mesmo, anos antes de desenvolver sensibilidade clínica. A causa precipitante da sensibilização pode consistir em um episódio menor de dermatite de contato por irritante ou, até mesmo, em frequência aumentada de contato com maior pressão e sudorese no local. Depois do carvalho venenoso, o níquel é a causa mais comum de dermatite de contato nos Estados Unidos (Fig. 21-6).

A dermatite origina-se no local de contato com o alérgeno; entretanto, novas lesões podem aparecer em locais distantes e aparentemente não relacionados, habitualmente devido à transferência inadvertida do alérgeno pelas mãos.

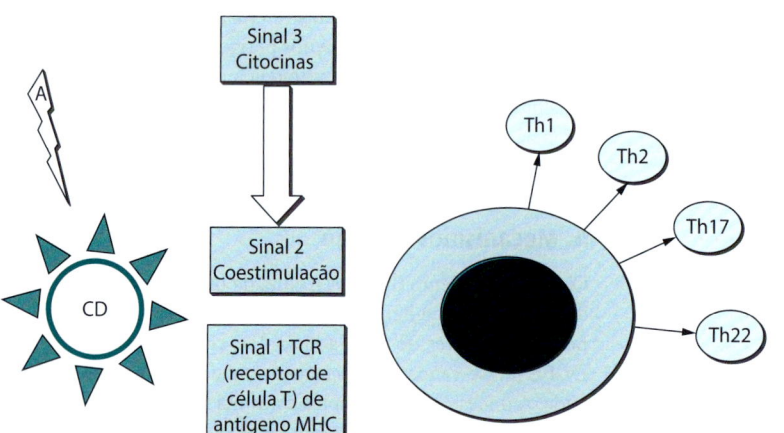

▲ **Figura 21-5** Fisiopatologia da dermatite de contato alérgica.

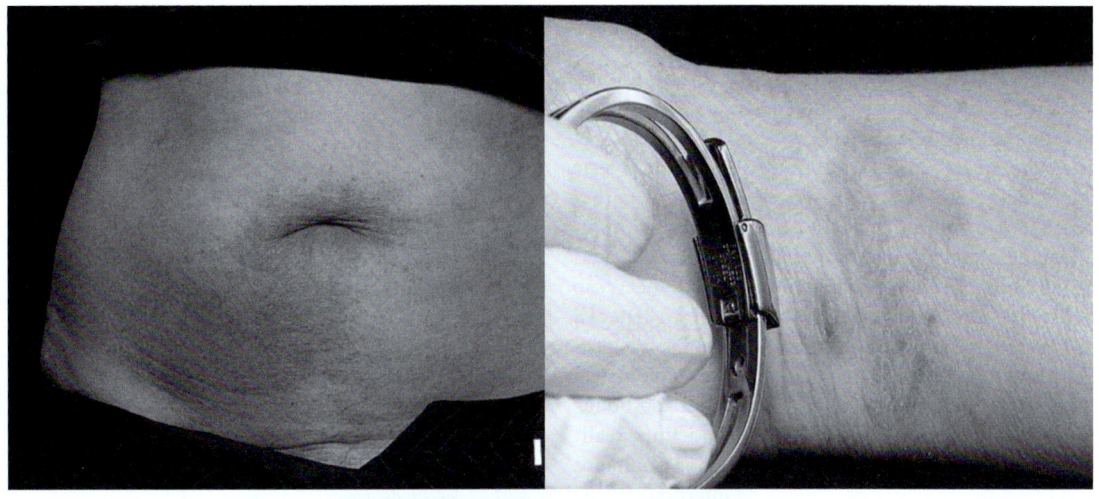

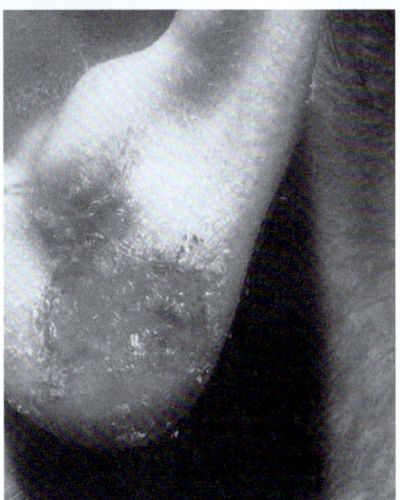

DOENÇAS DA PELE RELACIONADAS COM O TRABALHO | **CAPÍTULO 21** | **331**

▲ **Figura 21-6** DCA por níquel, causada por uma fivela de metal de cinto, uma pulseira e um brinco. (Fonte: Cardiff & Vale NHS Trust, Cardiff, UK.) **(Ver encarte colorido)**

Pode haver evolução de um estágio subagudo e crônico. Caracteriza-se por espessamento, ressecamento e fissura da pele.

B. Teste de contato

A chave para o diagnóstico da dermatite de contato alérgica é o teste de contato diagnóstico. A oportunidade de selecionar o local de aplicação e a possibilidade de utilizar apenas uma concentração mínima da substância do teste, limitando-a a uma pequena área, constituem características importantes. O órgão testado é o mesmo afetado pela doença, e utiliza-se o mesmo mecanismo de produção da doença; por conseguinte, o teste de contato continua sendo um dos métodos mais diretos e valiosos de exame médico.

Os procedimentos padronizados no teste de contato são importantes, particularmente a concentração do alérgeno e o tipo e as características do veículo. Nessas últimas décadas, foram feitas tentativas para padronizar o teste de contato.

Na atualidade, são utilizados dois métodos no mundo. O método mais antigo é a câmara de Finn, que emprega uma câmara de alumínio de 8 mm de diâmetro, fixada a uma fita de esparadrapo Scanpor, uma fita de papel de malha fina com adesivo de poliacrilato. Os alérgenos são aplicados às câmaras, ocupando mais da metade do diâmetro de cada câmara que é fixada à pele com fita Scanpor. O método mais recente, o teste epicutâneo de uso de rápido de camada fina (T.R.U.E. – *thin layer rapid use epicutaneous patch test*), produzido na Dinamarca, consiste em uma fita pronta para uso conveniente, sobre a qual uma quantidade medida de alérgeno é incorporada, em uma fina camada de gel hidrofílico, aplicada a uma placa de poliéster, medindo 9 x 9 mm. As placas contêm 24 alérgenos diferentes, são montadas em faixas de fita acrílica protegidas por uma lâmina de plástico e guardadas em embalagens hermeticamente fechadas. A lâmina fina de plástico é removida, e as tiras são aplicadas à pele. Com o contato da umidade da pele, a película seca dissolve-se no gel, e o alérgeno é liberado na pele. Esse método possibilita uma rápida aplicação e evita o risco de erros na preparação da aplicação. O sistema de teste T.R.U.E. não foi planejado para uso ocupacional e, atualmente, está desatualizado diante dos conhecimentos atuais.

A parte superior das costas é o local preferido para o teste de contato. Qualquer pelo precisa ser removido com barbeador elétrico, e não com um aparelho de barbear, para minimizar a lesão da camada de queratina. As placas são deixadas na pele por 48 horas e, em seguida, removidas, e os locais são identificados com uma caneta de tinta fluorescente. A leitura é realizada 72 ou 96 horas depois da aplicação e, em certas ocasiões, dentro de uma semana. Quando se utiliza uma caneta fluorescente para delinear os alérgenos, uma lâmpada de luz negra portátil identificará os locais. Uma única leitura realizada em 48 horas omite aproximadamente 35% dos resultados positivos. O Quadro 21-6 lista os códigos de interpretação do teste de contato.

A interpretação clínica constitui o aspecto mais difícil do teste de contato. As reações por irritantes exibem padrões variados, como enrugamento fino, pápulas foliculares eritematosas, petéquias, pústulas e, algumas vezes, bolhas grandes. Uma reação positiva clássica do teste de contato consiste em eritema, edema leve e pequenas vesículas estreitamente agrupadas.

O Quadro 21-7 descreve os alérgenos presentes no teste T.R.U.E. e outros alérgenos para detecção de alergia a veículos e conservantes. O Quadro 21-8 fornece uma lista de substâncias ocupacionais adicionais disponíveis para teste de contato.

Podem-se observar reações adversas; porém, a ocorrência delas é rara. As mais comuns consistem em aumento da pigmentação no local de uma reação positiva, persistência da reação (particularmente com reação positiva ao ouro), exacerbação leve da dermatite original com reações intensas, desenvolvimento de psoríase em um local do teste positivo (raramente), sensibilização ativa (muito rara) e reações anafilactoides (muito raras).

É importante ter ciência que o teste é um modelo de sensibilização por contato alérgica desenvolvida durante toda a vida

Quadro 21-6 Códigos de interpretação dos testes de contato

1	+	=	Fraca, não vesicular, eritema, infiltração leve
2	+	=	Reação forte, eritema, edema, vesículas
3	+	=	Reação extrema, disseminada, bolhosa, ulcerativa
4		=	Duvidosa, apenas eritema discreto
5		=	Reação irritativa
6		=	Negativo
7		=	Reação cutânea vigorosa
8		=	Não testado

Quadro 21-7 Alérgenos testados em várias baterias padrão: principais usos (europeia, internacional, britânica)

1.	Dicromato de potássio 0,5% petrolato (pet)	Curtimento do couro, cimento
2.	4-fenilenodiamina base 1% pet	Intermediário de azocorantes, tintura para cabelos
3.	Mistura de tiurans 1% pet	Acelerador de borracha, fungicidas
4.	Sulfato de neomicina 20% pet	Antibiótico em cremes
5.	Cloreto de cobalto (II) hexaidratado 1% pet	Metal
6.	Benzocaína 5% pet	Anestésico local em cremes
7.	Sulfato de níquel hexaidratado 5% pet	Metal
8.	Clioquinol 5% pet	Agente anti-infeccioso sintético
9.	Colofônio 20% pet	Resina de pinheiro, adesivos, tinta de impressão
10.	Mistura de parabenos 16% pet	Conservantes em cremes
11.	N-isopropril-N-fenil-4-fenilenodiamina (IPPD)	Composto químico da borracha preta
12.	Alcoóis de lanolina 30% pet	Base pomada em cremes
13.	Mercapto mix 2% pet	Aditivos da borracha
14.	Resina epóxi 15% pet	Resina em adesivos, tintas, isolamento
15.	Bálsamo-do-Peru 25% pet	Fragrância e agente aromatizante
16.	Resina 4-tert-butilfenoformaldeído (PTBP) 1% pet	Resina em adesivos
17.	2-mercaptobenzotiazol 2% pet	Composto químico da borracha
18.	Formaldeído 1% aquoso (aq)	Desinfetantes, conservantes em cosméticos
19.	Mistura de fragrâncias 8% pet	Fragrâncias
20.	Mistura de lactonas sesquiterpênicas 0,1% pet	Plantas
21.	Quaternium 15 1% pet	Liberador de formaldeído
22.	Primin 0,01% pet	Principal alérgeno na dermatite por prímulas
23.	5-cloro-2-metil-4-isotiazolin-3-ona 0,01% aq	Conservante em óleos e cremes
24.	Budesonida 0,01% pet	Esteroides não alogenado
25.	Tixocortol-21-pivalato 0,1% pet	Esteroides tópicos (hidrocortisona)

TIPOS ESPECÍFICOS DE DERMATITE DE CONTATO ALÉRGICA

▶ Dermatite por resina epóxi

As resinas epóxi são utilizadas comumente como adesivos e podem ser encontradas em tintas, cimento e isolamento elétrico. A maioria das resinas epóxi baseia-se em diglicidil éter de bisfenol A. A epicloridrina combinada com bisfenol A produz uma resina epóxi de pesos moleculares variáveis de 340 a polímeros maiores, que são menos sensibilizantes. Todavia, existem outros alérgenos potenciais, incluindo pigmentos, preenchedores, diluentes reativos e solventes, que são misturados com um agente endurecedor para polimerizar a resina. Uma vez endurecida, o potencial sensibilizante é reduzido.

O teste de contato para resinas epóxi precisa ser completo, visto que pode haver compostos desconhecidos, e é essencial realizar o teste com as próprias resinas utilizadas pelo paciente. Podem ocorrer reações irritativas e sensibilização ao teste de contato, particularmente aos endurecedores de amina epóxi. A dermatite facial pode sugerir alergia ao agente endurecedor, mais do que à própria resina epóxi em si, visto que a resina apresenta baixa volatilidade. A detecção da resina epóxi pode ser realizada por meio de um teste *spot* com ácido sulfúrico ou cromatografia em camada delgada (CCD).

Pode-se evitar a dermatite por resina epóxi com exclusão ou utilização de baixas concentrações de oligômeros epóxi de peso molecular 340 e 624, de diluentes reativos de alto peso molecular (> 1.000) e de agentes endurecedores que excluem aminas alifáticas.

▶ Reações fotoalérgicas

As reações fotoalérgicas apresentam uma base imunológica. São mais comuns do que as reações fototóxicas e só se desenvolvem em indivíduos previamente sensibilizados pela exposição simultânea a uma substância química fotossensibilizante e à radiação UV apropriada. O processo biológico assemelha-se ao da DCA, exceto que a radiação UV converte a substância química em um alérgeno completo. A radiação está habitualmente no espectro UVA, embora possa se estender para UVB.

As reações fotoalérgicas aparecem de repente, com erupção eczematosa aguda, que, mais tarde, torna-se liquenoide e espessa, de localização na face, no pescoço, no dorso das mãos e nas partes expostas dos braços, estendendo-se frequentemente para outras áreas. O diagnóstico é sugerido pela distribuição e natureza das erupções; porém, a confirmação exige perguntas cuidadosas formuladas ao paciente e realização de teste de fotocontato. A preservação da pele sob o queixo e nas pálpebras superiores é fortemente sugestiva de fotoerupção (Fig. 21-8). O Quadro 21-9 fornece uma lista de algumas causas de reações fotoalérgicas.

Quadro 21-8 Séries ocupacionais adicionais para teste de contato

- Produtos de cabeleireiro
- Produtos de padaria
- Produtos dentários
- Epóxi
- Fragrâncias
- Isocianato
- Óleos e líquido de resfriamento
- Metacrilatos: dentes, unhas, impressoras
- Químicos de revelação fotográfica
- Plantas
- Plásticos e colas
- Aditivos da borracha
- Produtos de tintura e de acabamento têxteis

---

de uma pessoa. Por conseguinte, é preciso estabelecer a relevância clínica de cada reação positiva. Isso pode ser realizado apenas com um largo conhecimento dos materiais comerciais e industriais e seus ingredientes. Podem ser obtidas informações de numerosas fontes, incluindo manuais tradicionais, fabricantes e fichas de segurança dos materiais. Poderão ser necessários revisão da história clínica do paciente, visita ao local de trabalho, obtenção de análise química de outros alérgenos ou substâncias de reação cruzada e realização de outro teste de contato (Fig. 21-7).

Outros testes especiais

- Teste de fotocontato
- Teste de puntura (*prick test*)
- Teste *Spot*, por exemplo, níquel, resina epóxi, etc.
- Teste de uso provocativo (TUP) ou teste aberto de aplicação repetida (TAAR)

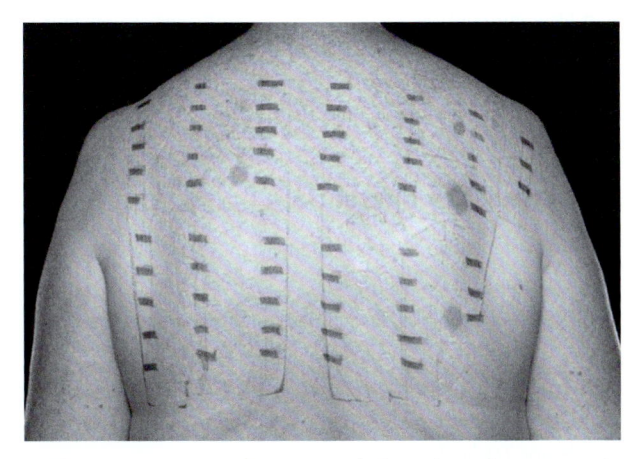

▲ **Figura 21-7** Teste de contato da bateria padrão europeia e série facial com reações positivas. (Fonte: Cardiff & Vale NHS Trust, Cardiff, UK.) **(Ver encarte colorido)**

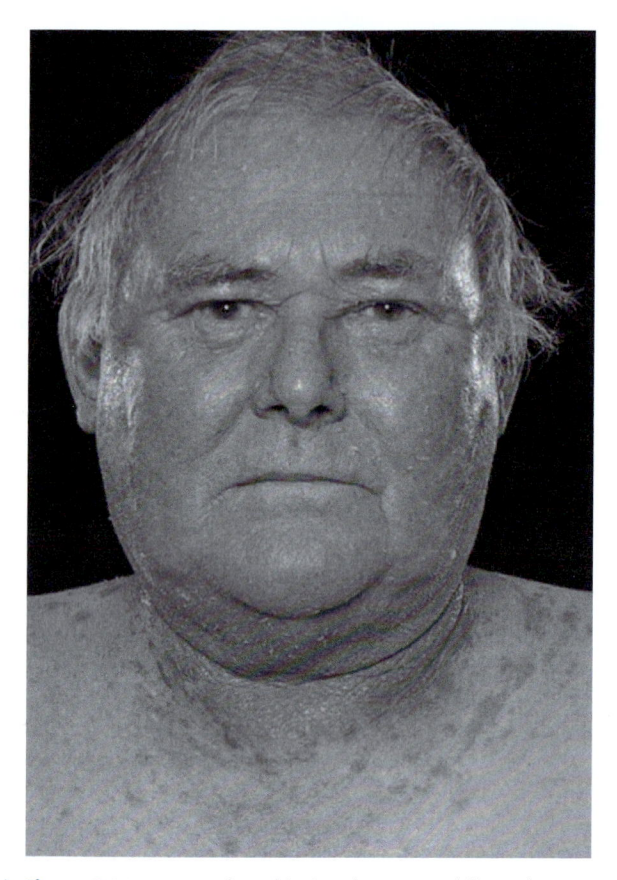

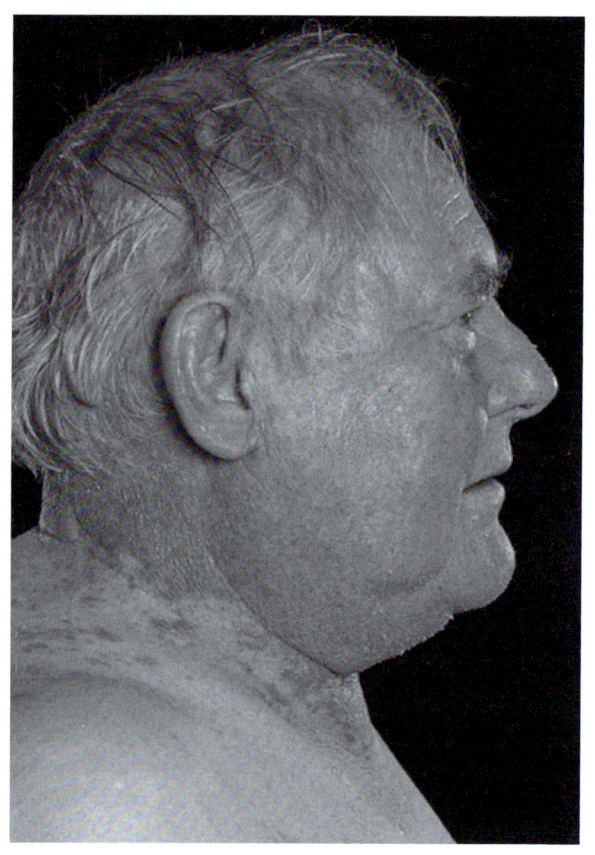

▲ **Figura 21-8** Reação fotoalérgica. (Fonte: Cardiff & Vale NHS Trust, Cardiff, UK.) (Ver encarte colorido)

▶ Definição operacional da DCA ocupacional

Existem muitas etapas na avaliação completa e definição operacional ou no diagnóstico definitivo de DCA ocupacional. É essencial obter uma história de exposição ocupacional e uma relação temporal definida entre a exposição e o início da dermatite. Outros fatores necessários incluem uma morfologia consistente da dermatite e exames complementares positivos com veículos e concentrações apropriadas, como o teste de contato. A relevância clínica precisa ser definida, e isso pode exigir a realização de um TUP ou um TAAR com os alérgenos suspeitos.

O teste envolve a aplicação da substância à face medial do antebraço, duas vezes ao dia, durante sete a 28 dias, até o aparecimento de uma placa vermelha e pruriginosa, confirmando a DCA. Podem ser necessárias diluições seriadas das substâncias químicas testadas para confirmar os achados iniciais e a suspeita. Um teste em controle é essencial para confirmar as concentrações não irritativas. Por fim, a resolução da dermatite após a remoção do alérgeno ou a redução significativa da exposição fornece uma informação adicional sobre a relevância do alérgeno.

▶ Diagnóstico diferencial

- Dermatite de contato por irritante.
- Dermatite atópica, psoríase.
- Erupções pustulosas das palmas e plantas dos pés (pustulose palmoplantar).
- Herpes simples e herpes-zóster.
- Reações vesiculares idiopáticas secundárias à infecção dos pés por *Trichophyton*.
- Eczemas disidrótico e numular.
- Erupções farmacogênicas.

Quadro 21-9. Causas de reações fotoalérgicas

Salicilanilidas halogenadas
Tetraclorossalicilanilida
3,4,5-tribomossalicilanilida
4,5-dibromossalicilanilida
Fenotiazinas: clorpromazina, prometazina
Fragrâncias: essência de almíscar
Braqueadores ópticos (estilbenos)
Filtros solares: ésteres PABA, benzofenona 3, butil metoxidibenzoilmetano
Plantas asteráceas (*Compositae*)

Prevenção da dermatite de contato

Além das estratégias de tratamento anteriormente mencionadas, outras medidas para reduzir a incidência da dermatite de contato no local de trabalho incluem:

- Identificação dos irritantes e alérgenos potenciais no local de trabalho.
- Substituição ou remoção das substâncias químicas envolvidas para evitar a ocorrência de recidiva.
- Medidas protetoras pessoais.
- Higiene pessoal e ambiental.
- Educação para promover uma conscientização dos irritantes e alérgenos potenciais, tanto no trabalho quanto no lar.
- Rastreamento no exame admissional e periódico.
- Controles de engenharia com sistemas automatizados fechados.

Tratamento da dermatite de contato

O tratamento da dermatite de contato depende do estágio da doença. As erupções vesiculares agudas são tratadas com curativos úmidos nas primeiras 24 a 36 horas, utilizando solução de Bürow ou soluções de permanganato de potássio $KMNO_4$, seguidas de corticosteroide tópico. Apenas os corticosteroides tópicos mais potentes (classes 1 e 2) mostram-se efetivos na fase aguda. Além disso, com base nas evidências atuais, foi constatado que as compressas frias diminuem a inflamação na dermatite de contato.

A. Corticosteroides

Quando a erupção começa a secar, podem ser utilizados cremes de corticosteroides, acompanhados de anti-histamínicos sedativos orais, para o prurido. A antibioticoterapia oral só está indicada quando há suspeita de infecção secundária. Entretanto, deve-se evitar o uso de preparações tópicas de antibióticos e anti-histamínicos, devido ao risco de sensibilização. Os corticosteroides tópicos de alta potência diminuem a DCA leve a moderada, mas não a forma grave. É possível que os corticosteroides tópicos não sejam significativamente efetivos no caso de alguns irritantes, como o lauril sulfato de sódio. Os corticosteroides orais mostram-se efetivos na DCA grave, porém, não existem estudos controlados.

B. Produtos para limpeza da pele

Esses produtos devem ser facilmente disponíveis e projetados para uso específico, como, por exemplo, produtos de limpeza pesada para mecânicos e outras pessoas que trabalham com graxa e óleos, e sabões neutros em barra ou líquidos para trabalhadores que exercem ocupações com menor sujidade. Os produtos de limpeza industriais frequentemente contêm agentes abrasivos e ásperos e agentes antibacterianos potencialmente alergênicos.

Os produtos para higiene das mãos à seco removem a sujeira industrial sem água e podem ser valiosos nos locais de trabalho que não dispõem de instalações convenientes para lavagem.

A maioria consiste em detergentes relativamente não irritantes, que são removidos da pele com toalha, lenços de papel ou panos. Quando usados repetidamente, os panos podem conter grande número de irritantes encontrados no local de trabalho.

C. Roupas protetoras e luvas

Dispõe-se de roupas protetoras para a maioria das situações de trabalho e exposições. Devem ser escolhidas considerando especificamente o tipo de trabalho e a exposição, bem como devem ser inspecionadas regularmente à procura de furos ou rasgos. É importante lembrar que determinados alérgenos, como metil e etilmetacrilato, gliceril monotioglicolato e parafenilenodiamina, passam facilmente através das luvas de borracha. Os trabalhadores podem usar luvas para protegê-los de uma dermatite ativa; porém, a oclusão pode agravar uma erupção já existente, e o contato com a borracha pode levar a uma sensibilização alérgica aos ingredientes das luvas.

D. Cremes de barreira

Os cremes de barreira são popularmente designados como "luvas invisíveis". Embora o benefício dessa barreira física à penetração seja muito discutido, os cremes de barreira têm reduzido a dermatite de contato alérgica e por irritante em estudos tanto experimentais quanto clínicos. Os cremes de barreira devem ser aplicados apenas à pele intacta e antes do contato com irritantes, incluindo aplicação após intervalos. É essencial ter uma alta frequência de aplicações com quantidades adequadas. Os cremes de barreira podem induzir dermatite de contato por irritante ou alérgica causada por conservantes diversos, lanolina e fragrâncias. Os trabalhadores não devem relaxar e deixar de aplicar outras medidas protetoras, visto que essa "luva invisível" proporciona uma sensação de falsa segurança.

E. Emolientes

Os emolientes e os hidratantes destinam-se a aumentar o teor de água da pele e podem ser usados sobre a pele irritada. Desempenham um importante papel no tratamento e na prevenção da dermatite por contato por irritante; porém, é necessária uma maior avaliação em modelos tanto animais quanto humanos no local de trabalho.

Complicações da dermatite de contato

A. Complicações da doença

- Líquen simples crônico.
- Retrações, por exemplo, queimaduras graves por ácido fluorídrico.
- Perda do emprego/renda.
- Mudança de carreira.
- Problemas psicossociais.

B. Complicações do tratamento

- Esteroides tópicos.
- Atrofia.
- Hipopigmentação.
- Esteroides sistêmicos.

Podem causar vários efeitos colaterais, como acne, osteoporose, ganho de peso, hipertensão, etc. Recomendam-se medidas de proteção óssea, como uso de bifosfonatos, em qualquer paciente, particularmente em indivíduos idosos em uso de esteroides por mais de dois meses. Além disso, a absorção de esteroides tópicos de uso prolongado pode resultar em efeitos sistêmicos.

Outros medicamentos sistêmicos: a ciclosporina, a azatioprina, o micofenolato mofetil e o metotrexato podem causar ampla variedade de efeitos colaterais e precisam ser rigorosamente monitorados.

▶ Prognóstico

A dermatite de contato alérgica pode sofrer remissões e exacerbações apesar do tratamento, particularmente quando os alérgenos não são identificados ou as medidas protetoras da pele não são rigidamente seguidas. A DCA por cromo (menos comum do que a DCI) parece ser persistente nos indivíduos acometidos, apesar do tratamento apropriado e da rigorosa proteção da pele. O líquen simples crônico é uma sequela de escoriações repetidas nas partes acometidas do corpo. Práticas de trabalho inalteradas, idade acima de 45 anos, ocupações relacionadas com a alimentação, atopia respiratória e sexo masculino são considerados fatores de risco para a continuidade da dermatite de contato ocupacional. A interrupção da exposição aos agentes etiológicos leva à melhora clínica e cicatrização. A mudança nas práticas ocupacionais, a modificação do ambiente de trabalho e a presença de alergias relacionadas com o trabalho facilmente evitáveis estão associadas a um bom prognóstico.

URTICÁRIA DE CONTATO

▶ Considerações gerais

A urticária de contato desenvolve-se dentro de alguns minutos a uma hora após o contato com determinada substância. O interesse por essa reação e o seu conhecimento aumentaram acentuadamente nos últimos 25 anos, em particular, com a alergia ao látex da borracha natural.

▶ Tipos de urticária de contato

A. Urticária de contato não imunológica (não alérgica)

Com estímulo suficiente, quase todos os indivíduos expostos irão desenvolver uma reação. Não há necessidade de sensibilização prévia. Os jardineiros podem desenvolver reações devido ao contato com urticas e outras plantas, cerdas de lagartas, mariposas e outros insetos; os cozinheiros em consequência a ácido cinâmico e aldeído, benzoato de sódio, ácido sórbico, frutas, vegetais, peixes e carnes; e os profissionais da área de saúde, devido a alcoóis, bálsamo do Peru e dimetilsulfóxido.

B. Urticária de contato imunológica (alérgica)

A urticária de contato imunológica (alérgica) é causada mais comumente pelo látex da borracha natural, particularmente de luvas, e representa um problema para profissionais da área médica e odontológica, pessoas que trabalham em cozinhas e com laticínios, farmacêuticos, pessoas que trabalham com semicondutores e outros trabalhadores que precisam usar luvas durante o trabalho. As reações incluem desde eritema leve com prurido no local de contato até reações anafiláticas graves que, algumas vezes, levam à morte. Trata-se de reações de hipersensibilidade imediata tipo I mediadas pela imunoglobulina E (IgE), que parecem ser mais comuns em indivíduos atópicos. A causa consiste no látex natural da seiva da árvore *Hevea brasiliensis,* um *cis*-1,4-poli-isopreno, o precursor da molécula de borracha. Estima-se que existam 50 ou 60 proteínas distintas no látex que provocam resposta alérgica.

▶ Achados clínicos

Sinais e sintomas:

- Início dentro de 10 a 60 minutos após o contato; quando leves, desaparecem sem tratamento em duas a três horas.
- Prurido.
- Eritema.
- Reação pápula urticariana-e-eritema.

As reações graves evoluem rapidamente e incluem urticária generalizada, edema da face e dos lábios, asma, colapso e morte.

As luvas de látex de borracha natural causam mais comumente essas reações; entretanto, foram também implicados preservativos, cateteres urinários, ataduras elásticas, esparadrapo, drenos, diques dentários de borracha, equipamentos de hemodiálise, balões, chupetas, pontas de enema baritado e muitos outros produtos de borracha a base de látex. Podem ocorrer reações cruzadas a alimentos, como abacate, castanha d'água, kiwi, mamão papaia e bananas, provocando reações em indivíduos sensíveis. O dermografismo, uma forma comum de urticária, ocorre quando a pele torna-se elevada e inflamada quando contundida, escoriada ou esfregada (Fig. 21-9). A contaminação pelo pó de luva de borracha propagado pelo ar também pode induzir sintomas em pacientes muito sensíveis.

Teste de puntura e teste aberto

O teste aberto na pele intacta e o teste de puntura são os métodos diagnósticos mais comuns para essa condição. Deve-se utilizar material de teste padronizado, e o teste só deve ser realizado se houver medidas de reanimação prontamente disponíveis. O "teste de uso" com uma luva ou com um único dedo de uma luva deve ser realizado com cuidado particular em pacientes que apresentam história de anafilaxia, ou quando os resultados do teste de puntura ou do teste radioalergoabsorvente (RAST; Pharmacia, Suécia) para látex forem positivos. É importante ressaltar que o RAST tem uma sensibilidade de apenas 60 a 65%.

A Food and Drug Administration (FDA) proíbe a rotulagem dos produtos médicos contendo látex como "hipoalergênicos" e exige a seguinte declaração: "Esse produto contém látex de borracha natural" em todos os produtos contendo látex que estão direta ou indiretamente em contato com o corpo.

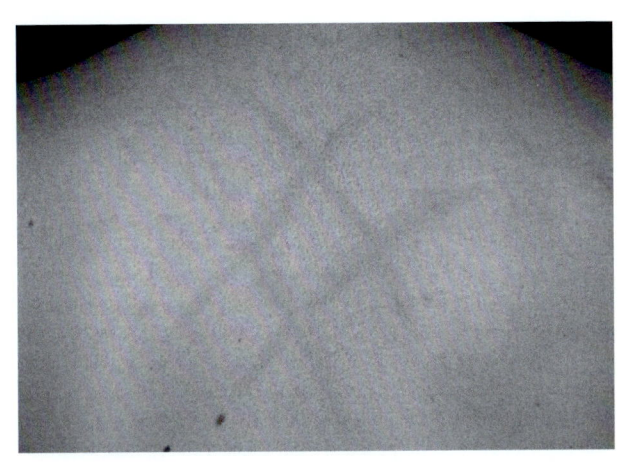

▲ **Figura 21-9** Dermografismo em um paciente com urticária de contato. (Fonte: Cardiff & Vale NHS Trust, Cardiff, UK.) **(Ver encarte colorido)**

▶ Diagnóstico diferencial

- Angioedema adquirido.
- Dermatite de contato alérgica.
- Dermatite de contato por irritante.
- Outras formas de urticária: colinérgica, de pressão, vasculite e solar.

▶ Prognóstico

Em geral, o prognóstico em longo prazo é satisfatório se forem tomadas as precauções apropriadas e se forem evitados os fatores etiológicos e precipitantes. Essas medidas podem ser obtidas por meio de educação continuada dos indivíduos e das empresas envolvidos.

Em geral, a urticária de contato imunológica é produzida por um menor número de compostos, em comparação com a forma não imunologicamente mediada. No ambiente ocupacional, se esses compostos não forem rigorosamente investigados em uma fase precoce, podem levar a alterações cutâneas eczematosas em consequência da dermatite de contato alérgica. Isso, por sua vez, pode causar dermatite crônica e debilitante das mãos. Aconselha-se a realização de um teste de contato expandido, visto que o(s) alérgeno(s) pode(m) ser despercebido(s) utilizando a bateria padrão.

As manifestações extracutâneas da urticária de contato incluem rinite, conjuntivite, dispneia e anafilaxia.

ACNE OCUPACIONAL

▶ Acne por óleos (foliculite)

A acne por óleos ou foliculite por óleos é uma condição comum que resulta da exposição intensa a óleo, particularmente sob a vestimenta molhada de óleo. Os braços e as coxas estão habitualmente acometidos com numerosos comedões, com frequência abertos, pústulas, furúnculos e, algumas vezes, carbúnculos. Essa condição era, outrora, muito comum, particularmente em campos petrolíferos e refinarias; entretanto, com o avanço da engenharia e o contato menos maciço com petróleo, ocorre com muito menos frequência. Muitos casos nunca são relatados, visto que a maioria dos trabalhadores sabe que, com uma melhor higiene, a condição melhora. As fontes mais comuns consistem em óleos de corte insolúveis em maquinistas e graxas e óleos lubrificantes em mecânicos. Ocorrem, também, melanose e fotossensibilidade. Os trabalhadores que manipulam destilados pesados do alcatrão e piche de alcatrão de carvão, pessoas que trabalham com telhados, trabalhadores na perfuração de poços de petróleo, trabalhadores em fornos de coque, trabalhadores em refinarias de petróleo, trabalhadores na indústria de borracha, trabalhadores em fábricas têxteis e trabalhadores na pavimentação de estradas são comumente afetados.

Outra forma de acne ambiental é a acne cosmética, que ocorre em atores e cosmetologistas. A acne mecânica secundária aos atos de pressionar, atritar, friccionar, espremer, esfregar e esticar pode ocorrer em pessoas que usam roupas pesadas e capacetes. A acne tropical é comum em climas quentes e úmidos. Durante a II Guerra Mundial, milhares de militares foram evacuados do sul do Pacífico devido a essa condição. A denominada "acne do McDonald's" resulta do contato com a gordura na fritura de hambúrgueres (Quadro 21-2). Além disso, devem-se considerar fontes não ocupacionais de acne ambiental, incluindo a acne causada por medicamentos, como corticosteroides, testosterona, progesterona, isoniazida, iodetos e brometos.

O tratamento da foliculite causada por óleo consiste no uso de aventais impermeáveis a óleos e medidas ambientais para limitar a exposição. Em geral, os maquinistas e mecânicos não podem usar luvas, devido ao perigo de prendê-las nas máquinas. A modernização das máquinas de corte com automatização e proteções especiais diminuiu o contato com a pele.

▶ Cloracne

A cloracne é uma condição rara, com múltiplos comedões fechados e cistos de coloração amarelo-claro consequentes à exposição cutânea e sistêmica a determinados compostos químicos halogenados (Quadro 21-32). As áreas do corpo acometidas incluem região malar, fronte e pescoço. Os ombros, o tórax, as costas, as nádegas e o abdome também podem ser acometidos. A genitália é particularmente afetada, enquanto o nariz é poupado com frequência, exceto na exposição sistêmica. Além disso, podem ocorrer hipertricose, hiperpigmentação e aumento da fragilidade da pele, sugerindo porfiria cutânea tarda. Pode-se observar a ocorrência de conjuntivite, edema e secreção das glândulas meibomianas edemaciadas das pálpebras, bem como pigmentação acastanhada das unhas. Podem ocorrer neurite periférica e hepatotoxicidade, sugerindo toxicidade sistêmica.

Embora o tratamento da cloracne seja, com frequência, insatisfatório, os antibióticos orais, a isotretinoína oral, a cirurgia para acne e, em certas ocasiões, a dermoabrasão podem ser úteis. Na maioria dos casos, ocorre resolução dentro de um a dois anos após a interrupção da exposição.

CÂNCER DE PELE OCUPACIONAL

Nos Estados Unidos, aproximadamente 400 mil novos casos de câncer cutâneo não melanoma ocorrem a cada ano, constituindo cerca de 30 a 40% de todos os cânceres relatados anualmente. O melanoma maligno responde por outros 18 mil casos. O número exato de cânceres de pele induzidos pelo local de trabalho é discutido; porém, a maioria concorda que se trata de uma proporção significativa. As causas mais comuns de câncer de pele no ambiente de trabalho incluem luz ultravioleta, hidrocarbonetos aromáticos policíclicos, arsênio, radiação ionizante e traumatismo.

▶ Luz ultravioleta

A luz solar é a causa mais comum de câncer de pele; porém, os trabalhadores raramente consideram que a luz solar no local de trabalho contribui para a lesão actínica da pele e o câncer de pele. Os cânceres cutâneos mais comuns são os carcinomas espinocelular e basocelular. Esses carcinomas estão relacionados a uma exposição prolongada à luz solar, mas, também, podem ser iniciados por alcatrão e óleos, traumatismo mecânico e queimaduras. O espectro primário de ação carcinogênico de luz solar encontra-se na faixa UVB (290 a 320 nm); porém, os raios UVC (100 a 290 nm) e UVA (320 a 400 nm) também são fotocarcinogênicos. A radiação UVA acelera as neoplasias malignas induzidas por UVB, e, embora os raios UVC não estejam presentes na luz solar, ocorre exposição de soldadura de arco e lâmpadas germicidas.

A evidência da carcinogenicidade dos raios UVB e UVA para a pele é incontestável. Esses cânceres ocorrem com muito mais frequência em trabalhadores ao ar livre e em pessoas de pele clara e cabelos e olhos claros, assim como naqueles que se bronzeiam pouco e queimam-se com facilidade. De fato, existe um esquema de indenização específico no Reino Unido para os veteranos de guerra que serviram em países tropicais e posteriormente desenvolveram cânceres de pele. Outros profissionais que correm risco de desenvolver câncer de pele em consequência de exposição crônica à luz solar incluem pedreiros, agricultores, horticultores, etc. Além do tempo de permanência na luz solar, a radiação ultravioleta à qual se expõe um trabalhador ao ar livre depende da latitude, da estação, da hora do dia, da altitude e do clima. As fontes artificiais de radiação UV carcinogênica incluem soldadura de arco, lâmpadas germicidas, dispositivos para cura e secagem de tintas de impressão, plásticos e tintas, *laser* UV, lâmpadas de vapor de mercúrio e máquinas de terapia UV médicas. Dispõe-se de radiômetros para medir a quantidade de radiação UV recebida por um trabalhador.

Estudos epidemiológicos realizados em países em que existe uma grande população de pessoas de pele clara e cabelos loiros, como na Austrália, mostram maior incidência de melanomas da cabeça, da face e do pescoço em trabalhadores ao ar livre, o que contrasta com os trabalhadores em escritórios, em que os melanomas se localizam mais frequentemente nas partes cobertas do tronco e dos membros. O lentigo maligno (LM) está quase sempre presente na pele exposta e danificada pelo sol e torna-se invasivo depois de um período variável de tempo. Os indivíduos com xeroderma pigmentoso, uma doença hereditária, são muito sensíveis aos efeitos carcinogênicos da luz solar. Uma causa frequente de morte nesses indivíduos é o melanoma maligno, que surge frequentemente na idade jovem.

Hidrocarbonetos aromáticos policíclicos

Há 250 anos, os produtos do alcatrão de carvão e certos óleos do petróleo eram considerados causas potenciais de câncer cutâneo em indivíduos que trabalhavam em determinadas indústrias. No século XX, essa relação ficou definitivamente estabelecida, não apenas com base em estudos realizados em animais de laboratório, mas, também, a partir de numerosos estudos epidemiológicos. Os hidrocarbonetos aromáticos policíclicos, como aqueles encontrados na fuligem ou no carbono negro, alcatrão de carvão, piche e produtos de alcatrão, óleo de creosoto e determinados óleos são responsáveis pela maioria dos tumores cutâneos. Inicialmente, há desenvolvimento de fotossensibilização, com eritema recorrente e intensa queimação da pele exposta. Depois de episódios repetidos, surgem alterações poiquilodermatosas, particularmente na pele exposta da face, do pescoço e das mãos. Em seguida, verifica-se o desenvolvimento de papilomas ceratóticos (verrugas negras), que posteriormente podem transformar-se em carcinomas espinocelulares, carcinomas basocelulares e ceratoacantomas. Os hidrocarbonetos aromáticos policíclicos e a radiação UVB parecem atuar de modo sinérgico para induzir alterações malignas.

Arsênio

Desde o final de 1940, os estudos epidemiológicos realizados associaram fortemente a exposição ao arsênio inorgânico com o desenvolvimento de câncer espinocelular da pele e dos pulmões. As ceratoses arsênicas, que são características do arsenicismo crônico, consistem em múltiplas ceratoses pontilhadas amarelas, de distribuição simétrica nas palmas das mãos e plantas dos pés. A partir dessas ceratoses, podem ocorrer desenvolvimento de carcinoma espinocelular e múltiplas lesões de carcinoma espinocelular intraepidérmico (doença de Bowen). Os carcinomas basocelulares também podem ocorrer como resultado da exposição ao arsênio; com frequência, são múltiplos, superficiais e pigmentados.

Ocorre exposição ocupacional ao arsênio em trabalhadores na cerâmica, na fundição do cobre, fabricantes de fogos de artifício, trabalhadores em refinaria do ouro, preservadores de peles de animais, carpinteiros (na remoção de papel de parede velho), pessoas que trabalham com semicondutores e taxidermistas. O arsênio raramente é usado como inseticida; porém, continua sendo empregado como rodenticida.

OUTRAS CAUSAS DE DOENÇAS DA PELE RELACIONADAS COM O TRABALHO

Causas biológicas
▶ Doenças bacterianas

A. Infecções estafilocócicas e estreptocócicas

Infecções de pequenas lacerações, abrasões, queimaduras e ferimentos punctórios respondem pela maioria das infecções estafilocócicas e estreptocócicas. Entretanto, nem sempre é fácil estabelecer alguma relação com o trabalho, e muitos casos não são relatados. Contudo, essas infecções são comuns em determinadas ocupações, particularmente em trabalhadores na agricultura e construção civil, açougueiros, trabalhadores de frigoríficos e trabalhadores em matadouros. A história deve esclarecer se

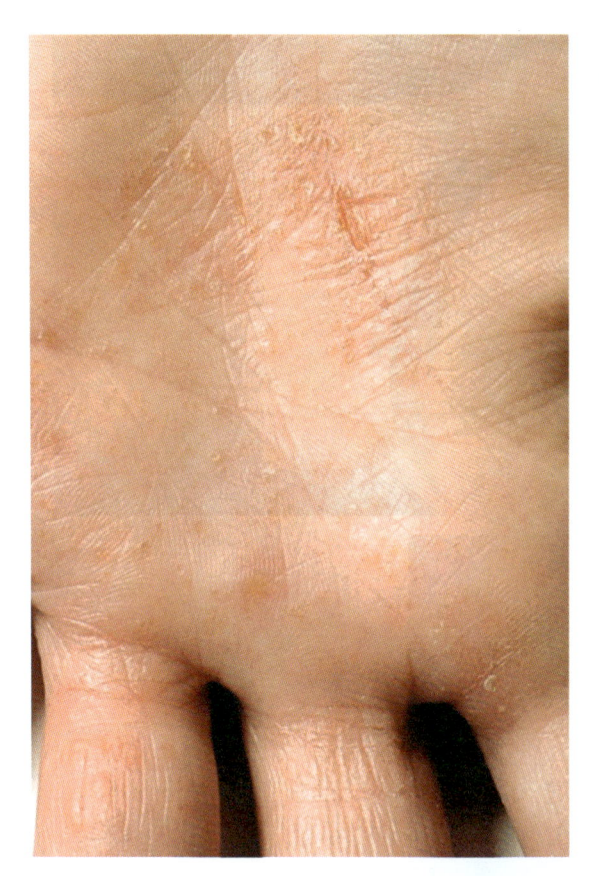

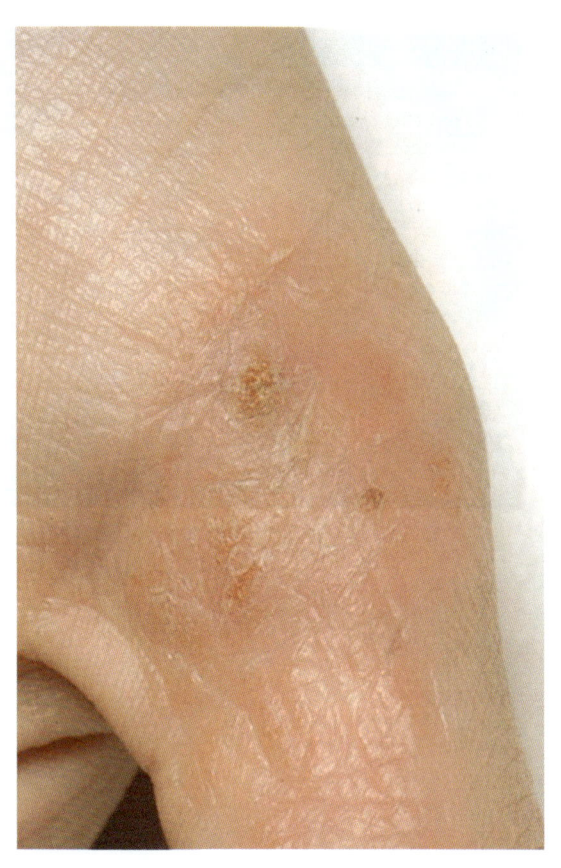

▲ **Figura 21-3** Efeitos subagudos da DCI sobre a palma, eritema, edema e descamação. (Fonte: Cardiff & Vale NHS Trust, Cardiff, UK.)

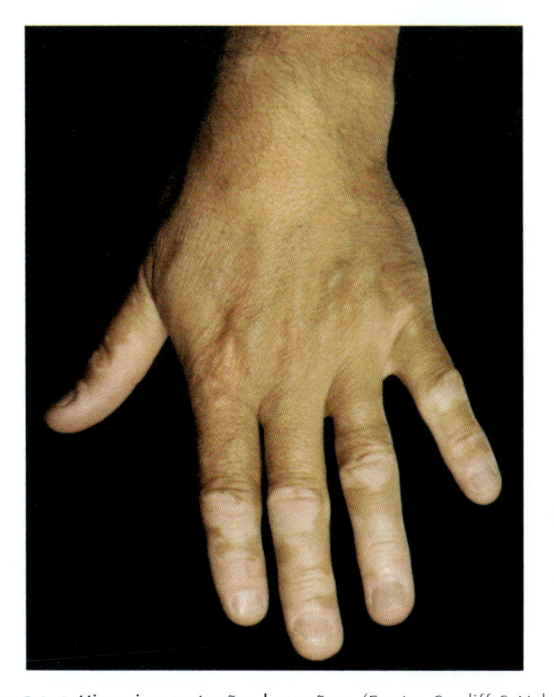

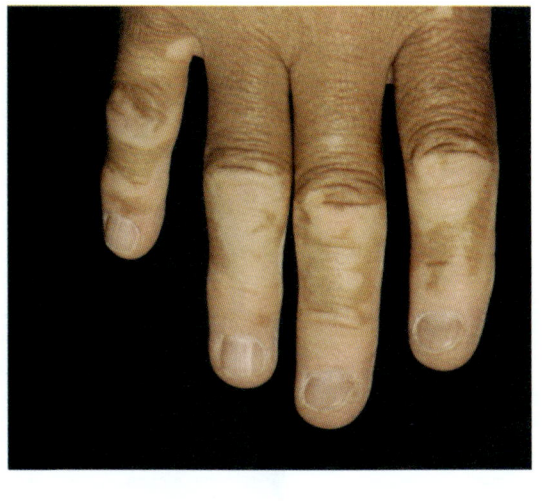

▲ **Figura 21-4** Hipopigmentação das mãos. (Fonte: Cardiff & Vale NHS Trust, Cardiff, UK.)

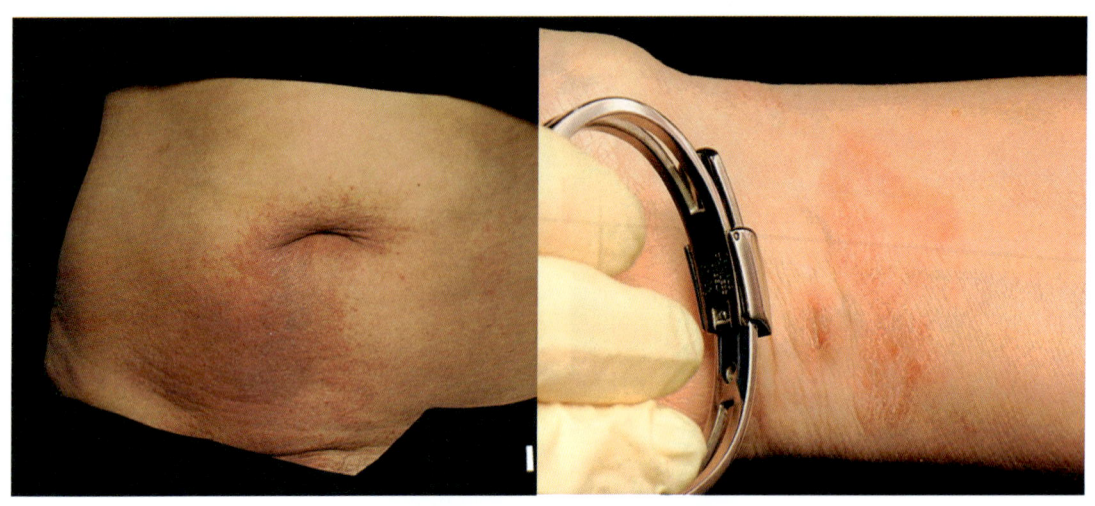

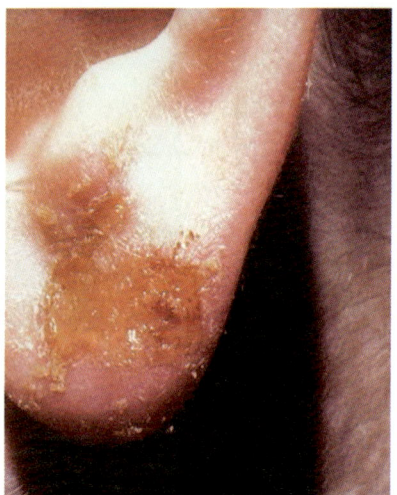

▲ **Figura 21-6** DCA por níquel, causada por uma fivela de metal de cinto, uma pulseira e um brinco. (Fonte: Cardiff & Vale NHS Trust, Cardiff, UK.)

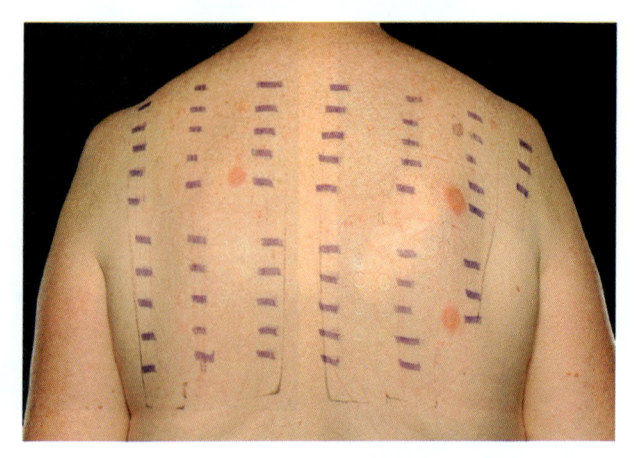

▲ **Figura 21-7** Teste de contato da bateria padrão europeia e série facial com reações positivas. (Fonte: Cardiff & Vale NHS Trust, Cardiff, UK.)

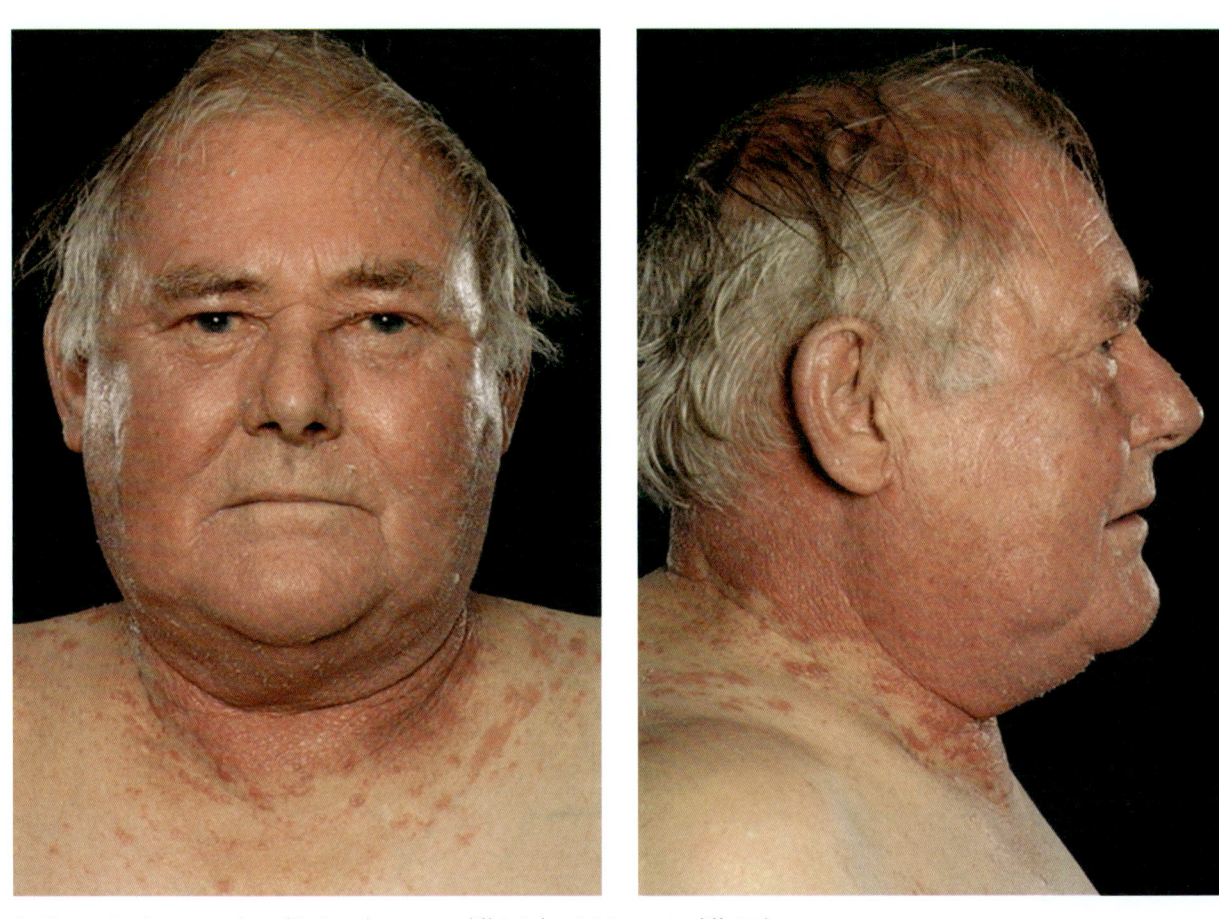

▲ **Figura 21-8** Reação fotoalérgica. (Fonte: Cardiff & Vale NHS Trust, Cardiff, UK.)

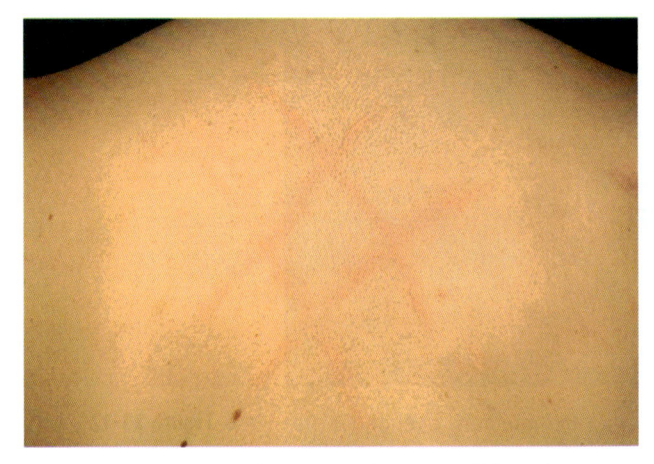

▲ **Figura 21-9** Dermografismo em um paciente com urticária de contato. (Fonte: Cardiff & Vale NHS Trust, Cardiff, UK.)

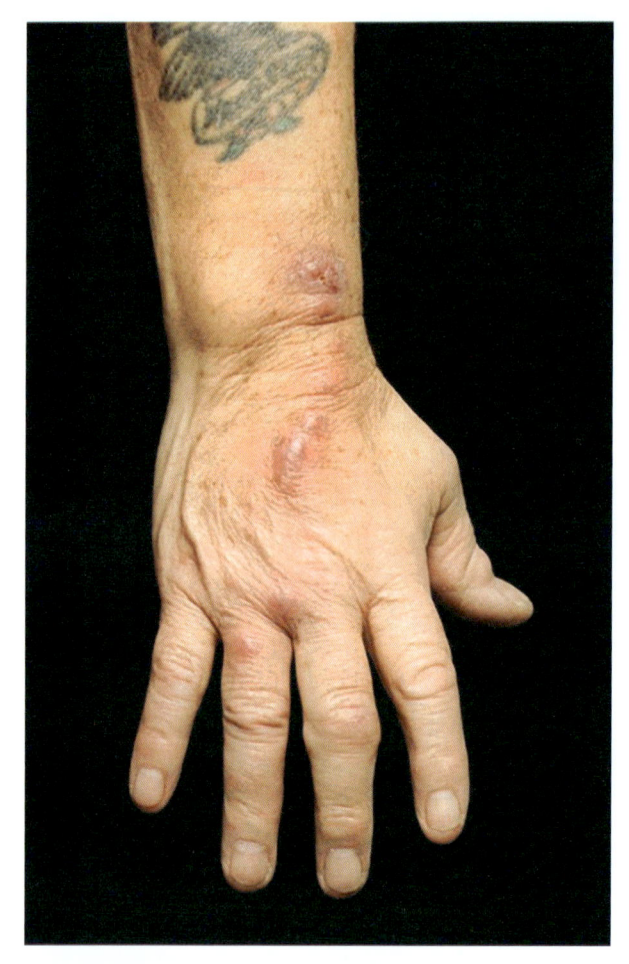

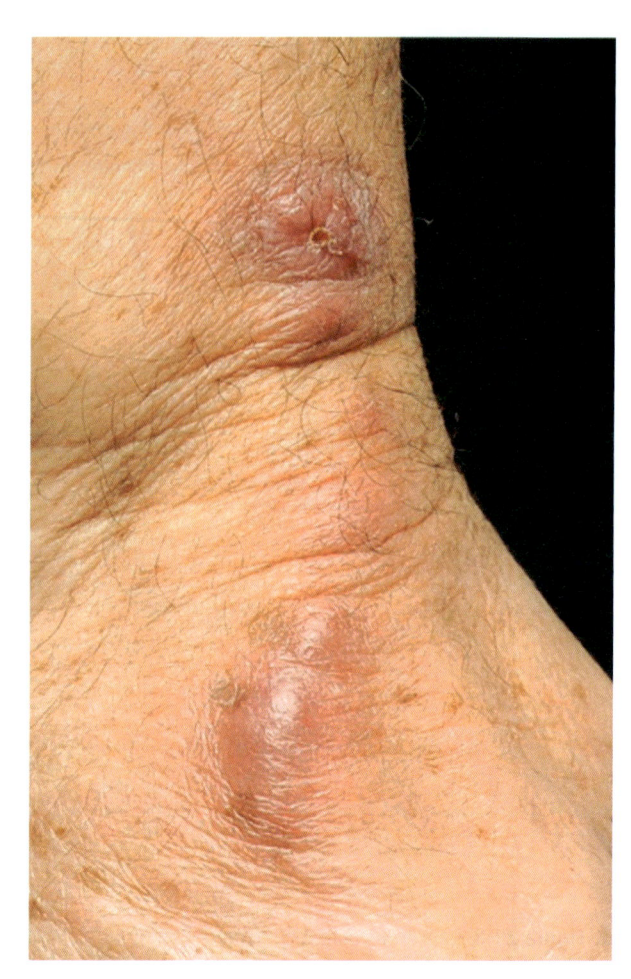

▲ **Figura 21-10** Micobactéria atípica em um piscicultor. (Fonte: Cardiff & Vale NHS Trust, Cardiff, UK.)

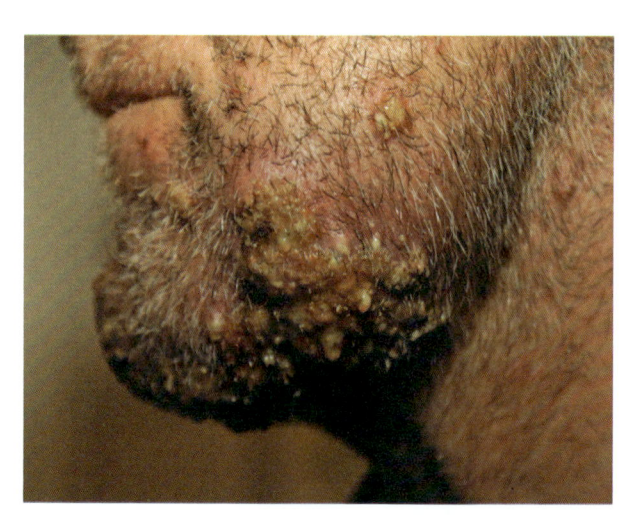

▲ **Figura 21-11** Infecção por dermatófitos: quérion (*Trichophyton verrucosum*) em criador de ovelhas. (Fonte: Cardiff & Vale NHS Trust, Cardiff, UK.)

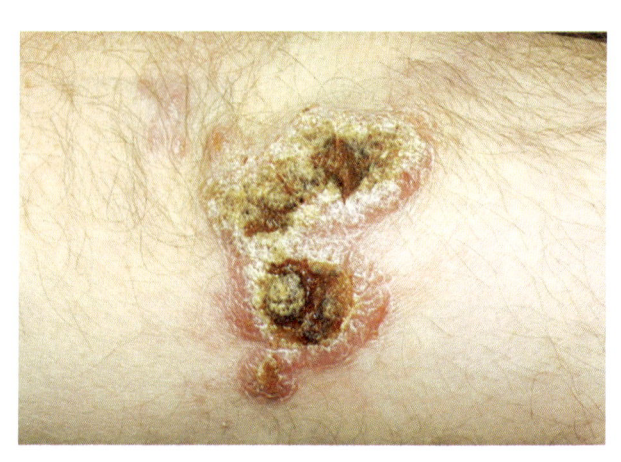

▲ **Figura 21-12** Leishmaniose cutânea. (Fonte: Cardiff & Vale NHS Trust, Cardiff, UK.)

existe a probabilidade de uma relação com o trabalho, embora o relato do trabalhador seja frequentemente aceito como válido em demandas judiciais.

A furunculose é comum entre homens que consertam automóveis e caminhões, em particularmente, nos empregos que envolvem muita sujidade, como de borracheiro. A paroniquia pode ser observada em ocupações como enfermeiros, cabeleireiros e manicures.

Pacientes com dermatite atópica têm tendência particular a sofrer colonização da pele com estafilococos. Em uma alta porcentagem de indivíduos atópicos, o *Staphylococcus aureus* pode ser cultivado da pele eczematosa, frequentemente agravada pela aplicação intensa e prolongada de cremes e pomadas de corticosteroides. Os antibióticos orais profiláticos devem ser parte do tratamento de longo prazo desses pacientes. Pode ser necessário restringir a admissão de indivíduos com dermatite atópica ativa no setor de alimentos ou na assistência a pacientes em hospitais

B. Infecções micobacterianas cutâneas

A infecção por bacilos da tuberculose é discutida no Capítulo 20. Um exemplo clássico de tuberculose da pele adquirida pela inoculação de *Mycobacterium tuberculosis hominis* é observado em patologistas (*verruga do patologista* ou tuberculose verrucosa cútis do patologista) e assistentes em necrotérios (*verruga necrogênica ou tubérculo anatômico*). Os cirurgiões também correm risco de desenvolver essas infecções granulomatosas. Os veterinários, agricultores e açougueiros podem adquirir infecção por *M. tuberculosis*, que, antigamente, era uma causa comum de doença do gado nos Estados Unidos; todavia, a incidência de tuberculose bovina declinou desde meados da década de 1930. Entretanto, em outros países, a doença continua sendo comum. Nos Estados Unidos e em outras partes do mundo, como resultado de migração populacional e da prevalência crescente da infecção pelo vírus da imunodeficiência humana (HIV), a incidência de infecção por cepas humanas da tuberculose aumentou acentuadamente. Entre 1985 e 1991, ocorreram 39 mil casos a mais do que o esperado nos Estados Unidos, e a resistência a fármacos, em particular naqueles com infecção pelo HIV, complicou seriamente o problema.

As lesões cutâneas típicas consistem em placas hiperceratóticas, verrucosas e lentamente progressivas que, sem tratamento, acabam regredindo depois de meses ou anos, deixando cicatrizes desfigurantes (Fig. 21-10). Com frequência, é difícil demonstrar os microrganismos, seja diretamente ou por meio de culturas.

C. Infecções por micobactérias atípicas

As infecções por micobactérias atípicas são causadas mais comumente por *M. marinum*. Essa infecção é habitualmente adquirida pela exposição a peixes infectados, em particular, em aquários e

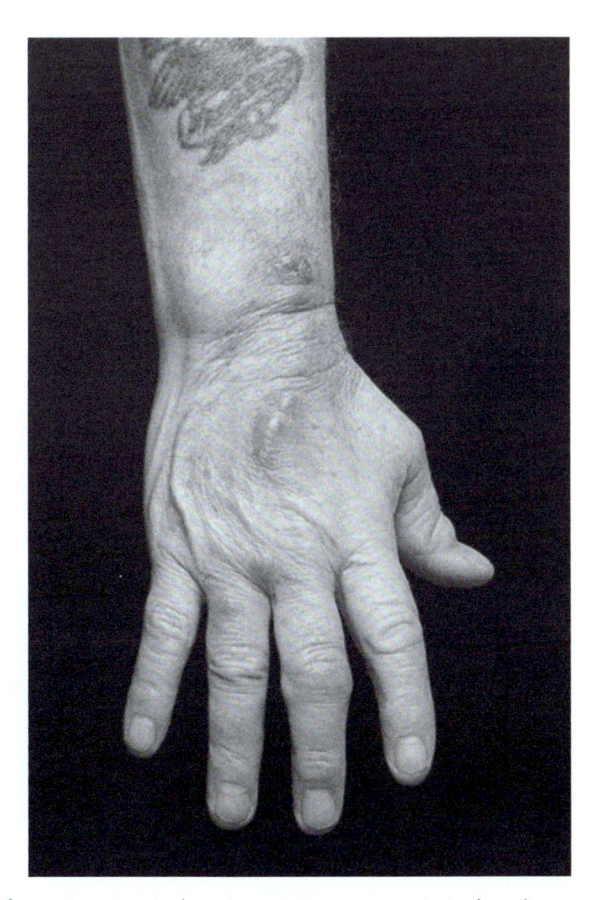

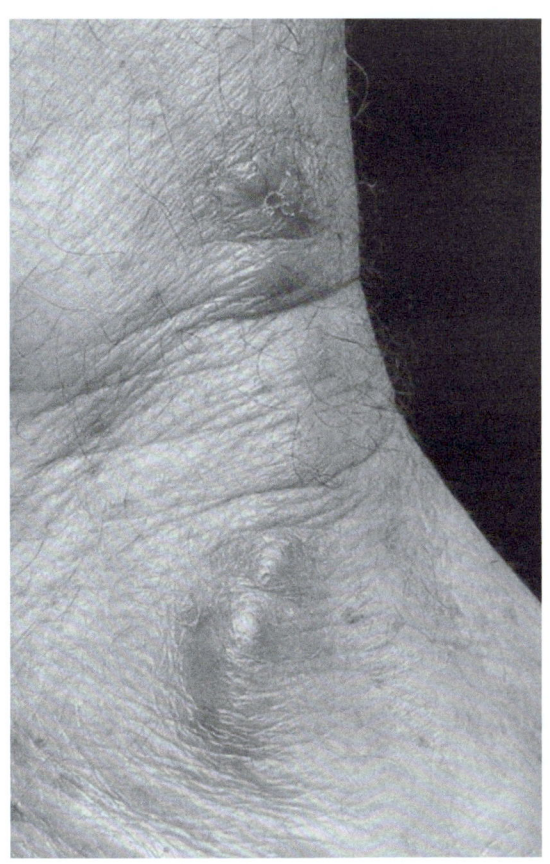

▲ **Figura 21-10** Micobactéria atípica em um piscicultor. (Fonte: Cardiff & Vale NHS Trust, Cardiff, UK.) **(Ver encarte colorido)**

tanques de peixes, por pessoas que fazem a sua limpeza. As piscinas passam a ser contaminadas por esses microrganismos, e os atendentes de piscina e aqueles que fazem a limpeza também estão em risco. O tratamento com rifampicina ou etambutol é habitualmente efetivo.

À semelhança de outras infecções cutâneas micobacterianas, o quadro clínico consiste em pápulas e nódulos granulomatosos, que ulceram e exsudam um soro ralo e transparente. Algumas vezes, observa-se o desenvolvimento de um padrão que lembra a esporotricose, com nódulos e pápulas que ascendem pelo braço (ou pela perna), ao longo do trajeto dos vasos linfáticos regionais. Os indivíduos com Aids correm risco especial de adquirir essas infecções. Outras micobactérias atípicas incluem *M. ulcerans, M. fortuitum, M. avium, M. intracellulare, M. kansasii* e *M. chelonae.*

▶ Doenças virais

A. Herpes simples

Trata-se da infecção viral mais frequente, de origem ocupacional, acometendo dentistas e auxiliares de dentistas, médicos e enfermeiros, bem como técnicos de ventilação pulmonar mecânica. A infecção é causada pelo herpes-vírus simples (HSV). A transmissão ocorre pela saliva ou pelas secreções faríngeas ou laringotraqueais contaminadas. O uso de luvas descartáveis, máscaras e óculos de segurança reduz o risco de infecção nesses trabalhadores.

B. Verrugas virais

Os trabalhadores que manipulam carne, particularmente os açougueiros e os que trabalham em matadouros, correm maior risco de desenvolver verruga comum, causada pelo papilomavírus humano (HPV – *human papiloma virus*), do qual existem, pelo menos, 35 tipos. Essas verrugas são mais numerosas nas mãos e nos dedos desses trabalhadores, e o vírus é inoculado por pequenos cortes ou escoriações. O molusco contagioso ocorre em lutadores, boxeadores e outros desportistas.

C. Orf

O orf, endêmico em ovinos e caprinos, é causado pela infecção por um parapoxivírus, acometendo habitualmente a boca e o nariz dos animais infectados. Majoritariamente, fazendeiros e veterinários são acometidos por essa doença, que é autolimitada e relativamente leve. Pode-se observar a presença de apenas uma ou duas lesões, quase sempre nos dedos das mãos, associadas a febre baixa, linfangite e linfadenopatia regional. Ocorre *rash* semelhante ao eritema multiforme dentro de 10 a 14 dias após o início. O tratamento é sintomático, com administração de antibióticos apenas na presença de complicações, como infecção secundária.

▶ Infecções fúngicas

A. Cândida

A infecção por Cândida, principalmente *Candida albicans*, constitui a doença fúngica mais comum relacionada com o trabalho. O microrganismo é ubíquo, e a sua proliferação é favorecida pela umidade, oclusão e irritação. A maioria das infecções por Cândida adquiridas no trabalho acomete as mãos, particularmente as áreas paroniquiais e os espaços entre os dedos. As ocupações em que há necessidade de uso prolongado de luvas de borracha, como odontologia, medicina e trabalho técnico em salas limpas na indústria de semicondutores, apresentam a maior incidência dessa infecção. Os pacientes com diabetes melito, neutropenia e imunocomprometimento estão especialmente em risco.

B. Dermatófitos

As infecções dermatofíticas são comuns. O *Trichophyton verrucosum* é um fungo de animais, que infecta facilmente fazendeiros e vaqueiros. Com frequência, as lesões são muito inflamatórias e podem se assemelhar ao pioderma (Fig. 21-11). Os fazendeiros, os ordenhadores, os vaqueiros, os veterinários e os trabalhadores na indústria de curtume, particularmente os separadores de pele, correm risco de adquirir essa infecção. *T. rubrum* e *T. mentagrophytes* são exemplos de fungos que causam dermatofitoses na população geral, em particular, tínea da mão e tínea do pé. *Microsporum canis* infecta frequentemente pequenos animais e causa infecção em pessoas que trabalham em *pet shop*, veterinários e indivíduos em contato com animais de laboratório. *M. gypseum* é um fungo raro encontrado no solo, que provoca infecção ocasional em agricultores.

Os médicos são solicitados com frequência para decidir se uma infecção por *Trichophyton* está relacionada com o trabalho, particularmente infecções das mãos e das unhas por *T. rubrum* e *T. mentagrophytes*. A onicomicose é muito comum, e a maioria das pessoas acometidas não procura assistência médica. Os trabalhadores que realizam atividades repetidas com as mãos, em particular nos locais de sudorese e pressão, ou traumatismo repetido das unhas, no caso da onicomicose, podem acreditar que seu trabalho constitui a causa primária de infecção. Cada caso precisa ser estudado individualmente, porém, na maioria das vezes, o trabalho não é considerado causa primária.

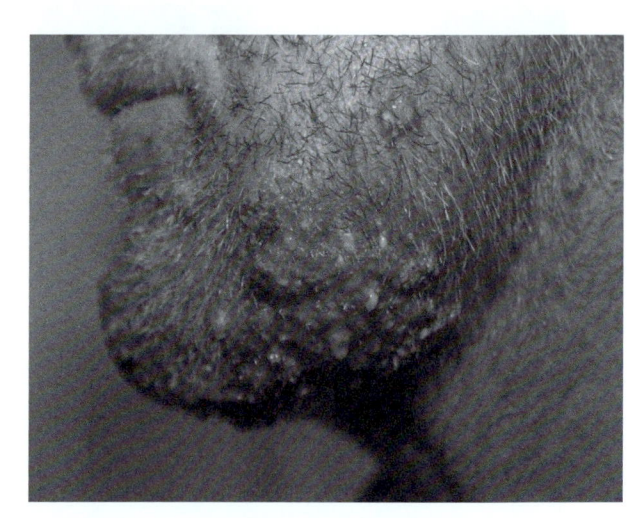

▲ **Figura 21-11** Infecção por dermatófitos: quérion (*Trichophyton verrucosum*) em criador de ovelhas. (Fonte: Cardiff & Vale NHS Trust, Cardiff, UK.) **(Ver encarte colorido)**

Doenças parasitárias

A. Protozoários

Leishmaniose cutânea — As doenças parasitárias, como amebíase, giardíase e malária, apresentam-se como problemas de saúde geral, mais do que como problemas cutâneos. Uma exceção é a leishmaniose cutânea, causada por *Leishmania tropica* (Ferida do Oriente, "Botões de Jericó"), encontrada no Oriente Médio, e *L. braziliensis* (Úlcera de Bauru, "Ferida Brava"), encontrada na América Central e América do Sul. A doença é transmitida pelo mosquito-palha*, que prospera em climas quentes e é endêmico em florestas tropicais no sudeste do México, na Colômbia e Venezuela. A doença manifesta-se na forma de úlceras cutâneas, com lesões mucocutâneas metastáticas, conhecidas como *espúndia* (Fig. 21-12). Os antimoniais pentavalentes, como o estibogluconato de sódio, são o tratamento de escolha. A pentamidina e a anfotericina lipossomal ou convencional são fármacos alternativos.

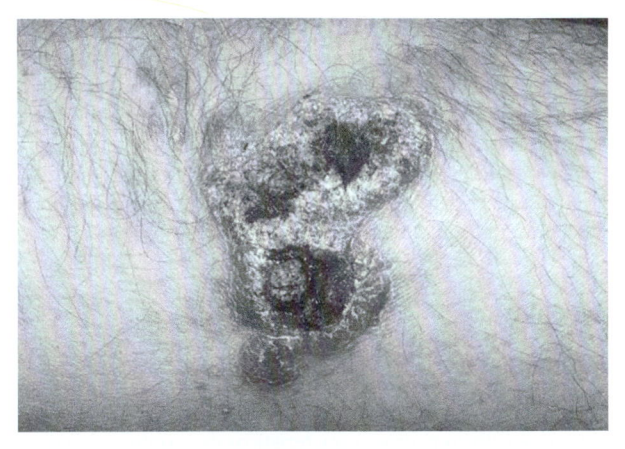

▲ **Figura 21-12** Leishmaniose cutânea. (Fonte: Cardiff & Vale NHS Trust, Cardiff, UK.) (Ver encarte colorido)

Helmintos — A penetração de cercárias de esquistossomos na derme papilar provoca erupção papulosa altamente pruriginosa, denominada *coceira do nadador*. O exantema pode ser acompanhado de urticária, que é disseminada. As aves migratórias são habitualmente os hospedeiros definitivos, enquanto moluscos de água salgada servem de hospedeiros intermediários. A condição tem duração de 2 a 3 semanas, frequentemente com infecção secundária das lesões escoriadas. Os que praticam mergulho livre, salva-vidas, trabalhadores das docas e trabalhadores que efetuam a manutenção de lagos e tanques podem ser afetados. O tratamento é sintomático.

A *larva migrans* cutânea (erupção serpiginosa) ocorre nas regiões subtropicais e tropicais, em que as pessoas trabalham em solo úmido infectado pelas larvas de ancilóstomos. Os cães, os gatos, o gado e as fezes humanas transportam as larvas, e os humanos são o hospedeiro final. Uma lesão ligeiramente elevada, serpiginosa, filiforme e vermelha ou cor de carne ocorre com frequência nos pés, nas pernas, nas costas ou nas nádegas, causada pelo movimento das larvas na epiderme. Os humanos são infectados pelas larvas de *Ancylostoma braziliense* e *Necator americanus*, cujos ovos são depositados no solo. A aplicação tópica de uma suspensão de tiabendazol a 10% às áreas acometidas, quatro vezes ao dia, durante 7 a 10 dias, é habitualmente curativa. Os agricultores, salva-vidas, pescadores em águas costeiras, escavadores de valas e os que trabalham em rede de esgotos são os que correm maior risco.

Outras doenças por nematódeos que, em certas ocasiões, estão relacionadas com o trabalho, incluem triquinose, dracunculose, filariose, loíase, enterobiose, estrongiloidíase e toxocaríase.

Escabiose — Ocorreram epidemias de escabiose em casas de repouso, hospitais e instalações residenciais para o idoso. A doença é muito contagiosa e dissemina-se com rapidez, particularmente no indivíduo imunossuprimido. Com frequência, começa por um trabalhador infectado, que transmite os ácaros aos pacientes. Em seguida, eles disseminam a doença para outras pessoas. O escabicida de escolha é a permetrina; porém, o tratamento dos tipos mais graves de escabiose (p. ex., escabiose crostosa) pode ser difícil e exigir tratamentos repetidos com outros escabicidas, como lindano, permetrina, enxofre precipitado e ivermectina oral.

Doença de Lyme — A doença de Lyme é uma importante doença inflamatória que acompanha o eritema crônico migratório (ECM) induzido por carrapato dentro de várias semanas ou meses após a inoculação. O ECM começa com uma pequena mácula eritematosa, habitualmente em uma das extremidades, que aumenta com área central clara. Algumas vezes, a lesão alcança 50 cm de diâmetro, e, com frequência, verifica-se a presença de lesões satélites menores. Em quase metade dos pacientes, ocorre um tipo de artrite dentro de semanas ou meses após o aparecimento do ECM, e podem ser observadas anormalidades neurológicas associadas, bem como alterações da condução do miocárdio, crioprecipitados no soro, níveis séricos elevados de imunoglobulina M (IgM) e aumento da velocidade de hemossedimentação. Os níveis séricos elevados de IgM e, mais tarde, de IgG são observados dentro de algumas semanas de infecção, com crioprecipitados e outros imunocomplexos circulantes. O eritema crônico migratório é um importante marcador diagnóstico dessa doença. Os carrapatos *Ixodes dammini*, *I. pacificus* (nos Estados Unidos) e *I. ricinus* (na Europa) transmitem a espiroqueta *Borrelia burgdorferi*, que é responsável pela doença. Em alguns casos, o escleroderma localizado parece estar associado à infecção por *Borrelia*. As picadas de carrapatos são comuns em trabalhadores ao ar livre, madeireiros, trabalhadores na construção civil em locais de natureza selvagem, guias e rancheiros. Nos Estados Unidos, outras doenças importantes transmitidas por carrapatos incluem *febre recorrente*, tularemia, febre maculosa das Montanhas Rochosas, erliquiose, febre do carrapato do Colorado, babesiose e paralisia do carrapato.

Causas físicas

Traumatismo mecânico

O atrito intermitente de baixa intensidade provoca liquenificação (espessamento) da pele. Com maior pressão exercida, aparecem cornos e calos. Após traumatismo menor, os calos

---

* N. de R.T. Mosquito do gênero *Lutzomyia*, popularmente conhecido como mosquito-palha, birigui, tatuquira ou cangalha.

frequentemente desenvolvem fissuras dolorosas, que podem se tornar infectadas. Depois de anos de traumatismo das mãos por atrito repetido durante o trabalho, podem ocorrer calos permanentes, levando à incapacidade e aposentadoria precoce. Com a automatização crescente, a operação manual menos frequente de ferramentas e roupas protetoras mais adequadas, as marcas e cicatrizes de origem ocupacional são menos frequentes e quase desapareceram em muitas indústrias.

▶ Calor

A. Queimaduras

As queimaduras que ocorrem em consequência do trabalho são comuns e exibem padrões característicos de acordo com a ocupação. As cicatrizes e alterações pigmentares resultantes constituem o principal problema para dermatologistas, que raramente tratam queimaduras agudas. A hipopigmentação é particularmente suscetível à lesão actínica, e as cicatrizes e hiperpigmentação são desfigurantes com frequência.

B. Miliária

A miliária é causada pela retenção de suor e é observada frequentemente no ambiente de trabalho. A erupção pode ser extensa, acompanhada de ardência e prurido. A forma mais superficial, a miliária cristalina, é causada pela obstrução dos poros e ruptura dos ductos no nível superior da epiderme. A condição é observada comumente nas palmas das mãos e áreas intertriginosas, com descamação assintomática da superfície. Quando a oclusão ocorre mais profundamente na epiderme, há vesiculação com prurido acentuado. A miliária rubra ou brotoeja é o tipo mais provavelmente confundido com a dermatite de contato. Se a obstrução dos poros se estender mais profundamente na epiderme e na parte superior da derme, a condição é conhecida como *miliária profunda*, resultando em vesículas assintomáticas de localização profunda. Essa condição é causada pela exposição prolongada a um ambiente quente e, com frequência, ocorre depois de um período extenso de miliária rubra. As sequelas podem consistir em exaustão pelo calor e colapso.

C. Intertrigo

O intertrigo, uma erupção eritematosa macerada nas pregas do corpo, resulta de sudorese excessiva, particularmente em trabalhadores obesos. É comum a ocorrência de infecções secundárias por bactérias e Cândida. O espaço interdigital entre o dedo médio e o dedo anular constitui um local comum em trabalhadores cujas mãos estão continuamente úmidas, em particular, devido ao uso de luvas de borracha. Médicos e dentistas, atendentes de bar, trabalhadores na indústria de conservas, cozinheiros, instrutores de natação e empregadas domésticas estão especialmente predispostos a essa condição.

O superaquecimento corporal, particularmente em associação ao exercício físico, pode resultar em urticária induzida por calor e, raramente, em anafilaxia. A acne vulgar e a rosácea são agravadas pela exposição prolongada ao calor, em particular de fornos, vapor, fornalha aberta e tochas acesas. O herpes simples pode ser desencadeado por intenso calor, particularmente com queimadura solar e exposição à radiação UVB.

▶ Frio

A. Frieira (eritema pérnio, perniose)

Essa forma leve de lesão pelo frio, embora seja uma reação anormal ao frio, é menos comum nesse clima, em que as residências estão habitualmente bem aquecidas e as pessoas vestem roupas quentes. O norte dos Estados Unidos e da Europa são áreas onde essa condição é observada com frequência. As lesões são de coloração azul avermelhado, edemaciadas, com bolhas e ulcerações. Os dedos das mãos e dos pés, os calcanhares, as pernas, o nariz e as orelhas são particularmente acometidos. Com frequência, os fatores genéticos com instabilidade vasomotora aparecem como importante característica de base. O tratamento é sintomático, com bloqueadores dos canais de cálcio, como nifedipina.

▶ Síndrome de vibração

Desde o início do século XX, sabe-se que as vibrações de instrumentos manuais e o fenômeno de Raynaud estão associados. Os nomes populares incluem *dedos mortos* e *dedos brancos;* clinicamente, a condição é um tipo de fenômeno de Raynaud. A operação de instrumentos vibratórios pesados, como furadeiras pneumáticas, particularmente em clima frio, provoca vasospasmo das artérias digitais, causando palidez episódica, cianose e eritema dos dedos das mãos. As motosserras, os trituradores manuais, as revitadeiras pneumáticas e outros instrumentos pneumáticos também estão associados a essa condição. Ocorrem formigamento e dormência, empalidecimento das pontas de um ou mais dígitos e falta de precisão dos movimentos dos dedos e das mãos. Os sintomas podem ser indistinguíveis de outras formas de fenômeno de Raynaud; porém, observa-se habitualmente uma assimetria. É rara a ocorrência de incapacidade ocupacional, e a maioria dos trabalhadores continua em seus empregos. É provável que as frequências vibratórias entre 30 e 300 Hz sejam as mais responsáveis.

▶ Radiação ionizante

Numerosos processos industriais utilizam a radiação ionizante, incluindo cura de plásticos, esterilização dos alimentos e de fármacos, teste de metais e outros materiais, radiografia médica e dental, terapia com radioisótopos e operação de equipamento eletrônico de alta potência. A exposição é muito menor atualmente do que há várias décadas, principalmente como resultado da melhor construção e proteção do equipamento radiográfico. As medições de emissões de radiação de monitores de vídeo mostraram consistentemente níveis basais ou indetectáveis.

A exposição ocupacional à radiação ionizante pode ser aguda ou crônica e é habitualmente localizada. A radiodermatite aguda resulta com frequência de uma única exposição acidental a cerca de 1.000 R (Roentgen) e manifesta-se com rápido início de eritema, edema e empalidecimento da pele, alcançando um pico em cerca de 48 horas. Além disso, ocorrem anorexia, náuseas, vômitos e outros sintomas sistêmicos. Segue-se um período latente de recuperação aparente de poucos dias de duração quando, então, a pele torna-se novamente eritematosa, com áreas equimóticas purpúreas, que ficam vesiculosas e bolhosas. A dor é intensa, exigindo habitualmente o uso de narcóticos. Segue-se um estágio de reparo, e, à medida que ocorre reepitelialização, a pele torna-se atrófica, sem pelos e carece de glândulas sebáceas funcionantes. Com uma dose única alta, surge em geral uma ulceração, que frequentemente é tardia, ocorrendo em dois a três meses. A cicatrização é muito lenta, deixando uma cicatriz atrófica desfigurante.

A radiodermatite crônica resulta de exposições a doses menores de radiação ionizante (300 a 800 R), recebidas diária ou semanalmente, por um longo período de tempo, até uma dose total de 5.000 a 6.000 R. A pele torna-se vermelha e eczematosa, com queimação e hiperestesia. Com frequência, a epiderme descama, e o seu crescimento ocorre lentamente, durante um período de 4 a 6 semanas. Há também perda dos pelos, frequentemente de modo permanente, e as glândulas sebáceas cessam a sua atividade. A pele torna-se hipopigmentada e atrófica, com múltiplas telangiectasias. Os efeitos sistêmicos da irradiação são descritos no Capítulo 14.

ABORDAGEM GERAL PARA O DIAGNÓSTICO E TRATAMENTO DAS DOENÇAS DA PELE RELACIONADAS COM O TRABALHO

A propedêutica e o diagnóstico de pacientes com doenças da pele relacionadas ao trabalho exigem muito mais tempo do que um exame dermatológico geral. Deve-se evitar estabelecer um diagnóstico prematuro antes de analisar todas as evidências, visto que um diagnóstico incorreto pode ter efeitos prejudiciais e de longa duração. A revisão dos prontuários médicos, o teste de contato, as culturas de fungos e bactérias, a biópsia e as visitas ao local de trabalho frequentemente são necessárias para estabelecer um diagnóstico correto. Muitos trabalhadores podem ter dificuldade em aceitar um diagnóstico de eczema ou dermatite endógenos ou constitucionais como causa primária. O eczema atópico, apesar de ser herdado, frequentemente aparece pela primeira vez na vida adulta, quando precipitado por atividades no trabalho, e o seu agravamento é considerado como relacionado ao trabalho com frequência. Muitas outras doenças constitucionais também podem ser consideradas de maneira semelhante.

O Quadro 21-10 apresenta uma avaliação típica de uma doença relacionada com o trabalho. Os seguintes tópicos podem servir como forma de registrar os resultados da propedêutica. O texto em cada tópico detalha as informações que devem ser obtidas e registradas.

▶ História de lesão e queixas atuais

É preciso definir exatamente qual local anatômico da pele foi inicialmente acometido. Com um diagnóstico de dermatite de

Quadro 21-10 Resumo do exame clínico dermatológico para perícias judiciais em demandas trabalhistas

História
Descrição do trabalho
Tratamento atual
Queixas atuais
História médica pregressa
História familiar História social
Dados pessoais
Revisão dos prontuários médicos
Exame físico
Diagnóstico
Exames complementares
Discussão
Avaliação da incapacidade

Fatores de incapacidade
   Subjetivos
   Objetivos

Valoração do dano
Assistência médica futura
Reabilitação vocacional
Restrições ocupacionais

contato, a erupção deve começar no local de contato com os agentes agressores. Em seguida, ocorre disseminação, particularmente no caso de sensibilização alérgica. A data do aparecimento inicial da dermatite é importante, visto que a dermatite pode ser frequentemente precipitada por mudança ergonômica no local de trabalho, contato com novas substâncias ou aumento no contato com substâncias já usadas há longo período. O prurido é importante, visto que a dermatite de contato por irritante e, em particular, a dermatite de contato alérgica, quase sempre, é pruriginosa. Se houver melhora longe do trabalho e for constatado um agravamento regular com a retomada do mesmo trabalho, identifica-se, quase sempre, um nexo ocupacional, e o tribunal que irá decidir em demandas judiciais do trabalhador frequentemente aceita esses dados, mesmo sem outras evidências. Os medicamentos de venda livre e os remédios caseiros contêm alérgenos de contato com frequência, os quais, algumas vezes, podem ser a única causa.

A. História ocupacional

Uma descrição do trabalho pelo próprio paciente frequentemente é mais acurada do que o nome oficial do cargo. Com frequência, o trabalhador vem realizando o mesmo trabalho por um longo período antes do aparecimento da dermatite. Isso sugere um novo processo ou produto introduzido no local de trabalho ou no ambiente domiciliar.

B. Emprego anterior

A natureza dos empregos anteriores e a dermatite, bem como exposições prévias a irritantes e sensibilizantes potenciais, são importantes.

C. Atividades não relacionadas com o trabalho

A jornada semanal de 40 horas proporciona oportunidade suficiente para outros empregos de meio-período, *hobbies* e trabalhos caseiros e de jardinagem.

D. História clínica pregressa

Embora 15 a 20% da população tenha história familiar ou pessoal de atopia, trata-se de uma causa frequentemente despercebida de dermatite recorrente, em particular entre cabeleireiros, auxiliares de cozinha, médicos e dentistas e mecânicos de automóveis. Mesmo pessoas com atopia leve podem desenvolver significativa dermatite da mão relacionada ao trabalho por ocasião do primeiro emprego após contato repetido com irritantes. A psoríase também pode ser precipitada por traumatismo, particularmente atrito intenso e pressão de repetição nas mãos.

E. História familiar

A obtenção de uma história familiar de atopia é de suma importância. A psoríase (tipo 1) também pode ser uma condição familiar relevante.

F. *Hobbies*/hábitos

Os passatempos e as atividades externas ao trabalho devem ser investigadas durante a anamnese, incluindo atividades traumáticas habituais, como arrancar e escoriar a pele, particularmente com objetos de madeira ou metal usados para coçar e esfregar.

G. Revisão dos sistemas

Deve-se realizar a uma revisão geral dos órgãos e sistemas.

▶ Revisão dos prontuários médicos

Os prontuários médicos devem ser examinados minuciosamente para suplementar a história fornecida pelo paciente.

▶ Exame

O exame não deve se limitar à parte afetada, visto que a presença de dermatite em outras regiões e outros distúrbios cutâneos podem modificar a impressão inicial. Isso é particularmente verdadeiro quando se verifica a presença de psoríase, tínea e líquen plano crônico.

A. Investigações especiais

O teste de contato é a investigação específica mais importante e deve incluir não apenas os alérgenos específicos suspeitos, mas, também, uma bateria padrão de alérgenos comuns.

B. Diagnóstico

O diagnóstico específico deve ser registrado com uma opinião acerca de uma relação com o trabalho.

C. Resumo

Deve ser um resumo breve dos achados, com uma explicação sobre as conclusões apresentadas. Termos não médicos devem ser empregados e priorizados.

Incapacidade temporária e total — O estado de incapacidade, total ou parcial, é descrito aqui. Na maioria dos casos de dermatite das mãos, a incapacidade é temporária; entretanto, tendo em vista a natureza manual da maior parte dos trabalhos, é também possível haver incapacidade total.

Estado permanente e estacionário — Quando a dermatite alcança um platô e não há previsão de melhora adicional, relata-se um estado permanente e estacionário. Entretanto, isso não significa que o tratamento não possa ser retomado caso a ocorrência de recidiva resulte em agravamento dos sintomas.

Achados objetivos — Efetua-se uma breve revisão dos achados objetivos.

Achados subjetivos — Efetua-se uma revisão das queixas do paciente, bem como uma descrição de qualquer comprometimento.

Restrições de trabalho — Podem-se registrar quaisquer restrições de trabalho, se houver.

Perda da capacidade anterior à lesão — Para fins de avaliação de incapacidade permanente, é preciso descrever qualquer perda da capacidade existente antes da lesão, como a que pode ocorrer com a alergia de contato.

Causalidade e valoração — Se qualquer aspecto do comprometimento estiver relacionado com um emprego anterior ou qualquer incapacidade preexistente, isso pode explicado, com estimativa da porcentagem de comprometimento associado a cada um.

Tratamento clínico futuro — Efetua-se uma estimativa do tipo e da duração do tratamento clínico futuro.

Reabilitação vocacional — Uma vez alcançado um estado permanente e estacionário, é preciso considerar a reabilitação vocacional. É importante oferecer orientação ao pessoal de reabilitação vocacional na seleção de empregos para trabalhadores incapacitados.

Teste de contato — O teste de contato é o exame complementar mais importante para doenças da pele relacionadas ao trabalho. Como a dermatite por irritante e a dermatite alérgica podem ser clinicamente semelhantes, a diferenciação só pode ser feita pelo teste de contato, que não apenas revela a causa específica da dermatite relacionada ao trabalho, mas, também, excluirá efetivamente uma dermatite de contato alérgica como causa quando os resultados são negativos após testar todos os alérgenos possíveis no trabalho do paciente. Um ponto negativo é que o teste, com frequência, é realizado de modo inadequado ou incompleto (quando é realizado). O teste de contato deve ser realizado por médicos experientes, de acordo com metodologia aceita, com concentrações não irritantes das substâncias do teste, de preferência, com substâncias químicas obtidas comercialmente de fabricantes de materiais para teste de contato. O Quadro 21-7 fornece uma lista dos alérgenos de contato comuns, com a sua descrição.

Outros exames complementares — Exemplos desses exames são: esfregaços e culturas de fungos, bactérias e vírus, biópsias e teste de fotocontato. Algumas vezes, é necessário realizar o teste de puntura, se houver suspeita de urticária de contato. As visitas nas empresa são uma parte essencial e integral da avaliação e, com frequência, fornecem informações muito diferentes daquelas obtidas durante a avaliação do paciente.

▶ Prevenção

A prevenção de doenças da pele relacionadas com o trabalho é muito importante, uma vez que diminui o risco de progressão para doenças cutâneas mais graves, como eczema das mãos, desfiguração e, até mesmo, câncer de pele. Isso requer uma estreita cooperação entre empregado, empregador, médicos da empresa, dermatologistas e outros interessados relevantes, como sindicatos de trabalhadores.

Em geral, a prevenção das doenças da pele relacionadas com o trabalho pode ser subdivida em três categorias: primária, secundária e terciária.

Prevenção primária

Envolve identificar, evitar e substituir quaisquer substâncias potencialmente prejudiciais pelas empresas. Nas doenças da pele relacionadas com o trabalho, a prevenção primária inclui uma avaliação clínica de riscos, o fornecimento, aos empregados, de informações apropriadas sobre as substâncias químicas envolvidas e a implementação de estratégias de redução de risco em nível organizacional.

Prevenção secundária

Isso se aplica tanto às empresas quanto aos empregados. Os empregadores devem fornecer substâncias alternativas, medidas de proteção da pele e atualizar regularmente a avaliação clínica de risco. Além disso, os empregados devem assegurar uma proteção cutânea individual com o uso de luvas, aplicação de pomadas protetoras antes do trabalho, limpeza e cuidados adequados para promover recuperação da pele após o trabalho. É necessário efetuar uma cuidadosa análise dos efeitos prejudiciais à pele no local de trabalho para uma escolha apropriada das medidas protetoras.

Prevenção terciária

Habitualmente, essa prevenção não se aplica às doenças da pele relacionadas com o trabalho. Envolve casos em que existe uma razão explícita e iminente para interromper a prática atual. Em geral, aplica-se a doenças clinicamente graves e/ou crônicas relacionadas com o trabalho, para as quais os métodos ambulatoriais de prevenção secundária têm sido inadequados.

▶ Tratamento

Em muitas ocupações, nem sempre é possível evitar os irritantes e alérgenos. São necessárias medidas profiláticas na empresa para evitar o risco de desenvolver dermatite de contato por irritante e alérgica. O tratamento específico das doenças da pele relacionadas com o trabalho depende da causa e não difere do tratamento das doenças cutâneas não ocupacionais. As medidas protetoras incluem hidratantes, cremes de barreira e uso de luvas e roupas apropriadas. Em muitos casos, não se identifica uma causa específica, e as recidivas podem continuar afetando o paciente. Por conseguinte, o tratamento com corticosteroides tópicos ou orais frequentemente é mantido por um período prolongado de tempo, com consequente atrofia da pele e complicações sistêmicas. Embora a recuperação possa ocorrer rapidamente após o tratamento, a pele conserva uma hipersensibilidade inespecífica por várias semanas, de modo que o trabalho não deve ser retomado muito precocemente, mesmo quando o paciente e/ou o empregador estão pressionando o médico.

REFERÊNCIAS

CDC/NIOSH: Skin exposures and effects: www.cdc.gov/niosh/topics/skin/skinpg.html.

Diepgen TL: Occupational skin diseases. J Ger Soc Dermatol 2012;10:297 [PMID: 22455666].

Greenspoon J: Allergic and photoallergic contact dermatitis. Dermatitis 2013;24:29 [PMID: 23340396].

Holness DL. Recent advances in occupational dermatitis. Curr Opin Allergy Clin Immunol 2013;13:145 [PMID: 23324811].

Santoro FA: Update on photodermatoses. Semin Cutan Med Surg 2011;30:229 [PMID: 22123421].

Seto Y: Photosafety assessments on pirfenidone: photochemical, photobiological, and pharmacokinetic characterization. J Photochem Photobiol 2013;120:44 [PMID: 23419534].

Sparr E: Controlling the hydration of the skin though the application of occluding barrier creams. J R Soc Interface 2012; 10:20120788 [PMID: 23269846].

Visser MJ: Impact of atopic dermatitis and loss-of-function mutations in the filaggrin gene on the development of occupational irritant contact dermatitis. Br J Dermatol 2013;168:326 [PMID: 23039796].

Warshaw EM: North American Contact Dermatitis Group Patch Test Results: 2009 to 2010. Dermatitis 2013;24:50 [PMID: 23474444].

■ QUESTÕES PARA AUTOAVALIAÇÃO

Escolha a única opção correta para cada questão:

Questão 1: A dermatite de contato irritativa (DCI):
a. responde por quase 80% de todas as dermatoses ocupacionais
b. é causada por uma única substância química
c. não está relacionada com fatores ambientais
d. não é afetada pela etnicidade

Questão 2: A DCI:
a. é uma reação cutânea imunogênica a substâncias tóxicas
b. é causada por um número limitado de substâncias
c. não tem nenhum fator predisponente
d. é causada pela exposição da pele a substâncias tóxicas irritantes

Questão 3: As reações fototóxicas (fotoirritação):
a. podem resultar da exposição à luz natural ou artificial apenas
b. podem ser causadas por numerosos fármacos sistêmicos
c. não estão relacionadas com a dose ou a concentração da substância fototóxica
d. podem ser seguidas de perda da pigmentação

Questão 4: A leucodermia ocupacional:
a. resulta em hiperpigmentação
b. ocorre sem inflamação
c. acomete habitualmente as mãos e os antebraços
d. permanece localizada

Questão 5: A dermatite de contato alérgica (DCA):
a. é controlada por medidas protetoras básicas
b. raramente exige uma mudança de emprego
c. não impede o retorno imediato ao trabalho
d. é uma reação imunológica classificada como tipo IV tardia

Questão 6: A DCA:
a. é menos grave após reexposição ao alérgeno
b. pode evoluir para o estágio subagudo, mas não crônico
c. produz variação considerável na intensidade da reação, dependendo da área acometida
d. afeta habitualmente as mucosas

Questão 7: Em relação à DCA:
a. a sensibilização requer, pelo menos, 4 dias para se desenvolver
b. acaba por afetar todos os trabalhadores expostos a alérgenos
c. não está relacionada com a dermatite irritativa
d. não está relacionada a resinas epóxi, biocidas, cromato e formaldeído

Questão 8: O teste de contato:
a. é a chave para o diagnóstico da dermatite de contato alérgica
b. possibilita o uso de uma grande concentração da substância do teste
c. avalia um órgão mais resistente do que aquele afetado pela doença
d. avalia um mecanismo diferente do que aquele que causa doença

Questão 9: As reações fotoalérgicas:
a. são mais comuns do que as reações fototóxicas
b. são imunologicamente mediadas
c. aparecem lentamente, com erupção eczematosa aguda
d. só aparecem na face, no pescoço e no dorso das mãos

Questões 10: A urticária de contato não imunológica (não alérgica):
a. afeta apenas alguns indivíduos expostos
b. não exige nenhuma sensibilização prévia
c. poupa os jardineiros
d. poupa os cozinheiros e outras pessoas que manipulam alimentos

Questão 11: A urticária de contato imunológica (alérgica):
a. é causada mais comumente pelo látex da borracha natural, mas não por luvas de borracha
b. limita-se ao eritema leve, com prurido no local de contato
c. tem suas reações mediadas pela imunoglobulina E (IgE) tipo I
d. é menos comum em indivíduos atópicos

Questão 12: A cloracne:
a. é uma doença cutânea comum relacionada com o trabalho
b. afeta especialmente o nariz
c. poupa as conjuntivas
d. pode levar à neurite periférica e hepatotoxicidade, sugerindo uma toxicidade sistêmica

Questão 13: Dermatite atópica:
a. protege trabalhadores da colonização da pele por estafilococos
b. produz imunidade por meio do desenvolvimento de pele eczematosa
c. exige profilaxia com antibióticos orais
d. pode restringir a admissão em empresas do ramo alimentício e na prestação de cuidados hospitalares

Questão 14: Sobre as infecções micobacterianas atípicas:
a. são causadas mais comumente pela infecção por *M. Chelonae*

b. são adquiridas após exposição a aves infectadas
c. em geral, são tratadas de forma efetiva com rifampicina ou etambutol
d. não há predisposição em indivíduos com Aids

Questão 15: No manejo da dermatite de contato:
a. a melhor abordagem continua sendo evitar a exposição e usar medidas protetoras
b. esteroides de alta potência são sempre necessários
c. recomenda-se o uso de produtos de limpeza à base de água para a pele
d. recomenda-se o uso de produtos de limpeza à base de álcool para a pele

Questão 16: A prevenção das doenças da pele relacionadas com o trabalho:
a. não é necessária, visto que os resultados em longo prazo são sempre iguais uma vez ocorrida a exposição
b. deve ser limitada aos empregados acometidos para evitar a estigmatização
c. exige uma estreita cooperação entre o empregado, empregador, médicos do trabalho, dermatologistas e outras partes interessadas relevantes, como sindicatos de trabalhadores
d. não envolve fornecer informações aos empregados sobre as substâncias químicas envolvidas

22

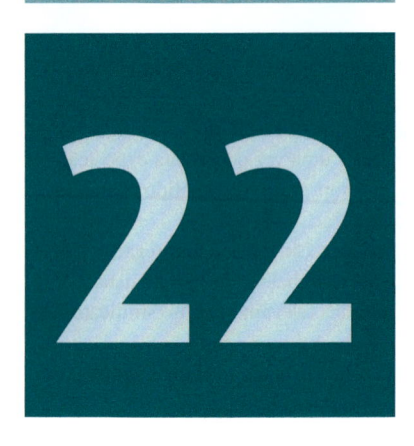

Distúrbios do trato respiratório superior

Dennis J. Shusterman, MD, MPH

As vias respiratórias superiores (também conhecidas como vias respiratórias superiores) contribuem para a função respiratória por proporcionarem o condicionamento do ar, sua filtração e o monitoramento sensitivo do ambiente circundante. Essas estruturas são vulneráveis aos efeitos de irritantes e substâncias alergênicas inaladas. Um número crescente de evidências liga o desenvolvimento da rinite com a asma, tornando a prevenção (e o reconhecimento precoce) da inflamação das vias respiratórias superiores uma prioridade.

ANATOMIA FUNCIONAL DAS VIAS RESPIRATÓRIAS SUPERIORES

Anatomia das vias respiratórias superiores

As vias respiratórias superiores se estendem das narinas à laringe (Fig. 22-1). A área da superfície das cavidades nasais é aumentada pela presença das conchas (cornetos) nasais, ampliando a capacidade de condicionamento e filtração do ar pelo nariz. A cavidade nasal anterior é revestida por um epitélio escamoso na região posterior à extremidade da concha nasal inferior. Esse epitélio se transforma em um epitélio ciliado, repleto de células secretoras, glândulas submucosas e vasos de capacitância venosa. A vasculatura nasal responde a uma variedade de fatores humorais e neurais que, alterando a espessura da túnica mucosa nasal, afetam o fluxo de ar das vias respiratórias superiores. Esses estímulos também afetam a secreção glandular, dando origem a dois principais sintomas associados ao comprometimento nasal: rinorreia e obstrução do fluxo aéreo. Uma área na parte superior de cada cavidade nasal é dedicada ao neuroepitélio olfatório (nervo craniano I), a única porção do sistema nervoso central exposta diretamente ao ambiente e que se regenera continuamente ao longo do ciclo de vida do indivíduo. As cavidades nasais e oral (assim como as túnicas mucosas) também são totalmente inervadas pelo nervo trigêmeo (nervo craniano V), que gera as sensações de temperatura, estímulo mecânico e irritação química (Fig. 22-2).

Funções das vias respiratórias superiores

O trato respiratório superior realiza diversas funções fisiológicas essenciais, que incluem o condicionamento do ar, sua filtração, defesa microbiana, sensibilidade e fonação (Quadro 22-1). Durante a fração de um segundo em que o ar inspirado percorre as vias respiratórias superiores, sua temperatura é ajustada à temperatura corporal e sua umidade relativa é regulada entre 75 e 80%. Tais alterações físicas no ar inspirado ajudam a minimizar os estresses térmicos e osmóticos sobre a árvore bronquial. A maior parte do material particulado, com mais de 1 µm de diâmetro, fica depositada nas vias respiratórias superiores (Fig. 22-3). A maior parte do material impactado – capturado na cobertura mucosa – é transportada posteriormente, via ação ciliar, até ser lançada na nasofaringe e, em seguida, ser engolida (uma fração menor acaba sendo transportada ao vestíbulo do nariz, localizado na parte anterior da cavidade nasal). A elevada área de superfície das conchas nasais e o alto conteúdo hídrico do muco nasal fornecem posteriormente um mecanismo de "fricção" para limpeza dos poluentes do ar hidrossolúveis (Fig. 22-4). Portanto, dependendo da concentração e da duração da exposição, gases e vapores hidrossolúveis podem exercer seu efeito inicial (ou principal) sobre as túnicas mucosas do nariz, da garganta e das túnicas conjuntivas.

As funções sensitivas das vias respiratórias superiores são duplas: olfato e percepção de irritabilidade. A percepção do odor, mediada pelo nervo olfatório, contribui para a qualidade de vida – permitindo que o indivíduo aprecie fragrâncias e incrementando o paladar primário na apreciação do alimento. Além disso, o olfato desempenha uma função de segurança. Indivíduos que não são capazes de perceber o odor (anósmicos) não podem distinguir o alimento fresco do estragado, nem perceber que uma luz piloto do gás de sua cozinha queimou ou sentir que um filtro respiratório ficou saturado com um vapor odorífero contra o qual devem ser protegidos. A irritação do trato respiratório superior (conduzida pelo nervo trigêmeo) pode ser protetora, no sentido de que a irritação do nariz e da garganta (assim como dos olhos)

---

* N. de R.T. As alterações terminológicas efetuadas se basearam na **Terminologia anatômica** (2001) e no **Dicionário ilustrado de anatomia de Feneis** (2009). Quando necessário, as denominações antigas constam entre parênteses.

DISTÚRBIOS DO TRATO RESPIRATÓRIO SUPERIOR — CAPÍTULO 22

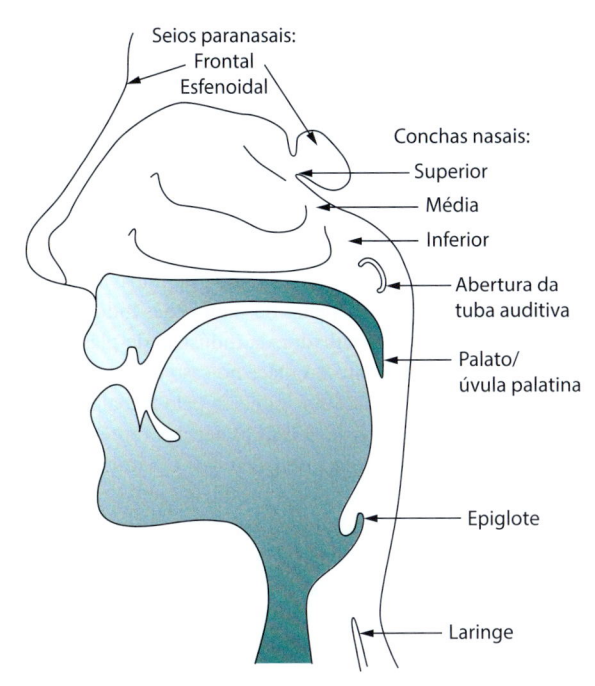

Figura 22-1 Anatomia das vias respiratórias superiores.

Quadro 22-1 Funções das vias respiratórias superiores

Gerais	Específicas
Condicionamento do ar	Aquecimento Umidificação
Filtração do ar	Micróbios (inativação) Partículas (limpeza mucociliar) Gases e vapores (fricção)
Sensibilidade	Olfato (percepção do odor) Quimioestesia (percepção da irritação)
Comunicação	Audição (regulação da pressão da orelha média) Fala

desencadeia um comportamento de fuga durante um acidente industrial, antes que possam ocorrer danos ao pulmão. Nos casos de exposições de baixo nível, a irritação trigeminal (olhos, nariz e garganta), coletivamente conhecida como "irritação sensitiva", poderá representar o parâmetro de interesse da saúde primária e, na verdade, representar um importante complexo de sintomas na chamada "síndrome de instalação da doença".

CONDIÇÕES OCUPACIONAIS E AMBIENTAIS DAS VIAS RESPIRATÓRIAS SUPERIORES

Uma variedade de efeitos sobre a saúde, relacionados à exposição ocupacional e ambiental, envolve as vias respiratórias superiores. As estruturas potencialmente afetadas incluem a cavidade nasal, os seios paranasais, os nervos sensitivos, as tubas auditivas (trompas de Eustáquio)/orelha média e a laringe (Quadro 22-2).

Rinite alérgica ocupacional e ambiental

FUNDAMENTOS DO DIAGNÓSTICO

- Rinorreia, obstrução do fluxo aéreo nasal, prurido nasal e espirros.
- Os sintomas podem ocorrer sazonalmente ("intermitentes") ou de forma contínua ("persistentes").
- Os aeroalérgenos comuns encontrados no ambiente geral incluem pólen, esporos do mofo e alérgenos relacionados a animais.
- Os alérgenos responsáveis pela rinite alérgica ocupacional são idênticos aos que produzem a asma ocupacional e incluem tanto substâncias de alto peso quanto de baixo peso molecular.
- O diagnóstico envolve a realização de testes confirmatórios de alergia (teste epicutâneo de punção da pele ou avaliação *in vitro* da IgE antígeno-específica).

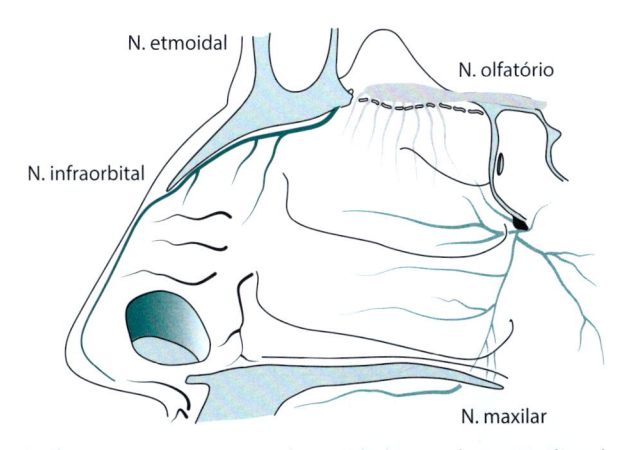

Figura 22-2 Inervação da cavidade nasal. O epitélio olfatório se comunica por meio de perfurações na lâmina cribriforme, com os bulbos olfatórios. Os nervos etmoidal e infraorbital se originam na divisão oftálmica (primeira) do nervo trigêmeo; o nervo maxilar constitui a segunda divisão do trigêmeo.

▶ Considerações gerais

Estima-se que 20% da população sofre de rinite alérgica e 5% sofre de várias formas de rinite não alérgica. Em consequência à exposição a aeroalérgenos comuns, os indivíduos poderão

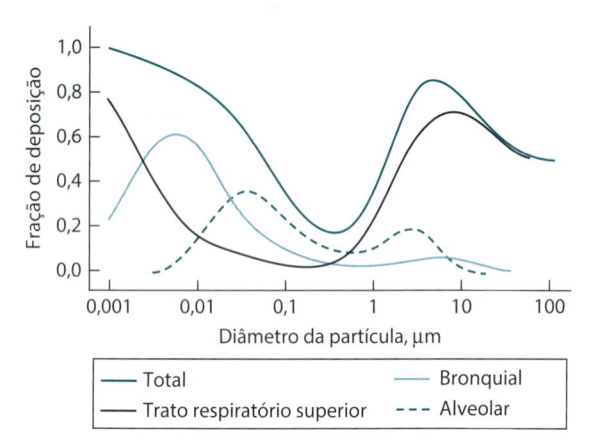

▲ **Figura 22-3** Deposição fracionária de material particulado no trato respiratório superior, árvore bronquial e alvéolos, por diâmetro da partícula.

apresentar: (1) rinitie alérgica sazonal; (2) alergia perene a alérgenos comuns de ambientes internos; ou (3) um padrão misto. Todas as condições produzem sintomas de prurido nasal, espirros, rinorreia e congestão nasal, embora a rinite alérgica perene frequentemente adapte seus sintomas a ponto de ser necessário um alerta adicional para desencadear uma história completa. Os termos rinite alérgica "sazonal" e "perene" estão cada vez mais sendo substituídos pelos termos respectivos: rinite alérgica "intermitente" e "persistente". Os alérgenos sazonais variam geograficamente, e algumas áreas já mostraram alterações compatíveis com as mudanças climáticas de longo prazo. Os ácaros necessitam de um mínimo de aproximadamente 40% de umidade relativa para sobreviverem e, portanto, raramente são encontrados nas latitudes mais ao norte.

Exposição ocupacional e ambiental

Os alérgenos do local de trabalho que produzem rinite alérgica podem ser os alérgenos normalmente encontrados, com exposição incidental aos mesmos no ambiente de trabalho (p. ex., exposição de um jardineiro ao pólen de gramíneas), ou agentes incomuns encontrados apenas nos ambientes industriais (p. ex., exposição de um trabalhador da indústria de plásticos ao anidrido trimelítico). Como acontece no caso da asma, a rinite alérgica ocupacional poderá ser induzida pelo trabalho ou por ele exacerbada. O Quadro 22-3 lista os agentes representativos que produzem rinite alérgica ocupacional; o leitor observará que esses mesmos agentes podem produzir asma ocupacional (e, na verdade, muitos indivíduos sensibilizados apresentam ambas as condições). A Figura 22-5 mostra uma classificação da rinite relacionada com o trabalho, com base na classificação semelhante da asma.

▶ Metabolismo e mecanismos de ação

Em indivíduos sensibilizados, o antígeno específico pode iniciar a desgranulação de mastócitos na túnica mucosa nasal, levando à imediata liberação de mediadores pré-formados, como histamina, heparina, triptase e fatores quimiotáticos leucocitários. Uma reação de "fase tardia", ocorrendo de 2 a 6 horas mais tarde, libera leucotrienos, prostaglandinas e citocinas. Os efeitos desses mediadores incluem secreção glandular (rinorreia), estimulação

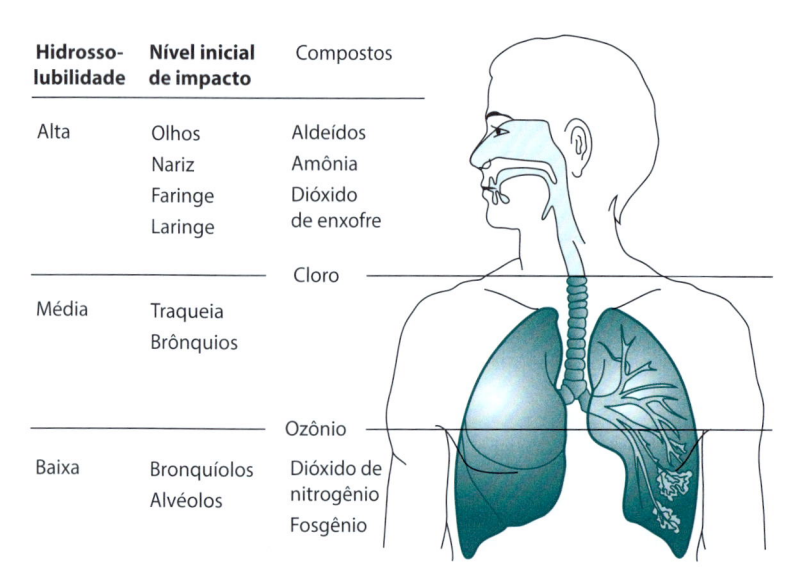

Hidrossolubilidade	Nível inicial de impacto	Compostos
Alta	Olhos Nariz Faringe Laringe	Aldeídos Amônia Dióxido de enxofre
		Cloro
Média	Traqueia Brônquios	
		Ozônio
Baixa	Bronquíolos Alvéolos	Dióxido de nitrogênio Fosgênio

▲ **Figura 22-4** Hidrossolubilidade e local do impacto inicial dos irritantes das vias respiratórias. Poluentes altamente hidrossolúveis se dissolvem rapidamente na água contida na túnica mucosa e alertam o indivíduo para a presença de poluentes por meio da irritação do trigêmeo.

Quadro 22-2 Efeitos sobre a saúde das vias respiratórias superiores, associados aos agentes ocupacionais e ambientais

Estrutura	Condições
Aparelho sensitivo	Disfunção olfatória Irritação sensitiva
Cavidade nasal	Rinite (alérgica/irritante) Perfuração do septo nasal
Seios paranasais	Sinusite Câncer de cavidade nasal e seios paranais
Orelha média	Otite média em crianças
Laringe	Disfonia por excesso de uso Disfunção das pregas vocais

Quadro 22-3 Alguns agentes associados à rinite alérgica ocupacional

Classe geral	Agente específico	Ocupação afetada
Alto peso molecular	Farinha de panificação; α-amilase Proteínas animais (urinária, salivar) Enzimas proteolíticas Esporos do mofo Antígenos de insetos Látex de borracha natural	Padeiros Cuidadores de animais de laboratório Equipe veterinária Fabricantes de detergentes Bibliotecários; preparadores de adubos orgânicos Trabalhadores de controle de inundações Farmacêuticos (preparação de antígenos) Profissionais da saúde Trabalhadores de serviços de alimentação Floristas
Baixo peso molecular	Anidrido trimelítico (componente epóxi) Di-isocianatos (componente poliuretano) Ácido plicático (do cedro vermelho ocidental) Ácido abiético/colofônia (resina de origem vegetal)	Fabricantes e construtores (diversos) Pintores do próprio corpo Construtores de barcos Encarregados da expedição de mercadorias Serradores Soldadores (eletricistas)

nervosa (prurido nasal e espirros), vasodilatação (congestão) e quimiotaxia (inflamação). É importante mencionar que as túnicas mucosas do nariz e as túnicas conjuntivas são contíguas e geralmente afetadas pelas mesmas exposições ao antígeno (portanto, "rinoconjuntivite").

▶ Achados clínicos

A. Sinais e sintomas

A rinite alérgica se manifesta geralmente por sintomas de rinorreia, obstrução do fluxo aéreo nasal, prurido nasal e espirros. Os sintomas podem ocorrer de forma intermitente ou de forma persistente. Os sinais incluem edema de mucosa nasal, conchas nasais descoradas, secreção nasal aquosa e abundante e retenção de muco.

B. Achados laboratoriais

- Eosinofilia na citologia nasal.
- Teste epicutâneo de punção da pele positivo.[1]
- Presença de IgE alérgeno-específica em testes *in vitro* (RAST ou ELISA).[1]
- IgE sérica total aumentada (achado variável).
- Eosinofilia periférica (achado variável).

C. Estudos de imagem

- O aumento da espessura das conchas nasais pode ser observado na TC.

D. Testes especiais

- *Medições do pico de fluxo inspiratório nasal.* Este teste ambulatorial autoadministrável representa uma validação objetiva de sintomas de alteração cruzada e pode ser utilizado durante períodos adjacentes de afastamento do alérgeno e da rotina normal de trabalho para auxiliar o estabelecimento de uma etiologia ocupacional.
- *Testes sensitivos.* Testes qualitativos e quantitativos da função olfatória podem ajudar a registrar a resposta ao afastamento do alérgeno e à terapia médica.

E. Exames especiais

- *Rinolaringoscopia.* A rinolaringoscopia flexível (com fibra óptica) permite que o médico examinador visualize os óstios dos seios paranasais, a laringe e a fenda olfatória, assim como avalie a presença de pólipos nasais.

---

[1] Caso não se encontre disponível um sistema de teste *in vitro* nem o reagente do teste cutâneo para um determinado alérgeno ocupacional, a resposta ao afastamento do alérgeno ou à exposição, no local de trabalho, poderá representar o melhor indício para o diagnóstico específico.

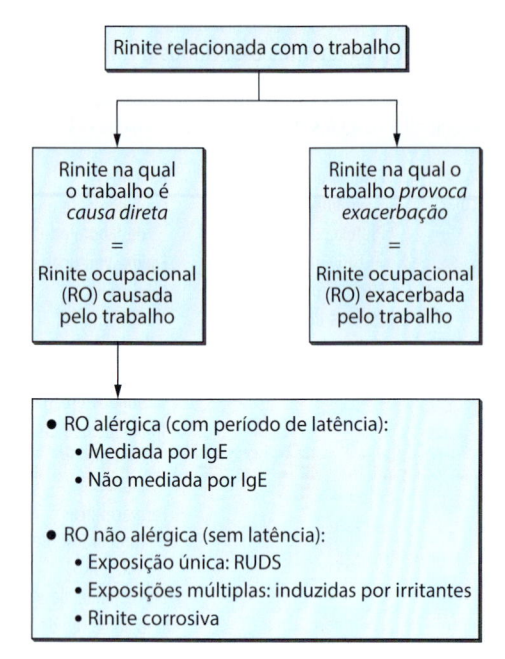

Figura 22-5 Classificação da rinite ocupacional, análoga à da asma ocupacional, conforme proposta da European Academy of Allergy and Clinical Immunology.

Diagnóstico diferencial

- Rinite irritativa ou induzida por agentes irritantes.
- Rinite não alérgica.
- Infecção viral do trato respiratório superior.

Prevenção

O *afastamento do alérgeno* deve ser um componente importante da terapia, tanto para controlar os sintomas nasais quanto para prevenir a progressão da rinite alérgica para asma. Em termos de aeroalérgenos ambientais, as principais exposições, na esfera de controle de pacientes, são os alérgenos persistentes encontrados no ambiente doméstico (ou escritório).

No local de trabalho industrial, o monitoramento das instalações e uso dos equipamentos de proteção individual poderão ser suficientes para controlar as exposições aos antígenos. Entretanto, alguns indivíduos poderão necessitar de uma nova avaliação, particularmente na presença de sintomas respiratórios torácicos concomitantes. Em alguns casos, substâncias químicas ou processos substitutos têm sido eficazes para melhorar o risco de sensibilização ocupacional. Após uma incidência máxima de sensibilização de profissionais da saúde ao látex da borracha natural, em meados da década de 1990, por exemplo, o aumento do uso de luvas sem látex (e de luvas hipoalergênicas e de látex sem talco) levou a uma notável redução dos novos casos.

Tratamento

As terapias médicas para rinite alérgica incluem o uso de medicamentos orais (anti-histamínicos e inibidores de leucotrienos) e medicamentos tópicos (corticosteróides nasais, cromolina sódica (não utilizada no Brasil), anti-histamínicos e bloqueadores colinérgicos). Lavagens com soro fisiológico tópico também têm sido usadas como um tratamento adjunto às medicações tradicionais.

Entre os anti-histamínicos orais, os medicamentos de "segunda geração" permitem aos pacientes controlar seus sintomas e, ao mesmo tempo, manterem-se produtivos e alertas. Esses incluem a fexofenadina, loratadina, desloratadina, cetirizina e levocetirizina. São necessárias aproximadamente 2 semanas de tratamento, antes que seja observada uma resposta ideal aos medicamentos tópicos anti-inflamatórios (corticosteroides, cromolina sódica ou os agentes anti-histamínicos/anti-inflamatórios combinados, azelastina e olopatadina).

Os descongestionantes tópicos nasais devem ser evitados, exceto em casos de controle muito breve de sintomas agudos. A terapia contínua com descongestionantes tópicos representa um risco de taquifilaxia e de congestão de rebote (*rinite medicamentosa*). No caso de pacientes que se queixam de secreções abundantes, poderá ser indicado o uso de um *spray* nasal de brometo de ipratrópio (um bloqueador colinérgico).

A eficácia da terapia de dessensibilização ("injeções de alergia") tem sido mais bem avaliada para os casos de aeroalérgenos comuns do que para sensibilizadores ocupacionais específicos. Os pacientes que preferirem fazer lavagens com soro fisiológico deverão utilizar produtos comerciais ou estarem cientes em relação aos perigos da contaminação bacteriana em preparações domésticas.

Prognóstico

Assumindo a prática de afastamento do alérgeno (e a ausência da progressão para rinossinusite), a rinite alérgica possui um excelente prognóstico. A rinite alérgica ocupacional não tratada poderá ser o prenúncio do subsequente desenvolvimento de uma asma ocupacional.

Dados limitados relacionam a rinite alérgica com a apneia do sono obstrutiva. A obstrução nasal de alto grau predispõe à respiração oral, escapando das funções de filtração e de condicionamento do ar das vias respiratórias superiores. Isso pode representar um dos mecanismos pelo qual a rinite e a gravidade da asma estão ligadas. O edema da mucosa nasal também poderá ocluir os óstios dos seios paranasais e/ou a orelha média (tubas auditivas). A oclusão dos óstios leva ao desequilíbrio de pressão, efusão e infecção eventual (sinusite ou otite média).

Rinite irritativa ocupacional e ambiental

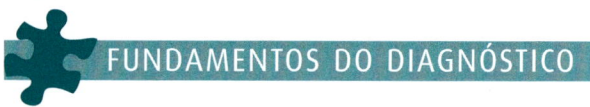

FUNDAMENTOS DO DIAGNÓSTICO

- Irritação nasal, secura, incômodo, queimação, rinorreia, obstrução nasal.
- Pressão facial e olfato reduzido.

- Hiperemia da mucosa é um sinal comum.
- Erosões pontuais do septo nasal.
- Perfuração do septo.
- A rinite irritativa ocorre na ausência de sensibilização específica (embora possa ocorrer com a rinite alérgica).
- A rinite irritativa mostra relação com a dose. Portanto, ao contrário da alergia, os sintomas poderão estar presentes em uma fração substancial de colegas de trabalho em um ambiente industrial.
- Alterações citológicas compatíveis com a rinite irritativa têm sido documentadas entre moradores urbanos cuja exposição primária ocorre em níveis elevados de oxidantes fotoquímicos (poluição).

Considerações gerais

Os olhos, o nariz e a garganta são sensíveis aos irritantes químicos (incluindo gases, vapores, poeiras e fumaças), com a irritação sensitiva representando o complexo de sintomas mais comumente observado nos ambientes de trabalho difíceis. Os tipos de irritantes químicos no ar doméstico ou do escritório incluem: (1) produtos de combustão (a partir da fumaça do tabaco e de aparelhos ou ferramentas com mau funcionamento) e (2) compostos orgânicos voláteis (COVs; a partir de produtos de limpeza, equipamentos e máquinas de escritório, materiais de construção e mobiliário e fontes microbianas). Os ambientes industriais oferecem aos trabalhadores uma faixa ainda mais ampla de irritantes transportados pelo ar, com a maior parte dos níveis de exposição permissíveis (NEPs) baseando-se no poder de irritação do composto em questão. Formas extremas de rinite irritativa industrial ("rinite corrosiva") ocorrem em chapeadores e em outros trabalhadores expostos ao ácido crômico que possam desenvolver ulcerações na mucosa nasal e até perfuração do septo. A exposição ambiental à poluição fotoquímica do ar pode produzir alterações inflamatórias objetivas das vias respiratórias superiores, incluindo a metaplasia escamosa. Os agentes irritantes representativos ambientais e ocupacionais estão relacionados nos Quadros 22-4 e 22-5, respectivamente.

Os sinais e sintomas persistentes da rinite após uma única exposição de alto nível à substância irritante têm sido chamados de *síndrome de disfunção reativa das vias respiratórias superiores* (RUDS, em inglês). Esse diagnóstico é análogo à condição das vias respiratórias inferiores, conhecida como *síndrome de disfunção reativa das vias respiratórias* (RADS, em inglês) ou *asma induzida por agentes irritantes*. Entretanto, ao contrário da RADS, a RUDS não possui critérios diagnósticos objetivos (i.e, alterações fisiológicas no teste de provocação), sendo o seu diagnóstico baseado apenas nos critérios clínicos.

Metabolismo e mecanismos de ação

A "irritação" envolve um espectro de efeitos, incluindo: (1) irritação sensitiva subjetiva, (2) estimulação de reflexos neurogênicos e (3) lesão tecidual real. Os reflexos neurogênicos desencadeados por estímulos físicos ou químicos também são proeminentes em uma variante da rinite não alérgica, conhecida como "rinite vasomotora" (ver discussão adiante). A estimulação dos aferentes do nervo trigêmeo – que são sensíveis ao baixo pH, aos mediadores inflamatórios endógenos (como a bradicinina) e a diversos irritantes químicos – leva a dois principais tipos de resposta reflexa: (1) reflexos parassimpáticos, conduzidos pelo nervo facial (nervo craniano VII) e (2) reflexo do axônio, uma resposta antidrômica envolvendo neuropeptídeos liberados pelos ramos aferentes do nervo trigêmeo.

Dois exemplos familiares de reflexos parassimpáticos são os seguintes: (1) rinite gustatória (uma rinorreia aquosa e abundante que acontece com a ingestão de alimentos apimentados) e (2) "nariz de esquiador" (rinorreia aquosa em resposta ao ar frio e seco). Verificando seus mecanismos, essas duas condições podem ser bloqueadas pelo agente anticolinérgico tópico brometo de ipratrópio.

O reflexo axonal, mediante liberação da substância P, também desencadeia fortemente a secreção glandular e a dilatação

Quadro 22-4 Irritantes ambientais

Origem ou classe	Poluente específico	Comentário
Produtos de combustão	Fumaça do tabaco ambiental (FTA)	Mistura complexa de vapores, gases e partículas
	Óxidos de nitrogênio (NOx)	Fornos e aquecedores não ventilados
		Descarga de veículos
	Óxidos de enxofre (SOx)	Refinarias de óleo; usinas de queima de petróleo e carvão
	Ozônio + PAN (nitrito de peroxiacetila)	Produtos da reação fotoquímica de NOx + COVs da descarga de veículos
	Material particulado	Lareiras e fornos que queimam madeiras; centrais elétricas
Produtos de limpeza	Hipoclorito, amônia	
	Cloraminas, gás cloro	Produtos de reação de misturas inadequadas
Compostos orgânicos voláteis (COVs)	Formaldeído, éteres de glicol, vários outros	Liberação de gases inclusos em materiais de construção e mobiliários
	Diversos	Materiais de papelaria e de arte; vernizes e ceras

Quadro 22-5 Irritantes ocupacionais selecionados

Ocupação	Irritante
Agricultores	Amônia, dióxido de nitrogênio, sulfeto de hidrogênio
Zeladores	Amônia, água sanitária (hipoclorito), cloraminas
Bombeiros	Fumaça, liberação de materiais nocivos
Trabalhadores do ramo alimentício	Vapores de cozinha, fumaça de cigarros
Profissionais da saúde	Glutaraldeído, formaldeído
Laboratoristas	Vapores de solventes, vapores/névoas de ácidos inorgânicos
Militares	Fumaça do cloreto de zinco
Trabalhadores de centrais elétricas e de refinarias de óleo	Dióxido de enxofre
Tipógrafos, pintores	Vapores de solventes
Trabalhadores de fábricas de celulose	Cloro, dióxido de cloro, sulfeto de hidrogênio
Ferroviários, mineradores, motoristas de caminhão	Descarga de diesel
Trabalhadores em refrigeração (comercial)	Amônia
Carpinteiros e calceteiros	Vapores de asfalto, HAPs
Trabalhadores de piscinas	Cloro, cloreto de hidrogênio, tricloreto de nitrogênio
Trabalhadores de tratamentos de esgoto	Cloro, sulfeto de hidrogênio
Soldadores	Vapores de óxidos metálicos, óxidos de nitrogênio, ozônio
Marceneiros	Pó de madeira

vascular. Em condições subagudas, a substância P potencializa a resposta dos mastócitos aos antígenos, representando uma das várias ligações conhecidas entre a resposta alérgica e a irritação química. Citando outra ligação, tanto as partículas da descarga do diesel quanto a inalação passiva da fumaça do tabaco **aumentam a sensibilização alérgica** (atuam como *adjuvantes*) e **intensificam a resposta alérgica** (*preparação inicial*). Como consequência, as alergias nasais preexistentes aumentam a sensibilidade do indivíduo aos irritantes químicos (*neuromodulação*). Portanto, o entendimento dos sistemas imunológico e neurogênico das vias respiratórias passou a incluir efeitos moduladores recíprocos desencadeados por alérgenos e substâncias químicas irritantes.

▶ Achados clínicos

A. Sinais e sintomas

A rinite irritativa é caracterizada pela irritação subjetiva (geralmente expressa como "secura", "dor" ou "queimação"). O prurido e os espirros não são sintomas típicos. A rinorreia e a congestão nasal (obstrução do fluxo aéreo) são sintomas secundários (reflexos) que ocorrem variavelmente entre os indivíduos afetados pela rinite irritativa.

Todos os sintomas da rinite irritativa são variáveis e incluem irritação nasal (secura, dor, queimação), rinorreia, obstrução nasal, pressão facial e olfato reduzido. A hiperemia da mucosa é um sinal comum. Poderão ser observadas erosões pontuais do septo nasal.

As erosões nasais (assim como a perfuração do septo) podem ocorrer em exposições concentradas e prolongadas aos irritantes transportados pelo ar. Essa rinite tem sido chamada de "rinite corrosiva".

B. Achados laboratoriais

A rinite irritativa apresenta um exame diagnóstico negativo. Os leucócitos polimorfonucleares (neutrófilos) predominam no esfregaço nasal.

C. Estudos de imagem

Na presença de congestão reflexa, a hipertrofia das conchas nasais poderá ser visível na **TC**.

D. Testes especiais

- *Medições do pico de fluxo inspiratório nasal.* Se a congestão subjetiva for eminente em resposta às exposições no local de trabalho ou ambientais, as alterações na patência nasal relacionadas com a exposição poderão ser documentadas, utilizando-se um medidor do pico de fluxo inspiratório nasal.
- *Testes sensitivos.* Testes qualitativos e quantitativos da função olfatória podem ajudar a registrar a resposta ao afastamento da substância irritante e à terapia médica.

E. Exames especiais

A rinolaringoscopia flexível (com fibra óptica) permite que o médico examinador visualize os óstios dos seios paranasais, a laringe e a fenda olfatória, assim como avalie a presença de pólipos nasais.

▶ Diagnóstico diferencial

- Rinite alérgica.
- Rinite não alérgica.
- Infecção viral do trato respiratório superior.

▶ Prevenção

A maioria dos limites da exposição ocupacional permissível foi ajustada para se evitar os efeitos dos irritantes químicos, em particular, a irritação sensitiva. Lógica semelhante constitui a base de diversos padrões ambientais de qualidade do ar, bem como das restrições estatutárias sobre fumar em espaços públicos.

A obstrução nasal de alto grau predispõe à respiração oral, escapando das funções de filtração e de condicionamento do ar das vias respiratórias superiores. Isso pode representar um dos mecanismos pelo qual a rinite e a gravidade da asma estão ligadas. O edema da mucosa nasal também poderá ocluir os óstios dos seios paranasais e/ou a orelha média (tubas auditivas). A oclusão dos óstios leva ao desequilíbrio de pressão, efusão e infecção eventual (sinusite ou otite média).

▶ Tratamento

- Redução da exposição.
- Medidas de apoio inespecíficas (p. ex., lavagem nasal com soro fisiológico).
- Corticoides tópicos (de valor questionável).
- Bloqueadores colinérgicos tópicos (brometo de ipratrópio) no caso de rinorreia eminente.
- Em pacientes atópicos, o controle da rinite alérgica intercorrente – seja de origem ocupacional ou não ocupacional – poderá reduzir a reatividade aos irritantes químicos.

▶ Prognóstico

Com a exceção da rinite corrosiva com perfuração do septo nasal, o prognóstico da rinite irritativa, após a redução da exposição, é excelente. Entretanto, alguns indivíduos com RUDS podem apresentar hiperestesia nasal persistente e hiper-reatividade, apesar da terapia.

Rinite não alérgica ocupacional ou ambiental

A rinite não alérgica envolve uma variedade de entidades, incluindo a rinite "vasomotora", a rinite endócrina (abrangendo a rinite da gravidez), a rinite medicamentosa, a síndrome da rinite não alérgica com eosinofilia ("NARES"), a rinite da doença granulomatosa (granulomatose de Wegener), a síndrome de Kartagener/cílios imóveis e a rinite da fibrose cística. O mecanismo ou os mecanismos que originam a hiper-reatividade nasal são pouco conhecidos.

FUNDAMENTOS DO DIAGNÓSTICO

- ▶ Os sintomas da rinite vasomotora são variáveis, incluindo rinorreia, obstrução nasal, pressão facial e olfato reduzido.
- ▶ Não existem achados físicos característicos na rinite vasomotora.
- ▶ Exame diagnóstico negativo para alergia.
- ▶ Ausência de células inflamatórias no esfregaço nasal.

▶ Considerações gerais

Rinite vasomotora, uma subcategoria da rinite não alérgica, é um termo geralmente usado para descrever a reatividade nasal aumentada aos estímulos inespecíficos físicos e químicos. Os sintomas de rinorreia e/ou congestão tendem a predominar, sem que sejam eminentes a irritação subjetiva e o prurido nasal. Os estímulos físicos relevantes incluem: baixa umidade, extremos ou rápidas alterações da temperatura e movimentação excessiva do ar. Possivelmente ligadas a esse diagnóstico estão a *rinite gustatória* (rinorreia em resposta à ingestão de alimentos apimentados) e a *rinite da luz brilhante* (autoexplicativa). Aproximadamente 40% de indivíduos com rinite alérgica também se queixam de reatividade aos estímulos inespecíficos físicos e químicos. As ocupações de risco incluem trabalho em ambiente externo, biotecnologia e processamento de alimentos (salas frias) e trabalho em escritório. A American Society of Heating, Refrigerating and Air-Conditioning Engineers (ASHRAE) publicou normas para o controle de temperatura e umidade do ar no ambiente interno; essas normas deverão ser avaliadas como parte de qualquer investigação sobre uma "construção problema".

A obstrução nasal de alto grau predispõe à respiração oral, escapando das funções de filtração e de condicionamento do ar das vias respiratórias superiores. Isso pode representar um dos mecanismos pelo qual a rinite e a gravidade da asma estão ligadas.

O edema da mucosa nasal também poderá ocluir os óstios dos seios paranasais e/ou a orelha média (tubas auditivas). A oclusão dos óstios leva ao desequilíbrio de pressão, efusão e infecção eventual (sinusite ou otite média).

▶ Metabolismo e mecanismos de ação

A patogênese da rinite vasomotora é obscura. Em alguns estudos, a superatividade parassimpática parece ser responsável pela hipersecreção. Outros estudos têm identificado uma subpopulação de pacientes com alergia mucosa local (i.e, sensibilização dos mastócitos da túnica mucosa na ausência de alergia sistêmica). O conceito de alergia mucosa local (ou "entopia") tem sido mais estudado com aeroalérgenos comuns do que com agentes ocupacionais.

▶ Achados clínicos

A. Sinais e sintomas

Todos os sintomas da rinite vasomotora são variáveis. Eles incluem rinorreia, obstrução nasal, pressão facial e olfato reduzido. Não existem achados físicos característicos na rinite vasomotora.

B. Achados laboratoriais

- Exame diagnóstico negativo para alergia.
- Ausência de células inflamatórias no esfregaço nasal.

C. Estudos de imagem

- Na presença de congestão reflexa, a hipertrofia das conchas nasais poderá ser **visível na TC**.

D. Testes especiais

- *Medições do pico de fluxo inspiratório nasal.* Se a congestão subjetiva for eminente, em resposta às exposições no local de trabalho ou ambientais, as alterações na patência nasal relacionadas com a exposição poderão ser documentadas, utilizando-se um medidor do pico de fluxo inspiratório nasal.
- *Provocação nasal com ar frio e seco.* Quando expostos ao ar frio e seco, os indivíduos com rinite vasomotora, em média, sofrem mais congestão do que os controles normais. Entretanto, devido à alta variabilidade entre indivíduos, esse teste não fornece um diagnóstico clínico confiável.
- *Desafio com histamina.* A histamina tem sido usada, em doses tituladas, para documentar a reatividade nasal inespecífica. A concentração é aumentada em uma proporção fixa até que ocorra uma elevação predeterminada na resistência das vias respiratórias nasais (análogo ao teste de desafio com a metacolina). Entretanto, existe uma sobreposição considerável na resposta entre grupos diagnósticos.
- *Desafio com alérgeno nasal.* Conforme já indicado, alguns indivíduos com sintomas de rinite reagem à instilação local de antígeno no nariz, enquanto apresentam, simultaneamente, reatividade negativa no teste cutâneo e ausência de IgE sérica antígeno-específica.

E. Exames especiais

- *Rinolaringoscopia.* A rinolaringoscopia flexível (fibra óptica) permite que o médico examinador visualize os óstios dos seios paranasais, a laringe e a fenda olfatória, assim como avalie a presença de pólipos nasais.

▶ Diagnóstico diferencial

- Rinite alérgica.
- Rinite irritativa.
- Infecção viral do trato respiratório superior.

▶ Prevenção

Não se conhece prevenção primária para a rinite vasomotora. O ato de evitar os extremos de temperatura e umidade, assim como evitar a exposição à substância química irritante, fornece alívio sintomático a alguns indivíduos.

▶ Tratamento

As terapias aprovadas para a rinite vasomotora incluem o uso tópico de esteroides selecionados (propionato de fluticasona e dipropionato de beclometasona), anti-histamínicos (azelastina e olopatadina) e bloqueadores colinérgicos (brometo de ipratrópio).

▶ Prognóstico

O prognóstico para a resolução da rinite vasomotora é muito cauteloso. Alguns centros de referência creditam um alívio duradouro após a dessensibilização com capsaicina, considerada, neste momento, como um procedimento experimental.

DOENÇAS DOS SEIOS PARANASAIS

Sinusite

FUNDAMENTOS DO DIAGNÓSTICO

- ▶ A sinusite pode afetar apenas um ou vários seios, unilateral ou bilateralmente.
- ▶ A sinusite é classificada como aguda (com até 4 semanas de duração), *intermediária* (4 a 12 semanas) e crônica (>12 semanas).
- ▶ Os sintomas primários são congestão nasal, pressão facial, secreção nasal purulenta, olfato reduzido e sintomas sistêmicos (como fadiga e, ocasionalmente, febre).

- Os achados na TC podem incluir espessamento mucoperiósteo, níveis de ar úmido e obstrução do complexo osteomeatal. A polipose poderá representar um achado associado.
- O papel da sinusite na gênese das dores de cabeça é controverso.
- A sinusite tem sido relacionada com a incidência e a gravidade da asma.

Considerações gerais

Tanto a rinite alérgica quanto a irritativa podem progredir para *rinossinusite*. Epidemiologicamente, os fumantes ativos apresentam um maior risco de desenvolver sinusite aguda (e crônica). Também estão sendo observadas evidências crescentes de ligação entre a sinusite e a exposição passiva à fumaça do tabaco. Uma quantidade relativamente pequena de estudos tem examinado sistematicamente os parâmetros da sinusite e as exposições ocupacionais. Observações feitas em peleteiros, em trabalhadores que lidam com temperos, cânhamo, grãos e farinha e com aqueles que lidam na colheita de vegetais apresentaram maiores taxas de prevalência para sinusite; entretanto, esses estudos se basearam em dados autorrelatados. Mais recentemente, estudos em uma coorte entrevistada no *World Trade Center* sugeriram taxas elevadas de distúrbios das vias respiratórias superiores, incluindo sinusite, quando comparadas às observadas em indivíduos não expostos.

Metabolismo e mecanismos de ação

O edema da mucosa nasal induzido por irritantes e alérgenos pode comprometer a patência dos óstios dos seios paranasais, acarretando, assim, o desequilíbrio da pressão, a efusão e o comprometimento da eliminação de secreções, levando ao desenvolvimento da sinusite. A maior parte dos ataques de sinusite aguda resulta de infecções virais do trato respiratório superior e é autolimitada. Na sinusite aguda bacteriana, os organismos envolvidos mais comuns incluem *Streptococcus pneumoniae, Haemophilus influenzae* e *Moraxella catarrhallis*. Os *Staphylococcus aureus*, organismos anaeróbicos ou gram-negativos são encontrados com menor frequência. A *sinusite fúngica invasiva* pode ser observada com imunossupressão (p. ex., na presença de diabetes melito). A *sinusite fúngica alérgica não invasiva* também tem sido descrita, na qual os seios afetados são colonizados por uma ou mais espécies de fungos (como o *Schizophyllum commune*), que, por sua vez, atraem os eosinófilos. Pode ocorrer considerável lesão tecidual a partir de mediadores inflamatórios liberados por esses mastócitos.

A rinossinusite crônica, com ou sem polipose, envolve inflamação crônica não infecciosa, cujos mecanismos ainda estão para ser completamente elucidados. A inflamação dos tratos respiratórios superior e inferior parece estar ligada, já que a sinusite ativa aumenta a reatividade brônquica inespecífica nos asmáticos. Os mecanismos postulados incluem: regulação positiva das respostas neurogênica e humoral, perdas das funções de condicionamento e filtração do ar devido à respiração oral crônica e aspiração de secreções nasais levadas por mediadores bioquímicos para o interior do trato respiratório inferior.

Achados clínicos

A. Sinais e sintomas

Os sintomas incluem obstrução do fluxo aéreo nasal (congestão), pressão facial, olfato reduzido e sintomas sistêmicos de fadiga e febre variável. Os sinais incluem sensibilidade dos seios paranasais (frontal/maxilar) e secreções nasais mucopurulentas visíveis no exame de rotina.

B. Achados laboratoriais

As anormalidades do hemograma completo (leucocitose), assim como as elevações da taxa de sedimentação eritrocitária ou da proteína C reativa, são medidas inespecíficas e insensíveis na sinusite aguda ou crônica.

C. Estudos de imagem

Possíveis achados na TC incluem espessamento mucoperiósteo, níveis de ar úmido e obstrução do complexo osteomeatal. Polipose e erosões ósseas também podem ser observadas.

D. Testes especiais

- *Amostra nasal de óxido nítrico*. Como os seios paranasais servem como reservatórios para o óxido nítrico (NO), os níveis nasais de NO tendem a estar mais elevados do que os níveis medidos no ar expirado. Entretanto, o NO nasal tende a cair com a crescente obstrução do complexo osteomeatal (i.e, obstrução devido à sinusite e/ou polipose nasal).

E. Exames especiais

- *Rinolaringoscopia*. A secreção mucopurulenta eliminada pelos óstios sinusais é um achado comum, na rinolaringoscopia, relacionado com a sinusite.

Diagnóstico diferencial

- Infecção viral do trato respiratório superior.
- Dor odontogênica (dentária).
- Enxaqueca.
- Neoplasia dos seios paranasais.
- Corpo estranho nasal.
- Sinusite fúngica invasiva.
- Sinusite fúngica alérgica.
- Deficiência imunológica preexistente ou distúrbio mucociliar (fibrose cística; síndrome dos cílios imóveis).
- Processo granulomatoso preexistente (Wegener).

Prevenção

- Afastamento da substância irritante e do alérgeno.
- Terapia médica eficaz para rinite alérgica.
- Higiene nasal (lavagens com soro fisiológico) para os que trabalham em ambientes com poeira.

▶ Tratamento

A sinusite aguda sem complicações que se manifesta por até 10 dias deve ser tratada como uma condição autolimitada e presumivelmente de origem viral. Os sintomas da sinusite aguda que permanecerem por mais de 10 dias podem ser candidatos à terapia com antibióticos. Considerando o possível papel de organismos produtores de β-lactamase, a recomendação da terapia empírica com antibióticos está em evolução.

A terapia para *rinossinusite crônica* (com ou sem pólipos) enfatiza os corticosteroides tópicos, algumas vezes incrementados pelo uso oral de antagonistas de leucotrienos. A terapia para a **sinusite fúngica invasiva** consiste na administração sistêmica de agentes antifúngicos, ao passo que a terapia para a **sinusite fúngica alérgica** consiste na administração de corticoide oral. Ensaios clínicos não evidenciaram benefícios compatíveis com a administração de agentes antifúngicos. Quando os controles da exposição e a terapia médica não levam à melhora esperada, os pacientes poderão ser beneficiados por uma consulta ao otorrinolaringologista. Em alguns casos, a *cirurgia nasossinusal endoscópica funcional* poderá ser indicada para promover uma drenagem eficaz dos seios nasais.

▶ Prognóstico

O prognóstico para a resolução da sinusite aguda é bom. O prognóstico para a resolução da sinusite crônica é cauteloso.

Câncer da cavidade nasal e seios paranais

Diversas ocupações e exposições impostas têm sido relacionadas com o desenvolvimento de neoplasias malignas dos seios paranasais. Os achados mais graves (e mais consistentes) pertencem aos trabalhadores expostos ao formaldeído e aos indivíduos que lidam com couro e madeira, embora alguns estudos também tenham evidenciado determinados riscos para os indivíduos que trabalham com o refinamento de níquel e cromo e com a galvanização do cromo.

Patologia laríngea

Os sintomas que se referem à fonação (principalmente a rouquidão/disfonia) também podem ser observados nos locais de trabalho. A rouquidão temporária e reversível poderá ocorrer a partir da inalação de substâncias químicas irritantes ou pelo uso excessivo da voz. Embora o uso excessivo seja mais observado em palestrantes e cantores, também pode ocorrer entre empregados de indústrias que precisam gritar para se comunicarem em ambientes barulhentos. A condição mais ameaçadora anunciada pela rouquidão – carcinoma de célula escamosa da laringe – tem sido associada a diversos tipos de exposições/ocupações, incluindo a exposição aos hidrocarbonetos aromáticos policíclicos (tabagismo, líquidos do trabalho com metais, trabalho em usinas de redução de alumínio, uso de carvão como combustível doméstico para cozinhar), bem como a exposição ao asbesto e o consumo pessoal de etanol.

Duas outras condições ocupacionais/ambientais merecem ser mencionadas. Após a lesão por inalação significativa de fumaça, poderão ser observadas estenoses da laringe, como resultado da agressão inicial química/térmica ou secundariamente à entubação prolongada. Além disso, a papilomatose laríngea foi descrita como um registro de caso de um médico cuja exposição aparente foi ao papilomavírus humano aerossolizado durante uma cirurgia a *laser*.

A *disfunção da prega vocal* (DPV) representa uma condição laringiana funcional digna de ser mencionada. A DPV envolve episódios de rouquidão, falta de ar, estridor (geralmente confundido com pieira) e *globus* (uma sensação de pressão na garganta ou tórax superior). A tosse também é comum na DPV. Devido à sobreposição de sintomas com a asma, a DPV poderá ser erroneamente diagnosticada assim como essa última. As condições de predisposição incluem gotejamento pós-nasal e refluxo gastroesofágico. No ambiente ocupacional, a DPV tem sido observada após exposições a um irritante agudo, dando origem ao diagnóstico de "DPV associada a substância irritante". Mais recentemente, essa condição foi encontrada entre um subgrupo de indivíduos expostos à poeira alcalina dos entrevistados do *World Trade Center*.

O diagnóstico de DPV necessita de documentação do movimento paradoxal das pregas vocais (adução durante a inspiração, visualizada durante a rinolaringoscopia). Como alternativa, o achado de obstrução extratorácica variável durante a fase inspiratória da alça fluxo-volume é altamente sugestiva para essa condição. Após afastar condições mais graves (p. ex., neoplasias, paralisia das pregas vocais e disfonia espasmódica), o tratamento consiste no descanso da voz, na hidratação e no *biofeedback*/treinamento da voz sob a supervisão de um fonoaudiólogo qualificado.

Otite média em crianças

Uma incidência aumentada de otite média secretora (com efusão) tem sido observada entre crianças expostas à fumaça do tabaco ambiental, geralmente no ambiente doméstico. Os mecanismos postulados são focalizados na disfunção da tuba auditiva, com a exposição passiva à fumaça do tabaco produzindo cilioestase e congestão da túnica mucosa, levando ao comprometimento da equalização da pressão, à efusão da orelha média e à drenagem reduzida de secreções da orelha média. Devido ao impacto e à consistência desse achado, o exame diagnóstico da otite média recorrente em crianças sempre deverá incluir perguntas sobre o tabagismo dos genitores.

Alterações sensitivas (olfatórias)

As alterações na função olfatória, tanto temporárias quanto prolongadas, têm sido observadas entre trabalhadores expostos a uma variedade de produtos químicos industriais. A disfunção olfatória quimicamente induzida compreende: (1) *distúrbios quantitativos,* incluindo hiposmia (acuidade olfatória reduzida) e anosmia (ausência de percepção olfatória) e (2) *distúrbios qualitativos,* incluindo agnosia olfatória (habilidade reduzida para identificar odores) e diversas disosmias (percepção olfatória distorcida). Grupos ocupacionais e exposições nos quais foram identificados distúrbios na detecção ou na identificação de odores incluem indivíduos que trabalham com baterias alcalinas e caldeireiros (exposição ao cádmio ± níquel), limpadores de tanques (exposição aos hidrocarbonetos), formuladores de tintas (exposição a solventes ± ácido acrílico) e trabalhadores de indústrias químicas (exposições à amônia e ao ácido sulfúrico).

Técnicas usadas nos centros de referência

A. Rinomanometria

A *rinomanometria*, ou a medição da resistência das vias respiratórias nasais (NAR, em inglês), envolve simultaneamente a medição do fluxo de ar e da pressão entre a nasofaringe e as narinas anteriores. Na *rinomanometria posterior*, o indivíduo que está sendo testado respira pelo nariz, com uma máscara de anestesia posicionada sobre o nariz e a boca e com um pequeno grampo plástico de pressão posicionado entre a língua e o palato. Na *rinomanometria anterior*, uma narina é fechada de cada vez, com um grampo de pressão, enquanto o indivíduo respira lentamente pela narina oposta, com um medidor de fluxo posicionado.

A rinomanometria anterior é particularmente útil para avaliar uma patologia anatômica fixa que pode apresentar distribuição unilateral (p. ex., desvio de septo ou polipose). A rinomanometria posterior fornece uma estimativa mais estável da resistência total da via respiratória nasal do que a técnica anterior, sendo, portanto, de particular utilidade na documentação da resposta nasal aos agentes desafiadores (alérgenos ou irritantes).

A NAR tem sido utilizada como estágio final de diversos protocolos farmacológicos de desafio, principalmente para atestar a chamada *hiper-reatividade nasal inespecífica*. Esse procedimento requer o uso de concentrações crescentes seriadas de histamina ou metacolina, com o estágio final sendo a concentração necessária para induzir um aumento percentual predeterminado na NAR. Usando esse método, o estudo da rinite alérgica, dentro e fora da estação, evidencia diferenças sistemáticas na reatividade nasal inespecífica (maior durante a estação alergênica). A rinomanometria também pode ser usada como um parâmetro objetivo após o desafio com alérgeno nasal ou ar frio.

B. Rinometria acústica

Outra técnica desenvolvida para avaliar a patência das vias respiratórias nasais é a rinometria acústica (RA). O aparelho consiste em um tubo, com um gerador de pulso acústico (e microfone) em uma extremidade, e um adaptador nasal na outra; o instrumento envia e recebe alternadamente pulsos de som. Medindo-se a intensidade das ondas sonoras refletidas nos diversos intervalos de tempo a partir do pulso inicial, um rinômetro acústico gera um mapa da área nasal total em corte transversal como uma função da distância entre as narinas. Como a rinomanometria, a RA costuma ser usada para documentar a resposta aos desafios farmacológico, irritativo, do ar frio ou de um alérgeno. Entretanto, a relação entre a área de secção transversal e a resistência nasal da via respiratória é complexa, dificultando, de certa forma, a interpretação fisiológica e sintomática da rinometria acústica.

C. Testes sensitivos

Os testes sensitivos olfatórios se concentram em parâmetros alternativos: *qualitativos* ou *quantitativos*. Os *testes qualitativos de odor* utilizam painéis de substâncias odoríferas testes para avaliar a capacidade de identificação dos odores. Em geral, tais testes são administrados como questões de múltipla escolha para evitar que a experiência pessoal do paciente exerça influências indevidas sobre os resultados dos testes. Um teste qualitativo comercialmente disponível, o University of Pennsylvania Smell Identification Test (UPSIT), utiliza painéis para cheirar e marcar em uma base de papel; o teste é bem padronizado, com normas populacionais extensas. As vantagens desse teste são a sua portabilidade e o fato de que os resultados geralmente se correlacionam com os parâmetros quantitativos.

Na unidade clínica, o *teste olfatório quantitativo* consiste em testes do limiar olfatório. O teste de avaliação clínica mais simples é o *teste para cheirar o álcool*. Utilizam-se cotonetes de isopropanol embalados, normalmente disponíveis, abertos na parte superior e colocados abaixo da zona de respiração de um paciente, cujos olhos foram vendados e que está realizando respiração nasal. O cotonete vai sendo elevado verticalmente, em um centímetro a cada inspiração, até que o paciente acuse a percepção do odor. No caso de acuidade olfatória normal, o paciente deverá ser capaz de detectar um odor no momento em que o estímulo alcançar uma distância de 20 cm abaixo do nariz. Mais formalmente, o teste do limiar de detecção do odor pode ser realizado utilizando-se uma tarefa de discriminação de escolha forçada, usando uma série de garrafas fechadas com controles correspondentes. Um limiar assim obtido representa o *limiar de detecção do odor*. Sistemas alternados utilizam uma série de dispositivos em forma de caneta, cujas cargas são saturadas com odores testes.

D. Testes de eliminação mucociliar

Os testes de eliminação mucociliar incluem procedimentos tanto invasivos quanto não invasivos. O teste mais bem padronizado é a observação da frequência de batimento ciliar *in vitro*. Esse método é geralmente empregado como um passo seletivo (anterior à microscopia eletrônica) no diagnóstico de distúrbios que envolvem anormalidades ultraestruturais dos cílios epiteliais (p. ex., discinesia ciliar primária/síndrome de Kartagener). Os espécimes são obtidos pela raspagem ou biópsia da concha nasal inferior; a frequência do batimento ciliar se encontra normalmente na faixa de 9 a 15 Hz. Além da frequência, observadores treinados podem registrar o grau de coordenação espacial de unidades ciliares adjacentes, um importante indício de integridade da função.

O *teste da sacarina* é a medida mais simples de disfunção mucociliar nasal. Nesse procedimento, um pequeno grão de sacarina é colocado na porção anterior da concha nasal inferior, sendo medido o intervalo de tempo decorrido até que o indivíduo anuncie o sabor da sacarina. Um teste prolongado – definido como superior a 30 minutos – indica o comprometimento da função mucociliar.

A eliminação mucociliar é importante devido à sua função essencial na defesa microbiana. Pacientes que apresentam comprometimento da formação de muco (fibrose cística) ou da função ciliar (discinesia ciliar primária) passam por repetidos episódios de bronquite, otite e sinusite, em geral, terminando em complicações cardiopulmonares (bronquiectasia e *cor pulmonale*). Os fatores ambientais que têm sido identificados como comprometedores da eliminação mucociliar incluem infecção viral, desafio com antígeno, tabagismo e exposição ao dióxido de enxofre.

DISTÚRBIOS DO TRATO RESPIRATÓRIO SUPERIOR | CAPÍTULO 22

É importante mencionar que os distúrbios olfatórios também têm sido observados entre os entrevistados do *World Trade Center*, quando comparados aos respectivos controles de idade, sexo e tabagismo. Em altas concentrações (exposição a níveis excessivos de aproximadamente 50 ppm), sabe-se que o sulfeto de hidrogênio induz a fadiga olfatória profunda e reversível.

Irritantes químicos podem causar hiposmia via obstrução nasal ou, alternativamente, podem lesar diretamente o neuroepitélio olfatório. Um estudo mostrou, em forma experimental, pelo menos, o equivalente olfativo de um *deslocamento temporário do limiar* (déficit olfatório reversível) após várias horas de exposição controlada a solventes (tolueno ou xileno). Os indivíduos recuperaram a acuidade olfatória em aproximadamente 2 horas após a interrupção da exposição. É importante observar que não houve evidências de déficit percentual para um composto em teste não relacionado à exposição (metilfenilcarbinol). Esse fenômeno reversível e específico pode ser considerado, portanto, como uma extensão do conhecido processo de *adaptação ao odor*, no qual os odores perdem sua intensidade durante a exposição contínua.

Outras causas de comprometimento olfativo não relacionadas diretamente às exposições químicas incluem traumatismo craniano, obstrução nasal crônica relacionada com rinossinusite, inflamação pós-infecciosa, distúrbios neurodegenerativos (doença de Alzheimer e parkinsonismo), distúrbios endócrinos, doença hepática e renal, neoplasias, fármacos diversos, radiação ionizante, condições psiquiátricas específicas e distúrbios congênitos (p. ex., síndrome de Kallmann).

TÉCNICAS DIAGNÓSTICAS

Diversas ferramentas diagnósticas são úteis no estudo da resposta nasal aos agentes ambientais; essas ferramentas foram aqui classificadas como rotineiras, semirrotineiras e técnicas empregadas em centros de referência clínica ou em centros de pesquisa (Quadro 22-6).

Quadro 22-6 Ferramentas diagnósticas para as vias respiratórias superiores

Rotineiras	Exame físico; timpanometria de insuflação
	Timpanometria de impedância
	Endoscopia nasal
	Teste cutâneo de alergia
	Testes alérgicos *in vitro* (RAST ou ELISA)
	Radiografias planas e TCs dos seios paranasais
Semirrotineiras	Citologia nasal
	Medição do pico de fluxo nasal
Centros de referência	Rinomanometria, rinometria acústica
	Testes de eliminação mucociliar nasal
	Testes de função olfatória (detecção, identificação)
Centros de pesquisa	Lavagem nasal (contagem de células/mediadores bioquímicos)
	Medição do fluxo sanguíneo da mucosa nasal
	Potenciais negativos da mucosa
	Potenciais desencadeados por substâncias quimiossensoriais

Métodos semirrotineiros

A. Citologia nasal

O esfregaço nasal para análise citológica é usado para se obter informações sobre os tipos de células inflamatórias presentes no muco nasal e/ou nas camadas superficiais da túnica mucosa. As amostras são obtidas na superfície medial da concha nasal inferior, usando uma cureta, com visualização direta. Comumente, os eosinófilos predominam na inflamação alérgica, enquanto os neutrófilos predominam nas infecções virais e bacterianas. Os neutrófilos também predominam nos esfregaços nasais obtidos em indivíduos com rinite irritativa, enquanto todas as células inflamatórias poderão estar ausentes nos casos de pacientes com rinite não alérgica.

B. Medição do pico de fluxo nasal

A medição do pico de fluxo inspiratório nasal é mencionada aqui como semirrotineira não por causa de qualquer desafio técnico envolvido, mas, sim, porque a técnica e o equipamento não são familiares para a maioria dos profissionais da saúde. Os medidores do pico de fluxo inspiratório nasal comercialmente disponíveis tornaram-se mais compactos e rústicos do que no passado (Fig. 22-6). Para se fazer uma avaliação, o paciente realiza uma expiração forçada (até o volume residual), posiciona a máscara sobre seu nariz ou boca e, em seguida, realiza uma inspiração forçada pelo nariz até atingir a capacidade pulmonar total. Normalmente, são realizadas três medidas, sendo o mais alto valor considerado como representativo.

Pode-se manter um diário das avaliações do pico de fluxo inspiratório nasal (junto aos sintomas nasais), com o paciente medindo o pico de fluxo antes, durante e depois de um turno de trabalho. Quando possível, os registros deverão ser obtidos durante uma semana de trabalho completa, junto aos finais de semana adjacentes. A interpretação desses dados é análoga ao processo de interpretação dos dados do pico de fluxo expiratório no diagnóstico da asma ocupacional, embora não existam padrões consensuais para as reduções "significativas" relacionadas ao trabalho no pico de fluxo.

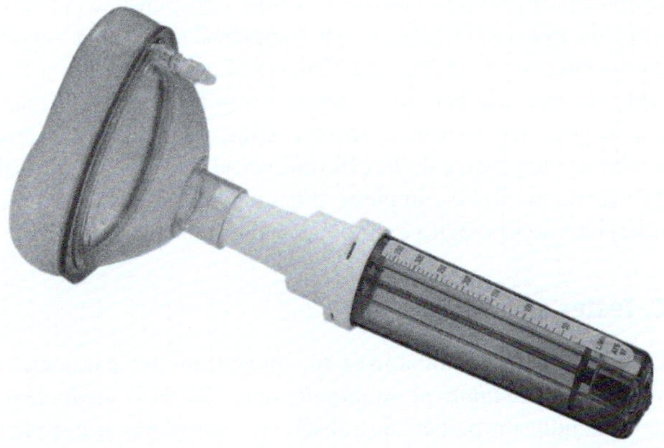

▲ **Figura 22-6** Medidor comercial do fluxo inspiratório nasal.

Altman KW: Odor identification ability and self-reported upper respiratory symptoms in workers at the post-9/11 World Trade Center site. Int Arch Occup Environ Health 2011;84:131 [PMID: 20589388].

de la Hoz RE: Occupational rhinosinusitis and upper airway disease: the world trade center experience. Curr Allergy Asthma Rep 2010;10:77 [PMID: 20425498].

Eccles R: A guide to practical aspects of measurement of human nasal airflow by rhinomanometry. Rhinology 2011;49:2 [PMID: 21468367].

Feng CH: The united allergic airway: connections between allergic rhinitis, asthma, and chronic sinusitis. Am J Rhinol Allergy 2012;26:187 [PMID: 22643942].

Jones LL: Parental smoking and the risk of middle ear disease in children: a systematic review and meta-analysis. Arch Pediatr Adolesc Med 2012;166:18 [PMID: 21893640].

Kenn K: Vocal cord dysfunction: what do we know? Eur Respir J 2011;37:194 [PMID: 21205712].

Quirce S: Noninvasive methods for assessment of airway inflammation in occupational settings. Allergy 2010;65:445 [PMID: 19958319].

Shusterman D: The effects of air pollutants and irritants on the upper airway. Proc Am Thorac Soc 20118:101 [PMID: 21364227].

Sin B: Pathophysiology of allergic and nonallergic rhinitis. Proc Am Thorac Soc 2011;8:106 [PMID: 21364228].

Slavin RG: Update on occupational rhinitis and asthma. Allergy Asthma Proc 2010;31:437 [PMID: 21708054].

■ QUESTÕES PARA AUTOAVALIAÇÃO

Escolha a única opção correta para cada questão:

Questão 1: A rinite alérgica ocupacional:
   a. é exacerbada pelo trabalho, porém, não induzida por ele
   b. está relacionada com a asma ocupacional
   c. pode levar à liberação de mediadores, como os antígenos
   d. está associada ao teste epicutâneo de punção da pele negativo

Questão 2: Os alérgenos responsáveis pela rinite alérgica ocupacional:
   a. são diferentes dos responsáveis pela asma ocupacional
   b. incluem apenas substâncias de baixo peso molecular
   c. incluem apenas substâncias de alto peso molecular
   d. podem incluir aeroalérgenos comuns, como o pólen de gramíneas

Questão 3: A rinite irritativa:
   a. produz sinais e sintomas definitivos distintos daqueles da rinite alérgica
   b. é diagnosticada por um teste positivo para alergia
   c. predispõe à respiração oral via congestão nasal reflexa
   d. ocorre via congestão nasal reflexa

Questão 4: A rinite vasomotora:
   a. é uma subcategoria da rinite alérgica
   b. é definida pela reatividade aos estímulos químicos específicos
   c. causa rinorreia, com o prurido nasal considerado como definitivo
   d. também ocorre em muitos indivíduos com rinite alérgica

Questão 5: A sinusite:
   a. tem sido associada à incidência e à gravidade da asma
   b. poderá advir da rinite alérgica, porém, não da irritativa
   c. poupa os fumantes ativos, pois estes desenvolvem resistência
   d. sempre envolve infecções bacterianas

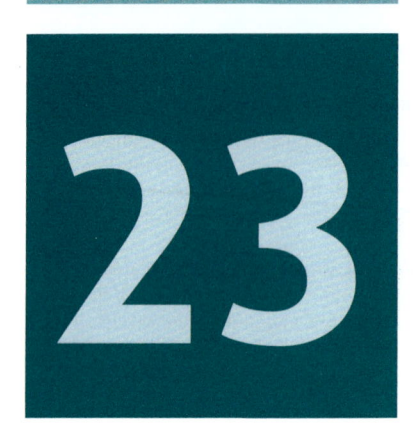

23 Doenças pulmonares ocupacionais

John R. Balmes, MD

O trato respiratório geralmente é sitio de lesão oriunda de exposições ocupacionais. O uso disseminado de materiais potencialmente tóxicos no ambiente representa uma ameaça importante para ambas as vias respiratórias e para o parênquima pulmonar. O trato respiratório possui um número limitado de formas de responder ao dano. Reações agudas incluem rinossinusite, laringite, obstrução das vias respiratórias superiores, bronquite, broncoconstrição, alveolite e edema pulmonar. As respostas crônicas incluem asma, bronquite, bronquiolite, fibrose parenquimatosa, fibrose pleural e câncer. O reconhecimento precoce e o tratamento adequado das doenças pulmonares ocupacionais pelos médicos podem reduzir significativamente tanto a morbidade quanto a mortalidade e afetar de forma significativa o prognóstico do paciente. Este capítulo é focado nas doenças pulmonares ocupacionais comuns e em como diagnosticá-las e tratá-las.

O local de deposição dos materiais inalados depende da hidrossolubilidade dos gases e do tamanho das partículas no caso dos sólidos (Quadro 23-1). Os gases hidrossolúveis e as partículas com um diâmetro superior a 10 μm tendem a se depositar nas vias respiratórias superiores, enquanto os gases insolúveis e as partículas menores penetram nas vias respiratórias inferiores. O comprometimento respiratório subsequente dependerá tanto do local de deposição da toxina quanto do tipo de célula/estrutura comprometida.

AVALIAÇÃO DE PACIENTES COM DOENÇAS PULMONARES OCUPACIONAIS

Uma avaliação cuidadosa poderá identificar e diagnosticar a doença pulmonar ocupacional com sucesso na maioria dos casos. As quatro estratégias seguintes são recomendadas: (1) história detalhada, incluindo exposições ocupacionais e ambientais; (2) exame físico minucioso; (3) estudos de imagem apropriados e (4) testes de função pulmonar.

▶ Anamnese

Uma história detalhada tanto das queixas do paciente quanto das exposições ambientais/ocupacionais sofridas é essencial. As práticas de trabalho deverão ser exploradas extensamente, dando-se atenção aos tipos e à duração das exposições, à presença de controles ambientais adequados e à utilização de equipamentos de proteção respiratória. Quando disponíveis, as fichas de dados das substâncias (SDS – *substance data sheets**) deverão ser revistas. Esses documentos desenham o perfil das propriedades importantes de saúde, de segurança e toxicológicas dos ingredientes do produto e, por lei federal, deverão ser fornecidos ao trabalhador pelo empregador ou ao profissional que cuida da saúde do empregado quando requisitados.

Quando disponíveis, os dados reais de higiene industrial a respeito do nível de exposição e do agente ao qual o paciente foi exposto deverão ser obtidos. Essa história deverá incluir a condição domiciliar do paciente, a existência de quaisquer *hobbies* e seus hábitos sociais, pois as exposições externas ao ambiente de trabalho que contribuem ou causam a lesão pulmonar poderão ser descobertas.

▶ Exame físico

As doenças pulmonares ocupacionais não apresentam achados clínicos específicos. É difícil, por exemplo, distinguir a asbestose de uma fibrose pulmonar idiopática ou uma doença crônica causada pelo berílio de uma sarcoidose. O diagnóstico correto só poderá ser estabelecido no contexto da história da exposição. Um médico que suspeita da presença de uma doença pulmonar ocupacional, no entanto, deverá realizar um exame físico completo em vez de se concentrar especificamente nos achados sugeridos pela história de exposição. Do contrário, uma doença relevante não ocupacional poderá passar despercebida.

O exame físico poderá ser de grande ajuda caso seja anormal; porém, em geral, é insensível à detecção do comprometimento brando do trato respiratório. Os sinais vitais e o nível de desconforto respiratório, caso existam, deverão ser avaliados. A presença de cianose e de baqueteamento digital deverá ser

---

* N. de R.T. No Brasil existe a FISPQ (ficha de informação de segurança de produtos químicos).

DOENÇAS PULMONARES OCUPACIONAIS

Quadro 23-1 Sítio de deposição no trato respiratório e efeito

Hidrossolubilidade	Exemplos	Local da lesão
Alta	Amônia, formaldeído	Vias respiratórias superiores
Moderada	Cloro, dióxido de enxofre	Vias respiratórias inferiores
Baixa	Óxidos de nitrogênio, fosgênio	Parênquima pulmonar
Tamanho da partícula (diâmetro aerodinâmico)		
> 10 μm	Poeira da crosta terrestre	Vias respiratórias superiores
2,5-6 μm	Algumas partículas da fumaça de incêndios	Vias respiratórias inferiores
< 2,5 μm	fumos metálicos, fibras de asbesto	Parênquima pulmonar

observada. O exame da pele e dos olhos pode mostrar sinais de irritação e de inflamação. As áreas orofaríngea e nasal deverão ser inspecionadas em busca da presença de inflamação, úlceras e pólipos. A observação de espirros, roncos ou ambos representa evidência de comprometimento das vias respiratórias e as crepitações são sugestivas da presença de lesão parenquimatosa. O exame do sistema cardiovascular à procura de evidências de insuficiência ventricular esquerda é importante na presença de crepitações. A presença de insuficiência ventricular direita isolada sugere a possibilidade de *cor pulmonale* como resultado de insuficiência pulmonar severa crônica com hipoxemia.

▶ Estudos de imagem

Uma radiografia de tórax deverá fazer parte do exame diagnóstico em caso de suspeita de doença pulmonar. Entretanto, os achados radiográficos normais não excluem uma lesão pulmonar significativa. Imediatamente após o dano tóxico por inalação, a radiografia de tórax se apresenta normal com frequência. Por outro lado, as radiografias bem anormais podem ser observadas em indivíduos sem lesão pulmonar significativa que são expostos de forma crônica ao óxido de ferro ou ao óxido de estanho. As anormalidades dos raios X de tórax não se correlacionam necessariamente com o grau de comprometimento ou incapacidade pulmonar. Essas são mais bem avaliadas por meio de testes de função pulmonar e da determinação de gases no sangue arterial.

No caso de indivíduos expostos à poeira, os raios X de tórax deverão ser interpretados de acordo com a classificação da Organização Internacional do Trabalho (OIT) para a pneumoconiose, além de interpretação rotineira. O propósito da classificação da OIT é fornecer um sistema de codificação descritivo padronizado para o aparecimento e a extensão da alteração radiográfica causada pela pneumoconiose. O esquema de classificação consiste em um glossário de termos e um conjunto de radiografias padronizadas que demonstram vários graus de alteração pleural e parenquimatosa causados pela pneumoconiose. Os filmes padronizados se encontram atualmente disponíveis, em formato digital, no National Institute for Occupational Safety and Health (NIOSH). A radiografia de tórax posteroanterior do trabalhador é avaliada em comparação com os filmes padrões. Nos EUA, foi desenvolvido um processo de certificação para leitores, usando-se a classificação da OIT, sob os auspícios do NIOSH. Na linguagem do NIOSH, um "leitor A" assistiu ao curso sobre pneumoconiose da American College of Radiology (ACR); porém, não foi aprovado no exame de certificação. Um "leitor B" participou do curso da ACR e foi aprovado no exame.

A tomografia computadorizada (TC) é uma técnica radiográfica que examina cortes transversais axiais e produz cortes tomográficos do(s) órgão(s) escaneados. A TC convencional do tórax apresenta maior capacidade para a detecção de anormalidades da pleura e de estruturas do mediastino do que a radiografia plana de tórax, em grande parte, por ser mais sensível às diferenças de densidade. Quando realizada após a administração de meio de contraste intravenoso, a TC é considerada o estudo de imagem de escolha para a avaliação dos hilos pulmonares.

O escaneamento da TC de alta resolução (TCAR) incorpora a colimação fina (1 a 2 mm em contraste aos 10 mm na TC convencional), com os elevados algoritmos de reconstrução de frequência espacial que aguçam as interfaces entre as estruturas adjacentes. Estudos sugerem que a TCAR é mais sensível do que a TC convencional e do que a radiografia de tórax para a avaliação da presença, do caráter e da gravidade de diversos processos pulmonares difusos, como o enfisema e a doença pulmonar intersticial (DPI).

▶ Testes de função pulmonar

Os testes de função pulmonar são usados para detectar e quantificar a função pulmonar anormal. A avaliação dos volumes pulmonares e da capacidade de difusão, análise das trocas gasosas e testes de exercício precisam ser realizados em um laboratório de função pulmonar bem equipado; porém, a espirometria pode e deve ser realizada na maioria dos centros de avaliação. Existem dois tipos diferentes de espirômetros: os equipamentos de volume e os que possuem sensores de fluxo. Versões modernas computadorizadas de ambos os tipos de espirômetros podem gerar curvas do ar expirado *versus* tempo e do fluxo expiratório *versus* volume. Existem vantagens e desvantagens para cada tipo de espirômetro. Qualquer que seja o equipamento escolhido, com sensores de volume ou de fluxo, os melhores espirômetros apresentam fidelidade e precisão comparáveis. As exigências de desempenho para cada tipo de espirômetro são descritas em um estatuto da American Thoracic Society (ATS)/European Respiratory Society (ERS).

Os parâmetros pulmonares funcionais mais valiosos de todos são aqueles obtidos por espirometria, a saber, volume expiratório forçado no primeiro segundo (VEF_1), capacidade vital forçada (CVF) e razão VEF_1:CVF. Tais parâmetros fornecem o melhor método para detectar a presença e a gravidade da obstrução das vias respiratórias, assim como a avaliação mais confiável do comprometimento respiratório global. O fluxo expiratório forçado a partir de 25 a 75% da capacidade vital (FEF_{25-75}) e a forma da curva expiratória fluxo-volume são indicadores mais sensíveis da obstrução branda das vias respiratórias. Um espirômetro portátil simples pode ser utilizado para se obter as medidas necessárias. A falta de cooperação do paciente, os métodos de testes ruins e um equipamento não confiável podem gerar resultados ilusórios. O estatuto da ATS/ERS contém critérios para a realização da espirometria e o NIOSH orienta cursos para técnicos em espirometria, que os torna certificados. Os resultados da espirometria podem ser comparados aos valores previstos a partir de populações de referência (ajustadas pela idade, pela altura e pelo sexo) e expressos como uma porcentagem do valor previsto. A presença de comprometimento ventilatório obstrutivo, restritivo ou misto pode, em seguida, ser determinada a partir da comparação dos valores observados com os previstos. Como as populações de referência normalmente utilizadas consistem exclusivamente de pessoas brancas, poderão ocorrer problemas no uso de valores na avaliação de pacientes de carga genética não caucasiana. Em geral, é feita uma redução de 10 a 15% do valor previsto para corrigir o tamanho dos pulmões dos indivíduos não caucasianos, geralmente menores. Um estudo do NIOSH produziu equações de valores de referência separados para indivíduos de raça branca, afro-americanos e mexicanos.

Outro teste simples normalmente usado, que reflete o grau de obstrução das vias respiratórias, é o *Peak Flow*. Os instrumentos portáteis, como o medidor de pico de fluxo *mini-Wright*, podem ser usados para essa avaliação. A principal limitação desse teste é que as medidas geralmente são realizadas pelo próprio paciente e, portanto, existe a possibilidade de manipulação da doença. Apesar dessa limitação, o teste é útil na detecção de alterações na obstrução das vias respiratórias ao longo do tempo. Além disso, o uso de instrumentos computadorizados, embora mais caros do que os medidores de pico de fluxo mecânicos simples, é especialmente valioso no diagnóstico da asma ocupacional, para documentar respostas tardias após o término do turno de trabalho.

Como a CVF pode ser reduzida como consequência do processo da doença, que pode restringir o fluxo de ar para o interior dos pulmões ou obstruir o fluxo de ar a partir destes, a diferenciação entre os processos restritivo e obstrutivo geralmente requer a avaliação de volumes pulmonares estáticos, ou seja, capacidade pulmonar total (CPT), capacidade residual funcional (CRF) e volume residual (VR). Tais volumes pulmonares são medidos por diluição de gás inerte ou pletismografia corporal. Doenças pulmonares restritivas causam uma redução na CPT e em outros volumes pulmonares, enquanto doenças obstrutivas podem levar à hiperinflação e ao aprisionamento do ar, ou seja, ao aumento de CPT e da razão VR:CPT.

A capacidade de difusão do pulmão, para o monóxido de carbono (DL_{CO}), é um teste de troca gasosa no qual a quantidade de monóxido de carbono inspirado absorvido é medida por unidade de tempo. A DL_{CO} está intimamente relacionada com a capacidade dos pulmões para absorverem o oxigênio. Uma DL_{CO} reduzida representa um achado inespecífico; todas as doenças obstrutivas, restritivas ou vasculares podem causar reduções. No entanto, a DL_{CO} é usada geralmente em combinação com outras evidências clínicas para corroborar um diagnóstico específico ou avaliar o comprometimento respiratório.

Testes de broncoprovocação

Os testes de broncoprovocação são úteis no diagnóstico da asma ocupacional. As reações da função pulmonar à histamina e metacolina inaladas são relativamente fáceis de serem medidas e fornecem uma indicação da presença e do grau de hiper-responsividade inespecífica das vias respiratórias. Uma medição da obstrução aérea, como a VEF_1, é obtida repetidamente após o aumento progressivo de doses de histamina ou metacolina, de modo a gerar uma curva dose-resposta. O teste é normalmente interrompido após uma queda de 20% na VEF_1. Pacientes com asma respondem com tal alteração na função pulmonar após uma dose acumulada relativamente baixa de metacolina. Teste de provocação não específico, conforme descrito anteriormente, é relativamente barato e pode ser realizado em uma unidade ambulatorial. Um recente estatuto da ATS fornece normas para a conduta adequada do desafio com metacolina.

O teste de provocação por inalação dos alérgenos específicos tidos como causadores da asma ocupacional também pode ser realizado. Poderá ocorrer broncoconstrição precoce (em 30 min), tardia (em 4 a 8 h) ou com resposta dupla (Fig. 23-1). A ocorrência de qualquer uma dessas respostas após a inalação do alérgeno é específica e diagnóstica da asma ocupacional. O aspecto negativo é que os testes de provocação por inalação específica são tanto dispendiosos quanto potencialmente nocivos. Esses testes deverão ser realizados apenas em centros especializados.

LESÃO POR INALAÇÃO TÓXICA

FUNDAMENTOS DO DIAGNÓSTICO

▶ Exposição por inalação aos agentes irritantes pode causar lesão ao longo do trato respiratório.

▶ O sítio da lesão dependerá das propriedades físicas e químicas do agente inalado.

▶ A gravidade da lesão dependerá da intensidade e da duração da exposição.

▶ Os efeitos podem oscilar de transitórios, irritação branda das membranas mucosas das vias respiratórias superiores ao edema pulmonar potencialmente fatal.

Considerações gerais

Exposições de curto prazo a altas concentrações de gases, fumos ou névoas nocivas geralmente são resultados de acidentes industriais, acidentes de transporte ou de incêndios. A lesão por inalação a partir de exposições de alta intensidade pode levar ao comprometimento respiratório severo ou ao óbito.

Detalhes sobre a exposição, na maioria dos casos, deverão estabelecer a causa química. As exposições mais graves geralmente ocorrem após extravasamentos a partir de acidentes industriais, de transporte ou de incêndios. Os efeitos iniciais dependerão do nível de exposição e poderão oscilar desde uma irritação branda da conjuntiva e da membrana respiratória

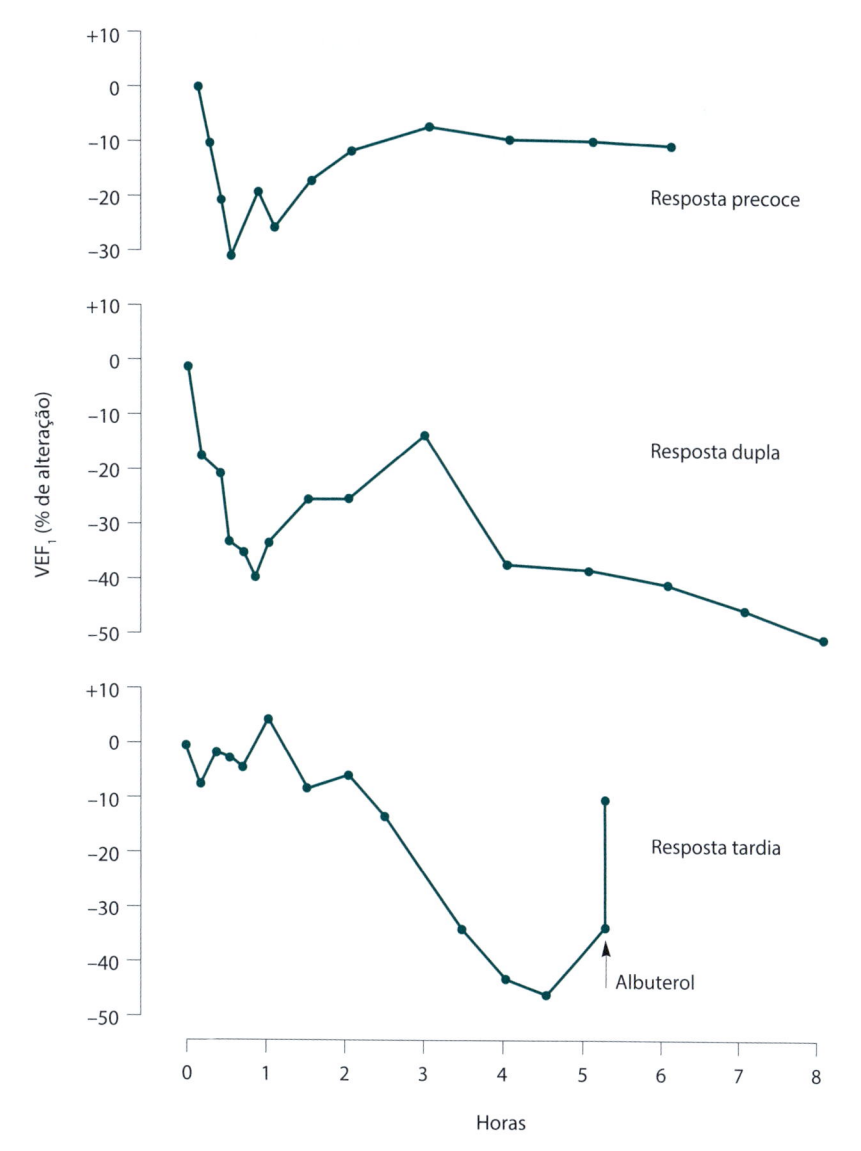

Figura 23-1 Possíveis respostas à inalação de alérgeno em trabalhadores sensibilizados que apresentam asma.

superior em exposições de baixa dose até edemas laringianos ou pulmonares potencialmente fatais, nos casos de exposições às altas doses.

O local da lesão depende das propriedades físicas e químicas do agente inalado. O sítio de deposição de um gás inalado é determinado primariamente pela sua hidrossolubilidade. Outros fatores importantes são a duração da exposição e a ventilação momentânea da vítima. A concentração de um gás inalado hidrossolúvel, como a amônia, é muito reduzida pelo tempo em que alcança a traqueia, devido aos eficientes mecanismos de eliminação das superfícies úmidas do nariz e da garganta. Em contrapartida, um gás relativamente hidrossolúvel, como o fosgênio, não é bem absorvido pelas vias respiratórias superiores e, portanto, poderá penetrar nos alvéolos.

▶ **Patogênese**

Os efeitos da exposição por inalação aos materiais tóxicos podem oscilar de transitórios, irritação branda às membranas mucosas das vias respiratórias superiores até na fatal síndrome do desconforto respiratório agudo (SDRA) (Quadro 23-2).

Os efeitos respiratórios adversos dependerão da concentração das substâncias inaladas. A exposição a baixas doses de um agente hidrossolúvel, como a amônia ou o cloro, geralmente produz irritação local das membranas conjuntivas e das vias respiratórias superiores. A exposição moderada a tal agente poderá levar à rouquidão, tosse e broncoespasmo. A exposição aguda a altos níveis pode causar SDRA. Devido à sua fraca hidrossolubilidade, alguns agentes, como o fosgênio e os óxidos de

Quadro 23-2 Possíveis efeitos de irritantes inalados

Local de lesão	Efeitos agudos	Efeitos crônicos
Olhos, nariz, seios nasais, orofaringe	Irritação, inflamação	Cicatrização córnea, pólipos nasais
Vias respiratórias superiores	Edema laríngeo, obstrução das vias respiratórias superiores	Pólipos laringeanos
Vias respiratórias inferiores	Traqueobronquite, broncorreia, *clearance* mucociliar reduzida	Asma, bronquiectasia
Parênquima pulmonar	Pneumonite, edema pulmonar/síndrome do desconforto respiratório do adulto	Fibrose pulmonar, bronquiolite obliterante

nitrogênio, são apenas fracamente irritantes ao trato respiratório superior. Uma vez inalados e depositados no trato respiratório inferior, entretanto, esses agentes são altamente irritantes ao parênquima pulmonar e poderão causar necrose tecidual.

▶ Prevenção

A estratégia mais eficiente para a prevenção da lesão pulmonar aguda a partir da exposição aos agentes tóxicos é substituir para materiais menos tóxicos nos produtos e processos.

▶ Achados clínicos

O foco inicial do exame físico deverá ser dirigido para as vias respiratórias. Caso o nariz e a garganta estejam gravemente queimados, ou na presença de rouquidão ou estridor, deve-se suspeitar de laringite química. A presença de sibilância precoce sugere que a exposição foi relativamente forte. A espirometria ou as medições de pico de fluxo podem evidenciar a obstrução das vias respiratórias logo após a exposição.

A radiografia de tórax, em geral, apresenta-se normal imediatamente após a exposição. A pneumonite química e o edema pulmonar poderão se apresentar em 4 a 8 horas após a exposição maciça. As avaliações de gases no sangue arterial podem mostrar hipoxemia antes da evidência radiográfica de lesão parenquimatosa. Devido à ausência relativa de sinais imediatos e de reações tardias frequentes aos agentes fracamente hidrossolúveis, como o fosgênio e os óxidos de nitrogênio, os pacientes expostos a concentrações significativas desses agentes deverão ser observados por um mínimo de 24 horas.

▶ Complicações

As sequelas prolongadas ocorridas devido às lesões por inalação tóxica incluem bronquiectasia, bronquiolite obliterante, asma persistente (ver a discussão sobre asma induzida por agentes irritantes, mais adiante, no texto) e fibrose pulmonar.

▶ Tratamento

O tratamento da lesão por inalação tóxica inclui a descontaminação imediata das áreas cutânea e conjuntiva expostas por irrigação com água. Na presença de queimaduras cutâneas faciais, a laringoscopia direta ou a broncoscopia de fibra ótica é recomendada para investigar a presença de edema laríngeo. Quando presente, a intubação endotraqueal deverá ser considerada. Entretanto, não está claro, de forma alguma, quem desenvolverá uma obstrução potencialmente fatal das vias respiratórias superiores. Uma estratégia conservadora do monitoramento clínico cuidadoso da vítima em uma unidade de tratamento intensivo poderá ser apropriada. Caso seja realizada uma broncoscopia, evidências de lesão por inalação significativa incluirão eritema, edema, ulceração e/ou hemorragia da mucosa das vias respiratórias. Em caso de inalação de material particulado, ele poderá ser visualizado na mucosa das vias respiratórias.

A espirometria simples ou as medições de pico de fluxo expiratório para detectar a obstrução precoce das vias respiratórias são, em geral, bastante úteis. As curvas de fluxo-volume têm sido usadas tanto para diagnosticar uma obstrução das vias respiratórias superiores quanto como processo de detecção mais sensível da obstrução precoce das vias respiratórias inferiores. Essas curvas desempenham melhor essa função do que a espirometria simples ou as taxas de pico de fluxo expiratório. O oxigênio suplementar deverá ser administrado caso haja qualquer sinal de desconforto respiratório. A sibilância deverá ser tratada com a inalação de um broncodilatador. Exames clínicos periódicos seriados, espirometria ou medições de pico de fluxo, radiografias do tórax e avaliação de gases no sangue arterial são úteis no monitoramento da progressão da doença. Não existem evidências para sustentar o uso de antibióticos profiláticos ou o uso imediato de corticosteroides nos pacientes expostos.

As medidas vigorosas de higiene brônquica se fazem necessárias no caso daqueles que desenvolvem traqueobronquite grave. A drenagem de tampões de muco e de secreções respiratórias deverá ser encorajada por meio de drenagem postural, fisioterapia de tórax, manobras inspiratórias profundas e hidratação adequada. Nos casos de intubação, a aspiração frequente das vias respiratórias deverá ser realizada para remover qualquer fuligem aderente que possa conter substâncias químicas irritantes e corrosivas. Alguns autores recomendam a broncoscopia por fibra ótica para eliminar esse material aderente.

Pacientes que desenvolvem edema pulmonar necessitam de tratamento em uma unidade intensiva, incluindo ventilação mecânica assistida. Entretanto, se esses pacientes puderem ser mantidos durante a fase aguda do processo da doença, poderão se recuperar sem que ocorra perda significativa da função pulmonar.

▶ Prognóstico

Entretanto, há controvérsias a respeito da possibilidade de ocorrerem sequelas pulmonares em longo prazo após a lesão por inalação tóxica. Por exemplo, existem registros bem documentados de obstrução persistente das vias respiratórias, hiper-responsividade inespecífica das vias respiratórias e da redução sequencial no volume residual após exposição aguda ao gás cloro. Até que tal contradição seja resolvida, parece prudente acompanhar os indivíduos expostos com exames clínicos periódicos e testes de função pulmonar para observar o desenvolvimento de qualquer comprometimento respiratório persistente. Embora não existam evidências experimentais controladas para sustentar a prática, um ensaio de corticosteroides poderá ser considerado no caso de um paciente que não esteja se recuperando prontamente. Esse ensaio poderá ser especialmente benéfico para um paciente com bronquiolite obliterante após lesão por inalação.

ASMA OCUPACIONAL

FUNDAMENTOS DO DIAGNÓSTICO

- Pacientes se queixam de dispneia, sibilância e/ou tosse correlacionadas com exposições no local de trabalho.
- Pacientes geralmente informam melhor disposição durante a noite ou durante os finais de semana e as férias.
- Sintomas podem ocorrer de 4 a 8 horas após a exposição ao antígeno agressor. Podem ocorrer após o paciente ter deixado o trabalho ou, até mesmo, durante a noite.
- A suspeita do diagnóstico deverá ser confirmada com a presença de alterações na função pulmonar (espirometria ou *peak flow*).

Considerações gerais

A asma é caracterizada pela obstrução das vias respiratórias de natureza reversível (embora não completamente em alguns pacientes), ou de forma espontânea ou com tratamento, pela inflamação das vias respiratórias e por sua resposta aumentada a uma variedade de estímulos. Na asma ocupacional, observa-se obstrução variável das vias respiratórias e/ou hiper-responsividade como consequência da(s) exposições no local de trabalho. A obstrução variável das vias respiratórias relacionada com o local de trabalho pode ser causada por diversos mecanismos, incluindo reações imunológicas do tipo I (hipersensibilidade imediata), efeitos farmacológicos, processos inflamatórios e irritação direta das vias respiratórias. Mais de 250 agentes do local de trabalho induzem asma e a lista é crescente, conforme novos materiais e processos são introduzidos. A asma é agravada pelo trabalho quando as exposições no local de trabalho levam à exacerbação de uma condição não ocupacional preexistente. Nos EUA, a asma ocorre em aproximadamente 5% da população geral. A asma relacionada com o trabalho (i.e., tanto ocupacional quanto por ele agravada) tem sido estimada como 15 a 20% de toda a sua ocorrência em adultos.

Existem dois principais tipos de asma ocupacional. A asma induzida por um agente sensibilizador é caracterizada por um período variável durante o qual ocorre a *sensibilização* a um agente presente no local de trabalho. A asma induzida por agentes irritantes ocorre sem a existência de um período latente após a exposição substancial a uma poeira, névoa, vapor ou fumos irritantes. A *síndrome da disfunção reativa das vias respiratórias* (RADS – *reactive airways dysfunction syndrome*) é um termo usado para descrever a asma por agentes irritantes, induzida por uma exposição curta e de alta intensidade. Os agentes sensibilizadores conhecidos por causar asma ocupacional podem ser divididos em compostos de alto peso molecular (> 1.000 Da) e de baixo peso molecular (Quadro 23-3). Os compostos de alto peso molecular tendem a causar asma ocupacional via reações mediadas pela Imunoglobulina E (IgE) do tipo I, enquanto o(s) mecanismo(s) dos compostos de baixo peso molecular é(são) desconhecido(s). A asma induzida por agentes sensibilizadores é caracterizada pela resposta específica ao agente etiológico. O mecanismo da asma induzida por irritantes também é desconhecido; porém, não existem evidências clínicas de sensibilização. A asma induzida por agentes irritantes envolve a hiper-reatividade inespecífica das vias respiratórias, e não a resposta específica a um agente etiológico. Enquanto não há dúvidas de que esse tipo de asma possa ser causado por uma única exposição intensa

Quadro 23-3 Alguns agentes causadores da asma ocupacional

Mecanismo	Exemplos
Sem "sensibilização"	
Efeito anticolinérgico	Pesticida organofosforado (agricultores)
Efeitos de endotoxinas	Poeira do algodão (trabalhadores têxteis)
Inflamação das vias respiratórias	Ácidos, amônia, cloro (trabalhadores de prisões e de fábricas de papel)
Irritação das vias respiratórias	Poeiras, fumos, névoas, vapores, frio (trabalhadores de construções e da indústria química)
Com "sensibilização"	
Agentes de alto peso molecular	
Mediada por IgE (alérgenos completos)	Proteínas animais e vegetais (trabalhadores de laboratório, padeiros)
Agentes de baixo peso molecular	
Mediada por IgE (haptenos)	Antibióticos, metais (farmacêuticos, metalúrgicos)
Mecanismo não definido	Anidridos ácidos, di-isocianatos, ácido plicático (plásticos epóxi e tintas, espumas e tintas com poliuretano, produtos do cedro vermelho ocidental)

(p. ex., RADS), parece que a exposição a um baixo nível, durante um período de tempo prolongado (meses ou anos), também poderá ser responsável pela doença.

Patogênese

A inflamação das vias respiratórias é atualmente considerada como uma característica importante da asma. As vias respiratórias asmáticas são caracterizadas por (1) infiltração de células inflamatórias, em especial eosinófilos, (2) edema e (3) perda de integridade epitelial. Acredita-se que a obstrução das vias respiratórias na asma resulte de alterações associadas à inflamação das vias respiratórias. Acredita-se que essa inflamação também desempenhe um importante papel na gênese da hiper-reatividade das vias respiratórias.

A maior parte da pesquisa sobre os mecanismos que medeiam a inflamação das vias respiratórias na asma tem se concentrado nas respostas induzidas por alérgenos de alto peso molecular. Em um indivíduo previamente sensibilizado, a inalação de um alérgeno específico permite a sua interação com as células das vias respiratórias (mastócitos e macrófagos alveolares) que apresentam anticorpos específicos (geralmente IgE) na sua superfície celular. Essa interação inicia uma série de eventos amplificadores redundantes que levam à inflamação das vias respiratórias. Esses eventos incluem a secreção de mediadores pelos mastócitos, a ativação dos macrófagos e linfócitos e o recrutamento de eosinófilos para as vias respiratórias. A geração e a liberação de várias citocinas pelos macrófagos alveolares, mastócitos, linfócitos sensibilizados e células brônquicas epiteliais representam eventos centrais do processo inflamatório (Fig. 23-2). A rede de citocinas, com suas alças de *feedback* exacerbadoras e inibidoras, é responsável pelo direcionamento da célula inflamatória para o epitélio brônquico, pela ativação das células infiltradoras e pela amplificação potencial da lesão epitelial. As moléculas de adesão também desempenham papéis críticos na amplificação do processo inflamatório. A expressão de várias moléculas de adesão é regulada positivamente durante a cascata inflamatória e tais moléculas são essenciais para a movimentação celular, aderência da célula à matriz extracelular e a outras células e, possivelmente, pela ativação celular. O mecanismo da asma induzida por agentes sensibilizadores de baixo peso molecular não é bem conhecido, embora estudos de biópsias brônquicas de trabalhadores afetados tenham demonstrado claramente a presença de inflamação nas vias respiratórias.

A inalação do agente etiológico específico por um trabalhador com asma induzida por agentes sensibilizadores desencadeará, em geral, uma broncoconstrição de aparecimento rápido; porém, autolimitada, chamada de *resposta precoce* (Fig. 23-1). Em muitos trabalhadores sensibilizados, ocorrerá uma reação tardia 4 a 8 horas após, chamada de *resposta tardia*. A resposta tardia é caracterizada por inflamação, obstrução persistente e hiper-reatividade das vias respiratórias. Em alguns trabalhadores, observa-se resposta dupla e, em outros, apenas resposta tardia isolada (Fig. 23-1). Acredita-se que a degranulação do mastócito e a liberação de mediadores, como a histamina, sejam responsáveis pela resposta precoce. O papel do mastócito na gênese da resposta tardia é mais controverso; porém, a liberação de substâncias quimioatraentes, como os leucotrienos, as quiomiocinas (p. ex., reguladas na ativação, expressas pela célula T normal e RANTES [*regulated on activation, normal T-cell expressed, and secreted*] e interleucina 8 [IL-8] secretadas) e as citocinas (p. ex., IL-4, IL-5 e IL-13), poderá estar envolvida no influxo de neutrófilos e eosinófilos no epitélio das vias respiratórias. O eosinófilo pode liberar proteínas (p. ex., proteína básica majoritária, proteína catiônica eosinofílica, neurotoxina derivada do eosinófilo e enzimas), mediadores lipídicos e radicais de oxigênio que poderão causar lesão epitelial. Existem crescentes evidências de que os linfócitos, especialmente a subpopulação CD4+ conhecida como células T auxiliares 2 (TH_2), estão envolvidos na liberação de citocinas que podem ativar tanto os mastócitos quanto os eosinófilos. Na asma alérgica mediada por IgE, as células TH_2 podem ser responsáveis pela manutenção da inflamação crônica das vias respiratórias.

Embora o mecanismo pelo qual a inflamação das vias respiratórias ocorre na asma induzida por agentes irritantes não seja bem compreendido, vias neurogênicas podem estar envolvidas (Fig. 23-2). O reflexo axonal que envolve o estímulo da fibra C e a liberação de neuropeptídeos tem sido implicado em modelos da inflamação das vias respiratórias induzidas por irritantes. Uma importante pergunta não respondida se refere ao que faz essa reação persistir em determinados indivíduos.

Conforme o processo inflamatório das vias respiratórias induzido por agentes sensibilizadores ou irritantes prossegue, o edema da mucosa, a secreção de muco e a permeabilidade aumentam, levando à redução do calibre do lúmen das vias respiratórias, resultando na sua obstrução (Fig. 23-3). O nível de obstrução das vias respiratórias em pacientes com asma é um marcador da gravidade da doença. No caso da asma branda, poderá não se observar evidências de obstrução entre as exacerbações agudas; porém, é provável que esteja presente uma hiper-reatividade inespecífica das vias respiratórias. Nos casos de asma severa, observa-se uma hiper-reatividade aumentada das vias respiratórias e a sua obstrução está presente entre as crises.

Dois mecanismos pelos quais a obstrução variável das vias respiratórias devido à exposição no local de trabalho pode ocorrer são: broncoconstrição reflexa e farmacológica. Na broncoconstrição reflexa, os neuroreceptores das vias respiratórias são estimulados por agentes, como o ar frio, a poeira, a névoa, os vapores e os fumos. A reação não envolve mecanismos imunológicos e não leva à inflamação das vias respiratórias. Na maioria dos casos, o paciente apresenta uma história de asma preexistente não ocupacional com hiper-reatividade inespecífica das vias respiratórias, de modo que esse é o mecanismo primário da asma exacerbada pelo trabalho. A broncoconstrição farmacológica ocorre quando um agente do local de trabalho induz a liberação direta de mediadores (p. ex., poeira do algodão nas fábricas têxteis) ou um efeito direto sobre a regulação autônoma do tônus broncomotor (p. ex., pesticidas organofosforados inibindo a colinesterase).

Prevenção

A prevenção de futura asma ocupacional deverá ser considerada em todos os locais de trabalho em que já tenham sido

DOENÇAS PULMONARES OCUPACIONAIS — CAPÍTULO 23

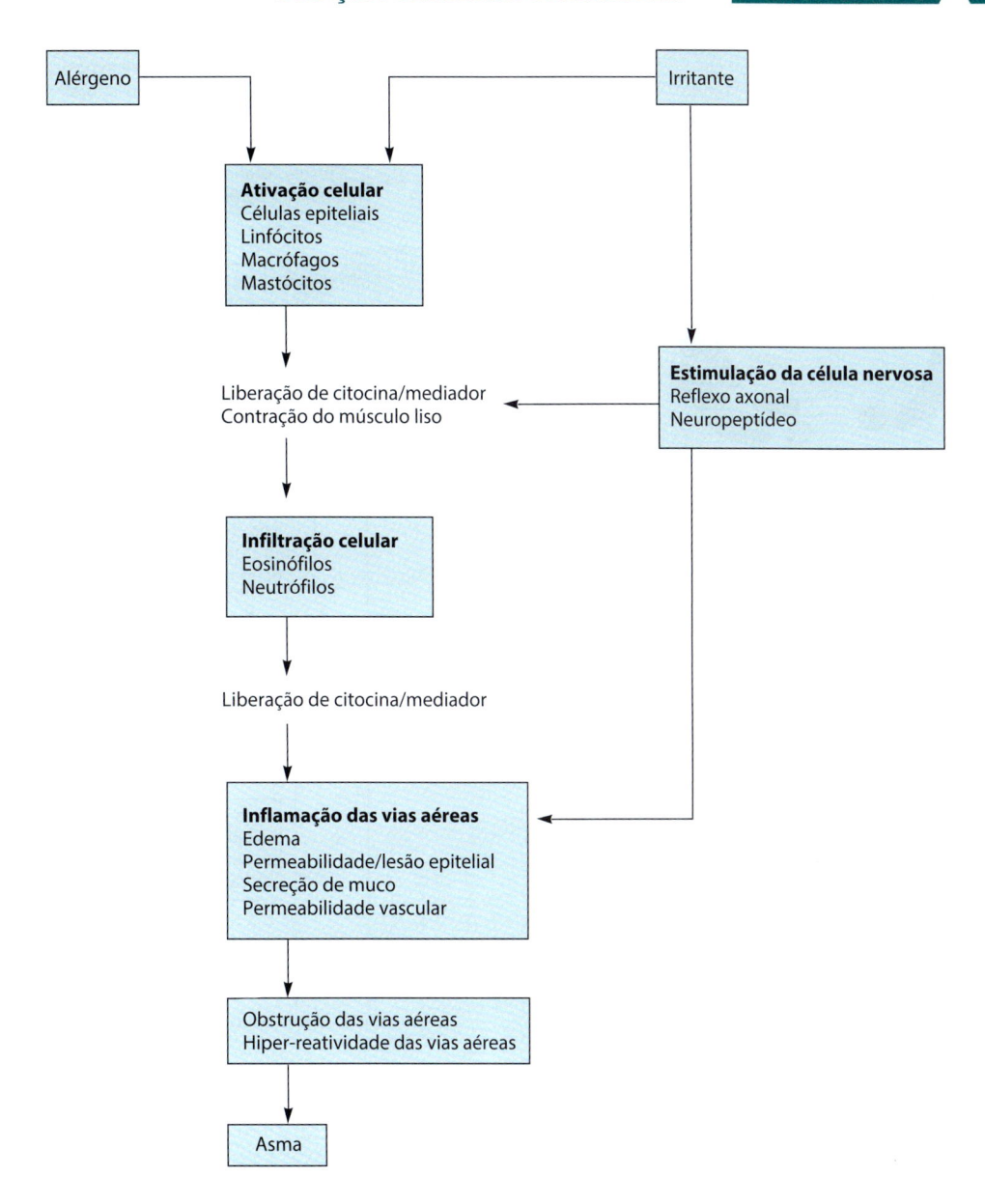

```
    Alérgeno                                              Irritante
        │                                                     │
        ▼         ▼                                           │
    ┌─────────────────────┐                                   │
    │  Ativação celular   │                                   │
    │  Células epiteliais │                                   │
    │  Linfócitos         │                                   │
    │  Macrófagos         │                                   │
    │  Mastócitos         │                                   │
    └─────────────────────┘                                   │
              │                                               ▼
              ▼                                   ┌──────────────────────────┐
    Liberação de citocina/mediador  ◄──────────── │ Estimulação da célula    │
    Contração do músculo liso                     │ nervosa                  │
              │                                   │ Reflexo axonal           │
              ▼                                   │ Neuropeptídeo            │
    ┌─────────────────────┐                       └──────────────────────────┘
    │ Infiltração celular │                                   │
    │ Eosinófilos         │                                   │
    │ Neutrófilos         │                                   │
    └─────────────────────┘                                   │
              │                                               │
              ▼                                               │
    Liberação de citocina/mediador                            │
              │                                               │
              ▼                                               │
    ┌─────────────────────────────┐                           │
    │ Inflamação das vias aéreas  │ ◄─────────────────────────┘
    │ Edema                       │
    │ Permeabilidade/lesão epitelial │
    │ Secreção de muco            │
    │ Permeabilidade vascular     │
    └─────────────────────────────┘
              │
              ▼
    ┌─────────────────────────────┐
    │ Obstrução das vias aéreas   │
    │ Hiper-reatividade das vias aéreas │
    └─────────────────────────────┘
              │
              ▼
           ┌──────┐
           │ Asma │
           └──────┘
```

▲ **Figura 23-2** Vias propostas para a patogênese da asma.

---

diagnosticados casos anteriores. Esse fato poderá ser conseguido primariamente pelo controle ambiental dos processos que envolvam exposição aos possíveis agentes sensibilizadores ou irritantes. A proteção dos trabalhadores talvez pela substituição de outros materiais pelos agentes indutores de asma, o uso de sistemas de ventilação apropriados, o equipamento de proteção respiratório e a educação do trabalhador em relação aos procedimentos apropriados são medidas adequadas. A vigilância médica para a detecção precoce de casos também poderá contribuir para a redução da carga de comprometimento/incapacidade devido à asma ocupacional.

▶ Achados clínicos

O diagnóstico de asma ocupacional é estabelecido pela confirmação do diagnóstico de asma e do estabelecimento de uma relação entre essa condição e o ambiente de trabalho. Tal diagnóstico deverá ser feito apenas quando os sintomas respiratórios intermitentes e as evidências fisiológicas de obstrução reversível ou variável das vias respiratórias estiverem presentes. A relação entre a asma e a exposição no ambiente de trabalho poderá se encaixar em qualquer um dos seguintes padrões: (1) ocorrência dos sintomas apenas no trabalho; (2) melhora dos sintomas nos

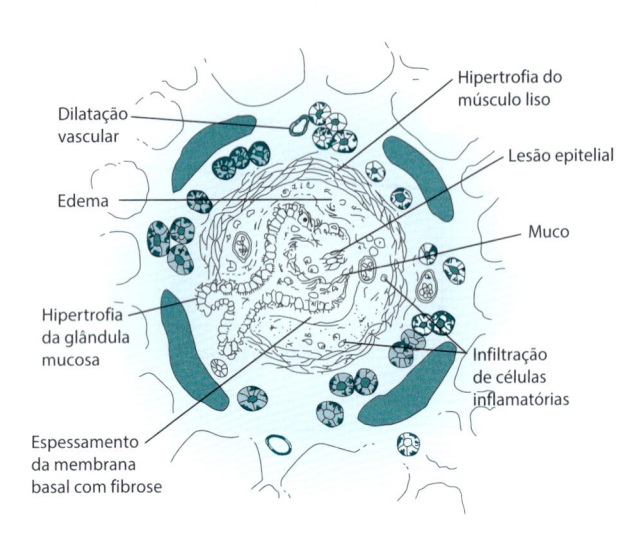

▲ **Figura 23-3** Alterações morfológicas na asma.

finais de semana ou férias; (3) ocorrência regular dos sintomas após o turno de trabalho; (4) aumento progressivo dos sintomas durante a semana de trabalho e (5) melhora dos sintomas após mudança no ambiente de trabalho.

Um dos sintomas de sibilância, falta de ar, tosse e aperto no peito, pelo menos, deverá ocorrer enquanto o trabalhador estiver no trabalho ou em 4 a 8 horas após deixá-lo. Em geral, os sintomas melhoram durante os dias de folga ou quando está afastado de seu trabalho normal. Com a continuação da exposição, os sintomas poderão se tornar crônicos e a relação óbvia com o local de trabalho poderá ser perdida. Também poderão ser observados sintomas concomitantes nos olhos e no trato respiratório superior. O diagnóstico de asma ocupacional também deverá ser considerado quando existir uma história de episódios recorrentes de "bronquite" relacionada com o trabalho, caracterizada por tosse e produção de escarro por um indivíduo anteriormente saudável. Enquanto os sensibilizadores de alto peso molecular induzem respostas precoces ou duplas, os de baixo peso molecular induzem respostas tardias isoladas que poderão ser observadas horas após o término do turno de trabalho.

A avaliação de uma possível asma ocupacional requer história detalhada do ambiente de trabalho (Fig. 23-4). Conforme mencionado anteriormente, deve-se dar atenção aos agentes aos quais o trabalhador é exposto, ao tipo de ventilação do local de trabalho, se é usado um equipamento de proteção respiratório e, quando possível, ao nível de exposição (i.e., se é alto ou baixo ou se ocorrem, em algum momento, exposições acidentais devido a vazamentos). Um indício útil para a existência de um problema significativo no local de trabalho é a presença de outros trabalhadores com sintomas respiratórios episódicos.

A detecção de sibilância na ausculta torácica é de grande ajuda; porém, o exame físico se apresenta frequentemente normal em pacientes asmáticos que não estejam passando por uma exacerbação. As radiografias de tórax se apresentam normais na

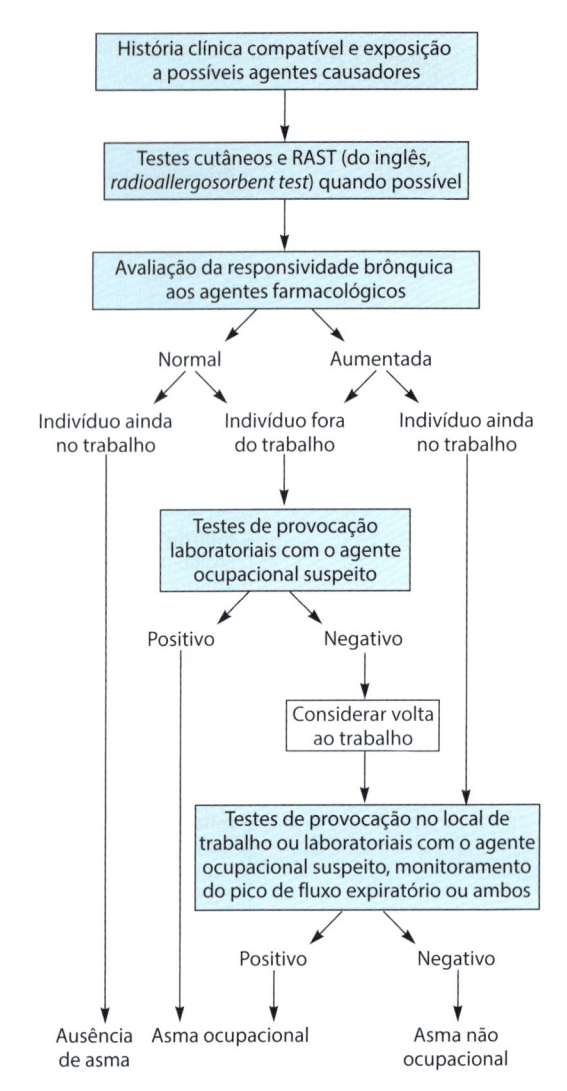

▲ **Figura 23-4** Algoritmo para a investigação clínica da asma ocupacional.

maioria dos indivíduos com asma porque a doença envolve as vias respiratórias e não o parênquima pulmonar. A hiperinsuflação e o achatamento do diafragma, indicando retenção de ar, podem ser observados durante a exacerbação. Também podem ser observados infiltrados adsorventes indicando aderência de muco e espessamento da parede brônquica refletindo inflamação crônica.

A espirometria para medir a VEF_1 e a CVF é o método mais confiável para a avaliação da obstrução das vias respiratórias. Entretanto, como os pacientes asmáticos, em geral, apresentam obstrução reversível das vias respiratórias, poderão apresentar função pulmonar normal durante os intervalos entre ataques agudos. A resposta à inalação de um broncodilatador tem sido usada como medida de hiper-reatividade. Uma melhora de 12% na VEF_1 de, pelo menos, 200 mL após a inalação de um broncodilatador é a forma como a ATS define uma melhora significativa indicativa de hiper-reatividade das vias respiratórias. A realização de uma espirometria durante o turno de trabalho, quando disponível, poderá fornecer evidências objetivas da asma ocupacional. Uma queda superior a 10% na VEF_1 durante o turno de trabalho será sugestiva de uma reação asmática.

O registro seriado do *peak flow* durante um período de semanas a meses é, geralmente, a melhor forma para documentar a relação da asma com o trabalho. O trabalhador registra seu *peak flow*, pelo menos, quatro vezes enquanto acordado, assim como os sintomas respiratórios e o uso de medicações. Na interpretação da curva logarítmica do trabalhador, deverá se prestar atenção em qualquer alteração de padrão relacionada com o trabalho. Uma variabilidade diurna igual ou superior a 20% no *Peak Flow* é considerada como evidência de uma resposta asmática (Fig. 23-5). A principal vantagem dessa medição seriada sobre a espirometria é a capacidade para detectar respostas tardias que ocorrem após o término dos turnos de trabalho.

O teste de provocação com metacolina ou histamina pode demonstrar a presença de hiper-reatividade inespecífica das vias respiratórias em um trabalhador com suspeita de asma ocupacional e que tenha apresentado espirometria normal. Esse teste poderá ser especialmente útil se acusar aumento da hiper-reatividade das vias respiratórias na volta ao trabalho ou uma redução no seu afastamento. O teste de provocação por inalação específica, ou seja, a exposição do paciente ao agente suspeito a níveis e condições semelhantes às apresentadas no local de trabalho, poderá ser realizado com propósitos médico-legais ou para que seja determinada a etiologia precisa em um cenário complexo de exposição. Entretanto, o teste de provocação específico é demorado e potencialmente perigoso e deverá ser reservado para a avaliação de pacientes de diagnósticos incertos.

Os testes cutâneos de alergia com aeroalérgenos comuns podem ser usados para estabelecer se o trabalhador é ou não atópico. A atopia representa um fator de risco para a asma induzida por agentes sensibilizadores de alto peso molecular. Quando compostos de alto peso molecular são responsáveis pela asma ocupacional, os testes cutâneos realizados com os extratos adequados poderão ajudar a identificar o agente etiológico. Os extratos de materiais como a farinha, as proteínas animais e o café acusarão testes positivos em indivíduos especificamente sensibilizados. O teste cutâneo também poderá ser útil no caso de compostos de baixo peso molecular como os sais de platina. Os anticorpos IgE avaliados pelo teste radioalergoabsorvente (RAST) ou por Elisa (do inglês, *enzyme-linked immunosorbent assay*) podem confirmar a exposição a alérgenos como a farinha, as proteínas animais, os anidridos ácidos, o ácido plicático ou isocianatos. Entretanto, a presença de reações cutâneas positivas e/ou de anticorpos específicos nem sempre se correlaciona com a presença da asma ocupacional.

▶ Tratamento

As crises de asma aguda que necessitam de tratamento de emergência deverão ser tratadas com oxigênio suplementar, beta-agonistas, corticosteroides e, em caso de suspeita de infecções, com antibióticos. A hospitalização deverá ser considerada nos casos mais severos devido à possibilidade de insuficiência respiratória.

Uma vez estabelecido o diagnóstico de asma ocupacional, a intervenção primária será reduzir ou interromper a exposição do trabalhador ao agente agressor. Esse fato poderá ser alcançado por meio de modificações no local de trabalho. Poderá ser possível substituir o agente agressor por outro mais seguro. A melhora da ventilação local e o isolamento de processos específicos também poderão ajudar. No caso da asma induzida por agentes irritantes, o uso de equipamento de proteção individual poderá reduzir as exposições a níveis que não induzam o broncospasmo. Os trabalhadores que puderem permanecer em seus trabalhos deverão receber visitas regulares de acompanhamento, incluindo a monitoração de sua função pulmonar e da responsividade inespecífica das vias respiratórias. No caso da asma induzida por agentes sensibilizadores, entretanto, o trabalhador deverá ser afastado de uma posterior exposição ao agente sensibilizador. Poderá ser necessário remover completamente o indivíduo de seu local de trabalho, pois a exposição, até mesmo, a quantidades mínimas do agente agressor poderá induzir o broncospasmo. Caso o indivíduo precise abandonar seu local de trabalho (p. ex., um padeiro que apresente asma induzida por farinha), deverá ser considerado como 100% inapto, de forma permanente, para o trabalho que desencadeou a doença e para outras profissões que o exponha aos mesmos agentes causadores.

Além da redução ou eliminação da exposição a qualquer agente agressor, o trabalhador também deverá evitar a exposição a outros materiais/processos que possam exacerbar sua asma, como poeiras, névoas e vapores irritantes. O abandono do tabagismo e o ato de evitar sua exposição ao tabaco ambiental também serão essenciais.

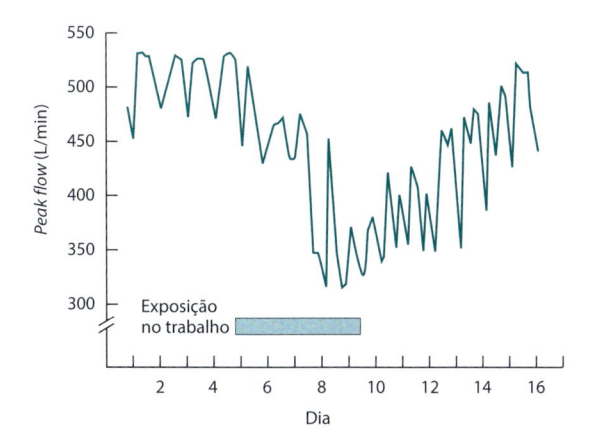

▲ **Figura 23-5** Taxas seriadas do *peak flow* durante um período de 16 dias em um trabalhador com asma ocupacional antes, durante e após uma semana de exposição ao agente provocador.

▶ Prognóstico

Uma vez diagnosticada a asma ocupacional, deverá ser feita uma tentativa para classificar seu grau de comprometimento/incapacidade. Uma estratégia para a avaliação do comprometimento em pacientes com asma foi desenvolvida pela ATS e tem sido adotada pela American Medical Association. A asma é uma doença dinâmica que, em geral, poderá não levar a um nível de comprometimento estático. Os critérios usados para avaliar o comprometimento são o grau de obstrução das vias respiratórias após o uso de broncodilatador por espirometria, a avaliação da responsividade das vias respiratórias e as necessidades de medicações. A avaliação do comprometimento/incapacidade deverá ser feita apenas após a otimização da terapia e sempre que as condições do trabalhador forem alteradas substancialmente, seja para melhor ou para pior.

A asma ocupacional causada por agentes tão diversos, como di-isocianatos, caranguejo da neve e cedro vermelho ocidental, mostra a persistência de sintomas e a presença de hiper-reatividade inespecífica das vias respiratórias por períodos de até seis anos após a retirada do agente agressor. Os fatores que afetam o prognóstico de longo prazo do paciente com asma ocupacional são a duração total da exposição, a duração da exposição após o aparecimento dos sintomas e a gravidade da asma no momento do diagnóstico. Aqueles com pior prognóstico apresentam diagnóstico tardio, valores inferiores de função pulmonar e maior hiper-responsividade inespecífica das vias respiratórias, devido à importância do diagnóstico precoce e da remoção precoce de uma exposição futura ao agente etiológico. O tratamento pela inalação de corticosteroides tem apresentado melhora no prognóstico da asma ocupacional induzida por agentes sensibilizadores.

AGENTES ESPECÍFICOS

1. Di-isocianatos

As substâncias químicas do grupo de di-isocianatos são amplamente utilizadas na fabricação de coberturas de superfícies de poliuretano, materiais de isolamento, estofamentos de automóveis e mobília. O mais usado é o di-isocianato de tolueno (TDI – *toluene diisocyanate*). Devido à sua alta pressão de vapor, o agente menos volátil, difenil di-isocianato de metileno (MDI – *methylene diphenyl diisocyanate*), é usado em alguns processos de produção. Outros di-isocianatos, como o di-isocianato de hexametileno (HDI – *hexamethylene diphenyl diisocyanate*), o di-isocianato de naftaleno (NDI – *naphthalene diisocyanate*) e o di-isocianato de isoforona (IPDI – *isophorone diisocyanate*), também possuem usos comerciais. Todas essas substâncias químicas são altamente reativas devido à presença dos grupos –N-C-O, que reagem facilmente com moléculas biológicas e são potentes irritantes do trato respiratório. A inflamação do trato respiratório superior ocorre em quase todos os indivíduos expostos a níveis de TDI igual ou superiores a 0,5 ppm.

Foram descritos cinco padrões principais de resposta das vias respiratórias ao TDI em humanos: (1) asma ocupacional induzida por agente sensibilizador, que ocorre em 5 a 10% dos trabalhadores expostos em semanas a meses após o início da exposição; (2) bronquite química; (3) deterioração aguda; porém, assintomática, da função respiratória durante um turno de trabalho; (4) deterioração crônica da função respiratória associada à exposição crônica a baixas doses e (5) asma persistente ou RADS após exposição a altas doses.

2. Poeiras vegetais, incluindo algodão (bissinose), linho, cânhamo e juta

A bissinose ocorre em certos trabalhadores na indústria têxtil de algodão. Os sintomas característicos são aperto no peito, tosse e dispneia, em 1 a 2 horas, depois do retorno do paciente ao trabalho, após alguns dias de folga. Os sintomas geralmente desaparecem durante a noite e, nos dias seguintes, tornam-se mais brandos até que, ao final da semana de trabalho, o indivíduo poderá se tornar assintomático. A prevalência da bissinose é mais alta em trabalhadores submetidos a uma exposição mais longa e a uma maior quantidade de poeira no ar respirado, como durante a abertura de fardos e pacotes de papelão, e menor naqueles com uma história de menor duração de exposição e menor exposição à poeira. O mecanismo responsável pela bissinose permanece obscuro. Extratos da poeira do algodão são capazes de causar liberação direta de histamina e contêm endotoxinas que podem desencadear diversas respostas inflamatórias.

3. Sais de metal

Sais complexos de platina usados na galvanoplastia, nas operações de refinaria de platina, na fabricação de painéis fluorescentes e joalheria são conhecidos por causar asma ocupacional. Foram observados anticorpos IgE-específicos contra sais de platina conjugados à albumina sérica humana, por RADS, em trabalhadores sensibilizados. A rinite e a urticária acompanham frequentemente a asma, e esta tríade é, algumas vezes, referida como *platinose*. Níquel, vanádio, cromo e cobalto são outros metais conhecidos por induzir a asma ocupacional.

4. Anidridos ácidos

Resinas de epóxi em geral contêm anidridos ácidos como agentes de cura ou endurecimento. O anidrido ftálico, o anidrido trimelítico (TMA – *trimellitic anhydride*) e o anidrido tetracloroftálico (TCPA – *tetrachlorophthalic anhydride*) são alguns dos anidridos ácidos mais comumente utilizados. A asma ocupacional ocorre em uma pequena porcentagem de trabalhadores expostos. O soro dos indivíduos afetados contém anticorpos IgE-específicos contra conjugados anidrido ácido-proteína. A exposição ao anidrido trimelítico pode dar origem a quatro síndromes clínicas: (1) sintomas de irritação imediata das vias respiratórias; (2) rinite imediata e asma; (3) asma tardia com sintomas sistêmicos de febre e mal-estar e (4) doença pulmonar infiltrante (alveolite hemorrágica) com hemoptise e anemia.

5. Poeira da madeira

Diversos tipos de poeira vindos da madeira são conhecidos por causar rinite e asma. O cedro vermelho ocidental é o exemplo mais bem estudado. Essa madeira contém o composto de baixo peso molecular ácido plicático, tido como responsável pela indução da asma por meio de um mecanismo desconhecido. A asma causada pelo cedro vermelho ocidental se encaixa na categoria da asma induzida por agentes sensibilizadores de baixo peso molecular e clinicamente é bem semelhante à asma induzida por di-isocianatos. Em geral, um longo período é decorrido entre o início da exposição e o aparecimento dos sintomas, e a asma se desenvolve apenas em uma pequena proporção de indivíduos expostos. Uma pequena dose de ácido plicático pode induzir uma crise de asma grave em um indivíduo sensibilizado, e muitos trabalhadores continuam a apresentar asma persistente anos após a interrupção da exposição.

PNEUMONIA DE HIPERSENSIBILIDADE

FUNDAMENTOS DO DIAGNÓSTICO

- Pode ser feita uma ligação entre os sintomas e a exposição ao antígeno no trabalho ou na história ambiental.
- O antígeno pode ser um agente microbiano, uma proteína animal ou uma substância química sensibilizadora.
- A apresentação clínica poderá ser aguda, subaguda ou crônica (aparecimento insidioso).

▶ Considerações gerais

A *pneumonia de hipersensibilidade*, também conhecida como *alveolite alérgica extrínseca*, refere-se a uma doença inflamatória do parênquima pulmonar, mediada pelo sistema imune, induzida pela inalação de poeiras orgânicas que contêm uma variedade de agentes etiológicos (bactérias, fungos, amebas, proteínas animais e diversas substâncias químicas de baixo peso molecular). Embora muitos antígenos diferentes sejam capazes de causar pneumonia de hipersensibilidade (Quadro 23-4), os achados básicos clínicos e patológicos são semelhantes independentemente da natureza da poeira inalada. A natureza do antígeno inspirado, as condições de exposição e a natureza da resposta imune do hospedeiro contribuem para o risco da doença. A pneumonia de hipersensibilidade é caracterizada inicialmente por uma alveolite linfocítica e pneumonite granulomatosa, ocorrendo melhora ou resolução completa da condição, caso a exposição ao antígeno seja interrompida precocemente. A exposição continuada ao antígeno poderá levar à fibrose intersticial progressiva.

A exposição de um indivíduo sensibilizado ao antígeno por inalação poderá levar a uma apresentação aguda ou crônica da pneumonia de hipersensibilidade, dependendo das condições de exposição. A forma de apresentação aguda mais comum da pneumonia de hipersensibilidade ocorre geralmente de 4 a 6 horas após uma exposição intensa a um antígeno agressor. A exposição recorrente a baixos níveis de um antígeno apropriado poderá levar ao aparecimento insidioso de doença pulmonar crônica com fibrose.

Quadro 23-4 Alguns agentes que causam pneumonia de hipersensibilidade

Antígeno	Exposição	Síndrome
Bactérias		
Faenia rectivirgula	Feno mofado	Pulmão do fazendeiro
Thermoactinomycetes vulgaris	Grãos mofados	Pulmão do trabalhador de grãos, pulmão do trabalhador de cogumelos
Thermoactinomycetes sacchari	Fibra da cana de açúcar mofada	Bagaçose
Thermoactinomycetes candidus	Reservatórios de água aquecidos	Pulmão do umidificador
Bacillus subtilus	Detergente	Pulmão do trabalhador com detergente
Fungos		
Aspergillus clavatus	Malte mofado	Pulmão do trabalhador de malte
Penicillium casei	Queijo mofado	Pulmão do trabalhador com queijo
Penicillium frequentans	Poeira de corda	Suberose
Cryptostroma corticale	Casca do carvalho silvestre	Pulmão do descascador de carvalho
Aureobasidium pullulans	Poeira do pau-brasil mofado	Sequoiose
Graphium spp.		
Amebas	Água contaminada	Pulmão do umidificador
Naegleria gruberi		
Acanthamoeba castellani		
Proteínas animais		
Proteínas de aves	Excrementos de pássaros, penas	Pulmão do criador de pássaros
Proteínas de roedores	Urina, soros, peles	Animal handler's lung
Farinha infestada	Gorgulho de trigo	Pulmão do gorgulho de trigo
Substâncias químicas		
Di-isocianato de tolueno	Tintas, coberturas	Pulmão de isocianato
Di-isocianato de hexametileno		
Di-isocianato de difenilmetano		
Anidrido trimelítico	Resinas epóxi, tintas	Síndrome da anemia-hemorragia pulmonar do anidrido trimelítico

Patogênese

A patogênese da pneumonia de hipersensibilidade envolve exposição repetida ao antígeno por inalação, sensibilização do indivíduo exposto e comprometimento pulmonar mediado pelo sistema imune. A resposta inflamatória que resulta na pneumonia de hipersensibilidade parece envolver uma combinação de reações imunológicas humorais, mediadas por imuno-complexo (tipo III) e pela célula (tipo IV) ao antígeno inalado. Na presença de excesso de antígeno, complexos imunes podem se depositar nos pulmões. Esses complexos ativam o sistema complemento, levando a um influxo de neutrófilos. A resposta imune local em seguida se transforma em uma alveolite, com predominância de linfócitos T, com uma contagem diferencial de células no lavado broncoalveolar (LBA) de até 70% de linfócitos. O exame de linfócitos jovens no LBA em pacientes com pneumonia de hipersensibilidade revelou com frequência uma predominância de células supressoras CD8+/citotóxicas. Os linfócitos T do sangue periférico e do LBA de pacientes com pneumonia de hipersensibilidade proliferarão e sofrerão transformação blastogênica, com produção de citocinas, quando expostos ao antígeno *in vitro*. Modelos animais também confirmam o papel da imunidade celular na doença. Na transferência passiva de linfócitos de animais sensibilizados para outros não expostos, os animais não sensibilizados desenvolvem uma condição semelhante à pneumonia de hipersensibilidade quando são subsequentemente expostos ao antígeno específico por inalação. Os macrófagos alveolares também desempenham um papel importante na patogênese da doença processando e apresentando o antígeno inalado aos linfócitos T auxiliares, assim como liberando citocinas que ajudarão a amplificar a resposta inflamatória.

Como apenas um pequeno número de indivíduos expostos desenvolverá, em algum momento, a pneumonia de hipersensibilidade, o mecanismo básico da doença poderá representar uma forma de disfunção imunológica, na qual a resposta de defesa do hospedeiro normal não poderá ser apropriadamente reduzida. Essa disfunção imune poderá ser, pelo menos em parte, geneticamente mediada. Outros fatores ambientais também poderão estar envolvidos, pois diversos estudos mostram que a pneumonia de hipersensibilidade ocorre com mais frequência em não fumantes do que em fumantes.

Prevenção

A exposição a agentes capazes de causar pneumonia de hipersensibilidade deveria ser evitada. Qualquer área doméstica ou de um ambiente de trabalho em que existam danos causados pela água envolve risco potencial de exposição ao mofo, que poderia causar pneumonia de hipersensibilidade. Essa área deverá ser limpa minuciosamente e reparada. Silagem, adubo e matéria vegetal mofada (p. ex., cana-de-açúcar, cortiça, pau-brasil), assim como áreas com grande aglomerado de pássaros, deverão ser evitadas.

Achados clínicos

Sintomas de calafrios, mal-estar, mialgia, tosse, dor de cabeça e dispneia são comumente observados. O exame físico poderá revelar um paciente com aparência relativamente doente com crepitações inspiratórias bibasais na ausculta torácica. A pneumonia de hipersensibilidade aguda é diagnosticada erroneamente como uma síndrome viral aguda ou pneumonia com frequência, porque tende a imitar rigorosamente essas condições. Os achados laboratoriais incluem leucocitose no sangue periférico com neutrófilos aumentados e uma linfopenia relativamente reduzida. Os valores dos gases no sangue arterial podem evidenciar hipoxemia.

Os achados radiográficos do tórax podem se apresentar completamente normais mesmo em indivíduos sintomáticos. Entretanto, a fase aguda está associada à presença de um padrão retículo-nodular. As densidades irregulares que tendem a coalescer também podem ser observadas. Esses infiltrados em geral são distribuídos de forma bilateral; porém, algumas vezes, observa-se um tipo de apresentação mais focal.

O teste de função pulmonar poderá mostrar uma redução na VEF_1 e na CVF, com a relação VEF_1:CVF inalterada, situação consistente com um comprometimento restritivo. Uma redução na DL_{CO}, refletindo o comprometimento das trocas gasosas, também é típica de uma apresentação aguda. A forma aguda em geral progride em até 18 a 24 horas e, em seguida, começa a se resolver. A recorrência da síndrome poderá ser vista posteriormente no caso de uma nova exposição ao antígeno.

O comprometimento respiratório progressivo com sintomas de dispneia, tosse, fadiga excessiva e perda de peso poderá se desenvolver sem a ocorrência de episódios agudos. O exame físico poderá revelar cianose, baqueteamento digital e crepitações inspiratórias. Os achados radiográficos do tórax incluem marcas lineares difusamente aumentadas e tamanho pulmonar reduzido. Os achados da TCAR do tórax incluem micronódulos centrolobulares, opacidade em vidro fosco, consolidação desigual dos espaços aéreos e densidades lineares. Os achados da TC do tórax poderão ser sugestivos do diagnóstico de pneumonia de hipersensibilidade; porém, nem sempre são patognomônicos. O teste de função pulmonar evidenciará com frequência um comprometimento restritivo com uma DL_{CO} reduzida, embora alguns pacientes possam apresentar um padrão misto ou obstrutivo.

O diagnóstico de pneumonia de hipersensibilidade deverá ser suspeitado no caso de pacientes com sintomas respiratórios episódicos e evidências de infiltrados transitórios nos raios X de tórax ou com comprometimento restritivo no teste de função pulmonar. Uma história cuidadosa poderá relacionar o aparecimento dos sintomas respiratórios com a exposição ao antígeno agressor. A relação temporal do desenvolvimento do sintoma após a exposição é crucial para o diagnóstico. Evidências adicionais comprobatórias são fornecidas pela remissão dos sintomas e sinais após a interrupção da exposição ao antígeno e ao seu reaparecimento no caso de uma nova exposição. O ambiente doméstico também poderá ser a fonte do antígeno agressor. A inspeção do local de trabalho e da residência poderá fornecer informações que corroborem o diagnóstico (p. ex., evidências de mofo ou danos causados por água).

Os estudos sorológicos que demonstram anticorpos precipitantes IgG-específicos pela técnica tradicional da imunodifusão dupla serão positivos na maioria dos pacientes com pneumonia de hipersensibilidade caso seja usado o antígeno correto, embora tais anticorpos também sejam detectados com frequência em indivíduos expostos que se encontram saudáveis. Resultados falso-positivos podem ser obtidos com o uso de ensaios mais sensíveis para IgG, como o Elisa. Resultados falso-negativos frequentemente resultam da falha em se testar o antígeno correto. Os painéis mais disponíveis comercialmente para a pneumonia de hipersensibilidade envolvem apenas um número limitado de antígenos comuns. Estudos de testes de provocação por inalação com antígenos suspeitos poderão auxiliar o diagnóstico da pneumonia de hipersensibilidade. Extratos de antígeno poderão ser administrados em forma de aerossol seguidos por testes seriados da função pulmonar. Testes de provocação por inalação específicos deverão ser conduzidos apenas por um laboratório com experiência na técnica. Enquanto tais desafios representam o método "padrão ouro" para confirmar uma relação direta entre um antígeno agressor suspeito e o processo de doença, os estudos realizados no local de trabalho envolvendo as reais condições de exposição do paciente são mais seguros e, em geral, mais fáceis de serem realizados.

A análise do LBA obtido por broncoscopia com fibra ótica em pacientes com pneumonia de hipersensibilidade em geral demonstra uma porcentagem aumentada de linfócitos T, que são primariamente células supressoras CD8+. Na sarcoidose, outra condição caracterizada pela elevação de linfócitos T no LBA, as células predominantes são do subtipo auxiliares CD4+.

A biópsia pulmonar poderá ser necessária para o estabelecimento do diagnóstico em casos difíceis, como aqueles de forma crônica e com uma apresentação insidiosa de dispneia. A vídeo-cirurgia toracoscópica (do inglês vídeo-assited thoracoscopic surgery – VATS) ou biópsia pulmonar aberta é preferida porque a biópsia transbrônquica poderá não fornecer tecido adequado para que seja feita a diferenciação patológica entre a pneumonia de hipersensibilidade e outras doenças como a sarcoidose. Na pneumonia de hipersensibilidade crônica (subaguda) precoce ou aguda, ocorre uma infiltração desigual com a predominância de linfócitos em uma distribuição broncocêntrica, geralmente com granulomas epitelioides associados (isto é, não caseosos). Os granulomas provavelmente representam o aspecto de micronódulos na HRCT. Na pneumonia de hipersensibilidade crônica, a inflamação peribronquiolar permanece visível e a bronquiolite obliterante é comum. Grandes estióticos com citoplasma espumoso podem ser observados nos alvéolos e no interstício. A fibrose intersticial com faveolamento ocorre na doença avançada, quando os granulomas não mais deverão estar evidentes.

▶ Complicações

A complicação primária da pneumonia de hipersensibilidade é o desenvolvimento de fibrose pulmonar irreversível.

▶ Tratamento

A chave para o tratamento bem-sucedido da pneumonia de hipersensibilidade é evitar o agente agressor. Conforme descrito para a asma ocupacional, esse fato pode ser alcançado pela substituição do produto ou instituição de controles científicos eficazes. O equipamento de proteção respiratório também poderá ser apropriado em situações em que a possível exposição é apenas ocasional. Em caso de persistência dos sintomas apesar das medidas de controle científicas e do equipamento de proteção respiratório, será necessária a interrupção total do contato do trabalhador com a exposição.

Os corticosteroides permanecem como o principal auxílio do tratamento de pacientes com pneumonia de hipersensibilidade progressiva ou severa, apesar da falta de dados controlados em relação ao efeito desses agentes no processo da doença. Um ensaio empírico de prednisona (1 mg/kg por dia), com o monitoramento das alterações radiográficas do tórax e da função pulmonar um mês após seu início, é uma estratégia racional. A terapia deverá ser mantida até que seja observada melhora clínica significativa. Na presença de broncoespasmo, deverão ser administrados beta-agonistas. O oxigênio suplementar deverá ser administrado em paciente com hipoxemia e poderá ser necessário o apoio da unidade de tratamento intensivo em casos agudos particularmente graves.

▶ Prognóstico

Trabalhadores com diagnóstico de pneumonia de hipersensibilidade deverão ser acompanhados com frequência, especialmente na possibilidade da exposição continuada ao antígeno. Se a exposição futura ao agente agressor for evitada, o prognóstico será bom. Poderá ser observada morbidade pulmonar significativa em caso de persistência da exposição.

▼ FEBRES DE INALAÇÃO

FUNDAMENTOS DO DIAGNÓSTICO

▶ A exposição à inalação de poeiras orgânicas, fumos de polímeros e certos metais pode causar uma doença semelhante à gripe.

▶ A doença é em geral autolimitada.

▶ Infiltrados bilaterais geralmente estão presentes nos raios X de tórax.

▶ Considerações gerais

A *febre de inalação* se refere às diversas síndromes que são caracterizadas por sintomas de curta duração; porém, debilitantes, semelhantes à gripe após a exposição às poeiras orgânicas, aos fumos de polímeros e aos fumos de metais (Quadro 23-5). Além da febre, os sintomas incluem calafrios, mialgia, dor de cabeça, mal-estar, tosse e desconforto torácico.

Em contrapartida com a asma ocupacional e a pneumonia de hipersensibilidade, que requerem suscetibilidade e/ou sensibilização, o índice de ataque para as febres de inalação é elevado; ou

Quadro 23-5 Alguns agentes que causam febre de inalação

Agente	Síndrome
Metais Zinco Cobre Magnésio	Febre do fumo de metal
Produtos de pirólise do teflon Politetrafluoroetileno	Febre do fumo de polímero
Bioaerossóis Água contaminada Silagem, adubo e sucata de madeira mofada Lodo de esgoto Poeira de algodão, juta, cânhamo e linho Poeira de grãos	Febre do umidificador Síndrome tóxica de poeira orgânica Febre do moinho Febre de grãos

seja, a maioria dos indivíduos apresentará sintomas resultantes da exposição a altos níveis dos agentes etiológicos.

SÍNDROMES ESPECÍFICAS

1. Febre do fumo de metal

▶ Considerações gerais

A inalação de certos óxidos metálicos recém-formados pode causar a febre do fumo de metal, uma doença aguda autolimitante semelhante à gripe. A causa mais comum dessa síndrome é a inalação de óxido de zinco, que é gerado a partir do bronze derretido ou da soldagem de aço galvanizado. Os óxidos de apenas dois outros metais, cobre e magnésio, também são comprovadamente causadores da febre do fumo de metal. Quando o zinco é aquecido ao seu ponto de fusão, são gerados os fumos de óxido de zinco. O tamanho da partícula dos fumos gerados oscila de 0,1 a 1 μm de diâmetro, embora ocorra rapidamente a sua agregação com a formação de partículas maiores. A patogênese básica da febre do fumo de metal não é totalmente conhecida. Entretanto, existem evidências a partir de estudos controlados de exposição humana que a inalação do fumo do óxido de zinco induz recrutamento de leucócitos para os pulmões com liberação associada de citocinas, o que leva a sintomas sistêmicos.

Estima-se que mais de 700 mil trabalhadores nos EUA estejam envolvidos em operações de soldagem, de modo que o potencial para a exposição por inalação e da febre de fumo de metal é grande. A síndrome clínica tem início de 3 a 10 horas após a exposição ao óxido de zinco. O sintoma inicial pode ser um sabor metálico, associado a uma irritação na garganta, e seguido, em algumas horas, pelo aparecimento de febre, calafrios, mialgia, mal-estar e uma tosse não produtiva. Ocasionalmente, são observadas náuseas, vômito e dor de cabeça. O exame físico durante o episódio poderá revelar um paciente febril com crepitações percebidas na ausculta torácica. A avaliação laboratorial revela com frequência uma leucocitose com desvio para a esquerda e um nível sérico elevado de lactato desidrogenase. A radiografia do tórax, os testes de função pulmonar e as avaliações gasosas no sangue arterial geralmente estão normais. Infiltrados radiográficos torácicos transitórios e volumes pulmonares e DL_{CO} reduzidos são observados em casos graves. Os sinais e sintomas atingem seu máximo em 18 horas em geral e desaparecem espontaneamente com a resolução completa das anormalidades em 1 a 2 dias.

O tratamento da febre do fumo de metal é completamente sintomático. O controle da temperatura corporal elevada por antipiréticos e a terapia com oxigênio para a hipoxemia poderão ser necessários. Não existem evidências de que a terapia com esteroides seja de algum benefício. A prevenção se apoia nos controles científicos apropriados e/ou no equipamento de proteção pessoal para reduzir a exposição. Não existem dados positivos sobre as sequelas de longo prazo advindas das exposições repetidas.

2. Febre do fumo de polímero

Uma síndrome semelhante à febre do fumo de metal pode ocorrer após a inalação de produtos de combustão de resinas de politetrafluoroetileno (Teflon). As propriedades do politetrafluoroetileno – força, estabilidade térmica e inércia química – o tornam um produto amplamente utilizado na fabricação de utensílios de cozinha, aparelhos elétricos e materiais de isolamento. Quando o politetrafluoroetileno é aquecido a temperaturas superiores a 300°C, são formados vários produtos de degradação que parecem causar a síndrome. A exposição a tais produtos de combustão pode ocorrer durante a soldagem de metais cobertos com politetrafluoroetileno, durante a operação de máquinas de modelagem e enquanto se estiver fumando cigarros contaminados com o polímero.

A exposição a altas concentrações de fumos do polímero leva ao desenvolvimento de uma febre em algumas horas. Em geral, esse fato ocorre perto do final do turno de trabalho ou na noite em seguida a ele. Os sintomas, sinais e achados laboratoriais da febre do fumo de polímero são essencialmente as mesmas daquelas da febre do fumo de metal. A síndrome é autolimitante e se resolve em 12 a 48 horas. A exposição a concentrações muito elevadas de fumos do polímero poderá levar ao desenvolvimento de pneumonite química grave com edema pulmonar. Nesses casos, os sintomas, os sinais e as características laboratoriais serão semelhantes ao edema pulmonar induzido por outras causas.

3. Síndrome da poeira tóxica orgânica

A inalação de diversos aerossóis contaminados com fungos, bactérias e/ou endotoxinas pode causar uma síndrome febril aguda, conhecida como *síndrome da poeira tóxica orgânica* (SPTO). Exposições à silagem mofada, aos cavacos de madeira mofados, ao adubo, ao lodo de esgoto, à poeira de grãos (febre de grãos), à poeira do algodão (febre do moinho), aos ambientes de confinamento animal e à névoa umidificadora contaminada (febre do umidificador) estão associadas com o desenvolvimento de febre por inalação. A síndrome clínica conhecida como SPTO é essencialmente idêntica àquela descrita anteriormente para a febre do fumo de polímero ou metal. Reações inflamatórias pulmonares severas têm sido descritas no caso de exposições maciças; porém, são raras.

DOENÇA PULMONAR INDUZIDA POR METAIS

FUNDAMENTOS DO DIAGNÓSTICO

A exposição por inalação a diversos metais pode causar doença pulmonar intersticial (DPI) mediada pelo sistema imune. A apresentação clínica é semelhante aos outros tipos de DPI.

▶ Considerações Gerais

A DPI induzida por metais parece ocorrer devido à sensibilização celular ao agente agressor. Enquanto a maior exposição está associada a um maior risco, a predisposição genética provavelmente desempenha importante papel.

METAIS ESPECÍFICOS

1. Metal duro

O metal duro é uma liga sólida de carboneto de tungstênio com cobalto, embora outros metais, como o titânio, tântalo, cromo, molibdênio ou níquel, possam também ser adicionados. Esses carbonetos sólidos se prestam ao amplo uso industrial devido às suas propriedades de dureza extrema, força e resistência ao calor. Seu principal uso é na fabricação de ferramentas de corte e de superfícies na extremidade de brocas.

Trabalhadores expostos ao metal duro se encontram em risco de desenvolver doença intersticial pulmonar, a chamada doença do metal duro e asma ocupacional. A possível causa de ambas as condições é o cobalto. Alguns trabalhadores poderão se apresentar com características de ambas as doenças induzidas por metal, das vias respiratórias e parenquimatosa. Os indivíduos que apresentam risco de contrair tais doenças são aqueles envolvidos na fabricação da liga, moedores e apontadores de ferramentas de metais duros, polidores de diamantes e outros que utilizam discos que contêm cobalto e coberturas metálicas que usam metais duros pulverizados. A asma ocupacional causada pelo cobalto nos trabalhadores com metais duros é semelhante à causada por outros agentes sensibilizadores de baixo peso molecular.

Trabalhadores que apresentam a doença do metal duro se queixam de sintomas de dispneia no esforço, tosse, produção de muco, aperto no peito e fadiga. O exame físico poderá revelar evidências de crepitações na ausculta torácica, expansão torácica reduzida, baqueteamento digital e, em casos avançados, cianose. As radiografias de tórax poderão evidenciar opacidades arredondadas bilaterais e/ou irregulares sem características patognomônicas. Os testes de função pulmonar tendem a mostrar tanto um comprometimento ventilatório restritivo quanto uma DL_{CO} reduzida. O diagnóstico da doença do metal duro em geral é estabelecido com base no exame patológico do tecido pulmonar, em vez da avaliação clínica. Os achados histológicos são aqueles da pneumonite intersticial, frequentemente do tipo da célula gigante (p. ex., pneumonia intersticial da célula gigante) e fibrose intersticial. Estiócitos gigantes multinucleados característicos também podem ser observados no LBA.

O tratamento primário da doença do metal duro é a remoção do trabalhador afetado da exposição posterior. Não é rara a ocorrência de progressão relativamente rápida para o comprometimento, e a resolução após a interrupção da exposição poderá não acontecer. O afastamento completo da exposição ao cobalto é aconselhável, pois foi registrado o caso de um trabalhador que desenvolveu uma doença pulmonar rapidamente fatal com a exposição continuada. Como a doença do metal duro geralmente é progressiva, poderá ser necessária a realização de terapia empírica com corticosteroides.

2. Berílio

O berílio é um metal tênsil leve que apresenta elevado ponto de fusão e boas propriedades de combinação em ligas. Possui ampla faixa de aplicações nos processos industriais modernos. Embora o berílio não seja mais usado na fabricação de luzes fluorescentes, é comumente utilizado nas indústrias de cerâmica, eletrônica, aeroespacial e de armas/energia nucleares. Os trabalhadores em risco são aqueles envolvidos em processos que geram o transporte de berílio pelo ar, incluindo fusão; moldagem, moagem, perfuração, extração e fundição do berílio. A pneumonite aguda induzida pelo berílio pode ocorrer após a exposição de alta intensidade; porém, foi bastante reduzida devido à melhora do controle de exposições no ambiente de trabalho. A doença crônica do berílio, que envolve a sensibilização ao metal por meio de um mecanismo imune celular (tipo IV), ainda ocorre após exposições de baixo nível em trabalhadores suscetíveis. O berílio pode ser fagocitado por macrófagos que apresentarão seus antígenos aos linfócitos, levando à sensibilização e à proliferação de células T CD4+ berílio-específicas. As células T ativadas pelo berílio podem liberar várias citocinas e outros mediadores inflamatórios, levando à formação de granuloma. A latência desde o período inicial de exposição ao berílio e o desenvolvimento da doença clínica oscila de meses a vários anos.

Não se sabe o motivo de apenas uma pequena porcentagem de uma população exposta se tornar sensível ao berílio. Estudos recentes identificaram um marcador genético de risco para a sensibilização ao berílio, uma substituição do ácido glutâmico no resíduo 69 da cadeia beta da molécula do complexo de histocompatibilidade principal HLA-DP.

A doença crônica do berílio é um distúrbio inflamatório granulomatoso que é muito semelhante à sarcoidose. Na verdade, os achados histológicos da doença crônica do berílio são idênticos aos da sarcoidose; ou seja, granulomas epitelioides (não caseosos) com infiltrados de células mononucleares e diversos graus de fibrose intersticial. A doença crônica do berílio costuma afetar apenas os pulmões; porém, pode ocorrer envolvimento da pele, do fígado, do baço, das glândulas salivares, dos rins e dos ossos. O envolvimento extrapulmonar é menos comum do que ocorre na sarcoidose.

Os trabalhadores com doença crônica do berílio geralmente se apresentam com aparecimento insidioso de dispneia no esforço, tosse e fadiga. A anorexia, perda de peso, febre, dor no peito e artralgias também podem ser observadas. Os achados do exame físico geralmente são limitados aos pulmões, com as crepitações sendo o mais comum; porém, poderão estar ausentes no caso de doença branda.

Os achados radiográficos do tórax são opacidades definidoras da doença, nodulares ou irregulares, assim como a adenopatia hilar. Essa adenopatia é observada, de certa forma, com menos frequência do que na sarcoidose e raramente ocorre na ausência de alterações parenquimatosas. As pequenas opacidades nodulares em geral são mais notáveis nas regiões pulmonares superiores e podem coalescer para formar conglomerados. A TCAR é mais sensível do que a radiografia plana; porém, os casos confirmados histologicamente são observados por raios X normais.

Os testes de função normal poderão estar normais na doença branda; porém, geralmente se observa um padrão de comprometimento restritivo, obstrutivo ou misto e uma DL_{CO} reduzida. A hipoxemia arterial no repouso e a posterior dessaturação com o exercício são comuns na doença mais grave.

Em geral, uma história ocupacional meticulosamente obtida é necessária para sugerir o berílio como agente causador. Devido à similaridade entre a doença crônica do berílio e a sarcoidose, a demonstração da sensibilização ao berílio é necessária para que o diagnóstico seja confirmado. Um teste sanguíneo de proliferação linfocitária (TPL) relativamente específico se encontra disponível, no qual a captação de precursores de DNA pelos linfócitos berílio-específicos do paciente, radiomarcados cultivados *in vitro*, é quantificada. A sensibilidade do TPL à doença crônica do berílio é superior a 90% quando são usados linfócitos do sangue periférico e pode ser aumentada se forem utilizados linfócitos pulmonares obtidos do LBA. O TPL sanguíneo também pode ser usado para investigar a sensibilização entre trabalhadores expostos ao berílio.

Os atuais critérios para o diagnóstico da doença crônica do berílio são (1) uma história de exposição ao berílio; (2) um TPL positivo de sangue periférico ou de LBA e (3) a presença de granulomas epitelioides e de infiltrados mononucleares, na ausência de infecção, no tecido pulmonar. Essa estratégia se baseia no TPL para confirmar a sensibilização ao berílio e na biópsia transbrônquica para confirmar a presença da doença.

Como o processo de doença envolve um tipo de hipersensibilidade, um trabalhador com doença crônica do berílio deverá ser completamente removido da exposição posterior à substância. É necessária a realização de um ensaio com corticosteroides em trabalhadores sintomáticos que apresentem anormalidades fisiológicas pulmonares documentadas, pois este poderá induzir em alguns uma remissão. Caso a terapia com esteroides seja iniciada, parâmetros de resposta como radiografias de tórax e resultados dos testes de função pulmonar deverão ser monitorados seriadamente para ajustar apropriadamente a dose e a duração do tratamento. A doença crônica do berílio é propensa a evoluir para uma fibrose pulmonar crônica irreversível, de modo que o monitoramento cuidadoso dos trabalhadores afetados se faz necessário.

3. Outros metais

A inalação de concentrações relativamente altas de fumos de cádmio, cromo ou níquel ou de fumo de mercúrio pode causar pneumonite tóxica. A exposição ocupacional a certos metais (p. ex., antimônio, bário, ferro e estanho) poderá levar à deposição de poeira radiodensa suficiente para que as radiografias de tórax evidenciem opacidades na ausência de inflamação pulmonar parenquimatosa e fibrose.

PNEUMOCONIOSES

FUNDAMENTOS DO DIAGNÓSTICO

- A exposição crônica, geralmente durante anos, a poeiras minerais poderá causar DPI fibrótica.
- Os sintomas são em geral dispneia progressiva e tosse seca.
- O diagnóstico é geralmente estabelecido com base em anormalidades radiográficas, que poderão progredir para o comprometimento da função pulmonar.

Considerações gerais

As pneumoconioses são um grupo de condições resultantes da deposição de poeira mineral no pulmão e da reação tecidual pulmonar subsequente à poeira. O diagnóstico é geralmente estabelecido com base nas imagens de tórax. Opacidades intersticiais radiograficamente evidentes poderão ser observadas antes do comprometimento da função pulmonar e dos sintomas.

O risco de doença está claramente associado ao nível de exposição. A exposição crônica (isto é, por anos) se faz necessária para a manifestação da maioria dos tipos de pneumoconiose. Em geral, também é necessária a existência de um longo período latente (> 5 anos) entre o início da exposição e as manifestações clínicas da doença.

PNEUMOCONIOSES ESPECÍFICAS

1. Silicose

A silicose é uma doença pulmonar parenquimatosa advinda da inalação de dióxido de silício, ou sílica, na forma cristalina. A sílica é o principal componente da rocha e da areia. Os trabalhadores com potencial para exposição são os mineradores, indivíduos que trabalham com explosões abrasivas, com fundição, cerâmica em pedreiras, perfuradores de túneis, escultores de pedra e na produção de farinha de sílica.

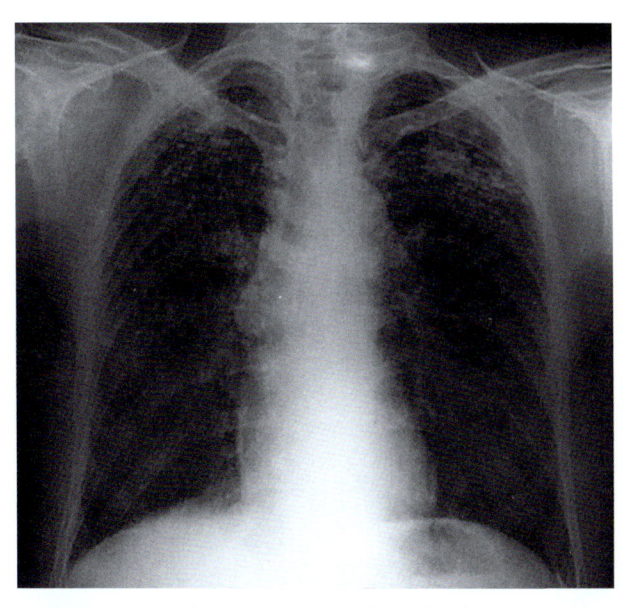

▲ **Figura 23-6** Alterações radiográficas da silicose simples.

A exposição à sílica pode levar a um dos três padrões de doença: (1) silicose crônica simples, que geralmente ocorre após mais de 10 anos de exposição à poeira respirável com menos de 30% de quartzo; (2) silicose subaguda/acelerada, que em geral ocorre após exposições mais pesadas e mais curtas (isto é, de 2 a 5 anos) e (3) silicose aguda, que é observada geralmente após período de alguns meses.

A silicose crônica é caracterizada pela formação de nódulos silicóticos no parênquima pulmonar e nos linfonodos hilares (Fig. 23-6). As lesões nos linfonodos hilares podem se calcificar em um padrão de "casca de ovo" que, enquanto ocorre apenas em uma pequena proporção de casos, é praticamente patognomônica para a silicose. O envolvimento do parênquima pulmonar tende a apresentar uma predileção pelos lobos superiores. A coalescência de nódulos silicóticos pequenos em massas fibróticas maiores, chamada de *fibrose maciça progressiva* (FMP), poderá complicar uma minoria de casos. A FMP tende a ocorrer nos quadrantes pulmonares superiores, pode obliterar vasos sanguíneos e bronquíolos, causa distorção grosseira da arquitetura pulmonar e leva à insuficiência respiratória.

A silicose acelerada é semelhante à silicose crônica exceto em dois aspectos: o período de duração é mais curto e a complicação de FMP é observada com mais frequência. A silicose aguda é uma condição rara encontrada em trabalhadores que são expostos a concentrações muito altas de poeira de sílica livre com partículas de pequeno tamanho. Tais exposições ocorrem com frequência na ausência de proteção respiratória adequada. Os achados característicos diferem da silicose crônica em que os pulmões apresentam consolidação sem nódulos silicóticos e os espaços alveolares são preenchidos com fluido semelhante ao observado na proteinose alveolar pulmonar. A silicose aguda leva ao óbito na maioria dos casos.

Os macrófagos alveolares desempenham um papel importante na patogênese da silicose porque essas células ingerem a sílica inalada e, em seguida, liberam citocinas que recrutam e/ou estimulam outras células. Embora a sílica cristalina possa ser citotóxica secundariamente à lesão química direta às membranas celulares, o efeito primário da sílica inalada sobre os macrófagos é a ativação. Os macrófagos ativados pela sílica recrutam e ativam linfócitos T que, por sua vez, recrutam e ativam uma população secundária de monócitos-macrófagos. Os macrófagos ativados produzem citocinas, que estimulam os fibroblastos a proliferar e a produzir quantidades aumentadas de colágeno.

São observados poucos sinais e sintomas da silicose crônica simples. O diagnóstico em geral é feito por radiografias de tórax, que revelam pequenas opacidades arredondadas com frequência (<10 mm de diâmetro), em ambos os pulmões, com uma predileção pelas regiões superiores dos pulmões. Caso seja obtida uma história ocupacional adequada do paciente, com uma revisão minuciosa dos raios X de tórax, o estabelecimento do diagnóstico de silicose não deverá apresentar nenhuma grande dificuldade. Os testes de função pulmonar em pacientes com silicose simples são geralmente normais; porém, algumas vezes, poderão apresentar evidências de distúrbio ventilatório restritivo brando e complacência pulmonar reduzida. Além disso, um comprometimento obstrutivo brando é observado ocasionalmente em pacientes com silicose simples, em geral como consequência de bronquite crônica causada por efeitos inespecíficos da poeira e/ou pelo tabagismo. Com a silicose complicada abrangendo uma fibrose progressiva (nódulos > 10 mm de diâmetro), observa-se dispneia crescente, inicialmente no esforço e, em seguida, progredindo para um estado dispneico no repouso. A silicose crônica complicada está associada a reduções maiores no volume dos pulmões, capacidade reduzida de difusão e hipoxemia durante o exercício. A fibrose maciça progressiva é o estágio final da silicose crônica complicada.

Existe uma incidência aumentada de doença micobacteriana, tanto típica quanto atípica, na silicose. Doenças fúngicas (especialmente criptococose, blastomicose e coccidioidomicose) também são observadas com maior frequência. O mecanismo pelo qual as respostas inflamatórias reguladas pelo sistema imune à sílica inalada levam à incidência aumentada de infecções micobacterianas e fúngicas não está totalmente esclarecido.

Como nenhum tratamento para a silicose é conhecido atualmente, o controle é direcionado para a prevenção da progressão e do desenvolvimento de complicações. A exposição continuada deverá ser evitada e a vigilância da tuberculose deverá ser instituída. Os indivíduos positivos para o teste tuberculínico e com silicose apresentam risco aproximado 30 vezes superior para o desenvolvimento de tuberculose e deverão ser tratados para a tuberculose latente com um regime sabidamente eficaz. Na silicose aguda, a lavagem terapêutica completa do pulmão tem sido utilizada para remover fisicamente a sílica dos alvéolos.

O prognóstico dos pacientes com silicose crônica é bom, especialmente se forem afastados da exposição. Entretanto, a mortalidade permanece elevada naqueles que desenvolvem FMP.

2. Asbestose

Asbesto é o nome das formas fibrosas de um grupo de silicatos minerais. Os tipos usados comercialmente são a crisotila, amosita, crocidolita, antofilita, tremolita e a actinolita, mas a crisotila é a mais utilizada. A durabilidade, resistência ao calor e capacidade do asbesto para ser tecido em material têxtil levaram a uma ampla variedade de aplicações industriais. Exposições ocupacionais importantes ocorreram na mineração e na moagem do asbesto, na fabricação ou instalação de materiais de fricção para lonas de freios e revestimento de embreagens, na fabricação do cimento de asbesto e na fabricação têxtil de asbesto e produtos em *spray*, contendo asbesto para fins decorativos, acústicos e de proteção ao incêndio.

A *asbestose* se refere a uma fibrose pulmonar intersticial difusa causada pela inalação de fibras de asbesto. As fibras inaladas são depositadas primariamente nas bifurcações das vias respiratórias condutoras e nos alvéolos, em que são fagocitadas pelos macrófagos. A lesão inicial é caracterizada pela lesão ao epitélio alveolar, fagocitose incompleta pelos macrófagos e ativação dos macrófagos alveolares e intersticiais e liberação de citocinas pró-inflamatórias, assim como de radicais citotóxicos de oxigênio pelos macrófagos ativados. Ocorre uma resposta inflamatória peribronquiolar envolvendo a proliferação e estimulação de fibroblastos, que eventualmente poderá levar à fibrose. Acredita-se que muitos fatores desempenhem um papel importante na iniciação e na progressão da doença, incluindo o tipo e o tamanho da fibra, a intensidade e a duração da exposição, a história de tabagismo e a suscetibilidade individual. Existe uma relação dose-resposta tal que a asbestose é mais comum em trabalhadores submetidos a um nível de exposição mais elevado. Uma vez iniciada a asbestose, poderá progredir independentemente da interrupção da exposição. Por fim, existe um considerável período de latência (em geral de, pelo menos, 20 anos) entre o início da exposição e o desenvolvimento da doença clinicamente aparente. O diagnóstico de asbestose é estabelecido com base em uma história minuciosa de exposição, exame clínico, estudos apropriados de imagem e testes da função pulmonar. Os sintomas da asbestose são indistinguíveis daqueles observados em outros distúrbios de fibrose pulmonar intersticial, gradualmente progressivos, com a dispneia progressiva e a tosse improdutiva sendo os mais notáveis. Crepitações bibasais em "velcro" podem ser auscultadas sobre o tórax posterolateral do meio para o final da fase de inspiração. As crepitações da asbestose não são afetadas pela tosse.

Estudos de imagem considerados úteis na avaliação de pacientes expostos ao asbesto são a radiografia de tórax e a TCAR. A radiografia de tórax mostra opacidades características pequenas, irregulares ou lineares, distribuídas nos campos pulmonares; porém, mais notáveis nas zonas inferiores. Observa-se perda de definição do bordo do coração e dos hemidiafragmas. O achado radiográfico mais útil é a presença de espessamento pleural bilateral, que não ocorre normalmente no caso de outras fibroses pulmonares intersticiais causadoras de doenças (Fig. 23-7). A calcificação diafragmática ou pericárdica representa quase um sinal patognomônico da exposição ao asbesto. O

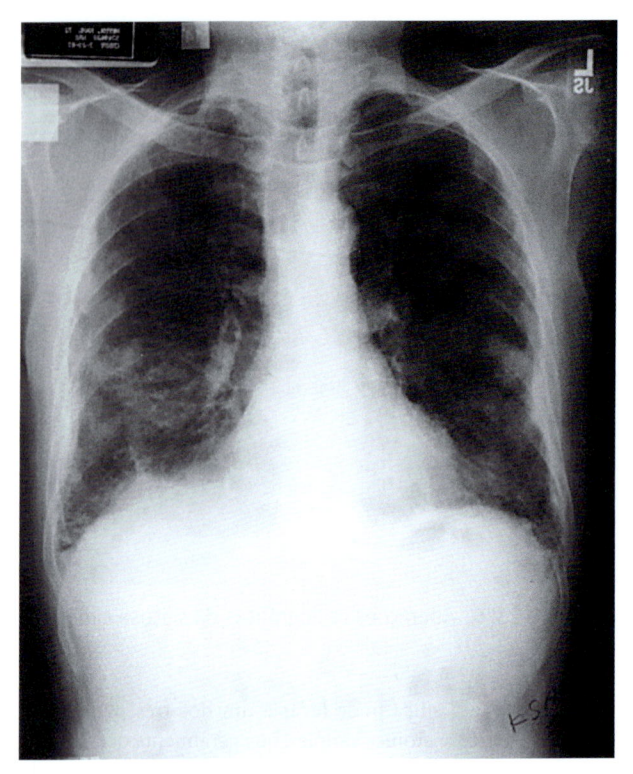

▲ **Figura 23-7** Alterações radiográficas da asbestose.

sistema de classificação da OIT é em geral usado nos EUA para classificar o grau de profusão das pequenas opacidades irregulares e do espessamento pleural na radiografia de tórax. A TC de tórax convencional é mais sensível do que os raios X de tórax para a detecção de doença pleural, não sendo o caso; porém, da doença parenquimatosa. A TCAR é o método de imagem mais sensível para detectar a asbestose precoce.

Dependendo da gravidade da doença, os testes de função pulmonar mostrarão diversos graus de comprometimento restritivo e de DL_{CO} reduzida. Como a asbestose se inicia como um processo peribronquiolar, taxas de fluxo reduzidas podem ser observadas em baixos volumes pulmonares, indicativas de obstrução das pequenas vias respiratórias.

Como na silicose, não existe tratamento conhecido para a asbestose. O aspecto positivo é que apenas uma minoria daqueles expostos apresenta probabilidade para desenvolver doença radiograficamente evidente e, entre estes, a maioria não apresentará comprometimento respiratório significativo. Os trabalhadores com asbestose deverão ser afastados de exposição, pois o risco de progressão da escarificação parenquimatosa parece aumentar com a exposição acumulada ao asbesto. Quaisquer outros fatores que possam contribuir para a doença respiratória deverão ser reduzidos ou eliminados. Esse fato é especialmente verdadeiro no caso do tabagismo, pois existem algumas evidências de que possa contribuir para o início e a progressão da asbestose.

A substituição do asbesto para outros materiais fibrosos e a instituição de controles ambientais estritos em que ainda estiver presente levaram a uma dramática redução das exposições ocupacionais ao asbesto. A vigilância médica de todos os trabalhadores atualmente expostos nos EUA é exigida pela regulamentação da Occupational Safety and Health Administration (OSHA).

3. Pneumoconiose dos trabalhadores do carvão

A *pneumoconiose dos* trabalhadores do carvão é o termo usado para descrever a doença pulmonar parenquimatosa causada pela inalação da poeira do carvão. Os mineradores que trabalham com carvão nas minas subterrâneas e em moinhos nas minas de superfície apresentam o mais elevado risco para contração dessa doença. É necessária uma exposição maciça à poeira do carvão para induzir a pneumoconiose dos trabalhadores do carvão e a condição é observada raramente naqueles que passaram menos de 20 anos sob a terra.

A mácula do carvão é a lesão primária da pneumoconiose dos trabalhadores do carvão. Forma-se quando a carga de poeira inalada excede a quantidade que pode ser removida pelos macrófagos alveolares e pelo *clearance* mucociliar. Esse fato leva à retenção da poeira do carvão nas unidades respiratórias terminais. A retenção prolongada faz com que os fibroblastos pulmonares secretem uma camada limitante de reticulina, em torno do acúmulo de poeira, ou mácula, próxima ao bronquíolo respiratório. O alargamento progressivo da mácula pode enfraquecer a parede do bronquíolo para criar uma área focal de enfisema centrolobular; a coalescência das pequenas máculas em lesões maiores poderá ser observada. Inicialmente, existe uma predileção pelos lobos pulmonares superiores; porém, com a progressão da doença, os lobos inferiores são tomados. Como na silicose, a pneumoconiose dos trabalhadores do carvão pode ser caracterizada como simples (lesões radiográficas com < 10 mm de diâmetro) ou complicadas (lesões > 10 mm de diâmetro). Apenas uma pequena proporção de mineradores (< 5%) desenvolve doença fibrótica progressiva ou complicada. A fibrose maciça progressiva, idêntica àquela descrita anteriormente para a silicose, poderá ser observada.

Os sintomas de tosse e produção de escarro são comuns entre os mineradores de carvão e, em geral, resultam de bronquite crônica a partir da inalação de poeira e não da pneumoconiose dos trabalhadores do carvão. Como na silicose, a pneumoconiose dos trabalhadores do carvão simples é, em geral, assintomática. Os sintomas e sinais associados à doença complicada são os mesmos daqueles descritos anteriormente para a silicose. A fibrose maciça progressiva leva quase que invariavelmente à insuficiência respiratória e ao óbito.

A radiografia de tórax na pneumoconiose dos trabalhadores do carvão simples evidencia a presença de pequenas opacidades arredondadas no parênquima pulmonar. Em geral observadas inicialmente nas regiões pulmonares superiores, essas opacidades poderão chegar às zonas mais baixas no estágio tardio da doença. A calcificação dos linfonodos hilares não é observada a menos que ocorra exposição concomitante à sílica. A pneumoconiose dos trabalhadores do carvão/FMP é diagnosticada quando estão presentes grandes opacidades parenquimatosas.

A síndrome de Caplan pode ocorrer nos mineiros com artrite reumatoide e é caracterizada pelo aparecimento, nas radiografias de tórax, de densidades arredondadas de evolução rápida. Elas apresentam uma propensão à cavitação e são histologicamente compostas de camadas de colágeno necrótico e poeira de carvão. As manifestações pulmonares da síndrome de Caplan podem proceder ou coincidir com o aparecimento de artrite.

Os achados relativos à função pulmonar variam com o estágio da doença de forma semelhante àquela descrita para a silicose. Na doença simples, em geral não se observam anormalidades significativas da função pulmonar. Na doença complicada, poderá ocorrer o padrão restritivo ou restritivo misto e obstrutivo com uma capacidade de difusão reduzida e níveis anormais de gases no sangue arterial. É importante lembrar que um comprometimento ventilatório obstrutivo em um mineiro poderá levar à bronquite crônica, à *pneumoconiose* dos trabalhadores do carvão ou a ambas.

A pneumoconiose dos trabalhadores do carvão simples geralmente evolui para um curso benigno. Ao contrário da silicose, não se observa aumento na tuberculose pulmonar e nem nas infecções fúngicas do pulmão. Na doença complicada, o trabalhador afetado poderá apresentar sintomas respiratórios brandos a severos e comprometimento significativo. Nesses casos, dependendo do grau de comprometimento, o trabalhador deverá ser afastado da exposição contínua à poeira. Nos EUA, os mineradores de subsolo participam de um programa de vigilância médica federal que oferece a realização de raios X de tórax periódicos sem custo. Se a pneumoconiose dos trabalhadores do carvão for evidente na radiografia torácica, o minerador afetado terá direito de trabalhar em um emprego em que haja baixos índices de poeira na mina sem perder o pagamento. Além disso, a exposição pessoal à poeira será monitorada para confirmar que seu nível permanece baixo.

A prevenção da insuficiência respiratória da mina de carvão relacionada à poeira depende primariamente do controle eficaz da exposição à poeira da mina de carvão. Nos EUA, tem sido feito um bom progresso na redução da incidência e prevalência da pneumoconiose dos trabalhadores do carvão desde a passagem, em 1969, do Coal Mine Health and Safety Act, que estabeleceu programas para monitorar os níveis de poeira nas minas e para fornecer controle radiográfico aos mineiros.

4. Outras pneumoconioses

Outras poeiras de origem mineral capazes de causar fibrose parenquimatosa pulmonar incluem o grafite (que causa uma doença semelhante à pneumoconiose dos trabalhadores do carvão), caulim e terra diatomácea (que causa uma doença semelhante à silicose), talco e mica (que causa uma doença com características de ambas as doenças, silicose e asbestose). Uma poeira metálica que pode causar pneumoconiose é a do óxido de alumínio, que pode formar fibras em determinadas condições.

Uma nova causa de DPI foi mostrada envolvendo uma série de casos observados a partir da fabricação baseada em um único floco de náilon. O náilon cortado em fibras curtas, chamadas de *flocos,* é usado na fabricação de estofados, roupas e automóveis. As fibras de flocos de náilon possuem de 10 a 15 μm de diâmetro;

porém, as partículas de tamanho respirável são geradas durante as operações de corte. As biópsias pulmonares de pacientes com DPI relacionada aos flocos de náilon apresentaram bronquiolite linfocítica e peribronquiolite com hiperplasia linfoide.

DOENÇA PULMONAR OBSTRUTIVA CRÔNICA

A doença pulmonar obstrutiva crônica (DPOC) é dividida em duas principais categorias, bronquite crônica e enfisema, embora muitos pacientes com DPOC apresentem características de ambas. A DPOC relacionada ao trabalho pertence geralmente à categoria da bronquite crônica, embora a poeira do cádmio e do carvão esteja associada ao enfisema.

BRONQUITE CRÔNICA

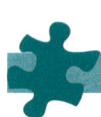

FUNDAMENTOS DO DIAGNÓSTICO

- A história de exposição crônica no trabalho, aos irritantes inaláveis, é necessária para o diagnóstico de DPOC ocupacional. Poderá haver ou não uma história concomitante de tabagismo.
- A presença de tosse crônica e produção de escarro é necessária para o diagnóstico de bronquite crônica.
- A limitação do fluxo de ar evidenciada por uma relação VEF_1/CVF reduzida que não evolua após a inalação de um broncodilatador representa outra característica essencial da DPOC.

▶ Considerações gerais

A bronquite crônica é caracterizada pela inflamação da árvore brônquica e se manifesta por tosse persistente, com produção de escarro na maioria dos dias, durante, pelo menos, três meses do ano e dois anos consecutivos pelo menos. A inalação de poeiras, fumos e gases irritantes pode causar bronquite crônica simples, ou seja, produção persistente de muco sem obstrução das vias respiratórias (Quadro 23-6).

O diagnóstico de bronquite crônica é simples e se baseia totalmente no fato da história do trabalhador ser consistente com a definição fornecida anteriormente. Uma vez diagnosticada a bronquite crônica, o estabelecimento de uma causa para uma exposição ocupacional também se baseia na história obtida do trabalhador. Os sintomas de tosse e produção de escarro que são temporariamente associados à exposição no local de trabalho deverão sugerir o diagnóstico. O fato dos trabalhadores que apresentam bronquite crônica simples se encontrarem em risco para o desenvolvimento de obstrução crônica das vias respiratórias e de comprometimento respiratório permanente é uma área de controvérsia que ainda não está completamente resolvida. O desenvolvimento de comprometimento respiratório permanente dependerá de uma variedade de fatores do hospedeiro, como a hiper-responsividade preexistente

Quadro 23-6 Alguns agentes causadores de bronquite crônica

Minerais
Carvão
Névoa de óleo
Sílica
Silicatos
Fibras vítreas sintéticas
Cimento *Portland*

Metais
Ósmio
Vanádio
Fumos de soldagem

Poeiras orgânicas
Algodão
Grãos
Madeira

Fumaças
Fumaça do tabaco
Fumaça de incêndio
Escapamento de máquinas

inespecífica das vias respiratórias, a atividade protease-antiprotease e se existe o tabagismo concomitante. O risco atribuído à população é de aproximadamente 15% para os fatores ocupacionais na etiologia da DPOC. Os trabalhadores fumantes apresentam maior risco para o desenvolvimento de sintomas respiratórios com a exposição a outros irritantes, e a contribuição do trabalho para seus sintomas deverá ser considerada.

▶ Patogênese

A inflamação das vias respiratórias e a lesão pulmonar são características importantes da DPOC. Acredita-se que a exposição a agentes irritantes no local de trabalho cause inflamação das vias respiratórias por induzir as células epiteliais e macrófagos a liberar quimiocinas, prostanoides e citocinas pró-inflamatórias. Os macrófagos ativados e os neutrófilos recrutados liberam várias proteases, incluindo metaloproteases da matriz (MMPs), que podem lesar o tecido pulmonar, estimular a hipersecreção de muco e levar ao remodelamento das vias respiratórias. Além disso, existem crescentes evidências de que os linfócitos T CD8+ também são recrutados como parte da resposta inflamatória induzida pelos agentes irritantes e desempenham um papel na patogênese da DPOC.

▶ Prevenção

A redução da exposição aos irritantes no local de trabalho pode prevenir casos de bronquite crônica por meio da aplicação da hierarquia de estratégias de controle como foi descrito para a asma ocupacional. A proteção dos trabalhadores por substituição de materiais não irritantes, pelo uso de sistemas de ventilação apropriados, de equipamento de proteção respiratória e da educação dos trabalhadores a respeito dos procedimentos apropriados são medidas recomendadas.

▶ Achados clínicos

Os sintomas inflamatórios do trato respiratório superior, a irritação dos olhos e a incidência aumentada de sintomas entre os colegas de trabalho representam características que corroboram a existência de um problema relacionado ao trabalho. O exame físico poderá não demonstrar evidências de anormalidade pulmonar. A espirometria e as curvas expiratórias de fluxo-volume poderão ou não evidenciar obstrução das vias respiratórias. Um trabalhador não fumante exposto a altas concentrações de um agente irritante no local de trabalho, que apresente evidências de obstrução das vias respiratórias e não tenha história de asma deverá ser considerado suspeito de apresentar uma bronquite crônica ocupacional.

▶ Tratamento

Como a bronquite crônica geralmente apresenta uma etiologia multifatorial, uma estratégia multifocal para o seu controle deverá ser empregada. Se o trabalhador for fumante, o abandono do tabagismo deverá ser encorajado. A exposição ao agente suspeito no trabalho deverá ser reduzida ou eliminada. Os agentes farmacológicos que induzem benefícios são os $beta_2$-agonistas, os esteroides inalados e os agentes anticolinérgicos inalados. Será necessário o acompanhamento periódico por espirometria seriada, com atenção particular aos sintomas e à piora da obstrução das vias respiratórias.

▶ Prognóstico

O prognóstico de trabalhadores com bronquite crônica induzida por agentes irritantes não tem sido bem estudado. Alguns dados, entretanto, sugerem que a perda acelerada da função ventilatória possa ocorrer. Sendo assim, poderá ser prudente se assumir o fato de que todos os trabalhadores com bronquite crônica relacionada ao trabalho apresentam um risco para desenvolver comprometimento respiratório permanente. Aqueles com sintomas de piora ou anormalidades de função pulmonar deverão ser considerados em relação ao seu afastamento de uma exposição posterior.

BRONQUIOLITE OBLITERANTE

FUNDAMENTOS DO DIAGNÓSTICO

▶ A apresentação clínica é geralmente o aparecimento insidioso de tosse e dispneia.

▶ A limitação irreversível do fluxo de ar se apresenta nos testes de função pulmonar.

▶ São observadas alterações mínimas nas radiografias de tórax.

▶ Considerações gerais

Existe história de exposição relevante a um agente tóxico. A *bronquiolite* é a inflamação das pequenas vias respiratórias e, quando a resposta inflamatória leva à obstrução do lúmen bronquiolar, o termo *bronquiolite obliterante* é usado. A obstrução bronquiolar é causada por pólipos intraluminares do tecido conectivo organizador (tipo proliferativa) e/ou remodelamento das vias respiratórias e hipertrofia do músculo liso (tipo constritiva). A causa ocupacional mais comum é a inalação de um gás irritante (p. ex., óxidos de nitrogênio, cloro, fosgênio, ozônio, sulfeto de hidrogênio e dióxido de enxofre) (ver discussão anterior sobre inalação de gás tóxico). A bronquiolite obliterante também tem sido observada em indivíduos que trabalham com flocos de náilon, baterias (expostos ao cloreto de tionila) e área têxtil expostos aos corantes poliamida-amina. Uma nova causa da bronquiolite obliterante foi registrada em um grupo de trabalhadores de uma fábrica de pipoca para micro-ondas, a exposição ao aroma de manteiga (agente ativo, diacetil). Uma pesquisa da NIOSH de outros trabalhadores da fábrica mostrou uma alta prevalência de anormalidades espirométricas do tipo obstrutivas relacionadas com uma resposta à exposição ao diacetil. Casos de bronquiolite obliterante têm sido identificados em outras áreas de produção alimentar em que o diacetil é usado como aromatizante.

DISTÚRBIOS PLEURAIS

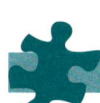

FUNDAMENTOS DO DIAGNÓSTICO

A dor pleurítica, ou seja, uma dor aguda durante a inspiração pode acompanhar a doença pleural causada por exposições ocupacionais; porém, o diagnóstico é geralmente estabelecido com base nas imagens de tórax.

▶ Considerações gerais

A pleura é a membrana serosa que delimita os pulmões, o mediastino, o diafragma e a caixa torácica. É dividida em *pleura visceral*, que acompanha a superfície pulmonar, e *pleura parietal*, que acompanha as demais estruturas. A causa primária da doença pleural ocupacional é o asbesto, embora o talco e a mica possam causar doença pleural benigna e o zeolito possa induzir o mesotelioma.

DERRAMES PLEURAIS BENIGNOS

Os derrames pleurais benignos resultantes da exposição ao asbesto podem ocorrer em até 3% dos trabalhadores expostos. O risco de desenvolver um derrame é maior naqueles que sofrem exposição maciça. Os derrames benignos causados pelo asbesto tendem a se desenvolver em 5 a 20 anos após o início da exposição.

O derrame pleural poderá ser atribuído ao asbesto caso se encaixe nos seguintes critérios: (1) história significativa de exposição ocupacional com período latente adequado desde o início da exposição; (2) exclusão de outras causas conhecidas de derrame pleural e (3) avaliação repetida do derrame em um mínimo de dois anos confirma a condição como benigna.

A maioria dos trabalhadores que apresenta derrames pleurais a partir da exposição ao asbesto é assintomática. O exame físico naqueles com derrame amplo poderá evidenciar expansão reduzida da caixa torácica, percussão seca e murmúrio vesicular reduzido no lado do derrame. As radiografias do tórax evidenciam derrames pleurais unilaterais pequenos a moderadamente grandes. O espessamento pleural poderá ser observado, embora geralmente o derrame seja a primeira manifestação da doença induzida pelo asbesto. O espessamento pleural difuso que envolve ambas as superfícies pleurais e a obliteração do ângulo costofrênico poderão se desenvolver no início dos derrames benignos pelo asbesto. A toracentese colherá um líquido pleural, que é um exsudato estéril sem achados específicos, embora o aumento de eosinófilos seja sugestivo de uma etiologia pelo asbesto.

É essencial que sejam excluídas outras etiologias do derrame pleural, especialmente a tuberculose e o câncer. O acompanhamento regular com a repetição da toracentese será importante caso persista o fluido pleural. Não há tratamento conhecido. São observadas recorrências; porém, na maioria dos casos, o derrame desaparece espontaneamente em um ano sem que reste qualquer doença pleural residual óbvia.

PLACAS PLEURAIS

As placas pleurais são áreas circunscritas de espessamento pleural, que são os achados radiográficos mais comuns resultantes da exposição crônica ao asbesto. As placas geralmente envolvem a superfície pleural parietal e tendem a ocorrer sobre as porções centrais do hemidiafragma e ao longo da região posterolateral inferior das costelas inferiores.

As placas pleurais bilaterais resultam quase que invariavelmente de exposição passada ao asbesto e sua prevalência está relacionada tanto com a intensidade quanto com a duração da exposição desde seu início. Trabalhadores submetidos a maior exposição apresentam maior chance de desenvolver placas. No caso dos trabalhadores sem asbestose, as placas raramente causam sinais e sintomas. O diagnóstico costuma ser feito a partir de uma radiografia rotineira de tórax. Quando as placas estão paralelas ao feixe, aparecem como opacidades ovais ou lineares, leve a moderadamente protuberantes, ao longo das margens costal ou diafragmática. Quando calcificadas, apresentam-se de forma irregular, desigualmente densas. Embora aspectos radiográficos oblíquos sejam recomendados por alguns, a TC do tórax fornece a técnica mais sensível e específica para confirmar a presença de placas. Patologicamente, as placas são compostas principalmente de colágeno com alguma inflamação associada. As fibras de asbesto podem ser demonstradas no tecido da placa por microscopia eletrônica, embora não seja necessária para o diagnóstico clínico rotineiro.

Um trabalhador com história passada de exposição ao asbesto e placas pleurais na radiografia torácica deverá ser avaliado em relação à presença da asbestose. Mesmo que não sejam observadas evidências de doença parenquimatosa, o trabalhador deverá ser monitorado periodicamente em relação ao possível desenvolvimento dessa condição. Embora os trabalhadores com placas pleurais e sem doença parenquimatosa não desenvolvam comprometimento respiratório, existem evidências de que os indivíduos fortemente expostos com evidências radiográficas de placas; porém, sem asbestose, tendem a apresentar função pulmonar reduzida quando comparados aos trabalhadores com histórias semelhantes de exposição e radiografias de tórax normais.

Devido ao risco de desenvolvimento de carcinoma broncogênico pela exposição ao asbesto, o tabagismo deverá ser desencorajado. O risco aumentado de câncer de pulmão não é devido às placas, e sim, à dose acumulativa de asbestos; as placas atuam meramente como um marcador da exposição.

O espessamento pleural difuso envolvendo tanto a pleura visceral quanto a parietal também pode resultar da exposição passada ao asbesto. Tal espessamento está ocasionalmente associado a um comprometimento respiratório do tipo restritivo mesmo na ausência de asbestose. Nem as placas circunscritas nem o espessamento pleural se apresentam como condições candidatas a sofrerem transformação maligna a mesotelioma.

CÂNCER DE PULMÃO E MESOTELIOMA

O câncer de pulmão e o mesotelioma estão discutidos no Capítulo 19.

REFERÊNCIAS

Blanc PD: Occupation and COPD: a brief review. J Asthma 2012;49:2 [PMID: 21895566].

Cain JR: Diagnosing metal fume fever-an integrated approach. Occup Med (Lond) 2010;60:398 [PMID: 20407044].

de Lange DW: Do corticosteroids have a role in preventing or reducing acute toxic lung injury caused by inhalation of chemical agents? Clin Toxicol (Phila) 2011;49:61 [PMID: 21370942].

Eisner MD: Novel risk factors and the global burden of chronic obstructive pulmonary disease. Am J Respir Crit Care Med 2010;182:693 [PMID: 20802169].

Hines SE: The role of lymphocyte proliferation tests in assessing occupational sensitization and disease. Curr Opin Allergy Clin Immunol 2012;12:102 [PMID: 22306552].

Lacasse Y: Recent advances in hypersensitivity pneumonitis. Chest 2012;142:208 [PMID: 22796841].

Leung CC: Silicosis. Lancet 2012;379:2008. [PMID: 22534002].

Marcon A: Can an airway challenge test predict respiratory diseases? A population-based international study. J Allergy Clin Immunol 2014;133:104 [PMID: 23683511].

NIOSH: B reader program: http://www.cdc.gov/niosh/topics/chestradiography/breader.html.

Rosenman KD: HLA class II DPB1 and DRB1 polymorphisms associated with genetic susceptibility to beryllium toxicity. Occup Environ Med 2011;68:487 [PMID: 21186201].

Seidler A: Progression of beryllium sensitization to chronic beryllium disease. Occup Med (Lond) 2012;62:506 [PMID: 22705916].

Selman M: Hypersensitivity pneumonitis: insights in diagnosis and pathobiology. Am J Respir Crit Care Med 2012;186:314 [PMID: 22679012].

Tarlo SM: Diagnosis and management of work-related asthma: American College of Chest Physicians Consensus Statement. Chest 2008;134:1S [PMID: 18779187].

Myers R. Asbestos-related pleural disease. Curr Opin Pulm Med 2012;18:377 [PMID: 22617814].

Silverman DT: The Diesel Exhaust in Miners study: a nested case-control study of lung cancer and diesel exhaust. J Natl Cancer Inst 2012;104:855 [PMID: 22393209].

■ QUESTÕES PARA AUTOAVALIAÇÃO

Escolha a única opção correta para cada questão.

Questão 1: A capacidade de difusão pulmonar do monóxido de carbono (DL_{CO}):
a. é a quantidade de monóxido de carbono inalado que retorna no ar expirado
b. está intimamente relacionada com a capacidade dos pulmões de absorverem oxigênio
c. apresenta-se aumentada nas doenças obstrutiva, restritiva ou vascular
d. é geralmente mal utilizada para avaliar o comprometimento respiratório

Questão 2: Os testes de broncoprovocação:
a. são úteis no diagnóstico da asma ocupacional
b. deverão ser realizados em um ambiente hospitalar
c. fornecem uma indicação da presença e do grau de inflamação das vias respiratórias
d. são geralmente interrompidos após uma queda de 40% na VEF_1

Questão 3: O sítio de deposição de um gás inalado:
a. depende da duração da exposição e de sua concentração
b. é determinado primariamente pela hidrossolubilidade
c. como o fosgênio, é as superfícies úmidas do nariz e da garganta
d. como a amônia, é provavelmente os alvéolos

Questão 4: Sobre a asma ocupacional:
a. pode ser causada por agentes diversos como di-isocianatos, caranguejos da neve e cedro vermelho ocidental
b. desaparece rapidamente após a remoção do agente agressor
c. é prevista por uma história de asma na infância
d. o tratamento com corticosteroides inalados não melhora o prognóstico

Questão 5: A pneumonite de hipersensibilidade:
a. deverá ser distinguida da alveolite alérgica extrínseca
b. é uma doença das vias respiratórias mediada pelo sistema imune
c. é induzida pela inalação de poeiras orgânicas que contêm uma variedade de agentes etiológicos
d. apresenta diferentes achados clínicos e patológicos para o caso de cada agente etiológico

Questão 6: Silicose:
a. é uma doença pleural torácica
b. resulta da inalação de dióxido de silício, ou sílica, em forma cristalina
c. resulta primariamente de efeitos citotóxicos sobre os linfócitos
d. produz pequenas opacidades arredondadas (< 10 mm de diâmetro) em ambos os pulmões, com predileção pelas regiões pulmonares inferiores

Questão 7: A pneumoconiose dos trabalhadores do carvão:
a. costuma ser, ao contrário da silicose, assintomática
b. é observada normalmente naqueles que passam mais de dois anos em minas subterrâneas
c. pode levar à fibrose maciça progressiva, idêntica a observada na silicose
d. é confirmada pela biópsia da mácula do carvão

Questão 8: Na broncoconstrição reflexa:
a. os neurorreceptores das vias respiratórias são estimulados por agentes como ar frio, poeiras, vapores e fumaças
b. a reação envolve mecanismos imunológicos e leva à inflamação das vias respiratórias
c. o paciente não apresenta história de asma não ocupacional preexistente
d. não existe história de hiper-responsividade inespecífica das vias respiratórias

24

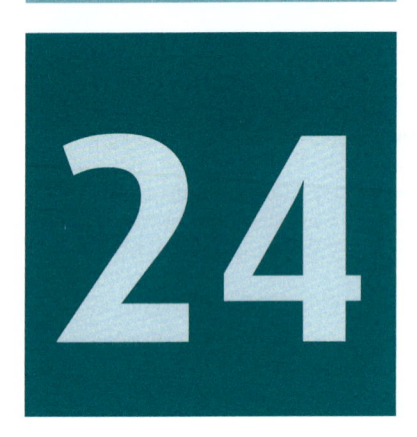

Toxicologia cardiovascular

Timur S. Durrani, MD, MPH, MBA
Neal L. Benowitz, MD

A doença cardíaca e o acidente vascular encefálico causam a maior parte dos óbitos nos Estados Unidos. Os principais fatores de risco para a doença cardíaca coronariana – história familiar, hipertensão, diabetes, distúrbios lipídicos e tabagismo – explicam apenas uma minoria dos casos. Acredita-se que outros fatores, como o estresse e a exposição aos agentes tóxicos ocupacionais ou ambientais, contribuam para o desenvolvimento da doença cardíaca, embora a magnitude do risco seja desconhecida.

ETIOLOGIA TÓXICA DA DOENÇA CARDIOVASCULAR

O Quadro 24-1 lista os tipos e as possíveis causas tóxicas da doença cardiovascular que poderá advir da exposição maciça (p. ex., no envenenamento agudo por monóxido de carbono), porém, a doença cardiovascular tóxica geralmente resulta de exposições crônicas de baixo nível.

Os problemas no estabelecimento da causa da doença cardiovascular incluem os seguintes:

- A doença cardiovascular é comum mesmo na ausência de exposições tóxicas.
- Em geral, não existe uma característica específica, seja clínica ou patológica, que aponte para a doença cardiovascular tóxica.
- Raramente é possível documentar os elevados níveis teciduais das substâncias tóxicas suspeitas.
- É difícil estabelecer os níveis de exposição ocupacional durante 20 anos ou mais período que pode ser necessário para o desenvolvimento da doença cardiovascular.
- É provável que as substâncias tóxicas cardiovasculares interajam com outros fatores de risco para induzir ou manifestar a doença cardiovascular.

Com essas limitações em mente, este capítulo discutirá as atuais informações relacionadas com a doença cardiovascular tóxica.

AVALIAÇÃO DE PACIENTES

A avaliação de pacientes com suspeita de doença cardiovascular tóxica deverá incluir os seguintes passos:

1. Obter uma história ocupacional detalhada, com ênfase na relação temporal entre os sintomas cardiovasculares e a exposição às substâncias tóxicas no local de trabalho.
2. Tentar documentar a exposição às substâncias tóxicas suspeitas, obtendo-se dados de higiene industrial e, quando possível, monitorando-se diretamente a exposição do trabalhador.
3. Avaliar outros fatores de risco cardiovasculares.
4. Realizar um exame físico completo.
5. Realizar estudos diagnósticos apropriados, como o teste ergométrico e a angiografia coronariana para estabelecer a presença e a extensão de doença arterial coronariana; ecocardiografia ou angiografia por radionuclídeos para estabelecer a doença miocárdica e a presença de miocardiopatia; registros eletrocardiográficos ambulatoriais obtidos nos dias de trabalho e em outros períodos para documentar as arritmias relacionadas com o trabalho, dando especial atenção às variações nos intervalos PR, QT e QRS.

ANORMALIDADES CARDIOVASCULARES CAUSADAS PELO DISSULFETO DE CARBONO

A exposição crônica ao dissulfeto de carbono parece acelerar a aterosclerose e/ou precipitar eventos isquêmicos agudos coronarianos. O dissulfeto de carbono é muito usado como solvente, especialmente nas indústrias de borracha e viscose, na fabricação de tetracloreto de carbono e de sais de amônio e como solvente desengordurante. Estudos epidemiológicos anteriores indicaram a existência de um aumento de 2,5 a 5 vezes no risco de morte por doença cardíaca coronariana nos trabalhadores expostos ao dissulfeto de carbono. Entretanto, análises mais recentes dos resultados de diversos estudos mostraram que a associação entre a exposição ao dissulfeto de carbono e a doença circulatória é mais fraca e inconsistente.

▶ Patogenia

O mecanismo da aterogênese acelerada causada pelo dissulfeto de carbono não foi provado. Uma teoria diz que o dissulfeto de

TOXICOLOGIA CARDIOVASCULAR

Quadro 24-1 Classificação de doenças cardiovasculares e de suas possíveis causas tóxicas

Condição	Agente tóxico
Arritmia cardíaca	Arsênio Propelentes de clorofluorcarboneto (CFC) Solventes de hidrocarbonetos (p. ex., 1,1,1-tricloroetano e tricloroetileno) Inseticidas organofosforados e carbamatos
Doença arterial coronariana	Poluição do ar Dissulfeto de carbono Monóxido de carbono Chumbo (?)
Hipertensão	Cádmio Dissulfeto de carbono Chumbo
Asfixia do miocárdio	Monóxido de carbono Cianeto Sulfeto de hidrogênio
Lesão do miocárdio	Antimônio Arsênio Arsina Cobalto Chumbo
Doença cardíaca isquêmica não ateromatosa	Nitratos orgânicos (p. ex., nitroglicerina e dinitrato de etilenoglicol)
Doença arterial obstrutiva periférica	Arsênio Cádmio Chumbo

carbono reage com compostos no corpo contendo os radicais amino e tiol para produzir tiocarbamatos, que são capazes de formar complexos com metais traço e inibir vários sistemas enzimáticos. Esse fato leva a anormalidades metabólicas, como distúrbios do metabolismo lipídico e da função da tireoide, e pode ocasionar elevações das concentrações de lipoproteína de baixa densidade/colesterol e hipotireoidismo, que são fatores de risco para a aterosclerose. As enzimas aldeído-desidrogenases (ALDHs) poderão ser inibidas, levando a uma reação semelhante à observada com o dissulfiram após a ingestão de álcool. Outras possíveis contribuições para a doença cardíaca isquêmica nos trabalhadores expostos ao dissulfeto de carbono são: permeabilidade vascular aumentada, que poderá levar à maior deposição de lipídeos; interferência na inibição normal da atividade da elastase, levando ao aumento de sua atividade com rompimento das paredes dos vasos sanguíneos e à formação de aneurismas; atividade fibrinolítica reduzida, levando a uma maior tendência à trombose; e hipertensão.

▶ Patologia

Os achados são aqueles relativos à doença vascular aterosclerótica acelerada envolvendo as artérias coronárias, cerebrais e periféricas. A hipertensão renovascular também tem sido observada.

▶ Achados clínicos

A. Sinais e sintomas

A intoxicação aguda pode produzir sinais e sintomas de encefalopatia ou polineuropatia, incluindo fadiga, cefaleias, tontura, desorientação, parestesias, psicose e *delirium*. Em casos de exposição crônica, os pacientes poderão se apresentar com hipertensão ou manifestações de doença vascular aterosclerótica, como angina ou infarto do miocárdio. Um sinal inicial do envenenamento crônico por dissulfeto de carbono é a microcirculação ocular anormal, caracterizada por microaneurismas e hemorragias que lembram as da retinopatia diabética. A perturbação da visão de cores poderá ser observada. A demência pré-senil, o acidente vascular e a morte súbita têm sido observados em pacientes com envenenamento crônico.

B. Achados laboratoriais

Os achados laboratoriais podem incluir a redução nos níveis séricos de tiroxina e o aumento nos níveis séricos do colesterol, particularmente das lipoproteínas de densidade muito baixa (VLDL – *very low density lipoproteins*). Não existem métodos práticos para a avaliação dos níveis de dissulfeto de carbono nos líquidos biológicos.

C. Estudos cardiovasculares

O preenchimento retardado das artérias da retina, medido por angiografia com fluoresceína, pode representar um sinal precoce de doença vascular. O eletrocardiograma, às vezes, mostra evidências de isquemia ou de infarto do miocárdio anterior. A presença de doença arterial coronariana poderá ser confirmada por teste ergométrico e angiografia coronariana.

▶ Diagnóstico diferencial

Os achados vasculares em pacientes com envenenamento crônico por dissulfeto de carbono são os mesmos observados em qualquer paciente com doença vascular aterosclerótica. O achado mais específico é a microcirculação ocular anormal na ausência de diabetes. O diagnóstico se baseia no quadro clínico de doença vascular prematura e na história de exposição a níveis excessivos de dissulfeto de carbono por mais de 5 ou 10 anos.

▶ Prevenção

A exposição ao dissulfeto de carbono ocorre principalmente por inalação. A Occupational Safety and Health Administration (OSHA) recomenda que a exposição no local de trabalho seja limitada a 20 ppm como concentração média ponderada no tempo (CMPT) de 8 horas, a 30 ppm como uma concentração de pico aceitável por 30 minutos e a 100 ppm como o pico máximo. O exame periódico de fundo de olho poderá ajudar a detectar os sinais precoces de doença vascular.

▶ Tratamento

O tratamento consiste no afastamento do trabalhador das fontes de exposição ao dissulfeto de carbono e na realização de avaliações clínicas para a doença vascular aterosclerótica.

Curso e prognóstico

O curso da doença é semelhante ao de qualquer doença vascular aterosclerótica. Existem evidências de reversibilidade – pelo menos das alterações oculares – após a interrupção da exposição ao dissulfeto de carbono.

ANORMALIDADES CARDIOVASCULARES CAUSADAS PELO MONÓXIDO DE CARBONO

A exposição excessiva ao monóxido de carbono pode reduzir a capacidade máxima de exercício em trabalhadores saudáveis, agravar a *angina pectoris*, a claudicação intermitente e a doença pulmonar obstrutiva crônica e agravar ou induzir arritmias cardíacas. As intoxicações agudas podem causar infarto do miocárdio ou morte súbita. A exposição crônica a altos níveis de monóxido de carbono poderá levar à miocardiopatia congestiva.

O monóxido de carbono é o agente tóxico industrial mais distribuído, sendo responsável pelo maior número de intoxicações e óbitos. Esse gás é gerado sempre que máquinas de combustão e outros tipos de combustão estão presentes. Os trabalhadores em alto risco incluem operadores de empilhadeiras, trabalhadores de fundição, mineiros, mecânicos, atendentes de garagem e bombeiros. O envenenamento por monóxido de carbono também poderá ocorrer com o uso de fornalhas ou aquecedores defeituosos, particularmente os aquecedores de carvão ou querosene impropriamente ventilados. O tabagismo é uma fonte importante de monóxido de carbono, e as fontes ocupacionais poderão se somar à exposição vinda dos cigarros. O solvente cloreto de metileno é metabolizado a monóxido de carbono no interior do corpo.

Patogenia

A afinidade do monóxido de carbono pela hemoglobina é 200 vezes maior que a do oxigênio. A ligação do monóxido de carbono à hemoglobina para formar carboxi-hemoglobina reduz a liberação de oxigênio para os tecidos corporais, por diminuir a capacidade carreadora de oxigênio pela hemoglobina e porque menos oxigênio será liberado para os tecidos na presença de qualquer tensão de oxigênio específica (i.e., ocorre um deslocamento na curva de dissociação do oxigênio). Portanto, uma concentração de 20% de carboxi-hemoglobina representa uma redução na liberação de oxigênio maior do que a redução de 20% observada na contagem de eritrócitos. Outras proteínas que contêm o grupo heme (p. ex., mioglobina, citocromo-oxidase e citocromo P450) se ligam a 10 a 15% do monóxido de carbono total do corpo, porém, o significado clínico da sua ligação em níveis normais de exposição ao monóxido de carbono não está claro.

Em indivíduos saudáveis expostos ao monóxido de carbono, a diminuição da liberação de oxigênio para os tecidos induz um aumento no débito cardíaco e no fluxo sanguíneo coronariano para atender às demandas metabólicas do coração. Embora essas respostas compensatórias mantenham o desempenho dos indivíduos saudáveis nos níveis normais de trabalho, a sua capacidade máxima funcional é reduzida. Por outro lado, se as respostas compensatórias forem limitadas, como no caso de pacientes com doença arterial coronariana, a exposição ao monóxido de carbono poderá causar angina ou infarto do miocárdio (Fig. 24-1). Têm sido observados limiares reduzidos de exercício para o desenvolvimento de angina, em concentrações de carboxi-hemoglobina tão baixas quanto 2,7% (Quadro 24-2). O monóxido de carbono reduz o limiar da fibrilação ventricular em animais de laboratório e pode exercer o mesmo efeito em humanos. Isso explicaria o porquê da morte súbita em indivíduos que apresentam doença arterial coronariana e são expostos ao monóxido de carbono, como tem sido observado em dias poluídos nas grandes cidades. O envenenamento severo por monóxido de carbono (concentrações de carboxi-hemoglobina > 50%) poderá causar lesão hipóxica grave, incluindo colapso cardiovascular.

Acredita-se que a exposição crônica ao monóxido de carbono acelere a aterogênese. Os fumantes apresentam aterosclerose coronariana e periférica avançada. Supõe-se que o monóxido de carbono contribua para essa condição. Alguns estudos em animais testaram os efeitos da exposição crônica a níveis elevados de monóxido de carbono combinada com a ingestão de uma dieta aterogênica; os resultados de parte desses estudos evidenciaram o aumento da intensidade da aterosclerose. Os possíveis mecanismos incluem a permeabilidade vascular anormal, a captação vascular aumentada de lipídeos e o aumento da adesividade plaquetária. Não está claro se a aterosclerose é acelerada na presença dos níveis de monóxido de carbono normalmente encontrados nos locais de trabalho.

A exposição crônica ao monóxido de carbono leva ao aumento da massa de eritrócitos, em resposta à hipóxia tecidual crônica, e da viscosidade sanguínea, que poderá contribuir para eventos cardíacos agudos.

Patologia

A necrose cardíaca é observada, em geral, em casos de envenenamento fatal pelo monóxido de carbono, e provavelmente se deve à hipóxia grave. O infarto do miocárdio poderá ocorrer em trabalhadores que apresentam doença arterial coronariana e são expostos a altos níveis de monóxido de carbono, particularmente enquanto realizam trabalho ou exercício extenuante. miocardiopatia dilatada e insuficiência cardíaca congestiva têm sido descritas em trabalhadores com exposição crônica a níveis elevados de monóxido de carbono (concentrações de carboxi-hemoglobina > 30%).

Achados clínicos

A. Sinais e sintomas

A cefaleia é o primeiro sintoma do envenenamento por monóxido de carbono e pode ocorrer em concentrações de carboxi-hemoglobina tão baixas quanto 10%. Em concentrações mais elevadas, são geralmente relatadas náuseas, tontura, fadiga e diminuição na acuidade visual.

TOXICOLOGIA CARDIOVASCULAR — CAPÍTULO 24 — 389

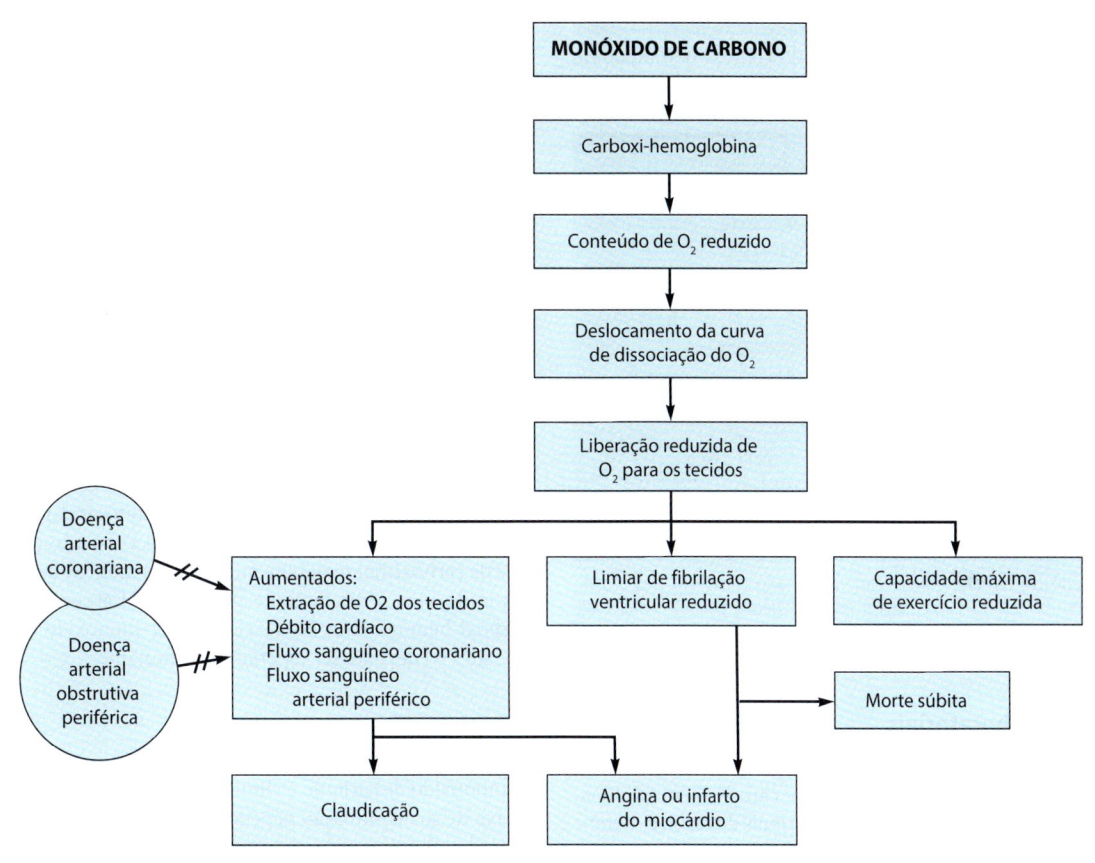

Figura 24-1 Consequências cardiovasculares da exposição ao monóxido de carbono. A presença de doença arterial coronariana ou de doença arterial obstrutiva periférica previne (//) o aumento compensatório normal do fluxo sanguíneo arterial coronariano ou periférico, o que leva aos sintomas de insuficiência arterial.

Em pacientes com *angina pectoris* ou doença arterial obstrutiva periférica, a exposição ao monóxido de carbono poderá reduzir a capacidade para exercícios, a ponto de se observar claudicação ou angina (Quadro 24-2). Todos os trabalhadores apresentam uma redução na sua capacidade máxima de exercícios.

Embora os sintomas se relacionem fracamente com os níveis de carboxi-hemoglobina, testes neuropsiquiátricos podem evidenciar achados, como tempo de reação aumentado e reduzida destreza manual com concentrações de carboxi-hemoglobina entre 5 e 10%. Em concentrações de 25%, poderá ocorrer redução da acuidade visual e comprometimento da função cognitiva; a 35%, ataxia; a 50%, vômitos, taquipneia, taquicardia e hipertensão; e nos níveis mais elevados, coma, convulsões e depressão cardiovascular e respiratória. A isquemia do miocárdio poderá estar evidente na presença de qualquer concentração de carboxi-hemoglobina em indivíduos suscetíveis.

Quadro 24-2 Efeitos do monóxido de carbono na capacidade de exercício

Grupo	Duração basal do exercício	Nível de exposição ao monóxido de carbono	Aumento na concentração de carboxi-hemoglobina	Duração do exercício após exposição	Término do exercício
Indivíduos saudáveis	698	100 ppm por 1 h	1,7% → 4%	662	Exaustão
Pacientes com *angina pectoris*	224	50 ppm por 2 h	1% → 2,7%	188	Angina
Pacientes com claudicação intermitente	174	50 ppm por 2 h	1,1% → 2,8%	144	Claudicação
Pacientes com doença pulmonar crônica	219	100 ppm por 1 h	1,4% → 4,1%	147	Dispneia

Quadro 24-3 Concentrações normais de carboxi-hemoglobina e exemplos de concentrações resultantes da exposição ao monóxido de carbono no ambiente e no local de trabalho.

Concentração de carboxi-hemoglobina	Fonte de monóxido de carbono	
	Média (%)	Intervalo (%)
Metabolismo endógeno (nível normal[a])	0,5	–
Exposição ambiental Poluição do ar	2	1,5 a 2,5
Tabagismo	6	3 a 15
Exposição ocupacional (nãofumantes) Trabalhadores de fundições	4	2 a 9
Mecânicos	5	–
Atendentes de garagem	7	–

[a] O monóxido de carbono é normalmente gerado como um produto do metabolismo da hemoglobina. Seus níveis endógenos poderão estar mais elevados se houver um aumento no *turnover* da hemoglobina.

B. Achados laboratoriais

O único achado específico da intoxicação por monóxido de carbono é a elevação da concentração de carboxi-hemoglobina. O Quadro 24-3 lista as concentrações normais de carboxi-hemoglobina e dá exemplos de concentrações resultantes da exposição ao monóxido de carbono no ambiente e no local de trabalho.

A avaliação dos níveis de carboxi-hemoglobina deve ser realizada por meio da oximetria de CO com o sangue arterial ou venoso. Os instrumentos de medição rotineira de gases no sangue arterial avaliam a pressão parcial de oxigênio dissolvido no plasma (P_{O2}), porém, a saturação de oxigênio é calculada a partir da P_{O2}, sendo, portanto, não confiável no caso de pacientes com envenenamento por CO. A oximetria de pulso convencional fornece leituras falsamente normais, por ser incapaz de distinguir entre a oxi-hemoglobina e a carboxi-hemoglobina. Um oxímetro de pulso de CO mais moderno consegue detectar a carboxi-hemoglobina.

Embora a alcalose respiratória causada pela hiperventilação seja observada de modo frequente, ocorre uma insuficiência respiratória nos envenenamentos mais graves. Quando a hipóxia tecidual é marcante, desenvolve-se a acidose láctica.

C. Estudos cardiovasculares

O eletrocardiograma (ECG) pode evidenciar alterações isquêmicas ou infarto do miocárdio. Vários tipos de arritmias, incluindo fibrilação atrial e contrações ventriculares e atriais prematuras, são observados. As anormalidades encontradas no ECG geralmente são transitórias, embora as anormalidades da onda ST-T possam persistir por dias ou semanas.

▶ Diagnóstico diferencial

O indício mais importante do envenenamento por monóxido de carbono é a história de exposição ocupacional ou ambiental. Um sintoma característico, como cefaleia, confusão ou colapso repentino, juntamente aos achados de isquemia do miocárdio ou de acidose metabólica, devem sugerir o diagnóstico, e as concentrações de carboxi-hemoglobina deverão ser dosadas.

▶ Prevenção

Os níveis de monóxido de carbono devem ser monitorados quando existem fontes de combustão, como máquinas ou fornos, no local de trabalho. O atual valor limiar máximo de 8 horas da ACGIH é de 25 ppm, o que, ao final de um dia de trabalho de 8 horas, resultará em uma concentração de carboxi-hemoglobina de 2 a 3%. Essa concentração é bem tolerada por indivíduos saudáveis, porém, poderá comprometer funcionalmente indivíduos com doença pulmonar crônica ou cardiovascular. O monitoramento do local de trabalho é feito facilmente com um medidor portátil de monóxido de carbono. O monitoramento biológico dos trabalhadores envolve a medição da concentração sanguínea de carboxi-hemoglobina ou o nível de monóxido de carbono expirado, que é diretamente proporcional à concentração de carboxi-hemoglobina. Níveis elevados de monóxido de carbono (de até 7%) deverão ser esperados em fumantes.

▶ Tratamento

O monóxido de carbono é eliminado do corpo pela respiração, e a taxa de sua eliminação dependerá da ventilação, do fluxo sanguíneo pulmonar e da concentração do oxigênio inspirado. A meia-vida do monóxido de carbono em um adulto sedentário é de 4 a 5 horas. Essa meia-vida poderá ser reduzida a 80 minutos, administrando-se oxigênio a 100% com o auxílio de uma máscara facial, ou para 25 minutos, administrando-se oxigênio em uma câmara hiperbárica (3 atm).

▶ Curso e prognóstico

A recuperação geralmente é completa após a intoxicação leve a moderada por monóxido de carbono, na ausência de uma complicação cardíaca, como um infarto do miocárdio.

ANORMALIDADES CARDIOVASCULARES CAUSADAS POR NITRATOS ORGÂNICOS

Na década de 1950, foi observada uma epidemia de morte súbita em jovens que trabalhavam com munições e embalavam manualmente os cartuchos de explosivos. Foi descoberto, em seguida, que o afastamento abrupto da exposição excessiva a nitratos orgânicos, em particular nitroglicerina e dinitrato de etilenoglicol, poderia levar à isquemia do miocárdio, mesmo na ausência de doença arterial coronariana. As ocupações nas quais os trabalhadores podem ser expostos aos nitratos orgânicos incluem a fabricação de explosivos, o trabalho em construção envolvendo demolição, o manuseio de armas nas forças armadas e a produção farmacêutica de nitratos.

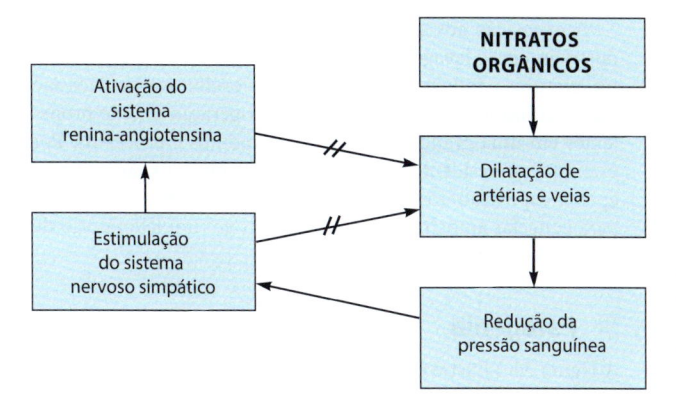

Figura 24-2 Mecanismo de vasospasmo após o afastamento da exposição crônica aos nitratos. As forças vasoconstritoras antagonizam (//) a vasodilatação induzida pelo nitrato. O afastamento da exposição aos nitratos leva à vasoconstrição isolada e ao vasospasmo coronariano.

▶ **Patogenia**

Os nitratos dilatam diretamente os vasos sanguíneos, inclusive os da circulação coronariana. Com exposição prolongada (geralmente 1 a 4 anos), desenvolve-se uma vasoconstrição compensatória provavelmente mediada pelas respostas neurais simpáticas, pela ativação do sistema renina-angiotensina ou por ambas. Quando a exposição aos nitratos é interrompida, a vasoconstrição compensatória ocorre sem contrapartida (Fig. 24-2). Poderão sobrevir o vasospasmo coronariano com angina, o infarto do miocárdio ou a morte súbita. A dor torácica que surge após o afastamento do nitrato tem sido chamada de angina da manhã de segunda-feira, pois ocorre de modo frequente de 2 a 3 dias após o último dia de exposição ao nitrato. Os estudos de casos e controles sugerem um aumento de 2,5 a 4 vezes no risco de morte cardiovascular dos trabalhadores que manuseiam explosivos.

▶ **Patologia**

Em pacientes que chegaram ao óbito após terem sido afastados dos nitratos, em geral, pouca ou nenhuma aterosclerose coronariana foi encontrada. Em um paciente, observou-se vasospasmo coronariano durante a angiografia, e o espasmo foi revertido imediatamente com a administração de nitroglicerina sublingual.

▶ **Achados clínicos**

A. Sinais e sintomas

Os trabalhadores expostos a níveis excessivos de nitratos apresentam, de modo geral, cefaleias, hipotensão, taquicardia e pele quente e avermelhada. Com a exposição continuada, os sinais e sintomas se tornam menos notáveis. Após a exposição aos nitratos de um a dois dias – geralmente nos finais de semana – poderão ser observados sinais de isquemia coronariana aguda, oscilando desde angina branda durante o repouso até manifestações de infarto do miocárdio (p. ex., náuseas, diaforese, palidez e palpitações associadas à dor torácica severa), ou poderá ocorrer morte súbita.

B. Achados laboratoriais e estudos cardiovasculares

Durante episódios de dor, o ECG poderá mostrar evidências de isquemia aguda: elevação ou depressão do segmento ST, com ou sem anormalidades da onda T. Em outros momentos, na ausência de dor, o ECG poderá se apresentar perfeitamente normal. Os achados típicos do infarto do miocárdio incluem o desenvolvimento de uma onda Q patológica no ECG e a elevação da troponina sérica e de outras enzimas cardíacas. Os resultados do teste ergométrico e da angiografia coronariana poderão estar normais.

▶ **Diagnóstico diferencial**

Os trabalhadores cronicamente expostos aos nitratos também poderão apresentar doença arterial coronariana orgânica, que deverá ser identificada.

▶ **Prevenção**

Os nitratos são muito voláteis e são absorvidos prontamente pelos pulmões e pela pele. Poderão permear o material dos cartuchos que envolvem as bananas de dinamite, de modo que os trabalhadores que lidam com esse material deverão ser aconselhados a usar luvas de algodão. As luvas de borracha natural não deverão ser usadas, porque tendem a se tornar permeáveis aos nitratos e poderão aumentar a absorção.

Com a existência dos atuais processos automatizados na fabricação de explosivos, o manuseio direto de nitratos pelos empregados é minimizado. Entretanto, os níveis de nitrato no ambiente de trabalho deverão ser controlados por ventilação adequada e por ar condicionado durante os períodos de estações quentes. O atual limite permissível de exposição (LPE) da OSHA para a nitroglicerina é de 0,2 parte por milhão (ppm) de ar (2 mg/m[3]) como um limite máximo. O LPE da OSHA também possui uma menção à "pele", que indica que a via cutânea de exposição (incluindo túnicas mucosas e olhos) contribui para a exposição total, porém, mesmo nos níveis mais baixos (0,02 ppm), recomenda-se o uso de um equipamento de proteção pessoal para evitar dores de cabeça. Embora não existam medidas bioquímicas imediatamente disponíveis para detectar a exposição excessiva aos nitratos, achados de redução progressiva da pressão sanguínea e elevação da frequência cardíaca durante o dia de trabalho são sugestivos de exposição excessiva. O monitoramento desses sinais nos empregados também pode ajudar a prevenir efeitos adversos da exposição aos nitratos.

Tratamento

O tratamento da isquemia do miocárdio causada pela privação de nitratos inclui os nitratos cardíacos (p. ex., nitroglicerina ou dinitrato de isosorbídeo) ou os agentes bloqueadores da entrada de cálcio. Registros de casos mostram que os sintomas isquêmicos podem recorrer durante semanas ou meses, indicando uma tendência persistente para o espasmo coronariano, de modo que será necessária uma terapia cardíaca prolongada com nitrato ou bloqueador de cálcio. O trabalhador deverá ser afastado das fontes de exposição ao nitrato orgânico.

Curso e prognóstico

Na ausência de infarto do miocárdio ou morte súbita, os sintomas de angina se resolverão completamente após a interrupção da exposição ao nitrato.

ANORMALIDADES CARDIOVASCULARES CAUSADAS POR SOLVENTES DE HIDROCARBONETOS E CLOROFLUORCARBONETOS

A exposição a vários solventes e propelentes poderá levar à arritmia cardíaca, síncope com consequentes acidentes no trabalho ou morte súbita. A maior parte dos casos graves de arritmia está associada ao abuso ou à exposição industrial aos solventes de hidrocarbonetos halogenados (p. ex., 1,1,1-tricloroetano e tricloroetileno) ou à exposição dos propelentes de clorofluorcarbonetos (ou cloro-flúor-carbonos; CFC). Os solventes não halogenados e o etanol apresentam riscos semelhantes. A miocardiopatia dilatada, com ou sem evidência histológica de miocardite, associada à insuficiência cardíaca grave, tem sido observada em alguns indivíduos que sofrem exposições ocupacionais a solventes, embora a sua causa ainda não tenha sido provada.

A exposição aos solventes é disseminada em ambientes industriais, como lavagem a seco, procedimentos desengordurantes, pinturas e indústrias químicas. Os clorofluorcarbonetos são muito utilizados como aditivos para refrigeração e como propelentes em uma grande variedade de produtos e processos. Por exemplo, um residente de patologia desenvolveu várias arritmias após a exposição aos aerossóis de clorofluorcarboneto usados para congelar amostras e limpar lâminas em um laboratório de patologia cirúrgica.

Patogenia

A Figura 24-3 ilustra duas maneiras de provável indução de arritmia cardíaca ou morte súbita pelos hidrocarbonetos halogenados e outros solventes. Inicialmente, com baixos níveis de exposição, esses solventes "sensibilizam" o coração aos efeitos das catecolaminas. Por exemplo, estudos experimentais mostram que a quantidade de adrenalina necessária para induzir taquicardia ou fibrilação ventricular é reduzida após a inalação de solventes. A liberação de catecolaminas é potencializada pela euforia e excitação consequentes à inalação do solvente, assim como pelo exercício. Isso, em combinação com asfixia e hipóxia, causa a arritmia, que poderá levar ao óbito. Em segundo lugar, no caso de níveis mais elevados de exposição, os solventes poderão deprimir a atividade do nó sinusal, causando, assim, bradicardia ou parada sinusal, ou poderão deprimir a condução nodal atrioventricular, induzindo, dessa forma, o bloqueio atrioventricular. Em alguns casos, ocorrem ambos os efeitos. Em seguida, a bradiarritmia predispõe à arritmia ventricular de escape ou, em alguns casos mais graves de intoxicação, à assistolia. A atividade arritmogênica dos solventes também poderá ser aumentada pelo álcool ou pela cafeína.

Patologia

A maior parte dos óbitos causados por alterações cardiovasculares após a exposição aos hidrocarbonetos é súbita. A necropsia,

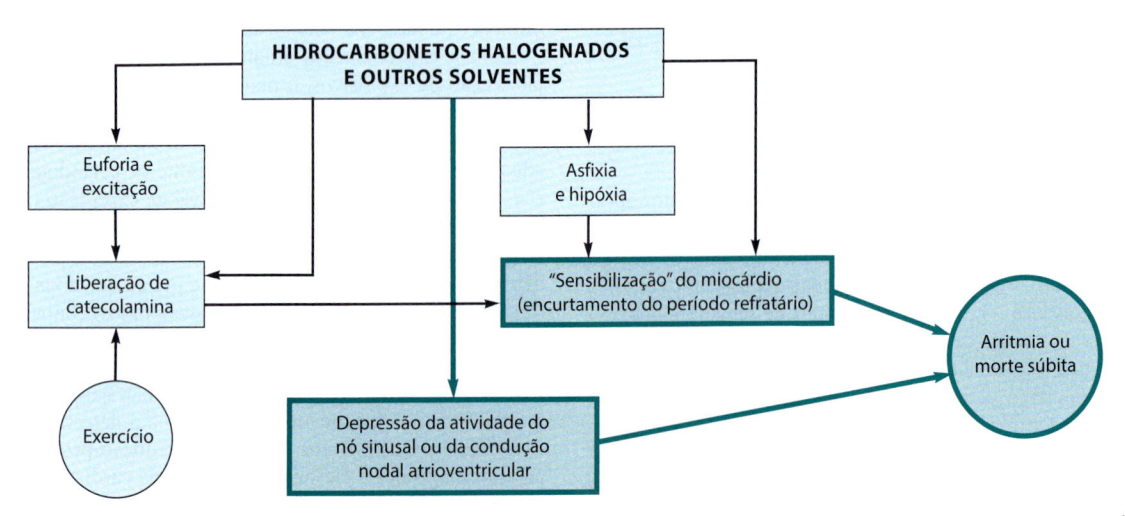

▲ **Figura 24-3** Mecanismos de arritmia ou morte súbita após exposições a baixos níveis (setas finas) ou a altos níveis (setas grossas) de hidrocarbonetos halogenados e outros solventes.

em geral, não revela achados patológicos específicos nos casos de morte súbita, porém, poderá evidenciar miocardite em casos de miocardiopatia dilatada. O achado de um fígado gorduroso sugere a exposição crônica a altos níveis de solventes halogenados ou ao etanol.

Achados clínicos

A. Sinais e sintomas

Os sintomas de intoxicação por solventes de hidrocarbonetos ou clorofluorcarbonetos incluem tontura, vertigens, cefaleias, náuseas, sonolência, letargia, palpitações e síncope. O exame físico poderá revelar ataxia, nistagmo e fala arrastada. A frequência cardíaca e a pressão sanguínea geralmente se apresentam normais, exceto durante as arritmias, quando, algumas vezes, um batimento cardíaco rápido ou irregular é acompanhado por hipotensão.

Convulsões, coma ou parada cardíaca podem ocorrer em casos graves de exposição aos solventes. Os trabalhadores que apresentam cardiopatia ou doença pulmonar crônica com hipoxemia poderão ser mais suscetíveis aos efeitos arritmogênicos dos solventes.

B. Achados laboratoriais

As concentrações de alguns hidrocarbonetos podem ser medidas no ar expirado ou no sangue.

C. Estudos cardiovasculares

Espera-se que as arritmias induzidas por solventes ou clorofluorcarbonetos ocorram apenas no trabalho, enquanto o indivíduo estiver exposto a esses agentes. O diagnóstico se baseia nas anormalidades observadas durante o monitoramento eletrocardiográfico ambulatorial, as quais consistem em uma ou mais das seguintes situações: contrações prematuras atriais ou ventriculares, taquicardia supraventricular recorrente e taquicardia ventricular recorrente. É essencial monitorar os pacientes tanto nos dias de trabalho quanto nos dias de folga e obter um registro dos tempos de exposição aos solventes ou clorofluorcarbonetos, assim como dos sintomas de palpitações ou tonturas. Um ECG de 12 variações e um teste ergométrico podem ajudar a determinar a presença de doença arterial coronariana, que pode aumentar a sensibilidade à arritmia induzida por hidrocarbonetos ou clorofluorcarbonetos.

Diagnóstico diferencial

O diagnóstico da arritmia induzida por solventes ou clorofluorcarbonetos se baseia na exclusão de outras causas de arritmias no trabalho (p. ex., presença de uma doença cardíaca, distúrbio metabólico ou abuso de drogas) e na demonstração de uma relação temporal entre os episódios de arritmia e as exposições ao agente tóxico. O diagnóstico é corroborado por avaliações de higiene industrial, que documentam o nível de exposição no local de trabalho, e por evidências objetivas e subjetivas de que o trabalhador foi intoxicado em consequência de exposição.

Prevenção

As medidas preventivas incluem o manuseio adequado de solventes e propelentes, a ventilação adequada do local de trabalho e, em alguns casos, o uso de equipamento de proteção respiratória. Os trabalhadores que apresentam doença cardíaca – especialmente aqueles com arritmia crônica – deverão ser aconselhados a evitar a exposição às substâncias químicas potencialmente arritmogênicas.

Tratamento

Se o trabalhador desmaiar e for necessária uma reanimação, o uso de adrenalina e outros fármacos simpaticomiméticos deverá ser evitado, quando possível, porque poderá precipitar uma posterior arritmia. Os agentes bloqueadores β-adrenérgicos podem ser úteis no tratamento das arritmias induzidas por solventes ou clorofluorcarbonetos. Em casos de arritmia episódica, o indivíduo deverá ser afastado da exposição excessiva ou aconselhado a fazer uso de equipamento de proteção respiratória.

Curso e prognóstico

As arritmias deverão se resolver completamente após a interrupção da exposição aos hidrocarbonetos.

ANORMALIDADES CARDIOVASCULARES CAUSADAS POR INSETICIDAS ORGANOFOSFORADOS E CARBAMATOS

As manifestações cardiovasculares iniciais da intoxicação por inseticidas organofosforados e carbamatos incluem taquicardia e hipertensão. Mais tarde, poderá ocorrer bradicardia e hipotensão. A repolarização tardia com prolongamento do intervalo QT e os episódios de taquicardia ventricular podem ser observados em até 5 a 7 dias após a intoxicação aguda. O ECG também costuma evidenciar alterações inespecíficas no segmento ST e na onda T. Diversas arritmias, incluindo contrações ventriculares prematuras, taquicardia e fibrilação ventriculares e bloqueio cardíaco e assistolia, têm sido observadas.

Recomenda-se o monitoramento cardíaco e respiratório intensivo dos pacientes por vários dias após a exposição, com particular atenção ao possível desenvolvimento tardio de arritmia ou insuficiência respiratória. O bloqueio cardíaco de alto grau e a taquicardia ventricular polimórfica com um intervalo QT prolongado são tratados idealmente por estimulação cardíaca. O uso de fármacos antiarrítmicos que diminuem a condução (p. ex., quinidina, procainamida e disopiramida) e de bloqueadores de canais de cálcio deverá ser evitado.

ANORMALIDADES CARDIOVASCULARES CAUSADAS POR METAIS PESADOS

Diversos metais estão associados a distúrbios da função cardiovascular, porém, o seu papel etiológico não está totalmente estabelecido.

Antimônio

O uso terapêutico de compostos antimoniais para o tratamento de infecções parasitárias induz anormalidades eletrocardiográficas – principalmente alterações na onda T e prolongamento do intervalo QT – e tem causado morte súbita em alguns pacientes. As alterações eletrocardiográficas também têm sido observadas em trabalhadores expostos ao antimônio. Embora tais alterações geralmente se resolvam após o afastamento da exposição, alguns estudos mostram um aumento das taxas de mortalidade por eventos cardiovasculares em trabalhadores expostos. Estudos em animais confirmam que a exposição crônica ao antimônio pode produzir doença do miocárdio.

Arsênio

O envenenamento subagudo por arsênio causado pela ingestão de cerveja contaminada com essa substância está associado à miocardiopatia e à insuficiência cardíaca. O envenenamento crônico por arsênio é considerado causador da "doença do pé preto", caracterizada pela claudicação e gangrena e, provavelmente, secundária aos espasmos dos grandes vasos sanguíneos nas extremidades. A exposição ao arsênio na água potável está associada a um aumento da prevalência de hipertensão. O envenenamento agudo por arsênio pode induzir anormalidades eletrocardiográficas e, em um caso, induziu uma arritmia ventricular recorrente do tipo *torsade de pointes*. Um estudo de mortalidade em indivíduos que trabalham com fundição de cobre expostos ao arsênio indicou que esses trabalhadores apresentavam um risco elevado de morte em consequência à cardiopatia isquêmica.

Arsina

O gás arsina causa hemólise nos eritrócitos. A hemólise maciça produz hiperpotassemia, que poderá levar à parada cardíaca. As manifestações eletrocardiográficas progridem de ondas T elevadas em picos para distúrbios na condução e vários graus de bloqueio cardíaco e, em seguida, para a assistolia. A arsina também poderá afetar diretamente o miocárdio, causando insuficiência cardíaca de maior magnitude do que seria esperado pelo grau de anemia.

Cádmio

Alguns estudos anteriores epidemiológicos e experimentais em animais estabeleceram uma ligação da exposição de alto nível ao cádmio com a hipertensão, porém, recentes estudos epidemiológicos não corroboram essa associação. A exposição ambiental ao cádmio, avaliada por níveis sanguíneos ou urinários, está associada a um risco aumentado de doença arterial periférica.

Cobalto

Na cidade de Quebec, Canadá, em 1965 e 1966, ocorreu uma epidemia de miocardiopatia em bebedores abusivos de cerveja, em que foi adicionado sulfato de cobalto como um estabilizador da espuma. A taxa de mortalidade nos pacientes afetados foi de 22%, e o principal achado patológico naqueles que chegaram ao óbito foi necrose do miocárdio com a presença de trombos no coração e nos grandes vasos sanguíneos. Outras características clínicas dos pacientes afetados incluíram policitemia, efusão pericárdica e hiperplasia da tireoide. O cobalto é conhecido por deprimir a captação de oxigênio pelas mitocôndrias do coração e interferir no metabolismo energético de forma bioquimicamente semelhante aos efeitos da deficiência de tiamina. Como os indivíduos que receberam doses mais elevadas de cobalto por razões terapêuticas não desenvolveram miocardiopatia, é possível que o cobalto, o consumo excessivo de álcool e a privação nutricional tenham atuado sinergisticamente para induzir a miocardiopatia no caso dessa epidemia. A exposição ocupacional ao cobalto tem sido associada à disfunção diastólica no ecocardiograma. Vários casos de miocardiopatia em trabalhadores expostos ao cobalto têm sido observados.

Chumbo

A exposição a níveis excessivos de chumbo causa doenças renais crônicas, e estudos epidemiológicos sugerem que essa exposição também contribui para a hipertensão na ausência de doença renal. Alguns estudos da exposição ao chumbo no local de trabalho mostram uma incidência aumentada de alterações eletrocardiográficas isquêmicas e um risco aumentado de doença arterial hipertensiva ou coronariana e de doença cerebrovascular em trabalhadores expostos. Alterações eletrocardiográficas inespecíficas e miocardite fatal na ausência de hipertensão têm sido observadas em crianças com envenenamento por chumbo. A miocardiopatia dos bebedores de *Mooshine** também é atribuída à exposição ao chumbo. Estudos em animais indicam que o chumbo pode apresentar efeitos tóxicos diretos sobre o miocárdio.

ANORMALIDADES CARDIOVASCULARES CAUSADAS POR MATERIAL PARTICULADO

Estudos epidemiológicos, usando análise de séries temporais, demonstraram uma associação entre o nível de exposição à poluição do ar e o aumento da mortalidade, incluindo a aumento da mortalidade por doença cardiovascular e acidente cardiovascular. Os níveis mais elevados de poluição do ar estão associados a um número maior de admissões hospitalares por doença cardiovascular. Alguns estudos de casos e controles de soldadores mostraram um risco aumentado para sofrer infarto do miocárdio e para a mortalidade causada por eventos cardiovasculares. Os soldadores inalam vapores contendo gases e partículas respiráveis (assim como metais como o zinco).

A inalação de partículas altera a variabilidade da frequência cardíaca, com um aumento na frequência cardíaca média e uma elevação na viscosidade do plasma. Os poluentes gasosos

---

* N. de R.T. *Moonshine*, também chamado de relâmpago branco, orvalho da montanha, *hooch* e uísque branco, é um termo utilizado para descrever bebidas alcoólicas destiladas, geralmente produzidas de forma ilícita, a partir de puré de milho como ingrediente principal.

incluem gases oxidantes que geram radicais livres, os quais poderão induzir respostas inflamatórias generalizadas, disfunção endotelial e coagulação sanguínea aumentada. O estresse hemodinâmico, a inflamação e a hipercoagulabilidade são os mecanismos supostamente responsáveis pela ligação entre a poluição do ar e os eventos cardiovasculares agudos.

REFERÊNCIAS

Agarwal S: Heavy metals and cardiovascular disease. Angiology 2011;62:422 [PMID: 21421632].

Alissa EM: Heavy metal poisoning and cardiovascular disease. J Toxicol 2011;2011:870125 [PMID: 21912545].

Gelbke H: A review of health effects of carbon disulfide in viscose industry. Crit Rev Toxicol 2009;39:1 [PMID: 19852562].

Ghiasvand M: Ischemic heart disease risk factors in lead exposed workers. J Occup Med Toxicol 2013;8:11 [PMID: 23607481].

Gilboa SM: Association between maternal occupational exposure to organic solvents and congenital heart defects. Occup Environ Med 2012;69:628 [PMID: 22811060].

Moon K: Arsenic exposure and cardiovascular disease. Curr Atheroscler Rep 2012;14:542 [PMID: 22968315].

Poręba R: Environmental and occupational exposure to lead as a potential risk factor for cardiovascular disease. Environ Toxicol Pharmacol 2011;31:267 [PMID: 21787694].

Vijayakumar S: A prospective study on electrocardiographic findings of patients with organophosphorus poisoning. Cardiovasc Toxicol 2011;11:113 [PMID: 21336997]

■ QUESTÕES PARA AUTOAVALIAÇÃO

Escolha a opção correta para cada questão:

Questão 1: A exposição crônica ao dissulfeto de carbono:
a. parece acelerar a aterosclerose e/ou precipitar eventos isquêmicos coronarianos agudos
b. eleva os níveis séricos de tiroxina
c. reduz os níveis séricos de colesterol, particularmente das lipoproteínas de densidade muito baixa
d. é monitorada de modo confiável nos fluidos biológicos

Questão 2: A exposição ao monóxido de carbono:
a. aumenta a capacidade máxima para o exercício nos trabalhadores saudáveis
b. pode agravar a *angina pectoris*, porém, não a claudicação intermitente
c. não causa efeitos sobre a doença pulmonar obstrutiva crônica
d. pode agravar ou induzir arritmias cardíacas

Questão 3: Os nitratos:
a. induzem a constrição direta dos vasos sanguíneos, incluindo aqueles da circulação coronariana
b. desativam o sistema renina-angiotensina

c. causam, de modo geral, dor torácica imediata
d. parecem induzir um aumento de 2,5 a 4 vezes no risco de óbito por eventos cardiovasculares em trabalhadores que lidam com explosivos

Questão 4: Os inseticidas organofosforados e carbamatos:
a. podem produzir diversos distúrbios cardiovasculares, incluindo taquicardia e hipertensão, bradicardia e hipotensão, bloqueio cardíaco e taquicardia ventricular
b. estimulam a acetilcolinesterase, que causa o acúmulo de acetilcolina nas sinapses colinérgicas e junções mioneurais
c. causam, de maneira usual, ataxia, nistagmo e fala arrastada
d. levam invariavelmente às arritmias na exposição crônica

Questão 5: O gás arsina:
a. causa hemólise nos eritrócitos
b. leva à hipocalemia, que induz parada cardíaca
c. produz manifestações eletrocardiográficas que são diagnósticas
d. afeta apenas indiretamente o miocárdio

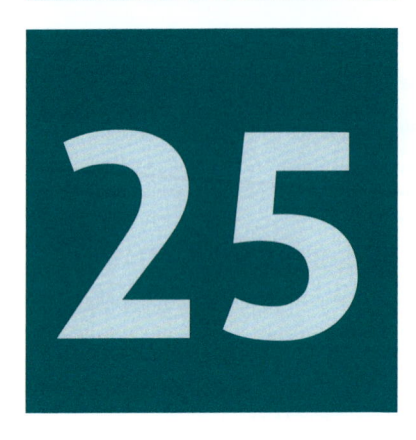

Hepatotoxicologia

Robert J. Harrison, MD, MPH

O fígado é o órgão-alvo de numerosas substâncias químicas ocupacionais e ambientais e desempenha um papel central em seu processo de destoxificação e eliminação. As infecções bacterianas e virais e determinados agentes químicos e físicos encontrados no ambiente de trabalho também envolvem o fígado. Os Quadros 25-1, 25-4 e 25-5 apresentam as principais causas de doença hepática ocupacional.

DETECÇÃO DE DOENÇA HEPÁTICA OCUPACIONAL

Com a exceção de alguns produtos químicos que causam lesões específicas (Quadro 25-1), a lesão hepática em consequência de exposição industrial não difere, nas suas características clínicas ou morfológicas, da lesão induzida por fármacos (incluindo aquela provocada por etanol). Por esse motivo, pode ser difícil diferenciar as causas ocupacionais das não ocupacionais com base em exames de rastreamento.

A doença hepática ocupacional pode ser de importância secundária em relação à lesão que ocorre em outros órgãos, ou pode manifestar-se apenas na presença de altas doses, após exposição ou ingestão acidental. Embora não ocorra lesão hepática tóxica aguda, a preocupação está cada vez mais concentrada na doença hepática crônica que resulta de exposição prolongada a baixos níveis de produtos tóxicos. Nesse aspecto, o câncer é de importância central. Como os estudos químicos são realizados, com frequência, inicialmente em animais, o médico do trabalho precisa ser capaz de avaliar – algumas vezes, sem o auxílio de estudos adequados em humanos – os resultados positivos de pesquisa de carcinogênese, levando em consideração a exposição efetiva no ambiente de trabalho (p. ex., cloreto de metileno, Cap. 32).

Em casos individuais, o médico, em geral, suspeita inicialmente da presença de doença hepática com base nas determinações das enzimas de rotina e, em seguida, precisa determinar se a causa é ocupacional ou não. A história ocupacional e os resultados de amostras de ar da residência ou do local de trabalho são cruciais para a formulação de um diagnóstico presuntivo. Em certas ocasiões, é necessário remover o paciente da exposição à substância tóxica suspeita no ambiente de trabalho para estabelecer a relação com o local de trabalho.

LIMITAÇÕES DE DETECÇÃO

Infelizmente, a detecção de doença pré-clínica é dificultada pela falta de testes sensíveis e específicos o suficiente. A prática comum é dosar periodicamente os níveis das enzimas hepáticas em trabalhadores que são expostos a determinada hepatotoxina conhecida. Entretanto, essa técnica de vigilância é complicada pelos problemas relacionados com a obtenção de resultados falso-positivos (i.e., níveis elevados de enzimas em consequência de causas não ocupacionais) e resultados falso-negativos (i.e., valores normais na presença de disfunção bioquímica). Além disso, pouco se sabe sobre os efeitos de múltiplas exposições hepatotóxicas comuns em muitas ocupações (p. ex., pintores, impressores e técnicos de laboratório). Para uma discussão dessas limitações, ver "Vigilância médica para doença hepática ocupacional".

EVIDÊNCIAS EPIDEMIOLÓGICAS DE DOENÇA HEPÁTICA

Foram realizados estudos epidemiológicos em muitos grupos de trabalhadores expostos a agentes hepatotóxicos. Entretanto, relativamente poucas substâncias hepatotóxicas (de exposição ocupacional) ocupacionais foram estudadas em humanos. Os estudos epidemiológicos, quando disponíveis, geralmente fornecem as melhores evidências de toxicidade; todavia, podem ser limitados pelo delineamento inadequado do estudo e por outros fatores de confusão, como índice de massa corporal, consumo de álcool e uso de medicamentos.

Aminotransferases séricas

Estudos transversais, que incluíram provas de função hepática bioquímicas, foram conduzidos entre muitos grupos de

Quadro 25-1 Agentes químicos associados à doença hepática ocupacional

Composto	Tipo de lesão	Ocupação ou uso
Arsênio	Cirrose, carcinoma hepatocelular, angiossarcoma	Pesticidas
Berílio	Doença granulomatosa	Trabalhadores na indústria de cerâmica
Tetracloreto de carbono	Lesão hepatocelular aguda, cirrose	Produção de produtos químicos
1,4-diclorobenzeno	Lesão hepatocelular aguda	Fabricação de repelentes de insetos
1,1,2,2,-tetracloroetano (TTCE)	Lesão hepatocelular aguda	Colas
Dimetilacetamida	Lesão hepatocelular aguda	Produção de *lycra*
Dimetilformamida	Lesão hepatocelular aguda	Fabricação de solventes, produtos químicos
Dimetilnitrosamina	Carcinoma hepatocelular	Construção de foguetes
Dioxina	Porfiria cutânea tarda	Pesticidas
Halotano	Lesão hepatocelular aguda	Anestesiologia
Hidrazina	Esteatose	Construção de foguetes
Metilenodianilina (MDA)	Colestase	Trabalhadores na produção de MDA
2-Nitropropano	Lesão hepatocelular aguda	Pintores
Fósforo	Lesão hepatocelular aguda	Trabalhadores com munições
Bifenilas policloradas	Lesão hepática subaguda	Produção, utilidade elétrica
Tetracloroetano	Lesão hepatocelular aguda ou subaguda	Indústria aeronáutica
Tricloroetileno	Lesão hepatocelular aguda	Inalação de solvente para limpeza
Trinitrotolueno	Lesão hepatocelular aguda ou subaguda	Trabalhadores com munições
1,1,2,2-tetracloroetano	Lesão hepatocelular aguda	
Cloreto de vinila	Angiossarcoma	Trabalhadores com borracha

trabalhadores expostos a agentes hepatotóxicos. Foi constatada uma elevação dos níveis séricos de aminotransferases em trabalhadores expostos a bifenilas policloradas e polibromadas (BPCs, PBBs) e naftalenos policlorados. Foram encontradas anormalidades das enzimas hepáticas hepatocelulares entre técnicos de manutenção de equipamentos microeletrônicos, trabalhadores da indústria farmacêutica expostos a solventes mistos, empregados em serviços de limpeza a seco e trabalhadores em petroquímica expostos a misturas de hidrocarbonetos alifáticos e aromáticos. Foi constatada a presença de níveis elevados de enzimas hepáticas entre operadores de instalações químicas expostos ao tetracloreto de carbono. Foi observada a ocorrência de lesão hepatocelular com enzimas hepáticas elevadas entre trabalhadores em fornos de coque expostos às emissões dos gases, com maior risco entre aqueles que apresentam polimorfismo MspI do citocromo P450. Em uma coorte chinesa, a exposição prolongada a emissões de forno de coque aumentou o risco de disfunção hepática, que foi mais proeminente entre aqueles com IMC mais alto e infecção pelo vírus da hepatite. Pintores e trabalhadores na fabricação de tintas, que são expostos a solventes, apresentam elevações das transaminases e da fosfatase alcalina séricas relacionadas com a dose de exposição (tanto de forma gradual ao longo da vida como em picos), que se associam significativamente ao consumo concomitante de álcool e de medicações hepatotóxicas. Foram relatados níveis aumentados de enzimas hepáticas ou de bilirrubina após exposição ocupacional a cloreto de metileno, naftalenos policlorados, dicloreto de etileno, hidrazina, agentes antineoplásicos, dimetilacetamida e 2,3,7,8-tetraclorodibenzo-*p*-dioxina (dioxina). Recentemente, foi constatado que os motoristas de táxi apresentam níveis séricos ligeiramente elevados de aminotransferase, possivelmente devido à poluição do ar, bem como um risco aumentado de obesidade e consumo de álcool.

Indução das enzimas microssômicas

Com o uso do teste não invasivo de depuração de antipirina, foi demonstrada a indução do sistema de enzimas microssômicas em trabalhadores expostos a vários pesticidas (clordecona, fenoxiácidos, diclorodifeniltricloroetano [DDT], lindano), halotano, BPCs e diversos solventes. As anormalidades funcionais no metabolismo hepático, determinadas pela depuração da antipirina ou por outras provas de função hepática não invasivas, não são acompanhadas de outros sinais clínicos ou laboratoriais de toxicidade e, portanto, podem fornecer um índice sensível de alteração biológica.

Estudos de mortalidade

Estudos de mortalidade em coortes mostram uma taxa aumentada de mortalidade por cirrose hepática entre impressores de jornais, pintores que usam tinta *spray*, trabalhadores com naftaleno clorado e trabalhadores em refinaria de petróleo e por câncer hepático entre trabalhadores com cloreto de vinila, borracha, corantes e fabricação de calçados. Estudos de casos-controles mostram uma associação estatisticamente significativa entre o câncer de fígado primário e a exposição a solventes clorados, particularmente entre trabalhadores em lavanderia, trabalhadores que realizam limpeza a seco, frentistas, trabalhadores na indústria de impressão, trabalhadores com asfalto, trabalhadores na indústria automobilística e *barmans*.

AGENTES QUÍMICOS QUE CAUSAM HEPATOTOXICIDADE

Patogenia e epidemiologia

A hepatotoxicidade ocupacional causada por agentes químicos constitui mais frequentemente parte de uma toxicidade sistêmica envolvendo outros sistemas orgânicos de importância clínica primária (p. ex., depressão do sistema nervoso central após exposição a solventes de hidrocarboneto). Em certas ocasiões, a hepatotoxicidade é responsável pelos principais achados clínicos (p. ex., intoxicação por tetracloreto de carbono associada a lesão renal e do sistema nervoso central); raramente, a doença hepática é a única manifestação de toxicidade.

O estudo do potencial hepatotóxico em animais é uma primeira etapa importante para avaliar produtos químicos recém-introduzidos. As diferenças entre espécies, as circunstâncias de exposição e a dificuldade em realizar estudos em humanos podem limitar a detecção de observações experimentais no ambiente de trabalho. Por exemplo, enquanto a ingestão de arsenicais provoca grave lesão hepática aguda, tanto em animais de laboratório quanto em humanos, existem relatos de doença hepática em humanos em viticultores expostos a pesticidas contendo arsenicais.

Não existe nenhum repositório abrangente de dados sobre agentes hepatotóxicos para animais e humanos. A identificação de produtos químicos capazes de provocar lesão hepática em humanos foi feita por meio de uma combinação de dados obtidos de animais de laboratório, observação clínica e estudos epidemiológicos. Alguns agentes químicos, como o trinitrotolueno (TNT), a dimetilnitrosamina (DMA), o tetracloroetano, as BPCs e o cloreto de vinila, resultaram em grave hepatotoxicidade industrial antes mesmo de uma investigação completa de seus efeitos em animais de laboratório. No caso do clordecona, foi constatada a ocorrência de hepatotoxicidade humana vários anos após a demonstração, em estudos realizados em animais de laboratório, de evidências definidas de lesão hepática após exposição.

Vias de exposição

A inalação, a ingestão e a absorção percutânea constituem as vias pelas quais as substâncias químicas tóxicas podem entrar no corpo. A inalação é, provavelmente, a via mais importante das substâncias hepatotóxicas, em particular os solventes voláteis. Vários produtos químicos são lipofílicos e podem ser absorvidos através da pele em quantidades suficientes para contribuir para a hepatotoxicidade (p. ex., TNT, 4,4-diaminodifenilmetano), tetracloroetileno, BPCs e dimetilformamida). Nos casos de lesão hepática por agentes industriais que não são transportados pelo ar, é frequentemente difícil distinguir entre contaminação do material ingerido, absorção pelas mucosas e absorção pela pele. A ingestão oral de agentes hepatotóxicos habitualmente só tem importância no raro caso de ingestão acidental, embora a respiração pela boca e a mastigação de goma de mascar e tabaco possam aumentar a quantidade de substâncias gasosas absorvidas durante o dia de trabalho.

Mecanismos de toxicidade

Conforme ilustrado no Quadro 25-2, os agentes químicos que causam lesão hepática podem ser classificados em duas grandes categorias.

A. Agentes intrinsecamente tóxicos

Os agentes intrinsecamente tóxicos para o fígado – direta ou indiretamente – causam alta incidência de lesão hepática dependente da dose em indivíduos expostos e lesões semelhantes em animais de laboratório. Além disso, o intervalo entre a exposição (em condições especificadas) e o início da doença é consistente e habitualmente curto.

Quadro 25-2 Mecanismos de toxicidade de substâncias químicas que causam lesão hepática

Categoria de agente	Incidência	Reprodutibilidade experimental	Dependente da dose	Exemplo
Toxina intrínseca				
Direta	Alta	Sim	Sim	Tetracloreto de carbono
Indireta				
Citotóxica	Alta	Sim	Sim	Dimetilnitrosamina
Colestática	Alta	Sim	Sim	Metileno dianilina
Idiossincrasia do hospedeiro				
Hipersensibilidade	Baixa	Não	Não	Fenitoína
Anormalidade metabólica	Baixa	Não	Não	Isoniazida

1. Hepatotoxinas diretas — As hepatotoxinas diretas ou seus produtos metabólicos causam lesão dos hepatócitos e de suas organelas por um efeito físico-químico direto, como peroxidação dos lipídeos da membrana, desnaturação das proteínas ou outras alterações químicas que levam à destruição ou distorção das membranas celulares.

O tetracloreto de carbono é o protótipo e o exemplo mais estudado das hepatotoxinas diretas, produzindo necrose centrolobular e esteatose em humanos e em animais de laboratório. Esse agente parece exercer seus efeitos hepatotóxicos por meio da ligação de metabólitos reativos a diversas moléculas celulares de importância crítica, que interferem na função celular vital ou causam peroxidação lipídica das membranas celulares. A toxicidade do tetracloreto de carbono é mediada por metabolismo ao radical triclorometila tóxico, em uma reação catalisada pela 2EI do citocromo P450. A lesão das membranas celulares resulta em vazamento das enzimas e de eletrólitos intracelulares, causando deslocamento do cálcio e peroxidação dos lipídeos.

De modo semelhante, o clorofórmio pode causar necrose hepática direta. Numerosos haloalcanos (p. ex., tricloroetileno, tetrabrometo de carbono, tetracloroetano, 1,1,1-tricloroetano, 1,1,2-tricloroetano e hidroclorofluorocarbonos) provocam lesão hepática, incluindo desde esteatose até lesão hepática trivial ou não demonstrável. Seu potencial hepatotóxico é inversamente proporcional ao comprimento da cadeia e energia das ligações e diretamente proporcional ao número de átomos de halogênio na molécula e ao número atômico do halogênio.

A maioria dos hidrocarbonetos aromáticos tem potencial hepatotóxico relativamente baixo, com algumas evidências de lesão hepática causada por benzeno, tolueno, xileno e estireno.

2. Hepatotoxinas indiretas — As hepatotoxinas indiretas são antimetabólitos e compostos relacionados que provocam lesão hepática ao interferir em vias metabólicas. Isso pode resultar em lesão citotóxica (degeneração ou necrose dos hepatócitos) ao interferir em vias necessárias para a integridade estrutural do hepatócito (morfologicamente observada na forma de esteatose ou necrose), ou podem causar colestase (interrupção do fluxo biliar) ao interferir no processo de secreção da bile.

As hepatotoxinas indiretas citotóxicas incluem compostos de interesse experimental (p. ex., etionina e galactosamina), fármacos (p. ex., tetraciclina, asparaginase, metotrexato e mercaptopurina) e vegetais (p. ex., aflatoxina, cicasina, alcaloides de fungos e ácido tânico). O etanol pertence a essa categoria, em virtude de várias lesões bioquímicas seletivas que levam ao desenvolvimento de esteatose. Apenas um produto químico industrial, o 4,4-diaminodifenilmetano (comumente conhecido como *metilenodianilina* [MDA], foi classificado como hepatotoxina indireta colestática. A MDA, usada como agente endurecedor para plásticos e, mais comumente, para resinas epóxi, tem causado várias epidemias ("Icterícia colestática aguda", mais adiante).

B. Agentes que causam lesão hepática em virtude da idiossincrasia do hospedeiro

A lesão hepática quimicamente induzida pode resultar de alguma vulnerabilidade especial do indivíduo, e não da toxicidade intrínseca do agente. Nesses casos, a lesão hepática ocorre esporadicamente e de modo imprevisível, tem baixa reprodutibilidade experimental e não depende da dose. A lesão pode resultar de alergia (hipersensibilidade) ou da produção de metabólitos hepatótoxicos. Um exemplo bem estabelecido é o halotano, que provoca hepatite aguda em uma pequena porcentagem de indivíduos com resposta imune de hipersensibilidade. Acredita-se que o mecanismo para o desenvolvimento de hepatite induzida por halotano seja uma reação de hipersensibilidade a neoantígenos hepáticos produzidos pelo metabólito do halotano, o 2-cloro-1,1,1-trifluoroetano. A suscetibilidade herdada parece desempenhar um papel na hepatite induzida por halotano.

▶ Metabolismo hepático de xenobióticos

O fígado é particularmente vulnerável à lesão química em virtude de seu papel no metabolismo de compostos estranhos, ou xenobióticos. Por conseguinte, o metabolismo dos xenobióticos é de interesse clínico central. Esses compostos químicos, absorvidos pelo corpo, mas não incorporados na economia metabólica normal da célula, são metabolizados principalmente pelo fígado. Os compostos xenobióticos lipossolúveis são bem absorvidos através das barreiras das membranas e são pouco excretados pelos rins em virtude de sua ligação às proteínas e reabsorção tubular. O aumento da polaridade de moléculas apolares pelo metabolismo hepático aumenta a hidrossolubilidade e a excreção urinária. Dessa maneira, o metabolismo hepático evita o acúmulo de fármacos e outras substâncias químicas tóxicas no organismo.

O papel estratégico do fígado como defesa primária contra xenobióticos depende, em grande parte, dos sistemas enzimáticos das células (oxidases de função mista [OFM]). Os sistemas enzimáticos responsáveis pelo metabolismo dos xenobióticos estão ligados às camadas de membrana do retículo endoplasmático liso. Embora enzimas que catalisam o metabolismo de xenobióticos apolares sejam encontradas no intestino, nos pulmões, nos rins e na pele, a maioria dos processos de conversão metabólica ocorre no fígado. Os xenobióticos que são tóxicos por via oral também são, em sua maioria, hepatotóxicos por via parenteral ou por inalação.

▶ Agentes xenobióticos ativados pelo sistema de OFM

Muitos agentes hepatotóxicos e carcinógenos hepáticos precisam ser inicialmente ativados pelo sistema de OFM em metabólitos tóxicos ou carcinogênicos. Entre os exemplos, destacam-se: tetracloreto de carbono, cloreto de vinila, BPCs, bromobenzeno, corantes azo, DMA e compostos alilas. Os intermediários eletrofílicos reagem com enzimas e proteínas reguladoras ou estruturais, levando à morte celular.

Muitos fármacos, inseticidas, solventes orgânicos, carcinógenos e outros contaminantes ambientais são conhecidos, em condições experimentais, pela sua capacidade de estimular algum tipo de atividade microssômica associada ao metabolismo dos agentes xenobióticos. A administração de etanol e tetracloreto de carbono ao mesmo tempo potencializa a toxicidade desse tetracloreto, presumivelmente, por meio de indução do sistema de

OFM. Clinicamente, isso pode explicar o efeito sinérgico bem documentado entre o abuso de etanol e a toxicidade do tetracloreto de carbono em humanos. Em estudos experimentais com humanos, o tratamento prévio com etanol intensifica a depuração metabólica do *m*-xileno e da antipirina por meio de indução das enzimas microssômicas, e estudos realizados mostraram que trabalhadores com consumo prévio de álcool podem ter mais tendência a desenvolver hepatotoxicidade aguda após exposição ocupacional ao álcool isopropílico, xileno e tolueno.

Outros mecanismos também podem atuar, visto que uma dose única de álcool administrada a animais várias horas antes da administração de tetracloreto de carbono potencializa a toxicidade. Experimentos mostram que muitos outros fatores são capazes de afetar o metabolismo dos xenobióticos: dieta, idade, sexo, tabagismo, estado endócrino, fatores genéticos, variações diurnas, doença hepática subjacente e estresse. Existe uma considerável variação inter e intrapessoal no metabolismo dos compostos xenobióticos, e a importância relativa desses fatores no ambiente ocupacional não é atualmente conhecida. Há evidências crescentes de que o reparo tecidual aumenta de maneira dependente da dose até alcançar uma dose limiar, mas que esse limiar pode ser reduzido quando um ou mais componentes da mistura inibem a divisão celular e o reparo tecidual. Foi demonstrado aumento da função das enzimas microssômicas em trabalhadores industriais expostos a hepatotoxinas em níveis abaixo daquelas que comprovadamente resultam em necrose hepática. Uma atenção cada vez maior tem sido dispensada para o uso de medições não invasivas de OFM na detecção pré-clínica de doença hepática (ver adiante).

PADRÕES DE DOENÇA E MORFOLOGIA DA LESÃO HEPÁTICA

Como mostra o Quadro 25-3, a exposição ocupacional a agentes xenobióticos pode levar ao desenvolvimento de doença hepática aguda, subaguda ou crônica. As síndromes clínicas produzidas podem estar associadas a vários tipos de alterações morfológicas, que são observadas ao microscópio óptico. A lesão hepática pode ser clinicamente manifesta, ou pode ser apenas descoberta como anormalidade funcional ou histológica. A avaliação clínica de indivíduos com doença hepática crônica causada por lesão repetida; porém sutil, em consequência de exposição no ambiente de trabalho tem sido objeto de preocupação crescente.

LESÃO HEPÁTICA AGUDA

A doença hepática aguda foi uma causa de doença hepática ocupacional grave na primeira parte do século XX e ainda pode ser encontrada nos dias atuais. Foi relatada a ocorrência de lesão hepática aguda como consequência de exposição a agentes listados no Quadro 25-4.

▶ Achados clínicos

A exposição ocupacional a xenobióticos pode levar à degeneração ou necrose dos hepatócitos (lesão citotóxica) ou à interrupção do fluxo biliar (lesão colestática). O período de latência é relativamente curto (24 a 48 h), e, em geral, os sintomas clínicos são de origem extra-hepática. Com frequência, verifica-se a presença de anorexia, náuseas, vômitos, icterícia e hepatomegalia. Os indivíduos com grave exposição, que sofreram necrose maciça, podem apresentar vômitos em borra de café, dor abdominal, redução do tamanho do fígado ao exame, rápido desenvolvimento de ascite, edema e diátese hemorrágica. Com frequência, esse quadro é seguido de sonolência e coma dentro de 24 a 28 horas.

Com base na morfologia, a necrose hepática pode ser zonal, maciça, ou difusa. A necrose centrolobular é a lesão característica produzida pelos agentes listados na Tabela 25.4, bem como pelas toxinas de *Amanita phalloides* e pelo paracetamol. A necrose periportal ou periférica é causada pelo fósforo elementar. O TNT, as BPCs e os naftalenos clorados podem produzir necrose maciça em lugar de necrose zonal.

Quadro 25-3 Padrões morfológicos de lesão hepática

Tipo de lesão	Exemplo de causas
Aguda	
Citotóxica	
Necrose	
Zonal	Tetracloreto de carbono, clorofórmio
Maciça	Trinitrotolueno
Esteatose	Tetracloreto de carbono, clorofórmio, fósforo, dimetilformamida, hidrazina
Colestática	Metilenodianilina, óleo de canola
Subaguda	Trinitrotolueno
Crônica	
Cirrose	Trinitrotolueno, bifenilas policloradas, tetracloroetano
Esclerose	Arsênio, cloreto de vinila
Porfiria	Dioxina
Neoplasia	Arsênio, cloreto de vinila
Esteatose	Dimetilformamida, tetracloreto de carbono
Granuloma	Berílio, cobre

Quadro 25-4 Agentes que causam lesão hepática aguda (lista parcial)

Gases anestésicos (halotano, metoxiflurano)
Bromobenzeno
Tetrabrometo de carbono
Tetracloreto de carbono
Naftalenos clorados
Clorofórmio
Dicloroidrina
Dimetilacetamida
Dimetilformamida
Fósforo elementar
2-Nitropropano
Tetracloroetano
Tricloroetano
Tricloroetileno
Trinitrotolueno
1,1,2,2-Tetracloroetano

Vários graus de alteração gordurosa ou esteatose também podem ser observados morfologicamente em associação à toxicidade pelo tetracloreto de carbono, clorofórmio, tetracloroetano, dimetilformamida, tricloroetano, estireno, hidrazina e fósforo elementar.

LESÃO HEPÁTICA AGUDA INDUZIDA POR TETRACLORETO DE CARBONO

O tetracloreto de carbono fornece o exemplo clássico de uma hepatotoxina aguda. Foi reconhecida pela primeira vez como hepatotoxina na década de 1920, quando seu uso era comum como solvente líquido, agente de limpeza a seco e extintor de incêndio. Desde então, foram relatados centenas de envenenamentos e casos fatais, principalmente por inalação em espaços confinados.

▶ Achados clínicos

Clinicamente, são observados sintomas imediatos do sistema nervoso, como tontura, cefaleia, distúrbios visuais e confusão, em decorrência das propriedades anestésicas do tetracloreto de carbono. Esses sintomas são seguidos de náuseas, vômitos, dor abdominal e diarreia nas primeiras 24 horas. Em geral, surgem evidências de doença hepática depois de 2 a 4 dias, embora possam aparecer em até 24 horas. O fígado e o baço tornam-se palpáveis, e observa-se o desenvolvimento de icterícia, acompanhada de concentrações séricas elevadas de transaminases e prolongamento do tempo de protrombina. Pode ocorrer insuficiência renal dentro de poucos dias após a manifestação da lesão hepática e isso; de fato, tem sido a causa de morte na maioria dos casos fatais. As complicações podem incluir sequelas de insuficiência hepática, como hipoglicemia, encefalopatia e hemorragia. Ocorreram alguns casos de toxicidade do tetracloreto de carbono em associação com o consumo de etanol, que pode ser um fator de potencialização na hepatotoxicidade.

O tratamento com *N*-acetil-*L*-cisteína (NAC) mostra-se efetivo nos casos de ingestão maciça de tetracloreto de carbono. Estudos realizados em animais sugerem que a NAC pode diminuir a ligação covalente dos metabólitos reativos do tetracloreto de carbono, pode reduzir a quantidade de tetracloreto de carbono que alcança o fígado ou bloquear parcialmente a peroxidação dos lipídeos.

LESÃO HEPÁTICA AGUDA INDUZIDA POR OUTROS XENOBIÓTICOS

O tetracloroetileno provoca hepatotoxicidade aguda quando usado como agente de limpeza a seco e provoca necrose centrolobular aguda após inalação recreativa de solvente de líquidos de limpeza. Isso pode resultar da contaminação com dicloroacetileno, mais do que ser a consequência do próprio tetracloroetileno. Em outro relato de caso, um homem de 39 anos de idade apresentou insuficiência hepática aguda em consequência de exposição ao tetracloroetileno. O exame histológico do fígado revelou necrose hepática maciça, proeminentemente na zona 3 dos lóbulos hepáticos. Após tratamento de suporte, incluindo plasmaférese, houve melhora clínica; porém, uma biópsia hepática realizada depois de 6 meses revelou deformidade da arquitetura, com cirrose pós-necrótica.

Foi relatado que tanto o tricloroetileno quanto o tricloroetano provocaram hepatite aguda reversível com infiltração gordurosa em vários trabalhadores. Uma amostra de biópsia hepática de um impressor em gráfica exposto ao tricloroetano revelou fibrose confluente focal e formação de nódulos, com evidências de fibrose acentuada dos tratos portais, um padrão sugestivo de cirrose macronodular ou precoce.

Em 18 trabalhadores chineses em uma fábrica, foi estabelecido o diagnóstico de doença hepática aguda devido à exposição ao 1,1,2,2-tetracloroetano (TTCE) presente na cola; um trabalhador de 18 anos de idade morreu em consequência de insuficiência hepática depois de 3 meses. Nesses casos, o padrão de lesão morfológica foi semelhante ao do tetracloreto de carbono, com achados histológicos de graus variáveis de necrose, degeneração gordurosa e fibrose em áreas portais, sem cirrose. Os pacientes com icterícia mais intensa apresentaram alterações patológicas mais graves, incluindo necrose em saca-bocado e em ponte e colestase.

O tetrabrometo de carbono causou uma síndrome em químicos, semelhante à hepatotoxicidade aguda do tetracloreto de carbono. A dimetilacetamida causou hepatite aguda reversível em um trabalhador com severa exposição inalatória e dérmica. A exposição intencional nãoocupacional ao ácido 2,4-diclorofenoxiacético (2,4-D), um herbicida, resultou em hepatite aguda, com colestase pronunciada, inflamação portal e edema periportal. O 2-nitropropano, uma nitroparafina usada como solvente em tintas e revestimentos de resina epóxi, provocou vários casos de hepatite aguda fulminante após exposição em espaços confinados.

Foi relatado que os hidroclorofluorcarbonos, utilizados cada vez mais na indústria como substitutos dos clorofluorcarbonos que causam redução da camada de ozônio, provocam necrose hepatocelular em trabalhadores após exposição repetida. A formação de proteínas de adutos de trifluoroacetila pode resultar em toxicidade direta. Recentemente, foi relatado que o composto nitroamino aromático, a 5-nitro-*o*-toluidina, causou hepatite reversível aguda entre 15 trabalhadores hospitalizados.

Foi relatado que o solvente dimetilformamida (DMF) causou elevação aguda dos níveis de enzimas hepáticas em trabalhadores envolvidos na produção de fibras têxteis sintéticas e em trabalhadores na produção de couro sintético. No estudo de trabalhadores na indústria de couro sintético, o contato acidental do DMF com a pele resultou em captação significativa do solvente. Amostras de biópsia hepática de trabalhadores com exposição aguda ao DMF revelaram necrose hepatocelular focal com esteatose microvesicular. Por outro lado, amostras de biópsia hepática de trabalhadores com exposição mais prolongada demonstraram a presença de esteatose macrovesicular, sem lesão aguda ou fibrose persistente. Anormalidades nas provas de função hepática e a presença de doença hepática crônica foram associadas ao polimorfismo da glutationa-*S*-transferase (GSTT-1). A progressão para a cirrose só foi demonstrada dentro de 22 meses após a exposição. Em um estudo de quatro trabalhadores na produção de substâncias sintéticas com doença hepática por DMF, a gravidade da lesão hepática foi relacionada com os níveis de exposição. Após remoção da exposição, todos os pacientes se recuperaram sem tratamento específico. Em outro estudo, trabalhadores na indústria de couro sintético expostos ao DMF com níveis urinários mais elevados de N-acetil-S-(N--metilcarbamoil)-cisteína (AMCC) tiveram mais tendência a desenvolver doença hepática.

Trabalhadores com consumo concomitante de álcool e infecção pelo vírus da hepatite B tiveram maior risco de doença hepática.

Foi constatado que a dimetilacetamida (DMAc) causa lesão hepatocelular aguda entre trabalhadores na produção de elastano (*spandex*), com declínio de 90% dos níveis elevados de ALT dentro de 31 dias após a interrupção da exposição.

Foi relatada a ocorrência de insuficiência hepática fulminante em um indivíduo com abuso recreativo de solvente exposto a uma mistura de álcool isopropílico, metil-amil álcool e hidroxitolueno butilado, bem como em um trabalhador após exposição a dicloro-hidrina durante a limpeza de um tanque.

ESTEATO-HEPATITE TÓXICO-INDUZIDA

O termo "esteato-hepatite tóxico-induzida (EHTI)" foi recentemente usado para descrever a ocorrência de esteatose hepática, inflamação e fibrose entre trabalhadores na produção de cloreto de vinila (TASH - *toxicant-associated steatohepatitis*). Entre os trabalhadores altamente expostos ao cloreto de vinila, a prevalência de esteato-hepatite alcançou 80%. Nesses trabalhadores, os níveis séricos médios de transaminases foram normais; porém, houve elevação da citoqueratina 18 total como marcador de morte celular. Os trabalhadores com EHTI apresentaram resistência à insulina com redução dos níveis de adiponectina, bem como acentuada elevação dos níveis séricos de fator de necrose tumoral alfa e interleucina-1 beta, beta 6 e beta 8. Foi constatada a redução da atividade antioxidante do soro. Essa condição foi descrita como semelhante à esteato-hepatite alcoólica (EHA) e esteato-hepatite não alcoólica (EHNA); porém, ocorre em indivíduos não obesos que não consomem álcool, com exposição ocupacional a alguns produtos químicos industriais.

ICTERÍCIA COLESTÁTICA AGUDA

Trata-se de uma manifestação rara de toxicidade ocupacional. A MDA foi responsável por uma epidemia de icterícia colestática observada no distrito Epping, na Inglaterra (*icterícia de Epping*), em 1965. Esse composto, usado como agente endurecedor para resina epóxi, foi derramado de um recipiente plástico no chão de um micro-ônibus que transportava o composto químico e a farinha. Subsequentemente, foi constatada a ocorrência de lesão colestática aguda em 84 pessoas que consumiram pão feito com a farinha contaminada. O início foi abrupto em 60% dos casos – com dor abdominal – e insidioso em um terço. Na maioria dos casos, foram observadas evidências histológicas de estase biliar com lesão parenquimatosa apenas discreta, e todas as vítimas recuperaram-se sem qualquer evidência de lesão hepática persistente. Uma análise realizada 38 anos depois não constatou nenhuma ocorrência de morte por câncer de fígado ou doença hepática nãomaligna. Subsequentemente, casos semelhantes foram relatados em consequência de exposição industrial durante a manufatura e aplicação de resinas epóxi, bem como em trabalhadores de construção expostos a MDA durante a produção de espuma de poliuretano. Foi relatada a ocorrência de lesão hepática colestática após a ingestão acidental de óleo de canola desnaturado e após a ingestão de grãos e nozes mofados contaminados com aflatoxina.

NECROSE HEPÁTICA SUBAGUDA

Essa forma de lesão hepática caracteriza-se por doença indolente com início tardio de icterícia. Em geral, ocorre após exposição repetida a doses relativamente pequenas de hepatotoxina. O início de anorexia, náuseas e vômitos, acompanhados de hepatomegalia e icterícia, pode ser observado dentro de várias semanas a meses após a exposição e pode levar, de modo variável, à recuperação ou à insuficiência hepática fulminante. Foi relatado que alguns pacientes desenvolveram cirrose macronodular, embora os dados clínicos disponíveis sejam limitados.

As características histológicas da necrose hepática subaguda consistem em vários graus de necrose, fibrose e regeneração. Nos casos em que a evolução clínica é relativamente breve (2 a 3 semanas), predominam achados necróticos. Em pacientes com evolução prolongada de vários meses ou mais, observa-se a presença de cicatriz pós-necrótica com necrose hepática subaguda. No passado, o trinitrotolueno causava muitos casos de necrose hepática, tanto aguda quanto subaguda. Atualmente, o positivo é que a necrose hepática subaguda causada por exposição ocupacional é rara.

LESÃO HEPÁTICA CRÔNICA

Várias formas de lesão hepática crônica podem resultar de lesão contínua ou repetida causada por exposição prolongada: cirrose e fibrose, esclerose hepatoportal, porfiria hepática e neoplasia.

CIRROSE E FIBROSE

O padrão histológico de necrose progressiva acompanhada de nódulos regenerativos, fibrose e deformidade da arquitetura do fígado (*cirrose tóxica*) é bem descrito como parte da síndrome de necrose hepática subaguda causada por TNT, tetracloroetano, BPCs e naftalenos clorados. Além disso, foi constatado que alguns sobreviventes de lesão induzida por trinitrotolueno apresentam cirrose macronodular.

Pode ocorrer cirrose após exposição repetida e prolongada a baixos níveis de tetracloreto de carbono em instalações de limpeza a seco e a inseticidas com arsenicais inorgânicos entre viticultores, bem como em consequência da ingestão de água de poço contaminada com arsênio. A cirrose micronodular foi descrita em um trabalhador com exposição repetida a um solvente desengordurante contendo uma mistura de tricloroetileno e 1,1,1-tricloroetano, e foi relatada a ocorrência de hepatite ativa crônica em um trabalhador exposto ao 1,1,1-tricloroetano.

Treze pintores sem história de uso de fármacos ou consumo de álcool, expostos durante 6 a 39 anos a uma variedade de solventes orgânicos, exibiram alterações histológicas persistentes identificadas em biópsia de esteatose, necrose focal e alargamento dos espaços-porta com fibrose. Foi relatada a ocorrência de lesão hepática irreversível em três enfermeiros após anos de manipulação de agentes citostáticos; as biópsias hepáticas realizadas revelaram necrose em saca-bocado em um deles, e esteatose com fibrose nos outros dois. Foi relatado que o agente anestésico halotano provoca cirrose e hepatite crônica ativa após exposição aguda.

Alguns estudos de coortes ocupacionais de trabalhadores expostos a hepatotoxinas agudas (p. ex., tetracloreto de carbono e naftalenos clorados) demonstraram aumento da taxa de mortalidade da cirrose, sugerindo lesão subclínica persistente após exposições altas. Um aumento da mortalidade em consequência da cirrose foi observado entre impressores de gráfica, trabalhadores em estaleiros navais, empregados em fábricas de metais, inspetores/vistoriadores navais e anestesiologistas. Em alguns desses estudos, havia dados limitados disponíveis sobre o papel de fatores de confusão, como consumo de etanol ou hepatite viral.

ESCLEROSE HEPATOPORTAL E PORFIRIA HEPÁTICA

A fibrose portal e periportal, que leva ao desenvolvimento de hipertensão portal (*hipertensão portal não cirrótica*) pode ser causada por exposição a arsenicais inorgânicos, tório e cloreto de vinila. Foram registrados alguns casos de porfiria cutânea tarda como consequência de exposição ocupacional ao ácido 2,4,5-triclorofenoxiacético, um herbicida, provavelmente devido à contaminação pela dioxina. Camponeses na Turquia desenvolveram doença hepática e porfiria hepática após a ingestão de trigo contaminado com o fungicida hexaclorobenzeno.

DOENÇA GRANULOMATOSA

A exposição ao berílio e ao cobre pode resultar em doença hepática granulomatosa, com localização de granulomas hepáticos próximos aos tratos portais ou dentro deles. Em geral, a doença hepática clínica não é significativa; porém, os granulomas resultam, em certas ocasiões, em hepatomegalia, necrose ou fibrose.

ESTEATOSE

A esteatose caracteriza-se, morfologicamente, pelo acúmulo de lipídeos intracelulares microvesiculares ou macrovesiculares. A esteatose pode ocorrer em consequência de exposição ocupacional aguda ao fósforo elementar, TNT, pesticidas contendo arsenicais, dimetilformamida e certos hidrocarbonetos clorados (p. ex., tetracloreto de carbono, metilclorofórmio e tetracloroetano). As causas não ocupacionais incluem diabetes, hipertrigliceridemia e obesidade. A formação intracelular de lipídeos hepáticos resulta dos efeitos de agentes xenobióticos sobre o metabolismo dos lipídeos. Observa-se uma elevação mínima a moderada dos níveis de transaminases após exposição ocupacional aguda, com resolução dentro de várias semanas após a remoção. A esteatose também pode ocorrer após exposição crônica ao tetracloreto de carbono ou dimetilformamida. Não foi documentada a ocorrência de progressão da esteatose para fibrose ou cirrose.

NEOPLASIA

Embora fosse constatado que muitos agentes químicos encontrados no ambiente de trabalho causam carcinoma hepatocelular em animais de laboratório, apenas um número relativamente pequeno de estudos foi conduzido em humanos. O cloreto de vinila, um composto alifático halogenado usado desde a década de 1940 na produção de cloreto de polivinila, foi identificado como hepatotoxina animal no início da década de 1960. Foi relatada a ocorrência de acro-osteólise em humanos, em 1966 (Cap. 31). Em 1974, foram diagnosticados três casos de angiossarcoma – um raro tumor hepático – em empregados expostos ao cloreto de vinila por um período de até 20 anos. Relatos subsequentes e atividades de vigilância até o final de 1998 registraram mais de 190 casos de angiossarcoma hepático associado ao cloreto de vinila. Os estudos epidemiológicos confirmam a existência de uma forte relação entre a exposição cumulativa ao cloreto de vinila e a ocorrência de câncer hepático e biliar e angiossarcoma hepático. Em nível patológico, a lesão hepática em associação à exposição ao cloreto de vinila parece progredir de modo sequencial, de hiperplasia focal dos hepatócitos até dilatação sinusoidal, peliose hepática e transformação sarcomatosa do revestimento das células dos sinusoides e capilares portais. Estudos recentes indicam que o cloreto de vinila atua como carcinógeno genotóxico, com transformação do cloreto de vinila em óxido de cloroetileno (CEO) pela isozima 2EI do citocromo P450. O CEO é capaz de alquilar bases de ácidos nucleicos, e os adutos levam a substituições de pares de bases. Algumas evidências sugerem que o padrão de mutação de *K-ras-2* ou outros polimorfismos genéticos podem aumentar o risco de desenvolvimento de angiossarcoma hepático e carcinoma hepatocelular. A infecção subjacente pelo vírus da hepatite B e o consumo de álcool parecem aumentar o risco de desenvolver carcinoma hepatocelular, devido à exposição à VCM. No passado, a doença hepática habitualmente só era reconhecida nos estágios avançados de lesão histológica, com a vítima a apenas poucos meses da morte. Recentemente, foram observadas elevações persistentes dos níveis de transaminase entre trabalhadores previamente expostos ao cloreto de vinila, com alterações gordurosas inespecíficas reveladas em biópsias hepáticas. A vigilância médica de trabalhadores expostos ao cloreto de vinila por meio de ultrassonografia de fígado mostra que os trabalhadores expostos a 200 ppm durante, pelo menos, um ano apresentam aumento de quatro vezes no risco de desenvolver fibrose hepática periportal. Mais recentemente, dois casos de angiossarcoma foram descritos em um cabeleireiro e um barbeiro expostos a *sprays* para cabelos com cloreto de vinila como propelente.

Foi também observado o desenvolvimento de angiossarcoma hepático em viticultores com exposição prolongada a arsênio inorgânico, em pacientes com psoríase tratada com arsenito de potássio inorgânico (solução de Fowler), nas décadas de 1940 e 1950, bem como em pacientes nos quais foi injetada uma suspensão coloidal de dióxido de tório (Thorotrast), usada para angiografia das carótidas e cintigrafias de fígado-baço, entre 1930 e 1955. Foi demonstrada uma incidência excessiva de câncer de fígado em coortes ocupacionais de expostos ao tricloroetileno.

Estudos de casos-controle mostram razões de chances elevadas para o desenvolvimento de câncer hepático entre trabalhadores em uma variedade de ocupações, como indústria química, escritórios, oficina para reparo de automóveis e serviços de alimentação; operadores de equipamentos de transporte; e trabalhadores expostos a fumos de solda. Embora alguns desses estudos não tenham sido capazes de avaliar o significado dos fatores de confusão, como consumo de álcool e infecção pelos vírus da hepatite B e hepatite C, quando considerados em seu conjunto, indicam que a exposição prolongada a solventes orgânicos representa um fator de risco para o câncer hepático. O risco de câncer hepático em uma coorte de trabalhadores em países nórdicos foi ligeiramente elevado em grupos com alta exposição ao percloroetileno (em comparação com indivíduos sem exposição ocupacional), com aumento do risco em situações de exposição contínua crescente ao produto químico envolvido. Entre trabalhadores da Finlândia expostos a solventes orgânicos, foi observada incidência elevada de câncer de fígado em homens trabalhando como impressores em gráfica, envernizadores e laqueadores; entre os homens, foi constatado risco aumentado na categoria de maior exposição a hidrocarbonetos aromáticos, hidrocarbonetos alifáticos/alicíclicos, hidrocarbonetos clorados e "outros solventes". Entre as mulheres, o risco estava aumentado no grupo de "outros solventes", que inclui principalmente álcoois, cetonas, ésteres e éteres de glicol.

AGENTES INFECCIOSOS COMO CAUSA DE HEPATOTOXICIDADE

Os agentes infecciosos hepatotóxicos (Quadro 25-5) podem ser importantes na patogenia da doença hepática tanto aguda quanto crônica. Em 2000, segundo estimativas, 16 mil casos de infecção pelo vírus da hepatite A (HAV), 66 mil casos de infecção pelo vírus da hepatite B (HBV) e 1 mil casos de infecção pelo vírus da hepatite C (HCV) podem ter ocorrido no mundo entre profissionais de saúde, devido à exposição ocupacional a lesões percutâneas. A exposição ocupacional a agentes infecciosos hepatotóxicos também pode ocorrer entre trabalhadores na rede de esgotos; profissionais de saúde de emergências; tratadores de animais, trabalhadores em abatedouros e trabalhadores em fazendas; e funcionários de laboratórios. Informações mais detalhadas podem ser encontradas no Capítulo 20.

HEPATITE A

▶ Exposição

A hepatite A é causada pelo vírus da hepatite A (HAV), um agente de RNA de 27 nm, membro da família dos picornavírus. Foram relatados surtos de infecção pelo vírus da hepatite A entre pessoas que trabalham com primatas nãohumanos e em unidades de terapia intensiva neonatais. Pesquisas sorológicas sugerem uma maior prevalência de anticorpos anti-HAV entre profissionais de saúde que trabalham em serviços de emergência, cirurgia, lavanderia e psiquiatria pediátrica e entre profissionais que trabalham em creches e dentistas. Existem vários relatos de casos de infecção pelo HAV entre trabalhadores em estações de tratamento de esgoto, e alguns estudos sorológicos confirmaram risco aumentado nessa população. Embora as creches possam ser a fonte de surtos de infecção pelo vírus da hepatite A adquirida no ambiente de trabalho em algumas comunidades, a doença em creches reflete mais comumente uma extensão da transmissão no âmbito da comunidade. Não há relatos de surtos de hepatite A em estabelecimentos penitenciários. Embora a água e os alimentos contaminados sejam fontes epidêmicas comuns, a hepatite A é transmitida principalmente por contato interpessoal, geralmente por contaminação fecal. A transmissão do HAV é facilitada pela higiene pessoal precária e contato íntimo domiciliar ou sexual. A transmissão por transfusão sanguínea já ocorreu; porém, é rara. Não foi demonstrada a transmissão na saliva.

▶ Achados clínicos e diagnósticos

O período de incubação da hepatite A é de 15 a 50 dias (média: 28 a 30 dias). A doença causada pelo HAV em geral tem início abrupto, com febre, mal-estar, anorexia, náuseas, desconforto abdominal e icterícia. São encontradas concentrações elevadas do HAV (10 partículas/g) nas fezes de indivíduos infectados. A excreção fetal do vírus alcança a sua concentração máxima durante o período de incubação e no início da fase prodrômica e diminui rapidamente quando surge a icterícia. A maior infectividade é observada no período de duas semanas imediatamente antes do aparecimento da icterícia ou da elevação das enzimas hepáticas.

Não foi demonstrado nenhum estado de portador crônico com HAV no sangue ou nas fezes. A taxa de mortalidade entre os casos relatados é de aproximadamente 0,3%. O diagnóstico de hepatite A aguda é confirmado pela presença de imunoglobulina (Ig) M anti-HAV no soro coletado durante a fase aguda ou a fase convalescente inicial da doença. Os anticorpos IgG aparecem na fase de convalescência e permanecem positivos durante toda a vida, conferindo, aparentemente, uma proteção duradoura contra a doença.

▶ Tratamento

O tratamento para a hepatite A é sintomático, com repouso, analgésicos e reidratação, quando necessária. Em certas ocasiões,

Quadro 25-5 Agentes infecciosos associados à doença hepática ocupacional

Vírus da hepatite A	Equipes que trabalham em creches e jardim de infância, trabalhadores em rede de esgotos
Vírus da hepatite B e C	Profissionais de saúde que têm contato com sangue e fluidos corporais
Citomegalovírus	Profissionais de saúde na área de pediatria
Coxiella burnetii	Tratadores de animais, trabalhadores em fazenda e em abatedouros
Leptospira icterohaemorrhagiae	Trabalhadores em rede de esgotos, trabalhadores em fazenda

a infecção aguda pelo HAV é seguida de insuficiência hepática fulminante. O transplante de fígado ortotópico constitui um tratamento apropriado bem estabelecido para os casos graves.

Prevenção

Numerosos estudos mostraram que uma dose intramuscular única de 0,02 mL/kg de imunoglobulina (imunoglobulina sérica, gamaglobulina), administrada antes da exposição ou durante o período de incubação da hepatite A, é protetora contra doença clínica. O valor profilático é maior (80 a 90%) quando a imunoglobulina é administrada precocemente no período de incubação, declinando subsequentemente. Como a hepatite A não pode ser diagnosticada de modo confiável baseando-se apenas na apresentação clínica, recomenda-se a confirmação sorológica de hepatite A no caso índice antes do tratamento de contactantes. Uma vez estabelecido o diagnóstico de infecção aguda, os contatos íntimos devem receber imediatamente imunoglobulina para evitar o desenvolvimento de casos secundários. Esses contatos íntimos podem incluir a equipe que trabalha em creches e instituições de cuidados penitenciários – ou a equipe hospitalar quando um paciente sem suspeita apresenta incontinência fecal.

Não se recomenda a administração de imunoglobulina de rotina no consultório ou dentro de fábricas para indivíduos expostos a um companheiro de trabalho com hepatite A ou para professores que têm contato com alunos em sala de aula. Os trabalhadores que manipulam alimentos devem receber imunoglobulina quando uma exposição a uma fonte comum é reconhecida, assim como os fregueses do restaurante quando o indivíduo infectado está envolvido diretamente na manipulação de alimentos crus sem luvas. Esse é particularmente o caso em que os fregueses podem ser identificados dentro de duas semanas após a exposição, e as práticas higiênicas do trabalhador que manipula os alimentos são reconhecidamente deficientes. Não se recomenda o rastreamento sorológico de contatos para anticorpos anti-HAV antes da administração de imunoglobulina, visto que o rastreamento é mais oneroso do que a imunoglobulina e pode retardar a sua administração. A gravidez ou a lactação não constituem uma contraindicação para a administração de imunoglobulina.

Na atualidade, recomenda-se a vacina para hepatite A inativada a indivíduos que viajam ou que trabalham em países com endemicidade intermediária ou alta do HAV, para trabalhadores em laboratórios com exposição ao vírus vivos ou para tratadores de animais com exposição a primatas infectados pelo HAV. Deve-se considerar um teste pré-vacinação, dependendo do custo da vacina e da idade da pessoa a ser imunizada. Estudos de imunogenicidade mostraram que praticamente 100% das crianças, adolescentes e adultos desenvolvem níveis protetores de anticorpos contra o vírus da hepatite A (anti-HAV) após completar uma série de duas doses de vacina (cada uma administrada como injeção intramuscular de 1 mL de 1.440 unidades de ensaio imunoabsorvente ligado a enzima). Os anticorpos protetores permanecem por até quatro anos, e modelos cinéticos sugerem que níveis protetores de anticorpos anti-HAV persistem durante, pelo menos, 20 anos. Não se recomenda a vacinação de rotina contra a hepatite A para pessoas que trabalham em creches, funcionários de hospitais, professores, empregados no tratamento de rede de esgotos, trabalhadores em estabelecimentos penitenciários ou trabalhadores em instituições para indivíduos portadores de transtorno mental. Quando são identificados surtos nesses ambientes, recomenda-se a administração de imunoglobulina a indivíduos que têm estreito contato com pacientes ou estudantes infectados. A vacinação de rotina contra a hepatite A entre empregados de restaurantes não é recomendada, mesmo durante uma epidemia, devido à incidência da infecção e custo atual da vacina.

Um empregado com sintomas de infecção confirmada por HAV deve ficar afastado do trabalho até o desaparecimento dos sintomas ou por uma semana após o início da icterícia.

HEPATITE B

Exposição e epidemiologia

A hepatite (Cap. 20) é causada pelo HBV, uma importante causa de hepatite aguda e crônica, cirrose e carcinoma hepatocelular primário no mundo. Os trabalhadores da área de saúde que têm contato com sangue e fluidos corporais são o principal grupo de risco. Incluem-se, nesse grupo, trabalhadores com contato significativo com sangue, hemoderivados ou secreções corporais: cirurgiões, cirurgiões-dentistas, técnicos em higiene dentária, patologistas, anestesiologistas, flebotomistas, tecnólogos médicos, fisioterapeutas respiratórios, atendentes de serviços de emergência e equipe interna médica e cirúrgica.

Em estudos sorológicos conduzidos nos Estados Unidos, na década de 1970, a taxa anual de hepatite B clinicamente manifestada em trabalhadores de hospitais foi de aproximadamente 0,1% ou cerca de 10 vezes a de populações-controle. A equipe hospitalar com exposição frequente a sangue apresentou taxa de prevalência de antígeno de superfície da hepatite B (HBsAg) de 1 a 2% e uma taxa de prevalência de anticorpo anti-HBV (anti-HBs) de 15 a 30%, em comparação com controles saudáveis, cujas taxas foram, respectivamente, de 0,3% e 3-5%. Desde o advento das precauções universais para prevenir a exposição ao sangue e a outros fluidos corporais potencialmente infecciosos, junto à vacinação contra HBV antes da exposição, houve acentuado declínio na incidência de infecção pelo HBV entre trabalhadores da área de saúde.

O risco de infecção pelo HBV depende do título de vírions no líquido infeccioso e correlaciona-se com a presença ou ausência do antígeno HBe da hepatite no paciente-fonte. O risco de infecção após lesão percutânea com sangue HBsAg e HBeAg-positivo é de 22 a 31%; o risco de desenvolver evidências sorológicas de infecção pelo HBV é de 37 a 62%. As lesões percutâneas são o modo mais eficiente de transmissão do HBV, embora em muitos surtos hospitalares, os trabalhadores na área de saúde possam não se lembrar de sua ocorrência. Algumas infecções pelo HBV podem resultar de exposição indireta a sangue ou a fluidos corporais em arranhões cutâneos, escoriações ou queimaduras ou nas mucosas. O HBV sobrevive no sangue seco em temperatura ambiente sobre superfícies ambientais durante, pelo menos, uma semana. O sangue contém títulos mais elevados de HBV; porém, o HBsAg pode ser encontrado no leite materno, na bile, no líquido cerebrospinal, nas fezes, em secreções nasofaríngeas, na saliva, no sêmen, no suor e no líquido sinovial. Um trabalhador em um hospital sem exposição a sangue não corre maior risco do que a população geral.

A maioria dos trabalhadores em hospitais sofre exposição acidental ao sangue por meio de lesões com picada de agulha, habitualmente durante o descarte das agulhas, administração de injeção parenteral ou infusão, coleta de sangue e manipulação de roupas de cama e bandeja contendo agulhas não protegidas. Para minimizar o risco de transmissão de patógenos pelo sangue, todos os trabalhadores da área de saúde devem seguir as precauções universais, incluindo lavagem das mãos, uso de barreiras protetoras e cuidados no uso e descarte de agulhas e outros instrumentos cortantes. As normas americanas exigem o uso de dispositivos com segurança, quando disponíveis, e isso levou a um declínio significativo das lesões percutâneas entre trabalhadores na área de saúde.

Formas de doença e transmissão

São encontradas três formas de hepatite B na prática clínica: a hepatite B aguda, os episódios esporádicos inaparentes de origem desconhecida e o estado de portador crônico – detectado por meio de rastreamento para HBsAg – em indivíduos aparentemente saudáveis. A transmissão ocorre por via percutânea ou permucosa quando ocorre exposição a sangue ou a líquidos corporais potencialmente infecciosos. O HBV não é transmitido por via fecal-oral, nem por contaminação de água ou alimentos.

Evolução da doença

O início da hepatite B aguda é, em geral, insidioso, com anorexia, mal-estar, vômitos, dor abdominal e icterícia. Além disso, podem ocorrer exantema cutâneo, artralgia e artrite. O período de incubação varia de 45 a 60 dias após a exposição ao HBV. O HBsAg pode ser detectado no soro dentro de 30 a 60 dias após exposição ao HBV e persiste no corpo por períodos variáveis. Ocorre produção de anticorpos contra o antígeno de superfície da hepatite B (anti-HBs) após resolução da infecção, e a sua presença indica imunidade de longo prazo. O anticorpo contra o antígeno do núcleo (anti-HBc) desenvolve-se em todas as infecções por HBV e persiste indefinidamente. A taxa de mortalidade global para a infecção aguda não ultrapassa 2%.

O estado de portador crônico é definido como a presença de soro HBsAg-positivo em, pelo menos, duas ocasiões, com intervalo mínimo de seis meses, e caracteriza-se por altos níveis de HBsAg e anti-HBc e níveis variáveis das transaminases séricas, refletindo atividade de doença hepática. A evolução natural da hepatite ativa crônica HBsAg-positiva é progressiva, evoluindo, frequentemente, para a cirrose, o carcinoma hepatocelular e a morte, devido ao desenvolvimento de insuficiência hepática ou hemorragia de varizes esofágicas.

Dependendo do país, o risco relativo estimado para desenvolvimento de carcinoma hepatocelular após infecção crônica pelo HBV varia de 6 a 100 vezes. Em geral, observa-se o desenvolvimento de carcinoma hepatocelular depois de 20 a 30 anos de infecção persistente pelo HBV, acompanhada de necrose hepatocelular, inflamação e hiperplasia regenerativa. A hepatite crônica e a cirrose hepática são fatores endógenos importantes no desenvolvimento do carcinoma hepatocelular.

Tratamento

Agentes terapêuticos como os interferons, que foram aprovados para o tratamento da hepatite B crônica, podem resultar em supressão duradoura da replicação do HBV e remissão da doença hepática em indivíduos selecionados. O rastreamento periódico com α-fetoproteína ou exames de imagem pode aumentar a detecção precoce do carcinoma hepatocelular (CHC). Foi relatado que indivíduos cronicamente infectados com CHC que foram submetidos a esse tipo de rastreamento apresentam sobrevida a longo prazo após ressecção ou ablação de CHC pequenos.

Prevenção

A profilaxia após exposição baseia-se no estado de vacinação contra hepatite do indivíduo exposto e da identificação da fonte de sangue e reconhecimento da presença de HBsAg na fonte. A administração de várias doses de imunoglobulina anti-hepatite B proporciona uma proteção de aproximadamente 75% contra a infecção pelo HBV. As diretrizes para profilaxia contra hepatite B após exposição percutânea estão apresentadas no Capítulo 20.

Espera-se que a vacinação de rotina de lactentes, crianças pequenas e adolescentes possa eliminar finalmente a transmissão do HBV entre adultos nos Estados Unidos. Para indivíduos que não foram previamente vacinados ou que correm risco de exposição ao vírus transportado por via hematogênica, deve-se efetuar a vacinação com vacina contra HBV, administrada em uma série de três doses, por via intramuscular no músculo deltoide. Para trabalhadores que podem correr risco tanto de hepatite A quanto de hepatite B, a administração da vacina combinada contra hepatite A-B pode ser apropriada em termos de custo-benefício. A imunidade protetora é conferida em mais de 95% dos indivíduos vacinados. A disponibilidade de vacinas contra hepatite B recombinantes eliminou a preocupação prévia, ainda que não justificada, sobre o risco de infecções transmitidas por via hematogênica por vacinas derivadas do plasma. Quase 90% dos indivíduos vacinados apresentam níveis protetores de anti-HBs dentro de 5 anos após a vacinação. A ausência de níveis detectáveis de anticorpos anti-HBs após imunização não implica uma perda de proteção, visto que os estudos realizados mostram que a exposição ao HBV leva a uma elevação anamnéstica dos níveis de anti-HBs após infecção natural. Por conseguinte, não se recomenda a administração de rotina de doses de reforço de vacina contra hepatite B.

Em geral, a determinação dos níveis de anti-HBs antes da vacinação não é recomendada, mas pode ser efetuada, dependendo do custo do rastreamento e da prevalência de anticorpos no grupo de indivíduos a serem vacinados. Cerca de 5% dos adultos imunocompetentes não respondem à vacina contra a hepatite B, e a ausência de resposta à vacina aumenta com idade acima de 40 anos, obesidade e tabagismo. O teste para anticorpos anti-HBs após vacinação pode ser útil para estabelecer o estado imune para tratamento após exposição ou para a administração de doses de reforço aos indivíduos que não respondem à vacina. Os indivíduos que não respondem à série primária têm probabilidade de 30 a 50% de responder a uma segunda série de três doses. Os indivíduos revacinados devem repetir o teste por ocasião da conclusão da segunda série de vacina. Aqueles que não respondem à vacinação, que são HBsAg-negativos, devem ser aconselhados sobre a necessidade de efetuar uma profilaxia com imunoglobulina anti-hepatite B em caso de exposição parenteral conhecida ou provável a sangue HBsAg-positivo. O rastreamento por ultrassonografia e a determinação do nível sérico de α-fetoproteína estão indicados para pacientes com alto risco de desenvolver carcinoma hepatocelular.

O empregado com infecção pelo HBV e doença hepática deve ser avisado para evitar qualquer exposição a outros agentes potencialmente hepatotóxicos, como etanol ou solventes no ambiente de trabalho.

HEPATITE C

▶ Exposição e epidemiologia

O HCV é um vírus de RNA de filamento simples da família Flaviviridae. Esse vírus tem a notável capacidade de permanecer no hospedeiro após a infecção, ocorrendo hepatite crônica em aproximadamente 70% dos indivíduos infectados. A persistência do vírus parece estar relacionada à ocorrência de rápida mutação sob pressão imune, com coexistência de cepas relacionadas; porém, imunologicamente distintas no hospedeiro. A alta taxa de mutação parece ser o principal mecanismo subjacente à ausência de neutralização efetiva e desenvolvimento de infecção persistente. Somente nos Estados Unidos, cerca de 3,5 milhões de indivíduos estão infectados pelo HCV, com quase 150 mil novos casos de infecção anualmente.

O HCV dissemina-se principalmente por exposição parenteral a partir de transfusões sanguíneas ou abuso de substâncias intravenosas. Nos Estados Unidos, até 40% dos casos não apresentam nenhuma fonte de exposição identificada. Há evidências mínimas de transmissão sexual ou transmissão do HCV da mãe para o lactente.

Diferentemente do HBV, os dados epidemiológicos relativos ao HCV sugerem que a contaminação ambiental com sangue contendo HCV não constitui risco significativo para transmissão no ambiente de assistência de saúde, com a possível exceção da hemodiálise, em que a transmissão do HCV foi relacionada com contaminação ambiental e a práticas deficientes de controle de infecção. O risco de infecção após exposição percutânea ocupacional é, em média, de 1,8% (faixa: 0 a 7%) e aumenta após lesão profunda ou lesão causada por agulha com lúmen. A transmissão raramente ocorre em consequência de exposição das mucosas (incluindo conjuntiva) ao sangue, e não foi documentada nenhuma transmissão em trabalhadores na área da saúde em consequência de exposição da pele intacta ou não intacta ao sangue. A contaminação ambiental com sangue contendo HCV não representa risco significativo de transmissão. O risco de transmissão a partir de tecidos ou outros líquidos corporais não está bem caracterizado, mas acredita-se que seja baixo.

▶ Achados clínicos e diagnóstico

A hepatite C aguda é habitualmente uma doença benigna e até 80% dos casos são assintomáticos e anictéricos. O período de incubação após hepatite C associada a transfusão é, em média, de 6 a 8 semanas. São observadas elevações discretas dos níveis de transaminases na fase aguda; a ocorrência de insuficiência hepática fulminante é rara. A infecção persistente leva à destruição das células hepáticas, possivelmente por mecanismos citopáticos diretos ou imunomediados, com níveis séricos variáveis de transaminases. Os níveis séricos de transaminases são um indicador relativamente fraco para a gravidade da doença quando avaliada histologicamente.

Ocorrem hepatite ativa crônica ou cirrose em 3 a 20% dos indivíduos com infecção aguda. A progressão para a cirrose parece estar correlacionada com a idade do indivíduo por ocasião da exposição, com a duração da infecção e com o grau de lesão hepática na biópsia. O HCV é um importante agente na etiologia do carcinoma hepatocelular no mundo, e quase todos os casos ocorrem no contexto de cirrose. O álcool parece ser um cofator importante no desenvolvimento de complicações da infecção crônica pelo HCV.

O diagnóstico de infecção pelo HCV depende habitualmente da detecção de níveis séricos elevados de transaminases ou anticorpos anti-HCV. Os anticorpos anti-HCV tornam-se detectáveis dentro de 12 semanas, em média, após a exposição, mas pode ser necessário um período de até seis meses para a sua detecção. Os ensaios para anti-HCV de primeira geração utilizavam o antígeno c100-3 e eram altamente efetivos na identificação de doadores de sangue HCV-positivos. O ensaio anti-c-100-3 não conseguia detectar pacientes infectados pelo HCV durante várias semanas após exposição, e alguns pacientes infectados pelo HCV nunca desenvolviam anticorpos anti-HCV. Os ensaios de segunda geração acrescentaram dois epítopos (c22-3 e c33c) ao Ensaio imunoadsorvente ligado à enzima (Elisa) e ao ensaio *immunoblot* recombinante (Riba-2). Anticorpos dirigidos contra esses epítopos desenvolvem-se muito mais cedo após a infecção do que os anticorpos contra c100-3. O ensaio de segunda geração é altamente sensível; porém, relativamente inespecífico para a detecção do HCV. A inespecificidade está associada a soro envelhecido, hipergamaglobulinemia, soro positivo para fator reumatoide e soro de indivíduos recentemente vacinados para *influenza*. Em virtude da falta de especificidade, a reatividade do Elisa deve ser confirmada com um ensaio Riba-2 adicional.

O método mais sensível para a detecção do HCV consiste na determinação do RNA do HCV pela reação em cadeia da polimerase (PCR). O RNA do HCV pode ser detectado por meio da PCR em quase todos os pacientes dentro de 1 a 2 semanas após exposição. Em aproximadamente 80% dos indivíduos, o RNA do HCV persiste, com níveis séricos flutuantes das transaminases.

As amostras de biópsia hepática de pacientes com infecção crônica pelo HCV podem revelar inflamação portal, necrose em saca-bocado focal, proliferação de dúctulos biliares e folículos linfoides característicos nos tratos portais. A infecção crônica pelo HCV está associada à poliarterite nodosa, glomerulonefrite membranosa e síndrome de Sjögren idiopática.

▶ Tratamento

Os estudos realizados para avaliar a eficiência da imunoglobulina após exposição ao HCV são inconclusivos, e não se recomenda a administração de imunoglobulina para profilaxia após exposição ao HCV. Nenhum ensaio clínico foi conduzido para determinar a eficácia dos agentes antivirais (interferon com ou sem ribavirina) após exposição ao HCV. Não há evidências atuais que sustentem o uso de profilaxia pós-exposição imediata com imunoglobulina, imunomoduladores ou agentes antivirais. Os dados disponíveis sugerem que é necessário o estabelecimento da infecção pelo HCV para que o tratamento antiviral possa ser efetivo. Alguns estudos sugerem que o uso de um ciclo de curta duração de interferon no início da evolução da hepatite C aguda pode ser mais efetivo na resolução da infecção do que quando o tratamento antiviral é iniciado após o estabelecimento da hepatite C crônica. Entre pacientes com infecção crônica pelo HCV, os agentes antivirais têm sido menos efetivos para indivíduos com genótipo 1 do que para aqueles com genótipos 2 ou 3. Ensaios clínicos terapêuticos mostraram que as combinações de interferons e ribavirina são mais efetivas do que a monoterapia. Os dados usados para basear as recomendações sobre o uso de agentes antivirais na infecção aguda são insuficientes, visto que ocorre resolução espontânea da infecção em 15 a 25% dos pacientes com infecção aguda pelo HCV, e o tratamento antiviral no início da evolução da infecção crônica pelo HCV pode não ser tão efetivo quanto o tratamento agudo. Após exposição percutânea ou mucosa ocupacional ao HCV, devem-se efetuar determinações basais dos anticorpos anti-HCV e de acompanhamento para avaliar o risco de soroconversão (6 semanas, 3 e 6 meses). Durante esse período de acompanhamento, o profissional na área de saúde deve evitar a doação de sangue, plasma, órgãos, tecido ou sêmen. O indivíduo exposto não precisa modificar suas práticas sexuais, e as mulheres não precisam evitar a gravidez; as mulheres durante a lactação podem continuar amamentando.

▶ Prevenção

Na atualidade, não se dispõe de nenhuma vacina contra HCV. As perspectivas para o desenvolvimento de uma vacina são desafiadoras, devido à eficácia transitória dos anticorpos neutralizantes, alta frequência de mutação em regiões críticas das proteínas do envelope, alta taxa de infecção persistente e possibilidade de reinfecção por cepas, tanto homólogas quanto heterólogas.

OUTROS AGENTES INFECCIOSOS

Os estudos de soroprevalência realizados são inconsistentes na demonstração de risco aumentado de infecção por citomegalovírus entre trabalhadores da área de saúde com risco potencialmente alto (unidades pediátricas e de adultos com imunossupressão), professores de jardim de infância e trabalhadores em creches. O citomegalovírus pode causar hepatite; porém, a consequência mais grave da infecção na mulher grávida que trabalha pode consistir em malformação congênita no recém-nascido. Apesar disso, os empregadores de hospitais podem considerar como política prudente transferir funcionárias soronegativas que desejam engravidar para ocupações em que não tenham contato com pacientes infectados ou seus líquidos biológicos.

Coxiella burnetii, o agente da febre Q, pode causar infecção aguda entre trabalhadores expostos a ovelhas e cabras infectadas. Os indivíduos que correm risco incluem técnicos que tratam de animais, pessoas que trabalham na pesquisa laboratorial, trabalhadores em abatedouros e fazendeiros. A hepatite aguda ocorre em até 50% dos casos e habitualmente é autolimitada. O quadro clínico de leptospirose entre trabalhadores em fazenda e sistema de esgotos devido à exposição a *Leptospira icterohaemorrhagiae* também pode ser dominado por lesão hepática. Outras causas de hepatite infecciosa incluem febre amarela entre trabalhadores na área florestal (arbovírus) e esquistossomose entre agricultores (*Schistosoma mansoni, S. japonicum*).

VIGILÂNCIA MÉDICA PARA DOENÇA HEPÁTICA OCUPACIONAL

A escolha de um teste ou testes de vigilância para a detecção de doença hepática química em uma população de trabalhadores expostos a hepatotoxinas potenciais é determinada pela sua especificidade, sensibilidade e valor preditivo positivo ("Provas diagnósticas para disfunção hepática", adiante). No contexto do trabalho, é necessário dispor de um teste de rastreamento com alta sensibilidade (para identificar corretamente todos os indivíduos com doença) e especificidade (para identificar corretamente os indivíduos sem doença). A depuração da indocianina verde e os níveis séricos de fosfatase alcalina foram sugeridos como testes iniciais de escolha para vigilância de trabalhadores expostos ao cloreto de vinila (para reduzir o número de resultados falso-positivos), seguidos de um teste de alta sensibilidade, como a determinação do nível sérico de γ-glutamil transpeptidase (para reduzir o número de resultados falso-negativos).

Para a maioria das hepatotoxinas, justifica-se, atualmente, basear a escolha dos testes em critérios práticos, como natureza não invasiva do teste, simplicidade de execução, disponibilidade e adequação da análise e custo do teste. Embora os níveis séricos de transaminases tenham sensibilidade relativamente alta para a detecção de doença hepática, a sua baixa especificidade limita a utilidade prática de determinações periódicas em uma população de trabalhadores expostos a hepatotoxinas potenciais. Todavia, as transaminases séricas continuam sendo o teste de escolha para a vigilância de rotina dessas populações.

Os testes de depuração têm sido usados com sucesso em pesquisa; porém, não são recomendados para prática clínica diária ou de vigilância até que sejam concluídos estudos prospectivos em grupos bem definidos. Não se sabe se a ocorrência de alterações na atividade das enzimas microssômicas em trabalhadores expostos a hepatotoxina pode resultar em lesão hepática em longo prazo.

A denominada aferição pré-admissional basais das transaminases séricas pré-admissional pode ser útil para estabelecer nexo causal nos casos de indenização em que há processo judicial, alegando doença hepática ocupacional. A vigilância médica de rotina envolvendo a determinação dos níveis séricos de transaminases só deve ser conduzida quando a avaliação de exposição sugerir alguma possibilidade de lesão hepática. Quando a prevalência de doença hepática na população é baixa, o baixo valor preditivo de níveis séricos anormais de transaminases, após rastreamento de rotina, pode levar a numerosas avaliações diagnósticas onerosas para doença hepática nãoocupacional.

A ultrassonografia em escala cinza do fígado tem sido usada na vigilância de trabalhadores expostos ao cloreto de vinila;

porém, não tem sido aplicada rotineiramente em outros contextos de trabalho para vigilância da doença hepática. A imagem do parênquima hepático obtida pela ultrassonografia foi sugerida como marcador sensível de efeitos pré-clínicos entre trabalhadores na limpeza a seco expostos a solventes. O uso dessa técnica como instrumento de rotina na vigilância médica para exposição a hepatotoxinas ainda precisa ser determinado.

Os indivíduos com elevações crônicas dos níveis séricos de transaminases podem continuar trabalhando se a exposição a possíveis hepatotoxinas for minimizada por meio de controle apropriado no ambiente de trabalho e avaliação quanto à exposição.

PROVAS DIAGNÓSTICAS PARA DISFUNÇÃO HEPÁTICA

O teste ideal para a detecção de disfunção hepática deve ser sensível o suficiente para detectar a presença de doença hepática mínima, específico o suficiente para identificar uma alteração específica da função hepática e capaz de refletir a gravidade do problema fisiopatológico subjacente. O negativo é que não se dispõe desse tipo de exame laboratorial, e, em seu lugar, são usadas as "provas de função hepática" (Quadro 25-6).

Em termos gerais, esses testes incluem testes de evidência bioquímica de morte celular e síntese hepática, bem como disfunção hepática fisiológica. Além disso, avaliações radiológicas e morfológicas são usadas frequentemente para delinear a natureza da hepatopatia, e, portanto, podem ser consideradas como provas de função hepática. Testes bioquímicos e provas de função de biossíntese estão indicados comumente para uso rotineiro; os testes de depuração não estão muito disponíveis e não estão indicados para uso rotineiro.

Estudos epidemiológicos em que se utiliza a determinação dos níveis séricos de enzimas para identificar a hepatotoxicidade de solventes não incluíram resultados de longo prazo como desenvolvimento de doença hepática crônica. Os ácidos biliares e outras provas de função metabólica geralmente são indicadores mais sensíveis do efeito hepático de solventes orgânicos em níveis de exposição abaixo daqueles esperados para causar elevação dos níveis séricos das enzimas. Não se sabe se essas medidas mais sensíveis de função hepática podem prever o desenvolvimento de doença subsequente em trabalhadores expostos a hepatotoxinas.

▶ Testes bioquímicos para doença hepática

A. Atividade das enzimas séricas

Os testes usados com mais frequência para a detecção de hepatopatia são as determinações da aspartato aminotransferase (AST) e alanina aminotransferase (ALT). A liberação de transaminases é a consequência da liberação de proteínas enzimáticas dos hepatócitos como resultado de lesão celular. Podem ocorrer elevações dos níveis séricos de aminotransferase com lesão celular mínima, tornando essa determinação útil para a detecção precoce e o monitoramento de doença hepática de origem farmacológica ou química. Entretanto, os níveis de transaminases podem estar elevados na hepatite viral, alcoólica ou isquêmica, bem como na obstrução extra-hepática, limitando a especificidade desses testes. Além disso, são observadas elevações dos níveis de transaminases em indivíduos obesos, e foram relatados resultados falso-positivos em pacientes tratados com eritromicina e ácido aminosalicílico, bem como durante a cetoacidose diabética. Por outro lado, pode haver lesão hepática significativa em indivíduos com níveis normais de transaminases. Há algumas evidências de que uma razão AST:ALT sérica superior a um pode indicar doença hepática ocupacional. O grau de elevação das transaminases na doença hepática não se correlaciona com a extensão da necrose dos hepatócitos na biópsia e, portanto, tem pouco valor prognóstico.

B. Fosfatase alcalina

A atividade da fosfatase alcalina do soro pode originar-se do fígado, do osso, do intestino ou da placenta. A determinação do nível sérico de 5-nucleotidase pode ser usada para definir a origem tecidual de níveis elevados de fosfatase alcalina; quando elevados, indica geralmente que a fonte da fosfatase alcalina é hepatobiliar, e não óssea. A lesão hepatotóxica que resulta em distúrbio na função de transporte dos hepatócitos ou da árvore biliar pode causar elevação na atividade da fosfatase alcalina do soro. Níveis séricos elevados de fosfatase alcalina também podem ser observados no terceiro trimestre de gravidez, bem como normalmente em indivíduos com mais de 50 anos de idade e em pacientes com distúrbios ósseos osteoblásticos e doença colestática tanto intra-hepática quanto extra-hepática.

A determinação da atividade enzimática da fosfatase alcalina no soro em indivíduos anictéricos é particularmente útil para

---

Quadro 25-6 Testes para avaliação de doença hepática

Exames bioquímicos
  Atividade das enzimas séricas
    Fosfatase alcalina sérica
    Lactato desidrogenase sérica
  Bilirrubina sérica
  Bilirrubina urinária

Provas de função hepática
  Albumina sérica
  Tempo de protrombina
  α-Fetoproteína
  Ferritina sérica

Testes de depuração
  Testes de depuração de substâncias exógenas
    Bromossulfaleína
    Verde de indocianina
    Teste de depuração de antipirina
    Teste respiratório de aminopirina
    Teste respiratório de cafeína
  Testes de depuração de substâncias endógenas
    Ácido biliar sérico
    Ácido D-glucárico urinário

Citocinas pró-inflamatórias
  Citoqueratina 18 (CK18)

detectar e monitorar a suspeita de colestase induzida por fármacos ou por produtos químicos; não tem nenhuma utilidade no rastreamento de indivíduos com lesão hepatotóxica, exceto quando há comprometimento primário da rede biliar.

C. Bilirrubina sérica

A hiperbilirrubinemia pode ser classificada como conjugada ou não conjugada. A hiperbilirrubinemia conjugada indica disfunção do parênquima hepático ou dos ductos biliares e pode ser encontrada na síndrome de Dubin-Johnson e na síndrome de Rotor, bem como na hepatite viral, hepatite induzida por fármacos ou toxinas, no "fígado de choque" (hepatite isquêmica, ou fígado isquêmico agudo) e na doença metastática do fígado. Pode-se observar a ocorrência de hiperbilirrubinemia nãoconjugada na doença de Gilbert, em distúrbios hemolíticos não complicados e na insuficiência cardíaca congestiva.

O nível sérico de bilirrubina tem algum valor na detecção de lesão hepática colestática tóxica; porém, está frequentemente normal na presença de lesão citotóxica mais comum. A bilirrubina sérica provavelmente tem mais utilidade na presença de lesão hepática aguda grave; embora pacientes com hepatite fulminante possam ser anictéricos, o nível sérico de bilirrubina tem importância prognóstica na hepatite química e alcoólica, na cirrose biliar primária e na hepatite por halotano.

D. Bilirrubina urinária

A bilirrubina na urina consiste em bilirrubina direta, visto que a bilirrubina indireta está firmemente ligada à albumina e não é filtrada pelo rim normal. Um teste positivo de bilirrubina urinária pode confirmar suspeita clínica de hiperbilirrubinemia de origem hepatobiliar ou pode antecipar o aparecimento de icterícia franca e, portanto, servir de teste de rastreamento útil. A análise quantitativa da bilirrubina na urina não tem significado diagnóstico.

E. Outros exames bioquímicos

1. γ-Glutamil transferase sérica (GGT) — A GGT é considerada um indicador mais sensível do que as aminotransferases de lesão hepatocelular induzida por fármacos, vírus, substâncias químicas e álcool. Entretanto, tendo em vista a sua falta de especificidade, as anormalidades precisam ser interpretadas em associação com outros testes.

2. Enzimas específicas do fígado — As enzimas hepáticas, como ornitina carbamil desidrogenase, fosfofrutose aldolase, sorbitol desidrogenase e álcool desidrogenase, são menos úteis clinicamente do que as aminotransferases, glutamil transferases ou fosfatases alcalinas.

3. Desidrogenase láctica do soro (LDH) — A LDH sérica pode originar-se do miocárdio, do fígado, do músculo esquelético, do tecido cerebral ou renal e dos eritrócitos. O fracionamento das isoenzimas pode determinar a origem hepática (desidrogenase láctica 5); porém, geralmente é muito inespecífica para o propósito de avaliação de lesão hepatotóxica química.

▶ Provas de função hepática

A determinação das concentrações séricas de albumina pode fornecer um índice útil de disfunção celular na doença hepática. Tem pouco valor no diagnóstico diferencial.

Como todos os fatores da coagulação são sintetizados pelo fígado, a lesão hepática aguda pode resultar em prolongamento do tempo de protrombina, que depende das atividades dos fatores II, V, VII e X. A determinação do tempo de protrombina mostra-se útil principalmente na insuficiência hepática fulminante, em que o aumento acentuado do tempo de protrombina possui significado prognóstico, ou na doença hepática crônica avançada. Trata-se de um indicador relativamente insensível de lesão hepática, que tem pouco valor no diagnóstico diferencial.

São observados níveis séricos elevados de α-fetoproteína em 70% dos pacientes com carcinoma hepatocelular primário nos Estados Unidos, e as determinações seriadas podem ajudar no monitoramento da resposta ao tratamento ou na detecção de recidiva precoce. A α-fetoproteína não tem nenhuma utilidade para vigilância no contexto ocupacional.

Os níveis séricos de ferritina refletem de modo acurado as reservas de ferro hepáticas e corporais totais. O nível sérico de ferritina é útil no rastreamento da hemocromatose genética idiopática como causa de doença hepática; porém, não tem nenhuma utilidade para vigilância no contexto do trabalho.

▶ Testes de depuração

Os testes que medem a depuração de substâncias pelo fígado fornecem o método mais sensível, específico e confiável para detecção de doença hepática na fase inicial. Testes de depuração podem ser usados para determinar a especificidade da atividade aumentada das enzimas, para detectar a presença de doença hepática que não se manifesta em anormalidades das enzimas séricas e para estabelecer quando ocorre recuperação na doença hepática reversível. Esse é, particularmente, o caso quando ocorre diminuição do estado funcional do fígado em pacientes com doença hepática sem necrose ativa, incluindo esteatose hepática, e com cirrose ativa na ausência de anormalidades clínicas ou das enzimas.

No ocupacional, as medidas da capacidade funcional hepática têm sido usadas epidemiologicamente para demonstrar a ocorrência de disfunção hepática na ausência de anormalidades clínicas ou sorológicas. A utilidade clínica dos testes de depuração não foi demonstrada no rastreamento de lesão hepática química – ou na confirmação da etiologia ocupacional de doença em trabalhadores com disfunção hepática comprovada.

A. Testes de depuração de substâncias exógenas

Os testes de depuração de substâncias exógenas são realizados para detectar a função hepática por meio da administração de várias substâncias de teste ao indivíduo.

1. Bromossulfaleína (BSP) — O uso prático da depuração hepática como medida diagnóstica começou com a BSP. Seu uso foi interrompido devido à ocorrência de efeitos colaterais, que consistem em flebite, reações cutâneas locais graves e, em certas ocasiões, reações anafiláticas fatais.

2. Verde de indocianina — A captação hepática de verde de indocianina, um corante aniônico tricarbocianina, é um processo ativo, que depende da perfusão sinusoidal, do transporte pela membrana e da capacidade secretora. O corante não é metabolizado nem conjugado pelo fígado, sendo excretado diretamente na bile. Após uma injeção intravenosa única de verde de indocianina, a depuração é calculada a partir dos níveis seriados do corante com 3, 5, 7, 9, 12 e 14 minutos e por densitometria da orelha. Diferentemente da BSP, o verde de indocianina causa toxicidade ou reações alérgicas insignificantes.

Estudos de trabalhadores expostos ao cloreto de vinila mostram que a depuração do verde de indocianina após a administração de uma dose 0,5 mg/kg é o teste mais sensível para a lesão hepática subclínica e tem uma especificidade só ultrapassada pela concentração sérica de fosfatase alcalina. Observa-se também uma relação de dose-resposta entre a exposição cumulativa ao cloreto de vinila e a depuração do verde de indocianina. Isso não foi demonstrado em outros grupos de trabalhadores expostos a hepatotoxinas ocupacionais, e o verde de indocianina para a detecção de doença hepática subclínica não pode ser recomendado para uso rotineiro.

3. Teste de antipirina — Trata-se do índice *in vivo* mais usado de atividade das enzimas microssômicas hepáticas. A antipirina sofre absorção rápida e completa pelo trato gastrintestinal, distribui-se na água corporal total e é metabolizada quase totalmente pelo fígado por meio de três vias oxidativas principais. A taxa de eliminação é praticamente independente do fluxo sanguíneo hepático, com cinética de eliminação de primeira ordem e meia-vida de aproximadamente 10 horas em indivíduos normais. Dentro de 24 a 48 horas após a administração oral de uma dose de 1 g, pode-se calcular a depuração da antipirina por meio de determinações seriadas no plasma ou na saliva. A depuração pode ser calculada a partir de uma única amostra de saliva coletada, pelo menos, 18 horas após a administração de antipirina, possibilitando um método de estudo mais simples e mais conveniente. Testes repetidos não podem ser realizados com intervalo de menos de 3 dias, e, para evitar a indução do metabolismo da antipirina no indivíduo, recomenda-se intervalo de 1 semana.

De todos os testes de depuração para a detecção de doença hepática subclínica no contexto do trabalho, o teste da antipirina foi o mais estudado. Esse teste tem sido usado para detectar diferenças médias na atividade das enzimas hepáticas entre trabalhadores expostos a misturas de solventes e controles nãoexpostos. Trabalhadores assintomáticos expostos ao clordecona apresentaram depuração aumentada da antipirina e doença hepática comprovada por biópsia, que se normalizaram após interrupção da exposição.

4. Teste respiratório com aminopirina — O teste respiratório com aminopirina tem a vantagem de ser simples, não invasivo, seguro e relativamente barato. Estudos clínicos documentaram o uso do teste respiratório com aminopirina em pacientes portadores de doença hepática avançada crônica; porém, a sensibilidade e a especificidade do teste não foram avaliadas para a detecção de lesão hepática química subclínica em populações assintomáticas.

Após a administração oral de cerca de 2 μ Ci de [^{14}C] aminopirina, o grupo metila marcado é oxidado pelo sistema enzimático microssomal e, por fim, excretado na forma de $^{14}CO_2$. Amostras do ar expirado são coletadas 2 horas após a administração, e determina-se a atividade específica do $^{14}CO_2$ em contador de cintilação líquida. O teste exige repouso físico entre a administração da dose e a coleta da amostra. Como exemplo, esse teste foi realizado como medida sensível de atividade aumentada das enzimas microssômicas entre trabalhadores em fornos de coque.

5. Teste respiratório com cafeína — A inalação de cafeína marcada com ^{14}C em um ou em todos os três grupos metila, seguida de determinação de $^{14}CO_2$ no ar exalado, foi introduzida recentemente como método nãoinvasivo para avaliar a função das enzimas microssômicas hepáticas. Esse teste não foi avaliado em populações de trabalhadores assintomáticos.

B. Testes de depuração de substâncias endógenas

1. Ácidos biliares séricos — A determinação dos ácidos biliares no soro foi usada para a detecção de disfunção hepática subclínica após exposição a hidrocarboneto halogenado e também pode ser útil na pesquisa clínica adicional do indivíduo com anormalidades enzimáticas persistentes. Os ácidos biliares são sintetizados pelo fígado e sofrem circulação êntero-hepática. Os níveis séricos de ácidos biliares são normalmente baixos em jejum (< 6 μmol/L) e refletem apenas a função hepática excretora, mas não a taxa de síntese ou a distribuição de volume. Os níveis de ácidos biliares em jejum estão aumentados em relação ao grau de doença hepática e comprometimento da excreção.

Dependendo da população submetida ao rastreamento, o valor preditivo positivo do resultado anormal (> 8,4 μmol/L) da determinação dos ácidos biliares séricos varia de 10 (população geral) a 94% (população hospitalizada com doença hepatobiliar comprovada por biópsia). Em um estudo de grande porte de trabalhadores expostos ao cloreto de vinila no ambiente de trabalho, a determinação dos níveis séricos de ácidos biliares teve uma sensibilidade de 78%, especificidade de 93% e valor preditivo positivo de 10%.

Os ácidos biliares séricos foram sugeridos como indicador mais sensível de disfunção hepática do que os exames bioquímicos para hepatotoxicidade. Muitos estudos em animais mostraram a ocorrência de elevação dos níveis séricos de ácidos biliares após exposição a solventes de hidrocarboneto alifático e ao solvente de hidrocarboneto aromático não clorado, o tolueno. Foi observado aumento dependente da dose na concentração de ácidos biliares séricos em trabalhadores expostos ao hexaclorobutadieno e tricloroetileno, bem como entre trabalhadores expostos a solventes em uma fábrica de tintas. Outras provas padronizadas de função hepática mostraram-se normais nesses trabalhadores, e os ácidos biliares exibiram uma correlação positiva significativa com a duração de exposição aos solventes orgânicos e escore de exposição a hidrocarbonetos durante a vida. Nesse estudo, o risco de aumento dos ácidos biliares foi influenciado pelo sexo, pela presença de infecção pelo vírus da hepatite B, consumo de álcool e índice de massa corporal. O significado desses achados e a sua correlação clínica com a evolução da doença ainda não foram estabelecidos.

2. Ácido D-glucárico urinário — O ácido D-glucárico urinário (UDGA) foi usado como medida indireta de indução hepática. O ácido D-glucárico, um produto do metabolismo dos carboidratos, é formado na via do ácido glicurônico, após metabolismo xenobiótico inicial. O mecanismo de indução do UDGA não foi elucidado; porém, a excreção de UDGA está correlacionada com o conteúdo de enzimas microssômicas. A equipe do centro cirúrgico exposta ao isoflurano e ao óxido nitroso apresenta excreção aumentada de UDGA.

▶ Citocinas pró-inflamatórias

Recentemente, o uso da citoqueratina 18 (CK18) foi explorado como instrumento para avaliação de doença hepática ocupacional. A CH18 é uma proteína do citoesqueleto encontrada nos hepatócitos e em outras células epiteliais. As células que morrem liberam CK18 no compartimento extracelular, que pode ser medida no soro. Tanto a proteína CK18 integral (CK18 M65) quanto o fragmento clivado caspase-3 (CK18 M30) podem ser medidos. A CK18 M65 fornece uma medida da morte celular total, enquanto CK18 M30 mede especificamente a morte celular (apoptótica) dependente de caspase-3. Embora a EHNA e a EHA sejam caracterizadas por apoptose hepatocelular, ocorre morte não apoptótica em muitas formas de hepatotoxicidade química. A CK18 M65 foi estudada como biomarcador emergente para a EHAT no contexto de níveis normais das enzimas hepáticas ALT, AST e CK18 M30. Em um estudo, 30% dos trabalhadores expostos a acrilonitrila, 1,3-butadieno e estireno (ABS) apresentaram níveis elevados de CK18 M65 e níveis normais de enzimas hepáticas (AST/ALT). As elevações observadas na CK18 geralmente não foram explicadas pela presença de obesidade ou etanol, sugerindo que esse biomarcador pode ser útil na detecção de casos de esteato-hepatite associada a substâncias tóxicas.

▼ TRATAMENTO CLÍNICO DA DOENÇA HEPÁTICA OCUPACIONAL

HISTÓRIA OCUPACIONAL E CLÍNICA

Deve-se obter uma cuidadosa história ocupacional de exposição a hepatotoxinas humanas conhecidas em todos os casos de suspeita de doença hepática ocupacional. Deve-se obter história clínica pregressa de doença hepática. A revisão dos sintomas deve incluir sintomas de toxicidade aguda do sistema nervoso central, como cefaleia, tontura e desorientação, visto que a presença desses sintomas pode indicar exposição excessiva a solventes.

As causas não ocupacionais de doença hepática devem ser avaliadas cuidadosamente. O uso de esteroides, a inalação de cola ou o uso recreativo de outros solventes devem ser determinados. Uma viagem para regiões com doenças virais ou parasitárias endêmicas pode representar um risco significativo para hepatite infecciosa. Deve-se obter história de lazer envolvendo exposição a hepatotoxinas. Transfusões de sangue anteriores, exposições percutâneas (p. ex., tatuagem, picadas de agulha, furo nas orelhas ou acupuntura) e uso de drogas intravenosas podem constituir fatores de risco para a hepatite viral. Foi documentada uma relação entre a obesidade e os níveis elevados das enzimas hepáticas. Numerosos medicamentos podem ser hepatotóxicos.

O uso de práticas de trabalho protetoras (como proteção respiratória, luvas e roupas de trabalho) deve ser investigado, visto que isso pode indicar a extensão da absorção pulmonar e cutânea. Ficha de informações de segurança de produtos químicos (FISPQs) (Cap. 4) deve ser obtida sobre os produtos relevantes usados. Os dados de monitoramento de contaminantes transportados pelo ar (Cap. 42) devem ser solicitados e revisados à procura de exposição excessiva. Deve-se entrevistar o empregador acerca de outros empregados com possível doença hepática.

EXAME FÍSICO

A doença hepática aguda causada por exposição ocupacional pode manifestar-se com hipersensibilidade do quadrante superior direito, hepatoesplenomegalia ou icterícia. A hepatotoxicidade leve pode causar poucos achados físicos. Deve-se efetuar um exame do sistema respiratório ou da pele, dependendo da via de exposição. A doença hepática crônica pode resultar em estigmas, como angiomas aracneiformes, eritema palmar, atrofia testicular, ascite e ginecomastia.

DIAGNÓSTICO DIFERENCIAL

Devem-se excluir outras causas de doença hepática, particularmente hepatite infecciosa e induzida por álcool e fármacos. As causas mais comuns de elevação dos níveis séricos de transaminases consistem na ingestão de etanol e na obesidade. Se for obtida uma história de consumo excessivo de etanol, a determinação dos níveis séricos de transaminases deve ser repetida depois de 3 a 4 semanas de abstinência. Se os níveis séricos de transaminases forem normais durante o acompanhamento, deve-se suspeitar do etanol como causa provável. Uma elevação persistente dos níveis séricos de transaminases pode indicar hepatite alcoólica crônica ou exposição ocupacional continuada.

O início de elevação das transaminases hepáticas após exposição a uma hepatotoxina suspeita ou conhecida sugere doença hepática ocupacional, particularmente quando é possível documentar a normalidade dos testes hepáticos antes da exposição. Mesmo se os testes forem normais antes da exposição, pode haver desenvolvimento concomitante de doença hepática, sem qualquer relação com exposição no local de trabalho.

TRATAMENTO DA DOENÇA HEPÁTICA AGUDA

O problema clínico mais comum é ilustrado pelo indivíduo com níveis séricos elevados de transaminases no rastreamento de rotina, que pode apresentar exposição ocupacional a uma hepatotoxina conhecida. As causas não ocupacionais de doença hepática devem ser excluídas cuidadosamente, e o ambiente de trabalho deve ser inspecionado à procura de exposição hepatotóxica. Se houver suspeita de uma causa ocupacional, o indivíduo deve ser imediatamente removido da exposição durante 3 a 4 semanas. Em seguida, deve-se repetir a determinação dos níveis séricos de transaminases; com poucas exceções, a concentração sérica de transaminases normaliza-se após remoção da exposição. Uma concentração sérica persistentemente elevada de transaminases sugere uma causa não ocupacional de doença hepática ou, raramente, doença hepática ocupacional crônica.

Embora haja poucas evidências de que indivíduos com doença hepática não ocupacional sejam mais suscetíveis a lesão hepática adicional em consequência de exposição ocupacional, é prudente monitorar cuidadosamente esses trabalhadores à procura de sinais de agravamento da lesão hepática. Controles técnicos adequados e equipamento protetor pessoal devem estar disponíveis para reduzir as exposições hepatotóxicas potenciais. Se houver evidências de agravamento da doença hepática, ou se não for possível reduzir satisfatoriamente a exposição, o indivíduo deve ser transferido. Em um estudo de trabalhadores expostos a solventes de hicrocarboneto em um complexo petroquímico, a maioria dos trabalhadores com esteato-hepatite não alcoólica diagnosticada por meio de biópsia melhorou após remoção do local de trabalho. Além de remover o indivíduo da exposição ao agente agressor, não existe nenhum tratamento específico para a doença hepática ocupacional aguda.

TRATAMENTO DA DOENÇA HEPÁTICA CRÔNICA

Raramente, foram relatadas anormalidades persistentes das provas de função hepática após remoção da exposição, e deve-se efetuar sempre uma pesquisa minuciosa de outras causas. Em certas ocasiões, pode ocorrer doença hepática crônica após hepatite química aguda ou dentro de vários anos de exposição a baixas doses.

A ultrassonografia do fígado pode revelar esteatose hepática ou fibrose periportal. Um estudo recente constatou a utilidade da ultrassonografia do fígado como instrumento para vigilância médica de trabalhadores expostos a monômeros de cloreto de vinila, particularmente entre aqueles expostos a valores acima de 200 ppm durante pelo menos um ano. Em geral, a biópsia hepática não é útil para diferenciar a doença hepática ocupacional da nãoocupacional e raramente está indicada.

O tratamento do carcinoma hepatocelular causado por exposição ocupacional não difere daquele da doença de outras etiologias.

REFERÊNCIAS

Cave M: Toxicant-associated steatohepatitis in vinyl chloride workers. Hepatol 2010;51:474 [PMID: 19902480].

Cave M: Serum cytokeratin 18 and cytokine elevations suggest a high prevalence of occupational liver disease in highly exposed elastomer/polymer workers. J Occup Environ Med 2011;53:1128 [PMID: 21915069].

Deuffic-Burban S: Blood-borne viruses in health care workers: prevention and management. J Clin Virol 2011;52:4 [PMID: 21680238].

Lee TH: Evaluation of elevated liver enzymes. Clin Liver Dis 2012;16:183 [PMID: 22541694].

Malaguarnera G: Toxic hepatitis in occupational exposure to solvents. World J Gastroenterol 2012;18:2756 [PMID: 22719183].

Michelin A: Infection control guidelines for prevention of health care-associated transmission of hepatitis B and C viruses. Clin Liver Dis 2010;14:119 [PMID: 20123445].

Uccello M: Risk of hepatocellular carcinoma in workers exposed to chemicals. Hepat Mon 2012;12:5943. [PMID: 23162599].

Wahlang B: Toxicant-associated steatohepatitis. Toxicol Pathol 2013;41:343 [PMID: 23262638].

■ QUESTÕES PARA AUTOAVALIAÇÃO

Escolha a opção correta para cada questão:

Questão 1: Hepatotoxinas diretas:
a. causam lesão do hepatócito e de suas organelas por um efeito físico-químico direto
b. podem produzir necrose centrolobular, mas não esteatose
c. como o clorofórmio causam necrose hepática indireta
d. incluindo benzeno, tolueno, xileno e estireno causam lesão hepática aguda maciça

Questão 2: Hepatotoxinas indiretas:
a. produzem lesão hepática ao interferir nas vias metabólicas
b. aumentam o fluxo de bile
c. incluem fármacos como os anti-histamínicos e o ácido acetilsalicílico
d. não incluem produtos vegetais

Questão 3: Oxidases de função mista (OFM):
a. fazem com que o fígado seja o principal local de defesa contra infecções
b. são sistemas enzimáticos celulares
c. estão ligadas às camadas de membrana do retículo endoplasmático liso
d. não defendem contra xenobióticos inalados

Questão 4: Sobre o tetracloreto de carbono:
a. é uma forma atípica ou incomum de hepatotoxina
b. causa anestesia imediata
c. a exposição é habitualmente seguida de doença hepática dentro de 2 a 4 horas
d. provoca insuficiência renal após manifestação da lesão hepática

Questão 5: A esteato-hepatite tóxico-induzida (EHTI):
a. descreve a presença de esteatose hepática, inflamação e insuficiência hepática
b. tem ocorrido entre trabalhadores na produção de cloreto de vinila
c. reduz a citoqueratina 18 total como marcador de morte celular
d. causa resistência à insulina com níveis elevados de adiponectina

Questão 6: Sobre a hepatite A:
a. é transmitida principalmente por contato interpessoal, geralmente por meio de contaminação fecal
b. foram relatados surtos entre trabalhadores em creches
c. afeta pessoas em estabelecimentos penitenciários e dentistas
d. afeta primariamente trabalhadores em estação de tratamento de esgotos

Questão 7: Sobre a hepatite B:
a. afeta apenas trabalhadores da área de saúde com exposição significativa a sangue
b. não é transmitida por via fecal-oral nem pela contaminação de água ou alimentos
c. provoca exantema cutâneo; porém, não está relacionada com artrite
d. o período de incubação varia de 45 a 60 horas

Questão 8: O vírus da hepatite C (HCV):
a. tem capacidade marginal de persistir no hospedeiro após a infecção
b. nos Estados Unidos, infecta quase 1 milhão de pessoas anualmente
c. dissemina-se principalmente por exposição parenteral a partir de transfusões de sangue ou abuso de drogas intravenosas
d. apresenta evidência mínima de transmissão sexual

Questão 9: Os testes de depuração:
a. fornecem o método menos sensível e confiável para detecção da fase inicial da doença hepática
b. são incapazes de determinar quando ocorre recuperação na doença hepática reversível
c. podem demonstrar a ocorrência de disfunção hepática na ausência de anormalidades clínicas ou sorológicas
d. confirmam uma etiologia ocupacional da doença em trabalhadores com disfunção hepática conhecida

Questão 10: A citoqueratina 18 (CK18):
a. foi recentemente explorada como instrumento para avaliação de doença hepática ocupacional
b. é uma proteína do citoesqueleto encontrada nos hepatócitos e nas células renais
c. é absorvida pelas células que estão morrendo
d. detecta casos de câncer hepático associado a substâncias tóxicas

Toxicologia renal

26

German T. Hernandez, MD
Rudolph A. Rodriguez, MD

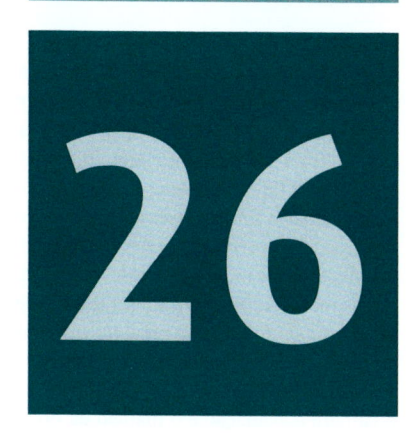

Nos Estados Unidos, no ano de 2010, 594.374 pacientes foram tratados para doença renal terminal (DRT), com um custo anual de mais de $47 bilhões de dólares. Tanto o número de pacientes quanto os custos associados continuam aumentando a cada ano. Em uma porcentagem significativa desses pacientes, a etiologia da lesão renal nunca é totalmente elucidada, e o diagnóstico de doença renal de origem ocupacional raramente é considerado. Nos EUA, a verdadeira incidência de doença renal crônica secundária a exposições ocupacionais e ambientais não é conhecida. Todavia, essas exposições representam causas potencialmente evitáveis de doença renal crônica. Mesmo se as exposições ocupacionais e ambientais forem responsáveis por apenas uma pequena porcentagem das causas de DRT nos EUA, a morbidade significativa, a taxa de mortalidade e os custos associados à terapia de substituição renal seriam potencialmente evitados.

O rim é particularmente vulnerável a exposições ocupacionais e ambientais. Cerca de 20% do débito cardíaco passam pelos rins, e uma fração dessa porcentagem é, então, filtrada; isso é representado pela taxa de filtração glomerular (TFG). Normalmente, a TFG é de 125 mL/min ou 180 L/dia. Ao longo do néfron, esse filtrado é, em grande parte, reabsorvido e, em seguida, concentrado e acidificado. Por conseguinte, as toxinas ocupacionais e ambientais podem ser altamente concentradas nos rins, e, à medida que o pH do filtrado muda, algumas toxinas podem ocorrer em determinadas formas iônicas. Esses fatores ajudam a explicar os mecanismos fisiopatológicos envolvidos com determinadas toxinas. Por exemplo, grande parte da lesão ultraestrutural renal causada pelo chumbo e pelo cádmio ocorre no túbulo proximal, onde dois terços da carga filtrada são reabsorvidos.

Após exposição a doses relativamente altas de determinados solventes orgânicos, metais ou pesticidas, pode ocorrer lesão renal aguda dentro de várias horas a dias. Em geral, a lesão renal consiste em necrose tubular aguda. O quadro clínico é habitualmente dominado pelas manifestações extrarrenais dessas exposições, e, se houver recuperação dos outros sistemas orgânicos, a recuperação renal é a regra. A doença renal crônica (DRC) ou a DRT também podem ocorrer após determinadas exposições. Nesses casos, a lesão renal consiste habitualmente em nefrite intersticial crônica, e a nefropatia pelo chumbo é um excelente exemplo. Entretanto, lesões glomerulares também são observadas após determinadas exposições, como a solventes orgânicos ou na silicose; em geral, as lesões glomerulares que ocorrem após exposições ocupacionais ou ambientais são muito incomuns.

A avaliação renal de pacientes com suspeita de doença renal associada a uma exposição ambiental ou ocupacional deve ser orientada pela anamnese, pelo exame físico e pela apresentação clínica da doença renal. O tempo decorrido distinguirá a doença renal aguda da crônica. Na lesão renal aguda, o sedimento urinário é habitualmente diagnóstico de necrose tubular aguda. As doenças renais crônicas associadas à exposição a certos agentes, como chumbo ou cádmio, apresentam, em sua maioria, nefrite intersticial crônica, caracterizada por proteinúria tubular (comumente inferior a 2 g/24 h), e sedimento urinário que, em geral, carece de elementos celulares. Um sedimento urinário nefrítico sugere uma lesão renal proliferativa e tem sido associado a apenas algumas exposições, como a solventes orgânicos. A síndrome nefrótica, caracterizada pela excreção de mais de 3,5 g de proteína por 24 horas, edema e hipercolesterolemia, também está associada à exposição a alguns metais pesados, incluindo mercúrio.

O monitoramento de trabalhadores para pesquisa de possíveis efeitos renais de exposições ocupacionais é muito difícil, devido à falta de testes sensíveis e específicos para lesão renal. A medida seriada de testes tradicionais, como creatinina sérica ou nitrogênio ureico sanguíneo (BUN – *blood urea nitrogen*)[*], é inadequada, visto que esses testes só se tornam anormais quando já ocorreu lesão renal significativa. Os testes para estudos em adultos correlacionam-se com o local de possível lesão. Alguns desses testes detectam a possível presença de lesão glomerular (p. ex., albumina urinária), lesão tubular proximal (p. ex., proteína de ligação do retinol, *N*-acetil-β-D-glicosaminidase e alanina-aminopeptidase) e lesão tubular distal (p. ex., osmolalidade). Esses testes foram planejados, em sua maioria, para a detecção de lesão tubular renal

---

[*] N. de R.T. A ureia sérica é a forma comumente usada no Brasil, com valores normais de 15 a 45 mg/dL. A literatura mundial geralmente descreve resultados sob a forma de nitrogênio ureico sanguíneo (BUN, blood urea nitrogen), cujos valores normais correspondem a cerca da metade da ureia sérica (8 a 25 mg/dL).

precoce. O lado ruim é que seu uso é limitado por muitos fatores; por exemplo, alguns são instáveis em certos valores de pH urinário, outros retornam a níveis normais dentro de poucos dias após a exposição, apesar da presença de lesão renal, e outros, ainda, exibem uma acentuada variação interpessoal. O fato mais importante é que, diferentemente da microalbuminúria, a qual é capaz de antecipar o futuro desenvolvimento de nefropatia no diabetes tipo 1, o valor preditivo desses testes mais novos não foi validado. São necessários mais estudos de longo prazo antes que esses testes renais mais recentes possam ser usados de modo rotineiro para o monitoramento da lesão renal no ambiente de trabalho.

O grupo de trabalho Kidney Disease Improving Global Outcomes (KDIGO) sobre DRC publicou diretrizes de prática clínica para a avaliação e o manejo da doença renal crônica. Essas diretrizes sugerem a classificação dos pacientes com doença renal crônica com base na etiologia, em uma de cinco categorias de TFG estimadas e em uma de três categorias de albuminúria. Os valores mais baixos de TFG e os níveis mais altos de albuminúria estão associados ao risco aumentado de progressão para DRC e desenvolvimento de complicações.

LESÃO RENAL AGUDA

Numerosas toxinas ocupacionais e ambientais podem causar lesão renal aguda, habitualmente após exposição a altas doses. Embora as manifestações extrarrenais da exposição tóxica particular dominem comumente a apresentação clínica e a evolução, as características e o tempo de evolução da lesão renal aguda são muito semelhantes em todas as exposições. Na maioria dos casos, a lesão renal que se desenvolve é a necrose tubular aguda. Dentro de poucas horas a dias após a exposição, a necrose tubular aguda manifesta-se por uma redução do débito urinário, habitualmente na faixa oligúrica de menos de 500 mL/dia. De modo geral, o exame de urina é diagnóstico de necrose tubular aguda, com células tubulares renais, cilindros granulosos de cor marrom fosco e pouca ou nenhuma proteína. Normalmente, não se observa a presença de eritrócitos, leucócitos ou cilindros de qualquer tipo celular na necrose tubular aguda, e a sua presença sugere uma glomerulonefrite. Ocorrem elevações do BUN e da creatinina e anormalidades eletrolíticas, conforme esperado, na lesão renal aguda, e os pacientes podem necessitar de diálise até a recuperação da função renal. Depois de 1 a 2 semanas, a recuperação da necrose tubular aguda é anunciada pelo início de diurese.

A hemodiálise e/ou hemoperfusão quase não desempenham papel na aceleração da depuração das toxinas ocupacionais e ambientais. Para que essas técnicas sejam eficientes, as toxinas precisam ter um baixo volume aparente de distribuição e baixo peso molecular, baixa afinidade pelas proteínas plasmáticas e baixas propriedades de ligação tecidual. Por exemplo, a hemoperfusão com carvão ativado pode resultar em remoção quase completa do paraquat circulante; entretanto, devido à sua alta ligação aos tecidos, apenas pequenas quantidades de paraquat corporal total são removidas. Em consequência, a hemoperfusão não afeta o prognóstico do envenenamento por paraquat. Essas técnicas extracorpóreas são apenas efetivas m algumas intoxicações, que incluem certos alcoóis, salicilatos, lítio e teofilina.

LESÃO RENAL AGUDA CAUSADA POR METAIS PESADOS

A exposição significativa a qualquer um dos metais divalentes – cromo, cádmio, mercúrio e vanádio – é capaz de provocar necrose tubular aguda. Desses metais, o cádmio é o único encontrado no ambiente industrial em concentrações suficientemente altas para produzir necrose tubular aguda com notável frequência. A exposição ao cádmio em quantidades tóxicas ocorre habitualmente por inalação, e a história clássica de exposição consiste em trabalhadores na soldagem de metais banhados de cádmio. Os soldadores expostos a fumos de cádmio apresentam tosse e distúrbio pulmonar progressivo, levando à síndrome de angústia respiratória do adulto. A lesão renal ocorre rapidamente na forma de necrose tubular aguda. A exposição grave é capaz de provocar necrose cortical bilateral.

LESÃO RENAL AGUDA CAUSADA POR SOLVENTES ORGÂNICOS

No ambiente de trabalho, os pulmões são a via mais comum de absorção de hidrocarbonetos. Os hidrocarbonetos inalados passam rapidamente para a circulação pulmonar. A absorção transcutânea também é uma importante via de absorção de solventes. Os solventes orgânicos são lipofílicos e, portanto, distribuem-se em maiores concentrações na gordura, no fígado, na medula óssea, no sangue, no cérebro e nos rins.

1. Hidrocarbonetos halogenados

▶ Tetracloreto de carbono

O tetracloreto de carbono (CCl_4) é usado como solvente industrial e como base para a produção de hidrocarbonetos fluorados. Era, antigamente, utilizado como agente de limpeza doméstica e como componente do líquido de extinção de incêndio, com o nome comercial de Pyrene.

Após exposição aguda, os pacientes geralmente apresentam confusão, sonolência, náusea e vômitos. Podem ocorrer efeitos irritantes para as mucosas, como ardência dos olhos, embora alguns trabalhadores possam permanecer assintomáticos durante vários dias após a exposição e, em seguida, apresentar queixas de vômitos, dor abdominal, constipação intestinal, diarreia e, em alguns casos, febre. Os achados físicos podem ser compatíveis com abdome agudo nesse estágio da doença, e muitos pacientes têm sido inadequadamente submetidos a laparotomia por essa razão.

Depois de 7 a 10 dias de doença, pode-se observar um declínio do débito urinário, alcançando, até mesmo, o ponto de anúria. Em geral, pacientes com intoxicação por tetracloreto de carbono exibem sinais de azotemia pré-renal, conforme demonstrado por uma baixa excreção urinária de sódio, e, se não houver desenvolvimento de necrose tubular aguda isquêmica, a azotemia pré-renal pode melhorar após repleção de volume. Se a hepatotoxicidade for grave, o paciente também pode desenvolver a síndrome hepatorrenal.

Outros hidrocarbonetos halogenados alifáticos

Outros hidrocarbonetos halogenados alifáticos são nefrotóxicos, alguns em maior e outros em menor grau do que o tetracloreto de carbono. O dicloreto de etileno ($C_2H_4Cl_2$) é usado como solvente para óleos, gorduras, ceras, terebintina, borracha e algumas resinas; como inseticida e fumigante; e em extintores de incêndio e produtos de limpeza doméstica. É um pouco menos potente do que o tetracloreto de carbono como tóxico renal, porém, causa toxicidade muito maior para o sistema nervoso central. A ingestão ou a inalação maciça pode provocar necrose tubular aguda semelhante à observada no envenenamento por mercúrio.

O clorofórmio (CCl_3H) é mais nefrotóxico do que o tetracloreto de carbono e provoca lesão das células tubulares proximais em modelos animais. O tricloroetileno (C_2HCl_3) tem várias aplicações na indústria e também tem sido usado como agente anestésico. A inalação desse agente ocasionou lesão renal aguda em indivíduos que o usaram como solvente para limpeza. Embora seja parcialmente insaturado, o tricloroetileno tem efeitos tóxicos comparáveis aos do tetracloreto de carbono e do clorofórmio.

O tetracloroetano (1,1,2,2-tetracloroetano, $C_2H_2Cl_4$) é um excelente solvente para o acetato de celulose e, de longe, é o mais tóxico dos hidrocarbonetos halogenados. O cloreto de vinilideno (1,1-dicloroetileno, $C_2H_2Cl_2$) é um monômero usado na fabricação de plásticos, que não é utilizado como solvente. Sua toxicologia assemelha-se à do tetracloreto de carbono.

O etileno-cloridrina (álcool 2-cloroetílico, C_2H_4ClOH) é utilizado como solvente e como intermediário químico. É muito mais tóxico do que qualquer um dos outros hidrocarbonetos halogenados alifáticos. Diferentemente dos outros, penetra facilmente na pele e é absorvido através das luvas de borracha. Seu mecanismo de toxicidade não está bem elucidado.

2. Hidrocarbonetos não halogenados como causa de lesão renal aguda

Dioxano

O dioxano é um diéter cíclico; é incolor, tem apenas odor fraco e é livremente solúvel em água. A pressão de vapor do dioxano é muito baixa, de modo que a exposição respiratória excessiva é rara. Embora o dioxano seja menos tóxico do que os hidrocarbonetos halogenados, a toxicidade pode ser insidiosa, e grandes quantidades podem ser inaladas sem se perceber. A lesão pode tornar-se aparente dentro de várias horas após a sua exposição.

Clinicamente, os pacientes apresentam anorexia, náusea e vômitos. A icterícia é rara. Nos casos fatais, a apresentação clínica pode assemelhar-se a uma emergência de abdome agudo. O débito urinário diminui aproximadamente no terceiro dia de doença.

Tolueno

Existem vários relatos de casos de ocorrência de lesão renal aguda com a inalação de tolueno (inalação de cola); a maioria descreve a ocorrência de necrose tubular aguda reversível, e poucos relatos documentam o desenvolvimento de nefrite intersticial aguda. Todavia, a acidose metabólica associada ao abuso de tolueno está bem documentada. Os dois mecanismos envolvidos consistem em produção excessiva de ácido hipúrico e redução da excreção de ácido final (principalmente NH^{4+}) em alguns indivíduos com abuso de tolueno. É também comum a ocorrência de depleção de sódio e de potássio nesses pacientes.

Derivados alquílicos do etilenoglicol

Os principais derivados do etilenoglicol usados comercialmente são o éter monoetílico (Cellosolve), o éter monometílico (metil Cellosolve) e o éter butílico (butil Cellosolve). Os três compostos são farmacologicamente semelhantes, com toxicidade crescente na sequência anteriormente listada. Todos podem ser absorvidos pela pele ou pelos pulmões, bem como pelo trato gastrintestinal. Esses agentes são irritantes da pele e das mucosas e atuam como depressores do sistema nervoso central, resultando em sintomas de cefaleia, sonolência, fraqueza, fala arrastada, marcha cambaleante e visão turva. A lesão renal causada por esses éteres não está relacionada com a acidúria oxálica causada pelos compostos originais, que são dialcoóis.

Fenol

O fenol (ácido carbólico) provoca queimaduras locais e pode ser absorvido pelos pulmões e por via transdérmica. Embora o fenol provoque graves queimaduras locais, podem ocorrer também sintomas sistêmicos, incluindo cefaleia, vertigem, salivação, náusea, vômitos e diarreia. Na intoxicação grave, pode-se observar um aumento na excreção urinária de albumina. São encontrados cilindros e eritrócitos na urina. As consequências potencialmente desastrosas da absorção transdérmica não devem ser subestimadas.

Os pacientes podem apresentar hipotermia, que é seguida de convulsões. A urina pode ser escura, e pode ocorrer oligúria. O fenol é metabolizado a hidroquinona que, quando excretada na urina, pode ser oxidada a substâncias coloridas, de modo que a urina passa a exibir uma coloração verde ou castanha (carbolúria). Foi relatado que a exposição prolongada resulta em proteinúria.

Pentaclorofenol

O pentaclorofenol é usado como conservante para madeiras e como inseticida, herbicida e desfolhante. É prontamente absorvido pela pele. Além de causar lesão renal aguda, o pentaclorofenol provoca um estado hipermetabólico, com hiperpirexia e colapso vascular. Os trabalhadores expostos ao pentaclorofenol em doses claramente subtóxicas podem apresentar diminuição reversível da função tubular proximal, manifestada por uma redução da reabsorção tubular de fósforo. Quando esses trabalhadores são reexaminados depois de um período de 21 dias de férias, a função renal – tanto a TFG quanto a função tubular proximal – retorna ao normal.

Dinitrofenois e dinitro-o-cresóis

Esses agentes têm sido usados como pesticidas e herbicidas. Após a sua absorção, desacoplam a fosforilação oxidativa. Foi relatada a ocorrência de hiperpirexia fatal. Embora os pacientes desenvolvam lesão renal aguda, não se sabe se isso representa um efeito direto dos agentes ou é secundário às consequências metabólicas, como mioglobinúria.

LESÃO RENAL AGUDA CAUSADA POR PESTICIDAS NÃO IDENTIFICADOS

Exposição, patogenia e achados clínicos

Em alguns trabalhadores agrícolas, foi constatada a ocorrência de uma redução da TFG e da reabsorção tubular de fosfato, sugerindo uma disfunção tubular proximal leve. Ocorrem alterações da função tubular e da TFG em associação a uma redução do nível sérico de colinesterase, sugerindo que os organofosfatos podem ser responsáveis por essas alterações da função renal.

Em um estudo eticamente questionável, detentos em uma prisão do Estado de Nova Iorque receberam alimentos contendo carbaril. Esse pesticida assemelha-se aos organofosfatos na sua ação, e os prisioneiros demonstraram uma redução da TFG e da reabsorção tubular de fosfato. Não há evidências sobre a ocorrência de lesão estrutural após exposição a qualquer um desses agentes.

Os mercuriais orgânicos são usados como fungicidas. Foi relatado que a absorção desses agentes em trabalhadores agrícolas leva ao desenvolvimento de síndrome nefrótica no caso do silicato de metoximetilmercúrio, e a um aumento dependente da dose na excreção urinária de γ-glutamiltranspeptidase no caso do fenilmercúrio, indicando um efeito nefrotóxico direto dessa classe de compostos.

LESÃO RENAL AGUDA CAUSADA PELA ARSINA

Exposição

A arsina (AsH_3) é um gás pesado e a forma mais nefrotóxica de arsênio. É produzida pela ação de ácidos em arsenicais, habitualmente durante operações de processamento de carvão ou metais. A exposição à arsina pode ser insidiosa, visto que, até mesmo, uma operação tão simples quanto vaporizar água sobre escórias de metal pode liberar arsina. A arsina também é usada na indústria de semicondutores. Pode ser transportada por longas distâncias com potencial de desastre para a saúde pública, visto que a arsina é um gás muito tóxico.

Achados clínicos

A arsina é principalmente hemotóxica e atua como potente agente hemolítico após exposição aguda ou crônica. Os primeiros sinais de envenenamento consistem em mal-estar, cólicas abdominais, náusea e vômitos. Esses sinais podem ocorrer imediatamente ou depois de um período de até 24 horas. A insuficiência renal resulta de necrose tubular aguda secundária à hemoglobinúria.

Tratamento e prognóstico

O desenvolvimento de necrose tubular aguda pode ser retardado por meio de tratamento com hidratação e manitol. Todavia, a troca de eritrócitos e a plasmaférese têm sido usada para evitar a ocorrência adicional de hemólise. A recuperação da necrose tubular aguda induzida por arsina pode não ser completa, e há evidências de que pode haver nefrite intersticial residual.

LESÃO RENAL AGUDA CAUSADA PELO FÓSFORO

A ingestão de apenas alguns miligramas de fósforo amarelo elementar pode produzir necrose hepática e necrose renal agudas. A exposição crônica pode resultar em proteinúria, embora o rim não seja o principal órgão afetado pelo fósforo.

NEFROPATIA ENDÊMICA DOS BÁLCÃS E EPIDEMIA DE DOENÇA RENAL CRÔNICA DA AMÉRICA CENTRAL

O protótipo da doença renal associada a uma exposição ambiental é a nefropatia endêmica dos Bálcãs (NEB), que é considerada uma forma de *nefropatia induzida pelo ácido aristolóquico*. A NEB ilustra as dificuldades envolvidas na identificação de toxinas específicas que podem causar doença renal. No final da década de 1950, a NEB foi descrita pela primeira vez como nefropatia intersticial associada a tumores do trato urinário. É endêmica nas áreas rurais ao longo dos rios Sava, Danúbio e Morava, na Sérvia, Croácia, Bósnia-Herzegovina, Bulgária e Romênia. Acomete predominantemente os trabalhadores rurais na quinta à sexta décadas de vida. As vítimas residiram, em sua maioria, pelo menos, 20 anos em aldeias onde a doença é endêmica, porém, as crianças não são acometidas.

Os pacientes apresentam anormalidades da função tubular, incluindo acidose tubular renal, glicosúria e hiperuricosúria com hipouricemia. A proteinúria é habitualmente inferior a 1 g/dia, o que é compatível com ausência de doença glomerular. Nem todos os pacientes com doença renal crônica progredirão para a DRT. A patologia renal inclui fibrose intersticial e fibrose periglomerular; não há qualquer componente inflamatório, e os glomérulos são normais. Em 30 a 40% dos pacientes com NEB, observa-se o desenvolvimento de neoplasia de células transicionais papilares. Nesses pacientes, a anemia parece ser desproporcional ao grau de insuficiência renal.

Muitas etiologias foram propostas para explicar a NEB. Tanto o chumbo o quanto o cádmio foram excluídos como possibilidades. O ácido aristolóquico é uma toxina renal conhecida, que tem sido encontrada na farinha obtida de trigo contaminado com sementes de *Aristolochia clematis* em áreas de endemicidade. Além disso, foram encontrados adutos de DNA de ácido aristolóquico no tecido renal de pacientes em regiões endêmicas.

Acredita-se que a exposição ao ácido aristolóquico seja a causa da NEB ("Nefropatia induzida pelo ácido aristolóquico/nefropatia por uso de analgésicos", adiante).

Parece haver uma epidemia de doença renal crônica, na América Central, que acomete desproporcionalmente homens que trabalham em altitudes mais baixas. As manifestações clínicas consistem em proteinúria mínima, progressão lenta e rins ecogenicamente pequenos na ultrassonografia. Os trabalhadores agrícolas em baixas altitudes parecem correr risco particularmente dessa forma de DRC. A etiologia foi identificada, e as causas potenciais incluem depleção de volume com episódios repetidos de lesão renal aguda relacionada a calor, toxinas (agrotóxicos, metais pesados, ácido aristolóquico e medicamentos), infecções e causas genéticas. A diálise e o transplante não constituem uma opção para muitos pacientes na América Central, e, portanto, muitos desses homens têm morte precoce em consequência de doença renal crônica. Esforços estão sendo feitos por muitos grupos para identificar a etiologia da DRC nessa região.

NEFROPATIA INDUZIDA PELO ÁCIDO ARISTOLÓQUICO E NEFROPATIA POR USO DE ANALGÉSICOS

Durante a avaliação de pacientes com suspeita de doença renal associada a exposições ambientais ou ocupacionais, é muito importante excluir a nefropatia induzida por ervas e por uso de analgésicos. Ambas as nefropatias manifestam-se comumente com nefrite intersticial crônica, assim como a maioria dos casos de doença renal ocupacional. A nefropatia pelo ácido aristolóquico (anteriormente conhecida como nefropatia por erva-chinesa) foi descrita pela primeira vez, em 1991, quando médicos, na Bélgica observaram um número crescente de mulheres jovens que apresentavam DRT após exposição à erva-chinesa em uma clínica de redução de peso. A patologia renal e a associação ao câncer de células transicionais papilares são muito semelhantes aos achados renais na NEB. De fato, o ácido aristolóquico foi o denominador comum encontrado nas fórmulas para redução de peso. Atualmente, casos de nefropatia induzida pelo ácido aristolóquico são relatados no mundo inteiro, e a exposição de modelos murinos ao ácido aristolóquico produz lesões renais semelhantes às observadas em seres humanos. Adutos de DNA com ácido aristolóquico foram demonstrados no tecido renal de pacientes com nefropatia induzida por ácido aristolóquico. Os outros fitoterápicos são, em sua maioria, seguros, porém a adulteração desses fitoterápicos não é rara. Os contaminantes comuns que podem causar doença renal incluem produtos vegetais (p. ex., ácido aristolóquico), fármacos sintéticos (p. ex., anti-inflamatórios não esteroides [AINE] e diazepam) e metais pesados (p. ex., chumbo e cádmio). A disfunção renal em consequência do uso de AINE e inibidores seletivos da ciclo-oxigenase 2 pode se manifestar de três formas diferentes. A forma mais comum consiste em lesão renal hemodinâmica após perda da vasodilatação arteriolar aferente mediada por prostaglandinas. Em seguida, isso leva à vasoconstrição arteriolar aferente em pacientes com depleção de volume preexistente. Ambas as classes de fármacos também podem causar lesão renal aguda secundária à nefrite intersticial aguda, que habitualmente é acompanhada de proteinúria na faixa nefrótica. Ambas as formas de lesão renal são reversíveis após interrupção do agente agressor, embora a lesão renal em consequência de nefrite intersticial seja habitualmente mais grave e possa exigir suporte com diálise. A terceira forma de disfunção renal é a necrose papilar, que não é reversível e que ocorre depois de muitos anos de uso de AINE em altas doses. É mais comum a ocorrência de necrose papilar após uso crônico de fenacetina. A fenacetina não está mais disponível nos EUA. Existem controvérsias quanto ao fato de o uso crônico de paracetamol causar necrose papilar.

Além dos AINE e do ácido aristolóquico, os fitoterápicos podem conter metais pesados, como chumbo, cádmio ou mercúrio; a doença renal associada a esses metais é discutida nas seções seguintes.

▼ DOENÇA RENAL CRÔNICA
DOENÇA RENAL CRÔNICA CAUSADA POR CHUMBO

Embora o chumbo orgânico, que era muito usado no passado como aditivo para a gasolina, não seja nefrotóxico, seus produtos de combustão são. Antigamente, o chumbo era liberado no ambiente em uma taxa de aproximadamente 60 milhões de kg/ano como chumbo inorgânico decorrente da combustão da gasolina. Seu destino no ambiente não é conhecido. O chumbo pode ser absorvido pelo trato gastrintestinal ou pelos pulmões. A absorção gastrintestinal é de aproximadamente 10% nos adultos e de 50% nas crianças. Dentro de 1 hora após a sua absorção intestinal, o chumbo concentra-se nos ossos (90%) e nos rins. A meia-vida biológica varia de 7 anos a várias décadas.

Embora Lanceraux tenha descrito a ligação entre a exposição ao chumbo e rins pequenos e contraídos, em 1863, o moderno conceito de nefropatia por chumbo originou-se da experiência australiana. O envenenamento agudo por chumbo na infância era muito comum em Queensland, entre 1870 e 1920, quando ainda se usava tinta a base de chumbo. Vinte anos mais tarde, um estudo de acompanhamento de crianças hospitalizadas devido a envenenamento agudo por chumbo constatou que mais de 30% dessas crianças tinham nefrite crônica, hipertensão ou proteinúria. Foi observada a presença de artrite gotosa em aproximadamente 50% dos pacientes. Dados epidemiológicos nos EUA também confirmam a ligação entre a exposição ao chumbo e a ocorrência de doença renal crônica, hipertensão e gota.

Modelos experimentais de nefropatia por chumbo verificaram que a administração contínua de chumbo, em altas doses, a ratos, por um ano, resultou em diminuição significativa da TFG, e a patologia renal revelou as inclusões intranucleares características nos túbulos proximais, que são proeminentes no início da nefropatia por chumbo em seres humanos. Depois de 6 meses de exposição ao chumbo, apareceram atrofia tubular focal e fibrose intersticial, e, depois de 12 meses, foram observados túbulos dilatados e aumentados. A quelação do chumbo com ácido dimercaptossuccínico (DMSA) resultou em aumento da TFG nos ratos, porém, não houve reversão da doença tubulointersticial. A exposição contínua de ratos a baixos níveis de chumbo não produziu alterações significativas da função renal e resultou apenas em alterações leves da morfologia renal depois de 12 meses.

Muitos estudos observaram uma incidência aproximada de gota de 50% entre indivíduos com nefropatia por chumbo. Os possíveis mecanismos da gota saturnina incluem diminuição da depuração renal de ácido úrico, cristalização em baixas concentrações de urato e formação de cristais de guanina induzida pelo chumbo. Estudos conduzidos em seres humanos constataram que pacientes portadores de gota e de doença renal crônica apresentam uma excreção urinária de chumbo significativamente mais alta após quelação, do que indivíduos com gota e função renal normal ou indivíduos com DRC sem gota. Esses achados apontam para o chumbo como causa tanto da gota quanto da DRC nesses pacientes.

A intoxicação aguda pelo chumbo está associada a hipertensão, porém, a relação entre a exposição crônica ao chumbo e a hipertensão permanece controversa na presença de evidências crescentes. Apesar do declínio contínuo da exposição ao chumbo na população dos EUA, continua havendo uma associação significativa entre níveis sanguíneos relativamente baixos de chumbo e a ocorrência de hipertensão entre mexicanos e afro-americanos nos EUA. Numerosos estudos populacionais de grande porte constataram a existência de uma correlação direta entre os níveis sanguíneos de chumbo e de zincoprotoporfirina e a pressão arterial. Os possíveis mecanismos que ligam o chumbo à hipertensão incluem aumento do cálcio intracelular, inibição do sistema da Na^+, K^+-adenosina trifosfatase (ATPase), vasoconstrição direta e alterações do eixo renina-angiotensina-aldosterona.

Estudos realizados em seres humanos também pesquisaram o papel do chumbo na associação da hipertensão com DRC. Estudos preliminares de pacientes com exposição ao chumbo, com hipertensão e com DRC implicaram o chumbo como causa tanto da insuficiência renal quanto da hipertensão. Todavia, esses estudos incluíram pacientes com exposição a altos níveis de chumbo, incluindo aqueles com consumo de bebida destilada ilegalmente. Há evidências crescentes de que a exposição a baixos níveis de chumbo está associada à doença renal crônica em certas populações.

Dados obtidos do Normative Aging Study e dos National Health and Nutrition Examination Surveys sugerem que a exposição a baixos níveis de chumbo pode estar associada a um comprometimento da função renal entre veteranos e adultos e adolescentes na população geral dos EUA. Um estudo sueco mais recente de casos-controles de indivíduos com exposição a baixos níveis de chumbo constatou uma associação entre níveis sanguíneos crescentes de chumbo e risco de DRT.

Recentemente, estudos de pequeno porte realizados em Taiwan relataram baixos níveis de exposição ambiental ao chumbo como fator de risco independente para a progressão de doença renal entre pacientes com DRC diabética e não diabética. Além disso, a quelação intravenosa com ácido etilenodiaminotetracético (EDTA) parece melhorar o declínio da função renal, em comparação com placebo nos mesmos pacientes taiwaneses com DRC diabética e não diabética. Apesar desses achados, a exposição ao chumbo como fator de risco independente para progressão da DRC não recebeu maior atenção.

▶ Apresentação

A apresentação clássica da nefropatia por chumbo consiste em doença renal crônica acompanhada de história de hipertensão e gota. Entretanto, o diagnóstico de nefropatia por chumbo também deve ser considerado em pacientes com doença renal crônica e proteinúria de baixo grau, mesmo na ausência de gota ou de hipertensão significativa. Em geral, o exame de urina revela proteinúria de 1+ a 2+, porém, é normal sob os demais aspectos, sem células ou cilindros celulares. Em geral, a coleta de urina de 24 horas apresenta proteinúria fora da faixa nefrótica, de 1 a 2 g, e a ultrassonografia dos rins com frequência revela rins pequenos e contraídos. A biópsia renal revela atrofia tubular inespecífica, fibrose intersticial e infiltrados inflamatórios mínimos, e as alterações arteriolares são indistinguíveis da nefrosclerose e aparecem, até mesmo, em pacientes com exposição ao chumbo, sem história de hipertensão. A microscopia eletrônica revela intumescimento das mitocôndrias e número aumentado de corpúsculos densos lisossômicos no interior das células tubulares proximais. Observa-se, em geral, a presença de corpúsculos de inclusão intranucleares nos estágios iniciais da exposição ao chumbo; todavia, com frequência, estão ausentes após exposição crônica ou quelação do chumbo.

▶ Diagnóstico

O diagnóstico deve ser considerado uma vez que seja documentada a ocorrência de exposição significativa ao chumbo. Os níveis de chumbo no sangue total não são úteis, a não ser que estejam elevados, visto que a presença de baixos níveis de chumbo no sangue total não exclui a possibilidade de exposição crônica ao chumbo. O teste de mobilização do chumbo com EDTA tem uma boa correlação com os níveis de chumbo nos ossos. Administra-se 1 g de EDTA, por via intravenosa, ou 2 g de EDTA, com lidocaína, por via intramuscular, em duas doses fracionadas, com intervalo de 8 a 12 horas e, em seguida, obtém-se uma coleta de urina de 72 horas em pacientes com doença renal crônica ou de 24 horas em pacientes com função renal normal. Os estudos preliminares realizados em pacientes com exposição ostensiva ao chumbo demonstraram que uma excreção total acima de 600 μg de chumbo quelado, durante três dias, indica uma exposição significativa. Estudos de pacientes em Taiwan com baixo nível de exposição ao chumbo levantam a possibilidade de que uma excreção total de chumbo quelado de apenas 20 a 599 μg possa ser significativa. As medições de fluorescência de raios-X K na tíbia também exibem uma boa correlação com os níveis de chumbo nos ossos e, quando disponíveis, devem substituir o teste de mobilização com EDTA.

▶ Tratamento

A nefropatia por chumbo manifesta é uma das poucas doenças renais evitáveis. Há controvérsias quanto à ocorrência de melhora da função renal com o tratamento. Todavia, em alguns pacientes, o tratamento levou a uma melhora modesta da TFG ou, no mínimo, a uma redução na velocidade de progressão da insuficiência renal, mesmo com exposição a baixos níveis. Além disso, a quelação do chumbo como tratamento levou a um aumento da excreção de urato, que pode ter impacto no tratamento da gota nesses pacientes. Para pacientes com nefropatia por chumbo evidente, o tratamento consiste em injeções contínuas de EDTA, três vezes por semana, com a meta de normalizar o chumbo quelado urinário.

Entre pacientes com doença renal crônica nãodiabética e exposição a baixos níveis de chumbo (excreção urinária de chumbo quelado entre 80 e 599 µg), o tratamento é mantido com infusões intravenosas semanais de 1 g de EDTA até observar uma redução do chumbo quelado urinário para valores abaixo de 60 µg. Na atualidade, o DMSA, um agente quelante oral de chumbo, está sendo estudado e deverá substituir o EDTA como tratamento de escolha para a exposição ao chumbo. Entretanto, a segurança e a eficácia do uso crônico de DMSA e EDTA, em pacientes com insuficiência renal moderada a grave, ainda não foram bem estudadas, e esses agentes devem ser usados com cautela nesse grupo de pacientes.

DOENÇA RENAL CRÔNICA CAUSADA POR CÁDMIO

O cádmio, que é encontrado principalmente como sulfeto de cádmio em minérios de zinco, chumbo e cobre, acumula-se com a idade e, nos seres humanos, apresenta uma meia-vida biológica de mais de 10 anos. Nos EUA, o uso do cádmio duplicou a cada década no século XX, devido à sua utilização comum na fabricação de baterias de níquel-cádmio, pigmentos, vidro, ligas metálicas e equipamento elétrico.

Entre 40 e 80% do cádmio acumulado é armazenado no fígado e nos rins, do qual um terço apenas nos rins. O cádmio também é um contaminante da fumaça de tabaco, e, na ausência de exposição ocupacional, o acúmulo é substancialmente maior em fumantes do que em não fumantes. A exposição não industrial ocorre principalmente por meio de alimentos; apenas cerca de 25% do cádmio ingerido é absorvido. A ingestão dietética diária "normal" varia entre 15 e 75 mg/dia em diferentes partes do mundo, embora apenas uma pequena fração dessa quantidade (0,5 a 2,5 mg/dia) seja absorvida. Nos EUA, a carga corporal de cádmio em um indivíduo de 45 anos de idade não fumante é de aproximadamente 9 mg, ao passo que, no Japão, a carga total é de cerca de 21 mg. Embora a doença clínica tenha sido reconhecida entre a população geral no Japão, isso não aconteceu nos EUA, onde o cádmio geralmente tem sido considerado como risco exclusivamente industrial. Isso pode representar uma falha em atribuir a causa correta a condições comumente consideradas como consequência do processo de envelhecimento.

Após exposição ao cádmio, a concentração sanguínea eleva-se bruscamente, porém, cai em questão de horas, devido à captação do cádmio pelo fígado. Nos eritrócitos e nos tecidos moles, o cádmio liga-se à metalotioneína, um polipeptídeo de baixo peso molecular. O complexo cádmio-metalotioneína é filtrado no glomérulo, sofre endocitose no túbulo proximal e é posteriormente degradado nos lisossomos. Os efeitos adversos do cádmio sobre o túbulo proximal são provavelmente mediados pelo cádmio não ligado, que pode interferir nas enzimas dependentes de zinco.

Os rins e os pulmões são os principais órgãos-alvo da toxicidade por cádmio após exposição crônica a baixas doses. Uma vez alcançada uma concentração crítica de 200 µg/g no córtex renal, os efeitos renais, como a síndrome de Fanconi, tornam-se evidentes. A hipercalciúria com normocalcemia, a hiperfosfatúria e a acidose tubular renal distal contribuem para a osteomalacia, as pseudofraturas e a nefrolitíase observadas em certos pacientes. Muitos dos sintomas provêm habitualmente da excreção aumentada de cálcio que acompanha a disfunção tubular renal. A cólica ureteral causada por cálculos é observada em até 40% dos pacientes submetidos à exposição industrial. A doença Itai-Itai ("ai!-ai!") é uma doença óssea dolorosa associada a pseudofraturas no Japão, que é atribuída à contaminação local de produtos alimentícios pelo cádmio por meio da água de rios poluídos. As possíveis causas de osteomalacia incluem efeito direto do cádmio sobre os ossos, diminuição da reabsorção tubular renal de cálcio e fosfato, aumento do paratormônio e diminuição subsequente da hidroxilação da vitamina D.

O papel do cádmio na indução da nefrite intersticial crônica é controverso. Em um estudo de 1.021 trabalhadores com toxicidade por baixos níveis de cádmio, foi constatado que a lesão renal precoce, manifestada por proteinúria tubular, tornou-se evidente em níveis considerados seguros pelos limites estabelecidos pela Organização Mundial da Saúde. Embora alguns estudos demonstrem um declínio sutil da TFG ou um aumento na razão de probabilidades de DRT em estudos transversais, poucos estudos demonstraram um aumento na incidência de doença renal crônica grave. Todavia, os trabalhadores devem ser rigorosamente monitorados. Deve-se suspeitar de toxicidade renal do cádmio em pacientes com proteinúria de baixo peso molecular, cálculos urinários, múltiplas anormalidades tubulares e concentração urinária de cádmio superior a 10 µg/g da creatinina urinária. Não existe qualquer tratamento definitivo, visto que nenhum agente quelante é eficaz na remoção do cádmio do corpo. Deve-se iniciar um tratamento de suporte com remoção da fonte de exposição e tratamento da osteomalacia, quando presente.

DOENÇA RENAL CRÔNICA CAUSADA POR MERCÚRIO

▶ Exposição

O envenenamento por mercúrio ocupacional resulta habitualmente da inalação de vapores do metal, embora se tenha relatado a ocorrência de toxicidade após exposição a óxidos de mercúrio, cloreto mercuroso ou mercúrico, acetato fenilmercúrico, óxido mercúrico e pesticidas contendo mercúrio. O mercúrio divalente é muito nefrotóxico quando ingerido, visto que se acumula no túbulo proximal e pode provocar lesão renal aguda em doses baixas, de apenas 1 mg/kg. Embora ocorra necrose tubular aguda após a administração de cloreto mercúrico ($HgCl_2$), essas exposições ocorrem raramente ou nunca, como risco ocupacional.

As duas formas de doença renal resultante da toxicidade do mercúrio são a necrose tubular aguda e a síndrome nefrótica. Nos seres humanos, observa-se o desenvolvimento de necrose tubular aguda após a ingestão de 0,5 g de $HgCl_2$, e, nos ratos, o $HgCl_2$ é usado rotineiramente para produzir um modelo experimental de necrose tubular aguda. Houve também relatos de casos esporádicos de síndrome nefrótica após exposição ao mercúrio. Esses casos podem consistir em reações idiossincrásicas, e, por conseguinte, os estudos ocupacionais não foram capazes de encontrar uma associação entre a exposição ao mercúrio e a ocorrência de proteinúria. Foi relatada a ocorrência de nefropatia membranosa, doença por lesão mínima e depósito de anticorpo antimembrana basal glomerular após exposição ao mercúrio.

O cloreto mercúrico pode induzir nefropatia membranosa em certas cepas de ratos. Antes do desenvolvimento dos depósitos imunes na membrana basal, observados na nefropatia membranosa, verifica-se inicialmente a ocorrência de glomerulonefrite autoimune com depósitos lineares de imunoglobulina G (IgG) ao longo da parede dos capilares glomerulares, porém, sem a hemorragia pulmonar observada na síndrome de Goodpasture. A ativação das células B policlonais dependente de células T é responsável pelos depósitos de IgG. Conforme observado em seres humanos, a remoção da exposição ao mercúrio, que pode ser na forma de vapores ou injeções, resulta em regressão da proteinúria nos modelos murinos.

▶ Diagnóstico

A apresentação clínica em pacientes com necrose tubular aguda é habitualmente dominada pelas manifestações extrarrenais da toxicidade do mercúrio. Quando se obtém uma história de exposição ao mercúrio, o diagnóstico de necrose tubular aguda em consequência de toxicidade do mercúrio não é difícil. Por outro lado, é mais difícil atribuir uma doença glomerular, como a nefropatia membranosa, à exposição ao mercúrio. Embora as concentrações elevadas de mercúrio no sangue e na urina sejam compatíveis com exposição significativa, essas concentrações não têm correlação alguma com a presença de doença renal. A resolução espontânea da proteinúria após remoção da fonte de exposição ao mercúrio é compatível com doença glomerular mediada por mercúrio.

▶ Tratamento

A base do tratamento consiste em remover a fonte de exposição ao mercúrio e efetuar a quelação do mercúrio com o agente parenteral British anti-Lewisite (dimercaprol BAL) ou com o ácido dimercaptosuccínico oral (succimer, DMSA). O BAL é administrado em uma dose inicial de até 5 mg/kg, por via intramuscular, seguida de uma dose de 2,5 mg/kg, duas vezes ao dia, durante 10 dias. O DMSA é administrado em uma dose oral de 10 mg/kg, a cada 8 horas, durante 5 dias. Nos casos graves de toxicidade do mercúrio com lesão renal aguda e anúria, foi relatado que o uso de hemodiálise com infusão prévia de DMSA aumenta a remoção do mercúrio inorgânico.

DOENÇA RENAL CRÔNICA CAUSADA POR BERÍLIO

▶ Exposição

O berílio é encontrado na fabricação de tubos eletrônicos, cerâmica e lâmpadas fluorescentes, bem como na fundição de metais. Devido à pouca absorção pelo intestino, a inalação é a principal via de entrada do berílio no corpo.

▶ Achados clínicos

A principal manifestação da beriliose consiste em doença granulomatosa sistêmica que acomete principalmente os pulmões, mas, atinge também os ossos, a medula óssea, o fígado, os linfonodos e muitos outros órgãos. A lesão renal não ocorre como achado isolado, apenas em associação a outras formas de toxicidade. Nos rins, a beriliose pode produzir granulomas e fibrose intersticial. A nefropatia por berílio está associada a hipercalciúria e cálculos no trato urinário. A litíase renal é comum na beriliose e pode ser observada em até 30% dos pacientes. Os níveis de paratormônio estão diminuídos, e o suposto mecanismo da hipercalciúria consiste em aumento da absorção de cálcio por meio do intestino, à semelhança do que é observado na sarcoidose. A hiperuricemia também é característica da nefropatia por berílio.

DOENÇA RENAL CRÔNICA CAUSADA POR URÂNIO

Não se sabe ao certo se o urânio é responsável pela ocorrência significativa de doença renal relacionada ao trabalho nos seres humanos. O urânio pode causar lesão renal aguda em modelos experimentais, e as alterações patológicas são compatíveis com necrose tubular aguda. Durante o Projeto Manhattan,* ocorreu necrose tubular aguda nos homens que trabalhavam na produção da bomba atômica. Existem controvérsias quanto à capacidade do urânio de causar doença renal crônica. Embora estudos anteriores de veteranos da Guerra do Golfo expostos ao urânio e de trabalhadores em uma usina de refinação do urânio tenham revelado um aumento na excreção urinária de β_2-microglobulina, os estudos não documentaram um declínio da função renal, e os níveis urinários de β_2-microglobulina ainda estavam dentro da faixa normal.

DOENÇA RENAL CRÔNICA CAUSADA POR SILICOSE

A silicose é uma forma de pneumoconiose associada à exposição pulmonar à sílica. A exposição maciça pode resultar em doença sistêmica generalizada que se assemelha à doença vascular do colágeno, como lúpus eritematoso sistêmico. A inalação de sílica pode desencadear uma resposta autoimune em indivíduos sensíveis; de fato, observa-se um aumento na ocorrência de positividade de anticorpos antinucleares e anticorpos anticitoplasma de neutrófilos em pacientes com silicose.

A possível associação da sílica com a glomerulonefrite é sugerida por estudos de animais, estudos de casos-controles e vários relatos de casos. Animais com exposição experimental desenvolveram nefrite intersticial aguda, com depósitos de sílica nos rins. Esse fato levou a especular que a sílica pode contribuir para a nefropatia por uso de analgésicos, em consequência do uso disseminado de silicatos na preparação dos analgésicos. Alguns estudos constataram que pacientes com silicose apresentam alta prevalência de albuminúria, comprometimento da função renal

---

* N. de R.T. Nome secreto do projeto de pesquisa e desenvolvimento que produziu as primeiras bombas atômicas durante a II Guerra Mundial.

e anormalidades glomerulares na necropsia. Os casos relatados de possível doença glomerular associada à sílica incluem proliferação glomerular ocasionalmente com crescentes, depósitos subendoteliais e membranosos e degeneração tubular. O conteúdo renal de sílica estava elevado na maioria dos pacientes em que foi determinada a sua concentração. É interessante assinalar que nem todos os pacientes nos quais foi relatada a possível presença de nefropatia associada à sílica apresentaram doença pulmonar. Um estudo recente de casos-controle de base populacional constatou a existência de uma associação positiva entre a exposição ocupacional à sílica e o desenvolvimento de doença renal crônica.

DOENÇA RENAL CRÔNICA CAUSADA POR SOLVENTES ORGÂNICOS

Pode ocorrer exposição a solventes em muitas indústrias em que se utilizam tintas, desengordurantes e combustíveis, incluindo as indústrias petroquímicas e aeroespaciais. Nos últimos 40 anos, houve vários relatos de casos intrigantes de glomerulonefrite mediada por anticorpos antimembrana basal glomerular que ocorreram após exposição a solventes. Todavia, ainda não foi esclarecido se a exposição a solventes é efetivamente causal nesses casos. Foi também relatada a ocorrência de nefropatia membranosa após exposição prolongada a solventes orgânicos mistos. A exposição a hidrocarbonetos e o desenvolvimento de doença renal foram investigados em 25 estudos de casos-controles, e, embora a maioria tenha importantes limitações, 20 desses estudos constataram uma razão de probabilidades aumentada entre a exposição a solventes e uma variedade de doenças renais. Estudos realizados em animais mostraram que os solventes podem causar lesão renal aguda em altas doses, e a exposição crônica a baixas doses produziu apenas alterações renais crônicas leves. Não existem modelos animais para a doença renal imunológica causada por solventes.

É evidente que a exposição a altas doses de solventes pode resultar em lesão renal aguda em consequência de necrose tubular aguda, e evidências substanciais sustentam que a exposição a solventes está associada ao desenvolvimento de glomerulonefrite. Todavia, a exposição a solventes é comum, e a glomerulonefrite é rara, o que sugere que, se essa associação de fato existir, são necessários certos fatores do hospedeiro para o desenvolvimento dessa reação idiossincrásica.

DOENÇA RENAL CRÔNICA CAUSADA POR DISSULFETO DE CARBONO

▶ História de exposição e achados clínicos

O dissulfeto de carbono é usado na fabricação de raiom e pneus de neoprene. São relatados vários distúrbios renais, com aterosclerose acelerada. Esta pode afetar a circulação renal e resultar em disfunção renal, hipertensão, proteinúria e insuficiência renal. Os efeitos renais do dissulfeto de carbono provavelmente são o resultado direto de seu efeito aterogênico, e não estão relacionados com nefrotoxicidade direta. Entretanto, existe um relato de caso de um trabalhador com exposição prolongada a altos níveis que desenvolveu DRT e glomerulosclerose segmentar e focal.

REFERÊNCIAS

Chen KH: Effect of chelation therapy on progressive diabetic nephropathy in patients with type 2 diabetes and high-normal body lead burdens. Am J Kidney Dis 2012;60:530 [PMID: 22721929].

Ghahramani N: Silica nephropathy. Int J Occup Environ Med 2010;1:108 [PMID: 23022796].

Gökmen MR: The epidemiology, diagnosis, and managementof aristolochic acid nephropathy. Ann Intern Med 2013;158:469 [PMID: 23552405].

Karami S: Occupational exposure to dusts and risk of renal cell carcinoma. Br J Cancer 2011;104:1797 [PMID: 3111161].

Li SJ: Mercury-induced membranous nephropathy. Clin J Am Soc Nephrol 2010;5:439 [PMID: 20089494].

Pennemans V: The association between urinary kidney injury molecule 1 and urinary cadmium in elderly during long-term, low-dose cadmium exposure. Environ Health 2011;10:77 [PMID: 21888673].

Sommar JN: End-stage renal disease and low level exposure to lead, cadmium and mercury. Environ Health 2013;12:9 [PMID: 23343055].

Vupputuri S: Occupational silica exposure and chronic kidney disease. Ren Fail 2012;34:40 [PMID: 22032652].

Weiner DE: The Central American epidemic of CKD. Clin J Am Soc Nephrol 2013;8:504 [PMID: 23099656].

■ QUESTÕES PARA AUTOAVALIAÇÃO

Escolha a única opção correta para cada questão:

Questão 1: O rim:
 a. é particularmente vulnerável a exposições ocupacionais e ambientais
 b. recebe cerca da metade do débito cardíaco
 c. reabsorve e dilui o filtrado
 d. evita o desenvolvimento de toxinas na forma iônica

Questão 2: A lesão renal aguda:
 a. ocorre apenas após exposição a altas doses
 b. ocorre sempre na forma de necrose tubular aguda
 c. leva a uma diminuição da ureia e da creatinina
 d. pode exigir diálise até recuperação da função renal

Questão 3: A doença renal crônica (DRC):
a. ocorre raramente na forma de nefrite intersticial crônica
b. não inclui a nefropatia por chumbo
c. não ocorre após exposição a solventes orgânicos
d. caracteriza-se por proteinúria tubular

Questão 4: A nefropatia endêmica dos Bálcãs (NEB):
a. é uma forma de nefropatia induzida pelo ácido aristolóquio
b. é uma nefropatia intersticial associada a infecções do trato urinário
c. acomete trabalhadores rurais de todas as idades
d. afeta crianças que vivem em áreas rurais

Questão 5: A nefropatia por chumbo:
a. é uma doença renal aguda, acompanhada de história de hipertensão e gota
b. não deve ser considerada em pacientes que não apresentam gota, nem hipertensão
c. é uma doença renal em que a ultrassonografia tipicamente revela rins pequenos e contraídos
d. não revela a ocorrência de atrofia tubular na biópsia renal

Questão 6: Sobre a nefropatia por chumbo evidente:
a. é uma das poucas doenças renais previsíveis
b. é uma doença cujo tratamento não tem impacto algum sobre o controle da gota
c. o tratamento consiste em injeções contínuas de EDTA uma vez por semana
d. o tratamento é continuado até obter uma excreção urinária de chumbo quelado inferior a 20 µg

Questão 7: O cádmio:
a. afeta principalmente os rins e o fígado
b. causa efeitos renais que incluem a síndrome de Fanconi
c. provoca sintomas resultantes habitualmente da excreção aumentada de cálcio que acompanha a lesão glomerular
d. provoca cólica ureteral devido a cálculos na maioria dos pacientes sujeitos a exposição industrial

Questão 8: A silicose:
a. pode resultar em doença sistêmica generalizada, que se assemelha à doença vascular do colágeno
b. é a causa mais comum de lúpus eritematoso sistêmico
c. diminui a ocorrência de anticorpos antinucleares positivos
d. não tem efeito algum sobre a ocorrência de anticorpos anticitoplasma de neutrófilos

Questão 9: A epidemia de doença renal crônica na América Central:
a. acomete principalmente trabalhadores em fábricas de automóveis
b. é causada por metais pesados
c. acomete desproporcionalmente agricultores em altitudes mais baixas, de clima quente
d. é uma forma de nefropatia induzida pelo ácido aristolóquio

Questão 10: A inalação de tolueno (inalação de cola):
a. é uma causa de síndrome nefrótica
b. pode levar ao desenvolvimento de acidose respiratória
c. é uma causa de acidose tubular renal
d. está associada à síndrome de Fanconi

Neurotoxicologia

27

Yuen T. So, MD, PhD

As doenças do sistema nervoso são conhecidas pela diversidade de suas manifestações clínicas. Quando o sistema nervoso central é afetado, os sintomas podem incluir cefaleia, distúrbios cognitivos e psiquiátricos, alterações visuais, convulsões, ataxia, tremores, rigidez, fraqueza e perda sensitiva. Nas doenças do sistema nervoso periférico, é comum a ocorrência de dor, fraqueza, parestesias e entorpecimento, e, em alguns casos, podem ser observados distúrbios autonômicos adicionais.

O padrão de sintomas neurológicos dependerá da natureza do dano. Por exemplo, exposição excessiva a diversas substâncias químicas industriais ou ambientais causa um distúrbio generalizado dos nervos periféricos, ou seja, uma neuropatia periférica que se apresenta geralmente como uma síndrome clínica difusa e simétrica. Por outro lado, algumas ocupações podem predispor os trabalhadores a lesões físicas nos nervos periféricos. Exemplos comuns são a síndrome do túnel do carpo (STC), proveniente do aprisionamento do nervo mediano, e a radiculopatia lombar, devido à compressão das raízes espinais. Nesses casos, são afetados nervos individuais ou raízes espinais, levando a um padrão localizado de sinais e sintomas e neurológicos. As lesões nervosas focais são discutidas nos Capítulos 9 e 10 e não são abordadas de modo aprofundado neste capítulo.

PRINCÍPIOS GERAIS

A avaliação neurológica de pacientes depende fundamentalmente do exame físico à beira do leito, complementados pelos testes diagnósticos tradicionais, como a tomografia computadorizada (TC) e a ressonância magnética (RM) do encéfalo e da coluna, o eletroencefalograma (EEG), o estudo da condução nervosa, a eletromiografia (EMG), a punção lombar e os testes neuropsicológicos.

Com poucas exceções, a fisiopatologia da maior parte das lesões neurotóxicas não é bem compreendida. Os modelos animais de exposição a toxinas fornecem, na melhor das hipóteses, uma orientação grosseira para a doença humana. Além disso, é quase impossível estudar os efeitos das toxinas em condições controladas nos seres humanos. A maior parte do nosso conhecimento atual é obtida a partir de observações clínicas de exposições intensas durante acidentes ou exposições ocupacionais crônicas maciças. A extrapolação dessas observações clássicas para outras situações é problemática. Por exemplo, no caso de diversos compostos, existe uma incerteza considerável em relação ao nível de exposição e à duração necessária para causar lesão neurológica. Tem sido difícil a avaliação das sequelas da exposição crônica a baixos níveis, uma situação particularmente provável de ser encontrada por médicos de hoje.

Apesar do conhecimento incompleto sobre muitas dessas doenças, algumas generalizações têm sido úteis na sua abordagem clínica.

1. Existe uma relação dose-toxicidade na maioria das exposições neurotóxicas. Em geral, os sintomas neurológicos aparecem apenas após a exposição cumulativa ter alcançado um nível limiar. A suscetibilidade individual varia em uma faixa limitada, porém, as reações idiossincrásicas raramente são observadas.

2. A exposição às toxinas leva, de modo geral, a uma síndrome neurológica simétrica não focal. A assimetria significativa, como a fraqueza ou perda sensitiva de um membro ou de um lado do corpo, com total ausência de comprometimento do lado contralateral, deve sugerir uma causa alternativa.

3. Geralmente, existe uma forte relação temporal entre a exposição e o aparecimento dos sintomas. Os sintomas imediatos após a exposição aguda são, em geral, uma consequência dos efeitos fisiológicos das substâncias químicas (p. ex., os efeitos colinérgicos dos organofosforados). Esses sintomas regridem rapidamente com o afastamento da substância agressora. Os déficits neurológicos tardios ou persistentes que ocorrem após exposições tóxicas (p. ex., neuropatia tardia após envenenamento por organofosforados) geralmente resultam de alterações patológicas no sistema nervoso. A recuperação é ainda possível, porém, tende a ser lenta e incompleta.

4. O sistema nervoso possui uma capacidade limitada de regeneração, no entanto, alguma recuperação é possível após a remoção do agente agressor. Por outro lado, a piora dos

déficits neurológicos alguns meses após a interrupção da exposição a uma toxina, de modo geral, fala contra um papel causal direto da toxina.

5. Múltiplas síndromes neurológicas podem ser causadas a partir de uma única toxina. Diferentes populações de neurônios e diferentes áreas do sistema nervoso reagem de forma distinta à neurotoxina. A intensidade e a duração da exposição, assim como as variáveis fisiológicas como a idade e a suscetibilidade genética do indivíduo, influenciam as manifestações clínicas. Um exemplo bem conhecido é a toxicidade do chumbo, que poderá levar a um estado agudo de confusão, à deficiência mental crônica ou a uma neuropatia periférica.

6. Poucas toxinas se apresentam com uma síndrome neurológica patognomônica. Os sinais e sintomas podem ser mimetizados por várias doenças psiquiátricas, metabólicas, inflamatórias, neoplásicas e degenerativas do sistema nervoso. Portanto, é importante excluir outras doenças neurológicas com a realização de exame clínico e investigações laboratoriais adequados.

Uma condição importante é o fenômeno de *coasting* – a continuação da deterioração por vezes observada por até algumas semanas após a interrupção da exposição tóxica. O *coasting* tem sido bem documentado nas neuropatias tóxicas causadas pelo abuso da piridoxina (vitamina B_6), pela toxicidade do *n*-hexano e pela quimioterapia com vincristina. O atraso reflete o tempo necessário para as etapas fisiopatológicas evoluírem para lesão e morte neuronal.

Outra maneira de identificação é ilustrada por uma hipótese usada para explicar a patogênese das doenças crônicas degenerativas, como a doença de Parkinson, a esclerose lateral amiotrófica (ELA) e a demência de Alzheimer. Tem sido postulado que uma exposição ambiental ou tóxica pode reduzir a reserva funcional encefálica. O paciente, entretanto, permanece assintomático até que o envelhecimento ou outros eventos biológicos depletem, mais adiante, a sua reserva neuronal no decorrer dos anos seguintes. Os sintomas aparecerão apenas quando o desgaste neuronal alcançar um nível limiar. A hipótese prevê um período latente longo entre a exposição tóxica e a manifestação dos sintomas. Embora as evidências atuais não sustentem completamente uma causa ambiental, o desgaste neuronal relacionado com a idade é um conceito importante na compreensão das doenças neurodegenerativas. A prevalência e a gravidade desses distúrbios aumentam com a idade. O desgaste pode explicar a observação ocasional da deterioração continuada por vários anos após a interrupção de uma exposição tóxica (p. ex., disfunção extrapiramidal após envenenamento por manganês, e a piora que ocorreu vários anos após o envenenamento por mercúrio na epidemia da Baía de Minamata, no Japão).

ABORDAGEM AOS PACIENTES

Um diagnóstico seguro de um distúrbio neurotóxico poderá ser estabelecido apenas após a documentação de todos os seguintes fatores: (1) exposição suficientemente intensa ou prolongada à toxina, (2) síndrome neurológica apropriada com base no conhecimento sobre a possível toxina, (3) evolução dos sinais e sintomas em um curso de tempo compatível e (4) exclusão de outros distúrbios neurológicos que possam ser responsáveis por uma síndrome semelhante.

A obtenção de história detalhada da natureza, duração e intensidade da exposição é essencial para cada avaliação. Quais são as possíveis toxinas? Qual é a forma de exposição? Quais são a duração e a intensidade das exposições? Existem outros fatores associados, como o alcoolismo, as questões psicossociais e a possibilidade de ganhos secundários? As exposições crônicas são difíceis de serem avaliadas. É essencial não apenas avaliar a intensidade média e a duração total da exposição, como também é importante quantificar picos de exposição intensa intermitentes.

A anamnese da toxicologia deverá ser seguida por uma caracterização detalhada das queixas neurológicas. Os pacientes frequentemente utilizam termos descritivos como *fraqueza, tontura, esquecimento, dor e entorpecimento* para se referir a experiências pessoais muito distintas. A tontura pode significar vertigem por disfunção vestibular, o desequilíbrio da marcha por perda sensitiva ou simplesmente um sentimento inespecífico de mal-estar. A fadiga ou a astenia podem ser referidas como fraqueza. A fadiga implica a falta de resistência ou o desinteresse pela atividade física, em vez de uma fraqueza real. Também pode ser observada em associação com depressão, várias doenças sistêmicas e uma ampla faixa de doenças neurológicas. Apenas a fraqueza implica especificamente disfunção do sistema motor. Cada queixa do paciente, portanto, não deve ser considerada ao pé da letra; é útil questionar a respeito das consequências funcionais dos déficits neurológicos. Perguntar sobre as atividades da vida diária também é útil, tanto para compreender melhor a natureza das queixas quanto para fornecer uma avaliação racionalmente objetiva da gravidade.

A documentação do curso temporal da doença é muito importante. Os sintomas podem manifestar-se de forma aguda (minutos ou dias), subaguda (semanas ou meses) ou crônica (anos). Os sintomas flutuantes podem sugerir exposições recorrentes ou fatores sobrepostos não relacionados. A recuperação após a interrupção da exposição ajuda a implicar a própria exposição. Por outro lado, uma progressão continuada dos déficits além do período de *coasting* argumenta contra um papel etiológico da exposição.

Sistema nervoso central

Os sintomas e déficits dependem de quais grupos de neurônios encefálicos ou da medula espinal estão primariamente afetados (Quadro 27-1). Uma síndrome comum é uma encefalopatia proveniente da disfunção difusa das estruturas corticais e subcorticais. Em casos agudos, a encefalopatia pode estar associada à alteração no nível de consciência. Em situações crônicas, os sintomas primários podem ser cognitivos e psiquiátricos. Algumas toxinas induzem lesões relativamente seletivas ao sistema vestibular ou ao cerebelo, levando a desequilíbrio, vertigem e ataxia de um membro ou da marcha. O envolvimento dos núcleos da

Quadro 27-1 Sinais e sintomas neurológicos

Síndrome	Neuroanatomia	Sinais e sintomas	Exemplos
Encefalopatia aguda	Difusa; hemisférios cerebrais	Combinação variável de cefaleia, irritabilidade, desorientação, convulsões, amnésia, psicose, letargia, estupor e coma	Exposição aguda a diversas toxinas em doses suficientes
Encefalopatia crônica	Difusa; hemisférios cerebrais	Distúrbios cognitivos e psiquiátricos	Exposição crônica ou de baixas doses a várias toxinas
Parkinsonismo	Núcleos da base e outras vias motoras extrapiramidais	Tremor, rigidez, bradicinesia, instabilidade da marcha	Manganês, monóxido de carbono, metanol
Doença do neurônio motor	Neurônios motores da medula espinal	Atrofia muscular, fraqueza	Chumbo, manganês
Mieloneuropatia (mielopatia e polineuropatia)	Medula espinal e nervos periféricos	Parestesias, perda sensitiva, hiper-reflexia, sinal de Babinski, ataxia da marcha	Óxido nitroso, organofosforados, *n*-hexano
Polineuropatia	Fibras nervosas periféricas autonômicas, motoras e sensitivas	Parestesias, entorpecimento, fraqueza, perda de reflexos tendinosos profundos, mais raramente, falha autonômica	Várias toxinas em doses suficientes (ver Quadro 27-2)

base pode levar a uma síndrome extrapiramidal de bradicinesia, tremores e rigidez, que poderá lembrar a doença de Parkinson idiopática para todos os efeitos práticos.

A avaliação de queixas cognitivas deve incluir, pelo menos, um miniexame do estado mental. Poderá ser necessário recorrer aos testes neuropsicológicos, no caso de pacientes que apresentem queixas cognitivas significativas, para melhor entender o padrão e a gravidade dos déficits. Serão necessárias uma boa cooperação do paciente e um intérprete experiente para a realização de testes neuropsicológicos significativos. Os pacientes que apresentam instabilidade de marcha, tontura ou vertigem deverão ser investigados em relação aos déficits dos nervos cranianos ou do cerebelo. A avaliação deverá incluir o teste da marcha, teste de caminhada em linha reta e o sinal de Romberg. O examinador também deverá observar os movimentos extraoculares e a presença ou ausência de nistagmo, déficits de audição, ataxia de um membro e déficits sensitivos. Os tremores, quando presentes, devem ser caracterizados com as mãos esticadas, com as mãos em repouso e com as mãos realizando movimentos em direção a um determinado ponto (p. ex., o teste dedo-nariz). O tônus muscular deve ser testado quanto à sua rigidez. A batida rápida de dedos, mãos ou pés é um teste útil do sistema motor. Juntos ao teste formal de força, tais testes devem fazer parte do exame neurológico habitual.

Os testes de laboratório, como os estudos de imagem do encéfalo ou da medula espinal (p. ex., RM ou TC), a punção lombar, o eletroencefalograma (EEG) e os potenciais evocados, em geral, são necessários para avaliar a integridade anatômica e a função fisiológica do sistema nervoso central e excluir doenças neurológicas que possam mimetizar um distúrbio neurotóxico. Em alguns casos de neurotoxicidade, vários padrões anormais de sinais de RM podem ser observados no encéfalo, embora a aparência não seja patognomônica ("Toxinas Específicas", adiante). Entretanto, em muitas condições clínicas e, de modo especial, em pacientes pouco afetados, esses estudos podem não mostrar qualquer alteração.

Sistema nervoso periférico

Os distúrbios do sistema nervoso periférico levam a distúrbios sensitivos e fraqueza, geralmente acompanhados pelo comprometimento dos reflexos tendinosos profundos no exame físico (Quadro 27-1). Dos vários componentes do sistema nervoso periférico, o nervo periférico é o mais vulnerável às toxinas exógenas. Como as toxinas alcançam os nervos de forma sistêmica e afetam a todos simultaneamente, a síndrome resultante é, de modo usual, uma neuropatia periférica simétrica. Esta também é referida como uma *polineuropatia*, em contraste com a mononeuropatia, que advém com maior frequência de lesão mecânica local. Com poucas exceções, como a miopatia causada pelo alcoolismo e pelo uso clínico de estatinas (p. ex., inibidores da hidroximetilglutaril-coenzima-A redutase), a miopatia tóxica é incomum.

A característica marcante da maior parte das neuropatias é a distribuição distal dos sinais e sintomas clínicos. A síndrome mais comum é o aparecimento subagudo de formigamento ou entorpecimento observado em um padrão simétrico "meias e luvas". A dor neuropática se faz presente algumas vezes e é descrita de forma variável como queimação, dor profunda ou lancinante. A dor pode ser provocada por estímulos normalmente inócuos, como um toque ou uma carícia na pele, um fenômeno conhecido como *hiperpatia* ou *alodinia*. O envolvimento das fibras nervosas motoras se manifesta como atrofia muscular e fraqueza. Esses déficits podem aparecer inicialmente nos músculos mais distais (i.e, os músculos intrínsecos dos pés e das mãos). Os casos mais graves podem envolver músculos das pernas e dos antebraços, levando à queda bilateral dos pés ou dos punhos.

O exame físico de pacientes com distúrbios do sistema nervoso periférico deverá incluir testes de força muscular, de sensibilidade e de reflexos tendinosos das quatro extremidades. Os déficits sensitivos e motores são relativamente simétricos? Os pés são mais afetados do que as mãos? Como os axônios mais longos são os mais vulneráveis, os déficits neurológicos frequentemente são mais graves nos pés do que nas mãos. A maior parte das neuropatias é acompanhada pela diminuição ou ausência do reflexo de estiramento dos tendões de Aquiles e pelo comprometimento sensitivo demonstrável dos dedos dos pés. Portanto, o teste dessas funções deverá ser incluído em qualquer exame de investigação do sistema nervoso periférico.

O padrão clínico do envolvimento nervoso sensitivo e motor é útil no diagnóstico diferencial da neuropatia periférica (Quadro 27-2). A síndrome mais inespecífica é a polineuropatia sensorimotora simétrica distal. Esta é indistinguível das outras neuropatias causadas por doenças sistêmicas comuns como alcoolismo, uremia, diabetes melito e deficiência de vitamina B_{12}. Algumas toxinas, como o chumbo, induzem uma neuropatia com fraqueza marcante. O diagnóstico diferencial dessa neuropatia é relativamente restrito e envolve poucas neuropatias hereditárias e imunológicas.

Quadro 27-2 Polineuropatias tóxicas

Polineuropatia predominantemente sensitiva ou sensorimotora (pouca ou nenhuma fraqueza)
  Acrilamida
  Dissulfeto de carbono
  Óxido de etileno
  Metais: arsênio, chumbo, mercúrio, tálio
  Brometo de metila
  Bifenilas policloradas (BPCs)
  Tálio
Polineuropatia predominantemente motora ou polineuropatia sensorimotora com fraqueza significativa
  Hexacarbonetos: n-hexano, metil-n-butilcetona
  Metais: chumbo, arsênio, mercúrio
  Organofosforados
Neuropatia "puramente" sensitiva (perda sensitiva incapacitante sem fraqueza)
  Cisplatina
  Abuso de piridoxina
Neuropatia craniana
  Tálio
  Tricloroetileno (neuropatia trigeminal)
Disfunção autonômica significativa
  Acrilamida
  n-hexano ("cheirador" de cola)
  Tálio
  Rodenticida "Vacor" (N-3-pyridylmethyl-N'-p-nitrophenyl urea – PNU)
Possível associação com neuropatias (provavelmente anedótica)
  Benzeno
  Monóxido de carbono
  Dioxina
  Metacrilato de metila
  Piretrinas

Existem centenas de causas de neuropatias periféricas. As causas não tóxicas de neuropatia, como as induzidas por doenças sistêmicas, devem ser investigadas e excluídas. Aproximadamente metade de todas as neuropatias permanece sem diagnóstico, apesar da investigação minuciosa. Portanto, a ausência de uma outra etiologia não implica necessariamente uma toxina. Além da ocorrência de exposição suficiente e de uma síndrome compatível, o diagnóstico depende da documentação de déficits sensitivos ou motores progressivos durante a exposição e da recuperação da função meses ou anos após a interrupção da exposição.

Estudos de condução nervosa e EMG representam as ferramentas primárias na avaliação laboratorial dos distúrbios neuromusculares. Esses dois testes são geralmente realizados em conjunto, e o termo *EMG* é erroneamente empregado para se referir a ambos os testes. Os estudos de condução nervosa e EMG, em geral complementados pela biópsia do nervo, são importantes na caracterização fisiopatológica das neuropatias periféricas. Uma classificação fundamental subdivide as neuropatias naquelas com degeneração primária dos axônios nervosos (neuropatia axonal) e aquelas com destruição da mielina (neuropatia desmielinizante). O manejo diagnóstico das polineuropatias é mais bem estabelecido por especialistas experientes.

Existem várias desvantagens em relação aos estudos de condução nervosa e EMG. Esses testes são dolorosos e, na melhor das hipóteses, desconfortáveis, sendo muito pouco tolerados por alguns pacientes às vezes. Outra inconveniência é a necessidade da utilização de equipamentos especializados e caros. Embora equipamentos eletrônicos simples tenham sido defendidos, especialmente nos exames de saúde ocupacional (p. ex., exame de síndrome do túnel do carpo), existe um inevitável compromisso com a precisão. Além disso, o desempenho e a interpretação adequados desses testes necessitam de treinamento especializado, e a experiência dos executores poderá variar. Conclusões errôneas devido a desempenho e interpretação impróprios não são raras.

A ultrassonografia está ganhando aceitação no campo da imagem dos nervos periféricos, especialmente para a visualização do nervo nos locais de compressão, como o túnel do carpo e o canal ulnar. A ultrassonografia revela, de modo geral, o aumento e a alteração na ecogenicidade do nervo comprimido. A resolução dessas anormalidades poderá ocorrer após a descompressão bem-sucedida, proporcionando uma forma de acompanhamento dos pacientes no curso do tratamento.

A ressonância magnética (RM) e a tomografia computadorizada (TC) são importantes ferramentas complementares à avaliação de neuropatias. Ambas são utilizadas com maior frequência na avaliação de radiculopatias cervical e lombar, condições que mimetizam a neuropatia. A sua principal limitação é a relativa falta de especificidade para diagnosticar a doença sintomática. A doença espondilótica assintomática, porém radiologicamente significativa, é observada com frequência na população normal. Um grau variável de anormalidades na RM ou TC é encontrado em mais de 50% de indivíduos assintomáticos com mais de 50 anos de idade e em aproximadamente 20% dos mais jovens, com menos de 50 anos. Portanto, os estudos de imagem nunca devem substituir uma avaliação clínica cuidadosa.

DISTÚRBIOS NEUROLÓGICOS CAUSADOS POR TOXINAS ESPECÍFICAS

O leitor poderá consultar os capítulos correspondentes relativos a toxinas específicas para discussão mais detalhadas a respeito de toxicologia geral e de seus efeitos sobre a saúde. As seguintes discussões estão restritas às complicações neurológicas.

Acrilamida

A população que apresenta maior risco para desenvolver toxicidade neurológica consiste em trabalhadores que manuseiam a acrilamida monomérica na produção de poliacrilamidas e aqueles expostos à acrilamida monomérica usada na argamassa. A intoxicação ocorre por inalação ou absorção cutânea. As características do envenenamento incluem irritação cutânea local, perda de peso, lassitude e sintomas neurológicos do envolvimento dos sistemas nervosos central e periférico.

A exposição aguda causa, de modo geral, um estado de confusão, manifestado como desorientação, perda de memória e ataxia da marcha. Esses sintomas são bem reversíveis, embora ocorra disfunção irreversível após exposição muito intensa. A exposição crônica a baixas doses algumas vezes leva a tontura, irritabilidade, alterações emocionais e distúrbios do sono. O local principal de ação da acrilamida, entretanto, é o nervo periférico. Poderá desenvolver-se uma neuropatia como uma manifestação tardia em poucas semanas após a exposição aguda ou, insidiosamente, após a exposição crônica. Tanto os nervos sensitivos como os nervos motores são afetados, levando a perda sensitiva, fraqueza, ataxia e perda dos reflexos tendinosos. A perda de reflexos poderá ser especialmente generalizada, ao contrário de outras neuropatias tóxicas, nas quais apenas os reflexos distais são perdidos. O envolvimento do sistema autonômico, como a hiperidrose e a retenção urinária, é comum.

A acrilamida induz o acúmulo anormal de neurofilamentos em axônios. Nesse aspecto, sua ação é semelhante à dos solventes orgânicos, notavelmente os hexacarbonetos. Ao contrário do que ocorre com estes, a desmielinização secundária não é observada. Estudos de condução nervosa evidenciam, com frequência, uma neuropatia, acompanhada por pouca ou nenhuma redução da velocidade de condução nervosa, ou seja, uma neuropatia predominantemente com características de degeneração axonal.

Arsênio

Os compostos arsenicais são usados como preservativos da madeira, como, por exemplo, o arsenieto de gálio, usado na indústria de semicondutores, e como desfolhante e dessecante na agricultura. A contaminação da água pode ocorrer a partir da filtração de intermediários do arsênio na fundição ou do seu uso excessivo na agricultura. A intoxicação aguda por compostos arsenicais leva a náuseas, vômito, dor abdominal e diarreia. Lesões dermatológicas, como a hiperceratose, a pigmentação cutânea, a descamação cutânea e as linhas de Mees, ocorrem em muitos pacientes 1 a 6 semanas após o aparecimento da doença.

A neuropatia periférica é a manifestação neurológica mais comum de toxicidade e pode ocorrer após exposição aguda ou crônica. Após uma dose única maciça, uma polineuropatia aguda se desenvolve em 1 a 3 semanas. Essa neuropatia mimetiza a síndrome de Guillain-Barré de várias formas, e a insuficiência respiratória raramente é observada. A parestesia simétrica e a dor podem ocorrer isoladamente ou ser acompanhadas por fraqueza distal. Com a progressão da neuropatia, os déficits sensitivos e motores se espalham de forma proximal. A fraqueza das cinturas escapular e pélvica, bem como a ataxia da marcha, são comuns nos casos graves. A exposição crônica leva a uma polineuropatia sensorimotora mais insidiosa, embora não haja concordância em relação a um valor de limiar.

A exposição intensa ao arsênio poderá levar a confusão mental, psicose, ansiedade, convulsões ou coma. A exposição crônica a baixos níveis de arsênio, em geral a partir de fontes ambientais ou ocupacionais, tem sido associada a um comprometimento mais discreto da memória e da concentração. Em crianças expostas, também existem registros de menor desempenho verbal e comprometimento auditivo.

Os estudos de condução nervosa e EMG fornecem evidências de uma neuropatia axonal inespecífica. O arsênio é detectável no sangue e na urina durante o curso de uma exposição e poderá persistir na urina por várias semanas após uma única exposição maciça. Na exposição de baixo nível, os níveis sanguíneos de arsênio desaparecem em 48 a 72 horas após a exposição. O arsênio permanece detectável no cabelo e nas unhas durante meses após a exposição. Portanto, a análise do cabelo ou das unhas poderá ser útil. Entretanto, a contaminação externa por arsênio poderá fornecer resultados falso-positivos. A análise do pelo púbico é preferível ao do couro cabeludo devido à sua menor suscetibilidade à contaminação.

Dissulfeto de carbono

O dissulfeto de carbono é utilizado como solvente da produção de perfumes e vernizes, fumigantes e inseticidas e na manufatura industrial. A exposição por inalação relativamente curta a um nível tóxico (≥ 300 ppm) de dissulfeto de carbono causa tontura e cefaleias, seguidas por *delirium*, mania ou embotamento mental. Concentrações superiores a 400 ppm podem apresentar um efeito narcotizante, levando a convulsão, coma e insuficiência respiratória.

A exposição crônica tem sido associada tanto às anormalidades do sistema nervoso central quanto à neuropatia periférica. Esta se apresenta com parestesias e dor na região distal das pernas, perda dos reflexos de estiramento dos tendões de Aquiles e evidências de envolvimento de axônios sensitivos e motores no estudo de condução nervosa. Uma síndrome inespecífica de fadiga, cefaleia e distúrbios do sono é atribuída à exposição crônica a baixos níveis de dissulfeto de carbono. Na RM do encéfalo, alguns pacientes expostos apresentam focos anormais espalhados na substância branca subcortical. O quadro radiológico lembra aquele observado em pacientes com doença dos pequenos vasos e acidentes vasculares subcorticais múltiplos, embora a confirmação patológica não esteja disponível.

Monóxido de carbono

O monóxido de carbono se liga à hemoglobina, para formar a carboxi-hemoglobina, e causa hipóxia neuronal. A inalação de baixas concentrações (0,01 a 0,02%) de monóxido de carbono causa cefaleia e confusão branda. Uma concentração mais elevada, de 0,1 a 0,2%, poderá resultar em sonolência ou estupor, e a inalação de 1%, por mais de 30 minutos, poderá ser fatal. Inicialmente, os sintomas incluem cefaleia, tontura e desorientação. Uma hipóxia mais prolongada ou grave é acompanhada por uma combinação variável de tremor, coreia, espasticidade, distonia, rigidez e bradicinesia. A recuperação da hipóxia poderá ser incompleta. Demência residual, espasticidade, cegueira cortical e manifestações de parkinsonismo são relativamente comuns.

Alguns pacientes se recuperam completamente após a exposição aguda, apenas para piorarem novamente 1 a 6 semanas mais tarde, apresentando desorientação aguda, apatia ou psicose. O exame neurológico em geral revela uma encefalopatia com sinais proeminentes de disfunção extrapiramidal e do lobo frontal. Os achados físicos incluem bradicinesia, retropulsão, sinais de liberação frontal, espasticidade e rigidez dos membros. Os fatores de risco para o desenvolvimento dessa encefalopatia tardia são um período significativo de inconsciência e a idade avançada. É mais comum a TC ou a RM evidenciarem anormalidades bilaterais na substância branca subcortical. Alguns pacientes também apresentam um envolvimento dos núcleos da base, especialmente do globo pálido e do tálamo. O infarto hemorrágico da substância branca ou dos núcleos da base raramente é observado. A recuperação parcial é possível, porém, poderá levar um ano ou mais. A ocorrência de alguns déficits de memória residual e de parkinsonismo é comum.

O efeito da exposição prolongada a baixos níveis de monóxido de carbono é obscuro. Vários sintomas inespecíficos – anorexia, cefaleia, alterações de personalidade e distúrbios de memória – são atribuídos ao monóxido de carbono, porém, sem relação causal.

Hexacarbonetos (*n*-Hexano e Metil-*n*-Butil-Cetona)

O *n*-hexano e a metil-*n*-butil-cetona representam um grupo de compostos orgânicos voláteis muito utilizados em domicílios e indústrias como solventes e adesivos. A doença humana é causada por um metabólito tóxico intermediário, a g-dicetona 2,5-hexanediona. A exposição tóxica resulta da inalação, especialmente em espaços pouco ventilados, ou do contato excessivo com a pele. Outro solvente usado em tintas e adesivos, a metil-etil-cetona, pode potencializar a neurotoxicidade.

Como outros solventes orgânicos, os hexacarbonetos podem induzir uma encefalopatia aguda caracterizada por euforia, alucinação e confusão. O efeito eufórico agudo dos hexacarbonetos leva ao seu abuso como droga recreacional. A síndrome mais bem conhecida é uma polineuropatia sensorimotora simétrica distal, chamada de neuropatia do "cheirador" de cola. Os sintomas iniciais são parestesias e perda sensitiva. Em seguida, ocorre fraqueza, que envolve inicialmente os músculos distais. As musculaturas proximais são afetadas em casos mais graves. Os pacientes se queixam de tropeçar com facilidade, devido à fraqueza do tornozelo. A neuropatia óptica e a dormência facial poderão estar presentes. Os sintomas autônomos autonômicos são raros e são encontrados apenas nos casos mais graves. Sintomas inespecíficos do sistema nervoso central (SNC), como insônia e irritabilidade, podem ser observados. No exame físico, a perda sensitiva e a fraqueza são rapidamente demonstradas. Os reflexos de estiramento dos tendões de Aquiles são perdidos no início da doença. A recuperação se inicia após poucos meses de abstinência e poderá ser incompleta. Em alguns casos, a espasticidade e a hiper-reflexia surgem paradoxalmente durante o estágio de recuperação. Nesses casos, é provável que ocorra degeneração de axônios centrais, e os sinais do SNC são inicialmente mascarados pela neuropatia grave.

Uma polineuropatia menos drástica foi observada na década de 1960, em trabalhadores das indústrias de sapatos e adesivos, bem antes do reconhecimento da neuropatia do "cheirador" de cola. A exposição ao *n*-hexano foi menos intensa e mais crônica do que a dos "cheiradores" de cola. As características clínicas são essencialmente semelhantes, embora a síndrome evolua mais lentamente e acarrete déficits menos graves.

A neuropatia causada pelo *n*-hexano apresenta uma neuropatologia distinta. Focos múltiplos de acúmulo de neurofilamentos se formam no interior dos axônios nervosos. A desmielinização é comum, porém, é provavelmente secundária à patologia axonal. Devido a essa desmielinização, os estudos de condução nervosa evidenciam a redução da velocidade da condução nervosa. O conteúdo proteico do líquido cerebrospinal (LCS) se encontra geralmente normal, ao contrário do que ocorre na maioria das outras neuropatias desmielinizantes, que estão associadas a uma concentração elevada de proteína no LCS.

Chumbo

O chumbo está presente em tintas, baterias, encanamentos, soldas, munições e cabos. As fontes não industriais incluem cerâmica, fragmentos de projéteis e remédios populares tradicionais. A exposição aguda a altos níveis é proveniente da ingestão acidental, inalação ou exposição industrial. Ela resulta em uma síndrome de cólica abdominal e vômito intermitente, acompanhada por sintomas neurológicos como cefaleia, tremor, apatia e letargia. A intoxicação maciça pode levar a convulsões, edema cerebral, estupor ou coma e, finalmente, a herniação transtentorial. A encefalopatia causada pelo chumbo se apresenta geralmente em adultos com níveis sanguíneos iguais ou superiores a 50 a 70 μg/dL. As crianças são mais vulneráveis do que os adultos, provavelmente devido à imaturidade da barreira hematencefálica. Os distúrbios do comportamento e o comprometimento neuropsicológico podem estar presentes com níveis sanguíneos tão baixos quanto 10 μg/dL, embora o limiar exato seja discutível. A exposição crônica a baixos níveis de chumbo é responsável pelo comprometimento do desenvolvimento intelectual em crianças. Alguns estudos estabelecem ligação entre a exposição crônica e a redução global do QI, assim como a uma ampla faixa de distúrbios comportamentais, como a fraca autoestima, o comportamento impulsivo e a redução da capacidade de concentração.

Dados emergentes sugerem que adultos com exposição industrial prévia podem apresentar uma taxa mais rápida de declínio cognitivo do que o esperado a partir do envelhecimento normal. Esses indivíduos apresentam, em geral, níveis sanguíneos normais de chumbo, porém, níveis elevados desse metal nos ossos, de acordo com a fluorescência de raios X. O armazenamento de chumbo nos ossos pode ser potencialmente mobilizado durante a vida, em particular com fraturas ósseas. Ainda não se sabe se o declínio acelerado na cognição é resultante da exposição continuada ao chumbo, ou do envelhecimento acelerado ou do desgaste das reservas neuronais.

A neuropatia periférica é uma complicação bem conhecida do envenenamento crônico de adultos pelo chumbo. Estudos de condução nervosa em pacientes assintomáticos revelaram anormalidades em níveis de chumbo superiores a 40 μg/dL. A síndrome clínica mais bem conhecida é uma neuropatia predominantemente motora, com poucos sintomas sensitivos ou nenhum. A descrição clássica destaca punhos e pés caídos bilateralmente. A toxicidade também pode se manifestar como uma fraqueza generalizada proximal e distal e uma perda dos reflexos tendinosos. Alguns pacientes têm seus reflexos preservados e, portanto, essa síndrome mimetiza uma doença neuronal motora como a esclerose lateral amiotrófica (doença de Lou Gehrig). Além da síndrome clássica de neuropatia motora, alguns pacientes poderão apresentar parestesia distal dos membros sem fraqueza. Essa condição é especialmente provável em pacientes que sofrem exposição prolongada a baixos níveis de chumbo.

Em pacientes com encefalopatia aguda induzida pelo chumbo, a TC ou a RM cerebral podem evidenciar áreas focais de edema, com maior frequência no tálamo bilateral e nos núcleos da base. Estudos de imagem e, algumas vezes, a necropsia podem detectar a calcificação intracraniana em pacientes com toxicidade crônica causada pelo chumbo. Os achados radiológicos não são específicos do chumbo, e o diagnóstico diferencial poderá incluir outras causas de calcificação, inflamação e desmielinização.

Manganês

O manganês é muito utilizado na fabricação de aço, ligas e soldas. O manganês também é encontrado em baterias alcalinas e em vários fungicidas. É mais comum que o envenenamento ocorra na mineração, na fundição, na moagem e nas indústrias de fabricação de baterias, embora existam registros ocasionais de contaminação ambiental. De recente interesse é o risco potencial do manganês orgânico na forma de metilciclopentadienil-manganês-tricarbonil (MMT), um aditivo usado na gasolina.

A síndrome clássica de envenenamento por manganês, ou manganismo, é o aparecimento de um distúrbio extrapiramidal que lembra a doença de Parkinson idiopática. Tremor, rigidez, fácies "mascarada" e bradicinesia se desenvolvem lentamente. A distonia, um achado raro na doença de Parkinson idiopática, tem sido observada em alguns pacientes. Comparados com a doença de Parkinson idiopática, os sintomas extrapiramidais do manganismo são menos responsivos à terapia dopaminérgica. Além disso, os déficits neurológicos geralmente continuam a progredir por muitos anos após a interrupção da exposição.

O manganês se acumula preferencialmente no globo pálido e danifica seletivamente os neurônios do globo pálido e do estriado. Na RM encefálica, o acúmulo de manganês pode ser visualizado como um sinal aumentado nas imagens ponderadas em T_1 no globo pálido, um achado distinto não observado na doença de Parkinson e em outras formas de parkinsonismo. Uma síndrome variável de parkinsonismo, o comprometimento cognitivo e a ataxia da marcha têm sido observados em pacientes com insuficiência hepática crônica. Esses pacientes também apresentam um sinal T_1 anormal no globo pálido e nível sanguíneo de manganês levemente elevado. O fígado é responsável pela depuração do manganês da dieta. É provável que as anormalidades neurológicas desses pacientes também ocorram devido à toxicidade do manganês.

Mercúrio

O envenenamento por mercúrio resulta da exposição ao metilmercúrio ou a outros compostos alquilados de mercúrio, mercúrio elementar (vapor de mercúrio) e sais inorgânicos de mercúrio. O mercúrio é usado em baterias, fungicidas, eletrônicos e outras indústrias. O mercúrio em lamas e canos de esgoto é metilado por microrganismos e transformado em metilmercúrio, que é prontamente absorvido pelo homem. Grandes endemias resultaram da contaminação pelo metilmercúrio na Baía de Minamata (Japão), nas décadas de 1950 e 1960, no Iraque, nos anos 1970, e na bacia do rio Amazonas, nos anos 1990. A exposição ocorreu primariamente por meio de ingestão de peixe contaminado. Existe uma dúvida em relação ao efeito neurológico das exposições a baixos níveis de mercúrio, como as provenientes do amálgama dentário e do consumo alimentar de peixe. Concluindo, não existem evidências definitivas que associem a exposição a baixos níveis de mercúrio à doença neurológica significativa.

Como muitas outras toxinas, o envenenamento por mercúrio causa uma encefalopatia difusa. No estágio inicial, a encefalopatia é caracterizada por euforia, irritabilidade, ansiedade e labilidade emocional. A exposição mais intensa leva a confusão e a alteração no nível de consciência. Os pacientes podem desenvolver tremor e ataxia cerebelar. A perda auditiva, a diminuição do campo visual, a hiper-reflexia e o sinal de Babinski podem estar presentes. Todos os sintomas anteriores podem ser observados na intoxicação por mercúrio orgânico, mercúrio metálico, vapor de mercúrio ou sais inorgânicos de mercúrio. O envenenamento por mercúrio orgânico se apresenta com distúrbios significativos do SNC, com pouco ou nenhum envolvimento do sistema nervoso periférico. A neuropatia é associada principalmente ao mercúrio inorgânico. Uma neuropatia subaguda predominantemente motora tem sido observada após a exposição ao mercúrio metálico e ao vapor de mercúrio. Quando aguda, assemelha-se à síndrome de Guillain-Barré, enquanto uma condição mais subaguda pode mimetizar a esclerose lateral amiotrófica (ELA). O estudo da condução nervosa e a biópsia do nervo sugerem uma perda axonal primária.

Metanol

A neurotoxicidade do metanol é causada principalmente pelo formaldeído e pelo formato (ou ácido fórmico), os produtos finais das atividades das enzimas álcool-desidrogenase e aldeído-desidrogenase. A maioria dos casos resulta da ingestão acidental ou da exposição ocupacional. Os sintomas neurológicos costumam aparecer após um período latente de 12 a 24 horas pós-intoxicação. Os pacientes apresentam cefaleia, náusea, vômitos e dor abdominal. A taquipneia, quando presente, indica a presença de acidose metabólica significativa. Os sintomas visuais aparecem precocemente e oscilam desde turvação visual à cegueira total. Esses sintomas são acompanhados por uma encefalopatia, que se manifesta desde uma leve desorientação até a convulsão, o estupor e o coma. Nos indivíduos gravemente afetados, os sinais bilaterais do neurônio motor superior, como hiper-reflexia, fraqueza e sinal de Babinski, estão presentes. A TC ou RM encefálica podem revelar um infarto ou uma hemorragia localizada nos putames bilaterais, em geral acompanhados por envolvimento semelhante da substância branca subcortical.

O tratamento do envenenamento agudo depende do controle da acidose metabólica com bicarbonato de sódio, inibição competitiva da conversão de metanol a formaldeído (por administração de fomepizol ou etanol) e remoção rápida do metanol por lavagem gástrica ou hemodiálise.

O efeito neurológico da exposição crônica a baixos níveis de metanol é menos evidente. Existem registros de casos de parkinsonismo que se desenvolvem após a exposição, embora não esteja confirmada uma relação causal.

Brometo de metila e iodeto de metila

Acredita-se que os brometos orgânicos sejam mais tóxicos do que os de origem inorgânica. Esses sais são usados em estufas e campos para o controle de nematódeos, fungos e ervas daninhas. O brometo de metila (BrMe) tem sido associado à toxicidade aguda do sistema nervoso central e à neuropatia periférica induzida por exposições mais longas, juntamente à disfunção neuropsiquiátrica, cerebelar e do trato piramidal. O iodeto de metila (IMe) tem sido usado em vários processos farmacêuticos e da síntese de pesticidas. O IMe é conhecido por ser um narcótico, e relatos de casos mencionaram parkinsonismo, sequelas cerebelares e sequelas neuropsicológicas latentes, semelhantes aos efeitos do BrMe.

Óxido nitroso

A exposição excessiva ao óxido nitroso, geralmente no caso de droga de abuso, causa uma mieloneuropatia indistinguível daquela causada por deficiência de vitamina B_{12} (cobalamina). Os pacientes se apresentam com parestesias nas mãos e nos pés. Ataxia da marcha, perda sensitiva, sinal de Romberg e fraqueza nas pernas podem estar presentes. Os reflexos tendinosos poderão estar diminuídos ou abolidos (neuropatia periférica), ou patologicamente exacerbados (envolvimento da medula espinal; i.e., mielopatia). O óxido nitroso inativa a vitamina B_{12} e interfere na conversão dependente de B_{12} da homocisteína em metionina. A concentração sérica de vitamina B_{12} e o teste de Schilling, em geral, apresentam-se normais, enquanto o nível sérico de homocisteína pode estar elevado. As exposições repetidas são necessárias para induzir sintomas em indivíduos normais. É interessante a observação de que a exposição rápida ao óxido nitroso, por exemplo, durante uma anestesia, é suficiente para precipitar sintomas em pacientes com deficiência de vitamina B_{12} assintomática.

Organofosfatos

Os organofosfatos (OPs) são usados normalmente como pesticidas e herbicidas e, em menor grau, como aditivos do petróleo, antioxidantes e retardadores de chama. Eles são altamente lipossolúveis e são absorvidos pelo contato com a pele ou por meio das túnicas mucosas, via inalação e ingestão. Todos os OPs apresentam em comum a propriedade de inibir a enzima acetilcolinesterase.

Os efeitos neurológicos agudos dos OPs são os da hiperatividade muscarínica e nicotínica. Os sintomas em geral surgem horas após a exposição. Esses sintomas incluem cólicas abdominais, diarreia, sialorreia, sudorese, miose, turvação visual e fasciculações musculares. Convulsões, coma, paralisia muscular e parada respiratória ocorrem em casos de intoxicação grave. A menos que existam complicações devido à anóxia secundária ou a outras agressões ao encéfalo, esses sintomas melhoram com o tratamento com atropina ou a partir do metabolismo e da excreção do OP. A recuperação geralmente é total em 1 semana, embora o nível de atividade da acetilcolinesterase possa ser restaurado apenas parcialmente.

Em alguns pacientes, pode ocorrer uma síndrome intermediária, em 12 a 96 horas de exposição, resultante da estimulação colinérgica excessiva dos receptores nicotínicos nos músculos esqueléticos. Isso leva ao bloqueio da transmissão na junção neuromuscular. A fraqueza dos músculos proximais, flexores do pescoço, músculos cranianos e, até mesmo, dos músculos respiratórios pode ser evidente. A função sensitiva é poupada. Testes eletrodiagnósticos são úteis ao diagnóstico, sendo seu achado mais característico a presença de potenciais de ação musculares repetitivos após um único estímulo elétrico aplicado aos nervos motores. Outro achado é uma resposta motora decrescente à repetida estimulação nervosa.

Em outros pacientes, ocorre uma síndrome de neuropatia periférica tardia em 1 a 4 semanas após a exposição aguda. Existe pouca ou nenhuma correlação entre o seu início e a gravidade dos sintomas agudos ou intermediários. Parestesias e cãibras nas pernas são, em geral, os primeiros sintomas. A fraqueza, inicialmente distal, progride até envolver os músculos proximais; essa fraqueza domina o quadro clínico e, às vezes, pode ser muito grave. A espasticidade e outros sinais do neurônio motor superior, sugerindo o envolvimento concomitante da medula espinal, estão presentes em alguns pacientes. A recuperação é lenta e incompleta, dependendo do grau de perda dos axônios motores.

Os OPs inibem outra enzima, a esterase-alvo da neuropatia (NTE – *neuropathy target esterase*), formando um complexo

OP-NTE. Essa inibição se torna irreversível quando o complexo OP-NTE passa por uma segunda etapa, conhecida como *envelhecimento* (perda de um grupo R da molécula do OP). Os compostos que levam ao envelhecimento são neurotóxicos, resultando na neuropatia tardia. Todos os compostos neurotóxicos são fosfatos, fosforamiditas ou fosfonatos. Exemplos importantes são os fosfatos de tricresil (p. ex., triortocresilfosfato), mipafox, leptofós, triclorfon, triclornato, diclorvos e metamidofos. Desses, o triortocresilfosfato provavelmente causou o maior número de neuropatias. A chamada paralisia do *jake* deveu-se à ingestão dessa bebida feita com extratos de gengibre da Jamaica contaminado durante a era da proibição. Outros surtos conhecidos incluem a contaminação de óleo de cozinha, no Marrocos, e do óleo de gergelim, no Sri Lanka.

Quando surge a neuropatia, os estudos de condução nervosa mostram uma polineuropatia axonal afetando mais os neurônios motores do que os sensitivos. Esses achados não são patognomônicos para os OPs, porém, são úteis para se distinguir essa neuropatia de outras causas de fraqueza aguda, como a síndrome de Guillain-Barré e os distúrbios da junção neuromuscular.

O comprometimento neuropsicológico súbito persistente, após um episódio de envenenamento agudo, poderá ser mais prevalente do que se pensava anteriormente. Além disso, exposições crônicas a baixos níveis de OPs estão associadas a uma encefalopatia com lapsos de memória e outras disfunções cognitivas como queixas principais, embora o significado clínico ou a gravidade desse efeito ainda esteja em discussão. Alguns estudos epidemiológicos têm sugerido uma ligação entre os organofosfatos e o desenvolvimento subsequente de esclerose lateral amiotrófica (ELA), embora mais dados sejam necessários.

Solventes orgânicos

A exposição clinicamente importante aos solventes orgânicos ocorre principalmente como consequência do contato industrial ou como substância de abuso. A maioria dos solventes orgânicos possui propriedades narcotizantes agudas. A breve exposição a altas concentrações causa uma encefalopatia reversível. Coma, depressão respiratória e morte ocorrem após exposições muito elevadas. A exposição crônica a níveis moderados ou elevados de solvente pode causar uma síndrome de demência, com alterações de personalidade, distúrbios de memória e outros sintomas neuropsiquiátricos inespecíficos. Uma polineuropatia sensorimotora também poderá estar presente como manifestação única ou em combinação com a disfunção do SNC. As síndromes mais bem conhecidas estão discutidas em subtítulos específicos ou estão relacionadas no Quadro 27-3.

Apesar da concordância geral a respeito dos efeitos de doses moderadas a elevadas de solventes orgânicos, o efeito de exposições crônicas a baixos níveis é menos conhecido. As sequelas dessas exposições têm sido variavelmente chamadas de *síndrome dos pintores, encefalopatia crônica do solvente* e *síndrome psico-orgânica do solvente*. Os sintomas neurológicos são diversos e inespecíficos, incluindo cefaleia, tontura, astenia, alterações de humor e de personalidade, desatenção,

Quadro 27-3 Manifestações neurológicas de toxinas não abordadas no texto

Toxinas	Exposição aguda	Exposição crônica
Carbamatos	Hiperatividade colinérgica (semelhante aos organofosfatos)	Encefalopatia, tremor, polineuropatia
Óxido de etileno	Encefalopatia	Polineuropatia sensorimotora
Manganês	Nenhuma (sintomas levam semanas ou meses para se desenvolver)	Parkinsonismo (tremor, rigidez, distúrbios da marcha), encefalopatia, possível doença do neurônio motor
Organotina	Encefalopatia, distúrbios visuais	Encefalopatia, distúrbios visuais, perda auditiva, vertigem
Tálio	Polineuropatia subaguda após exposição maciça, encefalopatia	Polineuropatia sensorimotora
Tolueno	Euforia ou narcose, encefalopatia	Ataxia cerebelar, tremor, encefalopatia
Tricloroetileno	Euforia ou narcose, encefalopatia, neuropatia trigeminal	Neuropatia trigeminal, encefalopatia

esquecimento e depressão. Muitos estudos registraram uma incidência maior do que era esperada do comprometimento cognitivo e psiquiátrico, das anormalidades eletrofisiológicas e da atrofia cerebral em indivíduos expostos de forma crônica. Outros estudos não identificaram diferenças significativas entre os indivíduos expostos e os controles.

Hexacarbonetos (*n*-Hexano e Metil-*n*-Butil-Cetona)

Como outros solventes orgânicos, os hexacarbonetos podem induzir uma encefalopatia aguda caracterizada por euforia, alucinação e confusão. O efeito eufórico agudo dos hexacarbonetos leva ao seu abuso como droga recreacional. Ocasionalmente, a RM poderá evidenciar anormalidades do cérebro. Entretanto, a síndrome neurológica mais bem reconhecida é a do sistema nervoso periférico, uma polineuropatia sensorimotora distal simétrica. Os sintomas iniciais são parestesias e perda sensitiva. A fraqueza surge em seguida e envolve inicialmente os músculos distais. Os músculos proximais são afetados em casos mais graves. Os pacientes se queixam de tropeçar com facilidade devido à fraqueza do tornozelo. A neuropatia óptica e a dormência facial podem estar presentes. Os sintomas autonômicos são raros e estão presentes apenas nos casos mais graves. Sintomas inespecíficos do sistema nervoso central (SNC), como insônia e irritabilidade, podem ser observados. No exame, a perda sensitiva e a fraqueza são facilmente demonstradas. Os reflexos de estiramento do tendão de Aquiles são perdidos no início da doença. A recuperação se inicia após poucos meses de abstinência e pode ser incompleta. Em alguns casos, a espasticidade e a hiper-reflexia surgem paradoxalmente durante o estágio de recuperação. Nesses casos, provavelmente existe degeneração de axônios centrais, e os sinais do SNC são inicialmente mascarados pela neuropatia grave.

A neuropatia causada pelo n-hexano apresenta uma neuropatologia distinta. Focos múltiplos de acúmulo de neurofilamentos se formam no interior dos axônios do nervo, sendo acompanhados pela desmielinização secundária. Devido a essa desmielinização, os estudos de condução nervosa evidenciam a redução da velocidade de condução. O conteúdo proteico do LCS se encontra geralmente normal, ao contrário do que ocorre na maioria das outras neuropatias desmielinizantes, que estão associadas a uma concentração elevada de proteína no LCS. Um relato de caso recente de uma paciente, no Japão, que inalou um solvente contendo 62% de n-hexano mostrou uma RM anormal com hiperintensidade próxima ao ventrículo lateral. A paciente também foi avaliada por espectroscopia por ressonância magnética (RM), e, na interrupção da exposição, sua condição melhorou e seus níveis de lactato na RM se normalizaram.

Zinco

A mieloneuropatia causada pelo zinco se apresenta de forma semelhante à mielopatia induzida pelo óxido nitroso. O zinco está presente em vários alimentos comuns e em alguns cremes dentais. O zinco também pode ser inalado como agente de risco ocupacional em soldagem, na construção civil ou na indústria automotiva. A ingestão excessiva de zinco antagoniza a absorção de cobre, levando à hipocupremia, uma condição associada à mielopatia e à neuropatia. O diagnóstico é estabelecido pela presença de níveis séricos de zinco elevados e de cobre, reduzidos.

REFERÊNCIAS

Ekino S: Minamata disease revisited: an update on the acute and chronic manifestations of methyl mercury poisoning. J Neurol Sci 2007;262:131 [PMID: 17681548].

Jett D: Neurotoxic pesticides and neurologic effects. Neurol Clinics 2011;29:667 [PMID: 21803217].

Kamel F: Pesticide exposure and amyotrophic lateral sclerosis. Neurotoxicol 2012;33:457 [PMID: 22521219].

London Z: Toxic neuropathies associated with pharmaceutic and industrial agents. Neurol Clin 2007;25:257276 [PMID: 17324727].

Racette BA: Increased risk of parkinsonism associated with welding exposure. Neurotoxicol 2012;33:1356 [PMID: 22975422].

Sanders T: Neurotoxic effects and biomarkers of lead exposure. Rev Environ Health 2009;24:15 [PMID: 19476290].

Tormoehlen L: Toxic Leukoencephalopathies. Neurol Clinics 2011;29:591 [PMID: 21803212].

van Valen E: Chronic solvent-induced encephalopathy. Neurotoxicol 2012;33:710 [PMID: 22498091].

■ QUESTÕES PARA AUTOAVALIAÇÃO

Escolha a única opção correta para cada questão:

Questão 1: A encefalopatia:
a. eleva o nível de consciência
b. causa sintomas que podem ser cognitivos, porém, não psiquiátricos
c. pode resultar de exposição a toxinas
d. nunca é confundida com o parkinsonismo

Questão 2: As queixas cognitivas:
a. devem incluir, pelo menos, um miniexame do estado mental
b. requerem encaminhamento para avaliação neuropsicológica
c. mascaram o padrão e a gravidade dos déficits cognitivos
d. são sintomas confiáveis do envenenamento pelo chumbo

Questão 3: Os distúrbios do sistema nervoso periférico:
a. levam a distúrbios sensitivos, porém, sem fraqueza
b. são em geral acompanhados pelo comprometimento dos reflexos tendinosos profundos
c. demonstram elevada vulnerabilidade do SNC a toxinas
d. ocorrem porque as toxinas afetam diretamente os nervos individuais

Questão 4: A polineuropatia:
a. é uma síndrome com neuropatia periférica assimétrica
b. resulta com frequência de lesão mecânica local
c. é caracterizada, de modo geral, pela distribuição distal dos sinais e sintomas
d. não apresenta dor neuropática

Questão 5: A neuropatia periférica:
a. possui apenas algumas causas conhecidas
b. é raramente causada por doenças sistêmicas
c. em geral não apresenta uma causa identificada apesar de investigação exaustiva
d. é quase sempre dolorosa

Questão 6: Uma neuropatia focal:
a. produz distúrbios motores e sensitivos localizados
b. leva à fraqueza generalizada
c. causa atrofia simétrica dos músculos dos membros
d. é geralmente causada por exposições sistêmicas a toxinas

Questão 7: Sobre a acrilamida:
   a. sua exposição leva a disfunção irreversível de modo frequente
   b. atua principalmente sobre o sistema nervoso central
   c. pode produzir uma neuropatia tardia
   d. raramente causa um envolvimento autonômico

Questão 8: O arsênio:
   a. leva a neuropatia periférica apenas na exposição a doses elevadas
   b. pode produzir uma polineuropatia aguda em 1 a 3 horas
   c. causa uma neuropatia que precede a síndrome de Guillain-Barré
   d. em exposição crônica leva a uma polineuropatia sensorimotora mais insidiosa

Questão 9: Sobre o mercúrio:
   a. por envenenamento causa uma encefalopatia difusa
   b. sob exposição, pode induzir euforia, irritabilidade, ansiedade e labilidade emocional
   c. sob exposição, pode causar tremores, porém, não ataxia cerebelar
   d. causa a síndrome de Guillain-Barré

Questão 10: Com relação aos organofosfatos, pode-se dizer que:
   a. diminuem a atividade muscarínica e nicotínica:
   b. na intoxicação grave, induzem convulsões, coma, paralisia muscular e parada respiratória
   c. causam intoxicação que dura, de modo geral, menos de 12 horas
   d. a atividade da acetilcolinesterase tem de ser restaurada antes que ocorra a recuperação

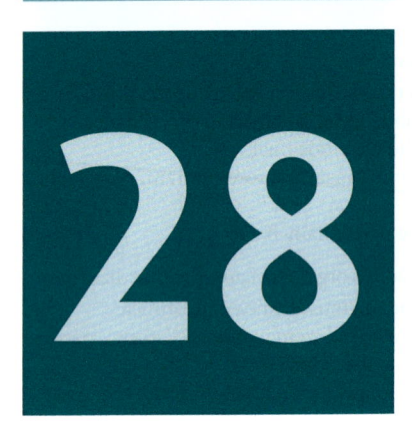

28 Toxicologia do sistema reprodutor feminino

Sarah Janssen, MD, PhD, MPH

A ocorrência de resultados adversos ao sistema reprodutor feminino é de fundamental interesse para os indivíduos e as famílias afetadas. Isso é especialmente verdadeiro quando os indivíduos percebem que estão vivendo ou trabalhando em áreas com possível exposição a agentes perigosos sobre os quais possuem pouco ou nenhum controle. O interesse tem sido aumentado por incidentes como a contaminação de peixes com metilmercúrio, na Baía de Minamata, Japão, que foi causada por um vazamento de uma planta industrial. O consumo de peixe contaminado por mulheres grávidas resultou em uma epidemia de deficiência intelectual, paralisia cerebral e atraso no desenvolvimento de sua prole. O uso de óleo de cozinha contaminado com bifenilas policloradas (BPCs) no Havaí levou a retardo no crescimento intrauterino e à hiperpigmentação da pele de bebês de mulheres expostas. Os efeitos naquela coorte permanecem ainda a serem descobertos, incluindo o efeito sobre o desenvolvimento da puberdade da prole. Nos últimos anos, tem havido preocupação a respeito dos efeitos ao sistema reprodutor da exposição ocupacional a solventes, pesticidas, monitores de computador ou campos eletromagnéticos. Uma nova área de pesquisas surgiu para identificar e estudar as substâncias químicas que desregulam o sistema endócrino, afetando tanto a vida selvagem quanto a do homem.

Apenas poucas substâncias são conhecidas como fortemente associadas aos resultados reprodutivos adversos em humanos; porém, pouca pesquisa tem sido dirigida para esses resultados durante as últimas décadas. Suspeita-se que um grande número de agentes cause dano reprodutivo com base na literatura animal e na avaliação toxicológica. Além do estresse emocional das famílias afetadas, a carga social desses efeitos adversos à saúde inclui os elevados custos médicos para as crianças comprometidas e o uso crescente de tecnologia avançada para alcançar a concepção e monitorar a gravidez. Outra razão para entender melhor os resultados ao sistema reprodutor é que eles podem atuar como sentinelas para detectar perigos ocupacionais ou ambientais, devido ao período de latência relativamente curto entre a exposição e o evento clínico de saúde. Se os trabalhadores ou residentes da comunidade forem protegidos das exposições prejudiciais ao feto, normalmente também serão protegidos de outros efeitos sobre a saúde associados a essas exposições. As medidas que podem ser tomadas para prevenir posteriores exposições incluem substituição ou contenção do risco suspeito. Portanto, prevenir a exposição deverá ser o objetivo primário na avaliação completa da situação do paciente feita pelo profissional de saúde.

POPULAÇÃO EM RISCO

Nos Estados Unidos, as mulheres representam mais de 70% de todos os empregados nas seguintes categorias de profissão: auxiliares de escritório, auxiliares administrativas, educação/biblioteca, profissionais de saúde e de cuidados pessoais. Algumas das ocupações femininas principais sofrem exposições potenciais a conhecidos tóxicos ao sistema reprodutor feminino (p. ex., grande número de mulheres trabalha como enfermeira ou ocupações dos serviços de saúde com possível exposição aos agentes quimioterápicos, gases anestésicos, radiação ionizante e agentes biológicos). Além disso, existe um crescente número de mulheres em ocupações tradicionalmente realizadas por homens, em que existe um potencial para a exposição aos riscos ao sistema reprodutor. Por exemplo, 2% dos trabalhadores da construção civil; 4,4% de indivíduos que trabalham em serviços de instalação, manutenção e reparo; 12,7% que trabalham com transporte ou movimentação de material e 18,5% dos fazendeiros, pescadores ou silvicultores são mulheres. Quando as mulheres são contratadas para ocupações tradicionalmente desempenhadas por homens, poderá ser difícil obter equipamentos de proteção pessoal que sirvam para elas, ter acesso aos trocadores de roupa e áreas de lavagem separadas e obter informações de segurança e saúde que sejam específicas para o sexo feminino, quando apropriado.

As mulheres também poderão estar expostas aos riscos ao sistema reprodutor no ambiente, o que poderá ser de mais difícil detecção do que no local de trabalho. Em geral, tais riscos ambientais podem ser exposições locais; porém, alguns são de interesse em todo o país, como o uso disseminado de pesticidas que permanecem no ambiente e na cadeia alimentar. Além disso, a exposição de fetos e crianças poderá ocasionar efeitos prolongados, de modo que elas representam uma população em risco mais ampla.

RESULTADOS E TAXAS DO SISTEMA REPRODUTOR

Vários efeitos adversos ao sistema reprodutor podem resultar da exposição a agentes químicos e físicos tanto antes quanto depois da concepção. Esses efeitos oscilam desde a infertilidade até a ocorrência de defeitos no bebê ao nascimento. Alguns desses resultados são muito frequentes e representam um sério problema de saúde pública (Tab. 28-1). Dados precisos sobre as taxas desses resultados poderão ser de difícil obtenção devido à falta de sistemas nacionais de monitoramento e a diferenças metodológicas entre estudos epidemiológicos individuais. Aproximadamente, 10% dos casais nos Estados Unidos são estéreis, estado definido como incapacidade de conceber durante 12 meses de relações sexuais sem proteção. Outros casais poderão experimentar períodos de subfertilidade ou concepção tardia. Após a concepção, a perda reprodutiva poderá continuar desde o momento da implantação até o parto. Até 50% dos embriões poderão ser perdidos após a implantação (o momento mais precoce em que a concepção pode ser detectada), com aproximadamente 15 a 20% das gravidezes terminando em aborto espontâneo clinicamente detectado (AE) e em torno de 1% chegando ao óbito fetal. De todos os bebês nascidos vivos, 7 a 9% apresentam baixo peso ao nascimento (BPN), em torno de 11% são prematuros e aproximadamente 3% apresentarão anomalias congênitas. Enquanto a taxa de morte fetal e de bebês diminuiu durante as últimas décadas, as taxas de BPN e de partos prematuros não foram reduzidas e, em algumas áreas, apresentaram leve aumento. Alguns dos padrões de risco observados para esses resultados incluem: (1) idade materna avançada associada a taxas elevadas de infertilidade, AE e alguns defeitos de nascimento e (2) raça afrodescendente associada às taxas de BPN quase duas vezes maiores, parto prematuro e óbito fetal. As diferenças podem refletir, em parte, o acesso desigual ao tratamento médico pré-natal regular ou precoce. Outras consequências ao sistema reprodutor que podem ser afetadas por exposições exógenas incluem a função menstrual e a idade da menopausa e da menarca. Estudos recentes indicam tendências ao desencadeamento precoce da puberdade em meninas; aproximadamente 12% das meninas brancas e 28% das meninas negras entram na puberdade por volta dos oito anos nos Estados Unidos.

FISIOLOGIA DO SISTEMA REPRODUTOR E DO DESENVOLVIMENTO E PERÍODOS SENSÍVEIS

Desenvolvimento da célula germinativa e função do ciclo menstrual

O ciclo reprodutor feminino é um processo complexo regulado pelos sistemas nervoso autônomo e endócrino e mediado pelo eixo hipotalâmico-hipofisário-gonadal (Fig. 28-1). Ao contrário dos homens, as células germinativas das mulheres (oogônias) se desenvolvem e iniciam sua primeira divisão meiótica no útero, não apresentando nova formação após o nascimento. Os oócitos permanecem armazenados até que ocorra a ativação folicular 15 a 40 anos mais tarde. Sob o estímulo do hormônio gonadotrofina no início de cada ciclo menstrual, um grupo de folículos primários começa a se desenvolver. Os níveis aumentados de hormônio folículo-estimulante (FSH – *follicle-stimulating hormone*) acarretam a seleção e o crescimento de um folículo dominante, que produz estrogênio para manter a proliferação do tecido endometrial. Uma liberação de gonadotrofinas, FSH e hormônio luteinizante (LH – *luteinizing hormone*), no meio do ciclo, resulta na liberação do óvulo, ou ovulação. O corpo lúteo restante secreta quantidades crescentes de progesterona e outros hormônios para preparar o ambiente para a implantação, exercendo retroalimentação negativa sobre

Tabela 28-1 Prevalência de resultados adversos selecionados da gravidez nos Estados Unidos

Resultado	Frequência por 100	Unidade
Infertilidade	8-12	Casais
Aborto espontâneo identificado	15-20	Mulheres ou gravidezes
Peso ao nascer < 2.500 g	7-9	Nascidos vivos
Prematuro (≤ 37 semanas)	11-13	Nascidos vivos
Morte fetal (ou natimorto)	0,7-1	Natimortos ou nascidos vivos
Morte infantil (< 1 ano)	0,7	Nascidos vivos
Defeitos congênitos (durante 1 ano de vida)	3	Nascidos vivos
Anomalias cromossômicas nos nascidos vivos	0,2	Nascidos vivos

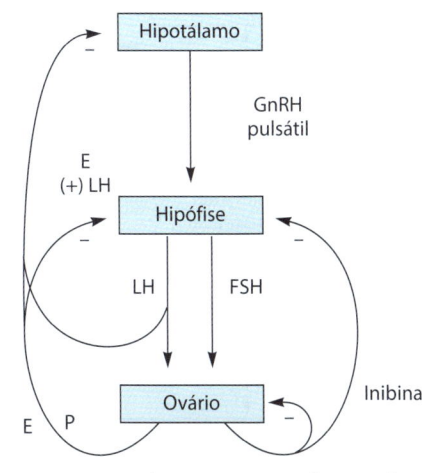

▲ **Figura 28-1** Retroalimentação regulatória do eixo hipotalâmico-hipofisário-ovariano. E, estrogênios; P, progesterona; LH, hormônio luteinizante; FSH, hormônio folículo-estimulante; GnRH, hormônio liberador de gonadotrofina.

as gonadotrofinas. Na ausência de fertilização, o corpo lúteo degenera. A subsequente redução nos esteroides ovarianos leva à descamação do endométrio, assim como à elevação dos níveis de FSH, e a menstruação ocorre após uma fase lútea de 12 a 14 dias. Embora esse padrão de função menstrual seja conhecido, existe muita variação entre as mulheres, e os mecanismos exatos ainda não são bem conhecidos. Se um espermatozoide fertilizar um óvulo com sucesso, este completará uma segunda divisão meiótica e formará um zigoto. Esse zigoto passa por diversas e rápidas divisões celulares enquanto é transportado pela trompa de Falópio ao útero.

O controle endócrino do processo reprodutivo poderá ser alterado por substâncias químicas que, por sua vez, poderão causar distúrbios menstruais e infertilidade. Isso é verdade no caso das substâncias químicas com atividade semelhante aos esteroides (p. ex., certos pesticidas e dioxinas; ver adiante). Como as células germinativas estão presentes desde o nascimento e várias exposições ocorrem durante o período de vida da mulher, existe um grande potencial para a ocorrência de danos genéticos ou citotóxicos aos oócitos. Postula-se que os efeitos cumulativos de exposições ocupacionais, ambientais e outros possam explicar a incidência aumentada de anormalidades cromossômicas e AE que ocorre conforme a idade maternal aumenta. Porém, como o maior potencial para o dano genético ocorre muito provavelmente durante a replicação e a divisão do material genético, a real sensibilidade durante o período relativamente longo de dormência é desconhecida. O dano genético poderia levar à falta de fertilização ou implantação malsucedida, que pode ser vista clinicamente como infertilidade, ou poderia levar posteriormente à perda do feto. A mutagênese anterior à concepção também poderá levar um bebê a apresentar um defeito no nascimento. Certas substâncias químicas mutagênicas são usadas na indústria, como os solventes orgânicos, o óxido de etileno e os metais (p. ex., arsênio e níquel). A destruição do oócito por substâncias químicas como os hidrocarbonetos aromáticos policíclicos (HAPs) pode levar à infertilidade ou à menopausa precoce.

Desenvolvimento do feto

O zigoto em divisão alcança o útero aproximadamente uma semana após a fertilização e, em torno de uma semana depois, a implantação estará completa. As vilosidades da placenta secretam a gonadotrofina coriônica humana (GCh), que é necessária para manter a gravidez, e a placenta também assume o controle da secreção de estrogênio e progesterona. As próximas seis semanas são chamadas de *período embrionário* e são as mais críticas para o desenvolvimento, porque todos os principais sistemas orgânicos são formados em precisa sequência (Fig. 28-2). Durante o período fetal seguinte, o crescimento e a maturação orgânica continuam até o parto. Em particular, os sistemas nervoso central, geniturinário e imunológico continuam a se desenvolver durante toda a gravidez. O período mais rápido do desenvolvimento fetal é o último trimestre. A gravidez completa dura, em geral, 38 semanas após a concepção, com peso normal do feto de 3,0 a 3,6 kg e comprimento de 51 cm.

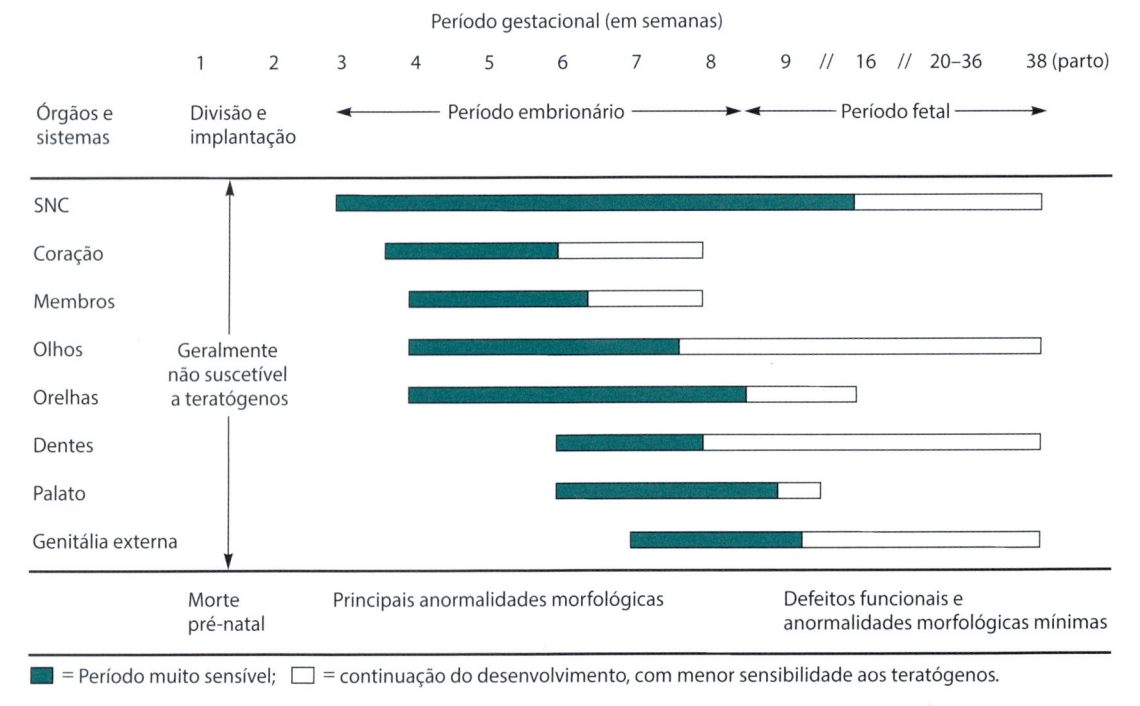

▲ **Figura 28-2** Períodos críticos do desenvolvimento fetal por órgãos e sistemas

As exposições durante a primeira e a segunda semana após a concepção poderão levar ao aborto precoce, caso interfiram no transporte tubário, na implantação ou no controle endócrino, ou se forem citotóxicas ao próprio feto. Tal perda poderá apresentar-se apenas como um fluxo menstrual tardio ou pesado. Com a crescente disponibilidade testes de laboratório sensíveis, as mulheres que estão tentando engravidar ou que estão sendo acompanhadas durante a gravidez poderão ter essas perdas detectadas muito cedo, pela ocorrência de elevação curta e queda subsequente na GCh. O embrião poderá ser menos sensível à lesão estrutural nesse momento, porque a diferenciação ainda não foi iniciada, e a lesão será potencialmente reversível pelas células que estão se dividindo rapidamente. Portanto, é improvável que as anomalias congênitas resultem de exposições muito precoces do embrião.

A maior suscetibilidade aos agentes teratogênicos ocorre durante o período embrionário, ou organogênese, quando as principais anomalias morfológicas podem ser induzidas. O momento exato da ocorrência de um efeito pode ser muito específico. Embora diferentes agentes administrados no mesmo momento possam causar a mesma anomalia, o mesmo agente administrado em dois momentos diferentes poderá induzir anomalias distintas. Os teratógenos humanos conhecidos ou suspeitos incluem fármacos antineoplásicos, dietilestilbestrol (DES), chumbo e radiação ionizante (Quadro 28-1). O período embrionário é quando ocorrem as taxas mais elevadas de abortos, com aproximadamente 60 a 75% de perdas sendo observadas no primeiro trimestre. Aproximadamente, 35% dos fetos abortados são cariotipicamente anormais e outros 30% apresentam anormalidades morfológicas.

A exposição após o primeiro trimestre poderá induzir anormalidades morfológicas ou déficits de crescimento mínimos. Como os sistemas endócrino, nervoso central e outros ainda estão se desenvolvendo, suas respectivas funções poderão ser afetadas por exposições durante este período. O mercúrio orgânico, a fumaça do tabaco e o chumbo são exemplos de substâncias que causam efeitos adversos em exposições tardias na gravidez. É possível que os carcinógenos possam atravessar a placenta e exercer um efeito em qualquer estágio do desenvolvimento.

Desenvolvimento pós-natal e lactação

O jovem bebê continua a se desenvolver após o nascimento, sendo o crescimento geral do corpo e a maturação do sistema nervoso central as mais evidentes alterações. Em crianças, as exposições pré-natais poderão levar a déficits no crescimento ou no comportamento e na função mental (p. ex., síndrome do alcoolismo fetal). O tabagismo materno pré-natal está fortemente relacionado com a síndrome de morte súbita do bebê, e acredita-se que esteja associado a distúrbios do crescimento. Além disso, as exposições pré-natais poderão exercer efeitos que se manifestam durante a maturação reprodutora da prole, com o desenvolvimento de puberdade precoce, representando uma crescente preocupação nos países industrializados. As exposições ou condições pré-natais também estão sendo estudadas em relação aos seus efeitos prolongados durante a idade adulta.

O desenvolvimento da criança também pode ser afetado por exposições pós-natais. Exposições ambientais poderão estar presentes na residência ou na comunidade, e as exposições ocupacionais dos pais poderão ser trazidas para casa nas roupas ou transmitidas pela amamentação. A contaminação do leite materno ocorre primariamente por difusão passiva. Portanto, substâncias apolares lipofílicas de baixo peso molecular poderão estar em concentrações mais elevadas no leite materno do que no plasma da mãe. As substâncias que apresentam relações leite-plasma mais elevadas (> 3) incluem as bifenilas policloradas (BPCs) e os resíduos de diclorodifeniltricloroetano (DDT). A lactação é a principal via de excreção de tóxicos bioacumulados no tecido adiposo materno. Embora a toxicidade aguda em bebês a partir do leite materno contaminado tenha sido observada (p. ex., BPCs), os efeitos das exposições crônicas de baixo nível ainda não foram bem estudados. Assim sendo, a maioria dos pediatras deve manter a recomendação dos benefícios da amamentação, exceto circunstâncias de exposição não habituais.

Alterações fisiológicas maternas

Diversas alterações fisiológicas e complicações médicas podem ocorrer na mulher grávida, que poderá ser afetada por exposições ocupacionais ou ambientais. Essas alterações também são de interesse do médico no sentido de que podem modificar as exposições fetais ou requerer ajustes no local de trabalho. Por exemplo, o aumento do volume corrente e da frequência respiratória da mulher grávida poderá elevar a dose absorvida de substâncias químicas em aerossol. Uma taxa metabólica aumentada também poderá levar às alterações no metabolismo de compostos específicos, levando a uma diferente dose efetiva. As mulheres grávidas também podem apresentar fadiga e náuseas. As náuseas podem aumentar a sensibilidade às substâncias com odores ou sabores fortes. Portanto, poderão ocorrer possíveis alterações na dose de exposição e nos padrões comuns de consumo (p. ex., bebidas cafeinadas ou alcoólicas).

LITERATURA CIENTÍFICA

A avaliação do risco toxicológico é o meio de caracterizar os efeitos à saúde dos riscos existentes no local de trabalho ou no ambiente, combinando-se evidências de estudos científicos com possíveis cenários de exposição por meio de modelos matemáticos. Na avaliação de um paciente, o médico identificará as possíveis exposições por uma detalhada história ambiental e ocupacional. As bases de dados existentes deverão ser consultadas para que sejam obtidas informações sobre os riscos ao sistema reprodutor; entretanto, muitas substâncias químicas e muitos riscos físicos não foram estudados adequadamente no que diz respeito à reprodução. Como o médico poderá precisar consultar a literatura, esta seção fornece uma explanação de questões básicas na condução ou interpretação de estudos experimentais e epidemiológicos.

Quadro 28-1 Evidências humanas para efeitos adversos de agentes selecionados sobre o desenvolvimento ou a reprodução feminina

Agente	Resultados em humanos	Força dos dados
Gases anestésicos	Subfertilidade/AE, BDs	?/+
Fármacos antineoplásicos	AE/BD	++/+
Arsênio	AE, BPN	+
Cádmio	BPN	+
Dissulfeto de carbono	AE/distúrbios menstruais	+/?
Monóxido de carbono	AE/BPN	+/++
Produtos intermediários da cloração	AE, BPN, distúrbios menstruais	?
Diclorodifeniltricloroetano (DDT)	Distúrbios menstruais, AE, neurodesenvolvimento, SGA/parto prematuro	?/+
Dioxinas	Distúrbios menstruais, AE, BD	?
Campos eletromagnéticos (EMF)	AE/câncer na infância	+/+
Éteres de etileno glicol	AE	++
Óxido de etileno	AE/fertilidade	+/?
Chumbo	Infertilidade, AE, parto prematuro/neurocomportamental/puberdade tardia	+/++/?
Mercúrio	Distúrbios menstruais, AE, BPN/malformação do SNC, paralisia cerebral, neurocomportamental	+/++
Pesticidas	Fertilidade, aborto/distúrbios menstruais, BD	+/?
Estresse físico	Prematuros, BPN/AE	+/?
Ftalatos	Prematuros, anomalia estrutural, telarca precoce	?
Hidrocarbonetos poliaromáticos (PAH)	BPN, SGA	?
Bifenilas policloradas (BPCs)	BPN, hiperpigmentação/distúrbios menstruais	+/?
Radiação, ionizante	Infertilidade, distúrbios menstruais, AE, BD, câncer na infância	++
Solventes, orgânicos	Distúrbios menstruais/fertilidade, AE, BDs	?/+
Fumaça do tabaco	Fertilidade, aborto/BPN, SIDS	+/++
Terminais de vídeo (VDTs)	AE, BD	–

Como consequência da escassez de dados humanos relacionados com os efeitos ao sistema reprodutor, as agências regulatórias e de vigilância, em geral, precisam se apoiar nos estudos animais para a identificação das substâncias tóxicas. Os estudos animais são aplicáveis aos humanos no que diz respeito à existência possível de dano qualquer; porém, não são necessariamente preditivos de efeitos humanos específicos. Além disso, estudos animais geralmente utilizam uma faixa de doses que se estende muito além das exposições humanas típicas que poderão envolver diferentes vias de exposição e examinam resultados não observados em humanos (p. ex., reabsorção fetal). Na avaliação da literatura animal e da sua relevância para os humanos, deverão ser considerados os seguintes aspectos: espécies testadas; via, momento e dose de exposição; desfechos examinados; toxicidade sistêmica ou maternal; efeitos na ninhada; consistência entre os estudos animais; concordância com a biologia reprodutiva; e plausibilidade biológica do mecanismo de ação. A partir dos estudos animais de alta qualidade, a relação dose-resposta será avaliada para que se estabeleçam padrões para os níveis de exposição. Um dos objetivos é tentar determinar o nível de efeito adverso não observado (NOAEL – *no observed adverse effect level*), que representa a dose mais elevada, na qual não são observados efeitos biologicamente adversos, ou, alternativamente, o nível mais baixo do efeito adverso observado (LOAEL – *lowest observed adverse effect level*). Em seguida, é comum a aplicação de fatores de incerteza (ou fatores de segurança) a esse nível, quando se estima o nível "seguro" de exposição para humanos.

Estudos epidemiológicos

Estudos epidemiológicos bem conduzidos fornecem os melhores meios de avaliação se um agente específico ou grupo de agentes apresenta efeitos adversos sobre a reprodução e o desenvolvimento humano; porém, são menos utilizados para estabelecer padrões. Estudos humanos apresentam muitas limitações, de modo que certos critérios ou esquema do tipo "peso-de-evidência" são geralmente usados para avaliar se uma substância pode racionalmente ser considerada como causadora de um efeito adverso. Além de realizar a comparação qualitativa da consistência dos resultados, qualidade dos estudos e plausibilidade biológica, esses estudos poderão envolver a realização de uma metanálise em que sejam estatisticamente combinados resultados de vários estudos.

A. Estratégias de estudos

Os desenhos de estudo básicos utilizados para examinar a associação entre uma exposição e seus possíveis resultados incluem estudos transversais, de casos e controles e de coortes, que serão discutidos no Apêndice. O desenho de estudo transversal é o mais simples e tem sido usado, com frequência, em estudos ocupacionais e ambientais da reprodução. Nesses estudos, existe um possível viés de seleção, porque a população existente no local de trabalho, no momento do estudo, poderá não ser representativa da força de trabalho no período da exposição prévia. Por exemplo, mulheres no pós-parto poderão se afastar do trabalho para cuidar de seus bebês, enquanto mulheres com AE poderão continuar a trabalhar e apresentar maior risco da ocorrência de posteriores AEs. Por outro lado, mulheres que apresentaram desfechos adversos associados à exposição no local de trabalho poderão mudar de profissão. O estudo de casos e controles é mais apropriado para avaliar doenças relativamente raras (p. ex., defeitos congênitos ou cânceres na infância). Como o resultado de interesse é especificado no início, a continuidade dos efeitos sobre o sistema reprodutor, que poderá resultar de uma determinada exposição, não poderá ser avaliada. O estudo de coorte é o desenho de estudo preferido para a maioria dos desfechos reprodutivos. Um estudo de coorte prospectivo permite avaliações específicas de uma exposição e de seus possíveis fatores de confusão, a serem verificados nos períodos de tempo etiologicamente relevantes, antes que o objetivo final da saúde seja apurado.

Os estudos de coorte e de casos e controles são considerados estudos de teste de hipóteses e, em geral, são realizados após uma possível associação ter sido sugerida. Por exemplo, um médico perspicaz poderá reconhecer uma série de casos que pareçam ter um fator em comum. Essa situação é mais provável de ocorrer com uma doença rara ou uma nova síndrome e foi fundamental para a identificação de associações, como a talidomida e os defeitos graves dos membros e o dietilestilbestrol e o carcinoma vaginal de células claras. Um conjunto de desfechos adversos relatados ocorrendo em um grupo de indivíduos é uma forma comum de os problemas ambientais e ocupacionais chamarem a atenção; porém é frequente que essas associações permaneçam inexplicadas em investigações subsequentes.

Dados valiosos podem ser obtidos a partir de sistemas de vigilância; porém, existem poucos sistemas estabelecidos para avaliação específica de alterações reprodutivas adversas além do monitoramento de defeitos congênitos, e, muito recentemente e de forma limitada, do autismo e de outros problemas do desenvolvimento. As razões para isso incluem o fato de que nem todos os desfechos atraem a atenção médica ou necessitam de hospitalização (p. ex., AE e infertilidade), de modo que são mais difíceis de serem verificados rotineiramente.

B. Avaliação da exposição

Embora os métodos usados para medir a exposição ocupacional ou ambiental estejam além do escopo deste capítulo, será apresentado breve resumo de questões específicas para avaliar a exposição com relação aos efeitos ao sistema reprodutor. Deve-se ter em mente que estão envolvidas as exposições de três indivíduos (p. ex., o pai, a mãe e o feto/prole).

Para induzir lesão reprodutiva, um determinado agente deverá ser absorvido pela corrente sanguínea e, a fim de causar dano ao feto diretamente (p. ex., alterações nos hormônios maternais poderiam afetar o feto), também deverá atravessar a placenta. Esse processo é influenciado pelo metabolismo individual e pela estrutura molecular do composto. Algumas substâncias químicas reagem com os primeiros tecidos que encontram, como os pulmões ou a pele, e não são absorvidas pela corrente sanguínea, a menos que sejam ingeridas (p. ex., ácidos, cloro e asbesto). Uma vez na corrente sanguínea, os agentes que são de baixo peso molecular, são lipofílicos e estão em um estado não ionizado apresentam maior probabilidade de atravessar a placenta. O metabolismo da mãe poderá gerar um metabólito que seja mais ou menos tóxico para o feto do que a substância original. A menos que a exposição crônica leve a um nível estável no corpo, a rapidez com que uma substância é eliminada também poderá afetar a sua toxicidade. Em geral, esses assuntos estão além do escopo dos estudos epidemiológicos; porém, deverão ser considerados no conjunto de evidências sobre a toxicidade de uma substância. Na avaliação dos estudos epidemiológicos, uma associação com uma exposição em um momento crítico é mais relevante para se estabelecer causalidade. Além do momento da exposição, a relação dose-resposta deve ser avaliada, caso os dados da exposição sejam suficientemente detalhados. Entretanto, essa relação poderá não ser evidente em relação aos desfechos ao sistema reprodutor, pois diferentes doses poderão levar a diferentes resultados (p. ex., defeito congênito *versus* morte fetal).

Nos estudos epidemiológicos, as exposições podem ser avaliadas a partir de entrevistas, registros existentes ou biomarcadores. Se a história da exposição for obtida por entrevista retrospectiva, deverá ser considerara a possibilidade de informações enviesadas entre os casos, ou de classificação errada, devido à falta de registros ou memória reduzida. A avaliação do estado atual da exposição a partir de estudos de coortes limita possíveis vieses de memória; porém, as mulheres poderão não estar cientes de todas as exposições a que foram submetidas, de modo que um cônjuge indagar o outro cônjuge poderá fornecer informações imprecisas.

Os registros existentes geralmente não fornecem informações detalhadas, apenas servem para agrupar as mulheres em grande grupo. Por exemplo, o endereço na certidão de nascimento poderá ser usado para se avaliar a probabilidade de uma exposição ambiental. Entretanto, a residência no momento do parto poderá não ser a mesma do primeiro trimestre da gravidez, ou poderá não contribuir para as diferenças comportamentais do indivíduo, pois não se sabe quanto tempo pode ter decorrido fora da área residencial. Da mesma forma, registros ocupacionais podem ser usados para agrupar mulheres por exposições amplas, porém as práticas ocupacionais específicas não serão conhecidas. As exposições ocupacionais mais precisas são obtidas por um higienista industrial, contudo, esses estudos também são mais dispendiosos e, em geral, limitados em relação ao tamanho da amostra para permitir um estudo mais detalhado.

A avaliação laboratorial da exposição fornece uma quantificação com menor probabilidade de sofrer viés. As técnicas para avaliar os níveis ambientais no ar, na água e no solo têm sido desenvolvidas para muitos agentes, incluindo radônio, campos eletromagnéticos, solventes, pesticidas, metais e níveis particulados. As avaliações das amostras biológicas fornecem uma indicação da dose interna, que poderia ser biologicamente mais relevante. Por exemplo, a cotinina (um metabólito da nicotina) é usada para avaliar a exposição à fumaça do tabaco. O monitoramento biológico requer um estudo prospectivo, a menos que haja a disponibilidade de amostras armazenadas. Várias dificuldades poderão surgir a partir desses estudos, como, por exemplo, pequeno tamanho da amostra ou viés de seleção devido aos custos mais elevados e à necessidade de maior participação dos indivíduos. A amostragem de um ponto no período poderá não refletir o período crítico de exposição, particularmente se a substância for metabolizada rapidamente.

C. Desfechos clínicos e questões relacionadas ao desenho do estudo

Numerosos desfechos têm sido examinados em estudos de toxicidade sobre o sistema reprodutor e o desenvolvimento. O Quadro 28-2 resume a definição e a averiguação desses resultados, assim como seus potenciais fatores de confusão. Para que um fator seja confundidor, deverá estar relacionado tanto com o resultado quanto com a exposição no estudo de interesse. A ausência de controle para uma das variáveis da lista não significa que o estudo seja deficiente, se os investigadores considerarem que esse fator não atua como um confundidor no estudo.

Muitos dos resultados observados nas gravidezes, mostrados no Quadro 28-2, são relativamente frequentes e prestam-se à elaboração de um estudo prospectivo. Uma estratégia é recrutar as mulheres quando se apresentam para uma visita pré-natal e, em seguida, avaliar os resultados da gravidez por prontuários médicos, registros civis ou ambos. Entretanto, a detecção de AE dependerá do momento em que a gravidez é reconhecida. As mulheres que experimentaram perdas anteriores e estão preocupadas com uma exposição poderão procurar ajuda médica antes que aquelas que não tiveram perda o façam e, portanto, um maior número de abortos será detectado. Um desenho de estudo de casos e controles também pode ser usado para estudar AE; porém, quando os AEs são observados por registros médicos ou laboratoriais, certa porcentagem de perdas precoces será perdida, que poderá estar relacionada à condição da exposição. Os estudos têm sido realizados para colher amostras de urina para avaliar a GCh e o abortamento precoce (ou para a detecção de ovulação). Esses estudos são intensamente trabalhosos, e os tipos de participantes poderão representar apenas uma população específica.

Ao contrário da perda fetal, as anomalias congênitas não são comuns e, portanto, usa-se geralmente o desenho de estudo de casos e controles. As principais preocupações com esse tipo de estudo são a identificação dos casos relevantes, a seleção de controles apropriados e o possível viés de memória. A classificação de defeitos é problemática; porém, a existência de qualquer defeito isolado é muito rara. Muitos defeitos não são evidentes no nascimento; portanto, o acompanhamento adicional pós-natal poderá ser necessário para a sua identificação.

Como o peso ao nascimento é registrado de modo razoavelmente preciso e está associado a mortalidade e morbidade posteriores, tem sido objeto de vários estudos perinatais usando uma variedade de delineamentos de estudo. O peso médio ao nascimento pode ser examinado ou, geralmente, é classificado como baixo peso no nascimento (< 2,5 kg). Entretanto, essa categoria inclui os bebês que nascem prematuramente, assim como aqueles que apresentam baixo crescimento para a sua idade. Esses dois grupos podem ser etiologicamente distintos e apresentar diferentes riscos de mortalidade. Para distingui-los, os investigadores podem examinar o BPN apenas entre os bebês nascidos a termo ou entre os bebês pequenos para sua idade gestacional (PIG, geralmente definidos como nascidos abaixo do décimo percentil nas curvas padrão de peso para a idade gestacional).

As mortes perinatais incluem uma variedade de causas com diversos esquemas de classificação desenvolvidos para resumi-las. No caso dos fatores ocupacionais ou ambientais, será útil distinguir entre os natimortos pré-parto e periparto, pois é mais provável que um efeito tóxico esteja relacionado com a morte intrauterina. Quando as mortes dos bebês foram examinadas, observou-se que as mortes neonatais apresentavam maior probabilidade de estarem relacionadas com as exposições ou condições de gravidez, enquanto as mortes pós-natais também refletiram as condições da infância.

Os resultados ao sistema reprodutor no Quadro 28-2 são bem menos estudados epidemiologicamente do que os resultados das gravidezes. Isso se deve parcialmente ao fato de que a população em risco é mais difícil de ser determinada, e de que tais resultados apenas recentemente apresentaram maior interesse público. A infertilidade e a subfertilidade são estudadas, em geral, de forma retrospectiva, devido à dificuldade de reunir uma população de mulheres que está tentando engravidar. A definição de infertilidade é baseada no tempo de espera e pode incluir mulheres nas quais não tenha ocorrido nenhuma alteração fisiológica. Se os casos forem limitados a uma população clinicamente diagnosticada, o estudo poderá apresentar um viés ocasionado por uma probabilidade diferencial para procurar tratamento após diferentes períodos de espera, possivelmente dependentes das exposições suspeitas. Em geral, os indivíduos controles são difíceis de serem selecionados para esses estudos. Como a definição de infertilidade ignora a possível continuidade de efeitos, o tempo de espera para a gravidez é uma medida preferida. Retrospectivamente, mulheres grávidas ou no pós-parto podem ser questionadas a respeito do uso passado do método de contracepção. A escolha de uma data de referência para quando as exposições são determinadas nos controles é crítica. Se o momento da concepção for usado, as mulheres que estiveram tentando, sem sucesso, antes daquele período, poderão ter sofrido mudanças nas suas exposições, e o verdadeiro período de

Quadro 28-2 Desfechos no desenvolvimento e no sistema reprodutor, definições e fontes de apuração em estudos epidemiológicos

Resultado	Definição	Fonte de apuração	Possíveis fatores de confusão
A. Desfechos no desenvolvimento			
Aborto clínico espontâneo	Perda fetal até 20 semanas	Entrevista, MD ou MR, teste de gravidez	Idade maternal, AE anterior, tabagismo, álcool, idade gestacional no diagnóstico da gravidez
Perda precoce ou subclínica	Perda até 6-8 semanas. Pequena elevação e queda nos níveis de hCG,	Ensaio urinário (5-20 dias pós-ovulação)	Mesmos da clínica (desconhecidos)
Anomalias congênitas	Variável – estrutural, fisiológica, genética, importante e mínima	Problemática – registros vitais incompletos; Registros hospitalares, registros médicos ou registros	Poucos conhecidos – idade maternal, história prévia, sexo, raça (específico do defeito)
Crescimento fetal	BPN: < 2,5 kg PIG: ≤ 10° percentil Peso-idade Prematuro: < 37 semanas	Registros vitais (precisão da idade gestacional), registros hospitalares, entrevista	Idade maternal, raça, condição socioeconômica, paridade, peso e ganho de peso maternal e, história prévia, cuidado pré-natal, idade gestacional, gênero, nascimento múltiplo, ingesta nutricional, tabagismo, estresse
Morte fetal, neonatal ou infantil	Morte fetal: entre 21 semanas e o termo. Morte neonatal: 1º mês de vida Morte infantil: no 1º ano	Registros vitais (mortes fetais subnotificadas), registros hospitalares, entrevista	Variáveis no tempo e na causa: idade maternal, raça, condição socioeconômica, paridade, sexo do bebê, nascimento múltiplo, peso ao nascimento e idade gestacional
B. Desfechos no ao sistema reprodutor			
Infertilidade	Ausência de concepção em 12 meses de relações sexuais sem proteção, ou diagnóstico específico (p. ex., doença da trompa, fator ovulatório, fator cervical, endometriose)	Entrevista ou pesquisa Registros civis grosseiros	Idade maternal, história de DSTs, história de uso de DIU ou ACO, tabagismo, peso (?), estresse (?)
Tempo até a concepção	Contínuo = meses de relações sexuais sem proteção, ou Categorizado (3, 6, 12 meses)	Entrevista Diário	Ver acima, frequência de relações sexuais
Idade da puberdade	Idade da menarca, desenvolvimento de seios ou pelos pubianos.	Entrevista, exame físico, registros hospitalares	Raça, tamanho do corpo, peso ao nascimento, exercícios físicos, dieta (desconhecida)
Distúrbio do ciclo menstrual	Duração do ciclo (ou categorizar; < 24, > 34 dias), características do sangramento, dor, falta de ovulação, FP longa ou LP curta	Entrevista, BBT ou teste do muco cervical, dosagens hormonais no soro ou urina	Idade maternal, obesidade, abuso de álcool, tabagismo, estresse, exaustão, alguns fármacos ou condições médicas (necessidade de mais estudos)
Idade da menopausa	Interrupção da menstruação: média em torno de 50 anos; porém, com perimenopausa muitos anos antes	Entrevista, registros hospitalares, níveis hormonais	Tabagismo, idade da menarca, história de gravidez

BBT, temperatura corporal basal; FD, morte fetal; FP, fase folicular; ID, morte do bebê; DIU, dispositivo intrauterino; BPN, baixo peso ao nascimento; LP, fase lútea; MD, médico, registros feitos pelo médico; MR, registros médicos (hospitalares); ND, morte neonatal; OC, contracepção oral; AE SES, estado socioeconômico; SGA, pequeno para idade gestacional; DST, doença sexualmente transmissível.

risco (quando a contracepção é interrompida) não será incluído. Estudos prospectivos podem ser conduzidos utilizando-se os registros das mulheres de quando seus períodos menstruais ocorreram, quando mantiveram relações sexuais e quando fizeram uso da contracepção para identificar ciclos de gravidez verdadeiramente "em risco", assim como o monitoramento da concepção por testes hormonais. A função do ciclo menstrual é o aspecto pior investigado; porém, é melhor estudado de forma prospectiva por meio de calendários para registrar sinais e sintomas. A duração do ciclo pode ser usada como uma medida grosseira da função, porém, a duração normal poderá mascarar problemas como fase lútea e produção de progesterona insuficientes. O estudo desses defeitos requer a determinação precisa do dia da ovulação e a avaliação dos padrões hormonais. Esses tipos de estudos se tornaram relativamente fáceis de serem conduzidos, em grupos de base populacional, pelo recente desenvolvimento de ensaios laboratoriais de amostras seriadas e de custo-efetividade de metabólitos hormonais urinários. Esses estudos podem ser bem adequados a uma coorte ocupacional, na qual uma população trabalhadora bem definida seja reunida, e possuem a vantagem de incluir mais mulheres, não somente as grávidas. As idades da menarca e da menopausa definem a duração da capacidade reprodutiva natural e também estão relacionadas com outros desfechos como o câncer de mama. A idade da menarca é relativamente bem lembrada, mesmo por adultos; porém, outras medidas de puberdade são determinadas mais precisamente por examinadores físicos treinados, de modo que os estudos prospectivos ou transversais seriam necessários.

Determinados riscos sobre o sistema reprodutor

Conforme mencionado, poucas substâncias químicas têm sido estudadas adequadamente no que diz respeito a seus efeitos sobre o sistema reprodutor, e a maioria dos padrões de exposição não se baseia nesses efeitos. No entanto, vários possíveis danos ao sistema reprodutor e ao desenvolvimento foram identificados em humanos. Muitos dos agentes tóxicos mencionados no Quadro 28-1 foram examinados em setores ocupacionais, em que as exposições tendem a ser mais elevadas do que as encontradas no ambiente e relativamente mais fáceis de serem documentadas. Entretanto, alguns desses danos são encontrados ambientalmente devido ao uso prolongado e à eliminação por indústrias, à ocorrência natural ou a vazamentos agudos. Após breve discussão sobre as evidências de alguns desses danos, a seção seguinte apresentará três exemplos mais detalhados de dados epidemiológicos acumulados.

Os agentes que foram comprovadamente considerados como tóxicos para o sistema reprodutor humano, além dos medicamentos, são poucos e incluem: radiação ionizante, mercúrio, chumbo e bifenilas policloradas (BPCs). Entre os outros listados, os gases anestésicos induziram perda fetal e defeitos congênitos em animais, e estudos recentes, embora falhos, sugeriram efeitos em humanos. O National Institute for Occupational Safety and Health (NIOSH) recomendou limites de exposição que levaram à redução da exposição, tornando difíceis os estudos posteriores. Uma metanálise produziu uma taxa de risco agrupada para a ocorrência do AE de 1,5 em todos os estudos, ou de 1,9 nos melhores. Os profissionais de saúde podem ser expostos a outros riscos, incluindo agentes biológicos e fármacos antineoplásicos, associados aos riscos aumentados de AE. Os trabalhadores envolvidos na fabricação desses e de outros fármacos também podem ser colocados em risco. Os pesticidas são usados normalmente em todo o mundo e representam diferentes classes, como inseticidas, herbicidas e fungicidas, alguns, inclusive, podem ser desreguladores do sistema endócrino (ver adiante). Uma recente revisão implicou particularmente os herbicidas fenoxi, piretroides e organofosfatos como prejudiciais ao sistema reprodutor em vários aspectos. A exposição geral aos pesticidas ocorre muito provavelmente por meio da dieta ou do uso doméstico; porém, as exposições no trabalho tendem a ser mais elevadas. Além da dieta, as substâncias químicas presentes no ar e na água podem representar exposições ambientais. Evidências crescentes mostram que os poluentes do ar podem estar associados a ocorrências adversas na gravidez a nível populacional, incluindo baixo peso no nascimento, parto prematuro e morte do bebê.

Estudos de malformações em grupos de mulheres que trabalharam com monitores de vídeo (VDT – *video-display terminals*), na década de 1980, levaram a um grande interesse público e científico. Uma revisão de estudos analíticos subsequentes, realizados em vários países, não observou, de modo geral, associação entre os resultados adversos ao sistema reprodutor e o trabalho com VDT. Uma metanálise observou uma razão de probabilidade agrupada de 1,0 para o uso de VDT e AE. Entretanto, um estudo finlandês liberado mais tarde evidenciou risco elevado (razão de probabilidades [OR]: 3,4) entre mulheres que usaram VDT com nível elevado de campos magnéticos de extrema baixa frequência. A preocupação se voltou para os campos eletromagnéticos (CEM), que estão presentes em todos os ambientes de trabalho e domicílios. A geração seguinte de estudos dos CEM, ao estudar o uso de aparelhos elétricos, as redes elétricas residenciais e as medições pontuais residenciais produziram dados inconsistentes em relação ao AE e poucas evidências de aumento de risco para a ocorrência de defeitos congênitos. Dois estudos posteriores, com melhor aferição da exposição (p. ex., os indivíduos usaram aparelhos de medicação durante 24 horas), encontraram riscos aumentados de AE (OR: 1,7-1,8) associados a vários parâmetros dos CEM. Esses achados levaram o programa de CEM da Califórnia, nos Estados Unidos, a concluir, no seu documento de avaliação de risco, que os CEM representavam possível risco para abortamento espontâneo e que mais pesquisas para estudar a natureza dos campos magnéticos oscilantes ou elevados fossem asseguradas. As evidências de defeitos congênitos também continuam a ser estudadas; porém, foram inconclusivas até então.

Tem sido avaliado se a atividade de trabalho, por si só, representa um efeito nocivo sobre desfecho da gravidez, e o consenso é de que não representa. O esforço físico no trabalho tem sido uma causa de preocupação devido aos efeitos extremos observados sobre os atletas profissionais e os dançarinos. O American College of Obstetricians and Gynecologists publicou *guidelines* sobre os níveis de esforço durante os estágios finais da gravidez, indicando que os níveis de esforço moderados a leves seriam seguros ao longo da gravidez. Recomenda-se que sejam interrompidos, no início do segundo trimestre, o levantamento de grandes pesos, o ortostatismo prolongado e os movimentos repetitivos de inclinações do corpo. O efeito adverso mais consistente do esforço físico parece ser o parto prematuro e, possivelmente, o baixo peso ao nascimento e o AE, com resultados menos consistentes em relação à fecundidade e às alterações menstruais. Vários estudos mostram que o trabalho em turnos e em horários irregulares estão associados a um risco moderadamente aumentado de AE, com resultados semelhantes para BPN e redução na fecundidade ou aumento do tempo para engravidar.

A. Substâncias químicas que interferem no sistema endócrino

Nas últimas duas décadas, elevou-se a preocupação em relação a uma variedade de compostos que podem afetar o sistema endócrino por mimetizar ou antagonizar os hormônios endógenos. Os hormônios atuam como mensageiros químicos, direcionando uma ampla variedade de funções biológicas através da expressão gênica e são particularmente importantes durante o desenvolvimento fetal. As alterações foram observadas inicialmente na década de 1980 entre várias populações de vida selvagem e, mais tarde, confirmadas experimentalmente. A desregulação do sistema hormonal por contaminantes químicos atualmente tem sido observada em uma ampla variedade de espécies desde pássaros a peixes, moluscos, sapos, jacarés e ursos polares. Ocorreram efeitos tanto em machos quanto em fêmeas, sendo um achado surpreendente; porém preponderante, o desenvolvimento de sistemas reprodutores intersexuais, com aspectos masculinos e femininos. Pesquisas em diversos campos, nos últimos cinco anos, concentradas originalmente nas substâncias químicas que interferiram nas vias do receptor de estrogênio, revelaram diversos outros efeitos dessas substâncias, como antiandrogênicos, bloqueadores de progesterona ou interferência no hormônio da tireoide.

Os chamados de compostos químicos desreguladores endócrinos (ou disruptores endócrinos, EDC – *endocrine-disrupting chemicals*) ou agentes hormonalmente ativos (AHAs) variam em sua forma estrutural, desde os pesticidas persistentes, como o DDT/diclorodifenil dicloroetileno (DDE), às BPCs e plastificantes, como os ftalatos e o bisfenol-A. Como alguns desses compostos permanecem por anos no ambiente e ingressam na cadeia alimentar, a baixa exposição poderá continuar apesar de proibições do uso de alguns deles nos Estados Unidos. Os imigrantes do sudeste da Ásia ou da América Latina apresentam maior carga corporal de pesticidas persistentes, como o DDT, assim como permanece a exposição a outros pesticidas na agricultura. Mais recentemente, um grupo de substâncias químicas estruturalmente semelhantes às BPCs, chamadas de *éteres de difenilas polibromadas* (PBDEs – *polybrominated diphenyl ethers*) transformou-se em objeto de preocupação devido ao aumento de sua concentração nos tecidos humanos nos Estados Unidos e na Europa. Interferência no hormônio da tireoide e déficits de neurodesenvolvimento foram observados em estudos animais. Esses compostos são muito utilizados como retardadores de chamas* no material plástico usado em aparelhos elétricos, computadores, materiais de construção e mobílias. A exposição poderá ocorrer na fabricação e na desmontagem desses produtos, assim como a partir de sua degradação no meio ambiente. Outra classe de compostos com usos semelhantes devido à sua estabilidade química, que está sendo atualmente avaliada no ambiente e na vida selvagem, são os compostos orgânicos perfluorados (PFOC – *perfluorinated organic compounds*).

Poucos estudos foram realizados sobre os efeitos na saúde do homem até que uma agenda nacional de pesquisa nos Estados Unidos acelerou o processo, fornecendo alguns exemplos de efeitos, inclusive antecipando ainda mais dados nos anos seguintes. Além disso, a maior parte das substâncias químicas foi avaliada em humanos pelos Centers for Disease Control and Prevention (CDC) e outros. Atualmente, vários estudos mostraram os efeitos de compostos DDT/DDE sobre abortamento, baixo peso ao nascimento e parto prematuro; porém, não de forma totalmente consistente. Um estudo com avaliações diárias de metabólitos hormonais mostrou que os níveis de progesterona da fase lútea foram, em geral, inferiores quando acompanhados de maior carga corporal de DDE. As BPCs e o mercúrio têm sido associados aos efeitos adversos no neurodesenvolvimento em crianças expostas no período pré-natal. A exposição intrauterina ao bifenil polibromado (BPB) e às BPCs também tem sido associada à menarca precoce, enquanto a exposição ao chumbo tem sido relacionada com a puberdade tardia. Portanto, uma variedade de efeitos causados por esses compostos ubíquos poderá ser revelada em humanos conforme as pesquisas forem progredindo, incluindo outros desfechos ao sistema reprodutor, como a infertilidade e a tumorigênese.

Alguns aspectos únicos do EDCs são que os efeitos podem ocorrer não apenas em doses elevadas, mas, também, a partir de doses menores, tornando os experimentos clássicos com altas doses potencialmente ilusórios. Além disso, o feto em desenvolvimento é muito sensível, tanto à sinalização dos hormônios naturais quanto à sinalização proveniente das substâncias químicas exógenas. Além de guiar o feto por vias críticas de desenvolvimento, essas interações precoces também ajudam a estabelecer a sua sensibilidade aos sinais hormonais subsequentes, levando a possíveis consequências ao longo da vida. Esses compostos podem atuar ainda gerando alterações que são permanentes para a linhagem, levando a efeitos que cruzam as gerações.

B. Solventes

Os solventes podem muito bem representar a exposição química mais significativa para as mulheres, porque incluem muitos compostos usados no local de trabalho e em casa. No início da década de 1980, a exposição aos solventes foi considerada um perigo potencial à reprodução quando foram identificados riscos aumentados para a ocorrência de efeitos adversos entre trabalhadores de laboratório na Escandinávia. Em algumas indústrias (p. ex., indústrias farmacêuticas e de lavagem a seco), o uso de solventes específicos, como o percloroetileno, o cloreto de metileno, o tolueno, o xileno e os éteres de glicol, tem sido associado à concomitante elevação do risco de AE. Vários estudos de casos e controles mostraram associações da exposição aos solventes com anomalias cardíacas e outras anomalias congênitas. Uma metanálise que combinou dados brutos de cinco estudos para cada resultado mostrou que as probabilidades de malformações importantes aumentaram em 64% (p. ex., OR: 1,64) e de AE, em 25% com a exposição a solventes. Fatores de confusão e padrões de dose-resposta não foram avaliados. Achados sugestivos de estudos indicaram possível associação entre o uso de solventes e o crescimento fetal ou parto prematuro. Um estudo recente mostrou que a prole de mulheres grávidas expostas ocupacionalmente a solventes orgânicos obteve escores mais baixos em vários testes funcionais do neurodesenvolvimento. Esses resultados seriam consistentes com os efeitos do consumo pesado de álcool pela mãe. Como o álcool é um tipo de solvente, foi proposta a ocorrência de uma "síndrome do solvente fetal". Muitos dos estudos epidemiológicos apresentam avaliações grosseiras da exposição, tornando difíceis as conclusões definitivas; porém, os dados de estudos animais corroboram os achados. Alguns estudos focaram nos padrões menstruais, mas apenas resultados inconsistentes foram encontrados. Pelo menos um estudo relatou a redução na fecundidade entre mulheres submetidas a exposições diárias ou elevadas de

---

* N. de R.T. São compostos orgânicos sintéticos produzidos industrialmente e adicionados a diversos tipos de materiais para retardar a propagação de chamas em caso de incêndios, por isso, são também denominados "retardadores de chama bromados" (BRFs – *brominated flame retardants*).

solventes. As exposições na indústria de semicondutores, que empregam força de trabalho amplamente feminina, têm apresentado interesse crescente. Um estudo colaborativo de 14 companhias de semicondutores espalhadas pelos Estados Unidos apresentou taxas de AE levemente aumentadas, redução da fecundidade e aumento da duração do ciclo menstrual em trabalhadoras expostas. Os investigadores implicaram as exposições a solventes fotorresistentes e reveladores (p. ex., éteres de glicol e xileno) e a compostos fluorados, como os agentes etiológicos primários.

C. Exposição à fumaça do tabaco

O tabagismo ativo tem sido etiologicamente associado a diversas alterações no sistema reprodutor e no desenvolvimento; estima-se que os bebês de mulheres que fumaram durante a gravidez apresentem o dobro do risco de apresentarem baixo peso ao nascimento ou uma redução no peso médio de 150 a 200 g, quando comparados aos bebês de não fumantes. Outros efeitos adversos do desenvolvimento associados ao tabagismo materno incluem o parto prematuro, a morte fetal e infantil e os déficits comportamentais na prole. O tabagismo também está associado à infertilidade, aos distúrbios menstruais e à menopausa precoce. No local de trabalho ou em outros ambientes, as mulheres não fumantes poderão ser expostas ao tabagismo passivo, também chamado de *fumaça ambiental de cigarros* (FAC). A fumaça do tabaco contém milhares de compostos; aqueles com toxicidade potencial no sistema reprodutor incluem: nicotina, monóxido de carbono, hidrocarbonetos aromáticos policíclicos (HAPs), metais pesados, solventes aromáticos e outros. Com base nos estudos que avaliaram os biomarcadores na primeira metade da década de 1990, de 40% a quase 100% de não fumantes podem ter sido expostas a alguma FAC, com o ambiente de trabalho contribuindo, em média, com 35% do tempo de exposição.

Fazendo a revisão das evidências dos efeitos adversos da exposição à FAC sobre o sistema reprodutor, mais de 30 estudos examinaram o peso médio ao nascimento, de modo que os melhores resultados indicaram uma redução de peso entre 25 a 100 g. Em uma metanálise prévia, os estudos adequadamente conduzidos entre mães não fumantes apresentaram redução de peso agrupada de 31 g (CL: -42, -20). Estudos com base na avaliação da cotinina (um metabólito da nicotina) em não fumantes mostraram reduções de peso ainda maiores, particularmente quando os ensaios se tornaram mais sensíveis, de modo que um grupo de comparação que realmente não tenha sido exposto (ou muito pouco exposto) poderia ser identificado. Dos estudos que examinaram os efeitos dose-resposta, vários encontraram evidências para essas tendências, reforçando ainda mais o argumento em favor da causalidade. Pelo menos 20 estudos de BPN ou PIG foram realizados; os estudos de maior qualidade de BPN mostraram uma OR agrupada de 1,4, ou um aumento de 40%. Algumas evidências sugerem que subpopulações específicas de mulheres poderão ser mais suscetíveis aos efeitos, incluindo mulheres mais velhas e não caucasianas.

As revisões feitas por várias entidades concluíram, que existe um efeito consistente leve de que a exposição à FAC pode levar à redução do peso médio ao nascimento (ou aumentar levemente o risco de atraso no crescimento). Também, existem boas evidências de que a exposição à FAC pode levar à síndrome de morte súbita do bebê na prole, podendo estar associada ao parto prematuro, AE e efeitos adversos na cognição e no comportamento. Existe uma carência de estudos sobre os efeitos da exposição à FAC na função reprodutiva do adulto, embora uns poucos tenham mostrado de forma consistente menor média de idade na menopausa. Portanto, mulheres grávidas ou que estejam planejando engravidar deverão ser aconselhadas a evitar áreas em que seja provável a exposição à FAC. No local de trabalho, outras exposições, como substâncias químicas e particulados, poderão interagir para exacerbar os efeitos da FAC. A exposição em outros locais, como na comunidade ou recreação, poderá abrigar fontes de exposições mais importantes conforme as restrições ao tabagismo no local de trabalho forem sendo impostas de forma crescente.

AVALIAÇÃO DO SISTEMA REPRODUTOR

A avaliação médica da paciente sujeita à exposição de risco potencial sobre o sistema reprodutor segue os componentes tradicionais de anamnese, exame físico e avaliação laboratorial. Além disso, é necessária especial consideração em relação à avaliação, à comunicação e ao controle do risco reprodutivo para a paciente.

Avaliação médica

No meio clínico, a infertilidade é definida como a incapacidade de conceber após 12 meses de relações sexuais desprotegidas. As possíveis causas da infertilidade em mulheres incluem distúrbio ovulatório, fatores relativos às trompas ou à pelve e fatores uterinos ou cervicais. Estima-se que a causa de infertilidade seja resultante de fatores masculinos em 40% dos casais afetados, de fatores femininos em 40 a 50% dos casais afetados e de etiologia desconhecida em 10 a 20% dos casais afetados. Portanto, para tratar a infertilidade, o companheiro precisa ser avaliado em conjunto (Cap. 29). Os resultados adversos na gravidez incluem AE, natimortos, prematuridade, defeitos congênitos no nascimento, baixo peso no nascimento e distúrbios do desenvolvimento (Tabela 28-1 e Quadro 28-2). Uma discussão completa do diagnóstico e do tratamento de várias condições obstétricas/ginecológicas ou pediátricas está além do escopo deste capítulo. Entretanto, o que se apresenta é uma visão geral dos tipos de técnicas que podem ser usadas para avaliar o sistema reprodutor feminino.

▶ Entrevista

A entrevista da paciente deverá ser iniciada com as seguintes áreas: dados demográficos, história médica geral e história reprodutiva (incluindo idade da puberdade, função menstrual, cirurgias pélvicas ou procedimentos ginecológicos passados, resultados de gravidezes e de nascimentos, doenças sexualmente transmissíveis, contracepção e doenças familiares). Além disso, ela deverá abranger os hábitos do estilo de vida (como tabagismo e consumo de álcool, exercícios e estresse), história ocupacional, tarefas e exposições na atividade ocupacional atual e possíveis exposições ambientais (p. ex., FAC; viagens diárias; proximidade da residência a indústrias, locais de despejo de dejetos ou tráfego pesado; e possivelmente *hobbies* ou uso de produtos domésticos).

▶ Exame físico

O exame físico deverá avaliar a integridade física do sistema reprodutor e afastar a ocorrência de qualquer massa estranha ou anormalidade estrutural.

Exames de laboratório

O perfil hormonal pode ser obtido pela avaliação da possível perda fetal (GCh ou LH), da função ovariana (metabólitos da progesterona e do estrogênio) e da função hipofisária (LH e FSH). Uma grande variedade de testes e ensaios está disponível e precisará ser selecionada com base nas condições médicas consideradas. Durante estudos de campo de monitoramento biológico, amostras de urina são relativamente fáceis de serem coletadas para os testes hormonais. A carga de exposição a alguns riscos poderá ser avaliada em tecidos biológicos (p. ex., ar expirado, sangue ou urina); porém, poucas dessas avaliações levarão à interpretação diagnóstica.

Avaliação de risco

Os passos geralmente realizados na avaliação do risco toxicológico podem ser adaptados de forma simplificada para a investigação clínica, incluindo:

1. Identificação do risco a quaisquer agentes nocivos que a paciente possa vir a ser exposta a partir da elaboração de uma história ambiental e ocupacional detalhado durante a consulta.
2. Avaliação do risco para determinar se uma determinada substância ou agente físico pode representar um risco ao sistema reprodutor por meio da consulta a bases de dados e à literatura
3. Avaliação da exposição, que é realizada estimando-se o nível de exposição a partir da história ocupacional da paciente, de rótulos dos produtos, fichas de informação de segurança de produtos químicos (FISPQs), dados de higiene industrial, amostras ambientais ou resultantes de monitoramento ambiental, assim como possíveis vias de exposição e consistência dos sintomas.
4. Caracterização do risco em relação aos seus efeitos sobre o sistema reprodutor (essa atividade se baseia na informação reunida nos três primeiros passos e considera toxicidade, momento e extensão da exposição, potência, gravidade do desfecho e grau de incerteza em estudos animais e humanos).

Em geral, nem toda a informação necessária se encontrará disponível, e será necessário estabelecer uma suspeição. É bastante útil possuir contatos definidos para consultas adicionais, no caso de uma avaliação de risco mais difícil. Possíveis contatos incluem departamentos de saúde locais ou estaduais, centros médicos universitários, centros de controle de envenenamento, NIOSH, Environmental Protection Agency (EPA), Agency for Toxic Substances and Disease Registry (ATSDR), Occupational Safety and Health Administration (OSHA) e Association of Occupational and Environmental Clinics (AOEC)*. O acesso *online* às bases de dados da literatura é bastante útil (p. ex., REPRORISK, REPROTOX a TERIS; referências).

Comunicação do risco

Com base nas informações reunidas durante o processo de avaliação do risco, a comunicação do risco é o seguimento lógico pelo qual o indivíduo ou indivíduos envolvidos obtêm a informação necessária para tomar decisões esclarecidas e independentes sobre os riscos para a saúde e segurança. Em geral, existe um princípio básico que precisa ser reconhecido e trabalhado com sensibilidade: a ameaça ou o fato de que o desfecho reprodutivo adverso representa impacto profundo sobre a vida do indivíduo. Todas as perguntas deverão ser respondidas de forma verdadeira e completa. Poderá ser necessária uma descrição das limitações no conhecimento. O momento da exposição e do primeiro contato com o indivíduo envolvido é muito importante. Quando possível, a comunicação do risco é realizada antes da exposição real para intervir no estágio de prevenção primária. As opções disponíveis para as trabalhadoras do sexo feminino deverão ser apresentadas de forma que o impacto clínico e as consequências econômicas das decisões sejam compreendidos e discutidos. O médico poderá precisar comunicar os riscos também ao empregador para resolver a situação; porém, deverá ser mantida a confidencialidade médica do indivíduo envolvido.

Controle do risco

É muito importante que o empregador, o(s) empregado(s) envolvido(s) e o médico trabalhem em conjunto para resolver uma situação em particular. Idealmente, desenvolve-se uma política geral por um comitê de segurança sobre os riscos para o sistema reprodutor no ambiente de trabalho que envolverá ambos os sexos, composto de representantes da chefia, dos empregados e de consultores nas áreas de medicina, do trabalho e higiene industrial. A remediação deverá ocorrer antes da concepção (que nem sempre é planejada), para proporcionar proteção durante a organogênese, assim como para prevenir problemas de infertilidade. Além disso, poderá ser importante estender a proteção para o período pós-parto durante a lactação. Esse procedimento poderá requerer um atestado por escrito do médico assistente.

Em ordem de prioridade, as seguintes ações poderão ser consideradas para o controle dos riscos de uma determinada situação envolvendo um risco ao sistema reprodutor: (1) redução ou eliminação da exposição, substituição dos objetos de risco por agentes mais seguros, melhoria dos controles de engenharia, práticas de trabalho mais seguras e equipamento de proteção pessoal (esse último não deverá representar o principal meio de proteção). A redução ou eliminação da exposição é a opção mais desejável e deverá ser tentada em todas as situações envolvendo um risco ao sistema reprodutor. (2) Transferência temporária de trabalho: remover o indivíduo do ambiente de trabalho em que está presente o risco ao sistema reprodutor. Poderão ocorrer problemas quando não houver um local de trabalho sem exposição ao risco. Portanto, essa opção (remoção) deverá ser considerada no caso de uma situação de alto risco, cuja redução/eliminação da exposição

---

* N. de R.T. Agências americanas. No Brasil, as principais agências correspondentes são: Fundacentro, Agência Nacional de Vigilância Sanitária (Anvisa), Ministério do Trabalho e Emprego (MTE), por meio das Normas Regulamentadoras (NRs), Associação Brasileira de Normas Técnicas (ABNT), por meio de suas Normas Brasileiras (NBRs), além dos Centros de Atenção Toxicológica estaduais.

não seja possível. (3) Licença-saúde (ou afastamento previdenciário): a licença remunerada é um item de política da companhia* e a licença de incapacidade temporária devido à gravidez deverá ser tratada da mesma forma que qualquer outra licença-saúde. O período precoce de sensibilidade do embrião já terá ocorrido durante a possível exposição no local de trabalho, quando chegar o momento da concessão da licença-saúde. Não existem garantias de que o auxílio-doença será deferido, e o valor do auxílio raramente é equivalente ao salário normal do indivíduo. O afastamento deverá ser considerado quando existir uma situação de risco elevado na qual o empregador não reduzirá a exposição, e não existir a possibilidade de uma transferência temporária (Cap. 7). (4) Demissão do trabalhador: esta é a ação menos desejada. É ilegal para o empregador dispensar a trabalhadora por motivo de gravidez. Ela poderá optar por deixar o trabalho devido a razões pessoais; porém, é importante ajudá-la a avaliar todas as opções e a compreender as possíveis consequências. Essa opção deverá ser considerada apenas quando todas as outras tiverem sido exploradas, e a mulher estiver confortável com as possíveis consequências.

Se uma exposição ambiental for preocupante, as opções para o minimizar o risco individual são poucas; porém, em geral, seguem os princípios expostos anteriormente (p. ex., substituição de produtos, práticas mais seguras e remoção do indivíduo). Como as exposições poderão atuar de modo sinérgico, quando possível, é desejável reduzi-las no local de trabalho, em casa e na alimentação, para o benefício do indivíduo. Além disso, esse fato mostra a necessidade de se controlar outras exposições ambientais no âmbito populacional.

QUESTÕES LEGAIS E PADRONIZAÇÃO DO LOCAL DE TRABALHO

Na ação judicial envolvendo a União Internacional, UAW *versus* Johnson Controls, Inc., a Suprema Corte dos Estados Unidos determinou que um empregador violou a proibição do Título VII sobre a discriminação sexual excluindo dos trabalhos de produção de uma fábrica de baterias de chumbo todas as mulheres que não pudessem provar sua esterilidade. A Corte indicou que uma política dirigida apenas às mulheres férteis representa discriminação sexual evidente, independentemente das evidências científicas de problemas de segurança elevados para as mães ou possíveis mães. Além disso, quaisquer políticas ou ações tomadas por um empregador não deverão violar as leis existentes que proíbem a discriminação em relação à gravidez, ao parto ou às condições médicas relacionadas. Os empregadores não poderão exigir que um indivíduo seja esterilizado como uma condição para a admissão no emprego. Se um empregado incapacitado por gravidez, puerpério ou outra condição clínica for transferido para um trabalho que ofereça menor risco, o empregador deverá permitir seu retorno ao trabalho original ou a outro semelhante quando a incapacidade for resolvida.

A OSHA** tem a prerrogativa de promulgar padrões que protegem os trabalhadores dos efeitos adversos à saúde (incluindo os efeitos ao sistema reprodutor) resultantes dos riscos no local de trabalho. Entretanto, apenas poucos agentes estão referidos nos padrões da OSHA que são parcialmente baseados nos riscos ao sistema reprodutor. Encontram-se incluídos entre esses agentes o dibromocloropropano (DBCP – *dibromochloropropane*), o chumbo, o óxido de etileno, outros glicóis e a radiação ionizante. Existem normas da OSHA que exigem notificação da exposição do empregado às substâncias químicas perigosas e o treinamento de empregados no uso dessas substâncias. Porém, deve-se ter conhecimento de que vários agentes químicos e físicos encontrados no local de trabalho não estão incluídos em normatizações da OSHA e de que aqueles padrões que existem, na sua maior parte, não são baseados em resultados relacionados a riscos reprodutivos. Por esses motivos, o processo de avaliação de risco simplificado poderá ser implementado em qualquer local de trabalho que apresente possíveis riscos ao aparelho reprodutor.

REFERÊNCIAS

Bellinger DC: Prenatal Exposures to Environmental Chemicals and Children's Neurodevelopment. Saf Health Work 2013;4:111 [PMID: 23515885].

Cherniack M: Statement on national worklife priorities. Am J Ind Med 2011;54:10 [PMID: 20949545].

Cordier S: Exposure during pregnancy to glycol ethers and chlorinated solvents and the risk of congenital malformations. Epidemiology 2012;23:806 [PMID: 23007043].

Engel SM: Causal inference considerations for endocrine disruptor research in children's health. Annu Rev Public Health 2013;34:139 [PMID: 23514318].

Forand SP: Adverse birth outcomes and maternal exposure to trichloroethylene and tetrachloroethylene through soil vapor intrusion in New York State. Environ Health Perspect 2012;120:616 [PMID: 22142966].

Gilboa SM: Association between maternal occupational exposure to organic solvents and congenital heart defects. Occup Environ Med 2012;69:628 [PMID: 22811060].

Macdonald LA: Clinical guidelines for occupational lifting in pregnancy: evidence summary and provisional recommendations. Am J Obstet Gynecol 2013;209:80 [PMID: 23467051].

Meeker JD: Exposure to environmental endocrine disruptors and child development. Arch Pediatr Adolesc Med 2012;166:952 [PMID: 23367522].

Nieuwenhuijsen MJ: Environmental risk factors of pregnancy outcomes. Environ Health 2013;12:6 [PMID: 23320899].

Pelé F: Occupational solvent exposure during pregnancy and child behavior at age 2. Occup Environ Med 2013;70:114 [PMID: 23112267].

Salihu HM: Pregnancy in the workplace. Occup Med (Lond) 2012;62:88 [PMID: 22355087].

Shy CG: Neurodevelopment of infants with prenatal exposure to polybrominated diphenyl ethers. Bull Environ Contam Toxicol 2011;87:643 [PMID: 21953308].

---

* N. de R.T. No Brasil, a partir do 16º dia de afastamento por licença-saúde, a responsabilidade do pagamento do salário do empregado é do governo, por meio do Instituto Nacional de Seguridade Social (INSS).

** N. de R.T. No Brasil as Normas Regulamentadoras e os padrões de NBR são estabelecidos pela Associação Brasileira de Normas Técnicas (ABNT).

■ QUESTÕES PARA AUTOAVALIAÇÃO

Escolha a única opção correta para cada questão:

Questão 1: Exposições químicas:
a. podem causar aborto precoce durante a 1ª e a 2ª semanas após a concepção, caso interfiram no transporte pelas trompas, na implantação ou no controle endócrino
b. previsivelmente determinam fluxo menstrual tardio ou abundante
c. causam um aumento fugaz e um platô subsequente na GCh
d. provavelmente causam anomalias congênitas nas exposições muito precoces ao embrião

Questão 2: Exposições químicas:
a. tardias na gravidez poupam os sistemas endócrino, nervoso central e outros
b. que são de menos interesse na fase tardia da gravidez se referem ao mercúrio orgânico, fumaça do tabaco e chumbo
c. após o primeiro trimestre podem induzir anormalidades morfológicas menores ou déficits de crescimento
d. aos carcinógenos não são importantes, pois estes não atravessam a placenta

Questão 3: Os compostos químicos desreguladores endócrinos (EDC – *endocrine-disrupting chemicals*):
a. não variam estruturalmente dos pesticidas persistentes, como o DDT, e dos plastificadores, como os ftalatos e o bisfenol-A
b. são agentes hormonalmente ativos (HAAs)
c. podem persistir por anos no ambiente; porém, não participam da cadeia alimentar
d. não são implicados na disfunção do hormônio da tireoide

Questão 4: Solventes:
a. incluem muitos compostos usados no ambiente de trabalho; porém, raramente no ambiente doméstico
b. são considerados como potencialmente danosos para a o aparelho reprodutor apenas entre os laboratoristas
c. como o percloretoetileno, cloreto de metileno, tolueno, xileno e éteres de glicol têm sido associados à elevação concomitante do risco de AE
d. estão associados a anomalias cardíacas; porém, não a outras anomalias congênitas

Questão 5: Tabagismo:
a. está sempre associado a diversos resultados adversos ao sistema reprodutor e ao desenvolvimento
b. aumenta em dez vezes o risco de baixo peso ao nascimento em comparação aos bebês de não fumantes
c. não induz o parto prematuro, a morte fetal ou infantil ou déficits de comportamento na prole
d. está associado a infertilidade, distúrbios menstruais e menopausa precoce

29

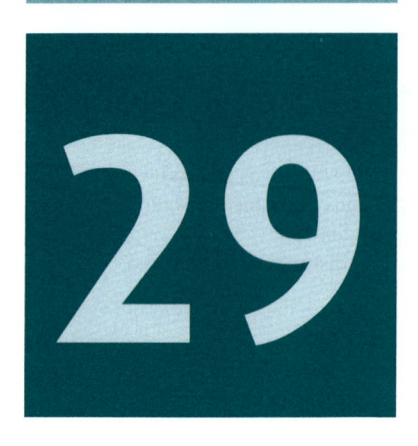

Toxicologia do sistema reprodutor masculino

Sarah Janssen, MD, PhD, MPH

No estudo das substâncias tóxicas ao sistema reprodutor masculino, o objetivo final é proteger a saúde reprodutiva do homem e a saúde de sua prole, que é de fundamental importância para a saúde das gerações futuras. A ocorrência dos resultados reprodutivos adversos é de grande interesse para os indivíduos e as famílias envolvidas. Esse fato é especialmente verdadeiro quando os indivíduos percebem que estão vivendo ou trabalhando em áreas com possível exposição a agentes perigosos. Os efeitos reprodutivos adversos poderão ser bastante estressantes para as famílias afetadas. As informações existentes sobre esse tópico em humanos são bem escassas e inadequadas para a avaliação reprodutiva dos compostos e agentes físicos mais suspeitos.

Outra razão para compreender melhor as funções reprodutoras masculinas é que elas podem agir como sentinelas para a detecção de perigos ocupacionais e ambientais. Os efeitos reprodutivos apresentam período de latência relativamente curto entre a exposição e a detecção do evento sobre a saúde (como o perfil anormal do sêmen), quando comparado ao longo período de latência para o câncer. Se os trabalhadores ou moradores da comunidade estiverem protegidos das exposições prejudiciais à reprodução, eles também serão protegidos de outros efeitos sobre a saúde associados a tais exposições. Ao mesmo tempo em que não é conhecida a extensão dos perigos ambientais que afetam o sistema reprodutor no local de trabalho, esses perigos poderão ser possivelmente prevenidos. As medidas que podem ser tomadas contra posteriores exposições incluem a substituição ou a restrição do suspeito risco. Portanto, a prevenção da exposição deverá desempenhar um papel primário na avaliação total da situação do paciente feita pelo profissional de saúde.

RESULTADOS E TAXAS DO SISTEMA REPRODUTOR

Definições

Diversos efeitos reprodutivos adversos poderão resultar da exposição do homem aos agentes químicos e físicos. Tais efeitos vão desde infertilidade aos defeitos no nascimento do bebê. A infertilidade está presente quando um casal não realizou concepção após um ano de relações sexuais não protegidas. A disfunção sexual masculina poderá envolver alterações na libido (interesse na atividade sexual), disfunção erétil ou problemas ejaculatórios. As anormalidades do sêmen poderão incluir azoospermia (ausência completa de espermatozoides no sêmen), oligopermia (contagem reduzida de espermatozoides no sêmen), teratospermia (espermatozoides de aparência anormal) e astenospermia (espermatozoides com evidência de motilidade reduzida). Os eventos anormais no nascimento incluem aborto espontâneo (perda fetal anterior à 28ª semana de gestação), natimorto (perda fetal após a 28ª semana), morte (bebê: com menos de 1 ano de idade; neonatal: com menos de 28 dias de vida; ou pós-neonatal: 28 dias a 11 meses de idade), defeito congênito (aparência ou função anormal no nascimento), prematuridade (nascimento anterior à 37ª semana de gestação), baixo peso no nascimento (peso < 2,5 kg no nascimento) e peso muito baixo no nascimento (peso < 1,5 kg no nascimento).

Taxas populacionais

As taxas precisas para esses tipos de perda de gravidez são difíceis de serem obtidas devido à falta de sistemas nacionais de monitoramento e às diferenças metodológicas nos estudos epidemiológicos individuais. No entanto, pode-se estimar uma faixa para as taxas de prevalência (Tab. 29-1). Aproximadamente, 10% dos casais são estéreis nos Estados Unidos. Outros casais poderão experimentar períodos de subfertilidade ou concepção tardia. Após a concepção, poderá ocorrer uma variedade de perdas reprodutivas em qualquer momento, desde a concepção até o parto. Até 50% dos embriões poderão ser perdidos após a implantação (o momento mais precoce de detecção da concepção), com aproximadamente 15% das gravidezes terminando em um aborto espontâneo clinicamente detectado (SAB – *spontaneous abortion*). De todos os bebês nascidos vivos, 7,8% apresentam baixo peso no nascimento (LBW – *low birth weight*) e aproximadamente 3% apresentarão anomalias

Tabela 29-1 Prevalência de eventos reprodutivos adversos selecionados

Eventos	Taxa por 1.000	Unidade	População de referência
Defeitos no nascimento			
Espinha bífida	0,35	Nascimentos vivos + mortes fetais	Califórnia
Anencefalia	0,73	Nascimentos vivos + mortes fetais	Califórnia
Defeitos cardíacos conotruncais	0,26	Nascimentos vivos + mortes fetais	Califórnia
Síndrome de Down	1,01	Nascimentos vivos + mortes fetais	Califórnia
Mortes			
Bebê (< 1 ano de idade)	7,00	Nascimentos vivos	EUA
Neonatal (< 28 dias)	4,70	Nascimentos vivos	EUA
Pós-neonatal (28 dias a 11 meses)	2,30	Nascimentos vivos	EUA
Peso no nascimento			
Peso muito baixo no nascimento (< 1,5 kg)	78,00	Nascimentos vivos com peso do nascimento conhecido	EUA
Baixo peso no nascimento (< 2,5 kg)	14,60	Nascimentos vivos com peso do nascimento conhecido	EUA
Outros eventos			
Aborto espontâneo reconhecido	100-200	Gravidezes ou mulheres	EUA
Infertilidade	100-150	Casais	EUA
Morfologia anormal do espermatozoide	40,00	Homens	EUA
Azoospermia	10,00	Homens	EUA

congênitas clinicamente detectáveis. As causas responsáveis pela maioria desses resultados não são conhecidas. Entretanto, existem alguns fatores de risco conhecidos para mulheres, como idade materna avançada (associada às taxas aumentadas de SAB), certos agentes infecciosos (p. ex., citomegalovírus, vírus da hepatite B, vírus da imunodeficiência humana (HIV), rubéola, toxoplasmose, vírus da varicela-zóster e o parvovírus humano), tratamento do câncer (p. ex., metotrexato), esforço físico extenuante e certos agentes ambientais (p. ex., chumbo e radiação ionizante).

FISIOLOGIA DO SISTEMA REPRODUTOR

Embora esta sessão esteja direcionada para a exposição masculina associada às anormalidades do sistema reprodutor e do desenvolvimento, é importante observar que as exposições da mãe e do feto também precisam ser avaliadas para se obter uma completa avaliação. Sabe-se que as fontes mais prolongadas de exposição direta aos produtos da concepção ocorrem na mulher e que a exposição materna pode continuar na lactação durante o período pós-natal. Entretanto, alterações na fertilidade têm sido observadas em ambos os sexos, e as alterações genéticas podem ser transmitidas por qualquer um dos pais.

Sistema reprodutor masculino

A regulação hormonal adequada é necessária para o funcionamento correto do sistema reprodutor masculino (Fig. 29-1). Para que isso ocorra, as interações coordenadas entre o hipotálamo, a hipófise e as gônadas são essenciais. Elas incluem (1) produção do hormônio liberador de gonadotrofina (GnRH) pelo hipotálamo; (2) produção do hormônio folículo-estimulante (FSH) e do hormônio luteinizante (LH) pela glândula hipófise; (3) produção de espermatozoides (células germinativas) pelos testículos a partir do epitélio germinativo e de testosterona a partir das células de Leydig e de inibina B pela célula de Sertoli. A liberação de GnRH estimula a produção de FSH e LH pela glândula hipófise. O FSH atua na célula de Sertoli dentro dos túbulos seminíferos para estimular a espermatogênese e a produção de inibina B (que inibe os hormônios da glândula hipófise). A função do LH é estimular a produção de testosterona pela célula de Leydig. Por outro lado, a testosterona apresenta um efeito de *feedback* negativo sobre os hormônios da hipófise e do hipotálamo, assim como sobre a produção de células germinativas (esperma) e a atividade da célula de Sertoli. A testosterona é encontrada ligada associada à globulina de ligação ao hormônio sexual (SHBG) ou albumina e pode ser convertida à di-hidrotestosterona, mais potente, ou ao estradiol no sistema circulatório.

Nos homens, a puberdade é devida aos níveis adequados de testosterona e se manifesta pela maturidade do sistema reprodutor e pelo desenvolvimento de características sexuais secundárias (p. ex., massa muscular aumentada, crescimento de barba, pelos axilares e púbicos, engrossamento da voz, libido e crescimento da genitália externa).

Em geral, a espermatogênese envolve duas principais regiões no interior dos testículos. Com início na célula germinativa, são necessários 74 dias para o desenvolvimento dos estágios de espermatogônia, espermatócito e espermátide em um espermatozoide maduro (ou esperma) nos túbulos seminíferos dos testículos. Durante os próximos 12 dias, o esperma viaja ao longo do epidídimo para uma eventual ejaculação. Portanto, são necessários aproximadamente três meses para que se complete a maturação e o transporte do esperma.

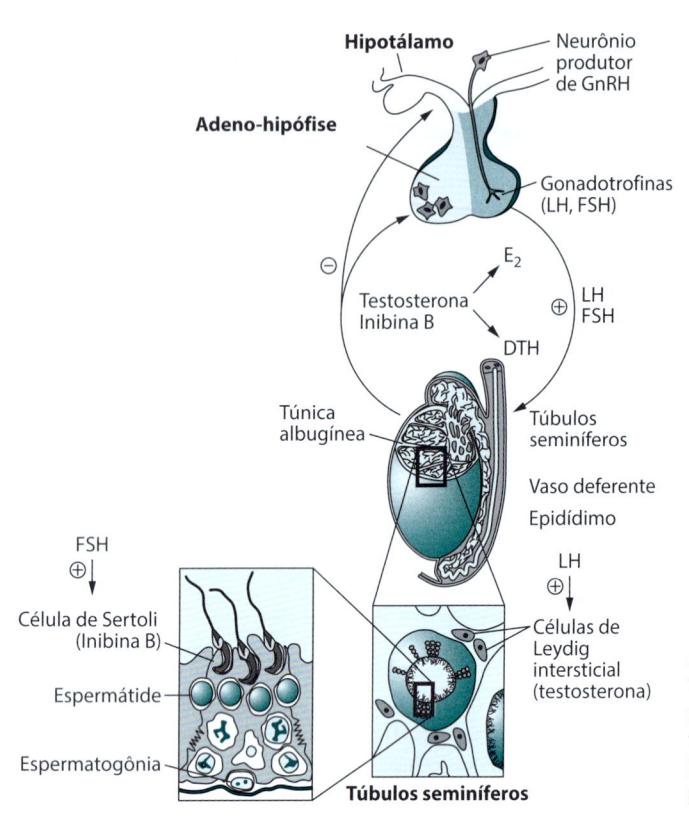

▲ **Figura 29-1** Interações hipotalâmica, hipófise e testicular envolvidas na homeostase hormonal necessárias para a função de reprodução masculina. DHT, di-hidrotestosterona; E_2, estradiol; FSH, hormônio folículo-estimulante; GnRH, hormônio liberador de gonadotrofina; LH, hormônio luteinizante.

Teratologia

Existem importantes questões de teratologia a serem consideradas quando se avalia a função reprodutora masculina. A exposição sofrida antes da concepção pode atuar diretamente sobre a célula germinativa (espermatogônias). Essa condição poderá levar tanto à falha na fertilização quanto a uma aberração do zigoto, com um eventual aborto espontâneo (possivelmente não detectado clinicamente) ou defeito congênito. A substância tóxica ao aparelho reprodutor pode afetar o embrião mesmo quando a exposição sofrida pelo pai ou pela mãe tenha ocorrido antes da concepção. Portanto, a infertilidade, o aborto espontâneo e os defeitos congênitos deverão ser considerados durante a avaliação de homens expostos às substâncias supostamente tóxicas para o sistema reprodutor.

Outro aspecto importante a ser considerado é que a espermatogênese envolve uma população de células em replicação contínua (na ordem de bilhões), enquanto a oogênese ocorre no período pré-natal, com uma população finita no nascimento (apenas aproximadamente 400 oócitos sofrem ovulação durante os anos reprodutivos), que será depletada em torno dos 50 anos de idade. Portanto, os agentes químicos ou físicos cuja toxicidade seja dirigida para a divisão celular apresentarão maior efeito sobre a célula germinativa masculina. Uma avaliação completa de um homem exposto a um risco reprodutivo deverá levar em conta a grande variabilidade na suscetibilidade individual aos agentes reprodutivos; os fatores ambientais, ocupacionais e de estilo de vida do pai e da mãe; e a possibilidade de que um efeito tóxico possa levar a uma anormalidade clinicamente não detectável no nascimento da prole.

Possíveis mecanismos de ação

A maior parte dos riscos ao sistema reprodutor masculino pode ser caracterizada por apresentar um ou mais dos seguintes mecanismos de ação possíveis: anormalidade endócrina ou do sistema nervoso central (libido e fertilidade reduzidas como possíveis efeitos reprodutivos adversos), toxicidade direta aos testículos (fertilidade reduzida), dano à espermatogênese ou à célula germinativa na forma de alteração morfológica, número reduzido de células, mobilidade anormal ou anormalidade cromossômica (fertilidade reduzida, perda fetal, malformações congênitas, deficiências de desenvolvimento na infância e cânceres) e substâncias tóxicas no sêmen que levam à mobilidade anormal do esperma ou à ação direta sobre o útero ou feto (todos os possíveis efeitos ou resultados anteriores). Embora o foco deste capítulo seja a respeito dos efeitos diretos sobre o aparelho reprodutor masculino, a possibilidade de se levar a exposição do trabalho para casa, transferindo-a para os membros da família, precisa ser analisada simultaneamente durante a avaliação de um trabalhador.

LITERATURA CIENTÍFICA

A avaliação do risco humano aos danos no local de trabalho sobre o sistema reprodutor e outros envolve os seguintes componentes: identificação do agente nocivo, avaliação dose-resposta e caracterização do risco. O médico poderá se envolver em uma ou mais dessas etapas durante a avaliação do risco à saúde de um paciente ou trabalhador.

Fontes informativas

Na avaliação de um paciente em relação à possível exposição aos danos sobre o sistema reprodutivo, o médico precisará identificar os agentes biológicos, químicos e físicos no local de trabalho ou no ambiente, por meio da história de exposição do paciente e de qualquer informação disponível, como sinais de alerta, rótulos dos produtos, fichas de dados relativas à segurança e ordens de compra. Esses documentos poderão identificar os agentes aos quais um indivíduo é possivelmente exposto; porém, em geral, fornece pouca informação sobre os agentes que atuam sobre o sistema reprodutivo. Em 1998, a Environmental Protection Agency (EPA) estimou que mais de 84 mil substâncias químicas estavam sendo usadas na indústria, com apenas 4 mil destas tendo sido avaliadas em animais (com número muito menor de estudos em humanos). Somadas a esse problema, aproximadamente 2.000 novas substâncias químicas são introduzidas no local de trabalho a cada ano. Muitas dessas substâncias não sofreram avaliação pré-comercial adequada em relação ao seu potencial sobre o sistema reprodutor. Algumas fontes de informação dessas substâncias avaliadas em estudos animais e humanos estão disponíveis, como o *Registry of Toxic Effects of Chemical Substances* (RTECS), o *REPROTOX* (*reproductive hazard information database*), o *Shepard's Catalog of Teratogenic Agents* e a *Teratogen Information System* (TERIS). Todas essas fontes fizeram uma revisão da literatura em humanos e animais em relação aos efeitos tóxicos das substâncias químicas ambientais e, considerando as últimas três bases de dados, aos fármacos. Devido à escassez de dados humanos relacionados aos efeitos reprodutivos, é necessário saber onde esse tipo de informação poderá ser disponibilizada. Além das bases de dados de pesquisa listados, existem esforços governamentais no sentido de avaliar a literatura científica existente relativa aos agentes que causam danos ao sistema reprodutor. Na Califórnia, existe um programa estadual que avalia as substâncias químicas que causam câncer ou apresentam toxicidade sobre o sistema reprodutor. Foram definidos, por esse programa, 59 compostos farmacêuticos ou ambientais como portadores de toxicidade sobre o sistema reprodutor masculino (Quadro 29-1).

Estudos epidemiológicos

Estudos epidemiológicos bem conduzidos deverão representar os melhores meios para se avaliar se um agente específico ou grupo de agentes afetam negativamente a reprodução e o desenvolvimento *humano*. Os estudos humanos não podem ser controlados, como os experimentos animais, de modo que são utilizados certos critérios ou um sistema com balanço de evidências para avaliar se uma substância poderá ser racionalmente considerada como causadora de um efeito adverso.

Quadro 29-1 Substâncias químicas que apresentam toxicidade sobre o sistema reprodutor masculino

1,2-dibromo-3-cloropropano (DBCP)
1,3-butadieno
1- e 2-bromopropano
2,4-*D*-ácido butírico
Acetato de gosserrelina
Acetato de leuprolida
Altretamina
Benomil
Benzeno
Cádmio
Chumbo
Ciclofosfamida (anidro ou hidratada)
Cidofovir
Cloridrato de amiodarona
Cloridrato de doxorrubicina
Cloridrato de idarrubicina
Clorsulfurona
Colchicina
Dibrometo de etileno
Dibutilftalato (DBP)
Di-*n*-hexil ftalato (DnHP)
Dinitrotolueno (2,4-, 2,6 e outros isômeros)
Dinoseb
Dissulfeto de carbono
Epicloridina
Esteroides anabólicos
Estreptozocina (estreptozotocina)
Etileno glicol (monoetil éter, monometil éter, acetato de monoetil éter e acetato de monometil éter)
Fluoroacetato de sódio
Fumaça do tabaco (exposição primária)
Ganciclovir sódico
Genfibrozila
Hexametilfosforamida
Hidrametilnona
m-, *o*-, e *p*-dinitrobenzeno
Metil oximetolona
Metil tiofanato
Miclobutanil
Mostarda de uracila
Nifedipina
Nitrofurantoína
o,p' e *p,p'*-DDT
Paclitaxel
Quizalofop-etil
Ribavirina
Sal de lítio bromacil
Sulfasalazina
Triadimefona

Fonte: California Environmental Protection Agency

Desenhos de estudos

Os desenhos básicos de estudo usados para examinar a associação de uma exposição com seus possíveis resultados incluem os estudos transversais, de casos e controles e de coortes, que serão discutidos minuciosamente no Apêndice. O delineamento transversal é o mais simples e tem sido usado geralmente nos estudos em reprodução ocupacionais e ambientais. Se o mecanismo de ação for suspeito de interferir na espermatogênese, esse desenho de estudo será útil porque existe um período de espera relativamente curto de três meses entre a exposição e o resultado anormal de saúde. Entretanto, em caso de se considerar a lesão no epitélio germinativo como mecanismo de ação, haverá um possível viés de seleção porque a população existente no local de trabalho, no momento do estudo, não será representativa da força de trabalho durante o período da exposição anterior. Por exemplo, a biópsia testicular entre os trabalhadores expostos aos níveis crônicos e elevados de dibromocloropropano (DBCP) demonstraram uma cicatrização tecidual. Esta poderá levar a uma redução permanente da concentração de esperma, mesmo após o término da exposição. O estudo de caso-controle é mais apropriado para se avaliar doenças relativamente raras em grandes populações (p. ex., defeitos no nascimento ou cânceres na infância). Como o resultado de interesse é especificado no momento do aparecimento, a continuidade dos efeitos reprodutivos que possam resultar de uma determinada exposição não poderá ser avaliada. O estudo de coorte é o desenho preferido para a maior parte dos resultados em estudos de reprodução. Um estudo prospectivo de coorte permite medidas específicas de uma exposição, bem como que os possíveis fatores de confusão sejam avaliados nos períodos de tempo etiologicamente relevantes. Além disso, um estudo de coorte permite avaliações de teste repetidas (p. ex., análise do sêmen) que tendem a apresentar uma variabilidade individual relativamente elevada.

Os estudos de coorte e de caso-controle são utilizados para testar hipóteses e, em geral, são realizados após uma possível associação ter sido sugerida por observações prévias ou uma exposição documentada de um grupo. Por exemplo, um clínico de emergência poderá reconhecer uma série de casos que pareçam ter um fator em comum. É mais provável que tal situação ocorra com uma doença rara ou uma nova síndrome e contribuiu para a identificação de associações, como a talidomida e os defeitos graves dos membros e o DES (Dietilestilbestrol) e o carcinoma vaginal de células claras. Um conjunto de resultados adversos ocorrendo em um grupo de indivíduos é uma forma comum dos problemas ambientais e ocupacionais atraírem a atenção; porém, tais grupos, em geral, permanecem sem explicação quando investigados posteriormente.

Dados valiosos podem ser obtidos a partir de sistemas de vigilância; porém, existem poucos sistemas constituídos em vigor para resultados adversos em reprodução além dos defeitos no nascimento. As razões para isso incluem o fato de que nem todos os resultados atraem a atenção médica ou necessitam de hospitalização (p. ex., aborto espontâneo e infertilidade). Como resultado, esses desfechos são mais difíceis de serem avaliados e estão associados a um menor impacto financeiro sobre a sociedade.

Avaliação da exposição

Embora os métodos usados para medir a exposição ocupacional ou ambiental estejam além do escopo deste capítulo, será apresentada uma breve visão geral de questões específicas para avaliar a exposição em homens associada a desfechos na reprodução. Além disso, deve-se ter em mente de que estão envolvidas as exposições de três indivíduos (p. ex., o pai, a mãe e o embrião/feto/prole).

Para afetar a fertilidade ou a espermatogênese, um agente deverá alcançar os órgãos apropriados através da corrente sanguínea (p. ex., agente químico) ou por modulação física (p. ex., radiação ou calor excessivo). Algumas substâncias químicas reagem com os primeiros tecidos que encontram, como os pulmões ou a pele, e não são absorvidos pela corrente sanguínea a menos que sejam ingeridos (p. ex., ácidos, cloro e asbesto). A menos que a exposição crônica leve a um nível estacionário no corpo, a rapidez com que uma substância é eliminada também poderá afetar a sua toxicidade. Em geral, esses assuntos estão além do escopo dos estudos epidemiológicos; porém, deverão ser considerados no conjunto das evidências sobre a toxicidade de uma substância.

Nos estudos epidemiológicos, as exposições poderão ser avaliadas em entrevistas, registros existentes ou biomarcadores. Se a história da exposição for obtida por entrevista retrospectiva, deverá se considerar a possibilidade de informações tendenciosas entre os casos ou de classificação errada, devido à falta de registros ou memória reduzida. A lembrança poderá ser afetada por alterações nas exposições. A averiguação do estado atual da exposição a partir de estudos de coortes limita possíveis vieses de memória; porém, os homens poderão não estar cientes de todas as exposições a que foram submetidos. Nos estudos de inquéritos, indagar, ao cônjuge, sobre o outro poderá não fornecer informações suficientemente precisas. Além disso, a informação da residência no momento do parto poderá não refletir o momento de importância para o desenvolvimento do esperma.

Os registros existentes geralmente não fornecem informações detalhadas, e sim, ajudam a agrupar os homens no sentido amplo. Por exemplo, o endereço na certidão de nascimento poderá ser usado para se avaliar a probabilidade de exposição ambiental. Entretanto, a residência no momento do parto poderá não ser a mesma do pai, ou poderá não contribuir para as diferenças comportamentais do indivíduo, pois não se sabe quanto tempo pode ter sido passado fora da área residencial. Da mesma forma, registros ocupacionais podem ser usados para agrupar homens por exposições amplas; porém, as práticas específicas do local de trabalho não serão conhecidas. As exposições ocupacionais mais precisas são obtidas por um higienista industrial; no entanto, tais estudos também são mais dispendiosos e, em geral, limitados em relação ao tamanho da amostra para permitir um estudo mais detalhado.

A avaliação laboratorial da exposição poderá ser feita em um estudo prospectivo ou a partir de amostras biológicas e fornecerá uma quantificação da exposição com menor probabilidade de interferências. As técnicas para avaliar têm sido desenvolvidas para muitos agentes, incluindo radônio, campos eletromagnéticos (EMF – *electromagnetic fields*), solventes, pesticidas, metais e níveis de poeira. As avaliações das amostras biológicas fornecem uma indicação da dose interna, que poderia ser biologicamente mais relevante. Várias dificuldades poderão surgir a partir desses estudos, incluindo o pequeno tamanho da amostra ou viés na seleção devido aos custos mais elevados e à maior participação requerida dos indivíduos. A amostragem de um ponto no período poderá não refletir o período de exposição crítica, particularmente se a substância for metabolizada de forma rápida.

Conforme mencionado anteriormente, é importante considerar o período de exposição em um estudo epidemiológico. É mais relevante que seja feita uma associação com uma exposição no momento crítico, e tal informação poderá ser útil para excluir a possibilidade de um determinado efeito se o momento estiver errado. Além do momento, uma relação dose-resposta também deverá ser examinada.

Em resumo, a avaliação da exposição em estudos epidemiológicos pode envolver problemas com os níveis de exposição e indicadores biológicos desconhecidos, fontes pobres de informações sobre a exposição e o tempo impreciso, além de fontes de exposição multifatoriais.

Resultados biológicos

Existe uma qualidade variável na detecção e na avaliação de resultados biológicos nos estudos de toxicidade sobre o sistema reprodutor masculino. No caso de doenças específicas no sistema reprodutor masculino e de desfechos mediados pelo homem, a faixa de patologias inclui a disfunção sexual, as alterações endócrinas, as anormalidades do sêmen, as anomalias cromossômicas, a infertilidade e as anormalidades do feto e da prole. O espectro dos eventos finais no nascimento foi discutido no Capítulo 28. Os métodos de averiguação poderão incluir os seguintes: certidões de nascimento, registros do hospital, programas de vigilância (p. ex., registros de defeitos no nascimento), formulários de seguro médico, questionários da história reprodutiva e análises de sêmens. Os últimos dois métodos tendem a representar a observação mais útil do tipo de caso por fornecerem as informações masculinas relativamente mais precisas, ao contrário das informações paternais, em geral inadequadas, encontradas nos registros de ocorrências do nascimento.

Questões estatísticas

No que diz respeito aos resultados reprodutivos selecionados, o número necessário de participantes dos estudos para que se obtenha uma relevância estatística adequada está mostrado na Tabela 29-2. Uma vantagem da realização de estudos de sêmen é que se faz necessário um número relativamente menor de participantes e é feita uma medida direta da anormalidade que está sendo estudada (p. ex., número anormal, mobilidade e forma do espermatozoide). É importante mencionar que, na população geral, as faixas normais desses resultados observados no sêmen não são confiáveis devido às diferenças entre a competência e as técnicas dos laboratórios. É preferível testar a validade interna em um determinado grupo de trabalhadores ou grupo comunitário ou obter um grupo controle apropriado. Embora sejam necessários poucos participantes para os estudos do sêmen, a seleção de um grupo de comparação mais apropriado poderá representar um problema.

Fatores contraditórios

Os possíveis fatores de confusão precisam ser considerados na avaliação de homens expostos aos danos reprodutivos ocupacionais e ambientais. Para que um fator seja considerado de confusão, deverá estar relacionado tanto ao resultado quanto à exposição no estudo de interesse. A falta de controle de um fator de confusão conhecido em estudos anteriores não implicará na deficiência do estudo, se os pesquisadores observarem que esse fator não representa um problema no estudo ou que tenham razões para acreditar que o fator não estaria associado à exposição de interesse. Os possíveis fatores de confusão nos estudos do sistema reprodutor masculino incluem características pessoais (p. ex., idade paternal), condições médicas (p. ex., infecção recente, trauma às gônadas, comprometimento do estado autoimune, febre alta, orquite causada pela caxumba, diabetes, prostatite, varicocele e hidrocele), uso de drogas (p. ex., maconha, estrogênio, clorambucil, ciclofosfamida e nitrofurantoína) e hábitos (p. ex., tabagismo, uso de álcool e uso frequente de sauna e banheira de água quente). Além disso, existe a possibilidade de um efeito sinergístico sobre a saúde de dois ou mais fatores de risco ou exposições coexistentes. Na condução de estudos ocupacionais, um fator de confusão potencial poderá ser um agente ambiental, como a exposição a solventes, metais, pesticidas, calor excessivo, radiação ionizante e neurotoxinas em ambientes externos ao trabalho. Por outro lado, é necessário avaliar os perigos presentes no local de trabalho durante a realização de estudos reprodutivos em comunidades.

Tabela 29-2 Tamanhos de amostras necessários para detectar um risco relativo de 2,0 em ocorrências reprodutivas entre grupos expostos e não expostos (intervalo de confiança de 95% e força de associação de 80%)

Ocorrência	Prevalência estimada no grupo não exposto	Unidade	Tamanhos de amostras necessários		
			Grupo exposto	Grupo não exposto	Estudo Total
Perda fetal (abortos espontâneos reconhecidos + natimortos)	15,0%	Gravidez	133	133	266
Infertilidade	12,5%	Casais	167	167	334
Baixo peso no nascimento	7,8%	Nativivos com peso conhecido	290	290	580
Malformação congênita importante	3,0%	Nativivos + mortes fetais	814	814	1628
Espermatozoide com morfologia anormal	40,0%	Homens	27	27	54

Exemplos selecionados de riscos reprodutivos

Poucas substâncias químicas têm sido estudadas adequadamente em termos de seus efeitos reprodutivos. A maior parte dos padrões de exposição não é baseada nos efeitos reprodutivos. Existem mais evidências disponíveis a partir de estudos animais do que humanos; porém, nem sempre pode ser feita a extrapolação direta para o homem. Embora a interpretação de estudos epidemiológicos possa ser mais difícil devido às questões metodológicas descritas anteriormente, vários possíveis riscos sobre o sistema reprodutor ou sobre o desenvolvimento têm sido identificados (Quadro 29-2). Os agentes que tiveram sua toxicidade confirmada sobre o sistema reprodutor humano (além dos medicamentos) são poucos e incluem o DBCP, a radiação ionizante e o chumbo.

A maioria dos agentes tóxicos listados no Quadro 29-2 tem sido examinada em ambientes ocupacionais em que as exposições tendem a apresentar concentrações mais elevadas do que as observadas no ambiente e maior facilidade relativa para serem documentadas. Na literatura, a maioria dos eventos ocupacionais envolvendo exposições de alto nível e efeitos reprodutivos adversos documentados ocorreu em trabalhadores do sexo masculino (p. ex., dibromocloropropano e estrogênios exógenos). Além disso, riscos reprodutivos conhecidos têm sido observados a nível ambiental a partir do uso prolongado e de descartes da indústria, assim como de vazamentos agudos.

Queda da qualidade do sêmen e fatores ambientais

Vários estudos mostraram redução histórica na contagem de esperma, com registro de dados de até 50 anos atrás. A partir disso, o método para se avaliar a contagem de esperma (ao contrário de outros parâmetros investigadores da qualidade do sêmen) não sofreu alterações e acredita-se que seja menos suscetível às alterações cronológicas nas técnicas de laboratório. Entretanto, a maior parte das análises retrospectivas das tendências foi realizada em centros de fertilidade que incluem doadores de sêmen, candidatos à vasectomia ou pacientes da clínica de infertilidade e, portanto, poderá não ser representativa da população masculina geral. Além disso, as diferenças geográficas e a falta de informações sobre os fatores de risco geralmente estão associadas a esses estudos antigos. Apesar dessas limitações, vários estudos demonstram a redução das concentrações de esperma em muitos países da Europa e em várias regiões dos Estados Unidos. O International Study of Semen Quality in Partners of Pregnant Women mostrou diferenças significativas na contagem média de esperma entre homens em Copenhagem, Paris, Edinburgo e Turku na Finlândia. Nos Estados Unidos, um estudo clínico pré-natal em quatro cidades (Los Angeles, Miniápolis, Colúmbia, Missouri e a cidade de Nova Iorque) está sendo conduzido usando-se a avaliação clínica, a coleta de dados e as técnicas de análise de sêmen idênticas às utilizadas no estudo europeu. Achados preliminares do estudo americano mostraram uma contagem de esperma significativamente inferior entre os homens férteis de Colúmbia, Missouri, quando comparados aos das outras cidades. É interessante observar que Colúmbia está situada em uma região mais ligada à agricultura do que as demais cidades. Possíveis explicações para a contagem inferior do esperma incluem exposição intrauterina ao estrogênio, alimentação, estilo de vida e poluição ambiental resultante do aumento do uso mundial de substâncias químicas (especialmente dos compostos com atividades semelhantes aos estrogênios; Cap. 43). A continuação do acompanhamento desses estudos multicêntricos ajudará a explicar melhor essa diferença.

Dibromocloropropano

O DBCP (1,2-dibromo-3-clorpropano) é conhecido por seu papel no primeiro surto documentado de um dano ao sistema reprodutor masculino no local de trabalho. DBCP é um nematocida associado a anomalias reprodutivas e de desenvolvimento em animais. Esses efeitos em animais incluem oligospermia, astenospermia e atrofia dos testículos e tubos seminíferos. Os trabalhadores expostos ao DBCP em indústrias químicas apresentaram toxicidade testicular dependente da exposição. As seguintes associações foram observadas em trabalhadores expostos ao DBCP: azoospermia, oligospermia, níveis plasmáticos de FSH aumentados e anormalidades histológicas no tecido testicular (redução ou ausência de células germinativas nos túbulos seminíferos). A fertilidade reduzida foi observada entre os trabalhadores com alterações testiculares, e as maiores elevações de FSH foram encontradas em indivíduos que não se recuperaram após um período na ausência de exposição. Portanto, esse composto representa uma das poucas substâncias comprovadamente tóxicas ao sistema reprodutor masculino e representa um estímulo para o aumento subsequente das pesquisas sobre o sistema reprodutor masculino no ambiente de trabalho.

Chumbo

O chumbo é um dos agentes ocupacionais e ambientais mais estudados e apresenta amplo espectro de efeitos sobre múltiplos sistemas orgânicos. Os efeitos sobre o trato reprodutivo masculino têm sido encontrados após exposições ao chumbo orgânico e inorgânico. Os compostos de chumbo orgânico, diferentemente da forma inorgânica, podem ser absorvidos pela via dérmica. A disfunção sexual (p. ex., libido reduzida, função erétil anormal e ejaculação precoce) tem sido observada em relatos de casos após a ingestão de alimentos contendo chumbo orgânico. Uma série de casos de homens intoxicados por chumbo tetraetila revelou anormalidades reversíveis do sêmen: oligospermia, azoospermia, astenospermia e tetarospermia. Os registros de casos relacionados com o chumbo inorgânico mostraram a redução da libido (incluindo problemas de ereção) e ejaculações anormais. As alterações endócrinas (níveis de testosterona reduzidos e aumentados de LH) têm sido observadas em séries de casos com base clínica. Em homens não expostos a altos níveis de chumbo, foram detectadas concentrações de chumbo no esperma inferiores às observadas no sangue total; porém, superiores àquelas do soro.

Estudos epidemiológicos utilizaram a análise do sêmen para melhor quantificar os resultados observados no sistema reprodutor masculino. Uma análise transversal de 150 indivíduos que trabalhavam com baterias de chumbo foi realizada na Romênia.

Quadro 29-2 Relações estabelecidas ou altamente suspeitas entre anormalidades do sistema reprodutor masculino e agentes ou processos ambientais e ocupacionais selecionados com base em estudos humanos

Agentes	Oligospermia	Teratospermia	Astenospermia	Disfunção hormonal ou sexual	Outros efeitos
Álcool	X (azoospermia)				Atrofia testicular
Boro	X				
Vapor de bromo	X	X	X		
2-bromopropano	X (azoospermia)				
Cádmio					Fertilidade reduzida
Dissulfeto de carbono	X	X	X	X	
Carbaryl (Sevin)		X			
Clordecona	X	X	X		
Dibromocloropropano	X (azoospermia)			X	Atrofia testicular
2,4-ácido diclorofenoxiacético (2,4-D)	X (azoospermia)	X	X		
DDT (diclorodifenil-tricloroetano)2					Encontrado no sêmen de homens estéreis
Estrogênios	X				
Dibrometo de etileno	X	X	X		
Éteres de etileno glicol (p. ex., 2-etoxietanol)	X	X			
Calor, excessivo	X		X		
Chumbo	X	X	X	X	
Manganês				X	
Mercúrio, inorgânico	X	X	X	X	
Percloroetileno			X		
Radiação, ionizante	X	X	X	X	
Radiação, micro-ondas	X	X	X		
Estireno	X				
Diaminotolueno e dinitrotolueno	X				
Cloreto de vinila				X	
Processo					
Trabalho em estufa	X	X		X	
Limpeza de usinas nucleares (Chernobyl)	X	X	X	X	
Fabricação de contraceptivos orais				X	
Produção de plásticos (estireno e acetona)		X			
Soldagem		X	X		

Os níveis sanguíneos de chumbo oscilaram entre 23 e 75 µg/dL, com duração média de exposição ao chumbo de 3,5 anos. Foram observadas oligospermia, astenospermia e teratospermia com relação dose-resposta. Ocorreram alguns problemas metodológicos determinados com esse estudo: (1) tanto a masturbação quanto o coito interrompido foram permitidos na coleta do sêmen. No método da coleta por coito interrompido, não é aceito normalmente devido à possibilidade do sêmen se misturar com os fluidos corporais da parceira. (2) Não foram apresentados dados da exposição ambiental. (3) A curva dose-resposta foi construída permitindo múltiplos resultados do mesmo indivíduo. (4) Os controles incluíram 50 trabalhadores de escritório e técnicos de fábrica que não foram avaliados em termos comparativos. Esse estudo forneceu a base para a consideração dos efeitos reprodutivos no estabelecimento da padronização para o chumbo pela Occupational Safety and Health Administration (OSHA).

A exposição ao chumbo foi avaliada entre 18 indivíduos que trabalhavam com baterias e 18 com cimento na Itália. Ocorreu redução estatisticamente significativa na contagem média de esperma e aumento na prevalência de oligospermia entre os indivíduos que trabalharam com as baterias. As taxas de participação foram baixas, sendo de 47% nos expostos e de 22% no grupo-controle. O grupo exposto apresentou nível sanguíneo médio de chumbo (BLL – *blood lead level*) de 61 µg/dL e nível médio de zinco protoporfirina (ZPP – *protoporphyrin*) de 208 µg/dL. Por outro lado, o grupo não exposto apresentou BLL média de 18 µg/dL e ZPP média de 24 µg/dL. A oligospermia foi observada com BLL tão baixo quanto 40 µg/dL.

Em resumo, as anormalidades do sêmen (i.e, oligospermia, astenospermia e teratospermia) foram detectadas na presença de nível médio sanguíneo de chumbo de 40-139 µg/dL. Foram observados, ainda, distúrbios hormonais em homens com BLLs tão baixos quanto 44 µg/dL (testosterona) e 10 µg/dL (FSH e/ou LH).

Disruptores endócrinos

O termo *disruptor endócrino* é usado para se referir a uma variedade de substâncias químicas industrializadas que podem causar danos à saúde por interferir no equilíbrio hormonal normal de homens ou animais. As substâncias químicas mais comumente estudadas que podem se encaixar nessa categoria são os bifenilos policlorados (PCB – *polychlorinated biphenyls*), as dioxinas e os pesticidas persistentes. As quatro principais categorias de doenças que atraem a maior parte da atenção para a pesquisa sobre os disruptores endócrinos são os desfechos reprodutivos, carcinogênicos, neurológicos e imunológicos sobre a saúde. Devido à complexidade do sistema reprodutor masculino, cada uma dessas doenças poderá apresentar um impacto sobre ele.

Parece haver uma incidência aumentada dos cânceres mediados pelo sistema endócrino, como os tumores de mama, testículos e próstata. Até o momento, nenhuma substância química específica foi identificada como responsável pelo aumento desses tumores.

Estudos atuais estão sendo focados em vários grupos de substâncias químicas suspeitas que possam atuar por meio de uma neurotoxicidade mediada pelo sistema endócrino: PCBs, dioxinas, DDT e outros pesticidas clorados e metais. É importante observar que, para que o sistema reprodutor masculino funcione adequadamente, é necessário que o sistema neurológico esteja intacto. Portanto, os resultados desses estudos poderão apresentar um impacto sobre a pesquisa relacionada ao sistema reprodutor.

A sugestão de possível imunossupressão é proveniente do fato de que certos disruptores endócrinos (p. ex., DES, PCBs e dioxinas) alteram os tipos de linfócitos presentes na corrente sanguínea. Os animais de laboratório e de vida selvagem demonstraram tais associações se comparados com a exposição aos DES, PCBs, carbamatos, pesticidas organoclorados, metais pesados e orgânicos. Conforme observado anteriormente, a infecção e os distúrbios imunológicos associados são considerados um fator de risco para a infertilidade masculina.

Existem registros bem documentados de efeitos sobre o sistema reprodutor humano (anormalidades do sêmen) a partir da exposição aos disruptores endócrinos. Por exemplo, a exposição à cetona em uma fábrica americana de pesticidas causou oligospermia nos trabalhadores. O uso de DES durante a gravidez pode aumentar a incidência de anomalias genitais não malignas na prole de ambos os sexos. Ainda, animais experimentais e de vida selvagem que apresentaram, em sua prole, feminização, desmasculinização e anormalidades do comportamento sexual e do desenvolvimento demonstraram, em seu ambiente, a presença de substâncias químicas com disruptores endócrinos. Estudos posteriores estão sendo realizados para compreender melhor essa condição.

Os ftalatos representam um tipo mais recente de substância química que está sendo considerada como disruptor endócrino. O CDC National Report on Human Exposure to Environmental Chemicals mostra que os metabólitos urinários do ftalato são detectáveis na população geral de todas as idades e em diferentes regiões do país. Os ftalatos são usados na produção de centenas de itens, como o empacotamento de alimentos, roupas plásticas, produtos de cuidado pessoal, detergentes, adesivos e pisos de vinil. Estudos mais recentes investigaram meninos de 2 a 36 meses de idade e observaram que concentrações de quatro diferentes metabólitos do ftalato (concentrações urinárias pré-natais de ftalatos de monoetil, mono-*n*-butil, monobenzil e monoisobutil) estavam inversamente relacionadas com a distância anogenital. Ainda, as concentrações médias de cada um dos metabólitos associadas à curta distância anogenital e à descida testicular incompleta se encontravam abaixo dos níveis médios correspondentes observados entre as mulheres na National Exposure Survey. Estudos animais corroboram esse efeito potencialmente nocivo sobre a saúde do homem, esses resultados preliminares podem sugerir que a atual exposição disseminada aos ftalatos pode induzir lesões ao sistema reprodutor masculino humano aos níveis observados na população geral.

Outro disruptor endócrino com possíveis efeitos sobre o sistema reprodutor masculino é o 2,2'4,4'5,5'-hexaclorobifenil (CB-153). Essa substância química é um organoclorado poluente e tem sido associada à redução da mobilidade do esperma entre pescadores que possuem uma dieta rica em gordura de peixe. Embora a associação nesse estudo não tenha sido estatisticamente significativa, há grande interesse em se avaliar qualquer efeito reprodutivo a partir desse contaminante ambiental, assim como de outras categorias de disruptores endócrinos.

AVALIAÇÃO REPRODUTIVA

A avaliação médica do paciente que tenha sofrido possível exposição a dano ao sistema reprodutor segue a fórmula tradicional de obter a história, realizar exame físico e fazer a avaliação laboratorial, com ênfase nos parâmetros tanto da saúde quanto da exposição. Além disso, serão necessárias considerações especiais na avaliação, na comunicação e no controle do risco para a reprodução do paciente, assim como uma possível avaliação ambiental e coleta de amostras no local de trabalho ou em outro local de possível exposição.

Avaliação médica

No ambiente clínico, a infertilidade é definida como uma incapacidade de conceber após 12 meses de relações sexuais não protegidas. Estima-se que a causa de infertilidade seja devido a fatores masculinos em 40% dos casais afetados, resultante de fatores femininos em 40 a 50% dos casais afetados e de etiologia desconhecida em 10 a 20% dos casais. Para realizar o acompanhamento dos resultados adversos na gravidez e tratar a infertilidade, a companheira precisa ser avaliada em conjunto (Cap. 28). Uma discussão completa do diagnóstico e do tratamento de várias condições urológicas ou de outras condições médicas relacionadas está além do escopo deste capítulo. Entretanto, o que se segue é uma visão geral dos tipos de técnicas que podem ser usadas para avaliar o sistema reprodutor masculino.

▶ História médica

A entrevista do paciente deverá abranger as seguintes áreas: dados demográficos (incluindo as idades materna e paterna em caso da avaliação de uma ocorrência no nascimento), história médica geral (p. ex., doenças febris, traumas, infecções e anomalias estruturais do sistema genitourinário e cirurgias passadas), uso de drogas (incluindo medicamentos, drogas ilícitas, álcool e tabaco), hábitos (p. ex., uso de sauna e de banheira quente), história ocupacional e história ligado à reprodução (p. ex., problemas passados de infertilidade, história de gestação e de consequências no nascimento da prole de cada parceiro). É importante indagar sobre possíveis exposições ocupacionais e ambientais a qualquer um dos agentes conhecidos ou suspeitos riscos reprodutivos citados no Quadro 29-2. Detalhes mais completos sobre história ambiental e ocupacional poderão ser encontrados no Capítulo 4.

▶ Exame físico

O exame físico deverá avaliar a integridade física do sistema genital, afastar a ocorrência de qualquer massa estranha ou anormalidade estrutural e avaliar a presença de caracteres sexuais secundários (p. ex., padrão de crescimento de pelos e possível ginecomastia). Uma normalidade física poderá impedir a espermatogênese, a ejaculação e a ereção (p. ex., varicocele, hidrocele, hipospadias e criptorquismo). É importante avaliar o tamanho do testículo, a maciez da próstata e a presença de quaisquer anomalias estruturais. O comprimento do testículo é, em média, de 4,6 cm (média 3,5 a 5,5 cm), com volume de 12 a 25 mL e com os túbulos seminíferos representando 95% do volume testicular. A hipovirilização e a infertilidade podem indicar uma síndrome de Klinefelter (47,XYY, geralmente associada aos testículos pequenos em 0,2% dos homens adultos) ou uma orquite viral.

▶ Perfil hormonal

Uma grande variedade de testes hormonais está disponível e precisará ser selecionada com base nas condições médicas consideradas. Um perfil hormonal preliminar que pode ser obtido nos trabalhos de campo inclui o FSH, o LH (função hipofisária) e a testosterona (função testicular). Durante estudos de campo de monitoramento biológico, amostras de sangue são relativamente fáceis de serem coletadas para os ensaios hormonais; porém, deve-se tomar cuidados para que sejam obtidas amostras em períodos padronizados para se evitar problemas de variabilidade diurna. O FSH se encontra elevado em indivíduos com azoospermia, como no episódio de DBCP. No caso de um nível normal de testosterona e um nível aumentado de FSH, ocorre redução na espermatogênese, que está geralmente associada à lesão grave do epitélio germinativo. Se for encontrada alguma anormalidade no esperma na presença de níveis normais de LH e testosterona, nesse caso, pode-se descartar a ocorrência de obstrução no sistema reprodutor. Se tanto o LH quanto a testosterona estiverem reduzidos, é provável que seja o caso de uma anormalidade da glândula hipófise ou do hipotálamo. Na situação em que se observa baixa concentração de testosterona e LH elevado, existe a possibilidade de um defeito primário no testículo. Na presença de alto nível de testosterona e baixo nível de LH, deverá se considerar a administração de uma fonte autônoma ou exógena de testosterona. Por fim, a presença de ambos os níveis elevados, de LH e de testosterona, poderia sugerir secreção autônoma de LH ou resistência à ação da testosterona. Um hormônio adicional que está sendo estudado quanto à sua utilidade nas situações de seleção é a inibina B, que é reduzida quando ocorre lesão nos túbulos seminíferos.

▶ Análise do sêmen

A análise dos parâmetros do sêmen pode ser realizada por ambos os métodos, o tradicional e a análise do sêmen auxiliada pelo computador (CASA – *Computer-Aided Semen Analysis*). Os parâmetros básicos de interesse são o volume da ejaculação, a contagem ou a concentração, mobilidade, morfologia, rapidez de movimentação (medição direta obtida via CASA) de espermatozoides e a presença de qualquer substância tóxica suspeita. As faixas normais, discutidas adiante, deverão ser usadas como regra geral para a interpretação de um perfil de sêmen. Ocorre muita variabilidade na qualidade da análise do sêmen pelo laboratório e a CASA poderá não estar disponível em todos os laboratórios de reprodução/infertilidade. Como os valores de referência para as características normais do sêmen podem variar por laboratório é importante rever as faixas fornecidas pelo laboratório que está sendo usado.

A concentração de espermatozoides se refere ao número de espermatozoides por mililitro de ejaculação, sendo considerado como normal um nível superior a 20 milhões por mililitro. Os volumes normais de ejaculação são de 1,5 a 5,5 mL. A mobilidade do esperma é a porcentagem de espermatozoides móveis, com amostra normal apresentando valor superior a 40%. A morfologia se refere à porcentagem das formas normais (ovais) e anormais, em relação à sua cabeça, peça intermediária e cauda. As 10 categorias gerais da morfologia dos espermatozoides são oval/normal, microcefálicos, macrocefálicos, cabeça afilada, cabeça dupla, ausência de cabeça ou cauda, cabeça amorfa, formas imaturas e caudas anormais. A morfologia normal é definida pela observação de mais de 50% de espermatozoides de forma normal, de acordo com o sistema de classificação da Organização Mundial de Saúde (OMS) e superior a 14 quando se utiliza a classificação estrita de Kruger.

Quando as análises do sêmen são utilizadas para fins epidemiológicos ou seletivos, certos aspectos precisam ser observados. É necessário realizar as contagens e a avaliação de mobilidade simultaneamente, pois a maioria das células se mostra com pouca ou nenhuma mobilidade. Portanto, a contagem isolada dos espermatozoides não é recomendada. Na contagem e na avaliação da mobilidade, é importante observar o tempo desde a última ejaculação (máximo de 48 a 72 horas para uma leitura precisa). Ainda, todas as análises do sêmen deverão ser realizadas no mesmo laboratório devido à alta variabilidade entre diferentes laboratórios. Uma amostra de sêmen deverá ser analisada em uma hora após sua produção, de modo que os espermatozoides permaneçam viáveis para análise. Um procedimento de coleta de sêmen padronizado precisará ser estabelecido e seguido pelo indivíduo que está sendo avaliado. Recomenda-se a masturbação (de preferência, na ausência da parceira sexual, camisinha ou uso de lubrificantes), sendo feita a coleta do material em frascos especialmente fornecidos. É muito importante que todo o volume da ejaculação seja coletado e que a amostra não seja submetida a temperaturas extremas no transporte para o local de análise. Múltiplas amostras do mesmo indivíduo poderão mostrar maior variabilidade; portanto, é preferida a obtenção de amostras seriadas. A maior parte das avaliações de infertilidade envolve três amostras subsequentes em dias separados. Por fim, existem três possíveis barreiras para que os indivíduos que estão sendo recrutados para participar de um estudo cooperem: (1) são necessários indivíduos altamente motivados para o estudo, ainda que estejam assintomáticos e não entendam a utilidade de uma avaliação; (2) poderão ser encontrados tabus religiosos e culturais; (3) poderá haver falta de esperma disponível devido a uma condição médica preexistente como a vasectomia.

▶ Outros testes

Outros testes do sistema reprodutor masculino estão disponíveis para posterior avaliação clínica; porém, em geral, não estão incluídos nos estudos de campo epidemiológicos. Esses testes incluem o desafio com GnRH, o perfil da tireoide, a biópsia testicular, o teste pós-coito e a interação espermatozoide-oócito. Alguns métodos de avaliação mais recentes envolvem a análise do DNA do espermatozoide, os bioensaios cromossômicos e de maturidade e os marcadores biológicos para a função de fertilização (p. ex., antígeno do esperma). Na azoospermia ou oligopermia grave, uma biópsia testicular poderá avaliar a histologia dos túbulos seminíferos e da célula de Leydig em relação à fibrose e à ausência de espermatogênese. O teste pós-coito envolve a interação de espermatozoides examinados no muco após a relação sexual. Se o espermatozoide em questão penetrar no muco de uma doadora; porém, não no de sua parceira, o muco da parceira poderá apresentar problema. O espermatozoide do paciente será considerado anormal se não for observada penetração em nenhum dos mucos estudados. O teste de interação espermatozoide-oócito utiliza a zona pelúcida de um oócito de *hamster* para avaliar se o espermatozoide do paciente será capaz de se fundir (a capacitação e a reação acrossomal necessárias à eventual concepção). A presença de anticorpos antiespermatozoides na sua superfície representa uma forma de infertilidade imunológica e, algumas vezes, resultam da reversão cirúrgica anterior de uma vasectomia. Além disso, uma ampla faixa de testes e ensaios médicos pode ser indicada para avaliar as condições médicas básicas. Por fim, a avaliação da carga corporal de determinadas exposições poderá ser estimada pela medição do ar expirado, sangue, urina, sêmen e outros tecidos biológicos.

Para permitir a comparação entre estudos diferentes, a OMS publicou dois manuais sobre uma estratégia padronizada para avaliar os homens infertis. Um desses manuais lida com o processo investigacional, diagnóstico e tratamento de homens inférteis. Estão incluídos um formulário de coleta de dados do paciente e um diagrama de fluxo para estabelecimento do diagnóstico para facilitar a análise dos dados entre diferentes médicos. O manual do laboratório descreve procedimentos para examinar o sêmen do homem e fornece os limites inferiores dos valores de referência de vários testes. Esses limites inferiores incluem o valor de 2,0 mL para o volume do sêmen, uma concentração de 20 milhões de espermatozoides por mililitro e 40 milhões de espermatozoides por ejaculação, 50% apresentando mobilidade progressiva e 30% dotados de morfologia normal.

Consulta à saúde ocupacional e ambiental

O processo de avaliação do risco à saúde poderá ser de difícil realização devido à exposição inadequada ou à falta de informações toxicológicas ou médicas. É bastante útil possuir contatos profissionais definidos, com experiência em discussão sobre saúde ocupacional e ambiental, no caso de uma avaliação de risco mais difícil. Possíveis contatos incluem departamentos de saúde locais ou estaduais, centros médicos universitários ou escolas de saúde pública, centros de controle de envenenamento, National Centers for Disease Control and Prevention (CDC, incluindo o National Institute for Occupational Safety and Health e o National Center for Environmental Health), U.S. Environmental Protection Agency, Agency for Toxic Substances and Disease Registries, Occupational Safety and Health Administration e Association of Occupational and Environmental Clinics. O acesso *online* às bases de dados da literatura é bastante útil, como o REPROTOX e o TERIS.

Comunicação dos riscos relacionados à reprodução

Existe um princípio básico que precisa ser reconhecido e trabalhado com sensibilidade: a ameaça ou o fato real da disfunção ou do resultado reprodutivo adverso representam um profundo impacto sobre a vida do indivíduo e de sua família. Todas as perguntas deverão ser respondidas de forma verdadeira e completa. Poderá ser necessária uma descrição das limitações no conhecimento. O momento da revelação para o homem e o primeiro contato com a parceira envolvida são muito importantes. Quando possível, a comunicação do risco é realizada antes da exposição real para intervir no estágio de prevenção primário. As opções disponíveis para trabalhadores do sexo masculino deverão ser apresentadas de forma que o impacto médico e as consequências econômicas das decisões sejam compreendidos e discutidos. O sigilo médico do indivíduo envolvido deverá ser mantido a qualquer custo. Em uma condição ocupacional, é importante que o empregador, o(s) empregado(s) envolvido(s) e o médico trabalhem em conjunto para resolver uma situação em particular, assim como para o desenvolvimento de uma política geral por um comitê de segurança sobre os riscos para a reprodução no ambiente de trabalho que envolverá ambos os sexos. Essa política deverá ser desenvolvida por um comitê de saúde e segurança composto de representantes da chefia, dos empregados e de consultores nas áreas de medicina ocupacional e higiene industrial.

Recomendações para o controle da exposição

Na avaliação do paciente, o médico poderá representar importante papel de consultor no controle ou na eliminação da exposição no ambiente doméstico, no local de trabalho ou em outro local que apresente risco elevado. Trabalhando com os principais profissionais de saúde ou oficiais de saúde pública envolvidos nesse processo, as seguintes ações poderão ser consideradas para o controle dos riscos de uma determinada situação envolvendo um risco reprodutivo.

Redução ou eliminação da exposição

A substituição dos objetos de risco por agentes mais seguros, melhoria dos controles de engenharia, práticas de trabalho mais seguras e equipamento de proteção pessoal são ações nesse sentido. A redução ou eliminação da exposição é a opção mais desejável e deverá ser tentada em todas as situações que envolvam riscos ao sistema reprodutor.

Transferência temporária de trabalho ou remoção da área de exposição

Remover o indivíduo do ambiente de trabalho, da residência ou de outro local em que possa estar presente o risco para o trato reprodutivo. Essa opção é raramente considerada no caso de homens que possuem filhos. Nos ambientes ocupacionais poderão ocorrer problemas quando não houver um local de trabalho não exposto. Essa opção deverá ser considerada no caso de uma situação de alto risco e a redução/eliminação da exposição não for possível.

Licença de incapacidade em caso de exposição ocupacional

Essa opção geralmente é considerada pelo médico assistente no caso da gestante exposta a riscos ao trato reprodutivo e, até onde se sabe, ainda não foi utilizada no caso de homens.

Remoção permanente do indivíduo do trabalho ou do ambiente de exposição

Essa é a ação menos desejada no ambiente ocupacional e foi usada no passado para as mulheres trabalhadoras. No caso delas, é ilegal para o empregador dispensá-las por motivo de gravidez. A mulher poderá optar por deixar o trabalho devido às razões pessoais; porém, é importante ajudá-la a avaliar todas as opções e a compreender as possíveis consequências. No ambiente residencial, tem havido permanente realocação de populações devido à contaminação ambiental; no entanto, essa é uma situação rara. A remoção permanente de um indivíduo de sua residência, ambiente de trabalho ou de outro local em que esteja sujeito à exposição deverá ser considerada apenas quando todas as outras opções tiverem sido exploradas, e o indivíduo estiver confortável com as possíveis consequências.

QUESTÕES LEGAIS E PADRÕES DO LOCAL DE TRABALHO

Na ação judicial envolvendo a União Internacional, UAW, *versus* Johnson Controls, Inc., a Suprema Corte dos Estados Unidos determinou que um empregador violou a proibição do Título VII, sobre a discriminação sexual, excluindo dos trabalhos de produção de uma fábrica de baterias de chumbo todas as mulheres que não pudessem provar sua esterilidade. A Corte indicou que uma política dirigida apenas às mulheres férteis representa discriminação sexual evidente, independentemente das evidências científicas das preocupações de segurança elevadas para as mães ou possíveis mães. Além disso, quaisquer políticas ou ações tomadas por um empregador não deverão violar as leis existentes que proíbem a discriminação em relação à gravidez, ao parto ou às condições médicas relacionadas. Os trabalhadores não poderão exigir que um indivíduo seja esterilizado como uma condição para a admissão no emprego. Se um empregado estiver incapacitado por gravidez, parto ou uma condição médica relacionada e for transferido para um trabalho que ofereça menor risco, o empregador deverá permitir seu retorno ao trabalho original ou a outro semelhante quando a incapacidade for resolvida. Portanto, o local de trabalho deverá se tornar seguro, e as informações a respeito dos riscos para o sistema reprodutor deverão ser fornecidas, tanto aos homens quanto às mulheres.

A OSHA tem o mandato para promulgar padrões que protegem os trabalhadores dos efeitos adversos à saúde (incluindo os efeitos reprodutivos) resultantes dos perigos no local de trabalho. Entretanto, apenas quatro agentes estão referidos na normatização da OSHA que são baseados parcialmente nos efeitos reprodutivos: o dibromocloropropano (DBCP), o chumbo, o óxido de etileno e a radiação ionizante. Deve-se ter conhecimento de que vários agentes químicos e físicos encontrados no local de trabalho não estão cobertos pela normatização da OSHA e aqueles normatizados, na sua maioria parte, não são baseados em resultados relacionados à reprodução. Esse é o motivo pelo qual o processo simplificado de avaliação de risco discutido anteriormente poderá ser implementado em qualquer local de trabalho que apresente possíveis riscos à reprodução.

REFERÊNCIAS

Halling J: Semen quality and reproductive hormones in Faroese men: a cross-sectional population-based study of 481 men. BMJ Open. 2013;3 [PMID: 23457323].

Hosni H: Semen quality and reproductive endocrinal function related to blood lead levels in infertile painters. Andrologia 2013;45:120 [PMID: 22680063].

Iwamoto T: Semen quality of fertile Japanese men: a cross-sectional population-based study of 792 men. BMJ Open. 2013 Jan 25;3 [PMID: 23355656].

Jørgensen N: Human semen quality in the new millennium: a prospective cross-sectional population-based study of 4867 men. BMJ Open. 2012 Jul 2;2(4). [PMID: 22761286].

Mocarelli P: Perinatal exposure to low doses of dioxin can permanently impair human semen quality. Environ Health Perspect 2011;119:713 [PMID: 21262597].

Mocevic E: Environmental mercury exposure, semen quality and reproductive hormones in Greenlandic Inuit and European men: a cross-sectional study. Asian J Androl 2013;15:97 [PMID: 23223027].

NIOSH: Topics on reproductive health. http://www.cdc.gov/niosh/topics/repro.

Ravnborg TL: Prenatal and adult exposures to smoking are associated with adverse effects on reproductive hormones, semen quality, final height and body mass index. Hum Reprod 2011;26:1000 [PMID: 21335416].

Vwarws: Associations of in utero exposure to perfluorinated alkyl acids with human semen quality and reproductive hormones in adult men. Environ Health Perspect 2013;121:453 [PMID: 23360585].

■ QUESTÕES PARA AUTOAVALIAÇÃO

Escolha a resposta correta para cada questão:

Questão 1: Anormalidades no sêmen podem incluir:
a. azoospermia (baixa contagem de espermatozoides)
b. oligospermia (contagem de espermatozoides aumentada)
c. teratospermia (espermatozoides anormalmente móveis)
d. astenospermia (espermatozoides com mobilidade reduzida)

Questão 2: Substâncias tóxicas ao sistema reprodutor masculino:
a. incluem DBCP, radiação ionizante, mercúrio e chumbo
b. são de interesse apenas em ambientes ocupacionais
c. envolvem principalmente exposições de baixo nível
d. incluem DBCP e estrógenos exógenos

Questão 3: DBCP:
a. é um nematocida associado às anormalidades do sistema reprodutor e do desenvolvimento
b. trabalhadores expostos apresentam azoospermia, oligospermia e níveis plasmáticos reduzidos de FSH
c. causa redução na fertilidade do espermatozoide entre todos os trabalhadores expostos

d. a exposição a este poderá levar à azoospermia permanente em alguns trabalhadores

Questão 4: Chumbo inorgânico:
a. é a única forma de chumbo que apresenta efeitos sobre o sistema reprodutor masculino
b. tem sido implicado em casos de aumento da libido
c. induz alterações endócrinas em alguns homens (níveis reduzidos de testosterona e elevados de LH)
d. é frequentemente detectado nos espermatozoides de trabalhadores submetidos às exposições de baixo nível

Questão 5: Ftalatos:
a. não devem ser considerados como disruptores endócrinos
b. seus metabólitos são detectáveis na população geral independentemente da faixa etária
c. estão associados à curta distância anogenital juntamente à migração incompleta dos testículos
d. podem causar lesão no sistema reprodutor masculino nos níveis observados na população geral

Seção IV. Exposições ambientais e ocupacionais

Metais

30

Richard Lewis, MD, MPH
Michael J. Kosnett, MD, MPH

As propriedades físicas diversificadas dos metais resultaram no amplo uso industrial desses materiais. Há muito tempo, esses materiais, os quais se formam naturalmente, foram reconhecidos por sua capacidade de transferir uma grande variedade de características para os produtos acabados. Os metais são utilizados nas indústrias de vidros, construção civil, automotiva, aeroespacial, eletrônica e outros segmentos do setor industrial. São a fonte principal de pigmentos e de estabilizadores para a fabricação de tintas e de plásticos. Além disso, os metais são utilizados como catalizadores e produtos intermediários na indústria química e farmacêutica. Essas substâncias são geradas como agentes contaminadores ou por subprodutos oriundos das operações industriais, bem como pela geração de energia e, atualmente, transformaram-se nas maiores fontes da contaminação ambiental.

Raramente, os metais são utilizados em sua forma mais pura e, em geral, são componentes de ligas metálicas. Também, podem se ligar a materiais orgânicos, alterando suas características físicas e aumentando o potencial de toxicidade. Alguns compostos como os hidretos e os carbonilos são altamente tóxicos e podem ser formados acidentalmente nas situações em que o metal básico reagir com ácido. Os metais podem ser modificados pela queima e fusão ou após a absorção por sistemas biológicos. A estrutura química dos metais ou dos compostos organometálicos altera os processos de absorção, distribuição e toxicidade.

Os metais produzem efeitos biológicos, principalmente por meio da formação de complexos estáveis com grupos sulfidrílicos, alterando a estrutura e a função de muitos sistemas proteicos e enzimáticos. Alguns metais, a exemplo do zinco, cromo e manganês, são essenciais para o metabolismo normal. Outros, como o chumbo, mercúrio e arsênio, não têm nenhuma aplicação biológica reconhecida, levantando preocupações de saúde pública devido à presença constante em organismos vivos. A compreensão e a eliminação dos riscos para a saúde no contexto de níveis baixos de exposição ainda é a prioridade máxima no âmbito da saúde ambiental.

A exposição da população em geral a vários metais se relaciona basicamente à contaminação do ar, da água e de alimentos. O histórico de exposições varia consideravelmente, ao redor do mundo, devido à ocorrência natural no solo e em águas subterrâneas e, também, como resultado da emissão de poluentes pelas operações industriais, pelos gases automotivos e pela geração de energia. A familiaridade com os efeitos potenciais dos metais em ambientes diferentes é muito importante, não apenas para os profissionais de saúde e segurança, mas, também, para a prática médica em geral.

TOXIDADE AGUDA POR METAIS

De maneira geral, a toxicidade aguda por metais ocorre após a ingestão de compostos metálicos ou depois da inalação de altas concentrações de pó ou vapores metálicos. Esse tipo de situação é o resultado de operações de queima ou solda executadas em ambientes mal ventilados ou de reações químicas inesperadas. As atividades relacionadas às reformas de casas geralmente produzem pó a partir dos pigmentos das tintas, em principal, o chumbo. A geração de pó e a ingestão de resíduos de tinta (pica) são causas importantes da intoxicação na infância. A familiaridade com os sintomas de intoxicação aguda por metais pesados, aliada ao conhecimento das fontes potenciais de exposição, é bastante importante para a detecção e, ainda, no início dos tratamentos. Os níveis da maior parte dos metais podem ser medidos nos exames de sangue ou de urina para confirmar o diagnóstico e orientar a terapia.

TOXIDADE CRÔNICA POR METAIS

As pesquisas sobre os efeitos na saúde causados por baixos níveis de exposição aos metais indicam que as alterações fisiológicas ocorrem em determinados níveis que, no passado, foram considerados seguros. As evidências de fatores como neurotoxicidade, efeitos circulatórios, nefrotoxicidade, toxicidade reprodutiva e efeitos cardiogênicos em níveis baixos de exposição continuam a crescer cada vez mais. Os órgãos reguladores devem considerar esses fatores na elaboração das normas de exposição que fornecem margens adequadas de segurança na proteção da saúde da população em longo prazo. O grande desafio dos médicos é fazer a distinção entre problemas globais de saúde pública e preocupações clínicas específicas de pacientes individuais.

ARSÊNIO

FUNDAMENTOS DO DIAGNÓSTICO

▶ Efeitos agudos
- Desconforto gastrintestinal (náusea, vômito, diarreia, dor abdominal).
- Hipotensão, acidose metabólica.
- Disfunção cardiopulmonar (intervalo QT prolongado, arritmias, miocardiopatia congestiva, edema pulmonar não cardiogênico).
- Anemia e leucopenia.
- Neuropatia sensorimotora periférica.

▶ Efeitos crônicos
- Efeitos constitucionais (fadiga, indisposição)
- Anemia e leucopenia
- Hiperceratose e hiperpigmentação
- Neuropatia sensorimotora periférica
- Doença vascular periférica
- Câncer de pele, de pulmão e de bexiga.

Considerações gerais

O arsênio é um metaloide que ocorre naturalmente em uma ampla variedade de formas químicas e de estados de valência. A forma elementar, que raramente existe na natureza e apresenta baixa solubilidade, é uma causa rara de toxicidade humana. O arsênio inorgânico é comercializado principalmente como óxidos, sulfetos e sais trivalentes (As + 3) ou pentavalentes (As + 5). De maneira geral, as formas trivalentes apresentam toxicidade aguda maior que as espécies pentavalentes, embora exista a possibilidade de interconversão in vivo, uma vez que os compostos com ambas as valências podem provocar um padrão semelhante de intoxicação crônica e aguda. Os complexos organometálicos ligados ao arsênio, que ocorrem naturalmente e em muitas formas sintéticas, apresentam vários atributos toxicológicos, desde a arsenobetaína, que é um composto natural não tóxico encontrado com frequência nos alimentos, até o agente vesicatório lewisite (arsina dicloro [2-cloro vinila]). A arsina, um gás produzido pelo hidreto de arsênio (AsH_3), é um agente hemolítico de alta potência.

Uso

Nos Estados Unidos, o arsênio é usado principalmente na produção de arseneto de cobre cromado (ACC) para preservação de madeira utilizada em aplicações industriais (madeira para uso naval e na fabricação de postes de eletricidade). O uso generalizado do ACC como preservativo de madeira para aplicações residenciais foi descontinuado voluntariamente a partir de 2003. O arsênio é um componente menor, de ligas metálicas como o endurecedor de grades de baterias, rolamentos e munições, sendo utilizado também na fabricação de determinados tipos de vidro. Com exceção do herbicida metilarsonato monossódico (MAMS), o uso doméstico do arsênio como pesticida ou herbicida, praticamente, foi descontinuado. O arsênio de alta pureza é utilizado na fabricação de *chips* de arseneto de gálio e de quadros de circuito impresso incorporados em produtos eletrônicos, aeroespaciais e de telecomunicações. O trióxido de arsênio foi introduzido, na farmacopeia norte-americana, em 2000, como medicamento para tratamento quimioterápico de câncer. Os compostos fenil arsênios eram utilizados como aditivos alimentares em produtos avícolas e suínos; o estrume de aves comercializado como corretivos de solo contém níveis baixos de arsênio solúvel. Ocasionalmente, o arsênio inorgânico é um dos componentes de remédios e tônicos populares, principalmente alguns de origem asiática.

Exposição ocupacional e ambiental

A exposição ocupacional ao arsênio ocorre na inalação de chumbo, cobre, ouro e outros metais não ferrosos. O trióxido de arsênio com volatilização imediata se concentra na poeira fina e pode ser concentrado e recuperado em câmaras de resfriamento. O risco de exposição nas operações de manutenção de fornalhas e tubulação de caldeiras é muito elevado. O arsênio também pode ser encontrado nas cinzas em suspensão e residuais produzidas pela combustão de carvão, visto que a exposição ocorre durante a manutenção de caldeiras a carvão. Nas indústrias microeletrônica e de vidro, os trabalhadores podem se expor ao arsênio proveniente de matérias primas, produtos acabados ou das operações de manutenção. O gás de arsenamina é utilizado na fabricação de semicondutores e também pode ser formado acidentalmente nas situações em que compostos ou produtos contendo arsênio inorgânico entrarem em contato com hidrogênio ou com agentes redutores em soluções aquosas.

A exposição da população em geral ao arsênio inorgânico ocorre principalmente por meio da ingestão de alimentos contendo esse metaloide, devido à presença na crosta ou pela contaminação antropogênica. Em várias partes do mundo o arsênio inorgânico de origem geológica pode ser encontrado na água de poços artesianos em concentrações superiores ao nível máximo de contaminação de 10 μg/L estabelecido pela U.S. Environmental Protection Agency (EPA) em uma, ou mais, ordens de grandeza. O arsênio pode se infiltrar nas águas subterrâneas de determinados aterros sanitários e reservatórios superficiais contendo resíduos da combustão do carvão. Com frequência, os alimentos do mar (peixes, moluscos e algas marinhas) contêm arsênio orgânico não tóxico que ocorre naturalmente, como a arsenobetaína ou vários tipos de açúcar orgânico.

Absorção, metabolismo e excreção

Os compostos solúveis derivados do arsênio são bem absorvidos após a ingestão ou inalação. Embora a absorção cutânea seja limitada, possivelmente tenha alguma significância clínica depois de exposições prolongadas a reagentes concentrados. A biometilação do arsênio inorgânico *in vivo* produz ácido monometilarsênio (AMM) e ácido dimetilarsênio (ADM), os quais, normalmente, são excretados através da urina, com o arsênio inorgânico residual. Aproximadamente 10 a 30% aparecem na urina como arsênio inorgânico, 10 a 20% como AMM e 60 a 70% como ADM. Aparentemente, fatores genéticos, dietéticos e relacionados à dosagem influenciam a extensão da biometilação, visto que percentuais relativamente mais elevados de AMM na urina podem refletir um aumento na suscetibilidade a doenças relacionadas ao arsênio. Nos casos em que a absorção crônica desse metaloide for inferior a 1000 µg, aproximadamente dois terços da dose absorvida é eliminada através da urina entre 2 e 3 dias. O arsênio se liga aos grupos sulfidrila presentes nos tecidos queratinizados, uma vez que pequenas quantidades são eliminadas por meio da incorporação nos cabelos e nas unhas. Acredita-se que os compostos arsênios exerçam efeitos danosos por vários modos de ação, incluindo inibição de enzimas vitais para o metabolismo celular, indução de esforço oxidativo e alterações na expressão genética e na transdução de sinais celulares. O gás de arsina induz, exclusivamente, hemólise maciça por meio da formação de um intermediário reativo com a oxi-hemoglobina, alterando o fluxo iônico transmembrânico.

▶ Achados clínicos

A. Sinais e sintomas

1. Exposição aguda — A exposição aguda a centenas de miligramas, ou mais, de sal de arsênio inorgânico solúvel pode provocar uma miríade de sinais e sintomas multissistêmicos que surgem durante um período que poderá variar de algumas horas a algumas semanas. Os sinais iniciais mais relevantes incluem desconforto gastrintestinal, como náusea, vômito, diarreia e dor abdominal. Vazamentos capilares difusos podem provocar hipotensão, taquicardia, redução no débito urinário e estado de choque. Os achados relacionados ao sistema nervoso central são altamente variáveis, ou seja, de nenhuma descoberta até convulsões e encefalopatia. Nas situações em que o paciente sobreviver à fase inicial, a segunda fase, que ocorre em um dia ou uma semana, poderá apresentar características como arritmias cardíacas, miocardiopatia congestiva e edema pulmonar não cardiogênico. Uma provável terceira fase, que surge no período de 1 a 4 semanas após a ingestão, inclui anemia, leucopenia e neuropatia sensorimotora periférica.

O gás de arsina não é irritante e não produz nenhum sintoma imediato. Ocasionalmente, porém não invariavelmente, observa-se a presença de um odor semelhante ao do alho. O resultado mais frequente, depois de intervalos latentes e dependentes da dosagem de 2 a 24 horas, é a presença de hemólise maciça, acompanhada de sintomas constitucionais de cefaleia, mal-estar, febre, arrepios e desconforto gastrintestinal. A hemoglobinúria dá uma coloração vermelha à urina, uma vez que níveis plasmáticos elevados de hemoglobina poderão resultar em uma descoloração cutânea cor de bronze. Com frequência, complicações graves como oligúria e insuficiência renal aguda poderão surgir dentro de 1 a 3 dias.

2. Exposição subaguda e crônica — A intoxicação subaguda por arsênio, associada à absorção de mais de 0,05 mg/kg/dia durante períodos variando de algumas semanas a alguns meses, poderá produzir também efeitos multissistêmicos que incluem fadiga, sintomas gastrintestinais, depressão no nível de hemoglobina, elevação no nível de enzimas hepáticas, neuropatia periférica e intervalo QT prolongado, possivelmente associados a arritmias ventriculares. A ingestão crônica de mais de 0,01 mg/kg/dia, durante vários anos, poderá resultar no surgimento de um padrão distinto de hiperpigmentação, que se caracteriza pela presença de manchas escuras e hiperqueratose palmar e plantar, um tipo de neuropatia periférica sensorial predominante, doença vascular e hipertensão portal não cirrótica. Os dados epidemiológicos sugerem a ligação entre ingestão crônica de arsênio e diabetes melito, hipertensão, aumento na mortalidade cardiovascular e doença respiratória não maligna. A inalação crônica de arsênio pode causar câncer pulmonar, enquanto a ingestão crônica pode provocar câncer de pele, no pulmão e na bexiga.

B. Achados laboratoriais

Logo no início da fase de intoxicação aguda grave por arsênio é muito importante obter evidências laboratoriais de acidose metabólica e de rabdomiólise. Na medida em que a intoxicação evolui, o paciente poderá apresentar anemia e leucopenia, elevação no nível de transaminase hepática, prolongação no segmento QT e arritmias nos eletrocardiogramas.

A medição do nível de arsênio na urina ajuda a confirmar exposições recentes. De maneira geral, nos primeiros 2 a 3 dias após a intoxicação sintomática aguda por arsênio, a concentração *total* de arsênio na urina é bem superior a 1000 µg/L e, dependendo da gravidade do envenenamento, provavelmente não retorne aos valores normais por várias semanas. A ingestão de alimentos do mar, que podem conter arsênio orgânico não tóxico, como a arsenobetaína e os açúcares orgânicos, pode elevar substancialmente a concentração total de arsênio na urina por até 3 dias. Às vezes, pode ser conveniente relatar o nível de arsênio urinário como arsênio inorgânico além dos metabólitos humanos primários AMM e ADM – a soma dessas três espécies normalmente é inferior a 20 µg/L na população em geral, com base na história dietética e na exposição ambiental. Em algumas situações, a análise segmentar do arsênio nos cabelos e nas unhas pode apresentar evidências forenses de exposição elevada a esse metaloide, mesmo vários meses após a normalização da concentração dos níveis urinários, porém, os valores devem ser interpretados com muito cuidado por causa do potencial de contaminação externa. O nível de arsênio no sangue, que pode ter uma relação altamente variável com a exposição e está sujeito à eliminação rápida, raramente tem algum valor para o diagnóstico clínico ou para o monitoramento biológico.

▶ Prevenção

Levando-se em consideração que o arsênio é um carcinógeno humano conhecido, a exposição nos ambientes de trabalho deve ser reduzida o máximo possível por meio de programas de controle administrativo e de engenharia e com uso de equipamentos de proteção individual. O monitoramento biológico dos níveis de arsênio na urina pode gerar informações recentes sobre a exposição à inalação de compostos arsênios solúveis em suspensão no ar, embora sua utilidade seja limitada após a inalação de aerossóis arsênios de baixa solubilidade.

▶ Tratamento

O tratamento de intoxicação aguda por arsênio deverá combinar cuidados intensivos de suporte da acidose metabólica, hipotensão e de outros distúrbios cardiovasculares com administração imediata de agentes quelantes. A terapia intravenosa de unitiol (DMPS – 2,3-dimercapto-1-propanesulfonic acid), o agente quelante de escolha, pode ser de disponibilidade limitada nos Estados Unidos. Outras terapias utilizadas com frequência incluem a aplicação intramuscular de dimercaprol e a administração oral de succimer (DMSA – ácido dimercaptosuccínico). A contaminação gástrica é uma possibilidade a ser considerada. Suporte e monitoramento hospitalar prolongados é uma indicação para pacientes inicialmente sintomáticos devido às complicações cardiopulmonares e neurológicas tardias. O tratamento de intoxicação crônica por arsênio deve focar a remoção das fontes de exposição e os cuidados de suporte. A quelação oral com succimer é uma opção interessante em indivíduos com concentração urinária elevada de arsênio, assim como a suplementação de folato em indivíduos com deficiência delw.

O tratamento de envenenamento por gás de arsina deve se fundamentar na hidratação intravenosa vigorosa, possivelmente suplementada por diurese osmótica com manitol, para manter o débito urinário e diminuir o risco agudo de insuficiência renal hemoglobinúrica. A elevação dos níveis plasmáticos ou séricos de hemoglobina de 1,5 g/dL, ou mais, e/ou sinais de insuficiência renal, é suficiente para fazer transfusão de reposição com sangue total. A hemodiálise é uma opção para os casos de insuficiência renal, embora não seja uma substituta para a remoção mediada por transfusão de reposição dos complexos de arsênio e hemoproteína, que provavelmente estejam contribuindo para a hemólise em curso. O valor da quelação é duvidoso no tratamento de intoxicação por arsina.

BERÍLIO

FUNDAMENTOS DO DIAGNÓSTICO

- Traqueobronquite, pneumonite.
- Doença pulmonar granulomatosa.
- Dermatite (ulceração e granulomas).
- Irritação nos olhos, no nariz e na garganta.
- Câncer no pulmão.

Considerações gerais

O berílio é um metal leve, de cor cinza, com alta resistência à tração. Faz-se a extração a partir do minério de berílio ou após a moagem e o aquecimento utilizando-se redução eletrolítica. A bertrandita ($4BeO \cdot 2SiO_2 \cdot H_2O$), embora tenha conteúdo mais baixo de berílio (0,1 a 3%), é uma fonte de berílio solúvel em ácido cuja extração é mais fácil.

Uso

As propriedades exclusivas do berílio são ideais para a produção de ligas rígidas resistentes à corrosão para uso na indústria aeroespacial. As ligas de berílio (principalmente o cobre) são utilizadas em ferramentas, isoladores, rolamentos e componentes eletrônicos. O berílio é usado em reatores nucleares como moderador de nêutrons e fonte de combustível. O óxido de berílio combina alta condutividade térmica com alta resistência elétrica para aplicação em cerâmica, tubos de fornos micro-ondas e semicondutores. Historicamente, o berílio foi muito usado na fabricação de lâmpadas fluorescentes e de gás neon, levando a inúmeros casos de doenças causadas por esse metal.

Exposição ocupacional e ambiental

Os riscos para a saúde em decorrência da exposição ao berílio baseiam-se na pureza do material e no tamanho das partículas. Aparentemente, o risco de beriliose na exploração do minério de berílio é relativamente baixo. Por outro lado, a purificação e o uso de compostos refinados de berílio, em principal o óxido de berílio, ainda são um risco substancial de sensibilização e doença. As indústrias aeroespaciais, nucleares, eletrônicas e de ligas de berílio continuam à procura de métodos que garantam proteção adequada aos trabalhadores. A exposição a partículas minúsculas e ultrafinas, ao contrário da massa total, pode ser o fator mais importante da exposição e da sensibilização. A avaliação e o controle da exposição ao berílio ainda é um grande desafio. Os limites atuais de exposição podem não ser adequados, considerando que as recomendações mais recentes da ACGIH são 40 vezes mais baixas que os limiares da OSHA PEL e 10 vezes menores do que os limiares estabelecidos pelo NIOSHI REL.

Absorção, metabolismo e excreção

Os compostos de berílio não são muito bem absorvidos após a inalação, ingestão ou contato com a pele. O berílio pode ser retido nos pulmões ou depositado nos ossos, no fígado e no baço. Embora seja lenta, a eliminação renal pode ser usada para confirmar a exposição ao metal, tendo em vista que os níveis não são detectáveis em indivíduos não expostos. O desenvolvimento de beriliose não tem uma resposta clara à dosagem, sugerindo que o tamanho das partículas e a sensibilidade individual são os fatores principais para o desenvolvimento de sensibilização e doenças. Sob o ponto de vista patológico, a toxicidade do berílio é uma doença sistêmica evidenciada pela presença de granulomas não caseosos em vários tipos de tecido, incluindo pulmão, fígado, pele e nodos linfáticos.

Achados clínicos

A. Sinais e sintomas

1. Exposição aguda ou subaguda — A exposição aguda ou subaguda ao pó, gás ou vapor de berílio tem efeito irritante nos olhos, nas membranas mucosas e no trato respiratório. Ardência nos olhos, congestão sinusal, epistaxe e dor de garganta são as queixas mais comuns. Os tecidos afetados podem ter aparência inchada, hiperemiada ou ulcerada. A traqueobronquite se caracteriza pela presença de tosse, dor torácica e dispneia. Nos casos mais graves, possivelmente ocorra o desenvolvimento de pneumonite química que se manifesta por taquicardia, hemoptise, cianose e estertores. Os casos de morte resultam de edema pulmonar e de insuficiência respiratória. Sintomas respiratórios agudos ou sistêmicos são comuns após o desenvolvimento de doença crônica causada pelo berílio.

2. Exposição crônica — A beriliose crônica ocorre dentro de alguns meses ou de alguns anos após a exposição ao berílio ou depois de uma única exposição aguda. Dispneia por esforço é a queixa inicial mais comum, geralmente acompanhada de fadiga, perda de peso, tosse e dor torácica. O exame físico pode revelar a presença de estertores, hepatoesplenomegalia, linfadenopatia e baqueteamento. Os casos mais antigos apresentam evidências de hipertensão pulmonar, como distensão venosa jugular, impulso ventricular direito e P_2 acentuada na auscultação cardíaca. Provavelmente ocorra exacerbação dos sintomas depois de traumas, doenças sistêmicas ou gravidez.

Após o contato com a pele, o berílio poderá provocar dermatite irritante ou alérgica, que se caracteriza pela presença de eritema, pápulas e vesículas. O desenvolvimento de granulomas com possibilidade de ulceração na superfície da pele é comum após a penetração na pele por corte ou abrasão. Os compostos de berílio são considerados carcinógenos humanos e aumentam o risco de câncer no pulmão.

B. Achados laboratoriais

Os casos de pneumonite aguda se caracterizam pela presença de hipoxemia com infiltrados pulmonares difusos. As doenças crônicas causadas pelo berílio se apresentam com hipergamaglobulinemia, anemia, níveis elevados de enzimas hepáticas, hiperuricemia e hipercalciúria. Alguns estudos da função pulmonar apresentaram um padrão obstrutivo ou restritivo. Provavelmente o primeiro sinal seja uma queda na capacidade de difusão. Em geral, ao contrário da sarcoidose, os níveis séricos da enzima conversora da angiotensina são normais. A biópsia dos tecidos afetados revela a presença de granulomas não caseosos.

Embora confirmem hipersensibilidade ao berílio, os testes cutâneos podem apresentar risco de sensibilização. A lavagem broncoalveolar (LBA) mostra a presença de alveolite linfocítica, com aumento nas células T. As descobertas radiográficas incluem infiltrados bilaterais difusos, nodulares ou lineares, geralmente com adenopatia hilar bilateral. As densidades nodulares sugestivas de um provável câncer pulmonar devem ser avaliadas com muita cautela.

O teste de proliferação de linfócitos produzidos pelo berílio (TPLBe) confirma a sensibilização. Dois testes positivos ou um teste com valores limiares são considerados adequados para confirmar a sensibilização. O tratamento de trabalhadores expostos no limiar de TPLBe é um grande desafio que, frequentemente, exige a realização de testes simultâneos em dois laboratórios e acompanhamento periódico até que os resultados sejam confirmados como positivos ou negativos.

▶ Prevenção

Embora as medições do controle de exposição pareçam ser eficazes no processamento do minério de berílio, a prevenção de beriliose em outros setores industriais ainda é um grande desafio. As evidências indicam que o risco de sensibilidade ao berílio aumentou em trabalhadores com ácido glutâmico na posição E69 do HLA-DPB1. A avaliação médica padrão deve incluir testes periódicos da função pulmonar, como, por exemplo, a capacidade de difusão. Os testes TPLBe também são imprescindíveis. A frequência deve ser ajustada à experiência da operação, com o reconhecimento de que a sensibilização poderá ocorrer imediatamente após a primeira exposição.

▶ Tratamento

As pessoas com doença causada pelo berílio devem ser afastadas do ambiente de exposição. O tratamento de pneumonite aguda inclui suplementação de oxigênio e administração de corticosteroides. As doenças crônicas causadas pelo berílio reagem também aos esteroides, iniciando-se com a administração de 60 mg de prednisona por via oral, com redução gradual da dosagem. As lesões cutâneas devem ser totalmente lavadas e tratadas com esteroides tópicos. O tratamento de indivíduos sintomáticos com teste TPLBe positivo ainda é motivo de controvérsias.

▶ Prognóstico

Beriliose é uma doença crônica que poderá persistir e progredir mesmo após a interrupção da exposição ao berílio. A prevenção e a detecção imediata são muito importantes.

CÁDMIO

FUNDAMENTOS DO DIAGNÓSTICO

▶ Efeitos agudos.
- Pneumonite química
- Insuficiência renal aguda

▶ Efeitos crônicos.
- Proteinúria
- Osteomalácia
- Enfisema
- Anemia
- Anosmia
- Câncer de pulmão

CONSIDERAÇÕES GERAIS

O cádmio é um metal eletropositivo macio, de cor cinza esbranquiçada, que possui propriedades exclusivas para aplicação em revestimentos metálicos, vidros, tintas e pigmentos. O sulfeto de cádmio puro (greenockita) é raro. Entretanto, a presença do cádmio é bastante comum nos metais de zinco, chumbo e cobre. O cádmio é um subproduto da fusão e do refino desses metais e sua recuperação é feita por eletrólise e destilação. O cádmio é um contaminante biológico não essencial.

▶ Uso

Os compostos de cádmio são bastante utilizados na galvanoplastia. O cádmio dá resistência à corrosão ao aço, ao ferro e a uma grande variedade de materiais usados em peças automotivas, aeronaves, equipamentos marítimos e maquinário industrial. As ligas de cádmio são usadas em rolamentos de alta velocidade, soldas e joias. Os sulfetos e seletos de cádmio são utilizados como pigmentos nas indústrias de borracha, tinta, plástico, tecido e cerâmica, principalmente, em produtos que exigem estabilidade e resistência aos álcalis. As baterias de níquel e cádmio são usadas em veículos automotores e em aparelhos domésticos recarregáveis. Além disso, o cádmio é usado também em células fotoelétricas e semicondutores.

▶ Exposição ocupacional e ambiental

A recuperação e o refino dos compostos de cádmio são operações associadas a um grande potencial de exposição a níveis elevados de poeira e gases. A exposição de trabalhadores ao cádmio ocorre também através da inalação de zinco, chumbo e cobre. A galvanização com cádmio é utilizada no revestimento de proteção de aeronaves e em outras aplicações. Os trabalhadores se expõem ao vapor de cádmio nos banhos metálicos, assim como ao pó de cádmio durante o manuseio ou a usinagem de peças revestidas. Os compostos de cádmio são usados na fabricação de baterias, tintas e plásticos. Os soldadores se expõem aos gases do óxido de cádmio nas soldagens com soldas de prata com alto teor de cádmio.

A exposição não ocupacional ocorre, principalmente, por meio da ingestão de alimentos. Os subprodutos de fígado e de carne bovina, mariscos e vegetais são fontes potenciais de ingestão de cádmio. A contaminação do ar e da água pode ser significativa em áreas próximas às plantas de fundição de zinco. As irrigações de plantações de arroz com água contaminada, no Japão, provocou uma epidemia de osteoporose em mulheres na fase pós-menopáusica (doença itai-itai), na década de 1940, comprovando que a contaminação ambiental pode causar impacto significativo na saúde. Os alimentos também podem ser contaminados nas situações em que forem estocados em recipientes cerâmicos vitrificados com cádmio. As fábricas de tabaco acumulam cádmio ambiental, e a fumaça dos cigarros é uma fonte de exposição crônica em seres humanos.

▶ Absorção, metabolismo e excreção

A absorção do cádmio ocorre principalmente por meio da inalação ou ingestão. Em condições normais, a absorção cutânea é desprezível. Após a inalação, 10 a 40% são absorvidos, dependendo do tamanho das partículas e da composição química. De maneira geral, a absorção gastrintestinal é de 5%, embora possa aumentar na presença de deficiência de ferro, proteína, cálcio ou zinco.

O cádmio absorvido liga-se às proteínas plasmáticas. O acúmulo de cádmio ocorre no fígado e nos rins, onde a ligação intracelular com a metalotioneína protege contra danos celulares. Os estoques hepáticos são liberados lentamente e absorvidos pelos rins. Há um aumento gradual na carga corporal de cádmio cujo ponto máximo ocorre por volta da idade de 60 anos.

A eliminação é basicamente renal, com uma meia-vida biológica de 8 a 30 anos. No curto prazo, possivelmente, ocorram picos transitórios de excreção urinária após a exposição a doses elevadas. A eliminação renal do cádmio aumenta depois de exposições crônicas por causa da alteração na reabsorção tubular proximal, que é uma manifestação de nefrotoxicidade induzida por esse metal.

▶ Achados clínicos

A. Sinais e sintomas

1. Exposição aguda — A inalação aguda do gás de óxido de cádmio chegou a causar algumas fatalidades industriais. Após uma demora de várias horas, as vítimas passaram a se queixar de dor de garganta, cefaleia, mialgia, náusea e paladar metálico. Febre, tosse, dispneia e aperto no peito podem progredir para pneumonite química fulminante e morte por insuficiência respiratória. Lesões hepáticas e renais também são ocorrências comuns depois de exposições agudas. A ingestão de compostos de cádmio provoca náusea, vômito, cefaleia, dor abdominal, lesão hepática e insuficiência renal aguda.

2. Exposição crônica — Proteinúria é a manifestação mais frequente de exposição crônica ao cádmio. Inicialmente, há um aumento na excreção de proteínas de baixo peso molecular, como as microglobulinas β-1 e β-2. Nos casos de exposição prolongada, essa situação poderá progredir para a síndrome de Fanconi, acompanhada de aminoacidúria, glicosúria, hipercalciúria e fosfatúria. Possivelmente seja muito difícil fazer a distinção entre insuficiência renal induzida pelo cádmio e pela nefropatia diabética. A disfunção tubular renal poderá resultar em nefrolitíase e osteomalácia. Dor nos ossos e fraturas patológicas são ocorrências prováveis como resultado da perda renal de cálcio e fósforo e de alteração na síntese da vitamina D. A inalação crônica de pó e gás de cádmio poderá resultar também em fibrose e enfisema pulmonar. Outros efeitos relatados incluem anosmia e anemia. O cádmio é potencialmente neurotóxico e, também, pode causar lesões testiculares, além de ser um carcinógeno humano que está associado a um risco elevado de câncer no pulmão e na próstata. Existem, ainda, associações entre a exposição ao cádmio e a presença de tumores em outros locais, como rins, seios e próstata.

B. Achados laboratoriais

1. Inalação aguda — A avaliação de inalações agudas deve incluir análise do sangue nos gases arteriais, radiografia torácica, espirometria e avaliação da função hepática e renal. Condições como hipoxemia, infiltrados pulmonares difusos e redução no volume expiratório forçado em 1 segundo (VEF) e capacidade difusora de monóxido de carbono indicam exposição aguda ao óxido de cádmio e insuficiência respiratória iminente. A presença de broncopneumonia é comum em casos subagudos. Os níveis normais de cádmio no sangue e na urina são 1 μg/L e 1 μg/g de creatinina respectivamente. Após a inalação aguda de gás de cádmio, esses valores podem se elevar até 3 e 0,36 mg/L.

2. Exposição crônica — Todos os trabalhadores que forem expostos ao cádmio devem participar de monitoramento biológico e fazer exames médicos periódicos. O monitoramento biológico inclui a observação dos níveis de cádmio no sangue e na urina, assim como a medição dos níveis urinários da β-microglobulina. A Tabela 30-1 e e o Quadro 30-1 apresentam um resumo das exigências dos programas aplicáveis aos trabalhadores expostos ao cádmio nos Estados Unidos.

Os níveis de microglobulina $β_1$ e $β_2$ são indicadores sensíveis de nefrotoxicidade por cádmio, porém, os exercícios físicos, enfermidades febris, medicações nefrotóxicas e outros distúrbios

Tabela 30-1 Programa de monitoramento biológico do cádmio

Ações	Resultado do monitoramento biológico
Monitoramento biológico anual Exame médico a cada dois anos	Cádmio urinário < 3 μg/g de creatinina β_2-Microglobulina < 300 μg/g de creatinina Cádmio sanguíneo < 5 μg/L de sangue total
Monitoramento biológico semianual Exame médico anual Avaliação da exposição Controle da exposição	Cádmio urinário entre 3 e 7 μg/g de creatinina β_2-Microglobulina de 300 a 750 μg/g de creatinina Cádmio sanguíneo de 5 a 10 μg/L de sangue total
Remoção obrigatória Exame médico Avaliação da exposição	Cádmio urinário > 7 μg/g de creatinina β_2-Microglobulina > 750 μg/g de creatinina Cádmio sanguíneo > 10 μg/L de sangue total

renais também possam afetar os resultados desses testes. Perda do olfato, anemia branda e obstrução das vias respiratórias também são condições observadas em indivíduos com exposição crônica.

Prevenção

Os processos que resultam na geração de gases de óxido de cádmio devem ser executados em circuitos fechados. A ventilação por exaustão e a adoção de medidas de proteção individual minimizam a exposição ao pó de cádmio. Uma atenção especial ao local de trabalho e a higiene pessoal são muito importantes para prevenir exposições crônicas. Os trabalhadores não devem fumar em áreas de trabalho que utilizam o cádmio. As soldaduras em metais tratados com cádmio ou soldaduras fortes com soldadores de cádmio somente podem ser feitas em áreas com ventilação adequada. Os respiradores a ar somente poderão ser usados em espaços fechados.

Quadro 30-1 Exame médico em indivíduos que trabalham com cádmio

História médica e ocupacional
Foco na exposição ao cádmio; tabagismo; condições renais, cardiovasculares, musculoesqueléticas e respiratórias; preocupações reprodutivas; uso de medicações nefrotóxicas, exercícios físicos recentes, enfermidades febris recentes.

Exame físico
Pressão arterial, sistema respiratório, sistema genitourinário, exame da próstata (homens com mais de 40 anos de idade), autorização médica para uso de respirador.

Testes diagnósticos
Teste da função pulmonar.
Radiografia torácica.
Hemograma completo.
Nitrogênio na ureia sanguínea, creatinina.
Urinálise, medições das proteínas urinárias.

O monitoramento biológico deve ter como foco principal a minimização da exposição ao cádmio para evitar a incidência de proteinúria. Os níveis urinários de cádmio devem permanecer abaixo de 3 μg/g de creatinina para evitar a ocorrência de lesões renais crônicas. A proteção dos trabalhadores que sofreram exposição significativa no passado é bastante difícil utilizando-se o monitoramento biológico, levando-se em consideração a meia-vida biológica prolongada do cádmio.

A presença ambiental do cádmio é persistente e pode contaminar o abastecimento de água e de alimentos. Os pesquisadores internacionais continuam avaliando o provável papel da exposição ambiental ao cádmio nas doenças cardiovasculares, ósseas e renais.

Tratamento

Todos os indivíduos que inalarem de forma aguda os gases de óxido de cádmio devem passar por uma avaliação completa para que seja possível verificar a presença de evidências de lesão pulmonar aguda. A internação hospitalar para fins de observação é imprescindível por causa da necessidade de suporte respiratório. A quelação com ededato dissódico de cálcio ($CaNa_2$ EDTA), nos casos de envenenamento agudo grave, intensifica a excreção de cádmio. A função renal deve ser monitorada de perto. Os indivíduos com evidências de toxicidade crônica por cádmio devem ser afastados do trabalho para evitar exposições futuras.

CROMO

FUNDAMENTOS DO DIAGNÓSTICO

- Sinusite, perfuração no septo nasal.
- Dermatite alérgica e irritante, úlceras na pele.
- Irritação respiratória, bronquite, asma.
- Câncer no pulmão.

Considerações gerais

O cromo é um metal duro e quebradiço, de cor cinza, distribuído, principalmente, como cromita ($FeOCr_2O_3$) ou ferrocromo. A extração do cromo é feita por meio de mineração subterrânea ou a céu aberto. Produz-se o metal de cromo por meio da redução do óxido de cromo com alumínio. Os cromatos são produzidos por cozimento da cromita em alta temperatura em atmosferas oxidantes. O estado da valência é um fator importante na determinação da toxicidade dos compostos crômicos. Além de ser o tipo mais tóxico, o cromo hexavalente [Cr(VI)] é carcinogênico. Por outro lado, o cromo trivalente [Cr(III)] é um elemento essencial para o metabolismo normal da glicose em seres humanos.

Uso

O revestimento de cromo é utilizado na fabricação de peças automotivas, aparelhos domésticos, ferramentas e maquinário, nos quais o revestimento proporciona resistência à corrosão e dá um acabamento brilhante e decorativo. As ligas de cromo e ferro, isoladamente ou com a adição de níquel ou manganês, produz uma grande variedade de aços inoxidáveis duráveis e de alta resistência. Os compostos de cromo fornecem também resistência ao calor nos materiais refratários. Os pigmentos e preservativos cromados são adicionados a alguns materiais como tintas para pintar, corantes, tecidos, borracha, plástico e tintas para impressão. Os dispositivos ortopédicos implantáveis à base de cromo são utilizados na reposição de articulações. Aplica-se o radioisótopo ^{56}Cr na medicina nuclear para classificar eritrócitos.

▶ Exposição ocupacional e ambiental

As operações de mineração e britagem resultam na exposição primária ao óxido crômico. Historicamente, os maiores riscos ocupacionais estavam associados à produção de cromatos, em que a exposição ao Cr(VI) resultou em uma alta incidência de câncer de pulmão. A exposição aos gases de cromo ocorre na produção de aço inoxidável. As soldagens de aço inoxidável em arco também resultam na exposição aos compostos de cromo. Os trabalhadores em galvanoplastia geralmente se expõem às névoas do ácido crômico. A erosão no septo nasal foi uma descoberta bastante comum em indivíduos que trabalhavam em revestimentos com cromo antes da instalação de um sistema de ventilação adequado. Os trabalhadores se expõem também aos cromatos nas indústrias de tinta, tecido, couro, vidro e borracha, assim como em atividades relacionadas à litografia, impressão e fotografia. Determinados tipos de cimento possuem alto teor de cromo. O cromo pode ser encontrado em baixas concentrações na água, no ar urbano e em uma grande variedade de alimentos. O cromo é uma causa comum de alergias na pele na indústria de joias.

▶ Absorção, metabolismo e excreção

Os compostos crômicos podem ser absorvidos após a ingestão, inalação ou contato com a pele. As formas solúveis de Cr(VI) são absorvidas mais rapidamente que as formas trivalentes não solúveis. O Cr(VI) penetra com rapidez nas células, onde é convertido em cromo trivalente. O Cr(III) intracelular liga-se às proteínas e aos ácidos nucleicos. Após a ingestão, o Cr(III) é absorvido mais lentamente e atravessa as células dessa mesma forma. De maneira geral, o cromo não se acumula nos tecidos, embora as formas insolúveis inaladas possam permanecer nos pulmões. A excreção é basicamente renal.

▶ Achados clínicos

A. Sinais e sintomas

A exposição aguda a altas concentrações de ácido crômico ou de cromatos provoca irritação imediata nos olhos, no nariz, na garganta e no trato respiratório. A exposição pode causar ulceração, hemorragia e erosão no septo nasal. A presença de tosse, dor torácica e dispneia é uma indicação de exposição a níveis de compostos solúveis de cromo que causam irritação ou de desenvolvimento de asma induzida pelo cromo.

As manifestações dermatológicas são comuns em trabalhadores. A penetração na pele provoca ulceração erosiva indolor (furos causados pelo cromo) com cicatrização tardia. Em geral, essas ulcerações ocorrem nos dedos, nas articulações dos dedos e nos antebraços. Os cromatos são irritantes e alergênicos cutâneos. Lesões eritematosas ou vesiculares localizadas em pontos de contato ou dermatite eczematosa generalizada, principalmente nas mãos, sugerem sensibilização.

A ingestão de compostos de cromo provoca náusea, vômito, dor abdominal e prostração. A uremia pode resultar em morte.

O cromo é um carcinógeno humano bastante conhecido. Indivíduos que trabalham na fabricação de cromato, revestimento de cromo e ligas de cromo apresentam uma incidência crescente de câncer de pulmão. A carcinogenicidade dos compostos de cromo é atribuída ao Cr(VI).

B. Achados laboratoriais

Em geral, nos casos de exposição maciça, há evidências de lesões renais e hepáticas. A presença de proteinúria e hematúria precede condições como anúria e uremia. Observa-se uma redução na razão VEF:CVF, na espirometria, após exposição irritante aguda ou em trabalhadores com asma induzida pelo cromo. A alergia cutânea pode ser confirmada por testes com adesivos. Tosse persistente, hemoptise ou lesão por massa nas radiografias torácicas, em indivíduos que trabalham com cromo, indicam que é necessário fazer uma avaliação completa para verificar a possível presença de câncer de pulmão.

▶ Prevenção

A redução na exposição ao Cr(VI) diminui a incidência de complicações respiratórias e nasais. O exame de pacientes para verificar a presença de irritação nasal ou de perfuração septal facilita a identificação de tarefas de alto risco que permitam fazer o controle de exposições diretas. Evitar o contato com a pele – principalmente o contato com pele lesionada ou inflamada – diminui o risco de desenvolver úlceras ou sensibilização cutânea causada pelo cromo. A avaliação imediata para verificar a presença de sensibilização na pele evita o desenvolvimento de dermatite grave ou crônica.

A exposição ao Cr(VI) deve ser reduzida ao nível mínimo possível para diminuir o risco de câncer no pulmão. Os indivíduos que trabalham com cromo devem ser incentivados a parar de fumar. O monitoramento biológico dos níveis urinários de cromo é bastante útil como avaliação de exposições recentes. A exposição a 0,05 mg/m^3 de Cr(VI), ao ar livre, resultará em níveis de 30 a 50 µg/kg de creatinina ao final de uma semana de trabalho.

▶ Tratamento

As pessoas que tenham sofrido lesões por inalação aguda devem ser internadas em um hospital para fins de observação. A suplementação de oxigênio e o uso de broncodilatadores são medidas que provavelmente terão de ser aplicadas. Recomenda-se atenção muito especial ao equilíbrio hídrico e eletrolítico nos casos de lesões renais agudas. As ulcerações nasais e cutâneas induzidas pelo cromo devem ser tratadas com pomada de CaNa a 10%, EDTA e aplicação frequente de curativos impermeáveis, para impedir a formação persistente de Cr(III) solúvel. Os indivíduos que desenvolverem alergia respiratória ou cutânea ao cromo devem ser afastados de futuras exposições nas situações em que a proteção não for adequada.

CHUMBO (INORGÂNICO)

FUNDAMENTOS DO DIAGNÓSTICO

▶ Efeitos agudos
- Sistema nervoso central (fadiga, cefaleia, encefalopatia).
- Gastrintestinais (constipação, dor abdominal).
- Hematológicos (hemolíticos; anemia hipocrômica, normocítica ou microcítica).

▶ Efeitos crônicos
- Constitucionais (fadiga, mal-estar, insônia, anorexia, perda de peso, perda da libido, artralgias, mialgias).
- Cardiovasculares (hipertensão, aumento na morbidade e mortalidade cardiovascular).
- Hematológicos (anemia normocrômica ou microcítica).
- Sistema nervoso central (concentração e cognição alteradas, cefaleia, coordenação visual e motora reduzida, tremor, encefalopatia).
- Neuropatia motora periférica.
- Renais (fibrose intersticial crônica; hiperuricemia e gota).
- Reprodutivos e evolucionários (alteração no crescimento e no desenvolvimento neurocomportamental; resultados reprodutivos adversos; alteração na formação e na função dos espermatozoides).

Considerações gerais

O chumbo é um metal macio e maleável, de cor azul acinzentada, que se caracteriza por alta densidade e resistência à corrosão. Os metais de interesse comercial incluem o sulfeto de chumbo (galena), o carbonato de chumbo (cerussita) e o sulfato de chumbo (anglesita). A concentração do chumbo ocorre por flotação que, posteriormente, é fundido por meio de um processo de três etapas: homogeneização, sinterização e redução em alto forno. A seguir, o refino do chumbo em estado natural permite fazer a remoção de cobre, arsênio, antimônio, zinco, estanho, bismuto e outros contaminantes.

O chumbo não tem nenhuma função biológica útil em seres humanos. Esse metal exerce seus efeitos tóxicos pela interferência na ação de cátions essenciais (p. ex., cálcio, zinco, ferro) e de macromoléculas (enzimas, receptores, membranas, fatores de transcrição) nas células de todo o corpo. Esse processo poderá resultar em alterações nas membranas mitocondriais e celulares, na síntese e função dos neurotransmissores, no estado redox celular (esforço oxidativo), no metabolismo de nucleotídeos e na sinalização endócrina. Os impactos subclínicos ou manifestos em sistemas de múltiplos órgãos são a marca registrada da toxicidade por chumbo, levando-se em consideração que essa miríade de ações biomecânicas causa impactos nas células de todo o corpo.

▶ Uso

O chumbo está entre os reciclados mais extensivos de todas as *commodities* metálicas. A fusão secundária corresponde a aproximadamente 80% de todo o consumo doméstico de chumbo nos Estados Unidos, visto que em torno de 85% são utilizados na produção de baterias de chumbo-ácido. Embora sejam usadas principalmente na indústria automotiva, as baterias de chumbo-ácido vêm sendo utilizadas nos computadores e nas telecomunicações, de forma crescente, em todo o mundo, e nas quedas de energia, principalmente nos países em desenvolvimento. As aplicações adicionais do chumbo incluem munições; pigmentos, vidros e produtos cerâmicos; ligas de aço, latão, bronze e soldas; folhas de chumbo na construção civil, fabricação de tanques e vasos industriais e proteção contra radiação (Quadro 30-2). A produção e o consumo global de chumbo aumentaram significativamente nas últimas décadas, uma vez que a expectativa é a continuidade dessa tendência.

▶ Exposição ocupacional e ambiental

De acordo com os dados coletados pelos 41 estudos que participaram do programa Adult Blood Lead Epidemiology and Surveillance (ABLES) do NIOSH, aproximadamente 95% de todos os níveis elevados de chumbo no sangue em adultos norte-americanos se relacionam ao trabalho. Os subsetores industriais

Quadro 30-2 Fontes de chumbo em ocupações e indústrias

Produção de munições e explosivos
Mineração artesanal de ouro
Oficinas de reparos automotivos
Fabricação e reciclagem de baterias
Fundição de latão, bronze, cobre ou chumbo
Construção de pontes, túneis, vias elevadas e vias subterrâneas
Decapagem, instalação ou produção de cabos elétricos
Fabricação de cerâmica
Trabalho em campos de tiro
Reciclagem de vidro, fabricação de vitrais e vidros
Restauração ou reforma de casas
Emissão de chumbo
Produção ou fusão de chumbo
Usinagem ou moagem de ligas de chumbo
Fabricação e instalação de encanamentos de chumbo
Fabricação de máquinas e equipamentos industriais
Pátios de sucata metálica e outras operações de reciclagem
Acessórios e autopeças (incluindo reparo de radiadores)
Ocupações que utilizam armas de fogo
Cola para tubulações (lubrificantes)
Fabricação de plástico
Arte ou fabricação de cerâmica
Produção e aplicação de preparações químicas
Proteção contra radiação
Fabricação de borracha
Plantas de jatos de areia, lixadoras, raspadores, queimadores ou plantas de distribuição de chumbo
Tintas de parede à base de chumbo
Soldagem ou corte de metal pintado

Quadro 30-3 *Hobbies*, atividades e outras fontes que podem resultar na exposição ao chumbo

- Produtos de beleza como maquiagem *eye kohl* para os olhos, algumas tintas para os cabelos
- Fundição de bronze
- Panelas ou louças de mesa fabricadas com materiais importados como bronze, latão ou liga de estanho
- Fundição de munições, pesos de pesca ou estatuetas de chumbo
- Colecionar, pintar ou jogar com estatuetas de chumbo
- Laqueação do cobre
- Produtos eletrônicos com soldagem a cobre
- Remédios populares ou medicamentos tradicionais
- Acabamento de móveis
- Sopro de vidro com cristal de chumbo
- Caça e tiro ao alvo
- Joias importadas para crianças
- Fabricação de joias com solda de chumbo
- Destilação de bebidas alcóolicas (contrabando)
- Produção de louças e cerâmica com esmaltes e tintas à base de chumbo
- Impressão e outras artes finas
- Remodelagem e reforma de casas construídas antes de 1978
- Retenção de balas e estilhaços de chumbo
- Artesanato com vitrais e pinturas em vitrais

com números mais elevados de trabalhadores que se expõem ao chumbo são as fábricas de baterias, fundição e refino secundário de metais não ferrosos, pintura e papéis de parede. Embora a maior parte das exposições ao chumbo ocorra em setores fabris, a indústria da construção civil contribui, desproporcionalmente, com casos com níveis elevados de chumbo no sangue (≥ 40 μg dL). Os trabalhadores na construção civil encontram esporadicamente níveis elevados de exposição ao chumbo durante as operações de demolição, aplicação de jatos de areia, lixação, corte mecânico ou com tocha de estruturas ou componentes fabricados com chumbo ou cobertos com tinta ou revestimento de chumbo. A inalação de pó ou gás de chumbo é o caminho predominante de exposição ocupacional ao chumbo, embora, em alguns casos, a ingestão acidental de pó de chumbo seja bastante significativa. As exposições não ocupacionais ao chumbo mais importantes em adultos incluem atirar com armas de fogo; remodelagem, reforma ou pintura de imóveis; projéteis retidos (ferimentos por armas de fogo) e fundição de chumbo (Quadro 30-3).

As crianças norte-americanas são predominantemente expostas ao chumbo por meio da ingestão de tinta residencial deteriorada, à base de chumbo, aplicada nas paredes há muitos anos, de pó e solo doméstico contaminados com chumbo. Outra possibilidade é que as crianças podem se expor ao pó de chumbo levado para casa nas roupas contaminadas de pessoas adultas com exposição ocupacional, ou pelo conteúdo de chumbo em produtos de consumo. Os produtos de consumo incluem alguns produtos importados, como remédios e cosméticos caseiros, doces ou alimentos, brinquedos e panelas ou louças esmaltadas, assim como joias baratas para crianças. A corrosão em tubulações mais antigas pode aumentar o conteúdo de chumbo na água de torneira. As emissões históricas de gases automotivos produzidos por gasolina contendo chumbo continuam a contaminar determinados tipos de solo, principalmente nas proximidades das grandes rodovias,

uma vez que há uma exposição constante ao chumbo em suspensão ou impregnado a partir de fontes pontuais ativas ou inativas, como fundições, trabalhos em metais ou minerações. As emissões aéreas de chumbo declinaram drasticamente (> 99%), nos Estados Unidos, nas últimas quatro décadas, sendo que a maior fonte global de emissão em todo o país são os motores de pistão de aeronaves que operam com gasolina contendo chumbo.

▶ **Absorção, metabolismo e excreção**

A inalação e a ingestão são as vias principais de absorção de chumbo. O tamanho das partículas em suspensão no ar influencia a transferência global do chumbo inalado para o sangue, tendo em vista que as partículas aumentam de tamanho e apresentam a tendência de se acumularem nas vias respiratórias superiores e de se transferirem para o intestino, em vez de se acumularem nas vias respiratórias inferiores e sofrerem absorção respiratória direta. Os modelos toxicocinéticos de dados empíricos sugerem que, nos ambientes de trabalho, aproximadamente 35 a 40% do chumbo inalado são finalmente absorvidos na corrente sanguínea. Em parte, o grau em que o chumbo ingerido pelas pessoas é absorvido no sangue é influenciado pela solubilidade particular (a absorção de partículas solúveis é maior), pela massa ingerida de chumbo e pelo grau de ingestão concomitante com alimentos líquidos ou sólidos (os alimentos que permanecem nos intestinos diminuem a absorção). Estima-se que a ingestão de chumbo solúvel em adultos seja de 15%, em comparação com a ingestão de aproximadamente 40 a 50% em crianças jovens. A deficiência de ferro e as dietas com baixo teor de cálcio aumentam a absorção gastrintestinal.

No sangue, aproximadamente 99% do chumbo liga-se aos eritrócitos e 1% está presente no plasma. Inicialmente, o chumbo é distribuído para tecidos moles, como a medula óssea, o cérebro, os rins, o fígado, os músculos e as gônadas; subsequentemente, para a superfície periosteal dos ossos; e, por fim, para a matriz óssea. Considerando que atravessa também a placenta, o chumbo é um risco potencial para os fetos. A eliminação do chumbo do corpo humano segue um modelo multicompartimental formado, predominantemente, pelo sangue e pelos tecidos moles, com meia-vida de 1 a 2 meses, e pelos ossos, com uma meia-vida que pode variar de alguns anos a algumas décadas. Em torno de 70% da excreção do chumbo ocorre através da urina, uma vez que quantidades menores são eliminadas pela bile, pela pele, pelos cabelos, pelas unhas, pelo suor e pelo leite materno. Entre a porção de chumbo que não é eliminada imediatamente, cerca da metade do chumbo que foi absorvido é incorporada ao esqueleto, que é o sítio onde se localiza mais de 90% da carga de chumbo do corpo na maioria dos indivíduos adultos. Em pacientes com carga alta de chumbo nos ossos, a redistribuição lenta para o sangue poderá elevar as concentrações sanguíneas de chumbo durante vários anos após a interrupção da exposição ao chumbo. A movimentação do chumbo no esqueleto pode se acelerar durante condições associadas ao aumento na renovação óssea, como hipertireoidismo, osteoporose por imobilização, gravidez e lactação.

▶ **Achados clínicos**

A. Sinais e sintomas

1. Exposição aguda — Atualmente, a intoxicação sintomática aguda pelo chumbo é uma ocorrência rara e, em geral, resulta de vários dias ou várias semanas de exposição intensa. Nos ambientes ocupacionais, esse tipo de exposição possivelmente esteja associado à exposição ao gás de óxido de chumbo ou a concentrações elevadas de chumbo na poeira. As crianças podem se apresentar com intoxicação aguda por chumbo após a ingestão do chumbo presente em lascas de tinta de parede, brinquedos, ornamentos ou outros objetos menores. Tanto adultos como crianças podem apresentar exposição aguda maciça a partir de alimentos e bebidas contaminados ou de medicamentos tradicionais. Normalmente, os sinais e sintomas são neurológicos – variando de cefaleia a ataxia até alteração no órgão dos sentidos ou na consciência e convulsões (encefalopatia) – e/ou gastrintestinais – náusea, constipação e dor abdominal com cólicas (provocadas pelo chumbo). As crianças com encefalopatia podem apresentar evidências antecedentes ou concomitantes de queda na acuidade visual ou de anormalidades no terceiro ou sexto nervos cranianos.

O diagnóstico de intoxicação aguda pelo chumbo pode se tornar uma tarefa desafiadora e, dependendo dos sinais e sintomas, às vezes, essa condição poderá ser diagnosticada incorretamente como apendicite, úlcera péptica, cólica biliar, pancreatite, doença pélvica inflamatória ou meningite. As apresentações subagudas acompanhadas de anorexia, mal-estar, mialgias, artralgias, cefaleia e cólicas abdominais intermitentes foram confundidas com uma doença virótica semelhante à *influenza*.

2. Exposição crônica — A intoxicação sintomática crônica por chumbo se caracteriza pelo início insidioso de sinais e sintomas multissistêmicos que dependem da dosagem. As descobertas constitucionais incluem fadiga, mal-estar, artralgias, mialgias, anorexia, insônia, perda da libido, irritabilidade e depressão. Os sintomas neurológicos iniciam com queda na capacidade de concentração e cefaleia e, possivelmente, evoluem para encefalopatia manifesta depois de exposições elevadas. A presença de tremores é bastante comum. Os distúrbios gastrintestinais incluem constipação e dor abdominal com cólicas. Os períodos de exposição, variando de alguns meses a alguns anos a doses elevadas (p. ex., concentrações sanguíneas de chumbo > 80 µg/dL), possivelmente estejam associados a condições como neuropatia motora periférica e nefropatia, considerando que a nefropatia se caracteriza por fibrose intersticial e nefroesclerose. Os efeitos renais crônicos também incluem hiperuricemia e gota. Os efeitos reprodutivos adversos relacionados a exposições elevadas ao chumbo em mulheres incluem aborto espontâneo ou natimortos e, em homens, redução ou produção anormal de espermatozoides. O impacto de baixos níveis de exposição nos resultados reprodutivos, como parto prematuro, baixo peso ao nascer e aborto espontâneo, foi observado de forma inconsistente em estudos epidemiológicos.

Os efeitos subclínicos da exposição crônica ao chumbo são uma grande preocupação na saúde pública. A exposição a baixos níveis de chumbo apresenta efeitos danosos sobre o desenvolvimento neurocognitivo dos fetos e de crianças mais jovens, embora ainda não tenha sido identificado nenhum limiar de chumbo no sangue para esse tipo de impacto. Em adultos, a exposição crônica ao chumbo, associada às concentrações plúmbicas sanguíneas, na faixa de 10 a 25 µg/dL, é um fator de risco estabelecido para pressão arterial elevada, uma vez exposições dessa magnitude foram associadas a um aumento da mortalidade cardiovascular em estudos epidemiológicos de grande porte.

B. Achados laboratoriais

A concentração de chumbo no sangue total é o teste laboratorial mais comum e mais útil para confirmar a exposição a esse tipo de metal. A presença de chumbo no sangue é um reflexo razoável de seu teor na maior parte dos tecidos moles. Entretanto, levando-se em conta que o chumbo no sangue é influenciado por exposições exógenas recentes, assim como por redistribuição dos estoques de chumbo no esqueleto, o conhecimento do padrão temporal de exposição não tem nenhum valor ao avaliar suas medições de conteúdo no sangue feitas durante monitoramentos biológicos nos ambientes de trabalho. No período de 2009 e 2010, a média geométrica da concentração de chumbo no sangue na população norte-americana em geral era de 1,1 µg/dL (3,3 µg/dL no 95° percentil). As medições não invasivas do conteúdo desse metal, nos ossos, utilizando a técnica de fluorescência de raios X, um biomarcador da exposição cumulativa ao chumbo no longo prazo, são usadas predominantemente como ferramenta de pesquisa. A medição do chumbo urinário após a administração de uma dose de um agente quelante (teste provocativo usando um quelante) correlaciona-se satisfatoriamente, na maior parte dos casos, com os resultados dos testes de chumbo no sangue, sendo raramente indicado na prática clínica.

Elevações nos níveis da protoporfirina eritrocitária (geralmente medida como protoporfirina zíncica ou PPZ) refletem a inibição da síntese da hematina induzida pelo chumbo. Considerando que há um lapso de tempo de várias semanas associado à elevação na PPZ induzida pelo chumbo, a descoberta de um conteúdo ≥ 30 µg/dL de chumbo no sangue, sem nenhum aumento concomitante na PPZ, sugere que o início da exposição a esse metal era recente.

A exposição aguda a doses elevadas pode induzir anemia hemolítica (ou anemia com pontilhado basofílico nos casos de exposição subaguda). Possivelmente o nível de aminotransferases hepáticas seja elevado. A intoxicação crônica por chumbo poderá resultar em anemia hipocrômica, normocítica ou microcítica. Níveis elevados de BUN (do inglês, *blood urea nitrogen*) e de creatinina sérica refletem a presença de azotemia transitória associada à exposição aguda ou subaguda a doses elevadas de chumbo ou de insuficiência renal irreversível resultante de nefropatia crônica causada pelo chumbo. Sob o ponto de vista radiográfico, as radiografias abdominais mostram opacidades consistentes nos casos de ingestão recente de chumbo, sendo que as varreduras do cérebro por TC, revelando a presença de edema cerebral, facilitam a confirmação do diagnóstico de encefalopatia por esse metal.

▶ Prevenção

A prevenção de exposição ocupacional excessiva ao chumbo pode ser viável, por meio de programas cuidadosos de substituição de produtos, controle de engenharia, equipamentos de proteção individual e práticas laborais, como lavagem assídua das mãos e costume de tomar banho depois de cada turno de trabalho. As normas atuais da OSHA relacionadas ao chumbo, que exigem remoção médica de locais com exposição a níveis elevados desse metal acima de 50 ou 60 µg/dL, entraram em vigor há várias décadas e sua proteção é insuficiente. Em 2007, um grupo de especialistas recomendou o início das remoções com base em um único nível de chumbo no sangue acima de 30 µg/dL, ou nas

Tabela 30-2 Recomendações de vigilância médica de trabalhadores expostos ao chumbo

Categoria de Exposição	Recomendação
Todos os trabalhadores que se expõem ao chumbo[a]	História e exame físico na linha de base, ou anterior ao emprego atual; Pb-S na linha de base; creatinina sérica; medição anual da pressão arterial; questionário sobre a saúde.
Pb-S < 10 µg/dL	Pb-S todos os meses durante os primeiros 3 meses no emprego, ou na transferência para tarefas com níveis mais elevados de exposição e, em seguida, Pb-S em intervalos de 6 meses. Se o Pb-S aumentar × 5 µg/dL, deve-se avaliar a exposição e as medidas de proteção. Deve-se intensificar o monitoramento, caso seja indicado. Nos casos de Pb-S entre 5 e 9, deve-se diminuir a exposição em mulheres que estiverem grávidas ou que tiverem possibilidade de engravidar.
Pb-S variando de 10 a 19 µg/dL	As mesmas providências que nos casos de Pb-S < 10 µg/dL, mais: Pb-S a cada 3 meses. Avaliar a exposição, os controles de engenharia e as práticas laborais. Considerar a remoção do local de exposição para evitar riscos de longo prazo se o controle da exposição durante longos períodos de tempo não reduzir o Pb-S para menos de 10, ou se as condições médicas atuais aumentarem o risco com a continuidade da exposição. Reverter o Pb-S a cada 6 meses depois de 3 Pb-Ss inferiores a 10 µg/dL. Remover as mulheres grávidas do local de exposição.
Pb-S ≥ 20 µg/dL	Remover do local de exposição se o Pb-S medido durante 4 semanas permanecer × 20 µg/dL ou se o primeiro Pb-S × 30 µg/dL. Testes mensais de Pb-S. Considerar o retorno ao trabalho com chumbo depois de 2 Pb-Ss < 15 µg/dL com um mês de intervalo e, a seguir, monitorar conforme foi mencionado acima.

Pb-S = Nível de chumbo no sangue.
[a] Exposição ao chumbo significa manusear ou agitar materiais com teor significativo de chumbo de uma forma que possa resultar na exposição potencialmente danosa pela inalação ou ingestão.

situações em que duas medições sucessivas dos níveis sanguíneos dele, em intervalos de 4 semanas, fossem iguais ou superiores a 20 µg/dL. As metas de prazos mais longos para todos os trabalhadores é manter níveis sanguíneos de chumbo no sangue abaixo de 10 µg/dL (Tabela 30-2).

Em 2010, o US Centers for Disease Control and Prevention divulgou orientações para a identificação e o tratamento de exposição ao chumbo em mulheres grávidas e em lactação, as quais recomendavam a adoção de ações imediatas para diminuir o nível de exposição em mulheres no período pré-natal para valores iguais ou superiores a 5 µg/dL, e a remoção médica de qualquer mulher grávida do local de exposição com nível de chumbo no sangue igual ou superior a 10 µg/dL.

Nos casos em que as concentrações sanguíneas de chumbo forem mantidas abaixo de 20 µg/dL, deve-se iniciar um regime simplificado de inspeção médica que limite os testes laboratoriais às medições desse metal no sangue, em intervalos de 6 meses, se os níveis permanecerem abaixo de 10 µg/dL, e a cada 3 meses, se os níveis variarem entre 10 e 19 µg/dL. Os elementos adicionais do programa que foram recomendados incluem medições da pressão arterial, questionário anual envolvendo condições médicas (como insuficiência renal), que poderão aumentar os riscos de efeitos adversos do chumbo para a saúde, e educação periódica dos trabalhadores sobre a natureza dos perigos dele, bem como suas formas de controles.

Em 2012, o CDC recomendou educação parental, investigações ambientais e monitoramento médico adicional de todas as crianças com concentrações de chumbo no sangue acima de 5 µg/dL. As regulamentações da EPA, em vigor desde 2010, exigem que os empresários da construção civil que executam projetos de reforma, reparo e pintura com aplicação de tintas contendo chumbo, em residências construídas antes de 1978 e em instalações ocupadas por crianças, obtenham certificação e adotem práticas específicas de trabalho para impedir a contaminação por chumbo.

▶ **Tratamento**

O primeiro passo essencial no tratamento de intoxicação por chumbo é a identificação e eliminação das fontes de exposições excessivas. Os agentes quelantes, como o EDT cálcio dissódico parenteral (versenato de cálcio) ou o ácido dimercaptosuccínico (DMSA, succimer), diminuem a concentração de chumbo no sangue e em determinados tecidos e aceleram a excreção urinária desse metal. No entanto, não existem testes randomizados de quelação controlados por placebo que confirmem que esses agentes melhorem os resultados terapêuticos dos pacientes. De maneira geral, recomenda-se reservar a quelação para aplicação em indivíduos adultos com concentrações muito elevadas de chumbo no sangue (p. ex., > 80 a 100 µg/dL) ou, possivelmente, em indivíduos sintomáticos com concentrações sanguíneas acima de 50 µg/dL. O CDC recomenda a aplicação de quelação em crianças com concentrações sanguíneas de chumbo iguais ou superiores a 45 µg/dL. A quelação em crianças ou adultos assintomáticos com baixas concentrações de chumbo no sangue não é recomendada. A quelação, assim como os cuidados de suporte e a descontaminação exigida nos casos de pacientes sintomáticos, deve ser aplicada sob a orientação de um especialista com experiência em medicina ocupacional ou em toxicologia médica. As medidas adjuvantes incluem tratamento de anemia concomitante por deficiência de ferro e aplicação de uma dieta adequada de cálcio.

MANGANÊS

FUNDAMENTOS DO DIAGNÓSTICO

- Parkinsonismo induzido pelo manganês.
- Alterações comportamentais, psicose.
- Sintomas e doenças respiratórias.

Considerações gerais

O manganês é um metal frágil, de cor cinza, abundante em solos e sedimentos. O dióxido de manganês é a fonte mais importante de manganês para uso comercial, que ocorre na natureza como pirolusita. O manganês é um microelemento essencial em seres humanos, sendo que a necessidade média diária varia de 2 a 5 mg para adultos.

Aplicação

O ferro manganês, uma liga de ferro contendo mais de 80% de metal de manganês, é muito utilizado na produção de aço. Utiliza-se o manganês como despolarizador em baterias de células secas e como agente oxidante nas sínteses químicas. O manganês é um dos componentes utilizados na fabricação de fósforos, tintas de parede e pesticidas (Maneb). Os carbonilos de manganês, em particular, o tricarbonilo metilciclopentadienil de manganês (MMT, do inglês, *methylcyclopentadienyl manganese tricarbonyl*), vêm sendo utilizados como agentes antidetonantes em combustíveis e como fontes de manganês na indústria eletrônica.

Exposição ocupacional e ambiental

A exposição ao dióxido de manganês ocorre nas operações de mineração, fundição e refino de metal de manganês. Esse tipo de exposição pode ocorrer também nas proximidades das operações de britagem e de fornos de redução envolvidas nos processos de produção de ligas e de aço. Historicamente, essas operações apresentam os níveis mais elevados de exposição e o maior risco de toxicidade pelo manganês.

As exposições ocorrem na fabricação de baterias, em plantas químicas e na indústria eletrônica. Os indivíduos que trabalham na fabricação de combustíveis contendo MMT poderão entrar em contato respiratório ou cutâneo com esse líquido altamente tóxico. A combustão de combustíveis contendo manganês libera óxidos dele no ambiente. As hastes de solda e as ligas de aço são outras fontes de exposição ocupacional ao manganês.

Absorção, metabolismo e excreção

O gás de manganês é absorvido imediatamente após a inalação. A absorção pode ocorrer também através do nervo olfativo. As partículas maiores são ingeridas após a eliminação mucociliar nos pulmões. De maneira geral, a absorção gastrintestinal é baixa (10%), embora possa aumentar em pessoas com deficiência de ferro. A absorção do MMT ocorre após a ingestão, inalação ou contato com a pele.

A excreção do manganês ocorre principalmente através da bile. A meia-vida biológica é de aproximadamente 30 horas. Embora os níveis no sangue, na urina e nos cabelos sejam elevados nas pessoas que se expõem ao metal, os resultados individuais não se correlacionam a sintomas ou toxicidade. As variações na homeostase por manganês ou ferro possivelmente sejam responsáveis por vários tipos de suscetibilidades individuais à toxicidade.

Achados clínicos

A. Sinais e sintomas

1. Exposição aguda — A exposição dérmica e respiratória ao MMT resulta em queimaduras leves na pele seguidas de cefaleia, gosto metálico na boca, náusea, diarreia, dispneia e dor torácica. As exposições agudas excessivas ao MMT podem causar pneumonite química, toxicidade renal e hepática.

2. Exposição crônica — A exposição industrial ao manganês provavelmente resulte em lesões crônicas no sistema nervoso central. As manifestações iniciais são fadiga, cefaleia, apatia e alterações comportamentais. Os episódios de excitabilidade, tagarelice e excitação sexual passaram a ser conhecidos por *psicose do manganês*. As exposições prolongadas desenvolvem uma síndrome clínica que se assemelha ao parkinsonismo idiopático, com fala lenta, mascaramento das faces (hipomimia), bradicinesia, disfunção na marcha e micrografia. A presença de tremores é menos comum no manganês. A ocorrência de condições como salivação, sudorese e distúrbios vasomotores também é muito comum. Há dúvida se baixos níveis de exposição ao manganês aumenta o risco de parkinsonismo, isso ainda continua sendo objeto de estudo pelas pesquisas em curso.

A inalação de pó de manganês foi associada a um aumento nos sintomas respiratórios e na suscetibilidade a infecções respiratórias.

B. Achados laboratoriais

De maneira geral, as descobertas laboratoriais são normais. Observa-se uma redução na presença de doenças leucocitárias menores e nas contagens e eritrócitos. Existem relatos de elevações no nível das enzimas hepáticas. As imagens ponderadas T1, nas imagens por ressonância magnética (RM), mostram alterações nos sinais de alta frequência, no globo pálido, indicando acúmulo de manganês. Medições de níveis urinários ou sanguíneos elevados de manganês confirmam a exposição. Essas medições permitem fazer a distinção entre grupos expostos e grupos não expostos, embora não estabeleçam uma correlação satisfatória com exposições individuais ou com graus de toxicidade.

Prevenção

A exposição ao manganês provavelmente diminua com o uso de sistemas fechados, ventilação local por exaustão e proteção respiratória. É possível evitar as exposições dérmica e respiratória ao MMT com o uso de equipamentos de proteção individual adequados. A vigilância médica deve focar o sistema nervoso central e o sistema respiratório. A realização de exames neurológicos cuidadosos e de testes da função pulmonar de forma rotineira é imprescindível em todos os trabalhadores que se expõem ao manganês. Os indivíduos que se expõem ao MMT devem fazer avaliações periódicas das funções respiratórias, renal e hepática.

▶ Tratamento

Todos os trabalhadores com suspeita de parkinsonismo induzido pelo manganês devem ser afastados dos locais de exposição. Os sintomas induzidos pelo manganês resistem ao tratamento com levodopa, sendo que tal fato distingue esses sintomas da doença idiopática de Parkinson. Pneumonia, bronquite e asma são condições que devem ser tratadas com terapias adequadas enquanto os trabalhadores permanecerem afastados dos locais de exposição.

Após o contato da pele com o MMT, as áreas afetadas devem ser lavadas imediatamente para diminuir a absorção pela pele. Os trabalhadores que desenvolverem sintomas respiratórios após a inalação de MMT devem ser hospitalizados para observação. As funções hepáticas e renais devem ser monitoradas.

MERCÚRIO

FUNDAMENTOS DO DIAGNÓSTICO

▶ Mercúrio inorgânico
- Desconforto respiratório agudo.
- Tremor.
- Eretismo (timidez, instabilidade emocional).
- Proteinúria, insuficiência renal.

▶ Mercúrio orgânico (compostos alquílicos de mercúrio)
- Transtornos mentais.
- Ataxia, espasticidade.
- Parestesias.
- Distúrbios visuais e auditivos.

▶ Considerações gerais

O mercúrio é um metal pesado, de cor prata, metálico, que permanece no estado líquido à temperatura ambiente. A alta pressão do vapor de mercúrio resulta na liberação contínua na atmosfera, um fator importante que contribui para a exposição ocupacional e para a contaminação ambiental. O mercúrio é recuperado principalmente a partir do metal de cinábrio (H_gS). Sua liberação na atmosfera por fontes naturais, como os vulcões, e por emissões industriais provocou a distribuição global desse elemento. As águas das chuvas capturam o mercúrio oxidado e devolvem o elemento para as massas de água, onde é absorvido e biometilado por organismos marinhos. A partir daí, penetra na cadeia de alimentos, resultando no acúmulo em animais e em seres humanos. O mercúrio não é um elemento essencial para os seres humanos, sendo que a redução na exposição ambiental ainda permanece uma preocupação internacional.

▶ Aplicação

O mercúrio elementar é usado em instrumentos de controle, tubos, retificadores, termômetros, barômetros, baterias e dispositivos elétricos. O mercúrio contido nas células de salmoura catalisa a produção eletrolítica de cloro. O uso histórico dos compostos alcalinos de mercúrio (mercúrio metílico e mercúrio etílico) usados na fumigação de grãos causaram envenenamentos sérios em seres humanos. Esse metal é usado nos processos de galvanização, fabricação de joias, curtidura e taxidermia. O uso na indústria de feltros, no século XIX, levou a um processo de envenenamento extensivo ("chapeleiro maluco"). Os amálgamas dentários à base de mercúrio continuam sendo fontes de baixos níveis de exposição, assim como as vacinas contendo timerosal, conservante à base de mercúrio. Embora esteja evidente que ambas as fontes contribuam para a exposição das populações-alvo, o impacto dessas aplicações à saúde ainda permanece incerto. O mercúrio é utilizado também em cremes para clareamento da pele, levando à exposição e toxicidade.

▶ Exposição ocupacional e ambiental

Os indivíduos que trabalham na extração e na recuperação de mercúrio correm risco elevado de exposição ao vapor de mercúrio. O trabalho nos serviços de manutenção de fornos e vapores desse metal é outra fonte típica de exposição. Os trabalhadores na indústria do complexo cloro-soda se expõem de forma significativa à contaminação se não existir um sistema de higiene adequado nos locais de trabalho.

O mercúrio vem sendo eliminado dos equipamentos médicos, embora os indivíduos que trabalham na área de assistência médica ainda possam ser expostos por meio de equipamentos danificados ou quebrados ou de contaminação prévia no ambiente de trabalho. Os dentistas e os técnicos da área odontológica podem se submeter a picos de contaminação de curto prazo durante a execução de determinados procedimentos dentários. Os trabalhadores poderão se expor aos compostos alcalinos contendo mercúrio durante a produção e aplicação de fungicidas orgânicos à base dele ou na utilização desses agentes em tintas de parede e em plásticos.

Duas epidemias sérias de envenenamento por mercúrio orgânico ocorreram devido à contaminação ambiental de fontes alimentares. O vazamento de resíduos de mercúrio em uma planta química localizada na Baia de Minamata, no Japão, provocou o acúmulo de mercúrio metílico em peixes e frutos do mar. A *doença de Minamata* resultou em alterações neurológicas e defeitos de nascimento em milhares de pessoas que residiam na área afetada. Da mesma forma, a distribuição de grãos contaminados com fungicidas de mercúrio orgânico envenenou aproximadamente 50 mil pessoas no Iraque. Essas demonstrações claras da toxicidade do mercúrio orgânico continuam a orientar a elaboração de normas para diminuir as emissões desse metal, bem como e baixar seus níveis aceitáveis em peixes e frutos do mar.

▶ Absorção, metabolismo e excreção

O mercúrio elementar é absorvido de maneira eficiente após a inalação, porém, isso não ocorre com a ingestão do metal. A absorção dos sais solúveis de mercúrio (Hg^{2+}) e dos compostos de mercúrio arila é semelhante. Os compostos alquílicos de mercúrio são absorvidos, imediatamente, por todas as vias, incluindo por meio do contato com a pele.

Os compostos de mercúrio arila e os compostos inorgânicos de mercúrio são distribuídos para vários tecidos, mas o cérebro e os rins são os órgãos-alvo principais. Nesses sítios, os compostos se ligam aos grupos sulfidrila e interferem em vários sistemas de enzimas celulares. A metalotioneína, uma proteína rica em grupos sulfidrila, liga-se ao mercúrio e exerce um efeito protetor nos rins. A absorção dos compostos alquílicos de mercúrio pelos eritrócitos na corrente sanguínea é muito rápida e, também, estes se acumulam nos tecidos cerebrais.

Os compostos orgânicos e elementares de mercúrio atravessam imediatamente a placenta e são secretados no leite materno. Os picos de exposição tanto aos compostos orgânicos como inorgânicos desse metal são mais perigosos por causa dos efeitos intensos sobre o sistema nervoso central. Os compostos de mercúrio são eliminados lentamente através da urina, fezes, saliva e suor. A meia-vida média é de 60 dias para o mercúrio inorgânico e de 70 dias para os compostos alquílicos de mercúrio. Os níveis desse metal também podem ser medidos nos cabelos e nas unhas.

▶ Achados clínicos

A. Sinais e sintomas

1. Mercúrio inorgânico — A inalação de altas concentrações de vapor ou de sais de mercúrio provoca tosse e dispneia. As queixas de inflamação na cavidade oral e no trato gastrintestinal ocorrem logo após a exposição, com pneumonite química subsequente. As lesões renais causam preocupação especial após a exposição ao cloreto de mercúrio e se apresentam como uma diurese inicial, seguida de proteinúria e de insuficiência renal oligúrica. Após a recuperação de alguma doença aguda, possivelmente, ocorra o desenvolvimento de sintomas neurológicos semelhantes aos sintomas de exposições crônicas excessivas. As exposições aos compostos inorgânicos de mercúrio afetam, em principal, o sistema nervoso. As manifestações neuropsiquiátricas incluem alterações na personalidade, timidez, ansiedade, perda de memória e instabilidade afetiva. Tremor é um sinal inicial de neurotoxicidade. Inicialmente, o tremor é fino e ocorre durante o estado de repouso, progredindo para um tipo de tremor intencional com o avanço da exposição, que é interrompido por solavancos ríspidos. Tremor na cabeça e ataxia esquelética também são ocorrências prováveis. É comum a presença de neuropatia sensorial periférica com parestesias distais. Alucinações e demência são manifestações tardias muito sérias.

Outras descobertas que foram relatadas posteriormente incluem salivação, gengivite e erosões dentárias. A presença de uma pigmentação linear de cor azulada nos dentes ou nas gengivas é comum. Provavelmente, uma coloração marrom avermelhada surja, nas lentes, nos exames feitos com lâmpada de fenda. Sudorese excessiva e erupção cutânea eczematosa também são condições prováveis.

2. Mercúrio orgânico — A exposição aos compostos alquílicos de mercúrio resulta no início tardio e insidioso de danos progressivos no sistema nervoso, os quais poderão se tornar fatais. Os sintomas iniciais são dormência e formigamento nas extremidades e nos lábios. A seguir, ocorre a perda da coordenação motora, acompanhada de ataxia da marcha, tremor e perda dos movimentos. Constrição dos campos visuais, perdas auditivas centrais, rigidez muscular e espasticidade são condições que ocorrem com reflexos tendinosos profundos exagerados. As alterações comportamentais e os danos intelectuais podem ser ocorrências relevantes. Eritrodermia, descamação e outras erupções cutâneas são presenças prováveis. As doenças renais são raras. A neurotoxicidade em lactentes com exposição uterina na epidemia da Baia de Minamata se assemelhava à paralisia cerebral.

B. Achados laboratoriais

Após a inalação aguda de mercúrio, existe a possibilidade de que as radiografias torácicas mostrem a presença de hipoxemia e de infiltrados difusos. Proteinúria indica uma provável presença de lesão renal. As manifestações iniciais aumentam a excreção renal de proteínas de baixo peso molecular, incluindo N-acetil-β-glucosaminidase, $β_2$-microglobulina e proteína de ligação do retinol.

As medições dos níveis de mercúrio na urina e no sangue confirmam o diagnóstico. Manifestações renais ou neurológicas graves são atípicas, a não ser nos casos em que os níveis urinários de mercúrio forem superiores a 500 μg/g de creatinina. Foram detectados efeitos sutis no sistema nervoso em trabalhadores com níveis de 50 a 150 μg/g de creatinina e, além disso, foram observados efeitos renais precoces (proteinúria de baixo peso molecular com função renal normal) nas situações em que os níveis urinários de mercúrio excederam cronicamente 50 μg/g de creatinina. As concentrações normais em indivíduos que não foram expostos ao metal estão abaixo de 0,01 mg/L no sangue total e inferior a 10 μg/g de creatinina na urina. O consumo substancial de peixes e frutos do mar poderá resultar em níveis sanguíneos elevados e em baixos níveis urinários. Proporções elevadas de mercúrio no sangue total em relação aos níveis plasmáticos dele sugerem intoxicação por mercúrio alquílico. Os níveis de mercúrio nos cabelos e nas unhas podem ser utilizados para documentar casos de exposição, porém, não se correlacionam muito bem com toxicidade.

▶ Prevenção

A consciência do perigo constante da exposição aos vapores de mercúrio, juntamente ao manuseio correto de materiais e à atenção meticulosa nas condições de higiene nos locais de trabalho, diminui as exposições potenciais. O uso de ventilação e a proteção respiratória adequada são imprescindíveis em todas as operações que utilizam compostos de mercúrio. Recomenda-se dar atenção especial aos indivíduos que trabalham em serviços de manutenção. Cuidados especiais no manuseio e no descarte de compostos de mercúrio evitam a contaminação acidental dos locais de trabalho. O controle das emissões industriais evita a contaminação dos cursos de água, dos peixes e dos frutos do mar.

A vigilância médica de trabalhadores expostos ao mercúrio inclui histórias detalhadas e exames neurológicos, assim como urinálises periódicas. A Tabela 30-3 apresenta um exemplo de programa de monitoramento biológico. Os níveis urinários oscilam, e o monitoramento periódico ou monitoramento em grupo é mais representativo das exposições em curso. O ajuste da creatinina urinária aumenta o grau de precisão.

▶ Tratamento

Depois de exposições agudas ao mercúrio, deve-se iniciar imediatamente o tratamento à base de dimercaprol (5 mg/kg por via intramuscular). O desconforto respiratório e a insuficiência renal devem ser tratados com terapias adequadas. O succimer e o ácido

Tabela 30-3 Programa de monitoramento biológico para o mercúrio[a]

Exposição ao ar	Nível urinário de Hg	Ação
> 50 µg/m³	> 100 µg/g de creatinina	Remover da área de exposição até < 50. Exame médico se estiver em torno de 150 ou se as medições consecutivas de dois níveis excederem 100. Repetir as medições semanalmente.
50 µg/m³	75 a 100 µg/g de creatinina	Monitorar semanalmente. Avaliar as condições de higiene para limitar a exposição.
25 a 50 µg/m³	50 a 75 µg/g de creatinina	Monitorar mensalmente.
25 µg/m³	35 a 50 µg/g de creatinina	Monitorar trimestralmente.
< 25 µg/m³	< 35 µg/g de creatinina	Monitorar semestralmente.

[a] Equivalentes aproximados se forem ajustados a uma gravidade específica de 1,024; 100 µg/g de creatinina = 150 µg/L; 75 µg/g de creatinina = 100 µg/L; 50 µg/g de creatinina = 75 µg/L; 35 µg/g de creatinina = 50 µg/L.

dimercaptosuccínico também são eficazes e indicados para o tratamento de casos de intoxicação por mercúrio orgânico. Todos os indivíduos que apresentarem sintomas de toxicidade crônica por mercúrio devem ser afastados para evitar novas exposições. A decisão de tratar esses casos depende da gravidade dos sintomas e da presença de evidências de toxicidade neurológica ou renal. O envenenamento crônico por esse metal também pode responder às terapias com agentes quelantes. As sequelas neurológicas crônicas do envenenamento por mercúrio alquílico são irreversíveis.

TÁLIO

FUNDAMENTOS DO DIAGNÓSTICO

▶ Efeitos agudos
- Alopecia.
- Desconforto gastrintestinal.
- Paralisia ascendente, coma.

▶ Efeitos crônicos
- Alopecia.
- Fraqueza, fadiga.
- Neuropatia periférica.

▶ Considerações gerais

O tálio é um metal pesado encontrado na crosta terrestre como componente menor em substâncias, como ferro, cobre, sulfeto e metais de seleneto. Pode-se recuperar o tálio a partir dos gases residuais liberados pelo aquecimento de pirita (FeS_2) ou a partir da fundição de chumbo e zinco. O tálio pode ser preparado como sais solúveis em água (sulfato, acetato) e sais insolúveis em água (haleto).

▶ Aplicação

O sulfato de tálio foi utilizado, no século XIX, como medicamento para o tratamento de sífilis, gonorreia, gota e tuberculose. Esse tipo de aplicação foi abandonado por causa da toxicidade e ressurgiu na década de 1920 como depilador. Na atualidade, o [^{201}Tl]Cl é utilizado nas imagens miocárdicas para o diagnóstico de isquemia cardíaca.

Os sais de tálio foram muito usados como rodenticidas na forma de grão impregnado (Thalgrain) e pastas (Zelio). Esses compostos foram banidos nos Estados Unidos, em 1972, por causa dos inúmeros envenenamentos acidentais e suicidas. Atualmente, a aplicação do tálio vem aumentando na fabricação de componentes eletrônicos, lentes óticas, imitações de joias, corantes e pigmentos.

▶ Exposição ocupacional e ambiental

Os maiores ricos de exposição a esse metal estão associados à produção de derivados de sais de tálio. Além disso, os indivíduos que trabalham nas indústrias ótica e eletrônica são candidatos potenciais à exposição de seus compostos. A exposição ao tálio pode ocorrer em fundições, em principal, nas atividades de manutenção e limpeza de dutos e de tubos de caldeiras. A exposição ambiental geralmente ocorre nas proximidades das operações de fundição por meio da contaminação do ar e da água. O consumo de grãos contaminados ainda é uma causa importante de envenenamento acidental. O cloreto de tálio foi encontrado em substitutos dos sais de cloreto de potássio.

▶ Metabolismo e mecanismo de ação

O tálio – principalmente seus sais solúveis – é absorvido imediatamente pelo trato gastrintestinal, pela pele e pelo sistema respiratório. A ingestão de 0,5 a 1 grama pode ser letal. A eliminação desse metal é lenta e ocorre por meio da secreção intestinal e renal em uma proporção de 2 por 1. O tálio se comporta como o potássio e liga-se avidamente a vários sistemas enzimáticos, incluindo o Na^+, K^+-ATPase. Liga-se, também, aos grupos sulfidrílicos e interfere na respiração celular e na síntese de proteínas. A ligação do tálio à riboflavina possivelmente contribua para sua neurotoxicidade.

▶ Achados clínicos

A. Sinais e sintomas

1. Exposição aguda — Os sintomas gastrintestinais predominam logo no início e incluem dor, náusea, vômito, hemorragia e diarreia. As anormalidades cardíacas são taquicardia e hipertensão. De maneira geral, as manifestações neurológicas iniciam com dor, hiperestesia e hiperreflexia nas extremidades inferiores. Poderá ocorrer um progresso rápido para arreflexia, hipestesia e paralisia, dependendo da quantidade ingerida. Ataxia, agitação, alucinação e coma são condições que podem ocorrer nos casos graves. Alopecia, principalmente no couro cabeludo e nos pelos do corpo, ocorre no final da primeira semana, embora a pigmentação negra na raiz dos cabelos possa ocorrer mais cedo.

Algumas ocorrências comuns são linhas de Mees nas unhas e pigmentação gengival. Existem também relatos de erosão proximal no leito das unhas. A anidrose que ocorre no início é causada pela destruição das glândulas sudoríparas.

2. Exposição crônica — Nos casos de intoxicação crônica, o início dos sintomas é insidioso. Alopecia e pele seca são as únicas queixas. A presença de fadiga e astenia é bastante comum. Insônia e disfunção comportamental, envolvimento do nervo craniano e demência são alguns dos sintomas prováveis.

B. Achados laboratoriais

Geralmente, os achados não são específicos. A presença de hipocalemia e alcalose é uma possibilidade. Níveis elevados de enzimas hepáticas, nos casos graves, refletem a presença de necrose centrolobular. Existe também a probabilidade de proteinúria e de necrose tubular renal. O ECG pode mostrar sinais de hipocalemia. Nos casos graves, as eletroencefalografias (EEGs) revelam atividades não específicas de ondas lentas. Os estudos de condução nervosa são consistentes com degeneração axonal. O diagnóstico é confirmado pela demonstração de níveis elevados de tálio na urina. Os níveis normais variam de 0 a 10 µg/L. Os níveis de tálio podem ser elevados nos cabelos e nas unhas nos casos de exposição crônica. Entre os trabalhadores, os níveis devem ser mantidos abaixo de 50 µg/L.

▶ Diagnóstico diferencial

A intoxicação por tálio deve ser considerada nos casos de neuropatia periférica de origem desconhecida. A ausência de urobilinogênio na urina é uma forma de distinguir envenenamento por tálio de porfiria aguda intermitente. Nos casos de intoxicação crônica causada por exposição industrial, a apresentação pode sugerir depressão, hipotireoidismo ou síndrome do cérebro orgânico.

▶ Prevenção

Proteção adequada para a pele e as vias respiratórias é essencial. Comer e fumar não devem ser permitidos nas áreas de manuseio de compostos de tálio. O tálio é uma toxina cumulativa e, consequentemente, é necessário fazer o monitoramento biológico dos níveis urinários nas situações em que houver exposição crônica aos seus compostos. O banimento dos pesticidas contendo tálio diminuiu a frequência dos envenenamentos por esse metal nos Estados Unidos, embora ainda sejam encontrados e comercializados em outros países.

▶ Tratamento

A indução de êmese nos casos agudos é muito importante. O tratamento com 1 g de azul da prússia (ferrocianeto de potássio II), três vezes ao dia, liga o tálio secretado no intestino. Esse medicamento deve ser administrado com um agente catártico para evitar constipação. O uso de carvão ativado é uma das alternativas possíveis. A troca de cloreto de potássio com tálio nas células aumenta a excreção renal. Esse procedimento deve ser executado com muita cautela, tendo em vista que a elevação nos níveis de tálio poderá agravar transitoriamente os sintomas. O uso de agentes quelantes não demonstrou nenhuma eficácia. Nos casos de intoxicação crônica, a remoção dos pacientes dos locais de exposição é o tratamento de escolha. De maneira geral, a recuperação é total, embora haja alguns relatos de cegueira permanente e queda de cabelo.

OUTROS METAIS

1. Antimônio

▶ Considerações gerais

O antimônio é um metal macio encontrado como óxidos e sulfetos em uma grande variedade de metais. Com frequência, os metais de antimônio contêm quantidades significativas de arsênio e chumbo. O metal de antimônio puro é usado na fabricação de dispositivos semicondutores, como composto dopante para o silicone e como substrato na fabricação de cristais intermediários. As ligas de antimônio são aplicadas na produção de grades de baterias, mancais fundidos e revestimentos de cabos elétricos. Além disso, utilizam-se compostos de antimônio em munições, vidro e cerâmica, retardadores de chamas, tintas e vernizes, compostos de borracha, catalisadores químicos e soldas. Os antimoniais são usados no tratamento médico de leishmaniose, esquistossomose e filaríase.

▶ Exposição ocupacional e ambiental

As atividades de mineração e fundição são fontes significativas de exposição de trabalhadores ao pó e gás de antimônio. Os efeitos para a saúde atribuídos à sua exposição, durante as operações de refino, incluem irritação no trato respiratório e pneumoconiose. A exposição ao trissulfeto de antimônio foi associada a anormalidades eletrocardiográficas e morte súbita. O trióxido de antimônio e o tricloreto de antimônio, utilizados na indústria de componentes microeletrônicos, são agentes irritantes bastante fortes.

O gás stibine (SbH_3), uma toxina hemolítica semelhante à arsina, pode se formar a partir do processamento de ligas de antimônio com determinados ácidos redutores. Esse gás também é utilizado na fumigação de grãos. A administração parenteral de compostos de antimônio para fins médicos está associada a alterações eletrocardiográficas, alterações na função hepática e hemólise. As formas solúveis de antimônio são absorvidas imediatamente após a inalação. O antimônio é eliminado basicamente pela da urina. As formas não solúveis são eliminadas lentamente pela urina e poderão ser detectadas depois de muitos anos de interrupção da exposição.

▶ Achados clínicos

Exposições agudas ao pó e gás de antimônio provocam irritação intensa nos olhos, na garganta e no trato respiratório. Náusea, vômito, dor abdominal e diarreia sangrenta também são ocorrências prováveis. A inalação de stibine causa cefaleia, icterícia e anúria como consequência de hemólise maciça. A inalação crônica poderá resultar em secura na garganta, diosmia e bronquite. A exposição crônica da pele aos compostos de antimônio pode provocar dermatite pustular. Há suspeitas de que o antimônio seja um carcinógeno humano.

A presença de hemoglobinúria e de cilindros eritrocitários é um sinal de hemólise induzida por stibine e sugere insuficiência renal e hepática aguda. As alterações eletrocardiográficas, após o uso terapêutico ou a exposição industrial, incluem alterações nas ondas T e distúrbios no ritmo cardíaco.

A inalação aguda de tricloreto de antimônio pode causar edema pulmonar. As opacidades de forma arredondada que aparecem nos campos pulmonares intermediários nas radiografias ou TCs do tórax são consistentes com pneumoconiose. Embora a presença de antimônio na urina seja um diagnóstico de alguma exposição anterior, não se correlaciona necessariamente com a gravidade da exposição ou com efeitos na saúde.

▶ Prevenção

A quelação com dimercaprol ou penicilamina é indicada nos casos em que ocorrer danos cardiovasculares, pulmonares ou hepáticos significativos após exposições agudas. A hemólise induzida por stibine exige exsanguinitransfusão.

É obrigatório o uso de dispositivos de proteção individual nos locais em que houver exposição potencial ao pó ou gás de antimônio. O monitoramento biológico dos níveis urinários confirma a exposição ao antimônio, além de ser muito útil para o diagnóstico caso os níveis forem acentuadamente elevados quando a exposição for excessiva.

2. Níquel

▶ Considerações gerais

O níquel é um metal duro, maleável, magnético, de cor prata esbranquiçado, com uma grande variedade de aplicações industriais. É refinado por eletrólise ou pelo processo de Mond, em que o tratamento com monóxido de carbono resulta na formação de níquel tetracarbonilo [$Ni(CO_4)$]. O níquel ocorre naturalmente em uma grande variedade de vegetais e grãos.

A aplicação principal do níquel é na produção de aço inoxidável. Suas ligas garantem a durabilidade dos equipamentos utilizados no processamento de alimentos e de laticínios. Moedas, louças e utensílios de mesa, molas, ímãs, baterias (níquel-cádmio) e velas de ignição utilizam ligas de níquel. Na galvanoplastia, a aplicação de sais de níquel produz superfícies lustrosas, polidas e resistentes à corrosão em peças e equipamentos. Além disso, os compostos de níquel são usados como catalisadores e pigmentos.

▶ Exposição ocupacional e ambiental

A exposição aos compostos de níquel pode ocorrer nas operações de mineração, moagem e refino. No processo de Mond, os trabalhadores poderão se expor, também, ao gás altamente tóxico do níquel carbonilo. Nas oficinas de galvanoplastia, os trabalhadores poderão expor as vias respiratórias e a pele aos sais solúveis de níquel. Os trabalhadores que o utilizam como agente catalisador provavelmente se exponham ao seu pó.

A absorção gastrintestinal desse metal níquel é fraca. Os compostos solúveis de níquel e o níquel carbonilo são absorvidos imediatamente após a inalação. O níquel absorvido não se acumula nos tecidos e a eliminação ocorre pela urina, com uma meia-vida de aproximadamente uma semana. Os compostos insolúveis de níquel podem se acumular no trato respiratório – um fator que poderá contribuir para a carcinogenicidade.

▶ Achados clínicos

As manifestações mais comuns da exposição aos compostos solúveis de níquel são dermatológicas. O níquel é uma causa comum de dermatite por contato alérgico. A exposição a níveis elevados de aerossóis solúveis de seus sais pode causar rinite, sinusite e anosmia. Tosse e respiração ofegante sugerem a possibilidade de asma induzida pelo níquel. A exposição ao níquel carbonilo produz cefaleia, fadiga, náusea e vômito. Nos casos graves, há uma demora de 12 a 36 horas antes do desenvolvimento de pneumonite intersticial difusa, com febre, arrepios, tosse, dor no peito e dispneia. *Delirium*, convulsões e coma são ocorrências prováveis antes da morte. O níquel é considerado um carcinógeno do trato respiratório humano.

O diagnóstico de alergia na pele causada por esse metal pode ser confirmado por testes com adesivos ou com testes de transformação de linfócitos. Após a exposição ao níquel carbonilo, há uma leucocitose moderada, hipoxemia e uma redução nos volumes pulmonares e na capacidade de difusão do monóxido de carbono, que são consistentes com pneumonite aguda.

▶ Tratamento e prevenção

A dermatite causada pelo níquel deve ser tratada com esteroides tópicos e afastamento dos trabalhadores do local de trabalho para evitar novas exposições. O monitoramento de todos os indivíduos que forem expostos ao níquel carbonilo é imprescindível para verificar o possível desenvolvimento de complicações pulmonares e de toxicidade sistêmica. Nos casos em que a exposição for excessiva (níquel urinário = 100 µg/L), deve-se iniciar o tratamento com dietilditiocarbamato de sódio (*ditiocarb sodium*) ou dissulfiram.

A proteção cutânea e respiratória é importante nos casos em que houver exposição potencial ao pó ou gás de níquel ou aos líquidos e aerossóis solúveis de níquel. É preciso tomar muito cuidado no manuseio do níquel carbonilo gasoso. A vigilância médica deve se concentrar na pele e no sistema respiratório, com afastamento imediato dos indivíduos que desenvolverem alergia dérmica ou respiratória. Recomenda-se um nível limiar biológico de 10 µg/L no plasma em trabalhadores que tiverem sido expostos aos compostos de níquel. O nível máximo recomendado de 10 µg/L na urina aplica-se aos casos de exposição ao níquel carbonilo.

3. Selênio e telúrio

▶ Considerações gerais

O selênio e o telúrio são elementos metaloides amplamente distribuídos nos minérios, em principal, nas deposições de enxofre e cobre. O selênio é um microelemento essencial em seres humanos e serve como cofator para a glutationa peroxidase na prevenção de danos oxidativos nos eritrócitos. Embora esteja presente em várias concentrações nos tecidos humanos, o telúrio não é considerado um microelemento essencial para os seres humanos.

O selênio é utilizado na fabricação de vidros e plásticos para dar uma coloração avermelhada ou para neutralizar a descoloração verde. As propriedades fotocondutoras do selênio são bastante úteis em retificadores e em células fotoelétricas. Na área médica, o selênio é usado em xampus anticaspa e em loções antifúngicas tópicas. O selênio é usado em pigmentos, rações animais e na medicina veterinária. A principal aplicação do telúrio é na vulcanização da borracha para aumentar a durabilidade. Da mesma forma que o selênio, o uso do telúrio está aumentando na indústria eletrônica, principalmente na fabricação de retificadores e de semicondutores.

▶ Exposição ocupacional e ambiental

Os indivíduos que trabalham no refino de cobre e prata, em geral, expõem-se ao selênio em suspensão no ar e ao pó e gás de selênio. O selênio e o telúrio são usados na indústria eletrônica e nas indústrias de vidro, cerâmica, plástico e borracha. Os responsáveis pelas formulações podem se expor ao selênio durante a fabricação de produtos farmacêuticos e de rações animais. O uso agrícola do selenito de sódio como pesticida e a contaminação por selênio dos fertilizantes fosfatados resultaram na contaminação do solo e das águas subterrâneas.

Os compostos de selênio e telúrio são absorvidos através dos pulmões, do trato gastrintestinal ou da pele danificada. No fígado, o selênio é metabolizado para formas orgânicas. A excreção do selênio dimetílico e do telureto dimetílico ocorre através dos pulmões e produz um hálito com odor de alho. O telúrio se acumula no fígado e nos ossos, sendo que o processo de excreção pode ser prolongado.

▶ Achados clínicos

A inalação aguda de gás, pó, vapor de halogeneto de selênio ou telúrio, seleneto ou telureto de hidrogênio pode provocar irritação respiratória grave, resultando em tosse, dor torácica e dispneia. Provavelmente ocorram danos neurológicos, hepáticos e renais. O óxido de selênio pode provocar queimaduras graves na pele. Ambos os metais produzem hálito com odor de alho e, com frequência, a exposição ao telúrio resulta em uma descoloração azul escuro na pele.

A exposição crônica aos compostos de selênio e telúrio resulta em queixas inespecíficas de fadiga e lassidão. De maneira geral, há um forte odor de alho no hálito e no suor. A exposição crônica ao selênio em suspensão no ar pode causar conjuntivite, também conhecida como *olhos avermelhados*. As manifestações dermatológicas incluem dermatite irritante ou alérgica, paroniquia dolorosa e perda dos cabelos e das unhas. Pele avermelhada e descoloração nos cabelos são ocorrências prováveis.

Geralmente, a avaliação laboratorial não é diagnóstica. Observam-se elevações nos níveis de enzimas hepáticas e anemia. As medições do nível de selênio na urina confirmam a exposição excessiva, sendo que as concentrações normais são inferiores a 150 µg/L.

▶ Tratamento e prevenção

Nos casos de inalação aguda, a evacuação e reanimação devem ser feitas imediatamente. As queimaduras de pele devem ser irrigadas com uma solução de tiossulfato de sódio aquoso a 10%, seguida da aplicação de um creme de tiossulfato de sódio a 10%. A administração de ácido ascórbico diminui o forte hálito de alho em indivíduos expostos. A quelação é contraindicada e pode causar lesões renais.

A proteção respiratória e cutânea é imprescindível nos casos em que não for possível controlar por outros meios os níveis elevados de exposição aos compostos de selênio e telúrio em suspensão no ar. O principal foco da vigilância médica deve ser as queixas gastrintestinais e dermatológicas. O nível urinário de selênio deve permanecer abaixo de 100 µg/L em indivíduos expostos a níveis de 0,1 mg/m^3 dele em suspensão no ar. Os níveis urinários de telúrio devem permanecer abaixo de 0,05 µg/L. As mulheres grávidas não devem trabalhar diretamente com compostos de telúrio.

4. Vanádio
▶ Considerações gerais

O vanádio é um metal macio, de cor cinza, derivado comercialmente a partir de metais de sulfeto de vanádio. É encontrado em combustíveis fósseis e contribui para a contaminação ambiental. O vanádio dá resistência e elasticidade ao aço. Suas ligas conferem as qualidades de dureza e durabilidade nas ferramentas utilizadas em operações de perfuração e corte de alta velocidade. Esse metal é usado também como catalisador na polimerização em altas temperaturas, como mordente em corantes e como corante nas indústrias de cerâmica e vidro. Os compostos de vanádio orgânico são usados como catalisadores e revestimentos.

▶ Exposição ocupacional e ambiental

A exposição ao pó e gás de pentóxido de vanádio ocorre nas operações de fresagem e calcinação. Há um risco potencial de inalação nas atividades de remoção de pó do óleo e do carvão dos altos fornos, onde possivelmente ocorra o acúmulo de níveis elevados de pentóxido de vanádio. As estações de energia que queimam combustíveis fósseis emitem compostos de vanádio, resultando em contaminação ambiental e poluição do ar. Esses compostos podem ser absorvidos logo após a inalação ou ingestão. A excreção é basicamente renal, com pouca acumulação biológica.

▶ Achados clínicos

A exposição aguda a níveis elevados de pó ou gás de pentóxido de vanádio resulta em irritação nos olhos, epistaxe, tosse e bronquite. Pneumonia é uma ocorrência provável depois de exposições agudas. A sensibilidade ao vanádio poderá resultar em asma ou dermatite alérgica ocupacional. Uma apresentação pouco comum de exposição crônica é a descoloração esverdeada da língua. Os testes com adesivos confirmam a sensibilidade dérmica aos compostos de vanádio.

▶ Tratamento e prevenção

As pessoas que desenvolverem alergia respiratória ou dermatológica devem ser afastadas do local de exposição em caráter permanente. O uso de proteção respiratória adequada é muito importante nas operações de manuseio de compostos de vanádio e na limpeza de óleo e carvão das fornalhas de combustão. O principal foco da vigilância médica deve ser as queixas gastrintestinais e dermatológicas e buscar pontos de sensibilização nas vias respiratórias ou na pele. O monitoramento dos níveis de vanádio na urina (no fim de turno ou no final de uma semana de trabalho) pode ser bastante útil para controlar a exposição a esse tipo de metal.

OPERAÇÕES DE SOLDAGEM

A operação de soldagem é um processo de fusão com ampla aplicação nos setores industrial e de construção civil. Por meio da aplicação de calor ou pressão, o processo de soldagem funde metais com um ligante leve, cuja força e resistência se aproximam à do metal básico. A soldagem é uma atividade com uso intensivo de mão de obra. Mesmo que os métodos automáticos estejam sendo aplicados com maior frequência, a soldagem por arco manual ainda é o principal processo.

▶ Perigos da soldagem para a saúde

Os indivíduos que trabalham como soldadores utilizam uma grande variedade de materiais em diversas condições e se expõem a muitos riscos para saúde, incluindo contaminantes em suspensão no ar (vapores de metais, materiais particulados, gases); agentes físicos como radiação (infravermelha, ultravioleta); ruído e eletricidade; e estresse ergonômico. Os Quadros 30-4 e 30-5 apresentam uma lista dos principais contaminantes aéreos em diferentes processos de soldagem. A soldagem com arco protegido (SCAP) em aço carbono, ou "solda com vareta", é o uso mais comum das soldas. A exposição principal é ao óxido de ferro, sendo que a deposição pulmonar desse particulado não fibrogênico resultou no desenvolvimento de um tipo benigno de pneumoconiose. A exposição ao manganês e aos vapores de fluoreto pode ser considerável com determinados tipos de vareta de solda.

A propriedade de resistência à corrosão do aço inoxidável é o resultado de altas concentrações de cromo (18 a 30%). A presença de níquel e manganês também é muito comum em tipos diferentes de ligas de aço inoxidável. A exposição ao cromo (incluindo o CrVI), níquel e manganês pode ser significativa, principalmente nos processos de soldagem com arco protegido. A superfície do aço inoxidável reflete radiação ultravioleta, com formação de óxidos de nitrogênio e de ozônio. As soldagens de aço inoxidável com nível baixo de hidrogênio produzem altas concentrações de fumos de fluoreto.

A maior parte das soldas de alumínio utiliza o método de gás inerte de tungstênio. Assim como ocorre com o aço inoxidável, o processo com proteção gasosa resulta na formação de ozônio, como consequência da ação da radiação ultravioleta sobre o oxigênio nascente na atmosfera. A geração total de pó e de óxido de alumínio também é bastante significativa.

A soldagem forte e a soldagem a gás geram fumos metálicos. O uso de tochas de acetileno gera chamas intensas. A exposição ao óxido de cádmio ou a soldas de prata contendo cádmio pode causar lesões pulmonares agudas e morte depois de soldagens fortes em espaços fechados. Consequências semelhantes ocorrem a partir da geração de óxidos de nitrogênio durante soldagens a gás. Em todos os casos, a ventilação inadequada é o fator crítico na criação do perigo.

A radiação e o calor são as causas mais comuns de lesões em soldadores: fotoqueratite (*flash* do soldador) e queimaduras térmicas. Em geral, essas condições estão relacionadas ao uso inadequado de óculos de proteção, luvas e telas. Fagulhas ou fragmentos que flutuam no ar podem causar queimaduras ou lesões nos olhos. A exposição a ruídos pode ser superior a 80 dB nos processos de soldagem, principalmente nas operações de corte e goivagem (corte com eletrodos). Na soldagem a plasma (em que há geração de um calor intenso), os níveis podem chegar até 120 dB. As condições ambientais também influenciam a geração de ruído. O choque elétrico é um perigo constante e exige aterramento cuidadoso e revestimento dos cabos e equipamentos.

Quadro 30-5 Riscos potenciais dos processos de soldagem

Contaminantes em suspensão no ar	
Metais	
Óxido de ferro	Pneumoconiose benigna
Manganês	Neurotoxicidade, pneumonia
Óxido de cádmio	Lesão pulmonar aguda
Óxido de zinco	Febre dos fumos metálicos
Cromo	Câncer de pulmão, alergia
Níquel	Câncer de pulmão, alergia
Fluoreto	Irritação na pele ou nas vias respiratórias
Gases	
Ozônio	Irritação nas vias respiratórias, asma
Óxidos de nitrogênio	Lesão pulmonar aguda
Monóxido de carbono	Envenenamento sistêmico
Riscos físicos	
Radiação	
Ultravioleta	Fotoqueratite, eritema cutâneo
Infravermelha	Queimaduras, catarata (?)
Eletricidade	Choque elétrico, eletrocução
Ruído	Perda auditiva
Estresse ergonômico	Tensão muscular

Quadro 30-4 Contaminantes aéreos de tipos específicos de solda

Processo	Metal básico	Contaminantes
Soldagem com arco protegido (solda com eletrodo)	Aço carbono	Pó, óxido de ferro, manganês.
Soldagem com arco protegido (solda com eletrodo)	Aço inoxidável	Cromo, níquel, manganês, fluoretos.
Soldagem por arco elétrico com proteção gasosa (MIG)	Aço inoxidável	Cromo, níquel, manganês, óxidos de nitrogênio, ozônio.
Gás inerte de tungstênio (TIG)	Alumínio	Ozônio, óxido de alumínio.
Gás, soldadura forte, corte	Vários	Óxidos de nitrogênio, óxido de cádmio, gases metálicos.

MIG = *metal inert gas*; TIG = *tungsten inert gas*.

Quadro 30-6 Revestimentos e contaminantes encontrados nos processos de soldagem

Metal galvanizado	Óxido de zinco
Tintas	Chumbo, cádmio, isocianatos, epóxi
Biocidas	Mercúrio orgânico, compostos organoestânicos
Solventes clorados	Fosgênio
Produtos antiferrugem	Fósforo, fosfina
Ligas, folhas metálicas	Cádmio, níquel, manganês, berílio
Soldas	Breu, colofônia

A maior parte dos processos manuais exerce uma forte pressão sobre os soldadores, envolvendo, em principal, os ombros e as extremidades superiores.

Os revestimentos ou os contaminantes podem criar riscos adicionais (Quadro 30-6), principalmente nas situações em que não for possível identificar ou suspeitar de sua presença ou de perigos potenciais. De maneira geral, a formação de gases tóxicos, fumos ou vapores resulta do aquecimento de metais revestidos ou tratados, embora a exposição ao fosgênio esteja associada à ação da radiação ultravioleta ou do calor sobre os vapores de hidrocarbonetos clorados (semelhante à formação de ozônio a partir do oxigênio e dos óxidos de nitrogênio do nitrogênio)

Os processos de soldagem estão associados a exposições significativas aos fumos metálicos porque as temperaturas são baixas. A contaminação potencial dos locais de trabalho com pó de chumbo exige atenção especial em relação à higiene. Alguns fluxos, como o breu, são sensibilizantes cutâneos e podem causar asma ou dermatite alérgica.

▶ Achados clínicos

A. Exposição aguda

1. Fotoqueratite — Fotoqueratite é o resultado da exposição da córnea à radiação ultravioleta B (UVB) na faixa de 280 a 315 nm. A duração da exposição necessária para induzir esse tipo de efeito varia de acordo com a distância do arco e com a intensidade da luz. Logo após a exposição do olho não protegido ao arco de solda por alguns segundos, o trabalhador começa a sentir dor, queimação ou uma sensação de "areia ou de pequenas pedras" nos olhos. O exame físico revela a presença de congestão conjuntival e, nessa situação, o exame com uma lâmpada fendida poderá revelar depressão pontilhada sobre a córnea. Essa condição á autolimitada e desaparece em algumas horas. É imprescindível fazer um exame cuidadoso para verificar a presença de corpos estranhos ou evidências de lesão ocular térmica.

2. Febre causada por fumos metálicos — Febre causada por fumos metálicos é uma condição benigna e autolimitada cuja característica principal é o início tardio (8 a 12 horas) de febre, calafrios, tosse, mialgias e um gosto metálico na boca. Histórias de trabalhos executados na soldagem de metais galvanizados sugerem o diagnóstico.

3. Irritação nas vias respiratórias superiores — As irritações no trato respiratório superior podem resultar de exposições a uma grande variedade de contaminantes, como pó, ozônio, óxido de alumínio, óxidos de nitrogênio, óxido de cádmio e fluoretos. A asma pode ser desencadeada como resultado de irritações inespecíficas ou alergia (cromo, níquel).

4. Lesões pulmonares — Embora não seja frequente, a exposição aos óxidos de nitrogênio e ao óxido de cádmio poderá causar lesão pulmonar aguda e edema pulmonar tardio. Histórias de soldagem a gás ou de soldagem forte em ambientes fechados ou mal ventilados, ou trabalhos realizados em chapas metálicas, são preocupantes e servem como indicação para avaliações médicas rigorosas e observação.

5. Trauma musculoesquelético — As lesões resultantes de esforço isométrico sobre as extremidades superiores, durante a execução de trabalhos de soldagem, podem se apresentar como dor sintomática nos ombros e no pescoço depois de atividades muito prolongadas. As lesões musculares assintomáticas podem resultar em uma leve elevação nos níveis de creatina fosfoquinase no soro.

6. Queimaduras térmicas e lesões elétricas — Ver o Capítulo 14.

B. Exposição crônica

1. Siderose — A siderose é o resultado do acúmulo de partículas de óxido de ferro não fibrogênico nos pulmões. Embora a aparência radiográfica seja preocupante, com evidências de densidades reticulonodulares difusas, os relatos de déficits da função pulmonar são inconsistentes, sugerindo que o efeito é brando ou mínimo. Nos casos de soldadores que foram também expostos à sílica cristalina ou ao amianto, é muito difícil fazer a distinção radiográfica entre hemossiderose e fibrose pulmonar. Na ausência de exposição ao amianto, o espessamento ou a calcificação da pleura não foi relacionado aos trabalhos de soldagem.

2. Outros efeitos crônicos — Geralmente, os soldadores se queixam de um excesso de sintomas respiratórios, sendo que ocorre um aumento nas ausências no trabalho em decorrência de doenças respiratórias. A demonstração de déficits claros, na função pulmonar, atribuíveis às atividades de soldagem, não são consistentes. Nos dias atuais, existem evidências limitadas de que as atividades de soldagem provoquem alterações respiratórias crônicas. Na avaliação de soldadores com doença pulmonar crônica, é muito importante obter histórias médicas e ocupacionais detalhados, cujos focos devem ser as exposições às operações de soldagem e outros fatores que podem causar confusão.

Os estudos de câncer no pulmão em soldadores também não foram consistentes, compartilhando as limitações de vários outros estudos respiratórios. A grande incidência de câncer no pulmão possivelmente esteja relacionada à exposição ao cromo e ao níquel nas soldagens em aço inoxidável. Os estudos envolvendo soldadores que trabalhavam em estaleiros, durante a primeira metade deste século, são confundidos pela exposição secundária significativa ao amianto.

Outros estudos indicam que os soldadores devem apresentar contagem reduzida de espermatozoides e correm o risco de resultados reprodutivos adversos. O risco de desenvolvimento de sintomas neuropsicológicos ou de toxicidade entre os soldadores é uma área de pesquisa ativa e de muita controvérsia.

▶ Prevenção

Grande parte dos envenenamentos ou de lesões agudas associadas aos processos de soldagem pode ser prevenida. A observância rigorosa aos procedimentos de segurança evita a ocorrência de queimaduras, lesões nos olhos e choques elétricos. A consciência dos perigos potenciais, com atenção especial ao fornecimento de ventilação adequada, é a melhor proteção contra exposições acidentais excessivas aos contaminantes em suspensão no ar. Em espaços fechados, os respiradores de ar são essenciais, principalmente nos casos de processos que resultarem na geração de óxidos de nitrogênio.

Os estudos que forem realizados no futuro devem ser bem desenhados e controlados para melhorar a avaliação do impacto potencial dos processos de soldagem sobre a função respiratória e sobre o desenvolvimento de câncer nos pulmões. Caso estiverem presentes, esses efeitos certamente serão minimizados por meio da aplicação de medidas que diminuem as exposições às atividades de soldagem por meio de engenharia, ventilação e uso adequado de equipamentos de proteção individual.

TRATAMENTO

Condições como fotoqueratite e febre causada por fumos metálicos não precisam de nenhum tratamento específico, embora outros diagnósticos devam ser excluídos. Todos os soldadores com suspeita de exposição aguda excessiva aos óxidos de nitrogênio, fosgênio ou óxido de cádmio devem ser observados cuidadosamente para verificar o possível desenvolvimento de edema pulmonar. O tratamento de condições relacionadas a esses agentes, como edema pulmonar e insuficiência respiratória, é de suporte. Indivíduos asmáticos incomodados por efeitos irritantes inespecíficos associados às atividades de soldagem podem melhorar com o aprimoramento da ventilação e com proteção respiratória, embora os respiradores com cartucho não sejam suficientes para evitar a exposição aos gases irritantes. Asma alérgica a agentes específicos pode exigir o afastamento dos pacientes dos locais contaminados para evitar exposições futuras. As queimaduras e as lesões por radiação são discutidas no Capítulo 14.

REFERÊNCIAS

CDC: Low Level Lead Exposure Harms Children, 2012. http://www.cdc.gov/nceh/lead/ACCLPP/Final_Document_030712.pdf.

Chen Y: Arsenic exposure from drinking water and mortality from cardiovascular disease in Bangladesh. BMJ 2011;342:2431 [PMID: 21546419].

Chung CJ: Urinary arsenic profiles and the risks of cancer mortality. Environ Res 2013;122:25 [PMID: 23276485].

Fletcher AM: An analysis of mercury exposures among the adult population. J Community Health 2013;38:529 [PMID: 23264151].

Guilarte TR: Manganese and parkinson's disease. Environ Health Perspect 2010;118:1071 [PMID: 2920085]

Hartwig A: Cadmium and cancer. Met Ions Life Sci 2013;11:49 [PMID: 23430782].

Hrubá F: Blood cadmium, mercury, and lead in children: an international comparison. Environ Int 2012;41:29 [PMID: 22257910].

Middleton DC: Interpreting borderline BeLPT results. Am J Ind Med 2011;54:205 [PMID: 20957676].

Mortimer JA: Associations of welding and manganese exposure with Parkinson disease. Neurology 2012;79:1174 [PMID 22965675].

Sommar JN: End-stage renal disease and low level exposure to lead, cadmium and mercury. Environ Health 2013;12:9 [PMID: 23343055].

Tellez-Plaza M: Cadmium exposure and all-cause and cardiovascular mortality in the U.S. general population. Environ Health Perspect 2012;120:1017 [PMID:22472185].

Tezer H: Mercury poisoning: a diagnostic challenge. *Pediatr Emerg Care* 2012;28:1236 [PMID: 21563911].

US EPA. Integrated Science Assessment for Lead, 2013. http://www.epa.gov/ncea/isa/index.htm.

Van Dyke MV: Risk of chronic beryllium disease by HLA-DPB1 E69 genotype and beryllium exposure in nuclear workers. Am J Respir Crit Care Med 2011;183:1680 [PMID: 21471109].

■ QUESTÕES PARA AUTOAVALIAÇÃO

Selecione a resposta correta para cada questão:

Questão 1: A ingestão crônica de arsênio:
a. pode resultar em insuficiência renal crônica
b. provoca distúrbios graves no SNC e doenças mentais
c. provoca artralgias e mialgias
d. pode causar câncer de pele, no pulmão e na bexiga

Questão 2: A beriliose crônica:
a. raramente se apresenta com dispneia por esforço
b. pode se desenvolver depois de uma única exposição aguda
c. não causa dor torácica
d. está associada ao parkinsonismo

Questão 3: O teste de proliferação de linfócitos produzidos pelo berílo (TPLBe):
a. confirma a sensibilização
b. não deixa espaço para erros de má interpretação
c. exige apenas um teste de limiar para confirmar a sensibilização
d. não exige dois testes limiares para confirmar a sensibilização

Questão 4: A exposição crônica ao cádmio:
a. pode levar ao diabetes melito
b. pode resultar em nefropatia diabética
c. pode resultar em nefrolitíase e osteomalácia
d. está associada a um risco excessivo de câncer testicular

Questão 5: As exposições ao ácido crômico ou aos cromatos:
a. sempre produzem sintomas imediatos
b. não resultam em tosse, dor torácica e dispneia
c. podem resultar em asma induzida pelo cromo
d. estão associadas a um aumento na incidência de câncer nos ossos

Questão 6: A exposição aguda a doses elevadas de chumbo:
a. pode induzir anemia hemolítica
b. deprime as aminotransferases hepáticas
c. causa azotemia persistente
d. pode causar broncoespasmo

Questão 7: A intoxicação crônica por chumbo:
a. se apresenta com sintomas clássicos que levam a um diagnóstico rápido
b. afeta o sistema nervoso periférico somente em crianças
c. resulta principalmente de exposição no local de trabalho em adultos
d. pode resultar em hemorragia gastrintestinal

Questão 8: Os trabalhadores devem ser afastados da exposição ao chumbo nos locais de trabalho:
a. por um único nível de chumbo no sangue acima de 20 µg/dL
b. quando dois níveis sucessivos de chumbo no sangue, medidos em um intervalo de 4 semanas, forem superiores a 10 µg/dL
c. quando a PPZ exceder 25 µg/dL
d. quando uma mulher em fase pré-natal apresente chumbo no sangue em um nível igual ou superior a 10 µg/dL

Questão 9: A exposição industrial ao manganês:
a. resulta na estimulação crônica do sistema nervoso sem causar nenhum dano
b. pode causar fadiga, cefaleia, apatia, porém, não produz alterações comportamentais visíveis
c. pode levar a uma síndrome clínica que se assemelha ao parkinsonismo idiopático
d. provoca um tipo de tremor mais pronunciado que o parkinsonismo

Questão 10: O mercúrio:
a. é um elemento essencial nos seres humanos
b. não provoca nenhuma consequência quando exposto no ambiente
c. é um metal em pó, de cor cinza, na temperatura ambiente
d. e suas emissões levaram a uma distribuição global desse elemento

Questão 11: O níquel:
a. é não tóxico
b. é uma causa comum de dermatite alérgica por contato
c. pode causar perfuração no septo
d. pode causar câncer no cérebro

31 Produtos químicos

Robert J. Harrison, MD, MPH

ÁCIDOS E ÁLCALIS

Os ácidos e os álcalis são produtos químicos industriais extremamente importantes. Na classificação por volume de produção, os ácidos e os álcalis inorgânicos (incluindo cloro e amônia) constituem oito entre os 50 produtos químicos mais importantes produzidos anualmente nos Estados Unidos.

1. Ácidos

FUNDAMENTOS DO DIAGNÓSTICO

▶ Efeitos Agudos
- Dermatite irritativa, queimaduras na pele.
- Irritação respiratória, edema pulmonar.

▶ Efeitos Crônicos
- Ácido hidrofluórico: osteosclerose.
- Ácido nítrico (óxidos de nitrogênio): bronquiolite obliterante.
- Ácido crômico: ulceração nasal, perfuração, ulceração cutânea.
- Ácido sulfúrico: câncer na laringe.

▶ Considerações gerais

Os ácidos inorgânicos são compostos de hidrogênio e um ou mais outros elementos (com excessão do carbono) que se dissociam para produzir íons de hidrogênio quando são dissolvidos em água ou outros solventes. A solução resultante tem poder suficiente para neutralizar bases e de dar uma coloração avermelhada ao papel tornassol. Os ácidos inorgânicos de aplicação industrial mais frequentes são os ácidos crômico, clorídrico, fluorídrico, nítrico, fosfórico e sulfúrico. Os ácidos inorgânicos podem causar incêndios, explosões e danos para a saúde.

Os ácidos orgânicos e seus derivados incluem uma ampla variedade de substâncias usadas em quase todos os tipos de produtos químicos manufaturados. Todos têm efeitos irritantes primários dependendo do grau de dissociação ácida e de solubilidade na água.

▶ Aplicação, produção e exposição ocupacional

A. Ácidos inorgânicos

1. Ácido sulfúrico — O ácido sulfúrico é o produto químico principal em termos de volume de produção. O custo do ácido sulfúrico é mais baixo do que o custo de muitos outros ácidos; reage com muitos compostos orgânicos para produzir uma série de produtos úteis; e forma um sal levemente solúvel com óxido de cálcio ou hidróxido de cálcio. Grande parte da produção de ácido sulfúrico é utilizada em atividades como fabricação de fosfato e outros fertilizantes, refino de petróleo, produção de sulfato de amônia, decapagem de ferro e aço, fabricação de explosivos e outros nitratos, fabricação de fibras sintéticas e como produto químico intermediário. Os trabalhadores com exposição potencial ao ácido sulfúrico incluem aqueles que trabalham com galvanoplastia, joias, limpeza de metais, decapagem química e fabricação de baterias e acumuladores. A exposição ocupacional pode ocorrer por meio do contato com a pele e pela inalação de névoa de ácido sulfúrico.

2. Ácido fosfórico — O ácido fosfórico é usado predominantemente na fabricação de fertilizantes e rações agrícolas, no tratamento de água e como componente de detergentes e materiais de limpeza. Outras aplicações incluem tratamento ácido (decapagem) de folhas metálicas, polimento químico de metais e como agente aromatizante ácido em bebidas, como agente ligante para materiais refratários, assim como em atividades como limpeza de caldeiras, secagem de tecidos, gravação litográfica e coagulação de látex de borracha. A exposição ocupacional ocorre principalmente no contato do ácido líquido com a pele.

3. Ácido crômico — O ácido crômico é produzido por meio da torrefação de minério de cromita com carbonato de sódio e do tratamento com ácido sulfúrico para formar anidrido ácido do ácido crômico (trióxido de cromo) e ácido dicrômico. O ácido crômico é utilizado em atividades como revestimento de cromo, processos de gravação, fabricação de cimento, anodização, limpeza de metais, curtimento e na fabricação de vidros cerâmicos, vidros coloridos, tintas para impressão e tintas para pintura. Sem ventilação local por exaustão, a exposição ocupacional à névoa de ácido crômico durante as operações de revestimento metálico pode variar até alguns miligramas por metro cúbico; porém, com a instalação de sistemas de exaustão local, esta incidência pode ser reduzida acentuadamente para limites quase indetectáveis.

4. Ácido nítrico — O ácido nítrico é produzido a partir da oxidação da amônia, na presença de um catalisador, para produzir óxido nítrico que, subsequentemente, é oxidado e absorvido na água para formar uma solução aquosa de ácido nítrico. O ácido nítrico é usado para produzir amônia, nitrato de potássio, explosivos, ácido adípico, isocianatos, fertilizantes, nitroparafinas e nitrobenzenos. A exposição ocupacional ocorre por meio do contato tópico com o ácido na forma líquida, assim como por meio da inalação de óxidos de nitrogênio, que são formados através da reação do ácido nítrico com agentes redutores (p. ex., metais ou substâncias orgânicas) ou durante a combustão de nitrogênio contendo substâncias (p. ex., soldagem, sopro de vidro, explosões subterrâneas e decomposição de lama agrícola). Os relatos de exposição ocupacional ao ácido nítrico se limitam às medições dos níveis de óxidos de nitrogênio que resultaram dessas reações.

5. Ácido clorídrico — O ácido clorídrico é uma solução aquosa de cloreto de hidrogênio cujas aplicações principais são decapagem de aço, fabricação de produtos clínicos, acidificação de óleo e gás, e processamento de alimentos. A degradação térmica do cloreto polivinílico, que é um grande risco para os bombeiros, poderá gerar gás de ácido clorídrico.

6. Ácido fluorídrico — O ácido fluorídrico (fluoreto de hidrogênio) é um líquido incolor fabricado pela reação de ácido sulfúrico com fluoreto de cálcio em fornos aquecidos. Ele comporta-se como um gás e, em seguida, é condensado como fluoreto de hidrogênio anidro líquido. O ácido fluorídrico é usado como produto intermediário na produção de fluorocarbonos, de fluoreto de alumínio e de criolita; como um catalisador na alquilação da gasolina; e como produto intermediário na produção de hexafluoreto de urânio. Além dessas aplicações, o ácido fluorídrico é utilizado também em atividades como limpeza de metais, gravação em vidro e aplicações de polimento. A exposição ocupacional ocorre no contato direto com a pele e pela inalação de fumos ácidos.

7. Ácidos orgânicos — Entre os ácidos monocarboxílicos saturados, o ácido fórmico é usado principalmente na indústria têxtil, como agente dispersante de tinta; na indústria de couro, como agente de desencalagem e neutralizador, na indústria de látex, como coagulante de borracha e como componente nos banhos de revestimento com níquel. O ácido propiônico é utilizado nas sínteses orgânicas como inibidor de mofo e como aditivo na indústria alimentícia. O ácido acrílico é um ácido monocarboxílico insaturado largamente utilizado na indústria de resinas, plastificadores e medicamentos. Os ácidos dicarboxílicos alifáticos, como os ácidos maleico, fumárico e adípico, são utilizados na fabricação de resinas sintéticas, corantes, revestimentos superficiais, tintas para impressão e plastificadores. Os ácidos acéticos halogenados são altamente reativos aos produtos químicos intermediários usados na fabricação de glicina, medicamentos, corantes e herbicidas. O ácido glicólico e o ácido láctico são usados em larga escala nas indústrias de couro, tecidos, adesivos e plásticos, sendo que o ácido láctico é usado também como acidulante na indústria alimentícia.

Metabolismo e mecanismo de ação

Tanto os ácidos inorgânicos como os ácidos orgânicos, por causa da solubilidade em água e da dissociação ácida, provocam a destruição direta dos tecidos do corpo, incluindo as membranas mucosas e a pele. A extensão dos danos cutâneos diretos depende da concentração ácida e do tempo de exposição, enquanto os danos no trato respiratório, resultantes da inalação de névoa ácida, dependem também do tamanho das partículas. O ácido fluorídrico, um dos ácidos inorgânicos mais corrosivos, penetra rapidamente na pele e percorre as camadas dos tecidos profundos, produzindo necrose por liquefação nos tecidos moles e descalcificação e corrosão nos ossos. Atribui-se a dor intensa que acompanha as queimaduras por fluoreto de hidrogênio à propriedade de precipitação do cálcio do íon de fluoreto, que produz aprisionanamento do cálcio nos tecidos e excesso de potássio, estimulando as terminações nervosas. Além disso, o íon de fluoreto se liga ao cálcio do corpo provocando hipocalcemia sistêmica com risco de vida após exposição cutânea aguda ou alterações ósseas osteocleróticas depois de exposições crônicas à névoa de fluoreto de hidrogênio.

Achados clínicos

A. Sinais e sintomas

a. Exposição aguda — Todos os ácidos agem como irritantes primários da pele e das membranas mucosas.

A. Pele — Todos os ácidos, ao entrar em contato com a pele, provocam desidratação e liberação de calor, produzindo queimaduras de primeiro, segundo e terceiro graus com dor. A sensibilização é rara. Soluções de ácido fluorídrico inferiores a 50% causam queimaduras que se tornam aparentes somente depois de 1 a 24 horas; as soluções mais fortes podem causar dor imediata e destruição rápida dos tecidos que apresentam aparência avermelhada, branca e amolecida, bolhosa, macerada ou carbonizada.

B. Efeitos respiratórios — A inalação de vapores ou névoas provoca imediatamente condições como rinorreia, queimação na garganta, tosse, irritação nos olhos e irritação na conjuntiva. Altas concentrações podem causar falta de ar, aperto no peito, edema pulmonar e morte como consequência de insuficiência respiratória. De maneira geral, a inalação de vapores ou névoas ácidas produz sintomas imediatos por causa da alta solubilidade em água nas membranas mucosas, embora, às vezes, os efeitos respiratórios sejam retardados por várias horas. Existem relatos da ocorrência de edema pulmonar não cardiogênico após a exposição por inalação aguda de fumos de ácido sulfúrico, com recuperação quase total, exceto pela capacidade de difusão ligeiramente reduzida nos testes da função pulmonar. Nos casos de exposição ao ácido nítrico com óxidos de nitrogênio, a exposição excessiva tende a produzir sintomas tardios dentro de 1 a 24 horas após a inalação, iniciando com dispneia seguida de edema pulmonar e cianose. Provavelmente ocorra a incidência de edema pulmonar com progressão rápida de início tardio após a inalação de fumos durante a exposição acidental ao ácido nítrico. Nesses casos, a microscopia eletrônica *post mortem* dos tecidos pulmonares sugere aumento na permeabilidade, como resultado das lesões microvasculares.

As espécies de cloro são altamente reativas, resultando em uma grande variedade de efeitos pulmonares relacionados à dosagem, variando de irritação na membrana mucosa respiratória e edema pulmonar. As alterações pulmonares, obstrutivas ou restritivas, podem ocorrer imediatamente após a exposição, com resolução completa no período de alguns dias a algumas semanas na maior parte dos indivíduos. Alguns pacientes apresentam déficits pulmonares de longo prazo, obstrutivos ou restritivos, ou aumento não específico na reatividade das vias respiratórias depois de altos níveis de exposição ao ácido clorídrico.

A exposição a níveis mais baixos de névoas ou vapores ácidos durante alguns meses pode aumentar o risco na incidência de asma associada a substâncias irritantes. Os indivíduos que trabalham em salas de cubas de alumínio, com exposição aos fluoretos, apresentam risco aumentado de sintomas respiratórios, com maior prevalência de responsividade das vias respiratórias, de acordo com testes de provocação de vias respiratórias inespecíficos. Existem também relatos de asma ocupacional após a exposição às cloraminas contidas no ar de piscinas fechadas.

C. Efeitos sistêmicos — Os relatos indicam a ocorrência de várias mortes como resultado de hipocalcemia e hipomagnesemia persistentes após a exposição ao ácido fluorídrico concentrado, sendo que essas exposições envolvem pelo menos 2,5% da área superficial corporal total. Existem relatos de toxicidade sistêmica envolvendo hemorragia gastrintestinal, insuficiência renal aguda e lesões hepáticas após a ingestão de ácido crômico.

2. Exposição crônica

A. Pele — Os compostos cromados podem ser alergênicos e provocar sensibilização pulmonar e cutânea, embora a exposição ao ácido crômico resulte apenas em dermatite irritativa direta. Existem relatos de ulcerações cutâneas, assim como de ulcerações e de perfurações no septo nasal, após a exposição crônica ao ácido crômico.

B. Erosão dentária — Há indícios de que a exposição aos fumos ácidos, inorgânicos e orgânicos, cause erosão na superfície dos dentes. Foi detectado um aumento nas bolsas periodontais, mas não de lesões nas membranas mucosas, entre trabalhadores com exposição ácida.

C. Efeitos respiratórios — A bronquiolite obliterante, um tipo de doença pulmonar intersticial crônica, foi descrita depois de pneumonite aguda causada pelo ácido nítrico e por óxidos de nitrogênio. Não se encontrou nenhuma alteração significativa na função pulmonar entre trabalhadores que foram expostos ao ácido fosfórico e durante as operações de refino do fósforo. Os ácidos e uma grande variedade de outros irritantes foram reconhecidos como causas de disfunção nas pregas vocais, com sintomas crônicos de rouquidão e de perda de voz.

D. Efeitos sistêmicos — A osteosclerose foi encontrada em trabalhadores que haviam sido expostos ao ácido fluorídrico e a compostos contendo fluoreto. Agricultores que haviam sido expostos ao ácido fórmico apresentaram aumento na amoniogênese renal e na excreção urinária de cálcio, possivelmente como resultado da interação com o metabolismo oxidativo das células tubulares renais.

E. Câncer — Estudos realizados em trabalhadores expostos a névoas de ácido sulfúrico mostraram que há um grande risco de câncer laríngeo e nasofaríngeo. A International Agency for Research on Cancer (IARC) chegou à conclusão de que há evidências suficientes sobre a carcinogenicidade (grupo 1) da exposição ocupacional a névoas de ácidos inorgânicos fortes contendo ácido sulfúrico. Os fabricantes de baterias e os indivíduos que trabalham na indústria de aço e que se expõem a névoas minerais ácidas correm grande risco de incidência de câncer no trato aerodigestivo superior. No caso do ácido crômico, a IARC concluiu que há evidências de carcinogenicidade em seres humanos e em animais (grupo 1). A exposição ao cromo hexavalente em suspensão no ar resulta na elevação do risco de câncer no pulmão entre indivíduos que trabalham com revestimentos de cromo. O National Institute for Occupational Safety and Health (NIOSH) recomenda que o uso do ácido crômico seja regulado como substância carcinogênica. Um aumento no número de trocas de cromátides irmãs foi encontrado nos linfócitos de trabalhadores expostos a aerossóis ácidos em uma fábrica de fertilizantes à base de fosfato. A IARC entende que o ácido clorídrico não se enquadra na classificação de carcinogenicidade em seres humanos (grupo 3). O risco de incidência de câncer não aumentou entre coortes de trabalhadores na indústria de produtos químicos que se expuseram ao cloreto de hidrogênio e ao ácido nítrico.

B. Achados laboratoriais

Possivelmente, as radiografias torácicas mostrem edema intersticial ou alveolar, e a presença de hipoxemia talvez seja evidenciada pela análise dos gases no sangue arterial nos casos em que a exposição inalatória causar irritação mais extensiva na mucosa. Existem relatos de anormalidades inespecíficas na função hepática e renal após exposições inalatórias maciças ao ácido sulfúrico e ao ácido fluorídrico. Os níveis urinários de fluoreto podem ser utilizados como índices biológicos de exposição em casos de intoxicação pelo ácido fluorídrico, com um valor médio normal na urina de 0,5 mg/L (o índice biológico urinário de referência ocupacional após a jornada de trabalho é de 7 mg/L).

▶ Diagnóstico diferencial

Existem muitos irritantes respiratórios, incluindo gases como amônia, fosgênio, halogênios (cloro, bromina), dióxido de enxofre e ozônio; solventes como éteres de glicol; e em pó como vidro fibroso. Os sintomas e o curso clínico dos distúrbios pulmonares causados por essas substâncias e pelos ácidos discutidos neste capítulo não são diferentes e, portanto, a história é essencial. Da mesma forma, centenas de produtos químicos industriais podem causar dermatite irritativa direta.

▶ Prevenção

A. Práticas laborais

Na medida do possível, os ácidos altamente corrosivos devem ser substituídos por ácidos que apresentam menos riscos e, nos casos em que o uso de corrosivos for essencial, recomenda-se usar apenas as concentrações mínimas. As práticas adequadas de estocagem devem incluir construções resistentes a incêndios com pisos resistentes à ação ácida, dispositivos de retenção e sistema adequado de drenagem; os recipientes devem ter proteção adequada contra impacto, não podem permanecer em contato direto com o piso, e as informações das etiquetas de identificação devem ser claras. Nos locais em que for possível, o manuseio deve ser feito através de sistemas vedados ou, então, as substâncias devem ser transportadas em porta-frascos seguros. A decantação deve ser feita com sifões ou bombas especiais. Pode-se evitar o potencial de reações violentas ou perigosas (p. ex., ao despejar água no ácido nítrico) com treinamento adequado.

Nas situações em que os processos produzirem névoas ácidas (como nas operações de galvanoplastia) é necessário instalar sistemas de ventilação por exaustão. Os trabalhadores potencialmente expostos a respingos e derramamentos devem usar proteção para as mãos, braços, olhos e face, assim como proteção respiratória para situações emergenciais. A localização dos sistemas de chuveiros e dispositivos para lavagem dos olhos deve ser estratégica.

B. Vigilância médica

Os exames pré-admissionais e periódicos devem incluir história médica da pele e de doenças respiratórias, além dos exames da pele, dentes e pulmões. Nas situações de exposição potencial ao ácido fluorídrico, nas proximidades ou acima dos limites permissíveis, os níveis periódicos urinários de fluoreto depois de turnos de trabalho que estiverem acima de 7 mg/L (ajustados de acordo com a densidade urinária específica de 1,024) pode ser uma indicação de práticas ineficientes. A análise de elementos nos cabelos para verificar a presença de fluoreto foi correlacionada a níveis séricos e urinários de fluoreto.

▶ Tratamento

O tratamento imediato de primeiros socorros de queimaduras causadas por ácidos nos olhos ou na pele inclui lavagem abundante com água corrente e remoção de todas as roupas contaminadas. De maneira geral, as queimaduras de primeiro e segundo graus envolvendo áreas pequenas podem ser tratadas no departamento médico local com desbridamento e aplicação de curativos específicos para queimaduras. Todos os outros casos de queimaduras por ácido devem ser tratados nos departamentos de emergência dos hospitais.

No caso de queimaduras causadas pelo ácido fluorídrico, o tratamento definitivo tem como foco principal a desativação do íon de fluoreto nos tecidos utilizando-se cálcio, magnésio ou solução de amônia quaternária. Se a concentração do fluoreto de hidrogênio for igual ou superior a 20%, se o paciente foi exposto por longo tempo a concentrações mais baixas, ou se uma grande área tecidual foi afetada por concentrações mais baixas, a melhor alternativa é aplicar a solução de gliconato de cálcio. Para preparar a solução de gliconato de cálcio basta misturar 10% de gliconato de cálcio a uma quantidade igual de soro fisiológico para formar uma solução a 5% e infiltrar com uma agulha pequena em várias injeções (0,5 mL/cm^3 de tecido) e cinco milímetros além da área afetada. O alívio da dor é imediato. A excisão de vesículas e bolhas do tecido desvitalizado deve ser feita com muito cuidado, sendo imprescindível a remoção do tecido necrosado; nos casos de envolvimento de tecidos periungueais ou ungueais a unha deve ser separada na base. Após, aplica-se um curativo específico para queimaduras, juntamente com gel de gliconato de cálcio a 2,5% ou pomada de sulfato de magnésio. As queimaduras nas mãos causadas por ácido fluorídrico têm sido tratadas com sucesso com aplicações repetidas de luvas oclusivas sobre o gel tópico de carbonato de cálcio. Recomenda-se também a aplicação de infusões intra-arteriais repetidas durante quatro horas com 10 mL de cloreto de cálcio a 10% diluído em 40 mL de soro fisiológico normal para o tratamento de queimaduras nas extremidades causadas pelo ácido fluorídrico. O monitoramento cuidadoso dos níveis séricos de magnésio e cálcio é extremamente importante. Se a concentração de fluoreto de hidrogênio for igual ou inferior a 20% e houver envolvimento de apenas uma pequena superfície, a queimadura poderá ser lavada com água e, em seguida, ser tratada com solução de sulfato de magnésio a 10% sob um curativo macio. As queimaduras nos olhos com fluoreto de hidrogênio devem ser irrigadas copiosamente e, em seguida, ser avaliadas por um oftalmologista. O gliconato de cálcio a 1% em soro fisiológico normal pode ser usado como irrigante.

Os efeitos sistêmicos da absorção devem ser prevenidos nos casos de queimaduras na pele causadas pelo fluoreto de hidrogênio com concentração acima de 50% ou de queimaduras extensivas em qualquer nível de concentração. A hipocalcemia pode colocar o paciente em risco de vida e, consequentemente, deve ser monitorada por medições frequentes do nível sérico de cálcio e por eletrocardiografia, para verificar a presença de prolongamento do intervalo QT. A administração intravenosa de gliconato de cálcio a 10%, com hidratação adequada, facilita a reposição de cálcio.

Nos casos de inalação de vapores ou névoas ácidas, a vítima deve ser removida imediatamente da fonte de exposição e tratada no local com oxigênio a 100%. Se surgirem sintomas de falta de ar, aperto no peito ou tosse persistente, o paciente deverá ser avaliado em um hospital. Os pacientes minimamente sintomáticos e com valores normais de pico de fluxo expiratório e saturação de oxigênio podem receber alta médica hospitalar depois de algumas horas de observação, sendo instruídos a retornar ao hospital se ocorrer dispneia. Queimaduras na parte superior do corpo ou na face são indicações de que a inalação pode ter ocorrido concomitantemente com possíveis lesões sérias nas vias respiratórias inferiores. A avaliação deve incluir radiografia de tórax e gasometria arterial para verificar o nível de oxigênio. A hipoxemia deve ser tratada com oxigênio a 100%, com máscara ou por intubação, na hipótese de hipoxemia grave, acidose ou desconforto respiratório. Recomenda-se monitorar cuidadosamente o equilíbrio hídrico e, se necessário, medir diretamente a pressão intracardíaca. Os casos de broncospasmo podem ser tratados com broncodilatadores inalatórios ou com administração intravenosa de aminofilina e esteroides, em caso de necessidade. Os benefícios dos esteroides no tratamento de edema pulmonar não cardiogênico causado por inalação ácida são desconhecidos, embora os medicamentos possam ser usados de forma empírica para agilizar a recuperação e impedir o desenvolvimento subsequente de doença pulmonar intersticial. O uso da solução nebulizada de gliconato de cálcio a 5% foi bem-sucedido no tratamento de exposição inalatória ao ácido fluorídrico.

2. Álcalis

FUNDAMENTOS DO DIAGNÓSTICO

▶ Efeitos agudos
- Queimaduras na pele e nos olhos.
- Irritação respiratória.

▶ Efeitos crônicos
  • Opacidades na córnea (olhos não tratados).
  • Doença pulmonar obstrutiva.

▶ Considerações gerais

Os álcalis são substâncias cáusticas que se dissolvem em água para formar uma solução com pH acima de 7. As substâncias alcalinas incluem amônia, hidróxido de amônio, hidróxido de cálcio, óxido de cálcio, hidróxido de potássio, carbonato de potássio, hidróxido de sódio e fosfato trissódico. Os álcalis, seja na forma sólida ou de líquido concentrado, são mais destrutivos para os tecidos do que a maior parte dos ácidos. As substâncias alcalinas têm a tendência de liquefazer os tecidos para penetração mais profunda, dependendo da concentração, da duração do contato e da área corporal envolvida.

▶ Aplicação, produção e exposição ocupacional

Nos Estados Unidos, todo hidróxido de sódio (soda cáustica) é produzido por eletrólise do sódio ou do cloreto de potássio em células de mercúrio. Nesse processo, a salmoura saturada pura se decompõe por meio de uma corrente elétrica para liberar cloro gasoso no ânodo e sódio metálico no cátodo. O sódio metálico reage com água para formar hidróxido de sódio. A maior parte da soda cáustica é produzida como uma solução aquosa a 50%. O hidróxido de sódio é utilizado na produção de celulose e papel, no tratamento de água e numa grande variedade de produtos químicos orgânicos e inorgânicos, sabões e detergentes, tecidos e alumina. A produção norte-americana anual é de quase 10 bilhões de toneladas.

O carbonato de sódio (cinza de soda) é produzido pelo processo de cloreto de amônio, por meio da reação de cloreto de sódio e ácido sulfúrico, ou lixiviando-se depósitos de rocha. O carbonato de sódio é utilizado na fabricação de vidro, como componente de formulação de produtos de limpeza, nos processos de fabricação de celulose e papel, no tratamento de água e como produto químico intermediário.

O carbonato de potássio (potassa) é produzido pela carbonatação de soluções de hidróxido de potássio obtidas por eletrólise. O carbonato de potássio é utilizado na fabricação de sabão, vidro, cerâmica e xampu; curtimento e acabamento de couro; em produtos químicos para aplicação fotográfica, compostos para extinção do fogo e preparações antioxidantes para borracha; e como alcalinizante e na limpeza de tubulações.

O hidróxido de potássio (potassa cáustica) é produzido pela eletrólise de solução de cloreto de potássio e é utilizado como produto químico intermediário na fabricação de carbonato de potássio, fosfato de potássio, sabões, pirofosfato de tetrapotássio, fertilizantes líquidos, corantes e herbicidas.

O óxido de cálcio (cal viva ou cal virgem) é obtido a partir da calcinação de calcário. O óxido de cálcio é utilizado na metalurgia em uma etapa na produção de aço, na recuperação de amônia no processo Solvay para obtenção do carbonato de sódio, na construção e na purificação e amaciamento de água, no refino de açúcar de cana e de beterraba, na produção de papel kraft, e no tratamento de esgotos.

▶ Metabolismo e mecanismo de ação

A exposição ocupacional aos álcalis ocorre principalmente pelo contato direto com os olhos, pele e membranas mucosas. Em geral, a inalação de névoas cáusticas é limitada pelas propriedades irritantes dos compostos. O contato dos olhos com álcalis provoca desintegração e descamação do epitélio corneano, opacificação da córnea, edema acentuado e ulceração. Os compostos alcalinos combinam com a pele para formar albuminados e com gorduras naturais para formar sabões. Esses compostos gelatinizam os tecidos resultando em destruição profunda e dolorosa. A ingestão acidental ou intencional de álcalis pode produzir necrose esofágica grave com estenose subsequente.

▶ Achados clínicos
A. Sinais e sintomas

1. Exposição aguda — Ao contrário dos ácidos, embora não produza dor imediata, o contato dos álcalis com a pele poderá iniciar a produção de danos imediatos com eritema e necrose tecidual dentro de alguns minutos ou de algumas horas. Os respingos de substâncias alcalinas nos olhos, caso não sejam tratados dentro de alguns minutos, poderão resultar em necrose corneana, edema e opacificação.

Existem relatos de lesões pulmonares obstrutivas irreversíveis após a inalação aguda de hidróxido de sódio em espaços mal ventilados. Há relatos de trabalhadores que sofreram lesões cutâneas e inalatórias graves depois de exposição ao "licor negro" usado na indústria de celulose e papel. Há casos de lesões fatais que ocorreram após a inalação relativamente rápida e o contato dérmico com uma solução cáustica concentrada aquecida. Condições como traqueobronquite aguda e insuficiência respiratória, como resultado da inalação de doses elevadas de amônia, podem resultar em obstrução permanente, grave e fixa das vias respiratórias. Existem relatos de bronquiolite obliterante causada por exposição ocupacional às cinzas volantes de incineradores.

2. Exposição crônica — A exposição crônica ao pó cáustico não aumenta a taxa de mortalidade de forma significativa. Há relatos de que a inalação de hidróxido de sódio por tempo muito prolongado causa doença obstrutiva grave nas vias respiratórias com hiperinsuflação pulmonar significativa. A exposição crônica à amônia de aproximadamente 7,5 ppm está associada à redução na função pulmonar entre indivíduos que trabalham em frigoríficos de carne suína. Há relatos de um aumento na prevalência de tosse, sibilo, irritação ocular e irritação nasal entre moradores de comunidades que foram expostos ao pó alcalino. As opacidades corneanas resultaram de queimaduras por álcali não tratadas na córnea. Observou-se um aumento no risco de carcinoma nasofaríngeo entre trabalhadores na indústria têxtil chinesa que se expuseram a substâncias ácidas e cáusticas.

B. Achados laboratoriais

Os testes laboratoriais específicos não têm nenhum valor para o diagnóstico e tratamento de problemas resultantes da exposição a substâncias alcalinas.

▶ Diagnóstico diferencial

Vários outros produtos químicos industriais, incluindo os ácidos, podem produzir queimaduras nos olhos e na pele.

Prevenção

A. Práticas laborais

Tanto quanto possível, o manuseio das soluções cáusticas deverá ocorrer em sistemas fechados para impedir o contato ou a inalação química. Todas as pessoas com exposição potencial às substâncias cáusticas devem usar roupas e equipamentos de proteção adequados, tais como proteção facial total, óculos de proteção, aventais ou jalecos, luvas de borracha e botas. Chuveiros e dispositivos para lavagem dos olhos devem se localizar em pontos estratégicos em que possa ocorrer o contato com a pele e com os olhos.

B. Vigilância médica

Recomenda-se fazer exame médico nos olhos, na pele e no trato respiratório em todos os trabalhadores com exposição a substâncias cáusticas.

Tratamento

Hidróxido de sódio e hidróxido de potássio podem produzir danos mais prolongados e profundos como resultado da penetração rápida através dos tecidos oculares. As queimaduras nos olhos e na pele causadas por álcalis devem ser tratadas dentro de alguns minutos por meio de irrigação abundante com água corrente, sendo extremamente importante a remoção de roupas contaminadas. A irrigação com um ácido fraco, como o ácido acético a 5%, é uma das opções sugeridas. O tratamento de primeiros socorros, com irrigação imediata e contínua dos olhos, é essencial para a prevenção de danos permanentes na córnea e perda visual. O uso tópico do inibidor de metaloproteinases sintéticas chegou a reverter ou interromper a progressão de ulcerações na córnea depois de queimaduras experimentais com substâncias alcalinas. Um composto relativamente novo, quelante, anfotérico, polivalente e hipertônico (Diphoterine) também poderá produzir benefícios nos processos de descontaminação emergencial dos olhos e da pele. Recomenda-se procurar um médico ou um profissional da saúde nos casos de queimaduras nos olhos; o exame cuidadoso dos olhos é imprescindível. Nos casos de suspeita de lesão nos olhos, recomenda-se o acompanhamento dos pacientes por um oftalmologista. Algumas situações possivelmente exijam administração intensiva de esteroides, antibióticos e transplante de membrana amniótica.

ACRILAMIDA E ACRILONITRILA

1. Acrilamida

FUNDAMENTOS DO DIAGNÓSTICO

- Efeitos agudos
  - Dermatite.
- Efeitos crônicos
  - Neuropatia periférica.

Considerações gerais

A acrilamida pura é um material sólido cristalino de cor branca à temperatura ambiente e altamente solúvel em água. Trata-se de um monômero de vinila com alta reatividade com tióis e com os grupos hidroxi e amino. A acrilamida comercial é vendida na forma aquosa a 50% em tambores de aço inoxidável, caminhões tanques e carros. A fabricação da acrilamida se baseia na hidratação catalítica da acrilonitrila.

Aplicação

A aplicação principal do monômero de acrilamida é na produção de polímeros utilizados como floculadores. As poliacrilamidas são utilizadas em floculantes para o tratamento de lixo e de água, em produtos para escoamento de esgotos e em uma grande variedade de produtos aplicados na indústria de tratamento de água. Outras aplicações incluem agentes de resistência na fabricação de papel e auxiliares de retenção, aditivos para lama de perfuração, tratamento de tecidos e revestimentos superficiais. Uma das aplicações mais importantes é como agente de argamassa, principalmente nas atividades de mineração e de construção de túneis.

Exposição ocupacional e ambiental

Os indivíduos que trabalham na fabricação de monômeros são potencialmente expostos à acrilamida, assim como as pessoas que trabalham em atividades como fabricação de papel, estabilização de solos, fabricação de tecidos, construção de túneis e perfuração de poços. Indivíduos que trabalham em laboratórios biomédicos podem ser expostos à acrilamida utilizada na fabricação de gel de poliacrilamida. Existem relatos de intoxicação na fabricação de monômero de acrilamida, no manuseio de solução aquosa a 10% em uma mina, na fabricação de floculadores, no uso de misturas de resinas contendo monômero residual e na produção de polímeros no processo de fabricação de materiais para revestimento de papel. Um incidente não ocupacional ocorreu no Japão, onde uma família ingeriu água de poço contendo 40 ppm de acrilamida.

A formação da acrilamida pode ocorrer em temperaturas elevadas na culinária, principalmente em alimentos ricos em carboidratos como a batata (p. ex., salgadinhos, batata frita e frituras). Os níveis residuais de acrilamida podem também ser encontrados em cosméticos.

Metabolismo e mecanismo de ação

A acrilamida é absorvida facilmente em animais após a administração por todas as vias. Os terminais nervosos periféricos são os principais locais de ação da acrilamida, com possível inibição dos processos de fusão de membranas, alterando a liberação de neurotransmissores. Não há dados qualitativos disponíveis sobre a absorção ou excreção em seres humanos. Após a administração intravenosa feita em ratos, a acrilamida foi distribuída na água corporal total dentro de alguns minutos, sendo que a excreção ocorreu basicamente através da urina, com meia-vida de menos de duas horas. A acrilamida com ligação proteica ou metabólitos de acrilamida tem meia-vida no sangue e, possivelmente, no sistema nervoso central de aproximadamente 10 dias. O principal metabólito da acrilamida é o N-acetil-S-(3-amino-3-oxipropil) cisteína, cuja excreção ocorre predominantemente pela urina.

Achados clínicos

A. Sinais e sintomas

O polímero de acrilamida pode produzir dermatite; porém, não causa neurotoxicidade. O monômero pode produzir dormência e formigamento nas mãos e fraqueza nas mãos e nas pernas. A acrilamida é neurotóxica em muitos animais experimentais, causando axonopatia distal e degeneração neuronal central.

Existem relatos de mais de 60 casos de neurotoxicidade associada à acrilamida em seres humanos. A neuropatia periférica subclínica foi encontrada em indivíduos que trabalhavam em túneis e que se expuseram à acrilamida durante os trabalhos de rejuntamento. Assim como nos casos de neuropatia associada aos hexacarbonos n-hexano e metil-n-butilcetona, a neuropatia causada pela acrilamida é considerada um exemplo típico de distúrbio *dying-back*, em que o processo degenerativo inicia nas extremidades distais das fibras grossas e longas e se dissemina no sentido proximal. Na maior parte dos casos, a toxicidade é o resultado do contato com a pele e da absorção dérmica, embora a acrilamida também possa ser absorvida por inalação. A neurotoxicidade celular e molecular da acrilamina envolve alterações no transporte rápido anterógrado ou em grupos sulfidrila de proteínas pré-sinápticas. As características neurológicas da intoxicação por acrilamida variam de acordo com a velocidade de intoxicação. No caso da família japonesa que ingeriu água contaminada de um poço, sintomas como encefalopatia com confusão, desorientação, transtornos de memória, alucinações, ataxia e neuropatia periférica se desenvolveram em aproximadamente um mês. O tempo documentado para início dos sintomas em casos ocupacionais varia de quatro semanas a aproximadamente 24 meses. Sob o ponto de vista clínico, a neuropatia periférica causada pela acrilamida afeta tanto as fibras nervosas motoras como as sensoriais, predominantemente nos membros distais. De maneira geral, dificuldade para andar e descoordenação nas mãos são os primeiros sintomas, seguidos de dormência nos pés e nos dedos. A fraqueza distal geralmente é detectada nos exames físicos, com perda dos reflexos tendíneos e da sensação vibratória. Existem relatos de evidências de sudorese excessiva, predominantemente nas extremidades, juntamente com vermelhidão e esfoliação da pele. Nos casos agudos, o envolvimento do sistema nervoso central possivelmente resulte em ataxia de tronco, letargia e disartria. As descobertas histológicas mais importantes são edema axonal e/ou uma redução nos axônios com grande diâmetro. A axonopatia se reverte lentamente com o tempo; porém, a reversão total depende do nível de gravidade da intoxicação.

Descobriu-se que a acrilamida aumenta o aparecimento de tumores em ratos, sendo também genotóxica em estudos animais. A acrilamida reage com a hemoglobina para formar adutos de DNA e translocações hereditárias em estudos animais. Estudos realizados em seres humanos mostraram aumento nos adutos de DNA e nas aberrações cromossômicas entre trabalhadores que haviam sido expostos à acrilamida. Os estudos de mortalidade em coortes não mostraram nenhum aumento nos casos de câncer entre trabalhadores que haviam sido expostos à acrilamida, sendo que os estudos iniciais sugerem que não há excesso de câncer associado ao consumo de acrilamida nos alimentos. Algumas evidências sugerem que a acrilamida resulta em efeitos adversos no desenvolvimento e na reprodução em estudos animais.

O Estado da Califórnia incluiu a acrilamida na lista de carcinógenos desde 1990. A IARC chegou à conclusão de que há evidências suficientes em animais experimentais para classificar a acrilamida como carcinógeno (grupo 2A).

B. Achados laboratoriais

Estudos eletrofisiológicos de trabalhadores com sinais e sintomas de neurotoxicidade mostraram apenas um efeito leve sobre a velocidade máxima de condução de fibras motoras ou sensitivas. Normalmente, os potenciais de ação dos nervos sensitivos são reduzidos; porém, é o teste eletrofisiológico mais sensível.

Biópsias do nervo sural feitas em dois pacientes durante a recuperação de neuropatia por acrilamida mostraram que a degeneração axonal afetava principalmente as fibras com diâmetros maiores. Estudos recentes sugeriram o uso da S-carboxietilcisteína urinária e do ácido mercaptúrico urinário (metabólito da acrilamina) para monitoramento biológico nos locais de trabalho e na população em geral, respectivamente.

Diagnóstico diferencial

A combinação de ataxia de tronco com neuropatia periférica – predominantemente motora – acompanhada de sudorese excessiva, vermelhidão e descamação da pele torna provável o diagnóstico de neurotoxicidade associada à acrilamida. Outros agentes tóxicos ocupacionais associados à neuropatia periférica devem também ser levados em consideração (ver Cap. 27), juntamente com a presença de outras doenças metabólicas subjacentes, uso de medicamentos e distúrbios endócrinos.

Prevenção

A. Práticas laborais

O carregamento mecanizado de sacos de reatores de polimerização, a transferência de acrilamida líquida em linha fechada e outros processos com sistemas fechados são medidas importantes para minimizar a exposição. Sempre que for possível, deve-se manter à disposição dos trabalhadores equipamentos de proteção individual para impedir a exposição dérmica ou inalatória à acrilamida. O consumo de acrilamida em alimentos pela população em geral pode ser reduzido por meio de mudanças nas matérias-primas e nos métodos de preparação da indústria alimentícia.

B. Vigilância médica

Os exames pré-admissionais e os exames médicos periódicos são suficientes para excluir a presença de neuropatias periféricas sintomáticas. O uso de adutos de hemoglobina permitiu monitorar a exposição ocupacional à acrilamida e à acrilonitrila. O índice de neurotoxicidade envolvendo medidas eletrofisiológicas se correlaciona com os níveis de ácido mercaptúrico em urina de 24 horas, com os adutos de hemoglobina da acrilamida, com o tempo de permanência no emprego e com a sensibilidade a vibrações. Provavelmente, o limiar de vibração seja um indicador sensível de neurotoxicidade precoce causada pela exposição à acrilamida.

Tratamento

A pele contaminada com acrilamida deve ser lavada imediatamente com sabão e água e as roupas contaminadas devem ser removidas. Não há nenhum tratamento conhecido para intoxicação por acrilamida. O afastamento das pessoas dos locais de exposição é a única medida eficaz. Na maior parte dos casos, observou-se que a recuperação total ocorreu após um período que variou de duas semanas a dois anos, embora nos casos mais graves ainda permaneceram algumas anormalidades neurológicas residuais.

2. Acrilonitrila

FUNDAMENTOS DO DIAGNÓSTICO

▶ Efeitos Agudos
  • Irritação respiratória, náuseas, tonturas e irritabilidade, seguidas de convulsões, coma e morte.
▶ Efeitos Crônicos
  • Náuseas, tonturas, cefaleia, apreensão e fadiga.

▶ Considerações gerais

A acrilonitrila é um líquido incolor volátil com odor característico que se assemelha a sementes de pêssego, perceptível em concentrações de 20 ppm ou menos. Trata-se de um composto altamente reativo. A acrilonitrila pura polimeriza imediatamente com a exposição à luz; a armazenagem deste líquido exige a adição de inibidores de polimerização. Os vapores da acrilonitrila são explosivos e inflamáveis e durante a queima podem liberar cianeto de hidrogênio.

▶ Aplicação

A acrilonitrila não foi um material muito importante até a Segunda Guerra Mundial, quando foi utilizada na produção de borrachas resistentes ao óleo. Nos dias atuais, quase toda a produção mundial de acrilonitrila se baseia em um processo em que o propileno, a amônia e o ar reagem na fase de vapor na presença de um catalisador. O cianeto de hidrogênio e a acrilonitrila são os principais subprodutos. A acrilonitrila passa por uma série de destilações para obtenção do produto final.

Grande parte do monômero de acrilonitrila é utilizada na fabricação de fibras acrílicas para as indústrias de vestuário, tapetes e móveis domésticos. Os materiais plásticos contendo acrilonitrila, principalmente as resinas de acrilonitrila, butadieno e estireno (ABS, *Acrylonitrile-Butadiene-Styrene*) e estireno-acrilonitrila (SAN, *Styerene-Acrylonitrile*) são utilizados na fabricação de tubos e acessórios para tubos, peças automotivas, aparelhos e componentes para construção civil. Os elastômeros de nitrila, pelo óleo e pelas propriedades de resistência aos hidrocarbonetos, são utilizados nas indústrias petroquímica e automobilística. A acrilonitrila é usada também para fabricar acrilamida.

▶ Exposição ocupacional e ambiental

A exposição potencial à acrilonitrila geralmente ocorre nas plantas de monômeros, fibras, resinas e borracha. A exposição à acrilonitrila na produção de fibras acrílicas é maior nas situações em que o solvente for removido das fibras de formação recente e durante a descontaminação de equipamentos de processo, nas operações de carregamento, nas inspeções em unidades de processamento e na coleta de amostras do produto.

▶ Metabolismo e mecanismo de ação

A acrilonitrila é absorvida imediatamente em animais após a ingestão ou inalação. A meia-vida é bifásica, isto é, 3,5 horas e 50 a 77 horas, uma vez que a eliminação ocorre predominantemente através da urina. A acrilonitrila é metabolizada em cianeto e a eliminação dos metabólitos ocorre pela via urinária. Em seres humanos, a absorção ocorre por meio da inalação ou do contato com a pele. Acredita-se que a toxicidade aguda da acrilonitrila nos seres humanos seja resultado da ação do cianeto, sendo que o tiocianato foi detectado no sangue e na urina de trabalhadores. A acrilonitrila é um composto eletrofílico com ligação covalente aos sítios nucleofílicos nas macromoléculas. Os adutos de hemoglobina foram utilizados para avaliação de exposições em estudos experimentais feitos em animais e no acompanhamento de exposições agudas à acrilonitrila em trabalhadores que foram expostos acidentalmente. Postula-se que o efeito mutagênico da acrilonitrila seja causado pela glicidonitrila, uma substância intermediária reativa capaz de produzir alquilação em macromoléculas.

▶ Achados clínicos

A. Sinais e sintomas

Existem relatos de mortes causadas pela exposição à acrilonitrila, com desconforto respiratório, letargia, convulsões e coma a 7.500 mg/m^3. A acrilonitrila foi envolvida em quatro casos de necrólise epidérmica tóxica que se desenvolveu entre 11 a 21 dias após as vítimas terem retornado a residências que haviam sido fumigadas com uma mistura de 2 por 1 de tetracloreto de carbono e acrilonitrila. Na necropsia, um dos pacientes apresentou níveis mensuráveis de cianeto no sangue. Os sintomas de envenenamento agudo se caracterizam por irritabilidade, irritação respiratória, fraqueza nos membros, desconforto respiratório, tontura, náuseas, cianose, desmaio, convulsões e parada cardíaca, a exemplo do que ocorre com o envenenamento por cianeto.

Há relatos de toxicidade crônica em seres humanos nos trabalhadores da indústria de borracha que haviam sido expostos a 16-100 ppm de acrilonitrila por períodos que variavam de 20 a 45 minutos, com queixas de irritação nasal, cefaleia, náuseas, apreensão e fadiga. A acrilonitrila é carcinogênica em ratos depois de dois anos de ingestão e inalação, induzindo tumores cerebrais e papilomas gástrico. Um risco excessivo de câncer no colo e no pulmão foi detectado entre indivíduos que trabalhavam na polimerização de acrilonitrila em fábricas de fibras têxteis. Estudos epidemiológicos sugerem que a acrilonitrila está associada a uma elevação no risco de câncer no pulmão, com um período de latência de 20 anos, e que deveria ser considerada como uma substância provavelmente carcinogênica em seres humanos. No entanto, metanálises de estudos de mortalidade entre coortes expostas à acrilonitrila não demonstraram evidências consistentes de carcinogenicidade. A IARC chegou à conclusão de que há evidências suficientes em animais experimentais para classificar a acrilonitrila como agente carcinógeno (grupo 2A).

B. Achados laboratoriais

O uso de biomarcadores como aberrações cromossômicas e adutos de hemoglobina são ferramentas promissoras para compreender a suscetibilidade em termos de efeitos para a saúde e para monitorar trabalhadores com exposição aguda. Níveis séricos elevados de cianeto ou níveis urinários de tiocianato possivelmente sejam encontrados em casos de intoxicação aguda.

▶ Diagnóstico diferencial

Envenenamentos agudos por acrilonitrila podem imitar intoxicação por cianeto.

▶ Prevenção

A. Práticas laborais

Comprovadamente, os programas de controle são eficazes para reduzir a exposição de empregados à acrilonitrila. O NIOSH recomenda que o manuseio da acrilonitrila nos locais de trabalho seja feito como se fosse um carcinógeno humano potencial e publicou diretrizes detalhadas para execução de práticas laborais adequadas.

B. Vigilância médica

Os exames pré-admissionais e os exames médicos anuais devem dedicar atenção especial para a pele, trato respiratório e trato gastrintestinal, assim como para sintomas inespecíficos de cefaleia, náuseas, tontura e fraqueza, que poderão estar associados à exposição crônica. Os *kits* de tratamento para intoxicação aguda por cianeto (ver Cap. 33) devem permanecer à disposição imediata do pessoal médico treinado em cada área em que houver potencial para liberação de acrilonitrila ou de contato com esta substância.

O monitoramento biológico é bastante útil para refletir a exposição à acrilonitrila. A relação entre o grau de exposição à acrilonitrila e a excreção urinária de tiocianato e acrilonitrila foi estabelecida entre indivíduos japoneses que trabalhavam em fábricas de fibras acrílicas. Descobriu-se que havia uma correlação entre a concentração urinária média do tiocianato de 11,4 mg/L após os turnos de trabalho (densidade específica de 1,024) e a exposição à acrilonitrila de 4,2 ppm durante turnos de oito horas. Os níveis urinários normais de tiocianato em indivíduos não fumantes não podem exceder 2,5 mg/g de creatinina. Níveis urinários médios de 30 μg/L de acrilonitrila em indivíduos que trabalham na indústria plástica holandesa se correlacionavam com a média ponderada de um nível de exposição de 0,13 ppm durante oito horas, uma vez que esses níveis foram utilizados para fazer o monitoramento das práticas laborais.

▶ Tratamento

O tratamento de intoxicação aguda por acrilonitrila se assemelha ao tratamento de envenenamento por cianeto. A combinação de N-acetilcisteína com tiossulfato de sódio foi sugerida como medida adequada para o tratamento de intoxicação causada pela acrilonitrila.

AMINAS AROMÁTICAS

FUNDAMENTOS DO DIAGNÓSTICO

▶ Efeitos agudos
  • Dermatite
  • Asma
  • Icterícia colestática
  • Metemoglobinemia
▶ Efeitos crônicos
  • Câncer na bexiga

▶ Considerações gerais

As aminas aromáticas pertencem a uma classe de produtos químicos derivados de hidrocarbonetos aromáticos como benzeno, tolueno, naftaleno, antraceno e difenil, por meio da substituição de pelo menos um átomo de hidrogênio por um grupo amino. A figura adiante ilustra alguns exemplos.

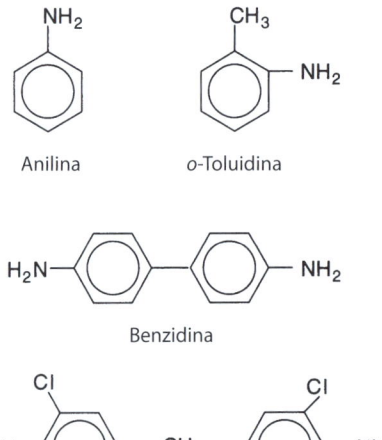

Anilina

o-Toluidina

Benzidina

MOCA (4 4-metileno bis(2-cloroanilina)

▶ Aplicação

As aminas aromáticas são usadas principalmente na síntese de outros produtos químicos. A principal aplicação comercial da benzidina foi como produto químico intermediário na fabricação de corantes azoicos nas indústrias de couro, têxtil e de papel. A benzidina chegou a ser usada em laboratórios clínicos para detecção de sangue; porém, esse tipo de aplicação foi descontinuado por problemas de segurança. Nos Estados Unidos a benzidina não é mais produzida para distribuição comercial. Qualquer produção de benzidina deve ter consumo cativo e ser mantida em sistemas fechados.

A anilina é usada como produto químico intermediário na produção de di-isocianato de metileno, produtos derivados da borracha, corantes, pesticidas, pigmentos e hidroquinonas. A 4,-4' metilenodianilina é usada como produto químico intermediário na produção de poliuretanos, corantes, resinas e fibras de poliamida e poliimida e como reagente analítico em laboratórios. A o-toluidina é um componente importante na impressão têxtil, na preparação de resinas de troca iônica, como antioxidante na fabricação de borracha e na síntese de corantes. A 1,4-fenilenediamina é encontrada em alguns tipos de tintura para cabelos. A 4,4-metilenobis(2-cloroanilina) (MOCA) foi muito utilizada como agente de cura nas resinas de uretano e epóxi. Esse produto não é mais fabricado nos Estados Unidos em escala comercial.

A fabricação e uso da b-naftilamina foram banidos em muitos países por causa da carcinogenicidade comprovada. Nos Estados Unidos a fabricação de b-naftilamina foi interrompida a partir de 1972.

▶ Metabolismo e mecanismo de ação

Quase todas as aminas aromáticas são solúveis em lipídeos e absorvidas através da pele. O metabolismo ocorre principalmente por meio da formação de intermediários de hidroxilaminas. Esses metabólitos são transportados para a bexiga como conjugados de N-glucoronida e hidrolisado pelo pH elevado da urina para formar eletrófilos reativos que se ligam ao DNA do epitélio de transição da bexiga. A enzima polifórmica N-acetil-transferase-2 faz parte do metabolismo das aminas aromáticas; a condição de acetilador lento é um fator de risco genético para a incidência de câncer na bexiga. O aumento na suscetibilidade de câncer na bexiga também pode estar relacionado à deficiência genética da glutationa-S-transferase M1. O pH da urina (influenciado pelas dietas) tem um efeito muito forte na presença de compostos aromáticos urinários livres e sobre os níveis dos adutos de DNA das células uroteliais.

▶ Achados clínicos

A. Sinais e sintomas

1. Exposição aguda

A. Dermatite — Em decorrência de sua natureza alcalina, algumas aminas constituem um risco direto de dermatite. Muitas aminas aromáticas produzem dermatite alérgica, principalmente o p-aminofenol e a p-fenilenediamina. A p-fenilenediamina, anteriormente conhecida como *dermatite de pele*, provoca asma em indivíduos que trabalham com tintura e, atualmente, pode causar dermatite de contato entre cabelereiros.

B. Efeitos respiratórios — Existem relatos de incidência de asma causada pela p-fenilenediamina.

C. Cistite hemorrágica — A cistite hemorrágica pode ser o resultado da exposição a o-toluidina, p-toluidina e 5-cloro-o--toluidina. A hematúria é autolimitada, sendo que não foi observado nenhum aumento na incidência de tumores na bexiga.

D. Lesão hepática — Icterícia colestática é o resultado da exposição industrial ao diamino difenil metano, que também causa icterícia tóxica como consequência da panificação de farinha contaminada (*Icterícia de Epping*). A hepatite é reversível após a interrupção da exposição. Há relatos de disfunção hepática aguda entre trabalhadores que se expuseram a 5-nitro-o-toluidina.

E. Metemoglobinemia — O envenenamento agudo pela anilina e seus derivados resulta na formação de metemoglobina. Elevações significativas nos níveis de metemoglobina foram demonstradas em voluntários adultos após a ingestão de 25 mg de anilina. Estima-se que a dose média letal esteja entre 15 e 30 gramas, embora existam casos de morte após a ingestão de apenas um grama. Acredita-se que o metabólito tóxico, a fenil-hidroxilamina, seja responsável pela metemoglobina. Níveis máximos de metemoglobina podem ser observados dentro de 1 a 2 horas após a ingestão. A cianose se torna aparente em níveis de metemoglobina de 9 a 15%, com provável ocorrência de cefaleia, fraqueza, dispneia, tontura e mal-estar em níveis variando de 25 a 30%. Concentrações acima de 60 a 70% podem causar coma e morte.

2. Exposição crônica
Observou-se grande incidência de tumores na bexiga em 1895 entre trabalhadores alemães que usavam aminas aromáticas na produção de corantes sintéticos. Indivíduos que trabalham na fabricação de corantes na Inglaterra correm risco elevado de desenvolvimento de câncer na bexiga. Nos Estados Unidos, o câncer na bexiga acometeu indivíduos que foram expostos à β-naftilamina ou à benzidina na fabricação de corantes e em trabalhadores da indústria química que se expuseram a o-toluidina.

O risco de tumores na bexiga é maior entre trabalhadores envolvidos na produção de auramina e magenta a partir da anilina e entre indivíduos que trabalham com 4-aminobifenil. Os trabalhadores expostos ao 4-cloro-o-toluidina têm uma incidência 73 vezes maior de câncer na bexiga. Estudos realizados em animais mostram que há aumento no risco de tumores na bexiga após a exposição aos corantes produzidos à base de benzidina, o-toluidina e o-dianisidina, MOCA e outras aminas aromáticas. Estudos realizados na Europa envolvendo a suscetibilidade individual ao desenvolvimento de câncer na bexiga associado às aminas aromáticas, sugerem alguma modulação por polimorfismos genéticos.

A IARC considera que a benzidina é carcinogênica para os seres humanos (grupo 1A) e que a MOCA provavelmente também seja (grupo 2A). A IARC chegou à conclusão que as evidências obtidas em experiências com animais são suficientes para a carcinogenicidade da o-toluidina e da 4,4'-metilenodianilina (grupo 2B) e encontrou evidências limitadas da carcinogenicidade da anilina em animais (grupo 3).

Os resultados de estudos de coorte e caso-controle dão forte evidência à associação entre exposição ocupacional às aminas aromáticas (p. ex., benzidina, naftilaminas, MOCA e o-toluidina) e câncer na bexiga. Levando em consideração que o uso desses compostos encontra-se em declínio, o risco de câncer na bexiga atribuível à população (aproximadamente 25%) também poderá cair.

B. Achados laboratoriais

Os níveis de metemoglobina podem auxiliar na determinação da absorção excessiva de compostos aromáticos mononucleares. Os indivíduos normais apresentam concentrações de metemoglobina que variam de 1 a 2%. Propôs-se um índice biológico máximo permitido (IBMP) de 5%.

A determinação dos metabólitos p-aminofenol e p-nitrofenol pode ser usada no monitoramento da exposição à anilina e ao nitrobenzeno. Após seis horas de exposição a 1 ppm de nitrobenzeno, a concentração urinária do p-aminofenol não poderá exceder 50 mg/L, visto que o índice biológico máximo permitido (IBMP) recomendado é de 10 mg/L. Os níveis de MOCA livre na urina podem ser usados para monitorar a exposição a esse composto. Os níveis de MOCA livres na urina devem ser minimizados até o limite de detecção e utilizados como índice de adequação às práticas laborais e aos controles de engenharia existentes. No caso de trabalhadores expostos a níveis conhecidos ou suspeitos de aminas aromáticas carcinogênicas, a análise periódica da urina para verificar a presença de eritrócitos e evidências de epitélio displásico facilita a detecção precoce de câncer na bexiga.

▶ Diagnóstico diferencial

Os nitratos alifáticos (p. ex., dinitrato de etileno glicol), nitritos alifáticos, nitritos inorgânicos e cloratos também podem causar metenoglobinemia. Possivelmente, o câncer de bexiga de etiologia ocupacional seja responsável por 10 a 15% de todos os casos de câncer na bexiga. A exposição ao arsênio na água potável também aumenta o risco de câncer na bexiga. O tabagismo, através da inalação de arilaminas carcinogênicas (p. ex., 2-aminonaftaleno), também é um fator de risco significativo.

▶ Prevenção

A. Práticas laborais

Todos os esforços devem ser envidados para eliminar o uso de aminas aromáticas carcinogênicas, substituindo-as por alternativas mais seguras. Controles de engenharia eficazes pelos fabricantes de produtos de poliuretano que utilizam a MOCA – particularmente o uso de sistemas automatizados e de ventilação local por exaustão – provavelmente reduzam o potencial de exposições com sucesso. Levando-se em conta que a maior parte dos casos de exposição à anilina ocorre através da pele e da contaminação das roupas, o foco principal deve ser disponibilizar para os empregados luvas adequadas e roupas de proteção.

No caso dos corantes à base de benzidina, a exposição dos trabalhadores poderá ser reduzida aos níveis mais baixos possíveis por meio de controles eficientes de engenharia, incluindo o uso de processos fechados e de sistemas de medição de líquidos, cabines de segurança do tipo *walk-in* e ventilação local especial por exaustão. Para minimizar os níveis de poeira recomenda-se usar corantes granulados, pastosos ou na forma líquida. É extremamente importante restringir o acesso às áreas com grande potencial de exposição e fornecer roupas de proteção e respiradores para os empregados.

B. Vigilância médica

Exames pré-admissionais e medições periódicas dos níveis urinários do p-aminofenol após jornada de trabalho facilitam o monitoramento biológico das exposições à anilina. Da mesma forma, a coleta periódica de amostras de urina pós jornada de trabalho, para verificar a possível presença de MOCA, é uma ação importante às medidas de higiene industrial para o controle de exposições.

O índice biológico máximo permitido (IBMP) para o-toluidina, MOCA e anilina recomendado pela ACGIH (American Conference of Governmental Industrial Hygienists) é 1,5% de metemoglobina no sangue durante ou no final do turno de trabalho. O monitoramento biológico feito por métodos de cromatografia líquida de alta eficiência (CLAE) para análise dos níveis urinários da o-toluidina, anilina e MOCA é extremamente útil. A medição de metileno dianalina (MDA) usando o ensaio de cromatografia gasosa-espectometria de massa (CG-EM) na urina se correlaciona com os adutos de hemoglobina do MDA em indivíduos que trabalham na produção de poliuretano e, além disso, pode servir de índice sensível de exposição (principalmente nos casos de exposição dérmica) em níveis abaixo dos limites de detecção-monitoramento do ar. Os adutos de hemoglobina foram também utilizados no monitoramento biológico de trabalhadores que haviam sido expostos ao 3-cloro-4-fluoroanilina.

As populações de alto risco com exposição atual ou anterior às aminas aromáticas carcinogênicas devem passar por rastreamentos periódicos com citologia esfoliativa da bexiga. As descobertas positivas devem ser acompanhadas com exame urológico direto. O rastreamento biomolecular usando amostras comuns de urina para ploidia de DNA, tumor de bexiga associado ao antígeno p300 e proteína citoesquelética, foi aplicado em uma coorte de trabalhadores que haviam sido expostos à benzidina.

▶ Tratamento

O tratamento definitivo de metemoglobinemia causada pelo envenenamento por anilina é a administração do agente redutor azul de metileno. Entretanto, quantidades excessivas desse agente podem estimular a formação de metemoglobina. Além disso, deficiência hereditária de glicose-6-fosfato desidrogenase (G6PD, *glucose-6-phosphate dehydrogenase*) poderá prejudicar a capacidade do azul de metileno para reduzir a metemoglobina e precipitar franca hemólise. A dose recomendada de azul de metileno para o tratamento inicial de metemoglobinemia é a aplicação intravenosa de 1 a 2 mg/kg do peso corporal, equivalente a 0,1 a 0,2 mL de uma solução a 1%. Em geral, a resposta máxima ao azul de metileno ocorre dentro de 30 a 60 minutos. As doses poderão ser repetidas em intervalos de uma hora, de acordo com os níveis de metemoglobina. A maior parte dos pacientes consegue tolerar níveis iguais ou inferiores a 30%, a menos que sejam anêmicos. Recomenda-se interromper a administração do azul de metileno nas situações em que a resposta for inexpressiva ou se houver elevação nos níveis de metemoglobina após duas doses consecutivas ou se as doses totais excederem 7 mg/kg. É extremamente importante continuar monitorando os níveis de metemoglobina após a reação inicial ao azul de metileno, tendo em vista o potencial de produção continuada de metemoglobina pela anilina.

O tratamento de câncer na bexiga associado à exposição às aminas aromáticas é idêntico ao dos tumores na bexiga de origem não ocupacional. A detecção precoce por meio de programas de rastreamento poderá melhorar o prognóstico.

DISSULFETO DE CARBONO

FUNDAMENTOS DO DIAGNÓSTICO

▶ Efeitos agudos
- Irritabilidade, *delirium* maníaco, alucinações, paranoia.
- Irritação respiratória.

▶ Efeitos crônicos
- Doença arterial coronariana.
- Anormalidades neurocomportamentais.
- Microaneurismas retinianos.
- Neuropatia periférica com parestesia simétrica ascendente e fraqueza.

▶ Considerações gerais

O dissulfeto de carbono é um solvente volátil e incolor com um forte aroma adocicado. O limiar médio de odor de 1 ppm está abaixo do valor limite de exposição. Portanto, o dissulfeto de carbono é um material com boas propriedades de alerta. Esse tipo de substância evapora à temperatura ambiente, sendo que seu vapor é 2,6 vezes mais pesado que o ar; no ar pode formar misturas explosivas na faixa de 1 a 50% por volume.

▶ Aplicação

O dissulfeto de carbono é utilizado na fabricação de *rayon*, celofane, tetracloreto de carbono, produtos químicos derivados da borracha e como agente para fumigação de grãos.

▶ Exposição ocupacional e ambiental

No processo de fabricação de rayon viscose, o dissulfeto de carbono é adicionado à celulose alcalina para produzir xantato sódico de celulose. O xantato é dissolvido em soda cáustica para produzir pasta de viscose que, após passar pelas fieiras, produz fibras têxteis, fibras para pneus, fibras de poliéster ou material fundido utilizado na fabricação de celofane. A exposição a concentrações elevadas de dissulfeto de carbono, em geral, ocorre durante a abertura das máquinas de fiação seladas e durante os processos de corte e secagem.

▶ Metabolismo e mecanismo de ação

A inalação é a principal via de absorção na exposição ocupacional, uma vez que entre 40 e 50% do dissulfeto de carbono contido no ar inalado permanece retido no corpo. A excreção do dissulfeto de carbono pelos pulmões corresponde a 10 a 30% da dose absorvida, sendo que menos de 1% é eliminado pelos rins sem nenhuma alteração. A quantidade remanescente é eliminada sob a forma de vários metabólitos através da urina.

O dissulfeto de carbono é metabolizado por meio da formação de ditiocarbamatos e conjugados reduzidos de glutationa, assim como por meio da transformação oxidativa. Substâncias como tioureia, ácidos mercaptúricos e o conjugado de glutationa ácido 2-tiotiazolidina-4 carboxílico (TTCA, *2-thiothiazolidine-4-carboxylic acid*), em geral são encontradas na urina de trabalhadores expostos. Em parte, a formação de ditiocarbamato é responsável pela toxicidade no sistema nervoso causada pelo dissulfeto de carbono, enquanto a oxidação produz sulfeto de carbonila, que é um metabólito hepatóxico. O dissulfeto de carbono reage com as funções amino proteicas para formar adutos de ditiocarbamato que, em seguida, oxida ou se decompõe em um eletrófilo que, por sua vez, reage com os nucleófilos das proteínas resultando em uma ligação proteica cruzada. Em seguida, os neurofilamentos com ligação cruzada se acumulam dentro de edemas axonais.

▶ Achados clínicos

A. Sinais e sintomas

1. Exposição aguda — A intoxicação aguda por dissulfeto de carbono foi descrita em 1920 entre indivíduos que trabalhavam na indústria de rayon viscose, envolvendo exposição a concentrações de centenas ou milhares de partes por milhão. Os sinais e sintomas incluíam irritabilidade extrema, raiva descontrolada, alterações rápidas no humor (incluindo *delirium* maníaco e alucinações), ideias paranoicas e tendências suicidas.

A exposição a 4.800 ppm de dissulfeto de carbono durante 30 minutos poderá causar coma rápido e morte. Altas concentrações de vapor provocam irritação nos olhos, nariz e garganta; o dissulfeto de carbono na forma líquida produz queimaduras de segundo ou terceiro grau.

2. Exposição crônica — Os efeitos crônicos de exposições mais baixas ao dissulfeto de carbono incluem o seguinte:

A. Olhos — Alguns relatos sugerem que os indivíduos que trabalham na fabricação de *rayon* viscose apresentam alta incidência de irritação nos olhos. Uma incidência elevada de microaneurismas retinianos e enchimento peripapilar tardio no fundo do olho na angiografia fluoresceínica ocorreu em trabalhadores japoneses e iugoslavos que haviam sido expostos ao dissulfeto de carbono. Há relatos de distúrbios na visão colorida em trabalhadores chineses abaixo do valor limite de exposição (VLE).

B. Orelha — A exposição ao dissulfeto de carbono aumenta a perda auditiva induzida pelo ruído nas altas frequências. Sintomas vestibulares de vertigem e nistagmo também são bastante prováveis.

C. Coração — Estudos epidemiológicos indicam que os trabalhadores que se expõem ao dissulfeto de carbono correm risco maior de mortalidade por doenças cardiovasculares. Há uma correlação entre pressão arterial, nível elevado de triglicérides e níveis reduzidos de lipoproteínas e exposição ao dissulfeto de carbono. O mecanismo fisiopatológico não é muito claro; porém, possivelmente inclua algum efeito no estresse oxidativo no plasma ou alguma alteração nas propriedades elásticas das artérias. O dissulfeto de carbono pode aumentar a variabilidade na frequência cardíaca com efeitos persistentes após o término da exposição. Observou-se risco maior de alterações eletrocardiográficas isquêmicas em um estudo longitudinal de indivíduos que trabalhavam na fabricação de *rayon* viscose.

D. SISTEMA NERVOSO — Alguns estudos mostram que houve alterações neurocomportamentais persistentes na velocidade psicomotora, na coordenação motora e na personalidade em trabalhadores que haviam sido expostos a concentrações baixas (5 a 30 ppm) de dissulfeto de carbono. A redução na condução nervosa periférica durante exposições de menos de 10 ppm se caracteriza pela ausência de sintomas clínicos de polineuropatia. Latência distal, velocidade de condução motora nos nervos e amplitude sensorial são, comprovadamente, indicadores sensíveis de polineuropatia em indivíduos que trabalham na fabricação de *rayon* viscose que tenham sido expostos ao dissulfeto de carbono. Níveis mais baixos de exposição foram correlacionados à redução na velocidade de condução de fibras lentas, com prolongamento do período refratário do nervo fibular. Estudos prospectivos de trabalhadores que se expuseram ao dissulfeto de carbono em níveis próximos ao valor limite de exposição demonstraram que houve alterações na condução nervosa motora e sensorial. Há relatos de atrofia cerebelar com sintomas extrapiramidais, acompanhados de parkinsonismo atípico e sinais cerebelares. Existem também relatos de doenças em pequenos vasos acompanhadas de lesões cerebelares nos núcleos da base, na substância branca subcortical e no tronco encefálico. Os sinais e sintomas nos nervos periféricos podem persistir por períodos de até três anos após a interrupção da exposição.

E. EFEITOS REPRODUTIVOS — A exposição ao dissulfeto de carbono foi associada a um efeito significativo sobre a libido e a potência, embora não tenha sido demonstrada nenhuma consequência sobre a fertilidade ou a qualidade do sêmen. As mulheres que foram expostas a concentrações inferiores a 10 ppm possivelmente apresentaram um aumento na frequência de anormalidades menstruais, abortos espontâneos e partos prematuros. Não foram observados efeitos sobre a função endócrina geral.

B. Achados laboratoriais

Existem relatos de elevações inespecíficas no nível de enzimas hepáticas e de creatinina nos casos de intoxicação aguda. Nos casos de exposição crônica, possivelmente ocorra uma redução na velocidade da condução nervosa periférica, sendo que os testes neurocomportamentais poderão revelar a presença de anormalidades nas habilidades psicomotoras e na personalidade.

Os metabólitos urinários que catalisam a reação entre o iodo e a azida sódica podem ser utilizados para detectar exposições acima de 16 ppm (reação entre o iodo e a azida). A concentração urinária da TTCA (*tRNA 2-thiocytidine*) ao final de um turno de trabalho está relacionada à exposição e permite detectar absorções de até 10 ppm durante uma jornada diária de trabalho. A ACGIH BEI é de 5 mg de TTCA por grama de creatinina na urina ao final de um turno de trabalho. Trabalho físico pesado e maior contato com a pele estão correlacionados com níveis mais elevados de TTCA. A biópsia do nervo sural em casos de suspeita de lesão nervosa periférica é uma boa alternativa para mostrar a presença de degeneração axonal e mielínica com perda predominante de fibras mielizadas de grande calibre.

▶ Diagnóstico diferencial

As doenças cardíacas causadas pela intoxicação por dissulfeto de carbono devem ser diferenciadas de doença cardíaca aterosclerótica provocada por outras causas. Polineuropatia periférica deve ser distinguida daquela causada pelo abuso de álcool, medicamentos, diabetes e outros agentes tóxicos. Provavelmente os sintomas neuropsiquiátricos sejam o resultado de condições como depressão, síndrome do estresse pós-traumático ou de outras exposições tóxicas como aos solventes orgânicos.

▶ Prevenção

A. Práticas laborais

O controle de exposições deve se fundamentar basicamente nos controles de engenharia, com aplicação de processos e equipamentos em circuito fechado, bem como de sistemas de ventilação adequados. É extremamente importante implantar um sistema de rodízio operacional e de proteção respiratória durante os picos de exposição. Fontes potenciais de ignição devem ser proibidas nas áreas de armazenamento e manuseio do dissulfeto de carbono, sendo imprescindível não acumular concentrações acima de 0,1%. O uso de roupas impermeáveis, luvas e proteção facial impedem o contato com a pele.

B. Vigilância médica

Os exames médicos iniciais devem incluir o sistema nervoso periférico, o sistema nervoso central, os olhos e o sistema cardiovascular. Outras medidas importantes são as medições da acuidade visual, da visão colorida e um eletrocardiograma de referência. As avaliações médicas periódicas para detectar sinais ou sintomas precoces de toxicidade devem incluir avaliação sobre o sistema cardíaco, o sistema nervoso e a função reprodutiva, com aferição da pressão arterial, da função dos nervos periféricos e do estado mental. Outras indicações importantes incluem testes neurocomportamentais, eletrocardiografia com esforço e testes de velocidade da condução nervosa. A redução na capacidade de identificação de cores possivelmente seja um marcador sensível de neurotoxidade pelo dissulfeto de carbono. A determinação de tremor fino nos dedos pode prover uma indicação precoce de intoxicação crônica pelo dissulfeto de carbono. A ressonância nuclear magnética (RNM) mostra a presença de hiperintensidade periventricular e infarto lacunar, que podem ter utilidade diagnóstica em pacientes selecionados com efeitos neurocomportamentais causados pela exposição ao dissulfeto de carbono.

A medição da TTCA em amostras de urina coletadas no final do turno do primeiro dia de trabalho é o teste de escolha para o monitoramento biológico. A presença de doenças cutâneas e o aumento na absorção do dissulfeto de carbono são importantes nas avaliações da exposição. Cinco miligramas por grama de creatinina correspondem a uma exposição de oito horas ao valor limite de exposição. O teste do iodo-azida não é sensível em níveis de dissulfeto de carbono inferiores a 16,7 ppm. A presença de alguma doença neurológica, psiquiátrica ou cardíaca deve ser considerada uma contraindicação relativa para exposições individuais.

▶ Tratamento

O contato do dissulfeto de carbono com os olhos e com a pele deve ser tratado imediatamente irrigando-se com grandes quantidades de água, sendo imprescindível remover toda a roupa contaminada. Não existe nenhum tratamento específico disponível para toxicidade crônica pelo dissulfeto de carbono.

ÉTERES CLOROMETÍLICOS

FUNDAMENTOS DO DIAGNÓSTICO

- Efeitos agudos
  - Irritação respiratória.
  - Exantema cutâneo.
- Efeitos crônicos
  - Câncer de pulmão.

▶ Considerações gerais

Os halo-éteres como o bisclorometil éter (BCME, *bis[chloromethyl] ether*) e o éter clorometilmetílico (CCME, *chloromethylmethyl ether*) são líquidos incolores altamente voláteis à temperatura ambiente e podem ser misturados a vários tipos de solventes orgânicos. Os halo-éteres são alquilantes altamente reativos *in vivo*. O CCME de grau técnico contém entre 1 a 8% de BCME como impureza.

▶ Aplicação

O BCME forma-se no momento em que o formaldeído reage com íons de cloreto em um meio ácido. No passado, o BCME foi utilizado principalmente nos processos de clorometilação (p. ex., preparação de resinas de troca iônica), em que a resina de poliestireno é clorometilada e, em seguida, tratada com uma amina.

▶ Exposição ocupacional e ambiental

A exposição ambiental aos éteres clorometílicos ocorre na produção de resinas de troca aniônica. A partir de 1948, aproximadamente dois mil trabalhadores foram expostos ao BCME em empresas que fabricavam resinas de troca iônica, sendo que os níveis de exposição variavam de 10 a 100 ppm. Pequenas quantidades são produzidas nos Estados Unidos e somente em sistemas fechados para fabricar outros produtos químicos.

O BCME também é um risco potencial na indústria têxtil, que utiliza reagentes e resinas contendo formaldeído no acabamento de tecidos e como adesivos nos processos de laminação e flocagem das fibras têxteis. Os polímeros termoplásticos em emulsão, contendo metilacrilamida como ligante, podem liberar formaldeído nos processos de secagem e polimerização e, em seguida, formar BCME na presença de cloreto. Um estudo do NIOSH envolvendo unidades de acabamento de tecidos encontrou entre 0,4 a 8 ppm de BCME no ar ambiente. Esse fato resultou no uso de resinas com baixo teor de formaldeído e de catalisadores sem cloro.

▶ Achados clínicos

A. Sinais e sintomas

1. Exposição aguda — Os éteres clorometílicos são irritantes cutâneos e respiratórios muito potentes. Não há casos documentados de exposição aguda excessiva ao BCME ou ao CMME.

2. Exposição crônica — O BCME e o CMME são carcinogênicos e mutagênicos em animais e em sistemas de testes celulares. Quando os ratos são expostos a 0,1 ppm de BCME, por inalação durante seis horas por dia, cinco dias por semana, observa-se alta incidência de estesioneuroblastomas e de carcinoma de células escamosas no trato respiratório. Tanto o BCME como o CMME produzem papilomas cutâneos e tumores de células escamosas na aplicação direta ou por injeções subcutâneas. Em seres humanos, suspeita-se que exista grande incidência de câncer de pulmão como consequência da exposição. Uma pesquisa industrial ampla realizada em plantas que utilizavam éteres clorometílicos revelou aumento preocupante no risco de câncer no pulmão em trabalhadores expostos. Mais de 60 casos de câncer no pulmão associado ao BCME foram identificados, com predominância do tipo histológico de pequenas células. Estima-se que, nesses casos, a média histórica de exposição esteja compreendida entre 10 e 100 ppm, sendo que o período de latência entre a exposição e o câncer no pulmão varia de 5 a 25 anos. Observa-se uma incidência crescente de acordo com a intensidade e o tempo de duração da exposição. Além disso, o risco de câncer no pulmão aumenta em fumantes, em comparação com indivíduos não fumantes. A taxa de mortalidade relacionada ao câncer no trato respiratório é significativamente mais elevada (quase três vezes) entre indivíduos que foram expostos ao éter clorometílico, com período de latência entre 10 e 19 anos. O risco de câncer entre trabalhadores expostos declina após vinte anos a partir da primeira exposição. De acordo com recomendação do NIOSH, o BCME deve ser regulado como carcinógeno humano potencial. A IARC considera o BCME carcinogênico para os seres humanos (grupo 1A).

B. Achados laboratoriais

O carcinoma pulmonar associado ao BCME e ao CMME é clinicamente semelhante ao carcinoma não ocupacional. As radiografias torácicas mostram a presença de uma massa que justifica a realização de testes diagnósticos adequados. Como alternativa, a citologia do escarro possivelmente seja anormal na presença de radiografias torácicas normais e, consequentemente, poderá ser útil como técnica de rastreaento em casos individuais. Provavelmente, a citologia do escarro tenha algumas limitações no acompanhamento de trabalhadores expostos a carcinógenos conhecidos e que permaneçam em situação de risco durante muitos anos após a exposição.

▶ Diagnóstico diferencial

Os carcinógenos pulmonares ocupacionais conhecidos incluem materiais como amianto, arsênio, cromo e urânio. Consequentemente, é muito importante obter histórias ocupacionais detalhadas nos casos de indivíduos que se apresentarem com carcinoma no pulmão.

▶ Prevenção

A. Práticas laborais

Processos químicos em circuito fechado são essenciais para diminuir a exposição para níveis abaixo de 1 ppm, sendo que o monitoramento contínuo tem sido usado com sucesso para alertar sobre exposições excessivas ao BCME e ao CMME. O acompanhamento médico de trabalhadores que haviam sido expostos assumiu um papel relevante, considerando que, a partir da década de 1970, houve uma queda acentuada no número de trabalhadores potencialmente expostos.

B. Vigilância médica

Os exames pré-admissionais e anuais do pulmão devem ser incluídos na vigilância médica de todos os trabalhadores expostos. Provavelmente, a citologia do escarro tenha valor limitado para a detecção precoce de câncer de pulmão.

▶ Tratamento

O tratamento de carcinoma pulmonar associado à exposição ao BCME/CMME não é diferente dos casos não ocupacionais.

DIBROMOCLOROPROPANO

FUNDAMENTOS DO DIAGNÓSTICO

▶ Efeitos agudos
  • Oligospermia e azoospermia.

▶ Considerações gerais

O dibromocloropropano (DBCP) é um inseticida organoclorado bromado que foi usado extensivamente desde a década de 1950 nas plantações de frutas cítricas, uvas, pêssegos, abacaxis, soja e tomates. Milhões de quilogramas foram produzidos nos Estados Unidos. Em 1977, observou-se que os empregados de uma planta de fabricação de pesticidas na Califórnia tornaram-se estéreis, sendo que uma investigação posterior documentou a presença de azoospermia e oligospermia entre os indivíduos que haviam sido expostos ao DBCP. Nos Estados Unidos, a partir de 1980, o uso desse inseticida foi restrito a um agente de fumigação do solo contra nematoides parasitários em plantações de abacaxi. No entanto, duas empresas norte-americanas continuaram exportando o DBCP para os países menos desenvolvidos para aplicação na plantação de bananas. Embora essa prática tenha sido interrompida recentemente, o DBPC é um entre os vários pesticidas ainda em uso nos países em desenvolvimento que ainda não têm nenhuma regulamentação sobre a aplicação deste produto. O DBPC continua sendo aplicado no solo e permanece como um dos contaminantes de águas subterrâneas nas áreas em que foi utilizado em larga escala.

De maneira geral, em homens expostos ao DBPC com azoospermia e níveis elevados do hormônio folículo-estimulante (FSH), a avaliação de acompanhamento tem revelado que há destruição permanente do epitélio germinativo. Um acompanhamento feito em trabalhadores que haviam sido expostos ao DBPC por um período de 17 anos descobriu que houve recuperação da contagem de espermatozoides depois de 36 a 45 meses em três de nove indivíduos azoospérmicos e, em três de seis indivíduos oligospérmicos, sendo que não ocorreu nenhuma melhora a partir daquele momento. Observou-se que houve um aumento significativo nos níveis plasmáticos do FSH e do hormônio luteinizante nos trabalhadores que foram mais gravemente afetados, com recuperação incompleta da contagem e da motilidade dos espermatozoides.

Alguns estudos de genotoxicidade *in vitro*, *in vivo* e em seres humanos indicaram que o DBCP pode agir como mutagênico e clastogênico. Não foi encontrada nenhuma correlação entre contaminação pelo DBCP na água potável e taxas de mortalidade por leucemia ou câncer gástrico. Os resultados no nascimento (peso baixo ao nascer e defeitos congênitos) não foram diferentes em trabalhadores que foram expostos ao DBCP ou em moradores comunitários que foram expostos à água potável contaminada com DBCP.

O NIOSH recomenda que o uso do DBCP seja regulamentado como carcinógeno humano potencial. A IARC entende que há evidências suficientes de carcinogenicidade em animais (grupo 2B).

DIMETILAMINOPROPIONITRILA

A dimetilaminopropionitrila era um dos componentes dos agentes catalisadores utilizados na fabricação de espumas flexíveis de poliuretano. Em 1978, o NIOSH apresentou alguns relatos que indicavam a presença de disfunção urinária e de sintomas neurológicos entre indivíduos que trabalhavam em fábricas cujos processos produtivos utilizavam a dimetilaminopropionitrila. Os trabalhadores das fábricas de poliuretano desenvolveram disfunção neurogênica na bexiga após a introdução de um catalizador contendo dimetilaminopropionitrila. Os resultados foram retenção, hesitação e gotejamento urinário. O exame mostrou diminuição na sensibilidade nos dermátomos sacrais inferiores; retenção anormal de material de contraste em pielogramas intravenosos; ou estudo cistométrico anormais. Os resultados dos estudos da velocidade de condução nervosa foram normais. Sintomas de disfunção sexual persistente foram encontrados dois anos após a epidemia original, sendo que um dos trabalhadores apresentou neuropatia sensoriomotora residual. Logo após essas descobertas, a produção de catalisadores contendo dimetilaminopropionitrila foi descontinuada voluntariamente.

Aparentemente, a dimetilaminopropionitrila é um exemplo único de neurotoxina que produz disfunção autonômica localizada sem causar lesões no sistema nervoso periférico. Os efeitos urotóxicos possivelmente estejam relacionados ao metabolismo por meio de um sistema misto da função oxidase dependente do citocromo P450, com formação de metabólitos reativos intermediários que interferem no transporte axonal. A descoberta dessa toxicidade por médicos atentos ressalta o papel dos profissionais comunitários na descoberta de novas doenças ocupacionais.

ÓXIDO DE ETILENO

FUNDAMENTOS DO DIAGNÓSTICO

▶ Efeitos agudos
  • Irritação no trato respiratório
  • Exantema cutâneo
  • Cefaleia, sonolência, fraqueza

▶ Efeitos crônicos
  • Aumento nas trocas de cromátides irmãs em linfócitos.
  • Possível aumento no risco de câncer.

Considerações gerais

O óxido de etileno é um gás inflamável incolor com odor característico de éter. Em pressões elevadas pode se tornar um líquido volátil. Esse tipo de gás é completamente miscível com água e com vários solventes orgânicos. O limiar de detecção em seres humanos é de aproximadamente 700 ppm, embora seja bastante variável e não seja possível se basear no odor como sinal de alerta de exposição excessiva. Com frequência, para diminuir o risco de explosões nas situações em que for utilizado como agente de fumigação ou como esterilizador, o óxido de etileno é misturado com dióxido de carbono ou com halo-carbonos (15% de óxido de etileno e 85% de diclorofluorometano).

Aplicação

O óxido de etileno é aplicado na fabricação de etileno glicol (utilizado como anticongelante e como produto intermediário na fabricação de fibras de poliéster, filmes e garrafas), de agentes não iônicos com superfície ativa (utilizados em detergentes domésticos para lavagem de roupa e em formulações de produtos para lavar louças) e de etolaminas (para sabões, detergentes e produtos químicos usados na indústria têxtil). Costuma-se aplicar o óxido de etileno nas seguintes atividades: fumigação de pesticidas e esterilização em hospitais; fabricação de produtos médicos; livrarias e museus; apicultura; fumigação de molhos e temperos; quarentena de plantas e animais; fumigação de veículos transportadores; e embalagens de laticínios.

Exposição ocupacional e ambiental

A maior parte do óxido de etileno é usada como produto químico intermediário em fábricas em que processos fechados e automatizados geralmente mantêm os níveis de exposição abaixo de 1 ppm. O maior potencial de exposição dos trabalhadores ocorre durante as operações de carga e descarga dos tanques utilizados no transporte, na coleta de amostras de produto e na execução de serviços de manutenção e reparo.

Embora apenas cerca 0,02% da produção seja utilizada na esterilização de hospitais, o NIOSH estima que 75 mil profissionais da saúde sejam potencialmente expostos ao óxido de etileno. Aproximadamente, 10 mil unidades de esterilização com óxido de etileno estão em operação em 8.100 hospitais nos Estados Unidos. As inspeções de campo feitas em esterilizadores de gases hospitalares descobriram que nos turnos de trabalho de oito horas a exposição ao óxido de etileno está abaixo de 1 ppm. Entretanto, a exposição ocupacional possivelmente seja de algumas centenas de partes por milhão por breves períodos de tempo durante a abertura da porta dos esterilizadores; na transferência de itens recém esterilizados para a cabine de aeração ou para a área de abastecimento central; durante as trocas de tanques; e nos pontos de descarga do gás.

Metabolismo e mecanismo de ação

O óxido de etileno é absorvido através da pele e pelo trato respiratório. Trata-se de um agente alquilante que se liga ao DNA e pode causar mutação celular.

Achados clínicos

A. Sinais e sintomas

1. Exposição aguda — O óxido de etileno causa irritação nos olhos, no trato respiratório e na pele e, em concentrações elevadas, pode provocar depressão respiratória. Os sintomas de irritação no trato respiratório superior surgem entre 200 e 400 ppm, sendo que acima de 1.000 ppm o óxido de etileno produz cefaleia, náuseas, dispneia, vômito, sonolência, fraqueza e falta de coordenação. O contato direto do óxido de etileno líquido com os olhos ou com a pele poderá resultar em irritação grave, queimaduras ou dermatite de contato.

2. Exposição crônica

A. EFEITOS REPRODUTIVOS — O óxido de etileno é tóxico para a função reprodutiva em animais experimentais, independente do sexo. Estudos retrospectivos da função reprodutiva revelaram que há uma alta taxa de abortos espontâneos e de nascimentos prematuros em mulheres que foram expostas ao óxido de etileno.

B. EFEITOS CARCINOGÊNICOS — O óxido de etileno é genotóxico em uma grande variedade de sistemas de testes aplicados em animais. Os ensaios biológicos de inalação crônica em ratos mostrou que o óxido de etileno promove um aumento dose-dependente na incidência de leucemia de células mononucleares, mesoteliomas peritoneais e gliomas cerebrais. A administração intragástrica de óxido de etileno em ratos produz um aumento dose-dependente na incidência de carcinomas de células escamosas do rúmen. Alguns estudos mostram que há aumento dose-dependente nas aberrações cromossômicas, nas trocas de cromátides irmãs em linfócitos e micronúcleos de células medulares de trabalhadores expostos, e um aumento dose-dependente no nível de adutos de hemoglobina. O genótipo nulo do gene GSTT1 está associado ao aumento na formação de adutos de hemoglobina em relação à exposição ao óxido de etileno, sugerindo que indivíduos com deleção homozigótica do gene GSTT1 podem ser mais suscetíveis aos efeitos genotóxicos dessa substância.

Estudos retrospectivos de mortalidade em coortes indicam que há grande incidência de cânceres linfáticos e hematopoiéticos em trabalhadores que haviam sido expostos ao óxido de etileno. A IARC considera o óxido de etileno carcinogênico para os seres humanos (grupo 1). O NIOSH recomenda que o óxido de etileno seja tratado como um carcinógeno humano potencial.

C. TOXICIDADE NEUROLÓGICA — Alterações na função sensorial e motora foram observadas em animais que foram expostos a 357 ppm de óxido de etileno durante um período de 48 a 85 dias, sendo que ocorreram quatro casos de neuropatia periférica entre indivíduos que haviam sido expostos por 2 a 8 semanas ao vazamento em uma câmara de esterilização. A neurotoxicidade central foi registrada após a exposição crônica ao óxido de etileno, e se caracterizava pela presença de anormalidades neuropsicológicas, amplitude mais baixa do P300 e neuropatia periférica.

D. OUTROS EFEITOS — Existem relatos da ocorrência de asma ocupacional depois de exposições agudas.

B. Achados laboratoriais

Não existem achados específicos característicos da exposição ao óxido de etileno. A presença de linfocitose foi observada após a ocorrência de exposição aguda. Nos casos em que a inalação resultar em sintomas respiratórios, as radiografias torácicas possivelmente mostrem edema alveolar intersticial ou alveolar franco. Nos casos de suspeita, o hemograma completo pode ser útil no diagnóstico de leucemia. A análise citogenética (i.e., troca de cromátides-irmãs) dos linfócitos periféricos não poderá ser usada em casos individuais para quantificar a exposição ou estimar o risco de câncer.

Diagnóstico diferencial

A mistura de clorofluorocarbonos encontrada nos cilindros esterilizadores também pode produzir sintomas de vias respiratórias superiores em exposições inalatórias. Muitas outras substâncias genotóxicas, como fumaça de cigarro e outros agentes alcalinizantes, podem aumentar as trocas de cromátides irmãs e as aberrações cromossômicas.

Prevenção

A. Práticas laborais

Controles adequados de engenharia são essenciais para diminuir exposições de curto prazo das equipes hospitalares aos esterilizadores durante a execução de procedimentos em que os níveis de óxido de etileno forem considerados excessivamente elevados. Uma pesquisa do NIOSH chegou à conclusão de que os controles de engenharia são extremamente eficazes em hospitais para diminuir a exposição ao óxido de etileno durante os procedimentos de esterilização. Esses controles incluem exaustão eficiente do óxido de etileno nas câmaras de esterilização, ventilação local por exaustão na porta dos esterilizadores, ventilação adequada dos drenos dos pisos, manuseio eficiente dos carrinhos de produtos, desde os esterilizadores até os aeradores, e instalação dos tanques de óxido de etileno em gabinetes ventilados. Equipamento autônomo de respiração e respiradores supridores com linha de ar são os únicos aparelhos aceitáveis para o óxido de etileno e devem sempre ser usados nas situações em que as concentrações não forem conhecidas, como ao entrar nas câmaras ou no caso de respostas emergenciais. A implantação de controles eficazes de engenharia diminui as exposições ao óxido de etileno durante os turnos de trabalho, embora, mesmo assim, possam ocorrer excursões intermitentes máximas e exposições acidentais.

B. Vigilância médica

Os exames pré-admissionais e periódicos devem incluir atenção especial aos sistemas pulmonar, hematológico, neurológico e reprodutivo. Não foram demonstradas alterações consistentes nos parâmetros hematológicos entre trabalhadores que foram monitorados por exposição ao óxido de etileno. Os números absolutos médios de eosinófilos e de eritrócitos e o percentual do hematócrito foram significativamente elevados entre o grupo de trabalhadores com doses cumulativas mais altas de óxido de etileno. Outros estudos não chegaram a demonstrar a utilidade do hemograma completo como teste de rastreamento para avaliação médica de trabalhadores hospitalares expostos ao óxido de etileno. Os estudos de monitoramento biológico de trabalhadores expostos ao óxido de etileno mostram que houve aumento nas aberrações cromossômicas, nas trocas de cromátides irmãs, nos micronúcleos e adutos de hemoglobina. Todas as pessoas com treinamento em respostas de emergência para uso de aparelho autônomo de respiração devem ser avaliadas em relação à capacidade cardiorrespiratória com testes da função pulmonar ou em testes físicos.

Tratamento

O afastamento do ambiente de trabalho após a inalação do gás deve ser imediato. Se os sintomas respiratórios forem evidentes, a medida imediata é a administração de oxigênio e o encaminhamento da vítima para a sala de emergências. As roupas contaminadas devem ser removidas imediatamente e, quando for aplicável, deve-se lavar a pele com sabão e água. Se os sintomas respiratórios justificarem, é importante obter radiografias torácicas, e o paciente deverá ser observado durante algumas horas para verificar se houve início de edema pulmonar. Não há nenhuma indicação de outros tratamentos específicos.

FORMALDEÍDO

FUNDAMENTOS DO DIAGNÓSTICO

- Efeitos Agudos
  - Irritação nos olhos causando lacrimejamento, vermelhidão e dor.
  - Tosse, aperto no peito, falta de ar.
  - Irritação na pele, dermatite por contato.
- Efeitos Crônicos
  - Bronquite, exacerbação asmática.

Considerações gerais

O formaldeído é um gás inflamável incolor e com odor acre e irritante. Conhecido pelos médicos como conservante e desinfetante de tecidos, o formaldeído é uma matéria prima básica para a indústria de produtos químicos. Pode, também, ser encontrado como formalina (formaldeído a 37-50%), metil aldeído, metanal (mistura de metanol e formaldeído), metileno glicol, paraformol ou paraformaldeído (copolímero linear de formaldeído).

Aplicação

O uso mais comum do formaldeído é na fabricação de resinas ureia-formaldeído, poliacetais e fenólicas, e também como produto intermediário na fabricação de ácido etilenodiaminotetracético, metilenodianilina, hexametilenetetramina e ácido nitriloacético. Outras aplicações importantes incluem produtos da indústria madeireira, compostos para moldagem, resinas de fundição, adesivos para isolamento, fertilizantes de liberação lenta, fabricação de acabamentos de impressão permanente de fibras celulósicas e acabamentos têxteis à base de formaldeído. O formaldeído é utilizado em pequenas quantidades em atividades de conservação e desinfecção, além de ser subproduto da combustão incompleta de hidrocarbonetos e é encontrado em pequenas quantidades nos gases de escapamentos de veículos automotores e na fumaça de cigarro.

▶ Exposição ocupacional e ambiental

A exposição ocupacional ao formaldeído acima de 1 ppm ocorre na produção de resinas e plásticos de formaldeído, assim como na fabricação de vestuário, de móveis de madeira, de compensado, e de papel e cartão. Os trabalhadores em situação de risco incluem comerciantes e instaladores de isolamento de espuma à base de ureia-formaldeído, plantadores de cogumelos, embalsamadores e pessoas que trabalham em laboratórios. As pesquisas de higiene industrial realizadas pelo NIOSH descobriram níveis de formaldeído de até 8 ppm nas salas de necropsia dos hospitais e de até 2,7 ppm em laboratórios de anatomia. Bombeiros que trabalham no controle de incêndios florestais correm o risco de se exporem ao formaldeído resultante da combustão da vegetação.

A exposição residencial ao formaldeído até várias partes por milhão ocorre nos isolamentos de espuma à base de ureia-formaldeído e nos painéis de aglomerado de madeira dos *trailers*. Os níveis de formaldeído são mais elevados em residências novas, declinam com uma meia-vida de 4 a 5 anos nos casos de *trailers*, e de menos de um ano em residências com isolamentos de espuma à base de ureia-formaldeído. Os níveis médios para os *trailers* são de aproximadamente 0,5 ppm e para as residências com isolamentos de espuma à base de ureia-formaldeído são de cerca de 0,1 ppm. Possivelmente, ocorrem variações diurnas e sazonais nos níveis de exposição.

▶ Metabolismo e mecanismo de ação

O formaldeído é formado intracelularmente como ácido N_5, N_{20}-metilenotetra-hidrofólico, que é um produto metabólico intermediário muito importante. O formaldeído exógeno é absorvido por inalação, ingestão ou absorção dérmica. Mais de 95% das doses inaladas são absorvidos e metabolizados rapidamente para ácido fórmico por meio da enzima formaldeído desidrogenase. O formaldeído desaparece do plasma com uma meia-vida de 1 a 1,5 minutos, de modo que qualquer aumento não poderá ser detectado imediatamente após a exposição por inalação a altas concentrações. A maior parte do formaldeído é convertida em CO_2 por meio do formato, sendo que uma pequena parte é eliminada através da urina como formato e outros metabólitos. O formaldeído interage com macromoléculas como DNA, RNA e proteínas. Talvez essa seja a causa de seu efeito carcinogênico.

▶ Achados clínicos

A. Sinais e sintomas

1. Exposição aguda — A exposição ao vapor de formaldeído causa irritação direta na pele e no trato respiratório. As prováveis ocorrências são irritação direta (reação eczematosa) e dermatite de contato alérgica (hipersensibilidade tardia tipo IV). Após alguns dias de exposição às soluções de formaldeído ou a resinas contendo formaldeído, o indivíduo poderá desenvolver eczema urticariforme súbito na pele das pálpebras, face, pescoço e nas superfícies flexoras dos braços. A dermatite de contato alérgica ocorre a partir da exposição a resinas de fenolformaldeído, a tintas à base de água ou a produtos fotográficos. Aparentemente, não há nenhuma relação entre doença cutânea causada por formaldeído e história pessoal ou familiar de atopia. Irritação direta nos olhos, nariz e garganta ocorre na maior parte das pessoas que se expõem a 0,1 a 3 ppm de vapor de formaldeído.

O limiar de odor varia de 0,05 a 1 ppm. Alguns indivíduos percebem a irritação no trato respiratório superior no limiar de odor ou logo acima dele. Falta de ar, tosse e aperto no peito ocorrem entre 10 e 20 ppm. Exposições a níveis iguais ou superiores a 50 a 100 ppm podem causar edema pulmonar, pneumonite ou morte. Sintomas irritantes causados pela exposição ao formaldeído não produzem respostas imunológicas significativas com níveis elevados dos anticorpos imunoglobulina (Ig) E ou IgG para o formaldeído conjugado à albumina sérica humana.

Vários estudos mostram a presença de irritação respiratória causada pela exposição ao formaldeído e ao pó de serragem. Os embalsamadores têm queixas de sintomas frequentes de irritação respiratória a partir de exposições nos processos de embalsamamento que excedem os limites permissíveis. As exposições ao formaldeído nas dissecções anatômicas podem exceder os limites aceitáveis e produzem aumento significativo nos sintomas no trato respiratório superior e um declínio no fluxo de ar durante a exposição. Os efeitos irritantes no trato respiratório estão associados, de forma significativa, à exposição ao formaldeído em *trailers*. Moradores de casas com isolamento de espuma de ureia-formaldeído apresentaram prevalência maior de sintomas respiratórios, em comparação com moradores de casas controladas, embora não tenham ocorrido alterações em vários parâmetros hematológicos ou imunológicos.

2. Exposição crônica

A. Câncer — Carcinomas de células escamosas do epitélio nasal foram induzidos em ratos e camundongos que haviam sido expostos por tempo prolongado (até 2 anos). Estudos bioquímicos e fisiológicos realizados em ratos mostraram que a inalação de formaldeído pode deprimir a respiração, inibir a eliminação mucociliar, estimular a proliferação celular e promover ligações cruzadas de DNA e de proteínas na mucosa nasal.

Alguns estudos epidemiológicos sugerem que a exposição ocupacional ao formaldeído aumenta o risco de câncer no pulmão, câncer na tireoide e leucemia mieloide, enquanto outros estudos descobriram que há uma associação entre a exposição ao formaldeído e mortes causadas por doenças respiratórias malignas. Resultados, em geral consistentes, foram encontrados em estudos de câncer nasofaríngeo e hipofaríngeo e exposição ao formaldeído, visto que vários estudos mostram que há aumento no risco de câncer sinonasal (em particular os adenocarcinomas) com esse mesmo tipo de exposição. Existem relatos de três casos de melanoma maligno na mucosa nasal em pessoas que se expuseram ao formaldeído no ambiente de trabalho. Observou-se aumento no risco de câncer pancreático entre embalsamadores que haviam sido expostos ao formaldeído. A IARC encontrou evidências suficientes que permitiram concluir que o formaldeído é carcinogênico em seres humanos (câncer nasofaríngeo). O NIOSH recomenda que o formaldeído seja controlado como carcinógeno humano potencial.

B. **Efeitos respiratórios** — A asma ocupacional é o resultado da exposição ao pó de resina de formaldeído, já que alguns estudos encontraram trabalhadores com asma e com teste de provocação brônquico específico positivo ao formaldeído. No entanto, estudos realizados em câmaras de exposição não confirmaram que houve aumento no nível de resposta das vias respiratórias entre pessoas asmáticas após o teste de provocação ao formaldeído. De maneira geral, os testes de anticorpos IgE específicos para o formaldeído e os testes de reatividade cutânea também foram negativos, uma vez que a sensibilização ao formaldeído não se correlacionava com os sintomas. Um estudo realizado em um grupo de estudantes expostos ao formaldeído mostrou que houve declínio no longo prazo das taxas de pico de fluxo expiratório. Os trabalhadores expostos ao formaldeído apresentam redução significativamente maior no volume expiratório forçado no primeiro segundo (VEF_1) ao longo de um turno de trabalho e sintomas de vias respiratórias inferiores, em comparação com grupos de controle sem nenhuma exposição. Entretanto, a taxa de declínio da função pulmonar em indivíduos que haviam sido expostos ao formaldeído não é mais elevada do que o esperado.

C. **Outros efeitos** — Em alguns estudos de caso a exposição crônica ao formaldeído foi associada a uma grande variedade de problemas neuropsicológicos, embora não tenha sido feito nenhum estudo de coorte para confirmar essas descobertas. Abortos espontâneos em cosmetologistas e em mulheres que trabalham em laboratórios não foram associados ao uso de desinfetantes à base de formaldeído e de formalina, respectivamente. Trabalhadores do setor de madeira que se expuseram ao formaldeído apresentaram uma concepção significativamente tardia. Todavia, uma metanálise não confirmou essas descobertas.

B. Achados laboratoriais

1. Fígado e rins — Em geral, os testes rotineiros da função hepática e renal são pouco relevantes. E as medições do nível de ácido fórmico na urina não têm muita utilidade por causa da meia-vida curta do formaldeído.

2. Pele — Nos casos de suspeita de dermatite de contato, recomenda-se fazer o teste com adesivo utilizando concentrações adequadas do formaldeído.

3. Sistema respiratório — Tosse, falta de ar ou respiração ofegante possivelmente estejam associadas a uma redução no volume expiratório forçado no primeiro segundo (VEF_1) nos testes de função pulmonar. Os registros dos picos de fluxo durante as horas de trabalho mostram redução no fluxo de ar máximo durante ou após a exposição ao formaldeído. Após a exposição a 20-30 ppm de formaldeído as radiografias torácicas possivelmente mostrarão a presença de edema intersticial ou alveolar, com a consequente redução no conteúdo de oxigênio arterial nas análises de gasometria sanguínea.

▶ Diagnóstico diferencial

Inúmeros gases e vapores produzidos nos locais de trabalho podem produzir sintomas de irritação no trato respiratório superior. Os sintomas de irritação nos olhos e na garganta entre indivíduos que trabalham em escritórios provavelmente sejam resultado de ventilação inadequada, fumaça de cigarro ou de colas e solventes liberados por materiais sintéticos recentemente instalados. Os indivíduos asmáticos são particularmente sensíveis aos efeitos da exposição ao formaldeído em ambientes fechados.

▶ Prevenção

A. Práticas laborais

Os controles da engenharia de ventilação são eficazes para diminuir significativamente a exposição ao formaldeído nos laboratórios de anatomia e durante os procedimentos de embalsamamento. Recomenda-se usar óculos de proteção ou máscaras faciais que cobrem todo o rosto em locais com perigo de respingo. Nas concentrações do ar acima do limite de exposição permissível é imprescindível usar um respirador facial com cartucho para vapores orgânicos. O uso de roupas de neoprene, assim como de botas e luvas impermeáveis, impede o contato com a pele.

B. Vigilância médica

É extremamente importante obter histórias pré-admissionais de asma ou alergia, juntamente com o volume expiratório forçado no primeiro segundo (VEF_1) e a capacidade vital forçada (CVF) basais. O monitoramento biológico com base na concentração do formato urinário não tem muita utilidade, com a possível exceção de populações em que as concentrações ambientes do formaldeído sejam superiores a 1 ppm.

Baixos níveis de exposição ao formaldeído durante os processos de embalsamamento estão associados a alterações citogenética nas células epiteliais da boca e nos linfócitos sanguíneos. Esses efeitos citogênicos podem ser marcadores úteis no monitoramento biológico de trabalhadores expostos ao formaldeído. Observou-se que houve várias alterações patológicas na mucosa nasal em trabalhadores que haviam sido expostos ao formaldeído, incluindo perda ciliar, hiperplasia de células caliciformes, metaplasia escamosa e displasia leve.

▶ Tratamento

No caso de contato com os olhos e com a pele, recomenda-se lavar imediatamente a área contaminada com água por 15 minutos e remover as roupas contaminadas. A remoção imediata do paciente para o ar livre é imprescindível nos casos de exposição por inalação, sendo necessária a administração de oxigênio nos casos de falta de ar ou hipoxemia. Nas exposições ao formaldeído que excederem 20 a 30 ppm recomenda-se encaminhar o paciente para o departamento de emergências para observação e, caso seja necessário, para avaliação periódica da condição respiratória por 6 a 8 horas.

NITRATOS: NITROGLICERINA E DINITRATO DE ETILENOGLICOL

FUNDAMENTOS DO DIAGNÓSTICO

▶ Efeitos agudos
- Cefaleia.
- Angina.
- Queda na pressão arterial.

PRODUTOS QUÍMICOS   CAPÍTULO 31

▶ Efeitos crônicos
  • Morte súbita.
  • Aumento na incidência de doença cardíaca isquêmica.

▶ Considerações gerais

A nitroglicerina (nitrato de gliceril e trinitropropanetriol) e o dinitrato de etilenoglicol (dinitroetanediol) são ésteres de ácido nítrico líquido de alcoóis alifáticos mono-hídricos e poli-hídricos. Esses produtos, que pertencem ao grupo de alcoóis tetra-hídricos (eritritoltetranitrato, pentaeritritoltetranitrato) e o álcool hexa-hídrico (manitol-hexanitrato), são substâncias sólidas e são menos estáveis que os compostos nitroaromáticos.

A nitroglicerina é imediatamente solúvel em muitos solventes orgânicos e age como solvente em vários ingredientes explosivos, incluindo o dinitrato de etilenoglicol. Trata-se do único líquido com leve odor adocicado à temperatura ambiente. A sensibilidade da nitroglicerina diminui proporcionalmente às quedas de temperatura, de modo que o dinitrato de etilenoglicol pode ser adicionado às dinamites contendo nitroglicerina para deprimir o ponto de congelamento. As explosões de nitroglicerina ocorrem nas situações em que o líquido for aquecido ou no descongelamento de nitroglicerina congelada. O dinitrato de etilenoglicol é um líquido oleoso incolor mais estável e com menor probabilidade de explodir que a nitroglicerina ao se queimar.

▶ Aplicação, produção e exposição ocupacional

O químico Alfred Nobel usou pela primeira vez uma mistura de nitroglicerina com terra diatomácea e, mais tarde, utilizou uma mistura mais estável de nitroglicerina, nitrato de sódio e polpa de madeira para formar a dinamite. A aplicação principal da nitroglicerina é em explosivos e em gelatinas explosivas, assim como na mistura de dinamites com baixo nível de congelamento e dinitrato de etilenoglicol. Outras aplicações explosivas são na mistura de cordite com nitrocelulose e petróleo e na produção de gelatinas explosivas com 7% de nitrocelulose. Além disso, a nitroglicerina tem aplicações médico-terapêuticas no tratamento de angina.

A nitroglicerina pode ser obtida por meio de um processo em que se adiciona glicerina a uma mistura de ácido nítrico e ácido sulfúrico. Forma-se a dinamite adicionando-se "narcótico", ou seja, uma mistura de nitrato de sódio, enxofre, antiácido e nitrocelulose. O dinitrato de etilenoglicol é obtido a partir da nitração do etilenoglicol com ácido misto.

As exposições ocupacionais à nitroglicerina e ao dinitrato de etilenoglicol ocorrem durante o processo de fabricação dessas substâncias e durante a fabricação e manuseio de explosivos, munições e produtos farmacêuticos. Embora ainda não tenha sido quantificada, a absorção da nitroglicerina e do dinitrato de etilenoglicol pela pele geralmente é maior que a absorção pelas vias respiratórias. Amostras de ar coletadas em fábricas de dinamite, em que a nitroglicerina e o dinitrato de etilenoglicol são produzidos e utilizados na fabricação de explosivos, mostraram que houve exposições mais elevadas no curto prazo (na faixa de 2 mg/m^3 de dinitrato de etilenoglicol) entre indivíduos que trabalhavam na mistura, enchimento de cartuchos e nos serviços de limpeza e manutenção.

▶ Metabolismo e mecanismo de ação

Tanto a nitroglicerina como o dinitrato de etilenoglicol, atravessam imediatamente a pele. Embora haja uma excelente correlação entre níveis de éster de nitrato no sangue e exposições a partículas em suspensão no ar, a absorção cutânea é mais significativa. A hidrólise de nitroglicerina e dinitrato de etilenoglicol forma nitratos inorgânicos. A meia-vida biológica desses dois produtos químicos é de aproximadamente 30 minutos. Ambos agem diretamente nos músculos lisos arteriolares e venosos provocando vasodilatação dentro de alguns minutos, com a consequente queda na pressão arterial e um aumento no fluxo sanguíneo miocárdico regional. A cefaleia associada aos ésteres de nitrato é secundária à distensão dos vasos cerebrais.

Aparentemente, a tolerância que se desenvolve depois de 2 a 4 dias de exposição contínua é o resultado de um aumento no mecanismo compensatório simpático. Postula-se que a patogênese da morte súbita causada pela nitroglicerina e pelo dinitrato de etilenoglicol seja uma vasoconstrição de rebote resultando em hipertensão aguda ou isquemia miocárdica. O NIOSH recomenda o controle rigoroso da exposição à nitroglicerina e ao dinitrato de etilenoglicol nos locais de trabalho, de modo que os trabalhadores não se exponham a concentrações que causem vasodilatação que, por sua vez, se caracteriza pelo desenvolvimento de cefaleia latejante ou de quedas na pressão arterial. Nesse nível de exposição os trabalhadores devem ser protegidos contra angina relacionada ao trabalho, contra outros sinais e sintomas de isquemia ou de lesão cardíaca e contra morte súbita.

▶ Achados clínicos

A. Sinais e sintomas

1. Exposição aguda — Os sintomas de enfermidade aguda incluem perda de consciência, cefaleia grave, dificuldade para respirar, pulso fraco e palidez. Os indivíduos que trabalham na produção de dinamite desenvolvem tolerância a esses efeitos após uma semana de exposição; porém, os sintomas recorrem na volta ao trabalho, após uma ausência de dois dias ou mais. Com frequência, a cefaleia associada à nitroglicerina (*cefaleia da pólvora*) começa com dor na fronte que se desloca para a região occipital, em que poderá permanecer por algumas horas ou alguns dias. Os sintomas associados incluem depressão, inquietação e falta de sono. A ingestão de álcool agrava a cefaleia.

Quedas agudas na pressão arterial sistólica média de 10 mmHg e de 6 mmHg na pressão arterial diastólica costumam ocorrer após o retorno ao trabalho depois de 2 a 3 dias de afastamento. As medições da pressão arterial média aumentam durante a semana, depois do desenvolvimento de mecanismos compensatórios.

Observou-se que houve uma redução na pressão arterial após a exposição a 0,5 mg/m^3 durante 25 minutos, sendo que alguns trabalhadores desenvolveram cefaleia após a exposição inalatória de mais de 0,1 mg/m^3. Existem relatos de dermatite de contado, tanto irritativa como alérgica, em consequência da exposição à nitroglicerina.

2. Exposição crônica — Há relatos de angina e de morte súbita entre indivíduos que trabalham na fabricação de dinamite e, especificamente, no manuseio de nitroglicerina e de dinitrato de etilenoglicol. Em geral, nos trabalhadores afetados, a angina ocorre nos finais de semana ou logo no início de um turno depois de um determinado período de afastamento do trabalho. A angina pode ser aliviada pela reexposição à nitroglicerina ou ao dinitrato de etilenoglicol presente nas roupas contaminadas ou pela administração sublingual de nitroglicerina. Mortes súbitas sem angina premonitória também foram observadas em pessoas que trabalham na fabricação de dinamite. Há também um risco significativo de incidência de doenças cardíacas entre trabalhadores envolvidos na produção de nitroglicerina e de dinitrato de etilenoglicol.

Outros efeitos crônicos que foram documentados incluem sintomas do fenômeno de Raynaud e de neuropatia periférica. Em concentrações elevadas, os nitratos alifáticos possivelmente provoquem o surgimento de metemoglobinemia. Um estudo retrospectivo de mortalidade em coortes de indivíduos que trabalham em fábricas de munições e que se expuseram à nitroglicerina e ao dinitrato de etilenoglicol mostrou que houve aumento na mortalidade por doença cardíaca isquêmica no grupo de trabalhadores com idade inferior a 35 anos.

B. Achados laboratoriais

As angiografias coronarianas mostram artérias coronárias normais em trabalhadores com angina e, de maneira geral, não foram encontrados vasos coronarianos ateromatosos em autópsias de trabalhadores que tiveram morte súbita. A incidência de ectopia não aumenta em indivíduos que trabalham na produção de dinamite e os eletrocardiogramas possivelmente sejam normais. As anormalidades na pletismografia digital mostram alterações no pulso de onda digital nos casos de exposição inalatória de 0,12 a 0,41 mg/m^3.

Diagnóstico diferencial

Observou-se aumento na incidência de doença cardiovascular em trabalhadores que haviam sido expostos ao dissulfeto de carbono. Morte cardíaca súbita é uma ocorrência provável após a exposição ao monóxido de carbono ou aos solventes à base de hidrocarboneto.

Prevenção

A. Práticas laborais

A redução de exposições por meio de práticas laborais adequadas evita a incidência de cefaleia, quedas na pressão arterial, angina ou morte súbita. O uso de sistemas fechados, ventilação local, vedação, juntas e portas adequadas melhoram o controle das exposições. O uso de equipamentos não estacionários, proibição do tabagismo e de chamas abertas, e outras medidas de segurança minimizam o perigo de detonações. As luvas de borracha natural e sintética aceleram a absorção dos ésteres de nitrato, de modo que a recomendação é usar apenas luvas revestidas com algodão. É extremamente importante minimizar o contato dérmico com nitratos por se tratar de uma rota importante de absorção.

B. Vigilância médica

Os exames pré-admissionais e periódicos devem enfatizar histórias de doença cardiovascular e as anormalidades cardíacas devem ser o foco dos exames físicos. Os níveis urinários de dinitratos de glicerol talvez sejam ferramentas potenciais para o monitoramento biológico. Um estudo experimental de pequeno porte feito com seres humanos mostrou que o nível urinário da N-metilnicotinamida tem grande potencial como biomarcador de exposição ao nitrato, embora sejam necessários mais estudos para determinar sua importância em ambientes ocupacionais. A metemoglobina não é sensível para o monitoramento rotineiro de exposições.

Tratamento

O tratamento de sintomas cardíacos causados pela exposição ao éster de nitrato não é diferente do tratamento dos sintomas de insuficiência coronariana causada por doença subjacente na artéria coronária. O uso sublingual imediato de nitroglicerina é imprescindível nos casos de sintomas de angina. Caso sejam indicados, os estudos não invasivos de imagens cardíacas ou a angiografia são alternativas importantes para avaliar angina de início recente ou mudança no padrão de angina.

NITROSAMINAS

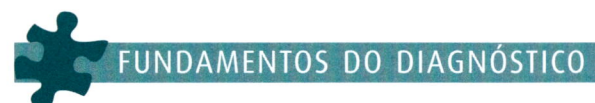

FUNDAMENTOS DO DIAGNÓSTICO

- Efeitos agudos
  - Lesões hepáticas.
- Efeitos crônicos
  - Provável carcinógeno humano (selecionado).

Considerações gerais

As N-nitrosaminas apresentam a estrutura geral abaixo:

$$\begin{array}{c} R' \\ | \\ N - N = O \\ | \\ R \end{array} \quad \text{Grupo de nitrosilas}$$

Em que R e R podem ser alquila ou arila, ou arila, como, por exemplo, N-nitrosodimetilamina (NDMA), N-nitrosodietilamina (NDEA), N-nitrosodietanolamina (NDELA) e N-nitrosodifenilamina (NDPhA). Também é comum a ocorrência de derivados de aminas cíclicas, como, por exemplo, N-nitrosomorfolina (NMOR) e N-nitrosopirolidina (NPyR). As N-nitrosaminas são sólidos ou óleos voláteis e apresentam coloração amarela por causa da absorção da luz visível pelo grupo NNO.

As reações das nitrosaminas envolvem principalmente o grupo nitroso e as ligações CH adjacentes ao nitrogênio amina. Acredita-se que as reações enzimáticas resultem na formação de metabólitos carcinogênicos no carbono alfa.

PRODUTOS QUÍMICOS — CAPÍTULO 31

[Estruturas químicas: NDMA, NDEA, NDELA, NDPhA, NMOR, NPyR]

Aplicação, produção e exposição

As nitrosaminas são formadas pela reação de uma amina secundária ou terciária com um íon nitrila em meio ácido, de acordo com a equação geral mostrada abaixo:

$$NH + NO_2 \xrightarrow{H^+} N-N=O$$

A avaliação da carcinogenicidade das nitrosaminas permitiu fazer sua caracterização em muitas circunstâncias ocupacionais e ambientais. A exposição dos seres humanos às nitrosaminas ocorre de várias formas: formação no ambiente e absorção subsequente por meio dos alimentos, água, ar ou produtos industriais de consumo; formação no corpo a partir de precursores ingeridos com alimentos, água ou ar; tabagismo ou inalação de fumaça de cigarro; e a partir de compostos que ocorrem na natureza. Não há produção comercial de nitrosaminas nos Estados Unidos. Antes de 1976, o N-metil D-aspartato (NDMA) era usado na produção de dimetil-hidrazina, um propulsor de foguetes. Atualmente, o NDMA é utilizado principalmente como produto químico de pesquisa. Outras aplicações do NDMA incluem controle de nemátodos, inibição da nitirificação do solo, plastificação de borracha e de polímeros de acrilonitrila, preparação de polímeros de fluoreto de tiocarbonila, além da utilização como solvente na indústria de plástico e de fibras e como antioxidante. A N-nitrosodietanolamina (NDELA) é um contaminante conhecido de cosméticos, loções, xampus, determinados pesticidas, anticongelantes e tabaco. A N-nitroso-N-dietilamina (NDEA) é usada principalmente em pesquisas químicas, e também como aditivo para gasolina e lubrificantes, antioxidante, estabilizador de plástico, solvente para fibras, copolímero amaciante e material inicial para a síntese da 1,1-dietil-hidrazina. A aplicação principal da N-nitrosodifenilamina (NDPhA) é na indústria de borracha como agente antiabrasivo ou agente de retardo da vulcanização. A NDPhA reage com outras aminas na borracha para formar N-nitrosaminas.

A exposição não ocupacional mais importante às nitrosaminas pré-formadas está associada aos produtos do tabaco e à fumaça de cigarro, que provavelmente, contenham NDMA, NDEA, NPyR e outras substâncias. O conteúdo de nitrosaminas é maior na fumaça lateral do cigarro e na fumaça de charutos. Baixos níveis de nitrosaminas ocorrem em diversos tipos de alimento, incluindo queijos, carnes processadas, cervejas e toucinho defumado. Muitos cosméticos, sabões e xampus são contaminados com a NDELA como resultado da nitrosação da trietanolamina por bactericidas.

O nitrato pode ser reduzido a nitrito *in vitro* e na saliva humana *in vivo*. A reação dos nitritos ingeridos com aminas produz nitrosaminas *in vivo* no meio ácido do estômago. Vegetais, carnes curadas, produtos de panificação, cereais, frutas e sucos de frutas são os itens que mais contribuem para a carga gástrica de nitrito.

Exposição ocupacional

A NDMA foi detectada no ar do ambiente de trabalho com atividades como vedação de borracha, produção de peixe em conserva, produção de agentes ativos superficiais, fabricação de calçados de borracha e curtumes de cromo e couro. Aproximadamente, 750 mil indivíduos trabalham em cerca de mil empresas que fabricam fluidos de corte, sendo que um número indeterminado de pessoas que trabalham em oficinas mecânicas tem um grande potencial de exposição às nitrosaminas dos óleos de corte. O contato direto com os fluidos de corte e a presença de névoas em suspensão no ar possibilitam a ingestão e a absorção pela pele.

As maiores fontes de exposição da população como um todo são o tabagismo e a ingestão de carnes conservadas com nitrito. Descobriu-se que algumas classes de pesticidas possuem um conteúdo perceptível de agentes contaminantes N-nitrosos formados durante a síntese ou como resultado da interação com fertilizantes à base de nitrato, que são aplicados simultaneamente nas lavouras. A Environmental Protection Agency (EPA) exige a realização de testes de nitrosaminas em formulações duvidosas. A NDMA foi encontrada na água potável, provavelmente em associação com o processo de desinfecção com cloramina, nas situações em que se adicionam espécies nitrogenadas para fins de cloraminação.

Metabolismo e mecanismo de ação

As nitrosaminas são metabolizadas rapidamente após a absorção cutânea ou gastrintestinal, sendo que a NDMA tem meia-vida biológica de várias horas. A desmetilação enzimática da NDMA forma a monometilnitrosamina que, em seguida, produz um diazohidróxido instável. A ação carcinogênica das nitrosaminas é atribuída a essa espécie eletrofílica, que pode produzir uma reação covalente com o DNA.

Achados clínicos

A. Sinais e sintomas

1. Exposição aguda — Existe o relato de dois casos de envenenamento industrial causado pela NDMA, que ocorreu em 1937 em químicos que produziam um agente anticorrosivo. Esses indivíduos desenvolveram cefaleia, dor nas costas, cólicas abdominais, náuseas, anorexia, sonolência e tontura. Ambos os trabalhadores desenvolveram ascite e icterícia, sendo que um deles morreu em decorrência de necrose hepática difusa. Cinco membros de uma família que haviam ingerido limonada contaminada acidentalmente com NDMA desenvolveram náuseas, vômito e dor abdominal dentro de algumas horas, e duas dessas pessoas morreram quatro ou cinco dias mais tarde com hemorragia generalizada. A necropsia revelou a presença de necrose hepática.

2. Exposição crônica — Aproximadamente, 85% de mais de 200 testes de nitrosaminas realizados em animais são carcinogênicos e induzem tumores no trato respiratório, esôfago, rins, estômago, fígado e cérebro. Substâncias como *N*-nitrosodimetilamina, NDMA, NDEA, NDPhA, NDELA, NPyR e NMOR são carcinogênicas em muitas espécies animais e carcinógenos transplacentários.

Análises de tecidos do pulmão encontraram níveis mais elevados do 7-metil-dGMP (produto proveniente do metabolismo de *N*-nitrosaminas) em associação com genótipos específicos. Os polimorfismos genéticos possivelmente sejam preditores de níveis de adutos carcinógenos e, consequentemente, permitem prever o risco de câncer depois de exposições a carcinógenos. Adutos de DNA derivados da exposição às aminas aromáticas foram detectados em tecidos pancreáticos em relação ao risco de câncer. A exposição às nitrosaminas entre indivíduos que trabalham na indústria de borracha está associada a um aumento significativo na mortalidade causada por câncer no esôfago, na cavidade oral e na faringe. Estudos realizados em trabalhadores que haviam sido expostos aos fluidos usados no corte de metais indicam que há uma associação entre esse tipo de fluido e a incidência de câncer no estômago, pâncreas, laringe, fígado e reto. Embora ainda não tenha sido possível determinar quais componentes específicos dos fluidos de corte são responsáveis pelo aumento no risco de vários tipos de câncer, as *N*-nitrosaminas são um dos produtos químicos com maior índice de suspeita. A IARC considera que a NDEA e a NDMA provavelmente são substâncias carcinogênicas em seres humanos (grupo 2A) e que a NDELA, NMOR e NPyR possivelmente sejam carcinógenos humanos (grupo 2B). O NIOSH recomenda que a NDMA seja regulamentada como carcinógeno humano potencial.

Geralmente, os nitratos são encontrados na água potável e são associados a um maior risco de câncer gástrico em estudos epidemiológicos. Estudos de caso-controle de câncer gástrico e exposições ocupacionais sugeriram que há um leve aumento no risco associado à exposição às nitrosaminas. A exposição dietética materna aos compostos *N*-nitrosos ou aos respectivos precursores durante o período de gestação foi associada ao risco de tumores cerebrais na infância.

Há relatos de cirrose hepática após a exposição crônica à NDMA.

B. Achados laboratoriais

Entre as várias fatalidades documentadas, observaram-se níveis elevados de enzimas hepáticas relacionados à necrose hepática.

▶ Prevenção

A. Práticas laborais

O manuseio das nitrosaminas deve ser feito em ambientes bem ventilados e com exaustão para proteger contra o fumo. Para minimizar a formação potencial de nitrosaminas, os materiais contendo nitrato não devem ser adicionados aos fluidos de corte de metal contendo etanolaminas. A redução na exposição às nitrosaminas na indústria de borracha inclui evitar o uso de compostos que elevam o nível dessas substâncias nos locais de trabalho. É extremamente importante a implantação de controles de engenharia eficientes em atividades que utilizam materiais em estado bruto como polímeros, elastômeros e peças de borracha contendo compostos de dialquilamina que sejam emissores de nitrosaminas durante o processo de aquecimento.

B. Vigilância médica

Aumento nas quebras de cadeia única do DNA das células mononucleares periféricas foram encontradas em indivíduos que trabalhavam na indústria metalúrgica e que haviam sido expostos a *N*-nitrosodietanolamina (NDELA) contida nos fluidos de corte. A sugestão foi fazer rastreamento para verificar a presença de mutagenicidade nos fluidos contendo nitrito e NDELA como forma de avaliar o risco de exposições perigosas. O uso de amostras biológicas para verificar a probabilidade de exposição à NDELA permitiu fazer o monitoramento de indivíduos que trabalham com fluidos de corte de metais. Não há nenhuma recomendação especial para a vigilância médica das nitrosaminas.

▶ Tratamento

Não há nenhum tratamento específico para exposição às nitrosaminas.

PENTACLOROFENOL

FUNDAMENTOS DO DIAGNÓSTICO

▶ Efeitos agudos
  • Irritação na pele e no trato respiratório.
  • Colapso sistêmico.
▶ Efeitos crônicos
  • Exantema cutâneo (cloracne secundária ao clorodibenzodioxina).

▶ Considerações gerais

O pentaclorofenol (PCP, *Pentachlorophenol*) é um sólido cristalino com baixa solubilidade em água e que possui um odor fenólico pungente típico. A produção comercial do PCP é feita pela cloração direta do fenol na presença de cloro e de um catalisador ou pela hidrólise alcalina do hexaclorobenzeno. Os dois processos resultam em 4 a 12% de tetraclorofenol e menos de 0,1% de triclorofenol no produto final. Além disso, a exigência de temperaturas elevadas para produzir o PCP resulta na formação de produtos condensados, incluindo os dímeros tóxicos dibenzo-*p*-dioxina e o dibenzofurano. As análises do PCP comercial registraram faixas de dioxinas cloradas e de furanos variando entre 0,03 e 2.510 ppm. A tetraclorodibenzodioxina foi encontrada em uma amostra comercial de PCP, embora não tenha sido o 2,3,7,8-isômero mais forte. Há relatos de níveis séricos elevados de dioxinas entre pessoas que trabalham na produção de clorofenol depois de exposições ocupacionais. A avaliação dos efeitos do PCP na saúde deve ser considerada separadamente dos efeitos de suas impurezas.

▶ Aplicação

O PCP é usado como conservante de madeira, herbicida, desfolhante, fungicida e produto químico intermediário na produção de pentaclorofenato. De maneira geral, as soluções a 0,1% em essências minerais, óleo combustível ou querosene são usadas como conservantes de madeira. Na concentração de 5% o PCP é utilizado no tratamento da madeira sob pressão. Aproximadamente, 80% do PCP são aplicados na indústria de conservação de madeira para tratar produtos ferroviários, postes, estacas e mourões de cerca. Os produtos de madeira tratada têm vida útil cinco vezes maior em comparação com a madeira não tratada, resultando em uma substancial economia financeira e de recursos para a conservação de madeira. Em geral, o PCP é utilizado como solução em essências minerais a 5%, óleo combustível e querosene nos processos de conservação de produtos derivados da madeira. Nos Estados Unidos, a aplicação comercial e industrial do PCP como agente conservante se concentra nas regiões sul, sudeste e noroeste. Os 20% remanescentes são utilizados na produção de PCP sódico, na impermeabilização de madeira compensada e de aglomerado de madeira, como cupinicida e herbicida, para uso em direitos preferenciais de passagem e em instalações industriais. O PCP é registrado na EPA como cupinicida, fungicida, herbicida, algicida, desinfetante e como ingrediente de tintas antivegetativas. Além disso, o PCP pode também ser aplicado como agente antimicrobiano nos processos de conservação de celulose, couro, sementes, corda, cola, amido e água de torres de resfriamento. O uso doméstico do PCP é proibido por causa do uso restrito como pesticida determinado pela EPA.

Levando-se em consideração o risco de teratogenicidade e fetotoxicidade, a partir de 1984 a EPA passou a exigir que os produtos derivados do PCP com concentração de 5% ou menos fossem utilizados apenas por consumidores certificados e restringiu o uso do PCP em produtos que possam entrar em contato com a pele, alimentos, água ou animais.

▶ Exposição ocupacional e ambiental

A exposição ocupacional ao PCP ocorre principalmente nas indústrias de gás, serviços elétricos e conservantes de madeira. Amostras de ar coletadas em 25 plantas de tratamento de madeira mostraram que há uma exposição média de 0,013 mg/m^3, uma vez que os processos automatizados mais modernos e os sistemas fechados das grandes fábricas diminuem ainda mais o nível de exposição. A exposição aguda geralmente ocorre durante a abertura das portas dos vasos de pressão, na limpeza de tanques, na preparação de soluções e no manuseio de madeira após o tratamento. A aplicação manual do PCP também apresenta um alto risco de exposição excessiva. A exposição dérmica é a rota principal, seja através do contato direto com o PCP ou por meio do contato com madeira tratada.

A exposição não ocupacional ao PCP ocorre depois da madeira ter sido tratada e embarcada, tendo em vista que o manuseio poderá resultar em exposição dérmica. Até seis meses após o tratamento, o PCP ainda permanece na superfície da madeira em uma concentração de aproximadamente 0,5 mg por pé quadrado. Níveis elevados de PCP foram encontrados no sangue e na urina de pessoas que residem em casas de madeira nas quais as toras de madeira foram imersas no pentaclorofenol antes da construção. As amostras de ar mostraram concentrações no ar ambiente de até 0,38 µg/m^3 cinco anos após a construção da casa.

▶ Metabolismo e mecanismo de ação

A absorção do PCP no ambiente ocupacional ocorre principalmente por meio da inalação e da absorção cutânea. A absorção cutânea aumenta nas situações em que o PCP for dissolvido em solventes orgânicos. Estudos metabólicos que foram realizados em roedores e em homogeneizados de fígado humano indicam que o PCP sofre descloração oxidativa para formar a tetraclorohidroquinona, resultando na peroxidação lipídica e na morte celular. O PCP é excretado através da urina como pentaclorofenol livre e como um conjugado com ácido glicurônico. A farmacocinética é caracterizada por um estudo da administração oral de uma dose única por absorção de primeira ordem, circulação êntero-hepática e eliminação de primeira ordem, com a excreção de 74% da dose oral de PCP permanecendo inalterada dentro de um período de oito dias. A meia-vida de eliminação foi de aproximadamente 30 horas. Todavia, a meia-vida terminal varia de 30 a 60 dias em trabalhadores que sofreram exposição crônica e saíram de férias por 2 a 4 semanas.

A intoxicação aguda por PCP é causada pela interferência no transporte celular de elétrons e no desacoplamento da fosforilação oxidativa nas mitocôndrias e no retículo endoplasmático. A interação com compostos fosfatados ricos em energia resulta em hidrólise e na liberação de energia livre, levando a um estado hipermetabólico com hipertermia nos tecidos periféricos.

▶ Achados clínicos

A. Sinais e sintomas

1. Exposição aguda

A. Pele — O pentaclorofenol causa irritação na pele após uma única exposição a uma concentração de mais de 10% ou depois de contatos prolongados ou repetidos com uma solução a 1%. A sensibilização cutânea não chegou a ser comprovada. De maneira geral, a cloracne ocorre depois de exposição ao PCP contaminado com dioxinas e dibenzofuranos, principalmente em associação com contato direto com a pele.

B. Olhos, nariz e garganta — A irritação ocorre em níveis acima de 0,3 mg/m^3.

C. Intoxicação sistêmica — A intoxicação sistêmica causada pelo PCP se tornou evidente a partir da década de 1950, depois da morte de dois trabalhadores após a exposição cutânea em uma operação de imersão de madeira. Desde então, ocorreram diversas fatalidades entre indivíduos que trabalhavam na fabricação de produtos químicos, na aplicação de herbicidas e em madeireiras. Uma única tragédia por envenenamento atingiu 20 bebês que usavam fraldas com pentaclorofenato a 23% que não haviam sido lavadas adequadamente. Dois bebês morreram.

A intoxicação aguda se caracteriza pelo início rápido de diaforese profusa, hiperpirexia, taquicardia, taquipneia, fraqueza, náuseas, vômito, dor abdominal, sede incontrolável e dor nas extremidades. Observa-se uma forma intensa de contração muscular antes da morte. A necropsia de um trabalhador que havia sido intoxicado de forma aguda mostrou a presença de edema cerebral com degeneração gordurosa nas vísceras. Estima-se que a dose letal mínima de PCP em seres humanos seja de 29 mg/kg.

2. Exposição crônica — A exposição ao PCP no longo prazo está associada a condições como conjuntivite, sinusite e bronquite. Cloracne pode ocorrer entre trabalhadores que se expõem ao PCP e geralmente persiste por muitos anos após a interrupção da exposição. A exposição ocupacional ao PCP não produz efeitos adversos no sistema nervoso periférico, sendo que não foram demonstrados efeitos imunológicos consistentes após exposições prolongadas ao pentaclorofenol.

A exposição paterna aos conservantes de madeira à base de clorofenato está associada a anomalias congênitas nos descendentes de indivíduos que trabalham em serrarias. Há relatos de aplasia medular óssea após a exposição ao pentaclorofenol. Os estudos citogenéticos feitos com trabalhadores expostos ao PCP não demonstraram nenhum aumento nas trocas de cromátides irmãs ou na quebra cromossômica.

Observou-se uma elevação no risco da incidência de linfoma não Hodgkin após a exposição ao PCP e aos ácidos fenoxiacéticos. A IARC entende que o pentaclorofenol possivelmente seja carcinogênico para os seres humanos (grupo 2B). A EPA chegou à conclusão de que o uso do PCP implica no risco de oncogenicidade por causa dos contaminantes hexaclorodibenzodioxina e hexaclorobenzeno. Pouco se sabe sobre os efeitos reprodutivos adversos em seres humanos, embora alguns testes realizados em animais tenham mostrado que o PCP e seus agentes contaminantes produzem efeitos teratogênicos e fetotóxicos.

B. Achados laboratoriais

A intoxicação aguda pelo PCP poderá resultar na elevação dos níveis séricos de ureia e de creatinina, acompanhada de acidose metabólica e de aumento no hiato aniônico (*anion gap*). Medições feitas em trabalhadores com exposição crônica ao PCP mostraram que há uma intensificação na atividade da desidrogenase ácida láctica sérica e uma redução na eliminação de creatinina.

Os níveis sanguíneos de PCP em casos fatais variavam de 40 a 170 mg/L. Os níveis urinários variavam de 29 a 500 mg/L nos casos fatais e de 3 a 20 mg/L nos casos de intoxicação que não foram fatais. Nos trabalhadores expostos ao PCP, os níveis urinários médios variavam entre 0,95 e 1,31 mg/L. os indivíduos com exposição não ocupacional nos Estados Unidos apresentaram uma média dos valores urinários de 6,3 μg/L, dentro de uma faixa de 1 a 193 μg/L e uma média de 15 μg/L em pacientes que faziam hemodiálise.

▶ Diagnóstico diferencial

Os casos de intoxicação aguda podem ser confundidos com hipertermia de outras causas, incluindo insolação ou sepse. Os sintomas de irritação respiratória possivelmente resultem da ação de solventes ou de outros irritantes ocupacionais. A incidência de cloracne está associada a substâncias como bifenilos policlorados, dibenzodioxinas policloradas ou dibenzofuranos policlorados.

▶ Prevenção

A. Práticas laborais

O uso de proteção respiratória adequada é extremamente importante em locais em que a exposição ao PCP exceder os limites permissíveis, principalmente em operações de risco mais elevado como unidades de formulação e na execução de serviços de manutenção em vasos de pressão e tanques de estocagem. O uso de luvas nitrílicas e de cloreto polivinílico é a melhor forma de proteção contra o pentaclorofenato sódico aquoso e o pentaclorofenol contido no óleo diesel. As roupas contaminadas com PCP devem ser removidas, deixadas no local de trabalho e lavadas antes de serem usadas novamente. A disponibilização de instalações para lavar as mãos e de chuveiros impede a contaminação de alimentos, bebidas e de pessoas da família. O revestimento com um selante das toras de madeira tratadas com PCP utilizadas no interior das residências diminui a exposição dos moradores ao pentaclorofenol.

B. Vigilância médica

O exame de urina pré-admissional para verificar a presença de PCP é muito importante e deverá ser repetido periodicamente. A coleta de amostras deve ser feita antes do último turno de trabalho da semana, visto que os métodos de medição do PCP devem incluir a hidrólise. O nível recomendado pela ACGIH BEI é de 2 mg de PCP total por miligrama de creatinina na urina ou 5 mg de PCP livre por miligrama de creatinina no plasma antes do último turno de trabalho. A descontinuação da exposição não resultará na excreção permanente do PCP total através da urina.

A vigilância médica de rotina deve focar especialmente a presença de exantema na pele e irritações nas membranas mucosas. Aparentemente, o clima quente é um fator predisponente para intoxicação por PCP, de modo que a exposição deverá ser minimizada nessas ocasiões. A absorção cutânea é significativa e poderá ser documentada por meio do monitoramento dos níveis de PCP na urina.

▶ Tratamento

Os respingos de soluções de PCP na pele devem ser tratados com lavagem imediata e completa com sabão e água. Olhos contaminados com PCP devem ser limpos com jatos de água durante 15 minutos. Recomenda-se remover imediatamente os sapatos e as roupas contaminadas.

Na hipótese de intoxicação aguda por PCP, medidas como hidratação intravenosa adequada e esforços para manter a temperatura corporal em níveis normais são essenciais para evitar o colapso cardiovascular. O início rápido de espasmos musculares provavelmente impedirá a intubação e reanimação do paciente, de modo que o monitoramento cuidadoso do estado respiratório é extremamente importante. Os casos de acidose metabólica devem ser tratados com bicarbonato de sódio. O uso de sulfato de atropina não é recomendado.

BIFENILO POLICLORADO

FUNDAMENTOS DO DIAGNÓSTICO

- Efeitos agudos
  - Exantema cutâneo (cloracne)
  - Irritação nos olhos.
  - Náuseas, vômito.
- Efeitos crônicos
  - Fraqueza, perda de peso, anorexia.
  - Exantema cutâneo (cloracne)
  - Dormência e formigamento nas extremidades.
  - Nível sérico elevado de triglicérides.
  - Nível elevado de enzimas hepáticas.

▶ Considerações gerais

O bifenilo policlorado* (PCB, *polychlorinated biphenyls*), ou policlorobifenilo, forma uma grande família de hidrocarbonetos aromáticos clorados preparados por meio da cloração do bifenilo. Os produtos comerciais são uma mistura de PCB com teor variável de cloro e que são denominados de acordo com o percentual de cloro. Além disso, todos os PCB são contaminados com pequenas – mas altamente tóxicas – concentrações de dibenzofuranos policlorados.

▶ Aplicação

Entre os anos de 1930 e 1975, aproximadamente 1,4 bilhão de libras de PCB foi produzida nos Estados Unidos. A característica de resistência ao fogo, em combinação com a excepcional estabilidade térmica, transformou o PCB em escolha excelente como fluidos hidráulicos e fluidos de transferência de calor. Essas substâncias melhoravam também as características de impermeabilização dos revestimentos superficiais e, além disso, eram utilizadas na fabricação de papel autocopiativo, tintas para impressão, plastificadores, adesivos especiais, aditivos para lubrificação e fluidos para bombas a vácuo. Nos Estados Unidos, o PCB era comercializado com o nome de Aroclor. Em 1977, o congresso norte-americano baniu a fabricação, o processamento, a distribuição e o uso de policlorobifenilo.

▶ Exposição ocupacional e ambiental

O vazamento de PCB em capacitores e transformadores durante o armazenamento, transporte e manutenção é responsável pelo risco de exposição transitória das equipes de serviços de consertos, de manutenção de ferrovias, engenheiros de construção e depositários. O armazenamento inadequado de equipamentos elétricos usados poderá resultar na contaminação ambiental e na exposição da comunidade ao PCB. Os incêndios em transformadores elétricos liberam dibenzofuranos policlorados e dibenzodioxinas formadas por meio da combustão incompleta de PCB e de benzenos clorados. Existem relatos de incidentes de contaminação generalizada em prédios causadas por incêndios em transformadores com PCB que ocorreram em várias cidades. A EPA mantém uma base de dados contendo todos os transformadores com PCB que estiveram em uso, ou que estão armazenados para reúso, que possam implicar em risco significativo para o público em geral caso ocorram vazamentos ou incêndios.

▶ Metabolismo e mecanismo de ação

Os compostos de bifenilos clorados são absorvidos imediatamente através do trato respiratório, do trato gastrintestinal e da pele. A distribuição ocorre principalmente através das gorduras. Os bifenilos são metabolizados no fígado, que é o sítio primário de biotransformação. As misturas de PCB induzem os sistemas da monoxigenase microssômica hepática. A indução está relacionada à cloração, uma vez que as misturas de PCB contendo percentuais mais elevados de cloro são mais potentes que as misturas com níveis mais baixos de cloração. Os isômeros mais altamente clorados também são mais resistentes ao metabolismo e, consequentemente, são mais persistentes. Os hidroximetabólitos podem ser detectados na bile, nas fezes e no leite materno, embora a excreção urinária seja extremamente baixa. Isso provoca o acúmulo biológico tecidual nas gorduras em níveis baixos de exposição e a persistência de PCB nos tecidos adiposos muitos anos após a exposição. A formação de metabólitos de óxido arênico eletrofílico poderá causar danos no DNA e provocar o início de crescimentos tumorais.

▶ Achados clínicos

A. Sinais e sintomas

1. Exposição aguda — A exposição aguda aos bifenilos policlorados (PCB) produz irritação nas membranas mucosas, náuseas e vômito. Possivelmente, a irritação cutânea transitória seja resultado do manuseio direto de PCB contendo misturas de solventes.

A ingestão de PCB resultou em cloracne no incidente de envenenamento alimentar em massa, ocorrido na região ocidental do Japão em 1968 (*yusho* ou doença do óleo de arroz), que foi provocado pela contaminação do óleo de arroz. Provavelmente, a cloracne resulte da interferência no metabolismo da vitamina A na pele, acompanhada de distúrbios nos tecidos epiteliais do folículo pilosebáceo. Em qualquer idade, a cloracne típica se apresenta com lesões císticas ou comedões em locais como face, lóbulos auriculares, região retroauricular, axilas, tronco e órgãos genitais externos. Os pacientes com *yusho* apresentavam pigmentação escura nas gengivas, na mucosa bucal e nas unhas, e edema conjuntival. No entanto, não está suficientemente claro se todas ou algumas dessas descobertas tenham sido resultado de uma contaminação vestigial do PCB com dibenzofuranos. O nível deste último composto deve ter aumentado durante a preparação dos alimentos.

2. Exposição crônica — Além dos sintomas agudos de irritação no trato respiratório superior, a exposição ao PCB nos locais de trabalho também resultou na incidência de cloracne. Não há nenhuma consistência na relação entre a dose de exposição e o surgimento de cloracne, embora esse tipo de acne persista por muitos anos após a interrupção da exposição.

---

* N. de R.T. Conhecido, no Brasil, pelo nome comercial Ascarel.

Os PCB se caracterizam por uma transferência transplacentária eficiente, uma vez que foram documentados efeitos reprodutivos adversos do PCB em diversas espécies animais, incluindo falha de implantação, aumento no número de abortos espontâneos e baixo peso ao nascer nas ninhadas. Em 1979, nos casos de *yu-cheng* (doença do óleo), as mães foram expostas ao PCB e aos produtos de sua degradação térmica a partir da ingestão de óleo de arroz contaminado. As crianças de mães contaminadas apresentaram retardo de crescimento, com achados de dismorfias físicas, retardo no desenvolvimento cognitivo e aumentos nos níveis de energia. Casos raros de cloracne e, mais frequentemente, anormalidades nas unhas foram encontrados em crianças da geração *yu-cheng*. Exposições pré-natais mais elevadas ao PCB são preditivas de capacidades cognitivas menos desenvolvidas, de alterações evolucionárias e de anormalidades endócrinas nos descendentes de mulheres com exposição ao PCB no ambiente ou por meio da ingestão de peixes contaminados com policlorobifenilos. Estudos longitudinais mostraram que, aparentemente, esses efeitos são duradouros.

A análise citogenética de linfócitos sanguíneos periféricos comprovou que há aumento nas aberrações cromossômicas e nas trocas de cromátides irmãs entre trabalhadores expostos aos PCB. A alimentação de animais de teste com PCB produz carcinomas hepatocelulares. Estudos de coortes e relatos de casos de trabalhadores que foram expostos aos PCB mostram que houve aumento no risco de melanomas malignos e na incidência de câncer no cérebro, no fígado, no trato biliar, no estômago, na tireoide, hematopoiético e colorretal. Estudos de caso-controle demonstram que os policlorobifenilos aumentam significativamente o risco de incidência de linfoma não Hodgkin.

Os PCB são conhecidos como produtos químicos ambientais que provocam desregulação no sistema endócrino, com grande variedade de efeitos hormonais nos órgãos alvos. Por exemplo, baixas doses de PCB têm grande potencial para interferir na transativação mediada pelo receptor dos hormônios da tireoide e para alterar os hormônios esteroides pré-natais. Alguns PCB exercem atividade semelhante a das dioxinas, mediada pelos receptores que podem interferir nos processos mediados por hormônios sexuais. Nos últimos anos foram realizados vários estudos de exposição ambiental ao PCB e da incidência de câncer de mama para determinar o grau de importância dos efeitos clínicos resultantes. Demonstrou-se em alguns estudos, mas não em todos, que há uma associação importante entre níveis de PCB e o risco de câncer de mama. Um estudo recente descobriu que mulheres que haviam sido expostas ao PCB apresentavam aumento do risco de desenvolvimento de esclerose amiotrófica lateral e, entre aquelas que tinham sido mais expostas, um aumento na incidência da doença de Parkinson e demência.

B. Achados laboratoriais

Pequenas elevações nas concentrações séricas de triglicérides foram encontradas em pacientes com problemas causados pela doença *yusho* e em indivíduos com exposição ocupacional. Os relatos indicam que os trabalhadores expostos ao PCB apresentam correlações significativas entre os níveis séricos de PCB e os níveis de γ-glutamil-transpeptidase.

Nas situações em que houver suspeita de exposição ao PCB, recomenda-se medir os níveis de PCB no sangue e no tecido gorduroso para documentar a absorção. Em estado de equilíbrio, o soro e as gorduras refletem adequadamente a carga corporal. Os resultados poderão ser interpretados à luz dos valores normais estabelecidos para a área geográfica e para a técnica laboratorial. Os policlorobifenilos podem ser medidos nos tecidos humanos por vários tipos de métodos analíticos e foram registrados como conteúdo de PCB total relacionado a uma mistura comercial, como quantificação de picos cromatológicos ou pela caracterização de congêneres específicos. A análise de PCB mono-orto substituído (coplanares) e de PCB di-orto substituído no sangue humano facilita o acompanhamento de exposições agudas ou crônicas. Esses congêneres mais tóxicos contribuem significativamente para os equivalentes tóxicos da dioxina no sangue de indivíduos norte-americanos adultos. Os valores normativos para os policlorobifenilos entre norte-americanos adultos foram publicados pelo Centers for Disease Control and Prevention (CDC).

▶ Diagnóstico diferencial

A exposição ocupacional ao PCB pode ser acompanhada pela exposição aos contaminantes dibenzodioxina clorada e dibenzofurano e, possivelmente, seja responsável pela toxicidade crônica. A exposição concomitante aos solventes é muito importante, tendo em vista que essas substâncias podem causar fadiga crônica e níveis elevados de enzimas hepáticas. A cloracne leve não deve ser confundida com outros tipos de exantemas cutâneos papulares. A determinação do diagnóstico provavelmente dependa de biópsia.

▶ Prevenção

A. Práticas laborais

As práticas laborais para impedir a exposição ao PCB incluem o uso de luvas e roupas de proteção especiais que sejam resistentes aos policlorobifenilos. Recomenda-se manter ventilação adequada durante as atividades de limpeza de respingos ou de manutenção de vasos contendo PCB. Caso não seja possível aplicar essas medidas, o uso de respiradores aprovados é uma das opções preventivas. É extremamente importante adotar medidas adequadas para a descontaminação ou descarte de roupas ou equipamentos. Os locais de armazenamento dos PCB devem ser bem iluminados, em conformidade com os dispositivos legais em vigor. A coleta de amostras no ambiente permite assegurar que os dispositivos de proteção e segurança são adequados e que os trabalhadores poderão entrar novamente nas áreas contaminadas. Existem condições normatizadas para reentrada nos locais de trabalho e de níveis de limpeza que permitam aos trabalhadores ocupar novamente edifícios contendo PCB depois da ocorrência de incêndios.

B. Vigilância médica

Todos os trabalhadores que se expõem de forma intermitente aos policlorobifenilos devem possuir exame de pele e testes da função hepática de referência. Os exames de acompanhamento poderão se limitar aos indivíduos sintomáticos ou aos trabalhadores que tenham sido expostos ao PCB como consequência de contaminação acidental. Não é necessário fazer medições séricas rotineiras.

▶ Tratamento

As exposições agudas devem ser tratadas pela descontaminação imediata da pele com sabão e água para impedir a absorção cutânea. Não existem medidas específicas para os casos de absorção pelo trato respiratório e pela pele. Não há nenhum tratamento disponível para toxicidade crônica pelos policlorobifenilos. Os casos de cloracne devem ser tratados com terapia tópica para aliviar os sintomas.

HIDROCARBONETOS AROMÁTICOS POLICÍCLICOS

FUNDAMENTOS DO DIAGNÓSTICO

▶ Efeitos agudos
- Dermatite, conjuntivite (substâncias voláteis do breu de alcatrão de carvão).

▶ Efeitos crônicos
- Taxas elevadas de incidência de câncer em ocupações específicas.

▶ Considerações gerais

Os hidrocarbonetos aromáticos policíclicos (HAP) são compostos orgânicos que consistem em três ou mais anéis aromáticos contendo apenas carbono e hidrogênio que compartilham um par de átomos de carbono. Eles são formados por pirólise ou pela combustão incompleta de matérias orgânicas como coque, breu de alcatrão de carvão, asfalto e óleo. A composição dos produtos obtidos pela pirólise depende do tipo de combustível, da temperatura e do tempo de permanência em áreas aquecidas. Os HAP são emitidos como vapores e condensam rapidamente em partículas de cinza ou formam pequenas partículas. Esses processos sempre resultam em uma mistura de centenas de HAP. Há uma predominância de compostos com três ou quatro anéis aromáticos. Os HAP carcinogênicos encontram-se entre os compostos com cinco ou seis anéis. O naftaleno é o anel fundido mais simples. Mostramos abaixo alguns HAP importantes no ambiente ocupacional:

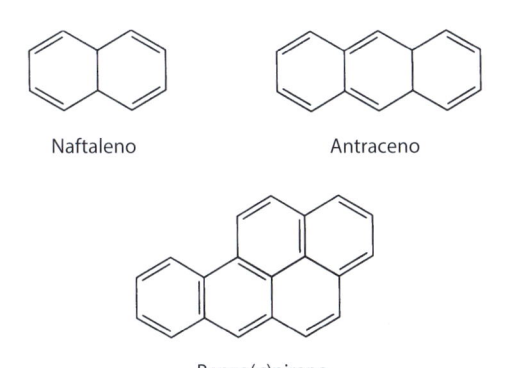

Naftaleno   Antraceno

Benzo(*a*)pireno

▶ Aplicação, produção e exposição

Os HAP não têm nenhuma utilidade em sua forma pura, à exceção do naftaleno e do antraceno. O antraceno é utilizado na fabricação de corantes, fibras sintéticas, plásticos e monocristais como um dos componentes das cortinas de fumaça; fabricação de cristais para contagem de cintilação; e nas pesquisas de semicondutores. O benzo(a)pireno (BaP) é usado como produto para pesquisas químicas e não é produzido comercialmente nos Estados Unidos. O betume á aplicado na pavimentação de estradas, em telhados e em produtos asfálticos. Na maior parte dos casos utiliza-se o negro de fumo como pigmento de pneus de borracha, sendo que o remanescente é utilizado em uma grande variedade de produtos tais como tintas, plásticos, tintas para impressão, pigmento de cosméticos para os olhos, papel carbono e fitas para máquinas de escrever.

Aplica-se extensivamente o creosoto como conservante de madeira, em geral por meio da impregnação de alta pressão, e como componente de óleo combustível, lubrificante de matrizes para moldagem e em telhados. O creosoto possui cerca de 300 compostos diferentes, uma vez que os componentes principais são HAP, fenóis, cresóis, xifenóis e piridinas.

O breu de alcatrão de carvão é uma das matérias primas para a produção de plásticos, solventes, corantes e medicamentos. Os produtos brutos ou refinados produzidos a partir do breu de alcatrão de carvão são aplicados como agentes impermeabilizantes, como matéria prima para fabricação de tintas, revestimento de tubos, estradas, telhados e isolamento. Além disso, esses produtos são utilizados como selantes, ligantes e cargas em revestimentos superficiais; e também como modificadores em revestimentos de resina epóxi.

O naftaleno é um produto químico intermediário na produção de anidrido ftálico, inseticidas de carbamato, -naftol, ácidos sulfônicos, surfactantes e como repelente de traças e agente de curtimento. Como contaminantes, os HAP são encontrados no ar, água, alimentos e fumaça de cigarro, assim como em ambientes industriais.

▶ Exposição ocupacional

A. Alcatrões minerais e produtos derivados

A exposição aos HAP ocorre entre indivíduos que trabalham na produção de negro de fumo, em bombeiros que trabalham no combate a incêndios florestais, na tripulação que trabalha no convés de navios petroleiros, pessoas que trabalham com defumação de carnes e operadores de máquinas de impressão. O alcatrão mineral é a fonte mais importante de HAP no ar dos locais de trabalho. O alcatrão e o breu são líquidos de cor escura ou marrom ou produtos semissólidos derivados do carvão, petróleo, madeira, óleo de xisto ou de outros materiais orgânicos. Os alcatrões minerais são subprodutos do processo de carbonização do carvão para produzir coque ou gás natural. As plantas com fornos de coque são as fontes principais de alcatrão mineral. O breu de alcatrão de carvão e o creosoto são derivados da destilação do alcatrão mineral. Diversos tipos de HAP foram identificados no alcatrão mineral, no breu de alcatrão de carvão e no creosoto. Os elementos voláteis do breu de alcatrão de carvão são as matérias voláteis emitidas no ar durante o aquecimento do alcatrão mineral, do breu de alcatrão de carvão ou de seus produtos, e podem conter vários tipos de hidrocarbonetos aromáticos policíclicos.

A aplicação principal do breu de alcatrão de carvão é como ligante para eletrodos de alumínio fundido. Outras aplicações incluem material para telhados, revestimentos superficiais, esmaltes para revestimento de tubos e como ligante em briquetes e núcleos de fundição. O creosoto é utilizado quase que exclusivamente na conservação de madeira.

A exposição ocupacional aos HAP no alcatrão mineral e no piche pode ocorrer com pessoas que trabalham com gás e coque, em plantas de redução de alumínio, em fundições de ferro e aço e em instalações de gaseificação do carvão, assim como na impermeabilização de telhados, na pavimentação asfáltica e na aplicação de tintas à base de alcatrão mineral.

B. Negro de fumo

O negro de fumo é um produto derivado da combustão parcial (pirólise) de gás natural ou de petróleo. A aplicação principal é na pigmentação e no reforço de produtos de borracha, assim como em tintas para impressão, tintas para pintura e papel.

C. Betume

O betume é um sólido ou líquido viscoso derivado dos processos de refino de petróleo. A aplicação principal é na construção de estradas em que é misturado com asfalto, na fabricação de feltros para telhado, no revestimento de tubos, e como ligantes em briquetes. Provavelmente, a exposição ocupacional ocorra nessas operações.

D. Fuligem

As fuligens são misturas de carbono particulado, alcatrão orgânico, resinas e materiais inorgânicos produzidos durante a combustão incompleta de substâncias contendo carbono. A exposição principal se relaciona à fuligem expelida por chaminés, visto que há um grande potencial de exposição entre pessoas que trabalham em atividades como limpeza de chaminés, assentamento de tijolos e em equipes que trabalham com aquecedores.

E. Gases de escape de motores a diesel

Existem relatos de exposição aos hidrocarbonetos aromáticos policíclicos (naftalenos metilados e fenantrenos) entre vários grupos ocupacionais que se expuseram ao gás de escape de motores a diesel, incluindo motoristas de caminhão, pessoas que trabalham na mineração subterrânea e trabalhadores de ferrovias.

▶ Exposição ambiental

Os HAP ocorrem principalmente no ar como resultado da queima de carvão e se combinam ao solo, podendo atingir a água. Os HAP são encontrados em carnes e peixes defumados e se formam no momento em que esses alimentos são cozidos ou grelhados. Além disso, os HAP são inalados na fumaça de cigarro como resultado da queima do tabaco.

▶ Metabolismo e mecanismo de ação

Os HAP são absorvidos imediatamente pela pele, pulmões e pelo trato gastrintestinal de animais experimentais e são metabolizados rapidamente e eliminados pelas fezes. Em seres humanos os HAP são absorvidos principalmente de partículas transportadas através da via respiratória. Os HAP são ativados por hidrocarbonetos de aril hidroxilases para um intermediário epóxido reativo e, em seguida, são conjugados para excreção através da urina ou bile. O epóxido reativo pode ter uma ligação covalente com o DNA e provavelmente seja responsável pela atividade carcinogênica.

▶ Achados clínicos

A. Sinais e sintomas

1. Exposição aguda — A exposição aguda inalatória ao naftaleno pode causar cefaleia, náuseas, diaforese e vômito. A ingestão acidental produz anemia hemolítica. Além disso, o naftaleno pode também causar eritema e dermatite nos casos de contato repetido com a pele. A exposição aos produtos derivados do alcatrão mineral possivelmente cause fototoxicidade; com eritema cutâneo, ardência e coceira; e ardência e lacrimejamento nos olhos.

2. Exposição crônica — Os HAP são genotóxicos, o que pode ser demonstrado pelo aumento nos adutos de DNA, micronúcleos e aberrações cromossômicas entre trabalhadores expostos. Muitos HAP são carcinogênicos em animais. Com frequência, a medição dos níveis de benzo(a)pireno indica a presença de HAP, indicando que há suspeita de exposição a carcinógenos.

Percivall Pott descreveu pela primeira vez, em 1775, evidências de carcinogenicidade humana, ocasião em que fez a associação entre câncer escrotal em indivíduos que faziam limpeza de chaminés com exposição prolongada ao alcatrão e fuligem. Subsequentemente, surgiram relatos de câncer escrotal entre indivíduos que trabalhavam em máquinas de fiar que se expunham ao óleo de xisto e entre trabalhadores que se expunham ao piche.

Descobriu-se que havia uma grande incidência de mortalidade por câncer entre indivíduos que trabalhavam em fornos de coque (câncer no pulmão e na próstata), em fundições (câncer no pulmão), em fundições de alumínio (câncer no pulmão e na bexiga) e na construção de telhados (câncer no pulmão e no estômago). Os indivíduos que se expõem aos gases de motores a diesel correm um alto risco de incidência de câncer no pulmão e, possivelmente, de câncer na próstata. Um dos estudos sobre esse tema mostrou que a exposição ao negro de fumo por trabalhadores em estaleiros estava associada a um risco duas vezes maior de câncer na bexiga. Indivíduos que trabalham na pavimentação de estradas possivelmente apresentem uma taxa ligeiramente mais elevada de câncer no pulmão e uma taxa moderadamente elevada de câncer no estômago, em comparação com indivíduos não expostos.

A IARC considera que as substâncias voláteis derivadas do breu de alcatrão de carvão são carcinogênicas para os seres humanos (grupo 1) e o creosoto (grupo 2A) e o negro de fumo (grupo 2B) possivelmente sejam carcinógenos humanos. O NIOSH considera que os produtos derivados do alcatrão mineral, o negro de fumo e o antraceno são carcinogênicos e recomenda que as exposições se limitem aos níveis mais baixos possíveis. As evidências indicam que os extratos de betume refinado são carcinogênicos em animais. Não há dados suficientes para avaliar o risco de incidência de câncer entre trabalhadores que se expõem ao betume (p. ex., indivíduos que trabalham na manutenção de rodovias e na pavimentação de estradas).

Os efeitos respiratórios relacionados a exposições em pessoas que trabalham com negro de fumo incluem redução no fluxo de ar, sintomas de bronquite crônica e pequenas opacidades nas radiografias torácicas. Níveis elevados de enzimas hepáticas foram encontrados em um grupo de trabalhadores em fornos de coque fortemente expostos aos HAP e taxas elevadas de mortalidade por cirrose hepática foram observadas em uma coorte de trabalhadores com forte exposição aos naftalenos clorados. Alguns estudos indicam que a exposição ocupacional aos

HAP provoca doença cardíaca isquêmica fatal com uma relação consistente entre resposta e exposição. A exposição ocupacional ao creosoto é um risco para a incidência de papilomas escamosos e de carcinomas cutâneos.

B. Achados laboratoriais

Os fototestes mostram a presença de fotodermatite em trabalhadores com exposição ocupacional ao breu de alcatrão de carvão e fumos.

▶ Diagnóstico diferencial

É imprescindível investigar a exposição a outros carcinógenos conhecidos ou potenciais no ambiente de trabalho.

▶ Prevenção

A. Práticas laborais

A redução nas emissões que ocorrem em fornos de coque, nos trabalhos com alumínio, em fundições e nos trabalhos com aço é uma medida preventiva essencial. Os sistemas de controle de fumos e vapores diminuem a exposição individual nas situações em que ocorrerem emissões gasosas durante o carregamento ou transporte de produtos derivados do alcatrão mineral aquecido. O uso de luvas e a troca de roupas de trabalho contaminadas evitam a exposição cutânea ao alcatrão, breu e óleos contendo HAP.

B. Vigilância médica

O exame periódico de trabalhadores expostos às substâncias voláteis do breu de alcatrão de carvão deve incluir histórias de irritação na pele e nos olhos, e os exames físicos devem dar atenção especial à pele, ao trato respiratório superior e aos pulmões. A determinação do 1-hidroxipireno (1-OHP) urinário facilita o monitoramento biológico de muitas populações de trabalhadores, incluindo indivíduos que trabalham em atividades como liquefação de carvão, fornos de coque, fundições, fundição de alumínio, mineração subterrânea, plantas de pastas para eletrodos, fabricação de pedra à prova de fogo, produção de eletrodos de grafite, fabricação de alvos artificiais para tiro, reparos automotivos, produção de negro de fumo, instalação de telhados, pavimentação de estradas, aplicação de asfalto, bombeiros e policiais. Encontrou-se uma boa correlação entre a exposição ao HAP em suspensão no ar e o 1-OHP, com contribuição significativa da exposição dérmica. O naftol-1 urinário vem sendo utilizado como biomarcador de exposição ao HAP entre pessoas que trabalham na destilação de óleo de naftaleno, em fundições e na instalação de madeira impregnada com creosoto. Os níveis urinários dos HAP também são biomarcadores úteis para avaliar exposições ocupacionais. As técnicas de radioimunoensaios enzimáticos para medir os adutos de HAP-DNA nos leucócitos também vêm sendo utilizadas como biomarcadores de exposição aos hidrocarbonetos aromáticos policíclicos entre vários tipos de trabalhadores expostos ao HAP, incluindo pessoas que trabalham em fundições, em fornos de coque, com materiais à prova de fogo, em fundições de alumínio e no combate a incêndios florestais. As fontes dietéticas de HAP (p. ex., alimentos preparados com carvão) e tabagismo contribuem para os adutos de HAP-DNA e para os níveis urinários de 1-OHP e, portanto, devem ser avaliadas como fatores que podem causar algum tipo de confusão. Os metabólitos do tetra-hidrotetrol do BaP urinário também são úteis para o monitoramento biológico de exposições aos hidrocarbonetos aromáticos policíclicos.

▶ Tratamento

Os casos de fotodermatite devem ser tratados com preparações contendo cortisona, com cremes que agem como barreiras ou afastando as pessoas afetadas dos locais de exposição.

ESTIRENO

FUNDAMENTOS DO DIAGNÓSTICO

▶ Efeitos agudos
- Irritação nos olhos, no trato respiratório e na pele.

▶ Efeitos crônicos
- Fraqueza, cefaleia, fadiga, tontura.
- Déficits neuropsicológicos, perda da visão colorida, lentificação na condução dos nervos sensoriais.

▶ Considerações gerais

O estireno, também conhecido por vinilbenzeno ou feniletileno, tem a fórmula química $C_5H_5CH:CH_2$. Trata-se de um líquido volátil e incolor na temperatura ambiente que apresenta odor adocicado em baixas concentrações. O limiar de odor de 1 ppm fica abaixo do limite de exposição permissível, visto que esse tipo de material possui propriedades de alerta adequadas. O monômero de estireno deve ser estabilizado por um inibidor para impedir a polimerização exotérmica, que é um processo que poderá explodir o recipiente.

▶ Aplicação

O estireno foi produzido pela primeira vez em escala comercial nas décadas de 1920 e 1930. Durante a II Guerra Mundial o estireno foi muito importante para a fabricação de borracha sintética. Mais de 90% do estireno é produzido por meio da desidrogenação do etilbenzeno. O estireno é usado como monômero ou copolímero nas resinas de poliestireno, acrilonitrila-butadieno-estireno (ABS), borracha de estireno e butadieno (SBR, *styrene-butadiene rubber*), látex de copolímero de estireno e butadieno e estireno acrilonitrila (SAN, *styrene-acrylonitrile*). Além dessas aplicações, o estireno é usado também em resinas de poliéster insaturado reforçado com vidro, aplicadas em materiais de construção, na construção de barcos e na fabricação de revestimentos de proteção.

▶ Exposição ocupacional e ambiental

Nos processos fechados de polimerização a exposição dos trabalhadores ao estireno geralmente é baixa, embora possam ocorrer picos de exposição durante a execução de serviços de limpeza, enchimento ou manutenção dos vasos de reação ou durante o transporte de estireno líquido. A exposição ao estireno durante a aplicação manual de resinas (laminação manual) ou na pulverização em moldes abertos poderá exceder os limites permissíveis de exposição. A exposição mais séria ao estireno ocorre nas situações em que for usado como solvente e reagente em produtos de poliéster insaturado reforçados com fibra de vidro. Os plásticos ou compostos são utilizados na construção de barcos, em tanques de estocagem, painéis de parede, unidades de ducha e chuveiro e capotas de caminhão. Nesse processo, aplicam-se manualmente camadas alternadas de fibras cortadas ou esteiras entrelaçadas de fibras de vidro com resina catalisada. Até 10% do estireno poderá evaporar no ar ambiente durante o processo de cura da resina. As exposições médias ao estireno variam entre 40 e 100 ppm nas plantas que fabricam produtos reforçados, sendo que as exposições individuais de curto prazo chegam a atingir até 150 a 300 ppm. Em um estudo realizado pelo NIOSH envolvendo a indústria de plástico reforçado, a exposição direta de pessoas que trabalhavam na fabricação de peças para caminhões e barcos atingiu o nível mais alto de exposição ao estireno, com uma média ponderada de 61 e 82 ppm por turno de oito horas, respectivamente.

▶ Metabolismo e mecanismo de ação

A exposição ocupacional ocorre principalmente por inalação, uma vez que aproximadamente 60% do estireno inalado permanecem nos pulmões. O limiar de odor varia entre 0,02 e 0,47 ppm. A absorção percutânea não chega a ser significativa. O metabolismo do estireno em óxido de estireno ocorre por meio do sistema enzimático microssomal; a hidratação do óxido de estireno forma o etileno glicol fenil (estireno glicol). Em seguida, o estireno glicol é metabolizado para formar o ácido mandélico ou ácido benzoico e, a seguir, o ácido hipúrico. O ácido mandélico é posteriormente metabolizado para formar o ácido fenilglioxílico. A metabolização direta do óxido de estireno forma o ácido hidroxifenil etil mercaptúrico. O óxido de estireno intermediário é genotóxico e, provavelmente, seja o fator principal no efeito carcinogênico do estireno. Aparentemente, os polimorfismos genéticos das enzimas metabolizantes de xenobióticos (EPHX1, GSTT1, GSTM1, GSTP1) desempenham papel importante na transformação biológica do estireno.

Depois de exposições de curto prazo, a meia-vida venosa do estireno é de aproximadamente 40 minutos. A meia-vida do ácido mandélico e do ácido fenilglioxílico é de cerca de 4 e 8 horas, respectivamente. Nos casos de trabalhadores com exposição crônica, a meia-vida para excreção do ácido mandélico pode variar de 6 a 9 horas.

▶ Achados clínicos

A. Sinais e sintomas

1. Exposição aguda — Concentrações do estireno de 100 a 200 ppm podem causar irritação nos olhos e no trato respiratório superior. O estireno é um agente desengordurante e um irritante primário da pele cuja ação resulta em dermatite. A exposição humana experimental de várias centenas de partes por milhão produz os sintomas anestésicos típicos dos solventes orgânicos, como apatia, sonolência, equilíbrio alterado, dificuldade de concentração e redução no tempo de reação. A exposição aguda ao estireno intensifica a secreção sérica do hormônio hipofisário. Não há registros de fatalidades como consequência da exposição ao estireno.

2. Exposição crônica — sintomas como fraqueza, cefaleia, fadiga, memória fraca e tontura são comuns em trabalhadores com exposição crônica ao estireno em concentrações inferiores a 100 ppm. O tempo médio de reação e o desempenho visomotor podem diminuir em trabalhadores expostos. A incidência de eletrencefalografias (EEG) anormais é significativamente maior.

Estudos realizados em trabalhadores que foram expostos ao estireno mostraram níveis sanguíneos detectáveis do 7,8-óxido de estireno, com aumentos relacionados à dose nos níveis de adutos de DNA, nos níveis de 7,8-óxido de estireno nos adutos de hemoglobina, quebras de DNA de cadeia simples, aberrações cromossômicas, micronúcleos linfocitários e trocas de cromátides irmãs. Foram detectadas frequências mais altas no gene mutante hipoxantina-guanina fosforribosiltransferase (HRPT) em indivíduos que haviam sido expostos ao estireno, em associação com o tempo no emprego e os níveis de estireno no sangue. Vários estudos envolvendo trabalhadores que se expuseram ao estireno mostraram que há uma associação entre a exposição e distúrbios degenerativos no sistema nervoso, câncer no pâncreas e câncer linfo-hematopoiético. Associações significativas foram observadas em estudos europeus de grande porte entre o risco de leucemia e a exposição ao estireno. Outros autores sugerem que essas descobertas podem ser confundidas por exposições concomitantes a outros solventes (1,3-butadieno, benzeno). A IARC considera a possibilidade de que o estireno seja carcinogênico para os seres humanos (grupo 2B).

Inúmeros efeitos neurotóxicos foram observados após a exposição ao estireno, incluindo anormalidades eletrencefalográficas, lentificação na condução de nervos sensoriais, potenciais evocados somatossensoriais prolongados e déficits neurofisiológicos. De maneira geral, os sintomas neuropsicológicos são reversíveis, embora ainda possam persistir alguns déficits no desempenho visomotor e na velocidade perceptiva. Os efeitos neuropsicológicos possivelmente se correlacionem com a atividade da enzima epóxido hidrolase microssomal. A exposição ao estireno entre pessoas que trabalham na fabricação de plástico reforçado com vidro e indivíduos que trabalham na fabricação de barcos de plástico foi associada à disfunção precoce da visão colorida e da visão de contraste. Observou-se que os efeitos sobre a sensibilidade ao contraste aumentam com exposições cumulativas de longo prazo, provavelmente refletindo a presença de danos crônicos nas vias neuro-ópticas. Observou-se também um defeito na acuidade auditiva, possivelmente causado pela desorganização da estrutura membranosa coclear.

A exposição moderada ao estireno foi associada a alterações na distribuição de subpopulações linfocitárias em populações de trabalhadores, podendo alterar a aderência dos leucócitos em sistemas de testes experimentais. Os resultados desses estudos sugerem que possivelmente o estireno altere a resposta imune celular mediada por linfócitos T, resultando, consequentemente, em alterações leucocitárias nos trabalhadores expostos. Em uma fábrica de borracha sintética descobriu-se que o estireno aumenta o risco de mortalidade por doença cardíaca isquêmica aguda entre os trabalhadores mais expostos.

O estireno pode ser embriotóxico ou fetotóxico em animais. Alguns estudos sobre a reprodução humana (abortos espontâneos, malformações congênitas, baixo peso ao nascer ou fertilidade reduzida) foram inconsistentes ou limitados por deficiências metodológicas.

B. Achados laboratoriais

Existe uma relação dose-resposta entre exposição ao estireno e concentrações de transaminases hepáticas, bilirrubina direta e fosfatase alcalina. Entretanto, esses testes não são específicos e devem ser interpretados à luz de outros fatores que podem causar confusão.

O indicador mais confiável de exposição ao estireno é o nível de ácido mandélico na urina. Os níveis urinários de ácido mandélico, depois de um turno de trabalho, mostram uma boa correlação com a média ponderada do tempo de exposição ao estireno na faixa de 5 a 150 ppm. Níveis de 500 mg de ácido mandélico por litro de urina possivelmente sejam uma indicação de exposição recente a pelo menos 10 ppm de estireno. A concentração de 1.000 mg de ácido mandélico por litro de urina corresponde a uma média ponderada de exposição a 50 ppm de estireno em um turno de oito horas.

▶ Diagnóstico diferencial

A exposição a outros solventes durante a produção de estireno e na fabricação de produtos de plástico reforçado pode produzir sintomas semelhantes de toxicidade no sistema nervoso central, tais como cefaleia, fadiga e perda de memória.

▶ Prevenção

A. Práticas laborais

O estireno representa um grande perigo de incêndio, sendo que o manuseio e o armazenamento adequados são essenciais para impedir a ignição de líquidos e vapores e reações explosivas potenciais. O uso geral e local de sistemas de ventilação ou a aplicação de processos automatizados e moldes fechados reduzem os níveis de exposição. A ventilação local intensiva por exaustão é a melhor forma de diminuir as concentrações do vapor de estireno durante a fabricação de objetos de grande porte com plástico reforçado, embora a ventilação por diluição seja largamente utilizada para diminuir a exposição ao vapor de estireno na indústria de barcos.

Nas situações em que não for possível controlar adequadamente a exposição dos trabalhadores com controles de engenharia talvez seja necessário usar roupas de proteção e respiradores. Nos casos em que os trabalhadores possam entrar em contato com estireno líquido, recomenda-se usar luvas adequadas, botas, galochas, aventais e proteção facial com óculos. Luvas de álcool polivinílico (PVA) e de polietileno e roupas especiais protegem bem contra o estireno. Recomenda-se o uso de respiradores que cubram toda a face para impedir irritação nos olhos em concentrações moderadamente baixas.

B. Vigilância médica

As avaliações médicas iniciais devem incluir histórias de distúrbios no sistema nervoso e exames físicos com foco especial no sistema nervoso, no trato respiratório e na pele. Os exames médicos anuais devem incluir todos os trabalhadores com exposição aérea significativa acima do nível de ação ou com potencial para significativa exposição cutânea. O índice biológico de exposição (BEI) recomendado pela American Conference of Governmental Industrial Hygienists (ACGIH) é de 240 mg de ácido fenilglioxílico por grama de creatinina, 300 mg de ácido mandélico por grama de creatinina na urina, ou 0,55 mg/L no sangue venoso ao final de um turno de trabalho. O estireno inalado também vem sendo utilizado como indicador da exposição a baixos níveis de concentração. As medições da atividade da monoamina oxidase tipo B nas plaquetas e o ensaio de glicoforina A também foram sugeridas como biomarcadores de exposição ao estireno.

▶ Tratamento

As mãos devem ser lavadas logo após a exposição cutânea e as roupas saturadas com estireno devem ser removidas imediatamente. No caso de contato com os olhos a medida mais eficaz é lavar com quantidades abundantes de água durante 15 minutos. Não há nenhum tratamento específico para exposição aguda ou crônica ao estireno.

2,3,7,8-TETRACLORODIBENZO-P-DIOXINA

FUNDAMENTOS DO DIAGNÓSTICO

▶ Efeitos agudos
- Irritação nos olhos e no trato respiratório.
- Erupção cutânea, cloracne.
- Fadiga, nervosismo, irritabilidade.

▶ Efeitos crônicos
- Cloracne.
- Sarcomas de partes moles, linfoma não Hodgkin, doença de Hodgkin.

▶ Considerações gerais

As dibenzo-p-dioxinas policloradas (PCCD, *polychlorinated dibenzo-p-dioxins*) e os dibenzofuranos policlorados (PCDF, *polychlorinated dibenzofurans*) são duas séries grandes de compostos aromáticos tricíclicos com propriedades físicas, químicas e biológicas semelhantes.

PCDFs

PCDDs

No entanto, há uma diferença acentuada na potência entre isômeros diferentes da PCCD e do PCDF. O composto que foi estudado mais detalhadamente é o isômero 2,3,7,8-tetraclorodibenzo-p-dioxina (2,3,7,8-TCDD, *2,3,7,8-tetrachlorodibenzo-p-dioxin*). Dioxina é o nome usado para identificar pelo menos 75 isômeros aromáticos clorados, incluindo 22 isômeros da dioxina tetraclorada. A 2,3,7,8-TCDD é a dioxina específica identificada como contaminante na produção do 2,4,5-triclorofenol (TCP, *trichlorophenol*), ácido 2-(2,4,5-triclorofenoxi) propiônico (Silvex) e ácido 2,4,5 triclorofenoxiacético (2,4,5 T). Na forma pura, a 2,3,7,8 TCDD é um sólido cristalino incolor à temperatura ambiente, moderadamente solúvel em solventes orgânicos e insolúvel em água. O grau de toxicidade dos compostos de dioxina é altamente dependente do número e da posição dos átomos de cloro. Os isômeros com cloração nas quatro posições laterais (2,3,7,8) apresenta o nível mais alto de toxicidade aguda em animais. Em condições laboratoriais, a 2,3,7,8-TCDD é um dos produtos químicos sintéticos mais tóxicos conhecidos. Os dibenzofuranos clorados são contaminantes encontrados em algumas PCB (bifenilas policloradas) usadas em transformadores e capacitores, incluindo o produto mais tóxico que é o 2,3,7,8-dibenzofurano tetraclorado.

▶ Aplicação

A 2,3,7,8-TCDD é formada como um subproduto estável no processo de fabricação do triclorofenol (TCP). Em condições normais, a 2,3,7,8-TCDD persiste como contaminante no TCP em quantidades variando de 0,07 a 6,2 mg/kg. A partir de 1979 a produção do 2,4,5-T e do Silvex foi interrompida nos Estados Unidos, embora ainda continuem a ser distribuídas e usadas as quantidades que foram mantidas em estoque. O agente Orange, que foi usado no Vietnam como desfolhante na década de 1960, era uma mistura de 50:50 de ésteres dos herbicidas 2,4-D e 2,4,5-T. Entre 10 e 12 milhões de galões foram pulverizados em 3 a 4 milhões de acres no Vietnam. A concentração da 2,3,7,8-TCDD era de aproximadamente 2 ppm no agente Orange.

A combustão do 2,4,5-T pode resultar na conversão para pequenas quantidades de 2,3,7,8-TCDD. Os bifenilos policlorados podem ser convertidos em PCDF. A fuligem oriunda da queima de transformadores de PCB poderá estar contaminada com mais de 2.000 μg de PCDF, incluindo o isômero 2,3,78 mais tóxicos. Uma mistura complexa de PCDD e PCDF possivelmente ocorra nas cinzas voláteis dos incineradores municipais. A 2,3,7,8-TCDD não tem uso comercial nos Estados Unidos.

▶ Exposição ocupacional e ambiental

A exposição ocupacional a 2,3,7,8-TCDD ocorre durante a produção e utilização do 2,4,5-T e seus derivados. Desde 1949, ocorreram 24 acidentes em plantas químicas que fabricavam fenóis clorados em que os trabalhadores eram expostos às dibenzo-*p*-dioxinas policloradas (PCDD). A explosão de uma planta química de triclorofenol (TCP) em 1976, na cidade italiana de Seveso, expôs algo em torno de 37 mil moradores das comunidades adjacentes à 2,3,7,8-tetraclorodibenzo-*p*-dioxina (2,3,7,8-TCDD).

Os trabalhadores possivelmente forma expostos a PCDD durante a produção de TCP, 2,4,5-T e pentaclorofenol. Indivíduos que trabalhavam na pulverização de herbicida usando 2,4,5-T ou Silvex foram expostos a 2,3,7,8-PCDD durante a aplicação do herbicida. O Estado de Missouri foi vítima de uma contaminação ambiental causada pela pulverização de resíduos de óleo que continham 2,3,7,8-TCDD para controlar a poeira no solo. Os trabalhadores que foram expostos aos resíduos e às cinzas voláteis dos incineradores municipais apresentaram aumento nas concentrações sanguíneas de PCDD e PCDF. Em 1979, a EPA baniu a maior parte das aplicações de 2,4,5-T e Silvex, embora a utilização desses produtos continuasse sendo permitida em plantações de cana-de-açúcar, em pomares e em vários tipos de atividades fora do setor agrícola. Em outubro de 1983 a EPA publicou sua intenção de cancelar o registro de todos os pesticidas contendo 2,4,5-T ou Silvex. Não é possível estimar com precisão o número de trabalhadores norte-americanos que atualmente se expõem a 2,3,7,8-TCDD em atividades de descontaminação de locais de trabalho, em resíduos contaminados com 2,3,78-TCDD (como nas atividades de reciclagem de metais) ou em serviços de limpeza depois de incêndios em transformadores contendo bifenilos policlorados (PCB).

▶ Metabolismo e mecanismo de ação

A 2,3,7,8-tetraclorodibenzo-*p*-dioxina (2,3,7,8-TCDD) é uma substância extremamente lipofílica, que é absorvida imediatamente após a administração de doses orais em ratos. A 2,3,78-TCDD se acumula principalmente no fígado e, depois de uma única dose, é eliminada pelas das fezes sem ter sido metabolizada, com meia-vida corporal de aproximadamente três semanas. A 2,3,7,8-TCDD é armazenada nos tecidos adiposos após a administração de doses repetidas em pequenos animais de laboratório. A meia-vida da 2,3,7,8-TCDD é de nove anos em seres humanos. A absorção dérmica pode ser um fator importante em trabalhadores expostos aos ácidos fenoxi e aos clorofenois. De maneira geral, a exposição a 2,3,7,8-TCDD como vapor é desprezível por causa da baixa pressão.

Os compostos semelhantes à dioxina se caracterizam por alta afinidade de ligação ao receptor Ah e acredita-se que os efeitos biológicos sejam mediados pelo complexo de receptores do ligante Ah. É necessária uma segunda proteína para a capacidade de ligação ao DNA e para a ativação transcricional de genes alvos. Fatores de crescimento, radicais livres, interação da 2,3,7,8-TCDD com a rota de transdução do estrogênio ou proteínas quinases também desempenham papeis importantes nos mecanismos de transdução de sinal. Fatores de potência relativa foram atribuídos aos compostos semelhantes à dioxina, tomando-se como base a comparação com a potência da 2,3,7,8-TCDD. Atribui-se a cada produto químico um fator de equivalência tóxica (TEF *toxic equivalency factor*), alguma fração de 2,3,7,8-TCDD e uma equivalência tóxica total (EQT) da mistura, cujo resultado é a soma das potências ponderadas. Os valores do TEF foram calculados para PCDDs, PCDFs e PCB semelhantes à dioxina.

▶ Achados clínicos

A. Sinais e sintomas

1. Exposição aguda — Em alguns animais a 2,3,7,8-tetraclorodibenzo-*p*-dioxina (2,3,7,8-TCDD) tem ação letal em doses inferiores a 1 μg/kg. A toxicidade aguda resulta em caquexia, atrofia tímica, supressão da medula óssea, hepatotoxicidade e indução enzimática microssomal.

Em seres humanos a toxicidade aguda da 2,3,7,8-TCDD é conhecida a partir da liberação acidental causada por reações descontroladas ou explosões. Logo após o acidente que ocorreu em 1949 em Nitro, no Estado de West Virginia, seguiu-se a ocorrência de sintomas como irritação aguda na pele, nos olhos e no trato respiratório; cefaleia; tontura; e náuseas. Esses sintomas desapareceram dentro de 1 a 2 semanas e foram seguidos de condições como erupção acneiforme; dor muscular grave nas extremidades, no tórax e nos ombros; fadiga; nervosismo e irritabilidade; dispneia; e queixas de redução na libido e de intolerância ao frio. Os trabalhadores apresentaram condições como cloracne grave, hepatomegalia, neurite periférica, tempo de protrombina retardado e elevação nos níveis séricos totais de lipídeos. Estudos de acompanhamento de longo prazo de trabalhadores que haviam sido expostos à dioxina encontraram persistência de cloracne e algumas evidências de doença hepática.

2. Exposição crônica — A 2,3,7,8-TCDD é um teratógeno em animais e uma substância tóxica em fetos. Estudos que aplicaram 2,3,7,8-TCDD em ratos e camundongos durante dois anos demonstraram que houve uma grande incidência de tumores hepáticos; a administração de 0,001 μg/kg por dia não apresentou nenhum efeito perceptível.

A cloracne poderá surgir dentro de algumas semanas após a exposição a 2,3,7,8-TCDD e persistir durante várias décadas. A gravidade da cloracne está relacionada ao grau de exposição entre indivíduos que trabalham na produção. Em alguns locais de trabalho, as pessoas expostas tiveram cloracne; porém, nenhuma doença sistêmica; em outros locais, os trabalhadores tiveram fadiga, perda de peso, mialgias, insônia, irritabilidade e diminuição da libido. O fígado aumenta de volume e fica mais sensível e há também relatos de alterações sensoriais, particularmente nas extremidades inferiores. Em trabalhadores expostos envolvidos no processo produtivo os sintomas sistêmicos – exceto a cloracne – não persistiram após a interrupção das exposições.

Aparentemente, surgem efeitos imunotóxicos, reprodutivos e endócrinos entre os indicadores mais sensíveis de toxicidade por dioxinas. As pesquisas indicam que a 2,3,7,8-TCDD inibe respostas múltiplas induzidas por estrogênios nos tecidos uterinos e mamários de roedores e nas células de câncer de mama em seres humanos. Acredita-se que os efeitos antiestrogênicos sejam mediados pelo receptor do hidrocarboneto de aril. Estudos laboratoriais em animais sugerem que os compostos semelhantes à dioxina alteram o processo evolutivo (baixo peso de nascimento, abortos espontâneos, malformações congênitas) e alterações adversas na saúde reprodutiva (fertilidade, desenvolvimento dos órgãos sexuais, comportamento reprodutivo). A 2,3,7,8-TCDD pode ser transferida por via transplacentária e através do leite materno, sendo que níveis elevados foram observados em crianças adultas nascidas de mulheres que trabalhavam em fábricas de produtos químicos e se expuseram às dioxinas. Encontrou-se uma correlação entre níveis séricos de dioxinas e características específicas do ciclo menstrual, principalmente em mulheres pré-menárquicas. Efeitos mínimos foram observados na incidência de endometriose nessa coorte. Estudos epidemiológicos sugerem que há uma associação entre exposição paterna a herbicidas e um aumento no risco de espinha bífida nos descendentes. Não foi observado nenhum efeito sobre o risco de aborto espontâneo ou na proporção entre os sexos nos descendentes.

Inúmeros efeitos imunológicos também foram observados em estudos animais. Estudos realizados em seres humanos mostram que houve alteração na hipersensibilidade tardia após a exposição às dioxinas. Observou-se também que há uma relação entre a concentração sérica da 2,3,7,8-tetraclorodibenzo-p-dioxina (2,3,7,8-TCDD) e uma redução nas células CD26 em circulação e uma redução no cenário de proliferação espontânea. Existem poucas evidências sobre o efeito das dioxinas no sistema imune humoral, uma vez que não foi observado nenhum efeito citogenético consistente decorrente da exposição a 2,3,7,8-TCDD.

A 2,3,7,8-TCDD pode inibir a descarboxilação do uroporfirinogênio, visto que há relatos de casos de porfiria cutânea tarda entre trabalhadores expostos. No entanto, estudos recentes não encontraram nenhuma associação entre a 2,3,7,8-TCDD e os níveis de porfirina. Não se observou nenhuma associação de indivíduos que trabalharam na produção de clorofenol entre a exposição a 2,3,7,8-TCDD e os níveis séricos de transaminase, indução da atividade do citocromo p450, neuropatia periférica, bronquite crônica ou doença pulmonar obstrutiva crônica, e porfiria cutânea tarda. Níveis séricos de dioxina foram associados positivamente aos níveis dos hormônios luteinizante e folículo-estimulante e inversamente relacionados aos níveis totais de testosterona. Essa descoberta é consistente com os efeitos relacionados às dioxinas sobre o eixo hipotalâmico-hipofisário-célula de Leydig em animais.

Estudos realizados em grupos de veteranos da guerra no Vietnam que haviam sido expostos à dioxina (Operação *Ranch Hand*) mostraram que houve um aumento no risco de incidência de neuropatia periférica, doenças cardíacas e distúrbios hepáticos. Entretanto, não se observou nessa população nenhum efeito clínico significativo sobre acne, parâmetros hematológicos, função imunológica ou funcionamento cognitivo. Análises combinadas de indivíduos do *Ranch Hand* e uma coorte do NIOSH formada por trabalhadores industriais mostram uma modesta evidência de que os trabalhadores expostos correm um risco maior de diabetes ou de níveis anormais de glicose em jejum, em comparação com os trabalhadores não expostos. A coorte do NIOSH apresenta uma leve influência dos níveis séricos da 2,3,7,8-TCDD sobre as concentrações lipídicas.

O grande risco da incidência de sarcomas de partes moles foi associado à exposição a 2,3,7,8-TCDD e aos herbicidas fenóxi. Uma reanálise recente de trabalhadores norte-americanos do setor químico expostos a 2,3,7,8-TCDD identificou uma tendência positiva entre o registro cumulativo estimado do nível sérico da 2,3,7,8-TCDD e a mortalidade total por câncer. Estudos de acompanhamento de longo prazo da população da cidade de Seveso e de uma grande coorte internacional mostram que houve um aumento na mortalidade total por câncer, com aumento na incidência de sarcomas de partes moles e de neoplasias linfo-hematopoiéticas. Estudos envolvendo a coorte da Operação *Ranch Hand* sugerem que houve um aumento modesto no risco de incidência de câncer de próstata. Os níveis séricos da 2,3,7,8-TCDD foram relacionados de forma significativa à incidência de câncer de mama no acompanhamento de longo prazo de mulheres no Seveso Women's Health Study. Todavia, outro estudo indica que, aparentemente, o risco de câncer de mama não está associado aos níveis adiposos das dibenzo-p-dioxinas policloradas (PCDD). A IARC considera que a 2,3,7,8-TCDD seja carcinogênica para seres humanos (grupo 1). De acordo com as recomendações do NIOSH, a 2,3,7,8-TCDD deve ser tratada como um carcinógeno humano potencial e a exposição a esta substância deve ser reduzida à concentração mais baixa possível.

B. Achados laboratoriais

As anormalidades mais consistentes são níveis elevados de enzimas hepáticas, tempo de protrombina prolongado e níveis elevados de triglicérides e colesterol. Possivelmente os níveis urinários de porfirina sejam elevados. A partir do acidente que ocorreu na cidade de Seveso, a incidência de testes anormais de condução nervosa foi significativamente elevada em indivíduos com cloracne.

Níveis bastante baixos de 2,3,7,8-TCDD (4 a 130 ppm) podem ser observados nos tecidos adiposos das populações não expostas. A concentração plasmática dos compostos policlorados pode ser mil vezes menor do que a concentração nos tecidos adiposos. Há uma alta correlação entre os níveis adiposos e séricos da 2,3,7,8-TCDD; os níveis séricos medem a carga corporal. Não existe uma definição exata da correlação entre as concentrações de 2,3,7,8-TCDD no plasma e nos tecidos adiposos e sinais e sintomas. Os valores séricos normativos das PCDD e o PCDF foram publicados recentemente pelo Center for Disease Control and Prevention.

Diagnóstico diferencial

As causas conhecidas de erupções acneiformes que ocorrem nos locais de trabalho incluem óleos de corte à base de petróleo, alcatrão mineral e compostos aromáticos clorados. Nos casos de queixas sistêmicas como perda de peso, cefaleia, mialgias e irritabilidade, outras enfermidades médicas subjacentes devem ser excluídas antes de atribuir o distúrbio a 2,3,7,8-TCDD.

Prevenção

A. Práticas laborais

De acordo com recomendação do NIOSH, a 2,3,7,8-TCDD deve ser considerada como um carcinógeno ocupacional potencial e a exposição em todos os ambientes ocupacionais deve ser controlada o máximo possível. As orientações específicas para práticas laborais seguras devem iniciar com a coleta de amostras ambientais para determinar a presença de contaminação pela 2,3,7,8-TCDD, incluindo coleta de amostras do ar, do solo e da poeira assentada, assim como limpar as amostras das superfícies. Recomenda-se adotar procedimentos específicos de descontaminação para a execução de serviços de limpeza nos locais de trabalho de modo que a proteção dos trabalhadores seja adequada. As roupas e equipamentos de proteção devem consistir de peças de vestuário interno e externo, como macacões, luvas e botas de fibra de polietileno não revestido. O uso de proteção respiratória adequada é extremamente importante, e pode variar de respiradores para purificação do ar a aparelhos respiratórios autônomos. Amostragens de acompanhamento devem ser obtidas depois da descontaminação dos locais de trabalho para assegurar a eficiência da limpeza.

B. Vigilância médica

Os indivíduos que trabalham em linhas de produção e que sejam expostos a compostos químicos contaminados com 2,3,7,8-TCDD, assim como o pessoal envolvido na descontaminação dos locais de trabalho, devem fazer exames médicos de referência e em intervalos periódicos, com foco especial na pele e no sistema nervoso. Os testes laboratoriais de referência devem incluir enzimas hepáticas, colesterol e triglicérides, visto que acompanhamento deverá ser feito de acordo com a necessidade. A adoção de medidas eficazes e seguras para proteger os indivíduos que trabalham na limpeza da dioxina evita a incidência de doenças clínicas ou bioquímicas (cloracne, doença hepática, neuropatia periférica, porfiria cutânea tarda). A partir da caracterização das cargas corporais na coorte de *Ranch Hand* houve um progresso considerável no uso dos níveis séricos da 2,3,7,8-TCDD nos moradores da cidade de Seveso, nos indivíduos que trabalham na produção de herbicidas e nos civis vietnamitas. Os níveis séricos da dioxina são extremamente úteis para fins de pesquisa ou para avaliar os riscos dos resultados para a saúde nos casos de reconstrução de exposições; porém, essa caracterização não é recomendada para monitoramentos médicos de rotina.

Tratamento

A pele afetada pela 2,3,7,8-TCDD deve ser lavada imediatamente e a roupa contaminada deve ser retirada e colocada em recipientes com marcação específica para fins de descarte. Não há nenhum tratamento específico para os efeitos agudos ou crônicos para a saúde resultantes da exposição a 2,3,7,8-TCDD excetuando-se o tratamento sintomático de cloracne.

MONÔMERO DE CLORETO DE VINILA

FUNDAMENTOS DO DIAGNÓSTICO

- ► Efeitos agudos
  - Irritação no trato respiratório.
  - Letargia, cefaleia.
- ► Efeitos crônicos
  - Acro-osteólise, fenômeno de Raynaud, espessamento da pele.
  - Hepatoesplenomegalia.
  - Angiossarcoma hepático.

Considerações gerais

O monômero de cloreto de vinila (cloroeteno) é um gás incolor altamente inflamável à temperatura ambiente. Em geral, esse produto é manuseado como líquido sob pressão que contém um inibidor de polimerização (fenol). O monômero de cloreto de vinila é solúvel em etanol e éter. O limiar de odor é bastante variável, de modo que não pode ser usado para evitar exposições excessivas.

Aplicação

A vasta maioria do monômero de cloreto de vinila é usada na produção de resinas de cloreto polivinílico. O cloreto polivinílico é usado basicamente na produção de tubos e condutos de plástico, revestimento de pisos, mobiliário doméstico, aplicações elétricas, produtos recreativos (discos, brinquedos), embalagem (filmes, folhas e garrafas) e materiais para transporte (capotas de automóveis, estofamento e tapetes de chão).

Exposição ocupacional e ambiental

Uma pesquisa feita pelo NIOSH em três fábricas de monômero de cloreto de vinila em 1977 descobriu que a exposição média variava de 0,07 a 27 ppm em um turno de oito horas. A partir da publicação da norma da Occupational Safety and Health Administration (OSHA) em 1974, as exposições foram reduzidas para menos de 5 ppm. As exposições mais elevadas ocorrem nas plantas de polimerização, principalmente durante a operação de limpeza no conjunto de equipamentos formado pelo reator e vaso.

Metabolismo e mecanismo de ação

A principal rota de exposição ao monômero de cloreto de vinila (MCV) é por meio da inalação do gás, embora a absorção dérmica seja significativa durante a limpeza manual do conjunto formado pelo reator e vaso. A absorção do monômero de cloreto de vinila é imediata por meio do trato respiratório. O metabólito principal do MCV é o óxido de cloroetileno, que forma um epóxido reativo intermediário que pode ligar-se ao RNA e ao DNA *in vivo* e, possivelmente, seja responsável pela carcinogenicidade observada em estudos feitos em animais e em seres humanos. É bastante provável que ocorra aumento no risco de angiossarcoma hepático em associação com mutações no gene p53. Alguns estudos sugerem que possivelmente os polimorfismos de CYP 2E1, GSTT1 e ADH2 sejam a razão principal da suscetibilidade genética nas lesões hepáticas induzidas pelo MCV.

A meia-vida do MCV contido no ar inspirado varia de 20 a 30 minutos. O ácido tiodiglicólico (ATdG) é o principal metabólito urinário; porém, seu valor é limitado para o monitoramento biológico por causa de fatores como saturação metabólica do cloreto de vinila, taxas metabólicas variáveis e falta de especificidade. Um estudo sugeriu que o ATdG pode ser utilizado como marcador de exposição em indivíduos que trabalham com cloreto polivinílico, nas situações em que nível de MCV no ar a que possam se expor estiver acima de 5 ppm.

▶ Achados clínicos

A. Sinais e sintomas

1. Exposição aguda — A toxicidade aguda do monômero de cloreto de vinila (MCV) é relativamente baixa, visto que concentrações altas (10.000 a 20.000 ppm) provocam irritação respiratória e depressão no sistema nervoso central.

2. Exposição crônica — A toxicidade crônica da exposição ao MCV poderá resultar em doença hepática, osteólise, fenômeno de Raynaud, vasculite púrpura, doença mista do tecido conectivo e lesões cutâneas semelhantes ao escleroderma.

A. Acro-osteólise — Sintomas do fenômeno de Raynaud, osteólise nas falanges terminais de alguns dedos e espessamento ou elevação de nódulos nas mãos e nos antebraços ocorreram em pessoas que trabalhavam nas atividades de produção e polimerização, principalmente no caso de trabalhadores que estavam envolvidos na limpeza dos reatores. A *doença do cloreto de vinila* é um sintoma que consiste do fenômeno de Raynaud, acro-osteólise, dor articular, dor muscular, aumento na deposição de colágeno, rigidez nas mãos e alterações cutâneas semelhantes ao escleroderma. Fatores como elevações nos níveis de imunocomplexos, crioglobulinemia, proliferação de células B, hiperimunoglobulinemia e ativação do complemento, foram observados nessa população de pacientes. A suscetibilidade a essa doença foi associada ao alelo HLA-DRS. A arteriografia demonstrou que ocorreram alterações vasculares nas artérias digitais das mãos associadas à acro-osteólise e, além disso, foram identificados imunocomplexos em circulação.

B. Doença hepática — Fibrose hepática, esplenomegalia e trombocitopenia com hipertensão portal foram ocorrências comuns. O padrão típico de alterações consiste em hipertrofia e hiperplasia de hepatócitos e células sinusoidais; dilatação sinusoidal associada a danos nas células que revestem os sinusoides; áreas focais de degeneração hepatocelular; e fibrose nos tratos portal, septal, e nas regiões perisinusoidais intralobulares.

Em 1974, foram identificados três casos de angiossarcoma hepático entre pessoas que trabalhavam na polimerização do cloreto de polivinila em uma fábrica localizada na cidade de Louisville, Estado de Kentucky. A partir de então, vários estudos de mortalidade em coortes verificaram que há um risco elevado da incidência de angiossarcoma hepático, carcinoma hepatocelular e cirrose hepática. Existem atualmente relatos de quase 200 casos de angiossarcoma hepático em todo o mundo, cujo período médio de latência é de 22 anos. O cloreto de vinila é genotóxico e aumenta a incidência de aberrações cromossômicas, trocas de cromátides irmãs e micronúcleos linfocitários entre os trabalhadores expostos. Mutações genéticas específicas no *locus* p53 e nas proteínas mutantes p21 foram relacionadas ao angiossarcoma produzido pelo cloreto de vinila. Essas descobertas sugerem a presença de efeitos do óxido de cloroetileno, um metabólito carcinogênico do cloreto de vinila. O risco de angiossarcoma hepático está relacionado ao tempo contado a partir da primeira exposição, ao tempo de permanência no emprego e à extensão da exposição. A IARC entende que o cloreto de vinila seja carcinogênico para os seres humanos (grupo 1) e o NIOSH recomenda a regulamentação do cloreto de vinila como um carcinógeno humano potencial.

Apenas dois casos de angiossarcoma hepático foram documentados na indústria de processamento de cloreto polivinílico, sugerindo que o risco neoplásico relacionado ao cloreto de vinila é significativamente mais baixo entre os indivíduos envolvidos no processo de fabricação. Existem também relatos de hemangioendotelioma após a exposição ao cloreto de vinila e ao cloreto polivinílico.

C. Efeitos pulmonares — Há relatos de casos de pneumoconiose em trabalhadores que foram expostos ao pó de cloreto polivinílico. Alguns trabalhadores envolvidos na produção e fabricação de cloreto polivinílico com alta exposição (> 10 mg/m^3) ao pó dessa substância apresentaram função pulmonar reduzida e um aumento na incidência de anormalidades nas radiografias torácicas. A exposição cumulativa ao pó de cloreto polivinílico está associada a uma doença obstrutiva leve nas vias respiratórias e a uma prevalência mais elevada de pequenas opacidades nas radiografias torácicas. Há um relato de caso de pneumoconiose e de esclerose sistêmica após 10 anos de exposição ao cloreto polivinílico.

D. Efeitos reprodutivos — Níveis reduzidos de androgênios, assim como queixas de impotência, de redução na libido e na função sexual também foram identificados em trabalhadores do sexo masculino que haviam se exposto ao cloreto de vinila. Alguns estudos avaliaram os efeitos da exposição ao cloreto de vinila sobre a função reprodutiva em mulheres. Um aumento significativo em anormalidades congênitas foi encontrado em comunidades localizadas nas proximidades de plantas de processamento do cloreto de vinila. No entanto, outros estudos não registraram a presença de toxicidade significativa no processo evolucionário em associação com a exposição parental ao cloreto de vinila ou com a exposição de pessoas que residem nas proximidades de fábricas que produzem esse material.

B. Achados laboratoriais

Os níveis de enzimas hepáticas e de fosfatase alcalina podem ser elevados em trabalhadores que se expuseram ao cloreto de vinila, embora os níveis permaneçam normais em alguns indivíduos com angiossarcoma hepático até os estágios finais da doença. Os níveis séricos dos ácidos biliares e das coproporfirinas urinárias no jejum são indicadores clinicamente úteis de lesão química precoce nas populações de trabalhadores expostos ao monômero de cloreto de vinila (MCV) com disfunção hepática assintomática.

▶ Diagnóstico diferencial

O angiossarcoma hepático foi associado às histórias de exposição ao arsênio e à ingestão de dióxido de tório (Thorotrast). Sob o ponto de vista clínico, as alterações escleróticas na pele associadas ao MCV, com nódulos cutâneos, fenômeno de Raynaud e osteólise, são muito semelhantes ao escleroderma idiopático. Todavia, condições como esclerodactilia, calcinose e cicatrizes digitais não são comuns em doenças causadas pelo monômero de cloreto de vinila.

▶ Prevenção

A média ponderada no período de oito horas inferior a 1 ppm reduz drasticamente o risco de angiossarcoma hepático.

A. Práticas laborais

O isolamento dos trabalhadores na maior parte das plantas de cloreto de polivinila poderá ser feito com o uso de salas de controle de processo isoladas. No caso de operadores, funcionários da limpeza e da equipe de serviço, amplos sistemas de controle de engenharia são necessários para diminuir a exposição durante os turnos de oito horas para menos de 1 ppm. É extremamente importante impedir a exposição de trabalhadores durante a execução dos serviços rotineiros de manutenção e limpeza por meio da desgaseificação das autoclaves e dos vasos de reação. Os detectores cromatográficos *online* específicos para o monômero de cloreto de vinila (MCV) conseguem identificar vazamentos antes do início de grandes emissões de gás.

Todos os empregados de uma empresa devem usar respiradores com máscaras semifaciais nas situações em que a concentração do MCV for superior a 1 ppm. O uso de respiradores com máscaras faciais totais é imprescindível durante a limpeza de reatores e na execução de outros serviços de manutenção. É muito importante usar uniformes de proteção, luvas, toucas e botas impermeáveis nas situações em que houver possibilidade de contato com a pele.

B. Vigilância médica

Nos exames pré-admissionais, é extremamente importante avaliar a presença de algum tipo de doença hepática. Deverá ser realizada a avaliação da presença de hepatite viral concomitante e consumo de bebidas alcóolicas pois estes fatores aumentam o risco de incidência de doença hepática em indivíduos expostos ao cloreto de vinila. De acordo com recomendação do NIOSH é extremamente importante fazer medições pré-admissionais e periódicas dos níveis de enzimas hepáticas, embora a especificidade e sensibilidade desses testes sejam fracas. Níveis elevados da γ-glutamil transpeptidase estão associados à exposição ao cloreto de vinila e oferecem maior especificidade para fins de vigilância médica. No entanto, um estudo recente chegou à conclusão de que a avaliação da função hepática incluindo apenas os testes de funcionamento do fígado não é suficiente para detectar lesões induzidas pelo monômero de cloreto de vinila, tendo em vista que revelam somente a presença de alterações causadas por fatores não ocupacionais, como, por exemplo, disfunção dietética e/ou metabólica. Níveis séricos dos ácidos biliares ou da eliminação plasmática do iminodiacetato marcado com tecnécio são medições sensíveis da disfunção hepática entre trabalhadores expostos ao cloreto de vinila. A ultrassonografia do fígado é um teste diagnóstico bastante útil para a vigilância médica de pessoas que trabalham com cloreto de vinila; há um aumento na incidência de fibrose periportal entre os trabalhadores mais expostos. A avaliação médica com auxílio de biomarcadores como as mutações no gene p53 e adutos do DNA encontra-se em fase de estudo; porém, ainda não foi comprovada sua utilidade como ferramenta de rastreamento.

▶ Tratamento

A sobrevida média após o diagnóstico de angiossarcoma hepático é de alguns meses. A tomografia computadorizada com varredura dinâmica utilizando contraste intravenoso apresenta uma aparência isodensa típica em varreduras tardias feitas após a aplicação do contraste. É possível que a quimioterapia melhore a duração e a qualidade da sobrevida. Aparentemente, a acro--osteólise é irreversível após a interrupção da exposição.

REFERÊNCIAS

Burton C: Medium-density fibreboard and occupational asthma. Occup Med (Lond) 2011;61:357 [PMID: 218318].

Chen YC: Retrospective exposure assessment in a chemical research and development facility. Environ Int 2012;39:111 [PMID: 22208749].

Costa C: DNA damage and susceptibility assessment in industrial workers exposed to styrene. J Toxicol Environ Health A 2012;75:735 [PMID: 22788361].

Costa S: Cytogenetic and immunological effects associated with occupational formaldehyde exposure. J Toxicol Environ Health 2013;**76**:217 [PMID: 23514064].

Goldstein BD: Hematological and toxicological evaluation of formaldehyde as a potential cause of human leukemia. Hum Exp Toxicol 2011;30:725 [PMID: 20729258].

Helmfrid I: Health effects and exposure to polychlorinated biphenyls (PCBs) and metals in a contaminated community. Environ Int 2012;44:53 [PMID: 22336529].

Kiran S: Occupationalexposure to ethylene oxide and risk of lymphoma. Epidemiology 2010;21:905 [PMID: 20811284].

Kramer S: Current status of the epidemiologic evidence linking polychlorinated biphenyls and non-hodgkin lymphoma, and the role of immune dysregulation. Environ Health Perspect 2012;120:1067 [PMID: 22552995].

Li MC: Mortality after exposure to polychlorinated biphenyls and dibenzofurans: 30 years after the "Yucheng accident." Environ Res 2013;120:71 [PMID: 23026800].

Lin YS: Environmental exposure to dioxin-like compounds and the mortality risk in the U.S. population. Int J Hyg Environ Health 2012;215:541 [PMID:22429684].

Luo JC: Blood oxidative stress in Taiwan workers exposed to carbon disulfide. Am J Ind Med 2011;54:637 [PMID: 21630299].

Mahboubi A: Assessment of the effect of occupational exposure to formaldehyde on the risk of lung cancer. Scand J Work Environ Health 2013;39:401 [PMID: 23329145].

Manuwald U: Mortality study of chemical workers exposed to dioxins: follow-up 23 years after chemical plant closure. Occup Environ Med 2012;69:636 [PMID: 22767868].

Mikoczy Z: Cancer incidence and mortality in Swedish sterilant workers exposed to ethylene oxide. Int J Environ Res Public Health 2011;8:2009 [PMID: 21776215].

Pelucchi C: Exposure to acrylamide and human cancer–a review and meta-analysis of epidemiologic studies. Ann Oncol 2011;22:1487 [PMID: 21239401].

Persky V: Polychlorinated biphenyl exposure, diabetes and endogenous hormones. Environ Health 2012;11:57 [PMID: 22931295].

Sharma N: Course and outcome of accidental sodium hydroxide ocular injury. Am J Ophthalmol 2012;154:740 [PMID: 22840487].

Valdez-Flores C: Quantitative cancer risk assessment for ethylene oxide inhalation in occupational settings. Arch Toxicol 2011;85:1189 [PMID: 21347664].

vanTongeren M: Assessing Occupational Exposure to Chemicals in an International Epidemiological Study of Brain Tumours. Ann Occup Hyg 2013;57:610 [PMID: 23467593].

Wang L: Polychlorinated dibenzo-*p*-dioxins and dibenzofurans and their association with cancer mortality among workers in one automobile foundry factory. Sci Total Environ 2013;443:104 [PMID: 23178894].

■ QUESTÕES PARA AUTOAVALIAÇÃO

Selecione a resposta correta para cada questão:

Questão 1: Sobre o ácido fluorídrico (fluoreto de hidrogênio)
a. a exposição ocupacional pode ocorrer pelo contato direto com a pele e pela inalação de fumos
b. o objetivo principal do tratamento é a desativação do íon de fluoreto no sangue e nos tecidos
c. as queimaduras podem produzir vesículas e bolhas; porém, não devem ser desbridadas
d. os efeitos sistêmicos da absorção ocorrem somente após a ocorrência de queimaduras na pele.

Questão 2: Formaldeído
a. é um gás incolor não inflamável com odor irritante
b. não é mais encontrado em produtos da indústria de madeira
c. é basicamente um subproduto da combustão incompleta de metais pesados
d. é encontrado em pequenas quantidades no gás de escapamentos de automóveis e na fumaça de cigarro.

Questão 3: Sobre a nitroglicerina
a. os sintomas de enfermidades agudas incluem perda de consciência, cefaleia grave, respiração difícil, pulso fraco e palidez
b. os sintomas aumentam na produção de dinamite com exposição contínua
c. geralmente a cefaleia (cefaleia da pólvora) inicia na região occipital
d. a cefaleia é aliviada pela ingestão de álcool.

Questão 4: Pentaclorofenol
a. é usado como conservante de madeira, herbicida, desfolhante e fungicida
b. pode explodir se for aplicado no tratamento de madeira com pressão
c. em geral é aplicado em produtos derivados da madeira como uma solução a 50% em aguarrás, óleo combustível ou querosene
d. está registrado na FDA como desinfetante e como ingrediente de tintas antideposição.

Questão 5: Sobre bifenilos policlorados
a. produzem sintomas agudos de irritação nasal e faríngea
b. a exposição crônica nos locais de trabalho sempre resultam em cloracne
c. têm transferência transplacentária eficiente
d. a exposição pré-natal é um preditor de capacidades cognitivas aceleradas.

Questão 6: Sobre o estireno
a. a exposição diminui de forma aguda a secreção sérica do hormônio hipofisário
b. a exposição crônica pode causar fraqueza, cefaleia, fadiga, memória fraca e tontura
c. pode aumentar o tempo médio de reação e o desempenho visomotor em trabalhadores expostos
d. a exposição não produz nenhum efeito eletrencefalográfico (EEG) anormal

Questão 7: A doença do cloreto de vinila
a. é uma síndrome que consiste do fenômeno de Raynaud, acro-osteólise, dor articular, dor muscular, aumento da deposição de colágeno, rigidez nas mãos e alterações cutâneas semelhantes ao escleroderma
b. diminui os níveis de imunocomplexos em circulação, crioglobulinemia, proliferação das células B, hiperimunoglobulinemia e ativação complementar
c. tem sua resistência associada ao alelo HLA-DRS
d. é excluída pela descoberta de complexos imunes em circulação.

32

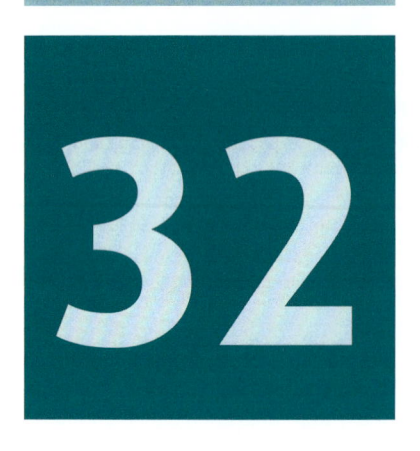

Solventes

Robert J. Harrison, MD, MPH
Rachel Roisman, MD, MPH

PROPRIEDADES GERAIS E EFEITOS NA SAÚDE

Solvente é qualquer substância – em geral, um líquido à temperatura ambiente – que dissolve outra substância produzindo uma solução (mistura com dispersão uniforme). Os solventes se classificam como aquosos (à base de água) ou orgânicos (à base de hidrocarbonetos). Os solventes industriais são produtos químicos orgânicos em sua maioria, tendo em vista que a maior parte das substâncias industriais que eles dissolvem é de natureza orgânica. De maneira geral, os solventes são utilizados para limpeza, desengraxe, adelgaçamento e extração.

Muitos solventes químicos são utilizados também como intermediários na fabricação e formulação de produtos químicos. Cada vez mais, os trabalhadores se expõem a níveis elevados de solventes durante o uso de substâncias, como materiais de limpeza e diluentes, assim como nas formulações de pesticidas.

Centenas de produtos químicos individuais são aplicados na produção de mais de 30 mil solventes industriais. As propriedades físicas, químicas e toxicológicas facilitam a classificação desse amplo grupo de produtos químicos em famílias com características compartilhadas ou distintas. Em primeiro lugar, serão discutidas essas características e, depois, um resumo breve dos solventes industriais usados com maior frequência será feito, de acordo com as respectivas famílias químicas.

PROPRIEDADES FÍSICAS E QUÍMICAS DOS SOLVENTES

▶ Solubilidade

A solubilidade lipídica é um determinante importante da eficiência de uma substância, como solvente industrial, e um dos principais determinantes de uma série de efeitos sobre a saúde. A potência dos solventes como anestésicos gerais e como agentes desengordurantes é diretamente proporcional à solubilidade lipídica.

A absorção dérmica está relacionada tanto à solubilidade lipídica como à solubilidade em água (tendo em vista que a pele se comporta como um sanduíche de lipídeo e água), de modo que solventes, como o dimetilsulfóxido, dimetilformamida e os éteres glicólicos, que são levemente solúveis tanto em água como em lipídeos (anfipáticos), são bem absorvidos pela pele. Todos os solventes orgânicos são solúveis em lipídeos, embora o grau de solubilidade seja significativamente diferente.

▶ Inflamabilidade e explosividade

Inflamabilidade e explosividade são propriedades de uma substância que permite queimar ou acender, respectivamente. Alguns solventes orgânicos são suficientemente inflamáveis para serem utilizados como combustíveis, enquanto outros (p. ex., os hidrocarbonetos halogenados) não são inflamáveis e podem ser usados como agentes de extinção de fogo. Ponto de fulgor, temperatura de ignição e limites de inflamabilidade e explosividade são variáveis que possibilitam medir o grau de inflamabilidade e explosividade. A National Fire Prevention Association (NFPA) classifica os riscos de inflamabilidade por um código numérico que varia de 0 (nenhum risco) a 4 (risco grave). A Tabela 32-1 apresenta uma lista de pontos de fulgor e de códigos da NFPA. Essas propriedades são importantes no processo de seleção de um solvente ou na substituição de um solvente por outro com base na eficácia ou em efeitos indesejáveis para a saúde.

▶ Volatilidade

Volatilidade é a tendência de um líquido para evaporar (formação de um gás ou vapor). Se todas outras condições permanecerem iguais, quanto maior a volatilidade de uma substância, maior é a concentração de seus vapores no ar. Levando-se em consideração que a inalação é a via mais comum de exposição aos solventes, a exposição a qualquer um deles depende principalmente da volatilidade. Os solventes como classe são relativamente voláteis em uma ampla extensão. A pressão do vapor e a taxa de evaporação são duas variáveis que medem a volatilidade apresentada na lista da Tabela 32-1.

Tabela 32-1 Solventes industriais: propriedades, limiares de odor e limites de exposição

	Ponto de fulgor (°F)	Inflama-bilidade NFPA Código[a]	Pressão de vapor (mmHg 25°C)	Taxa de evaporação[b]	VLL[c] (ppm)	Limiar de odor[d] (ppm)	Monit. biológico[e]	Riscos gerais da família química e riscos exclusivos de compostos específicos
Alifáticos								Anestésico > Irritante.
Pentano	−40	4	500	1	600	400		
n-Hexano	−10	3	150	1,9	50-S	130	+	Neuropatia periférica.
Hexano (outros)	−10	3	150	1,9	900	130		Risco relativo de concentração para n-hexano.
Heptano	25	3	50	2,7	400	150		
Octano	55	3	15	5,9	300	50		
Nonano	90	0	5	2,9	200	50		
Alicíclicos								Anestésico > Irritante.
Cicloexano	10	3	95	2,6	100	25		
Aromáticos								Anestésico > Irritante.
Benzeno	10	3	75	2,8	0,5-S	10	+	Leucemia e anemia aplásica.
Tolueno	40	3	30	4,5	50-S	5	+	Acidose tubular renal, disfunção cerebelar.
Xilenos (todos)	85	3	10	9,5	100	1	+	
Etilbenzeno	60	3	5	9,4	100	1	+	
Cumeno	95	2	10	14	50	0,1	+	
Estireno	90	3	5	12,4	20	0,5	+	
Destilados do petróleo								Risco relativo para componentes alifáticos e aromáticos:
Éter de petróleo	~−50	3	~40	~1,1	...	...		100% alifático, extremamente volátil, inflamável.
Solvente para borracha	~−20	3	...	~23	400	...		Principalmente alifático, extremamente volátil, inflamável.
VM&P Nafta[f]	~30	3	~20	~7,1	300	...		Principalmente alifático.
Essências minerais (Solvente de Stoddard)	~100	3	~5	~4,4	100	...		
Nafta aromática de petróleo	~110	3	~5	...	...	...		Principalmente aromático.
Querosene/combustível para jatos	~115	3	~5		200 mg/m³-S	...		
Álcoóis								Irritante > anestésico
Álcool metílico	50	3	90	5,2	200-S	100	+	Acidose, neuropatia óptica.
Álcool etílico	55	3	45	~7	1000	85		"Síndrome alcoólica fetal" (Ingestão).
Álcool propílico-1	75	3	20	7,8	200	2		
Álcool isopropílico	55	3	35	7,7	200	20		
Álcool n-butílico	85	3	10	19,6	20	1		Relatos de lesão auditiva e no nervo vestibular.
Álcool sec-butílico	75	3	15	12,3	100	2		
Álcool terc-butílico	50	3	15	...	100	50		
Álcool iso-octílico	185	2	0,05	300	50-S	...		
Cicloexanol	155	2	1	150	50-S	0,1		
Glicois								Volatilidade extremamente baixa.
Aerossol de etilenoglicol	230	1	0,05	...	...[g]			Acidose, convulsões, insuficiência renal (ingestão).

(continua)

Tabela 32-1 Solventes industriais: propriedades, limiares de odor e limites de exposição (*continuação*)

	Ponto de fulgor (°F)	Inflama-bilidade NFPA Código[a]	Pressão de vapor (mmHg 25°C)	Taxa de evaporação[b]	VLL[c] (ppm)	Limiar de odor[d] (ppm)	Monit. biológico[e]	Riscos gerais da família química e riscos exclusivos de compostos específicos
Fenois								Irritante > anestésico; citotóxico, corrosivo.
Fenol	175	2	0,5	...	5-S	0,05	+	Absorção dérmica de vapores.
Cresol	180	2	0,2	>400	5-S	...		
Cetonas								Irritante, odor forte > anestésico.
Acetona	–5	3	20	1,9	500	15	+	
Etilmetilcetona	15	3	70	2,7	200	5	+	
Metilisobutilcetona	70	3	5	5,6	50	1		
Diacetona álcool	140	2	1	~60	50	0,01		
Óxido de mesitilo	90	3	10	8,4	15	0,5		
Cicloexanona	110	2	3	22,2	20-S	1		
Ésteres								Irritante, odor forte > anestésico.
Formato de metila	–2	3	475	1,6	100	600		Neuropatia óptica causada pelo metabolismo do ácido fórmico.
Formato de etila	–5	3	200	1,8	100	30		
Acetato de metila	15	3	175	2,2	200	5		Neuropatia óptica causada pelo metabolismo do metanol.
Acetato de etila	25	3	75	2,7	400	5		
Acetato de *n*-propila	55	3	35	4,8	200	0,5		
Acetato de *n*-butila	75	3	10	5,2	150	0,5		
Acetato de *n*-amila	85	3	5	11,6	50	0,5		Aromatizante ("óleo de banana").
Éteres								
Éter etílico	–50	4	450	1	400	10		Extremamente volátil, inflamável, explosivo.
Dioxano	54	3	27	14	20-S	24		Carcinogênico em animais.
Éter metil terc-butílico (MTBE)	14	3	245	...	50	...		Reprodutivo, renal
Éter metil terc-amílico	12	3	75	...	20	...		Neurológico, reprodutivo.
Éteres glicóis								Absorção cutânea sem irritação.
2-Metoxietanol	100	2	10	21,1	5-S	2	+	Toxicidade reprodutiva em animais de ambos os sexos.
2-Etoxietanol	110	2	5	28,1	5-S	3	+	Toxicidade reprodutiva em animais de ambos os sexos.
2-Butoxietanol	340	2	1	85	20	0,1		Anemia.
Éter monometílico propilenoglicol	100	3	10	...	100	10		
Éter monometílico dipropilenoglicol	185	2	0,5	...	100-S	...		
Éteres glicidílicos								Sensibilizantes, toxinas genéticas e reprodutivas.
Éter fenilglicidílico	...	...	0,1	...	0,1-5	...		Carcinogênico em animais.
Éter diglicidílico	...	...	0,01	...	0,1	...		
Ácidos								Irritantes >anestésicos.
Fórmico	...	...	...	45	5	0,1		
Acético	105	2	15	11	10	0,5		
Propiônico	...	...	...	5	10	0,2		

(*continua*)

Tabela 32-1 Solventes industriais: propriedades, limiares de odor e limites de exposição (*continuação*)

	Ponto de fulgor (°F)	Inflamabilidade NFPA Código[a]	Pressão de vapor (mmHg 25°C)	Taxa de evaporação[b]	VLL[c] (ppm)	Limiar de odor[d] (ppm)	Monit. biológico[e]	Riscos gerais da família química e riscos exclusivos de compostos específicos
Aminas								Irritante > anestésico, edema na córnea, halo visual.
Metilamina	...	...	gás	gás	5	3		
Dimetilamina	...	...	gás	gás	5	0,5		
Trimetilamina	...	...	gás	gás	5	0,0005		
Etilamina	<0	4	gás	gás	5-S	1		
Dietilamina	−9	3	240	2,2	5-S	0,2		
Trietilamina	20	3	70	2,7	1-S	0,5		
n-Butilamina	10	3	70	5,1	...-S[h]	2		
Ciclohexilamina	90	3	10	82,9	10	2,5		
Etilenodiamina	95	2	10	>5000	10-S	1		Dermatite por contato alérgico, asma.
Dietileno triamina	215	1	0,5	>400	1-S	...		
Etanolamina	185	2	0,5	>5000	3	2,5		
Dieatonolamina	280	1	0,005	>5000	0,46-S	0,5		
Hidrocarbonetos clorados								Câncer em animais; efeitos hepáticos, renais e cardíacos.
Metilclorofórmio (1,1,1,-tricloroetano)	NF	0	120	2,7	350	120	+	
Tricloroetileno	...	1	75	3,1	50	30	+	Intolerância ao álcool, rash cutâneo.
Percloroetileno (tetracloroetileno)	NF	0	20	6,6	25	25		Carcinogênico em animais.
Cloreto de metileno	NF	0	420	1,8	50	250	+	Metabolizado para monóxido de carbono; há suspeitas de que seja um carcinógeno humano.
Tetracloreto de carbono	NF	0	110	2,6	5-S	100		Cirrose, câncer no fígado.
Clorofórmio	NF	0	190	2,2	10	85		Há suspeitas de que seja um carcinógeno humano.
1,1,2,-tricloroetano	NF	0	20	12,6	10-S	...		
1,1,2,2,-tetracloroetano	NF	0	10	19,1	1-S	...		
Clorofluorocarbonos								Anestésicos fracos, irritantes; efeitos cardíacos.
Triclorofluorometano (F-11)	NF	0	330	1,6	1000[i]	5		
Diclorodifluorometano (F-12)	NF	0	...	...	1000	...		
Clorodifluorometano (F-22)	NF	0	...	...	1000	...		
1,1,2,2,-tetracloro-2,2,-difluoroetano (F-112)	NF	0	...	...	500	...		
1,1,2,-tricloro-1,2,2,-trifluoroetano (F-113)	NF	0	325	2	1000	45		
1,2,-diclorotetrafluoroetano (F-114)	...	...	...	...	1000	...		
Cloropentafluoroetano (F-115)	...	...	...	...	1000	...		

(*continua*)

Tabela 32-1 Solventes industriais: propriedades, limiares de odor e limites de exposição (*continuação*)

	Ponto de fulgor (°F)	Inflamabilidade NFPA Código[a]	Pressão de vapor (mmHg 25°C)	Taxa de evaporação[b]	VLL[c] (ppm)	Limiar de odor[d] (ppm)	Monit. Biológico[e]	Riscos gerais da família química e riscos exclusivos de compostos específicos
Diversos								
Terebintina e monoterpenos selecionados	100	3	...	~375	20	...		Irritante >anestésico; dermatite por contato alérgico.
Dimetilssulfóxido	200	1	...	>300	...	...		Hepatotóxico >anestésico; absorção cutânea.
Dimetilformamida	140	2	5	45	10-S	2		Odor no hálito após exposição; absorção cutânea.
Tetrahidrofurano	5	3	175	2	50=S	2		Anestésico; irritante.
1-bromopropano	70	3	139	>1	10	...		Neurotoxicidade; hepatotoxicidade; reprodutivo; desenvolvimento.

[a] Ver explicação no texto.
[b] Éter = 1; ver explicação no texto.
[c] Valor limite de limiar; média ponderada de 8 horas, estabelecido pela American Conference of Governmental Industrial Hygienists (ACGIH) em 2005; adotado. S = designação da "pele".
[d] Limiar de odor na população determinado por testes.
[e] Informações disponíveis no monitoramento biológico; ver o Capítulo 38.
[f] Fabricantes de verniz e nafta de pintores.
[g] Não há média ponderada de tempo; limite máximo de 100mg/m^3 (apenas aerossol).
[h] Não há média ponderada de tempo; limite máximo de 5 ppm.
[i] Não há média ponderada de tempo; limite máximo de 1000 ppm.

▶ Estrutura química

Os solventes se dividem em famílias de acordo com a estrutura química e com os respectivos grupos funcionais. As propriedades toxicológicas tendem a ser semelhantes dentro de um mesmo grupo, como, por exemplo, toxicidade hepática dos hidrocarbonetos clorados e irritação causada por aldeídos. As estruturas básicas são alifáticas, alicíclicas e aromáticas. Os grupos funcionais incluem halogênios, alcoóis, cetonas, glicóis, ésteres, éteres, ácidos carboxílicos, aminas e amidas.

▼ FARMACOCINÉTICA DOS SOLVENTES

Absorção (rota de exposição)

A. Pulmonar

Levando-se em consideração que, de maneira geral, os solventes orgânicos são líquidos voláteis e que os vapores são solúveis em lipídeos e, consequentemente, bem absorvidos através da membrana alvéolo-capilar, a inalação é a rota principal das exposições ocupacionais. A retenção ou absorção pulmonar (percentual das doses inaladas que é retida e absorvida) da maioria dos solventes orgânicos varia de 40 a 80% em estado de repouso. A quantidade de solvente liberada para os alvéolos e a quantidade absorvida aumentam do mesmo modo, considerando que o trabalho físico aumenta a ventilação pulmonar e o fluxo sanguíneo. Os níveis de exercícios físicos geralmente encontrados nos locais de trabalho aumentam a absorção pulmonar de muitos solventes por um fator de 2 a 3 vezes, em comparação com o estado de repouso.

B. Percutânea

A solubilidade lipídica dos solventes orgânicos resulta em um maior grau de absorção pela pele após o contato direto. Entretanto, a absorção percutânea também poderá ser determinada pela solubilidade na água e pela volatilidade. Os solventes solúveis tanto em lipídios como em água são absorvidos mais rapidamente através da pele. As substâncias altamente voláteis são mais bem absorvidas porque tendem a evaporar a partir da pele, a menos que luvas ou roupas evitem a evaporação. As taxas de absorção cutânea variam muito entre indivíduos, pelo menos, por um fator de quatro. Os fatores que afetam a absorção pela pele incluem localização anatômica, gênero, idade, condição da pele (como, hidratação, por exemplo), higiene pessoal e fatores ambientais.

Para uma grande quantidade de solventes, a absorção dérmica contribui suficientemente para a exposição geral, resultando em uma designação "cutânea" para os valores limites de limiar (VLL) da American Conference of Governmental Industrial Hygienists (ACGIH), conforme ilustra a Tabela 32-1. No caso de alguns solventes, talvez a absorção de vapores através da pele também seja significativa. É provável que esse fato ocorra nas situações em que os solventes com a designação "cutâneos" e com VLL baixo sejam utilizados em aplicações que resultem em concentrações muito elevadas no ar, como, por exemplo, em espaços fechados com proteção respiratória.

Distribuição

Levando-se em consideração que são lipofílicos, a tendência dos solventes orgânicos é de se distribuírem em tecidos ricos em lipídeos. Além dos tecidos adiposos, essa distribuição inclui o sistema nervoso e o fígado. Como a distribuição ocorre através do sangue e considerando que as barreiras dos tecidos sanguíneos em geral são ricas em lipídeos, a distribuição dos solventes atinge também órgãos com grande fluxo sanguíneo, como os músculos cardíacos e esqueléticos. As pessoas com grande quantidade de tecido adiposo acumulam maiores quantidades de solvente ao longo do tempo e, consequentemente, eliminam quantidades maiores a uma taxa mais lenta após a interrupção da exposição. A maior parte dos solventes atravessa a placenta e penetra no leite materno.

Metabolismo

Alguns solventes são metabolizados extensivamente, e alguns não sofrem nenhuma metabolização. O metabolismo de alguns solventes desempenha um papel importante nas respectivas toxicidades e, em alguns casos, no tratamento da intoxicação. O papel dos metabólitos tóxicos será discutido nas seções sobre os solventes n-hexano, metil-n-butilcetona, álcool metílico, etilenoglicol, dietilenoglicol, acetato de metila, formato de metila e éteres glicólicos. Diversos solventes, incluindo o tricloroetileno, são metabolizados com o álcool etílico (etanol), pelo álcool e aldeído-desidrogenase. A competição por essa contagem limitada de enzimas é a grande responsável por efeitos sinergísticos (intolerância ao álcool e *rash* cutâneo) e poderá provocar reações em trabalhadores expostos a esses solventes que estiverem tomando dissulfiram (medicamento antiabuso) para combate ao alcoolismo. A ingestão crônica de etanol pode induzir enzimas metabolizantes de solventes e baixar as concentrações de solventes no sangue. Outros solventes podem ter interações agudas e crônicas semelhantes às do etanol.

Excreção

A excreção de solventes ocorre principalmente através da expiração de algum composto inalterado, pela eliminação urinária de metabólitos ou por uma combinação das duas alternativas. Solventes como o percloroetileno, cuja metabolização seja fraca, são excretados basicamente através da expiração. A meia-vida biológica dos compostos originais varia de alguns minutos a vários dias, de modo que ocorre um determinado grau de acúmulo de alguns solventes durante o período de uma semana de trabalho, o que não costuma ocorrer com outros solventes. Todavia, para a maioria dos solventes, o acúmulo biológico além de alguns dias não é um determinante relevante de efeitos adversos para a saúde.

Monitoramento biológico

No caso de alguns solventes, o monitoramento biológico é uma medida mais precisa de exposição do que o monitoramento ambiental (Tab. 32-1 e Cap. 42). Esse fato é particularmente verdadeiro no caso de algumas substâncias cuja absorção pulmonar seja muito afetada pelo trabalho físico e de algumas substâncias com exposição e absorção dérmicas significativas (i.e, indivíduos com designação "cutânea" da ACGIH; Tab. 32-1). O aspecto negativo é que os solventes possuem propriedades que diminuem a utilidade ou a praticidade do monitoramento biológico. Em primeiro lugar, há uma tendência de que sejam absorvidos e excretados muito rapidamente, de modo que os níveis biológicos se alteram rapidamente ao longo do tempo. Em segundo lugar, a exposição por intervalos de tempo excessivamente curtos podem ser um determinante mais importante de efeitos adversos para saúde, em comparação com períodos de exposição iguais ou superiores a 8 horas. Mesmo assim, o monitoramento biológico vem sendo investigado para inúmeros solventes. A American Conference of Governmental Industrial Hygienists (ACGIH) recomenda o uso de indicadores biológicos de exposição (IBE ou BEI, *biologic exposure index*) para os seguintes solventes: acetona, benzeno, dissulfeto de carbono, clorobenzeno, cicloexanol, cicloexanona, diclorometano (cloreto de metileno), dimetilformamida, 2-etoxietanol e acetato de 2-etoxietanol, etilbenzeno, n-hexano, metanol, 2-metoxietanol e acetato de 2-metoxietanol, metil-n-butilcetona, metiletilcetona, metilisobutilcetona, percloroetileno (tetracloroetileno), fenol, estireno, tetrahidrofurano, tolueno, tricloroetano (metilclorofórmio), tricloroetileno e xilenos. Possivelmente, os níveis significativos de muitos solventes estejam presentes apenas no ar exalado. Vários laboratórios oferecem análises de solventes no sangue total ou no plasma. Para solventes com excreção relativamente lenta, como é o caso do percloroetileno e do metilclorofórmio, o exame de sangue é uma alternativa razoável para a análise do ar exalado. No entanto, no caso de solventes com excreção relativamente rápida (a maior parte dos demais solventes), o tempo para a coleta das amostras é muito importante – mesmo dentro de alguns minutos – e a interpretação dos resultados se torna muito difícil. A distribuição da maioria dos solventes ocorre em vários compartimentos do corpo, de modo que o declínio nos níveis sanguíneos mostra várias meias-vidas, sendo que a primeira é mais curta, ou seja, varia de 2 a 10 minutos. As amostras de sangue que forem coletadas imediatamente após uma exposição refletirão em principal o pico de exposição naquele momento. As amostras de sangue coletadas dentro de 15 a 30 minutos após o término da exposição refletirão a exposição que ocorreu durante as últimas horas, enquanto as amostras coletadas dentro de 16 a 20 horas após a exposição (antes do próximo turno de trabalho) refletirão a exposição média que ocorreu no dia anterior. A distribuição da exposição em um turno de 8 horas também afeta a validade da amostra biológica.

EFEITOS DOS SOLVENTES NA SAÚDE

DISTÚRBIOS CUTÂNEOS

Até 20% dos casos de dermatite ocupacional são causados por solventes (Cap. 21). Quase todos os solventes orgânicos causam irritação na pele como resultado da extração de gorduras ou da dissolução cutânea de lipídeos. A potência dos solventes com agentes desengordurantes cutâneos está diretamente relacionada à solubilidade lipídica e inversamente relacionada à absorção percutânea e à volatilidade. Além da concentração e do tempo de duração da exposição, um dos fatores críticos no desenvolvimento de dermatite provocada por solventes é a oclusão da área exposta da pele, como, por exemplo, por roupas e pelo vazamento das roupas de proteção. Alguns solventes industriais podem provocar dermatite alérgica por contato. Comprovadamente, um dos tipos de dermatite por contato, a urticária por contato, é causado por vários solventes específicos. Vários estudos de casos descobriram que a incidência de esclerodermia está intimamente associada à exposição aos solventes orgânicos

A causa mais comum de dermatite ocupacional é a prática de lavar as mãos com solventes. As ocupações mais comuns associadas à dermatite causada por solventes são: pintura, impressão, mecânica e limpeza a seco, embora os trabalhadores sempre fiquem em situação de risco em locais que utilizam solventes.

▶ Achados clínicos

A. Sinais e sintomas

O diagnóstico se fundamenta na aparência típica da pele e em histórias de contato direto com solventes. A aparência característica varia de dermatite irritante aguda, que se manifesta pela presença de eritema e edema, a eczema crônico ressecado e com rachaduras. As áreas da pele afetadas por dermatite causada por solventes são mais permeáveis para os produtos químicos, em comparação com a pele não afetada, e são suscetíveis a infecções bacterianas secundárias.

B. Achados laboratoriais

Os Testes de Contato Cutâneo ou Patch Tests raramente são indicados porque alguns solventes (em principal, a terebintina, o d-limoneno e o formaldeído) produzem dermatite alérgica por contato. Ocasionalmente, os testes de contato que utilizam materiais usados no local de trabalho podem ser necessários

▶ Diagnóstico diferencial

Às vezes, é muito importante considerar a possibilidade de outras fontes de dermatite por contato, irritante ou alérgica. O uso de produtos de limpeza para as mãos e que contenham álcoois e emolientes que tenham agentes sensibilizantes em sua formulação pode exacerbar ou provocar dermatite irritante ou alérgica.

▶ Tratamento e prevenção

O tratamento de dermatite causada por solventes é idêntico ao tratamento de dermatite por contato com origem em outras causas: aplicação tópica de corticosteroides, emolientes e hidratação. A prevenção baseia-se na educação dos trabalhadores sobre o manuseio adequado de solventes, na adoção de controles de engenharia para minimizar o contato direto com solventes, na busca de alternativa para lavagens com solventes e no uso de cremes com barreiras resistentes aos solventes ou uso de roupas de proteção nos locais em que forem necessárias.

▶ Prognóstico

A resolução da dermatite causada por solventes depende da eliminação do contato direto da substância com as áreas envolvidas da pele.

EFEITOS NO SISTEMA NERVOSO CENTRAL

1. Efeitos agudos no sistema nervoso central

Quase todos os produtos químicos orgânicos voláteis solúveis em lipídeos produzem depressão geral e inespecífica no sistema nervoso central (SNC) ou anestesia geral. Historicamente, iniciando com o éter etílico, inúmeros solventes industriais foram utilizados como anestésicos cirúrgicos. Há uma grande correlação entre solubilidade lipídica, medida pelo coeficiente de partição ar/óleo de oliva, e potência anestésica. Entretanto, não se conhece o mecanismo de ação da anestesia geral por qualquer agente. O tecido excitável é deprimido em todos os níveis do SNC, ou seja, no cérebro e na medula espinal. A solubilidade lipídica – e, portanto, a potência anestésica – aumenta de acordo com o comprimento da cadeia de carbono, com a substituição com halogênio ou álcool e com a presença de ligações de carbono insaturado (ligação dupla).

▶ Achados clínicos

A. Sinais e sintomas

Os sintomas de depressão no SNC resultantes de intoxicação aguda por solventes orgânicos são os mesmos sintomas causados pela ingestão de bebidas alcoólicas. Os sintomas variam de fatores como cefaleia, náuseas e vômito, tontura, vertigem, desequilíbrio, fala arrastada, euforia, fadiga, falta de sono, fraqueza, irritabilidade, nervosismo, depressão, desorientação e confusão, à perda de consciência e morte por depressão respiratória. Um tipo de perigo secundário a esses efeitos é o aumento no risco de acidentes. As manifestações excitatórias de intoxicação precoce são o resultado da depressão de funções inibidoras e correspondem à anestesia de estágio I.

Os efeitos agudos se relacionam à concentração do produto químico no sistema nervoso, de modo que a resolução dos sintomas se correlaciona com a meia-vida biológica, que varia de alguns minutos a menos de 24 horas, para a grande maioria dos solventes industriais. No entanto, deve-se manter em mente que muitas exposições a solventes se referem a misturas de solventes e que os efeitos de cada um deles são, no mínimo, aditivos e podem ser sinergísticos.

É provável que exista alguma tolerância aos efeitos agudos, principalmente em relação aos compostos com meias-vidas mais longas que, em geral, não têm natureza metabólica (i.e, não resultam de altas taxas de metabolismo e excreção). O desenvolvimento da tolerância pode ser acompanhado de "ressacas" pela manhã e de sintomas de abstinência nos finais de semana ou durante as férias, aliviados pela ingestão de álcool. Os efeitos aditivos e sinergísticos foram definidos por interações entre solventes orgânicos e a ingestão de bebidas alcoólicas.

B. Achados laboratoriais

De maneira geral, o monitoramento biológico permite fazer avaliações precisas da exposição a alguns tipos de solvente, embora sejam informações insuficientes sobre a correlação entre níveis biológicos e graus de intoxicação.

▶ Diagnóstico diferencial

É muito importante fazer a distinção entre intoxicação aguda por solventes e intoxicação resultante do uso de álcool ou de drogas psicoativas, com base na exposição.

▶ Tratamento

O único tratamento para intoxicação aguda é a eliminação da exposição aos solventes ou a qualquer outro anestésico ou depressivo do SNC até o desaparecimento completo dos sinais e sintomas. Recomenda-se evitar o uso de álcool ou de outro depressivo do SNC. Os analgésicos para cefaleia podem ser necessários, mas os medicamentos não narcóticos usualmente são adequados.

▶ Prognóstico

A maior parte dos sintomas desaparece no espaço de tempo paralelo à eliminação do solvente e de quaisquer metabólitos ativos, embora a cefaleia possa persistir por até uma semana ou mais depois de exposições agudas. A persistência da disfunção no SNC, após uma exposição excessiva grave, acompanhada de coma, sugere a presença de lesão cerebral por hipóxia. Existem relatos anedóticos da ocorrência de alteração neurocomportamental persistente depois de exposição excessiva em poucas séries de casos, particularmente alterações na memória.

2. Efeitos crônicos no sistema nervoso central

Nos dias atuais, o álcool foi reconhecido como causa de disfunção neurocomportamental em alcoólicos crônicos. Parece razoável presumir que uma grande exposição aos solventes orgânicos também pode produzir efeitos neurocomportamentais adversos. Inúmeros termos foram atribuídos a esses efeitos quando estiverem associados à exposição a solventes: *encefalopatia tóxica crônica, demência pré-senil, intoxicação crônica por solventes, síndrome do pintor, transtorno psicoafetivo* e *síndrome neurastênica.*

Uma série de estudos epidemiológicos envolvendo trabalhadores com exposição crônica a solventes orgânicos demonstrou que há aumento na incidência de efeitos neurocomportamentais adversos. Esses efeitos foram mais bem demonstrados em grupos de trabalhadores com exposições relativamente altas, como na construção de barcos e em pinturas com *spray*, assim como em tipos específicos de exposição, como, por exemplo, ao dissulfeto de carbono. Esses efeitos incluem sintomas subjetivos, alterações no humor ou na personalidade e alterações na função intelectual, de acordo com os resultados das baterias de testes neurocomportamentais. Decréscimos de memória no curto prazo e na função psicomotora são descobertas consistentes. O Capítulo 24 apresenta uma discussão sobre a natureza desses testes e a incerteza sobre a significância dos resultados. Os dados relacionados à dose e resposta e a correlação entre efeitos agudos e crônicos estão se tornando cada vez mais disponíveis. Na maior parte das vezes, não existe nenhuma correlação disponível entre sintomas e resultados de testes, de modo que a interpretação dos resultados dos testes neurocomportamentais individuais deve ser feita por observadores experientes. Em diversos países industrializados, os trabalhadores expostos aos solventes apresentam aumento no risco de aposentadoria por incapacidade em decorrência de transtornos neuropsiquiátricos.

Embora as lesões cerebrais crônicas causadas por alcoolismo ou por abuso de drogas ilícitas não sejam bem compreendidas, a presença de mecanismos semelhantes é comum em casos de exposição crônica aos solventes. A atrofia cortical possivelmente seja uma alteração patológica subjacente. Estudos recentes encontraram resultados conflitantes em relação à associação entre doença de Alzheimer e histórias de exposição aos solventes.

Além da disfunção neuropsicológica, existem outros efeitos neurotóxicos centrais crônicos potenciais produzidos pelos solventes, que serão abordados rapidamente nesta seção. A intoxicação aguda, e talvez a intoxicação crônica, causada por solventes poderá resultar em distúrbios vestíbulo-oculomotores, presumivelmente por causa dos efeitos sobre o cerebelo. Existe o relato de uma síndrome conhecida por *intolerância adquirida aos solventes orgânicos,* que se caracteriza pela presença de tontura, náuseas e fraqueza após a exposição a concentrações mínimas de vapor de solvente, sendo que os resultados dos testes vestibulares são normais.

▶ Achados clínicos

Os sintomas documentados com mais frequência são cefaleias, distúrbios no humor (depressão, ansiedade), fadiga, perda de memória (principalmente na memória de curto prazo) e dificuldade de concentração. Os exames físicos geralmente revelam a presença de sinais de alteração na memória recente, capacidade de concentração e na função motora ou sensitiva. O *Swedish Q16 Questionnaire* (Quadro 32-1) pode ser bastante útil para avaliar trabalhadores com exposição de longo prazo aos solventes.

Quadro 32-1 *Swedish Q16 Questionnaire* (Questionário Sueco Q16) para trabalhadores com exposição a solventes em longo prazo

Este questionário ajuda a determinar se a exposição excessiva aos solventes em longo prazo afetou o SNC (cérebro) – responda "sim" ou "não" a cada pergunta[a]:
1. Você tem memória curta?
2. Seus familiares comentaram que você tem memória curta?
3. Você costuma anotar com frequência as coisas que você precisa lembrar?
4. Você costuma voltar atrás com frequência e verificar as coisas que você fez (desligar o fogão, trancar a porta, etc)?
5. Geralmente, você encontra alguma dificuldade em perceber o significado das coisas ao ler jornais ou livros?
6. Você tem problemas de concentração?
7. Você costuma ficar irritado com frequência sem nenhuma razão específica?
8. Você costuma ficar deprimido com frequência sem nenhuma razão específica?
9. Você se sente anormalmente cansado?
10. Você está menos interessado em sexo do que você acha que seria normal?
11. Você tem palpitações cardíacas mesmo quando não estiver fazendo exercícios?
12. Às vezes, você sente uma pressão no tórax?
13. Você costuma transpirar sem nenhuma razão aparente?
14. Você tem dor de cabeça, pelo menos, uma vez por semana?
15. Você costuma sentir um formigamento doloroso em alguma parte do corpo?

[a] Se um trabalhador que se expôs a um solvente responder "Sim" a seis ou mais perguntas, deverá se encaminhado para uma avaliação mais profunda.

▶ Diagnóstico

Os resultados dos testes associados à exposição a solventes em estudos de grupos incluem alterações em uma grande variedade de testes neurocomportamentais, eletrencefalográficos, pneumencefalográficos, varreduras por tomografia computadorizada (TC), ressonância magnética, tomografia com emissão de pósitrons e estudos sobre o fluxo sanguíneo cerebral mostrando evidências de atrofia cortical cerebral difusa; e mostram anormalidades eletrencefalográficas, particularmente padrões de ondas baixas difusas. Esses testes não devem ser usados nas avaliações de pacientes individuais sem a inclusão de informações provenientes de outras fontes.

Os seguintes critérios vêm sendo utilizados para o diagnóstico de toxicidade neurocomportamental crônica causada por solventes:
A. Verificação quantitativa e qualitativa da exposição a produtos químicos orgânicos reconhecidamente neurotóxicos.
B. Quadro clínico de lesões orgânicas no SNC:
1. Sintomas subjetivos típicos.
2. Achados patológicos em alguns dos seguintes testes:
 a. Estado clínico neurológico.
 b. Eletrencefalografia.
 c. Testes psicológicos.
C. Outras doenças orgânicas cuja exclusão tenha sido razoável.
D. Doenças psiquiátricas primárias cuja exclusão tenha sido razoável.

▶ Diagnóstico diferencial

A exclusão de doenças psiquiátricas primárias envolve a presença de sinais de disfunção cerebral orgânica; porém, nem sempre esses sinais são totalmente objetivos ou precisos. O abuso de álcool e de drogas ilícitas, em geral, produz um estado clínico idêntico à toxicidade crônica por solventes, sendo que a distinção poderá ser feita somente pela história e outras evidências de exposição. Doenças cerebrais orgânicas difusas – principalmente, a doença de Alzheimer ou, com menos frequência, a doença de Creutzfeldt-Jakob – também devem ser levadas em consideração.

▶ Tratamento

Recomenda-se afastar os indivíduos dos locais de exposição em todos os casos suspeitos. Deve-se evitar o uso de álcool e de quaisquer outros depressivos do SNC.

A depressão responde aos antidepressivos ou a quaisquer outras medidas. Outros sintomas neuropsicológicos possivelmente respondam às orientações psicológicas. O tratamento de cefaleias crônicas induzidas por solventes envolvem testes empíricos de medicações, orientação psicológica e terapia com *biofeedback*. O retreinamento cognitivo é útil em alguns indivíduos com perda de memória persistente que tenha sido documentada em testes neuropsicológicos.

▶ Prognóstico

Foram realizados inúmeros estudos de acompanhamento de trabalhadores que haviam sido diagnosticados com alterações neurocomportamentais associadas à exposição a solventes. De maneira geral, os indivíduos que apresentavam aqueles sintomas, porém, não tiveram nenhuma alteração no teste psicométrico, melhoraram após o afastamento do local de exposição ou após a redução da exposição aos solventes. Com frequência, os danos mais graves no teste de desempenho inicial foram associados a resultados persistentes, e às vezes agravantes, no acompanhamento dos testes, mesmo após a eliminação da exposição. Com frequência, as alterações persistentes foram associadas à persistência das incapacidades e a consequências sociais adversas consideráveis.

EFEITOS NO SISTEMA NERVOSO PERIFÉRICO E NOS NERVOS CRANIANOS

Todos os solventes orgânicos são capazes de causar ou de contribuir para a ocorrência de neuropatias periféricas (Cap. 27). No entanto, apenas alguns solventes são especificamente tóxicos para o sistema nervoso periférico, incluindo o dissulfeto de carbono e os hexacarbonos, como o *n*-hexano e a metil-*n*-butilcetona. Essas três substâncias produzem uma neuropatia sensitivo-motora simétrica ascendente mista, do tipo axonopatia distal, que pode ser replicada em animais. Pode-se denominar essa condição como uma *axonopatia distal periférica central*, tendo em vista que afetam também os nervos do canal espinal. Entre essas três substâncias, apenas o *n*-hexano ainda permanece sendo utilizado como solvente industrial. Grande parte do hexano industrial é uma mistura de isômeros contendo entre 20 a 80% de *n*-hexano. A metiletilcetona, um solvente comum, potencializa a neurotoxicidade dos hexacarbonos (*n*-hexano e a metil-*n*-butilcetona). O 1-bromopropano, recentemente utilizado como substituto do clorofluorocarbono em adesivos do tipo *spray*, na limpeza de metais e de componentes eletrônicos, bem como de solvente de gorduras, ceras ou resinas, foi considerado uma das causas de grande variedade de efeitos no SNC e no sistema nervoso periférico.

O tricloroetileno está associado à anestesia isolada no nervo trigêmeo. Outros solventes orgânicos, como o metilclorofórmio (1,1,1-tricloroetano), foram associados à neurotoxicidade periférica em relatos de casos de exposição ocupacional, após a exposição a misturas de solventes, ou em pessoas que haviam sido expostas a níveis muito elevados ao "cheirar" solventes deliberadamente.

Há evidências crescentes de que a exposição aos solventes poderá resultar na perda auditiva neurossitiva, principalmente em combinação com ruídos. Em ratos, alguns solventes aromáticos (p. ex., tolueno, *p*-xileno, estireno e etilbenzeno) apresentam ototoxicidade que se caracteriza pela perda irreversível da audição. Esse tipo de perda foi medido por meio de métodos comportamentais ou eletrofisiológicos e foi associado a danos nas células capilares externas da cóclea dos animais expostos.

Distúrbios adquiridos na visão colorida foram encontrados em associação com exposição ocupacional a vários tipos de solventes, incluindo tolueno, estireno, dissulfeto de carbono, *n*-hexano e solventes mistos. Existem relatos de distúrbios na função olfativa (hiposmia e parosmia) em casos de indivíduos que foram expostos a solventes e, de forma anedótica, a um percentual elevado de pintores no longo prazo. Os efeitos sobre o olfato podem resultar da destruição local de terminais nervosos olfativos na mucosa nasal ou da ação em algum local central.

Os estudos sobre exposição geral aos solventes deram pouca atenção ao sistema nervoso periférico. Os poucos estudos que abordaram esse tema sugerem que, em exposições que provavelmente resultem em efeitos no SNC, os sintomas de neurotoxicidade periférica não são comuns, embora possam ocorrer alterações na função neurofisiológica. Da mesma forma que os efeitos do alcoolismo crônico, os solventes podem ser apenas levemente tóxicos para o sistema nervoso periférico, embora sejam capazes de agir de forma aditiva ou sinergística, com deficiências dietéticas ou com outros agentes neurotóxicos.

Achados clínicos

Os sintomas típicos de neuropatia induzida por solventes são dormência ascendente, parestesias e fraqueza. Ocasionalmente, os indivíduos sentem cãibras e dor muscular. Achados de exame físico incluem sensibilidade e força reduzidas em um padrão simétrico e, na maior parte dos casos, diminuição nos reflexos distais. A neuropatia do trigêmio produzida pelo tricloroetileno se restringe à perda da função sensitiva na distribuição do nervo trigêmeo. Não há relatos de queixas de alteração auditiva ou visual em trabalhadores individuais atribuídos à exposição aos solventes.

Diagnóstico

O diagnóstico de neuropatia induzida por solventes se baseia em histórias de enfermidades e exposições, nos exames clínicos e em testes neurofisiológicos, conforme descrição apresentada no Capítulo 27. É possível que as velocidades de condução nervosa sejam normais ou levemente diminuídas. As velocidades de condução sensitiva e a amplitude do potencial de ação sensitiva são mais sensíveis. A eletromiografia poderá revelar a presença de perda de inervação (fibrilações e ondas agudas positivas). O uso de potenciais evocados (visual e somatossensorial) é um método muito promissor. Com frequência, os sintomas e outras descobertas clínicas são encontrados na ausência de anormalidades neurofisiológicas ou de anormalidades leves. A biópsia do nervo sural pode ser de muita utilidade e, no caso dos hexacarbonos, revela acúmulo de neurofilamentos no axônio terminal.

Os testes neurofisiológicos facilitam os rastreamentos em um número expressivo de trabalhadores, embora não sejam muito sensíveis na detecção precoce de neuropatia clínica, em comparação com os exames clínicos, mas se recomenda fazer o monitoramento periódico de trabalhadores expostos ao *n*-hexano com testes de velocidade da condução nervosa.

Pode-se avaliar a audição com auxílio das técnicas padrões, apesar dos problemas auditivos não terem sido relacionados a exposições individuais. Os testes da visão colorida, com auxílio de outras técnicas, são bastante úteis para avaliar grupos de trabalhadores, embora não sejam tão úteis para avaliações clínicas individuais. Os testes de limiar de odor e outros testes da função olfativa devem ser feitos em indivíduos com queixas de distúrbios no olfato ou no paladar.

Diagnóstico diferencial

O principal diagnóstico diferencial para neuropatia periférica inclui diabetes, alcoolismo, medicamentos, neuropatias na família e insuficiência renal. Aproximadamente, 25 a 50% de casos de neuropatia periférica permanecem sem diagnósticos etiológicos após a avaliação ter excluído essas causas. Em todos os casos, é imprescindível considerar uma causa relacionada a produtos químicos.

Tratamento

O tratamento consiste no afastamento das pessoas afetadas da exposição a todas as substâncias que sejam tóxicas para o sistema nervoso periférico, incluindo bebidas alcoólicas. Pacientes com fraqueza devem ser incentivados a fazer fisioterapia. A fisioterapia aumenta a força muscular e neutraliza a perda da função neuromuscular, melhora a perspectiva psicológica e pode até melhorar efetivamente a capacidade regenerativa dos nervos. O monitoramento cuidadoso de trabalhadores expostos a substâncias tóxicas para o sistema nervoso periférico é importante porque permite a detecção imediata e a prevenção de incapacidades permanentes.

Prognóstico

No início, os sintomas podem se agravar e, então, melhorar dentro do período de até 1 ano ou mais. A taxa de recuperação se relaciona com o índice de regeneração axonal, que é aproximadamente 1 mm/dia. Um axônio da ponta do dedo do pé que tenha morrido, em relação ao corpo celular da medula espinal, poderá levar até um ano para se recuperar. O grau de incapacidade residual, caso exista, em geral, é proporcional ao grau da lesão no momento do diagnóstico e da interrupção da exposição. Todavia, a incapacidade permanente não deve ser levada em consideração até, pelo menos, um ano após o afastamento das pessoas dos locais de exposição.

SISTEMA RESPIRATÓRIO

Até certo ponto, todos os solventes orgânicos causam irritação no trato respiratório. A irritação é uma consequência da ação desengordurante dos solventes, de modo que as mesmas relações entre estrutura e atividade são verdadeiras, tanto para o trato respiratório como para a pele. A inclusão de grupos funcionais à molécula de hidrocarboneto também pode aumentar a potência do solvente como irritante, assim como no caso de bases aminas orgânicas e de ácidos orgânicos, que são substâncias corrosivas, além de alcoóis, cetonas e aldeídos, os quais desnaturam as proteínas em altas concentrações.

Em geral, a irritação no trato respiratório provocada por solventes se restringe às vias respiratórias superiores, incluindo o nariz e seios. Os solventes que são ao mesmo tempo altamente solúveis e irritantes potentes, como o formaldeído, por exemplo, não alcançam o trato respiratório inferior sem irritação intolerável no trato superior. Entretanto, possivelmente os irritantes menos potentes atinjam os alvéolos em concentrações suficientes depois de exposições excessivas muito altas, como nos casos de derramamentos em espaços confinados, para produzir edema pulmonar agudo. De maneira geral, a depressão grave do SNC também é o resultado desse tipo de exposição. A presença de edema pulmonar sem efeitos sobre o sistema nervoso poderá ser resultado da exposição ao gás fosgênio produzido pelo aquecimento extremo (como nas soldagens) de solventes de hidrocarboneto clorado. A exacerbação de asma ou, menos frequente, a indução da síndrome de disfunção reativa nas vias respiratórias são uma ocorrência provável, assim como costuma ocorrer com outros irritantes das vias respiratórias.

Poucos estudos abordam os efeitos pulmonares crônicos da exposição aos solventes orgânicos. De maneira geral, nesse aspecto, os solventes causam menos danos à saúde que a fumaça de cigarro. A incidência de bronquite crônica possivelmente seja o resultado da exposição de longo prazo aos compostos irritantes mais potentes, como os aldeídos.

▶ Achados clínicos

A. Sinais e sintomas

A irritação no trato respiratório superior é marcada por dor de garganta e irritação no nariz, tosse e, possivelmente, dor no peito. Se os olhos não estiverem protegidos contra o vapor por óculos especiais, talvez a irritação ocular seja acompanhada de lacrimejamento. Alguns solventes são gases lacrimogêneos específicos e induzem lacrimejamento pronunciado, de modo que a exposição é suficiente para impossibilitar a inalação e a irritação no trato respiratório. Tosse produtiva indica a presença de bronquite causada por produtos químicos ou imposição de bronquite infecciosa. As manifestações de edema pulmonar incluem tosse produtiva, dispneia, cianose e estertores.

B. Achados laboratoriais

As irritações na via respiratória superior não devem ser associadas a quaisquer anormalidades laboratoriais. A presença de edema pulmonar é marcada por infiltrados (nas radiografias torácicas), hipóxia e, talvez, hipocapnia (na análise dos gases no sangue arterial) e difusão alterada, conforme mostram os testes da função pulmonar.

▶ Diagnóstico diferencial

As análises do esputo e, possivelmente, as culturas de esputo permitem fazer a distinção entre bronquite infecciosa e bronquite causada pela ação de produtos químicos, embora a bronquite química seja acompanhada por infecções sobrepostas. É muito importante fazer a distinção entre edema pulmonar induzido por solventes e pneumonite infecciosa ou pneumonite causada por aspiração.

▶ Tratamento

O tratamento dos efeitos pulmonares agudos de solventes é o mesmo que de qualquer irritante pulmonar agudo: administração de oxigênio, broncodilatadores e outros suportes respiratórios de acordo com a indicação.

▶ Prognóstico

Na ausência de infecções, as irritações no trato respiratório desaparecem rapidamente sem deixar nenhuma sequela. Depois de tratamentos adequados, a recuperação de pacientes com edema pulmonar agudo causado pela exposição excessiva a solventes é completa, caso sejam protegidos contra os efeitos de danos teciduais hipóxicos. A síndrome da disfunção reativa das vias respiratórias é uma ocorrência rara (Cap. 23).

EFEITOS CARDÍACOS

O principal efeito cardíaco dos solventes orgânicos é a *sensibilização cardíaca*, estado que se caracteriza pelo aumento na sensibilidade miocárdica aos efeitos arritmogênicos da epinefrina (Cap. 24). Esse tipo de efeito pode ser demonstrado em animais – principalmente em cachorros da raça *beagle* não anestesiados – com a administração de epinefrina, em doses fixas ou móveis, antes e depois da administração de um solvente e da observação da frequência das arritmias ventriculares induzidas pelo medicamento. De maneira geral, os casos de mortes súbitas, que não tenham outra explicação nas situações de abuso de solventes, como o tolueno contido nas colas e o tricloroetano contido nos removedores de manchas, estão associados a atividades físicas (*mortes repentinas por inalação*), sendo que os relatos de morte súbita em trabalhadores com exposição excessiva a solventes industriais, que seriam saudáveis em outras circunstâncias, provavelmente sejam consequência da sensibilização cardíaca.

Estudos realizados em animais indicam que são necessários níveis elevados – quase anestésicos ou anestésicos – para que esse efeito ocorra em corações que seriam saudáveis em outras circunstâncias e para que todos os solventes orgânicos cheguem a causar esse tipo de efeito, embora haja uma grande variabilidade nas respectivas potências. Em testes realizados em cachorros, os hidrocarbonetos halogenados, em particular o 1,1,1-tricloroetano, o tricloroetileno e o triclorotrifluoroetano, apresentaram potências mais elevadas, com limiares a uma dose específica de epinefrina a 0,5% (5.000 ppm) de vapores de solvente durante 5 minutos, em comparação com aproximadamente 5% (50.000 ppm) para o heptano, hexano, tolueno e xileno; 10% (100.000 ppm) para o propano; e 20% (20.000 ppm) para o éter etílico. Os limiares para esses efeitos em humanos, principalmente com predisposição para arritmias, são desconhecidos.

Aparentemente, alguns solventes produzem efeitos cardiovasculares específicos. De acordo com os resultados de inúmeros estudos epidemiológicos, a exposição ao dissulfeto de carbono está associada a um aumento no risco de doença na artéria coronária. O cloreto de metileno pode afetar a função cardíaca de forma aguda, possivelmente no longo prazo, através de sua metabolização para monóxido de carbono.

▶ Achados clínicos

A. Sinais e sintomas

A sensibilização cardíaca é uma hipótese a ser considerada nas situações em que os trabalhadores expostos a altas concentrações de um determinado tipo de solvente apresentam queixas de tontura, palpitações, fraqueza ou perda de consciência, na presença ou na ausência de sintomas de depressão no SNC (ver anteriormente). Em geral, o exame imediato da vítima mostra pulso irregular ou pressão arterial baixa.

B. Achados laboratoriais

Os eletrocardiogramas (ECGs) no estado de repouso podem ser normais ou anormais e são diagnósticos raramente. O monitoramento cardíaco ambulatorial durante a exposição pode ser bem útil nos casos de trabalhadores com sintomas que indiquem a presença de sensibilização cardíaca.

SOLVENTES   CAPÍTULO 32   535

▶ Diagnóstico diferencial

É muito difícil fazer a distinção entre depressão no SNC isoladamente e depressão mais sensibilização cardíaca na presença de níveis elevados de exposição, além de não ser um detalhe importante se todos os sintomas desaparecerem com a correção do excesso de exposição. A avaliação para verificar a eventual presença de alguma doença cardíaca primária deve ser feita caso a caso. A presença de doença cardíaca não exclui a possibilidade de arritmias relacionadas à exposição a algum solvente, que possam ocorrer em níveis de exposição inferiores aos que são associados à sensibilização cardíaca geralmente.

▶ Tratamento

Levando-se em consideração os altos níveis de exposição em geral associados à sensibilização cardíaca, a avaliação e a correção adequadas da exposição são essenciais. Nos casos em que as arritmias supostamente estiverem associadas à exposição e a exposição não for excessiva ou não puder ser controlada de forma adequada, o afastamento dos indivíduos dos locais de exposição é preferível ao tratamento com medicamentos antiarrítmicos e a exposição continuada.

▶ Prognóstico

Os casos acarretados somente por exposição excessiva geralmente resolvem-se com correções nas condições dos locais de trabalho.

EFEITO HEPÁTICO

Embora, possivelmente, alguns solventes orgânicos causem danos hepatocelulares em doses suficientes para períodos de duração suficientes, alguns solventes, em particular aqueles substituídos por halogênios ou grupos nitro, são hepatotóxicos em especial. Outros solventes, como os hidrocarbonetos alifáticos (p. ex., cicloparafinas, éteres, ésteres, aldeídos e cetonas), são apenas fracamente hepatotóxicos. Aparentemente, os hidrocarbonetos aromáticos (i.e, benzeno, tolueno e xileno) são fracamente hepatotóxicos, sendo que há apenas alguns relatos de possível toxicidade hepática em trabalhadores expostos. É provável que alguns solventes, como a acetona, por exemplo, com pouca hepatotoxicidade direta, potencializem os efeitos do álcool no fígado.

Com frequência, em épocas passadas, houve relatos de lesão hepática aguda produzida pela exposição excessiva ao tetracloreto de carbono. Mais recentemente, foram documentados casos de necrose hepática aguda e de morte decorrente da exposição ao 2-nitropropano usado como solvente em produtos especiais para pintura.

É provável que a dimetilformamida, presente em colas e revestimentos têxteis, cause hepatite tóxica, ocasionalmente com elevações persistentes nos níveis das enzimas hepáticas. Raramente, nos tempos modernos, há relatos de doença hepática subaguda, enquanto existem relatos ocasionais de doenças hepáticas crônicas, incluindo cirrose, em trabalhadores expostos ao tetracloreto de carbono.

▶ Achados clínicos

A. Sinais e sintomas

As lesões hepáticas podem não apresentar nenhum sintoma ou podem estar associadas a dor no quadrante superior direito, náuseas e vômito. A presença de condições como sensibilidade hepática, icterícia, urina escura e fezes claras também é muito comum.

B. Achados laboratoriais

O diagnóstico de lesão hepática aguda se baseia na presença de resultados anormais nos testes da função hepática em padrões consistentes com disfunção hepatocelular e de histórias consistentes com ausência de exposição a qualquer outra hepatotoxina conhecida. Padrões de anormalidade nas enzimas hepáticas distintos da hepatite causada pelo álcool são documentados de forma anedótica no caso de alguns solventes. A avaliação de qualquer lesão no fígado causada pela exposição a solventes vem sendo dificultada pela ausência de sensibilidade e de especificidade dos testes da função hepática e pela frequência da alta incidência de anormalidades nas populações de trabalhadores. O uso de medições séricas do ácido biliar e do nível das taxas de metabolização da antipirina (fenazona) é um dos métodos propostos para o rastreamento sensível da disfunção hepática relacionada à exposição aos solventes. Ocasionalmente, é necessário fazer biópsias do fígado para fazer a distinção entre hepatite induzida por solventes e hepatite ativa crônica.

O monitoramento rotineiro dos testes da função hepática não é recomendado, a não ser na presença de exposição potencial a doses hepatotóxicas de um determinado solvente. O monitoramento de pacientes após a abstinência de álcool ajuda a avaliar o possível papel da ingestão de bebidas alcoólicas. A eliminação da exposição com os testes da função hepática facilita a obtenção do diagnóstico.

▶ Diagnóstico diferencial

Lesão hepática induzida pelo consumo de álcool é a forma mais importante que deve ser diferenciada. Com frequência, não se pode obter um diagnóstico confiável de lesão no fígado induzida por solventes nos casos em que não for possível excluir o uso excessivo de bebidas alcoólicas. Formas de hepatite viral e outros tipos de hepatite infecciosa também são hipóteses que deverão ser levadas em consideração.

▶ Tratamento

O tratamento consiste no afastamento do paciente dos locais de exposição e na correção de quaisquer situações nos locais de trabalho que possam ser identificadas como causas ou que tenham contribuído para a condição.

EFEITOS RENAIS

Embora, em doses relativamente elevadas, muitos solventes orgânicos, principalmente os hidrocarbonetos alifáticos hidrogenados, apresentem evidências de nefrotoxicidade em animais, há poucos relatos de efeitos renais em trabalhadores expostos, talvez, em parte, por causa da falta de sensibilidade e de especificidade dos testes da função renal. Observou-se a incidência de insuficiência renal aguda causada por necrose tubular em trabalhadores com intoxicação aguda por hidrocarbonetos hidrogenados como, por exemplo, o tetracloreto de carbono.

Estudos realizados em animais indicam que os hidrocarbonetos alifáticos hidrogenados produzem lesões nas células tubulares renais proximais. Há relatos de disfunção tubular renal, em especial a acidose tubular renal do tipo distal, em indivíduos que abusam de solventes, o tolueno particularmente; porém, não foi associada a exposições ocupacionais. É possível que a insuficiência renal aguda decorrente da deposição renal do ácido oxálico seja resultado da ingestão de etilenoglicol, embora não tenham sido documentadas outras rotas de exposição.

Há poucos estudos que abordam os efeitos renais crônicos em trabalhadores que se expuseram a solventes. Alguns estudos transversais sugerem que a exposição crônica a um determinado número de solventes ou a misturas de solventes podem resultar em disfunção tubular branda evidenciada pela presença de enzimúria (aumento na excreção de muramidase [lisozima], β-glicuronidase e N-acetil-β-glicosaminidase) e de proteinúria ou urinálise normal. Estudos de casos-controle sugerem que há uma associação entre exposição aos solventes e glomerulonefrite primária, principalmente glomerulonefrite de progressão rápida com anticorpos antiglomerulares da membrana basal (componente renal da síndrome de Goodpasture).

▶ Achados clínicos

A. Sinais e sintomas

Indivíduos que abusam de solventes e tenham acidose tubular renal se apresentam com fraqueza e fadiga, provavelmente como resultado de anormalidades eletrolíticas. A presença de sinais de intoxicação aguda (depressão no SNC) é muito comum. Caso isso ocorra, em geral, a disfunção tubular renal crônica resultante da exposição a solventes costuma ser subclínica.

B. Achados laboratoriais

A disfunção tubular renal resultante da exposição a solventes geralmente se manifesta pela presença de poliúria, glicosúria, proteinúria, acidose e distúrbios eletrolíticos. Condições como hipocaliemia, hipofosfatemia, hipercloremia e hipobicarbonatremia foram consideradas manifestações de acidose tubular renal em indivíduos que abusam do tolueno. A insuficiência renal aguda produzida por solventes halogenados se assemelha à insuficiência renal aguda com origem em outras causas. De maneira geral, o monitoramento rotineiro da função renal não é recomendado para trabalhadores com exposição aos solventes. No entanto, aparentemente, as medições da excreção urinária de enzimas de baixo peso molecular, como a N-acetil-β-glicosaminidase, a β-glicuronidase e a muramidase, são promissoras para o monitoramento com o objetivo de buscar evidências de disfunção tubular precoce.

▶ Diagnóstico diferencial

A disfunção tubular renal, incluindo acidose, possivelmente seja uma doença primária que se manifesta, pela primeira vez, na fase inicial da vida adulta ou pode ocorrer depois de uma grande variedade de estados metabólicos e hiperglobulimênicos e da exposição a agentes tóxicos, incluindo antibióticos e metais pesados.

▶ Tratamento

Nos casos de disfunção tubular renal em trabalhadores com nível elevado de exposição a um determinado tipo de solvente, a observação da função tubular renal durante a interrupção da exposição e, em seguida, na reinstituição da exposição, pode ser muito útil para determinar o diagnóstico e a eficácia da remoção da exposição.

EFEITOS SANGUÍNEOS

O benzeno tem sido reconhecido por muitas décadas como uma das causas de anemia aplásica após um período que pode variar de alguns meses a alguns anos de exposição que, na maior parte das vezes, é precursora de leucemia. Mesmo doses relativamente baixas de benzeno (com base em partes por milhão por ano ou em picos de exposição) possivelmente aumentem o risco de várias malignidades hematológicas, como leucemia mielóide, mielomas múltiplos, leucemia linfocítica crônica e linfoma do tipo não Hodgkin. Alguns ésteres glicólicos podem causar anemia hemolítica, por causa do aumento na fragilidade osmótica, ou anemia hipoplásica, por causa da depressão da medula óssea.

▶ Achados clínicos

A. Sinais e sintomas

De maneira geral, os trabalhadores com anemia causada por solventes se apresentam com fraqueza e fadiga. A anemia aplásica pode se apresentar com hemorragia provocada por trombocitopenia ou por infecções devido a neutropenia.

B. Descobertas laboratoriais

A anemia aplásica causada pelo benzeno se manifesta em geral por meio de reduções, em uma ou em todas as três linhas celulares, que podem ocorrer subitamente sem nenhuma alteração precedente. A medula óssea pode ser hipoplásica ou hiperplásica e nem sempre se correlaciona com a presença de anormalidades no sangue periférico. A anemia hemolítica causada por éteres glicólicos ou por outros agentes hemolíticos se caracteriza por baixa concentração de eritrócitos e pela presença de reticulocitose. Recomenda-se monitorar o hemograma somente nos casos de exposição ao benzeno e, talvez, aos éteres glicólicos hemotóxicos, embora os resultados não sejam preditores de anemia, mesmo na presença desses agentes.

▶ Diagnóstico diferencial

Recomenda-se levar em consideração as causas usuais de anemia, em particular, a anemia hipoplásica.

▶ Tratamento

O tratamento de anemia induzida por solventes se caracteriza pelo afastamento dos locais de exposição, pelas prováveis transfusões e pela eventual correção das condições dos locais de trabalho. Os trabalhadores com anemia aplásica causada pelo benzeno não devem ser expostos novamente a essa substância.

▶ Prognóstico

Um percentual significativo de trabalhadores com anemia aplásica causada pela exposição ao benzeno poderá desenvolver leucemia subsequentemente, em geral, fatal. Outros efeitos hematológicos induzidos por solventes desaparecem logo após a interrupção da exposição.

POTENCIAL CANCERÍGENO

O benzeno é o único solvente usado com mais frequência que apresenta evidências suficientes de carcinogenicidade em humanos (Cap. 19). É provável que outros solventes também aumentem o risco de leucemia.

As investigações de muitos hidrocarbonetos halogenados produziram evidências limitadas, ou mesmo suficientes, de carcinogenicidade em animais, principalmente carcinomas hepatocelulares em camundongos. A maior parte dessas substâncias não chegou a ser testada de forma adequada em humanos. Evidências recentes sugerem que a exposição ao tricloroetileno possivelmente esteja associada a um risco elevado de linfoma do tipo não Hodgkin e de câncer renal. Alguns estudos sobre a exposição a misturas de solventes mostraram que há uma associação com um aumento na incidência de malignidades linfáticas e hematopoiéticas.

Os solventes podem aumentar a absorção de carcinógenos através da pele. Um estudo realizado com animais revelou que a absorção de hidrocarbonetos aromáticos policíclicos carcinogênicos (um dos componentes do óleo de motores a gasolina) aumentou nos casos em que a pele contaminada foi lavada com querosene.

EFEITOS SOBRE O SISTEMA REPRODUTIVO

A maior parte dos solventes orgânicos atravessa a barreira lipídica da placenta e, em menor proporção, os testículos. Há uma grande preocupação em relação ao potencial dessas substâncias para produzir toxicidade reprodutiva. Uma metanálise de estudos retrospectivos de caso-controle demonstra que há um aumento significativo em malformações graves e uma tendência para um número maior de abortos espontâneos. Um estudo prospectivo concordou com essa associação e, além disso, descobriu que os sintomas de exposição excessiva aos solventes somente ocorriam em mulheres que haviam participado do estudo de casos. Irritação nos olhos e na via respiratória superior foi o único tipo de sintoma experimentado pelos indivíduos. Vários estudos de exposição materna sugerem que há uma redução na fertilidade (aumento no tempo para engravidar). Um estudo prospectivo envolvendo mulheres que haviam sido expostas a solventes demonstrou que há uma associação entre exposição ocupacional durante o período de gestação e deficiências visuais nos descendentes, incluindo visão para cores e acuidade visual. As evidências de efeitos nos pais são muito mais limitadas do que os efeitos sobre as mães.

Os éteres glicólicos, tolueno e álcool etílico, foram as substâncias que apresentaram mais evidências de teratogenicidade séria. O álcool etílico produz efeitos teratogênicos estruturais e comportamentais (i.e, síndrome do alcoolismo fetal [SAF]), tanto em animais como em mulheres que bebem três ou quatro doses de bebidas alcoólicas por dia. Há controvérsias se as mulheres grávidas devem ou não ser orientadas a não tomar nenhuma bebida alcoólica durante o período de gestação. As discussões atuais sobre a possibilidade de incidência da "síndrome do solvente fetal" baseiam-se no fato de que todos os solventes orgânicos atravessam imediatamente a placenta e atingem o sistema nervoso fetal, afetando-o da mesma forma que o álcool. Nas situações em que ocorrer a síndrome do solvente fetal, é muito importante abordar questões sobre a relação entre dose e resposta. Por exemplo, os efeitos ocorrem nos descendentes apenas em níveis que produzem intoxicação materna aguda, como a síndrome semelhante à SAF, documentada nos descendentes de mulheres que foram intoxicadas durante a exposição dérmica (envolvendo apenas o 2-metoxietanol e o etilenoglicol). A tomada de decisão sobre a exposição de trabalhadoras grávidas aos solventes é bem relevante na ausência de dados toxicológicos definitivos (Cap. 25). Muitos solventes apresentam evidências de toxicidade fetal em animais em níveis maternos ou próximos deles. As exposições que produzem efeitos agudos reversíveis sobre o sistema nervoso materno maduro podem gerar efeitos no desenvolvimento do sistema nervoso fetal. Portanto, é prudente garantir que as mulheres com probabilidade de engravidar não sejam expostas a quaisquer solventes orgânicos que resultem em efeitos reprodutivos adversos. Além disso, levando-se em conta a difusão no vulnerável sistema nervoso do feto e a possibilidade de teratogenicidade, a exposição aos solventes orgânicos deve permanecer no nível mais baixo possível durante todo o período de gestação.

Um estudo envolvendo pessoas que trabalhavam em atividades de impressão sugeriu que baixas exposições ao tolueno estavam associadas à subfecundidade em mulheres (aumento no tempo para engravidar), sendo que não ocorria o mesmo entre os homens. Em homens, a exposição aos solventes pode afetar diretamente a reprodução, por meio de alguma alteração na capacidade reprodutiva, ou indiretamente, por meio da incidência de danos nos espermatozoides. Esta é a melhor forma de estudar esse tipo de situação em trabalhadores do sexo masculino com exposição crônica aos ésteres glicólicos (2-metoxietanol ou 2-etoxietanol), com aumento na prevalência de oligospermia e azoospermia e com alta probabilidade de contagem baixa de espermatozoides, em comparação com trabalhadores não expostos. Estudos recentes descobriram que o 1-bromopropano – utilizado como substituto do clorofluorocarbono na pulverização de adesivos e na limpeza de metais e de componentes eletrônicos; como solvente de gorduras, ceras ou resinas; e como produto intermediário na síntese de produtos farmacêuticos, inseticidas, compostos quaternários de amônia, sabores ou flagrâncias – produz efeitos adversos sobre a reprodução e o desenvolvimento em animais, em níveis bem abaixo da exposição ocupacional. As evidências de efeitos semelhantes em trabalhadores expostos são muito limitadas. Aparentemente, o 2-bromopropano apresenta propriedades semelhantes.

PREVENÇÃO DE TOXICIDADE POR SOLVENTES

SELEÇÃO E SUBSTITUIÇÃO DE SOLVENTES

A escolha inicial de um solvente – ou a substituição de um solvente menos perigoso por um mais perigoso – deve levar em conta as propriedades desejáveis e indesejáveis da substância. Esse procedimento envolve não apenas os perigos para a saúde (i.e, toxicidade, absorção dérmica e volatilidade), mas, também, a inflamabilidade, a explosividade, a reatividade, a compatibilidade, a estabilidade, o odor e o risco ambiental. Por exemplo, algumas substâncias, como tetracloreto de carbono, percloroetileno, triclorotrifluoroetano e essências minerais, são utilizadas no presente momento, até certo ponto, como agentes de limpeza a seco, embora em graus diferentes do que se costumava usar no passado. Sem dúvida alguma, o tetracloreto de carbono é a substância mais tóxica e, por essa razão, é utilizado principalmente como removedor de manchas. O percloroetileno é menos tóxico e, por isso, substituiu o tetracloreto de carbono. O percloroetileno substituiu as essências minerais por causa da inflamabilidade; praticamente, o percloroetileno e o tetracloreto de carbono não são inflamáveis. Cada vez mais, a substituição de solventes vem sendo direcionada pela necessidade de substituir produtos químicos que produzem fumaça e que provocam a depleção de ozônio.

Entretanto, nos dias atuais, o percloroetileno é considerado provável carcinógeno humano. O triclorofluoroetano é a substância menos tóxica e, além de ser um produto muito caro, possivelmente também contribua para a redução da camada de ozônio. Esse produto é usado em sistemas fechados para diminuir os custos e a poluição ambiental por meio da reciclagem; porém, demanda um aporte inicial de capital para a aquisição de equipamentos. Obviamente, a escolha de um solvente se complica ainda mais nas situações em que houver vantagens e desvantagens em categorias diferentes.

CONTROLES DE ENGENHARIA

A volatilidade dos solventes orgânicos transforma a criatividade da engenharia para controlar a emissão de vapores em uma atividade bastante importante em muitas situações. O confinamento dos processos, como o uso de sistemas fechados com triclorofluoroetano para limpeza a seco, é comum na fabricação de produtos químicos, embora não seja em outras circunstâncias. A pintura com jatos de tinta e outras operações que utilizam pulverização criam grandes quantidades de aerossóis e de vapores, de modo que controles de engenharia, como as cabines de pulverização, são particularmente importantes. O funcionamento eficaz dos sistemas de ventilação depende do desenho e da manutenção mecânica regular, embora essas condições raramente ocorram. A substituição de tintas à base de solventes por tintas à base de água é a maneira mais eficiente para diminuir a exposição aos solventes nas atividades de pintura. A aplicação de limpeza aquosa em peças metálicas é bastante promissora para diminuir o uso de solventes nos reparos de veículos e na fabricação de peças.

PROTEÇÃO PESSOAL

A proteção respiratória deve ser usada somente quando os controles de engenharia não forem viáveis como, por exemplo, em construções, em espaços confinados e em situações que exijam respostas emergenciais. Os empregadores devem implantar programas amplos de proteção respiratória. Com frequência, a seleção e manutenção dos respiradores para uso de pessoas que trabalham com solventes não são adequadas, resultando em pouca proteção ou em proteção inconsistente. A consciência do limiar de odor de uma substância (Tab. 32-1) é um fator importante antes de iniciar o uso de respiradores em níveis acima do respectivo valor limite de limiar (VLL). Nas situações em que o limite médio de odor estiver bem abaixo do VLL (p. ex., pelo menos, 10 vezes), o odor é um aviso de alerta adequado para sinalizar o avanço ou qualquer outra falha do respirador para garantir proteção adequada. Existem relatos de redução na capacidade para detectar odores (hiposmia) a partir da exposição crônica a solventes, sendo muito importante procurar história de hiposmia como parte da avaliação médica inicial, para verificar a capacidade de uso do respirador. Nesses casos, o uso de respiradores com indicação do prazo de validade melhora a eficácia. Alguns solventes, como metanol, cloreto de metila e formaldeído, não podem ser removidos com filtros padronizados de vapor orgânico.

A escolha de roupas de proteção feitas de materiais adequados deve ser compatível com estudos que mostrem o índice de penetração desses materiais em relação ao solvente em uso. As *Guidelines for the Selection of Chemical Protective Clothing*, publicadas pela American Conference of Governmental Industrial Hygienists (ACGIH), é uma boa fonte para esse tipo de informação. Luvas com material inadequado podem ser porosas para solventes, mesmo mantendo a aparência intacta, podendo provocar oclusão e aumentar a exposição das mãos. Os plastificadores usados nas luvas de cloreto de polivinila são vulneráveis aos solventes. A escolha de luvas para solventes mistos é muito difícil; possivelmente, seja necessário usar materiais com múltiplas camadas ou produtos especiais de preço muito elevado. Alguns trabalhadores, como os mecânicos, talvez não consigam usar luvas e desempenhar suas funções com eficiência. Os cremes utilizados como barreiras não são recomendados como substitutos para as luvas. Os cremes protetores (barreiras) podem corrigir ou evitar a perda da oleosidade da pele e, possivelmente, sua proteção seja muito limitada contra a absorção percutânea de solventes.

▼ SOLVENTES ESPECÍFICOS E OS RESPECTIVOS EFEITOS

HIDROCARBONETOS ALIFÁTICOS

FUNDAMENTOS DO DIAGNÓSTICO

▶ Efeitos agudos
- Anestesia: tontura, cefaleia, náuseas, vômito, sonolência, fadiga, "sensação de embriaguez", fala arrastada, falta de equilíbrio, desorientação, depressão e perda de consciência.
- Irritação no trato respiratório: tosse, irritação no nariz e dor de garganta.

▶ Efeitos crônicos
- Dermatite: pele seca, rachada e eritematosa.
- Disfunção neurocomportamental: cefaleia, labilidade humoral, fadiga, perda de memória de curto prazo, dificuldade de concentração, redução na capacidade de atenção, anormalidades nos testes neurocomportamentais, presença de atrofia cerebral nas varreduras por tomografia computadorizada (TC), ondas lentas difusas na eletrencefalografia (EEG).
- Neuropatia periférica (*n*-hexano): diminuição da sensibilidade, parestesias e fraqueza; velocidade da condução nervosa normal ou levemente diminuída e eletromiografia (desnervação).

▶ **Considerações gerais**

Os hidrocarbonetos alifáticos consistem em moléculas de carbono e hidrogênio em cadeias lineares ou ramificadas. Posteriormente, essas moléculas se dividem em alcanos, alquenos e alquinos.

1. Alcanos (Parafinas)

Os alcanos são hidrocarbonetos alifáticos com carbonos de ligação simples (saturados).

O estado físico de um alcano depende do número de carbonos:

$$\begin{array}{c} \text{H} \quad \text{H} \quad \text{H} \\ | \quad\quad | \quad\quad | \\ -\text{C}-\text{C}-\text{C}- \quad \text{com a fórmula empírica } C_nH_{2n+2} \\ | \quad\quad | \quad\quad | \\ \text{H} \quad \text{H} \quad \text{H} \end{array}$$

Os gases são essencialmente sem odor, enquanto os vapores dos líquidos têm um leve odor de "hidrocarboneto".

▶ Aplicação

Inúmeros alcanos líquidos são utilizados como solventes em uma forma relativamente pura e são os componentes mais importantes de diversos solventes destilados de petróleo (ver adiante). Os alcanos líquidos são ingredientes importantes da gasolina, que é responsável por grande parte do pentano e hexano utilizados nos Estados Unidos. O hexano (geralmente uma mistura de isômeros incluindo o n-hexano) é um solvente de preço baixo, de uso geral em colas à base de solventes, em cimentos de secagem rápida para uso em borracha, vernizes, tintas para impressão e extração de óleos de sementes. Os gases de alcano são utilizados como combustíveis, enquanto a cera parafínica é usada em velas e em outros produtos derivados da cera.

▶ Exposição ocupacional e ambiental

O National Institute for Occupational Safety and Health (NIOSH) estima que, em termos anuais, aproximadamente 10 mil trabalhadores norte-americanos são potencialmente expostos ao pentano e ao heptano, 300 mil ao octano e 2,5 milhões ao hexano. Muitos outros indivíduos possivelmente se exponham a esses e a outros alcanos presentes na gasolina, naftas e em outros produtos derivados do petróleo. Eles são contaminantes comuns do ar ambiente, com níveis de metano variando de 1,2 a 1,5 ppm nas áreas rurais e de 2 a 3 ppm no ar urbano, enquanto os outros alcanos são detectados em concentrações 10 vezes mais baixas.

▶ Farmacocinética

Os alcanos são bem absorvidos por inalação e, em menor escala, mas de forma significativa, através da pele. Aproximadamente, 75% da maior parte dos alcanos inalados são absorvidos no estado de repouso, diminuindo para 50% com trabalhos físicos moderados. Os hidrocarbonetos não ramificados, como o n-hexano e o n-heptano, são metabolizados por enzimas do citocromo P450 para alcóois, dióis, cetonas e dicetonas que, posteriormente, são metabolizados para monóxido de carbono ou conjugados com o ácido glicurônico e, então, eliminados por meio da urina.

▶ Efeitos na saúde

De maneira geral, os alcanos apresentam baixa toxicidade. Os primeiros três gases (metano, etano e propano) são asfixiantes inertes simples, cuja toxicidade se relaciona apenas à quantidade de oxigênio disponível no ambiente e à sua inflamabilidade e explosividade. Os vapores dos líquidos mais leves e mais voláteis (do pentano ao nonano) são irritantes e anestésicos, enquanto os líquidos mais pesados (conhecidos como parafinas líquidas) são basicamente agentes desengordurantes. Normalmente, o hexano e o heptano são utilizados como solventes de aplicação geral. Essas substâncias produzem anestesia, irritação no trato respiratório e dermatite e, além disso, estão associadas a disfunções neurocomportamentais. As descobertas clínicas associadas, diagnóstico diferencial, tratamento e prognóstico não são diferentes daqueles relacionados aos outros tipos de solvente (ver anteriormente). Uma metanálise chegou à conclusão que a exposição aos hidrocarbonetos pode agravar a função renal nos casos de glomerulonefrite.

Um dos isômeros do hexano, o n-hexano, é uma das causas de neuropatia periférica. Há diversos relatos de surtos de neuropatia periférica, principalmente em indústrias caseiras, como fabricação de calçados e sandálias, que utilizam colas contendo n-hexano como solventes. Mais recentemente, o n-hexano aplicado em produtos aerossólicos para limpeza de freios foi associado à neuropatia em mecânicos de automóveis.

A neurotoxina mais próxima é o metabólito 2,5-hexanodiona. Outras dicetonas com o mesmo espaçamento entre os grupos da cetona (carbonilas), como a 3,6-hexanodiona, também podem causar neuropatia periférica. Um dos metabólitos do n-heptano, a 2,5-heptanodiona, produz neuropatia periférica em estudos laboratoriais em animais; porém, o n-heptano não está associado à neuropatia periférica humana, na ausência de exposição concomitante ao n-hexano. As descobertas clínicas e neurofisiológicas de neuropatia periférica induzida pelo n-hexano são típicas das axonopatias distais (ver anteriormente e Cap. 27). As biópsias de nervos são relevantes nos casos de axônios edemaciados devido a quantidades aumentadas de neurofilamentos. A metiletilcetona e, provavelmente, a metilisobutilcetona potencializem a neurotoxicidade do n-hexano.

A medição da 2,5-hexanodiona na urina ou do n-hexano no ar exalado permite avaliar a exposição ao n-hexano. A concentração urinária da 2,5-hexanodiona de 5 mg/L medida no final de um turno de trabalho corresponde à exposição de uma média ponderada de 50 ppm.

2. Alquenos (olefinas) e alquinos

Os alquenos são hidrocarbonetos alifáticos com ligações duplas de carbono (insaturados):

$$\begin{array}{c} \text{H} \quad\quad \text{H} \quad\quad \text{H} \\ | \quad\quad\quad | \quad\quad\quad | \\ -\text{C}=\text{C}-\text{C}- \quad \text{com a fórmula empírica } C_nH_{2n} \\ \quad\quad\quad\quad\quad | \\ \quad\quad\quad\quad\quad \text{H} \end{array}$$

Os dienos são alcanos com duas ligações duplas. Os alquinos são hidrocarbonetos alifáticos com ligações triplas de carbono. O estado físico dos alquenos e alquinos é determinado pelo número de carbonos, da mesma forma como ocorre com os alcanos.

Aplicação

Embora não sejam muito usados como solventes, os alquenos líquidos são produtos químicos intermediários bastante comuns. Os alquenos são mais reativos que os alcanos, razão pela qual são utilizados como monômeros na produção de polímeros como os polietilenos, a partir do etileno, o polipropileno, a partir do propileno, e a borracha sintética e as resinas de copolímeros, a partir do 1,3-butadieno.

Exposição ocupacional e ambiental

Não há estimativas disponíveis sobre a exposição ocupacional à maioria dos alquenos e alquinos. A exposição ocupacional ao etileno, propileno e 1,3-butadieno ocorre principalmente através da inalação durante a produção de monômeros e polímeros. Aproximadamente, 10 mil trabalhadores se expõem de forma significativa ao 1,3-butadieno. O propileno é um agente poluidor comum do ar como resultado das emissões de fumaça de motores e da atividade industrial, sendo que as concentrações atmosféricas urbanas variam de 2,6 a 23,3 ppb nos Estados Unidos e na Europa. Nos Estados Unidos, o butadieno foi detectado em atmosferas urbanas em concentrações variando de 1 a 5 ppb, enquanto outros alquenos e alquinos foram detectados em concentrações comparáveis.

Farmacocinética

Não existem muitas informações sobre a absorção ou o metabolismo dos alquenos e alquinos. A absorção desses compostos deve se assemelhar à dos alcanos correspondentes.

Efeitos na saúde

Os alquenos e alcanos possuem toxicidade semelhante. As ligações de carbono insaturado aumentam a solubilidade lipídica até certo ponto e, consequentemente, as potências anestésicas e irritantes em comparação com os alcanos correspondentes. Ao contrário do *n*-hexano, o *n*-hexeno não produz neuropatia periférica.

A presença de ligações duplas torna os alquenos mais reativos que os alcanos e os dienos mais reativos que os alquenos. A reatividade é usada na produção de polímeros; porém, em alguns casos, poderá resultar em riscos adicionais para a saúde. O 1,3-butadieno é carcinogênico em animais, o que não ocorre com o propileno e o etileno.

O 1,3-butadieno é um carcinógeno humano e animal, sendo que taxas elevadas de incidência de leucemia e linfossarcoma estão associadas à exposição ocupacional a esse composto. Por causa da carcinogenicidade do 1,3-butadieno, a Occupational Safety and Health Administration (OSHA) criou uma norma abrangente com um nível permissível de exposição (NEP) de 1 ppm (média ponderada de tempo), vigilância médica e outras disposições. Tanto a toxicidade dos embriões no útero como a toxicidade reprodutiva mediada pelo sexo masculino foi observada em animais. O monitoramento biológico pode ser feito por meio da coleta de amostras de urina para o produto da hidrólise do epoxibuteno, seguida pela conjugação da glutationa.

HIDROCARBONETOS ALICÍCLICOS (HIDROCARBONETOS CÍCLICOS, CICLOPARAFINAS, NAFTENOS)

FUNDAMENTOS DO DIAGNÓSTICO

▶ Efeitos agudos
- Anestesia: tontura, cefaleia, náuseas, vômito, sonolência, fadiga, "sensação de embriaguez", fala arrastada, falta de equilíbrio, desorientação, depressão e perda de consciência.
- Irritação no trato respiratório: irritação no nariz, dor de garganta e tosse.

▶ Efeitos crônicos
- Dermatite: pele seca, rachada e eritematosa.
- Disfunção neurocomportamental: cefaleia, labilidade humoral, fadiga, perda de memória de curto prazo, dificuldade de concentração, redução na capacidade de atenção, anormalidades nos testes neurocomportamentais, presença de atrofia cerebral nas varreduras por tomografia computadorizada (TC), ondas lentas difusas na eletrencefalografia (EEG).

Considerações gerais

Os hidrocarbonetos alicíclicos consistem em alcanos ou alquenos organizados em estruturas cíclicas ou anelares:

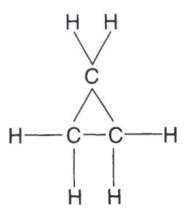

Os hidrocarbonetos alicíclicos têm um leve odor de "hidrocarboneto".

Aplicação

O cicloexano é o único hidrocarboneto alicíclico que é muito utilizado como solvente industrial. Grande parte da produção norte-americana é aplicada na síntese do náilon. O ciclopropano é usado como anestésico geral, embora essa aplicação seja limitada pelas propriedades de inflamabilidade e explosividade.

Exposição ocupacional e ambiental

O uso do cicloexano na produção de náilon resulta em uma exposição ocupacional apenas limitada. Os hidrocarbonetos alicíclicos não são contaminantes ambientais comuns.

Farmacocinética

Da mesma forma que os alcanos e alquenos correspondentes, os hidrocarbonetos alicíclicos são bem absorvidos por inalação, enquanto a absorção percutânea é menos importante. Aproximadamente, 70% do cicloexano inalado é absorvido e eliminado sem nenhuma alteração através da urina e no ar exalado e como cicloexanol na urina.

▶ Efeitos na saúde

Em termos de toxicidade, os hidrocarbonetos alicíclicos se assemelham ao alcano ou alqueno como fontes de irritação e de depressão no SNC. Eles produzem anestesia, irritação no trato respiratório e dermatite e, além disso, estão associados a disfunções neurocomportamentais. As descobertas clínicas associadas, diagnóstico diferencial, tratamento e prognóstico não são diferentes em comparação com outros solventes (ver anteriormente). O cicloexano não causa neuropatia periférica.

HIDROCARBONETOS AROMÁTICOS

FUNDAMENTOS DO DIAGNÓSTICO

▶ Efeitos agudos
- Anestesia: tontura, cefaleia, náuseas, vômito, sonolência, fadiga, "sensação de embriaguez", fala arrastada, falta de equilíbrio, desorientação, depressão e perda de consciência.
- Irritação no trato respiratório: tosse, irritação no nariz e dor de garganta.

▶ Efeitos crônicos
- Dermatite: pele seca, rachada e eritematosa.
- Disfunção neurocomportamental: cefaleia, labilidade humoral, fadiga, perda de memória de curto prazo, dificuldade de concentração, redução na capacidade de manter a atenção, anormalidades nos testes neurocomportamentais, presença de atrofia cerebral nas varreduras por tomografia computadorizada (TC), ondas lentas difusas na eletrencefalografia (EEG).

▶ Considerações gerais

Os hidrocarbonetos aromáticos são compostos que contêm um ou mais anéis de benzeno:

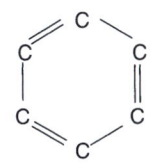

Os hidrocarbonetos aromáticos são produzidos – direta ou indiretamente – basicamente a partir do petróleo cru e, em menor escala, a partir do alcatrão mineral. Os aromáticos usados como solventes incluem substâncias como benzeno, alquilbenzeno e tolueno (metilbenzeno), xilenos (*o*-, *m*-, e *p*-isômeros de dimetilbenzenos), etilbenzeno, cumeno (isopropilbenzeno) e estireno (vinilbenzeno). Todas essas substâncias apresentam um odor doce "aromático" típico.

▶ Aplicação

Embora, atualmente, os hidrocarbonetos aromáticos tenham aplicação limitada como solventes industriais de uso geral, ainda são muito utilizados nos processos fabris, seja para extração de análises químicas ou como solvente especial. Aproximadamente, a metade de toda a produção de benzeno é usada na síntese do etilbenzeno para produzir estireno. Nos Estados Unidos, a gasolina contém cerca de 2 a 3% de benzeno e 30 a 50% de outras substâncias aromáticas. Os aromáticos constituem um percentual significativo de diversos solventes destilados a partir do petróleo (ver adiante). O tolueno e os xilenos são os dois solventes industriais usados com mais frequência – principalmente em tintas, adesivos e na formulação de pesticidas – embora cerca de 1/3 do tolueno seja utilizado para produzir benzeno e apenas cerca de 1/6 da produção é usado como solvente. O uso do tolueno e dos xilenos como solventes vem declinando por determinação de normas ambientais por causa da reatividade fotoquímica. Os métodos aquosos para limpar metais são aplicados na limpeza de peças metálicas em substituição ao xileno. O etilbenzeno é usado basicamente como produto intermediário na fabricação de estireno e, em menor escala, como solvente. O estireno é usado como monômero na fabricação de plástico e de borracha. A maior parte da produção se destina à produção fenol e acetona. Outros compostos aromáticos têm ampla variedade de aplicações, embora não sejam utilizados normalmente como solventes e, por consequência, não serão discutidos neste capítulo.

▶ Exposição ocupacional e ambiental

De acordo com estimativas do National Institute for Occupational Safety and Health (NIOSH), 4,8 milhões de trabalhadores são potencialmente expostos ao tolueno, o quarto número mais expressivo para um único produto químico. O NIOSH estima ainda que 140 mil trabalhadores se expõem ao xileno. Os hidrocarbonetos aromáticos são contaminantes ambientais comuns resultantes da emissão da fumaça dos motores e de outras fontes industriais. Os relatos indicam que os níveis no ar urbano cheguem a atingir 130 ppb de tolueno, 100 ppb de xilenos, 60 ppm de benzeno, 20 ppb de etilbenzeno, mais de 1 ppb de estireno e 330 ppb do total de aromáticos.

▶ Farmacocinética

Os valores da absorção pulmonar dos hidrocarbonetos aromáticos não variam significativamente como grupo, variando de cerca de 50 a 70% no estado de repouso e diminuindo para 40 a 60% com atividades de leves a moderadas e para 30 a 50% com trabalho de moderado a pesado. A absorção percutânea dos hidrocarbonetos aromáticos pode ser expressiva.

Todos os hidrocarbonetos aromáticos são metabolizados extensivamente, sendo que os perfis metabólicos variam de acordo com os substitutos na cadeia do benzeno. O benzeno é metabolizado basicamente para fenol e eliminado através da urina com fenol conjugado e di-hidroxifenois, com uma meia-vida de eliminação lenta de cerca de 28 horas. Em torno de 10% é eliminado sem nenhuma alteração através do ar exalado. O tolueno é metabolizado principalmente em ácido benzoico e eliminado através da urina como o conjugado da glicina, o ácido hipúrico, com meia-vida de 1 a 2 horas. Aproximadamente, entre 15 a 20% do tolueno é excretado sem alteração através do ar expirado. O xileno é quase que totalmente metabolizado em o-, m- e p-ácidos metilbenzoicos e eliminado através da urina como os conjugados da glicina, o-, m- e p-ácidos metilhipúricos, com meia-vida de cerca de 30 horas. Em torno de 64% do etilbenzeno absorvido é excretado através da urina como ácido mandélico e aproximadamente 25% como ácido fenilglioxílico. Os metabólitos principais dos hidrocarbonetos aromáticos são utilizados para monitoramento biológico, conforme indicados adiante.

► Efeitos na saúde

De maneira geral, os hidrocarbonetos aromáticos são irritantes e anestésicos mais fortes que os hidrocarbonetos alifáticos. A substituição no benzeno (tolueno, xileno, etilbenzeno e estireno) aumenta ligeiramente a solubilidade lipídica e essas toxicidades. Os hidrocarbonetos aromáticos produzem efeitos anestésicos agudos, irritação no trato respiratório e dermatite e, além disso, estão associados a disfunções neurocomportamentais. As descobertas clínicas associadas, o diagnóstico diferencial, o tratamento e o prognóstico não são diferentes em comparação com outros solventes.

O benzeno distingue-se por seus efeitos sobre a medula óssea, ou seja: pancitopenia reversível, anemia aplásica que pode ser fatal ou progredir para leucemia, leucemia aguda predominantemente não linfocitária. Não há evidências de que os benzenos substituídos produzam algum desses efeitos mielotóxicos. Os relatos anteriores sobre os efeitos dessas substâncias na medula óssea provavelmente tenham se fundamentado na contaminação com benzeno.

Existem alguns relatos anedóticos de anormalidades na função hepática em trabalhadores que se expuseram aos hidrocarbonetos aromáticos. Acidose tubular renal do tipo distal, com anormalidades eletrolíticas sérias; porém, reversíveis, foi documentada em indivíduos que abusavam de solventes, principalmente o tolueno. Há o relato de uma síndrome de ataxia cerebelar persistente após a exposição ao tolueno, principalmente em indivíduos que abusavam de solventes, mas que ocorria também, de forma ocasional, em trabalhadores. É comprovado que o tolueno e os xilenos elevam os limiares auditivos em animais de laboratório, em níveis de exposição relativamente baixos.

A exposição ao benzeno, etilbenzeno, tolueno, xileno e estireno pode ser avaliada por uma grande variedade de técnicas de monitoramento biológico (Cap. 42). Em que pesem as pesquisas extensivas sobre o uso dessas técnicas, as meias-vidas curtas e os efeitos agudos desses compostos limitaram a utilidade do monitoramento biológico nas avaliações rotineiras de exposição. Existem poucas informações disponíveis sobre o uso de níveis biológicos nos diagnósticos de intoxicação aguda causada pelos hidrocarbonetos aromáticos

DESTILADOS DE PETRÓLEO (SOLVENTES REFINADOS DE PETRÓLEO)

FUNDAMENTOS DO DIAGNÓSTICO

► Efeitos agudos
- Anestesia: tontura, cefaleia, náuseas, vômito, sonolência, fadiga, "sensação de embriaguez", fala arrastada, falta de equilíbrio, desorientação, depressão e perda de consciência.
- Irritação no trato respiratório: tosse, irritação no nariz e dor de garganta.

► Efeitos crônicos
- Dermatite: pele seca, rachada e eritematosa.
- Disfunção neurocomportamental: cefaleia, labilidade humoral, fadiga, perda de memória de curto prazo, dificuldade de concentração, redução na capacidade de atenção, anormalidades nos testes neurocomportamentais, presença de atrofia cerebral nas varreduras por tomografia computadorizada (TC), ondas lentas difusas na eletrencefalografia (EEG).

► Considerações gerais

Os solventes destilados do petróleo são misturas de seus derivados destilados a partir do petróleo cru em uma faixa específica de pontos de ebulição. Cada produto é uma mistura de hidrocarbonetos alifáticos (basicamente os alcanos), alicíclicos e aromáticos, sendo que a concentração relativa de cada um deles depende da fração específica do destilado de petróleo. O odor se assemelha ao de um "hidrocarboneto" ou ao de um "hidrocarboneto aromático", dependendo das concentrações relativas dos hidrocarbonetos alifáticos ou aromáticos.

A Tabela 32-2 apresenta uma lista dos principais solventes destilados do petróleo com o número de átomos de carbono e a faixa de pontos de ebulição de cada um deles.

► Aplicação

Os destilados de petróleo estão entre os solventes mais comuns para uso geral porque são disponibilizados a um custo muito baixo e em grandes quantidades. O éter de petróleo (nafta de petróleo) corresponde a uma estimativa de 60% da aplicação total dos solventes industriais. Aproximadamente, 1,4 bilhões de galões de solventes de petróleo (Tab. 32-3) foram produzidos nos Estados Unidos. O querosene é usado como combustível, assim como agente de limpeza e de desbaste. Nos Estados Unidos, são produzidos em torno de 2,3 bilhões de galões anualmente.

► Exposição ocupacional e ambiental

O National Institute for Occupational Safety and Health (NIOSH) estima que 600 mil trabalhadores são potencialmente expostos

Tabela 32-2 Solventes de destilados de petróleo

	Sinônimos	Número de carbono	Componentes de classe	Percentual (%)	Ponto de ebulição (°C)
Éter de petróleo	Petróleo, nafta, ligroína, benzeno	C_{5-6}	Alcanos (pentanos, hexanos)	100	30-60
Solvente para borracha	Nafta	C_{5-7}	Alifático Alicíclico Aromático	60 35 5	45-125
Éter de petróleo, alto ponto de ebulição	Nafta leve de solvente alifático	C_{7-8}	...	...	80-130
Nafta VM & P[a]	...	C_{5-11}	Alifático Aromático	>-80 <-20	95-100
Essências minerais I	Solvente padrão I, essências brancas, destilado de petróleo.	C_{7-12}	Alifático Alicíclico Aromático	30-50 30-40 10-20	150-200
Essências minerais II	Solvente padrão II, nafta de alto ponto de combustão, nafta com combustão a 140.	C_{8-13}	Alifático Alicíclico Aromático	40-60 30-40 5-15	175-200
Nafta aromática de petróleo	Nafta de alcatrão mineral	C_{8-13}	Alifático Aromático	<-10 >-90	95-315
Querosene	Querosene, óleo para aquecimento	C_{10-16}	Alifático Alicíclico Aromático	...	163-288

[a] Fabricantes de verniz e nafta utilizados por pintores.

aos solventes de petróleo (solventes de nafta) (Tab. 32-2), 136 mil às essências minerais e 310 mil ao querosene.

▶ **Farmacocinética**

A farmacocinética dos solventes de destilados de petróleo é mesma que a dos componentes alifáticos, alicíclicos e aromáticos considerados individualmente.

▶ **Efeitos na saúde**

O risco à saúde de uma fração de um determinado destilado de petróleo se relaciona às concentrações do conteúdo das diversas classes de hidrocarbonetos (Tab. 32-2). Os solventes de destilados de petróleo produzem efeitos anestésicos, irritação no trato respiratório e dermatite e, além disso, estão associados a disfunções neurocomportamentais. Os achados clínicos, o diagnóstico diferencial, o tratamento e o prognóstico não são diferentes em comparação com outros solventes (ver anteriormente).

A maior parte das frações alifáticas é de alcanos, incluindo o *n*-hexano. Portanto, o risco de ocorrência de neuropatia periférica deve ser levado em conta, principalmente nos casos de exposição ao éter de petróleo, que pode conter um percentual significativo de *n*-hexano. O teor de benzeno nos destilados de petróleo deve permanecer abaixo de 1%.

ALCOÓIS

FUNDAMENTOS DO DIAGNÓSTICO

▶ Efeitos agudos
  - Irritação no trato respiratório: tosse, irritação no nariz e dor de garganta.
  - Anestesia: tontura, cefaleia, náuseas, vômito, sonolência, fadiga, "sensação de embriaguez", fala arrastada, falta de equilíbrio, desorientação, depressão e perda de consciência.
▶ Efeitos crônicos
  - Dermatite: pele seca, rachada e eritematosa.
  - Neuropatia óptica (álcool metílico): visão turva, cegueira, hiperemia macular e pupilas dilatadas.

▶ **Considerações gerais**

Os alcóois são hidrocarbonetos substituídos com um único grupo hidroxila:

$$-\text{C}-\text{C}-\text{OH}$$

Os alcóois possuem odor pungente típico. Os exemplos de alcóois usados como solventes incluem o álcool etílico, álcool metílico e álcool isopropílico (Tab. 32-1).

Aplicação

Os alcóois são muito utilizados como agentes de limpeza, *thinners* e diluentes; como veículos para tintas, pesticidas e produtos farmacêuticos; como agentes de extração; e como produtos químicos intermediários. O álcool metílico é muito usado como solvente industrial – 1/4 da produção – como adulterante para desnaturar o etanol, com a finalidade de impedir o abuso nas situações em que for utilizado como solvente industrial. Aproximadamente, 1/3 da produção de álcool metílico é usado na fabricação de formaldeído. Mais da metade da produção de álcool isopropílico é usada para fabricar acetona e o remanescente em uma grande variedade de solventes e de formulações químicas. Aproximadamente, 90% da produção de ciclohexanol é usada para produzir ácido adípico para a fabricação de náilon e o remanescente é utilizado na produção de ésteres para plastificantes. Os alcóois mais altos (> 5 carbonos) se dividem na faixa de plastificantes (6 a 11 carbonos) e na faixa de detergentes (≥ 12 carbonos). Em torno de 500 quilotons de alcóois são produzidas anualmente nos Estados Unidos para fabricar ésteres usados em plastificantes e lubrificantes, e cerca de 260 quilotons de alcóois na faixa de detergente são produzidos para uso na fabricação de sulfato deionizadores para detergentes.

Exposição ocupacional e ambiental

O National Institute for Occupational Safety and Health (NIOSH) estima que, nos Estados Unidos, aproximadamente 175 mil trabalhadores sejam potencialmente expostos ao álcool metílico e 141 mil ao álcool isopropílico. A exposição domiciliar ao álcool isopropílico é muito comum na forma de agentes de limpeza, cosméticos e álcool desinfetante.

Farmacocinética

A farmacocinética dos alcóois simples (primários) é semelhante. A absorção de aproximadamente 50% do álcool inalado ocorre no estado de repouso, diminuindo para 40% com cargas de trabalho variando de leves a moderadas. A absorção percutânea de alguns tipos de álcool é suficiente para atribuir designações cutâneas para o valor limite de limiar (VLL).

Os alcóois primários são metabolizados no fígado por álcool-desidrogenase em aldeídos e por aldeído-desidrogenase em ácidos carboxílicos. Algumas condições, como acidose metabólica e neuropatia óptica causadas pelo álcool metílico, foram atribuídas ao metabolismo dessa substância para ácido fórmico. As interações metabólicas do etanol com outros solventes orgânicos, como exantema em trabalhadores expostos ao tricloroetileno e outros hidrocarbonetos clorados, geralmente são consequência da competição por álcool e aldeído desidrogenases, com o acúmulo subsequente do álcool e do aldeído e a reação resultante. O metabolismo dos alcóois secundários forma principalmente cetonas.

Efeitos na saúde

Os alcóois são depressivos e irritantes mais potentes para o SNC em comparação com os hidrocarbonetos alifáticos correspondentes; porém, são irritantes mais fracos para a pele e o trato respiratório que os aldeídos ou cetonas. Em geral, a irritação no trato respiratório e nos olhos ocorre em concentrações mais baixas, em comparação com a depressão no SNC e, consequentemente, age como uma propriedade de aviso de alerta que é muito útil. Possivelmente, esse fato explique a razão pela qual a exposição aos alcóois ainda não foi envolvida como causa de efeitos neurocomportamentais crônicos. A prevenção contra incidência de irritações é a base de cálculo do VLL da maioria dos alcóois.

O álcool metílico é diferente sob o ponto de vista toxicológico por causa de sua toxicidade em relação aos nervos ópticos, com grande potencial para provocar cegueira. Esse efeito é abordado extensivamente na literatura médica e ocorre principalmente como resultado da ingestão de metanol como substituto ou adulterante do etanol. Existem poucos casos documentados de cegueira causada pela exposição ocupacional por inalação em espaços confinados. Estima-se que a dose oral mínima com possibilidade de provocar cegueira em adultos do sexo masculino varie aproximadamente entre 8 e 10 gramas; a dose mínima letal foi estimada em 75 a 100 gramas. Essas quantidades correspondem a exposições por 8 horas em concentrações no ar variando de 1.600 a 2.000 e 15.000 a 20.000 ppm, respectivamente. Há relatos ocasionais de visão turva e de outros distúrbios visuais como consequência de exposições a níveis ligeiramente acima do valor limite de limiar de 200 ppm. O nível da presença de metanol na urina pode ser utilizado para monitoramento biológico, sendo que 15 mg/L no final de um turno de trabalho corresponde a uma exposição a 200 ppm durante 8 horas.

A exposição por inalação ao etanol e aos propanois resulta em irritação simples e depressão no SNC, embora a absorção cutânea dos propanois seja bastante significativa. Existem alguns relatos de lesões nervosas auditivas e vestibulares em trabalhadores que foram expostos ao álcool *n*-butílico. O álcool isooctílico é o mais importante entre os alcóois industriais de grau mais alto, embora haja poucas informações toxicológicas disponíveis.

GLICÓIS (DIÓIS)

FUNDAMENTOS DO DIAGNÓSTICO

▶ Efeitos agudos
- Anestesia: (não é muito comum por causa da baixa pressão de vapor), tontura, cefaleia, náuseas, vômito, sonolência, fadiga, "sensação de embriaguez", fala arrastada, falta de equilíbrio, desorientação, depressão e perda de consciência.

▶ Efeitos crônicos
- Dermatite: pele seca, rachada e eritematosa.

Considerações gerais

Os glicóis são hidrocarbonetos com dois grupos hidroxila (álcool) que se ligam a átomos de carbono separados em uma cadeia alifática:

$$-\underset{HO}{C}-\underset{OH}{C}-$$

Os exemplos de glicóis incluem substâncias como etilenoglicol, dietilenoglicol, trietilenoglicol e propilenoglicol (Tab. 32-1). Esses produtos possuem odor ligeiramente suave.

Aplicação

Os glicóis são usados como agentes anticongelantes, transportadores de solventes e veículos em grande variedade de formulações químicas. Apenas o etilenoglicol tem aplicação industrial de caráter geral como solvente, embora grandes volumes dos outros produtos sejam utilizados como veículos e como produtos químicos intermediários. Aproximadamente, 40% do etilenoglicol é utilizado como agente anticongelante, 35% na produção de poliésteres e 25% como transportador de solventes. Os glicóis, como o propilenoglicol, por exemplo, são também utilizados para produzir fumaça ou névoa artificial nas atividades de entretenimento e em treinamentos de emergências.

Exposição ocupacional e ambiental

De acordo com estimativas do NIOSH, cerca de 2 milhões de trabalhadores são potencialmente expostos ao etilenoglicol, 660 mil ao dietilenoglicol e 226 mil ao trietilenoglicol, principalmente como resultado de operações diretas de manuseio, aquecimento e pulverização.

Farmacocinética

As pressões de vapor dos glicóis são tão baixas que a inalação é uma preocupação apenas moderada, a não ser nas situações em que o produto seja aquecido ou aerossolizado. O etilenoglicol não possui designação VLL para a pele. O etilenoglicol e o dietilenoglicol são metabolizados em glico-aldeído, ácido glicólico, ácido glioxílico e ácido oxálico, ácido fórmico, glicina e dióxido de carbono. O ácido oxálico é a causa de condições como insuficiência renal aguda e acidose metabólica, que ocorrem após a ingestão de etilenoglicol. As duas primeiras etapas desse mecanismo utilizam álcool e aldeído-desidrogenase, que poderão ser bloqueados de forma competitiva por meio da administração de álcool etílico.

Efeitos na saúde

As baixas pressões de vapor dos glicóis resultam em baixo risco nas aplicações industriais normais. Os glicóis não são significativamente irritantes para a pele ou para o trato respiratório; porém, podem produzir dermatite crônica como consequência à perda da camada lipídica da pele. Não existem relatos da toxicidade sistêmica do etilenoglicol, normalmente observada após a ingestão de compostos anticongelantes comerciais, como substitutos do álcool – convulsões, depressão no SNC, acidose metabólica e insuficiência renal aguda – como resultado de exposições ocupacionais. Nas situações em que forem utilizados para produzir fumaça ou névoa artificial, os glicóis podem causar irritação nos olhos e nas vias respiratórias superiores, assim como diminuir a função dos pulmões depois de exposições de longo prazo.

FENÓIS

FUNDAMENTOS DO DIAGNÓSTICO

▶ Efeitos agudos
  • Irritação no trato respiratório: tosse, irritação no nariz e dor de garganta.
  • Destruição tecidual (p. ex., necrose hepática com dor abdominal, icterícia, testes anormais de função hepática), necrose renal com insuficiência renal aguda, necrose cutânea com bolhas e queimaduras.
  • Anestesia: tontura, cefaleia, náuseas, vômito, sonolência, fadiga, "sensação de embriaguez", fala arrastada, falta de equilíbrio, desorientação, depressão e perda de consciência.

▶ Efeitos crônicos
  • Dermatite: pele seca, rachada e eritematosa.

Considerações gerais

Os fenóis são alcóois aromáticos:

Os exemplos incluem: fenol, cresol (metilfenol), catecol (1,2,-benzenediol; 1,2-di-hidroxibenzeno), resorcinol (1,3,-benzenediol; 1,3-di-hidroxibenzeno) e hidroquinona (1,4,-benzenediol; 1,4-di-hidroxibenzeno).

Aplicação

A toxicidade aguda restringe o uso industrial dos fenóis como solventes. O fenol é usado como agente de limpeza, removedor de tinta e desinfetante; porém, a aplicação mais importante é como produto químico intermediário para fabricação de resinas fenólicas, do bisfenol A, para resinas epóxi e outros produtos químicos e drogas. O creosol é usado como desinfetante e como produto químico intermediário. O catecol é usado em fotografias, tingimento e curtimento de couro. O resorcinol é usado como produto químico intermediário para a fabricação de adesivos, corantes e produtos farmacêuticos. A hidroquinona é usada em fotografias, como agente inibidor de polimerização e como antioxidante.

Exposição ocupacional e ambiental

O National Institute for Occupational Safety and Health (NIOSH) estima que mais de 10 mil trabalhadores sejam potencialmente expostos ao fenol.

Farmacocinética

O fenol é bem absorvido por meio da inalação de vapores e pela penetração dérmica de vapores e líquidos. O fenol e os cresóis possuem designações VLL para a pele. A excreção do fenol é rápida e ocorre dentro de 16 horas, quase que totalmente como fenol conjugado na urina.

Efeitos na saúde

O fenol e os compostos associados são irritantes potentes que são corrosivos em concentrações muito elevadas. Como resultado das características de agrupamento, desnaturação e precipitação de proteínas, em concentrações suficientes, os fenóis são citotóxicos para todas as células. O contato direto com fenol concentrado possivelmente resulte em queimaduras, necrose tecidual local, absorção sistêmica, assim como em necrose tecidual no fígado, nos rins, no trato urinário e no coração. A depressão no SNC ocorre de maneira semelhante à que costuma ocorrer com todos os solventes orgânicos voláteis. Concentrações urinárias de fenol total de 250 mg/g de creatinina no final de um turno de trabalho correspondem a 8 horas de exposição a um VLL de 5 ppm.

CETONAS

FUNDAMENTOS DO DIAGNÓSTICO

- Efeitos agudos
  - Irritação no trato respiratório: tosse, irritação no nariz e dor de garganta.
  - Anestesia: tontura, cefaleia, náuseas, vômito, sonolência, fadiga, "sensação de embriaguez", fala arrastada, falta de equilíbrio, desorientação, depressão e perda de consciência.
- Efeitos crônicos
  - Dermatite: pele seca, rachada e eritematosa.

Considerações gerais

As cetonas são hidrocarbonetos com um grupo carboxila que se liga a dois grupos de hidrocarbonetos (a carbonila não é terminal):

As cetonas são produzidas por meio da desidroxilação ou oxidação de alcóois. Um grande número de cetonas ainda permanece em uso; a Tabela 32-1 apresenta uma lista de algumas cetonas que são utilizadas como solventes industriais. A acetona e a metiletilcetona (2-butanona) são as cetonas usadas com mais frequência. As cetonas têm odor típico de menta que algumas pessoas acham agradável e outras não.

Aplicação

As cetonas são muito utilizadas como solventes em revestimentos superficiais feitos com resinas naturais e sintéticas, na formulação de tintas para impressão, adesivos e corantes; na extração e fabricação de produtos químicos; e, em menor escala, como agentes de limpeza. Aproximadamente, 1/4 da produção de acetona é utilizado na fabricação de metacrilatos e 1/3 é usado como solvente. Quase toda a ciclo-hexanona produzida se destina à produção de caprolactona, que é usada na fabricação de náilon; porém, pequenas quantidades são usadas como solventes.

Exposição ocupacional e ambiental

O uso extensivo das acetonas se reflete no grande número de trabalhadores potencialmente expostos de acordo com estimativas do NIOSH: acetona, 2.816; metiletilcetona, 3.031; metilisobutilcetona, 1.853; cicloexanona, 1.190; isoforona, 1.507; e álcool de diacetona, 1.350. O uso de muitos tipos de cetona diminuiu por causa de sua regulamentação como reagente fotoquímico. A exposição de consumidores à acetona é comum na forma de removedor de esmalte de unhas e como solvente de uso geral.

Farmacocinética

As cetonas são bem absorvidas pela inalação de vapores e, em menor escala, após o contato do líquido com a pele. Somente a cicloexanona possui designação VLL para a pele. Estima-se que a retenção pulmonar de acetona no estado de repouso seja de aproximadamente 45%. A maior parte das cetonas é eliminada por meio da redução dos respectivos alcóois, que são conjugados e eliminados ou posteriormente metabolizados em uma grande variedade de compostos, incluindo o monóxido de carbono. A excreção da acetona ocorre através do ar expirado por indivíduos saudáveis e normais a uma taxa de aproximadamente 120 ng/L.

Efeitos na saúde

As cetonas possuem boas propriedades de alerta no sentido em que a irritação ou odor forte em geral ocorrem em níveis abaixo daqueles que produzem depressão no SNC. Cefaleias e náuseas, como resultado do odor, foram confundidas com depressão no SNC. O estabelecimento de valores limites de limiar (VLL) para grande parte das cetonas tem o objetivo de impedir a incidência de irritações. A metil *n*-butilcetona produz o mesmo tipo de neuropatia periférica que o *n*-hexano. Ela é metabolizada em dicetona 2,5-hexanodiona neurotóxica em uma escala ainda maior que o *n*-hexano e, consequentemente, representa um risco ainda maior. O potencial neurotóxico da metil *n*-butilcetona foi descoberto após a ocorrência de um grande número de casos de neuropatia periférica em uma fábrica de plásticos, no Estado de Ohio, em 1974. A partir de então, foram publicadas diversas pesquisas que abordavam desde neurotoxicidade e estudos de metabolismo em animais a estudos de culturas celulares e ensaios laboratoriais. Entretanto, não ocorre mais exposição humana a essa substância, tendo em vista que o único fabricante encerrou a produção alguns anos atrás. Comprovadamente, outros tipos de cetona usados como solventes produzem neuropatia periférica; porém, a metiletilcetona potencializa a neurotoxicidade do n-hexano e da metil n-butilcetona, e é provável que seja através de alguma interação metabólica. Concentrações da metiletilcetona e da metilisobutilcetona de 2 mg/L no final de um turno de trabalho correspondem a exposições de 8 horas a VLL, variando de 200 e 50 ppm, respectivamente.

ÉSTERES

FUNDAMENTOS DO DIAGNÓSTICO

▶ Efeitos agudos
- Anestesia: tontura, cefaleia, náuseas, vômito, sonolência, fadiga, "sensação de embriaguez", fala arrastada, falta de equilíbrio, desorientação, depressão e perda de consciência.
- Irritação no trato respiratório: tosse, irritação no nariz e dor de garganta.

▶ Efeitos crônicos
- Dermatite: pele seca, rachada e eritematosa.

▶ Considerações gerais

Os ésteres são hidrocarbonetos derivados de um ácido orgânico e de um álcool:

$$\begin{array}{c} -C=O \\ \diagdown \\ O-C- \end{array}$$

A denominação de ésteres tem origem nos componentes alcóois e ácidos, respectivamente (p. ex., acetato de metila para o éster de álcool metílico). O Quadro 32-1 apresenta uma lista de exemplos de alguns dos ésteres mais utilizados como solventes. Os odores característicos variam de adocicado a acre.

▶ Aplicação

De maneira geral, os ésteres – em particular, os ésteres de graduação mais baixa – são utilizados como solventes para revestimentos superficiais. O acetato de vinila é usado principalmente na produção do acetato de polivinila e do álcool polivinílico. Outros ésteres de graduação mais baixa são usados para produzir acrilatos poliméricos e metacrilatos. Os ésteres de graduação mais elevada são usados como plastificantes.

▶ Exposição ocupacional e ambiental

De acordo com estimativas do National Institute for Occupational Safety and Health (NIOSH), nos Estados Unidos, 70 mil trabalhadores são potencialmente expostos ao acetato de vinila na produção de polímeros. Um número expressivo de trabalhadores é exposto a outros ésteres usados como solventes industriais, principalmente em revestimentos superficiais.

▶ Farmacocinética

Os ésteres são metabolizados muito rapidamente por esterases plasmáticas em ácidos orgânicos ou alcóois.

▶ Efeitos na Saúde

Muitos ésteres têm limiares de odor muito baixos, sendo que os odores adocicados agem como boas propriedades de alerta. Por causa dessa propriedade, o acetato de n-amila (óleo de banana) é usado como odorizador nos testes qualitativos de respiradores. Os ésteres são anestésicos mais potentes do que os alcóois correspondentes, aldeídos ou cetonas, embora sejam irritantes mais fortes. Em geral, fatores como odor e irritação ocorrem em níveis abaixo da depressão no SNC. Até certo ponto, a toxicidade sistêmica dessas substâncias é determinada pela toxicidade do álcool correspondente. Há um relato de lesão no nervo óptico causada pela exposição ao acetato de metila, como resultado do metabolismo do metanol para ácido fórmico ("Alcóois", anteriormente). Da mesma forma, o formato de metila pode causar neuropatia óptica após o metabolismo direto para ácido fórmico.

ÉTERES

FUNDAMENTOS DO DIAGNÓSTICO

▶ Efeitos agudos
- Anestesia: tontura, cefaleia, náuseas, vômito, sonolência, fadiga, "sensação de embriaguez", fala arrastada, falta de equilíbrio, desorientação, depressão e perda de consciência.
- Irritação no trato respiratório: tosse, irritação no nariz e dor de garganta.

▶ Efeitos crônicos
- Dermatite: pele seca, rachada e eritematosa.

▶ Considerações gerais

Os éteres consistem em dois grupos de hidrocarbonetos agrupados por uma ligação com oxigênio:

$$-C-O-C-$$

Os exemplos incluem éter etílico e dioxano (Tab. 32-1). Essas substâncias possuem odor adocicado típico, geralmente descrito como "etéreo".

Aplicação

O éter etílico foi muito usado no passado como anestésico; porém, mais recentemente, foi substituído por agentes menos inflamáveis e explosivos. Na maioria das vezes, o éter etílico é excessivamente volátil para ser utilizado como solvente, excetuando-se os casos de extração analítica. É muito utilizado como solvente para ceras, gorduras, óleos e gomas. O dioxano (1,4,-dióxido de dietileno) é usado como solvente em uma ampla faixa de produtos orgânicos, incluindo ésteres de celulose, borracha e revestimentos; na preparação de lâminas histológicas; e como estabilizador de solventes clorados. O éter metilterbutílico (MTBE, *methyl tert-butyl ether*) foi bastante utilizado como aditivo de combustíveis oxigenados para reduzir as emissões de monóxido de carbono.

Exposição ocupacional e ambiental

A exposição ocupacional ao éter etílico se restringe aos laboratórios de análises clínicas. O National Institute for Occupational Safety and Health (NIOSH) estima que 2.500 trabalhadores são expostos ao dioxano na aplicação como solvente, sendo que muitos indivíduos podem ser expostos nos casos em que essa substância for utilizada como agente estabilizador em solventes clorados. A exposição por inalação ao MTBE é generalizada por causa do uso na gasolina.

Farmacocinética

O éter etílico é bem absorvido pela inalação de vapores; sua volatilidade restringe a absorção percutânea. Mais de 90% do éter etílico absorvido é eliminado através do ar exalado sem nenhuma alteração; o restante possivelmente seja metabolizado em acetaldeído e ácido acético por meio da clivagem enzimática na ligação com o éter. O dioxano é bem absorvido pela inalação de vapores e através do contato da pele com líquidos, sendo que possui uma designação para o VLL cutâneo. O dioxano é metabolizado quase que totalmente em ácido β-hidroxietoxiacético e excretado pela urina com meia-vida de 1 hora.

Efeitos na Saúde

O éter etílico é um anestésico potente e um irritante menos potente. Os éteres superiores são irritantes relativamente mais potentes. O dioxano também é anestésico e irritante; porém, também há relatos de que tenha produzido necrose renal e hepática aguda em trabalhadores que haviam sido expostos a quantidades indefinidas. Estudos de câncer em animais indicam que há aumento na incidência de tumores em aproximadamente 10.000 ppm na dieta, sendo que não ocorre o mesmo com a inalação de cerca de 100 ppm. Os estudos realizados em trabalhadores expostos não chegaram a nenhuma conclusão. Há controvérsias sobre o risco carcinogênico de exposições ao dioxano. A exposição à gasolina contendo MTBE está associada a cefaleia, náuseas, irritação nos olhos, tontura, vômito, sedação e sangramentos no nariz. O MTBE produz tumores no fígado em camundongos e outras malignidades hematológicas em ratos. Esse fato se tornou preocupante em razão de possíveis efeitos em sinergismo com o benzeno, que também é um aditivo da gasolina.

ÉTERES GLICÓLICOS

FUNDAMENTOS DO DIAGNÓSTICO

- Efeitos agudos
  - Anestesia: tontura, cefaleia, náuseas, vômito, sonolência, fadiga, "sensação de embriaguez", fala arrastada, falta de equilíbrio, desorientação, depressão e perda de consciência.
- Efeitos crônicos
  - Dermatite: pele seca, rachada e eritematosa.
  - Anemia: contagem baixa de eritrócitos ou pancitopenia e evidências de hemólise ou de supressão da medula óssea.
  - Encefalopatia: confusão e desorientação.
  - Toxicidade reprodutiva: malformações graves e morte fetal com exposição materna; contagem baixa de espermatozoides, atrofia testicular e infertilidade na exposição em homens; há evidências de efeitos reprodutivos humanos.

Considerações gerais

Os éteres glicólicos são derivados do éter alquílico do etileno, dietileno, trietileno e propilenoglicol (um grupo alquila com ligação ao glicol por substituição). Esses derivados de acetato dos éteres glicólicos estão incluídos e são considerados idênticos aos seus precursores sob o ponto de vista toxicológico. São conhecidos por denominações químicas formais (p. ex., éter metílico de etilenoglicol [EGME, *ethylene glycol methyl ether*]), denominações químicas comuns (2-methoxietanol [2-ME]) que são utilizadas neste capítulo.

Aplicação

Os éteres glicólicos são muito utilizados como solventes por causa de sua solubilidade e miscibilidade em água e na maior parte dos líquidos orgânicos. São usados como diluentes em tintas, lacas, esmaltes, tintas para impressão e corantes; como agentes de limpeza em sabões líquidos, fluidos para limpeza a seco e produtos para limpeza de vidro; como surfactantes, fixadores, dessecadores, compostos anticongelantes e agentes de degelo; e na extração e síntese químicas. Os éteres glicólicos são usados extensivamente na indústria de semicondutores. Levando-se em conta que o 2-metoxietanol e o 2-etoxietanol foram considerados toxinas reprodutivas potentes em experimentos feitos em animais de laboratório (e os respectivos VLL foram reduzidos com base nesse fato), ocorreu uma mudança para o 2-butoxietanol e outros éteres glicólicos de etileno de cadeia mais longa e para éteres de dietileno e de propilenoglicol.

Exposição ocupacional e ambiental

As exposições mais importantes provavelmente sejam resultado do contato da pele com líquidos, da inalação de vapores em ambientes fechados e da vaporização ou do aquecimento de líquidos para gerar aerossóis ou vapores. Surpreendentemente, a absorção cutânea de vapores também pode ser uma rota importante de exposição. Embora as pressões de vapor dos éteres glicólicos sejam relativamente baixas, algumas concentrações da saturação do vapor podem exceder de forma expressiva os valores limites de limiar (VLL) à temperatura ambiente. As exposições excedem facilmente as doses do 2-metoxietanol e do 2-etoxietanol que produzem toxicidade reprodutiva em animais de laboratório. A exposição de consumidores e de trabalhadores que utilizam o 2-butoxietanol como produto para limpeza de vidros é generalizada. Aparentemente, o éter glicólico apresenta baixa toxicidade.

▶ Farmacocinética

Os éteres glicólicos são bem absorvidos por todas as rotas de exposição por causa da solubilidade universal. As pressões de vapor relativamente baixas indicam que, na maior parte das vezes, a exposição dérmica a essas substâncias é de importância primária. Os derivados do acetato são hidrolisados rapidamente pelas esterases plasmáticas para formar os éteres monoalquílicos correspondentes. Os éteres monoalquílicos do etilenoglicol mantêm suas ligações com o éter e são metabolizados pelo álcool hepático e pela aldeído-desidrogenase nos respectivos metabólitos aldeído e ácido. Os metabólitos ácido 2-metoxiacético e ácido 2-etoxiacético são responsáveis pelas toxicidades reprodutivas do 2-metoxietanol e 2-etoxietanol. Esses metabólitos são eliminados pela urina sem nenhuma alteração ou conjugados com a glicina, podendo ser usados como indicadores biológicos de exposição. Esse fato é importante tendo em vista que a exposição cutânea pode representar o volume máximo de exposição.

▶ Efeitos na saúde

Não há relatos de depressão no SNC como efeito de exposição ocupacional. Todavia, inúmeros casos de encefalopatia foram documentados em trabalhadores que haviam sido expostos ao 2-metoxietanol durante períodos que variavam de algumas semanas a alguns meses. As manifestações incluem mudanças de personalidade, perda de memória, dificuldade de concentração, letargia, fadiga, perda de apetite, perda de peso, tremor, distúrbios na marcha e fala arrastada.

A toxicidade na medula óssea, geralmente manifestada como pancitopenia, foi observada em trabalhadores e em animais de laboratório que se expuseram ao 2-metoxietanol e 2-etoxietanol. Os éteres monoalquílicos do etilenoglicol de cadeia mais longa produzem hemólise por meio do aumento na fragilidade osmótica em animais de laboratório, um tipo de efeito que, até o momento, não chegou a afetar humanos.

A toxicidade reprodutiva do 2-metoxietanol e do 2-etoxietanol e dos respectivos derivados não foi confirmada em animais experimentais machos. A exposição aguda ou crônica de camundongos, ratos e coelhos a níveis baixos desses compostos por inalação, pela rota dérmica ou pela rota oral resultaram em reduções na contagem de espermatozoides e alterações na sua motilidade, aumento no número de formas anormais e infertilidade. Esses efeitos começaram 4 semanas após o início da exposição e – na ausência de atrofia testicular – se reverteram depois da interrupção da exposição.

A toxicidade testicular dos éteres glicólicos diminui acentuadamente com o alongamento do grupo alquila, de modo que são quase ou totalmente inativos, iniciando e progredindo para *n*-propil, isopropil e butil. Aparentemente, os derivados do ácido acético (ácidos alcoxílicos) são toxinas testiculares ativas. Em testes limitados, os éteres dimetílicos de etilenoglicol e dietilenoglicol – porém, não o éter monometílico de dietilenoglicol – mostraram algumas evidências de que são fontes causadoras de toxicidade testicular. O éter hexílico de etilenoglicol, o éter fenílico de etilenoglicol e os éteres glicólicos de propileno aparentemente não são tóxicos para o sistema reprodutivo masculino ou feminino.

Em doses comparáveis, os mesmos éteres glicólicos que se caracterizam por serem toxinas testiculares são teratogênicos nas mesmas espécies de animais de laboratório, assim como em outras espécies. As relações entre estrutura e atividade também parecem ser semelhantes. Os metabólitos do ácido alcoxílico possivelmente sejam teratógenos importantes. Observou-se a presença de defeitos graves nos sistemas esquelético, renal e cardiovascular, com alguma variação na natureza e na gravidade das espécies, nas doses e nas vias de administração. Os éteres monoalquílicos de etilenoglicol com cadeias alquílicas mais longas e outros éteres glicólicos (propileno e dipropileno) não são teratogênicos, excetuando-se os éteres glicólicos de dietileno, que produzem malformações típicas.

Vários estudos de exposição ocupacional em homens e mulheres mostraram evidências de que os efeitos em humanos não são os mesmos que os efeitos em animais. Um estudo amplo documentou 44 casos de malformações congênitas em crianças cujas mães trabalhavam em uma fábrica de capacitores na cidade de Matamoros, no México. O componente do estudo de casos-controle descobriu que todas as mães do grupo afetado, mas nenhuma do grupo de controle, envolviam imersão frequente ou contínua no 2-metoxietanol e no etilenoglicol durante os períodos de gestação. Há relatos de toxicidade materna manifesta em muitas trabalhadoras. Essa síndrome se assemelha à síndrome do alcoolismo fetal, embora apresente características distintas.

A exposição materna aos éteres glicólicos foi associada a vários defeitos estruturais graves de nascimento em um amplo estudo europeu de casos-controle incorporando todas as ocupações. As mulheres que haviam sido expostas aos éteres glicólicos de etileno (EGEs, *ethylene glycol ethers*) na indústria de semicondutores corriam riscos maiores de aborto espontâneo, subfertilidade, distúrbios menstruais e tempo de espera mais longo para atingir a gravidez.

Estudos envolvendo trabalhadores que haviam sido expostos ao 2-metoxietanol ou ao 2-etoxietanol encontraram evidências de toxicidade nos espermatozoides.

Levando-se em consideração que os efeitos reprodutivos foram produzidos de forma consistente em todas as espécies testadas e que o metabolismo e outros efeitos na saúde aparentemente se assemelhavam aos efeitos em humanos e em animais de laboratório, presume-se que esses compostos com efeitos reprodutivos em animais sejam toxinas e teratógenos testiculares em humanos. A substituição de um éter glicólico por outro deve ser avaliada com muita cautela. Nem todos os compostos foram totalmente testados e nem todos os derivados do propileno são seguros (p. ex., o isômero beta do éter metílico de propileno glicol é um teratógeno).

ÉTERES GLICÍDICOS

FUNDAMENTOS DO DIAGNÓSTICO

▶ Efeitos agudos
- Dermatite (irritante primária): irritação, eritema e queimaduras de primeiro e segundo grau na pele.

▶ Efeitos crônicos
- Dermatite (alérgica de contato): coceira, eritema e vesículas.

Considerações gerais

Os éteres glicídicos consistem em um grupo de 2,3,-epoxipropílico com uma ligação de éter a outro grupo de hidrocarboneto:

$$\text{H}_2\text{C}-\overset{\text{H}}{\underset{\text{O}}{\text{C}}}-\overset{\text{H}}{\underset{\text{H}}{\text{C}}}-\text{O}-\overset{\text{H}}{\underset{}{\text{C}}}-$$

Os éteres glicídicos são sintetizados a partir da epiclorohidrina e de um álcool. Somente os éteres monoglicídicos são utilizados com alguma frequência e estão discutidos nesta seção.

Aplicação

O epóxido ou o anel de oxirano dos éteres glicídicos faz com que esses compostos sejam muito reativos, de modo que são aplicáveis apenas em processos que utilizam esse tipo de propriedade, como diluentes reativos nos sistemas de resina epóxi. As resinas epóxi têm ampla faixa de aplicações nas atividades industriais e de consumo.

Exposição ocupacional e ambiental

A exposição principal de trabalhadores e de consumidores ocorre na aplicação de resinas epóxi não polimerizadas. Os grupos epóxi dos éteres reagem para formar ligações cruzadas dentro das resinas epóxi, de modo que os éteres glicídicos deixam de existir em resinas totalmente polimerizadas. No entanto, os trabalhadores poderão se expor aos éteres durante o processo de fabricação e na formulação e aplicação do sistema de resinas. Nos Estados Unidos, de acordo com estimativas do National Institute for Occupational Safety and Health (NIOSH), 118 mil trabalhadores são potencialmente expostos aos éteres glicídicos e um adicional de 1 milhão de indivíduos se expõem às resinas epóxi.

Farmacocinética

Os éteres glicídicos têm pressões baixas de vapor, de maneira que a inalação em temperaturas normais geralmente não causa muita preocupação. No entanto, com frequência, a polimerização das resinas epóxi gera calor, que poderá vaporizar alguma quantidade de éter glicídico. Diversos tipos de aplicação, como pinturas com epóxi, exigem pulverização e geração de aerossol. Embora não haja dados quantitativos suficientes, os éteres glicídicos provavelmente sejam bem absorvidos por todas as vias.

Essas substâncias possuem meia-vida biológica curta por causa da reatividade. Foram propostas três reações metabólicas: redução para dióis por meio da epóxi hidrolase, conjugação com glutationa e ligação covalente com proteínas, RNA e DNA.

Efeitos na saúde

Os relatos de efeitos dos éteres glicídicos produzidos por exposição ocupacional se limitam à dermatite do tipo irritante primária e de contato alérgico. A dermatite pode se tornar grave e progredir para queimaduras de segundo grau. A incidência de asma em trabalhadores com exposição às resinas epóxi possivelmente seja consequência da exposição aos éteres glicídicos.

Os éteres glicídicos são positivos em uma série de testes de genotoxicidade de curto prazo, incluindo a mutagenicidade; porém, nenhuma dessas substâncias foi testada adequadamente para verificar a hipótese de carcinogenicidade. Esses éteres são toxinas testiculares em animais de laboratório; porém, apenas alguns deles participaram de testes de carcinogenicidade.

ÁCIDOS ORGÂNICOS

FUNDAMENTOS DO DIAGNÓSTICO

▶ Efeitos agudos
- Irritação no trato respiratório: irritação no nariz, dor de garganta e tosse.

▶ Efeitos crônicos
- Dermatite (alérgica de contato): coceira, eritema e vesículas.

Considerações gerais

Os ácidos orgânicos são derivados do ácido carboxílico:

$$-\text{C}\overset{\displaystyle=\text{O}}{\underset{\text{OH}}{}}$$

O ácido acético (vinagre) é utilizado em uma ampla gama de atividades industriais, incluindo a revelação de fotografias. Outros ácidos orgânicos são usados em escalas menores. A maior parte dos ácidos orgânicos é tão irritante que estes podem ser classificados como irritantes primários e não como anestésicos.

AMINAS ALIFÁTICAS

FUNDAMENTOS DO DIAGNÓSTICO

▶ Efeitos agudos
- Irritação nos olhos, edema na córnea e halos visuais.
- Irritação no trato respiratório: irritação no nariz, dor de garganta e tosse.
- Dermatite (irritante): eritema e irritação cutânea.

▶ Efeitos crônicos
- Dermatite (alérgica de contato): coceira, eritema e vesículas na pele.
- Asma (etilenoaminas): tosse, respiração ofegante, falta de ar, dispneia de esforço e redução na capacidade vital forçada (CVF) nos testes de função pulmonar com resposta aos broncodilatadores.

▶ Considerações gerais

As aminas alifáticas são produtos derivados da amônia nos quais um ou mais átomos de hidrogênio são substituídos por um grupo alquila ou alcanol:

$$\text{C}-\text{C}-\text{NH}_2 \qquad -\text{C}-\overset{\text{OH}}{\underset{|}{\text{C}}}-\text{NH}_2$$
(amina primária)   **(alcanolamina)**

As aminas alifáticas se classificam em monoaminas primárias, secundárias e terciárias, de acordo com o número de substituições no átomo de nitrogênio; em poliaminas na presença de mais de um grupo amina; e em alcanolaminas na presença de um grupo hidroxila no grupo alquila (um álcool). Essas substâncias possuem odor característico semelhante ao odor de peixe e são fortemente alcalinas.

▶ Aplicação

Existem diversas aminas alifáticas com uma grande variedade de aplicações. Em parte, são usadas como solventes e, em maior escala, como produtos químicos intermediários. As aminas alifáticas são usadas também como agentes catalisadores nas reações de polimerização, conservantes (bactericidas), agentes inibidores de corrosão, medicamentos e herbicidas.

▶ Exposição ocupacional e ambiental

Levando-se em conta a diversidade de aplicações, não é possível estimar com precisão o número de trabalhadores que são expostos às aminas alifáticas. Esse tipo de substância não é um poluente ambiental comum.

▶ Farmacocinética

Pouco se conhece sobre a farmacocinética das aminas alifáticas em aplicações industriais. Elas são bem absorvidas por inalação, sendo que algumas têm designações cutâneas como resultado da absorção percutânea (Tab. 32-1). É provável que o metabolismo seja principalmente a desaminização para amônia pela monoamina oxidase e diamina oxidase.

▶ Efeitos na saúde

Os vapores das aminas voláteis causam irritação nos olhos e um tipo característico de edema na córnea, com alterações visuais reversíveis de halos ao redor das luzes. A irritação ocorre sempre que houver contato com os vapores, incluindo irritação no trato respiratório e na pele. O contato direto com a forma líquida pode produzir queimaduras sérias nos olhos ou na pele. Existem relatos de dermatite alérgica de contato e de asma causadas principalmente por etilenoaminas.

HIDROCARBONETOS CLORADOS

FUNDAMENTOS DO DIAGNÓSTICO

▶ Efeitos agudos
- Anestesia: tontura, cefaleia, náuseas, vômito, sonolência, fadiga, "sensação de embriaguez", fala arrastada, falta de equilíbrio, desorientação, depressão e perda de consciência.
- Irritação no trato respiratório: tosse, irritação no nariz e dor de garganta.

▶ Efeitos crônicos
- Dermatite: pele seca, rachada e eritematosa.
- Disfunção neurocomportamental: cefaleia, labilidade humoral, fadiga, perda de memória de curto prazo, dificuldade de concentração, redução na capacidade de atenção, anormalidade nos testes comportamentais, atrofia cerebral nas varreduras por TC, ondas lentas difusas no EEG.
- Lesão hepatocelular: dor abdominal, náuseas, icterícia e testes anormais da função hepática.
- Disfunção tubular renal: fraqueza, fadiga, poliúria, glicosúria, anormalidades eletrolíticas (acidose, hipocaliemia, hipofosfatemia, hipocloremia e hipobicarbonatemia), glicosúria e proteinúria.

▶ Considerações gerais

Os hidrocarbonetos clorados são formados a partir da adição de cloro ao carbono e hidrogênio:

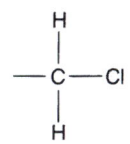

$$-\overset{\text{H}}{\underset{\text{H}}{\overset{|}{\underset{|}{\text{C}}}}}-\text{Cl}$$

Os hidrocarbonetos clorados aumentam a estabilidade e diminuem a inflamabilidade dos compostos resultantes. Essas substâncias têm odor típico ligeiramente acre. Em geral, seis hidrocarbonetos clorados alifáticos são utilizados como solventes: tricloroetileno, percloroetileno (tetracloroetileno), 1,1,1-tricloroetano (metilclorofórmio), cloreto de metileno (diclorometano), tetracloreto de carbono e clorofórmio. Outros hidrocarbonetos clorados alifáticos, como o dicloreto de etileno e os aromáticos clorados (como os clorobenzenos), são raramente utilizados como solventes industriais e, portanto, não serão discutidos nesta seção. Não se usará abreviações porque não são padronizadas e poderão induzir a erros de identificação.

Aplicação

Os hidrocarbonetos clorados são usados extensivamente como agentes de limpeza, desengraxantes e desbastadores e, com menos frequência, como produtos químicos intermediários. Historicamente, o tricloroetileno foi o principal solvente usado como desengraxante gasoso e ainda não foi substituído em larga escala. O percloroetileno substituiu os aromatizantes minerais e o tetracloreto de carbono como solvente principal nos processos de limpeza a seco, em 2/3 das empresas, por causa da inflamabilidade dos aromatizantes minerais e da toxicidade do tetracloreto de carbono. Por outro lado, esforços estão sendo feitos para substituir a limpeza de tecidos com solventes por dióxido de carbono líquido.

O cloreto de metileno é utilizado como removedor de tinta e agente de extração. O clorofórmio é usado para extração e para limpeza de manchas. A aplicação principal do tetracloreto de carbono é como produto químico intermediário e, em pequenas quantidades, como agente de desbaste e de limpeza geral.

Exposição ocupacional e ambiental

Atualmente, não há nenhuma informação sobre exposição ocupacional aos hidrocarbonetos clorados. Todavia, a exposição aos agentes usados na limpeza a seco e no desengorduramento de metais, como o percloroetileno e o tricloroetileno, diminuiu nos últimos 50 anos. A presença do clorofórmio é comum na água potável, como um entre os metanos tri-halogenados resultantes do processo de cloração. Para evitar a formação de tri-halometanos, alguns fornecedores de água usam atualmente cloraminas em vez do cloro elementar para desinfecção.

Farmacocinética

Os solventes à base de hidrocarbonetos clorados são relativamente voláteis e moderadamente bem absorvidos por inalação. A absorção pulmonar varia de 60 a 80% no estado de repouso e diminui para 40 a 50% durante as atividades. A absorção percutânea de vapores é insignificante em geral; porém, a absorção dérmica após contato prolongado ou extensivo com a pele pode ser expressiva.

O monitoramento biológico dos hidrocarbonetos clorados se fundamenta no padrão de metabolismo e excreção, que varia de acordo com os detalhes estruturais. A excreção do 1,1,1-tricloroetano e do percloroetileno ocorre sem nenhuma alteração, principalmente por meio do ar exalado, sendo metabolizados e eliminados apenas levemente como tricloroetanol e ácido tricloroacético. Por consequência, o monitoramento biológico se baseia principalmente no ar exalado e, em menor escala, no composto sanguíneo mais simples e nos metabólitos urinários. O acúmulo desses dois compostos ocorre em algum grau com as exposições diárias.

Por outro lado, menos de 10% do tricloroetileno são eliminados sem nenhuma alteração através do ar exalado. O restante é metabolizado rapidamente pelo álcool e pelos aldeídos desidrogenases, por meio do hidrato de cloral, em tricloroetanol e ácido tricloroacético ou em metabólitos não identificados. Embora a meia-vida biológica do composto mais simples seja muito curta, o tricloroetanol é um anestésico ativo e, com uma meia-vida de 10 a 15 horas, em parte, acumula-se sobre o curso de uma semana de trabalho. Embora seja inativo, o ácido tricloroacético tem meia-vida mais longa, que varia de 50 a 100 horas, e foi recomendado para uso nos monitoramentos biológicos. O valor de 100 mg/L na micção no final de uma semana de trabalho corresponde à exposição a 50 ppm de tricloroetileno durante uma média ponderada de tempo. Entretanto, levando-se em consideração a grande variação individual, esse valor deve ser usado somente para avaliar grupos de trabalhadores e não indivíduos isoladamente.

O cloreto de metileno é eliminado sem nenhuma alteração por meio do ar exalado e metabolizado em monóxido de carbono proporcionalmente à dose. Com base no valor limite de limiar (VLL) prévio de 100 ppm, 8 horas de exposição ao cloreto de metileno resultam em níveis aproximados de carboxi-hemoglobina de 3 a 5% em não fumantes, enquanto, com exposição ao VLL atual, não é possível fazer a distinção dos níveis basais (1 a 2%). O cloreto de metileno no sangue que é exalado por meio do ar pode ser usado como indicador biológico de exposição.

Cerca de 50% do clorofórmio e do tetracloreto de carbono são eliminados sem alteração através do ar exalado e 50% são metabolizados. Ambas as substâncias podem ser medidas no sangue e exaladas através do ar, embora existam poucas informações disponíveis sobre o monitoramento biológico.

Efeitos na saúde

Como classe, os hidrocarbonetos clorados são anestésicos, hepatotóxicos e nefrotóxicos mais potentes que qualquer outro solvente orgânico. Descobriu-se que a maior parte desses compostos é causa de hepatocarcinomas em animais de laboratório após a administração por via oral. Existem evidências de carcinogenicidade após a inalação de cloreto de metileno e de percloroetileno, embora, apesar disso, ainda não tenham sido concluídos os ensaios biológicos sobre a inalação dos demais compostos. Levando-se em conta o uso industrial generalizado, o assunto relacionado ao risco carcinogênico da exposição a esses compostos em humanos é um dos tópicos mais controversos da toxicologia regulamentar. Surpreendentemente, há poucos estudos em animais sobre o potencial de toxicidade reprodutiva e nenhum estudo em animais machos. Os aspectos pertinentes da toxicidade de cada composto serão discutidos de forma rápida.

A. Tricloroetileno

O valor limite de limiar (VLL) de 50 ppm se baseia na prevenção da depressão no SNC, que costuma ocorrer em níveis abaixo daqueles que produzem evidências de disfunção hepática. O lado negativo é que um ensaio biológico de câncer, promovido pelo National Toxicology Program (NTP), em múltiplas cepas de ratos, na tentativa de abordar as incertezas sobre os resultados em camundongos, não chegou a nenhuma conclusão por causa da sobrevivência insuficiente dos animais que receberam as doses, de modo que a carcinogenicidade do tricloroetileno permanece sem solução. Os efeitos reprodutivos não foram suficientemente estudados. Um estudo mostrou que o tricloroetileno produz efeitos relativos ao desenvolvimento e à reabsorção por toda a ninhada na presença de toxicidade materna (alteração no ganho de peso). O tricloroetileno foi associado a malformações sugerindo a presença de teratogenicidade (microftalmia).

B. Percloroetileno

O percloroetileno é aproximadamente equipotente ao tricloroetileno como anestésico e mais potente como irritante. A definição do valor limite de limiar de 25 ppm evita a ocorrência de ambos os efeitos. O percloroetileno é um provável carcinógeno humano (grupo 2A da IARC), sendo que as evidências epidemiológicas mais fortes indicam na direção de câncer no esôfago ou na bexiga. Estudos limitados sobre os efeitos do percloroetileno sobre a reprodução em animais sugerem que seja espermatotóxico e fetotóxico. A qualidade do sêmen foi sutilmente afetada em um grupo de pessoas que trabalhavam na atividade de limpeza a seco e que foram expostas ao percloroetileno; porém, os efeitos clínicos não chegaram a ser documentados. Em vários estudos envolvendo mulheres que trabalhavam em lavanderias, a exposição periconcepção ao percloroetileno foi associada à ocorrência de abortos espontâneos. Embora esses estudos tenham sido enfraquecidos pela falta de dados quantitativos, recomenda-se minimizar a exposição ao percloroetileno durante o período de gestação. Há o registro de um caso de icterícia obstrutiva em um recém-nascido que foi amamentado em uma lavanderia que usava percloroetileno, o qual foi detectado no leite materno. As mulheres que trabalham em lavanderias apresentam decréscimos clínicos em características como visão colorida, reprodução visual, padrão de memória, padrão de reconhecimento, parâmetros imunológicos e indicadores parenquimatosos hepáticos.

C. Tricloroetano

O 1,1,1-tricloroetano é um agente hepatotóxico fraco, com alguns relatos de lesões menores após exposições excessivas maciças. Trata-se do anestésico mais fraco deste grupo; o valor limite de limiar de 350 ppm evita a ocorrência desse efeito. As mortes súbitas em situações indicativas de exposições excessivas agudas foram atribuídas a arritmias cardíacas, como consequência da sensibilização cardíaca. Esse composto é fracamente positivo para mutagenicidade em *Salmonella*, embora não tenha sido testado adequadamente para carcinogenicidade ou toxicidade reprodutiva. Vários relatos de casos sugerem a possibilidade de neuropatia periférica associada ao 1,1,1-tricloroetano.

D. Tetracloreto de carbono

O tetracloreto de carbono é um anestésico potente. Há relatos de efeitos agudos e crônicos no fígado e nos rins em níveis não muito acima daqueles que causam depressão no SNC. A determinação do valor limite de limiar de 5 ppm (pele) tem o objetivo de impedir a esteatose hepática que foi demonstrada em animais. Uma série de casos mostrou que a ingestão pesada de bebidas alcoólicas potencializa os efeitos agudos. Há casos de mortes causadas por necrose hepática e renal, sendo que foram observados casos de câncer no fígado em trabalhadores depois de lesões hepáticas agudas produzidas por exposições excessivas. O valor limite de limiar possui designação de grupo A2 (suspeita de carcinogenicidade humana). As evidências indicam que o tetracloreto de carbono é fetotóxico; porém, não é teratogênico e causa danos testiculares e ovarianos em animais em doses tóxicas – não há evidências da ocorrência desses efeitos em doses não tóxicas.

E. Clorofórmio

O clorofórmio é ligeiramente menos potente que o tetracloreto de carbono como anestésico e como toxina hepática. O valor limite de limiar foi reduzido para 5 ppm pela American Conference of Governmental Industrial Hygienists (ACGIH) e suspeita-se que seja um carcinógeno humano (grupo A2).

F. Cloreto de metileno

O cloreto de metileno se assemelha ao percloroetileno e ao tricloroetileno em termos de potência anestésica e toxicidade hepática. Trata-se de uma substância com a característica exclusiva de metabolização para monóxido de carbono, com formação de carboxi-hemoglobina. Em níveis de exposição a 100 ppm ou mais de cloreto de metileno, os níveis de carboxi-hemoglobina poderão exceder 10%, de modo que é necessário levar em conta a hipótese de presença de anoxia além da anestesia. O cloreto de metileno pode causar morte aguda em espaços fechados, como os banheiros, por exemplo, quando os vapores se formam rapidamente e atingem níveis elevados. Em 1997, o OSHA PEL foi reduzido de 500 para 25 ppm como parte de uma norma ampla que considera o cloreto de metileno um carcinógeno ocupacional potencial. A norma inclui o limite de ação de 12,5 ppm, o monitoramento do nível de exposição, a vigilância médica, a proteção respiratória e outras exigências. O cloreto de metileno não foi teratogênico em experiências feitas em ratos e camundongos que foram expostos a 1.225 ppm, embora tenha sido fetotóxico, o que resultou no retardo do desenvolvimento esquelético, tipicamente observado nos casos de exposições que causam estresse no animal materno.

CLOROFLUOROCARBONOS

FUNDAMENTOS DO DIAGNÓSTICO

▶ Efeitos agudos

- Irritação no trato respiratório: tosse, irritação no nariz e dor de garganta.
- Anestesia: tontura, cefaleia, náuseas, vômito, sonolência, fadiga, "sensação de embriaguez", fala arrastada, falta de equilíbrio, desorientação, depressão e perda de consciência.
- Sensibilização cardíaca: tontura, palpitações, desmaios, perda de consciência e arritmias no monitoramento cardíaco ambulatorial.

▶ Efeitos crônicos

- Dermatite: pele seca, rachada e eritematosa.

Considerações gerais

Os solventes à base de clorofluorocarbonos (CFC) são hidrocarbonetos alifáticos (metano ou etano), contendo um ou mais átomos de cloro ou flúor cada um. A Tabela 32-1 apresenta uma lista dos solventes à base de CFC usados com mais frequência.[1]

Em geral, os CFCs são conhecidos como *Freons*, marca registrada dos clorofluorocarbonos fabricados. Em misturas patenteadas, o CFC pode ser formulado com outro solvente orgânico, como o metanol ou o cloreto de metileno.

Aplicação

A produção de clorofluorocarbono foi reduzida de forma gradual por causa da destruição da camada atmosférica de ozônio. Os CFCs completamente halogenados são aqueles envolvidos nesse tipo de efeito; cabe observar que a produção de hidroclorofluorocarbonos ainda é permitida (ver a próxima categoria). Os reservatórios e CFCs ainda permanecem em equipamentos de refrigeração e de ar condicionado e, consequentemente, ainda há um grande potencial de exposição ocupacional. Os equipamentos necessitam de manutenção e, ao final da vida útil, existe a possibilidade de remover e reutilizar o CFC. Ao final, os CFCs serão eliminados das aplicações médicas "essenciais" como os inaladores dosimetrados, embora muitos desses aparelhos ainda continuem em uso.

Exposição ocupacional e ambiental

O uso generalizado dos CFCs na indústria e em produtos de consumo final no passado resultou na exposição de um grande número de trabalhadores e de consumidores, bem como na contaminação global do meio ambiente. Os indivíduos que trabalham na manutenção e no descarte de equipamentos de refrigeração, ar condicionado para veículos ou nos sistemas de ar condicionado das construções continuam sendo expostos aos clorofluorocarbonos. Esses trabalhadores se expõem também aos diversos substitutos dos CFCs, como os hidroclorofluorocarbonos (HCFCs).

Farmacocinética

Há poucas informações disponíveis sobre a farmacocinética dos clorofluorocarbonos (CFCs). Muito provavelmente sejam resistentes ao metabolismo e são eliminados de forma rápida, sem nenhuma alteração, através do ar exalado. Não há dúvida de que existem correlações entre exposições e concentrações no ar exalado; porém, as informações não são suficientes para recomendar o monitoramento biológico.

Efeitos na saúde

A toxicidade dos CFCs é relativamente baixa. Todos são anestésicos; porém, exigem exposição a concentrações acima de 500 a 1.000 ppm antes da manifestação desse efeito. Esses níveis são encontrados com mais frequência em espaços fechados (p. ex., nas atividades de limpeza e desengorduramento de tanques), no aquecimento do CFC (p. ex., usando desengordurante aquecido a vapor) ou na pulverização (p. ex., nos casos em que o CFC for usado como propulsor). Os clorofluorocarbonos não estão associados a efeitos neurocomportamentais crônicos, embora sejam fortemente irritantes.

O contato prolongado ou frequente com a pele produz dermatite típica de solventes. A sensibilização cardíaca foi demonstrada pela primeira vez, após inúmeros casos de morte súbita de pessoas que abusaram do CFC-11 e CFC-12, no final da década de 1960. Um ensaio biológico, realizado pelo National Cancer Institute, envolvendo o CFC-11, foi negativo em camundongos e inconclusivo em ratos, embora o CFC-22 possivelmente tenha causado um pequeno aumento na incidência de tumores nas glândulas salivares em ratos machos. Um ensaio limitado mostrou que dois clorofluorocarbonos raramente utilizados, o CFC-31 e o CFC-133a, apresentaram características carcinogênicas na alimentação forçada em ratos. Os compostos CFC-22, CFC-31, CFC-142b, CFC-143 e CFC-143a foram positivos em um ou mais testes genotóxicos de curto prazo. O CFC-22, um dos únicos CFCs genotóxicos em uso, é um mutagênico bacteriano fraco. Foram realizados vários testes em inúmeros CFCs para verificar a teratogenicidade, incluindo os compostos CFC-11, CFC-12, CFC-21, CFC-22, CFC-31, CFC-114, CFC-123b e CFC-142b; porém, por causa do desenho inadequado ou da apresentação inadequada de relatórios, não foi possível chegar a nenhuma conclusão sobre os respectivos efeitos. Estudos não publicados relatam que o CFC-22 é teratogênico em ratos; porém, não em coelhos, produzindo microftalmia e anoftalmia em níveis inalatórios de 50.000 ppm.

HIDROCLOROFLUOROCARBONOS E HIDROFLUOROCARBONOS

Os hidroclorofluorocarbonos (HCFCs) e os hidrofluorocarbonos (HFCs) compartilham propriedades úteis com os clorofluorocarbonos (CFCs), embora, de maneira geral, causem menos impacto no meio ambiente. O desenvolvimento dessas alternativas foi muito rápido, levando-se em conta que os CFCs foram retirados de circulação, de modo que ainda não se testou a toxicidade desses novos compostos. A maior parte deles é comercializada como refrigerante, como agente de sopro de espumas plásticas e agente de supressão de incêndios. Alguns foram usados como solventes para limpeza (HCFC 141b, HCFC 225ca e HCFC 225cb) ou como propulsores aerossolizados para fins médicos (HCFC-134a e HFC 227ea).

Os compostos HCFCs e HFCs variam de forma significativa em termos de toxicidade, sendo que alguns são aparentemente benignos, enquanto outros são tóxicos para o fígado e o coração. Alguns são carcinógenos ou teratógenos suspeitos. Recomenda-se monitorar os trabalhadores que forem expostos a esses compostos para detectar sinais precoces de efeitos tóxicos.

O HCFC-123 (2,2,-dicloro-1,1,1-trifluoroetano) apresenta evidências de toxicidade hepática humana significativa. Em um surto ocorrido em 1997, um grupo de 17 trabalhadores sofreu lesões hepáticas. Esses trabalhadores foram envolvidos na contenção desse líquido. Sob o ponto de vista químico, o HCFC-123

---

[1] O sistema de numeração dos clorofluorocarbonos é uma forma conveniente para determinar as fórmulas químicas. As "unidades" correspondem ao número dos átomos de carbono (no caso do CFC-113, seriam três átomos); as "dezenas" indicam o número de átomos de hidrogênio mais um; e as centenas indicam o número de átomos de carbono menos um. (Portanto, o CFC-113 contém três átomos de flúor, nenhum átomo de hidrogênio e dois átomos de carbono, necessitando, consequentemente, de três átomos de cloro para formar o triclorofluoroetano).

se assemelha ao halotano e possui o mesmo metabólito tóxico. A exposição ao HCFC-123 foi considerada a causa da incidência de doença hepática em nove trabalhadores industriais com exposições repetidas devido a um vazamento no sistema de ar condicionado em 1996; o refrigerante também continha HCFC-124. Os compostos HCFC-124 e o HCFC-125 possuem estruturas químicas semelhantes à do halotano.

ALDEÍDOS

FUNDAMENTOS DO DIAGNÓSTICO

- Efeitos agudos
  - Irritação no trato respiratório: tosse, irritação no nariz e dor de garganta.
- Efeitos crônicos
  - Dermatite: pele seca, rachada e eritematosa.
  - Asma: tosse, sibilância, falta de ar, dispneia de esforço e redução na capacidade vital forçada (CVF) nos testes da função pulmonar reversível com broncodilatadores.

Considerações gerais

Os aldeídos são usados principalmente como conservantes, desinfetantes e produtos químicos intermediários em vez de solventes. O uso mais frequente do glutaraldeído é como desinfetante hospitalar. O Capítulo 28 apresenta uma discussão sobre o protótipo do aldeído, o formaldeído. A maior parte dos compostos do grupo de aldeídos possui características irritantes tão fortes que, nos níveis em que produzem efeitos anestésicos, a irritação chega a ser intolerável. A presença de asma foi associada à exposição ao formaldeído e ao glutaraldeído.

OUTROS TIPOS DE SOLVENTES

N-metil-2-pirrolidona

N-metil-2-pirrolidona (NMP) é um líquido incolor com odor suave e baixa volatilidade. Esse composto vem sendo usado cada vez mais como substituto do cloreto de metileno e de outros solventes na fabricação de produtos microeletrônicos, como desengordurante, na remoção de grafite, na decapagem de móveis e na manutenção industrial de superfícies pintadas. Cefaleias e irritação nos olhos são ocorrências relatadas com bastante frequência. O NMP é absorvido facilmente através da pele e, portanto, é utilizado em produtos farmacêuticos para aplicação tópica. A preocupação com a toxicidade reprodutiva se fundamenta nos testes feitos em animais e em relatos de casos de natimortos.

1-Bromopropano (brometo de n-propila) e 2-Bromopropano (brometo de isopropila)

Recentemente, esses dois isômeros começaram a despertar algum interesse como substitutos de solventes que afetam a camada de ozônio. Nos Estados Unidos, o 1-bromopropano vem sendo utilizado como pulverizador de cola e como agente desengordurante. Esse isômero é tóxico à reprodução experimental em homens e mulheres e produz neuropatia proporcionalmente à dose; há poucas evidências da ocorrência desses efeitos em trabalhadores que foram expostos a esse isômero. O outro isômero, o 2-bromopropano, aparentemente foi uma causa de insuficiência ovariana, azoospermia, oligospermia e anemia em um grupo de trabalhadores coreanos. Estudos experimentais confirmam a presença de efeitos reprodutivos específicos em mulheres e homens. Efeitos hematopoiéticos e neuropatia periférica também foram documentados em estudos animais. Há poucas evidências da ocorrência de efeitos adversos, semelhantes aos efeitos em animais, em trabalhadores expostos.

Terebintina (aguarrás) e d-limoneno

A terebintina é uma mistura de substâncias denominadas *terpenos*, principalmente o pineno. A goma de terebintina é extraída da resina de pinheiro; a terebintina de madeira é extraída de cavacos de madeira. Como solvente, esse tipo de produto tem mais utilidade doméstica que industrial. Trata-se de um produto irritante e anestésico, sendo um dos poucos solventes que provoca dermatite alérgica de contato. A incidência de sensibilização varia de acordo com o tipo de pinheiro e, de maneira geral, é mais intensa nos pinheiros europeus do que nos pinheiros norte-americanos. Em razão da frequência de dermatite alérgica, atualmente, a disponibilidade da terebintina é muito limitada. Um estudo recente sugeriu que a exposição ocupacional paterna à terebintina foi associada à incidência de neuroblastomas nos descendentes.

O d-limoneno é um terpeno usado como solvente em impressões, pinturas de arte e limpeza em portarias de prédios; em geral, é derivado de óleos extraídos das cascas de frutas cítricas. A exposição ao ar transforma o d-limoneno em um óxido que provoca dermatite alérgica de contato. As embalagens desse produto devem permanecer bem fechadas; recomenda-se usar proteção para a pele.

Dimetilformamida

A dimetilformamida é um solvente bastante útil por causa de sua solubilidade em meios aquosos e lipídicos. No entanto, essas propriedades fazem com que a dimetilformamida seja bem absorvida por todas as rotas de exposição. Trata-se de uma hepatotoxina potente e foi associada à incidência de hepatite e pancreatite após a exposição ocupacional. Esse tipo de risco impossibilita a maior parte das aplicações como solvente industrial de uso geral. A exposição à dimetilformamida foi associada a alterações na função dos espermatozoides e ao câncer testicular. A exposição pode ser monitorada por meios biológicos, medindo-se os níveis urinários da monometilformamida e dos metabólitos relacionados. Alguns trabalhadores com intolerância ao álcool que foram expostos a esse composto costumam desenvolver rubor na face e na parte superior do corpo.

Dimetilsulfóxido

Da mesma que a dimetilformamida, o dimetilsulfóxido (ou sulfóxido de dimetila) é solúvel em uma variedade de meios e bem absorvido por todas as rotas de exposição. Aparentemente, potencializa a absorção de outras substâncias através da pele. O uso do dimetilsulfóxido não foi associado a níveis significativos de toxicidade; porém, existem poucos estudos científicos envolvendo este composto. O dimetilsulfóxido tem odor característico de alho ou de ostra que se manifesta no ar exalado pelas pessoas expostas. O uso do dimetilsulfóxido como agente dérmico e anti-inflamatório não foi aprovado pela Federal Drug Administrtion, embora seja usado para essas finalidades na medicina veterinária.

REFERÊNCIAS

Christensen KY: Risk of selected cancers due to occupational exposure to chlorinated solvents. J Occup Environ Med 2013;55:198 [PMID: 23147555].

Cordier S: Exposure during pregnancy to glycol ethers and chlorinated solvents and the risk of congenital malformations. Epidemiology 2012;23:806 [PMID: 23007043].

Forand SP: Adverse birth outcomes and maternal exposure to trichloroethylene and tetrachloroethylene through soil vapor intrusion in New York State. Environ Health Perspect 2012;120:616 [PMID: 22142966].

Gilboa SM: Association between maternal occupational exposure to organic solvents and congenital heart defects. Occup Environ Med 2012;69:628 [PMID: 22811060].

Gold LS: The relationship between multiple myeloma and occupational exposure to six chlorinated solvents. Occup Environ Med 2011;68:391 [PMID: 20833760].

Guha N: Carcinogenicity of trichloroethylene, tetrachloroethylene, some other chlorinated solvents, and their metabolites. Lancet Oncol 2012;13:1192 [PMID: 23323277].

Karami S: Occupational trichloroethylene exposure and kidney cancer risk. Occup Environ Med 2012;69:858 [PMID: 23000822].

Neta G: Occupational exposure to chlorinated solvents and risks of glioma and meningioma in adults. Occup Environ Med 2012;69:793 [PMID: 22864249].

Nieuwenhuijsen MJ: Environmental risk factors of pregnancy outcomes. Environ Health 2013;12:6 [PMID: 23320899].

Pelé F: Occupational solvent exposure during pregnancy and child behavior at age 2. Occup Environ Med 2013;70:114 [PMID: 23112267].

Perrotta C: Multiple myeloma and occupation. Cancer Epidemiol 2013;37:300 [PMID: 23403129].

Smith MT: Advances in understanding benzene health effects and susceptibility. Annu Rev Public Health 2010;31:133 [PMID: 20070208].

Vizcaya D: Risk of lung cancer associated with six types of chlorinated solvents. Occup Environ Med 2013;70:81 [PMID: 23104733].

Vlaanderen J: Occupational exposure to trichloroethylene and perchloroethylene and the risk of lymphoma, liver, and kidney cancer in four Nordic countries. Occup Environ Med 2013;70:393 [PMID: 23447073].

■ QUESTÕES PARA AUTOAVALIAÇÃO

Escolha a única opção correta para cada questão:

Questão 1: Os solventes:
a. são líquidos instáveis à temperatura ambiente
b. dissolvem outras substâncias resultando em uma mistura com camadas
c. podem ser classificados como aquosos (à base d'água) ou orgânicos (à base de hidrocarbonetos)
d. em geral são produtos químicos inorgânicos, tendo em vista que a maior parte das substâncias industriais que eles dissolvem é inorgânica

Questão 2: A absorção percutânea dos solventes:
a. é determinada somente pela solubilidade lipídica
b. varia muito entre os indivíduos
c. não depende da solubilidade na água e da volatilidade
d. pode ser intensificada com substâncias altamente voláteis

Questão 3: Sobre um dos isômeros do hexano, o *n*-hexano:
a. causa neuropatia periférica
b. é encontrado em produtos aerossolizados para uso doméstico
c. é menos tóxico quando associado à exposição à metiletilcetona e à metilisobutilcetona
d. a exposição pode ser avaliada medindo-se o nível urinário da 2,5-hexanodiona ou em amostras de cabelo

Questão 4: Os hidrocarbonetos aromáticos:
a. geralmente são irritantes e anestésicos mais fracos que os alifáticos
b. produzem apenas efeitos anestésicos subclínicos
c. provocam irritação no trato respiratório e dermatite
d. estão associados a disfunções neurocomportamentais

Questão 5: Os alcóois:
a. são irritantes e depressivos mais potentes do SNC que os hidrocarbonetos alifáticos correspondentes
b. são irritantes mais potentes da pele e do trato respiratório que os aldeídos ou as cetonas
c. provocam irritação no trato respiratório e nos olhos em concentrações mais baixas do que depressão no SNC
d. produzem efeitos neurocomportamentais crônicos profundos em muitas indústrias

Questão 6: Sobre o cloreto de metileno:
a. é um anestésico mais potente que o percloroetileno e o tricloroetileno
b. é menos potente como toxina hepática que o percloroetileno e o tricloroetileno
c. possui a característica exclusiva de ser metabolizado em monóxido de carbono, com formação de carboxi-hemoglobina
d. níveis de exposição de 100 ppm são considerados aceitáveis

Gases e outros produtos tóxicos em suspensão no ar

33

Ware G. Kuschner, MD
Paul D. Blanc, MD, MSPH

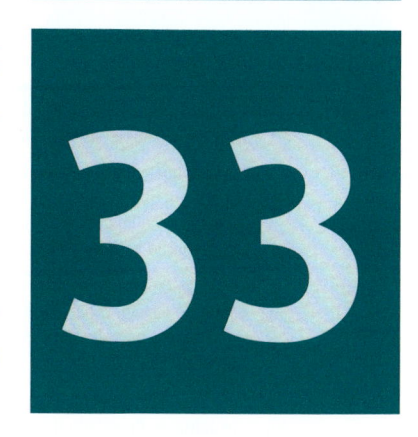

Substâncias potencialmente perigosas podem ser encontradas como produtos tóxicos em suspensão no ar nos cenários de exposição ocupacional, vocacional e em ambientes internos. Essas substâncias se apresentam em um, ou mais, entre diversos estados físico-químicos, incluindo gases, fumos, névoas, aerossóis, vapores e fumaça. O Quadro 33-1 apresenta uma lista das definições mais comuns desses termos. Embora tenham pouca aplicação clínica, as distinções físico-químicas entre categorias de produtos tóxicos em suspensão podem ser relevantes para o monitoramento da higiene industrial e para a interpretação dos limites de exposição nos locais de trabalho. Os produtos tóxicos em suspensão no ar produzem lesões no trato respiratório e/ou sistêmicas, além dos efeitos locais sobre as vias respiratórias ou pulmões. Existe uma ampla variedade de mecanismos que permitem mediar os grupos de respostas tóxicas.

As vítimas da exposição aos produtos tóxicos em suspensão podem ser avaliadas e tratadas por uma vasta combinação de profissionais da saúde, como médicos do trabalho ou enfermeiros especializados, prestadores de serviços médicos ambulatoriais ou hospitalares, além de várias subespecialidades como pneumologistas ou alergistas. As vítimas de exposições de alta intensidade têm maior probabilidade de serem atendidas inicialmente por socorristas (p. ex., paramédicos, bombeiros ou equipes especializadas em substâncias perigosas) e, subsequentemente, por médicos e enfermeiros dos departamentos de emergências de hospitais. Outras disciplinas (p. ex., toxicologia, otorrinolaringologia, fonoaudiologia, psiquiatria e neurologia) também podem se envolver nos processos de avaliação e tratamento de enfermidades, associadas a produtos tóxicos em suspensão, de acordo com fatores como natureza da exposição, intensidade da apresentação, conjunto de sinais e sintomas associados, e considerações forenses ou médico-legais.

ROTAS DE EXPOSIÇÃO E TOXICIDADE NOS ÓRGÃOS-ALVO

O trato respiratório provavelmente seja a rota de exposição aos produtos tóxicos e o órgão-alvo principal para incidência de lesões, ou ambos. Todos os produtos tóxicos que serão discutidos neste capítulo penetram no corpo humano principalmente, ou talvez exclusivamente, através da inalação (embora existam cenários pouco comuns em que as lesões pulmonares ocorram por meio da ingestão de determinadas substâncias, como o herbicida paraquat, que não serão discutidas neste capítulo). Além de ser a rota principal de exposição, o trato respiratório é também órgão-alvo para muitos desses produtos tóxicos em suspensão no ar. Por exemplo, produtos tóxicos irritantes como a amônia provocam o início abrupto de uma grande quantidade de sintomas respiratórios, incluindo tosse, aperto no peito, respiração ofegante e falta de ar. Por outro lado, o monóxido de carbono é um asfixiante químico não irritante, cujos efeitos tóxicos mais proeminentes ocorrem nos sistemas nervoso central e cardiovascular e pode ser agudamente letal, mesmo que não produza nenhum sintoma respiratório.

DOSE-RESPOSTA E TEMPO DO EFEITO

As exposições de alta intensidade aos gases tóxicos e a outros produtos tóxicos em suspensão no ar poderão resultar em achados clínicos dentro de alguns segundos, minutos ou horas. Esses cenários representam uma intensidade que se localiza na extremidade da curva de dose e resposta, em que a maior parte dos indivíduos expostos, ou todos eles, apresenta, pelo menos, alguns efeitos adversos.

Algumas exposições de alta intensidade e de curto período podem também apresentar sequelas no longo prazo. Os exemplos incluem lesão cerebral anóxica (p. ex., causada pelo monóxido de carbono), asma induzida por agentes irritantes ou síndrome de disfunção reativa das vias respiratórias (RADS – *reactive airways dysfunction syndrome*) (p. ex., causada pelo gás cloro) e bronquiolite obliterante (p. ex., causada pelo dióxido de nitrogênio).

Os efeitos crônicos para a saúde produzidos por exposições subclínicas repetidas aos produtos tóxicos em suspensão vêm sendo reconhecidos, cada vez mais, como resultado adverso significativo para a saúde. Há um relato de caso de bronquiolite obliterante grave em indivíduos que trabalhavam em uma fábrica de pipoca para fornos micro-ondas (denominada "Pulmão dos Trabalhadores de Fábricas de Pipoca" naquele grupo), assim como em outros indivíduos expostos ao produto químico conhecido

Quadro 33-1 Definição de termos

Aerossol	Dispersão de partículas sólidas ou líquidas em um meio gasoso, geralmente o ar.
Gás	Fluido à temperatura e pressão ambiente que ocupa o espaço em que se encontra; capaz de mudar para a fase sólida ou líquida por uma elevação na pressão e uma redução na temperatura.
Vapor	Fase gasosa de uma substância normalmente no estado sólido ou líquido; capaz de mudar para a fase sólida ou líquida por uma elevação na pressão ou uma redução na temperatura.
Névoa	Aerossol de partículas líquidas visíveis que é gerado por condensação do estado gasoso para o estado líquido ou pela dispersão mecânica de um líquido.
Fumo	Aerossol de partículas sólidas gerado por condensação de materiais vaporizados, principalmente metais fundidos, com frequência, acompanhada de oxidação.
Poeira	Partículas sólidas geradas pela desintegração de materiais orgânicos ou inorgânicos como pedras e minerais, madeira e grãos; que se mantém em suspensão temporária em meios gasosos como o ar.
Fumaça	Aerossóis de sólidos resultantes de combustão incompleta.

Quadro 33-2 Gases asfixiantes mais comuns

Asfixiantes simples
- Acetileno
- Argônio
- Dióxido de carbono
- Etano
- Etileno
- Hélio
- Hidrogênio
- Metano
- Neon
- Nitrogênio
- Óxido nitroso
- Propano
- Propileno

Asfixiantes químicos
- Monóxido de carbono
- Cianeto de hidrogênio
- Sulfeto de hidrogênio

---

por diacetil, um aromatizante químico artificial da manteiga. Um surto anterior de doença pulmonar grave, marcada por pneumonia em organização, foi documentado entre trabalhadores europeus e norte-africanos que se expuseram descuidadamente ao produto usado em revestimentos têxteis (Ardystil). Outro exemplo, a exposição intencional repetida (i.e., recreativa) a solventes voláteis, nitritos e outros irritantes pode produzir um espectro de efeitos crônicos para a saúde, como doença hepática, distúrbios cognitivos e toxicidade na medula óssea.

ASFIXIANTES SIMPLES: METANO, DIÓXIDO DE CARBONO, NITROGÊNIO, ÓXIDO NITROSO, ETANO, PROPANO, ACETILENO, GASES NOBRES

FUNDAMENTOS DO DIAGNÓSTICO

▶ Efeitos agudos
- Cefaleia.
- Náuseas.
- Confusão.
- Perda de consciência.
- Coma.
- Lesão cerebral anóxica.
- Parada cardíaca.

▶ Efeitos crônicos
- Lesão anóxica residual.

▶ Considerações gerais

Os gases asfixiantes físicos deslocam o oxigênio, e sua toxicidade é devido à redução da concentração fracional inspiratória do oxigênio (Quadro 33-2). Esses gases "inertes" contrastam com os asfixiantes tóxicos (ver adiante), os quais produzem efeitos adversos interferindo na liberação de oxigênio para os tecidos ou interrompendo a utilização do oxigênio liberado no nível celular.

▶ Exposição ocupacional e ambiental

Os asfixiantes simples são perigosos para a saúde, principalmente, em espaços confinados (p. ex., dentro de tanques de estocagem ou no interior de minas). Os gases asfixiantes mais pesados que o ar também são produtos perigosos em áreas baixas e semifechadas, com pouca circulação de ar, que permitem a dispersão. Possivelmente ocorram morbidade e morte nos casos de exposição excessiva e rápida, insidiosa e oculta, ou nas situações em que a vítima não conseguir fugir de espaços confinados. Embora qualquer gás inerte possa agir como um asfixiante simples, a lista das substâncias de interesse prático é bastante curta.

O gás metano é encontrado com mais frequência nas minas de carvão, onde se acumula em compartimentos superiores com pouca ventilação, porque é mais leve que o ar. A liberação do metano ocorre também em outros ambientes de extração de combustíveis fósseis e em ambientes em que ocorre a decomposição de materiais orgânicos (incluindo aterros sanitários). Além do perigo de asfixia, o metano é também um gás perigoso por ser explosivo, característica compartilhada por vários outros asfixiantes (p. ex., propano e acetileno).

O dióxido de carbono é um gás claro e sem odor utilizado na conservação de alimentos. Esse tipo de gás é encontrado também nos ambientes de fermentação de cerveja e vinho, em que é usado como agente refrigerante, incluindo o dióxido de carbono congelado (gelo seco), em especial, nos casos em que ocorrer a sublimação de grandes quantidades dentro de espaços fechados e em minas, incluindo a desgaseificação de minas abandonadas. O dióxido de carbono também é usado nas indústrias de couro e de tecidos, no tratamento de água, na fabricação de bebidas carbonatadas e na limpeza de tubos e tanques. Em 1986, a liberação natural de dióxido de carbono em um lago vulcânico, na cidade de Lake Nyos, na República dos Camarões, no continente africano, resultou na morte de 1.700 pessoas e de 3.500 cabeças de gado nos vilarejos que se localizavam nos arredores. Como é 1,5 vezes mais denso que o ar, o dióxido de carbono produziu uma camada densa de gás que se acumulou nos centros populacionais no sopé das montanhas ao redor do lago. Essa calamidade ambiental natural foi uma exceção à regra de que os asfixiantes simples são perigosos apenas em espaços pequenos e confinados.

O nitrogênio é encontrado em concentrações perigosas em uma grande variedade de ambientes de trabalho, incluindo trabalho submarino, mineração, operações metalúrgicas e pressurização de poços de petróleo. Em ambientes hiperbáricos, como túneis ou em profissões que envolvem mergulhos no mar profundo, o nitrogênio pode causar narcose, resultando em alterações comportamentais e prejuízo na capacidade de julgamento (assim como complicações causadas pela descompressão – Cap. 14).

O propano, argônio e outros agentes asfixiantes possivelmente estejam associados à exposição a concentrações muito elevadas durante o enchimento de tanques ou quando houver vazamento de algum tanque ou no sistema de abastecimento de combustíveis. Se forem mais pesadas ou mais leves que o ar, conforme observado anteriormente, as substâncias poderão apresentar risco de exposição em microambientes.

▶ Metabolismo e mecanismo de ação

Por definição, os asfixiantes simples agem de forma inespecífica pelo deslocamento de oxigênio do ar inspirado. A redução na concentração fracional inspirada de oxigênio resulta em hipóxia e, finalmente, em anoxia manifesta. O sistema nervoso central (SNC) e o sistema cardiovascular são os sistemas orgânicos afetados pela hipóxia com maior gravidade.

Embora o dióxido de carbono seja considerado um asfixiante simples, em altas concentrações, age como depressivo potente do SNC (de maneira análoga aos vapores de muitos solventes que, aqui, não são considerados como asfixiantes simples – Cap. 32). O CO_2 é também um estimulante respiratório agudo direto em concentrações intermediárias. Observa-se a presença de taquipneia e dispneia em concentrações de dióxido de carbono superiores a 2 a 5%. A exposição ao CO_2 em concentrações acima de 10% pode ser letal dentro de poucos minutos.

▶ Achados clínicos

A. Sinais e sintomas

As respostas a concentrações mais baixas do oxigênio contido no ar inspirado podem variar significativamente. Os preditores importantes de respostas clínicas incluem as concentrações dos asfixiantes simples (i.e., magnitude da redução na concentração fracional inspirada de oxigênio); o nível de atividade física (i.e., atividade metabólica); e o estado de saúde subjacente (incluindo a capacidade de transporte de oxigênio) do indivíduo exposto. A concentração normal do oxigênio no ar ambiente é de 21% no nível do mar (e não < 19,5% conforme foi observado anteriormente). Em geral, a deficiência moderada de oxigênio (concentrações de 10 a 16%) produz taquicardia, taquipneia e intolerância aos exercícios. Na medida em que a concentração de oxigênio diminui para 6 a 10%, as vítimas podem sentir náuseas e prostração e entrar em estado de coma. Em concentrações abaixo de 6%, os resultados típicos são perda rápida de consciência e morte.

B. Achados laboratoriais

Não há nenhuma descoberta específica além da redução do nível de oxigênio no sangue e os distúrbios metabólicos associados (p. ex., acidose láctica).

▶ Diagnóstico diferencial

Com base em histórias ocupacionais breves, é possível identificar os asfixiantes simples como causas prováveis de lesão anóxica, em especial no contexto de lesões que ocorrem em espaços confinados. É muito difícil fazer a distinção entre asfixia física simples e asfixia tóxica apenas com base no ponto de vista clínico (esse tema será discutido adiante). Descobertas laboratoriais específicas possivelmente indiquem a ocorrência de exposição a um asfixiante químico (tóxico). Outras causas de colapso – algum evento cardíaco primário ou no SNC – talvez tenham que ser excluídas de acordo com o contexto clínico. As síndromes relacionadas à redução na pressão do oxigênio, decorrente de condições hipobáricas, têm apresentação clínica diferente que não chega a ser relevante para o deslocamento do oxigênio por asfixiantes simples.

▶ Prevenção

Os controles de engenharia em espaços confinados devem assegurar suprimento de ar adequado. A confirmação de que a entrada do sistema de suprimento de ar não transporta outras toxinas (p. ex., monóxido de carbono liberado por compressores) é muito importante. Na maior parte das vezes, as lesões em espaços confinados ocorrem nos treinamentos em segurança, equipamentos e procedimentos inadequados (p. ex., sistema de duplas).

▶ Tratamento

O afastamento imediato do local de exposição pode salvar muitas vidas; porém, com frequência, os próprios socorristas enfrentam o mesmo tipo de perigo se o suprimento de ar for inadequado. Embora sejam de suporte e inespecíficos, os tratamentos depois de exposições devem incluir suplementação de oxigênio.

▶ Prognóstico

Embora a ocorrência de lesão cerebral anóxica seja uma probabilidade, a recuperação de muitos sobreviventes da inalação de gases asfixiantes simples é completa e rápida.

▼ ASFIXIANTES TÓXICOS

CARBON MONOXIDE

FUNDAMENTOS DO DIAGNÓSTICO

▶ Efeitos agudos e subagudos
- Cefaleia.
- Náuseas.
- Confusão.
- Isquemia cardíaca.

- Coma.
- Lesão cerebral anóxica.
▶ Efeitos crônicos
- Lesão anóxica residual.

▶ Considerações gerais

A intoxicação pelo monóxido de carbono é a causa principal de morte por inalação de gases. A maior parte das fatalidades resulta mais de exposições ambientais que de exposições ocupacionais. Além das exposições involuntárias, a inalação de monóxido de carbono ainda é um método comum de autoenvenenamento intencional.

▶ Exposição ocupacional e ambiental

O monóxido de carbono é um subproduto da combustão incompleta de combustíveis à base de carbono. Exposições significativas podem ocorrer em qualquer local em que a combustão desses combustíveis seja incompleta e a ventilação inadequada. A combustão incompleta de combustíveis de biomassa, gasolina, querosene e propano gera monóxido de carbono. Os motores de combustão interna são fontes ocupacionais e ambientais importantes de monóxido de carbono. As empilhadeiras não elétricas e outros veículos, compressores e geradores movidos a gás, principalmente quando são utilizados em ambientes fechados, também são fontes importantes de exposição. A exposição ao monóxido de carbono costuma ocorrer entre bombeiros, pessoas que trabalham em refinarias de petróleo, atendentes de oficinas mecânicas de veículos, pessoas que trabalham em minas, operadores de empilhadeiras e operadores de fornalhas. Fatores como mau funcionamento ou uso inadequado de unidades de aquecimento domiciliar, incêndios estruturais, gás liberado pelos escapamentos de automóveis, equipamentos recreativos movidos a gás e fumaça de cigarro são as fontes mais comuns de exposição ambiental não ocupacional significativa ao monóxido de carbono. Outra forma de exposição ao CO ocorre também após a exposição ao cloreto de metileno (Cap. 32), tendo em vista que esse solvente libera monóxido de carbono. Os casos de hemólise maciça, que podem ser causados por toxinas selecionadas (ver gás de arsina adiante), também podem estar associados à geração de carboxi-hemoglobina (HbCO) por meio do metabolismo.

▶ Metabolismo e mecanismo de ação

O monóxido de carbono age por meio da ligação com a hemoglobina para formar a carboxi-hemoglobina. Isso causa dois efeitos importantes. Em primeiro lugar, o monóxido de carbono disputa os sítios de ligação na hemoglobina com o oxigênio, reduzindo, consequentemente, a capacidade de transporte de oxigênio do sangue. Em segundo lugar, a unidade de HbCO interfere nas interações heme-heme, de modo que a curva de dissociação do oxigênio-hemoglobina se desloca para a esquerda, diminuindo a liberação de oxigênio dos sítios do transportador de hemoglobina para os tecidos que necessitam de oxigênio. O monóxido de carbono pode se ligar também a outros grupos contendo heme, além da hemoglobina, e afetar o sistema da citocromo-oxidase mitocondrial, comprometendo, consequentemente, a respiração celular.

▶ Achados clínicos

A. Sintomas e sinais

A toxicidade aguda do monóxido de carbono possivelmente não seja específica ou, com exposições de maior intensidade, os efeitos neurológicos ou cardiovasculares sejam óbvios. Conforme observado anteriormente, o cérebro e o coração são os órgãos mais vulneráveis à incidência de hipóxia. Nos casos de exposições muito altas, assim como na exposição a outros asfixiantes, ocorrem condições como perda rápida de consciência, coma e morte. Nas exposições subagudas ao monóxido de carbono, os sintomas são menos marcantes, possivelmente sejam inespecíficos e incluam cefaleia, indisposição, náuseas e vômito. A exposição ao monóxido de carbono pode provocar isquemia cardíaca, principalmente em indivíduos com doença arterial coronariana subjacente. Exposições crônicas de baixo nível ao monóxido de carbono foram associadas a um aumento na incidência de arritmias e, sob o ponto de vista epidemiológico, ao desenvolvimento de aterosclerose.

B. Achados laboratoriais

Níveis elevados de HbCO podem ser confirmados por meio da análise dos gases sanguíneos (venosa ou arterial) por co-oximetria. Alguns aparelhos de oximetria de pulso mais modernos estimam também os níveis de carboxi-hemoglobina. A oximetria de pulso de rotina detecta, de maneira imprecisa, essa forma de hemoglobina como oxigenada, subestimando os danos. A análise rotineira dos gases sanguíneos (que não sejam feitos por co-oximetria) mostra a saturação calculada do oxigênio, em vez da saturação medida, que será erroneamente mantida no contexto de intoxicação pelo monóxido de carbono. O nível de HbCO é mais elevado em fumantes ativos; porém, não deverá exceder 10% por esse motivo e, em geral, é inferior (tipicamente 4 a 7% em pessoas que fumam dois maços de cigarro por dia). Níveis de HbCO acima de 30% estão associados a sintomas variando de moderados a graves, incluindo cefaleia, náuseas, vômito, alteração na destreza manual e alteração na capacidade de julgamento. Níveis de 50% podem provocar convulsões, coma e morte. Entretanto, há uma grande heterogeneidade sintomática em relação aos níveis absolutos de HbCO associados a descobertas específicas. No estado de gravidez, é possível atingir níveis fetais mais elevados, em comparação com os níveis maternos de HbCO. O monitoramento eletrocardiográfico e bioquímico (p. ex., análises seriadas de troponina) é muito útil, levando-se em conta a hipótese de infarto do miocárdio nos casos de intoxicação pelo monóxido de carbono, mesmo na ausência de sintomas típicos de dor no peito.

▶ Diagnóstico diferencial

Nos casos de exposição grave, o diagnóstico diferencial é o de qualquer lesão anóxica. No caso de vítimas de incêndio, é sempre muito difícil excluir intoxicação concomitante por cianeto. O diagnóstico diferencial de intoxicação subaguda por monóxido de carbono produzindo sintomas inespecíficos é amplo e, muito provavelmente, muitos casos não sejam diagnosticados. É necessário um índice elevado de suspeita, principalmente nos meses de inverno, em que o mal funcionamento dos aquecedores é muito comum. Exposições em grupo podem ser diagnosticadas incorretamente como envenenamento por alimentos, por exemplo.

Prevenção

O monóxido de carbono não tem odor e nenhuma propriedade de alerta. Os motores de combustão interna não devem ser usados em ambientes fechados ou nas proximidades da entrada de suprimentos de ar. Recomenda-se fazer a manutenção regular das unidades de aquecimento para assegurar ventilação adequada e evitar combustão parcial. O uso de alarmes residenciais que alertam sobre a presença de monóxido de carbono tornou-se frequente nos dias atuais. Se forem utilizados corretamente, esses aparelhos ajudam a diminuir os transtornos com aquecimento residencial. Perante os desastres naturais, o uso indevido de geradores movidos a gás é outra fonte de surtos que justificam maior vigilância no contexto de proteção da saúde pública.

Tratamento

O afastamento imediato do local de exposição, em combinação com a suplementação de oxigênio (100% por meio de máscaras unidirecionais ou, em pacientes comatosos, através de um tubo traqueal), é a base dos tratamentos iniciais de casos de intoxicação por monóxido de carbono. Com a administração de 100% de oxigênio, em temperatura ambiente, a meia-vida da carboxi-hemoglobina (HbCO) se reduz a aproximadamente de 5 a 6 horas para a 60 a 90 minutos. O papel do tratamento hiperbárico ainda gera controvérsias nos casos de baixos níveis de envenenamento. Essa alternativa de tratamento possivelmente seja muito importante nas intoxicações de alto grau, partindo do pressuposto que o acesso técnico a uma câmara hiperbárica seja viável sob o ponto de vista de logística, em especial, se a câmara permitir o contato da equipe médica com o paciente (i.e., dispositivo para uso em vários locais). Em um estudo controlado, observou-se que esse tipo de tratamento diminui o risco de déficits cognitivos selecionados de longo prazo após envenenamento agudo pelo monóxido de carbono.

Prognóstico

A ocorrência de lesão cerebral anóxica é uma probabilidade depois de exposições agudas ao monóxido de carbono (i.e., intoxicação a ponto de provocar perda de consciência). A lesão pode ser não focal e sutil, incluindo anormalidades neurocomportamentais. Déficits parkinsonianos foram documentados como sequela de envenenamento grave pelo monóxido de carbono.

CIANETO DE HIDROGÊNIO

FUNDAMENTOS DO DIAGNÓSTICO

▶ Efeitos agudos e subagudos
- Dispneia.
- Cefaleia.
- Desconforto gastrintestinal.
- Tontura.
- Perda de consciência.
- Lesão cerebral anóxica.

▶ Efeitos crônicos
- Lesão anóxica residual.

Considerações gerais

O cianeto de hidrogênio é um gás incolor em condições atmosféricas normais. Esse tipo de gás pode ser encontrado em uma ampla variedade de aplicações industriais. Além da inalação do gás, as exposições ocorrem por meio da ingestão e da absorção cutânea dos sais de cianeto em solução (p. ex., cianeto de potássio) ou pela ingestão desses líquidos. O odor clássico de "amêndoas amargas" do cianeto não é muito apreciado por uma parcela significativa da população, aparentemente em bases genéticas. Por causa da potência e da rapidez da ação, o cianeto se tornou uma substância importante nos meios forenses e na toxicologia ocupacional.

Exposição ocupacional e ambiental

Atualmente, a aplicação industrial mais importante do cianeto é nas operações de revestimento metálico e na extração de sais de prata e ouro dos minérios. Isso pode ser considerado como um problema de contaminação ambiental e como cenário de exposição ocupacional. Aplica-se também o cianeto de hidrogênio como inseticida e raticida, assim como na fabricação de adiponitrila (utilizada na produção de náilon). Da mesma forma que o monóxido de carbono, a liberação de cianeto é um risco potencial em incêndios estruturais, principalmente como subproduto da termólise de polímeros naturais e sintéticos. A toxicidade pode ocorrer após a exposição à acrilonitrila (Cap. 32), tendo em vista que o metabolismo desse solvente libera cianeto de hidrogênio. Os glicosídeos cianogênicos, principalmente a mandioca, são fontes de exposição dietética ambiental em grande parte do mundo em desenvolvimento.

Metabolismo e mecanismo de ação

O cianeto é absorvido rapidamente através da inalação e da exposição cutânea. A toxicidade é produzida pela ligação do cianeto aos íons férricos (F^{++}) na citocromo-oxidase da cadeia respiratória mitocondrial, bloqueando a utilização de oxigênio. O comprometimento do metabolismo aeróbio leva ao metabolismo anaeróbio resultando em acidose láctica.

Achados clínicos

A. Sintomas e sinais

Baixos níveis de exposição produzem dispneia, tontura, cefaleia, confusão e desconforto gastrintestinal. Níveis mais elevados de exposição causam perda rápida de consciência, colapso cardiovascular, convulsões e morte.

B. Achados laboratoriais

Os testes do nível de cianeto no sangue são utilizados em análises forenses, embora, em geral, os resultados não chegam a ser disponibilizados a tempo de orientar o tratamento médico agudo. Os níveis de tiocianato, que mostram o metabolismo do cianeto, não refletem com precisão a intensidade da intoxicação e, portanto, não devem ser utilizados como indicadores.

▶ Diagnóstico diferencial

O diagnóstico diferencial inclui outros asfixiantes, principalmente o sulfeto de hidrogênio, e, em vítimas de incêndio, o monóxido de carbono. A suspeita de exposição ao cianeto ocorre nos casos em que o desmaio após fatores como inalação, contato da pele com líquidos contaminados ou ingestão for muito rápido. A presença de acidose láctica profunda levanta a suspeita de intoxicação pelo cianeto em ambientes clínicos adequados.

▶ Prevenção

O gás de cianeto é liberado a partir das soluções de sais de cianeto nas situações em que houver queda do pH, como costuma ocorrer, por exemplo, nas misturas inadvertidas de soluções com um ácido. Conforme se observou, a absorção após o contato da pele com soluções salinas também produz o mesmo tipo de toxicidade que a inalação do gás de cianeto.

▶ Tratamento

Nos EUA, o tratamento mais adotado nos casos de intoxicação por cianeto é a indução de metemoglobina com nitritos (cujo objetivo é competir com a ligação do cianeto, preservando a citocromo-oxidase) e a administração de tiossulfato para promover a desintoxicação do cianeto para tiocianato. Mais recentemente, surgiu um tratamento alternativo à base de hidroxicobalamina, a qual liga-se ao cianeto para formar a Vitamina B_{12}. Levando-se em conta os desafios, o tratamento médico da toxicidade por cianeto envolve, em geral, consultas a um Centro de Informações Toxicológicas.

▶ Prognóstico

Da mesma forma como ocorre com outros asfixiantes, os sobreviventes de exposições agudas graves poderão apresentar lesão cerebral anóxica.

SULFETO DE HIDROGÊNIO

FUNDAMENTOS DO DIAGNÓSTICO

- ▶ Efeitos agudos
  - Irritação no trato respiratório e nas membranas mucosas.
  - Perda de consciência.
  - Lesão cerebral anóxica.
- ▶ Efeitos crônicos
  - Lesão anóxica residual.

▶ Considerações gerais

O sulfeto de hidrogênio é um produto tóxico natural gerado a partir da decomposição de materiais orgânicos. Por essa razão, às vezes, é conhecido também por "gás de esgoto". Esse tipo de gás está associado a um odor acre de ovo estragado, podendo ser detectado pelo cheiro em concentrações de até 0,02 ppm, embora essa propriedade de alerta possivelmente se perca através da fadiga olfativa.

▶ Exposição ocupacional e ambiental

A extração de energia geotérmica e de combustíveis fósseis são as duas fontes ocupacionais mais importantes de exposição industrial ao sulfeto de hidrogênio, sendo que outros grupos de risco ocupacional incluem agricultores (processamento de estrume), trabalhadores em esgotos, processadores de peixe, reparadores de telhados e de superfícies que trabalham com alcatrão e asfalto aquecido. O sulfeto de hidrogênio é particularmente perigoso em espaços fechados, como porões de barcos de pesca, poços de estrume e esgotos. O sulfeto de hidrogênio é mais pesado que o ar e, portanto, se acumula em áreas baixas.

▶ Metabolismo e mecanismo de ação

Da mesma forma que o cianeto, a toxicidade do sulfeto de hidrogênio se origina no bloqueio da utilização de oxigênio através da rota da citocromo-oxidase. O sulfeto de hidrogênio possui também propriedades irritantes e, consequentemente, pode produzir irritação no trato respiratório de nas membranas mucosas.

▶ Achados clínicos

A. Sintomas e sinais

Níveis elevados de exposição causam perda rápida de consciência e morte. Exposições intermediárias podem resultar em edema pulmonar e lesão aguda nos pulmões. Em níveis mais baixos, poderá haver predominância de efeitos irritantes, incluindo irritação nas vias respiratórias e ardência nos olhos. Outros achados incluem cefaleia, tontura, náuseas e vômito.

B. Achados laboratoriais

As medições dos níveis sanguíneos de sulfeto geralmente não são feitas nos laboratórios clínicos. As coletas de amostras na área de higiene industrial (p. ex., tubos de amostragem com leitura rápida) são alternativas para indicar a ocorrência de alguma exposição.

▶ Diagnóstico diferencial

O diagnóstico diferencial inclui outros asfixiantes, sendo que o cianeto é o mais importante. Sinais ou sintomas de irritação no trato respiratório e nas membranas mucosas dão suporte ao diagnóstico, levando-se em conta que os outros asfixiantes tóxicos não são irritantes muito potentes.

▶ Prevenção

Precauções em espaços confinados são particularmente relevantes para prevenir lesões causadas pelo sulfeto de hidrogênio. As propriedades de alerta do odor do sulfeto de hidrogênio não são muito confiáveis como fator de proteção.

▶ Tratamento

Da mesma forma como ocorre com o cianeto, o tratamento específico de indivíduos com enfermidades agudas causadas pela exposição ao sulfeto de hidrogênio exige consulta a um Centro de Informações Toxicológicas.

▶ Prognóstico

Intoxicações graves produzem lesão cerebral anóxica. Além disso, as sequelas de lesões inalatórias irritantes agudas representam um potencial efeito adverso ("Tóxicos Irritantes", adiante).

TÓXICOS IRRITANTES EM SUSPENSÃO NO AR

FUNDAMENTOS DO DIAGNÓSTICO

- ▶ Efeitos agudos
  - Irritação nas membranas mucosas.
  - Tosse.
  - Estridor.
  - Dispneia.
  - Edema pulmonar não cardiogênico.
- ▶ Efeitos crônicos
  - Asma induzida por irritantes (síndrome de disfunção reativa das vias respiratórias).
  - Bronquiolite obliterante.
  - Bronquiectasia.
  - Insuficiência respiratória crônica.

▶ Considerações gerais

Os tóxicos irritantes em suspensão no ar formam um grupo heterogêneo de substâncias que se caracterizam pela produção de efeitos comuns nos órgãos-alvos. A maioria desses compostos (porém, nem todos, o que é muito importante) é, modera a altamente, solúvel em água e provoca o início abrupto de irritação, em todas as membranas mucosas com as quais entram em contato, incluindo os olhos, o nariz, a boca e a garganta. A exposição a irritantes solúveis em água, como cloro, amônia, dióxido de enxofre e aerossóis ácidos, provoca lacrimejamento, rinorreia e queimação na boca e na garganta. Exposições a doses mais elevadas, em casos de incidentes em espaços confinados (incluindo acidentes na limpeza de banheiros com hipoclorito) ou em liberações em ambientes amplos, podem causar lesões no trato respiratório inferior. Os irritantes *insolúveis* em água não produzem sintomatologia marcante nas membranas mucosas, embora causem lesões no trato respiratório inferior, incluindo edema pulmonar não cardiogênico

e bronquiolite obliterante (doença obstrutiva das vias respiratórias que se caracteriza pela formação de cicatrizes nas pequenas vias respiratórias). Os tóxicos irritantes não solúveis em água mais importantes são: dióxido de nitrogênio, fosgênio e ozônio.

▶ Exposição ocupacional e ambiental

A. Tóxicos solúveis em água em suspensão no ar

As exposições ao gás cloro (cuja solubilidade é intermediária) ocorrem em vazamentos industriais, principalmente nos processos de branqueamento de tecidos e de celulose (em que também é comum a presença de dióxido de cloro, um irritante relacionado) e na fabricação de plásticos e resinas. Outras liberações desses compostos ocorrem em acidentes de transporte, problemas na purificação da água, acidentes com desinfetantes da água de piscinas e contratempos com produtos de limpeza doméstica (nas situações em que há liberação do cloro do hipoclorito, que se mistura com um ácido; a cloramina é um irritante relacionado liberado de combinações de amônia e hipoclorito). O gás cloro foi usado como arma química na I Guerra Mundial.

A exposição a aerossóis ácidos é generalizada em uma grande variedade de processos industriais. Os compostos mais importantes incluem os ácidos clorídrico, sulfúrico, crômico e fluorídrico. Os análogos do ácido anidro (p. ex., cloreto de hidrogênio) formam aerossóis ácidos rapidamente em condições atmosféricas normais e na presença de umidade.

As exposições à amônia resultam do vazamento do gás de refrigeração, na fabricação de plástico e no refino de petróleo. Níveis elevados de exposição ocorrem também durante o manuseio de amônia anidra nas aplicações de fertilizantes.

Outros gases irritantes importantes solúveis em água; porém, não são encontrados com muita frequência, incluem o diborano (fabricação de produtos microeletrônicos), bromo (síntese química, incluindo retardadores de chama, e no tratamento de água, incluindo banheiras residenciais), e isocianato de metila (fabricação de pesticidas; um irritante relacionado, o isocianato de metila, é um produto proveniente da decomposição do metame de sódio, um fumigante de pesticidas). O formaldeído, um gás na forma pura que também vaporiza facilmente a partir de soluções (formalina) ou de monômeros de gases residuais provenientes de polímeros (resinas de ureia-formaldeído), é um irritante encontrado nas indústrias de plásticos, tecidos e papel, assim como na fumaça e na poluição fotoquímica. A acroleína, estruturalmente relacionada ao formaldeído, embora seja um irritante mais potente, é um dos subprodutos de combustão mais importantes presentes na fumaça de incêndios.

B. Tóxicos insolúveis em água em suspensão no ar

A inalação de dióxido de nitrogênio ocorre por meio de exposição a soldas em arco elétrico com proteção a gás, exaustão de gás de motores a combustão, fabricação e uso de explosivos, fabricação de fertilizantes e corantes, reações do ácido nítrico com vários tipos de materiais e decomposição da forragem de silos (causa da "doença dos trabalhadores dos silos").

Sob o ponto de vista histórico, o fosgênio, assim como o cloro, foi importante como arma química na I Guerra Mundial. O fosgênio ainda pode ser encontrado nas situações em que determinados hidrocarbonetos clorados voláteis são expostos ao calor ou à luz ultravioleta, como nas soldagens em arco ou nas proximidades de metais contaminados por solventes (p. ex., metais desengordurados). Utiliza-se também o fosgênio na produção de alguns tipos de pesticidas e em outros processos químicos.

O ozônio vem se tornando cada vez mais importante como alternativa para o cloro nos processos de branqueamento da celulose utilizada na fabricação de papel, assim como nos processos de desinfecção de água. A exposição ao ozônio nas fábricas de papel da Suécia é um fator de risco para a incidência de asma.

Metabolismo e mecanismo de ação

Os irritantes produzem lesões teciduais por meio de mecanismos heterogêneos, como radicais livres ou rotas oxidantes. De maneira geral, não há substâncias que exijam ativação metabólica específica (p. ex., modificação na função mista da oxidase) para produzir efeitos tóxicos.

Achados clínicos

A. Sintomas e sinais

Exposições variando de baixas a moderadas aos *tóxicos solúveis em água* em suspensão no ar provocam irritação nas membranas mucosas, que se caracterizam por lacrimejamento, rinorreia e queimação na garganta e na face. Esses tóxicos possuem boas propriedades de alerta e permitem que as vítimas fujam dos locais de perigo. As exposições mais altas estão associadas a condições como rouquidão, tosse e irritação respiratória, podendo também provocar laringospasmo e lesões no trato respiratório inferior. As lesões no trato respiratório inferior variam de edema pulmonar a lesão grave, que se manifesta clinicamente como síndrome do desconforto respiratório agudo (SDRA). As lesões no trato respiratório inferior se tornam evidentes em poucas horas após a exposição.

Em geral, os *tóxicos insolúveis em água* em suspensão no ar poupam as membranas mucosas e o trato respiratório superior. Esses tóxicos possuem propriedades fracas de alerta, permitindo a ocorrência de exposição significativa antes da manifestação dos sintomas. Ao contrário do início imediato dos sintomas após a exposição a tóxicos solúveis em água, os sintomas poderão retardar por algumas horas depois da inalação de tóxicos insolúveis em água.

B. Achados laboratoriais

Após exposições sintomáticas significativas, a avaliação laboratorial deve incluir testes da função pulmonar, radiografias torácicas e oximetria.

Diagnóstico diferencial

Em geral, as histórias de exposição são suficientes para identificar a inalação de substâncias tóxicas irritantes como causa de comprometimentos respiratórios. No entanto, às vezes, é comum a presença de exposição ao dióxido de nitrogênio ou ao fosgênio como causa oculta da SDRA, sendo que a pneumonia e sepse são as principais etiologias alternativas. As lesões no trato respiratório inferior, sem sintomas precedentes de irritação nas membranas mucosas, são inconsistentes com exposições a substâncias irritantes solúveis em água, como, por exemplo, a amônia e o cloro.

Prevenção

Precauções nas operações de estocagem e transporte de gases irritantes são medidas preventivas muito importantes. Evitar a mistura de hipoclorito com outros produtos, em especial ácidos ou amônia contendo agentes de limpeza, é muito importante para a prevenção de acidentes com produtos de limpeza doméstica. A ventilação adequada de silos permite evitar a incidência de lesões pelo dióxido de nitrogênio no setor agrícola. As precauções contra exposições excessivas ao dióxido de nitrogênio também são críticas nas operações de soldagem sob proteção gasosa e alimentação contínua (volumes elevados) (p. ex., soldagem com gás inerte de tungstênio [soldagem TIG – *tungsten inert gas*]), principalmente em espaços confinados ou mal ventilados.

Tratamento

O tratamento de lesões irritantes é de suporte e inespecífico e inclui suplementação de oxigênio e terapia com broncodilatadores. Embora, na prática clínica, sejam usados, com certa frequência, no tratamento de lesões irritantes, os corticosteroides ainda não foram estudados em testes clínicos controlados. Não há nenhum papel comprovado do uso antibiótico profilático depois desse tipo de exposição.

Prognóstico

O índice de mortalidade pode ser elevado nos casos de exposições graves que produzem a síndrome do desconforto respiratório agudo, sendo que, na maioria dos casos, as lesões de menor gravidade desaparecem sem deixar sequelas. Todavia, a asma induzida por substâncias irritantes (incluindo a síndrome de disfunção reativa das vias respiratórias) ou, mais raramente, bronquiolite obliterante ou bronquietasia, pode ser consequência da inalação aguda de algum irritante.

FUMAÇA E OUTROS SUBPRODUTOS DA COMBUSTÃO

FUNDAMENTOS DO DIAGNÓSTICO

► Efeitos agudos
  • Irritação nas membranas mucosas e tosse.
  • Estridor e dispneia.
  • Edema pulmonar não cardiogênico.
  • Perda de consciência.

Considerações gerais

A fumaça é uma mistura complexa de gases e de materiais particulados (Tab. 33-1). Os componentes da fumaça dependem do material consumido, da temperatura de combustão e da quantidade de oxigênio. Os componentes relevantes mais importantes da fumaça incluem monóxido de carbono, cianeto de hidrogênio, gases irritantes e aerossóis, conforme discutido acima (principalmente

GASES E OUTROS PRODUTOS TÓXICOS EM SUSPENSÃO NO AR — CAPÍTULO 33

Tabela 33-1 Componentes comuns da fumaça de incêndios estruturais

Substância	Limites de exposição (ppm; exceto as observações)	
	OSHA-PEL	NIOSHI-REL
Monóxido de carbono	TWA 50	TWA 35; C 200
Acroleína	TWA 0,1	TWA 0,1; STEL 0,3
Formaldeído	TWA 0,75; STEL 2	TWA 0,016; C 01 (15 min)
Cloreto de hidrogênio	C 5	C 5
Cianeto de hidrogênio	TWA 10	STEL 4,7
Óxido nítrico	TWA 25	TWA 25
Dióxido de nitrogênio	C 5	STEL 1
Materiais particulados (respiráveis)	TWA 15 mg/m³ (total) TWA 5 mg/m³ (faixa respirável)	Sem especificação

C (*ceiling*) = teto; min = exposição por minuto; PEL (*permissible exposure limit*) = limite de exposição permissível; ppm = partes por milhão; REL (*recommended exposure limit*) = limite de exposição recomendado); STEL (*short-term exposure limit*) = limite de exposição no curto prazo; TWA (*time weighted average*) = tempo médio ponderado.

ocloreto de hidrogênio, formaldeído, óxido nítrico e acroleína), e partículas de carbono (i.e., fuligem). Da mesma forma, os subprodutos dos motores de combustão interna também são complexos e incluem diversos componentes principais, que variam de acordo com o tipo de motor e outros fatores ambientais, em especial, o enriquecimento do oxigênio utilizado no processo. A fumaça liberada pelo escape dos motores a diesel é especialmente digna de nota, tendo em vista as partículas finas que produzem e a relação com os efeitos adversos para a saúde associados ao diesel. O incenso é feito de madeira e de outras matérias vegetais e impregnado com fragrâncias que são fontes de aerossóis químicos aromáticos misturados com materiais particulados. A fumaça de cigarros baratos é outra fonte importante de subprodutos da combustão.

▶ Exposição ocupacional e ambiental

Os bombeiros (urbanos e florestais) formam o maior grupo de risco ocupacional no que diz respeito à inalação de fumaça. No mundo em desenvolvimento, atividades como cozinhar em casa ou aquecimento com materiais de biomassa são fontes abundantes de exposição ambiental à fumaça. As lareiras residenciais aquecidas com madeira são muito utilizadas nas nações industrializadas para aquecer o ambiente. As fontes de fumaça do escape dos motores a diesel incluem fontes móveis (p. ex., veículos motorizados), fontes estacionárias (p. ex., instalações para produção de óleo e gás, motores estacionários e estaleiros) e fontes estacionárias pontuais (p. ex., fábricas de produtos químicos e utilidades elétricas). O incenso é usado em todo o mundo para fins cerimoniais e representa uma fonte de exposição intencional à fumaça, sendo geralmente utilizado em espaços internos confinados.

▶ Metabolismo e mecanismo de ação

A fumaça produz toxicidade através da asfixia ("Monóxido de Carbono" e "Cianeto", anteriormente) ou efeitos irritantes. Além disso, os oxidantes relacionados à combustão podem causar metemoglobinemia (Cap. 18). Na maior parte das vezes, as lesões térmicas diretas não são fontes importantes de sequelas da inalação de fumaça, ao contrário do que costuma ocorrer com a inalação de vapor ou com a inalação de fogo pelos artistas de rua (conhecida por "pulmão dos comedores de fogo"), que podem ser causas importantes de lesões no trato respiratório. Os produtos da combustão de combustíveis de biomassa, como madeira, carvão e estrume animal, contribuem para o desenvolvimento de doenças pulmonares obstrutivas crônicas, enquanto os casos preexistentes de asma e de doença pulmonar obstrutiva crônica (DPOC) podem ser exacerbados em ambientes internos com altas concentrações da fumaça produzida pelos combustíveis de biomassa. Entretanto, ainda não foram definidos os mecanismos precisos de ação.

▶ Achados clínicos

A. Sintomas e sinais

As descobertas clínicas nas lesões por inalação de fumaça incluem características de lesões asfixiantes e irritantes. Escarro carbonáceo e evidências de narinas manchadas de fumaça (ou cabelo chamuscado) são achados específicos de inalação de fumaça.

B. Achados laboratoriais

A co-oximetria sanguínea permite determinar o nível de carboxi-hemoglobina (HbCO) e documentar o estado da oxigenação. Após exposições sintomáticas significativas, a avaliação laboratorial deve incluir também testes da função pulmonar e radiografias torácicas. A presença de acidose láctica profunda sugere exposição concomitante ao cianeto.

▶ Diagnóstico diferencial

Na maior parte das vezes, o foco das questões relacionadas ao diagnóstico diferencial, depois de exposições à fumaça, é identificar os tóxicos potenciais mais preocupantes, principalmente depois de incêndios químicos. Fumaça excessivamente acre sugere a presença de ácido clorídrico ou de outros aerossóis ácidos. Com frequência, a liberação desses ácidos ocorre durante a queima de cloreto de polivinila e de outros polímeros halogenados. Outros polímeros sintéticos ou naturais, variando de poliuretanos a lã, também são fontes de liberação de cianeto de hidrogênio através da combustão.

▶ Prevenção

O uso correto de equipamento de respiração autônoma é a medida preventiva principal no caso de bombeiros que combatem incêndios estruturais, incluindo durante a limpeza do rescaldo. Aparentemente, o uso de equipamentos de respiração é bastante eficaz para impedir o desenvolvimento de sintomas pulmonares, para reduzir a deterioração do volume expiratório forçado no primeiro segundo e para aumentar a responsividade das vias respiratórias causado pela inalação de fumaça. A limitação de exercícios pela tarde nos dias em que a qualidade do ar ambiente não for boa é uma das maneiras de restringir a exposição à poluição do ar proveniente das liberações das combustões (p. ex., incêndios florestais).

▶ Tratamento

O tratamento de inalação de fumaça inclui suplementação de oxigênio, terapia empírica com broncodilatadores e tratamento de suporte. Assim como ocorre com exposições a outras substâncias irritantes, o uso de corticosteroides é uma opção, embora esses medicamentos ainda não tenham sido estudados de forma controlada. Intubação traqueal e ventilação mecânica são alternativas que poderão ser usadas em caso de necessidade.

▶ Prognóstico

Fatores como deterioração da função pulmonar temporariamente e aumentos na reatividade inespecífica das vias respiratórias foram bem documentados em pessoas que haviam sido expostas à fumaça, incluindo bombeiros e espectadores. Em muitos Estados, os bombeiros recebem seguro contra acidentes do trabalho com base no pressuposto de incidência de câncer no pulmão por causa da exposição crônica à fumaça dos incêndios. Esse tipo de seguro se fundamenta em uma política social e não reflete uma associação epidemiológica bem definida. As exposições ambientais na comunidade depois de conflagrações podem resultar em uma preocupação generalizada em relação a possíveis efeitos crônicos. É possível prever sintomas respiratórios agudos, incluindo a agravação de condições preexistentes como asma e doença pulmonar obstrutiva crônica. Entretanto, não é possível prever sequelas de longo prazo na ausência de efeitos agudos claros. Exposições de alta intensidade a produtos tóxicos liberados pela combustão poderão resultar em efeitos crônicos na saúde respiratória de indivíduos previamente hígidos, incluindo a asma induzida pelas substâncias irritantes mais comuns. Há outras complicações respiratórias potencialmente relevantes para as pessoas que sobrevivem a hospitalizações que exigem tratamento intensivo de lesões causadas por inalação.

OUTROS TÓXICOS RESPIRATÓRIOS EM SUSPENSÃO NO AR

ARSINA

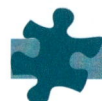

FUNDAMENTOS DO DIAGNÓSTICO

- Efeitos agudos
  - Indisposição e fraqueza.
  - Desconforto gastrintestinal e dispneia.
  - Hemólise.
  - Hemoglobinúria e hematúria.
- Efeitos crônicos
  - Danos renais.

▶ Considerações gerais

Anemia hemolítica é o achado clínico mais consistente. Outros achados incluem disfunção sistêmica de múltiplos órgãos. O gás de arsina é incolor, não irritante e, em altas concentrações, possui um leve odor de alho.

▶ Exposição ocupacional e ambiental

O gás de arsina pode ser produzido *de novo* no refino de metais e em outros processos que utilizam o trabalho com metais nas situações em que o arsênio reage com um ácido em ambiente adequado. Com frequência, o gás de arsina armazenado sob pressão em grandes quantidades é muito utilizado como dopante na indústria microeletrônica. Além do risco ocupacional potencial, isso se apresenta como um risco ambiental para as comunidades adjacentes. Determinados tipos de fungos podem gerar arsina em esgotos.

▶ Metabolismo e mecanismo de ação

A arsina é tóxica para os eritrócitos e produz hemólise. A ocorrência de danos em outros tecidos é consequência de lesões secundárias da hemólise (p. ex., deposição renal de hemoglobina) ou de efeitos tóxicos diretos. O metabolismo do grupo heme, conforme já observado, possivelmente seja uma fonte de monóxido de carbono, que poderá elevar os níveis de carboxi-hemoglobina.

▶ Achados clínicos

A. Sintomas e sinais

Os sinais e sintomas de toxicidade pela arsina refletem a presença de hemólise com todas suas sequelas e de outras manifestações tóxicas sistêmicas. Essa situação se caracteriza pela tríade dor abdominal, hematúria e icterícia. Os achados clínicos incluem também indisposição, cefaleia, insuficiência renal, edema cerebral, hemorragia intracerebral, dispneia, colapso cardiovascular e morte.

B. Achados laboratoriais

Os achados laboratoriais se relacionam à hemólise intravascular. A hemólise poderá persistir por até 4 dias após a eliminação da exposição. Os níveis sanguíneos de arsênio possivelmente sejam elevados, embora seja pouco provável que os resultados do teste sejam disponibilizados em tempo hábil para facilitar o diagnóstico precoce. O nível de hemoglobina livre ajuda a orientar o tratamento; as transfusões foram recomendadas para níveis de hemoglobina livre superiores a 1,2 a 1,5 g/dL.

▶ Diagnóstico diferencial

O diagnóstico diferencial principal inclui a hemólise como consequência de outras causas. Embora as exposições a oxidantes químicos também possam causar hemólise, esse fato deve ocorrer no contexto de metemoglobinemia significativa, que não é o caso nos envenenamentos por arsina. A exposição à estibina (hidreto de antimônio) também produz hemólise maciça, embora raramente seja encontrada nos contextos industrial ou ambiental.

▶ Prevenção

Medidas rigorosas de controle e procedimentos de *backup* devem estar à disposição sempre que se utilizar o gás de arsina. Essas medidas preventivas incluem o planejamento de incidentes com materiais perigosos (HAZMAT – *HAZardous MATerials*) que sejam relevantes para proteção da comunidade.

▶ Tratamento

Não existe nenhum antídoto específico contra envenenamento por arsina. O tratamento consiste em medidas de suporte das funções vascular, renal, hematológica e respiratória. O tratamento de hemólise maciça causada pela arsina exige transfusões sanguíneas. Possivelmente, a alcalinização diminua a precipitação de hemoglobina nos rins. Os casos de insuficiência renal podem exigir diálise provisória.

▶ Prognóstico

Exposições graves à arsina colocam em risco a vida das pessoas. É possível evitar a ocorrência de fatalidades nas situações em que recursos como tratamento agudo de suporte e transfusão estiverem disponíveis.

FOSFINA

FUNDAMENTOS DO DIAGNÓSTICO

▶ Efeitos agudos
- Desconforto respiratório.
- Cefaleia e tontura.
- Desconforto gastrintestinal.
- Coma.

▶ Considerações gerais

A fosfina é uma substância tóxica sistêmica de alta potência. Trata-se de uma substância incolor com forte odor que se assemelha ao odor de "alho" ou de "peixe".

▶ Exposição ocupacional e ambiental

Da mesma forma que a arsina, o gás de fosfina é utilizado na indústria microeletrônica. A fosfina também é gerada a partir da hidrólise do fosfeto de alumínio e do fosfeto de zinco (que ocorre espontaneamente após contato com a umidade do ar ou por ingestão), sendo que ambas as substâncias são utilizadas como raticidas e inseticidas, principalmente no setor agrícola e na erradicação de pestes domésticas. Os relatos indicam a exposição ao gás de fosfina no contexto da síntese ilegal de metanfetaminas. A exposição à fosfina em suspensão ocorre também entre veterinários que tratam animais de estimação que tenham ingerido raticidas contendo fosfina.

▶ Metabolismo e mecanismo de ação

Após a inalação, a fosfina reage com a umidade e forma o ácido fosfórico, que é uma substância irritante. Os mecanismos tóxicos sistêmicos da fosfina ainda não são totalmente compreendidos. Ela afeta inúmeros órgãos, como os sistemas nervoso central, cardíaco, respiratório, hepático e renal.

▶ Achados clínicos

A. Sintomas e sinais

A disfunção múltipla de órgãos é possível de ser prevista logo após a exposição à fosfina, sendo que a morbidade pulmonar, cardiovascular e SNC é mais proeminente. A toxicidade pulmonar possivelmente seja a manifestação principal em níveis mais baixos de exposição, sendo marcada pela presença de dispneia, tosse, dor no peito e edema pulmonar de início retardado nas primeiras horas pós-exposição.

B. Achados laboratoriais

Não há achados laboratoriais específicos sobre o envenenamento por fosfina. Não é comum fazer o acompanhamento rotineiro dos níveis de fósforo no tratamento de intoxicação pela fosfina.

▶ Diagnóstico diferencial

A falta de histórias de exposição dificulta a identificação da fosfina como causa de lesões multissistêmicas agudas induzidas por esta substância tóxica. A exposição a silos e vagões ferroviários que tenham sido fumigados eleva o nível de suspeita de exposição à fosfina.

▶ Prevenção

Ventilação adequada após o uso e outras restrições adequadas à reentrada evitam exposição excessiva em ambientes agrícolas. Na indústria, é imprescindível intensificar os controles de engenharia aplicáveis. Os profissionais das áreas médica e veterinária devem tomar precauções no manuseio de animais contaminados ou no manejo de humanos nos casos em que a exposição causada pela ingestão de pesticidas contendo fosfina fizer parte do diagnóstico diferencial.

▶ Tratamento

Não existe tratamento específico para toxicidade pela fosfina a não ser os cuidados gerais de suporte. A identificação do potencial para início retardado de edema pulmonar é muito importante. Recomenda-se a hemodiálise somente nos casos em que houver desenvolvimento de insuficiência renal. A eficácia das transfusões de sangue é questionável. Ainda não se chegou a definir o valor da administração de esteroides em pacientes expostos à fosfina que desenvolvem edema pulmonar agudo.

▶ Prognóstico

As sequelas potenciais relacionadas a lesões pulmonares agudas são um possível problema. Não há dados disponíveis sobre outros efeitos crônicos do envenenamento pela fosfina.

BROMETO DE METILA

FUNDAMENTOS DO DIAGNÓSTICO

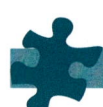

- Efeitos agudos
  - Dispneia e desconforto respiratório.
  - Convulsões.
  - Coma.
- Efeitos crônicos
  - Genotoxicidade.

Considerações gerais

O brometo de metila é um fumigante muito utilizado no setor agrícola. Entretanto, a restrição ao uso desse composto cresceu muito por causa das propriedades de depleção da camada de ozônio (ainda não foi definida a toxicidade dessa substância em humanos). No passado, também foi muito utilizado no controle estrutural de pestes no ambiente urbano. O brometo de metila – que é mais pesado que o ar – é um gás na temperatura ambiente, porém, condensa-se em temperaturas mais frias (< 3,3°C).

Exposição ocupacional e ambiental

As pessoas que trabalham na aplicação de pesticidas formam os principais grupos de risco ocupacional. A exposição ambiental acidental ocorre após a aplicação incorreta ou depois do retorno inapropriado às áreas tratadas com brometo de metila. Esse composto químico se dissipa rapidamente no ar atmosférico, de modo que é mais perigoso no local de fumigação, ou próximo a ele, ou a uma determinada distância se for transportado inadvertidamente em conexões fechadas como os encanamentos.

Metabolismo e mecanismo de ação

O brometo de metila possui várias ações tóxicas, incluindo alquilação e inibição enzimática. Em humanos, os dois principais efeitos desse tipo de substância em órgãos-alvos são os seguintes: lesão pulmonar aguda e toxicidade no SNC.

Achados clínicos

A. Sintomas e sinais

Dispneia e edema pulmonar podem coincidir com comprometimento neurológico marcado por distúrbios visuais, tremor, alteração do estado mental e convulsões. O estado epiléptico poderá ocorrer em casos graves.

B. Achados laboratoriais

Mesmo que o nível sérico do brometo de metila seja elevado, a correlação do nível real com os sintomas é muito baixa. Em alguns ensaios, o nível sérico de cloreto pode ser falsamente elevado por causa da presença de bromina.

Diagnóstico diferencial

As histórias de exposições são muito relevantes. A combinação de neurotoxicidade e lesão pulmonar é uma miríade incomum de sintomas que sugerem inalação de brometo de metila.

Prevenção

O brometo de metila possui poucas propriedades de alerta. Por essa razão, a cloropicrina, um irritante das membranas mucosas mesmo em baixas concentrações, geralmente é adicionada aos fumigantes. A eliminação progressiva do uso do brometo de metila pode ser uma medida preventiva definitiva. Infelizmente, o iodeto de metila, um fumigante químico ainda mais tóxico e que não afeta a camada de ozônio, foi promovido como substituto potencial.

Tratamento

O tratamento não é específico. Em geral, o controle do estado epiléptico é o foco principal. O dimercaprol e a acetilcisteína foram os medicamentos sugeridos como antídotos com base no mecanismo postulado da toxicidade pelo brometo de metila. No entanto, não há estudos adequados que comprovem a eficácia dessas terapias. Consequentemente, esses medicamentos não podem ser recomendados para tratamentos de rotina.

Prognóstico

Existe grande documentação a respeito do comprometimento neurológico que se resolve muito lentamente ou que seja persistente após intoxicações pelo brometo de metila.

AGENTES PARA CONTROLE MILITAR E DE TUMULTOS E TÓXICOS SELECIONADOS EM SUSPENSÃO NO AR COM USO POTENCIAL EM AÇÕES TERRORISTAS

FUNDAMENTOS DO DIAGNÓSTICO

- Efeitos agudos de substâncias irritantes no controle de multidões
  - Lacrimejamento.
  - Irritação nas membranas mucosas.
  - Dispneia.
- Efeitos agudos de substâncias incapacitantes selecionadas
  - Opioides, benzodiazepínicos, anestésicos gerais.
    - Estupor.
    - Sedação.
    - Depressão respiratória.

GASES E OUTROS PRODUTOS TÓXICOS EM SUSPENSÃO NO AR — CAPÍTULO 33

- Anticolinérgicos.
   - Alteração na consciência.
   - Convulsões.
   - Boca seca.
   - Constipação.

▶ Considerações gerais

Na atualidade, os gases lacrimogênios são aerossóis com boa dispersão. Outro agente para uso militar, a "bomba de fumaça", libera aerossol de cloreto de zinco. Em outubro de 2002, os militares russos usaram um agente incapacitante ou uma mistura de agentes incapacitantes antes de um cerco a um teatro de Moscou onde terroristas chechenos mantinham 800 reféns. Pressupõe-se que o carfentanil, um derivado do opioide fentanil, e o halotano, um gás anestésico geral, tenham sido os incapacitantes usados naquela operação. O 3-quinuclidinil benzilato (QNB) é um agente anticolinérgico que se transformou em arma química e cujo espectro de efeitos inclui alucinações paranoicas e outras respostas críticas para a toxicidade anticolinérgica (Cap. 37).

▶ Exposição ocupacional e ambiental

Sob o ponto de vista ocupacional, os militares e policiais se expõem por meio de liberações acidentais, em exercícios de treinamento e no campo. Nesse último contexto, possivelmente a exposição "ambiental" seja generalizada.

▶ Achados clínicos

A. Sintomas e sinais

Os gases lacrimogênios, principalmente a cloroacetofenona (CN, Mace) e a ortoclorobenzilidenemalononitrila (CS), são lacrimejantes e irritantes das membranas mucosas. Embora não seja comum, exposições graves possivelmente resultem em lesões no trato respiratório inferior. A capsaicina, conhecida como *spray* de "pimenta", é um lacrimejante para proteção pessoal, autodefesa e controle de tumultos. O *spray* de "pimenta" provoca irritação grave nos olhos, incluindo cegueira temporária. Essa substância química possui também efeitos irritantes no trato respiratório e produz tosse e dispneia. Dependendo do nível de exposição, a cegueira temporária poderá durar de 15 a 30 minutos, a sensação de queimação na pele poderá durar até uma hora, e tosse intensa com dispneia poderá persistir entre 3 a 15 minutos. O cloreto de zinco, principal componente das bombas de fumaça, é um irritante respiratório grave. Os agentes incapacitantes não irritantes criam um espectro de efeitos, dos quais o mais importante é a alteração no estado mental.

B. Achados laboratoriais

Não há achados laboratoriais específicos.

▶ Diagnóstico diferencial

Os lacrimogêneos (p. ex., CS e CN) podem ser antecipados por apresentarem efeitos semelhantes. O envolvimento de outros órgãos ou a toxicidade sistêmica indica que, possivelmente, existam outras exposições químicas. A capsaicina pode desencadear laringospasmo severo e, principalmente em pessoas com asma, broncoconstrição com risco de vida. Outros agentes utilizados na guerra química, em especial os "gases asfixiantes", têm apresentações totalmente diferentes, com enfermidades sistêmicas marcadas por inibição grave da colinesterase. Os efeitos dos inibidores da colinesterase ocorrem no contexto químico agrícola (Cap. 34). A presença de desconforto respiratório grave após a fumaça liberada nos exercícios militares ou depois de outras liberações "planejadas" sugere toxicidade pelo cloreto de zinco. Essa forma de exposição pela inalação de zinco não deve ser confundida com a febre dos fumos causada pelo óxido de zinco (Cap. 31). A mostarda de enxofre, vulgarmente conhecida como gás mostarda, é um aerossol vesicante utilizado na guerra química que produz lesões bolhosas na pele e depressão na medula óssea, além de lesões respiratórias. Os incapacitantes opioides induzem insuficiência respiratória, enquanto os incapacitantes anticolinérgicos podem causar sintomas sistêmicos, como alteração no estado mental, hipertensão, boca seca, constipação e convulsões.

▶ Prevenção

A exposição a qualquer um desses agentes em espaços confinados deve ser evitada porque, provavelmente, estejam associados a resultados adversos. "Espaço confinado" significa espaços cujos projetos preveem aberturas limitadas para entrada e saída de ar, ventilação natural desfavorável que contenham ou produzam contaminantes perigosos do ar e que não se destinam a ocupação contínua pelos empregados. Os espaços confinados incluem, mas não se limitam, a tanques de estocagem, compartimentos de navios, tanques de processamento, poços, silos, galerias, tanques de reação, caldeiras, dutos de ventilação e exaustão, redes de esgotos, túneis, caixas de inspeção e tubulações. Exposições sustentadas de alta intensidade ocorrem em espaços confinados e produzem danos significativos.

▶ Tratamento

Não há tratamentos específicos contra a ação de gases irritantes ou outras substâncias lacrimogêneas. Após a remoção das vítimas dos locais de exposição, o tratamento é de suporte. A fisostigmina é uma opção como antídoto de incapacitantes anticolinérgicos. O flumazenil e a naloxona são antídotos para os benzodiazepínicos e opioides respectivamente. Sempre que houver suspeita de alguma enfermidade séria associada aos agentes mencionados acima, é necessário consultar um Centro de Informações Toxicológicas para orientações em relação ao tratamento e como uma oportunidade para notificar as autoridades de saúde pública.

▶ Prognóstico

De maneira geral, não se observa nenhum efeito crônico residual para a saúde causado pelos gases lacrimogêneos, embora existam relatos de casos de asma induzida por irritantes. A inalação de bombas de fumaça poderá gerar sequelas de lesão pulmonar aguda. A ação letal de muitos agentes utilizados na guerra química é muito rápida.

ABUSO DE INALANTES (INALANTES "RECREATIVOS")

FUNDAMENTOS DO DIAGNÓSTICO

▶ Efeitos agudos
- Efeitos semelhantes à intoxicação pelo álcool.
- Excitação.
- Euforia.
- Sonolência.
- Tonturas.
- Agitação.
- Fala arrastada.
- Inconsciência.

▶ Efeitos crônicos
- Perda de peso.
- Desatenção.
- Depressão.
- Alteração cognitiva.
- Anormalidades motoras.
- Toxicidade hepática.

▶ Considerações gerais

Produtos comuns de uso doméstico que contenham solventes voláteis, propulsores, gases, nitritos e aerossóis estão sujeitos a abuso com a finalidade de induzir efeitos psicoativos. Esses produtos incluem colas, removedores de esmalte de unhas, fluidos para isqueiro, tintas *spray*, desodorantes, *sprays* para cabelos, cremes enlatados e líquidos para limpeza. Os inalantes específicos incluem o nitrito de amila ("viciados"), nitrito de butila (encontrado nos produtos usados na limpeza de cabeçotes e vídeos), butano (encontrado no fluido para isqueiros), cloreto de metileno (encontrado em diluentes), óxido nitroso ("gás hilariante" ou "gás do riso"), n-hexano (encontrado nas colas) e tolueno (encontrado nos fluidos corretivos e nas colas). Os inalantes podem ser cheirados em recipientes, pulverizados na boca como aerossóis, introduzidos em sacos como um vapor ou aerossol para possibilitar a inalação ou inalados em pedaços de pano de imersão.

▶ Exposição ocupacional e ambiental

O uso recreativo de inalantes se refere à exposição inalatória intencional a produtos químicos para produzir os efeitos psicoativos e físicos desejados e, por outro lado, tem consequências adversas agudas e crônicas para a saúde. O abuso de produtos de consumo normal pode ser encarado como uma forma de exposição tóxica ambiental, principalmente entre adultos jovens, adolescentes e crianças. Pode também ser considerado como distúrbio do abuso de substâncias. Estima-se que aproximadamente 12 milhões de norte-americanos tenham abusado de inalantes pelo menos uma vez na vida. De acordo com National Institute on Drug Abuse, 20% dos alunos da oitava série já usaram inalantes recreativos. Cabelereiros, pessoas que trabalham no acabamento de madeira e anestesiologistas são profissões que apresentam um alto risco de exposição não intencional a alguns dos mesmos inalantes com potencial de abuso.

▶ Metabolismo e mecanismo de ação

Os produtos químicos inalados são absorvidos rapidamente pelo trato respiratório, penetram na corrente sanguínea e são liberados imediatamente para o cérebro e outros sistemas de órgãos. Os efeitos semelhantes à intoxicação pelo álcool são produzidos dentro de alguns segundos ou minutos. A intoxicação pode durar apenas alguns minutos, resultando na repetição de exposições intencionais.

▶ Achados clínicos

A. Sintomas e sinais

Os inalantes recreativos produzem um espectro de efeitos agudos como euforia, tontura, fala arrastada, alucinação, cefaleia, *delirium* e perda de consciência. Uma única sessão de abuso de inalantes poderá causar arritmia cardíaca letal, sequela que se denomina *morte súbita por inalação*. Esse tipo de sequela pode estar relacionado à substância primária inalada ou aos propulsores carreadores, principalmente se forem hidrocarbonetos halogenados, que poderão sensibilizar o miocárdio para arritmia relacionada às catecolaminas. Os efeitos de longo prazo na saúde produzidos pelo uso compulsivo incluem neurotoxicidades, como as anormalidades cognitivas, e distúrbios de movimento, assim como lesões no coração, no fígado, na medula óssea e nos rins.

B. Achados laboratoriais

Existem poucos achados laboratoriais específicos. Há relatos de anemia macrolítica em casos de abuso crônico de óxido nitroso. Os nitratos e os oxidantes induzem metemoglobinemia. As análises forenses conseguem detectar a presença de solventes nos casos de mortalidade aguda e de níveis de exposição muito elevados. Embora vários metabólitos de solventes possam ser detectados na urina e sirvam de base para o monitoramento biológico nas exposições industriais, geralmente não são relevantes para o tratamento clínico (mas podem ser importantes em termos forenses). As descobertas patológicas na exposição crônica aos solventes incluem atrofia cerebral (i.e., tolueno), desmielinização nervosa (i.e., n-hexano) e cirrose (i.e., solventes clorados hepatotóxicos).

▶ Diagnóstico diferencial

Em geral, as histórias de exposição são suficientes para obter o diagnóstico de uso recreativo agudo de inalantes. Espectros de drogas recreativas com efeitos psicoativos podem produzir euforia e outros efeitos neurológicos semelhantes aos efeitos produzidos por abuso de inalantes. Não é possível fazer distinção entre a apresentação clínica de morte súbita por inalação e morte cardíaca súbita, como consequência de doença cardíaca congênita ou adquirida, a não ser que seja feita uma necropsia (que inclua testes forenses). O uso recreativo crônico de inalantes (principalmente os solventes) produz síndromes clínicas e patológico-neurológicas que são difíceis de distinguir de esclerose múltipla e cirrose causada pelo álcool.

▶ Prevenção e tratamento

As estratégias gerais usadas para prevenir e tratar casos de abuso de substâncias são relevantes para os problemas de saúde pública relacionados ao abuso recreativo de inalantes.

▶ Prognóstico

Intensidade, duração e frequência da exposição e, possivelmente, fatores relacionados ao hospedeiro são determinantes importantes do prognóstico. Doenças crônicas neurológicas, cardíacas e hepáticas são consequências do abuso de longo prazo.

REFERÊNCIAS

Hampson NB: Practice recommendations in the diagnosis, management, and prevention of carbon monoxide poisoning. Am J Respir Crit Care Med 2012;186:1095 [PMID: 23087025].

Jacquin L: Short-term spirometric changes in wildland firefighters. Am J Ind Med 2011;54:819 [PMID: 22006591].

Lawson-Smith P: Cyanide intoxication as part of smoke inhalation–a review on diagnosis and treatment from the emergency perspective. Scand J Trauma Resusc Emerg Med 2011;19:14 [PMID: 21371322].

National Institute on Drug Abuse Research Inhalants. Available at: http://www.drugabuse.gov/drugs-abuse/inhalants.

Toon MH: Management of acute smoke inhalation injury. Crit Care Resusc 2010;12:53 [PMID: 20196715].

US Center for Disease Control and Prevention. Confined spaces. Available at: http://www.cdc.gov/niosh/topics/confinedspace/.

US Center for Disease Control and Prevention. Current Intelligence Bulletin 32: Arsine (Arsenic Hydride) Poisoning in the Workplace. Available at: http://www.cdc.gov/niosh/docs/1970/79142_32.html.

US Center for Disease Control and Prevention. Phosphine: Lung Damaging Agent. Available at: http://www.cdc.gov/niosh/ershdb/EmergencyResponseCard_29750035.html.

US Environmental Protection Agency. Methyl Bromide Questions & Answers. Available at: http://www.epa.gov/ozone/mbr/qa.html.

■ QUESTÕES PARA AUTOAVALIAÇÃO

Selecione a resposta correta para cada questão:

Questão 1: Exposições de alta intensidade a gases tóxicos e outros tóxicos em suspensão no ar:
a. podem resultar em achados clínicos dentro de alguns segundos, minutos ou horas
b. afetam apenas um pequeno número de indivíduos expostos
c. manifestam somente efeitos adversos menos importantes
d. não produzem sequelas em longo prazo

Questão 2: Os asfixiantes simples:
a. são riscos para a saúde somente quando forem encontrados em espaços confinados
b. causam menos preocupação quando forem mais pesados que o ar
c. não causam nenhuma preocupação quando forem encontrados em áreas semifechadas
d. incluem o gás metano, argônio, dióxido de carbono e nitrogênio

Questão 3: O gás metano:
a. é mais pesado que o ar
b. não é explosivo
c. é liberado na presença da decomposição de materiais orgânicos
d. não é encontrado em minas de carvão

Questão 4: O dióxido de carbono:
a. é mais leve que o ar
b. não é um estimulante respiratório agudo direto em concentrações intermediárias
c. não é letal em qualquer concentração
d. é um depressivo potente do SNC em concentrações elevadas

Questão 5: O monóxido de carbono:
a. compete com o oxigênio para ligar-se à hemoglobina
b. aumenta a capacidade de transporte de oxigênio do sangue
c. não é tóxico para a hemoglobina fetal
d. não é tratável nos casos de lesão cerebral

Questão 6: O cianeto de hidrogênio:
a. é encontrado em operações de revestimento metálico
b. é absorvido lentamente através da inalação e de exposições cutâneas
c. é reconhecido por todos os trabalhadores como tendo um odor de "amêndoa amarga"
d. é liberado a partir de soluções de sais de cianeto se o pH aumentar para a faixa alcalina

Questão 7: O sulfeto de hidrogênio:
a. produz toxicidade pelo bloqueio da utilização do oxigênio por meio da rota da citocromo-oxidase
b. possui boas propriedades de alerta através do odor
c. não provoca irritação nas membranas mucosas e no trato respiratório
d. não está associado a ardência nos olhos, cefaleia, tontura, náuseas e vômito

Questão 8: A inalação de fumaça:
a. somente produz toxicidade através de efeitos irritantes
b. resulta em lesão térmica direta
c. não causa metemoglobinemia
d. produz achados clínicos de lesão asfixiante e irritante

Questão 9: Gás de arsina:
a. é usado como dopante na indústria microeletrônica
b. pode apresentar a tríade característica de dor abdominal, hematúria e tosse no caso de exposição
c. pode causar cefaleia, insuficiência renal e apresentar manchas púrpuras na urina e nas fezes
d. não tem nenhum benefício com transfusões de sangue no caso de exposição com hemólise maciça

Questão 10: O gás de fosfina:
a. não é usado na agricultura
b. é gerado a partir da hidrólise do fosfeto de alumínio e do cloreto de sódio
c. não está associado a dor torácica
d. possui toxicidade marcada por edema pulmonar de início retardado

Pesticidas

34

Michael A. O'Malley, MD, MPH

Os pesticidas são produtos químicos, agentes biológicos e físicos, cuja finalidade é controlar uma diversidade de pragas. Atualmente, nos Estados Unidos, os pesticidas registrados incluem 1.023 ingredientes ativos que participam da formulação de 13.400 produtos individualizados, os quais incluem adjuvantes e compostos antimicrobianos. A lista de agentes é extensa e, para compreendê-la, é necessário agrupá-los de acordo com a o tipo de praga-alvo ou usar categorias e, subsequentemente, subdividi-las de acordo com a respectiva estrutura química (Tab. 34-1). Nos Estados Unidos, o uso de pesticidas é de aproximadamente 950 milhões de quilogramas por ano e estima-se que, em todo o mundo, o consumo atinja cerca de 4.490 milhões de quilogramas. Essas estimativas não incluem os agentes antimicrobianos, que correspondem a cerca da metade do consumo de pesticidas, o que eleva o consumo norte-americano para mais de 1.720 milhão de quilogramas em termos anuais.

REGULAMENTAÇÃO

Nos Estados Unidos, a Environmental Protection Agency (EPA) regulamenta os registros, as vendas e as condições de uso de todos os pesticidas e, além disso, é responsável pela proteção dos trabalhadores rurais que se expõem a esse tipo de composto químico. Antes da aprovação do Federal Insecticide, Fungicide, and Rodenticide Act (FIFRA), em 1970, havia poucas normas e testes de pesticidas nos Estados Unidos. A partir de então, a EPA passou a acompanhar com mais cautela os registros de venda e uso de pesticidas. Os dados exigidos pela EPA para registro de um pesticida incluem a química do produto, o destino ambiental, a toxicologia aguda e crônica e os estudos dos riscos em relação aos organismos não visados (Quadro. 34-1).

Exigências de rotulagem

Logo após a aprovação de um determinado pesticida, o uso deve ser especificado como geral ou restrito (aplicado apenas mediante autorização a um operador licenciado para o controle de pragas) e, além disso, o produto deve ser registrado na EPA, que atribui a ele um número de registro. A EPA especifica também as instruções de uso, assim como as informações de primeiros socorros que devem constar no rótulo do produto. As informações sobre os riscos dependem da categoria de toxicidade aguda atribuída a cada produto (Tab. 34-2). Medidas adicionais de segurança, como reentrada no campo após a aplicação, também devem ser detalhadas nos rótulos dos produtos.

Norma de proteção aos trabalhadores

Embora os rótulos forneçam as informações e as bases utilizadas pela EPA para regulamentar o uso de pesticidas, as normas aplicáveis impõem algumas medidas adicionais de segurança. Por exemplo, a Worker Protection Standard (WPS) contém várias exigências detalhadas: (1) proibição de aplicações que exponham os trabalhadores no local de aplicação ou que impliquem na exposição de indivíduos sem proteção fora dos locais de aplicação; (2) intervalos restritos de reentrada nos campos após a aplicação; (3) equipamentos de proteção pessoal; (4) notificação aos trabalhadores sobre as áreas tratadas; (5) suprimento adequado de água, sabão e toalhas para lavagem e descontaminação emergencial; (6) providências para garantir assistência emergencial; (7) treinamento em segurança para os aplicadores de pesticidas e outras pessoas envolvidas nas operações de manuseio; e (8) acesso aos rótulos dos pesticidas e às informações sobre a aplicação. A responsabilidade para assegurar o cumprimento das exigências da EPA é dos órgãos estaduais que regulamentam o uso de pesticidas, geralmente, o departamento de agricultura de cada estado.

Outros órgãos reguladores federais e estaduais

A Occupational Safety and Health Administration (OSHA) é o órgão responsável pela proteção dos indivíduos que trabalham nas áreas de fabricação e de formulação. Além disso, a OSHA investiga periodicamente a ocorrência de condições perigosas atípicas na indústria. A OSHA também é responsável pelas normas aplicáveis à área sanitária, a enfermidades associadas à exposição ao calor e à comunicação de riscos.

O National Institute for Occupational Safety and Health (NIOSH) elabora documentos sobre os critérios para adoção de

Tabela 34-1 Categorias, ingredientes e estrutura química dos pesticidas

Categoria com base no uso	# de ingredientes ativos	Categorias estruturais
Adjuvante	223	Modificadores inorgânicos da água, polímero orgânico, ácidos graxos, derivados do metileno bismorfolina, polisiloxano, proteínas, polímero acrilamida.
Repelentes de animais	15	Extratos de óleos vegetais, isotiocianatos, mercaptanos, derivados da amônia, grânulos urinários de coiotes e raposas, cetonas, piperidina, proteínas de ovos.
Antimicrobiano	179	Álcool, compostos de isotiazolinona, sais de tiocarbamato, fenóis, amônia quaternária, aldeídos, ácido carboxílico, cloro, liberadores de cloro, preparações biológicas, sais de cálcio, epóxidos, compostos de cobre, iodos, compostos de hidantoína, peróxidos, compostos de prata, sais de brometo, silicatos, derivados da morfolina, compostos da organotina, agentes quelantes, bacteriófagos.
Avicida	3	Pirimidinol, clorotoluidina, aminopiridina.
Repelente de pássaros	1	Antranilato.
Fumigante	11	Halonitrometano, hidrocarbonetos halogenados de baixo peso molecular, fosfina, liberadores de fosfina, liberadores de MITC.
Fungicida	132	Carbamato, compostos da ftalimida, tiocarbamato, agentes biológicos.
Herbicida	157	Tiazinas, tiocarbamatos, bipiridílicos, ácidos piridinecarboxílicos, acetanilidas, amidas, sais de amônia, compostos de ureia, tiocarbamatos, compostos de arsênio, sulfonamida, agentes biológicos, boro, compostos fenoxílicos, ciclohexanodionas, dimetoxipirimidinas, dinitroanilinas, imidazolinonas.
Proteção de colmeias	1	Ácido graxo potássico.
Ingredientes inertes	1	Pó, materiais orgânicos, solventes orgânicos.
Isca para insetos	7	Açúcares, eugenol, ácido graxo, pirrol, amônia quaternária, álcool graxo.
Regulador do crescimento de insetos	7	Análogos do metopreno.
Feromônio de insetos	5	Ésteres de ácidos graxos.
Repelente de insetos	28	Derivados da toluamida, óleos biológicos.
Inseticida	197	Organofosfato, carbamatos, piretrinas/piretroides, agentes biológicos, piretroides.
Inseticida, fungicida	1	Fenil acroleína, borato.
Inseticida, acaricida, fungicida	1	Agentes biológicos.
Moluscicidas	3	Aldeídos.
Nematicida	5	Agentes biológicos, fosfonotionato.
Piscicida	1	Rotenona.
Regulador do crescimento de plantas	30	Triazol, acetamida, alquilamônio, vinilglicina, ácidos graxos, derivados do fluoreno, derivados do furano, hexadiona, hidrazida, derivados do indol, cianamida inorgânica, fenilamina, ácido fosfônico, piperidínio, pirimidina, compostos orgânicos insaturados de baixo peso molecular, derivados do naftaleno.
Raticida	13	Derivado da varfarina, sais de fosfeto, alcaloide biológico, sal de cianeto, derivado da vitamina D.
Sinergista	1	Dicarboximida.
Controle de vertebrados	1	Sais inorgânicos de nitrato.

Quadro 34-1 Requisitos de dados da EPA para registro de agrotóxicos

Categoria de teste	Detalhes
Química do produto	Composição da produção, características físico-químicas, química residual.
Destino ambiental	Estudos de degradação (estudos de hidrólise/fotólise); estudos de metabolismo; estudos de mobilidade (lixiviação, adsorção/dessorção e volatilidade dos pesticidas); estudos de dissipação (utilizados para avaliar os riscos ambientais potenciais relacionados à reentrada, estudos de dissipação foliar residual exigidos condicionalmente; riscos de resíduos na rotação de culturas e outras fontes alimentares, perda de terra e recursos hídricos superficiais e subterrâneos); estudos de acumulação (para avaliar as tendências de acumulação biológica em ecossistemas).
Riscos para humanos e animais domésticos	**Estudos agudos:** LD50 oral: camundongos LD dérmico: usualmente coelhos; inalação de LC: camundongos Principalmente irritação nos olhos: coelhos Irritação dérmica primária: coelhos Sensibilização dérmica Neurotoxicidade aguda tardia: organofosforados Estudos subcrônicos: são exigidos de acordo com a natureza da exposição Alimentação por 90 dias: roedores, não roedores dérmicos por 21 dias, dérmicos por 90 dias Inalação por 90 dias: camundongos Neurotoxicidade de 90 dias em camundongos: se os estudos agudos forem positivos. **Estudos crônicos:** exigidos para pesticidas com resíduos alimentares permissíveis (tolerâncias), ou exposição "significativa" dos trabalhadores. Alimentação crônica: duas espécies, roedores e não roedores Carcinogenicidade: duas espécies, as preferidas são ratos e camundongos Teratogenicidade: duas espécies Reprodução: duas gerações Estudos de mutagenicidade: uma bateria incluindo: • Mutações genéticas • Aberrações cromossômicas estruturais • Outros efeitos genotóxicos, se aplicáveis Estudos metabólicos (farmacocinética)
Risco para organismos não visados	Estudos de curto prazo Estudos de campo e de longo prazo Testes em aves e mamíferos Testes em organismos aquáticos Proteção vegetal Insetos não visados

LC_{50} = concentração letal afetando 50% da população envolvida no teste; LD_{50} = dose letal afetando 50% da população envolvida no teste.

medidas de engenharia para o controle de exposições nas operações de fabricação e formulação e exposição ocupacional aos pesticidas. Outras atividades do NIOSH incluem os alertas sobre riscos nos temas relacionados à segurança e esforços para promover programas estaduais de vigilância através do programa de relatórios de eventos sentinelas (SENSOR – Sentinel Event Reporting Program).

Os departamentos estaduais de saúde e de agricultura, junto aos departamentos regionais de agricultura e saúde e outros órgãos estaduais e municipais e, também, em conjunto com a Occupational Safety and Health Administration (OSHA), têm grande variedade de funções reguladoras e orientadoras em relação ao uso de pesticidas. O controle estrutural de pragas – aplicação de pesticidas em edifícios residenciais e comerciais – pertence a uma ou outras dessas jurisdições, ou é regulamentado por órgãos estaduais específicos.

EXPOSIÇÕES OCUPACIONAIS E AMBIENTAIS AOS PESTICIDAS

O Quadro 34-2 apresenta uma lista de situações típicas de exposição ocupacional e não ocupacional aos pesticidas. A natureza, amplitude e rota de exposição variam entre essas diferentes circunstâncias e as propriedades físicas – principalmente a pressão de vapor – de pesticidas individuais.

A natureza da exposição se caracteriza pela formulação comercial de um determinado pesticida, pela aplicação no campo ou em uma estrutura ou pelo tipo de ingrediente ativo, como ocorre nas instalações fabris. Um pesticida consiste do produto químico de grau técnico ("ingrediente ativo"), diluentes (em geral, solventes orgânicos), aditivos ("adjuvantes") e outros ingredientes "inertes". Aplica-se o agrotóxico misturado, ou não, como *sprays*, em pó, aerossóis, em grânulos, preparações impregnadas,

Tabela 34-2 Categorias de rotulagem sobre toxicidade da agência de proteção ambiental

Indicador de risco	Categoria de toxicidade			
	I	II	III	IV
LD_{50} oral				
LD_{50} inalatória	0,2 mg/L	0,2 a 2 mg/L	2 a 20 mg/L	
LD_{50} dérmica	200 mg/kg	200 – 2.000 mg/kg	2.000 – 20.000 mg/kg	>20.000 mg/kg
Efeitos nos olhos	Corrosiva; opacidade corneana irreversível dentro de 21 dias	Irritação na córnea ou clareamento da opacidade entre 8 a 21 dias	Nenhuma irritação causada por lesão na córnea reversível dentro de 7 dias	Irritação mínima, desaparece em menos de 24 horas
Efeitos cutâneos na irritação dérmica de Draize (coelhos)	Corrosiva	Irritação grave	Irritação moderada em 72 horas	Irritação branda ou leve em 72 horas
Sinais de alerta	"Perigo"	"Aviso"	"Cuidado"	"Cuidado"
Precauções a respeito de toxicidade sistêmica	Fatal (venenosa) no caso de ingestão, inalação, absorção cutânea. Não respirar o vapor, pó ou névoa de *spray*. Evitar contato com os olhos, pele ou roupas	Pode ser fatal no caso de ingestão, inalação, absorção cutânea. Não respirar o vapor, pó ou névoa de *spray*. Evitar contato com os olhos, pele ou roupas	Pode causar lesões no caso de ingestão, inalação, absorção cutânea. Não respirar o vapor, pó ou névoa de *spray*. Evitar contato com os olhos, pele ou roupas	Não há necessidade de tomar nenhuma precaução
Precauções sobre efeitos tópicos, nos olhos ou na pele	Corrosiva, causa lesões nos olhos ou irritação na pele	Evitar contato com os olhos, pele ou roupas. Usar óculos especiais ou proteção facial e luvas de borracha nas operações de manuseio. Fatal ou perigosa nos casos de ingestão	Causa irritação nos olhos e na pele. Evitar contato com os olhos, pele ou roupas. No caso de contato, deve-se lavar os olhos com bastante água. Procurar ajuda médica se a irritação persistir	Não há necessidade de tomar nenhuma precaução

Fonte: US Environmental Protection 40 CFR Part 156. http://www.epa.gov/oppfea1/international/global/ghscriteria-summary.pdf.

fumigantes, iscas ou pesticidas sistêmicos. Os ingredientes não são necessariamente não tóxicos, ou seja, muitos são solventes orgânicos. Os solventes mais comuns são os destilados de petróleo; porém, são também utilizados outros tipos de solventes orgânicos como o cloreto de metileno e o propilenoglicol.

Os *pesticidas sistêmicos* são produtos químicos solúveis em água que são absorvidos pelas plantas e transportados para a parte da planta, em que uma praga, usualmente um inseto, alimenta-se dos sucos e ingere o pesticida. Esse termo também é utilizado nos modelos sistêmicos animais, ou pesticidas de alimentação, que são administrados em um animal, de modo que as pragas que se alimentam de fezes também ingiram praguicida. O uso de formulações sistêmicas, granulares, em forma de iscas e impregnadas diminui significativamente a exposição durante a aplicação.

De maneira geral, os pesticidas usados por consumidores dentro de casa ou em jardins têm formulações quase idênticas àquelas usadas por aplicadores comerciais, sendo que a única diferença provavelmente seja a concentração mais baixa do ingrediente ativo. As exposições mais sérias ocorrem nas situações em que houver ingestão acidental ou deliberada. Embora os pesticidas sejam responsáveis por um percentual relativamente baixo das ingestões totais por crianças, a ingestão infantil de organofosforados (OPs), carbonatos e herbicidas dipiridílicos (diquat e paraquat) pode provocar enfermidades sérias ou, até mesmo, a morte. Em geral, as crianças tentam ingerir os pesticidas aplicados nos pisos das casas ou na superfície do solo, como raticidas anticoagulantes, iscas pequenas e armadilhas para formigas, embora os casos de envenenamentos sérios causados por essas substâncias sejam menos frequentes.

GRUPOS DE ALTO RISCO

As exposições e incidências mais elevadas de envenenamento ocorrem em indivíduos que trabalham nas operações agrícolas pós-controle: operações de mistura, carregamento, aplicação e sinalização. As pessoas envolvidas nas operações de mistura e carregamento se expõem a grandes volumes de pesticidas concentrados. O uso de sistemas fechados para mistura e carregamento reduz significativamente esse tipo de exposição e envenenamento. A exposição dos aplicadores dessas substâncias varia de acordo com o tipo de aplicação, desde pulverizadores costais a veículos com cabine fechada com sistema de filtragem para ar resfriado. Vazamentos ou equipamentos com manutenção precária podem falhar e produzir níveis elevados de exposição com qualquer tipo de dispositivo de aplicação, incluindo os sistemas fechados de mistura e carregamento. Os níveis de exposição na maioria das unidades fabricadoras são baixos, tendo em vista que essas unidades utilizam sistemas fechados automatizados. Entretanto, as exposições que exigem manutenção

Quadro 34-2 Situações de exposição ocupacional e ambiental aos pesticidas

Categoria	Exposição
Pesquisa e desenvolvimento	Liberação acidental de materiais durante a síntese ou nas medições analíticas
Fabricação	Material de grau técnico produzido em operações fechadas e semifechadas; exposições durante vazamentos, derramamentos e reparos de processos – as operações de embalagem variam de acordo com o grau de confinamento
Formulação	Material de grau técnico misturado a ingredientes "inertes", como solventes e adjuvantes
Transporte	**Derramamentos de volumes pequenos a moderados associados ao transporte rodoviário; derramamento de volumes potencialmente grandes associados ao transporte ferroviário a granel** **Fumigação em trânsito: transporte ferroviário ou marítimo**
Controle de pestes	Mistura: material comercial diluído em água ou outro material Carregamento: nos tanques de aviões, nas sondas terrestres, nas mochilas ou nos pulverizadores manuais. Sistemas fechados *versus* sistemas abertos para mistura e manuseio Sinalização: permanecer de pé na extremidade dos campos para marcar as carreiras que deverão ser pulverizadas pelos aviões de pulverização agrícola. A sinalização vem sendo substituída por sistemas globais de posicionamento em algumas operações
Trabalho agrícola	Pessoas que trabalham na lavoura, colheita, seleção, embalagem e outras atividades que entram em contato com resíduos de pesticidas que permanecem nas folhas e nas frutas. As tarefas com alto nível de contato incluem trabalho manual na colheita de uvas; colheita de produtos como alface e morangos diminuem acentuadamente o contato – conforme demonstram os estudos de transferência de resíduos
Respostas de emergência e pessoas que trabalham na área médica	Pessoas que se expõem a indivíduos e equipamentos contaminados no processo de resposta a derramamentos, acidentes e envenenamentos
Exposição ambiental e de consumidores	Acidentes e derramamentos, em especial a ingestão por crianças (materiais colocados no nível do chão – iscas para formigas, etc.) Suicídios e homicídios Uso doméstico: dentro de casa ou em jardins Uso estrutural: moradores e ocupantes de prédios Passantes: reentrada precoce ou falha na limpeza de edifícios fumigados Contaminação: alimentos, água e ar Interface entre áreas rurais e urbanas

não programada ocorrem durante o desenvolvimento de novos processos, nas paradas dos processos ou nos vazamentos. As exposições nas unidades de formulação podem ser mais elevadas, principalmente nas formulações de produtos em pó (p. ex., poeira, pó e grânulos), que são feitas em sistemas abertos.

A contaminação com zoneamentos mínimos e com utilização mista de áreas agrícolas e urbanas ou suburbanas possivelmente aumenta o risco de exposição ambiental aos pesticidas. Nos anos mais recentes, a maior parte dos problemas foi consequência da aplicação de volumes excessivamente grandes de produtos voláteis e de fumigantes do solo com níveis baixos de exposição ambiental.

ROTAS DE EXPOSIÇÃO

Grande parte das exposições aos pesticidas por inalação resulta de aerossóis gerados no momento da aplicação ou da adsorção dos pesticidas pelas residências ou da poeira ambiental. As exposições a vapores também são preocupantes nos casos de uso de fumigantes e de alguns inseticidas.

A rota dérmica é a mais importante para a maioria das exposições ocupacionais. Um percentual elevado de pesticidas é absorvido pela pele humana intacta por causa de uma combinação de peso molecular relativamente baixo e solubilidade lipídica elevada. Há uma correlação com a exigência regulamentar de que muitos compostos sejam absorvidos por meio das proteções contra insetos ou plantas.

A proporção entre os valores da dose letal dérmica (LD_{50}) média e os valores da LD_{50} oral disponíveis, para a maior parte dos pesticidas, é uma indicação grosseira do grau de absorção dérmica. Baixas proporções entre a LD_{50} dérmica e LD_{50} oral indicam a probabilidade de um grau elevado de absorção dérmica (p. ex., o inseticida organofosforado mevinfós apresentou LD_{50} oral de 3,7 a 6,8 mg/kg e LD_{50} dérmica de 4,2 a 7,0 mg/kg). No entanto, no caso dos inseticidas à base de carbamato, essa regra poderá provocar enganos. Por causa da desativação metabólica rápida, a dose dérmica que causa 50% de inibição da colesterase reflete melhor a toxicidade dérmica, em comparação com a LD_{50} dérmica.

Higiene agroindustrial – avaliação das exposições ambientais e nos locais de trabalho

O ambiente do trabalho agrícola tem problemas exclusivos, muitos destes resultam do fato de que a força de trabalho sazonal é amplamente espalhada. Os riscos são transitórios e sua avaliação se torna muito difícil após a ocorrência dos fatos. Além disso, há uma divisão muito limitada entre os espaços de trabalho e de moradia no caso de trabalhadores, supervisores e encarregados de fazendas que vivem dentro das propriedades agrícolas. Os riscos inesperados incluem a presença de resíduos ou de equipamentos de aplicação de pesticidas nas áreas de lazer de crianças ou penetração acidental de nematicidas e fumigantes em águas de poços.

A. Avaliação do contato dérmico

A exposição dérmica é monitorada com adesivos externos (cuja colocação representa a exposição anatômica regional) ou por meio da análise de camisas de algodão depois de um turno de trabalho. As amostras das roupas fornecem evidências diretas de exposição, sendo que, usualmente, são coletadas por agentes legais ou por órgãos regulamentadores.

A interpretação dos resultados das amostras dérmicas pode se tornar difícil na ausência de limites de exposição ocupacional ou de níveis de referência padrão. Mesmo com a disponibilidade de algum estudo de referência que tenha avaliado a exposição dérmica em tarefas comparáveis, não é possível ter certeza absoluta de qual o percentual da exposição real é representado pela amostra medida. De maneira geral, a interpretação é qualitativa. Após a ocorrência de algum evento, os resultados são utilizados para confirmar que ocorreu algum nível de exposição. Nas situações em que os resultados de algum estudo previamente realizado, envolvendo atividades comparáveis, estiverem à disposição, talvez seja possível fazer, pelo menos, uma estimativa semiquantitativa da exposição.

A avaliação de exposições aos pesticidas com baixa pressão de vapor que ocorrem no campo também depende da análise dos resíduos que permanecem nas folhas da vegetação. A meia-vida dos resíduos depende das condições de umidade, temperatura e de outras variáveis ambientais. Os organoclorados legais aprovados (Endosulfan e Dicofol) têm tempos mais lentos de deposição. A meia-vida dos organofosforados relativamente voláteis (DDVP e Mevinfós) varia entre 1 e 2 dias, embora a meia-vida dos compostos com baixa pressão de vapor (Fosalona) seja superior a 1 mês em ambientes de baixa umidade. As variações na exposição por tipo de colheita e pelo tipo de atividade dificulta a avaliação de níveis residuais que permitam a reentrada segura nos locais de aplicação.

B. Monitoramento biológico

Embora seja muito complexo, o monitoramento biológico das exposições aos pesticidas apresenta evidências qualitativas e quantitativas das exposições nas situações em que houver marcadores adequados. O monitoramento biológico complementa o monitoramento das exposições dérmicas por meio de estimativas das doses nos casos em que se conheça o percentual do material absorvido que tenha sido eliminado como um determinado metabólito. Quando não for possível fazer a medição direta da dose absorvida, ela poderá ser estimada a partir de medições da exposição dérmica e dos resultados de estudos dos percentuais de contaminação dérmica absorvida em um determinado intervalo de tempo. Atualmente, é possível monitorar os níveis enzimáticos da colinesterase e os metabólitos urinários de alguns compostos (organofosforados e alguns carbamatos, inseticidas piretroides selecionados, fumigantes halogenados contendo bromo e flúor, herbicidas bipiridílicos e fenóxidos e fungicidas à base de tiocarbamato metabolizados em etilenotioureia).

C. Monitoramento do ar e modelagem de contaminantes do ar

O monitoramento do ar é especialmente útil para medir exposições aos fumigantes. Os instrumentos de leitura direta disponíveis para alguns compostos, como a fosfina e o brometo de metila, incluem tubos colorimétricos e detectores do gás formado pela ionização das chamas. No caso de outros tipos de compostos, os únicos métodos disponíveis utilizam bombas de ar e tubos coletores de amostras, que em geral medem a exposição média durante um turno de trabalho.

Raramente, é possível fazer medições diretas dos níveis de contaminantes no momento da exposição nas avaliações de episódios ambientais que ocorrem na comunidade. Níveis aproximados de exposição poderão ser determinados após a ocorrência de algum evento, se houver informações suficientes à disposição. Em geral, essas informações incluem:

Dados meteorológicos dos horários nas áreas vizinhas à área em que ocorreu o acidente, incluindo velocidade do vento, temperatura e direção do vento.

Fonte de informações: em geral, número de acres tratados, método de aplicação e taxa de aplicação (quilogramas de ingredientes ativos por acre tratado), cuja modelagem deve se fundamentar em fontes que se relacionam a uma área e não a fontes pontuais.

Estudo anterior de monitoramento do ar envolvendo os mesmos contaminantes e métodos comparáveis de aplicação que foram utilizados para estimar a taxa esperada de desgaseificação.

Modelos de dispersão como o Industrial Source Complex (ISC) (Complexo de Fontes Industriais) ou o modelo de Gaussian permitem prever concentrações de vapor a favor do vento a partir do ponto de aplicação. Os contaminantes não voláteis que não geram quantidades significativas de vapor podem ser modelados com base nos movimentos para fora no momento da aplicação utilizando-se o Modelo de Poeiras Fugitivas (FDM, *Fugitive Dust Model*). Além dos dados sobre as condições do tempo e dos detalhes da aplicação, é imprescindível conhecer a distribuição do tamanho das partículas. Diversos estudos determinaram que há uma correlação direta entre os tamanhos das partículas e o tipo de bico de pulverização usado na aplicação. Em condições ideais, com informações precisas sobre a meteorologia, dados sobre a aplicação e distribuição do tamanho das partículas, o modelo FDM responde por cerca de 70% na deposição de materiais. Esse modelo não avalia diretamente as exposições individuais.

D. Estimativa da exposição ocupacional e ambiental a partir de dados sobre o uso de pesticidas

Diversos estudos utilizaram dados sobre o uso de pesticidas para estimar a exposição ocupacional e ambiental. Todos os estudos têm em comum o pressuposto de que as exposições de baixo nível, típicas das exposições fora dos locais de aplicação, podem produzir efeitos crônicos na saúde, como câncer ou doença de Parkinson.

Na melhor das hipóteses, mesmo no caso de indivíduos que trabalham no campo, há uma correlação indireta entre exposições e as quantidades de material aplicado. Os relatórios de aplicação têm várias limitações porque não levam em conta vários fatores importantes relacionados à exposição. O trabalho de campo pode ser programado de modo que seja executado antes da aplicação de pesticidas ou bem depois. Exposições significativas à dispersão de pesticidas afetam as pessoas que executam trabalhos de campo em áreas adjacentes aos campos que foram tratados.

EFEITOS, PREVENÇÃO E TRATAMENTO DA TOXICIDADE POR PESTICIDAS

▶ Achados clínicos

A. Sinais e sintomas

1. Exposição aguda — As manifestações de toxicidade aguda variam entre as famílias de pesticidas; porém, mesmo assim, em geral, o diagnóstico se baseia nas seguintes características: (1) sinais e sintomas consistentes com a exposição a uma ou mais famílias químicas de pesticidas (nas quais há a presença de um conjunto clínico relativamente específico [toxidrome]); (2) relação temporal a exposições conhecidas aos pesticidas ou no trabalho de campo, mesmo na ausência de aplicação recente de um determinado composto (a relação temporal varia de acordo com o tipo de pesticida, com a rota e a duração da exposição e com a natureza dos efeitos tóxicos); e (3) evidências de envenenamento em outros trabalhadores ou nos membros da família.

Em geral, os casos de envenenamento agudo não representam grande desafio diagnóstico por causa da disponibilidade de históricos de exposição aguda significativa e da presença normal de espectros completos de manifestações clínicas. Os casos de envenenamento leve, agudo ou subagudo, talvez não sejam imediatamente evidentes porque, provavelmente, os sinais e sintomas não sejam específicos e semelhantes aos de gripe ou de outras enfermidades comuns. É possível que os históricos não sejam dignos de nota e os pacientes não tenham conhecimento de seu conteúdo.

B. Achados laboratoriais

Nos casos de envenenamento agudo por pesticidas, os laboratórios clínicos têm condições de avaliar a inibição da colinesterase por organofosforados e, possivelmente, por pesticidas à base de carbamato. As medições de um determinado pesticida ou de seus metabólitos, nos líquidos corporais, feitas no momento da apresentação inicial, talvez não sejam muito úteis até a avaliação de acompanhamento. O uso de níveis biológicos não tem muita utilidade no diagnóstico de toxicidade crônica, tendo em vista a falta de dados sobre dose e resposta para a maioria das partículas e, além disso, os níveis biológicos no momento do diagnóstico, caso estejam presentes, possivelmente não reflitam os níveis apresentados durante a exposição.

▶ Prevenção

A. Práticas laborais

Os indivíduos que trabalham nas operações de fabricação, formulação, mistura, carregamento, aplicação e sinalização são expostos diretamente aos produtos concentrados ou diluídos e, consequentemente, somente podem ser protegidos por controles de engenharia e por roupas e dispositivos de proteção individual. Os trabalhadores de campo se expõem principalmente aos resíduos que permanecem na vegetação e no solo. Eles são protegidos, basicamente, pelos intervalos de reentrada nos locais de aplicação, ou seja, o tempo mínimo permitido entre a aplicação de um determinado pesticida e a reentrada no campo de aplicação. Nesse grupo de trabalhadores, a taxa de degradação e a toxicidade dos produtos provenientes da degradação são indicadores importantes do grau e do efeito da exposição. Com frequência, a taxa de degradação dos pesticidas varia entre as regiões geográficas, de modo que os intervalos de reentrada nos locais de aplicação devem ser específicos para uma área ou clima específico. Uma das causas mais comuns de intoxicação aguda produzida por pesticidas na agricultura é a entrada de um grupo de trabalhadores de campo em áreas de aplicação recente de pesticidas altamente tóxicos.

Levando-se em consideração que a contaminação cutânea é a rota mais importante de grande parte das exposições ocupacionais, o foco das medidas preventivas é reduzir a exposição dérmica pelo uso de respiradores por pessoas que trabalham na fabricação, na formulação ou na aplicação de pesticidas. A contaminação de roupas, irritação na pele, calor e suor são fatores comuns no trabalho agrícola e promovem a absorção através da pele. Em geral, o uso de roupas de proteção nas atividades agrícolas é inviabilizado pelo fato de que a maior parte dos trabalhos na agricultura ocorre em ambientes quentes e úmidos. Portanto, a necessidade de proteção da pele, que é difícil de quantificar, deve ser equacionada com os riscos de incidência de distúrbios térmicos. Em algumas circunstâncias, talvez o uso de equipamentos de proteção individual não seja viável por causa da necessidade de trabalhar em áreas apertadas, como os espaços para rastejar; porém, a natureza confinada desses espaços força o rastejamento.

B. Vigilância médica

Há métodos específicos de monitoramento médico e biológico para os pesticidas organofosforados que inibem a colinesterase. Para a maior parte dos outros tipos de pesticida, a vigilância médica se restringe a históricos gerais e ocupacionais e exames físicos, sendo que os testes disponíveis devem ser discutidos com base nas descobertas relacionadas a cada família.

▶ Tratamento

De maneira geral, o tratamento de envenenamentos por pesticidas é feito em três etapas.

A. Descontaminação

A descontaminação é a primeira prioridade, a não ser nos casos que demandam adoção de medidas emergenciais. Na eventualidade de exposição dérmica aguda excessiva, a pele e as roupas são reservatórios para exposição continuada, assim como o trato gastrintestinal nos casos de ingestão. Todas as roupas devem ser removidas e colocadas em sacos plásticos duplos para análise, descontaminação ou descarte. A pele e, caso seja necessário, os cabelos devem ser lavados com sabão. Recomenda-se inspecionar a parte de baixo das unhas das mãos para verificar a possível presença de contaminação. A irrigação dos olhos é muito importante nos casos de contaminação ocular. A necessidade de lavagem gastrintestinal ou a instilação de carvão ativado deve ser analisada caso a caso (isto é, dependendo do pesticida e se ocorreu vômito ou diarreia e do nível de consciência). A forma de execução de todos os procedimentos deve minimizar a possibilidade de contaminação da equipe médica e dos equipamentos, sem comprometer os cuidados dos pacientes.

B. Antídotos específicos

Os antídotos específicos existentes no mercado são disponibilizados somente na forma de atropina e pralidoxima para os pesticidas inibidores da colinesterase, como discutido com detalhes mais adiante, e agentes quelantes para o caso de pesticidas à base de metais pesados, como arsênio e mercúrio, que raramente exigem tratamento, exceto nos casos de ingestão.

C. Tratamento de suporte

Possivelmente, os cuidados de suporte sejam o único tratamento indicado e podem salvar muitas vidas. A avaliação de estado respiratório e o suporte ventilatório adequado são muito importantes porque a maior parte dos envenenamentos agudos por pesticidas sérios ou fatais é indicada, pelo menos em parte, através do embaraço ou da parada respiratória. Determinados medicamentos, que em outras circunstâncias poderiam ser administrados com base no diagnóstico clínico, poderão ser contraindicados após a confirmação do diagnóstico de intoxicação por um pesticida específico. Um dos exemplos é o uso de morfina – que poderá precipitar arritmia cardíaca – para edema pulmonar nos casos de envenenamento por organofosforados.

1. Efeitos dermatológicos — Aproximadamente, um terço dos relatos de todas as doenças relacionadas aos pesticidas é de origem dermatológica, sendo que se estima aproximadamente o mesmo percentual para os outros produtos químicos. A maioria das reações cutâneas é secundária à dermatite por contato alérgico ou irritante. Alguns relatos sugerem que determinados pesticidas provocam outras reações como urticária de contato, eritema multiforme, acne clórica, vitiligo e porfiria cutânea tarda. Os fatores estruturais mais importantes relacionados à irritação e sensibilidade incluem reatividade às proteínas e propriedades psicoquímicas associadas a aumentos na absorção, na ligação e no transporte.

O diagnóstico de reações por contato depende de uma avaliação cuidadosa do padrão de exposição e de sua relação com a distribuição e as características das lesões cutâneas subsequentes. Essa tarefa pode ser particularmente difícil nos casos de dermatite em trabalhadores rurais que, possivelmente, não tenham consciência da presença de resíduos de pesticidas nas vegetações com as quais costumam entrar em contato. Esses trabalhadores também podem se expor a vegetações que causam dermatite de contato primária irritante ou alérgica. O diagnóstico definitivo de dermatite irritante depende da observação da correlação descrita anteriormente entre o padrão de exposição e a reação da pele, além do reconhecimento das propriedades irritantes dos materiais que estiverem sob suspeita.

Os casos de dermatite alérgica podem ser confirmados somente por meio de testes diagnósticos com adesivos (alergia tipo IV), de testes com aplicação de adesivos abertos ou de testes de punção (alergia tipo I). Existem testes com adesivos para diversos pesticidas ou plantas que, reconhecidamente, são sensibilizantes e poderão ser feitos para outras substâncias, desde que sejam feitos os testes preliminares em grupos de controle, para identificar a concentração máxima não irritante do novo material de teste. Sob o ponto de vista de exposição e tratamento, a distinção entre alergia causada por pesticidas ou por plantas e dermatite alérgica é muito importante, tendo em vista que, com frequência, é possível evitar a dermatite irritante com equipamentos de proteção individual ou pela adoção de medidas administrativas, como o estabelecimento de intervalos de reentrada nos locais de aplicação dos pesticidas.

A prevenção de dermatite alérgica de contato exige o afastamento total dos locais de exposição. De maneira geral, é muito simples evitar o contato com pesticidas individuais ou com ervas daninhas nas situações em que houver colaboração do empregador; porém, a alergia às plantas cultiváveis é um problema bem maior. Esse tipo de problema não é muito frequente na maioria das lavouras de produtos alimentícios, embora sejam relativamente frequentes entre pessoas que trabalham em viveiros de mudas e manuseiam *Alstroemeria* (lírio peruano), cravos, prímula, crisântemos e outras culturas ornamentais alergênicas. A distinção é muito importante para os indivíduos que trabalham no campo, considerando que causas relacionadas ao uso de pesticidas poderão resultar na transferência do local de trabalho, por vários dias durante uma temporada, enquanto causas relacionadas ao contato com plantas poderão significar afastamento permanente de um determinado tipo de lavoura durante, pelo menos, parte do ciclo de crescimento.

O tratamento médico consiste no alívio dos sintomas com corticosteroides e agentes umidificadores. Em geral, o uso de roupas de proteção impede a ocorrência de futuras exposições suficientes para produzir recorrências. As sessões sobre classes individuais de pesticidas apresentadas mais adiante fornecem detalhes adicionais sobre os efeitos cutâneos.

TERATÓGENOS ANIMAIS, TOXINAS REPRODUTIVAS, DISRUPTORES ENDÓCRINOS E ESTUDOS EPIDEMIOLÓGICOS RELACIONADOS

Com frequência, os estudos sobre teratogenicidade realizados com animais utilizam coelhos albinos e, eventualmente, uma grande variedade de outras espécies. A avaliação dos resultados desses estudos se baseia na comparação de anormalidades relacionadas ao desenvolvimento em controles e a comparação entre doses que produzem efeitos letais e doses que produzem toxicidade materna. Os compostos com efeitos teratogênicos, que não causam envenenamento materno, são os mais preocupantes.

Compostos individuais considerados teratógenos ou toxinas reprodutivas em estudos multigeracionais feitos em animais são identificados em tabelas diferentes para otimizar a aplicação de cada categoria de pesticida. Nenhum dos pesticidas registrados até o momento é reconhecido como teratógeno humano ou como toxina reprodutiva feminina. Entretanto, estudos de casos e alguns estudos epidemiológicos demonstraram a teratogenicidade ou a fetotoxicidade em doses que podem causar também toxicidade materna. Por exemplo, alguns trabalhadores desenvolveram envenenamento agudo por organofosforados após terem entrado em um campo de cultivo de couve-flor contaminado com resíduos de metiloxidemeton, mevinfós e metomil. Uma mulher que fazia parte do grupo e estava grávida de 4 semanas no momento do envenenamento, subsequentemente, gerou uma criança com múltiplos defeitos cardíacos, microftalmia no olho esquerdo causada por coloboma bilateral no nervo ótico, atrofia cerebral e cerebelar e anomalias faciais.

Da mesma forma, quantidades maciças de metilisocianato (MIC) liberadas por uma fábrica que produz o inseticida Carbaryl, na cidade de Bhopal, na Índia, foram associadas a um aumento de quatro vezes na incidência de abortos espontâneos em mulheres que haviam sobrevivido à síndrome pulmonar aguda, que também é uma das consequências. Nos dois exemplos, os efeitos reprodutivos adversos tiveram origem em uma única exposição de curto prazo, e não em exposições cumulativas.

▶ Distúrbios endócrinos

A partir da aprovação do Food Quality Protection Act (FQPA), a possível interferência dos pesticidas na função endócrina é um tema que vem sendo estudado intensamente. Os efeitos endócrinos de origem ambiental são estudados em ensaios epidemiológicos, em observações de campo em populações animais e em modelos laboratoriais. Alguns estudos epidemiológicos dos efeitos endócrinos incluem, mais ou menos, medições diretas da função hormonal, sendo que outros estudos abordam a análise de resultados que tiveram influência hormonal, em especial, os casos de câncer no trato reprodutivo feminino e masculino. Diversos estudos analisaram a interação entre pesticidas e hormônios reprodutivos, principalmente o estrogênio, agonistas e receptores do estrogênio. No entanto, os efeitos potenciais possivelmente envolvam muitos outros alvos no eixo neuroendócrino. Esses outros alvos incluem neurotransmissores e receptores no hipotálamo e nos peptídeos hipofisários que estimulam os órgãos alvos.

▶ Efeitos crônicos na saúde sem efeitos agudos reconhecidos

A. Câncer

Nenhum pesticida atualmente em uso foi reconhecido como carcinógeno humano, excetuando-se o arsênio inorgânico. Algumas controvérsias poderão ser levantadas nos casos do creosoto e do ácido crômico, que são utilizados no tratamento de madeira, e o óxido de etileno, que é um agente de fumigação. Na maioria das vezes, os estudos sobre carcinógenos ocupacionais são limitados por números muito pequenos de casos.

Portanto, quanto aos pesticidas, esses tipos de estudos clássicos de coortes ocupacionais identificam apenas carcinógenos humanos muito potentes. Recentemente, um estudo envolvendo 120 trabalhadores fabris na Alemanha chegou à conclusão que a 4-cloro ortotoluidina (4-COT), principal metabólito do inseticida clorodimeforme, é um carcinógeno com potencial 72 vezes maior para provocar a incidência de câncer na bexiga, em comparação com as expectativas normais. O clorodimeforme foi retirado do mercado em 1986, ocasião em que essa informação se tornou pública. Antes disso, estudos em animais já haviam identificado que o clorodimeforme e a 4-COT são carcinógenos.

1. Estudos em agricultores e outras ocupações com risco de exposição aos pesticidas — Estudos epidemiológicos de câncer em agricultores mostram que houve um aumento relativamente consistente em determinados tipos de câncer, principalmente leucemia, linfoma e mielomas múltiplos. Embora essas descobertas sejam indicadoras de um aumento nos casos de câncer causados por pesticidas, compostos específicos não poderão ser penalizados, sendo que não é tecnicamente correto excluir outras causas associadas ao trabalho agrícola (p. ex., exposições virais associadas ao manuseio de animais). Estudos envolvendo indivíduos que trabalham na embalagem de carne e que são potencialmente expostos a agentes biológicos; porém, não aos pesticidas, dão suporte inconsistente à hipótese de exposição viral. Alguns estudos de controle de casos de linfoma nessa população identificaram associações significativas com herbicidas fenoxílicos, atrazina e inseticidas organofosforados.

Alguns estudos analisaram a incidência de câncer em aplicadores profissionais de pesticidas. Dois desses estudos indicam que há um risco elevado de câncer no pulmão e um estudo indica que há um risco elevado de câncer na bexiga, embora não tenha sido possível fazer nenhuma associação entre o efeito e algum pesticida específico.

2. Pesticidas reconhecidos como carcinógenos animais — As informações epidemiológicas sobre carcinogenicidade são bastante limitadas pelas pequenas populações com exposições exclusivas a pesticidas específicos. Consequentemente, os dados obtidos em testes animais são os únicos meios para avaliar o efeito da maioria dos compostos.

Em 1986, a comissão de consultores científicos da Environmental Protection Agency (EPA) criou um sistema para resumir o enorme volume de dados de ensaios biológicos sobre câncer. Esse sistema faz a distinção entre pequeno número de compostos reconhecidos definitivamente como causas de câncer em humanos em populações com exposição suficiente, possíveis carcinógenos e aqueles compostos que provavelmente não sejam cancerígenos. A comissão revisou novamente o sistema em 1996 e em 1999. O resultado final se assemelha ao sistema de classificação da EPA, de 1986, e ao sistema aplicado pela International Agency for Research on Cancer (IARC) (Quadro 34-3). A lista atual de carcinógenos da EPA se baseia principalmente no sistema de 1986, tendo em vista que fez a revisão de um número relativamente pequeno de compostos individuais desde as alterações de 1999.

Os dados sobre o fungicida Captan ilustram os princípios de classificação de prováveis carcinógenos. Camundongos machos e fêmeas que foram alimentados *ad libitum* em uma dieta contendo 8.000 ppm de Captan (presumivelmente a dose máxima tolerada [MTD – *maximum tolerated dose*]), durante 21 semanas, contendo 4.000 ppm por um período adicional de 59 semanas, mostrou que houve um aumento nos níveis de tumores endócrinos benignos e malignos. Os camundongos fêmeas também apresentaram aumento no número de neoplasias nas glândulas mamárias, ovários e rins. Os camundongos machos apresentaram atrofia testicular. Descobertas semelhantes ocorreram em animais que haviam sido tratados com 50% da dose máxima tolerada. Os camundongos que foram alimentados com dietas contendo 8.000 ou 16.000 ppm de Captan aumentaram os níveis de neoplasias no duodeno. Em um estudo separado, os camundongos machos (70 por grupo de tratamento) que foram alimentados com Captan, em doses de 0,25, 100 ou 250 mg/kg por dia, durante dois anos, apresentaram um ligeiro aumento nas neoplasias duodenais, aparentemente relacionado à dose, com uma incidência tumoral de 1/70, 1/70, 3/70 e 4.70 nos grupos em que houve aumento na dosagem. Com base na demonstração do efeito cancerígeno em duas espécies de roedores ao nível da MTD e de 50% da MTD, o Captan foi classificado como provável carcinógeno humano.

Os compostos que produzem tumores somente ao nível da MTD em espécies únicas são classificados como classe C ou

Quadro 34-3 Esquema da EPA *versus* IARC para classificação de carcinógenos

Grupo	Classificação de 1986	Classificação de 1999	Classificação do IARC
A	Carcinógeno humano	Carcinogênico para humanos	Grupo 1: O agente (mistura) é carcinogênico para humanos
B	Provável carcinógeno humano	Provavelmente carcinogênico para humanos	Grupo 2A: O agente (mistura) provavelmente seja carcinogênico para humanos
B1	Agentes para os quais os estudos epidemiológicos apresentam evidências limitadas de carcinogenicidade		
B2	Agentes para os quais os estudos animais apresentam evidências suficientes e os estudos epidemiológicos apresentam evidências inadequadas ou nenhuma evidência de carcinogenicidade		
C	Possível carcinógeno humano	Provavelmente seja carcinogênico	Grupo 2B: O agente (mistura) provavelmente seja carcinogênico para humanos
D	Não classificável como carcinógeno humano	Os dados são inadequados para avaliação em humanos	Grupo 3: O agente (mistura, circunstância da exposição) não é classificável de acordo com sua carcinogenicidade em humanos
E	Evidências de não carcinogenicidade em humanos	Provavelmente não seja carcinogênico em humanos	Grupo 4: O agente (mistura, circunstância da exposição) provavelmente não seja carcinogênico em humanos

classe D, dependendo da qualidade do estudo que demonstrar o efeito. Por exemplo, o fungicida Fosetil-Al (Aliette ou alumínio tris-[O-etilfosfonato]) recebeu classificação de grupo C por causa dos tumores urinários benignos e malignos na bexiga que foram identificados em um estudo envolvendo camundongos Charles River machos, que foram alimentados *ad libitum*, com alimentos contendo entre 30.000 e 40.000 ppm. Não foi observada a presença de nenhum tumor nas fêmeas deste estudo e nem em camundongos que foram testados em outro estudo (2.500, 10.000 ou 20.000/30.000 ppm). Levando-se em conta que o Fosetil-Al é um composto relativamente simples, sem nenhuma relação estrutural com classes conhecidas de carcinógenos da bexiga (corantes de anilina ou hidrocarbonetos aromáticos polinucleares), é provável que os tumores observados não tenham significância alguma para a saúde humana.

3. Elementos estruturais relacionados com a ocorrência de câncer

— Os elementos estruturais associados aos ensaios biológicos positivos em animais foram estudados durante algum tempo. Muitos carcinógenos animais são eletrófilos potentes ou possuem produtos resultantes da ativação metabólica eletrofílica.

Os dados sobre a carcinogenicidade das aminas aromáticas ilustram a abordagem atual das relações de modelagem da atividade estrutural. Os parâmetros mais importantes incluem lipossolubilidade (caracterizada pelo coeficiente de partição octanol/água [log p]), energia dos orbitais moleculares ocupados mais elevados e dos orbitais moleculares não ocupados mais baixos e capacidade de polarização dos grupos amino (NH_2) substituintes. Até certo ponto, esses fatores correspondem aos elementos no esquema descrito anteriormente para prever irritação dérmica e alergenicidade. Conforme ilustram os dados sobre fungicidas como o clorotalonil, muitos carcinógenos animais causam irritação na pele, alergia na pele ou ambas as condições.

B. Efeitos reprodutivos masculinos

Os exemplos de efeitos crônicos, com enfermidade aguda precedente reconhecida, incluem toxicidade reprodutiva masculina e câncer ocupacional. Dois exemplos envolvem um cluster de azoospermia e esterilidade em pessoas que trabalhavam na formulação do fumigante de solo dibromocloropropano (DBCP) e distúrbios neurológicos crônicos em indivíduos que trabalhavam na fabricação da clordecona. Em 1977, descobriu-se que um grupo de trabalhadores apresentava um número reduzido ou ausência de espermatozoides, infertilidade ou esterilidade e atrofia testicular como consequência da exposição ao DBCP. Algum tempo mais tarde, observou-se que trabalhadores expostos à clordecona (Kepone), em uma unidade de produção, apresentaram alterações testiculares semelhantes. Testes realizados posteriormente em animais confirmaram esse fato.

A identificação de esterilidade relacionada ao nematicida do solo DBCP continua sendo ponto de referência para os estudos de toxicologia reprodutiva masculina. O DBCP apresenta toxicidade moderada na administração oral (LD_{50} oral de 100 mg/kg) e toxicidade dérmica baixa (LD_{50} dérmica de 1.400 mg/kg). Mesmo sem produzir outros efeitos agudos ou subagudos, coelhos que inalaram 1,0 ppm de DBCP, durante 14 semanas (dose cumulativa estimada de 490 mg/kg), apresentaram efeitos testiculares reversíveis. Os camundongos também apresentaram infertilidade depois de exposições repetidas por alimentação forçada ou injeção (doses cumulativas de 60 mg/kg ou mais). Os efeitos bioquímicos dos tratamentos com DBCP incluem aumento no nível do hormônio luteinizante (LH) e do hormônio folículo-estimulante (FSH).

As descobertas clínicas feitas a partir de estudos do DBCP em animais refletem exatamente o efeito do dibromocloropropano em humanos. As exposições dérmicas mais frequentes na formulação do DBCP não produzem efeitos agudos, embora o efeito na produção de espermatozoides tenha sido proporcional durante o tempo de duração da exposição. As alterações metabólicas específicas associadas ao DBCP incluem redução no metabolismo da glicose por células espermáticas e síntese não programada de DNA. Não obstante, o mecanismo do efeito tóxico do DBCP sobre o epitélio germinal ainda não foi compreendido integralmente. Desfechos cruciais em estudos animais sobre o DBCP incluem contagem de espermatozoides, morfologia dos espermatozoides e histologia dos túbulos seminíferos testiculares e epidídimo.

Existem estudos recentes sobre o efeito cumulativo da exposição ambiental, em comparação com a exposição ocupacional aos pesticidas. Um estudo envolvendo homens que foram avaliados em uma clínica de fertilidade, no Estado de Massachusetts, observou a qualidade dos espermatozoides em relação à presença de metabólitos urinários de dois inseticidas inibidores da colinesterase: carbaril e clorpirifós. Os autores registraram um aumento nas probabilidades de contagens de espermatozoides variando de baixas a normais, associadas a elevações nos níveis do metabólito urinário do inseticida carbaril 1-naftol (para níveis baixo, médio e alto de 1-naftol, as chances de redução nas contagens de espermatozoides nos grupos baixo, médio e alto foram 1,0, 4,2 e 4,2, respectivamente; valor de tendência $p = 0,01$). Esses resultados foram considerados consistentes com um estudo anterior envolvendo pessoas que trabalhavam na formulação do Carbaril, um grupo em que presumidamente a exposição era visivelmente mais elevada. O estudo mostrou níveis significativamente mais elevados da morfologia espérmica anormal nas pessoas que trabalhavam com o Carbaril, em comparação com os indivíduos de controle que trabalhavam na mesma fábrica.

Um estudo de controle de casos, dentro de um estudo de fertilidade em uma população maior, avaliou os metabólitos de pesticidas em relação aos indivíduos com concentrações espérmicas médias elevadas (grupo de controle) e baixas (pessoas que participaram do caso). Não se encontrou nenhuma associação com o nível urinário do 1-naftol. Todavia, os indivíduos apresentavam níveis elevados dos metabólitos de três herbicidas (alaclor, metolaclor e atrazina) e do inseticida diazinon. Os autores não conseguiram identificar a fonte de exposição ao pesticida em questão ou excluir um efeito multicomparativo como explicação para os achados do estudo. Os autores chegaram também à conclusão de que a meia-vida biológica curta dos pesticidas que foram avaliados, em comparação com o processo de aproximadamente 2 meses de espermatogênese, sugere com consistência que os metabólitos medidos correspondiam às medições substitutas de algum outro tipo de exposição.

INSETICIDAS INIBIDORES DA COLINESTERASE: ORGANOFOSFORADOS E CARBAMATOS

FUNDAMENTOS DO DIAGNÓSTICO

▶ Efeitos agudos
- Cólicas abdominais
- Diarreia
- Vômito
- Salivação excessiva
- Sudorese
- Convulsões
- Lacrimejamento
- Constrição das pupilas
- Respiração ofegante
- Broncorreia
- Fasciculações nos músculos esqueléticos
- Fraqueza
- Parada respiratória
- A taquicardia inicial pode ser acompanhada de bradicardia
- Os sintomas podem persistir ou recorrer por alguns dias, principalmente no caso de agentes altamente lipossolúveis como o fenthion ou o dimetoato.

▶ Efeitos crônicos
- Disfunção persistente no sistema nervoso central (SNC) (organofosforados) – irritabilidade, ansiedade, labilidade do humor, fadiga, memória de curto prazo e problemas de concentração durante algumas semanas ou alguns meses depois das exposições agudas descritas nos relatos de casos; efeito neurocomportamentais subclínicos em diversos estudos envolvendo trabalhadores que haviam sido envenenados.
- Neuropatia tardia causada por organofosforados – início rápido de neuropatia sensorimotora simétrica distal.

▶ Condições gerais

Os organofosforados são ésteres do ácido fosfórico que se apresentam em duas formas: tion e oxon. A potência depende da forma tridimensional de cada composto e da capacidade de ligação com a molécula colinesterásica. As ligações irreversíveis são feitas com a molécula de serina no coração do sítio ativo da enzima, sendo que a clivagem da porção não fosforada da molécula (grupo de saída) ocorre por hidrólise. Na maior parte das circunstâncias, a inibição se torna irreversível depois de 24 a 48 horas.

Os carbamatos são ésteres do ácido carbâmico. Neste trabalho, os organofosforados e os N-metilcarbamatos são considerados como uma classe única porque compartilham um mecanismo comum de inibição da colinesterase portoxicidade aguda, com sinais e sintomas semelhantes de envenenamento agudo. A distinção entre esses compostos é que os carbamatos produzem inibição reversível em vez de inibição irreversível da colinesterase e, tipicamente, têm curso clínico curto. Os tiocarbamatos e os ditiocarbamatos não são inibidores da colinesterase, porém, muitos deles são ativos contra plantas e fungos.

Considerados conjuntamente, os carbamatos e os organofosforados representam uma das maiores e mais importantes classes de inseticidas. A Tabela 34-3 apresenta uma lista dos compostos utilizados com maior frequência de acordo com a toxicidade aguda. Variam muito no que diz respeito à potência de inibição da colinesterase, fato que se reflete nos respectivos valores da LD_{50}.

Tabela 34-3 Inseticidas organofosforados e carbamatos

Nome comum	LD$_{50}$ oral (mg/kg)	LD$_{50}$ dérmica (mg/kg)
Categoria I: Organofosforados		
Paration	1-5	1-10
Mevinfós	1-5	1-10
Metil paration	5-10	50-100
Carbofenotion	5-10	20
EPN	5-10	20
Metamidofós	10-20	100
Azinfós Metil	10-20	200
Metidation	20-30	400
Diclorvos (DDVP)	20-30	50 a 100
Categoria II: Organofosforados		
Clorpirifós	50-150	2.000
Diazinon	50-150	400
Fosmete	50-150	3.000
Dimetoato	150-500	150
Fention	150-500	
Naled	150-500	1.000
Triclorion	150-500	2.000
Aceftato	500-1.000	2.000
Categoria III e IV: Organofosforados		
Malation	500-1.000	4.000
Stirofos Gardona (tetraclorvinfós)	1.000-5.000	5.000
Carbamatos		
Aldicarb	1-5	1 a 10
Carbofurano	5-10	>1.000
Metomil	15-25	1.000
Propoxur	100	1.000
Bandiocarb	100-200	566
Carbaril	300-600	2.000

Como resultado do uso generalizado e da toxicidade aguda, os organofosforados e os carbamatos são causas comuns de intoxicação aguda por inseticidas. Os inibidores da colinesterase possuem uma apresentação relativamente estereotipada que, em combinação com a determinação dos níveis colinesterásicos, aumenta a precisão diagnóstica em comparação com outros tipos de pesticida. Existem no mercado antídotos específicos e não específicos para o tratamento de intoxicação aguda. Estudos de casos indicam que alguns pacientes com envenenamento agudo por organofosforados podem apresentar disfunção no SNC durante algumas semanas ou meses após a ocorrência de envenenamento agudo. Uma quantidade muito pequena de pesticidas organofosforados causa neuropatia tardia que se correlaciona com a inibição da esterase neurotóxica enzimática.

▶ Aplicação

Os pesticidas organofosforados foram desenvolvidos logo após a II Guerra Mundial como consequência da síntese dos gases nervosos organofosforados sarin, soman e tabun. Durante as décadas de 1950 e 1960, começaram a substituir os pesticidas inorgânicos e os organoclorados como os principais inseticidas utilizados no setor agrícola. Os produtos mevinfós e paration, dois dos organofosforados mais tóxicos, foram proibidos nos Estados Unidos na década de 1990.

Logo após a aprovação do Food Quality Protection Act (FQPA), os organofosforados passaram a ser substituídos por piretroides em aplicações termiticidas e em lavouras com foco no processamento de alimentos. É provável que a queda recente na incidência de enfermidades causadas por pesticidas seja atribuível às alterações promovidas pela regulamentação dos compostos mais tóxicos. O número de casos de envenenamento que exigem hospitalização caiu acentuadamente. Esse declínio se deve quase que totalmente ao número menor de casos relacionados aos inibidores da colinesterase no setor agrícola.

INSETICIDAS SISTÊMICOS *VERSUS* INSETICIDAS DE CONTATO

Diversos organofosforados são inseticidas sistêmicos, propriedade que se correlaciona, até certo ponto, com a solubilidade (sol) em água dos compostos individuais. Os exemplos incluem demeton (sol 3,3 g/L a 20°C), dimetoato (sol 25 g/L a 21°C), disulfoton (sol 25 mg/L a 23°C), fosfamidona e triclorfon (sol 120.000 mg/L a 20°C).

Embora muitos organofosforados altamente tóxicos não sejam mais utilizados, alguns deles, com o metil paration, ainda são aplicados na agricultura. Entretanto, mesmo os compostos de baixa toxicidade, como o diazinon e o malation, não são mais comercializados para uso doméstico. Provavelmente, o clorpirifós tenha sido o inseticida usado com maior frequência pelos operadores do controle de pragas estruturais contra baratas e outras pestes estruturais, porém, o uso doméstico foi restringido pelas regulamentações do FQPA.

A. Carbamatos

Os *N*-metil carbamatos, que são inibidores da colinesterase, possuem propriedades inseticidas. O uso extensivo do carbaril se deve à toxicidade lenta em mamíferos e ao espectro relativamente amplo de atividade. Produtos como o aldicarb (sol 6.000 mg/L), carbofuran (sol 320 mg/L) e o metomil (sol 57,9 mg/L) são inseticidas sistêmicos muito solúveis em água cuja aplicação se restringe ao setor agrícola. Ocasionalmente, ocorrem aplicações ilegais desses compostos em áreas urbanas. O propoxur é usado pelos operadores do controle de pragas estruturais e nas formulações prontas para uso doméstico.

Exposição ocupacional e ambiental

Os inseticidas organofosforados e os carbamatos são aplicados através de uma grande variedade de técnicas, desde pulverizações aéreas a aplicações manuais. As formulações em grânulos e em iscas diminuem significativamente a exposição, de modo que mesmo os compostos altamente tóxicos, como o aldicarb (sol 0,5 mg/L), podem ser usados com segurança, desde que sejam tomadas as precauções adequadas.

O tempo de dissipação dos compostos organofosforados é bastante variável. A meia-vida ambiental de compostos com pressão elevada de vapor, incluindo o diclorvos, naled e mevinfós, é medida em horas e estes podem se dissipar completamente em menos de 24 horas. A meia-vida ambiental dos resíduos do dimetoato (LD_{50} de 180 a 330 mg/kg) varia de 24 a 48 horas. Por outro lado, os resíduos da fosalona (LD_{50} de 82 a 205 mg/kg) têm meia-vida de 30 dias ou mais. A degradação de muitos organofosforados é rápida em ambientes litorâneos úmidos, embora possa ser persistente em climas quentes e secos. Consequentemente, intervalos longos de reentrada em locais contaminados (p. ex., 90 dias, ou mais, para o etil paration em lavouras de frutas cítricas) são bem necessários para impedir a ocorrência de envenenamentos agudos nos trabalhadores de campo.

O risco de um determinado nível de resíduos depende do tipo de cultura e das atividades laborais. Por exemplo, resíduos de 7 $\mu g/cm^2$ de fosalona não produzem inibição da colinesterase em pessoas que trabalham na colheita de frutas cítricas e de pêssegos. Níveis inferiores a 1 $\mu g/cm^2$ estão associados a envenenamentos de pessoas que trabalham na colheita de uvas para fabricação de vinho e uvas passas. Costuma-se utilizar um coeficiente de transferência dérmica de resíduos (em unidades de cm^2/h) para resumir os níveis relativos de exposição associados a várias tarefas agrícolas. Entre diversas lavouras cuja colheita é manual, os fatores de transferência variam de 5.000 a 9.000 cm^2/h para colheitas em pomares e até 130.000 cm^2/h para tarefas manuais (*cane turning*) na produção de uvas de mesa. O conceito de coeficiente de transferência é uma generalização útil, embora, na prática, a taxa de transferência possa variar consideravelmente entre áreas plantadas com o mesmo tipo de lavoura.

A literatura disponível apresenta poucos estudos comparativos sobre a dissipação dos compostos de carbamato. Os dados exigidos pela Environmental Protection Agency sobre o destino ambiental incluem propriedades físicas e químicas como a constante da lei de Henry, pressão de vapor, solubilidade na água, espectros ultravioletas e dados residuais no momento das colheitas; porém, não incluem estudos sobre a dissipação residual. No entanto, existem valores sumarizados para o carbaril, aldicarb, propoxur e carbofurano. No caso do propoxur, há relatos de atividade sistêmica residual pelo período de até 1 ano. Os dados sobre o carbaril não dão nenhuma informação sobre a meia-vida; porém, indicam que os resíduos dissipam em menos de duas semanas. A meia-vida dos resíduos foliares do carbofurano é superior a 4 dias. O aldicarb apresenta um quadro complicado por causa da tendência de lixiviação em águas subterrâneas. As plantas convertem o aldicarb em sulfóxido sistêmico e em produtos de transformação da sulfona, previamente associados a episódios de envenenamento de consumidores de melancias e pepinos. A variabilidade na dissipação observada em estudos extensivos sobre o metomil sugere que é necessária alguma cautela na generalização a partir de dados limitados. Um estudo realizado na Califórnia estabeleceu um nível de segurança de 0,1 $\mu g/cm^2$ para tarefas manuais em vinícolas tratadas com metomil depois de um episódio de enfermidade. Mais tarde, o monitoramento de resíduos revelou tempos de dissipação muito mais longos. Consequentemente, foi necessário ajustar o intervalo de reentrada da mão de obra manual de 7 para 21 dias.

Mecanismos de ação e achados clínicos

Os inseticidas organofosforados e os carbamatos são absorvidos facilmente por inalação, contato com a pele e ingestão; a rota principal de exposição ocupacional é a via dérmica. Esses inseticidas diferem entre si pela lipossolubilidade e, portanto, na distribuição no corpo humano, em especial o sistema nervoso central.

Muitos organofosforados comerciais são aplicados na forma tiônica (contendo enxofre) e são rapidamente convertidos para a forma oxônica (contendo oxigênio) (Fig. 34-1B). A maior parte das formas oxônicas é muito mais tóxica que os análogos tiônicos correspondentes. Considerando que a conversão ocorre no ambiente, os resíduos aos quais os indivíduos que trabalham nas colheitas são expostos possivelmente sejam mais tóxicos que o pesticida que foi aplicado. Parte do enxofre é liberada na forma de mercaptans, que produz o odor típico da forma tiônica de organofosforados. Os limiares de odor dos mercaptans são baixos, sendo que, com frequência, as reações ao odor nocivo, incluindo cefaleia, náuseas e vômito, são confundidas com envenenamento agudo por organofosforados.

A conversão da forma tiônica para a forma oxônica ocorre também *in vivo* como resultado do metabolismo microssomal hepático, de modo que a forma oxônica se torna o elemento ativo do pesticida, tanto em pragas animais como humanas. As esterases hepáticas hidrolisam rapidamente os ésteres organofosforados, produzindo alquilofosfatos e fenóis, que apresentam pouca atividade toxicológica e sua eliminação é rápida. Os carbamatos também são metabolizados pelo fígado e excretados como metabólitos através da urina, sem evidências de acúmulo significativo.

Os efeitos dos organofosforados e carbamatos atingem insetos e mamíferos, incluindo os humanos, por meio da inibição da acetilcolinesterase nas terminações nervosas. A função normal da acetilcolinesterase é a hidrólise e a desativação da acetilcolina (Fig. 34-1A). A Figura 34-1B mostra as reações de organofosforados e a acetilcolinesterase. A seguir, a enzima se desfosforila espontaneamente, sendo reativada (Etapa 3a) ou envelhecida por meio da hidrólise de um grupo alquila (-R), resultando na desativação irreversível.

Os carbamatos reagem incialmente com a acetilcolinesterase da mesma forma que os organofosforados, resultando no acúmulo de acetilcolina na mesma distribuição que os organofosforados. O produto da enzima carbamil não progride para uma reação de envelhecimento; porém, em vez disso, sua dissociação é relativamente rápida. Como família, os carbamatos não

Etapa 1
AChE + A–CH → AChE–A–CH
ENZIMA + ACETILCOLINA → ENZIMA- ACETILCOLINA
Complexo enzimático

Etapa 2
AChE + CH →
ENZIMA-ACETIL + COLINA
Enzima + Acetilcolina
acetilada desesterificada

Etapa 3
AChE + A
ENZIMA + ACETIL
Enzima desacetilada
(reativada)

A. REAÇÃO DE ACETILCOLINESTERASE COM ACETILCOLINA

B. REAÇÕES DE ACETILCOLINESTERASE COM ORGANOFOSFORADO

C. REATIVAÇÃO DA ACETILCOLINESTERASE PELA PRALIDOXIMA

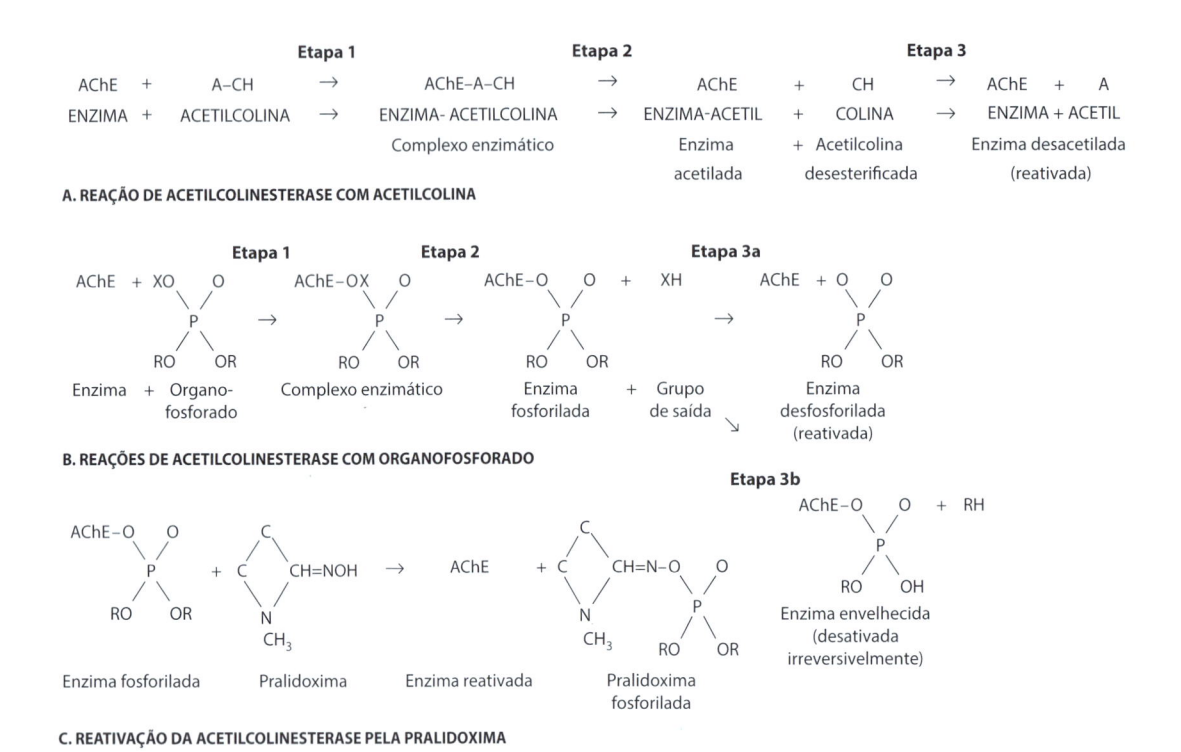

▲ **Figura 34-1** Desativação irreversível de pesticidas organofosforados.

apresentam nenhum efeito conhecido para a saúde além daqueles que resultam da inibição aguda e reversível da colinesterase e da atividade excessiva da acetilcolina.

As manifestações clínicas do envenenamento agudo por organofosforados ou carbamatos refletem os órgãos em que a acetilcolina é a transmissora de impulsos nervosos (Quadro 34-3). Taxas rápidas de inibição da colinesterase estão associadas a enfermidades clínicas em níveis inibitórios que podem não estar associados aos sintomas que ocorrem após taxas mais lentas de inibição. A inibição assintomática subaguda da acetilcolinesterase resulta em um estado em que a exposição a uma dose de um organofosforado, que anteriormente não teria produzido nenhum efeito, agora, poderá reduzir os níveis de acetilcolinesterase abaixo dos limiares críticos e provocar enfermidades clínicas.

É provável que esse tipo de inibição cumulativa da acetilcolinesterase não ocorra a partir dos carbamatos por causa da natureza rápida da reversão da inibição enzimática. Os médicos não conseguem identificar o pesticida, ou pesticidas, específico no momento da apresentação inicial em uma grande proporção de pacientes com intoxicação aguda, sendo que a decisão sobre o diagnóstico e o tratamento acaba se fundamentando nos sinais, sintomas e dados laboratoriais.

A neuropatia tardia induzida por organofosforados é um dos efeitos na saúde causado por esse tipo de pesticida, que não tem nenhuma relação com a inibição da colinesterase. A inibição da enzima conhecida como *esterase neurotóxica* (NTE – *neurotoxic esterase*), encontrada no sistema nervoso central e periférico de várias espécies, é um indicador do potencial neurotóxico e uma ferramenta muito importante para o monitoramento biológico. Estudos em animais indicam que a inibição irreversível da NTE para 75% da atividade inicial ocorre rapidamente dentro de um período de 10 a 14 dias por meio de uma neuropatia periférica ascendente progressiva. Os pesticidas organofosforados atualmente em uso e com evidências de neurotoxicidade incluem inibidores fracos da colinesterase, como o merphos (S.S,S-tri-n-butilfosforotritioite) e o DEF (S.S,S-tri-n-butil fosforotritioato), que são usados como desfolhante do algodão e não como inseticidas.

A. Sinais e sintomas

A respeito da popularidade da sigla mnemônica MUDDDLES (*miosis, urination, diarrhea, defecation, diaphoresis, lacrimation, excitation and salivation*), que, em português, significa miose, micção, diarreia, defecação, diaforese, lacrimejamento, excitação e salivação, os sinais e sintomas de intoxicação aguda por organofosforados e carbamatos são mais bem compreendidos em uma base neurofisiológica, agrupando-os de acordo com a classe afetada do receptor colinérgico (Quadro 34-3). Existe alguma variabilidade nas manifestações no sistema nervoso parassimpático em comparação com as que ocorrem no sistema nervoso simpático, que possui inervação colinérgica pré-ganglionares. Consequentemente, a frequência cardíaca poderá ser lenta, normal ou rápida, e as pupilas poderão ser pequenas, normais ou grandes, de acordo com o sistema predominante. Em uma série ampla de pacientes que haviam sido envenenados por organofosforados, 90% desses pacientes tiveram manifestações muscarínicas, 40%

Quadro 34-3 Sinais e sintomas de envenenamento agudo por organofosforados de acordo com o local de atividade do neurotransmissor acetilcolina

Sistema	Tipo de receptor	Órgão	Ação	Sinais e sintomas
Parassimpático	Muscarínico	Olho, músculo da íris, músculo ciliar.	Contração	Miose
		Respiratório	Contração de músculos lisos, aumento na secreção respiratória.	Respiração ofegante, dispneia.
		Cardíaco	Estimulação do nervo vago.	Bradicardia, arritmias, bloqueio cardíaco.
		Trato intestinal	Contração de músculos lisos, aumento na secreção intestinal.	Vômito, diarreia, cãibras musculares.
		Glândulas; lacrimais e salivares.	Secreção	Lacrimejamento, salivação, broncorreia, edema pulmonar, náuseas, vômito.
		Bexiga, fundo, esfíncter.	Contração, relaxamento.	Micção, incontinência.
Simpático			Contração	Visão turva.
Neuromuscular	Nicotínico	Esquelético	Excitação	Fasciculações, cãibras, seguidas de fraqueza, perda de reflexo, paralisia.
Nervoso central		Cérebro	Excitação (precoce)	Cefaleia, tontura, mal-estar, apreensão, confusão, alucinações, comportamento maníaco ou bizarro.
—			Depressão (tardia)	Depressão e, em seguida, perda de consciência; depressão respiratória.

tiveram manifestações muscarínicas e nicotínicas, 30% tiveram manifestações muscarínicas e no sistema nervoso central e 19% apresentaram os três tipos de manifestação. O número de sistemas envolvidos aumenta proporcionalmente em relação à gravidade da intoxicação. Em geral, os envenenamentos leves se manifestam apenas através de sinais e sintomas muscarínicos leves.

De maneira geral, insuficiência respiratória é a causa de morte nos casos de envenenamento por organofosforados. Condições como broncorreia ou edema pulmonar, broncoconstrição e paralisia dos músculos respiratórios contribuem para a insuficiência respiratória. A ocorrência de convulsões é comum nos casos de envenenamentos graves.

1. Perturbações no ritmo cardíaco — Arritmias cardíacas, como bradicardia, bloqueio cardíaco e parada cardíaca, são causas menos frequentes de morte. Arritmias ventriculares foram observadas em alguns desses casos, incluindo arritmias do tipo *torsade de pointes*, associadas ao prolongamento do intervalo QT. Consequentemente, recomenda-se evitar o uso de medicamentos que afetam o intervalo QT (p. ex., odansetron para tratamento de náuseas).

Existem relatos de fibrilação atrial em casos de envenenamentos por organofosforados ou carbamatos.

Durante o ataque terrorista em Tóquio, em 1995, foi usado o OP nervo agente sarin, e um caso de vasoespasmo coronariano foi observado nas derivações precordiais, atribuído ao efeito direto da acetilcolina em receptores nicotínicos coronários. O comprometimento da circulação coronária e aterosclerótica foi excluído por um estudo de exercício tálio, após o sucesso do tratamento por intoxicação aguda.

Os envenenamentos graves causados por exposição ocupacional aos carbamatos não são comuns. Com frequência, levando-se em consideração a reativação espontânea rápida da acetil colinesterase, as pessoas que ficarem enfermas no trabalho já estarão melhores no momento do atendimento médico. Os registros de circunstâncias de envenenamento grave envolvem a reentrada nos locais contaminados ou exposições diretas acidentais de pessoas que trabalham no manuseio de carbamatos de alta toxicidade (categoria 1).

B. Achados laboratoriais

1. Colinesterase — Inúmeras descobertas laboratoriais inespecíficas podem se apresentar em indivíduos com envenenamento agudo, incluindo leucocitose, proteinúria, glicosúria e hemoconcentração. No entanto, quaisquer alterações na atividade da colinesterase, em combinação com sinais e sintomas típicos, não fornecem informações suficientes para o diagnóstico e tratamento da maioria dos casos. A colinesterase eritrocitária é conhecida por colinesterase "autêntica" porque se trata da mesma enzima presente nas terminações nervosas e, também, porque sua atividade se aproxima mais da atividade no sistema nervoso, em comparação com a colinesterase plasmática, principalmente durante o curso da recuperação após a inibição. Entretanto, é mais difícil medir a colinesterase eritrocitária e, consequentemente, a suscetibilidade a erros analíticos é maior do que nas medições da colinesterase plasmática. Os organofosforados e os carbamatos podem inibir, de forma diferente, uma enzima em relação a outra, de modo que, se uma delas, em vez da outra, parecer deprimida, uma postura conservadora é presumir que a colinesterase neuronal corresponde mais estreitamente à mais inferior das duas. Por exemplo, o clorpirifós, um organofosforado usado com bastante frequência, deprime preferencialmente a colinesterase plasmática, causando enfermidades sem depressão significativa da colinesterase eritrocitária.

Existem diversos métodos analíticos para medir tanto a colinesterase eritrocitária como a colinesterase plasmática. Em geral, os resultados obtidos por um método não são comparáveis com os resultados de outro método, mesmo que as unidades expressas por método sejam as mesmas. Há uma variabilidade considerável na atividade da colinesterase em pessoas não expostas, de modo que os relatos de resultados relativos ao "normal" não refletem o nível verdadeiro da inibição.

Indivíduos com característica genética para colinesterase plasmática atípica apresentam nível plasmático baixo; porém, não apresentam colinesterase eritrocitária. Esses indivíduos apresentam paralisia muscular prolongada após a administração de succinilcolina e outros agentes de bloqueio muscular que são normalmente metabolizados pela colinesterase plasmática, embora não sejam mais suscetíveis aos pesticidas inibidores da colinesterase. Ao contrário da colinesterase eritrocitária, a colinesterase plasmática não é um indicador confiável de exposição ou de envenenamento nessa população de indivíduos.

A produção de colinesterase plasmática pode diminuir como consequência de alguma doença hepática suficientemente extensiva para alterar a produção de proteínas como a albumina. Condições com perda de albumina, como a síndrome nefrótica, caracterizam-se por níveis elevados de colinesterase plasmática, como resultado do aumento na síntese das proteínas hepáticas. As únicas condições médicas conhecidas que chegam a influenciar a atividade da colinesterase eritrocitária são aquelas associadas à reticulocitose, como recuperação de hemorragias, anemia perniciosa e alguns outros tipos de anemia.

Há duas circunstâncias em que as determinações da colinesterase possivelmente sejam úteis: (1) monitoramento biológico rotineiro de exposições aos organofosforados e (2) diagnóstico de envenenamento agudo. Provavelmente, na avaliação de exposições aos carbamatos, seja muito difícil documentar a depressão da colinesterase, a não ser que as instalações em que forem feitos os tratamentos tenham condições de fazer ensaios de colinesterase no local, imediatamente após a ocorrência de flebotomia.

Em geral, os envenenamentos graves são acompanhados de níveis de colinesterase bem abaixo do nível laboratorial normal. Entretanto, na maioria dos casos, os pacientes com envenenamento variando de leve a moderado apresentam níveis de colinesterase considerados equívocos, normais e, até mesmo, acima do nível normal. O diagnóstico pode ser confirmado retrospectivamente por meio de determinações periódicas (p. ex., semanalmente, quinzenalmente) da colinesterase até os níveis oscilarem no máximo em 30%. Se, nesse momento, o nível médio – ou seja, a linha de base retrospectiva – estiver mais de 30% acima do nível no momento da enfermidade, a presença de exposição aos pesticidas inibidores da colinesterase é quase certa, sendo que a enfermidade possivelmente seja consequência da exposição. Na ausência de tratamento com pralidoxima e na impossibilidade de nova exposição, a taxa de recuperação da colinesterase eritrocitária depende da taxa de formação de novos eritrócitos, que é de aproximadamente 1% por dia. Os níveis de colinesterase eritrocitária atingirão um patamar em torno de 60 a 70 dias e a colinesterase plasmática em 30 a 50 dias.

2. Pesticidas e metabólitos intactos — As investigações sobre as medições dos organofosforados ou carbamatos mais simples ou dos respectivos metabólitos, no sangue ou na urina, são muito limitadas. Atualmente, nenhuma dessas medições tem alguma utilidade na obtenção do diagnóstico de intoxicação aguda. As medições urinárias dos metabólitos do alquilofosfato não tiveram nenhuma utilidade no monitoramento biológico das exposições por causa da falta de especificidade e da instabilidade. A medição dos níveis urinários do p-nitrofenol possivelmente seja útil no monitoramento de exposições ao paration; uma amostra de 0,5 mg/L, cuja coleta tenha sido feita no final de um intervalo de exposição, corresponde à exposição ao paration no valor limite de limiar atual. As medições urinárias do 1-naftol são utilizadas para monitorar as exposições ao carbaril.

▶ Diagnóstico diferencial

Os envenenamentos leves causados por organofosforados ou carbamatos se assemelham muito a influenza viral aguda, infecções respiratórias, gastroenterite, asma ou disfunção psicológica. O diagnóstico diferencial mais significativo é entre envenenamento grave por organofosforados e acidente cerebrovascular agudo. Pupilas desiguais causadas pelo efeito local de um organofosforado de inibição direta (oxônico) ou *n*-metil carbamato em um olho de pacientes comatosos são fontes potenciais de falhas diagnósticas. Outras condições distintas de envenenamento por organofosforados incluem termoplegia, estresse térmico e infecções.

O distúrbio mais importante a ser distinguido de neuropatia retardada induzida por organofosforados é a polineuropatia simétrica aguda idiopática. De maneira geral, outras neuropatias tóxicas e relacionadas a doenças são insidiosas no início e apresentam um curso de progressão lenta.

▶ Tratamento

Quaisquer outros tratamentos indicados nunca deverão ser postergados enquanto aguardam a determinação dos níveis de colinesterase. O diagnóstico inicial pode ser feito somente com base em causas clínicas nas amostras enviadas para o laboratório e em uma dose de teste de atropina. A atropina bloqueia os efeitos da acetilcolina nos receptores muscarínicos. Uma dose de sulfato de atropina (aplicação intravenosa de 0,5 mg) produz sinais de atropinização leve (isto é, boca seca, olhos secos, frequência cardíaca elevada e pupilas dilatadas) em adultos normais; não produz nenhum efeito em casos de envenenamento por organofosforados. Doses intravenosas de 1 a 2 mg produzem sinais acentuados de atropinização em adultos que não tenham sido envenenados e podem reverter os sinais de excesso colinérgico em casos de envenenamento.

É muito importante coletar amostras e enviá-las ao laboratório para que sejam feitas as medições da colinesterase antes da administração de pralidoxima, que regenera a colinesterase nos eritrócitos e no plasma, assim como nos nervos. A atropina não produz nenhum efeito nos níveis de colinesterase.

O tratamento de intoxicação aguda deve se fundamentar na avaliação da gravidade do envenenamento que, em grande parte, depende do julgamento e da experiência clínica. Nos casos de alguns envenenamentos ocupacionais, o afastamento do local de trabalho, para evitar novas exposições aos inseticidas inibidores da colinesterase, possivelmente seja o único tratamento necessário. Os tratamentos com antídotos específicos devem ser reservados para os pacientes em observação no ambiente hospitalar.

A avaliação do nível de gravidade deve focar principalmente o sistema respiratório, tendo em vista que é afetado por todos os três tipos de sítios colinérgicos, além de ser o sistema mais crítico para a sobrevivência e morbidade séria. A classificação de gravidade utilizada com mais frequência define toxicidade leve aquela que envolve apenas sinais e sintomas muscarínicos; toxicidade moderada aquela que envolve mais de um sistema; porém, não exige respiração assistida; e toxicidade grave aquela que exige assistência ventilatória.

As modalidades de tratamento incluem o seguinte:

1. Descontaminação, incluindo banho na pele, aplicação de xampu nos cabelos ou esvaziamento estomacal, de acordo com a rota de exposição.
2. Administração intravenosa de atropina, na dosagem de 1 a 2 mg, para casos de envenenamento variando de leves a moderados, 2 a 4 mg para envenenamentos graves, em intervalos de 15 minutos, de acordo com a necessidade. Não há dosagem máxima. A atropina bloqueia a atividade muscarínica, mas não bloqueia a atividade nicotínica (paralisia muscular) ou os efeitos no sistema nervoso central. Pacientes sem evidências de fraqueza muscular ou de depressão respiratória devem ser tratados somente com atropina até o surgimento de um ou mais sinais de atropinização leve (isto é, taquicardia, ruborização, membranas mucosas secas ou pupilas dilatadas). Provavelmente seja necessário aplicar várias doses durante períodos de tempo muito prolongados.
3. Nos casos de envenenamento apenas por organofosforados, deve-se administrar lentamente o cloreto de pralidoxima (2-PAM, Protopam), 1 g por via intravenosa (não mais que 0,5 g/min), a dose deve ser repetida uma vez em 1 a 2 horas e, em seguida, em intervalos de 10 a 12 horas, de acordo com a necessidade. A pralidoxima age por meio da quebra da ligação entre a acetilcolinesterase e o organofosforado, reativando a enzima e recuperando a atividade da acetilcolina para o nível normal (Fig 34-1C). As vantagens da pralidoxima sobre a atropina incluem a ação na junção neuromuscular para reverter a paralisia muscular e, possivelmente, atravessar a barreira hematencefálica para reverter a depressão no sistema nervoso central. A dosagem excessiva não chega a ser um problema se o medicamento for administrado lentamente para impedir a indução de hipotensão. A decisão de usar a pralidoxima deve ser tomada imediatamente após o diagnóstico, tendo em vista que se torna ineficaz depois do envelhecimento. É possível que a alta incidência de toxicidade pela atropina seja consequência do regime recomendado de somente usar esse medicamento até surgirem os sinais e sintomas primários de toxicidade e, em seguida, usar a pralidoxima caso seja necessário. Essa situação poderá ser evitada nas situações em que a decisão for o uso da pralidoxima logo no início.

O uso da pralidoxima nos casos de envenenamento por carbamatos é controverso. No entanto, o fator positivo é que esse medicamento é indicado em raras situações. As evidências experimentais indicam que a pralidoxima pode ser muito útil no tratamento de envenenamentos por um tipo de carbamato que raramente é utilizado; porém, os tipos usados com maior frequência ainda não foram estudados. Um estudo feito em animais indicou que a pralidoxima pode causar danos no tratamento de envenenamento pelo carbaril.

A administração de morfina, aminofilina e fenotiazinas é contraindicada por causa do risco elevado de arritmias cardíacas. Os diuréticos para edema pulmonar e os líquidos para hipotensão também são contraindicados. Recomenda-se suspender o uso da atropina até a reversão da hipóxia por meio de um sistema de ventilação adequado, tendo em vista que esse medicamento poderá gerar arritmias na presença daquela condição.

4. Medidas emergenciais de suporte: ventilação artificial, assistência ventilatória, oxigênio e eliminação de secreções.
5. Avaliação de sintomas tardios: no momento do diagnóstico de neuropatia periférica retardada induzida por organofosforados, as manifestações iniciais de inibição da colinesterase, caso ocorram, é provável que já tenham sido resolvidas. A administração de atropina ou de pralidoxima, na fase inicial ou mais tarde, não chega a influenciar o curso da neuropatia. O tratamento de neuropatia retardada é de suporte. Alguns casos necessitam de ventilação mecânica por causa da insuficiência respiratória provocada pela paralisia muscular.

▶ Prognóstico

A terapia com antídotos e suporte respiratório assegura a recuperação completa, mesmo nos casos mais graves, nas situações em que o tratamento para envenenamento por organofosforados ou por carbamatos iniciar antes que a hipóxia cause danos teciduais. A persistência das manifestações além de 24 horas indica a possibilidade de absorção continuada do pesticida e a necessidade de considerar cautelosamente o exame de pele, unhas, olhos e trato gastrintestinal como possíveis reservatórios.

Pelo menos, em alguns casos, as mortes súbitas em um pequeno percentual de pacientes envenenados por organofosforados (2% em uma série), dentro de um período de tempo variando de 24 a 48 horas, após uma aparente recuperação completa, podem ser causadas por arritmia ventricular. Recidivas repentinas de sinais e sintomas agudos em alguns dias de recuperação aparente, imediatamente após a mobilização do paciente do leito, talvez sejam resultado da liberação do pesticida pelas adiposidades.

Existem vários relatos de mortes causadas por ingestão acidental ou deliberada de carbamatos, como resultado de doses excessivas e absorção gastrintestinal prolongada e, talvez, como complicação de tratamentos tardios ou inadequados. Embora seja muito séria, a intoxicação causada por exposição ocupacional raramente é fatal e, usualmente, tem curta duração. Embora também sejam muito sérios, os envenenamentos por frutas e vegetais contaminados com alto teor de água não chegam a ser persistentes.

Inúmeros relatos descrevem sintomas persistentes no sistema nervoso central em um pequeno percentual de pacientes depois de incidentes bem documentados de envenenamento agudo por organofosforados, mas não por carbamatos. Os sintomas típicos incluem irritabilidade, depressão, labilidade humoral, ansiedade, fadiga, letargia, dificuldade de concentração e perda de memória no curto prazo. Alguns estudos limitados sugerem que, no caso desses pacientes, os resultados dos testes neurocomportamentais e dos eletroencefalogramas podem ser diferentes quando forem comparados com os controles. Os sintomas poderão persistir por várias semanas ou vários meses após a intoxicação inicial, sendo que é muito difícil distingui-los das reações psicológicas que provavelmente ocorram depois desse tipo de evento. A orientação simpática e o uso criterioso de ansiolíticos, nas situações aplicáveis, geralmente são mais eficazes que a psicoterapia intensiva e a medicina antipsicótica.

▶ Efeitos na pele

De maneira geral, os organofosforados apresentam coeficientes elevados de partição octanol/água e altas taxas de absorção dérmica, porém, as irritações cutâneas são inexpressivas. Os efeitos na pele derivam da reatividade da porção não fosfatada (conhecido como *grupo separável*) de compostos individuais. Por exemplo, os compostos irritantes diclorvos e naled possuem átomos reativos de halogênio nos respectivos grupos separáveis. Além disso, o diclorvos também tem uma ligação carbono/carbono não conjugada. Algumas formulações de organofosforados, como acefato, diazinon, dimetoato, malation, metamidofós, metidation, oxidemetonmetil, fosmet e sulfotep, produzem irritação transitória no ensaio de Draize e podem causar irritação primária leve na fase de desafio (epicutâneo) no teste de maximização em cobaias. Sob o ponto de vista clínico, a irritação aguda causada por esses compostos ocorre mais frequentemente nos casos de exposição direta acidental em pessoas que trabalham no manuseio de pesticidas (mistura/carregamento/aplicação). Além disso, esses tipos de exposição podem provocar efeitos sistêmicos. Em casos de dermatite associada aos organofosforados relatados no Japão, aproximadamente 25% tinham, pelo menos, sintomas coincidentes leves de envenenamento sistêmico. A ocorrência de envenenamento sistêmico também foi relatada nos Estados Unidos em um caso de dermatite irritante causada pelo diclorvos.

Os ensaios de sensibilização de Bueler (epicutâneos) apresentam descobertas negativas para acefato, clorpirifós, dimetoato, malation, metamidofós, metidation e fosmet. Não obstante, vários deles são agentes sensibilizadores no teste de maximização em cobaias (indução de alergia por meio de injeção subcutânea), incluindo formulações como diazinon, fenitrotion e metidation. Casos de possível sensibilidade no contato com organofosforados foram documentados no uso de ometoato e dimetoato. Um estudo de controle de casos de dermatite em agricultores identificou a presença de reações alérgicas ao malation e ao oxidemetonmetil, assim como aos compostos de carbamato carbofurano e carbaril. Estudos posteriores identificaram a presença de dermatite alérgica por contato causada pelo malation e naled, embora os testes com adesivos não tenham atendido as normas em vigor, principalmente no que diz respeito à identificação de concentrações não irritantes para aplicação do procedimento com adesivos.

O relato de um caso na Austrália identificou a presença de um isômero e contaminante do diazinon, denominado *isodiazinon* (2-isopropil-6-metil-4-S-pirimidinil dietiltiofosfato), como possível causa de porfiria cutânea tarda em um criador de carneiros. As investigações em um estudo feito com camundongos mostraram que o isodiazinon afeta a síntese da porfirina através da inibição da enzima hepática ferroquelatase. Outras reações decorrentes do contato incluem um caso de eritema multiforme associado ao uso em espaços interiores do metil paration; uma reação atípica de contato com o etil paration que se assemelha à erisipeloide; e um caso de envenenamento sistêmico por organofosforados.

▶ Efeitos crônicos na saúde

A. Efeitos neurocomportamentais

As hipóteses a respeito das sequelas persistentes dos envenenamentos por organofosforados ainda são um tema envolto em controvérsias.

Inúmeros estudos documentaram a presença de déficits neurocomportamentais subclínicos nos indivíduos de controle em grupos de trabalhadores que haviam sido previamente envenenados e, em menor escala, em pessoas que trabalhavam nas operações de aplicação com exposições de longo prazo e nunca sofreram envenenamento agudo. Os déficits registrados incluem sensibilidade vibrotátil, atenção sustentada diminuída e redução na velocidade do processamento de informações, memória e abstração e testes cognitivos.

O envenenamento pelo agente nervoso organofosforado sarin produziu déficits neurocomportamentais persistentes, incluindo amnésia, em algumas vítimas do ataque terrorista ocorrido no metrô de Tóquio. Os déficits mais graves foram observados em pacientes que apresentaram hipóxia prolongada. Além disso, ocorreram também casos de estresse pós-traumático. As descobertas em casos de envenenamentos menos graves se assemelham mais aos casos observados em estudos envolvendo aplicadores envenenados por inseticidas organofosforados.

Estudos envolvendo pessoas que trabalhavam no manuseio de organofosforados, sem históricos de envenenamento manifesto, mostram descobertas menos consistentes de alterações neurocomportamentais subclínicas. Um estudo de indivíduos que trabalhavam no manuseio de organofosforados utilizados na desinfecção de ovelhas apresentou descobertas semelhantes às dos estudos de trabalhadores manifestamente envenenados. Outros estudos envolvendo pessoas que trabalhavam no manuseio de organofosforados que não foram envenenadas apresentaram descobertas equivocadas ou negativas.

Embora nenhum dos estudos de trabalhadores envenenados mostre alterações clínicas significativas, todos eles envolvem medições transversais da função neurocomportamental, sendo que a maioria ocorreu menos de 10 anos após o envenenamento. As informações atualmente disponíveis não permitem assegurar se os déficits subclínicos observados poderão progredir para danos clínicos significativos. Um estudo abordando o envelhecimento mostrou que há uma associação entre a exposição a pesticidas registrada fora do âmbito do estudo e defeitos cognitivos leves registrados 3 anos depois, embora não tenha identificado exposições específicas ou classes de pesticidas.

B. Vias respiratórias reativas

Prováveis casos de vias respiratórias reativas, uma condição respiratória que se assemelha à asma e ocorre em alguns indivíduos expostos a irritantes ambientais, são diagnosticadas frequentemente por meio de um teste especializado da função pulmonar conhecido por *desafio da metacolina*. Ocasionalmente, os casos de doença de vias respiratórias reativas ou asma de novo início estão associados a exposições aos organofosforados ou a contaminantes organofosforados. Estudos experimentais em cobaias demonstram que a ocorrência de vias respiratórias reativas depois da exposição a um organofosforado é mais grave em animais previamente sensibilizados à ovalbumina. Os animais sensibilizados apresentaram também um aumento na sensibilidade farmacológica à constrição nas vias respiratórias induzida pela inibição da colinesterase. O caso descrito adiante é um exemplo provável:

> Um caso grave de asma em uma pessoa que trabalhava em um viveiro de mudas foi registrado no departamento de registro de doenças da Califórnia em 2006. Essa pessoa havia entrado no viveiro logo após a aplicação do Bt e de uma aplicação de diazinon em uma área vizinha ao viveiro. Tinha um histórico anterior de asma que, às vezes, era mal controlada. Depois do trabalho, sofreu uma quase parada respiratória e foi hospitalizada. Uma investigação extensiva documentou histórico anterior no local de trabalho. Ela apresentou RAST/immunocap nas reações *in vitro* a diversos tipos de pólen, plantas e moldes. Aparentemente, os testes iniciais que foram realizados em um centro acadêmico de alergia mostraram uma reação *in vitro* aos antígenos do *Bacillus thuringiensis* (Bt), semelhante àquela registrada em trabalhadores rurais no Estado de Ohio e na Dinamarca, embora os testes de provocação direta (testes de punção) tenham sido negativos. Possivelmente, a quase parada respiratória estivesse relacionada apenas à asma mediada alergicamente e mal controlada. No entanto, como observado acima, os estudos em cobaias demonstram que a presença de vias respiratórias reativas depois de exposições aos organofosforados é mais grave em animais previamente sensibilizados (antígeno da ovalbumina). Os animais sensibilizados demonstraram também aumento na sensibilidade farmacológica à constrição nas vias respiratórias induzida pela inibição da colinesterase.

C. Carcinogenicidade, teratogenicidade, efeitos no desenvolvimento infantil, toxicidade reprodutiva masculina

1. Carcinogenicidade — A maioria dos carbamatos e dos organofosforados não apresenta nenhuma evidência de carcinogenicidade nos testes realizados em animais. As exceções incluem a presença dos prováveis (classificação B2 de câncer) carcinógenos animais propoxur (câncer na bexiga e câncer no fígado) e diclorvos (tumores gástricos em fêmeas de camundongos, leucemia em camundongos machos). Os carcinógenos possíveis (classificação C de câncer) incluem acetamida, um metabólito do metomil e do tidicarb (câncer no fígado em camundongos machos e fêmeas), acefato, dimetoato, paration, metidation, fosfamidon, tetraclorvinfós e tribufós.

Alguns estudos de controle de casos de câncer, realizados na década de 1990, revelaram a presença de associações entre o manuseio de organofosforados e a ocorrência de linfoma do tipo não Hodgkin e leucemia. Chegou-se até a admitir a hipótese de que os efeitos das exposições documentadas sobre o sistema imune sejam um dos mecanismos possíveis. Por exemplo, o efeito de um composto específico como o diclorvos, que é reconhecido como um carcinógeno animal, talvez seja uma explicação para as descobertas. Um estudo de controle de casos que investigou as causas da incidência de anemia aplásica na Tailândia revelou também a presença de uma forte associação com o diclorvos e com o inseticida à base de carbamatos propoxur. Da mesma forma como nos estudos sobre linfomas, esse estudo aplicou as informações obtidas através de um questionário para avaliar a exposição, sendo que as descobertas poderiam ter sido atribuídas a um viés de memória.

2. Teratogenicidade e efeitos no desenvolvimento neural infantil — De maneira geral, os compostos organofosforados não são teratogênicos abaixo das doses tóxicas maternas. Conforme já discutido anteriormente, o composto carbaril à base de carbamato é uma toxina espérmica em roedores; um estudo envolvendo indivíduos que trabalhavam na fabricação e na formulação demonstrou a presença de efeitos sobre a morfologia dos espermatozoides. Existem também relatos sobre os efeitos espérmicos relacionados a exposições ambientais ao carbaril (ver anteriormente). O carbaril também é teratogênico em cães da raça beagle; porém, não é teratogênico em algumas espécies de roedores.

A Food Quality Protection Act (FQPA) incentivou a realização de um trabalho considerável em modelos animais, abordando os efeitos da neurotoxicidade sobre o desenvolvimento, incluindo exposições pré-natais e pós-natais. Estudos de coortes feitos em Nova Iorque e na Califórnia que avaliaram possíveis efeitos de longo prazo das exposições pré-natais aos organofosforados analisaram diversos resultados, como desenvolvimento cognitivo, transtornos da atenção e outros resultados neurocomportamentais. Estudos paralelos feitos com animais mostram efeitos semelhantes em diferentes níveis de dosagem.

Estudos feitos com as duas coortes mediram prospectivamente as exposições. Embora não tenha sido possível quantificar as exposições totais durante a gestação, presume-se que estejam relacionadas às medições de curto prazo feitas em amostras de ar, medições sanguíneas e medições dos metabólitos urinários. As exposições em ambos os grupos provavelmente tenham sido mais elevadas que na população de referência na coorte do NPB, embora tenham ficado bem abaixo dos níveis, sem nenhum efeito em estudos animais de desenvolvimento neural alterado relacionado ao clorpirifós e a outros organofosforados.

Foram observadas algumas diferenças nos resultados entre as duas coortes, embora ambas tenham apresentado aumento no número de reflexos neonatais anormais, problemas de déficit de atenção na fase inicial da infância e efeitos sobre a cognição que se tornaram aparentes quando as crianças atingiram a idade escolar. Ambos os resultados e a excreção de metabólitos de organofosforados foram associados à atividade da PON1. PON1, ou paraoxonase sérica, uma enzima codificada pelo gene PON1. A paraoxonase sérica é responsável pela hidrólise dos organofosforados. Possivelmente seja um fator que cause alguma confusão e que não foi totalmente explorado nesses estudos. Grande parte dos estudos de ambas as coortes envolveu baterias de testes e de instrumentos psicológicos, elevando a probabilidade de que alguns resultados significativos que foram identificados estivessem relacionados a comparações múltiplas.

3. Efeitos reprodutivos masculinos — Estudos envolvendo a alimentação de animais mostram alguns efeitos nas medições da qualidade dos espermatozoides e os efeitos sobre os hormônios reprodutivos depois de exposições prolongadas aos organofosforados e carbamatos. Os possíveis mecanismos de ação incluem alquilação ou fosforilação do DNA ou proteínas nucleares, inibição enzimática nas células reprodutivas e efeitos endócrinos. A maior parte dos estudos foi feita em roedores, embora também tenham sido utilizados coelhos e peixes.

Alguns estudos transversais demonstraram associações entre a exposição de pesticidas organosfoforados e níveis de reprodução hormonais. Todavia, os resultados entre os estudos não foram totalmente consistentes. Havia associações mais consistentes entre exposições a doses elevadas de organofosforados e as medições dos danos nos espermatozoides, incluindo aneuploidia e fragmentação de DNA.

INSETICIDAS ORGANOCLORADOS

FUNDAMENTOS DO DIAGNÓSTICO

▶ Efeitos agudos
- Excitação no sistema nervoso central – irritabilidade, excitabilidade, tontura, desorientação, parestesias, tremores e convulsões.

▶ Efeitos crônicos
- Câncer em animais.
- Relatos de casos de anemia aplásica.

Considerações gerais

Os inseticidas organoclorados são compostos de hidrocarbonetos clorados com estrutura cíclica e peso molecular elevado. Ao contrário dos solventes à base de hidrocarbonetos clorados e dos fumigantes, esse tipo de inseticida possui volatilidade lenta e estimula o SNC em vez dos anestésicos gerais. O protótipo dos organoclorados, o diclorodifeniltricloroetano (DDT), foi descoberto em 1939 e registrado pela primeira vez, nos Estados Unidos, em 1948. Até 1972, quando foi banido da maior parte das aplicações nos Estados Unidos, mais de 4 bilhões de libras foram aplicadas na agricultura em programas de controle de mosquitos e outros insetos transmissores de doenças em humanos, como a febre amarela e a malária. Os compostos da família de ciclodienos aldrin, dieldrin, clordano e heptacloro foram registrados pela primeira vez, nos Estados Unidos, no período entre 1948 e 1952. Eles foram retirados gradualmente do mercado após a proibição do DDT e, em seguida, foram banidos definitivamente em 1987 (aldrin e dieldrin) e 1988 (clordano e heptacloro). Da mesma forma que o DDT, os ciclodienos eram ambientalmente persistentes e se acumulavam na cadeia alimentar da fauna animal. Os registros do lindano para uso agrícola foram cancelados, embora

Tabela 34-4 Pesticidas organoclorados ainda em uso nos Estados Unidos

Composto	LD_{50} oral (mg/kg)	LD_{50} dérmica (mg/kg)
Dicofol	575-960	1.000-5.000
Endosulfan	20-40	75-150
Lindano do hexacloretobenzeno (BHC, γ-BHC)	100-200	500-1.000

ainda seja comercializado em boa parte do território norte-americano e utilizado no tratamento de sarnas resistentes (Tab. 34-4)

O dicofol e o endosulfan são os únicos compostos organoclorados ainda em uso nos Estados Unidos. Esses compostos têm meia-vida ambiental e biológica mais curta, em comparação com os organoclorados que foram cancelados, embora seja mais longa que a meia-vida dos organofosforados e dos piretroides típicos. Por exemplo, a meia-vida do dicofol é de 60 dias nas aplicações no solo, sendo variável na água de acordo com o pH. A meia-vida do endosulfan no solo varia de 19 a 33 dias. Apenas a título de comparação, a meia-vida do DDT no solo varia de 2 a 15 anos.

Exposição ocupacional e ambiental

Há poucas informações sobre a exposição ocupacional atual aos organoclorados. Como consequência da persistência do acúmulo biológico, a exposição ambiental aos organoclorados continuará por muitos anos, mesmo que esses compostos não estejam sendo utilizados, embora as evidências indiquem que os níveis estão diminuindo. A maior parte da população mundial apresenta níveis mensuráveis de DDT e de seus metabólitos nos lipídeos e no sangue. O tempo de eliminação do dicofol é de aproximadamente 192 horas e do endosulfan varia de alguns dias a algumas semanas. O metabolismo do lindano (isômero gama do hexaclorociclo-hexano) é rápido.

Mecanismo de ação e achados clínicos

Os organoclorados são bem absorvidos por inalação ou por ingestão, porém, a absorção cutânea é mais lenta. A maior parte é altamente lipossolúvel e distribuída nos tecidos adiposos, no fígado e no sistema nervoso. A maioria desses compostos é metabolizada no fígado e eliminada através da urina como metabólitos. Para alguns compostos, esse processo é lento, de modo que o acúmulo nos tecidos adiposos ocorre durante as exposições crônicas. O DDT é metabolizado e eliminado lentamente, sendo encontrado na gordura da maior parte das pessoas; os níveis de DDT na gordura dos norte-americanos vêm diminuindo desde a proibição do uso nos Estados Unidos.

Embora o quadro clínico de intoxicação aguda seja semelhante para os membros dessa família de compostos, ainda não se conhece o mecanismo preciso de ação e, por essa razão, não se sabe se compartilham um mecanismo comum. Esses produtos químicos causam excitação e disfunção no SNC, com poucas alterações patológicas, possivelmente como consequência de alterações na transmissão de impulsos nervosos. Em doses elevadas, produzem necrose hepatocelular e, em doses mais baixas, hipertrofia hepatocelular e carcinomas – particularmente em camundongos – e são indutores de enzimas microssomais hepáticas.

A. Sinais e sintomas

A intoxicação aguda ou subaguda por organoclorados produz um quadro generalizado de excitabilidade e disfunção no sistema nervoso central: apreensão, excitabilidade, tontura, cefaleia, desorientação, confusão, desequilíbrio, fraqueza, parestesias, espasmo muscular, tremor, convulsões e coma. A ocorrência de náuseas e vômito é muito comum após a ingestão; porém, essas condições não ocorrem depois de exposições dérmicas, que é a rota principal nos locais de trabalho. A maior parte dos organoclorados é formulada com solventes orgânicos, que são responsáveis pela depressão no SNC, principalmente após a ingestão. A ocorrência de febre também é comum depois de convulsões; porém, possivelmente, seja consequência da atividade convulsiva e não um efeito do pesticida. A clodercona, embora não esteja mais em uso, foi responsável por um tipo exclusivo de intoxicação crônica, conforme será discutido mais adiante.

Há inúmeros relatos de casos e séries de casos que sugerem a existência de uma associação entre anemia aplásica e exposição aos inseticidas organoclorados. Esses relatos não podem excluir a possibilidade de ocorrência coincidente dessa condição rara com exposições relativamente comuns.

B. Achados laboratoriais

Excetuando-se as medições de compostos mais simples ou de metabólitos em amostras biológicas, os achados laboratoriais são inespecíficos. A eletroencefalografia talvez mostre a presença de atividade convulsiva generalizada. No caso de alguns compostos, há uma correlação conhecida entre níveis biológicos e grau de envenenamento; porém, raramente esses níveis são disponibilizados em tempo hábil para dar suporte aos tratamentos de envenenamentos agudos.

▶ Diagnóstico diferencial

De maneira geral, os envenenamentos graves por organoclorados ocorrem após exposições excessivas óbvias e, consequentemente, não apresentam nenhum tipo de problema no diagnóstico. É importante levar em consideração outras causas de superatividade do SNC ou de convulsões, principalmente intoxicações por medicamentos. Na presença de convulsões, é imprescindível considerar a hipótese de infecções no sistema nervoso. Pneumonite é uma presença provável como resultado da aspiração de solventes orgânicos.

▶ Tratamento

Como não existem antídotos, o tratamento é de suporte e tem como foco principal a manutenção da função respiratória e o tratamento imediato de convulsões com medicação anticonvulsivante. A descontaminação da pele, dos cabelos e dos intestinos (caso seja aplicável) é muito importante, como em todos os casos de intoxicação aguda. Embora acelere a eliminação da clordecona (de uma meia-vida de 165 dias para 80 dias), a colestiramina ainda não foi estudada para uso no tratamento de envenenamentos por quaisquer outros organoclorados.

▶ Prognóstico

Convulsões descontroladas podem resultar em cérebro anóxico ou em outros danos orgânicos. Em geral, a recuperação é completa nos casos em que houver prevenção contra hipóxia.

▶ Efeitos crônicos

A clordecona produz uma miríade de condições, como nervosismo, tremor, perda de peso, opsoclonia, dor pleurítica e articular, e uma síndrome que se assemelha a um pseudotumor cerebral em pessoas que trabalham na produção e sofrem exposição excessiva. Esses efeitos crônicos foram atenuados pelo tratamento com colestiramina para aumentar a eliminação da clordecona.

Outra grande preocupação em relação aos organoclorados é o risco de câncer. A maior parte dos compostos organoclorados provoca câncer no fígado em uma ou mais espécies de roedores. As evidências de excesso de câncer no fígado e no trato biliar em humanos são equivocadas. Um estudo envolvendo trabalhadores fabris mostrou excesso de câncer no trato biliar em uma fábrica que produz aldrin, dieldrin, endrin e DBCP e um aumento inexpressivo em uma fábrica de DDT. As fábricas que produzem outros organoclorados (principalmente o heptacloro e o clordane) não apresentaram excesso de casos de câncer. As principais limitações deste estudo foram informações incompletas sobre as exposições.

O dieldrin é reconhecidamente um carcinógeno animal que produz tumores hepáticos em camundongos; porém, não foi observada nenhuma elevação na incidência de câncer relacionada a esse composto em trabalhadores holandeses envolvidos na fabricação do dieldrin e aldrin. Um estudo de mortalidade, conduzido pelo National Institute for Occupational Safety and Health (NIOSH), envolvendo pessoas que trabalhavam na produção de DDT, clordano, dieldrin e aldrin, mostrou que há um risco elevado de incidência de câncer no trato biliar (SMR [*standardized mortality ratios*] = 4,87); porém, nenhum aumento na incidência de câncer no pulmão (SMR = 0,87). Essa descoberta era coerente com o aumento na incidência de câncer no pulmão em estudos de alimentação de animais.

Uma publicação de 2007, que se fundamentou na coorte do Agricultural Health Study (AHS), avaliou os riscos de câncer depois de exposições aos organoclorados. Um questionário autoaplicável preenchido no momento da inscrição no estudo avaliou históricos de não utilização dos inseticidas aldrin, clordano, DDT, dieldrin, heptacloro, lindano ou toxafeno. Não se encontrou nenhuma evidência de associação entre o uso de inseticidas organoclorados e todos os casos de incidência de câncer.

Estabeleceu-se uma associação significativa (risco relativo = 2,9) entre exposição cumulativa elevada ao toxafeno (> 25 dias durante a vida) e melanoma (5 casos de exposição em um total de 53 casos). A revisão da literatura anterior não deixou claro se esse fato não foi apenas uma descoberta casual. O toxafeno produz tumores no fígado e na tireoide em estudos animais e parece ser genotóxico no ensaio de trocas de cromátides irmãs e, além disso, há o relato de um estudo epidemiológico demonstrando que houve um aumento na frequência de aberrações cromossômicas entre trabalhadores que haviam sido expostos a esse composto organoclorado.

Uma associação significativa (risco relativo = 2,7) também foi encontrada em exposições cumulativas elevadas (> 9 dias durante a vida) ao clordano e, também, a incidência de câncer retal.

Não se encontrou nenhuma associação consistente entre câncer retal e atividade agrícola ou exposição a pesticidas. Uma taxa significativamente elevada na incidência de câncer retal foi detectada em uma coorte de holandeses que trabalhavam na produção de dieldrin e aldrin (compostos do ciclodieno relacionados ao clordano), embora, aparentemente, o risco fosse mais elevado nos trabalhadores com exposições mais baixas.

Observou-se que há uma associação significativa entre exposição cumulativa elevada ao dieldrin (> 9 dias durante a vida) e câncer no pulmão (risco relativo = 2,8), com base em 5 casos de exposição, em um total de 104 casos. O Agricultural Health Study (AHS) relatou também a presença de um risco elevado de incidência de câncer no pulmão em pessoas que trabalhavam na aplicação do composto. O estudo de coorte da AHS revelou ainda que há outra associação importante (risco relativo = 2,6) entre exposições cumulativas elevadas aos compostos do ciclodieno (> 9 dias durante a vida) e leucemia, com base em 13 casos de exposição. Alguns relatos anteriores descreveram casos de leucemia depois de exposições ao clordano e heptacloro utilizados no controle de pragas estruturais.

A. Câncer de mama e DDT

Os estudos que avaliaram a relação entre DDT/DDE e câncer de mama, sugerida enfaticamente pelo estudo de 1993, foram inconsistentes. Por exemplo, em uma revisão de 26 estudos que foram publicados entre 2000 e 2006, utilizando uma grande variedade de pontos comparativos, a maioria dos índices de probabilidade se sobrepôs a algum outro. Os estudos que sugeriram a presença de risco elevado incluíam um estudo de 2003 mostrando que havia um alto risco na população branca europeia com níveis detectáveis de DDT (> 0,5 ng/g de lipídeos vs < 0,5) (OR ¼ 5,64; CI 95%, 1,81 – 17,65) ou DDE (OR ¼ 2,21; CI 95%, 1,41 – 3,48). Em um estudo de 2000, realizado na Cidade do México, o quintil mais alto (> 3.490 ng/g de lipídeos) fez uma comparação com o quintil mais baixo (< 1170) (OR ¼ 3,81; CI 95%, 1,14 – 12,8). Os estudos remanescentes não mostraram nenhuma relação entre DDE e câncer de mama, sendo que a estratificação de acordo com o estado menopáusico, *status* do receptor do hormônio tumoral, paridade, amamentação ou índice de massa corporal não revelou a presença de associações consistentes.

Além do DDT/DDE, foram documentadas associações positivas entre outros organoclorados e câncer de mama. Em um estudo dinamarquês de controle de casos, os níveis séricos do dieldrin foram associados ao aumento no risco do grupo de exposição mais baixa (< 6,9 ng/g de lipídeos): índice de probabilidades = 4,6 (1,8 – 11,5). O aumento observado no risco de incidência de câncer de mama associado à exposição ao dieldrin se referiu às mulheres que desenvolveram tumores com receptor de estrogênio negativo (ERN – *estrogen receptor negative*) (índice de probabilidades [OR] I vs IV quartil. 7,6, intervalo de confiança de 95% [CI 95%], valor-p para tendência linear 0,01). Levando-se em consideração que os compostos avaliados eram diferentes de um estudo para outro, não foi possível verificar a consistência dos resultados através dos diversos estudos.

B. Câncer de próstata

Um estudo de 2013 avaliou o risco de exposição a 48 pesticidas, durante a vida, em 1.962 casos de câncer de próstata incidental e um subgrupo de 919 casos de câncer agressivo: os compostos organofosforados fonofós (razão e taxa [RR – *rate ratio*] para o quartil mais alto de exposição [Q4] *versus* não exposto = 1,63, CI 95%: 1,22, 2,17; p [tendência] < 0,01); *malation* (RR para Q4 vs não exposto = 1,43, CI 95%: 1,08, 1,88; p [tendência] = 0,04); e terbufós (RR para Q4 vs não exposto = 1,29, CI 95%: 1,02, 1,64; p [tendência] = 0,03). O risco de câncer agressivo foi elevado para o composto organoclorado aldrin (RR para Q4 vs não exposto = 1,49, CI 95%: 1,03, 2,18; p [tendência] = 0,02).

C. Efeitos reprodutivos masculinos

O composto organoclorado clordecona (Kepose) produziu efeitos demonstráveis sobre a espermatogênese, tanto em estudos animais como em trabalhadores. Os camundongos adultos machos que foram alimentados com 15 ou 30 ppm de clordecona, durante 90 dias, apresentaram alterações reversíveis na mobilidade e na viabilidade dos espermatozoides.

Os trabalhadores afetados por sintomas neurológicos também apresentaram oligospermia e redução na velocidade dos espermatozoides e, além disso, as biópsias testiculares foram anormais. Levando-se em conta que os organoclorados possuem propriedades estrogênicas reconhecidas, possivelmente a redução na produção de espermatozoides, nos casos de toxicidade pela clordecona, tenha origem em mecanismos endócrinos e não em efeitos diretos sobre o epitélio germinal. Entretanto, essa suposição não teve suporte das descobertas em estudos animais que investigaram as propriedades estrogênicas do composto.

PIRETRO E INSETICIDAS PIRETROIDES SINTÉTICOS

FUNDAMENTOS DO DIAGNÓSTICO

▶ Efeitos agudos

- Parestesias tópicas e irritação na pele; irritação ocupacional e respiratória; envenenamento sistêmico por ingestão.
- Dermatite por contato alérgico: eritema, vesículas, pápulas e coceira.
- Rinite alérgica: congestionamento nasal e irritação na garganta.
- Asma: respiração ofegante, tosse, leveza no peito e dispneia.

▶ Considerações gerais

O piretro é um extrato parcialmente refinado do crisântemo e tem sido utilizado como inseticida por mais de 60 anos. Existem seis compostos ativos conhecidos, incluindo dois ésteres conhecidos como *piretrinas* (piretrina I e piretrina II). Desde muito tempo, o crisântemo e o piretro têm sido considerados agentes causativos de alergias. Nos testes de toxicidade aguda em roedores, as misturas de piretrina apresentam efeitos bastante variáveis (Tab. 34-5), embora a maior parte das misturas tenha LD_{50} oral acima de 1.000 mg/kg. O piretro e as misturas de piretrina não produzem toxicidade sistêmica nas aplicações dérmicas.

Tabela 34-5 Toxicidade aguda causada pelas piretrinas e piretroides

Composto	LD_{50} oral (mg/kg)	LD_{50} dérmica (mg/kg)
Piretrinas naturais	200-26.000	Muito baixa
Piretroides tipo I		
Permetrina	430-4.000	> 4.000
Resmetrina	1.244-2.500	> 3.000
Cipermetrina	250	> 2.000
Tipo II (cianopiretroides)		
Esfenvalerato	458	2.500
Ciflutrina	869-1.271	> 5.000
Deltametrina	128	> 2.000

Sob o ponto de vista estrutural, os piretroides sintéticos se assemelham às piretrinas, com pequenas modificações que aumentam a toxicidade e a estabilidade. Entre dois subtipos de piretroides sintéticos, designados compostos tipo I e tipo II (cianohalogênios), em geral, o tipo II apresenta maior toxicidade. Alguns estudos animais também demonstram alguma toxicidade diferencial relacionada à idade nos piretroides tipo II. A deltametrina, por exemplo, tem um LD_{50} de 5,1 em camundongos com 11 dias de idade versus 81 mg/kg em camundongos machos com 72 dias de idade. Por causa desse possível aumento na suscetibilidade, os produtos à base de calcário e piretroides (contendo deltametrina) importados ilegalmente, que se assemelham a uma forma de balas e confeitos, são um grande risco de envenenamento sistêmico em crianças. Um relato de caso publicado recentemente descreve o envenenamento de uma criança de 4 anos de idade com deltametrina em pó com uma dose estimada de 2 mg/kg.

▶ Aplicação

Entre os anos de 1990 e 2010, o uso de piretroides caiu gradativamente nos Estados Unidos. Existem várias centenas de marcas comerciais contendo piretrina (componentes ativos piretrina I e piretrina II) e piretroides. A maior parte desses produtos contém o agente sinergístico butóxido de piperonila e, com frequência, um inseticida adicional, como os carbamatos e os organofosforados, para retardar o metabolismo dos piretroides nos insetos alvos. Diversos produtos são comercializados para uso doméstico contra insetos, mosquitos e pulgas. A formulação usual para uso doméstico contém aproximadamente 0,5% do ingrediente ativo. A maior estabilidade transformou as piretrinas sintéticas em um pesticida bastante útil para aplicações no setor agrícola. Os solventes à base de petróleo, presentes na maior parte das misturas para uso imediato e nas "bombas de inseticida" como "ingredientes inertes", têm sua própria toxicidade. Inúmeros incêndios e explosões espetaculares foram consequências da aplicação excessiva de "bombas de inseticidas" em ambientes fechados, possivelmente porque os destilados de petróleo e os agentes propulsores chegam a atingir altas concentrações.

▶ Exposições ocupacionais e ambientais

O baixo nível de toxicidade das piretrinas diminuiu o interesse pela quantificação dos níveis de exposição, a não ser a preocupação com o perigo que representam, para crianças, os resíduos de misturas que contêm organofosforados e carbamatos que permanecem nas superfícies internas. Nos Estados Unidos, as exposições ocupacionais aos piretroides resultam basicamente de sintomas tópicos, embora existam relatos de casos de envenenamento sistêmico por compostos à base de piretroides em pessoas que trabalham na aplicação desses pesticidas na China.

As exposições em ambientes fechados aos resíduos de piretroides também podem produzir sintomas irritantes nos sistemas ocular e respiratório superior. Sintomas semelhantes também foram reproduzidos em estudos experimentais realizados com humanos e em indivíduos que trabalhavam na colheita de laranjas na Califórnia em pomares que haviam sido tratados recentemente com ciflutrina. Esses sintomas se assemelham à alergia aguda, embora, provavelmente, representem um efeito dos piretroides sobre as terminações nervosas dos olhos e do trato respiratório.

A dissipação dos resíduos de ciflutrina se caracteriza apenas por uma extensão limitada, sendo que os dados disponíveis revelam uma grande variabilidade. Em alguns pomares no vale central da Califórnia, a dissipação foi muito rápida. Em outras regiões, ocorreu uma queda bifásica com meia-vida inicial de 11 dias, seguida de uma meia-vida de 32 dias. Depois de 65 dias após a aplicação, entre 10 a 20% dos resíduos iniciais ainda permaneciam no local.

De maneira geral, os piretroides não se acumulam no ambiente. Entretanto, um estudo recente mostrou que, no sul da Califórnia, a permetrina e a bifentrina se acumulam nos escoamentos superficiais. Em condições aeróbias e anaeróbias, a meia-vida da bifentrina varia de 8 a 17 meses.

As concentrações sedimentares podem ser suficientemente elevadas para afetar o crescimento de alguns crustáceos nos sedimentos do solo, como o anfípodo *Hyalella azteca*.

A dissipação dos piretroides em ambientes fechados é imprevisível. Um estudo realizado na Alemanha, por exemplo, mostrou que ocorreu uma dissipação multifásica da permetrina após a aplicação em ambientes fechados, cuja meia-vida final se caracterizou por uma fase lenta de até 2 anos. Os níveis foram considerados suficientemente elevados para produzir sintomas irritantes em indivíduos sensíveis.

▶ Mecanismo de ação e achados clínicos

As piretrina e os piretroides são absorvidos no trato gastrintestinal e hidrolizados nos intestinos e nos tecidos, sendo que sua excreção é muito rápida. A absorção cutânea é lenta. Esses compostos agem basicamente pela excitação dos canais de sódio no sistema nervoso. Os dados de toxicidade aguda em animais mostram que a toxicidade oral é moderada e a toxicidade sistêmica é muito baixa após o contato com a pele (Tab. 34-9).

As possíveis interações entre os piretroides e outros inseticidas não receberam muita atenção. Possivelmente ocorra alguma interação metabólica entre os organofosforados e o repelente de insetos dietiltoluamida (DEET). Trabalhadores que se expuseram ao piretroide tipo II deltametrina eliminaram basicamente produtos da transformação metabólica. Os trabalhadores que também foram expostos ao composto organofosforado metamidofós eliminaram piretroides (fenvalerato ou deltametrina), sem nenhuma alteração, através da urina, implicando na inibição do metabolismo do piretroide pelo metamidofós. Esse tipo de efeito foi documentado claramente em peixes expostos simultaneamente ao esfenvalerato e ao diazinon. Nesse sistema experimental, a toxicidade do esfenvalerato foi intensificada pela inibição da enzima carboxil esterase pelo diazinon, em geral, responsável pelo metabolismo dos piretroides.

A. Sinais e sintomas

O efeito mais comum da exposição ao piretro é a dermatite de contato alérgica, que se manifesta através de coceira e erupção cutânea vesicular eritematosa. Bolhas, rinite e fotossensibilidade também são ocorrências típicas. A presença de rinite alérgica é comum e, geralmente, acompanhada de congestionamento nasal, espirros e irritação na garganta. Embora não sejam ocorrências comuns, há relatos de asma e de pneumonite por hipersensibilidade. Dispneia, tosse e respiração ofegante indicam a presença de asma; porém, quando essas manifestações forem acompanhadas de febre, indisposição e infiltrados pulmonares, significa que há uma grande probabilidade de pneumonite por hipersensibilidade. Existem relatos ocasionais de anafilaxia com broncoespasmo, edema laríngeo e choque depois da inalação de piretro. Um relato de caso, publicado em 2000, registrou uma reação alérgica fatal aparente em uma garota de 11 anos de idade que havia usado o xampu de seu animal de estimação contendo 0,2% de piretrinas.

Os relatos dessas manifestações alérgicas não são frequentes nos casos de exposição aos piretroides sintéticos, embora tenham sido documentados alguns casos de dermatite de contato alérgica. Aparentemente, os efeitos mais comuns dos piretroides são parestesias tópicas e irritação ocular ou respiratória.

B. Achados laboratoriais

Os testes cutâneos facilitam a determinação do diagnóstico de sensibilidade ao piretro. Não há nenhum método de monitoramento biológico de exposições ao piretro ou piretroides disponível de forma rotineira a partir de metabólitos comerciais.

▶ Diagnóstico diferencial

Alergia a outros pesticidas, plantas, flores, picadas de insetos e produtos de uso doméstico deve ser levada em conta na avaliação de qualquer uma das manifestações alérgicas do piretro.

▶ Tratamento

O tratamento básico de qualquer tipo de alergia é o afastamento do paciente do local de exposição ao alérgeno. Uma das opções para o tratamento de dermatite de contato alérgica é a aplicação de preparações tópicas de esteroides. A rinite alérgica pode ser tratada com anti-histamínicos, descongestionantes e *spray* nasal de esteroides, caso seja necessário. O tratamento de asma se baseia no uso de broncodilatadores e esteroides, de acordo com a necessidade. Os casos de anafilaxia podem exigir a administração de epinefrina, aminofilina ou de um corticosteroide parenteral. O uso tópico de cremes contendo vitamina E alivia as parestesias relacionadas aos piretroides, caso a aplicação seja feita imediatamente após o contato com a pele. A irritação respiratória aguda é de curta duração e não exige nenhum tipo de tratamento médico, a não ser na presença de sintomas no sistema respiratório inferior.

▶ Prognóstico

Nos casos em que o diagnóstico estiver correto, o tratamento deve ser imediato e o paciente deve ser afastado do local de exposição; a recuperação é rápida e completa. Ocorreram sintomas transitórios em um caso de ingestão pediátrica de deltametrina; porém, a recuperação foi rápida após a descontaminação gástrica. O período de tempo total compara-se com o de intoxicação aguda por carbamatos.

AGENTES SINERGÍSTICOS (BUTÓXIDO DE PIPERONILA)

Embora os exemplos sejam poucos, indiscutivelmente, a combinação mais comum de inseticidas sinergísticos é entre o butóxido de piperonila e piretrinas.

▶ Aplicação

O butóxido de piperonila é usado como inseticida sinergístico com as piretrinas nas proporções de 5:1 ou 20:1 em uma grande variedade de formulações, sendo que muitas delas são comercializadas para uso doméstico. São utilizadas basicamente contra insetos, mosquitos e pulgas, geralmente, em combinação com um carbamato ou um organofosforado.

▶ Exposição ocupacional e ambiental

A maior parte das exposições ocorre nas formulações para uso doméstico e aplicação imediata.

▶ Mecanismo de ação e achados clínicos

A absorção do butóxido de piperonila é fraca no trato gastrintestinal e, provavelmente, a absorção dérmica também seja fraca. Até certo ponto, esse tipo de composto é metabolizado e retido sem alterações em camundongos. O mecanismo de ação é a inibição das enzimas que *metabolizam os piretroides e as piretrinas em insetos* (oxidases hepáticas de função mista).

A. Sinais e sintomas

Não há registros de enfermidades clínicas resultantes da exposição isolada ao butóxido de piperonila.

B. Achados laboratoriais

Não há nenhuma evidência de inibição enzimática provocada pelo butóxido de piperonila em humanos. Uma única dose oral de 50 mg não alterou o metabolismo da antipirina em oito voluntários.

▶ Diagnóstico diferencial

Qualquer enfermidade em indivíduos expostos a formulações contendo butóxido de piperonila provavelmente seja causada por outro ingrediente, como, por exemplo, alergia ao piretro, feito de um carbamato ou organofosforado ou qualquer outra causa que não seja um pesticida.

Tratamento

O tratamento, nos casos em que for necessário, é sintomático. Embora a disponibilidade seja limitada, o creme de vitamina E diminui as parestesias após o contato da pele com piretroides se for aplicado dentro de algumas horas após a exposição.

É possível que o tratamento de ingestões exija um determinado período de observação hospitalar dependendo da quantidade ingerida.

Prognóstico

O resultado depende do diagnóstico definitivo.

Questões relacionadas à segurança

Nebulizadores contendo misturas de piretroide e piretrina são usados com frequência no controle doméstico de insetos. Esses nebulizadores são comercializados como dispositivos para uso imediato (RTU – *Ready-To-Use*), sendo que, em geral, os produtos são utilizados por inquilinos ou proprietários. Tipicamente, o propulsor desses dispositivos é o gás propano ou qualquer outra forma de gás natural. Sempre que os nebulizadores forem utilizados sem que os sinalizadores sejam apagados, ou qualquer outra fonte de ignição, há o risco de incêndio ou explosão. A maior parte desses dispositivos não resulta em enfermidades causadas por piretroides em chefes de família ou socorristas, provavelmente, porque os ingredientes ativos se decompõem nos incêndios provocados por propulsores inflamáveis.

Efeitos crônicos

Diversos piretroides sintéticos são cancerígenos nas doses máximas toleradas por animais, incluindo compostos como bifentrina, cipermetrina e tetrametrina. No entanto, nenhum deles foi classificado como provável carcinógeno humano. Os compostos de piretroides não produzem efeitos teratogênicos em estudos animais. Por exemplo, em um estudo envolvendo a ciflutrina, os descendentes de animais que haviam recebido doses de 0,3 ou 10 ou 40 mg/kg, por dia, durante períodos de gestação variando de 6 a 15 dias, não apresentaram sinais de malformações. A toxicidade materna relacionada ao tratamento ocorreu nas doses de 10 e 40 mg/kg por dia, incluindo redução no ganho de peso, hipoatividade, falta de coordenação motora, aumento na salivação e uma taxa de mortalidade de 15%. O butóxido de piperonila produz efeitos complexos, geralmente bifásicos, nas oxidases de função mista (sistema do citocromo p450), em animais de laboratório. A inibição enzimática inicial ocorre após a administração oral, seguida pela indução. Isso pode intensificar o metabolismo de outros compostos xenobióticos. Em estudos experimentais, esse fato foi associado à tolerância relativa aos compostos organofosforados metil paration, dimetoato, metil azinfós e ao inibidor neurotóxico da esterase fosfato de triortocresil.

Efeitos reprodutivos

Camundongos que haviam sido tratados diariamente, com 5 mg/kg de deltametrina, durante 4 semanas, aumentaram os níveis de espécies reativas de oxigênio. Aumentaram os danos no DNA da medula óssea, incluindo quebras nas cromátides, deleções, fragmentos e hiatos. Observaram-se efeitos hormonais, como redução no nível de testosterona, LH e FSH.

Avaliou-se o efeito de doses elevadas (40 mg/kg) de fenvalerato em exposições do útero sobre a reprodução dos descendentes. No 75º dia pós-natal, os parâmetros dos descendentes do sexo feminino diminuíram em relação ao peso ovariano, folículos pré-antrais e corpos amarelos. Ocorreu também um aumento no número de reabsorções nos casos em que os testes de fertilidade haviam sido feitos no 80º dia pós-parto. A exposição materna à dose de 35 mg/kg de fenvalerato produziu uma redução paralela na fertilidade, que se caracterizou pela redução no número de túbulos seminíferos maduros e no número de espermatozoides epididimários nos descendentes adultos do sexo masculino.

Toxicidade ecológica

Os piretroides podem ser altamente tóxicos para peixes e invertebrados aquáticos nos testes realizados em laboratórios e, também, para abelhas e outros insetos benéficos. Por exemplo, a LC_{50} de 96 horas de deltametrina para peixes varia entre 0,048 e 5,13 µg/litro. Embora a dissipação seja rápida através de fotólise ou hidrólise, os piretroides podem persistir nos sedimentos aquáticos. Além disso, os piretroides revelaram-se altamente tóxicos para abelhas e outros artrópodos nos estudos feitos em laboratórios. Os efeitos ecológicos podem ser neutralizados através da dissipação residual, permitindo, consequentemente, a recuperação das populações afetadas.

Inseticidas neonicotinoides

Os análogos da nicotina (incluindo a acetamiprida, clotianidina, imidacloprida e tiacloprida) estimulam, de forma seletiva, os receptores nicotínicos no sistema nervoso de insetos e mamíferos. Sua toxicidade diferencial depende da seletividade para estimulação dos receptores nicotínicos dos insetos e, consequentemente, apresentam perfis mais baixos de toxicidade em comparação com a nicotina e outros inseticidas inibidores da colinesterase. Diversas LD_{50} orais se comparam aos inibidores da colinesterase de toxicidade baixa ou moderada; porém, os níveis de toxicidade dérmica e inalatória são muito baixos (Tab. 34-6).

Os neonicotinoides têm baixa pressão de vapor e não se dissipam por evaporação, resultando, potencialmente, em longos períodos de tempo de dissipação no meio ambiente. Por exemplo, a imidacloprida tem meia-vida de 26,5 a 229 dias, dependendo de fatores como temperatura, pH, umidade ambiental e incorporação nas camadas do solo em que ocorre a fotólise. A meia-vida documentada da acetamiprida é de 1 a 8 dias no solo e de 34 dias em soluções aquosas, em que a degradação ocorre somente por fotólise. A meia-vida da clotianidina é muito mais longa, mais do que mil dias, embora os resíduos próximos à superfície tenham meia-vida por fotólise de 34 dias. A meia-vida anaeróbia aquosa é de 27 dias.

Enfermidades neonicotinoides

Usualmente, as enfermidades associadas aos neonicotinoides envolvem exposição mista a diversas categorias de inseticidas (tipicamente, os inibidores da colinesterase e/ou piretroides). Essas enfermidades se caracterizam basicamente por efeitos tópicos

Tabela 34-6 Compostos neonicotinoides, toxicidade aguda, farmacocinética e dados sobre o destino ambiental

CAS #	Composto	LD_{50} oral (mg/kg), espécies	LD_{50} dérmica (mg/kg)	LC_{50} inalatória (mg/m³)	Meia-vida no solo (Dias), biodegradação	Meia-vida aquosa (Dias)	Bio T1/2 (Horas)	Vp (mmHg), 25°C
135410-20-7	Acetamiprimda	146	> 2.000	> 0,29 mg/L (4 h)	< 1-8,2	34, fotólise	6-11	$4,4 \times 10^{-5}$
205510-53-8 210880-92-5	Clotianidina	389, camundongo ♂	> 2.000	NA	148-1.155; fotólise em 34 dias	27, anaeróbio	2,9-4	$9,8 \times 10^{-10}$
105827-78-9	Imidacloprida	410 g (camundongos) 35 mg/kg (camundongos)	> 5.000	> 5.323, camundongos	39;26,9-229**	3 horas, fotólise; 33-44 dias, hidrólise	12***	7×10^{-12}
111988-49-9	Tiacloprida	444 camundongo ♀	> 2.000	1.223, 4 h	9-16	**Aeróbio**, 12-20		6×10^{-12}
153719-23-4	Tiametoxano	1.563	> 2.000	> 3.720, 4h	69-132	8-16	2-6	$4,95 \times 10^{-11}$
158062-67-0	Flonicamida	884, camundongo ♂	> 5.000	> 4.900, 4 h	1,2-1,9; 77, fotólise	534, fotólise	5,2-6,8	$7,07 \times 10^{-9}$
165252-70-0	Dinotefurano	2.000 rato ♀	> 2.000	> 4.090, 4 h	Média de 81,5	1,8, fotólise	3,6-16,1	$1,3 \times 10^{-8}$

nos olhos ou na pele ou por enfermidades sistêmicas leves. A maior parte das enfermidades ocorre no ambiente rural ou está associada ao uso de produtos para o controle de pulgas. Dados sobre 68 casos de envenenamento foram documentados recentemente no Sri Lanka. Nesse caso, as enfermidades eram leves e estavam associadas a náuseas, vômito, cefaleia e diarreia.

Ao contrário dos inibidores da colinesterase, cujas ações podem ser parcialmente iniciadas pela ingestão de imidacloprida e compostos relacionados, não há nenhum antídoto específico para tratamento de envenenamento por neonicotinoides. Conforme ilustrado anteriormente, em alguns casos, é possível que seja necessário usar ventilação de suporte, embora a maior parte dos pacientes que foram tratados antes da ocorrência de parada respiratória manifesta tenha grande probabilidade de sobrevivência. Possivelmente seja necessário tratar por alguns dias condições como agitação e *delirium*.

Testes laboratoriais específicos: os níveis de colinesterase não têm muita utilidade, a não ser para excluir exposição simultânea a organofosforados e carbamatos. Embora possa não ser clinicamente útil, a medição da imidacloprida nos aspirados gástricos poderá facilitar a documentação da causa do envenenamento.

Efeitos ecológicos

Os neonicotinoides são absorvidos pelos tecidos das plantas após a aplicação, sendo que os níveis são mensuráveis nas folhas, no pólen e nos líquidos vasculares. Essa situação cria a possibilidade de envenenamento secundário de insetos que não fazem parte do alvo da aplicação, incluindo abelhas, vespas parasitárias e besouros predadores. Os efeitos sobre os insetos não visados dependem da sensibilidade de cada espécie, do método de aplicação e da rota de absorção. Aparentemente, as abelhas produtoras de mel são os únicos insetos sensíveis aos efeitos desses compostos, em comparação com pássaros, peixes e mamíferos e, até mesmo, na comparação com qualquer outro tipo de inseto.

Os metabólitos dos neonicotinoides talvez sejam ainda mais tóxicos para as abelhas que os ingredientes ativos.

Embora esses dados indiquem que os neonicotinoides possam contribuir para o colapso das colmeias ou criar outros problemas para as colônias de abelhas, na prática, os dados não são muito esclarecedores. Por outro lado, uma revisão de 2013 feita por um comitê de cientistas da USDA e EPA, que abordou o problema relacionado ao colapso das colmeias, indicou que há um consenso envolvendo vários fatores subjacentes e esse distúrbio: infecções virais, o ácaro parasita *Varroa destructor*, doença bacteriana causada pela loque europeia, nutrição, alterações na flora microbiana intestinal e efeitos agudos cumulativos dos pesticidas.

INSETICIDAS BIOLÓGICOS

Embora as piretrinas e o extrato de piretro possam ser considerados inseticidas biológicos, em geral, esse termo se aplica aos compostos que interferem no acasalamento, conhecidos por ferormônios, aos extratos de plantas além do piretro, às toxinas de insetos produzidas por microorganismos, como o *Bacillus thuringiensis* (Bt), e aos compostos que interferem na regulação do crescimento dos insetos. Recentemente, ocorreu um aumento significativo no número de inseticidas biológicos, talvez por causa dos dados simplificados exigidos pela Environmental Protection Agency (EPA). Os testes extensivos de toxicidade crônica para a maior parte dos inseticidas não são exigidos para os materiais biológicos.

Inseticidas microbianos

Os inseticidas microbianos atualmente registrados incluem organismos como 12 variantes do *Bacillus thuringiensis*, *Bacillus sphaericus*, 2 cepas do fungo *Beaveria bassiana*, *Chromobacterium substugae*, esporos da *Nosema locustate*, *Paecilomyces fumosoroseus*, cepa F52 do *Metarhisium anisopliae*, cepa 97 da *Apopka*, granulovírus de lagartas e corpos poliédricos da oclusão do vírus da poliedrose nuclear da *Helicoverpa zea* (lagarta da espiga de milho)

Inseticida biológico CYD-X

O inseticida biológico CYD-X contém um granulovírus específico de hospedeiros que infectam as larvas de lagartas (*Cydia pomonella*) após a ingestão de corpos de oclusão ou de grânulos, antes ou durante a penetração inicial na fruta. O vírus degrada rapidamente por meio da ação da luz ultravioleta, propriedade que limita os efeitos residuais logo após a aplicação. O CYD-X não infecta insetos benéficos, peixes, animais selvagens, gado e humanos.

A cepa PRAA4-1(T) do *Chromobacterium subtsugae*, uma bactéria dotada de mobilidade, com pigmentação violeta e gram-negativa, é tóxica para as larvas do besouro da batata do Colorado e outros insetos. Possui ação específica para controlar o pulgão preto da nogueira-pecan *Melanocallis caryaefoliae* e as lagartas de nogueiras comuns. O rótulo indica que o produto é tóxico para as abelhas que estiverem no local da aplicação ou que forem expostas aos resíduos que permanecerem em sementes ou na floração das lavouras.

Os esporos da espécie *Paecilomyces fumosoroseus* do fungo patogênico que parasita insetos (entomopatogênico) germinam no corpo da peste-alvo (*Diptera* como a mosca de frutas do Mediterrâneo). Os esporos penetram na cutícula e crescem dentro das hemolinfas e outros tecidos dos insetos infectados. A esporulação proveniente das pestes mortas causa infecção nos outros insetos.

Mecanismo de ação do *Bacillus thuringiensis* (Bt)

Os inseticidas Bt produzem a endoxina-delta, também conhecida por proteína cristal (Cry – *Crystal*) e citolítica (Cyt – *Cytolitic*), com atividade em várias ordens de insetos – lepidópteros (traças e borboletas), coleópteros (besouros), dípteros (moscas) – e, também, contra nematoides. Essas proteínas ligam-se às células epiteliais do mesentério do inseto, criando poros nas membranas celulares e provocando lise celular. Após a lise celular, os esporos bacterianos germinam e causam envenenamento letal no sangue. O organismo *B. sphaericus* produz toxinas inseticidas cujo modo de ação se assemelha ao Bt.

A *Beauveria bassiana* é um fungo patogênico de insetos (entomopatogênico). O ingrediente ativo do fungo mata a mosca adulta através do crescimento no exoesqueleto do inseto e da secreção de enzimas nas partes moles do corpo, provocando a morte.

Infecções causadas pelo Bt

Considerando que o Bt possui uma relação estreita com o *Bacillus cereus*, levantou-se a hipótese da ocorrência de infecções em humanos, principalmente em hospedeiros imunocomprometidos. Alguns relatos de casos documentaram episódios anteriores de infecção após o contato direto dos olhos com o *Bacillus thuringiensis*. Embora, necessariamente, o tratamento antibiótico recomendado não se altere depois da especiação bacteriana, parece razoável fazer um ensaio da endotoxina-delta nas situações em que se conheça a exposição ao Bt e a possibilidade de ocorrerem enfermidades relacionadas. Uma das abordagens alternativas é considerar a hipótese da incidência de infecções causadas pelo *Bacillus cereus* em trabalhadores rurais que manuseiam o Bt, tendo em vista que infecções potenciais pelo Bt poderiam passar despercebidas nas avaliações laboratoriais padrões.

As formulações do Bt têm baixa capacidade para provocar irritação na pele, embora possam produzir irritação ocular e cutânea sem causar infecções.

Subprodutos microbianos

A. Espinosade

A bactéria gram-positiva encontrada no solo *Saccharopolyspora spinosa* (uma espécie de actinomicetos) produz um composto macrolídeo, que se denomina espinosade, uma mistura de espinosina A, espinosina D e quantidades menores de outros compostos. O modo de ação é complexo e, da mesma forma que a abamectina, a espinosade interage com os receptores nicotínicos do inseto e com os receptores do ácido gama-aminobutírico (GABA – *Gamma-aminoButyric Acid*). O efeito é relativamente específico para insetos, sendo que a toxicidade em mamíferos á baixa, tanto pela via oral como pela via dérmica.

B. Avermectinas

A abamectina é uma mistura de dois compostos complexos que são subprodutos de uma bactéria encontrada no solo, conhecida por *Streptomyces avermitilis*. Os dois compostos da avermectina B1a e B1b têm poucas diferenças entre si no que diz respeito à estrutura química, um grupo etila em B1a e um grupo metila em B1b no substituto com notação R na molécula complexa de uma classe, descrita como uma lactona macrocíclica. O peso molecular é 873, ou seja, 50% maior que o peso molecular da estreptomicina aminoglicosídea, produzida pela espécie *Streptomyces griseus*. Consequentemente, tem pressão de vapor bem mais baixa e solubilidade muito elevada, tanto em água como em solventes orgânicos. As avermectinas agem pela estimulação dos receptores do GABA no sistema nervoso do inseto.

A LD_{50} oral mostra sua toxicidade potencial em mamíferos logo após a absorção. A toxicidade dérmica é baixa e, provavelmente, esteja relacionada à lentidão da absorção pela pele. Tipicamente, os casos de exposição direta acidental à abamectina se caracterizam por irritação nos olhos ou na pele. A ingestão de abamectina pode produzir envenenamentos mais graves que os casos de exposição ocupacional típica.

Produtos dos feromônios

A Tabela 34-7 mostra os produtos feromônicos atualmente registrados. Os feromônios controlam os insetos através de um mecanismo seletivo que interfere no acasalamento, mas não matam as pragas alvos. Os feromônios têm excelente histórico na agricultura, embora existam controvérsias nas situações em que forem usados em programas de pulverizações em série. Um grupo comunitário com interesse no assunto propôs usar os feromônios como alternativa para controlar a praga da lagarta cigana nos Estados de Oregon e Washington. Todavia, em um programa

Tabela 34-7 Alguns produtos feromônicos atualmente registrados

CAS #	# Produtos ativos	Denominação química	Sinônimo	Pragas-alvo	Tipo de lavoura
33956-49-9 3572-06-3	21	E,E-8,10-dodecadieno-1-ol	Checkmate®, diversos produtos	Lepidópteros	Pomares
33189-72-9	11	E-11-tetradeceno-1-il acetato	Checkmate®, LBAM	Lepidópteros. Principalmente a lagarta de macieiras	Pomares
38363-29-0	18	E-8-acetato de dodecenila	Checkmate®, diversos produtos	Lepidópteros	Pomares
Nenhum	2	Feromônio da barata alemã		Baratas	Estrutural
23960-07-8	2	Senecioato de lavanda	5-metil-(1-metiletenil-4-hexenil 3-metil-2-butenoato, Checkmate, VMB	Besouros-hemípteros, insetos	Uvas

californiano para controlar a lagarta de cor marrom claro que estava infestando as macieiras, a aplicação de um feromônio resultou em 473 queixas, incluindo 321 (70%) que descreveram sintomas respiratórios. Não foi possível determinar se essas queixas estavam relacionadas à pulverização a uma taxa de aproximadamente 28 g por acre. O índice bruto de relato de sintomas foi de 1,2 indivíduos por mil moradores na área que havia sido tratada.

Reguladores do crescimento de insetos

Os humanos não produzem ou usam hormônios de insetos na descamação, na produção de ovos ou na síntese da quitina. Portanto, os reguladores do crescimento dos insetos têm pouca toxicidade humana.

A. Azadiractina e óleo de Neem

A azadiractina é o principal ingrediente inseticida do óleo extraído da árvore Neem, *Azadirachta indica*, nativa na Índia. O óleo possui propriedades medicinais, incluindo o tratamento de infecções parasitárias e helmínticas. A azadiractina interfere na síntese do hormônio protoracicotrópico (PTTH – *prothoracicotropic hormone*), que influencia o desenvolvimento dos insetos e estimula a liberação do hormônio da descamação. Provavelmente por causa do modo seletivo de ação, a toxicidade da azadiractina é baixa em mamíferos.

B. Inibidores ou análogos do hormônio do crescimento juvenil

O hormônio do crescimento juvenil se refere a um complexo de hormônios que regulam fatores como desenvolvimento, reprodução, dormência e expressão de características genéticas entre mudas de insetos. Esse tipo de hormônio se transformou em um alvo bioquímico comum para o controle dos insetos. Outros compostos afetam o desenvolvimento alterado pela interrupção na produção de ovos.

O fenoxicarb e o piriproxifeno agem como agonistas do hormônio juvenil e produzem sobrecarga na atividade hormonal. Ambos são tóxicos para os mamíferos.

C. Inibidores da produção de ovos

Produtos como metopreno, hidropreno e quinopreno interferem no desenvolvimento dos ovos dos insetos inibindo a produção da gema de ovo glicolipoproteica vitelogenina.

Todos os compostos se caracterizam por toxicidade aguda baixa em mamíferos. Nenhuma delas apresenta reações prolongadas nos ensaios de Draize de irritação nos olhos e na pele.

D. Inibidores da síntese da quitina

Os inibidores da síntese da quitina incluem o composto da tiadiazina buprofezina, as benzoilfenil ureias novifluron e novaluron e o composto da diacilhidrazina (tebufenozida). Após a descamação, os inibidores da quitina provocam a morte gradual, evitando, consequentemente, o crescimento de novos exoesqueletos. A toxicidade sistêmica aguda dos inibidores da quitina é muito baixa; nenhum desses inibidores produz efeitos persistentes no teste de irritação de Draize nos olhos ou na pele.

Reguladores inespecíficos do crescimento

Os compostos ciromazina e hexitiazox são reguladores do crescimento de insetos, embora ainda não tenham mecanismos de ação totalmente definidos. Embora pertença à classe da s-triazina de produtos químicos, a ciromazina não possui atividade herbicida. Esse produto é eficaz contra larvas e minadores que vivem no interior dos tecidos das folhas das plantas. O modo exato de ação do regulador do crescimento de ácaros, hexitiazox, ainda não é bem compreendido. O hexitiazox mata os ovos antes da eclosão dos ácaros e, também, alguns ácaros imaturos. O produto não mata ácaros adultos, embora a exposição aos resíduos resulte na produção de ovos inviáveis.

A. Rotenona

A rotenona é um derivado das raízes da leguminosa asiática derris, da espécie sul americana *Lonchocarpus urucu* e de outras plantas. A rotenona produz toxicidade aguda após a administração oral. Embora a solubilidade seja baixa em meio aquoso, a rotenona é altamente solúvel em solventes orgânicos (log de P de 4,26). Os dados de registro da rotenona como pesticida não incluem estudos sobre a absorção dérmica, embora se estime que seja de

9% com base em um estudo substituto que utilizou o fluazifop-P-butil (com peso molecular comparável [383,4] e valor log de P de 4,5). Esses dados são compatíveis com a toxicidade dérmica baixa registrada. A rotenona é muito tóxica em peixes, como foi demonstrado pelo LC_{50}, de 48 horas, de 28 ppb, na truta arco-íris.

Essa propriedade resultou no registro do uso da Derris e de outras plantas contendo rotenona como pesticidas em culturas tradicionais. Não houve relatos de enfermidades ao registro de doenças da Califórnia, associadas ao uso da rotenona no período entre 1982 e 2008. Embora o uso limitado não seja uma explicação plausível para a ocorrência de muitos casos da doença de Parkinson, a rotenona produziu efeitos definitivos nos neurônios dopaminérgicos do cérebro em estudos experimentais realizados em roedores, que foram acompanhados de uma redução na atividade motora.

Diversos tipos de inseticidas

A. Sabões inseticidas

Os sabões inseticidas ajudam a controlar insetos de corpo mole, como pulgões, cigarrinhas, ácaros de aranhas e moscas brancas. Os sabões agem através do rompimento das membranas celulares e, para serem eficazes, exigem contato direto no momento da aplicação. Os resíduos dos sabões que permanecerem na folhagem das plantas não têm atividade inseticida.

Os dados sobre a toxicidade aguda dos sabões inseticidas mostram que a toxicidade em mamíferos é muito baixa, embora os testes de Draize indiquem uma clara tendência para produzir irritação nos olhos e na pele. Existem poucos relatos de casos de enfermidades sistêmicas, em combinação com irritação nos olhos após o contato acidental com sabão, com irritação na pele e, menos frequentemente, com irritação respiratória.

B. Propargite

A toxicidade aguda sistêmica da propargite é baixa. A toxicidade da propargite produz irritação grave nos olhos e na pele. Casos de irritação nos olhos e na pele são comuns em pessoas que trabalham na aplicação desse tipo de inseticida.

Os dados de testes feitos em animais identificam a propargite como carcinógeno potencial. Em um estudo de oncogenicidade em camundongos, com a finalidade de registrar o pesticida, a propargite técnica (pureza de 87,2%) foi alimentada em camundongos albinos, durante 104 semanas, em concentrações de 0,80, 80, 400 e 800 ppm. O nível que não apresentou nenhum efeito em termos de toxicidade crônica foi de 80 ppm (redução no peso corporal de machos a 400 ppm [leve] e, em fêmeas, a 800 ppm). Baseando-se nos efeitos irritantes conhecidos da propargite, possivelmente, os sarcomas estivessem relacionados à hiperplasia causada por irritação epitelial aguda (um efeito limiar) e não aos efeitos genotóxicos do inseticida (efeito não limiar ou estocástico). Não há estudos epidemiológicos humanos abordando a propargite como carcinógeno.

C. Repelentes de insetos

Os repelentes de insetos usados com maior frequência incluem óleos biológicos e produtos contendo dietil toluamida (DEET). Formulações concentradas de DEET (34,3 a 98,1%) garantem entre 10 a 12 horas de proteção; porém, a proteção das concentrações mais baixas (7,15%) é de apenas 2 horas. Existem inúmeras descrições dos efeitos adversos do DEET. A repetição da aplicação das formulações de alta dosagem foi associada à incidência de dermatite irritante. Há também relatos de reações alérgicas, incluindo urticária de contato e anafilaxia.

A absorção cutânea rápida do DEET despertou preocupações em torno de possíveis efeitos sistêmicos, principalmente efeitos neurológicos em crianças. Existem relatos de encefalopatia em adultos. Um homem de 27 anos de idade, previamente saudável, aplicou DEET a 25% nos braços, no pescoço e nas pernas, por repetidas vezes, durante uma pescaria, em uma tarde quente e úmida. Inicialmente, ele apresentou parestesias nos membros e na face e, em seguida, alucinações auditivas, confusão progressiva, desorientação e agitação. A vítima não havia readquirido a função mental normal até o terceiro dia de hospitalização.

D. Alternativas de repelentes de insetos

Os produtos naturais que têm alguma eficácia como repelentes de insetos incluem o piretro e os óleos extraídos do neem, alho, semente de anis, tomilho, gerânio, bergamota, eucalipto, lavanda, óleo de lavanda, óleo de coco, alcatrão de bétula, soja, noz moscada, pinho, flor de laranjeira, cravo, canela, poejo e hortelã pimenta.

O linalol é um terpeno encontrado em hortelã, louro, frutas cítricas e bétula. Os 17 produtos atualmente registrados incluem *sprays* para tapetes e dois produtos descritos como "lanternas" repelentes; porém, nenhum deles é aplicado diretamente na pele humana. A toxicidade em mamíferos é baixa, embora é possível que seja um irritante para os olhos humanos em concentrações acima de 320 ppm.

Em uma série de pacientes com dermatite, 6,9% apresentavam alergia de contato causada pela exposição ao linalol oxidado. Um relatório de 2011 mostrou que há uma prevalência de 2,3%. Um grupo de seis enfermidades (designadas como episódio prioritário 61-LA-93) foi documentado no escritório das linhas aéreas da Califórnia que haviam sido tratadas durante as horas de folga com um produto contendo linalol.

Outro produto alternativo, o óleo de eucalipto, possui baixa toxicidade sistêmica, embora condições como irritação nos olhos, na pele e no trato respiratório tenham sido registradas como efeitos adversos.

CONTROLE ESTRUTURAL DE PRAGAS

Boratos

Os ingredientes ativos contendo borato incluem compostos como ácido bórico, também conhecido como ácido ortobórico, tetraborato de sódio (pentahidratado), metaborato de bário, sal sódico do ácido perbórico e outros compostos. A discussão apresentada adiante se restringe ao ácido bórico. Existem, atualmente, 59 formulações para controle de insetos domésticos, além do ácido bórico em pó a 100%, para uso fabril. Há 10 formulações adicionais registradas que contêm tetraborato de sódio (pentahidratado) e 3 formulações de fungicidas contendo metaborato de bário.

Modo de ação e toxicidade aguda

O ácido bórico age por meio do rompimento do equilíbrio hídrico dos insetos, embora ainda não tenham sido identificados os detalhes desse mecanismo. A toxicidade aguda em mamíferos é baixa e os efeitos irritantes são inexpressivos. A ingestão acidental aguda do ácido bórico não produziu nenhum sintoma em mais de 75% dos casos. No entanto, há relatos de envenenamentos fatais em adultos e crianças. As concentrações urinárias e sanguíneas de borato são muito úteis, principalmente na documentação envolvendo exposições. Condições atípicas associadas à exposição crônica incluem alopecia associada à ingestão e exposição tópica. Existem também relatos de envenenamentos pediátricos por boro após a utilização constante da formulação de ácido bórico para assaduras causadas por fraldas.

Na maior parte dos casos, apenas o tratamento de suporte é suficiente. As medidas para tratamento de ingestões crônicas ou ingestões agudas de doses elevadas incluem diálise, benzodiazepínicos para convulsões e diurese forçada.

Sulfluramida e fipronil

A sulfluramida é classificada como uma alquilsulfonamida halogenada com metabólitos potentes que inibem a geração de energia desacoplando a fosforilação oxidativa. Esse composto não produz o mesmo efeito em mamíferos por causa das diferenças nos tipos de metabolismo. A toxicidade oral é moderada, sendo que a toxicidade dérmica é baixa em mamíferos.

O fipronil é um membro da classe de inseticidas fenilpirazólicos. Trata-se de um antagonista que se liga ao canal do GABA e produz superestimulação no sistema nervoso em decorrência da ausência da atividade inibidora associada ao ácido gama-aminobutírico. Embora a toxicidade oral em mamíferos seja moderada, a absorção dérmica é excessivamente lenta.

Atualmente, existem 75 produtos derivados do fipronil registrados, incluindo diversos produtos para controle de ectoparasitas em pragas. O fipronil foi muito usado na Europa, Ásia e em outros países como inseticida agrícola, com aplicações no tratamento de sementes de milho, algodão, trigo e outros tipos de lavoura.

Efeitos ecológicos do fipronil

O fipronil é bem tóxico para cupins, abelhas, formigas e outras colônias de insetos, caracterizando-se pela LD_{50} excessivamente baixa para abelhas (LD_{50} = 0,004 μg/abelha). Essa característica causou preocupações sobre o uso do fipronil como inseticida agrícola. Até o presente momento, a ação reguladora inclui banimento temporário na França após a perda de colmeias na região sul do país, que ocorreu em 2003, e banimento restrito na China, no ano de 2009. Na ilha de Madagascar, ocorreu o declínio de duas espécies de lagartos e demamíferos endêmicos que utilizavam os cupins como parte de suas cadeias alimentares.

Nos Estados Unidos, os relatos recentes de casos de enfermidades agudas ocorreram principalmente em ambientes domésticos (iscas para formigas e baratas ou produtos para tratamento de animais domésticos). Em um caso ocupacional, houve consequências, como convulsão breve, visão turva e tontura, após a aplicação com o mínimo de proteção individual. Outro aplicador teve de ser hospitalizado por 7 dias para tratamento de dispneia, diaforese, tremor, parestesia e fala arrastada, durante a aplicação da formulação de fipronil a 80%, para controle de cupins.

Novos agentes para controle de pragas agrícolas

A. Compostos do receptor de rianodina em insetos

Os inseticidas à base do receptor de rianodina estimulam um canal de cálcio no retículo sarcoplásmico das células musculares e um canal semelhante no retículo endoplásmico das outras células. O produto usado como modelo é a rianodina, um composto inseticida encontrado na planta sul-americana *Ryania speciosa*. Em concentrações baixas, a rianodina abre parcialmente o canal de cálcio, estimulando a ação, embora o canal de cálcio permaneça fechado em altas concentrações.

Embora o receptor de rianodina esteja presente em mamíferos, os inseticidas à base de compostos de rianodina são altamente seletivos para os receptores de rianodina dos insetos. Esse fato se reflete na baixa toxicidade sistêmica dos dois compostos sintéticos de rianodina.

B. Derivados do ácido tetrônico

Os novos derivados do ácido tetrônico agem por meio da inibição da síntese lipídica dos insetos e do desenvolvimento do sistema respiratório. Esses derivados são muito eficazes contra ácaros e uma grande variedade de pragas de insetos. A toxicidade dos quatro compostos é baixa em mamíferos e não produz irritação prolongada nos olhos e na pele no teste de Draize.

C. Agentes físicos

Levando-se em consideração a grande preocupação em torno dos agentes químicos, algumas empresas que operam no controle de pragas estruturais promoveram o uso de agentes físicos.

Um sistema que utiliza nitrogênio líquido para congelar os cupins nas frestas das paredes levantou preocupações sobre segurança em relação aos métodos tradicionais de controle desse tipo de inseto. Aparentemente, em termos de eficácia, esse sistema se compara ao tratamento químico pontual, embora não seja equivalente à alternativa de cobrir uma estrutura e aplicar um fumigante tradicional. Há o caso de um aplicador que morreu ao aplicar nitrogênio líquido em um espaço estreito de trabalho adjacente a uma banheira. A autópsia foi negativa para drogas ilícitas, doença cardíaca estrutural, sendo que o diagnóstico final foi de asfixia simples.

FUMIGANTES E NEMATICIDAS

FUNDAMENTOS DO DIAGNÓSTICO

▶ Efeitos agudos

- Irritação no trato respiratório – ardência nos olhos, no nariz, na garganta, tosse, falta de ar e edema pulmonar.

- Depressão no SNC – cefaleia, náuseas, tontura, sonolência, fadiga, fala arrastada, perda de equilíbrio, desorientação, perda de consciência e depressão respiratória.

- Encefalopatia (brometo de metila) – tremores, convulsões, níveis séricos elevados de brometo, alterações tardias na personalidade e disfunção cognitiva.

▶ Efeitos crônicos

- Lesões hepáticas (hidrocarbonetos hidrogenados) – anorexia, dor abdominal, icterícia e testes anormais da função hepática.
- Neuropatia periférica (brometo de metila) – neuropatia sensorimotora simétrica distal progressiva, parestesias ascendentes, dormência e fraqueza.
- Asma e vias respiratórias reativas secundárias aos subprodutos do metame de sódio e cloropicrina.
- Efeitos imunes do metame de sódio e do isotiocianato de metila (MITC – *Methyl Isothiocyanate*) em estudos animais.

▶ Considerações gerais

Os fumigantes têm em comum altas pressões de vapor intrínsecas ou subprodutos com alta pressão de vapor. Além disso, caracterizam-se por um alto grau de reatividade química e biológica e por muitos efeitos secundários potenciais (Tab. 34-8). Os efeitos documentados incluem irritação nas vias respiratórias e nos olhos, lesões no SNC, lesões hepáticas e renais, assim como carcinogenicidade e efeitos reprodutivos em estudos animais. O uso de inseticidas foi substituído gradativamente por um grupo variado de compostos de baixa toxicidade. Por outro lado, a reatividade e toxicidade de fumigantes prospectivos são barreiras para o registro e uso generalizado.

As aplicações de fumigantes incluem controle de pragas estruturais, tratamento de *commodities* armazenadas e controle de pragas do solo. Em geral, os alvos principais das fumigações estruturais e de *commodities* são os insetos, sendo que os fumigantes do solo facilitam o controle de nematoides, de ervas daninhas e de alguns tipos de fungos.

Os equipamentos utilizados nas operações de fumigação do solo incluem dispositivos de injeção, aspersores de longo alcance em dispositivos de elevação e linhas de irrigação por gotejamento. Estruturas como casas, armazéns, elevadores de grãos e estufas devem ser vedadas, fumigadas e arejadas antes serem ocupadas novamente. O uso de lonas de material impermeável cobre e protege os campos tratados com fumigantes à base de hidrocarbonetos halogenados (dicloropropeno e brometo de metila). Para limitar a desgaseificação de subprodutos do metame de sódio e de outros tipos de fumigantes que liberam MIC altamente solúveis em água, é essencial tratar a água após a aplicação. Os compostos de fosforeto devem ser aplicados em formulações sólidas, na forma de grânulos de fosforeto de alumínio, magnésio ou zinco, que liberam gás de fosfina ao entrar em contato com a água no meio ambiente ou depois da ingestão por pragas como os roedores. A mistura de gás de fosfina e dióxido de carbono é usada na fumigação de *commodities* e bombeada por pressão desde os tanques de estocagem até os contêineres contendo *commodities* ou até os armazéns em que os bens estiverem acondicionados.

▶ Medidas de higiene industrial

Ao contrário das muitas outras categorias de pesticidas, os fumigantes geralmente são medidos por amostras de ar.

Os tubos colorimétricos permitem medir as concentrações do brometo de metila e da fosfina no ar. É possível também detectar a presença de fosfina no valor limite de limiar (VLL) de 0,3 ppm, com equipamentos de ionização de chamas. Outros fumigantes podem ser medidos com bombas de amostragem de ar e carvão ou por outros meios adequados. Isso não permite obter os *feedbacks* que frequentemente são necessários nos controles de curto prazo do excesso de exposição.

▶ Exposição ocupacional e ambiental

Os indivíduos que trabalham na aplicação de fumigantes podem se expor ao produto nas situações em que houver vazamento nos equipamentos, nos prédios que não forem vedados de forma adequada e nas verificações de vazamentos, assim como na reentrada em câmaras ou prédios, antes da ventilação completa, sem equipamentos de proteção adequados. A exposição de aplicadores, de trabalhadores rurais e de observadores aos fumigantes do solo pode ocorrer a favor do vento em relação aos locais de aplicação. A desgaseificação das *commodities* fumigadas tem potencial para afetar as pessoas que trabalham em armazéns e que não estão diretamente envolvidas nas operações de fumigação.

Compostos com registros recentes e produtos alternativos para o brometo de metila

A partir do ano de 2000, os fumigantes registrados passaram a incluir uma mistura de fosfina e dióxido de carbono (CO_2), cujo objetivo foi a obtenção de uma variação mais segura dos sais de fosforeto que liberam gás de fosfina. As questões de segurança envolvendo os fumigantes à base de fosforeto serão discutidas mais adiante; porém, não se aplicam à formulação gasosa por causa do conteúdo de dióxido de carbono. Embora o uso da formulação de gás de fosfina e CO_2 esteja crescendo de forma gradual, sua aplicação é relativamente complexa em comparação com o uso de pastilhas de fosforeto de alumínio.

Os produtos alternativos para o brometo de metila que ainda não foram registrados incluem o brometo propargílico. O uso desse tipo de brometo é limitado pela toxicidade e por questões de segurança devido à tendência de se decompor com choques leves. O dissulfeto de dimetila também foi uma das alternativas avaliadas, assim como uma mistura de isotiocianato de alila e furfural. Atualmente, o isotiocianato de alila está registrado apenas como repelente animal. Sob o ponto de vista estrutural, a dimetadiona se assemelha ao furfural, um composto natural que tem como alvo principal as cutículas dos nematoides. O mecanismo de ação relativamente seletivo a distingue da atividade biocida ampla da maior parte dos outros fumigantes.

▶ Mecanismo de ação e achados clínicos

A. Hidrocarbonetos halogenados

1. Brometo de metila, iodeto de metila, 1,3-dicloropropeno e cloropicrina — Os fumigantes halogenados, incluindo a cloropicrina, são produtos químicos eletrofílicos que reagem

Tabela 34-8 Fumigantes e nematicidas selecionados

Composto	LC₅₀ ppm (mg/m³)	Duração (Horas)	LC₅₀ Oral (mg/kg)	LD₅₀ Dérmica (mg/kg)
Hidrocarbonetos halogenados				
Dibrometo de etileno	391	2	108	
Cloreto de metila	>5.000	6		
Brometo de metila	1.158	1	214	
Iodeto de metila	3,9 mg/L (691 ppm)	4	80-214	> 2.000
1,3-dibromocloropropeno	855-1.035 ppm camundongos ♂, 904 ppm camundongos ♀	4	713 ppm camundongos ♂, 470 ppm camundongos ♀	
Tetracloreto de carbono	7.228	6	2.920	
Dibromocloropropano	153	1	100	
Cloropicrina	14,4	4	37,5	100
p-Diclorobenzeno	845	4	3.863	
Enxofre, fósforo e outros compostos				
Fluoreto de sulfurila	1.000	4	Não fornecida	
Fosfina	11	4	Não fornecida	
Fosforeto de alumínio				
Fosforeto de zinco				
Dióxido de enxofre	1.000	4	Não fornecida	
Compostos de cianeto				
Cianeto de hidrogênio	142	0,5	Não fornecida	
Óxidos, aldeídos, tiocianatos				
Furfural	7.567	4	127	
Acroleína	8,3	4	46	
Metame de sódio	6,8 mg/L	4	820 camundongos ♂	
MITC	180	4	175	

com os aminoácidos (glutamina, asparaginas, cisteína e serina) nos locais ativos de enzimas ou em suas proximidades, em patógenos ou nas pragas visadas.

A maior parte dos fumigantes halogenados e nematicidas é bem absorvida por todas as vias de exposição e eliminada rapidamente sem acúmulo biológico significativo. O brometo de metila e o 1,3-dicloropropeno seguem esse padrão. A inalação de vapores é a via principal de exposição, embora a absorção dérmica de vapores ou líquidos também seja uma ocorrência comum. Em geral, os vapores e líquidos são irritantes primários e, em alguns casos, são muito potentes. A presença de depressão no sistema nervoso central é comum em determinadas concentrações. Os fumigantes à base de hidrocarbonetos halogenados compartilham muitos efeitos dos solventes de hidrocarbonetos halogenados, incluindo sensibilização cardíaca, toxicidade celular hepática e renal direta e carcinogenicidade em animais de laboratório.

2. Brometo de metila — O envenenamento causado por fumigantes à base de hidrocarbonetos halogenados pode ocorrer gradualmente durante as horas de exposição por inalação, mesmo dentro de construções cobertas com lona. Nos casos de indivíduos com problemas de alcoolismo, uso de drogas ou de doença mental, as irritações nos olhos e nas vias respiratórias causadas pela cloropicrina (presente como agente de alerta) talvez não sejam suficientes para que sejam afastados de estruturas previamente tratadas. É possível que os sintomas sejam inespecíficos, o que dificulta o reconhecimento como envenenamento. Esses sintomas incluem cefaleia, náuseas, vômito, tontura, sonolência, fadiga, fala arrastada, falta de equilíbrio e desorientação. Condições como tremores, mioclonia e convulsões generalizadas também são ocorrências prováveis. Se esses pacientes sobreviverem até a hospitalização, a morte certamente ocorrerá alguns dias depois devido à presença simultânea de insuficiência hepática e renal, as quais podem ser complicadas pela síndrome do desconforto respiratório de adultos.

Os envenenamentos agudos e crônicos causados pelo brometo de metila poderão ser acompanhados de lesões cerebrais orgânicas prolongadas – em alguns casos, podem ser permanentes – que se caracterizam por condições como alterações na personalidade e disfunção cognitiva. Em situações desse tipo, o diagnóstico é de distúrbio psicológico grave até a identificação de alguma fonte de exposição ao brometo de metila.

O contato direto com hidrocarbonetos halogenados no estado líquido pode produzir eritema e bolhas. As lesões cutâneas poderão se tornar graves se o líquido respingar nas roupas e nos sapatos, o que poderá retardar o processo de evaporação. Muitas formulações recentes para uso agrícola contêm de 20 a 50% de cloropicrina, aumentando o potencial dos problemas causados por irritações.

Com frequência, as exposições tópicas provocam queimaduras na pele, irritação nos olhos ou irritação respiratória e, eventualmente, produzem efeitos sistêmicos. Levando-se em consideração que, às vezes, os envenenamentos sistêmicos mais sérios ocorrem depois de exposições dérmicas, esses casos merecem avaliações mais rigorosas.

De maneira geral, os envenenamentos sistêmicos sérios e as fatalidades costumam ocorrer após a exposição em espaços confinados, usualmente em associação com aplicações para o controle de pragas estruturais. Muitos desses casos acontecem depois de violações deliberadas de estruturas protegidas. No entanto, a falha em limpar adequadamente um prédio de apartamentos que havia sido tratado provocou duas fatalidades em 1991 na Califórnia. Alterações parciais causadas pela ingestão de álcool podem ter contribuído para a morte, tendo em vista que os outros inquilinos saíram do edifício após terem sentido os sintomas de irritação aguda.

Dois casos de envenenamento ocupacional dignos de nota ocorreram na câmara frigorífica de uma indústria, em 2010, durante um período de várias semanas. Dois inspetores de produção inalaram inadvertidamente a desgaseificação do brometo de metila de produtos tratados embarcados no Chile no momento de entrada no território norte-americano. Ambos apresentaram ataxia transitória, alterações cognitivas e níveis séricos elevados de brometo. Uma inspeção de higiene industrial subsequente revelou que havia concentrações elevadas de brometo de metila nas câmaras frigoríficas em locais fechados em outras instalações. Essas concentrações variavam até o nível de 20 ppm, que corresponde a 20 vezes o padrão californiano de exposição de 1 ppm por um período de 8 horas. As várias medidas de atenuação do problema que foram aplicadas desde os envenenamentos reduziram de forma significativa os níveis de exposição e nenhum outro caso foi registrado.

A. EXPOSIÇÕES CRÔNICAS E SEQUELAS DE ENVENENAMENTOS AGUDOS — A exposição crônica ao brometo de metila poderá resultar em neuropatia periférica progressiva acompanhada de parestesias ascendentes, dormência e fraqueza, com ou sem depressão nos reflexos tendíneos profundos.

Em geral, os envenenamentos agudos e crônicos causados pelo brometo de metila são acompanhados de danos neurológicos prolongados – em alguns casos, os danos poderão ser permanentes – incluindo alterações na personalidade e disfunção cognitiva. O diagnóstico é de transtornos psicológicos graves até o reconhecimento da exposição ao composto. Em alguns casos de envenenamentos agudos ou crônicos, os déficits neurológicos associados à exposição foram reversíveis, sendo que não ocorreu o mesmo em outros casos. Nos casos de 2010 em que os inspetores de câmaras frigoríficas foram afetados, nenhuma das pessoas envolvidas apresentou danos manifestos permanentes. Historicamente, os resultados de exposições maciças agudas com permanência prolongada em espaços tratados não foram satisfatórios.

Aparentemente, considerando que o brometo de metila é um agente alquilante potente, é bem provável que seja carcinogênico. Entretanto, o único ensaio biológico feito com animais, cujos resultados foram positivos, é um estudo de alimentação forçada em que os relatos iniciais da presença de tumores foram reinterpretados como hiperplasia causada por irritação na mucosa.

Um relatório de 2012 descreveu um estudo epidemiológico de risco de câncer em trabalhadores rurais que haviam manuseado o brometo de metila. Esse estudo mostrou que houve um aumento na incidência de câncer no estômago proporcional à dosagem, com base em um total de 15 casos de exposição. Esse fato poderia ter sido um achado oportunista, considerando que a exposição ao brometo de metila foi correlacionada a alguns fatores de risco demográfico e comportamental, como o tabagismo. Não havia dados disponíveis sobre outros fatores de risco significativos de câncer no estômago, incluindo infecções causadas pelo organismo *Helicobacter pylori*.

Um estudo de teratogenicidade em fêmeas de coelhos avaliou o efeito do brometo de metila (0, 20, 40 e 80 ppm), administrado por inalação, durante 6 horas por dia, entre o 7º e o 19º dia de gestação. O grupo que recebeu 80 ppm apresentou algumas evidências de neurotoxicidade materna e de redução no ganho de peso, assim como defeitos na parede abdominal (onfalocele), agenesia de vesícula biliar, localização anormal da artéria subclávia atrás do esôfago e fusão de segmentos ósseos esternais na prole. Por causa do fator de segurança normalmente exigido para minimizar o potencial de exposição a agentes teratogênicos, esse estudo acabou se transformando em um desfecho crítico no processo de avaliação de risco da Califórnia. Embora o limite atual de 8 horas de exposição ocupacional ao brometo de metila definido no estudo californiano seja de 1 ppm, o nível referencial atual em vigor na Califórnia para exposições ocupacionais e condições permissíveis nos locais de trabalho é de 210 ppb durante um período de 24 horas.

3. Dicloropropeno — O nível de utilização do dicloropropeno diminuiu drasticamente nos últimos anos em decorrência das preocupações regulamentares relacionadas à carcinogenicidade. Um ensaio biológico de câncer avaliou a resposta de camundongos à exposição por inalação do 1,3-dicloropropeno durante a vida. Houve uma tendência de adenomas pulmonares nos camundongos machos com a elevação na dose. Além dos adenomas, foi observada também a presença de carcinomas bronquioalveolares nos camundongos machos que haviam sido expostos ao Telone II por alimentação oral forçada. Os tratamentos resultaram em um aumento estatístico significativo na incidência de tumores na porção abdominal do esôfago e de tumores hepáticos com administração de doses múltiplas.

4. Iodeto de metila — O espectro dos controles de pragas com iodeto de metila se aproxima do espectro do brometo de metila, incluindo pragas como nematoides, fungos e ervas daninhas.

Os efeitos agudos do iodeto de metila se assemelham aos efeitos produzidos pelo brometo de metila; porém, ocorrem em doses um pouco menores (Tab 34-8). Além da neurotoxicidade, as queimaduras na pele também são problemas significativos. A experiência com o iodeto de metila se restringe a alguns relatos de casos, cada um deles envolvendo sintomas neurológicos semelhantes aos sintomas produzidos pelo brometo de metila.

Um relatório recente descreveu o envenenamento de um funcionário de uma fábrica norte-americana depois que a quebra do equipamento de proteção provocou exposição dérmica inesperada e queimaduras por contato. Subsequentemente, o trabalhador recebeu um enxerto extensivo de espessura total durante um período de hospitalização de 17 dias. A infecção urinária pelo *Staphylococcus aureus* foi complicada por um episódio de *delirium* agudo. O paciente desenvolveu sintomas neurocomportamentais, após a alta hospitalar, e a cicatrização do enxerto de pele e, além disso, relatou dificuldades de memória e de concentração. Sua esposa apresentou alterações de comportamento e na personalidade. Os testes neurocomportamentais apresentaram pontuações abaixo da mediana na função intelectual total e nas habilidades verbais; porém, não havia nenhuma referência disponível na linha de base. Os resultados das medições de atenção, memória, processamento de informações e desempenho de tarefas simultâneas foram anormais.

Um trabalhador inglês da indústria de produtos químicos sofreu uma queimadura na parte superficial do músculo extensor do punho da mão direita, enquanto manuseava o iodeto de metila, uma semana antes de se apresentar ao hospital com sintomas que se assemelhavam a um acidente vascular encefálico no lado direito. As imagens do cérebro não mostraram evidências de acidente vascular encefálico hemorrágico ou isquêmico e os resultados da avaliação laboratorial foram normais. Durante a permanência hospitalar, o paciente teve alucinações visuais e auditivas. Os achados anormais no exame neurológico incluíram nistagmo bilateral, fala arrastada, marcha atáxica e posicionamento do dedo no lado direito. O acompanhamento feito 6 meses após a hospitalização revelou que a função neurológica havia retornado a um estado quase normal.

A. Possíveis efeitos de longo prazo identificados em estudos animais ou epidemiológicos — Os efeitos proeminentes observados em estudos de exposição crônica de animais ao iodeto de metila incluem hiperplasia tireóidea, níveis elevados de TSH e degeneração do epitélio olfativo nasal. Injeções subcutâneas de iodeto de metila produziram sarcomas nas proximidades do sítio de aplicação e as injeções intraperitoniais produziram tumores no pulmão. Existem relatos de tumores tireóideos em diversos estudos animais.

5. Cloropicrina — A aplicação principal da cloropicrina é no controle de fungos e, em menor escala, contra nematoides e ervas daninhas, em comparação com outros fumigantes do solo. A cloropicrina foi muito utilizada em misturas com hidrocarbonetos halogenados (dicloropropeno, cloropicrina, brometo de metila e iodeto de metila), embora tenham sido feitas algumas aplicações em formulações contendo apenas cloropicrina. A cloropicrina não pode misturada a compostos nucleofílicos como o metame de sódio.

A. Toxicidade — A cloropicrina apresenta alta toxicidade aguda na inalação em comparação com outros fumigantes, assim como na administração oral e tópica (dérmica). Todavia, o efeito mais digno de nota é a irritação nos olhos, que poderá ser observada em níveis abaixo do limiar de irritação respiratória e toxicidade sistêmica. Um estudo de inalação subcrônica feito com camundongos revelou que a rinite foi o desfecho mais sensível. Condições como tumores no pulmão e fibroadenomas em mamíferos foram identificadas como efeitos prováveis relacionados ao tratamento em estudos de efeitos crônicos e ensaios biológicos de câncer em roedores.

6. Fluoreto de sulfurila — O fluoreto de sulfurila é o principal substituto do brometo de metila para o controle de pragas estruturais. Sua toxicidade aguda é mais baixa (Tab. 34-8). Em estudos animais que utilizaram o fluoreto de sulfurila, o intervalo entre a exposição inicial e a morte depende do nível de concentração, como foi indicado por uma série de estudos sobre toxicidade por inalação aguda (LC_{50}) e por estudos sobre o tempo para incapacitação. Estudos realizados com animais demonstram que há uma síndrome de envenenamento, com intervalos de exposição fatal de várias horas, em concentrações de fluoreto de sulfurila, semelhantes às concentrações nas fumigações típicas (800 a 4.000 ppm). Em concentrações de 20 a 40.000 ppm, a ocorrência de incapacitação e morte é apenas uma questão de tempo.

A. Sinais e sintomas — Os sintomas irritantes oculares, dérmicos e respiratórios produzidos pelo fluoreto de sulfurila se sobrepõem aos sintomas produzidos pela cloropicrina e podem ocorrer depois de exposições acidentais. Os sintomas sistêmicos incluem *delirium* agudo e convulsões. A maior parte dos envenenamentos em humanos, após a violação de estruturas protegidas com lonas, assemelha-se aos envenenamentos causados pelo brometo de metila.

B. Medições laboratoriais — A exposição ao fluoreto de sulfurila pode ser avaliada por meio de medições dos níveis séricos de fluoreto. Os valores de referência variam entre 0,01 e 0,2 µg de fluoreto por mililitro de soro.

C. Efeitos crônicos — De maneira geral, depois de exposições ao fluoreto de sulfurila, não ocorrem casos de neurotoxicidade residual semelhante àquela causada pelo brometo de metila. Em um estudo conduzido pelo National Institute for Occupational Safety and Health (NIOSH) envolvendo aplicadores de fluoreto de sulfurila, a exposição repetida durante o ano que antecedeu o exame foi associada aos efeitos subclínicos sobre a memória e o olfato.

Estudos de inalação crônica em diversas espécies de animais não apresentaram nenhum efeito oncogênico. No entanto, várias espécies apresentaram condições como lesão no trato respiratório, fluorose dentária e vacúolos cerebrais.

FUMIGANTES LIBERADORES DE ISOTIOCIANATO DE METILA

Os fumigantes de solo metame de sódio, metame de potássio e dazomet agem como profumigantes e liberam o fumigante ativo isotiocianato de metila (MITC – *Methyl Isothiocyanate*) após a reação com ar ou água. O dazomet é usado em pequenas quantidades para manutenção paisagística e na fumigação de misturas de solo para a cultura de plantas ornamentais.

O MITC é o principal produto (ou subproduto) da degradação do metame (sais de sódio ou de potássio), incluindo também uma mistura complexa de compostos irritantes (metilamina, dissulfeto de carbono, sulfeto de hidrogênio e níveis baixos de metilisocianato [MIC]), dependendo do pH do solo e de outras condições ambientais.

Metame de sódio

Os produtos da degradação do metame sódico incluem uma mistura complexa de compostos irritantes: o agente pesticida primário MITC, MIC (aproximadamente 4% do nível do MITC), dissulfeto de carbono, sulfeto de hidrogênio e metilamina. Os efeitos toxicológicos da mistura ainda não foram caracterizados.

▶ Sinais e sintomas

A exposição ao isotiocianato de metila (MITC), em suspensão, no ar, durante 1 hora, produz ardência nos olhos e outros sintomas irritantes em concentrações de 800 ppb. A exposição por quatro minutos poderá produzir sintomas semelhantes em concentrações de 1.900 ppb. As pessoas com asma ou doença pulmonar relacionada ao tabagismo poderão apresentar problemas respiratórios em concentrações que produzem apenas sintomas oculares em outras pessoas. Nos casos de exposições na comunidade, sintomas sistêmicos inespecíficos, como náuseas, cefaleia e diarreia, acompanham sintomas irritantes em boa parte dos indivíduos expostos. Os sintomas produzidos pelo sulfeto de hidrogênio, dissulfeto de carbono e metilamina apresentam um alto grau de sobreposição com os sintomas produzidos pelo MIC e MITC, embora não existam dados experimentais quantitativos sobre dose e resposta para esses compostos.

Na fase inicial, a dermatite irritante em aplicadores do metame de sódio está associada com o contato direto com a pele. No entanto, a dermatite não tem sido um problema frequente nas exposições comunitárias aos subprodutos do metame de sódio.

▶ Achados laboratoriais

Não há nenhuma ferramenta clínica específica para o monitoramento de exposições aos subprodutos do metame sódico MITC. A medição dos níveis ambientais do MITC acima do limiar de irritação de 0,8 ppm sugerem claramente a presença de sintomas concomitantes nos olhos e nas vias respiratórias superiores. Todavia, as condições para o licenciamento e as determinações da associação dos aplicadores de metame de sódio incentivam o uso do monitoramento de odor em vez da aplicação de técnicas de higiene industrial. O monitoramento de odor é um meio precário para detectar a presença de MITC, tendo em vista que o limiar médio de odor (1.700 ppb) é aproximadamente duas vezes o limiar de irritação ocular de 800 ppb durante 1 hora.

Estudos sobre a função pulmonar e os testes de desafio da metacolina podem ser muito úteis em casos de reatividade residual das vias respiratórias.

▶ Efeitos crônicos

O metame de sódio é um carcinógeno nos ensaios biológicos em animais e produz tumores hepáticos em camundongos e angiossarcomas em camundongos. A toxicidade sistêmica da exposição ao metame é moderada nos casos de ingestão, embora as propriedades irritantes sejam significativas. Os casos de exposição ocupacional em indivíduos que trabalham nas operações de manuseio continuam ocorrendo de forma esporádica.

Diversos episódios de enfermidades ambientais ocorreram após a aplicação desse composto nas proximidades de comunidades rurais e se correlacionaram a concentrações de 800 ppb, ou mais, do MITC e ao menor nível de observação dos efeitos de irritação nos olhos em voluntários humanos. Tipicamente, os efeitos oculares e respiratórios ocorrem de forma simultânea nos casos de episódios de enfermidades associadas à aplicação do metame de sódio.

Dazomet

O uso do dazomet é muito inferior ao uso do metame de sódio e, por consequência, causa menos episódios ou enfermidades. Entretanto, volumes comparativamente pequenos de dazomet incorporados ao solo podem representar grande risco para jardineiros e paisagistas.

Fumigantes à base de fosfeto

Os fumigantes à base de fosfeto geram gás de fosfina (PH_3) no contato com a umidade do ambiente ou com o meio ácido do trato intestinal. Esse tipo de fumigante é relativamente mais tóxico que outros produtos análogos, embora, em geral, seja aplicado em quantidades menores. O fosfeto de alumínio é o composto padrão, embora esteja aumentando gradualmente o uso de novos produtos contendo fosfina e dióxido de carbono que não apresentam nenhum risco de oxidação descontrolada.

A maior parte dos casos fatais de envenenamento ocorre após a ingestão do fosfeto de alumínio. Com frequência, esses casos ocorrem em países que não restringem a comercialização para aplicadores profissionais. A fumigação em tocas de roedores nas proximidades de estruturas residenciais pode ser um perigo potencial muito sério, que foi ilustrado pela morte trágica de duas crianças, no Estado de Utah, em 2010. Os adultos que foram expostos na mesma residência tiveram apenas enfermidades de curto prazo.

▶ Sinais e sintomas

Os casos de ingestão aguda de fosfeto de alumínio resultam em morte causada por edema pulmonar, convulsões e depressão respiratória. Os casos que chegaram a ser fatais foram marcados por lesões hepáticas, com dor abdominal, náuseas, vômito, icterícia, níveis elevados de enzimas hepáticas e coagulopatia com hemorragia. Os casos ocupacionais não são causas frequentes de desfechos fatais, porém, podem resultar em sintomas graves que exigem hospitalização. Envenenamentos graves e desfechos fatais costumam ocorrer durante a fumigação nos meios de transporte marítimo ou ferroviário.

▶ Achados laboratoriais

Não há nenhum teste específico na maioria dos laboratórios que permita determinar o diagnóstico após a exposição inalatória à fosfina. No entanto, nos casos de ingestão de fosfeto, os níveis de alumínio podem ser muito elevados no soro e em outros tecidos. A fosfina pode ser medida no ar expirado, tanto no caso de inalação como de ingestão. Talvez seja possível utilizar tubos colorimétricos ou instrumentos de higiene industrial com leitura direta.

▶ Efeitos crônicos

Uma investigação sobre o excesso de cânceres linfoides, nos membros do sindicato de moageiros de grãos, na região do meio oeste, mostrou a translocação de cromossomos com banda G, em indivíduos que trabalham no manuseio de fosfina, bem como a incidência de lesões correspondentes em culturas linfocíticas expostas ao gás. Não há relatos sobre medições específicas da exposição. Um estudo de acompanhamento de aplicadores não revelou nenhuma indicação de genotoxicidade. O uso de crachás de difusão passiva e de tubos colorimétricos permitiu fazer a medição de exposições; porém, nenhuma foi superior a 2,4 ppm.

▶ Diagnóstico diferencial

Os efeitos dos hidrocarbonetos hidrogenados no SNC devem ser diferenciados da exposição a outros depressivos do sistema nervoso central, incluindo drogas e álcool, que, às vezes, são exposições simultâneas.

A irritação aguda produzida por compostos como cloropicrina, formaldeído, acroleína e dióxido de enxofre é marcada pela presença de odores diferenciadores. A fosfina tem um odor que assemelha ao do alho e, com frequência, pode ser detectado no hálito das vítimas, principalmente nos casos de ingestão. A encefalopatia e a neuropatia periférica causadas pelo brometo de metila se assemelham às provocadas por outras causas orgânicas de doença central ou periférica, como drogas, álcool e outras neurotoxinas. A toxicidade pode ser causada por exposições a níveis sem odor detectável, o que dificulta o diagnóstico se não houver histórico de exposição.

▶ Tratamento

O tratamento de todos os casos de envenenamento por fumigantes é sintomático, exceto nos envenenamentos por cianeto. O suporte respiratório e o tratamento com anticonvulsivantes devem seguir as respectivas indicações. O dimercaprol (BAL – *British Anti-Lewisite*) tem sido usado na fase inicial dos envenenamentos pelo brometo de metila; porém, sem evidências de produzir algum benefício. Esse tipo de composto não pode ser recomendado por causa do alto índice de toxicidade. O tratamento para aumentar a excreção do brometo inorgânico não tem nenhuma base racional.

O monitoramento dos níveis de cálcio e a reposição da depleção cálcica podem trazer algum benefício para o tratamento agudo dos casos de inalação de fluoreto de sulfurila.

▶ Prognóstico

A toxicidade provocada por irritantes como cloropicrina, formaldeído, acroleína e dióxido de enxofre se restringe aos respectivos efeitos agudos reversíveis. Por outro lado, há relatos de mortes decorrentes do uso de grande parte dos fumigantes e nematocidas. Em geral, a recuperação dos casos de envenenamento não fatais é total, excetuando-se os casos de envenenamento pelo brometo de metila, que causam lesões cerebrais orgânicas permanentes e neuropatia periférica prolongada ou, até mesmo, permanente. Existem relatos de necrose hepática aguda seguida de cirrose e câncer no fígado como consequência do uso industrial de solventes à base de tetracloreto de carbono, sendo que isso não ocorre na aplicação de fumigantes agrícolas.

RATICIDAS

Os camundongos são a praga predominante em muitos países em desenvolvimento e consomem até 20% dos grãos armazenados. São também uma grande ameaça para o suprimento de alimentos nos países desenvolvidos. Outros tipos de roedores e de pequenos mamíferos, como esquilos e coelhos, competem entre si na busca de alimentos e são portadores de doenças que afetam os humanos e, consequentemente, são considerados como pragas.

O envenenamento com raticidas é o método mais utilizado para o controle de mamíferos de pequeno porte. Para que sejam eficazes, os raticidas devem atrair a atenção dos camundongos como alimentos, o que é muito difícil, considerando que são consumidores exigentes. Além disso, a ação dos raticidas pode ser retardada nas situações em que forem usados como iscas, tendo em vista que os camundongos evitam retornar ao local em que outro camundongo tenha morrido depois de comer. O ruim é que aquilo que é atraente, comestível e, ao final, letal para os camundongos também atrai animais domésticos e outros animais e crianças pequenas. Levando-se em consideração que a aplicação de iscas resulta em exposição desprezível dos aplicadores, o maior perigo para a saúde humana é o envenenamento de crianças por meio da ingestão, embora sejam raros os casos de envenenamento sério com uma única ingestão de varfarina.

A Tabela 34-9 apresenta uma lista de raticidas atualmente em uso, junto aos compostos que foram usados historicamente. Os dados expressos em libras indicam que o composto usado com maior frequência é o fosfeto de zinco. Os anticoagulantes incluem compostos de ação curta e intermediária, representados pela

Tabela 34-9 Raticidas atualmente utilizados nos Estados Unidos

Raticida	LD_{50} oral (mg/kg)	Quantidade em libras vendida na Califórnia, 2011
Alfa-naftil-tioureia (ANTU – *Alpha-NaphThylthioUrea*)	6	NA
Brometalina	10,7	58,36
Clorofacinona	1, camundongo	56,63
Colecalciferol (Vitamina D)	42	22,96
Coumafuryl (Fumarina)	25	NA
Dicumarol	550	NA
Difenacume	1,8	41,74
Difetialona	0,56	11,46
Difacinona	3	235,08
Pindona	280	NA
Cianeto de sódio	4,3	2.573,30
Estricnina	1-30	5.327,52
Varfarina	180	19,84
Fosfeto de zinco	50	27.017,24

varfarina e difacinona, e os compostos de ação prolongada ("super varfarinas") são representados pela 4-hidroxicoumarina, brodifacoum, bromodialona e a clorofacinona, um derivado da inadiona.

▶ Exposição ocupacional e ambiental

Não há relatos de exposições nocivas envolvendo os processos de fabricação, formulação ou aplicação de raticidas anticoagulantes secos. Existe um relato de hemorragia em um agricultor após contato extensivo e prolongado de uma solução de varfarina líquida com a pele. A ingestão desses compostos por crianças é muito comum, embora a ocorrência de hemorragias como consequência não seja usual, a menos que os compostos sejam ingeridos por repetidas vezes. Os anticoagulantes de ação prolongada exigem uma quantidade menor de doses para provocar hemorragia.

▶ Mecanismo de ação e achados clínicos

A varfarina é bem absorvida pelo trato gastrintestinal. A absorção da difacinona ocorre logo após a ingestão; porém, há algumas informações sobre a absorção dérmica. Todos os anticoagulantes agem por meio da inibição da síntese hepática da protrombina (fator II) e dos fatores VII, IX e X. Em humanos e em camundongos, a meia-vida desses fatores é mais longa do que a meia-vida dos anticoagulantes, de modo que são necessárias doses repetidas antes que ocorram depressão significativa e hemorragia. Aparentemente, a resistência à varfarina em humanos e camundongos é genética e pode ser resultado da rapidez do metabolismo.

Os anticoagulantes produzem também danos capilares através de mecanismos pouco conhecidos, embora essa situação possa também ser revertida por meio da administração de vitamina K. Os relatos indicam que a ocorrência de necrose na pele e dermatite é rara. As complicações decorrentes do uso terapêutico da varfarina não foram consideradas como resultado da exposição aos raticidas. As indanedionas produzem toxicidade neurológica e cardiovascular, embora não haja informações sobre esses efeitos em humanos.

A. Sinais e sintomas

A maior parte dos casos de ingestão acidental não resulta em evidências de toxicidade, mesmo sem tratamento, porque, em geral, as doses são únicas e relativamente pequenas. A repetição das doses pode ser acompanhada de hemorragia, principalmente em membranas mucosas, como gengivas e passagens nasais, assim como na pele, nas articulações e no trato gastrintestinal. Dor no abdome, nos flancos, nas costas e nas articulações reflete a presença de hemorragia nessas áreas.

B. Achados laboratoriais

Tempo prolongado de protrombina pode se manifestar dentro de 24 a 48 horas após a ingestão de um anticoagulante e, em geral, é a única evidência de toxicidade após uma única exposição. O tempo de coagulação poderá aumentar nos casos de envenenamento significativo, embora o tempo da hemorragia seja normal. Possivelmente, fatores específicos além da protrombina permaneçam deprimidos. A varfarina pode ser medida no plasma e seus metabólitos na urina; porém, essas medições têm pouca utilidade.

▶ Diagnóstico diferencial

A maioria dos casos de ingestão de raticidas corresponde a episódios observados ou relatados e não resulta em toxicidade significativa. O uso para fins suicidas ou homicidas poderá causar hemorragias inexplicáveis e tempo deprimido de protrombina.

▶ Tratamento

Em geral, não é necessário nenhum tipo de tratamento nos casos de ingestão aguda única, mas, mesmo assim, os pacientes devem permanecer em observação (em casa) por 4 a 5 dias após a ingestão. Uma das opções de tratamento é a administração oral de vitamina K, em uma dosagem de 15 a 25 mg, para adultos, e 5 a 10 mg, para crianças com histórico de ingestão, ou por via intramuscular, na dosagem de 5 a 10 mg, para adultos, e de 1 a 5 mg (até 0,6 mg/kg) para crianças, com tempo prolongado de protrombina ou hemorragia. Após o tratamento, os tempos de protrombina deverão ser determinados em intervalos de 6 a 12 horas e utilizados como base para tratamentos futuros. Nos casos em que a hemorragia for muito grave, uma das opções a ser considerada é a infusão intravenosa lenta, a despeito do risco de reações adversas, como rubor, tontura, hipotensão, dispneia, cianose e morte. Uma das possíveis hipóteses é a transfusão de sangue e ferro para repor a perda sanguínea.

▶ Prognóstico

Em geral, a eficácia do tratamento poderá ser observada dentro de 3 a 6 horas. O prognóstico é determinado pela extensão e localização da hemorragia e, normalmente, é bom.

FUNGICIDAS (FTALIMIDAS, DITIOCARBAMATOS, AROMÁTICOS SUBSTITUÍDOS, TRIAZOLES, FUNGICIDAS À BASE DE COBRE, ESTROBILURINA E COMPOSTOS DIVERSOS)

Os pesticidas classificados como fungicidas se sobrepõem aos compostos da classe dos algicidas e agentes antibacterianos. A maioria dos fungicidas difere dos outros pesticidas por causa das características exclusivas dos fungos e pelo fato de que o produto químico deve matar ou inibir os fungos, sem afetar adversamente a planta hospedeira. Os modelos de relação quantitativa entre estrutura e atividade dos fungicidas ressaltam a importância da hidrofobia (medida por log P) e da configuração estérica tridimensional, que são imprescindíveis para inibição de enzimas fúngicas como a 14α-demetilase, envolvida na síntese dos esteróis.

Aproximadamente, 150 fungicidas são comercializados no mercado, em principal, produtos químicos orgânicos sintéticos de desenvolvimento relativamente recente. A apresentação neste trabalho se restringe às classes de compostos usados com mais frequência, ou seja, ftalimida, ditiocarbamatos, aromáticos substituídos e diversos tipos de compostos que produzem efeitos adversos significativos (Tab. 34-10).

A maioria das lavouras é suscetível aos fungos e às doenças relacionadas. Na maior parte das vezes, a aplicação frequente de fungicidas chega a ser imprescindível por causa da replicação excessivamente rápida de muitos tipos de fungos. Com exceção de alguns sistêmicos, os fungicidas somente se tornam ativos no local em que foram deixados como resíduos em uma planta, o que implica na necessidade de se fazer aplicações uniformes. Os fungicidas são aplicados na forma de *spray* ou em pó, de modo que uma fina camada de resíduos permanece nas plantas. Muitas sementes são tratadas com fungicidas. Um número limitado de fungicidas para aplicação geral em gramados e jardins é comercializado para uso doméstico.

▶ Exposição ocupacional e ambiental

Os trabalhadores rurais e as pessoas que trabalham em estufas e viveiros de mudas são mais suscetíveis à exposição rotineira aos fungicidas, em comparação com outros pesticidas, tendo em vista que a eficácia dos fungicidas depende dos resíduos que permanecem nas superfícies das plantas e, com frequência, a aplicação deve ser feita simultaneamente com o manuseio dessas plantas pelos trabalhadores. As instalações para tratamento de sementes são locais importantes para exposição aos fungicidas.

Os proprietários de casas se expõem aos fungicidas durante o tratamento de gramados e jardins. Grande parte das frutas e vegetais tem resíduos permissíveis (tolerâncias) para um ou mais fungicidas. Até o presente momento, a contaminação da água não chega a ser um problema preocupante.

As questões de segurança se aplicam apenas a alguns fungicidas. Todavia, os produtos são formulados com enxofre elementar por causa da inflamabilidade. A aplicação serial em temperaturas elevadas apresenta um nível de risco específico, tendo em vista que há casos de incêndios e de acidentes com aviões agrícolas associados à combustão do enxofre.

▶ Achados clínicos

A. Compostos de tiocarbamato

O dissulfiram (Antabuse), usado no tratamento de alcoolismo por causa de sua capacidade de produzir reações adversas na presença de álcool, é um ditiocarbamato e compartilha diversas propriedades com outros compostos da mesma classe. Vários ditiocarbamatos, incluindo os etleno bis ditiocarbamatos (EBDCAs), são utilizados como aceleradores no processo vulcanização da borracha. Esses compostos não são toxicamente agudos, sendo que a dermatite, irritante e alérgica, é o efeito principal na saúde. As reações do ditiocarbamato ao álcool se caracterizam pela presença de condições como cefaleia, náuseas, vômito, rubor, tontura, confusão e desorientação.

1. Efeitos crônicos — Os compostos de tiocarbamato contêm também níveis variados do contaminante etileno tioureia (ETU), material classificado como provável carcinógeno humano. O ETU tem afinidade com a tireoide semelhante à do medicamento antitireoidiano propiltiouracil. Testes realizados em animais revelaram que o manozeb e o zineb produzem adenocarcinomas tireoidianos. A International Agency for Research on Cancer (IARC) chegou à conclusão que o mecanismo do câncer da tireoide relacionado ao ETU não é genético, sendo improvável que cause câncer depois da exposição de humanos a doses baixas. Em contrapartida, a Environmental Protection Agency (EPA) classificou esse composto como provável carcinógeno humano.

No México, pessoas que trabalhavam nas operações de pulverização, com exposição significativa ao maneb e mancozeb, apresentaram uma elevação nos níveis do hormônio estimulante da tireoide (TSH), em comparação com controles, embora os

Tabela 34-10 Fungicidas atualmente em uso nos Estados Unidos

Classificação química	LD_{50} Oral (mg/kg)
Captan	9.000
Folpet	10.000
Captafol	6.000
Ditiocarbamatos (etilenobisditiocarbamatos [EBDCs])	
Ferbam	1.000
Maneb	7.000
Zineb	5.000
Thiram	800
Ziram	1.500
Aromáticos substituídos	
Clorotalonila	10.000
Cloroneb	11.000
Pentacloronitrobenzeno (PCNB)	12.000
Hexaclorobenzeno	10.000
Compostos triazólicos	
Bayleton (triadimefon)	300-600
Baytan (triadimenol)	90
Fenbuconazol (thiazopyr)	> 5.000
Imazalil	227-343
Terrazol	4.000
Compostos da estrobilurina	
Azoxistrobina	> 5.000
Fluoxastrobina	> 2.000
Piraclostrobina	> 5.000
Trifloxistrobina	> 5.000
Compostos diversos	
Enxofre inorgânico	Nenhum
Derivado da metalaxil alanina (Ridomil)	669
Aliette/Fosetyl A1-Fosfonato de Alumínio	3.700-5.800
Trifeniltina (Organotin)	125
Fenarimol (Pirimidina)	2.500
Iprodiona-Imidazolidina	3.500-4.400

níveis de tiroxina (T_4) tenham sido normais. Os aplicadores desses compostos apresentaram também uma elevação nos níveis de troca de cromátides irmãs e de translocações cromossômicas. Estudos reprodutivos mostraram que o ETU produz malformações no tubo neural e no cérebro em camundongos. Aparentemente, as outras espécies de teste não são suscetíveis a efeitos adversos.

B. Compostos da ftalimida

Os produtos captan e captafol têm toxicidade sistêmica baixa; porém, podem causar reações alérgicas precoces e tardias. Nos casos em que a exposição for suficiente, poderá ocorrer irritação na pele. Nos modelos de relação quantitativa entre estrutura e atividade (QSAR – *Quantitative Structure–Activity Relationship*), os compostos da ftalimida agem como eletrófilos reativos. Essa propriedade é também responsável pela carcinogenicidade dos compostos em ensaios biológicos feitos com roedores. Tanto o captan como o folpet produz tumores intestinais em algumas espécies de roedores. Estudos de alimentação em camundongos mostraram que o captafol produz linfossarcomas. O sistema de classificação da EPA designa os três compostos como prováveis carcinógenos humanos.

Analogias estruturais com o medicamento talidomida levantaram algumas preocupações de que os compostos da ftalimida poderiam causar teratogenicidade em trabalhadores rurais. Os estudos sobre os efeitos teratogênicos do captan mostram efeitos positivos em embriões de galinha; porém, os efeitos são negativos em *hamsters* sírios, coelhos e primatas não humanos.

C. Aromáticos substituídos

Os aromáticos substituídos incluem diversos compostos com uma forte tendência de causar alergia precoce e tardia, como o clorotalonil e o pentacloronitrobenzeno (PCNB).

O hexaclorobenzeno (HCB) foi usado inicialmente como tratamento antifúngico em sementes; porém, vários episódios de contaminação alimentar acidental restringiram o uso desse composto. O HCB foi responsável por um surto generalizado de porfiria adquirida e de resultados reprodutivos adversos. Os níveis séricos mostraram uma forte correlação com o risco de aborto espontâneo.

As classificações da EPA consideram o clorotalonil e o HCB como prováveis carcinógenos humanos. A toxicidade dérmica e sistêmica do pentaclorofenol é bastante complexa. Embora não esteja mais em uso, o pentaclorofenol ainda causa alguma preocupação por causa da contaminação residual em locais com resíduos perigosos.

D. Compostos triazólicos

Sob o ponto de vista estrutural, este grupo se assemelha ao cetoconazol e a outros compostos antifúngicos usados na medicina humana. O triadimefon, protótipo de composto do grupo, possui toxicidade variando de baixa a moderada, embora a taxa máxima de aplicação seja de apenas 227 g por acre. Assim como ocorre com a maior parte dos compostos deste grupo, o triadimefon é um provável carcinógeno humano. Estudos alimentares mostram que esse composto produz adenomas hepáticos em camundongos. O terrazol é o único composto deste grupo classificado como um provável carcinógeno humano, além de produzir atrofia testicular em camundongos.

E. Compostos diversos

1. Benomil — O benomil e o produto de sua decomposição, cerbendazim (MBC), também produzem adenomas hepáticos em camundongos, além de produzirem anomalias do desenvolvimento, como encefalocele, hidrocefalia, microftalmia e anoftalmia, em vários sistemas de modelos animais, em doses variando de 15,6 a 125 mg/kg. Clusters de anoftalmia foram relatados na Inglaterra e no País de Gales, associados de forma especulativa à exposição ao benomil (através da residência em áreas de uso intenso). O benomil causa também efeitos reprodutivos proporcionais à dose.

2. Mercúrio — Os fungicidas à base de mercúrio deixaram de ser usados nos tratamentos de sementes e como conservantes de plantas; porém, a exposição a esse material continua sendo um problema ambiental bastante sério. Levando-se em consideração a persistência no sistema nervoso central, a toxicidade, em termos de desenvolvimento, produzida por esses compostos é significativa (efeitos na função cerebelar em testes da função comportamental). As fêmeas de camundongos que recebem uma dose única de metilmercúrio no estado de gestação têm prole normal sob o ponto de vista anatômico; porém, ocorrem anormalidades cerebelares funcionais e histológicas. Nos Estados Unidos, não há fungicidas contendo mercúrio para tratamento de sementes com registros ativos. Os mercúrios orgânicos usados como conservantes nas tintas de látex foram retirados do mercado, a partir de 1990, após relatos de casos de acrodinia associada à aplicação desse tipo de composto orgânico.

3. Iprodiona — A iprodiona também é classificada pela EPA como provável carcinógeno humano com base na incidência de adenomas hepáticos em camundongos machos e fêmeas. Adenomas testiculares ocorreram em animais que receberam dietas contendo 1.600 ppm de iprodiona. Nessas doses, o composto apresenta também efeito antiandrogênico acentuado.

4. Enxofre elementar — Os agricultores utilizam aproximadamente 31 milhões de quilogramas anuais de enxofre inorgânico nas culturas de uvas, tomates e beterrabas. O enxofre elementar possui baixa potência em comparação com os pesticidas orgânicos sintéticos. As taxas de aplicação do triadimefon, por exemplo, variam de 170 a 227 g/acre, em comparação com 1,36 a 13,607 kg/acre de enxofre inorgânico, em geral, com múltiplas aplicações para viabilizar o controle.

Testes realizados em animais indicam que o enxofre inorgânico é basicamente não reativo, não produz nenhuma irritação dérmica no teste de Draize e é negativo nos testes de previsão de alergia, exigidos pelo sistema de registro de pesticidas. Todavia, o enxofre está entre as fontes de enfermidades relatadas com maior frequência entre trabalhadores rurais, discrepância que talvez seja explicada pela transformação do enxofre elementar em vários compostos de óxido de enxofre. Alguns compostos, como o dióxido de enxofre e o ácido sulfúrico, são causas conhecidas de irritação, sendo que outros, principalmente os compostos a base de sulfito, são causas conhecidas de reações alérgicas.

5. Naftenato de cobre, sulfato de cobre e outros compostos de cobre — O sulfato de cobre vem sendo utilizado como fungicida durante muitos anos. As aplicações incluem controle de míldio, ferrugem, manchas em folhas, sarna de macieira e folhas onduladas nos pessegueiros. Nos vinhedos, o sulfato de cobre é misturado com lama e aplicado como "mistura Bordeaux", que produz irritação gástrica caso seja ingerida, podendo causar também irritação nos olhos e na pele.

A metemoglobinemia é também uma consequência dos envenenamentos sistêmicos associados com a ingestão de sulfato de cobre. Essa condição foi relatada também em combinação com a ingestão de cobre-8-hidroxiquinolato, um fungicida à base de cobre orgânico. O relato de um caso feito no sistema de registro de enfermidades da Califórnia mostrou também 16% de metemoglobinemia e níveis séricos limiares elevados em adultos que haviam se exposto ao naftenato de sódio em ambientes fechados. As crianças que moravam na mesma residência apresentaram elevação definitiva nos níveis séricos de cobre, embora não tenham demonstrado a presença de metemoglobinemia. A ocorrência de metemoglobinemia é mais provável em pacientes com deficiência parcial ou total da glicose-6-fosfato desidrogenase (G6PD, do inglês, *glucose-6-phosphate dehydrogenase*). A maioria dos casos de exposição em ambientes fechados a esse tipo de composto ocorreu somente após irritação na via respiratória superior, irritação nos olhos e sintomas sistêmicos leves e inespecíficos. A tendência para produzir sintomas irritantes, assim como a meia-vida ambiental aparentemente longa, resultou na proibição das aplicações do naftenato de sódio em ambientes fechados. Sob o ponto de vista legal, ainda é possível aplicar esse tipo de composto nas atividades de conservação de madeira.

6. Estrobilurinas — As estrobilurinas formam uma nova classe de fungicidas que agem pela inibição do complexo da citocromo-oxidase mitocondrial, na parte externa da molécula denominada localização "quinol", porque elas se ligam à hidroquinona. A azoxistrobina e a piraclostrobina são os compostos utilizados com maior frequência. Embora a utilização seja menor, a trifloxistrobina é aplicada em um espectro amplo semelhante de lavouras. O uso da fluoxastrobina se restringe principalmente às culturas em viveiros de mudas.

Esses compostos possuem baixa toxicidade sistêmica e baixa capacidade para produzir irritações e não apresentam características não sensibilizadoras no sistema de testes de Buehler (epicutâneos). Embora, provavelmente, não causem um número significativo de enfermidades, esses compostos são muito importantes nesse aspecto porque estão substituindo materiais mais antigos com diversos sítios de ação e um grau mais elevado de reatividade química.

▶ Achados laboratoriais

Para confirmar as respostas de hipersensibilidade a um fungicida, é necessário fazer testes com adesivos para dermatite de contato alérgica, para asma por desafio inalatório ou espirometria antes e depois de um turno de trabalho. O diagnóstico de reação ao álcool ditiocarbamato se baseia no histórico de exposições simultâneas. Os níveis séricos de cobre e de metemoglobina facilitam a avaliação de pacientes expostos aos fungicidas à base de cobre e asseguram apenas a presença de sintomas irritantes. Em geral, os níveis normais de metemoglobina são inferiores a 1% e as concentrações séricas normais do cobre variam entre 65 e 145 µg/dL.

▶ Diagnóstico diferencial

É muito importante fazer a distinção entre dermatite de contato alérgica induzida por fungicidas e dermatite de contato causada por irritantes e dermatite de contato alérgica causada por outros tipos de pesticidas ou plantas. A incidência de asma em pessoas que trabalham na fabricação de ftalimidas provavelmente tenha origem em algum produto intermediário que participa no processo de fabricação.

▶ Tratamento

A ingestão deliberada de qualquer tipo de fungicida geralmente exige hospitalização e adoção de medidas de suporte por tempo prolongado.

A dermatite de contato alérgica é tratada com a retirada do agente ofensor e com aplicação tópica ou sistêmica de esteroides, de acordo com a necessidade. O tratamento de asma se baseia no afastamento do paciente dos locais de exposição e no tratamento sintomático, de acordo com a necessidade.

O tratamento de reações do antabuse aos fungicidas de tiocarbamatos é de suporte. Em muitos casos, talvez seja suficiente administrar apenas uma medicação para náusea (prometazina ou ondansetron) e para desconforto abdominal.

▶ Prognóstico

A ingestão de fungicidas poderá produzir desfechos fatais; porém, por outro lado, provavelmente haverá poucas sequelas. As alergias relacionadas aos fungicidas desaparecem logo após a interrupção da exposição; porém, é provável que não se resolverão nos casos de exposição continuada. De maneira geral, as reações ao antabuse são de curto prazo.

HERBICIDAS

Os herbicidas são pesticidas cuja finalidade é prevenir ou controlar o crescimento de plantas indesejáveis ou matá-las na fase pré-emergente. Os herbicidas substituíram os métodos mecânicos de controle de ervas daninhas, sendo que, atualmente, formam a categoria de pesticidas usados com maior frequência pelo setor agrícola. Essa categoria de pesticidas inclui reguladores do crescimento de plantas que alteram o desenvolvimento das lavouras, desfolhantes que provocam a queda prematura das folhas e dessecantes que aceleram a secagem parcial das plantas. Os herbicidas não seletivos afetam todas as plantas; os herbicidas seletivos afetam alvos específicos; os herbicidas de contato afetam as partes das plantas que entram em contato com o produto químico; e os herbicidas translocados são absorvidos pelas plantas e agem em sítios remotos. O modo de ação dos herbicidas inclui rompimento hormonal do crescimento das plantas (auxinas); inibições de enzimas do desenvolvimento das raízes das plantas e divisão de células; inibição da síntese de ácidos graxos; inibição do conjunto de microtúbulos; inibição da síntese de aminoácidos; e inibição do transporte de elétrons ou inibição da ação da enzima protoporfirinogênio oxidase (PPO) na fotossíntese. A maior parte dos herbicidas visa, de forma seletiva, a bioquímica específica de cada planta e possui baixa toxicidade em mamíferos. Conforme discutido mais adiante, os compostos bipiridílicos são exceções em termos de toxicidade e de atividade biológica ampla.

Os herbicidas que produzem efeitos sérios, reconhecidos ou suspeitos, na saúde humana, como o ácido dipiridílico e o ácido clorofenoxiacético, serão considerados de forma separada nas próximas seções.

Aplicação

Além do setor agrícola, os herbicidas são utilizados para limpar as vias públicas ao longo de rodovias, ferrovias, linhas de eletricidade, cercas e delimitação de propriedades, para reduzir a competição entre mudas nas florestas e para prevenir a ocorrência de incêndios, diminuindo a quantidade de gramas e arbustos combustíveis. Em geral, os herbicidas são espalhados em bandas ou faixas, são aplicados em toda uma área determinada ou com foco em uma área ou grupo de sementes (tratamento pontual ou dirigido). O momento da aplicação pode ser antes do plantio (antes do plantio da lavoura), pré-emergente (depois do plantio; porém, antes da emergência das sementes) e pós-emergente (depois da emergência das ervas daninhas ou da lavoura).

Exposição ocupacional e ambiental

A exposição ocupacional aos herbicidas é consequência da exposição dérmica de indivíduos que trabalham nas operações de pulverização e sinalização, enquanto a exposição ambiental ocorre sob a forma de resíduos que permanecem nas lavouras e nos alimentos. Embora alguns estudos sugiram a possibilidade de que ocorram efeitos na saúde nas populações como resultado da dispersão de pulverizações ou outros tipos de contaminação ambiental causados pelos herbicidas, excetuando-se os casos de deslocamentos óbvios de pulverizações que provocam danos em plantas não visadas, é muito difícil documentar esses tipos de exposição.

Farmacocinética e mecanismo de ação

À exceção dos compostos bipiridílicos paraquat e diquat, a maioria dos herbicidas não produz toxicidade significativa em mamíferos (Tab. 34-11). As informações sobre os herbicidas de baixa toxicidade são escassas na farmacocinética humana ou na experiência médica. No entanto, alguns compostos considerados de baixa toxicidade podem ser formulados com ingredientes inertes irritantes ou sensibilizantes.

Estudos de câncer animal ou humano com implicação de herbicidas

As classes de herbicidas que mostram algumas evidências de carcinogenicidade em animais incluem os compostos como acetanilidas (isto é, acetacloro, alacloro, metolacloro e butacloro), nitrobenzenos, derivados do fenol e triazinas. Não existem dados humanos para a maior parte dos compostos.

Achados clínicos

A. Sinais e sintomas

Algumas formulações de herbicidas contêm solventes orgânicos, surfactantes, emulsificadores ou outros tipos de veículos e aditivos que podem causar irritação nos olhos, no nariz ou na garganta em indivíduos que trabalham nas atividades de aplicação e se expõem aos vapores dos sprays. Também, podem ocasionar dermatite em pessoas que trabalham na mistura e no carregamento, como consequência do contado prolongado com a pele. Caso contrário, esses compostos não produzem efeitos conhecidos na saúde humana.

Tabela 34-11 Toxicidade aguda dos herbicidas

Herbicida	LD_{50} Oral (mg/kg)
Alacloro	1.000
Amitrol	1.000
Sulfamato de amônia	4.000
Atrazina	3.000
Bifenox	6.500
Dalapon	6.500
Dicamba	1.000
Diquat	130-400, camundongos ♀
Etalfuralina	10.000
Glifosato	4.300
Glufosinato	416, camundongos ♀
Linuron	1.500
Monuron	3.500
Orizalina	10.000
Oturon	3.500
Osadiazon	3.500
Paraquat	112, camundongos ♀
Pictoram	8.000
Prometon	3.000
Pronamida	5.500
Propanil	1.500
Profam	9.000
Simazina	5.000
Terbutrina	2.000
Trifluralina	3.500

B. Achados laboratoriais

Há poucas informações ou, até mesmo, nenhum dado sobre medições de compostos mais simples ou de metabólitos em meios biológicos.

Diagnóstico diferencial

Possivelmente, esses compostos produzem efeitos que ainda não tenham sido avaliados em humanos, principalmente em casos de ingestão acidental ou deliberada. A toxicidade dos ingredientes "inertes" deve ser levada em conta na avaliação de pessoas que apresentarem sintomas depois de uma exposição.

Tratamento

Levando-se em consideração que esses compostos produzem poucos efeitos ou nenhum efeito conhecido para a saúde humana, o tratamento de quaisquer sintomas resultantes do uso deve ser apenas sintomático. Nos casos de avaliação de pacientes sintomáticos, é imprescindível consultar o fabricante, principalmente para identificar os ingredientes inertes.

▶ Prognóstico

Condições como dermatite e irritação aguda causada por formulações de herbicidas desaparecem imediatamente após a cessação da exposição.

ÁCIDOS CLOROFENOXIACÉTICOS

FUNDAMENTOS DO DIAGNÓSTICO

▶ Efeitos agudos
- Irritação tópica — vermelhidão na pele, queimaduras, dor de garganta e torácica e tosse.
- Ingestão associada à depressão do sistema nervoso central (SNC) — miotomia, rabdomiólise, insuficiência renal, náuseas e vômito, hipotensão grave.

▶ Efeitos crônicos
- Existem relatos de casos esparsos de neuropatia periférica depois da ingestão do ácido 2,4-diclorofenoxiacético (2,4-D) ou de exposição ocupacional.

▶ Considerações gerais

Os principais herbicidas derivados do ácido fenoxiacético incluem o ácido 2,4-diclorofenoxiacético (2,4-D); ácido 2,4,5-triclorofenoxiacético (2,4,5-T); ácido 2-metil-4-clorofenoxiacético (MCPA) e os respectivos derivados na forma de sais ou de éster. Os produtos silvex, leuron e fenac são homólogos do 2,4,5-T, enquanto o 2,4-D e o MCPB, MCPCA e o MCPP são homólogos do 2,4-D e do MCPA, respectivamente. Esses compostos são herbicidas translocados relativamente seletivos para plantas de folhas largas. O composto 2,4,5-T e seus homólogos saíram de fabricação ou deixaram de ser usados, nos Estados Unidos, por causa da contaminação combinada com a 2,3,7,8-tetraclorodibenzo-p-dioxina (TCDD) e pelas controvérsias sobre os efeitos na saúde em populações sujeitas à exposição ambiental e em veteranos da guerra no Vietnã. Embora determinados lotes de 2,4-D tenham sido contaminados com níveis baixos de outras dioxinas menos cloradas, como a diclorodibenzo-p-dioxina, nenhum dos contaminantes foi considerado de importância toxicológica.

▶ Aplicação

Os herbicidas clorofenoxílicos têm ampla variedade de aplicações, incluindo árvores perenes de fibras longas e plantas que "liberam" o crescimento de árvores de fibras curtas.

▶ Exposição ocupacional e ambiental

A exposição ocupacional ocorre principalmente pelo contato direto com líquidos concentrados durante as operações de mistura e de carregamento e da inalação e contato com as névoas de *spray* formadas durante a aplicação. Embora haja uma grande preocupação em relação à exposição ambiental das populações que vivem nas proximidades de florestas de coníferas, em que se aplicam herbicidas clorofenoxílicos, é muito difícil documentar esse tipo de exposição na ausência de deslocamentos óbvios de pulverizações que causem danos em lavouras que não sejam alvo da aplicação. A degradação do composto 2,4,-D no ambiente é bem rápida e, consequentemente, a contaminação da água não chega a causar grandes preocupações.

▶ Farmacocinética e mecanismo de ação

O mecanismo da ação herbicida dos ácidos clorofenoxiacéticos não é muito bem definido, embora, aparentemente, envolva a simulação das auxinas (hormônios do crescimento) e os efeitos do metabolismo das plantas. Esse tipo de composto é absorvido por inalação, contato dérmico e ingestão e sua excreção é rápida e sem nenhuma alteração através da urina. O mecanismo de quaisquer efeitos na saúde em humanos, além da irritação, não é muito claro. Esses compostos são desacopladores fracos da fosforilação oxidativa e podem produzir hipotermia em doses muito elevadas, como consequência do aumento na geração de calor. Um estudo que foi apresentado à EPA indicou que o 2,4-D provocou aumento na incidência de tumores cerebrais em camundongos que haviam recebido 40 mg/kg ao dia por via oral.

▶ Achados clínicos

A. Sinais e sintomas

Algumas formulações produzem irritação na pele após o contato com o líquido, irritação nos olhos, nariz, garganta e no trato respiratório, com ardência e tosse causada pela exposição à névoa gerada pelas pulverizações. Também, há ocorrência de irritação no trato gastrintestinal, acompanhada de dor abdominal, náuseas e vômito, após a ingestão. A ingestão de herbicidas contendo ácido clorofenoxiacético provoca condições como náuseas, vômito, dor abdominal e diarreia, acompanhadas de contrações musculares, miotomia, acidose metabólica e estado hipermetabólico, com febre, taquicardia, hipertensão, sudorese, convulsões e coma.

Há relatos de seis casos de neuropatia periférica depois de exposições dérmicas relativamente significativas ao 2,4-D durante o período de alguns dias. Sob o ponto de vista clínico, esses casos se assemelhavam à polineuropatia simétrica aguda idiopática (síndrome de Guillain-Barré) e à neuropatia tardia induzida por organofosforados, em relação aos sintomas de enfermidade semelhante à influenza, associados a náuseas, vômito, diarreia e mialgias, acompanhados de intervalos assintomáticos e, depois de 7 dias, por perda ascendente rápida da função dos nervos motores e sensitivos. Na maioria dos casos, a função respiratória não chegou a ser afetada.

A presença de acne clórica foi resultado da exposição ao TCDD por indivíduos que trabalhavam em uma fábrica que produzia 2,4,5-T. Diversos estudos epidemiológicos sugerem que há uma associação entre exposição aos herbicidas contendo ácido clorofenoxiacético e a incidência de sarcomas e linfomas nos tecidos moles. O acompanhamento de casos de trabalhadores fabris norte-americanos que haviam sido expostos ao TCDD durante a fabricação de 2,4,5-T e pentaclorofenol mostrou que houve aumento em uma combinação de diversos tipos de câncer. O nível sérico do TCDD nessa população foi superior aos níveis históricos na população norte-americana e aos níveis observados em militares que haviam manuseado o 2,4,5-T, contendo TCDD, durante a guerra no Vietnã.

B. Achados laboratoriais

A exposição a qualquer composto clorofenoxiacético poderá ser confirmada por meio da análise de sangue ou urina por cromatografia de gases e líquidos. As amostras de urina devem ser coletadas o mais rapidamente possível após a exposição, tendo em vista que a excreção desse produto químico é total dentro de 24 a 72 horas. Não há informações suficientes que permitam relacionar, com precisão, os níveis urinários e níveis de exposição. Entretanto, considerando que esses compostos são eliminados através da urina, sem nenhuma alteração, é possível medir uma dose, coletando-se e analisando toda a urina, desde que a coleta da amostra seja feita logo após a exposição. Todas as outras descobertas laboratoriais relacionadas a casos de intoxicação aguda são totalmente inespecíficas. Em alguns casos de neuropatia periférica, associados à exposição ao 2,4-D, em que os testes foram realizados, as velocidades de condução nervosa foram normais ou ligeiramente deprimidas, e as análises do fluido espinal não foram dignas de nota.

► Diagnóstico diferencial

Com frequência, condições como irritação aguda depois de exposições diretas ou intoxicação aguda depois da ingestão apresentam diagnósticos óbvios. O diagnóstico diferencial para pacientes com neuropatia periférica depois da exposição ao 2,4-D inclui polineuropatia simétrica aguda idiopática e exposição a outros compostos neurotóxicos, incluindo os organofosforados.

► Tratamento

O tratamento de irritação aguda e de neuropatia periférica é basicamente sintomático. Levando-se em consideração que são ácidos orgânicos fracos, os compostos clorofenoxiacéticos são eliminados preferencialmente na urina alcalina. Nos envenenamentos graves causados pela ingestão de grandes doses, é possível que a alcalinização da urina acelere a eliminação do produto químico e melhore o curso da intoxicação. Recomenda-se evitar a administração de grandes volumes de líquido para "forçar" a diurese por causa do risco de precipitar edemas pulmonares.

► Prognóstico

Embora existam relatos de mortes causadas pela ingestão de ácido clorofenoxiacético, as intoxicações graves aparentemente não são frequentes, sendo que a maior das vítimas sobrevive à intoxicação. A paralisia máxima durou aproximadamente 1 semana, ou menos, em casos de neuropatia periférica após a exposição ao 2,4-D. Usualmente, a recuperação funcional se prolonga em até 1 ano após a exposição, com alguma fraqueza residual na maior parte dos casos.

► Efeitos crônicos na saúde

Embora inúmeros estudos sugiram que há uma associação entre herbicidas fenoxílicos e sarcoma nos tecidos moles, não foram replicados de forma consistente em outras populações. Todavia, as populações que trabalham no processo de fabricação apresentaram respostas proporcionais à dosagem entre exposição (caracterizada por níveis séricos elevados de dioxina) e mortalidade por câncer.

DIPIRIDÍLICOS (PARAQUAT E DIQUAT)

FUNDAMENTOS DO DIAGNÓSTICO

► Efeitos agudos

- Contato com a pele, olhos e trato respiratório – irritação e fissuras na pele das mãos, rachadura e descoloração das unhas, conjuntivite, irritação na garganta e tosse.

- Ingestão de paraquat – precoce (1 a 4 dias), dor oral e abdominal, náuseas, vômito e diarreia; mais tarde (24 a 72 horas), icterícia, níveis elevados de enzimas hepatocelulares e lesões renais (proteinúria, hematúria, piúria, níveis séricos elevados de nitrogênio na ureia e creatinina); tardia (3 a 4 dias), fibrose pulmonar (tosse, dispneia, taquipneia, cianose e insuficiência respiratória).

- Ingestão de diquat – mesmas condições que aquelas causadas pela ingestão de paraquat, sem fibrose pulmonar tardia.

► Considerações gerais

O paraquat é usado de forma extensiva nos Estados Unidos e em todo o mundo, e o diquat, em menor escala. Esses compostos são herbicidas de contato não seletivos.

► Aplicação

Os compostos dipiridílicos são usados extensivamente como herbicidas de uso geral por causa da capacidade de matar a maior parte das plantas por meio do contato. Esses compostos são usados também como desfolhantes e dessecantes porque as plantas apresentam aparência ressecada e congelada, resultando na queda prematura das folhas.

► Exposição ocupacional e ambiental

As exposições ocupacionais mais importantes ocorrem por meio do contato direto da pele, com o concentrado líquido durante os processos de mistura e carregamento, assim como por inalação e contato da pele com as névoas de *spray* durante as operações de aplicação. Há o relato de um caso de intoxicação aguda pelo paraquat em um indivíduo que trabalhava como sinalizador e sofreu exposição dérmica extensiva à névoa produzida pela pulverização. A exposição ambiental através de resíduos no campo, resíduos em alimentos e contaminação da água não tem sido uma grande preocupação. O programa da U.S. Drug Enforcement Agency que previa a pulverização das lavouras de maconha com paraquat gerou muitas controvérsias sobre a possibilidade de inalação do composto por usuários de maconha. Provavelmente, a maior porção do paraquat sofre decomposição térmica antes de ser inalada, embora não tenha sido descartada a hipótese de ocorrerem efeitos adversos produzidos pelo paraquat ou pelos produtos provenientes de sua decomposição.

▶ Farmacocinética e mecanismo de ação

Os dipiridílicos afetam as plantas e os mamíferos por meio da danificação tecidual através da geração de radicais livres de oxigênio. O efeito sobre as plantas exige a presença da luz solar. Esses compostos são absorvidos por inalação, contato dérmico ou ingestão. Danificam tecidos epiteliais como pele, unhas, córnea, trato gastrintestinal, trato respiratório, fígado e rins.

O paraquat é mais tóxico para os humanos que o diquat. A ingestão de uma pequena dose do líquido concentrado pode matar um adulto, fato que explica as centenas de mortes relatadas, em todo o mundo, causadas pela ingestão acidental ou deliberada desse herbicida. Um teste experimental que consistiu da adição de um emético nas formulações de paraquat foi iniciado recentemente com o objetivo de diminuir a frequência de ingestões fatais.

Um número relativamente pequeno de casos de envenenamentos sérios causados pelo paraquat foi documentado como consequência de exposições dérmicas significativas, enquanto não há nenhum relato de caso de exposição por inalação na ausência de contato significativo com a pele. Os relatos de lesão pulmonar por exposição dérmica crônica ou por inalação não são confiáveis ou não foram encontrados nos poucos estudos epidemiológicos envolvendo indivíduos que trabalhavam na aplicação do composto. Não há testes adequados envolvendo o paraquat ou o diquat que confirmem sua carcinogenicidade.

▶ Achados clínicos

A. Sinais e sintomas

O contato direto com concentrados líquidos de dipiridílicos produz irritação e fissuras na pele, além de rachaduras, descoloração e, eventualmente, perda das unhas. Os respingos de líquido nos olhos podem causar conjuntivite e opacificação da córnea. A inalação da névoa proveniente das pulverizações causa irritação no nariz e na garganta, provocando sangramentos no nariz e dor de garganta.

A ingestão de paraquat ou diquat poderá resultar na fase precoce (1 a 4 dias) de inflamação na boca e no trato gastrintestinal, com irritação, ulceração, dor abrasadora, náuseas, vômito, diarreia e, eventualmente, hematêmese e melena. Esses sintomas variam de leves a graves e, provavelmente, sua intensidade não seja preditora da gravidade das fases seguintes. A segunda fase inicia dentro de 24 a 72 horas após a exposição e é marcada por evidências de lesão hepática e renal. Dor abdominal, náuseas e icterícia indicam a presença de alguma lesão hepatocelular. Em geral, as lesões renais são assintomáticas, a não ser nos casos de oligúria ou anúria. As lesões hepáticas e renais causadas pela ingestão de paraquat são comuns e geralmente graves, enquanto a ingestão de diquat é menos comum e mais branda.

A fase tardia (72 a 96 horas) de fibrose pulmonar ocorre com o paraquat; porém, não com o diquat, presumivelmente porque o paraquat, mas não o diquat, concentra-se no tecido epitelial dos pulmões. Há relatos ocasionais de edema pulmonar após a ingestão de paraquat ou diquat. A fibrose pulmonar se caracteriza pela presença de tosse, falta de ar e taquipneia nos casos de envenenamento pelo paraquat. A presença de cianose progressiva é uma indicação de fibrose em estado avançado.

B. Achados laboratoriais

Na fase inicial de envenenamento agudo, as descobertas são inespecíficas e, em geral, estão relacionadas à desidratação resultante de náuseas e diarreia. Nas fases que iniciam mais tarde, as lesões hepáticas são indicadas por níveis elevados de bilirrubina e de enzimas hepatocelulares. As lesões renais, principalmente as lesões tubulares, são indicadas pela presença de proteinúria, hematúria, piúria e níveis séricos elevados de nitrogênio na ureia e de creatinina. Insuficiência renal oligúrica, típica de necrose tubular aguda, também é uma ocorrência provável. As evidências laboratoriais de fibrose pulmonar causada pelo paraquat, na forma de declínio progressivo na tensão do oxigênio arterial e na capacidade de difusão do monóxido de carbono, geralmente precede o surgimento de sintomas pulmonares. As descobertas subsequentes a respeito da função pulmonar são típicas de doença pulmonar restritiva. O diagnóstico de intoxicação aguda pelo paraquat ou diquat pode ser confirmado pela análise do composto no sangue e na urina.

▶ Diagnóstico diferencial

A fase inicial da intoxicação aguda pelos dipiridílicos pode ser leve e, na ausência de histórico de ingestão, poderá ser confundida com gastroenterite ou com a ingestão de outro irritante químico. A combinação de lesões hepáticas e renais é uma ocorrência provável depois da exposição a um hidrocarboneto clorado como o tetracloreto de carbono. Na ausência de histórico de exposição ao paraquat, o diagnóstico diferencial de lesão pulmonar é o mesmo que o diagnóstico de fibrose pulmonar aguda (Cap. 23).

▶ Tratamento

O tratamento principal durante qualquer fase da intoxicação pelo paraquat ou diquat é de suporte, particularmente durante os períodos de insuficiência de órgãos. A bentonita e a terra de Fuller são os absorventes mais eficazes para os dipiridílicos no trato gastrintestinal, em comparação com o carvão ativado. Nas situações em que estiverem à disposição, deve-se administrar como uma suspensão de 7 mg/dL, em soro fisiológico normal, em quantidades de, pelo menos, 2 litros para qualquer paciente com suspeita de ingestão de uma determinada quantidade de um dipiridílico nos últimos dias. Caso nem a bentonita e a terra de Fuller estiverem disponíveis, recomenda-se administrar uma quantidade semelhante da concentração usual de carvão ativado.

A seguir, recomenda-se a catarse salina usando sulfato de sódio, em vez de sais de magnésio, por causa do risco de retenção de magnésio na presença de qualquer alteração nas funções renais. O ciclo poderá ser repetido durante vários dias. Levando-se em conta a taxa elevada de fatalidade das ingestões de paraquat, esse grau extremo de limpeza intestinal provavelmente compense o risco do desequilíbrio hídrico e eletrolítico, que deverá ser monitorado com muita atenção.

A questão envolvendo o aumento na excreção dos dipiridílicos é controversa. Não há nenhuma base para recomendar infusões de glicose e de eletrólitos em grandes quantidades para minimizar as concentrações tóxicas nos tecidos e forçar a diurese dos compostos. A hemodiálise é claramente ineficaz para remover o paraquat. A hemoperfusão com carvão ativado possivelmente seja eficaz para remover o paraquat da corrente sanguínea, caso seja feita antes da distribuição do produto químico nos tecidos. Entretanto, alguns pacientes com a confirmação diagnóstica poderão ser colocados em locais em que o procedimento seja executado imediatamente (24 a 48 horas após a ingestão). A decisão de fazer a hemoperfusão deverá ser tomada por um médico com experiência nesse tipo de técnica e que esteja familiarizado com os problemas e os riscos envolvidos.

Há diversos tipos de terapia disponíveis no mercado que permitem fazer tentativas para retardar a fibrose pulmonar causada pelo paraquat. Elevações nos níveis de oxigênio alveolar aumentam a taxa de produção de radicais livres de oxigênio e aceleram o processo da fibrose pulmonar. Estudos em animais mostram que há um aumento na sobrevida em atmosferas com baixos níveis de oxigênio; porém, não há estudos comparáveis em humanos. Recomenda-se colocar o paciente imediatamente em uma atmosfera com oxigênio a 15%. A suplementação de oxigênio deverá ser feita somente de acordo com a necessidade para manter níveis minimamente aceitáveis de oxigenação. Os resultados experimentais anteriores com a superóxido dismutase, um purificador de radicais livres, foram decepcionantes. Os resultados obtidos nos testes com corticosteroides e agentes citotóxicos, como a azatioprina, não chegaram a ser conclusivos.

▶ Prognóstico

Após a ocorrência de fibrose pulmonar como consequência da ingestão de paraquat, a morte por insuficiência respiratória é o desfecho mais provável. A sobrevida com incapacitação causada por alguma doença pulmonar restritiva também é uma ocorrência provável. Ocasionalmente, a recuperação da função pulmonar poderá ocorrer dentro de um período de tempo de algumas semanas ou de alguns meses. Embora desfechos fatais por necrose hepática ou renal sejam comuns após a ingestão de diquat, a recuperação é mais comum em comparação com a ingestão de paraquat.

Herbicidas à base de fosfonatos

O glifosato e seus inúmeros derivados agem por meio da inibição da enzima 5-enolpiruvilchiquimato-3-fosfato (EPSP) sintase, bloqueando a síntese dos aminoácidos aromáticos fenilalanina, tirosina e triptofano. A toxidade sistêmica é baixa. Blocos de glifosinato da síntese da glutamina têm toxicidade moderada.

Em geral, o glifosato é formulado com surfactantes que podem produzir irritação nos olhos e na pele e, em geral, afeta as pessoas envolvidas na aplicação ou no manuseio de outros pesticidas. Os resíduos da formulação não provocam nenhum tipo de doença. Eventualmente, ocorrem enfermidades sérias causadas pelo glifosato após a ingestão, com sintomas provavelmente relacionados ao conteúdo surfactante. A toxicidade das formulações mais recentes, que contêm misturas de glifosato e diquat, é proporcional à concentração do diquat, em principal nos casos de ingestão deliberada ou acidental.

▶ Efeitos crônicos

O tratamento com glifosinato de amônia interferiu na gestação de fêmeas de camundongos, em estudos alimentação, antes e depois da administração de doses diárias iguais ou superiores a 27,8 mg/kg e na ausência de toxicidade materna. O nível que não produziu nenhum efeito foi de 9,1 mg/kg. Os efeitos observados são preocupantes em termos de saúde pública, levando-se em consideração que o mecanismo de ação do glifosinato é relevante para o desenvolvimento humano. Em uma revisão patrocinada pela União Europeia, a margem de segurança para os aplicadores que manuseiam o glifosinato foi considerada alta (995 com uso incompleto de equipamentos de proteção e mais de 4 mil com equipamentos de proteção completos).

FONTES DE INFORMAÇÕES

Informações sobre identidade, exposição, toxicidade e tratamento clínico de pesticidas específicos geralmente são encontradas em fontes *online*. Informações sobre os pesticidas utilizados na agricultura local podem ser obtidas junto ao representante agrícola de cada condado ou de agentes de jurisdições individuais. Orientações específicas sobre tratamentos médicos podem ser obtidas junto aos centros regionais de controle de venenos.

Um consórcio de toxicologistas com extensão universitária também fornece informações online sobre os compostos agrícolas usados com maior frequência, geralmente na Extoxnet, com base nos dados fornecidos pelos fabricantes de pesticidas. O folheto da EPA "*Recognition and Management of Pesticide Poisonings*" é um guia conciso para diagnósticos e tratamentos.

REFERÊNCIAS

Barry KH: Methyl bromide exposure and cancer risk in the Agricultural Health Study. Cancer Causes Control 2012;23:807 [PMID: 22527160].

Buckley DA: Allergy to oxidized linalool in the UK. Contact Dermatitis 2011;64:240 [PMID: 21392034].

Engel SM: Prenatal exposure to organophosphates, paraoxonase 1, and cognitive development in childhood. Environ Health Perspect 2011;119:1182 [PMID: 21507778].

Koutros S: Risk of total and aggressive prostate cancer and pesticide use in the Agricultural Health Study. Am J Epidemiol 2013;177:59 [PMID: 23171882].

Maund SJ: Ecotoxicology of synthetic pyrethroids. Top Curr Chem 2012;314:137 [PMID:22025065].

O'Malley M: Inhalation of phosphine gas following a fire associated with fumigation of processed pistachio nuts. J Agromedicine 2013;18:151 [PMID: 23540306].

Rauh VA: Brain anomalies in children exposed prenatally to a common organophosphate pesticide. Proc Natl Acad Sci 2012;109:7871 [PMID: 22547821].

Stromberg PE: Cases from NACCT acute and intensive care symposium: altered mental status, seizures, and rash in a fumigation company employee. Clin Toxicol 2013;51:182 [PMID: 23473464].

■ QUESTÕES PARA AUTOAVALIAÇÃO

Escolha a única opção correta para cada questão:

Questão 1: Nos Estados Unidos, a Environmental Protection Agency (EPA):
a. regulamenta o registro, a comercialização e as condições de uso de todos os pesticidas
b. transfere, para a OSHA, a responsabilidade de proteção aos trabalhadores rurais expostos aos pesticidas
c. define em sentido restrito os pesticidas para fins de registro para venda e uso
d. ignora os estudos de risco no caso de organismos não visados

Questão 2: Organofosforados:
a. são ésteres de ácido fosfórico que existem em diversas formas
b. ligam-se às moléculas da colinesterase
c. ligam-se com a porção de fosfato da molécula serina
d. não produzem efeitos irreversíveis

Questão 3: Os carbamatos:
a. compartilham um mecanismo comum de toxicidade crônica com os organofosforados
b. apresentam sinais e sintomas exclusivos de envenenamento agudo
c. diferem dos organofosforados como causadores reversíveis em vez de inibidores irreversíveis da colinesterase
d. em geral têm um curso clínico mais longo que os envenenamentos por organofosforados

Questão 4: O tratamento do envenenamento por organofosforados:
a. deve ser instituído somente em bases clínicas
b. deve ser retardado e depende da determinação dos níveis de colinesterase
c. deve seguir uma dose de teste de atropina com sinais marcantes de atropinização
d. deve seguir uma dose de teste de atropina sem sinais de atropinização

Questão 5: Os herbicidas organoclorados:
a. são compostos de hidrocarbonetos clorados de estrutura cíclica e baixo peso molecular
b. são de baixa volatilidade e não produzem efeitos no SNC semelhantes aos efeitos dos anestésicos gerais
c. não são bem absorvidos por inalação ou ingestão; porém, são absorvidos rapidamente pela pele
d. são altamente lipossolúveis e são distribuídos nos tecidos adiposos, no fígado e no sistema nervoso

Questão 6: Os fumigantes:
a. possuem pressões de vapor intrínsecas ou subprodutos com alta pressão de vapor
b. possuem alto grau de reatividade química e biológica
c. produzem irritação nas vias respiratórias e nos olhos, lesão no SNC e lesão nas retinas
d. não apresentam cardiogenicidade mensurável e efeitos reprodutivos em estudos animais

Questão 7: Os fumigantes à base de hidrocarbonetos halogenados:
a. são irritantes primários com potência desprezível
b. são eliminados lentamente levando a um acúmulo biológico significativo
c. tipicamente estimulam o SNC
d. compartilham muitos dos efeitos dos solventes à base de hidrocarbonetos halogenados

Seção V. Gerenciamento do programa

Saúde mental ocupacional e violência no ambiente de trabalho

35

Marisa Huston, MA, MFT
Robert C. Larsen, MD, MPH

A saúde mental ocupacional tem sido crescentemente reconhecida como um tema importante no programa de segurança do trabalho e saúde ocupacional. Embora a maioria dos trabalhadores tente ocultar patologias psíquicas e tratamentos psiquiátricos temendo o estigma relacionado e a possibilidade de demissão, transtornos mentais são frequentes no ambiente de trabalho. O tempo que o indivíduo permanece no emprego e a organização do trabalho produzem a condição ideal para a identificação de transtornos mentais. Alguns transtornos mentais podem, inclusive, ser atribuídos a estressores ocupacionais. Por essas razões, os médicos do trabalho encontram-se em posição privilegiada para identificar, avaliar e interceder em transtornos mentais.

As questões psiquiátricas não identificadas e o estresse no trabalho são um expressivo problema na saúde ocupacional, causando perdas econômicas consideráveis. Os transtornos psiquiátricos, diagnosticados ou não, contribuem para queda de desempenho ou da qualidade do trabalho, absenteísmo, tensão nas relações de trabalho, necessidade de monitoramento de medicamentos e problemas de segurança no trabalho. Além das questões de saúde mental, a violência e a ameaça de violência são preocupações crescentes a requerer orientação e avaliação clínica do médico do trabalho.

▼ PROBLEMAS DE SAÚDE MENTAL COMUNS NO AMBIENTE DE TRABALHO

Embora existam mais de 200 transtornos psiquiátrico incluídos no *Diagnostic and Statistical Manual of Mental Disorders*, apenas aqueles com maior probabilidade de ocorrerem no ambiente cotidiano de trabalho serão discutidos neste capítulo. O diagnóstico de dependência química será tratado no próximo capítulo. Os profissionais familiarizados com os transtornos mentais estão capacitados a facilitar a avaliação, o tratamento e a condução dos empregados portadores de psicopatologias.

Muitos trabalhadores com transtorno mental fazem uso de agentes psicotrópicos prescritos. O uso desses medicamentos, muitos dos quais com grande probabilidade de problemas com sua posologia, raramente é relatado ao empregador. Embora os médicos do trabalho quase sempre deleguem a decisão sobre o uso destes medicamentos ao profissional de saúde mental, sua participação é importante no monitoramento dos seus efeitos sobre o trabalhador, no que se refere ao desempenho no trabalho e a efeitos colaterais indesejados.

TRANSTORNO DEPRESSIVO MAIOR

FUNDAMENTOS DO DIAGNÓSTICO

- Sensação de inutilidade, desesperança e, algumas vezes, culpa.
- Falta de energia ou fadiga, diariamente.
- Dificuldade de concentração e de tomar decisões.
- Perda de interesse ou prazer com as atividades; afastamento das atividades.
- Transtornos do sono (insônia, hipersonia).
- Perda de apetite e de impulso sexual.
- Pensamentos de morte e ideação suicida.

▶ Considerações Gerais

A prevalência dos transtornos depressivos maiores em adultos nos Estados Unidos é 16,5%, sendo que as mulheres têm risco significativamente maior. Considerando a taxa de ocorrência da depressão maior, o sofrimento pessoal que acarreta e o custo que implica aos empregadores, as metas do planejamento para a saúde devem incluir política corporativa preventiva e intervenção clínica efetiva para este, assim como para todos os transtornos mentais comuns.

▶ Quadro Clínico

A característica distintiva da depressão maior é humor gravemente deprimido com duração mínima de duas semanas. Os sintomas mais comumente observados são anedonia, queda da energia, redução na participação em atividades e sensações de culpa ou de inutilidade. Outros sinais incluem dificuldade de concentração ou disfunção cognitiva, distúrbios do sono, alterações no apetite (geralmente redução), queixas somáticas como dores no corpo e constipação intestinal, e pensamentos de morte.

Episódios iniciais de depressão são mais prováveis de serem precedidos por um fator estressor identificável do que episódios recorrentes. A sintomatologia da depressão normalmente manifesta-se com outras patologias psiquiátricas e clínicas. Ansiedade, transtorno do estresse pós-traumático e uso abusivo de substâncias são comorbidades frequentemente associadas à depressão maior. A dor crônica está rotineiramente associada à depressão.

▶ Diagnóstico diferencial

- Transtorno depressivo causado por alguma doença clínica (p. ex., hipotireoidismo)
- Transtorno de ajustamento com humor depressivo
- Transtorno bipolar
- Transtorno depressivo persistente (distimia)
- Transtorno depressivo induzido por substância ou medicamento
- Tristeza não patológica

▶ Tratamento

A terapia cognitivo-comportamental ensina o paciente a confrontar seus pensamentos autodestrutivos e altera comportamentos negativistas. Os inibidores seletivos da recaptação de serotonina (ISRS) são os medicamentos mais utilizados para tratamento de depressão maior. O tratamento combinando psicoterapia e antidepressivos é mais efetivo do que qualquer destas intervenções isoladamente. Devemos observar que a depressão não tratada frequentemente sofre remissão em 3 a 12 meses. Além disso, a efetividade dos antidepressivos nos casos de depressão leve é mínima. Os casos de depressão refratária são aqueles que não respondem a, no mínimo duas tentativas de tratamento com antidepressivos. Embora controverso, a eletroconvulsoterapia (ECT) é usada para tratamento de casos resistentes.

▼ TRANSTORNO BIPOLAR

FUNDAMENTOS DO DIAGNÓSTICO

Episódios maníacos
- ▶ Humor eufórico e/ou irritável.
- ▶ Maior envolvimento em atividades com metas definidas.
- ▶ Pensamentos acelerados e com muitas ideias.
- ▶ Redução na necessidade de sono.
- ▶ Dificuldade de concentração; distração.
- ▶ Arrogância e grandiosidade
- ▶ Em alguns casos, delírios, alucinações e/ou paranoia

Episódios depressivos
- ▶ Ver os Fundamentos do diagnóstico para Transtorno depressivo maior

▶ Considerações gerais

Anteriormente denominado psicose maníaco-depressiva, o transtorno bipolar é um transtorno do humor capaz de causar grandes consequências na vida dos indivíduos afetados. A prevalência do transtorno bipolar em adultos nos Estados Unidos é de aproximadamente 4%. Trabalhadores que sofrem desta doença, quando não estão em episódio maníaco, podem ser criativos e produtivos; porém, quando estão em períodos de mania podem ser uma fonte importante de perturbação no ambiente de trabalho e em outros locais.

▶ Quadro clínico

O transtorno bipolar é um distúrbio cíclico do humor envolvendo no mínimo um episódio com elevação anormal do nível de energia e do humor que geralmente se alterna com um ou mais episódios de depressão. Os episódios maníacos geralmente ocorrem de forma abrupta, mais comumente na primavera e no verão. Menos grave do que a mania é a hipomania, que não causa disfunção grave no funcionamento ocupacional nem envolve sintomas psicóticos.

Define-se mania como um período de elevação do humor durando uma semana ou mais e caracterizada por redução do sono, prolixidade, aceleração dos pensamentos, impulsividade e redução da capacidade de discernimento. Irritabilidade, agressividade e precipitação geralmente criam problemas de relacionamento e no funcionamento do trabalho. Os indivíduos no meio de um episódio maníaco podem se engajar em farras dispendiosas, assumir negócios arriscados e demonstrar algum grau de hipersexualidade. A grandiosidade pode atingir níveis alucinatórios.

▶ Diagnóstico diferencial

- Transtornos do espectro da esquizofrenia e outros transtornos psicóticos
- Episódios de mania induzidos por substância
- Transtorno depressivo maior
- Transtornos de ansiedade
- Transtornos de déficit de atenção/hiperatividade

▶ Tratamento

A orientação terapêutica é efetiva em chamar atenção para situações que possam desencadear episódios de mania e aumentar a capacidade de reconhecer os sinais de alarme de recorrências. Os estabilizadores do humor, incluindo lítio, carbamazepina e lamotrigina demonstraram eficácia no tratamento do transtorno bipolar. Antipsicóticos atípicos, como olanzapina, são usados para tratamento de mania com agitação e sintomas psicóticos.

TRANSTORNOS DE ANSIEDADE GENERALIZADA

FUNDAMENTOS DO DIAGNÓSTICO

- Ansiedade franca ou medo.
- Apreensão ou preocupação excessiva.
- Dificuldade de concentração.
- Insônia.
- Irritabilidade e agitação.
- Sensação de morte iminente
- Sintomas de hiperatividade autonômica como sudorese, taquicardia, tremores.
- Sintomas somáticos como cefaleia, náuseas, tontura, contratura muscular.

Considerações gerais

A chance estimada de diagnóstico de ansiedade generalizada ao longo da vida, entre adultos nos Estados Unidos, é de 5,7%. Aproximadamente 3% da população adulta satisfazem os critérios para ansiedade generalizada a cada ano. Os benzodiazepínicos, frequentemente prescritos para transtornos de ansiedade, podem causar distúrbios cognitivos, mesmo em dose terapêutica. A intoxicação resulta em letargia, sedação e dificuldade de coordenação, o que representa perigo em caso de trabalhadores que exercem atividades perigosas ou insalubres. O médico do trabalho deve definir um programa de rastreamento dos empregados fazendo uso de benzodiazepínicos, mesmo com indicação precisa e na posologia terapêutica.

Quadro clínico

A característica fundamental do transtorno de ansiedade é preocupação ou ansiedade excessiva com situações cotidianas como problemas financeiros, trabalho, família ou relações sociais. Os indivíduos afetados têm dificuldade para parar ou controlar suas inquietações, o que pode levar à perda de desempenho no trabalho. Essas preocupações geralmente são generalizadas, duradouras, desproporcionais à realidade e ocorrem sem desencadeantes. Além da preocupação excessiva, outros sintomas podem estar presentes, como inquietação, dificuldade de concentração, agitação, sintomas somáticos, fadiga e distúrbio do sono.

Diagnóstico diferencial

- Transtorno de ansiedade em razão de outro diagnóstico clínico (p. ex., hipertireoidismo ou feocromocitoma)
- Transtorno de ansiedade induzido por substância
- Transtorno de estresse pós-traumático ou transtorno de ajustamento
- Transtornos depressivo, bipolar ou psicótico
- Transtorno obsessivo-compulsivo
- Transtorno de ansiedade social
- Ansiedade não patológica (controlável, menor duração, com desencadeante, menor interferência com o funcionamento cotidiano e geralmente não acompanhada de sintomas físicos)

Tratamento

O tratamento dos sintomas agudos na ansiedade generalizada geralmente inclui benzodiazepínicos. Em vez do tratamento prolongado com benzodiazepínicos, os sintomas de inquietação, dificuldade de concentração, irritabilidade, contratura muscular, fadiga e distúrbios do sono respondem bem à terapia cognitivo-comportamental. A farmacoterapia inclui o uso de inibidores seletivos da recaptação da serotonina (ISRS). Outros medicamentos psicotrópicos que se mostraram efetivos são buspirona e imipramina. Entre as alternativas não psicotrópicas estão o β-bloqueador propranolol e o modulador do canal de cálcio, a pregabalina.

TRANSTORNO DO ESTRESSE PÓS-TRAUMÁTICO

FUNDAMENTOS DO DIAGNÓSTICO

- Exposição a episódio extremamente traumático.
- Lembranças invasivas, sonhos perturbadores.
- Hipervigilância, sobressaltos, dificuldade de dormir.
- Evitação de qualquer fator externo que recorde o trauma.
- Negativismo persistente e exagerado nas ideias e emoções.
- Isolamento social.

Considerações gerais

A chance estimada de diagnóstico de transtorno de estresse pós-traumático (TEPT) ao longo da vida entre os adultos nos Estados Unidos é de 6,8%. Os empregados envolvidos em incidentes perigosos algumas vezes evoluem com TEPT. Além disso, o trabalho em determinadas atividades industriais, aumenta a probabilidade de envolvimento em episódios violentos capazes de induzir sintomas de TEPT. Policiais, guardas de segurança e atendentes de bar são as profissões com maiores taxas de violência no ambiente de trabalho e têm, portanto, maior risco de desenvolver TEPT.

Quadro clínico

A característica fundamental do transtorno do estresse pós-traumático é a exposição a um estressor real ou potencial (morte, lesão grave ou violência sexual) seguida por sintomas emocionais e comportamentais indicativos do problema. Como exemplos de episódio estressor temos assalto à mão armada, violência pessoal ou acidente automobilístico grave. O episódio traumático é revivido em *flashbacks*, sonhos ou exposição a estímulos associados ao evento. Os sintomas comportamentais incluem estados de excitação como hipervigilância, irritabilidade, reações de alarme, dificuldade de concentração e distúrbios do sono. Outros critérios diagnósticos são evitar o contato com pessoas e atividades associados ao episódio traumático, pensamentos negativos acerca de si e do mundo, indiferença aos demais e humor negativo persistente na forma de medo, raiva ou culpa.

▶ Diagnóstico diferencial

- Transtorno de ajustamento
- Transtorno de estresse agudo (forma menos crônica de TEPT)
- Transtornos depressivos, de ansiedade e psicóticos
- Transtorno obsessivo-compulsivo
- Traumatismo encefálico

▶ Tratamento

A intervenção clínica precoce é efetiva na redução da morbidade e da incapacidade. O propranolol, iniciado logo após o incidente traumático, pode reduzir a excitação autonômica e melhorar os resultados em longo prazo. A terapia cognitivo-comportamental e os antidepressivos ISRS são meios efetivos para redução de pesadelos, distúrbios do sono, revivência do trauma e evitação. Quando disponível, a terapia de grupo envolvendo empregados da mesma classe de trabalhadores, como os da segurança pública, pode ser um meio efetivo de intervenção clínica.

▼ ESTRESSE OCUPACIONAL

O estresse é um problema de saúde ocupacional importante e uma causa significativa de prejuízo econômico. Embora o *estresse* ainda seja um conceito amplo e, de certa forma, enganoso, as pesquisas levaram a uma compreensão mais clara do problema, suas causas e consequências. Quando o estresse é deletério, pode resultar em distúrbios físicos e/ou mentais. Também pode ter manifestações mais sutis capazes de afetar o bem-estar pessoal e a produtividade no trabalho.

Os efeitos do estresse na saúde mental ocorrem em uma sequência contínua que vai desde sintomas leves subjetivos até transtorno psiquiátrico franco com prejuízo significativo no funcionamento. Os relatos subjetivos acerca do bem-estar pessoal formam o indicador mais precoce do estresse. Entre os sintomas frequentemente observados estão ansiedade, tensão, raiva, irritabilidade, dificuldade de concentração, apatia e depressão. Essas manifestações de estresse interferem com a sensação de bem-estar e podem ser precursoras de quadros mais graves.

A disfunção psicológica manifesta frequentemente é atribuída ao estresse. O diagnóstico psiquiátrico mais frequente na população de trabalhadores é o transtorno de ajustamento, uma reação emocional limitada no tempo a um estressor psicossocial específico. O estresse pode atuar como um promotor inespecífico de doença. Diversos estudos mostram associações estatísticas entre estressores e doença psiquiátrica manifesta. Desemprego e falta de oportunidade de promoção foram ambos relacionados com taxas mais altas de hospitalização psiquiátrica e suicídio.

Há um volume de evidências crescente a indicar que é possível prevenir o estresse ocupacional com um ambiente de trabalho saudável com base em princípios organizacionais bem definidos. As soluções organizacionais para unidades de trabalho altamente estressantes mostram-se promissoras, embora não existam muitas informações experimentais disponíveis para orientar essas intervenções. Também é possível monitorar e controlar o estresse na força de trabalho identificando tanto situações problemáticas como sinais clínicos e comportamentais precoces. Quando ocorrer disfunção individual, talvez exista necessidade de intervenção clínica.

Lesões e acidentes

Há uma relação multifatorial entre estresse ocupacional e lesão no ambiente de trabalho. Embora existam poucas evidências consistentes a demonstrar o grau de relação entre lesão e estresse ou a confirmar os mecanismos do problema, trata-se de uma área promissora para a pesquisa sobre estresse. Uma pesquisa com motoristas de ônibus demonstrou que as demandas psicológicas da função, frequência dos problemas no emprego e a insatisfação com o trabalho estiveram relacionadas com lesão da coluna vertebral. Observou-se aumento do risco de lombalgia em empregados que relataram apoio insuficiente dos seus supervisores. Além da alta demanda da função, os conflitos interpessoais no trabalho representam um fator de risco independente para lesão ocupacional. O estresse no trabalho e as reações de estresse não relacionadas com o trabalho foram associadas de forma consistente aos transtornos dolorosos do membro superior.

O estresse relacionado com sobrecarga de trabalho pode levar a comprometimento de medidas de segurança para manter a alta produtividade. A remuneração por trabalho realizado aumentou o número de lesões ocupacionais. O nível de atenção pode ser alterado quando há poucos estímulos e períodos longos sem intervalo; a desatenção pode causar acidentes. As mudanças de turno estão associadas a taxas maiores de lesão nos primeiros dias no novo turno. Há muitas evidências acumuladas relacionando mudança de turno com sonolência entre pilotos de aeronave e controladores de tráfego aéreo. Também é possível haver relação entre liberdade de decisão no trabalho e frequência de lesão. A contribuição do estresse para o consumo abusivo de substâncias também leva a acidentes; uma grande proporção de acidentes com veículos automotores no trabalho envolve bebida alcoólica.

Alguns autores observaram uma relação entre episódios estressantes na vida do empregado e acidentes ocupacionais subsequentes. Existe a possibilidade de que o estresse relacionado ao trabalho ou a fatores pessoais possa contribuir para a probabilidade de um acidente. Os estressores devem ser investigados quando se avaliam empregados lesionados; o tratamento apenas da lesão física talvez não resulte em retorno bem-sucedido ao trabalho.

Adoecimento, absenteísmo e produtividade

Há uma relação evidente entre adoecimento, absenteísmo no trabalho e perda de produtividade. O estresse talvez seja uma variável independente a influenciar cada um desses três fatores. A possibilidade de o estresse ser um contribuinte para a doença já foi discutida. Entretanto, a ausência do trabalho é um fenômeno complexo que envolve não apenas doenças orgânicas, mas também saúde mental, motivação, satisfação com o emprego e outros fatores pessoais e relacionados com o trabalho. Algumas pesquisas demonstraram uma relação entre estressores organizacionais, como exigências altas/baixo controle do trabalho e absenteísmo subsequente. Contudo, os trabalhos de pesquisa indicam que os estressores parecem predizer o absenteísmo associado a consultas médicas, mas não outras formas de absenteísmo.

O presenteísmo, o comparecimento ao trabalho enquanto doente, é mais prevalente que o absenteísmo e é um contribuinte importante para a perda de produtividade. O presenteísmo está associado a alto nível de estresse, insatisfação, depressão e doença mental. Os custos associados ao presenteísmo podem ser maiores do que os custos combinados do absenteísmo e do tratamento médico. Entre os esforços para controlar os fatores psicossociais no ambiente de trabalho que estimulam o presenteísmo está uma administração mais efetiva, que pode resultar em maior produtividade e redução nos custos com os cuidados da saúde.

A produtividade no emprego é um fator sensível ao estresse. Redução na produção, atrasos na produção e desempenho insatisfatório podem ser manifestações de estresse. O declínio na produtividade de uma organização ou de um indivíduo deve determinar a procura por estressores ocupacionais. Um programa de controle do estresse talvez promova aumento na frequência e na produtividade.

Trabalho em turnos

FUNDAMENTOS DO DIAGNÓSTICO

- Fadiga associada a funções com mudanças de turno.
- Redução do desempenho no trabalho.
- Alterações no sono.
- Agravamento de outras doenças.
- Alterações no comportamento.
- Aumento no uso de drogas.

▶ Considerações gerais

Entre 20% e 25% da força de trabalho nos Estados Unidos estão lotados em alguma forma de trabalho com rotação de turnos, trabalho no início da noite ou na madrugada. Os trabalhos em turnos geralmente envolvem mudanças regulares do período de trabalho. Os turnos dos trabalhadores mudam periodicamente (p. ex., a cada 2 a 30 dias), de forma que os turnos diurnos e noturnos são divididos por toda a força de trabalho. Esse esquema de mudanças tem consequências para o bem-estar físico e mental e pode influenciar o desempenho e a segurança no trabalho.

▶ Patogênese

Muitos sistemas fisiológicos operam em um ritmo circadiano regular. Os marca-passos circadianos, que coincidem aproximadamente com os períodos de sono e vigília nas 24 horas, demoram a ressincronizar após uma mudança abrupta no turno de trabalho. Entre os exemplos de fisiologia circadiana estão temperatura corporal, secreção de glicocorticoides, cognição, esvaziamento gástrico, função pulmonar, efeitos e metabolismo de medicamentos e muitos processos patológicos. Enquanto os sintomas do *jet lag* são transitórios, as mudanças repetidas nos turnos de trabalho em esquemas de rotação ou permanentes, estão frequentemente associados à privação crônica do sono e, ao longo de muitos anos, a aumento do risco de várias patologias.

▶ Diagnóstico diferencial

- Insônia crônica
- Transtorno bipolar, transtorno depressivo persistente (distimia) ou transtorno ciclotímico
- Transtorno depressivo maior com padrão sazonal (transtorno afetivo sazonal)
- Transtorno por consumo de substância

▶ Prevenção

A principal questão com escalas em turnos de trabalho é a readaptação ou incorporação destes ritmos fisiológicos. Com a mudança do turno de trabalho diurno para noturno, ou como resultado de viagem passando por diversas zonas de fuso-horário, a sincronização normal dos diversos ritmos circadianos é rompida. Como cada ritmo fisiológico se readapta no seu próprio tempo, essa dissincronia interna pode se manter por muito tempo. Raramente há readaptação plena ao turno noturno. Além disso, há variação significativa entre indivíduos no que se refere à capacidade de adaptação e, em alguns casos, ocorre intolerância às mudanças de turno com a idade.

Uma parte importante da população que trabalha em turnos apresenta algum grau de dissincronia a qualquer momento. Aqueles com mais dificuldade de adaptação podem apresentar uma combinação de manifestações patológicas características de intolerância ao trabalho em turnos, algumas vezes denominada síndrome de má adaptação ao trabalho em turnos. Na definição clínica da intolerância ao trabalho em turnos estão alterações no sono, fadiga persistente (que não desaparece com os períodos de descanso), alterações comportamentais, distúrbios digestivos e uso regular de remédio para dormir.

▶ Quadro clínico

Além da ruptura nos ritmos biológicos, o trabalho em turno, principalmente o trabalho noturno, causa perturbações na vida social e familiar, podendo afetar negativamente a eficiência no desempenho, a saúde e as relações sociais. A regulação apropriada entre sono-vigília e períodos circadianos internos é essencial para o desempenho cognitivo. Os indivíduos com distúrbios do sono ligados ao trabalho em turno têm maior risco de morbidade clínica e psíquica associada a sintomas de sono-vigília. Os efeitos adversos podem se manifestar em curto prazo na forma de distúrbios do sono, problemas psicossomáticos, erros e acidentes no trabalho. A rotação de turnos e o trabalho noturno agravam muitos distúrbios crônicos preexistentes, como resultado do distúrbio das funções circadianas. Em longo prazo, há aumento no risco de doenças gastrintestinais, transtornos mentais e cardiovasculares. As mulheres com trabalho em turnos são vulneráveis a desfechos negativos na função reprodutiva.

▶ Complicações

Foram recomendados programas de vigilância médica para os trabalhadores em turnos, sendo obrigatórios em alguns países. A rotação de turnos e o trabalho noturno podem agravar patologias crônicas preexistentes como resultado do distúrbio nas funções circadianas. O turno de trabalho pode complicar a condução das doenças crônicas para as quais o horário e o ajuste dos medicamentos sejam importantes. As implicações para a condução clínica dos casos são relevantes e, em algumas situações, críticas. O trabalho em turnos pode interferir com os mecanismos que regulam a farmacocinética e ação dos medicamentos em determinadas áreas cerebrais, seja diretamente ou por meio de efeitos sobre os ciclos gastrintestinais/hormonais. Os pacientes com diabetes melito insulino-dependente podem ter mais dificuldade de controlar a doença. Há evidências de variação circadiana nos efeitos da insulina e no ritmo circadiano da velocidade de esvaziamento gástrico, e observou-se variação diurna no efeito produzido pelo tipo de alimento sobre o controle da glicemia. A alteração no ciclo do sono pode aumentar a frequência de crises convulsivas em pacientes epilépticos em razão de privação do sono ou de alterações na regulação dos medicamentos. Os asmáticos também podem ter dificuldades com o ajuste dos medicamentos.

O risco de doença cardiovascular em quem trabalha em turnos aumenta em cerca de 40%. Alguns estudos indicaram aumento de hipertensão arterial e aumento da mortalidade em trabalhadores em turnos. Obesidade, aumento de triglicerídeos e baixas concentrações de colesterol HDL parecem ocorrer de forma concomitante e mais frequente nesses profissionais que atuam em turnos de trabalho, o que pode indicar associação entre trabalho em turno e síndrome metabólica. O trabalho em turno talvez esteja associado à síndrome de resistência à insulina em trabalhadores com menos de 50 anos de idade.

Há risco potencial para a função reprodutiva de quem trabalha em turnos. Entre os prejuízos reprodutivos para as mulheres que trabalham em turnos estão aumento da frequência de abortos espontâneos, nascimentos prematuros e retardo do crescimento intrauterino. Os estudos que avaliaram risco de câncer de mama em trabalhadoras do turno da noite demonstraram aumento do risco para estas mulheres. O trabalho noturno aumenta o risco de câncer de várias localizações nos homens e do câncer de mama nas mulheres.

Os trabalhadores envolvidos em esquema de trabalho em turnos e jornada de 12 horas por dia apresentam tendência significativa a transtornos mentais. À medida que o quadro se torna crônico, é comum haver distúrbio do humor em trabalhadores disrítmicos com tendência preocupante à depressão. A maioria dos indivíduos submetidos a turnos de trabalho ou a perturbações no seu ritmo de sono-vigília em razão de viagens, geralmente relata algum grau de sintomas depressivos.

Sabe-se que ocorre uma perturbação extensa da função circadiana nos pacientes com transtorno bipolar, portanto, é plausível que o distúrbio da função circadiana fundamente a patogênese dessa anormalidade comum. Distúrbios sutis de ritmo em ciclos mais curtos, como no ciclo de sono REM/ não REM, poderiam contribuir para os ciclos ultrarrápidos de humor, energia, sono e atividade que caracterizam o transtorno bipolar de instalação precoce. Alguns estudos demonstraram que o uso de drogas, lícitas e ilícitas, aumenta significativamente nesse grupo de trabalhadores, sem qualquer benefício para a saúde ou segurança do trabalhador e, possivelmente, agregando cronicidade ao problema.

▶ Tratamento

Há evidências substanciais de que com a fototerapia iniciada oportunamente é possível superar o desalinhamento circadiano associado à dissincronose. A melhora do humor e da agilidade resultante desta intervenção talvez supere a influência que a dissincronose tem no agravamento de depressão, consumo de drogas e diversos outros transtornos da saúde mental.

Estresse e indenização dos trabalhadores

Na tentativa de restringir as reclamatórias trabalhistas acerca de estresse, algumas jurisdições que tratam de indenizações trabalhistas fazem restrições a reinvindicações durante o período probatório do emprego, proíbem indenizações resultantes de ações apropriadas na gestão dos recursos humanos e aumentam o limiar para instalação de causas trabalhistas. Em alguns estados norte-americanos é necessário ter lesão física concomitante para validar queixas trabalhistas relacionadas com estresse.

As ações indenizatórias trabalhistas relacionadas com estresse podem ser divididas em três categorias: física-mental, mental-física e mental-mental. As ações físicas-mentais geralmente resultam de lesões com relação bem definida com o trabalho, como lesões de esmagamento, amputações ou outras ocorrências súbitas significativas e bem definidas, embora também possa resultar de doença. As ações são feitas para indenização de efeitos sobre a saúde mental, como estresse pós-traumático, ansiedade ou depressão resultante do episódio físico. Essas ações são acolhidas em todas as jurisdições dos Estados Unidos, embora alguns tipos representem um desafio ao sistema. Por exemplo, os efeitos sobre a saúde mental que o indivíduo alega ser resultado de uma doença ocupacional desenvolvida gradualmente, como a asbestose, aumentam o escopo das ações físicas-mentais e levantam novas questões.

A categoria mental-física inclui situações em que os demandantes alegam que o estresse emocional do trabalho causou transtornos físicos, incluindo ampla variedade de distúrbios como infarto do miocárdio e doenças neurológicas, dermatológicas e gastrintestinais. As evidências epidemiológicas a ligar o estresse emocional ao início ou ao agravamento desses distúrbios são variáveis e frequentemente pouco contundentes. Nos Estados Unidos a maioria dos Estados limitam essas ações requerendo a presença de um estressor incomum, ou uma associação estreita entre os eventos no período.

SAÚDE MENTAL OCUPACIONAL E VIOLÊNCIA NO AMBIENTE DE TRABALHO

Nos últimos anos, as ações do tipo mental-mental chamaram mais atenção e o número de queixas cresceu rapidamente. Os demandantes requerem indenização com base nos efeitos sobre sua saúde mental resultantes das condições de trabalho. Há três tipos de situação que podem desencadear essas ações: estresse resultante do envolvimento com eventos súbitos emocionalmente perturbadores, como testemunhar a morte de um colega de trabalho; estresse resultante de uma situação constante que seja incomum nas demandas sobre o trabalhador (p. ex., controladores de tráfego aéreo, e alguns tipos de serviço policial); e estresse que ultrapasse as condições de trabalho cotidianas. Essas ações, particularmente as do último grupo, normalmente são difíceis de resolver. Muitos desses casos envolvem conflitos interpessoais, predominantemente com supervisores. Tanto a extensão do dano quanto os fatores causais são difíceis de avaliar objetivamente. Os precedentes legais permitiram que a percepção subjetiva do demandante seja um fator a determinar a razoabilidade da compensação em muitas jurisdições.

Entre os esquemas alternativos para classificar as demandas psiquiátricas estão aqueles que envolvem uma reação para uma lesão física admitida ou reconhecida, um episódio psicologicamente traumático evidente, e acúmulo de estresse associado à natureza da função de trabalho. As ações de cunho psiquiátrico são controversas em razão da natureza subjetiva das evidências apresentadas. Nas jurisdições que admitem lesões por acúmulo de estresse, essas ações tendem a ser muito litigantes. Prevenção e intervenção precoce em caso de dano psiquiátrico envolvem medidas educacionais para os empregados, programas de assistência aos trabalhadores, benefícios razoáveis para a saúde mental e políticas de recursos humanos apropriadas.

▼ SITUAÇÕES QUE DEMANDAM CONSULTA PSIQUIÁTRICA

Há diversas circunstâncias que envolvem questões de saúde mental no ambiente de trabalho a requerer consulta a especialista. Entre as indicações comuns para consulta psiquiátrica estão: empregado com comportamento errático, instabilidade do humor, exposição a trauma com risco de morte, potencial para violência, história recente de traumatismo craniano fechado, padrão estabelecido de conflito interpessoal, ou alteração inexplicável na produtividade (Quadro 35-1). A justificativa para a consulta psiquiátrica acerca da saúde mental no ambiente de trabalho inclui necessidade de definição do diagnóstico, plano de tratamento para a saúde mental, avaliação psiquiátrica acerca da aptidão para a função, avaliação de incapacidade psiquiátrica, avaliação de ameaça, ajuste de farmacoterapia, psicoterapia e testes psicométricos.

A impressão clínica inicial em casos envolvendo um empregado com sintomas psicopatológicos deve ser confirmada ou retificada em função da contribuição de um profissional da saúde mental experimentado. De forma semelhante, uma vez estabelecido o diagnóstico, o plano de tratamento deve ser desenvolvido com a assistência de psiquiatra ou de psicólogo. A avaliação da aptidão do empregado pode requerer avaliação específica a fim de identificar adaptações recomendáveis no comportamento que permitam o retorno a alguma forma de trabalho. O emprego potencialmente perigoso implica avaliação do nível de ameaça. Os empregados que retornam ao trabalho e que estão tomando medicamentos psicotrópicos também devem ter o benefício de consulta psiquiátrica para aconselhá-lo acerca da necessidade de modificar a medicação. Aconselhamento ou psicoterapia de apoio é outra intervenção que deve ser deixada a cargo dos profissionais da saúde mental. Finalmente, se houver preocupação quanto à instabilidade do humor, conflito interpessoal ou história de traumatismo craniano, deve-se considerar testes psicométricos padronizados para avaliar a preocupação específica.

Exames psiquiátricos para avaliar a aptidão à função

Os exames psiquiátricos para avaliar a aptidão à função ficam reservados aos registros de saúde mental, normalmente mais protegidos do que os registros médicos gerais. Eles são regulamentados por lei federal além de leis estaduais segundo as quais os registros de avaliação e de tratamento de problemas de saúde mental devem ter tratamento especial no que se refere à proteção de confidencialidade, como se observa com frequência no tratamento de adicção a drogas e nos registros médicos de pacientes com HIV. As situações a requerer exames psiquiátricos para avaliar a aptidão à função são: rastreamento psicológico antes da contratação, comportamento inadequado, requerimento de licença por motivos mentais, tentativas malsucedidas de retorno ao trabalho após tratamento psiquiátrico e avaliação de ameaça. As forças policiais rotineiramente avaliam a aptidão à função dos candidatos. Tais avaliações envolvem entrevista clínica e testes psicométricos padronizados para rastreamento de indivíduos excessivamente agressivos, psicóticos, impulsivos ou tendentes à inação em situações potencialmente críticas. Os empregados que repetidamente criam problemas em um grupo de trabalho podem fazer isso em consequência de doença mental. O exame de aptidão fornece informações valiosas para o encaminhamento para tratamento e para condução do caso pelo empregador. Um exame psiquiátrico breve pode justificar o afastamento temporário de um trabalhador que esteja necessitando de redução do estresse e de intervenção clínica.

Os limites da confidencialidade devem ser respeitados para não complicar esses casos sensíveis. O empregado que tenha sido liberado de suas funções regulares após incidente crítico ou hospitalização psiquiátrica é candidato à avaliação da aptidão

---

Quadro 35-1 Indicações comuns para consulta psiquiátrica

- Comportamento errático
- Instabilidade do humor
- Exposição a trauma com risco de morte
- Potencial violência
- História recente de traumatismo craniano fechado
- Padrão estabelecido de conflito interpessoal
- Alteração inexplicável na produtividade

para a função por profissional da saúde mental. Entre os fatores complicadores estão problemas de saúde não relacionados com a produção, estressores da vida pessoal, preocupações administrativas e considerações legais.

Há ocasiões em que o médico responsável libera prematuramente o empregado para que retorne ao trabalho após licença para tratamento de transtorno mental. Nos funcionários tratados para depressão ou ansiedade, a preocupação com a segurança é a base do exame psiquiátrico antes da liberação para o retorno ao trabalho. Um motorista de ônibus pode ou não estar seguro para reassumir a responsabilidade de transportar passageiros no trânsito após ter vivenciado um surto psicótico. Um operador de máquina talvez tenha que ter suspensão de benzodiazepínicos antes de retomar plenamente suas atividades após tratamento de ansiedade. Os oficiais de polícia envolvidos em tiroteios rotineiramente passam por avaliação psiquiátrica antes de ter acesso às suas armas.

O exame psiquiátrico para avaliar a aptidão à função deve abordar a adequação do empregado, estando o examinador ciente das funções essenciais e não essenciais para o trabalho, detalhadas por escrito no perfil funcional da atividade. As informações pertinentes devem ser comunicadas oportunamente. Atrasos na condução do exame e na elaboração do relatório podem causar perturbação, não apenas para o funcionário identificado, mas também para todo o grupo de trabalho aguardando uma definição.

VIOLÊNCIA NO AMBIENTE DE TRABALHO

A violência no ambiente de trabalho se tornou um grande problema de saúde e segurança nas últimas décadas. Violência, ameaça de violência e assédio impactam fortemente a saúde mental, o nível de estresse e a produtividade dos trabalhadores. Os médicos do trabalho podem ter papel vital na identificação e avaliação de potencial violência, assim como no tratamento das vítimas de violência. Os médicos envolvidos na condução dessas situações problemáticas devem trabalhar em conjunto com o setor de recursos humanos e representantes da área jurídica e da seguradora.

A violência no ambiente de trabalho pode ocorrer a qualquer momento com qualquer pessoa, mas alguns trabalhadores são mais vulneráveis que outros. A violência no ambiente de trabalho pode ser dividida em quatro categorias distintas pelo tipo de agressor. Estranhos, ou aqueles não ligados ao local de trabalho, geralmente praticam roubos ou outros atos criminosos. Pacientes ou clientes podem agir violentamente contra profissionais de saúde ou membros da equipe. Colegas de trabalho (atuais e antigos) comumente atuam em resposta a um desgosto ou à percepção de injustiça. Familiares ou conhecidos de fora do ambiente de trabalho, algumas vezes, cometem atos de violência contra um empregado no local de trabalho. Essas categorias ainda podem ser divididas em violência não fatal e fatal.

A maior taxa de violência não fatal no ambiente de trabalho ocorre contra oficiais da lei, guardas de segurança e atendentes de bar. Entre os homens, 53% da violência não fatal no ambiente de trabalho é cometida por estranhos, 20% por colegas de trabalho ou antigos colegas, 5% por clientes, e 14% por parentes. Entre as mulheres, 41% dos casos de violência não fatal no ambiente

Quadro 35-2 Homicidas no ambiente de trabalho

- Assaltantes: 38%
- Outros agressores: 32%
- Colegas de trabalho: 11%
- Fregueses/clientes: 10%
- Parentes: 4%
- Conhecidos fora do local de trabalho: 4%

de trabalho são cometidos por estranhos, 19% por colegas de trabalho atuais ou antigos, 13% por clientes e 21% por parentes ou outros conhecidos pessoais.

A maior taxa de violência fatal (homicida) no ambiente de trabalho ocorre entre empregados que trabalham com vendas (direta ou indiretamente) e empregados em serviço de proteção. Aproximadamente 70% dos homicídios ocorridos em ambiente de trabalho são cometidos por estranhos (assaltantes e outros agressores), 11% por colegas de trabalho atuais ou antigos, 10% por fregueses ou clientes e 8% por parentes e outros conhecidos pessoais (Quadro 35-2). Apenas uma em cada cinco vítimas de homicídio no ambiente de trabalho é do sexo feminino.

Os fatores de risco associados à violência cometida por estranhos, como troca de moeda com o público, trabalho noturno em área de risco, ou trabalho em local que sirva bebidas alcoólicas, podem ser antecipados e minimizados por medidas de segurança. Apesar da pequena porcentagem de violência no ambiente de trabalho (fatal e não fatal) cometida por colegas, episódios violentos amplamente divulgados nos últimos anos aumentaram a consciência do público para esse tipo de incidente. Embora a potencial violência cometida por colegas de trabalho seja mais difícil de minimizar, esses incidentes geralmente são precedidos por sinais de alerta – comportamentos que podem ser observados e interpretados.

Comportamentos de alerta

As pesquisas atuais sobre a condução de ameaça demonstram que a violência geralmente é o ponto final de uma sucessão progressiva de comportamentos, e não um episódio impulsivo. Na maioria dos casos de violência no ambiente de trabalho cometida por colega, o ataque violento resulta de raiva cultivada, e não um ataque súbito. É fundamental identificar, acompanhar e avaliar mudanças de comportamento dos empregados para prevenção da violência no ambiente de trabalho.

Determinar se um empregado pode se tornar violento tem menos a ver com um perfil estático daquele indivíduo e mais a ver com uma série de variáveis dinâmicas (comportamentos). Algumas vezes denominados comportamentos de alerta, os fatores de risco que indicam ameaça crescente de violência podem ser identificados e acompanhados. Sejam eles conscientes ou inconscientes, os comportamentos de alerta são alterações comportamentais que indicam aceleração do risco. Entre os vários comportamentos de alerta estão vazamento de intensões, preparação do ataque, identificação com transgressores violentos, fixação em pessoa ou causa, e desejo de retaliação (Quadro 35-3).

SAÚDE MENTAL OCUPACIONAL E VIOLÊNCIA NO AMBIENTE DE TRABALHO | CAPÍTULO 35 | 627

Quadro 35-3 Comportamentos de alerta para violência

- Vazamento de intenções a uma terceira pessoa
- Atitudes de preparo para o ataque
- Identificação com transgressores violentos
- Fixação em indivíduo ou causa
- Desejo de retaliação em razão de ofensa percebida

A maioria dos casos de violência no ambiente de trabalho é precedida por uma ameaça comunicada diretamente à vítima. Ameaças verbais de violência no ambiente de trabalho devem ser levadas a sério, comunicadas, avaliadas e conduzidas adequadamente. O vazamento da intenção, definida como a revelação a um terceiro indivíduo da intenção de cometer ato violento, pode ser intencional ou involuntária, e não indica desejo de ser descoberto. A maioria dos assassinos em massa revela sua intenção violenta a alguém. Essas revelações de planos violentos podem ser explícitas ou veladas, específicas ou vagas, uma ameaça direta ou uma ostentação. A ameaça pode ser feita na forma de uma advertência imediata, de uma discussão, de uma mensagem eletrônica, mensagem de voz ou na internet para que qualquer um veja. Entretanto, é importante observar que nem todos os ataques são precedidos por ameaças e nem todas as ameaças são seguidas por ato de violência. A revelação da intenção não é capaz de, isoladamente, predizer ato de violência; ela deve ser avaliada no contexto de outros comportamentos de alerta.

Outros comportamentos que representam sinal vermelho para possível violência são os de preparação, identificação, fixação e desejo de retaliação. Os comportamentos de preparação incluem investigar e espreitar os alvos, adquirir armas, ou subitamente atuar de forma violenta (possível "treinamento"). Os comportamentos de identificação podem ser vistos em alguém que se identifique com quem já tenha perpetrado atos violentos ou que se diga capaz de agir com violência. O comportamento de fixação revela ideia fixa com um alvo ou causa, possivelmente com desdém crescente pelo objeto de fixação. O desejo de retaliação inclui uma mágoa original ou a percepção de um "erro" que seja considerado a causa de seus problemas. O perpetrador pode justificar o emprego de violência para resolver o problema na sua sensação de estar encurralado ou sem opções.

Outros fatores associados à violência no ambiente de trabalho incluem determinadas perdas e psicopatologias. Transtorno de personalidade antissocial, paranoia e psicose podem agravar problemas subjacentes e contribuir para o impulso violento. O transtorno de personalidade antissocial está associado a falta de empatia ou de consciência. Paranoia e outros sintomas psicóticos podem aumentar muito a sensação de estar sendo perseguido. Além disso, uma perda ou uma rejeição importante e a dificuldade de lidar com os problemas podem contribuir para a evolução até a violência. Perda de relacionamento pessoal, perda do emprego, ou perda da estabilidade financeira devem ser levadas em conta ao se avaliar comportamentos de alerta.

Prevenção da violência

O acúmulo de informações é essencial para identificar e prevenir atos de violência. Para tanto, é crucial desenvolver uma cultura de comunicação e atenção, na qual os empregados entendam que comportamentos devem ser relatados e a quem isso deve ser feito. Os empregadores devem ter políticas claras acerca de assédio, intimidação, ameaças violentas e violência, e comunicá-las com clareza aos seus empregados.

Os empregados devem ser estimulados a relatar e observar violações à política da empresa, não importa quão insignificantes lhes pareçam. As testemunhas tendem a minimizar ou racionalizar comportamentos de alerta e, algumas vezes, simplesmente os ignoram. Algumas testemunhas presumem que outros que também tenham percebido as mesmas situações irão reportar a ocorrência. A tentação de ignorar ou subestimar ameaças pode ser mitigada pelo treinamento dos empregados para que reconheçam comportamentos de alerta e os considerem seriamente. Na avaliação, deve-se sempre levar em consideração o contexto em que um comportamento de revelação da intenção, ou outro comportamento de alerta, ocorre. Para ser bem-sucedido, o programa de prevenção da violência deve ganhar a confiança dos empregados de que os relatos não levarão a ações desnecessárias, mas serão usados para avaliar a situação em um contexto mais amplo.

Um time de avaliação de ameaças, formada por membros da equipe, incluindo o médico do trabalho, vem se tornando mais comum nos locais de trabalho. Essas equipes geralmente são responsáveis por coletar informações pertinentes para a avaliação a ser feita por um profissional especializado em ameaças (com a colaboração da equipe). O compartilhamento do conhecimento de ameaças de violência, ou de comportamentos suspeitos, com um profissional treinado na interpretação e avaliação desses comportamentos de alerta é vital. A avaliação das ameaças normalmente é conduzida por psicólogos ou psiquiatras com treinamento especializado na avaliação da potencial violência. Foram desenvolvidos protocolos de avaliação psiquiátrica para medir a gravidade da ameaça. A informação obtida com a avaliação psiquiátrica da ameaça, cuja confidencialidade é limitada, permite ao especialista ajudar a desenvolver e implementar um plano de controle da potencial violência no local de trabalho. O plano pode incluir medidas tomadas pelo empregador para restringir o acesso ao local de trabalho e reduzir a exposição das possíveis vítimas.

A prevenção de violência ou expressão manifesta da agressão é sempre preferível a lidar com as consequências do ato violento. Quando ocorre violência, a intervenção junto às vítimas geralmente requer encaminhamento precoce para consulta com profissional da saúde mental.

Intervenção após o trauma

Após um incidente crítico, como assalto a mão armada ou situação envolvendo reféns, o médico do trabalho pode ser chamado a intervir em benefício dos empregados que tenham sido expostos à agressão com risco de morte. Além dos incidentes violentos, uma ameaça identificada à integridade física de um empregado pode ocorrer em caso de explosões, desastres naturais, ataques terroristas e acidentes graves com veículos motorizados. A intervenção precoce pode minimizar os elementos mais graves do transtorno de estresse agudo ou o quadro crônico de TEPT. Deve-se considerar a possiblidade de usar um especialista em trauma psicológico para abordar questões psicopedagógicas em um grupo de trabalho que tenha sido afetado quando múltiplos empregados são impactados por um incidente crítico. Conforme discutido anteriormente neste capítulo, avaliação psiquiátrica, terapia cognitivo-comportamental e intervenção com psicofármacos têm papel potencial nos casos traumáticos que possam resultar em TEPT. Após um episódio de violência, a avaliação da segurança e da proteção também é parte importante do planejamento de saúde para todo o ambiente de trabalho. Aqueles que não tenham sido vítimas diretas dependem do empregador para assegurar que a chance de outro episódio futuro seja minimizada.

Para as vítimas da violência, o retorno ao trabalho talvez implique modificações ou adaptações na função. Alguns caixas de banco jamais retornam a esta atividade após um assalto em que os assaltantes assumem o controle da agência, mas ainda podem ser úteis em outra função na organização. A moral e a lealdade são incentivadas em uma organização que cuida das necessidades desses trabalhadores. Outras formas de intervenção que merecem consideração são treinamento em habilidades específicas, como aulas de defesa pessoal para os empregados que tenham sido agredidos e corram risco de outros incidentes com seu retorno à função regular. Além da atenção às questões do tratamento, é possível que exista necessidade administrativa de avaliação psiquiátrica forense a fim de abordar questões legais como indenização por incapacidade ou outros problemas semelhantes.

REFERÊNCIAS

Asfaw A: Incidence and cost of depression after occupational injury. J Occup Environ Med. 2012;54:1086 [PMID: 22929794].

Bhui KS: A synthesis of the evidence for managing stress at work. J Environ Public Health. 2012;2012:515874 [PMID: 22496705].

Chau N: Are occupational factors and mental difficulty associatedwith occupational injury? J Occup Environ Med. 2011;53:1452[PMID: 22076039].

Dillon BL: Workplace violence: impact, causes, and prevention. Work. 2012;42:15 [PMID: 22635145].

Fan ZJ: Occupation and the prevalence of current depression and frequent mental distress. Am J Ind Med. 2012;55:893 [PMID: 22821712].

Gosselin E: Presenteeism and absenteeism: differentiated understanding of related phenomena. J Occup Health Psychol. 2013;18:75 [PMID: 23276197].

Hinkka K: Psychosocial work factors and sick leave, occupational accident, and disability pension: a cohort study of civil servants. J of Occup Environ Med. 2013;55:191 [PMID: 23364212].

National Institute of Mental Health: Workplace Mental Health. http://www.nimh.nih.gov/health/index.shtml.

Reid Meloy J: The role of warning behaviors in threat assessment: an exploration and suggested typology. Behav Sci Law 2012;30:256 [PMID: 22556034].

Whiteford HA: Estimating remission from untreated major depression: a systematic review and meta-analysis. Psychol Med 2013;43:1569 [PMID: 22883473].

■ QUESTÕES PARA AUTOAVALIAÇÃO

Escolha a resposta correta para as seguintes questões.

Questão 1: O sinal patognomônico da depressão maior é
a. incapacidade de sair da cama
b. redução da produtividade
c. humor irritável
d. humor gravemente deprimido com duração mínima de duas semanas

Questão 2: O transtorno bipolar é um transtorno cíclico do humor caracterizado por:
a. ao menos um episódio de aumento anormal do nível de energia e do humor, que geralmente se alterna com um ou mais episódios de depressão
b. ao menos um episódio de depressão seguido por um episódio de aumento anormal do nível de energia e do humor
c. três ou mais episódios de mania
d. ao menos um episódio de ansiedade e um episódio de depressão maior

Questão 3: A maioria dos indivíduos sujeitos à variação nos seus esquemas de sono-vigília em razão de trabalho em turnos ou de variações no fuso horário por viagens comumente relata algum grau de
a. ansiedade
b. sintomas maníacos
c. sintomas depressivos
d. insatisfação com o trabalho

Questão 4: Sabe-se que há grande perturbação na função circadiana entre os pacientes com
a. esquemas de exercício aeróbico
b. transtorno bipolar
c. níveis altos de produtividade
d. abstinência química

Questão 5: Determinar se um empregado pode se tornar violento
a. tem menos a ver com um perfil estático daquele indivíduo e mais a ver com uma série de variáveis dinâmicas (comportamentos)
b. é impossível
c. tem menos a ver com a personalidade do que com a satisfação no trabalho
d. requer treinamento em avaliação de violência

Transtornos relacionados ao uso de substâncias psicoativas

36

Marisa Huston, MA, MFT
Stephen Heidel, MD, MBA

O uso de substâncias psicoativas é um grande problema nos Estados Unidos e, portanto, um grande problema na força de trabalho norte-americana. Mais de 42 milhões de alcoólicos sociais, 11,5 milhões de alcoólicos graves e 13 milhões de consumidores de drogas ilícitas estão empregados nos Estados Unidos. Quase 10 milhões de trabalhadores adultos nos Estados Unidos reúnem os critérios para diagnóstico de transtorno por uso de substâncias. O álcool é a substância mais consumida em excesso; enquanto a maconha e os analgésicos opioides são as drogas mais usadas. O custo relacionado com o uso excessivo de substâncias psicoativas nos Estados Unidos é estarrecedor. A maior parte dos custos vem de perda de produtividade, incluindo 161 bilhões de dólares em razão de perda de produtividade por consumo de álcool e 120 bilhões por drogas ilícitas.

A maioria das pessoas com problemas relacionados ao abuso de substâncias está empregada e, de várias maneiras, leva sua dependência para o ambiente de trabalho. Estima-se que 1,7% dos trabalhadores esteja sob influência de álcool durante o trabalho, e mais de 9% trabalham de ressaca por consumo de bebida alcoólica. A maioria dos trabalhadores relata que poderia facilmente levar bebidas alcoólicas para o trabalho, consumir álcool enquanto trabalha e durante o almoço e outros intervalos. A maioria também relata que poderia facilmente fazer o mesmo com drogas ilícitas.

O transtorno por uso de substâncias causa absenteísmo, problemas de segurança, força de trabalho de baixa qualidade, atrito entre colegas e encargos para a organização. Problemas comportamentais, incluindo ausências não previstas, atitudes temerárias e irritabilidade criam atrito entre os consumidores de substâncias, supervisores e clientes. Práticas de trabalho erráticas e inseguras quando sob efeito da substância podem expor a organização (e o público) a um passivo substancial, como foram os casos da Exxon Valdez e do acidente ferroviário de Staten Island.

Lidar com o uso excessivo de substâncias no ambiente de trabalho é um desafio para os médicos do trabalho que requer conhecimento específico sobre diagnóstico e tratamento dos transtornos relacionados ao uso de substâncias psicoativas, apresentação clínica, síndrome do uso excessivo de substâncias conforme se apresentam no ambiente de trabalho, aspectos farmacológicos e legais acerca de confidencialidade com o paciente e obrigação de reportar. Os profissionais de segurança e de saúde no trabalho devem fazer consultas à gerência para desenvolver uma abordagem no local de trabalho que enfatize a prevenção dos problemas relacionados ao consumo de substâncias. Os médicos do trabalho devem solicitar a opinião e encaminhar trabalhadores a psiquiatras com experiência no tratamento de dependentes químicos que desejem participar de um programa assistencial de natureza industrial. Os médicos do trabalho podem ter papel importante ao trabalhar com os médicos assistentes para identificar, diagnosticar e tratar efetivamente os empregados que façam uso excessivo de substâncias psicoativas.

O local de trabalho oferece as vantagens de um ambiente propício a intervenções que podem resultar em prevenção primária de consumo excessivo de álcool e drogas. Tais programas têm o potencial de alcançar grande audiência e populações que de outra forma não receberiam programas preventivos e, assim, beneficiam tanto empregados quanto empregadores. Nos últimos anos uma gama de programas de prevenção do uso de álcool e drogas no ambiente de trabalho foi instituída, incluindo programas concentrados em promoção da saúde, promoção da saúde social, intervenções breves e modificações no ambiente de trabalho. O médico do trabalho encontra-se em posição singular para auxiliar os empregados no desenvolvimento de padrões aceitáveis de uso de bebidas alcoólicas e de drogas, de acordo com a legislação vigente, por meio de manuais e normas para promoção da saúde e da segurança.

AVALIAÇÃO DO USO DE SUBSTÂNCIAS

O transtorno por uso de substâncias psicoativas geralmente é acompanhado por declínio no funcionamento ocupacional e social, o que faz do ambiente de trabalho um bom local para observar essa queda no funcionamento do indivíduo e direcionar o trabalhador para tratamento adequado. A estrutura do local de trabalho permite isso, porque há expectativas claramente definidas sobre frequência, desempenho e comportamento no trabalho. Muitas das manifestações comportamentais sutis do uso excessivo de álcool ou drogas se tornam evidentes no local de trabalho muito antes de serem identificáveis em casa ou na vida social cotidiana. Queda do desempenho no trabalho de um empregado anteriormente produtivo, absenteísmo excessivo (particularmente às segundas-feiras) e uso excessivo de licenças médicas são todos sinais de disfunção por uso de substâncias psicoativas. O ambiente de trabalho também é menos influenciável por amarras emocionais que familiares e amigos devem confrontar para lidar com o comportamento disfuncional do indivíduo consumidor de substâncias psicoativas. Essa combinação de fatores coloca os profissionais de saúde no ambiente de trabalho em boa posição para detectar o uso abusivo de álcool ou de drogas e encaminhar os trabalhadores ao tratamento.

Critérios diagnósticos

O *Manual Diagnóstico e Estatístico de Transtornos Mentais* (DSM) da American Psychiatric Association (APA) utiliza um conjunto de sintomas comportamentais, fisiológicos e cognitivos para definir os transtornos do uso de substâncias psicoativas. Entre os critérios básicos para o diagnóstico estão: tolerância; abstinência; desejo ou urgência de uso; incapacidade de cumprir suas principais obrigações no trabalho e/ou em casa; uso compulsivo, apesar de problemas graves causados pelo consumo da substância. Esses critérios servem como ponto de referência comum útil para o médico que esteja tentando estabelecer o diagnóstico de transtorno por uso de substâncias psicoativas. O uso desses critérios padronizados pode ser útil para definir o diagnóstico e para comprovar a necessidade de tratamento. Muitas seguradoras não autorizam o tratamento de pacientes a não ser que reúnam os critérios diagnósticos do DSM. Tais critérios são aplicáveis às principais categorias de substâncias psicoativas, incluindo álcool, maconha, alucinógenos, inalantes, opioides, sedativos e estimulantes.

A APA publicou a quinta edição do DSM (DSM-5) em 2013. Os médicos do trabalho talvez estejam familiarizados com os critérios diagnósticos da quarta edição (DSM-IV), e a maior parte da literatura de pesquisa consultada terá o DSM-IV como referência. A principal diferença entre as duas versões é que, no DSM-IV, diferencia-se o uso abusivo e a dependência de substâncias psicoativas, enquanto, no DSM-5, esses dois diagnósticos são combinados em um único abrangente denominado transtorno por uso de substâncias psicoativas (Quadro 36-1). Além disso, o critério diagnóstico "problemas legais recorrentes" foi retirado e foi adicionado o critério "necessidade ou forte desejo de consumir a substância". A gravidade do transtorno por uso de substâncias psicoativas atualmente é medida pelo número de critérios identificados.

Quadro 36-1 Critérios diagnósticos no DSM-IV e no DSM-5

	DSM-IV		DSM-5
	Dependência da substância	Uso excessivo da substância	Transtorno por uso de substâncias
Tolerância	X		X
Abstinência	X		X
Substância consumida em maior quantidade ou por mais tempo que o desejado	X		X
Tentativas malsucedidas de controlar ou limitar o uso	X		X
Grandes períodos de tempo utilizados para obter a substância, usá-la ou recuperar-se de seus efeitos	X		X
Necessidade, desejo, urgência de uso			X
Redução ou desistência de atividades sociais, laborais ou recreativas	X		X
Persistência no uso apesar de estar consciente dos prejuízos físicos e psicológicos produzidos pelo uso	X		X
Consumo causando impossibilidade de completar as obrigações do trabalho, da escola ou da vida diária		X	X
Uso recorrente em situações que implicam risco físico		X	X
Problemas legais recorrentes decorrentes do uso		X	
Consumo apesar dos problemas sociais e interpessoais causado ou agravados pelo uso		X	X
Especificações de gravidade: Leve: 2 a 3 sintomas Moderado: 4 a 5 sintomas Grave: 6 ou mais sintomas			X

Avaliação clínica

Uma abordagem prática para avaliar se o indivíduo é dependente da substância implica investigar se o consumo é contínuo a despeito das consequências negativas produzidas. Os adictos continuam a consumir bebidas alcoólicas em excesso apesar dos problemas financeiros, profissionais, médicos ou sociais produzidos pela bebida. A avaliação de cada uma dessas áreas frequentemente irá revelar um padrão de uso contínuo a despeito das consequências negativas. Por exemplo, a história poderá revelar diversas perdas de emprego em razão de uso de substância, ou diversos divórcios ou relações fracassadas em razão do uso de álcool e/ou drogas.

Síndromes psiquiátricas agudas, incluindo depressão grave, ansiedade e transtornos psicóticos, são comumente induzidas por transtorno por uso de substâncias, e comorbidades psiquiátricas frequentemente estão associadas, ainda que não diretamente causadas, ao consumo excessivo de substâncias. Comorbidades como transtorno depressivo ou de ansiedade são muito comuns entre adictos de substâncias, assim como os transtornos de personalidade. O não reconhecimento desses problemas psiquiátricos e, consequentemente, a impossibilidade de tratá-los junto com a abordagem ao transtorno por uso de substâncias pode levar a insucesso e a recidiva do problema.

TRANSTORNOS POR USO DE SUBSTÂNCIAS

Transtorno por consumo de álcool

FUNDAMENTOS DO DIAGNÓSTICO

▶ Alta tolerância ao álcool.
▶ Fissura por bebidas alcoólicas e incapacidade de controlar seu uso.
▶ Sintomas de abstinência.
▶ Baixa produtividade no trabalho.
▶ Uso recorrente apesar de estar consciente dos problemas médicos e sociais causados pelo uso de bebidas alcoólicas.

▶ Considerações gerais

O alcoolismo é o problema de dependência química mais grave encontrado no ambiente de trabalho. Estima-se que 9% dos adultos trabalhando em tempo integral sejam "alcoólicos pesados" que, provavelmente, reuniriam os critérios diagnósticos para transtorno por uso de álcool. Quase um terço dos trabalhadores em tempo integral admite beber socialmente. Intoxicação, abstinência e uso crônico causam diversos sintomas cognitivos e fisiológicos. O médico do trabalho deve ser capaz de identificar os sinais precoces de disfunção induzida por álcool e orientar esses empregados a tratamento apropriado para minimizar o impacto econômico que o alcoolismo não tratado pode produzir neles próprios, nos colegas de trabalho, nos empregadores e no público em geral.

Quadro 36-2 Questionário CAGE

1. Alguma vez, você já pensou que deveria cortar a bebida?
2. As pessoas o aborrecem criticando-o por beber?
3. Alguma vez, sentiu-se mal ou culpado por beber?
4. Alguma vez, já bebeu logo que acordou para diminuir o nervosismo ou se livrar da ressaca?

A identificação precoce de pacientes alcoólicos no ambiente de trabalho pode ser facilitada por anamnese e exames físicos direcionados e uso de exames laboratoriais específicos. Um método efetivo para obter a história de alcoolismo é usar um questionário estruturado e obter informações de fontes independentes. É importante perguntar sobre as relações do paciente e sobre sua história profissional e financeira, porque problemas nessas áreas frequentemente estão associados ao uso abusivo de substâncias.

O exame físico talvez revele algumas pistas do consumo excessivo de álcool. Em muitos casos, os empregados subitamente interrompem o uso de álcool quando solicitados a comparecer a uma avaliação médica, desencadeando sinais de abstinência leve. Além disso, sinais de traumatismo, particularmente nos membros inferiores, associados a quedas enquanto embriagados são indicações úteis. Fraturas, particularmente de costelas, foram associadas a uso abusivo de álcool. Sinais de lesão franca de órgão, como angiomas de tipo aranha vascular e visceromegalia, também são úteis quando presentes, mas essas lesões representam dano de órgão-alvo, geralmente encontrado apenas em caso de alcoolismo avançado.

Perguntas sobre quantidade de bebida alcoólica, horário de consumo e tipo de bebida utilizada geralmente não são frutíferas, uma vez que os alcoólicos tendem a minimizar e/ou negar seu consumo de álcool. O questionário CAGE (Quadro 36-2) é uma ferramenta altamente efetiva para definir o diagnóstico de transtorno por consumo de álcool. Os pacientes que respondem positivamente a duas das quatro perguntas do CAGE têm uma pontuação que mantém correlação acima de 90% com o diagnóstico de transtorno por consumo de álcool. O questionário CAGE é fácil de aplicar no contexto da avaliação médica no ambiente de trabalho. Não se deve subestimar a importância de obter relatos independentes sobre o uso abusivo de álcool de colegas, supervisores e familiares. Os relatos de supervisores e colegas sobre queda de desempenho no trabalho, absenteísmo e uso testemunhado de bebidas alcoólicas ou drogas podem ser obtidos durante a avaliação no ambiente de trabalho. Contudo, o contato com familiares ou amigos fora do local de trabalho só pode ser feito com a permissão do paciente.

▶ Manifestações clínicas

Tolerância, abstinência e desejo de beber são os principais critérios diagnósticos para transtorno por consumo de álcool. Outros critérios diagnósticos são incapacidade de cumprir suas obrigações no trabalho, na escola ou em casa; persistência no uso apesar dos problemas psicológicos, fisiológicos, sociais e profissionais; incapacidade de controlar o consumo a despeito do desejo de reduzir ou de se abster; e perda de tempo em excesso para adquirir, consumir e se recuperar dos efeitos do álcool.

Entre os indicadores da intoxicação alcoólica estão: perda de habilidades motoras, fala arrastada, sonolência, perda da inibição, nistagmo e estupor. Os sintomas de abstinência são diaforese, taquicardia, hipertensão arterial leve, tremores simétricos dos membros superiores e convulsão. O uso excessivo crônico de álcool é um fator de risco maior para AVC, doença hepática e dano neurológico.

▶ Diagnóstico diferencial

- Transtorno por uso de sedativo.
- Transtorno de depressão maior ou transtorno bipolar.
- Demência.
- Consumo não patológico de álcool.

▶ Prevenção

Os empregadores devem tornar explícitos seus padrões de uso aceitável de bebidas alcoólicas e drogas a seus empregados por meio de manuais, treinamentos e normas internas. Uma política por escrito, ajustada a cada ambiente de trabalho em particular, é o ponto de início para uma empresa que deseje estabelecer uma estratégia de prevenção de uso abusivo de substâncias no ambiente de trabalho. As políticas devem deixar claro que o consumo excessivo de bebidas alcoólicas e drogas no ambiente de trabalho é inaceitável. Também, deve incluir a descrição do que seriam violações da política, as consequências de tais violações, deixando claro que se espera que os empregados se responsabilizem por buscar tratamento e aderir às recomendações terapêuticas, as circunstâncias em que serão realizados testes para drogas (antes da contratação, por motivo determinado e aleatoriamente) e as consequências de eventuais testes positivos. Os programas de monitoramento do uso de drogas também podem ser ferramentas efetivas para prevenção.

▶ Tratamento

O tratamento preferencial para a maioria dos pacientes com transtorno por consumo de substâncias psicoativas é a participação em programa de tratamento ambulatorial específico seguido por acompanhamento em longo prazo. Aqueles pacientes portadores de complicações clínicas ou que necessitem de desintoxicação talvez precisem de um breve período inicial de internação. Os programas efetivos de tratamento envolvem farmacoterapia para transtornos psiquiátricos concomitantes, atividades educativas sobre uso abusivo dessas substâncias, terapia cognitivo-comportamental, terapia de reforço motivacional, controle do estresse e dos relacionamentos e programas de recuperação como os dos alcoólicos anônimos (AA) e dos narcóticos anônimos (NA). Os transtornos por consumo de substâncias psicoativas são problemas médicos crônicos com alto risco de recidiva; portanto, esses pacientes necessitam de tratamento contínuo a ser mantido por muito tempo após ter-se completado o programa de tratamento em regime ambulatorial. O comprometimento com o programa de 12 passos, que inclui trabalho com um padrinho (mentor) e envolvimento permanente no AA ou no NA, aumenta muito a chance de recuperação mantida.

Transtorno por consumo de maconha

FUNDAMENTOS DO DIAGNÓSTICO

- ▶ Alta tolerância à maconha.
- ▶ Fissura por maconha e incapacidade de controlar o uso.
- ▶ Sintomas de abstinência.
- ▶ Desempenho insatisfatório no trabalho.
- ▶ Uso recorrente apesar de estar consciente dos problemas médicos e sociais causados pelo consumo da maconha.

▶ Considerações gerais

O tetra-hidrocanabinol (THC), o componente ativo da maconha, produz uma sensação de euforia e relaxamento, mas, também, causa perda de capacidade de discernimento e de coordenação motora. A intoxicação, portanto, pode criar um ambiente de trabalho perigoso.

A maconha é a substância mais comumente detectada no ambiente de trabalho nos testes feitos na urina. A maconha em geral é fumada e prontamente absorvida pelas mucosas respiratória e intestinal. O tetra-hidrocanabinol é lipossolúvel e tende a se manter nos tecidos por dias ou semanas. Pode ser detectado na urina semanas após o uso crônico.

▶ Manifestações clínicas

Tolerância, abstinência e fissura são os principais critérios diagnósticos para transtorno por consumo de maconha. Outros critérios diagnósticos são incapacidade de cumprir suas obrigações no trabalho, na escola ou na vida diária; persistência no uso apesar dos problemas psicológicos, fisiológicos, sociais e profissionais; incapacidade de controlar o consumo a despeito do desejo de reduzir ou de se abster; e perda de tempo em excesso para adquirir, consumir e se recuperar dos efeitos da maconha.

A intoxicação produz um estado de relaxamento emocional e muscular, além de euforia, mas, também, pode causar disfunção cognitiva e perda de habilidade motora, disforia, paranoia e alteração da personalidade. Entre os sinais de intoxicação estão: boca seca, olhos avermelhados e taquicardia. A abstinência da maconha pode causar ansiedade, depressão, irritabilidade, raiva, agressividade, insônia, perda de peso e outros sintomas fisiológicos e psicológicos. Prejuízo nas relações sociais e no trabalho são particularmente comuns nos usuários com transtorno por consumo de maconha.

Em indivíduos suscetíveis, o uso de maconha pode produzir depressão, ansiedade ou, até mesmo, psicose. O uso crônico está associado à apatia e perda de memória recente, assim como redução da capacidade de julgamento e da capacidade de resolver problemas. O uso crônico pode levar a complicações respiratórias, incluindo bronquite e lesão pulmonar permanente.

TRANSTORNOS RELACIONADOS AO USO DE SUBSTÂNCIAS PSICOATIVAS — CAPÍTULO 36

▶ Diagnóstico diferencial

- Outros transtornos por abuso de substância psicoativa.
- Transtorno de depressão maior ou transtorno bipolar.
- Transtorno de ansiedade generalizada.
- Esquizofrenia.
- *Delirium*.

▶ Prevenção

Os empregadores devem tornar explícitos seus padrões de uso aceitável de bebidas alcoólicas e drogas a seus empregados por meio de manuais, treinamentos e normas internas. Uma política por escrito, ajustada a cada ambiente de trabalho em particular, é o ponto de início para uma empresa que deseje estabelecer uma estratégia de prevenção de uso abusivo de substâncias no ambiente de trabalho. As políticas devem deixar claro que o consumo excessivo de bebidas alcoólicas e drogas no ambiente de trabalho é inaceitável e incluir a descrição do que seriam violações da política, as consequências de tais violações, deixando claro que se espera que os empregados se responsabilizem por buscar tratamento e aderir às recomendações terapêuticas, as circunstâncias em que serão realizados testes para drogas (antes da contratação, por motivo determinado e aleatoriamente) e as consequências de eventuais testes positivos. Os programas de monitoramento do uso de drogas também podem ser ferramentas efetivas para prevenção.

▶ Tratamento

O tratamento preferencial para a maioria dos pacientes com transtorno por consumo de substâncias psicoativas é a participação em programa de tratamento ambulatorial específico seguido por acompanhamento em longo prazo. Aqueles pacientes portadores de complicações clínicas ou que necessitem de desintoxicação talvez precisem de um breve período inicial de internação. Os programas efetivos de tratamento envolvem farmacoterapia para transtornos psiquiátricos concomitantes, atividades educativas sobre uso abusivo dessas substâncias, terapia cognitivo-comportamental, terapia de reforço motivacional, controle do estresse e dos relacionamentos e programas de recuperação como os dos alcoólicos anônimos (AA) e dos narcóticos anônimos (NA). Os transtornos por consumo de substâncias psicoativas são problemas médicos crônicos com alto risco de recidiva; portanto, esses pacientes necessitam de tratamento contínuo a ser mantido por muito tempo após ter-se completado o programa de tratamento em regime ambulatorial. O comprometimento com o programa de 12 passos, que inclui trabalho com um padrinho (mentor) e envolvimento permanente no AA ou no NA, aumenta muito a chance de recuperação mantida.

Transtorno por consumo de estimulantes

FUNDAMENTOS DO DIAGNÓSTICO

- Alta tolerância aos estimulantes.
- Fissura por estimulante e incapacidade de controlar o uso.
- Sintomas de abstinência.
- Desempenho insatisfatório no trabalho.
- Uso recorrente apesar de estar consciente dos problemas médicos e sociais causados pelo consumo de estimulantes.

▶ Considerações gerais

Entre os estimulantes do sistema nervoso central (SNC), estão a cocaína e as anfetaminas. As anfetaminas diferem da cocaína na medida em que sua meia-vida é maior, assim como seu período de intoxicação.

A cocaína é produzida como um estrato da folha da coca na forma de alcaloide puro, ou "base livre", e de sal cristalino (hidrocloreto de cocaína), que é hidrossolúvel e rapidamente absorvido pela mucosa respiratória e entérica. A versão cristalina geralmente é aspirada pelo nariz ou ingerida por via oral. A base livre de cocaína é volátil e pode ser inalada com cachimbo. Essa forma de ingestão resulta em absorção rápida e leva a uma euforia intensa que dura cerca de 30 a 45 minutos. Esse efeito intenso, mas de curta duração, torna a cocaína popular entre aqueles que não desejam efeito prolongado. Essa característica tem implicações no ambiente de trabalho, em que a redução da capacidade pode ter curta duração e ser intermitente; porém, intensa.

As anfetaminas frequentemente são usadas para inibir o apetite e aumentar a energia. São rapidamente absorvidas pelas vias respiratória e gastrintestinal e, em geral, são consumidas por via oral ou intranasal. A metanfetamina pode ser fumada da mesma forma que o "crack" e é relativamente volátil. A metanfetamina também é mais potente e tem ação mais rápida que as outras formas de anfetamina.

▶ Manifestações clínicas

Tolerância, abstinência e ânsia de consumo são os principais critérios diagnósticos para transtorno por consumo de estimulantes. Outros critérios diagnósticos são incapacidade de cumprir suas obrigações no trabalho, na escola ou na vida diária; persistência no uso apesar dos problemas psicológicos, fisiológicos, sociais e profissionais; incapacidade de controlar o consumo a despeito do desejo de reduzir ou de se abster; e perda de tempo em excesso para adquirir, consumir e se recuperar dos efeitos dos estimulantes.

A intoxicação por cocaína aumenta a energia e reduz o apetite e a necessidade de sono. Entre os efeitos indesejados estão: mania, crises de pânico, paranoia, sintomas psicóticos e comportamento violento impulsivo. A cocaína produz intensa descarga adrenérgica que resulta em taquicardia, hipertensão arterial e midríase. Essas síndromes, por sua vez, podem produzir complicações cardiovasculares agudas, incluindo infarto do miocárdio, crise convulsiva, acidente vascular cerebral e arritmias cardíacas. Os sintomas físicos da intoxicação por cocaína se resolvem dias após a suspensão da droga, mas suas complicações podem produzir emergência psiquiátrica. Os sintomas da abstinência são: disforia, fadiga, irritabilidade e retardo psicomotor. O uso crônico pode levar a disfunção cognitiva, depressão grave, ideação suicida e psicose paranoide.

Os trabalhadores que consomem anfetamina provavelmente mostram sinais autonômicos agudos da intoxicação, como taquicardia, hiperemia e midríase. A intoxicação aguda por anfetamina está associada à psicose tóxica grave caracterizada por agitação motora, paranoia intensa e violência. Os sintomas de abstinência incluem: disforia, irritabilidade, fadiga extrema, agitação psicomotora, aumento do apetite e sonhos vívidos. Inicialmente, as anfetaminas produzem efeitos positivos para muitos indivíduos (perda de peso e aumento da energia); contudo, o uso em longo prazo leva a alterações na personalidade e sintomas psiquiátricos, incluindo insônia, depressão, paranoia e psicose.

▶ Diagnóstico diferencial

- Transtorno bipolar.
- Transtorno de ansiedade.
- Transtorno do déficit de atenção/hiperatividade.
- Espectro esquizofrênico e outros transtornos psicóticos.
- Outros transtornos por consumo de substâncias psicoativas.

▶ Prevenção

Os empregadores devem tornar explícitos seus padrões de uso aceitável de bebidas alcoólicas e drogas a seus empregados por meio de manuais, treinamentos e normas internas. Uma política por escrito, ajustada a cada ambiente de trabalho em particular, é o ponto de início para uma empresa que deseje estabelecer uma estratégia de prevenção de uso abusivo de substâncias no ambiente de trabalho. As políticas devem deixar claro que o consumo excessivo de bebidas alcoólicas e drogas no ambiente de trabalho é inaceitável. Também, deve incluir a descrição do que seriam violações da política, as consequências de tais violações, deixando claro que se espera que os empregados se responsabilizem por buscar tratamento e aderir às recomendações terapêuticas, as circunstâncias em que serão realizados testes para drogas (antes da contratação, por motivo determinado e aleatoriamente) e as consequências de eventuais testes positivos. Os programas de monitoramento do uso de drogas também podem ser ferramentas efetivas para prevenção.

▶ Tratamento

O tratamento preferencial para a maioria dos pacientes com transtorno por consumo de substâncias psicoativas é a participação em programa de tratamento ambulatorial específico seguido por acompanhamento em longo prazo. Aqueles pacientes portadores de complicações clínicas ou que necessitem de desintoxicação talvez precisem de um breve período inicial de internação. Os programas efetivos de tratamento envolvem farmacoterapia para transtornos psiquiátricos concomitantes, atividades educativas sobre uso abusivo dessas substâncias, terapia cognitivo-comportamental, terapia de reforço motivacional, controle do estresse e dos relacionamentos e programas de recuperação como os dos alcoólicos anônimos (AA) e dos narcóticos anônimos (NA). Os transtornos por consumo de substâncias psicoativas são problemas médicos crônicos com alto risco de recidiva; portanto, esses pacientes necessitam de tratamento contínuo a ser mantido por muito tempo após ter-se completado o programa de tratamento em regime ambulatorial. O comprometimento com o programa de 12 passos, que inclui trabalho com um padrinho (mentor) e envolvimento permanente no AA ou no NA, aumenta muito a chance de recuperação mantida.

Transtorno por consumo de opioides

FUNDAMENTOS DO DIAGNÓSTICO

- ▶ Alta tolerância aos opioides.
- ▶ Fissura por opioides e incapacidade de controlar o uso.
- ▶ Sintomas de abstinência.
- ▶ Desempenho insatisfatório no trabalho.
- ▶ Uso recorrente apesar de estar consciente dos problemas médicos e sociais causados pelo consumo dos opioides.

▶ Considerações gerais

O uso abusivo de opioides na forma de analgésicos prescritos é um dos problemas de drogas ilícitas que mais rapidamente cresce nos Estados Unidos. Os problemas com consumo de opioides no ambiente de trabalho assumem duas formas. O primeiro tipo é o do trabalhador a quem é prescrito o opioide por razões médicas, inclusive prescrição em razão de acidente de trabalho. Tais pacientes podem evoluir com transtorno por uso de opioide no curso do seu tratamento médico e representam um desafio particular para o médico do trabalho. O desafio inicialmente é diagnosticar o padrão de abuso ou dependência para, então, trabalhar junto com o médico responsável para desenvolver uma percepção comum do problema. Esses pacientes necessitam de tratamento simultâneo para sua condição clínica e para a dependência ao opioide. Frequentemente, eles necessitam de abordagem multidisciplinar para desintoxicação, reabilitação e reinserção no ambiente de trabalho.

O segundo tipo de uso abusivo de opioide é o do trabalhador com transtorno por consumo de opioide não associado a patologias clínicas. Esses pacientes têm maior probabilidade de fazer uso de drogas injetáveis e, geralmente, as obtêm de fontes ilícitas. Esses dois fatores colocam esses pacientes em alto risco para diversas complicações médicas graves, incluindo as hepatites B e C, infecção pelo vírus da imunodeficiência humana (HIV), endocardite e infecções no local da injeção (flebite e celulite).

Os narcóticos naturais (opiáceos) e os agentes sintéticos (opioides) atuam como depressores do SNC. Opiáceos e opioides produzem euforia intensa e sensação de tranquilidade emocional e sedação. A duração desses efeitos varia com a via de administração e com o tipo de opioide usado. Os opioides com pouca ligação às proteínas, como a heroína, penetram rapidamente no SNC, mas são lentamente absorvidos no trato gastrintestinal (GI). Esse é o motivo pelo qual os adictos, na tentativa de atingir o estado de euforia rapidamente, tendem a usar essas drogas por via intravenosa.

Os opioides produzem lentificação mental e psicomotora profunda que interfere em quase todas as tarefas de trabalho. A depressão da função cardiopulmonar é um risco particular nos trabalhadores que atuam em ambientes específicos que requerem uso de aparelhos de respiração ou de ventilação. A concentração variada das drogas de rua (droga com misturas) implica risco de *overdose* acidental dentro e fora do ambiente de trabalho. Os opioides diferem nas suas meias-vidas e potências. Todos são excretados na urina e rapidamente detectados em análise urinária de drogas. É importante observar que heroína e codeína são ambas metabolizadas a morfina no organismo. Portanto, os pacientes que utilizam qualquer um desses opioides testarão positivos para morfina na análise urinária para uso de drogas.

A detecção de uso abusivo de opioide, particularmente em adictos sem prescrição, pode ser difícil. Os adictos podem ser bastante dissimulados no uso da droga. É preciso cuidado ao tomar a história, com atenção particular à presença de apatia, depressão e sedação. Marcas de agulha, miose, sinais de constipação intestinal, perda de peso e complicações infecciosas do uso de drogas injetáveis encontrados no exame físico devem servir de alerta para a existência de um problema dissimulado de dependência de opioide. A análise urinária para presença de drogas pode ser útil para corroborar o diagnóstico.

▶ Manifestações clínicas

Tolerância, abstinência e fissura pela droga são os principais critérios diagnósticos para transtorno por consumo de opioide. Outros critérios diagnósticos são incapacidade de cumprir suas obrigações no trabalho, na escola ou vida diária; persistência no uso apesar dos problemas psicológicos, fisiológicos, sociais e profissionais; incapacidade de controlar o consumo a despeito do desejo de reduzir ou de se abster; e perda de tempo em excesso para adquirir, consumir e se recuperar dos efeitos do opioide.

A intoxicação por opioide, geralmente, se inicia com sensação de euforia, seguida por apatia, redução do estado de alerta, fala arrastada, deficiência do julgamento e da capacidade psicomotora, miose e outros sintomas comportamentais e fisiológicos. Os sintomas de abstinência aos opioides incluem agitação, ansiedade, midríase, insônia, náuseas, vômitos e diarreia. O uso crônico de opioides pode causar disforia, hiperalgesia induzida por opioide e redução do funcionamento do sistema imune.

▶ Diagnóstico diferencial

- Outros transtornos por consumo de substâncias psicoativas.
- Transtorno de depressão maior.
- Transtorno de ansiedade.
- Outros quadros clínicos.

▶ Prevenção

Os empregadores devem tornar explícitos seus padrões de uso aceitável de bebidas alcoólicas e drogas a seus empregados por meio de manuais, treinamentos e normas internas. Uma política por escrito, ajustada a cada ambiente de trabalho em particular, é o ponto de início para uma empresa que deseje estabelecer uma estratégia de prevenção de uso abusivo de substâncias no ambiente de trabalho. As políticas devem deixar claro que o consumo excessivo de bebidas alcoólicas e drogas no ambiente de trabalho é inaceitável. Também, devem incluir a descrição do que seriam violações da política, as consequências de tais violações, deixando claro que se espera que os empregados se responsabilizem por buscar tratamento e aderir às recomendações terapêuticas, as circunstâncias em que serão realizados testes para drogas (antes da contratação, por motivo determinado e aleatoriamente) e as consequências de eventuais testes positivos. Os programas de monitoramento do uso de drogas também podem ser ferramentas efetivas para prevenção.

▶ Tratamento

O tratamento preferencial para a maioria dos pacientes com transtorno por consumo de substâncias psicoativas é a participação em programa de tratamento ambulatorial específico seguido por acompanhamento em longo prazo. Aqueles pacientes portadores de complicações clínicas ou que necessitem de desintoxicação talvez precisem de um breve período inicial de internação. Os programas efetivos de tratamento envolvem farmacoterapia para transtornos psiquiátricos concomitantes, atividades educativas sobre uso abusivo dessas substâncias, terapia cognitivo-comportamental, terapia de reforço motivacional, controle do estresse e dos relacionamentos e programas de recuperação como os dos alcoólicos anônimos (AA) e dos narcóticos anônimos (NA). Os transtornos por consumo de substâncias psicoativas são problemas médicos crônicos com alto risco de recidiva; portanto, esses pacientes necessitam de tratamento contínuo a ser mantido por muito tempo após ter-se completado o programa de tratamento em regime ambulatorial. O comprometimento com o programa de 12 passos, que inclui trabalho com um padrinho (mentor) e envolvimento permanente no AA ou no NA, aumenta muito a chance de recuperação mantida.

Transtorno por consumo de sedativos

FUNDAMENTOS DO DIAGNÓSTICO

▶ Alta tolerância aos sedativos.
▶ Fissura por sedativos e incapacidade de controlar o uso.
▶ Sintomas de abstinência.
▶ Desempenho insatisfatório no trabalho.
▶ Uso recorrente apesar de estar consciente dos problemas médicos e sociais causados pelo consumo de sedativos.

▶ Considerações gerais

Os sedativos, na maioria das vezes, os benzodiazepínicos, são usados para tratar transtornos de ansiedade e insônia. Em geral, são medicamentos seguros; entretanto, podem causar disfunção cognitiva mesmo em doses terapêuticas. Quando intoxicado por esses medicamentos, o indivíduo pode ficar letárgico, excessivamente sedado e com problemas de coordenação. Prescritos legalmente e muito usados, os sedativos impõem riscos graves no ambiente de trabalho, particularmente nos postos de trabalho vulneráveis em termos de segurança. Tudo é agravado pelo fato de muitos indivíduos usarem benzodiazepínicos combinados com bebidas alcoólicas, o que pode agravar seus efeitos negativos. O efeito combinado de sedativo e álcool é uma causa comum de *overdose* acidental.

O médico do trabalho deve trabalhar com a gerência da empresa para definir um programa de rastreamento dos funcionários fazendo uso de benzodiazepínicos, mesmo em condições apropriadas e doses terapêuticas. Esses funcionários talvez tenham que ser excluídos de funções que exijam alto grau de concentração e habilidades motoras. Os pacientes com dependência desses medicamentos talvez necessitem de desintoxicação e estabilização antes de retornar ao ambiente de trabalho. A consulta ao médico responsável pela prescrição é muito útil para determinar se há dependência aos benzodiazepínicos e para formular um plano de tratamento para retorno ao trabalho.

▶ Manifestações clínica

Tolerância, abstinência e fissura pelo medicamento são os principais critérios diagnósticos para transtorno por consumo de sedativos. Outros critérios diagnósticos são incapacidade de cumprir suas obrigações no trabalho, na escola ou na vida diária; persistência no uso apesar dos problemas psicológicos, fisiológicos, sociais e profissionais; incapacidade de controlar o consumo a despeito do desejo de reduzir ou de se abster; e perda de tempo em excesso para adquirir, consumir e se recuperar dos efeitos dos sedativos.

Os sintomas de intoxicação por sedativos são labilidade do humor, perda de capacidade de julgamento e disfunção cognitiva, hostilidade ou agressividade, fala arrastada, falta de coordenação e nistagmo. Entre os sintomas associados à abstinência estão agitação e irritabilidade, hiperestimulação autonômica, ansiedade, insônia, náuseas, vômitos e alucinações. Entre os sintomas do uso crônico de sedativos estão depressão e disfunção cognitiva.

▶ Diagnóstico diferencial

- Transtorno de depressão maior.
- Transtorno de ansiedade.
- Transtorno por consumo de álcool ou outra substância.
- Distúrbios neurocognitivos.

▶ Prevenção

Os empregadores devem tornar explícitos seus padrões de uso aceitável de bebidas alcoólicas e drogas a seus empregados por meio de manuais, treinamentos e normas internas. Uma política por escrito, ajustada a cada ambiente de trabalho em particular, é o ponto de início para uma empresa que deseje estabelecer uma estratégia de prevenção de uso abusivo de substâncias no ambiente de trabalho. As políticas devem deixar claro que o consumo excessivo de bebidas alcoólicas e drogas no ambiente de trabalho é inaceitável. Também, deve incluir a descrição do que seriam violações da política, as consequências de tais violações, deixando claro que se espera que os empregados se responsabilizem por buscar tratamento e aderir às recomendações terapêuticas, as circunstâncias em que serão realizados testes para drogas (antes da contratação, por motivo determinado e aleatoriamente) e as consequências de eventuais testes positivos. Os programas de monitoramento do uso de drogas também podem ser ferramentas efetivas para prevenção.

▶ Tratamento

O tratamento preferencial para a maioria dos pacientes com transtorno por consumo de substâncias psicoativas é a participação em programa de tratamento ambulatorial específico seguido por acompanhamento em longo prazo. Aqueles pacientes portadores de complicações clínicas ou que necessitem de desintoxicação talvez precisem de um breve período inicial de internação. Os programas efetivos de tratamento envolvem farmacoterapia para transtornos psiquiátricos concomitantes, atividades educativas sobre uso abusivo dessas substâncias, terapia cognitivo-comportamental, terapia de reforço motivacional, controle do estresse e dos relacionamentos e programas de recuperação como os dos alcoólicos anônimos (AA) e dos narcóticos anônimos (NA). Os transtornos por consumo de substâncias psicoativas são problemas médicos crônicos com alto risco de recidiva; portanto, esses pacientes necessitam de tratamento contínuo a ser mantido por muito tempo após ter-se completado o programa de tratamento em regime ambulatorial. O comprometimento com o programa de 12 passos, que inclui trabalho com um padrinho (mentor) e envolvimento permanente nos AA ou nos NA, aumenta muito a chance de recuperação mantida.

REAÇÃO EMPRESARIAL AO USO ABUSIVO DE SUBSTÂNCIAS

Cumprindo determinadas etapas, as empresas estarão prontas a enfrentar problemas de consumo abusivo de substâncias caso ocorram. Entre os componentes necessários à resposta aos problemas com drogas e álcool, estão testes para detecção de drogas, programa de assistência ao funcionário e acesso a psiquiatra para exames de aptidão à função e encaminhamento para tratamento.

Testes para drogas

Em sua maioria, os grandes empregadores privados requerem testes periódicos para álcool e drogas. Os testes realizados no local de trabalho são particularmente importantes nas indústrias com alto risco para a saúde e segurança, como as das áreas de transporte e manufatura pesada. Os testes para drogas podem ser usados pelos empregadores para detectar usuários entre seus funcionários, ou entre candidatos a emprego, e como forma de prevenção. Com eles, é possível identificar consumo recente de álcool, medicamentos prescritos e drogas ilícitas, como ferramenta de rastreamento para tomar medidas visando assegurar a saúde, obter segurança e melhor desempenho. Os testes para drogas normalmente são conduzidos nas seguintes situações: (1) em novos funcionários antes de assumirem os cargos, (2) periodicamente em empregados escolhidos de forma aleatória; (3) em funcionários específicos no contexto de episódio incomum, como um acidente de trabalho ou em caso de mudança súbita de comportamento. Os programas de monitoramento de drogas devem ser confiáveis e não têm como objetivo perseguir ou retaliar quem quer que seja.

Atualmente, nos Estados Unidos, os testes para álcool e drogas são obrigatórios para todos os caminhoneiros que trafeguem no estado, motoristas profissionais e outros trabalhadores da área de transporte. Por meio de acordos internacionais, os Estados Unidos, o Canadá e o México monitoram os caminhoneiros que atravessam suas fronteiras. Essa norma levou os laboratórios para testagem de drogas pelo National Institute on Drug Abuse

(NIDA). Para obter a certificação, os laboratórios devem estar capacitados a testar, no mínimo, cinco drogas: anfetaminas, canabinoides, cocaína, opioides e fenilciclidina (PCP). As companhias sem obrigação legal de testar seus funcionários devem decidir se e sob quais circunstâncias pretendem realizar esses testes.

▶ Métodos de teste

A urina é a amostra mais comumente usada para drogas ilícitas; é uma das amostras menos invasivas e mais fáceis de analisar. O rastreamento com exame da urina, em geral, detecta uso de drogas nos 2 a 4 dias precedentes, mas álcool e drogas hidrossolúveis, como opioides e estimulantes, podem ser eliminados em até 1 dia. Enquanto uma amostra de urina pode prover evidência de uso recente, o teste positivo não necessariamente significa que o indivíduo estava incapacitado no momento do teste. Além disso, a abstenção do uso por 3 dias frequentemente produz resultado negativo. Como os candidatos a emprego em geral sabem que serão submetidos a rastreamento antes de assumir o cargo, o teste de urina para esse propósito provavelmente é inútil. Substâncias lipofílicas, como a maconha e alguns sedativos, permanecem na urina por vários dias, e até meses, nos usuários crônicos. Para essas drogas, o teste positivo indica uso passado mais do que intoxicação atual (embora a incapacidade prossiga por horas após a sensação de intoxicação). O período em que os sedativos aparecem no teste de urina varia em função de terem ação breve ou prolongada e da quantidade usada.

Os testes de sangue e de saliva mantêm boa correlação na maior parte dos casos. As exceções são THC e benzodiazepínicos, detectáveis na saliva após o uso por um período bem mais curto do que no sangue. A principal diferença entre os dois é o fato da coleta de sangue ser o método mais invasivo para o rastreamento enquanto a coleta de saliva é um dos menos invasivos. Os testes de sangue e de saliva geralmente detectam o consumo de álcool ou de drogas nas últimas 24 a 48 horas, o que os torna um indicador mais preciso de intoxicação aguda. São particularmente úteis como testes realizados após acidentes, com indicação específica e em situações de trabalho. Os testes de bafômetro também mantêm boa correlação com os níveis de álcool no sangue, sendo usados para detectar intoxicação atual como teste mais conveniente para uso no ambiente de trabalho. A determinação de nível alcoólico zero no sangue não leva à conclusão de que não há problema com álcool, uma vez que a maioria dos empregados adictos que se apresenta para avaliação terá suspendido a bebida ou o uso de outras substâncias horas ou dias antes do exame.

O consumo crônico de álcool pode causar lesão direta a determinados sistemas orgânicos, como fígado e medula óssea, o que se reflete no sangue periférico. Os exames de sangue mais utilizados são hemograma completo, particularmente o volume corpuscular médio (VCM), e determinadas dosagens de enzimas hepáticas, particularmente da gamaglutamiltranspeptidase (GGT), comumente elevada quando o consumo de álcool é significativo. Diversos trabalhos demonstraram que o aumento do VCM, em particular, quando combinado com elevação da GGT, identifica mais de 90% dos pacientes com alcoolismo. Esses testes, isoladamente, embora sensíveis, não são muito específicos como marcadores diagnósticos para transtorno por consumo de álcool.

A análise de amostra de cabelo, mais usada para detecção de uso de drogas do que de consumo de álcool, proporciona uma janela de detecção bem mais longa. Como normalmente mede semanas a meses, a probabilidade de resultado falso-negativo para o teste de análise de cabelo é muito menor do que a de outros métodos. Por outro lado, um teste de cabelo negativo é um indicador substancialmente mais forte de que o indivíduo não faz uso de drogas em comparação com outros testes igualmente negativos. O teste de cabelo também é mais sensível; com ele, é possível detectar níveis mais baixos de uso da substância. Os estudos demonstraram que, na mesma planta industrial, o teste de cabelo detecta duas vezes mais usuários de drogas do que os testes de urina. Enquanto a análise de urina, sangue e saliva revela uso recente, o teste com cabelo revela a história de consumo, inclusive se o padrão de uso é crescente ou decrescente. Embora o teste de cabelo não forneça um quadro preciso do uso recente, confirma se os funcionários testados positivos em outra amostra são usuários habituais. Sua acurácia e a possibilidade de visão histórica do uso de drogas fazem do teste de cabelo uma modalidade particularmente adequada ao rastreamento antes da contratação.

A utilização de uma combinação dos testes de urina, saliva ou sangue e cabelo compõe o quadro mais preciso e abrangente sobre o uso de drogas. Ao avaliar um paciente sobre transtorno por uso de qualquer substância psicoativa, os exames laboratoriais jamais devem ser feitos isoladamente, mas sim, para confirmar dados obtidos com a anamnese cuidadosamente realizada e com o exame físico.

▶ Revisor médico oficial

Os testes para drogas levaram ao surgimento de um novo papel para os médicos, o de revisor médico oficial (MRO – *medical review officer*). Mais de 12 mil médicos completaram a formação para MRO com o programa ACOEM (American College of Occupational and Environmental Medicine). Ao MRO, cabe revisar os testes de urina com resultados positivos e, também, assegurar a "cadeia de custódia" da amostra desde sua coleta até o laboratório. O MRO também avalia circunstâncias atenuantes em caso de teste de urina positivo (p. ex., o funcionário que vinha tomando medicamentos prescritos na coleta da urina). O aumento recente no uso de medicamentos prescritos indicados por diagnóstico legítimo representa um desafio específico para o MRO, que é responsável por determinar quando uma prescrição válida causa prejuízos graves à função exercida na empresa. O MRO deve conhecer profundamente a farmacologia das drogas sendo rastreadas, as causas de resultados falso-positivos e falso-negativos, a especificidade das diversas técnicas laboratoriais usadas nos testes e as questões legais relacionadas com esses testes. Tais questões legais incluem regulamentos federais para testes de drogas, processo legal e confidencialidade devida ao funcionário.

Programas de assistência ao funcionário

Os profissionais dos Programas de Assistência aos Funcionários (EAP – Employee Assistance Programs) representam um recurso útil para o médico do trabalho. Esses programas garantem aos trabalhadores rastreamento confidencial para uso de substâncias e transtornos da saúde mental, orientação breve, encaminhamento individual a tratamento apropriado e acompanhamento do progresso do tratamento. As chaves do sucesso do EAP são: (1) autorização clara da gerência para os serviços do EAP; (2) política não punitiva dos funcionários que busquem os serviços do profissional de EAP; (3) apoio de todas as instâncias da empresa, incluindo gerências, representantes sindicais, supervisores e funcionários; e (4) conhecimento dos funcionários sobre os serviços prestados pelo EAP. O objetivo é motivar o funcionário a buscar assistência junto ao EAP para solucionar o problema e retornar ao trabalho com desempenho aceitável. Problemas pessoais não solucionados, incluindo problemas com drogas e álcool, geralmente levam a desempenho insuficiente no trabalho e, com frequência, terminam em demissão.

▶ Exame psiquiátrico para avaliar aptidão para a função

Quando o comportamento do funcionário se torna perturbador, perigoso ou ameaçador, pode-se solicitar, a um psiquiatra, que realize um exame de aptidão à função para determinar se o funcionário está apto a realizar suas funções essenciais no trabalho, de forma efetiva e segura. Essa indicação pode surgir em relação a um funcionário que, sabida ou presumivelmente, tem problemas com uso abusivo de substâncias, uma vez que o álcool e outras drogas causam sintomas graves com frequência, incluindo pensamentos suicidas e homicidas, agitação, paranoia, alucinações e distúrbio cognitivo grave. Os funcionários que apresentam qualquer um desses sintomas provavelmente não estão aptos a realizar suas funções no trabalho; correm risco de causar um acidente ou lesão em si próprios, em colegas ou no público; e, talvez, estejam em risco de cometer suicídio ou homicídio.

Quando se supõe que um funcionário está com esse grau de incapacidade, a empresa deve colocá-lo em licença administrativa ou médica e requerer diretamente o exame psiquiátrico de aptidão ao trabalho, ou solicitar a um psiquiatra, profissional do EAP ou médico do trabalho que confirme essa necessidade. O afastamento de um funcionário incapacitado do ambiente de trabalho evidentemente atende aos interesses da empresa. Esse funcionário normalmente não retorna ao trabalho sem que tenha passado pelo exame psiquiátrico de aptidão, completado o tratamento prescrito e seja reavaliado por psiquiatra para assegurar que voltou a ser capaz de realizar suas funções de forma segura.

REFERÊNCIAS

Ames GM: Prevention interventions of alcohol problems in the workplace. Alcohol Res Health 2011;34:175 [PMID: 22330216].

Bouchery EE: Economic costs of excessive alcohol consumption in the United States. Am J Prev Med 2011;41:516 [PMID: 23258960].

Compton WM: Crosswalk between DSM-IV dependence and DSM-5 substance use disorders for opioids, cannabis, cocaine and alcohol. Drug Alcohol Depend. 2013 May 1. doi:pii: S0376-8716(13)00107-5. 10.1016/j.drugalcdep.2013.02.036. [Epub ahead of print] [PMID: 23642316].

Frone MR: Workplace substance use climate: prevalence and distribution in the U.S. workforce. J Subst Use 2012;71:72 [PMID: 23258960].

Jacobson JM: Employee assistance program services for alcohol and other drug problems: implications for increased identification and engagement in treatment. Am J Addict 2012;21:468 [PMID: 22882398].

Marchand A: Work and high-risk alcohol consumption in the Canadian workforce. Int J Environ Res Public Health 2011;8:2692 [PMID: 21845153].

Maxwell JC: The prescription drug epidemic in the United States: a perfect storm. Drug Alcohol Rev 2011;30:264 [PMID: 21545556].

Reisfield GM: A protocol to evaluate drug-related workplace impairment. J Pain Palliat Care Pharmacother 2013;27:43 [PMID: 23527668].

Schulden JD: Clinical implications of drug abuse epidemiology. Psychiatr Clin North Am 2012;35:411 [PMID: 22640763].

Tsanaclis LM: Workplace drug testing, different matrices different objectives. Drug Test Anal 2012;4:83 [PMID: 22362574].

U.S. Department of Health and Human Services Substance Abuse and Mental Health Services Administration: Results from the 2011 National Survey on Drug Use and Health. Publication No. 2012;(SMA)12-4713.

U.S. Department of Justice Drug Intelligence Center: The Economic Impact of Illicit Drug Use on American Society. Product No. 2011-Q0317-002.

■ QUESTÕES PARA AUTOAVALIAÇÃO

Selecione a resposta correta para cada questão:

Questão 1: Os transtornos por consumo de substâncias psicoativas:
   a. geralmente são acompanhados por declínio nas funções sociais e ocupacionais
   b. são ignorados no ambiente de trabalho uma vez que há expectativas claramente definidas quanto à frequência, desempenho no trabalho e comportamento
   c. sempre ficam evidentes em casa e na vida social cotidiana antes de serem identificados no trabalho
   d. são problemas pessoais que pouco interessam aos profissionais responsáveis pela saúde e pela segurança na instituição

Questão 2: Um critério básico para o diagnóstico de transtorno por consumo de substância é:
   a. fala arrastada e pouco poder de decisão
   b. impulso inconsciente de se ferir
   c. depressão e ansiedade
   d. uso compulsivo apesar dos problemas graves causados pelo consumo da substância

Questão 3: Alcoolismo:
   a. é uma síndrome que não inclui os "alcoolistas pesados"
   b. é o problema de dependência química mais grave encontrado nos ambientes de trabalho

c. leva ao *delirium tremens* em quase todos os casos
d. se apresenta com sintomas cognitivos e fisiológicos com pouco valor diagnóstico para os médicos do trabalho

Questão 4: O questionário CAGE:
a. prediz a quantidade diária de álcool consumida
b. é difícil de aplicar no ambiente de trabalho
c. é uma ferramenta altamente efetiva para estabelecer o diagnóstico de transtorno por consumo de álcool
d. pode ser usado como meio de se contrapor às reivindicações de indenização dos trabalhadores

Questão 5: O tetra-hidrocanabinol (THC):
a. é hidrossolúvel
b. produz sensação de euforia e excitação
c. causa déficit de julgamento e de coordenação motora
d. raramente ou nunca cria um ambiente de trabalho perigoso

Questão 6: A maconha:
a. é a substância mais comumente detectada no exame de urina realizado no ambiente de trabalho
b. é rapidamente absorvida pela pele e pela mucosa intestinal
c. é rapidamente eliminada do organismo e não deixa evidências de uso após 24 horas
d. não aparece na urina mesmo em caso de uso crônico

Questão 7: Sobre a cocaína:
a. sua intoxicação produz aumento da energia, do apetite e da necessidade de sono
b. é usada para superar mania, crises de pânico, paranoia, sintomas psicóticos e comportamento impulsivo violento
c. produz descarga adrenérgica intensa que resulta em taquicardia, hipertensão arterial e midríase
d. os sintomas de abstinência normalmente são apatia, serenidade e perda de consciência

Questão 8: Sobre as anfetaminas:
a. causam menos sinais, como taquicardia, hiperemia e midríase, do que a cocaína
b. na maioiria dos casos, levam a psicose tóxica grave caracterizada por agitação motora, paranoia intensa e violência
c. os sintomas de abstinência são disforia, irritabilidade, fadiga extrema, agitação psicomotora, aumento do apetite e sonhos vívidos
d. seu uso em longo prazo leva a controle estável do peso e desenvolvimento da personalidade

Questão 9: Os opioides:
a. produzem lentificação mental e psicomotora profunda que interfere em quase todas as tarefas de trabalho
b. representam risco para os trabalhadores em ambientes específicos em que há necessidade de usar aparelhos de respiração ou de ventilação
c. são excretados na urina, mas não são rapidamente detectados nos testes na urina
d. produzem muitos resultados falso-positivos nos testes para drogas na urina

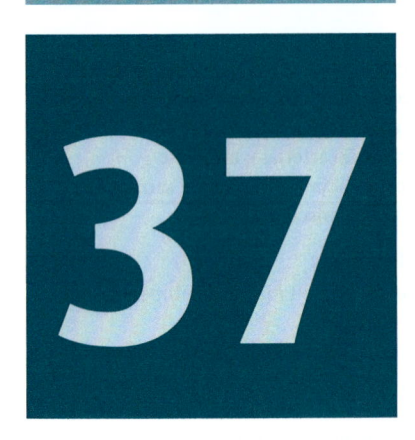

37 Agentes químicos, biológicos, radiológicos, nucleares e explosivos

Marek T. Greer, MD, MPH
Richard Lewis, MD, MPH

Os agentes químicos, biológicos, radiológicos, nucleares e explosivos (CBRNE, do inglês, *Chemical, biological, radiological, nuclear and explosive*) representam uma ameaça crescente aos negócios e às comunidades no mundo. Os profissionais da saúde ocupacional se encontram em posição singular para contribuir com as estratégias de preparação geral. Entre os atributos que o profissional da saúde ocupacional tem para esse desafio estão:

- *Expertise* em toxicologia, doenças infecciosas e trauma físico.
- Treinamento em epidemiologia e reação às emergências.
- Experiência em planejamento de programas de saúde e segurança e em treinamento.
- Familiaridade com o ambiente de negócios e com instalações médicas.

A United States National Security Strategy, de 2010, afirma que não há maior risco para a nação do que o ataque terrorista com arma de destruição em massa. A real natureza dessas ameaças foi recentemente ressaltada com o envio de correspondência, contendo a toxina ricina, à Casa Branca, e com as bombas que explodiram em Boston, em 2013. Os ataques com o bacilo Antraz, em 2001, e a liberação de gás sarin, no metrô de Tóquio, demonstraram o impacto direto e indireto que esses eventos podem produzir nas comunidades, no local de trabalho e no sistema de saúde.

Os esforços nacionais de segurança incluem planejamento e exercícios, pesquisa e desenvolvimento e expansão educacional. Profissionais de diversas áreas trabalhando com parcerias públicas e privadas se uniram para enfrentar as ameaças desses agentes. O que antes era uma área limitada a unidades militares especializadas evoluiu para incluir a linha de frente de reação, policiais, bombeiros, serviços médicos de emergência, unidades de resposta aos materiais perigosos e esquadrões antibomba. A preparação para possíveis atos de bioterrorismo tem muito em comum, com a preparação para pandemias naturais, como a de *Influenza* ou de outras novas ameaças virais, como o vírus SARS, em 2004. Em última análise, uma abordagem coordenada e metódica resultará em nações mais bem preparadas para reconhecer, reagir e conter episódios de terrorismo.

▼ AGENTES QUÍMICOS

Durante a I Guerra Mundial, foram usadas armas químicas que causaram morbidade extensa. Os agentes usados foram principalmente: cloro, agente mostarda e fosgênio. Os agentes do sistema nervosos foram desenvolvidos na Alemanha, durante a II Guerra Mundial, embora, jamais, tenham sido empregados. Nos anos 1950 e 1960, tanto os Estados Unidos como a antiga União Soviética produziram grandes estoques de agentes do sistema nervoso e gás mostarda. Após a assinatura da Convenção das Armas Químicas, em 1996, ambas as nações alegaram ter destruído seus arsenais desses compostos. Em 2013, os Estados Unidos ainda se encontravam em processo de destruição dos seus estoques e fechamento dos arsenais.

As armas químicas (agentes do sistema nervoso e gás mostarda) foram usadas na guerra Irã-Iraque, resultando em mais de 100 mil internações. Essas armas também foram usadas por grupos terroristas, e o episódio mais conhecido foi o lançamento do gás sarin no metrô de Tóquio. Houve 12 vítimas no total, e alguns dos atingidos foram membros das equipes médicas de resgate. Além disso, mais de 5 mil pessoas buscaram atenção médica, sendo que a maioria apresentava evidência de exposição ao tóxico. O episódio de Tóquio demonstrou a necessidade de preparação para tais emergências nas unidades médicas, tanto para se protegerem da exposição secundária quanto para estarem aptos a rastrear o grande número de indivíduos que se apresenta após esse tipo de incidente. O Quadro 37-1 lista os agentes químicos que podem ser usados como arma. Os compostos tóxicos industriais listados serão discutidos em outra parte desta obra.

AGENTES DO SISTEMA NERVOSO

FUNDAMENTOS DO DIAGNÓSTICO

▶ Miose (contato ocular ou toxicidade sistêmica).
▶ Miofasciculações localizadas (contato com a pele).
▶ Salivação e secreções nasais (vapor ou sistêmica).

AGENTES QUÍMICOS, BIOLÓGICOS, RADIOLÓGICOS, NUCLEARES E EXPLOSIVOS   CAPÍTULO 37   641

▶ Broncorreia, sibilos (vapor ou sistêmica).
▶ Abalos musculares difusos.
▶ Sintomas gastrintestinais (cólicas, diarreia).
▶ Urgência urinária.
▶ Desorientação, crise convulsiva.
▶ Paralisia flácida, parada respiratória.

▶ Toxicidade

Os agentes do sistema nervoso são considerados os materiais mais tóxicos produzidos pelo homem. Os agentes série G, tabun, sarin, soman e GF, não são persistentes, enquanto os da série V, como o VX, são persistentes. O LCt_{50} (valor em que a exposição ao vapor ou ao aerossol é letal para 50% da população exposta) para os agentes V é de aproximadamente 50 mg-min/m³ e, para os agentes G, varia de 70 a 400 mg-min/m³. Estima-se que a LD_{50} dérmica seja 10 mg/kg ou menos para os agentes V e entre 30 e 1.000 mg para os agentes G. O risco de exposição para os agentes G é principalmente por inalação, enquanto os agentes V são ameaças principalmente dérmicas.

▶ Considerações gerais

Os agentes do sistema nervoso exercem sua toxicidade inibindo a enzima acetilcolinesterase (AChE) nas terminações sinápticas no interior do sistema nervoso colinérgico, evitando a hidrólise da acetilcolina (ACh). O acúmulo de ACh nas terminações nervosas provoca estimulação repetida e propagação continuada do sinal do neurotransmissor e hiperatividade colinérgica. A acetilcolina é encontrada nos sistemas nervosos central e periférico. Os receptores muscarínicos são encontrados no sistema nervoso autônomo e causam impacto nos órgãos internos, como coração, pulmões, intestinos e bexiga, além das glândulas sudoríparas na pele. Os receptores nicotínicos são encontrados nos gânglios autônomos e nos músculos esqueléticos.

▶ Utilização

Inicialmente, esses agentes foram desenvolvidos como inseticidas, mas em razão de sua extrema toxicidade, seu único uso é como arma química ou atos terroristas. Embora os agentes que atuam no sistema nervoso não tenham sido usados durante a II Guerra Mundial, o Iraque utilizou o tabun e o sarin contra o Irã nos anos 1980. O Iraque também usou essas armas contra a subpopulação de Curdos. Em 2004, dois soldados norte-americanos foram expostos ao sarin em Bagdá. O gás sarin também foi usado por uma seita japonesa, Aum Shinrikyo, por duas vezes como arma de terror, uma em Matsumoto e a outra no metrô de Tóquio. Os agentes do sistema nervoso são considerados uma ameaça real, com ênfase na importância da identificação rápida dessa síndrome tóxica característica.

▶ Absorção, metabolismo e excreção

O agente pode ser absorvido por inalação, contato com a pele ou ingestão. A velocidade de absorção é maior com inalação e contato com mucosas ou com superfície cutânea quente e úmida. A inalação pode causar sintomas em minutos, enquanto o contato com a pele resulta em toxicidade entre 4 e 18 horas. Os agentes variam na sua capacidade de ligação à AChE, alguns "vencendo" imediatamente (irreversível), enquanto outros podem ser liberados. Em geral, a recuperação requer cessação da exposição e recomposição das reservas de AChE.

▶ Manifestações clínicas

A. Sinais e sintomas

A toxidade dos agentes que atuam no sistema nervoso pode ser classificada como leve, moderada ou grave, com base na apresentação clínica. Essas diferenças estão resumidas na Tabela 37-1. A chave para a condução clínica é saber que a exposição ao vapor resulta em efeitos imediatos nos pontos de contato (olhos, mucosas), enquanto o paciente com contato com a pele pode se apresentar com efeitos variáveis, com retardo de horas.

Os efeitos oculares incluem miose, lacrimejamento, conjuntivas injetadas, dor e visão borrada ou reduzida. A miose pode levar até 60 dias para se resolver. Trata-se de um sinal destacado do contato com vapor, mas pode ser tardio em caso de contato com a pele. Rinorreia e salivação extremas são sinais que se destacam, tanto com inalação quanto com exposição dérmica. A avaliação cuidadosa e repetida da respiração é essencial, com

Tabela 37-1 Substâncias que podem ser usadas como agentes de terrorismo químico

Agentes do sistema nervoso
Tabun (Etil *N*, *N*-dimetilfosforamidocianidato)
Sarin (Isopropil-metilfosfonofluoridato)
Soman (Pinacolil-metil-fosfonofluoridato)
GF (ciclohexilmetilfosfonofluoridato)
VX (*o*-etil-[S]-[2-diisopropilaminaetil]metilfosfôniotiolato)

Agentes mostarda
Levisita (composto arsenical alifático, 2-cloro-vinil-dicloro-arsênio)
Mostardas de nitrogênio e enxofre
Fosgênio oxima

Agentes pulmonares
Fosgênio
Cloro

Compostos nitro e agentes oxidantes explosivos
Nitrato de amônia combinado com óleo combustível

Gases e líquidos industriais inflamáveis
Gasolina
Propano

Gases, líquidos e sólidos industriais venenosos
Cianetos
Nitrilas

Ácidos e bases industriais corrosivos
Ácido nítrico
Ácido sulfúrico

sibilos e broncorreia sendo sinais menos favoráveis a requerer tratamento e monitoramento agressivos. O impacto sobre pressão arterial e pulso é variável e não pode ser usado como indicador confiável de exposição. Os sinais e sintomas de estimulação gastrintestinal e urinária indicam toxicidade sistêmica grave. Sudorese e abalos musculares localizados podem ser encontrados no local de exposição ao líquido.

À medida que a dose aumenta, mais fibras e grupos musculares são envolvidos, levando a fasciculações e abalos em todo o corpo. À medida em que o cérebro é atingido, ocorrem confusão mental e crises convulsivas generalizadas. Quando a vítima se recupera, foram observados efeitos neurológicos persistentes, como dificuldade de concentração, distúrbios do sono, alterações do humor e fadiga.

B. Achados laboratoriais

Os agentes do sistema nervoso inibem a atividade da colinesterase eritrocitária. Em caso de intoxicação aguda, o diagnóstico é clínico. Após contato com a pele, a dosagem da atividade da colinesterase eritrocitária pode ser útil, considerando que a inibição ocorre antes do surgimento dos sinais clínicos. Outros testes laboratoriais seriam gasometria arterial ou oximetria de pulso para avaliar a situação respiratória.

▶ Prevenção

Para os trabalhadores em laboratórios de pesquisa ou em ambientes de desmilitarização, entre as práticas de segurança adequadas para agentes químicos, estão contenção do material e proteção adequada para as vias respiratórias e pele.

Kits com antídotos devem estar imediatamente disponíveis e deve haver uma equipe de saúde treinada para seu uso. Os responsáveis pelo atendimento deverão usar proteção respiratória e cutânea até que tenham certeza de que as vítimas foram descontaminadas.

▶ Tratamento

O tratamento envolve eliminação da exposição, descontaminação, suporte básico/avançado de vida e administração de antídotos. A atropina bloqueia a ACh nos sítios muscarínicos, que leva à secura das secreções. Nos casos graves, podem ser necessárias grandes quantidades de atropina. A pralidoxima é usada para remover o agente da AChE, restaurando a atividade enzimática normal. Os benzodiazepínicos (diazepam e midazolam) são usados como anticonvulsivantes. Esses medicamentos estão disponíveis na forma de autoinjeções para uso em emergência. O DuoDote é uma combinação de 2 mg de atropina e 600 mg de pralidoxima. O diazepam (10 mg IM [intramuscular]) também está disponível na forma de autoinjeção. As recomendações para tratamento de emergência estão descritas nas Tabelas 37-1 e 37-2.

▶ Prognóstico

O prognóstico depende de identificação rápida, descontaminação imediata e administração dos antídotos. Os casos leves a moderados devem ter recuperação total. Os casos de envenenamento grave podem ter sequelas neurológicas em longo prazo durante muitos meses.

Tabela 37-2 Exposição a vapor de agente com atuação no sistema nervoso – sinais clínicos surgidos precoce ou imediatamente

	Achados clínicos	Ações
L E V E	Sem sintomas Miose unilateral ou miose apenas após exposição ao vapor Rinorreia leve acompanhada de outros sintomas Rinorreia e aperto no tórax	Nenhum tratamento/observação/coleta de ChE Uma dose de ATNAA* ou de DuoDote repetida a cada 5-10 min, se os sintomas persistirem
M O D E R A D A	Aperto no tórax, tosse, broncorreia Náuseas, vômitos, diarreia Fasciculações, perda de força muscular	Duas doses de ATNAA ou de DuoDote imediatamente com doses adicionais a cada 5-10 min, se os sintomas não cederem Um diazepam ou midazolam após exposição a agentes não tradicionais Oxigênio
G R A V E	Aperto no tórax/dispneia, secreções abundantes, esforço respiratório, apneia Sintomas gastrintestinais Miofasciculações, paralisia flácida Alteração do estado mental/crises convulsivas/LOC**	Três doses de ATNAA ou de DuoDote Injeção de uma ampola de diazepam ou de midazolam Repetir a cada 5 min, se as convulsões persistirem até três doses Oxigênio Suporte de vias respiratórias até que esteja apto para transporte

*N. de T. ATNAA é a sigla para Antidote Treatment Nerve Agent, Auto-injector.
**N. de T. Sigla em inglês para nível de consciência (level of consciousness). Também usada para perda de consciência (loss of consciousness).

AGENTES QUÍMICOS, BIOLÓGICOS, RADIOLÓGICOS, NUCLEARES E EXPLOSIVOS

Tabela 37-2 Exposição cutânea à agente que atua no sistema nervoso – os sinais clínicos podem ser variáveis e tardios

	Achados clínicos	Ações
NENHUM	Sem sintomas	Nenhum tratamento/observação/coleta de ChE Fornecer informações sobre contato de emergência
LEVE	Sudorese/fasciculações localizadas	Uma dose de ATNAA ou de DuoDote repetida a cada 5-10 min, se os sintomas persistirem Observação médica por 12-24 h
MODERADA	Fasciculações moderadas, perda de força muscular Náuseas, vômitos, diarreia, fraqueza generalizada Cefaleia	Duas doses de ATNAA ou de DuoDote imediatamente com doses adicionais a cada 5-10 min, se os sintomas não cederem Um diazepam ou midazolam Oxigênio
GRAVE	Aperto no tórax/dispneia, secreções abundantes, apneia Sintomas gastrintestinais Miofasciculações/paralisia flácida generalizadas Alteração do estado mental/crises convulsivas/LOC	Três doses de ATNAA ou de DuoDote Injeção de uma ampola de diazepam ou de midazolam Repetir a cada 5 min, se as convulsões persistirem até 3 doses Oxigênio Suporte de vias respiratórias até que esteja apto para transporte

GÁS MOSTARDA

FUNDAMENTOS DO DIAGNÓSTICO

▸ Irritação ocular, visão borrada.
▸ Bolhas na pele.
▸ Irritação respiratória/broncoespasmo.
▸ Efeitos respiratórios tardios (pneumonia, bronquiectasia).
▸ Supressão da medula óssea.
▸ Dor aguda/toxicidade por arsênio (HL, Levisita).

▸ Toxicidade

O gás mostarda foi utilizado como arma química em diversas ocasiões, causando morbidade significativa. O LCt_{50} (valor em que a exposição ao vapor ou ao aerossol é letal para 50% da população exposta) é de aproximadamente 1.500 mg-min/m³. O LD50 de uma dose líquida é de aproximadamente 100 mg/kg. As vias de exposição são por inalação, contato com a pele e ingestão.

▸ Considerações gerais

O gás mostarda é pouco volátil e é persistente. Além disso, é cinco vezes mais denso que o ar e se acumula em áreas baixas. A volatilidade aumenta em climas mais quentes, e o gás se torna uma grande ameaça com temperaturas acima de 37,7°C. A molécula de gás mostarda é altamente reativa e atua como alquilante, causando lesão celular. Esse agente vesicante também tem leve atividade colinérgica.

▸ Utilização

A efetividade do gás mostarda no campo de batalha foi logo reconhecida e o gás foi usado pela Alemanha, seus Aliados e pela Itália na I Guerra Mundial. O gás também foi usado pelos japoneses contra chineses e contra egípcios no Iêmen e, mais recentemente, pelo Iraque na guerra Irã-Iraque. Observou-se que, na I Guerra Mundial, esse agente não foi usado até próximo do último ano do conflito, mas é considerado responsável por 70% das internações químicas e por 1,5 a 5 milhões de internações durante essa guerra. Em razão dos grandes estoques de gás mostarda, esse agente ainda é considerado uma ameaça.

▸ Absorção, metabolismo e excreção

O gás mostarda é altamente reativo e penetra na derme e nas mucosas. Reage rapidamente com o DNA celular, perturbando sua função e causando dano. Uma vez que tenha reagido, deixa de estar disponível e não é encontrado em líquidos, como secreção de vesículas ou outros líquidos biológicos.

Achados clínicos

A. Sinais e sintomas

Os olhos são os mais sensíveis à exposição do gás mostarda, com efeitos observados com doses muito inferiores àquelas necessárias para lesão de pele e de vias respiratórias. Conjuntivite ou olhos hiperemiados, lacrimejamento, edema e sensação de areia nos olhos foram descritos. Blefarospasmo, nebulosidade e hemorragia da córnea também podem ser encontrados, sendo a cegueira uma possível complicação. O vapor também afeta as áreas quentes e úmidas da pele, como axilas, virilhas e fossa antecubital. Os sintomas são semelhantes aos de queimadura do sol, com eritema ocorrendo após várias horas. Mais tarde, ocorrem vesículas que coalescem, formando grandes bolhas ao longo das 24 a 36 horas seguintes.

O envolvimento pulmonar resulta de lesão tecidual direta a partir das vias respiratórias superiores até os brônquios. Os sintomas são rouquidão, espirros, rinorreia, dor de garganta e tosse. Com o aumento da dose, ocorrem eritema e edema da mucosa, roncos e estertores. Níveis altos de exposição podem causar espasmo de laringe, pneumonite química e desconforto respiratório agudo. Seguindo-se aos sintomas agudos, é possível a formação de pseudomembrana, causando obstrução mecânica. Raramente, a absorção sistêmica causa supressão da medula óssea. Entre as complicações da exposição menos intensa, estão bronquite e/ou pneumonia bacteriana.

B. Achados laboratoriais

Os exames laboratoriais básicos são hemograma completo, gasometria arterial e radiografia do tórax. A urina, o líquido obtido nas vesículas e o plasma podem ser testados para a presença de tiodiglicol, SBMTE ou de aductos proteicos de tiodiglicol para confirmação pós-exposição. As informações sobre como solicitar esses testes laboratoriais junto aos Centers for Disease Control encontram-se em http://emergency.cdc.gov/chemical.

Prevenção

Para os trabalhadores em laboratórios de pesquisa e nos locais de desmilitarização, entre as práticas de segurança para agentes químicos, estão a contenção do produto e o uso de equipamentos de proteção individual.

Tratamento

A descontaminação é a etapa mais importante no tratamento. Se houver descontaminação nos dois minutos seguintes à exposição, é improvável que ocorra qualquer dano. A exposição dos olhos é uma emergência médica que requer irrigação imediata com quantidades abundantes de solução isotônica estéril ou de água. Pode-se utilizar a lente de Morgan para irrigação abundante contínua. Há indicação de consulta oftalmológica imediata.

O contato com a pele dos agentes mostarda não resultam em sintomas imediatos. A interação celular pode ocorrer em 1 a 2 minutos, com efeitos clínicos identificáveis em 2 a 48 horas (geralmente entre 4 e 8 horas). Mesmo quando não tenha ocorrido no prazo ideal de 2 minutos, a descontaminação é essencial e deve ser feita com quantidades abundantes de água e sabão. Há loções para descontaminação da pele disponíveis para descontaminação localizada, mas não há antídotos específicos para os agentes mostarda. Com o passar do tempo, é possível que a área de queimadura química requeira desbridamento ou enxerto de pele.

Prognóstico

Com a descontaminação imediata o prognóstico é excelente. As lesões químicas nos tecidos causadas pelo agente mostarda têm recuperação lenta. As lesões graves dos olhos podem levar até 2 meses para cicatrizar ou podem ficar permanentes. As lesões pulmonares podem levar semanas ou meses para se estabilizarem. O impacto das lesões de pele depende de sua extensão e da gravidade do dano e da necessidade de enxertos cutâneos.

AGENTES E TOXINAS BIOLÓGICOS

Após a II Guerra Mundial, os Estados Unidos e a Rússia, entre outras nações, começaram a investigar o uso potencial de armas biológica, incluindo bacilo Antraz, *Francisella tularensis,* toxina botulínica, entre outros. Embora a Convenção Internacional de Armas Biológicas de 1975 tenha afirmado que essas nações jamais "desenvolveriam, produziriam, estocariam ou adquiririam ou conservariam agentes ou toxinas microbiológicas independentemente de sua origem [...] com propósitos bélicos ou em conflitos armados", diversas pesquisas continuaram nos anos 1990. A ampla disponibilidade dos agentes biológicos fez deles uma grande ameaça terrorista. Nas últimas décadas, testemunha-se o uso real de antraz, toxina ricina, salmonela e outros agentes por terroristas. Segue-se uma discussão sobre os principais agentes biológicos e toxinas preocupantes.

ANTRAZ (*BACILLUS ANTHRACIS*)

FUNDAMENTOS DO DIAGNÓSTICO

- Cutâneos: pápulas serossanguinolentas que evoluem para necrose.
- Inalatórios: dispneia, dor torácica, alargamento do mediastino.
- Gastrintestinais: dor inespecífica, desconforto.

Capacidade de contaminação

- Cutânea: estima-se que sejam necessários 10 ou menos esporos.
- Inalatória: dose média letal (LD_{50}) = 2.500 a 50 mil esporos.
- Transmissão entre indivíduos é improvável.
- Vacina: a Biothrax (vacina adsorvida contra antraz) é efetiva.

AGENTES QUÍMICOS, BIOLÓGICOS, RADIOLÓGICOS, NUCLEARES E EXPLOSIVOS

▶ Considerações gerais

O antraz é uma doença infecciosa que afeta animais e humanos. É causada pelo *Bacillus anthracis*, um bastonete gram-positivo, formador de esporos, aeróbio ou anaeróbio facultativo. Seus esporos são resistentes e persistem no solo, e o *B. anthracis* comumente infecta ruminantes no pasto. "Doença dos cardadores de lã" foi uma denominação usada para descrever o antraz cutâneo e inalatório que ocorreu no início do século 20 por contaminação de pelo contaminado. A infecção por *B. anthracis* se inicia quando os esporos são ingeridos por macrófagos e se tornam vegetativos. A bactéria em divisão forma uma cápsula de proteção e produz toxinas celulares que causam destruição celular e edema. A doença clínica assume diferentes formas com base na via de exposição.

▶ Utilização

Em razão de sua duração no ambiente, os esporos de *B. anthracis* foram transformados em arma por várias nações antes de serem banidos por tratados internacionais. Em 1979, sua liberação em uma instalação produtora de armas biológicas na antiga União Soviética causou mais de 70 mortes por inalação de antraz. Esporos de antraz foram enviados por correio para oficiais do governo dos Estados Unidos em 2001, causando 22 casos de doença (11 cutâneas e 11 por inalação, com 5 mortes) e determinando o tratamento profiláticos de quase 10 mil pessoas. O *B. anthracis* é agente específico que requer registro no CDC antes de ser adquirido, usado, estocado ou transferido.

▶ Manifestações clínicas

A. Sinais e sintomas

O **antraz inalatório** se inicia com sintomas inespecíficos de mal-estar, fadiga, mialgia e febre. Podem estar presentes dor/desconforto torácico leve e tosse não produtiva. Após 2 a 3 dias com esses sintomas, é possível haver um curto período de melhora. Esse período de melhora é seguido por instalação súbita de desconforto respiratório crescente, com dispneia, estridor, cianose, dor torácica mais intensa e diaforese. Pneumonia não tem sido um achado constante, mas pode ocorrer em alguns pacientes. A meningite está presente em até 50% dos casos e alguns pacientes apresentam crises convulsivas.

O **antraz cutâneo** surge na forma de pequenas pápulas que evoluem para vesículas contendo líquido serossanguíneo. O líquido pode conter muitos organismos e poucos leucócitos. Normalmente, a vesícula se rompe deixando uma úlcera necrótica. A lesão geralmente é indolor. É possível haver edema que ocasionalmente é massivo, englobando toda a face ou todo o membro. Os pacientes em geral apresentam febre, mal-estar e cefaleia. Também é possível haver linfadenite (aumentos dos linfonodos).

O **antraz gastrintestinal** é raro e ocorre após ingestão. Apresenta-se com sintomas inespecíficos como náuseas, vômitos e febre. Esse quadro é seguido, na maioria dos casos, por dor abdominal intensa, vômitos com sangue e diarreia sanguinolenta. Os pacientes com doença da orofaringe se apresentam com dor intensa na garganta ou com úlcera oral ou tonsilar, geralmente associada à febre, toxemia e edema cervical causado por linfadenite cervical ou submandibular e edema. Disfagia e desconforto respiratório também podem estar presentes.

B. Laboratório

O diagnóstico depende da identificação da bactéria em cultura ou bacterioscopia por gram. As lesões também podem ser testadas para a presença de organismos, utilizando ensaios de reação em cadeia da polimerase (PCR) ou imunofluorescência. A linfadenopatia com alargamento do mediastino pode estar presente na radiografia do tórax.

▶ Prevenção

Há uma vacina autorizada (***BioThrax***). Para trabalhadores em risco de exposição por via respiratória, a vacina é administrada por via intramuscular (0,5 mL) na primeira série com 0, 1 e 6 meses, seguidas por reforços aos 12 e 18 meses. Daí em diante, é recomendável realizar reforços anuais. Considera-se que os indivíduos estão adequadamente imunizados 4 semanas após a segunda dose da vacina. Atualmente, a vacina contra antraz não é recomendada para o público em geral em cenário pré-evento. Entre as possibilidades pós-evento, estão programas de vacinação acelerada e antibioticoterapia.

Para pesquisadores, recomendam-se práticas de biossegurança nível 2 ou 3, contenção e instalações apropriadas para atividade, usando culturas, matérias clínicos e possíveis aerossóis. O hipoclorito de sódio (água sanitária) tem alto poder de desinfecção do *B. anthracis* quando usado na concentração de 0,79%, com tempo mínimo de contato de 20 minutos.

▶ Tratamento

Para tratamento efetivo, os antibióticos devem ser iniciados assim que possível a partir da suspeita de exposição. As atuais recomendações do CDC para profilaxia pós-exposição (PEP) inalatória ao *B. anthracis* determinam administração de antibioticoterapia oral por 60 dias, com ciprofloxacino (500 mg por dia), ou doxiciclina (100 mg duas vezes ao dia). Os indivíduos não vacinados também recebem série de 3 doses da vacina contra antraz. A escolha do antibiótico deve ser baseada na resistência bacteriana, se conhecida. Recomenda-se transição para amoxicilina nos casos em que a bactéria for sensível a penicilina. Essa indicação é considerada "informal" (*off-label*). Ciprofloxacino e doxiciclina são recomendados para tratar os casos não complicados de antraz.

▶ Prognóstico

Caso não seja tratado, estima-se que 100% dos casos de antraz inalatório evoluam para óbito. Esse dado enfatiza a importância de contenção, proteção respiratória e tratamento clínico imediato. A vacinação é efetiva na prevenção da doença em animais de laboratório. O tratamento imediato com antibiótico resultou em taxa de sobrevida acima de 55% no surto recentemente publicado.

BURKHOLDERIA MALLEI & PSEUDOMALLEI

FUNDAMENTOS DO DIAGNÓSTICO

- Febre, mal-estar, mialgia.
- Lesões ulceradas, granulomatosas em pele e mucosas.
- Recidiva e/ou reativação do processo de doença muitos anos depois.

Dose infecciosa

Burkholderia pseudomallei:

Dose infecciosa: desconhecida em humanos (LD_{50} em animais varia de $< 2 \times 10^0$ a $6,3 \times 10^6$ cfu).

Pessoa a pessoa: rara (transmissão via sangue).

Burkholderia mallei:

Dose infecciosa: desconhecida em humanos (LD_{50} em animais varia de 1×10^0 a 5×10^4 cfu).

Pessoa a pessoa: improvável (transmissão via sangue ou secreção nasal).

Considerações gerais

Burkholderia mallei (mormo) e *pseudomallei* (melioidose) são zoonoses muito semelhantes aos reservatórios naturais em cavalos, mulas, jumentos e caprinos. A *B. pseudomallei* também ocorre em suínos, primatas, roedores, felinos e pássaros. Esses microrganismos podem infectar humanos, sendo que o *B. pseudomallei* é o mais frequente dos dois. A disseminação aos humanos ocorre por inalação, contato da pele (por pequenas escoriações) ou contato com mucosas. Ambas as doenças têm período de incubação variável entre 1 e 21 dias. O tratamento é difícil e requer diversos antibióticos, e a taxa de fatalidade nos casos não tratados é alta. Os indivíduos com imunidade prejudicada (diabéticos, alcoolistas, renais crônicos, portadores de fibrose cística e pacientes em uso de corticosteroides) têm maior risco.

A evolução grave, o contágio por aerossol e a disponibilidade em todo o mundo determinaram a inclusão desses patógenos como possíveis agentes de guerra biológica ou de bioterrorismo e, atualmente, fazem parte da lista de agentes dos Centers for Disease Control.

Utilização

O *B. mallei* foi usado como arma biológica durante a Guerra Civil Norte-Americana, I Guerra Mundial, II Guerra Mundial e no Afeganistão. O agente foi usado pela Alemanha, na I Guerra Mundial, para interromper o transporte de tropas. O *B. pseudomallei* infectou tropas durante o conflito entre França e Indochina e na Guerra do Vietnã. Diversos países se mostraram interessados nesses agentes em seus programas de armas biológicas. A antiga União Soviética desenvolveu e talvez tenha utilizado o *B. mallei* no Afeganistão. Bioterroristas podem ter acesso rápido a esses agentes e causar um grande número de fatalidades.

Manifestações clínicas

A. Sinais e sintomas

Cada um pode produzir infecção aguda localizada, septicemia aguda, infecção pulmonar aguda e infecção supurativa crônica. A gravidade da doença depende de via de exposição, virulência, grau de inoculação e saúde do hospedeiro.

B. pseudomallei e *B. mallei* causam primariamente **infecção pulmonar aguda** após exposição por inalação ou disseminação hematogênica por septicemia. O quadro clínico de apresentação é inespecífico, com febre, tosse, dor torácica, hemoptise, taquipneia ou faringite. O paciente pode se apresentar com uma forma mais crônica de infecção, com perda de peso, lesões cavitárias nos lobos superiores, hemoptise e infiltração pulmonar, quadro semelhante ao da tuberculose.

A **infecção aguda localizada** tem origem na exposição de mucosas, injeção percutânea ou contato com a pele em que existam pequenas escoriações. O período de incubação no local é tipicamente inferior a 6 dias, e o resultado é abscessos locais, celulite e linfadenite. Febre, mal-estar e septicemia podem ocorrer subsequentemente. A **infecção septicêmica aguda** inclui sintomas como febre, mialgia, pneumonite, hepatoesplenomegalia e choque. A **infecção supurativa crônica** pode causar lesões cutâneas ou abscessos internos.

Com o *B. mallei*, a **infecção pulmonar aguda** pode ser mais intensa e incluir febre, mal-estar, calafrios e dor torácica. O *B. pseudomallei* tem período de incubação mais variável e probabilidade muito maior de recidiva após o tratamento e de se tornar crônico.

B. Achados laboratoriais

Como resultado laboratorial, há a leucocitose inespecífica. Entre os sinais na radiografia do tórax, estão: infiltrado, cavitações e/ou lesões miliares. É possível identificar abscessos na tomografia computadorizada (TC) e na ultrassonografia. O diagnóstico definitivo requer isolamento e identificação positiva do microrganismo. Embora não exista qualquer teste diagnóstico *in vitro* validado, a aglutinação/fixação do complemento, assim como a PCR têm sido usadas em base experimental. O Quadro 37–2 lista os critérios propostos para o diagnóstico de mormo pulmonar agudo em humanos.

Prevenção

Tanto o *B. mallei* quanto o *B. pseudomallei*, são considerados ameaças aos trabalhadores em laboratórios com possível exposição por aerossol ou contato com a pele. Para trabalhar com

AGENTES QUÍMICOS, BIOLÓGICOS, RADIOLÓGICOS, NUCLEARES E EXPLOSIVOS

CAPÍTULO 37 — 647

Quadro 37-2 Critérios diagnósticos para mormo pulmonar

1. Sintomas sistêmicos (febre, calafrios, mialgias, fadiga, cefaleia, dor torácica de tipo pleurítica)
2. Radiografia do tórax com infiltrados (segmentares ou lobares, ou nódulos opacos)

E qualquer um dos seguintes:
- Isolamento do *B. mallei* no sangue ou no escarro

OU

- Título inespecífico em ensaio imuno-histoquímico para espécies de *Burkholderia* com aumento de 4 vezes na titulação

---

esses agentes, a norma exige biossegurança de nível 3, se houver risco de aerossol ou gotículas. É importante o uso de protetores respiratórios e para a pele. A descontaminação com hipoclorito de sódio (água sanitária) é efetiva na concentração de 0,79% e contato por 20 minutos.

▶ **Tratamento**

Há poucas informações acerca do uso de antibióticos para o tratamento de humanos infectados. O tratamento preferencial para antibioticoterapia oral é feito com sulfametoxazol mais trimetoprima (TMP-SMX), com ou sem medicação adjuvante (doxiciclina). As posologias recomendadas são apresentadas na Tabela 37-3.

▶ **Prognóstico**

Dada sua raridade, é difícil estabelecer o prognóstico para os casos de mormo em comparação com a melioidose mais comum. Nos casos com infecção pulmonar aguda e sepse, a taxa de fatalidade pode chegar a 90%. Mesmo após o tratamento, a taxa de casos fatais ainda se aproxima de 40%. As infecções localizadas normalmente são muito menos graves, com taxa de mortalidade inferior a 20% entre os casos tratados. As infecções supurativas crônicas podem durar muitos anos, com necessidade de várias sessões de tratamento.

Tabela 37-3 Recomendações para tratamento de melioidose e de mormo

Terapia intensiva IV	Terapia oral para erradicação
Imipenem 25 mg/kg até 1 g 6/6 h Ou	TMP-SMX 8/40 mg/kg até 320 mg/1600 mg 12/12 h e
Meropenem 25 mg/kg até 1 g 8/8 h Ou	Doxiciclina 2,5 mg/kg até 100 mg 12/12 h Ou
Ceftazidima 50 mg/kg até 2 g 6/6 h	Amoxicilina-clavulanato 500 mg 8/8 h ou 875 mg 12/12 h para adultos

---

PESTE (*YERSINIA PESTIS*)

FUNDAMENTOS DO DIAGNÓSTICO

▶ Aumento dos linfonodos (forma bubônica).

▶ Febre, tosse, pneumonia rapidamente progressiva, hemoptise (forma pneumônica).

▶ Febre, calafrios, prostração, dor abdominal, choque (forma septicêmica).

▶ **Capacidade de infecção**

Dose para infecção:	estimada em 100 a 500 organismos (aerossol) (alguns estudos laboratoriais em animais demonstraram que seria < 100 organismos).
Pessoa a pessoa:	perdigotos de vítimas da forma pneumônica
Vacina:	Não há
Profilaxia:	Doxiciclina 100 mg VO 2x/dia ou ciprofloxacino 500 mg VO 2x/dia por 10 dias

▶ **Considerações gerais**

A peste é causada pela bactéria *Yersinia pestis*, um cocobacilo gram-negativo imóvel. Essa bactéria é encontrada naturalmente em roedores selvagens e pulgas. A peste é endêmica em muitas regiões do mundo, incluindo o Oeste dos Estados Unidos. Ainda há surtos naturais de peste, com até 4.500 casos e 300 mortes relatadas anualmente pela Organização Mundial da Saúde. A *Y. pestis* é um agente ordem 1 que requer registro nos CDCs para posse, uso, armazenamento ou transporte.

▶ **Utilização**

A *Y. pestis* continua sendo um agente biológico preocupante no que se refere ao uso por terrorista em razão da ampla disponibilidade e vetores naturais para disseminação da doença. A Peste pneumônica pode ser espalhada de pessoa a pessoa com contato próximo. Até o momento, não há surto comprovado por liberação intencional do organismo.

▶ **Manifestações clínicas**

A. Sinais e sintomas

O paciente com **peste pneumônica** se apresenta com febre, cefaleia, fraqueza e pneumonia de evolução rápida. As vítimas evoluem com taquipneia, dor torácica, tosse produtiva e escarro líquido ou sanguíneo. Quando não tratada, a pneumonia evolui por 2 a 4 dias, causando insuficiência respiratória, choque e morte. A Peste pneumônica pode se disseminar de pessoa a pessoa por inalação de secreções infectadas com contato próximo.

O paciente com **peste bubônica** se apresenta com febre de instalação súbita, cefaleia, calafrios, fraqueza e linfonodos aumentados e dolorosos (bubões) na região que drena o local da mordedura ou da exposição percutânea. Sem tratamento apropriado, o paciente pode evoluir com sepse.

A **peste septicêmica** produz febre, calafrios, prostração, dor abdominal, choque, sangramento na pele e em outros órgãos e pode levar rapidamente à morte. A coagulação intravascular disseminada pode causar escurecimento da pele e de outros tecidos, especialmente dedos dos pés e das mãos e nariz. A forma septicêmica pode ocorrer como quadro de apresentação da peste, ou pode ser secundária a formas bubônica ou pneumônica não tratadas. O sangue e outros líquidos corporais são infectantes e podem causar exposição secundária.

B. Laboratório

Os resultados dos testes laboratoriais mantêm relação com a natureza e a gravidade da doença. A coagulação intravascular disseminada é uma evolução menos favorável. É possível identificar cocobacilo gram-negativo na coloração pelo gram de escarro ou de aspirado de bubão. A coloração de Wayson revela um bacilo de cor azul clara com corpúsculos polares azuis escuros. O diagnóstico definitivo é feito com o isolamento do microrganismo em cultura de sangue, escarro ou aspirado de bubão.

▶ Tratamento

Para um tratamento efetivo, devem ser administrados antibióticos de amplo espectro nas primeiras 24 horas desde a instalação dos sintomas. A estreptomicina tem aprovação do FDA para tratamento da peste, embora muitos outros antibióticos sejam efetivos, como aminoglicosídeos, tetraciclina, cloranfenicol e fluoroquinolonas. A antibioticoterapia profilática com doxiciclina, 100 mg VO, duas vezes ao dia, ou ciprofloxacino, 500 mg VO, duas vezes ao dia, durante 10 dias, protege indivíduos que tenham tido contato direto com vítimas infectadas, aerossol ou qualquer material suspeito ou sabidamente contaminado com *Y. pestis*.

▶ Prevenção

Não há vacina contra a peste. É essencial o uso de equipamentos de proteção individual quando se trabalha com o microrganismo em laboratório. O trabalho com cultura, manipulação de amostras e outros exemplares potencialmente infectados com *Y. Pestis* deve ser conduzido por equipe treinada e apropriada paramentada com EPI, em sala com segurança biológica, em laboratório com nível de segurança 3 (BSL-3). O hipoclorito de sódio (água sanitária) é um desinfetante efetivo para *Y. pestis* quando usado na concentração de 0,79%, com período mínimo de contato de 20 minutos.

▶ Prognóstico

A identificação precoce e o tratamento rápido devem resultar em recuperação total. Uma vez que o paciente evolua com complicações septicêmicas, a taxa de fatalidade varia entre 30 e 50% apesar do tratamento.

TULAREMIA (*FRANCISELLA TULARENSIS*)

FUNDAMENTOS DO DIAGNÓSTICO

▶ Lesões ulcerativas na pele, linfadenopatia (forma ulcero-glandular).
▶ Febre, prostração (forma tifoide).
▶ Pneumonite subclínica.

▶ Capacidade de infecção

Dose para infecção:	10 a 50 organismos após inalação ou injeção
Pessoa a pessoa:	Não
Vacina:	A vacina de cepa de *F. tularensis* viva encontra-se em fase de pesquisa no United States Army Medical Research Institute for Infectious Diseases (USAMRIID)

▶ Considerações gerais

A *Francisella tularensis* causa a tularemia em humanos e em animais. A *F. tularensis* é um pequeno cocobacilo gram-negativo, aeróbio, imóvel, que não produz esporos. A bactéria é hospedada por uma grande variedade de animais, incluindo coelhos, ratos silvestres, castores, mosca do veado, mosquitos, roedores e artrópodes, como o carrapato. A *F. tularensis* também é resistente a baixas temperaturas e é capaz de sobreviver por semanas na água, no solo e em carcaças de animais. Trata-se de um agente especial e qualquer trabalho realizado com ela requer medidas especiais de segurança e licença dos CDCs.

▶ Utilização

A resistência no ambiente e a baixa dose infectante fizeram da *F. tularensis* uma candidata ao uso como arma biológica. Embora tenham ocorrido surtos nos períodos de guerra, não há evidências de que tenha sido utilizada especificamente como arma. Antes do advento das práticas modernas de contenção e biossegurança, a tularemia era uma das formas mais comuns de infecção adquirida em laboratório por pesquisadores. Aproximadamente, 100 a 200 casos de ocorrência natural são relatados anualmente nos Estados Unidos.

▶ Manifestações clínicas

A. Sinais e sintomas

A *F. tularensis* pode infectar humanos por pele, mucosas, trato gastrintestinal e pulmões. A doença tem período de incubação de 2 a 10 dias. Até 10 a 50 organismos são suficientes para causar doença em humanos por aerossol ou por via cutânea.

A reação tecidual inicial à infecção são lesões e úlceras focais com intensa supuração.

A **ulcero-glandular** é a forma mais comum da doença, apresentando-se como lesão ulcerativa acompanhada por linfadenopatia regional e sintomas sistêmicos. O paciente com tularemia **tifoide** se apresenta com febre, calafrios, mialgias e prostração. É comum que ocorra a pneumonite subclínica. A liberação intencional de *F. tularensis* levaria a uma inflamação hemorrágica das vias respiratórias precocemente no curso da doença. A instalação geralmente é súbita, com febre, cefaleia, calafrios e tremores, dor generalizada, tosse seca e dor de garganta. Podem ocorrer náuseas, vômitos e diarreia. Quando não tratada, a tularemia tifoide tem taxa de fatalidade que chega a 70%.

B. Laboratório

A contagem de leucócitos pode estar normal ou aumentada. Mais tarde, no curso da doença, é possível encontrar linfocitose. A radiografia do tórax pode revelar pneumonite; não obstante, também é possível haver consolidação lobar e adenopatia hilar. O diagnóstico depende do isolamento do organismo no sangue ou de lesões. Os laboratórios devem ser alertados sobre a suspeita de tularemia e a cultura é feita com práticas de biossegurança nível 3. A tularemia pode ser diagnosticada por sorologia, usando ensaio de microaglutinação ou ensaio de imunoabsorbância ligado à enzima (Elisa), com aumento do título ocorrendo duas ou mais semanas após a infecção.

Tratamento

A *F. tularensis* é suscetível a aminoglicosídeos e a outros antibióticos. Estreptomicina (1 g IM, duas vezes ao dia, durante 10 dias) ou gentamicina (5mg/kg IM ou IV, uma vez ao dia, durante 10 dias) são as opções preferenciais para tratar a doença clínica. Doxiciclina (100 mg, duas vezes ao dia, durante 14 dias) ou ciprofloxacino (500 mg, duas vezes ao dia, durante 14 dias) podem ser usados para profilaxia pós-exposição.

Prevenção

Há comprovação de infecções adquiridas em laboratório como resultado de inoculação acidental com culturas ou por inalação de aerossol infectado. A vacina de cepa de *F. tularensis* viva encontra-se em fase de pesquisa no United States Army Medical Research Institute for Infectious Diseases (USAMRIID). O trabalho em laboratório com cultura ou materiais contaminados deve ser feito usando práticas de contenção e biossegurança nível 3. O hipoclorito de sódio (água sanitária) produz alto nível de desinfecção. Esterilização com calor, autoclave, etanol a 70% e gás de formaldeído também podem ser usados para descontaminação.

Prognóstico

Com tratamento rápido, espera-se recuperação total. O atraso no diagnóstico pode resultar em doença crônica com sintomas persistentes por meses.

TOXINA BOTULÍNICA

FUNDAMENTOS DO DIAGNÓSTICO

- Fraqueza, lassidão e tontura seguidas por paralisia descendente.
- Diplopia.
- Disfagia.
- Perda de força no pescoço.
- Dificuldade respiratória seguida por paralisia.
- Paralisia motora total.

Toxicidade

Oral: 1 µg
Inalação: 20 a 80 ng
Injeção: 1 ng
Transmissão: não

Considerações gerais

O *Clostridium botulinum* produz as toxinas botulínicas (tipos A–G), todas causando botulismo. O microrganismo é um bastonete gram-positivo, formador de esporos e anaeróbio estrito. Os casos de botulismo dividem-se em três tipos: botulismo em razão da ingestão de alimentos contaminados, botulismo devido à infecção de feridas abertas e botulismo infantil (botulismo do lactante). Todas as formas de botulismo são potencialmente fatais e devem ser consideradas emergências médicas.

Utilização

A toxina botulínica é uma das substâncias mais tóxicas conhecidas. É considerada uma candidata para uso em bioterrorismo em razão do seu potencial de contaminação de alimentos ou de água. Não há relatos de surtos causados por envenenamento intencional.

Absorção, metabolismo e excreção

A toxina botulínica é rapidamente absorvida após ingestão ou inalação. Também pode ser absorvida pela pele não intacta ou por injeção. As toxinas botulínicas atacam o terminal pré-sináptico dos nervos periféricos, bloqueando a liberação de acetilcolina e inibindo a contração muscular. A dose letal calculada para humanos é aproximadamente 1 µg por ingestão e 1 ng por injeção. As doses letais por aerossol são 20 a 80 vezes maiores do que aquelas medidas para injeção (com base em pesquisas com animais). A pele intacta é uma barreira efetiva contra a absorção sistêmica.

▶ Manifestações clínicas

A. Sinais e sintomas

Os sintomas se iniciam 12 a 36 horas após a ingestão da toxina, mas é possível que surjam até 8 dias depois. Fraqueza, lassidão e tontura são queixas iniciais. Outros sintomas são visão dupla, dificuldade de deglutição, dilatação pupilar e secura da língua. Raramente, observa-se febre. À medida que a doença evolui, os músculos se enfraquecem (particularmente os de pescoço, segmento proximal dos membros e os músculos respiratórios), levando à paralisia respiratória, à obstrução das vias respiratórias e ao óbito. Na intoxicação de tipo E, é frequente observar náuseas e vômitos.

B. Achados laboratoriais

O diagnóstico de botulismo é clínico. Não há achados laboratoriais específicos para a doença. Os métodos de cultura para C. botulinum não estão desenvolvidos e faltam ferramentas para isolamento e identificação eficientes.

▶ Prevenção

Uma vacina experimental foi usada nos últimos 50 anos, mas não está mais disponível. A próxima geração de vacina para botulismo está sendo ativamente pesquisada. A pesquisa com manuseio de toxina botulínica deve ser conduzida por equipe treinada, em instalação de classe II, com biossegurança nível 2 ou 3. A exposição a aerossol e a injeção percutânea são ameaças graves às equipes de pesquisa. O hipoclorito de sódio (água sanitária) tem alto nível de desinfecção contra a toxina botulínica quando usado em concentração entre 0,1 e 5%, com período mínimo de contato de 30 minutos.

▶ Tratamento

Os casos graves requerem ventilação assistida por longo período, além de suporte sistêmico. A antitoxina botulínica heptavalente (HBAT) está disponível como um novo medicamento experimental nos Centers for Disease Control. O medicamento talvez reduza a insuficiência respiratória e ajude na recuperação.

▶ Prognóstico

Os pacientes com suporte ventilatório devem sobreviver com recuperação total. O principal risco durante a doença é o surgimento de complicações no período de paralisia de 3 a 6 semanas.

RICINA

FUNDAMENTOS DO DIAGNÓSTICO

- Traqueobronquite, pneumonite, edema pulmonar.
- Distúrbios gastrintestinais (náuseas, vômitos, hemorragia, hepatotoxicidade).
- Toxicidade sistêmica (fígado, rins, medula óssea, coração).

▶ Toxicidade

A dose letal estimada relatada de ricina em humanos é de 1 a 25 µg/kg quando inalada ou injetada e de 2 a 20 mg/kg quando ingerida.

▶ Considerações gerais

A ricina é um fitotóxico derivado do processamento da mamona, Ricinus communis. A toxina ativa pode estar na forma de pó, vapor ou pacote e pode ser dissolvida em água. Mantém-se estável no ambiente e não é afetada por condições climáticas extremas, como temperaturas muito altas ou muito baixas. A ricina é uma toxina celular que inibe a síntese de proteína, ligando-se aos ribossomos e os modificando de forma catalítica. A substância é muito tóxica se inalada, ingerida ou injetada. As manifestações clínicas do envenenamento com ricina dependem da via de exposição. Os indivíduos afetados podem representar uma ameaça à equipe de tratamento caso não tenham sido apropriadamente descontaminados.

▶ Utilização

A ricina foi pesquisada como uma possível toxina para uso como arma de guerra pelos Estados Unidos na II Guerra Mundial. As pesquisas com esse objetivo foram banidas no ano de 1975. Como a mamona é facilmente encontrada, ela se mantém como possível agente de terrorismo. A ricina requer registro do CDC para possessão, utilização, armazenamento ou transporte em quantidades acima de 100 mg.

▶ Absorção, metabolismo e excreção

A ricina é mais tóxica por inalação ou injeção do que com ingestão. Ela não é absorvida pela pele.

▶ Manifestações clínicas

A. Sinais e sintomas

Toxicidade, sintomas, instalação e evolução dependem da dose e da via de exposição. Após inalação, os sintomas surgem entre 4 e 8 horas e o primeiro sistema orgânico afetado é o respiratório. Entre os sintomas, estão taquipneia, tosse e constrição torácica, além de sintomas sistêmicos. É possível haver hemoptise e edema pulmonar nas 18 a 36 horas seguintes, levando a insuficiência respiratória e morte.

A **ingestão** de ricina pode causar sintomas localizados, como desconforto gastrintestinal, mas geralmente resulta em sintomas tardios como náuseas, vômitos, diarreia e sangramento gastrintestinais no prazo de 1 a 3 dias. A absorção sistêmica pode levar à falência de órgãos (fígado, baço e rins) e à morte.

O **contato tópico** com a ricina nas formas de pó ou de vapor pode causar irritação local imediata (horas) nos olhos e na pele, embora geralmente não resulte em toxicidade sistêmica. A **exposição percutânea**, contudo, pode causar toxicidade sistêmica grave afetando o sistema nervoso (convulsões) e o sistema cardiovascular (hipotensão) no prazo de horas. Em geral, se tiver havido exposição letal, é possível evolução a óbito em 36 a 72 horas. Se a exposição não resultar em morte no período de 3 a 5 dias, pode-se esperar que a vítima se recupere.

B. Achados laboratoriais

Há relatos de leucocitose com contagens que chegam a 5 vezes o valor normal. Os outros achados irão refletir as lesões de órgãos em função do local de exposição. O dano pulmonar não se destaca após ingestão ou injeção.

Há testes disponíveis para confirmar a presença de toxina ricina em tecidos biológicos. Entre eles estão ensaio imunofluorimétrico de tempo resolvido como marcador fluorescente e um ensaio de reação em cadeia de polimerase. Esses testes estão disponíveis nos Estados Unidos por meio das secretarias estaduais de saúde.

▶ Prevenção

Para pesquisadores de laboratório, as práticas dos manuais de segurança, os equipamentos de contenção e as instalações adequadas são recomendadas para o trabalho com ricina. Roupas de laboratório, luvas e máscara de respiração devem ser usadas se houver qualquer possibilidade de criação de um aerossol da toxina.

▶ Tratamento

Não há vacinas ou antídotos disponíveis para prevenir ou tratar a intoxicação por ricina. As opções disponíveis são identificação rápida da toxina, descontaminação e tratamento médico de suporte. Se houver contato com olhos ou pele, deve-se proceder à irrigação imediata com volumes abundantes de água. Após ingestão, lavagem gástrica e uso de catárticos e de carvão ativado podem reduzir a absorção e a toxicidade sistêmica. Qualquer caso sob suspeita de exposição à ricina deve ser hospitalizado para observação. Os cuidados de suporte devem ser baseados nos sinais clínicos e nos sistemas orgânicos atingidos.

▶ Prognóstico

Se a vítima for mantida com suporte médico por 3 a 5 dias após o envenenamento, há boa chance de recuperação.

PRONTIDÃO PARA AMEAÇA BIOLÓGICA

A principal defesa contra um ataque bioterrorista é a capacidade de reagir. Os programas de saúde pública desenvolvidos para responder a pandemias naturais, como a de *influenza*, proporcionam muitos dos elementos necessários à reação a um ataque de bioterrorismo. Detecção e diagnóstico rápidos com rastreamento e tratamento médico adequado (incluindo vacinação em massa e medicamentos profiláticos) são essenciais. O Bio-Response Report Card do WMD Center, lançado em 2011, publicou uma avaliação da capacitação dos Estados Unidos em oito categorias de biorresposta. Nos Estados Unidos, os profissionais da saúde ocupacional possuem treinamento específico para se integrarem ao planejamento comunitário, com possibilidade de auxiliar no treinamento, na resposta e na fase de recuperação.

RADIAÇÃO E OUTRAS FORMAS DE ENERGIA

Nos Estados Unidos, chega a 225 por semana, o número de detonações de explosivos classificados como criminosos. Entre 1983 e 2002, houve um total de 36.110 incidentes, causando 5.931 lesões e 699 mortes. Projéteis e bombas ainda são as ameaças mais comuns das diversas organizações terroristas.

A ameaça radioativa de uma "bomba suja" provavelmente tem escala menor, mas ainda pode causar doenças e mortes em número significativo, além de traumas psicológicos em larga escala. Esses dispositivos não são tecnologicamente complicados (em comparação com um dispositivo nuclear). A utilização de dispositivo radioativo pode produzir grandes danos econômicos, sociais e psicológicos.

É difícil avaliar o grau de ameaça nuclear de organizações terroristas. Há três grupos que sabidamente tentaram adquirir essa capacidade, nominalmente, Aum Shinrikyo (Japão), rebeldes da Chechênia (Rússia) e a Al Qaeda. Se essas ou outras organizações conseguirem adquirir capacidade nuclear, o resultado de uma detonação seria catastrófico em termos de vidas perdidas, danos estruturais e impacto social.

Os profissionais da saúde ocupacional devem conhecer os efeitos agudos da exposição, assim como o que recomendar para mitigar os efeitos da radiação ionizante após um episódio. Os efeitos de um episódio nuclear vão desde aqueles imediatos, no primeiro minuto da explosão, até os efeitos tardios (*fallout*), que ocorrem nas semanas seguintes.

Os efeitos imediatos, na zona de maior dano, são causados por estruturas destruídas e colapsadas, assim como pelos níveis altos de radiação. A zona de dano moderado pode se estender até cerca de 1,5 km e inclui destruição de estruturas, quedas de postes de eletricidade, destruição de veículos, queda de prédios e incêndios. A zona de danos mais leves inicia-se com o final da zona de danos moderados e é formada por janelas quebradas e queda de estruturas menos estáveis.

A exposição imediata à radiação pode ser a mais perigosa. A radiação térmica também atingirá aqueles indivíduos na "linha de visão" da explosão. Ocorre cegueira pelo brilho da explosão inicial, que pode durar vários minutos. Isso pode ocorrer a até 20 km da explosão inicial.

Os efeitos retardados do *fallout* ocorrem em função do contato com detritos contaminados. Até certa distância, essas partículas tendem a se assentar, e os níveis de radiação tendem a cair

Quadro 37-3 Diretrizes públicas para ações após episódio radioativo

1. Abrigue-se na construção ou estrutura que ofereça maior proteção e planeje manter-se ali no mínimo por 12 a 24 horas. Durante esse período, grande parte do *fallout* se dissipará, permitindo regresso para local seguro.
2. Abaixe a cabeça e cubra-se. Evite janelas. A onda de impacto pode demorar mais de 10 segundos para atingir uma distância de 4,5 km.
3. Sintonize estações de rádio locais e siga as instruções das autoridades.
4. Os veículos não oferecem proteção. Se estiver em um veículo, use-o apenas para encontrar um abrigo mais permanente.
5. As partículas de *fallout* decorrem da explosão inicial. A descontaminação da pele ou a remoção da camada externa das roupas de forma controlada são medidas que ajudam a mitigar os efeitos da radiação.

imediatamente em valor estimado em 55% na primeira hora e ao redor de 80% no primeiro dia. O padrão encontrado com o *fallout* depende das condições meteorológicas. Os níveis mais arriscados são em geral encontrados até 30 km na direção do vento. As diversas partículas, especialmente as partículas gama, são as mais perigosas. Por esse motivo, é recomendado manter-se em abrigos. Para uma visão mais detalhada das doenças produzidas por radiação, consulte o Capítulo 11. As diretrizes gerais para o público, em caso de episódio radioativo, são encontradas no Quadro 37-3.

OPORTUNIDADES PARA PROFISSIONAIS DA SAÚDE OCUPACIONAL

Apoio para operações de pesquisa

A pesquisa sobre detecção, prevenção e tratamento de agentes químicos e biológicos utilizados como arma de terrorismo continua sendo prioritária nos Estados Unidos e em outras nações. Esse trabalho invariavelmente requer o manuseio de pequenas quantidades desses agentes, o que coloca os pesquisadores em risco. O trabalho de pesquisa com armas químicas convencionais nos Estados Unidos está sob a jurisdição do Departamento de Defesa, assim como os esforços permanentes de destruição dos estoques de armas químicas remanescentes. *Programas de garantia* asseguram a confiabilidade e a aptidão médica das pessoas a conduzir esse trabalho, assim como ocorre com material nuclear e alguns agentes biológicos. Os profissionais da saúde ocupacional devem avaliar a equipe de pesquisa para detecção de uso de drogas, capacidade física e aptidão clínica e psicológica. A equipe médica também tem papel essencial na resposta médica a qualquer incidente com liberação ou exposição. Diferentemente do planejamento para um episódio hipotético em comunidade, o profissional da saúde ocupacional deve preparar protocolos e conduzir treinamento para reação em caso de uma ocorrência real no ambiente de trabalho.

O Center for Disease Control também iniciou um programa de adequação dos pesquisadores trabalhando com determinados agentes. Embora não tão definido ou rigoroso quanto o programa de garantia, os conceitos são semelhantes. Os profissionais da saúde ocupacional em universidades, agências públicas e laboratórios privados devem participar nas avaliações médicas e psicológicas e no planejamento de emergências. Há *links* para descrição do programa na seção de referências.

Treinamento médico para preparação

Como se demonstrou nas duas últimas décadas, ataques terroristas podem acontecer em qualquer lugar e a qualquer hora. A medicina de emergência deve estar na linha de frente da resposta a grandes episódios químicos; contudo, é possível que o episódio biológico menor se apresente a diversos profissionais de saúde primária em uma dada região. Os profissionais da saúde ocupacional podem auxiliar suas comunidades estando preparados para identificar e responder a esses eventos.

Desde a explosão ocorrida na cidade de Oklahoma, as oportunidades de treinamento continuam a ocorrer na assistência a médicos no planejamento e preparo das ações em caso de emergência. A maioria desses cursos proporciona aos alunos um conjunto de habilidades que os ajudará a participar em um evento real. Os cursos geralmente são configurados para treinar a abordagem a qualquer ameaça e a fornecer informações básicas relacionadas com cada agente químico, biológico, radiológico, nuclear e explosivo ou componente de desastre natural. Os objetivos são genéricos e ajudam a promover a capacidade de reconhecer um episódio, ativar os sistemas apropriados de reação e prover os primeiros cuidados.

O preparo para enfrentar esses agentes representa uma nova fronteira para os médicos do trabalho. As ameaças são reais e a necessidade de preparo é evidente. O conjunto de habilidade do médico do trabalho representa uma base sólida para o apoio efetivo a esses programas para os empregadores, para o mundo acadêmico e para o governo. Esse tema deve se tornar parte integrante dos futuros programas de formação em medicina ocupacional e ambiental.

REFERÊNCIAS

CDC. Biosafety in microbiological and biomedical laboratories. http://www.cdc.gov/biosafety/publications/bmbl5/.

CDC. Emergency preparedness and response. http://www.bt.cdc.gov/.

Department of Homeland Security. Preparedness, response and recovery. http://ipv6.dhs.gov/files/prepresprecovery.shtm.

OSHA. Emergency preparedness. http://www.osha.gov/SLTC/emergencypreparedness/index.html.

US Army. Medical aspects of chemical and biological warfare, 2012. http://www.au.af.mil/au/awc/awcgate/medaspec/CWBWFMelectrv699.pdf.

USAMRIID. Occupational Health Manual for Laboratory Exposures to Select (BSL-3 & BSL-4) and Other Biological Agents, 2011. http://www.acoem.org/uploadedFiles/What_is_OEM/Occupational%20Health%20Manual%20for%20Laboratory%20Exposures.pdf

QUESTÕES PARA AUTOAVALIAÇÃO

Escolha a única opção correta para cada questão.

Questão 1: Sobre o agente que atua no sistema nervoso:
a. a exposição ao vapor resulta em efeitos imediatos sobre olhos, mucosas e pele
b. entre os efeitos oculares, estão miose, lacrimejamento, hiperemia conjuntival, dor e visão borrada ou com redução da acuidade
c. a miose se resolve rapidamente
d. os efeitos sobre pulso e pressão arterial são indicadores confiáveis da exposição

Questão 2: Gás Mostarda:
a. possui alta volatilidade e é persistente
b. é uma molécula altamente reativa e atua como agente alquilante causando dano celular
c. possui intensa atividade colinérgica
d. é encontrado em líquidos corporais, como na secreção de bolhas ou outros líquidos biológicos

Questão 3: Em relação ao antraz:
a. é uma doença infecciosa que afeta animais e humanos
b. os esporos são resistentes, mas não sobrevivem no solo
c. a infecção se inicia quando os esporos são ingeridos por linfócitos e se tornam vegetativos
d. a doença clínica tem as mesmas características independentemente da via de exposição

Questão 4: Em relação ao antraz inalado:
a. inicia-se com sintomas inespecíficos, como mal-estar, fadiga, mialgia e febre
b. invariavelmente causa dor torácica e tosse não produtiva
c. os sintomas persistem e se tornam gradualmente mais graves
d. leva a pneumonia na maioria dos pacientes

Questão 5: Em relação ao antraz cutâneo:
a. surge primeiro como uma pequena pápula que evolui para vesícula, contendo líquido serossanguínolento
b. as lesões são muito dolorosas
c. os pacientes raramente apresentam febre, mal-estar e cefaleia
d. sempre causa linfadenite

Questão 6: Antraz gastrintestinal:
a. é a forma mais comum de infecção
b. apresenta-se com sintomas inespecíficos como náuseas, vômitos e febre
c. raramente causa dor abdominal intensa, vômitos com sangue e diarreia com sangue
d. é muito provável que cause disfagia

Questão 7: Toxina botulínica:
a. é considerada candidata a uso por terroristas em razão do seu potencial de contaminação dos suprimentos de alimento e água
b. é absorvida lentamente após ingestão ou inalação
c. é rapidamente absorvida pela pele
d. ataca o terminal pré-sináptico dos nervos periféricos bloqueando a liberação de acetilcolina e inibindo a contração muscular

Questão 8: Ricina:
a. é absorvida pela pele
b. é instável e afetada por condições climáticas extremas
c. é uma toxina celular que inibe a síntese proteica ligando-se aos ribossomos e os modificando de forma catalítica
d. é menos tóxica após inalação ou injeção do que após ingestão

Questão 9: Após inalação de ricina:
a. os sintomas ocorrem imediatamente
b. o principal órgão afetado é o sistema nervoso central
c. não há sintomas sistêmicos
d. hemoptise e edema pulmonar podem ocorrer nas primeiras 18 a 36 horas, levando a insuficiência respiratória e óbito

38 Segurança ocupacional

Peter B. Rice, CSP, CIH, REHS

Segurança ocupacional é a ciência que se ocupa de antecipação, identificação, avaliação e controle das ameaças à segurança do ambiente de trabalho. O profissional dessa área preocupa-se com a prevenção e o controle de acidentes de trabalho, lesões, doenças ocupacionais e outros incidentes prejudiciais. Tais eventos evitáveis podem resultar em dano à propriedade, interrupção do trabalho e efeitos ambientais com ameaça à saúde pública e à segurança e incluem lesões relacionadas com produtos e doenças ocupacionais.

Os profissionais de segurança ocupacional são treinados para reconhecer que todos os "acidentes" ocupacionais podem ser antecipados e atribuídos a condições de trabalho inseguras ou insalubres ou a comportamentos e práticas no trabalho. Condições e práticas de trabalho que não atendem às normas de segurança são *perigosas* e consideradas o elo final na cadeia de causas de um acidente.

Os profissionais de segurança ocupacional devem estar primariamente preocupados em capacitar gerentes, supervisores e funcionários com informações que permitam identificar e controlar as ameaças ocupacionais. A deficiência de capacitação é o fator subjacente às operações da empresa, o qual produz ou permite a exposição a ameaças no ambiente de trabalho.

O médico do trabalho – empregado diretamente pela empresa, contratado como consultor ou trabalhando em uma clínica ou hospital que preste serviços à comunidade industrial – será chamado a atuar em conjunto com os profissionais de segurança. Em empresas muito grandes, o médico e o profissional de segurança podem fazer parte de uma equipe de controle ou administração de riscos, ou podem trabalhar no mesmo departamento. Em empresas menores, o profissional de segurança frequentemente é o contato entre a empresa e o médico do trabalho consultor.

A interação entre o profissional de segurança e o médico do trabalho geralmente ocorre enquanto:

- Provê serviços médicos emergenciais ou não.
- Realiza monitoramento médico de funcionários potencialmente expostos a riscos.
- Implementa programas de manutenção da saúde junto aos funcionários.
- Participa de programas de treinamento sobre riscos para a saúde.
- Trabalha junto aos comitês gerenciais de supervisão para revisão do programa de segurança no trabalho.
- Auxilia na investigação ou na revisão de acidentes de trabalho.
- Interpreta os aspectos médicos das análises de segurança ou das normas regulamentadoras.

QUALIFICAÇÕES PROFISSIONAIS

Nos Estados Unidos, por força do Occupational Safety and Health Act, de 1970 (OSH Act), criou-se a Occupational Safety and Health Administration (OSHA), uma agência administrativa, dentro do Ministério do Trabalho (Department of Labor), encarregada de promulgar normas de segurança e fiscalizar seu cumprimento junto aos funcionários das empresas. Um número crescente de normas OSHA reconheceram profissionais de segurança certificados, assim como higienistas e médicos industriais certificados, como "qualificados e competentes" para avaliar e controlar ameaças reguladas.

O profissional de segurança deve ter nível superior ou mestrado, mas já não é mais necessário que seja engenheiro. É comum encontrar profissionais de segurança com formação em administração, marketing, carreiras da ciência e, até mesmo, psicologia comportamental. Diversas universidades oferecem bacharelado, mestrado e, até mesmo, doutorado especificamente em segurança e saúde ocupacional. Algumas escolas estatais e comunitárias oferecem graduação ou certificação como técnico de segurança do trabalho.

O Board of Certified Safety Professionals (BCSP) certifica os profissionais que atuam no ramo. Atualmente, cerca de 12 mil são certificados CSP, e 7.500 têm certificação semelhante em segurança ocupacional conferida pelo BSCP. A importância da certificação de segurança continua a aumentar. Nos EUA, inúmeras leis, regulamentos e normas citam essa certificação. O mais importante é que muitas empresas a incluem nas exigências para contratação, as agências do governo dependem dela e os contratos para serviços de segurança a exigem.

Certificações e carreiras na segurança do trabalho

Certified Safety Professional (CSP)* é o mais alto cargo desta profissão. É obtido pelo profissional que tenha atingido os padrões exigidos de formação educacional e experiência na área, tenha demonstrado, por meio de exames, seu conhecimento na prática de segurança do trabalho e continue mantendo as exigências para renovação da certificação estabelecidas pela BCSP.

Associate Safety Professional (ASP)** é uma designação temporária conferida pela BSCP. Indica que o indivíduo atingiu as exigências acadêmicas e foi aprovado nos exames fundamentais sobre segurança – o primeiro dos dois exames que levam ao CSP.

Graduate Safety Practitioner (GSP)*** é uma designação disponível para graduados em segurança a partir de programas de formação que reúnam os padrões do programa acadêmico qualificado (Qualified Academic Program – QAP) da BCSP. O GSP é um outro caminho para o CSP e não substitui outras etapas.

Construction Health and Safety Technician (CHST)**** é uma certificação conferida pela BSCP aos indivíduos que demonstrem competência e trabalhem em tempo integral ou parcial em programas de saúde e segurança na indústria da construção civil.

Occupational Health and Safety Technologist (OHST)***** é o profissional treinado para avaliar riscos e possíveis ameaças e medidas de controle, investigar acidentes, manter e avaliar incidentes e registrar perdas e preparar a resposta a situações de emergência.

A certificação como Safety Trained Supervisor (STS)****** tem como objetivo os cargos de gerência em qualquer nível, supervisores de primeira linha de grupos de trabalho ou de unidades da empresa ou que tenham responsabilidade sobre a segurança de um grupo de trabalho como parte de outras tarefas. Os STSs não são especialistas em segurança nem profissionais de segurança. Os candidatos têm responsabilidades de segurança que são adjuntas, colaterais ou ancilares aos seus cargos. Suas principais funções são produção ou comércio, liderança, supervisão ou gerência ou alguma especialidade técnica.

Certified Environmental, Safety and Health Trainer (CET)******* é o certificado conferido àqueles com experiência e *expertise* para o desenvolvimento e a aplicação de treinamento em segurança, saúde e meio ambiente.

RESPONSABILIDADES DOS PROFISSIONAIS DE SEGURANÇA

Nos EUA, há mais de 20 mil profissionais de segurança. Suas responsabilidades variam dependendo do tamanho e do tipo de empresa, do grau de riscos inerentes ao ambiente de trabalho e, no nível de *expertise*, no controle da segurança. Por exemplo, em empresas menores, o "coordenador de segurança", frequentemente, é alguém não profissional cujas responsabilidades se limitam em assegurar que o local cumpra as normas aplicáveis da OSHA. Em uma empresa de porte médio, o profissional de segurança pode ser alguém com treinamento específico e uma ampla gama de responsabilidades no controle da segurança. Em empresas grandes e complexas, uma equipe de profissionais certificados em diversos departamentos geralmente cobre todo o escopo das responsabilidades com a segurança no trabalho. Da equipe, podem fazer parte profissionais de segurança, higienistas industriais, médicos e enfermeiros do trabalho, engenheiros, especialistas em ambiente, ergonomistas, gerentes de risco, equipe de seguradora, oficiais de segurança e profissionais da brigada de incêndio.

As responsabilidades dos profissionais de segurança podem ser agrupadas em seis grandes categorias:

1. Engenharia da segurança: análise sistemática dos equipamentos, das tarefas e dos processos para identificar riscos inerentes e falhas de processos, assim como desenvolvimento de medidas de prevenção e controle de riscos a partir dos achados.
2. Gerência de segurança: aplicação de princípios e métodos gerenciais para estabelecer, facilitar, coordenar e atingir as metas e objetivos para a segurança.
3. Controle de perdas: aplicação dos métodos de engenharia de segurança e de gerência de segurança para a prevenção e atenuação de todos os tipos de eventos que levem a perda de produção.
4. Inspeção e auditoria de segurança: observação e avaliação de locais de trabalho, tarefas, práticas e procedimentos para identificar deficiências ou omissões que possam contribuir para lesão ou doença ocupacional.
5. Obediência às normas: comunicação das normas de segurança e de saúde, aplicáveis às equipes envolvidas, e monitoramento das atividades para assegurar que estejam sendo obedecidas.
6. Educação e treinamento: desenvolvimento, aplicação e/ou coordenação de treinamentos de segurança a funcionários, supervisores e gerentes.

Muitos profissionais de segurança se especializam em uma ou duas dessas categorias funcionais, e alguns chegam a se dedicar a uma subespecialidade em uma dessas categorias (p. ex., segurança na construção civil, engenharia para segurança de tráfego, segurança elétrica, ou treinamento para uso de materiais perigosos). Entretanto, a maioria realiza algumas tarefas que se enquadram em alguma dessas funções. Alguns especialistas e generalistas trabalham toda a sua vida na mesma indústria e se tornam especialistas em sua segurança. Aqui, estão incluídos profissionais de segurança da construção civil, engenheiros de segurança elétrica, engenheiros de segurança de sistemas, engenheiros de segurança química e inspetores de segurança de ferrovias.

SISTEMA DE GERENCIAMENTO DE SEGURANÇA E SAÚDE

A principal responsabilidade de um profissional de segurança em uma empresa é facilitar e coordenar o desenvolvimento e a

---

* N. de T. Profissional de segurança certificado.
** N. de T. Profissional de segurança adjunto.
*** N. de T. Profissional graduado ou diplomado em segurança.
**** N. de T. Técnico em saúde e segurança na construção civil.
***** N. de T. Tecnológo em saúde e segurança ocupacional.
****** N. de T. Supervisor com treinamento em segurança.
******* N. de T. Instrutor certificado em saúde, segurança e meio ambiente.

implementação de um sistema efetivo de controle de segurança e saúde. Os elementos desse sistema são políticas, metas, planejamentos, programas, procedimentos e normas. Seu propósito é orientar sistematicamente a empresa para (1) prevenir lesões e doenças relacionadas com o trabalho, (2) obedecer as normas aplicáveis de saúde e segurança e (3) reduzir os custos relacionados com lesões/doenças, os custos com aderência às normas e aos regulamentos, bem como reduzir as infrações (Quadro 38-1).

Os profissionais de segurança buscam tornar o sistema de controle de saúde e segurança ocupacional um processo autorregulado incorporando monitoramento de desempenho, *feedback* e capacidade de correção. Essas capacidades podem ser definidas tanto como uma política/procedimento independente quanto uma seção administrativa em cada programa e procedimento de controle de riscos na empresa.

As políticas administrativas e os procedimentos de um sistema de controle de segurança e saúde devem ser desenvolvidos para assegurar que o próprio sistema funcione apropriada e consistentemente. Os programas e procedimentos de controle de riscos são destinados a orientar a equipe interessada no reconhecimento e no controle dos riscos específicos.

Alguns dos elementos administrativos do sistema de controle de riscos podem ser obrigatórios na norma governamental. O profissional de segurança geralmente é responsável por assegurar que o sistema de gerência de segurança e saúde inclua esses elementos obrigatórios.

ELEMENTOS DO SISTEMA DE SEGURANÇA NO TRABALHO

Os programas de prevenção de lesões e de doenças (IIP, Injury and Illness Prevention) são intervenções universais que podem reduzir substancialmente o número e a gravidade das lesões em local de trabalho e reduzir a carga financeira associada. A participação dos funcionários e a aderência do empregador são fatores importantes para a efetividade desse programa. Muitos Estados norte-americanos têm normas ou diretrizes voluntárias para programas de IIP no ambiente de trabalho. Muitos empregadores nos EUA já gerenciam a segurança por meio de programas de IIP. Os programas de prevenção de lesões e de doenças mais bem-sucedidos são aqueles baseados em um conjunto comum de elementos-chaves. São eles: responsabilidade/liderança gerencial, participação e aderência dos funcionários, identificação dos riscos, prevenção e controle de riscos, educação e treinamento e avaliação e melhoria do programa.

Quadro 38-1 Elementos do sistema gerência de segurança e saúde

Elementos administrativos	Controle de riscos
Documento de política de segurança e saúde (S&S)	Código de práticas seguras[a]
Documento de responsabilidades para S&S	Programa de identificação e controle de riscos
Procedimento para comunicação de informações sobre S&S	Programa de análise de segurança no trabalho
Processos e critérios para definir metas, desempenho e indicadores para o S&S	Procedimento de controle de riscos de energias perigosas[a] (*Lockout/Tagout*)
Programa de auditoria, *feedback* e correção do programa de S&S	Programa de controle e comunicação de substâncias perigosas[a]
Procedimentos de educação e treinamento[a]	Programa de segurança em espaço confinado
Procedimento para planejamento anual de S&S e orçamento	Programa de segurança para escavação e escoramento[a]
Procedimento para criar e operar comitês de S&S	Programa de segurança na operação de veículos
Procedimentos e padrões de S&S para projetos de engenharia	Programa de higiene em laboratórios[a]
Procedimentos de S&S para fornecedores	Programa de controle de riscos ergonômicos[b]
Procedimento de conformidade com a OSHA	Programa de qualidade do ar em ambientes fechados[b]
Programa para participação de funcionários na S&S	Padrões para equipamento de proteção individual[a]
Programa de controle médico[a]	Programa de proteção da respiração[a]
Processo de responsabilização para critérios de avaliação de desempenho em S&S	Programa de preservação da audição[a]
	Padrões de manutenção
	Procedimentos para investigação de acidentes/incidentes[a]

[a] Programa, procedimento ou atividade exigidos pela OSHA.
[b] Exigências da OSHA pendentes.

Elementos do programa IIP

Responsabilidade – o programa de IIP do empregador por escrito deve conter nome e/ou cargo do indivíduo (ou indivíduos) com autoridade e responsabilidade por sua implementação. Os funcionários devem estar aptos a dizer o nome do indivíduo designado como responsável pelo programa de IIP

Aderência – deve-se estabelecer um sistema por escrito que assegure que os funcionários cumpram as práticas de saúde e segurança no trabalho.

Comunicação – um sistema para comunicação com os funcionários sobre questões de saúde e segurança – de forma fácil e compreensível, como encontros, programas de treinamento, pôsteres ou notificações por escrito – devem fazer parte da redação do programa de IIP do empregador. Os funcionários devem ser estimulados a informar seus empregadores sobre riscos no ambiente de trabalho, sem temer represálias.

Avaliação de riscos – o programa de IIP deve prever procedimentos para identificação e avaliação dos riscos no local de trabalho, como inspeções periódicas realizadas por observador competente (Quadro 38-2).

Investigação de acidente/exposição – no programa de IIP, deve estar previsto o procedimento para investigar incidentes ocorridos no local de trabalho que tenham levado, ou que pudessem ter levado, a lesões ou doenças.

Controle de riscos – o IIP deve prever métodos e procedimentos para controle de todas as ameaças existentes no ambiente de trabalho, assim como condições ou práticas de trabalho que sejam inseguras ou insalubres, de forma oportuna, devendo ainda incluir métodos específicos de redução.

Treinamento e instrução – o IPP deve prever um programa efetivo de instrução de funcionários sobre práticas gerais seguras no trabalho e riscos específicos de cada função, além do treinamento necessário.

Preservação de registros – o programa de IIP deve ter documentação escrita sobre as etapas seguidas para sua criação e manutenção.

Entre os demais elementos relevantes do sistema de segurança ou do programa de IIP, estão o planejamento de ações emergenciais, a prevenção de incêndio, o acesso aos registros médicos e de exposição dos funcionários, a implementação de um programa de comunicação de riscos e provisão de equipamento de proteção individual (EPI), incluindo proteção respiratória e atendimento às normas gerais para cada área de trabalho.

Planejamento de ações de emergência

A OSHA, assim como outras agências reguladoras, requer que, em quase todos os casos, os empregadores preparem um plano de ação em emergências (PAE) a ser implementado em caso de necessidade. Em geral, desenvolvimento, implementação e gerenciamento do PAE são responsabilidades do profissional de segurança.

A. Plano de emergência

As autoridades estaduais, municipais e federal atualmente exigem que as empresas estabeleçam um PAE incluindo as seguintes questões:

1. Que eventos podem desencadear a evacuação do local?
2. Que outras notificações são necessárias — médicos, corpo de bombeiros, polícia, outros?
3. Que instalações médicas provavelmente serão necessárias?
4. Os serviços de eletricidade e de distribuição de gás também terão que ser desligados?
5. Há processos de manufatura que devam ser interrompidos em caso de emergência?
6. Quem pode autorizar a evacuação?
7. Como os funcionários serão instruídos sobre como deve ser a evacuação?
8. Quem será responsável por verificar que a evacuação está correndo bem?
9. Para onde devem ir os funcionários após a evacuação do prédio?
10. Como se fará para confirmar que todos os funcionários, fornecedores e visitantes deixaram o prédio?
11. Quem fará o fechamento? Como? Os responsáveis estão apropriadamente treinados?

B. Equipes de resposta a emergências químicas

Os ambientes de trabalho que utilizam grandes quantidades de materiais tóxicos ou perigosos frequentemente formam equipes especializadas de funcionários para conter ou controlar a exposição de funcionários, público em geral ou o ambiente, em razão de escapamento acidental. O médico do trabalho frequentemente será solicitado a auxiliar no planejamento e no treinamento quando da formação dessas equipes.

Quadro 38-2 Avaliação de riscos: concentrada na relação entre trabalhador, função, ferramentas e ambiente de trabalho

Tipo de risco	Exemplos de risco	Funções comumente relacionadas
Impacto	Objetos arremessados, como lascas, fragmentos, partículas, areia e terra	Raspagem, moagem, usinagem, trabalho em alvenaria, serragem, perfuração, trabalho com talhadeira, fixação motorizada, rebitagem e lixamento
Calor	Qualquer fonte de calor extremo	Operações em fornos, fundição, trabalho com imersão a quente, soldagem
Químico	Respingos, fumaça, vapores e névoa irritante	Manuseio de ácidos e agentes químicos, removedores de gordura, galvanização e trabalho com sangue
Poeira	Poeira nociva	Trabalho com madeira, polimento e situações em geral que gerem poeira
Radiação óptica	Energia radiante, iluminamento e luz intensa	Solda, corte com maçarico, brasagem, união com solda e trabalho com *laser*

C. Brigadas de incêndio

Indústrias ou operações localizadas em pontos remotos ou com perigos específicos de fogo requerem a formação de equipes para combate de incêndio. Esses funcionários treinados são responsáveis por assegurar uma resposta rápida à irrupção de fogo e por contê-lo até que chegue ajuda profissional.

D. Instalações médicas

As normas oficiais exigem que praticamente todos os locais que contratem mão de obra tenham instalações médicas mínimas para atendimento de emergência. Dependendo das exposições envolvidas, o profissional de segurança, junto com o médico do trabalho, deve estar capacitado a prover esse mínimo exigido.

Para um escritório sem perigos específicos, o treinamento multimídia da Cruz Vermelha de dois ou três funcionários, talvez com a adição de capacitação para reanimação cardiopulmonar (RCP), deve ser suficiente. Contudo, em uma planta com processamento de agentes químicos perigosos, provavelmente, haverá necessidade de um técnico em emergências médicas (EMT, *emergency medical technician*) ou um enfermeiro especializado em saúde ocupacional (OHN, *occupational health nurse*) para cada turno de trabalho.

▶ Comunicação de risco

Com o objetivo de assegurar a segurança química no ambiente de trabalho, a informação da identidade dos riscos dos agentes químicos identificados deve estar disponível de forma compreensível a todos os funcionários. O padrão de comunicação de risco (HSC – *hazard communication standard*) da OSHA requer o desenvolvimento e a disseminação dessa informação.

- Os produtores e fornecedores de agentes químicos são solicitados a avaliar os riscos envolvidos com seus produtos e preparar rótulos e folhetos com dados sobre segurança contendo as informações relevantes sobre os perigos a seus consumidores.
- Todos os empregadores com agentes químicos perigosos em seus locais de trabalho devem ter rótulos e fichas, com dados de segurança* disponíveis a seus funcionários expostos, e treiná-los a manusear tais produtos de forma apropriada e segura.

Entre as alterações atuais no padrão de comunicação de risco, estão:

- Classificação do risco: provê critérios específicos para classificação dos riscos à saúde ou à integridade física, assim como para classificação dos riscos mistos.
- Rotulagem: exigidos de produtores e fornecedores de agentes químicos que forneçam um tipo de sinalização de risco, pictograma e relação dos riscos para cada classe e categoria de risco. Também deve ser fornecida uma relação de medidas de precaução.
- Fichas com dados de segurança: agora têm formato especificado (*16-section format*).

▶ Acesso aos registros médicos e de exposição dos funcionários

O profissional de segurança pode ser responsável pela implementação das normas da OSHA que determinam acesso à exposição e registros médicos dos funcionários (29 Code of Regulations, Section 1910.1020). Essa norma é conhecida como "direito do trabalhador à informação". A norma requer que os empregadores garantam acesso a seus funcionários dos seus registros de exposição e médicos. Os funcionários e seus representantes legais, além da OSHA, têm direito a examinar seus registros de exposição e médicos. Em geral, esses registros incluem: registros médicos que contêm os questionários ou anamneses, resultados laboratoriais, opiniões médicas, diagnósticos e tratamentos. O profissional de segurança buscará orientação ou consulta com o médico do trabalho para obter esses dados. O médico do trabalho deverá determinar se o acesso a esses dados não afeta as obrigações legais e éticas concernentes à preservação da confidencialidade das informações médicas do funcionário, ou qualquer outro aspecto da relação médico-paciente.

Os registros de exposição contêm dados de pesquisas de segurança, condições do ar e dados do monitoramento de exposição e dados de monitoramento biológico.

EQUIPAMENTO DE PROTEÇÃO INDIVIDUAL

Um dos métodos de prover segurança ao funcionário em condições de risco é o uso de equipamento de proteção individual (EPI). Esses dispositivos têm o propósito de proteger os funcionários em caso de acidente ou de isolá-los de uma situação perigosa (p. ex., ruídos, poeira, vapores) que seja parte de sua operação normal.

O problema básico dos dispositivos de proteção individual é a necessidade de compreender a necessidade de usá-los, usá-los adequadamente e mantê-los em boa condição de uso. Em situações em que os controles administrativos ou de engenharia ainda não tenham sido efetivos na eliminação de riscos, os dispositivos de proteção devem ser encarados como a última linha de defesa na prevenção de lesões nos funcionários. O médico do trabalho pode ser chamado pelo profissional de segurança do trabalho para avaliar a aptidão do funcionário para uso do EPI e e para o uso adequado dos dispositivos de proteção respiratória. O médico do trabalho pode ser consultado acerca da apropriabilidade do dispositivo escolhido ou pode ser solicitado a auxiliar no treinamento dos funcionários sobre a necessidade de utilizar o equipamento.

Qualquer programa que forneça equipamento de proteção individual a funcionários deve seguir os mesmos procedimentos básicos. Primeiro, o empregador deve realizar a avaliação dos riscos, atividade em que os riscos são estimados para assegurar que o equipamento será apropriado. Segundo, o equipamento, propriamente dito, deve ser verificado quanto ao cumprimento das normas governamentais de manufatura

---

* N. de R.T. No Brasil, em SST, usamos a Ficha de Informações de Segurança de Produtos Químicos (FISPQ), que é um documento normalizado pela Associação Brasileira de Normas Técnicas (ABNT). Esse documento, denominado Ficha com Dados de Segurança, segundo Decreto nº 2.657, de 03/07/1998 (promulga a Convenção nº 170 da Organização Internacional do Trabalho [OIT]), deve ser recebido pelos empregadores que utilizem produtos químicos, tornando-se um documento obrigatório para a comercialização desses produtos.

aplicáveis*. Os funcionários devem ser informados sobre os riscos envolvidos e treinados sobre como usar e manter apropriadamente o equipamento de proteção. Os supervisores devem ser treinados para assegurar que o equipamento está sendo utilizado todo o tempo necessário. Devem ser colocados cartazes de aviso informando, a todos, sobre a necessidade de proteção.

▶ Inspeção e monitoramento

O profissional de segurança, especialmente no ambiente industrial, é responsável por diversas inspeções e monitoramentos periódicos. A principal técnica de monitoramento é a medição dos níveis de contaminação química no ar e dos níveis de exposição física a ruídos, vibração e radiação ionizante ou não ionizante. Embora o higienista industrial geralmente realize o monitoramento, o profissional de segurança do trabalho com frequência é chamado a realizar parte da rotina de monitoramento. Sob certas condições, também é necessário o monitoramento médico individual. Novamente, embora o monitoramento e os testes em geral sejam feitos sob o comando do médico do trabalho, o profissional de segurança frequentemente é responsável pelos aspectos administrativos e manutenção dos registros do programa.

As inspeções físicas são responsabilidade direta do profissional de segurança. Normas federais e estaduais requerem inspeções periódicas do ambiente de trabalho criadas para identificar riscos potenciais. Frequentemente, esse tipo de inspeção é, de fato, feita como parte das obrigações do comitê de segurança, de forma que vários pontos de vista são trazidos na tentativa de identificar possíveis riscos de acidentes. Contudo, mesmo quando esse é o caso, o profissional de segurança do trabalho deve rever os resultados e as recomendações. Várias partes dos equipamentos de segurança também requerem inspeção periódica para assegurar que tais equipamentos estejam disponíveis e plenamente funcionais, certificados e adequados para os propósitos a que servem.

▶ Prevenção e controle de riscos

Para prevenção e controle dos riscos:

- Faça a manutenção regular e completa dos equipamentos.
- Certifique-se de que os procedimentos para correção de riscos estejam em curso.
- Certifique-se de que todos sabem como usar e conservar o EPI.
- Certifique-se de que todos compreendem e seguem os procedimentos de segurança no trabalho.
- Institua um programa médico de prevenção de riscos e exposição no ambiente de trabalho.

▶ Hierarquia de controles

O controle da exposição aos riscos ocupacionais é o método fundamental de proteção dos trabalhadores. Tradicionalmente, tem-se usado uma hierarquia de controles como forma de determinar como implementar controles viáveis e efetivos (Fig. 38-1).

- Eliminação.
- Substituição.
- Controles de engenharia.
- Controles administrativos.
- Equipamento de proteção individual.

Os métodos de controle no topo da lista são potencialmente mais efetivos e conferem maior proteção do que aqueles no final da lista. O seguimento dessa hierarquia normalmente leva à implementação de sistemas inerentemente mais seguros, ou seja, aqueles em que os riscos de doença ou de lesão são substancialmente reduzidos (Cap. 39).

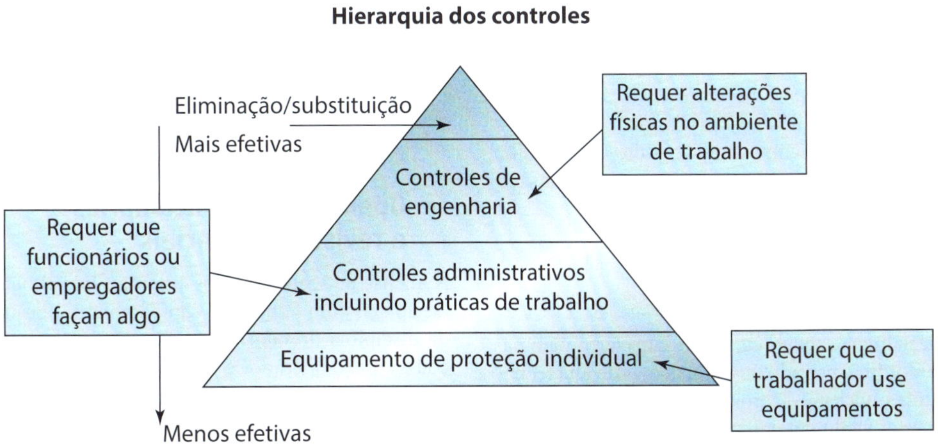

Hierarquia dos controles

▲ **Figura 38-1** Hierarquia dos controles: o empregador deve ter como meta primária a eliminação total do risco.

---

* N. de R.T. No Brasil, todo EPI, antes de ser comercializado, deve adquirir o respectivo certificado de aprovação (CA). O CA é a garantia dada, pelo Ministério do Trabalho, para que o EPI seja considerado de qualidade e apto para uso.

OUTROS ELEMENTOS DO PROGRAMA DE SEGURANÇA

▶ Proteção contra incêndio

Os profissionais da segurança do trabalho geralmente são chamados a assumir as atividades de proteção contra incêndio, assim como fazem com a proteção do trabalhador. De fato, apenas as empresas com risco extraordinário de exposição empregam um engenheiro de proteção contra incêndio.

A principal tarefa, evidentemente, é prevenir incêndios. O programa de segurança contra incêndios deve seguir o mesmo padrão definido para o programa de segurança do trabalhador, criado para evitar que ocorram lesões: (1) treinamento, (2) comunicação, (3) equipamento de proteção de emergência, (4) segurança química e (5) investigação de acidentes.

O profissional de segurança do trabalho deve estar envolvido na construção e reforma das instalações, assim como no planejamento da ocupação do espaço para criar um escritório ou uma planta de trabalho relativamente protegidos contra incêndios. Uma vez que as instalações tenham sido construídas, as atividades para prevenção de incêndio geralmente são limitadas ao monitoramento das áreas de risco, planejamento de emergência ligada a incêndios, treinamento e monitoramento da adequabilidade do equipamento de combate a incêndios.

▶ Segurança da frota de veículos

A gerência geralmente não percebe a gravidade de suas perdas com acidentes de veículos, exceto se a empresa operar com um número muito grande de veículos ou fizer parte da indústria de transporte. O profissional de segurança deve ter controle sobre essa área, pois frequentemente representa uma das principais fontes de acidentes em uma empresa.

O profissional de segurança deve iniciar o trabalho com a documentação para obter autoridade indiscutível para elaborar um programa de controle respeitando as políticas e normas de segurança da empresa. A seleção de funcionários ou candidatos aptos é provavelmente a principal fonte de controle de prejuízos dos empregadores. Trata-se de uma das poucas áreas em que há precedentes legais suficientes para permitir a seleção do motorista baseada na sua história médica e profissional. Portanto, o profissional de segurança deve contar com o médico do trabalho para que realize um controle médico adequado e responsável atendendo às necessidades do empregador.

▶ Segurança do produto e responsabilidade pelo produto

Produtores – especialmente aquele cujos produtos terminam nas mãos do consumidor final privado ou em sistemas de alta tecnologia (p. ex., reatores nucleares, aeronaves ou módulos aeroespaciais) – devem estar vitalmente preocupados com a segurança de seus produtos. Não é raro que o profissional de segurança e o médico do trabalho sejam envolvidos na revisão da segurança do produto ou nas questões relacionadas com a responsabilidade da empresa sobre seu produto.

Na revisão da segurança do produto, devem-se considerar inicialmente sua utilização e eventuais usos impróprios. A meta da revisão é fornecer uma análise detalhada – com frequência, usando as técnicas em seu conjunto conhecidas como análise de segurança dos sistemas (ver adiante) – para assegurar o funcionamento e seguro dos produtos sob as condições mais adversas previsíveis.

A revisão sobre a responsabilidade com o produto deve ser realizada para determinar como avaliar ou limitar (tanto quanto possível) a imputabilidade legal de qualquer operação insegura do produto. A partir dessa revisão, o fabricante – ou o portador de sua apólice se seguros de terceiros – pode determinar a provável extensão de pena a que o fabricante pode ser imputado em um processo legal motivado pela operação do seu produto, ou por falhas que possam causar lesão pessoal ou a seus bens.

ABORDAGENS GERENCIAIS PARA PREVENÇÃO DE ACIDENTES

▶ Sistemas de segurança

A análise de segurança dos sistemas não é uma única técnica ou processo, mas sim, um grupo de técnicas de análise no qual as operações (como construção de um circuito impresso) ou as máquinas (como a prensa de perfuração) são vistas como se fossem um sistema isolado. Esse sistema, por sua vez, deve ter cada uma de suas partes, etapas ou funções analisadas quanto aos possíveis riscos. Tudo isso deve ser limitado por considerações práticas sobre efetividade operacional, disponibilidade de tempo e custo-efetividade.

A abordagem tradicional à segurança é denominada método *fly-fix-fly*, no qual a operação é iniciada ou a máquina é projetada e colocada em uso. Então, se a operação ou a máquina apresenta falhas, causa acidente ou não tem o desempenho esperado, ocorrem modificações de projeto, novo planejamento ou qualquer outra mudança que se faça necessária. A operação ou a máquina é novamente colocada em uso até que sejam encontrados novos problemas. Contudo, há certos estudos onde não podemos permitir esse primeiro acidente, como seria o derretimento do núcleo de um reator nuclear, a explosão acidental de arma nuclear, a queda de uma aeronave comercial, a perda de nave espacial tripulada ou a liberação de uma nuvem de gases tóxicos em área urbana. Isso não quer dizer que essas catástrofes não possam acontecer, mas sim, que os fabricantes e operadores envolvidos devem abordar essas possibilidades para que não ocorram de forma alguma.

▶ Operação por funcionários e revisões gerenciais

A análise de segurança dos sistemas, inicialmente, preocupava-se apenas com falhas nos equipamentos, porque surgiu a partir da disciplina do controle de qualidade. Posteriormente, verificou-se que o operador é mais do que apenas um elemento físico do sistema. As decisões e ações humanas, de fato, representavam o principal fator de risco e, portanto, teriam que ser consideradas como parte do sistema. Por fim, começaram a aplicar as técnicas da disciplina às organizações humanas.

A. Análise de segurança no trabalho

A técnica de análise de segurança no trabalho (JSA – *job safety analysis*) foi desenvolvida, durante a II Guerra Mundial, quando um grande número de trabalhadores inexperientes teve que ser integrado à força de trabalho de forma rápida e segura. Por meio da observação sistemática e análise detalhada, descobrem-se os riscos inerentes no ambiente de trabalho, em determinada atividade ou tarefa, e recomendam-se estratégias de controle.

Essa tarefa pode ser realizada por supervisores que, por sua vez, adquirem grande conhecimento acerca das áreas sob seu controle. Os funcionários que participam desenvolvem capacidade de identificar os riscos que enfrentam. Finalmente, com o uso dessa técnica, desenvolve-se uma ferramenta efetiva de ensino e de documentação sobre a qual os departamentos podem efetivamente se debruçar para verificar as necessidades físicas para a contratação de pessoal para determinadas funções. Há outros modelos mais abrangentes que incluem taxa de predição de erros humanos, supervisão e controle da árvore de risco e revisão de técnicas e operação.

▶ Identificação e controle da causa-raiz

O controle permanente de condições ocupacionais inseguras e de práticas inseguras de trabalho requer a eliminação do seu mecanismo de promoção inerente. A correção de riscos sem a eliminação de suas *causas-raiz* trata apenas dos sintomas do problema. Os riscos eventualmente reaparecerão.

Os profissionais de segurança do trabalho identificam os fatores predisponentes ou a causa principal dos riscos, analisando, sistematicamente, os eventos, as condições e os valores que a lógica, a experiência e o treinamento os levem a acreditar que contribuíram para a existência do perigo. Os achados são, então, avaliados, para determinar quando, como e por que o sistema de gerenciamento de segurança e saúde da empresa não foi capaz de prevenir ou controlar esses fatores. O controle permanente desses fatores é obtido via correção de inconsistência, contradições e omissões nas políticas, nos programas e nos procedimentos de segurança e saúde.

▶ Investigação de acidentes e incidentes

Define-se *acidente* como episódio não intencional que resulte em lesão, doença e/ou perda material. Os episódios não intencionais com potencial para causar dano humano e/ou material, mas que não o fazem apenas por sorte, são chamados incidentes. Muitos profissionais da segurança no trabalho preferem usar o termo incidente para descrever ambos os tipos, uma vez que há uma concepção errônea de que acidentes seriam ocorrências aleatórias e "estranhas" que não podem ser antecipadas. Essa visão pode atrasar os esforços preventivos da empresa e levar à recorrência dos eventos que interrompem a produção. Muitos profissionais da segurança do trabalho encaram os acidentes/incidentes como episódios evitáveis que indicam deficiências a serem corrigidas no sistema de controle de segurança e de perdas.

Um incidente com lesão ou enfermidade ocorre quando uma quantidade deletéria de energia ou de substância tóxica é transferida a um funcionário exposto por meio de ambiente de trabalho inseguro ou por meio de prática de trabalho insegura. Essa transferência pode ocorrer agudamente, como no caso de contato sem proteção com uma lâmina de serra rotatória ou com um corrosivo químico, ou cronicamente, por meio de exposições perigosas como movimentos repetitivos frequentes e inalação em longo prazo de pequenas quantidades de vapores tóxicos.

Quadro 38-3 Etapas básicas para conduzir uma investigação de acidente

Coletar informações	Etapa 1 – Isolar a cena do acidente
	Etapa 2 – Colher os fatos sobre o que aconteceu
Analisar os fatos	Etapa 3 – Reconstruir a sequência de eventos
	Etapa 4 – Determinar as causas
Implementar soluções	Etapa 5 – Recomendar melhorias
	Etapa 6 – Redigir o relatório

Os profissionais da segurança no trabalho conduzem e/ou coordenam as investigações de acidentes/incidentes para descobrir seus fatores causais imediatos, de forma que possam ser identificadas e implementadas medidas para prevenir a recorrência. A investigação envolve coleta sistemática, análise, documentação e comunicação das informações relevantes (Quadro 38-3).

Os acidentes quase nunca têm uma causa singular, mas representam o resultado de uma cadeia de eventos e circunstâncias. Encontrar as causas de um acidente demanda mais que a simples revisão das ações do funcionário atingido na cena; as condições físicas de todo o equipamento devem ser examinadas para determinar o que poderia ter sido feito para prevenir a ocorrência. Outros itens, como fluxo de trabalho, condições ambientais e níveis de estresse, também devem ser considerados. O principal objetivo da investigação de acidentes é introduzir modificações ou medidas para prevenir novas ocorrências.

Na maioria dos acidentes de rotina, é útil que a investigação seja conduzida pelo supervisor ou pela gerência para aprender com a experiência, embora o profissional da segurança no trabalho tenha que instruir supervisores ou gerentes sobre como proceder além de revisar os resultados. Os profissionais da segurança no trabalho com frequência desenvolvem um procedimento por escrito para orientar sistematicamente o processo de investigação. O procedimento normalmente identifica os tipos de acidentes e de incidentes que estão para ser investigados e quem deve conduzir a investigação, quando deve começar e terminar, onde deve ocorrer, como deve ser conduzida, quem deve comunicar as conclusões e de que forma deverá fazê-lo. O procedimento de investigação do acidente/incidente é um elemento importante para o sistema de gerenciamento de segurança e saúde de qualquer empresa.

▶ Metas e indicadores de desempenho da segurança

Os profissionais da segurança no trabalho ajudam as empresas a desenvolver e administrar o desempenho do sistema de segurança e os indicadores de avaliação. Há diversos critérios que podem ser usados para avaliar a efetividade do programa de segurança e basicamente dois tipos de objetivos e indicadores: dirigidos aos resultados e dirigidos aos comportamentos.

Entre os critérios de mensuração, estão:

- *Log* da OSHA (Formulário 300).
- Taxa de incidentes e de gravidade.
- Custos com cuidados médicos.
- "Taxa de experiência" da empresa de seguros.

- Observações de comportamentos seguros.
- Comparação com empresas do mesmo ramo.
- Custos com equipamentos e materiais danificados.
- Achados em inspeções.
- Questionário para os funcionários.

As metas e os indicadores de segurança dirigidos aos resultados se concentram nas consequências de comportamentos de segurança desejados, enquanto as metas e os indicadores de segurança determinados pelos comportamentos se preocupam com a segurança dos comportamentos propriamente ditos.

Na maioria das empresas, as taxas de incidentes e gravidade OSHA (p. ex., taxa total de incidentes registráveis [TRIR – *total recordable incident rate*] ou taxa de transferência restrita de dias parados [DART – *days away restricted transferrate*]) são os principais indicadores de desempenho dirigidos aos resultados. Podem ser comparadas anualmente e a média da indústria ajuda a determinar se o desempenho atual do sistema de segurança é aceitável. Uma meta anual de redução dessa taxa para um valor abaixo da média da indústria, ou abaixo da taxa do ano anterior, seria um exemplo de meta de resultado.

A frequência e qualidade das reuniões dos funcionários sobre segurança são exemplos de indicador de desempenho determinado por comportamentos. Quanto maior a frequência e a qualidade das reuniões sobre segurança, menor a probabilidade de erros na atuação e de práticas inseguras no trabalho. Uma possível meta direcionada ao comportamento seria ter instrutores qualificados dirigindo os encontros de segurança mensalmente.

Os profissionais de segurança monitoram e analisam regularmente os indicadores de desempenho de segurança para identificar qualquer tendência significativa de comportamento inseguro.

CONFORMIDADE COM A OSHA

A supervisão dos esforços organizacionais para se manter conforme com as normas OSHA é uma grande responsabilidade de todos os profissionais de segurança. Essa responsabilidade é cumprida analisando e interpretando as normas para determinar sua aplicabilidade na empresa para, então, comunicar as obrigações ao público alvo. Os profissionais da segurança no trabalho também desenvolvem programas e procedimentos por escrito e que são necessários pelas normas, e conduzem ou organizam o treinamento dos funcionários.

Se a empresa contar com especialistas em medicina ou higiene industrial, geralmente, eles assumem a responsabilidade de analisar e interpretar as complexas normas relacionadas com a saúde. Se esses especialistas não estiverem disponíveis na empresa, os profissionais da segurança no trabalho frequentemente irão consultar profissionais de higiene industrial ou medicina do trabalho externos.

Há muitas normas de segurança e saúde que pertencem diretamente ao médico do trabalho. Nos EUA, a OSHA indica especificamente profissionais médicos, no regulamento, que abrangem tanto assuntos relacionados com patógenos transmitidos por sangue, exame físico para asbesto, chumbo, cádmio, arsênio e outras substâncias tóxicas específicas; monitoramento biológico; exames de audiometria; proteção respiratória; prova de função pulmonar; exames laboratoriais; carcinógenos regulados; saneamento; e comunicações de risco (Cap. 41).

O médico do trabalho que é bem informado sobre as normas OSHA estará mais bem preparado a prover os métodos diagnósticos e de tratamento exigidos pelas normas governamentais. O médico também será capaz de trabalhar em conjunto com outros profissionais de saúde e de segurança para identificar deficiências nos esforços organizacionais de estar conforme as normas e evitar riscos que possam afetar adversamente a saúde e a segurança dos funcionários.

GERÊNCIA DE CONTROLE DE PERDAS

Os profissionais da segurança no trabalho, assim como outros profissionais de saúde e segurança ocupacional, têm o bem-estar dos funcionários como sua principal preocupação, mas diferentemente dos outros especialistas (ao menos até recentemente). Alguns profissionais de segurança têm como responsabilidade secundária o controle de perdas. A gerência de controle de perdas envolve planejamento, organização e liderança nos esforços da empresa, para prevenção de todos os tipos de episódios que levam a perda de produção e para controlar o custo monetário quando esse tipo de episódio ocorre. O evento com perda de produção é um incidente no qual há queda do valor dos ativos da empresa ou aumento do custo para sua preservação.

As perdas são medidas em termos monetários. Acidentes e exposição danosa que causam lesão ou enfermidade em funcionários, danos à propriedade, interrupção dos negócios, prejuízo ambiental, perda de produtividade, prejuízo nas relações públicas e conflitos no trabalho são todos eventos com perda de produção. Tais eventos, direta ou indiretamente, causam perdas monetárias à empresa.

Os funcionários são o ativo mais valioso de uma empresa, portanto, as responsabilidades dos profissionais de segurança relativas ao controle de perdas são consistentes e complementares aos seus interesses nas ações de prevenção de lesão e de enfermidade. De qualquer forma, há um possível conflito sempre que as preocupações com saúde e segurança esbarram com os custos. Esse potencial de conflito tem como base os mesmos tipos de questões que caracterizam o debate sobre gerência de cuidados de saúde. Os médicos desejam proporcionar o melhor cuidado a seus pacientes sem interferências e restrições de cunho monetário das seguradoras, enquanto estas pretendem manter os custos com a atenção médica tão baixos quanto possível.

Nos EUA, empregadores suportam os custos dos cuidados de funcionários lesionados e da compensação financeira por meio de seu prêmio de seguro. Portanto, esperam que os gerentes de controle de perdas e os profissionais de saúde protejam a saúde e a segurança dos funcionários de forma custo-efetiva. Para atingir esse objetivo, há necessidade de esforços de prevenção e de gerenciamento de casos, sendo que a prevenção tem melhor relação custo-efetividade.

GERÊNCIA DE CASOS

Os empregadores querem que seu representante no controle de perdas e o médico responsável pelo tratamento assegurem que seus funcionários recebam o tratamento médico apropriado necessário ao seu retorno ao trabalho, em plena saúde, no menor período e com o menor custo monetário. Seguem-se formas por meio das quais os profissionais de segurança e os médicos do trabalho podem e devem colaborar para o melhor gerenciamento dos casos.

Os profissionais da segurança no trabalho podem fornecer informações relevantes sobre a história do trabalho e sobre o nível de exposição aos médicos responsáveis pelo tratamento, assim que possível, após ter sido relatada uma lesão ou enfermidade de funcionário. Se o profissional da segurança no trabalho não fornecer essas informações de forma oportuna, o médico ou seu assistente deverá contatá-lo para receber os dados necessários à confirmação do diagnóstico.

Nada pode desestruturar mais rapidamente a relação entre empregador e profissional de saúde do que um diagnóstico médico controverso que seja (ou pareça ser) baseado em informação imprecisa. Os médicos podem evitar diagnósticos aparentemente ou realmente imprecisos, obtendo informações prévias relacionadas com a história de trabalho e o nível de exposição do funcionário. A informação obtida pelo médico do trabalho, em visitas anuais às instalações e em discussões com os gerentes, ajuda a evitar diagnósticos e impressões equivocados e é uma forma de prescindir das informações transmitidas pelo profissional de segurança, exceto em casos excepcionais.

Os profissionais de segurança devem fornecer e os profissionais de saúde devem buscar informações sobre o programa de modificação de tarefas e sobre o que já se está implementando na empresa antes da determinação de um protocolo de tratamento para um funcionário vitimado por lesão ou enfermidade. Os dados das seguradoras indicam que os funcionários com lesões não incapacitantes, que são alocados em uma função que são capazes de realizar, se recuperam mais rápido do que aqueles que são licenciados do trabalho. Falta de incentivo monetário para retornar ao trabalho, insuficiência de atividades físicas e mentais, e/ou a realização de trabalhos domésticos estressantes, provavelmente, são responsáveis pela maior demora na recuperação em casa. Os profissionais da segurança no trabalho e os médicos do trabalho podem trabalhar conjuntamente em apresentações e programas para orientar os empregadores acerca dos benefícios para a saúde e sobre os menores custos de proporcionar, a seus funcionários vitimados, a possibilidade de modificação da função.

REFERÊNCIAS

American Society of Safety Engineers. http://www.asse.org/.
Board of Certified Safety Professionals. http://www.bcsp.org/.
National Institute for Occupational Safety and Health. http://www.cdc.gov/NIOSH/.
US Department of Labor. Occupational Safety and Health Administration. http://www.osha.gov/.

■ QUESTÕES PARA AUTOAVALIAÇÃO

Escolha a única opção correta para cada questão:

Questão 1: O cargo mais alto reconhecido pela BSCP é:
a. SSC (Coordenador de segurança local)
b. ASP (Profissional de segurança adjunto)
c. CSP (Profissional de segurança certificado)
d. tecnológo em saúde e segurança ocupacional

Questão 2: O sistema de gestão de segurança e saúde:
a. determina o papel da empresa nos cuidados preventivos de saúde
b. orienta a empresa na prevenção de lesões e enfermidades relacionadas com o trabalho
c. estabelece o papel da seguradora nos cuidados de saúde
d. evita os custos com a conformidade às normas

Questão 3: Os programas de prevenção de lesão e doença (IIP):
a. reduzem número e gravidade das lesões no local de trabalho
b. reduzem os custos da atenção preventiva à saúde dos funcionários
c. são exigências legais em todos os Estados
d. desestimulam a participação e a aderência dos funcionários

Questão 4: Os programas de IIP devem incluir:
a. escolha de seguradoras
b. bonificação em caso de prevenção de perdas
c. avaliação de riscos
d. revisão dos registros médicos

Questão 5: Um risco:
a. pode causar dano ou efeitos adversos nos indivíduos
b. não tem qualquer interesse para a empresa
c. é outra palavra para acidente
d. é o efeito do clima sobre o local de trabalho

Questão 6: Plano de ação de emergência (PAE):
a. é exigido pela OSHA em quase todos os casos
b. requer consultores externos
c. é centralizado na disponibilidade de instalações para atenção à saúde
d. ignora planejamento preventivo

Questão 7: O padrão de comunicação de risco (HSC – *hazard communication standard*) da OSHA:
a. requer que os fabricantes de agentes químicos avaliem os riscos de todos os seus produtos

b. requer que empregadores responsáveis por empresas que utilizem agentes químicos perigosos treinem seus funcionários a manusear com segurança os produtos químicos
c. exime as empresas de apresentarem avisos de precaução nos rótulos
d. deixou de exigir que empregadores forneçam dados de segurança

Questão 8: A OSHA determina acesso aos registros médicos e de exposição dos funcionários:
a. sem estatuto legal e regulatório
b. após a aprovação do empregador
c. exceto questionários ou história dos médicos e dos funcionários, resultados laboratoriais, opiniões médicas, diagnósticos, tratamentos
d. incluindo monitoramento de dados de higiene industrial

Questão 9: O controle e a prevenção de riscos:
a. exclui a manutenção de equipamentos
b. assegura que os procedimentos de correção de riscos estejam instalados
c. permite que os empregados decidam que EPI querem utilizar
d. delega aos funcionários os riscos e a exposição no local de trabalho

Questão 10: A análise de segurança na função (JSA – *job safety analysis*):
a. exige observação diária e análise semanal
b. descobre os riscos inerentes no ambiente de trabalho
c. somente pode ser realizada por profissionais treinados
d. desenvolve ferramenta educacional efetiva para consultores

Higiene industrial (ocupacional)

39

Peter B. Rice, CIH, CSP, REHS

Define-se higiene industrial como a ciência para antecipar, reconhecer, avaliar e controlar as condições de trabalho que possam causar lesão ou doença nos empregados. Os higienistas industriais usam monitoramento do ambiente e métodos analíticos para detectar a extensão da exposição dos trabalhadores e empregam técnicas de engenharia e de direcionamento do trabalho, entre outras, para controlar possíveis ameaças à saúde. A antecipação e o reconhecimento de ameaças à saúde têm prioridade porque devem ocorrer antes de sua avaliação e medidas de controle (se necessárias). Ao final do processo de antecipar ou identificar as ameaças à saúde, o higienista industrial deve ser capaz de reconhecer as medidas necessárias à avaliação apropriada. Ao final da avaliação, esse profissional deve estar em posição (consultando outros membros da equipe de saúde e segurança ocupacional) de recomendar e implementar os controles necessários para reduzir os riscos a limites toleráveis. Entre as ameaças com origem no local de trabalho, estão danos potenciais que podem ocorrer na comunidade em razão de emissões sem controle adequado e outras questões, como, por exemplo, exposição familiar por fragmentos nocivos levados para casa nas roupas dos trabalhadores.

ANTECIPAÇÃO DE AMEAÇAS À SAÚDE NO LOCAL DE TRABALHO

A função de antecipar ameaças à saúde no local de trabalho foi um adendo relativamente recente às responsabilidades tradicionais do higienista industrial (relatadas anteriormente). Trata-se de uma função difícil; porém, necessária. A antecipação de ameaças à saúde é um processo que vai desde a expectativa fundamentada até a mera especulação, mas está implícito que o higienista industrial compreenda a natureza das mudanças nos processos de produção, ambiente e mão de obra no local de trabalho, bem como tais mudanças podem afetar a saúde e o bem-estar humano. A transferência de um processo químico bem-sucedido de um local de trabalho sindicalizado nos Estados Unidos ou no Canadá, para outro país, sem conhecer fatores culturais relevantes ou a extensão da experiência industrial naquele país, pode causar risco significativo aos trabalhadores. Outro exemplo seria a alteração de turnos de trabalho, como de cinco dias de 8 horas para três dias de 12 horas. É quase certo que essa modificação causaria desvio na força de trabalho em razão dos efeitos psicológicos e físicos gerados pelo trabalho em turno estendido, mas, também, em razão do risco de intoxicação química, se a exposição for suficiente para levar a acúmulo de carga corporal sem o período usual de 16 horas de "repouso".

Um aspecto importante da antecipação é conhecer as exposições e as práticas passadas, e como essa experiência pode influenciar a possibilidade de lesão naqueles trabalhadores expostos. Essa avaliação retrospectiva da exposição é essencial para a realização de estudos epidemiológicos, com o objetivo de se chegar a uma compreensão sólida dos riscos associados à experiência ocupacional. O higienista industrial é a pessoa mais indicada a realizar esse tipo de estudo retrospectivo.

RECONHECIMENTO DAS AMEAÇAS À SAÚDE NO LOCAL DE TRABALHO

Em um local de trabalho onde os processos estão bem definidos, o reconhecimento das ameaças à saúde é a primeira etapa no processo que leva à avaliação e ao controle por meio da identificação dos materiais e dos processos com potencial de causar danos aos trabalhadores. Já nos locais de trabalho em que os processos e o ambiente de trabalho não estão tão bem definidos (p. ex., com riscos no processo de limpeza de resíduos), a identificação de ameaças pode ser mais difícil. De qualquer forma, o processo de reconhecimento de ameaças é basicamente o mesmo.

As fontes de informação sobre as ameaças à saúde incluem dados clínicos sobre problemas de saúde nas populações expostas; história sobre processos e atividades anteriores; informações obtidas em periódicos científicos, boletins de associações comerciais e relatórios de agências governamentais; troca de informações com seus pares; e relatos diretos de trabalhadores atuais e pretéritos, representantes dos sindicatos, supervisores ou empregadores.

A inspeção do local de trabalho é a melhor forma de obter diretamente informações relevantes acerca de potenciais ameaças à saúde. Não há substituto para a observação feita por observador experiente das práticas de trabalho, uso de agentes químicos ou físicos e da aparente efetividade das medidas de controle. O médico deve ser capaz de identificar as maiores e mais evidentes ameaças à saúde e distinguir aquelas que necessitam avaliação formal pelo higienista industrial.

▶ Inspeção direta

A *inspeção direta*, sempre que possível, junto com o médico do trabalho, é a primeira e mais importante técnica usada para identificar ameaças à saúde ocupacional. A inspeção deve ser iniciada por uma introdução apropriada ao gerente local, com discussão sobre seus propósitos e questionamentos sobre quaisquer queixas recentes relevantes. Se necessário, um fluxograma simplificado do processo de produção deve ser preparado.

Geralmente, o mais produtivo é acompanhar o fluxo do processo de produção. Assim, a inspeção deve ser iniciada pela área de entrada em que será possível examinar os materiais que chegam na instalação. Devem ser observados rótulos de aviso, linguagem descritiva sobre a composição dos materiais químicos e forma de acondicionamento dos materiais recebidos. A seguir, devem ser feitas perguntas sobre o manuseio de materiais desconhecidos ou de materiais sobre os quais se tenham poucas informações disponíveis. Os materiais recebidos devem, então, ser acompanhados no processo de fluxo, e cada um dos processos de interesse na instalação deve ser observado na prática. Durante a inspeção, é importante observar os métodos usados para o manuseio e para a rotulagem dos materiais, particularmente nos pontos em que forem transferidos das embalagens de seus fabricantes para outros recipientes para serem usados na produção.

▶ Observações a serem feitas

A cada ponto do processo ou atividade, o higienista industrial e o médico do trabalho devem observar todos os procedimentos de manuseio, assim como as medidas de proteção empregadas. Deve-se registrar o uso de proteção respiratória e de roupas de proteção, assim como outras observações de senso comum, como a aparente efetividade dos controles de engenharia, indicados pela ausência de odores característicos, o acúmulo de poeira visível e os ruídos elevados. A inspeção deve prosseguir até o final da linha de produção e empacotamento do produto. Os inspetores também devem acompanhar o caminho de qualquer material despejado e estabelecer o local de despejo.

Deve-se observar o número de funcionários em cada processo, assim como qualquer dado sobre gênero, etnia ou faixa etária que possa afetar a sensibilidade dos trabalhadores aos agentes químicos no local de trabalho. Também, é importante buscar sinais evidentes como ressecamento e engrossamento da pele, esperados quando há exposição a solventes. Geralmente, é interessante discutir as práticas de trabalho com o pessoal diretamente envolvido, pois a percepção dessas práticas é bem diferente no "chão de fábrica" com frequência, comparada à visão dos escritórios executivos.

Ao final da inspeção direta, o higienista industrial, geralmente, tem uma reunião particular com o gerente geral ou com o gerente executivo, momento em que as preocupações mais evidentes poderão ser discutidas e as medidas de acompanhamento acordadas. Nos locais em que o higienista industrial for representante de agência reguladora, inspeções de seguimento podem requerer observações e interações específicas com os oficiais da agência, bem como com autoridades na instalação inspecionada. De qualquer modo, deve-se apresentar um relatório sobre a inspeção realizada com conclusões e recomendações para registro.

▶ Revisão de dados

Uma parte importante das funções do higienista industrial para reconhecer as ameaças à saúde no local de trabalho é a revisão de dados. Esses dados devem incluir relatórios dos médicos sobre sinais clínicos que possam estar relacionados com exposição no ambiente de trabalho, assim como uma revisão dos registros da empresa sobre materiais que chegam ao local de trabalho e que possam representar ameaça significativa à saúde. A atual norma denominada Workers Right-to-Know (direito do trabalhador à informação), da Occupational Safety and Health Administration (OSHA), explicita o dever evidente do empregador (sujeito a investigação governamental) de informar seus funcionários sobre a natureza dos materiais e os riscos inerentes a que possam estar expostos. Quando a exposição tem origem em materiais adquiridos de terceiros, os dados sobre as substâncias e seus riscos geralmente são obtidos na Ficha de Informação de Segurança de Produtos Químicos (FISPQ).

▶ Materiais com toxicidade indeterminada

Em alguns casos o higienista, industrial deve avaliar o potencial de dano de produtos químicos sobre os quais não há dados toxicológicos confiáveis disponíveis em humanos. Esse problema é mais comum em cenários de pesquisa e desenvolvimento, mas, também, em qualquer lugar onde intermediários químicos são produzidos. Uma questão importante é que o trabalhador deve ser protegido a todo custo. Se há incerteza, a questão deve ser resolvida em favor de um padrão mais alto de segurança.

AVALIAÇÃO DE AMEAÇAS À SAÚDE NO LOCAL DE TRABALHO

A avaliação de ameaças à saúde no ambiente de trabalho ou durante uma atividade deve incluir medição de exposição (real ou potencial), comparação com os padrões existentes e recomendações de controle, caso necessário.

▶ Medição de exposição

As medições no ambiente são usadas como indicadores das doses que atingem os indivíduos. A mera existência de agentes químicos no local de trabalho ou, até mesmo, na atmosfera do local de trabalho não significa necessariamente que esses agentes químicos estejam atingindo um sistema orgânico sensível em quantidade suficiente para causar danos. A dose efetiva depende de fatores como tamanho das partículas de poeira em suspensão, uso de dispositivos de proteção (i.e, respiradores e roupas de proteção) e existência de outros contaminantes no ambiente de trabalho. A tarefa de determinar a dose que atinge o trabalhador pode ser complicada pela existência de múltiplas vias de absorção e metabolismo. Tais contaminantes são absorvidos por inalação e ingestão e ambas as vias devem ser consideradas na avaliação do potencial de dano. De forma semelhante, muitos solventes são absorvidos rapidamente pela pele e a simples determinação dos níveis suspensos no ar não é suficiente para determinar todo o potencial de exposição.

▶ Amostragem e análise dos contaminantes suspensos no ar

A inalação de contaminantes suspensos é a principal via de entrada de intoxicantes sistêmicos no local de trabalho. Assim, a avaliação e o controle dos contaminantes suspensos no ar é parte importante de qualquer programa de saúde ocupacional.

A amostragem e a análise dos contaminantes do ar é uma função específica do higienista industrial. Embora seja responsabilidade conjunta do higienista e do médico interpretar os resultados dessas medições, a medição por si só já representa contribuição para a consciência da ameaça, assim como para sua avaliação. Evoluções recentes nos instrumentos tornaram possível medir concentrações muito baixas e, consequentemente, contaminações antes insuspeitas têm sido descobertas.

Em alguns casos, essas medições mais sofisticadas, junto com avaliações do estado de saúde daqueles indivíduos expostos, levaram à descoberta de ligações entre níveis relativamente baixos de contaminantes do ar e efeitos sobre a saúde. O campo da qualidade do ar interno é um desses casos. A determinação da exposição dos ocupantes de prédios (funcionários de escritório) não recebeu muita atenção no passado, mas os efeitos na saúde, atualmente, têm sido encontrados com níveis de contaminação bem abaixo dos padrões ocupacionais estabelecidos.

Os níveis máximos de exposição aceitos em geral foram reduzidos nos últimos anos, na medida em que, tanto a capacidade de discernir efeitos clínicos quanto as expectativas de risco zero (detectável ou indetectável) da sociedade aumentaram para efeitos na saúde. Um bom exemplo desse fenômeno é a preocupação com o uso de asbesto na construção civil. O higienista deve tentar assegurar a eliminação de exposição evitável ao asbesto. Não há evidências definitivas de um limiar de dose abaixo da qual não ocorra mesotelioma relacionado com asbesto. Além disso, é possível que exista responsabilização legal do proprietário da construção que permita exposição desnecessária dos funcionários ou dos inquilinos. Assim, a medição da concentração do asbesto incluindo os níveis ambientais tornou-se comum.

▶ Abordagem geral ao monitoramento do ar

Há duas abordagens principais ao monitoramento do ar para contaminantes em suspensão. Na amostragem pessoal ou da zona de respiração, o higienista coloca um dispositivo coletor próximo da área de respiração do trabalhador (Fig. 39-1). O dispositivo coletor pode ser ativo, requerendo que o ar seja sugado e passe por ele, ou passivo, que não requer bomba ou qualquer outra fonte de sucção (um dosímetro). A segunda abordagem (amostragem de área) emprega estações de amostragem fixas ou móveis na área de trabalho.

A. Monitoramento da área pessoal de respiração

O monitoramento da zona pessoal de respiração geralmente é o preferido porque a exposição é medida no ponto mais próximo da entrada real dos contaminantes em suspensão e a o sistema de amostragem se move junto com o trabalhador. Assim, há maior chance de que as medições sejam mais fidedignas do potencial real de exposição. A Figura 39–2 mostra um exemplo de trabalhador com um dispositivo de amostragem (pessoal) da zona de respiração no local apropriado.

B. Monitoramento da área

Contudo, há desvantagens com a abordagem por zona pessoal de respiração. A primeira é o volume da amostra de ar que é limitado pela capacidade das bombas operadas por bateria (ou pelo coeficiente de difusão dos dispositivos de coleta passiva) e, assim, talvez exista dificuldade de medir traços de contaminantes. A segunda diz respeitos às situações em que há necessidade

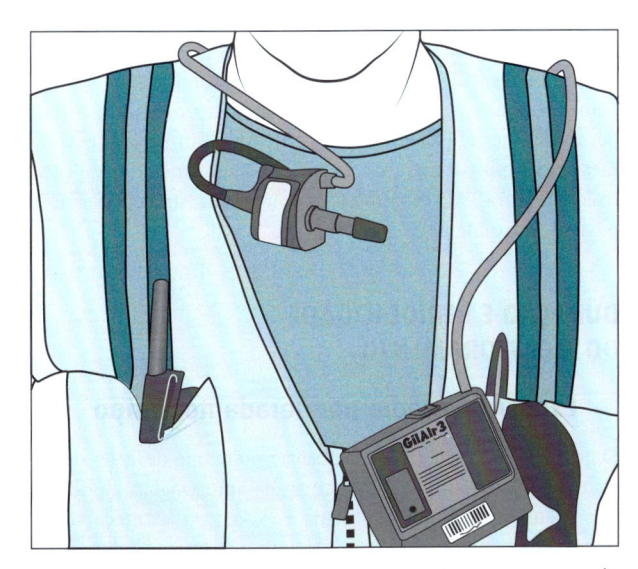

▲ **Figura 39-1** Trabalhador com unidade de amostragem de ar, com bomba, tubo e gravador de dados, para captura de poeira incômoda e análise subsequente a fim de determinar o grau de exposição.

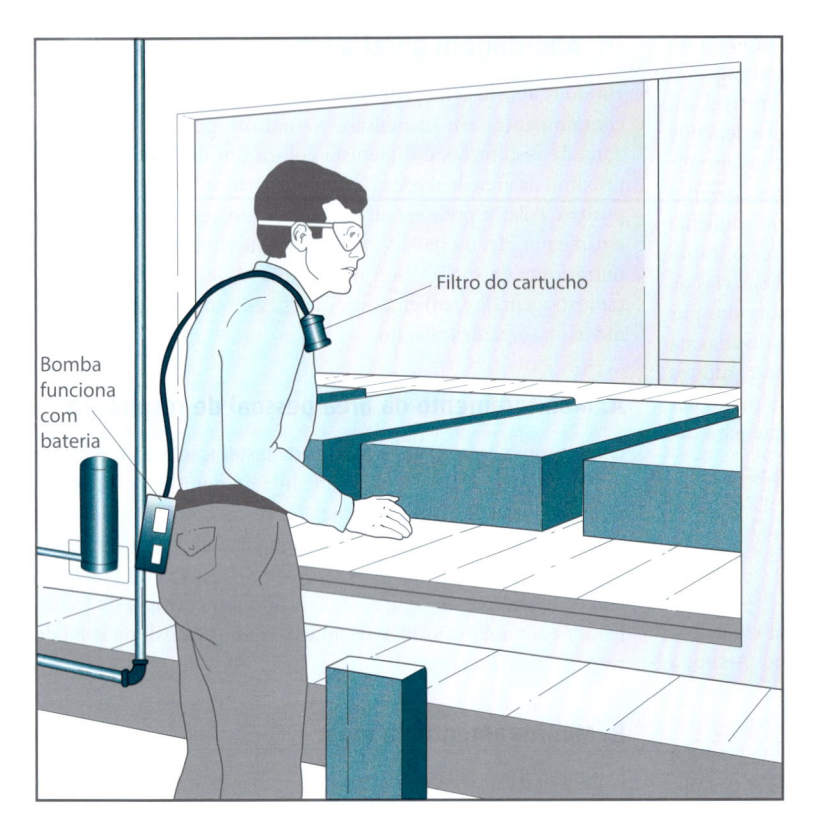

▲ **Figura 39-2** Trabalhador usando monitor da zona de respiração pessoal. O monitor acessa amostras suficientemente próximas de seu nariz e boca para coletar o mesmo tipo de ar que o trabalhador está respirando.

de avaliações complexas em que o número de dispositivos coletores pode ser excessivamente incômodo para instalação prática na zona de respiração do trabalhador. Nesses casos ou quando há necessidade de uso de instrumentos de leitura direta (em geral, maiores e frequentemente com necessidade de ligação a uma fonte de energia), pode-se empregar o monitoramento com estações fixas. As estações fixas de monitoramento também são usadas para medir emissões de fontes, as concentrações de fundo, ou para medir as concentrações em várias áreas ao mesmo tempo para avaliar a efetividade das medidas de controle. A Figura 39-3 mostra a aplicação de amostragem de área e pessoal em ambiente de trabalho.

DURAÇÃO E PERIODICIDADE DO MONITORAMENTO

▶ Exposição média ponderada no tempo

O potencial de evolução da exposição no tempo deve ser determinado antes de iniciar o processo de amostragem, de forma que todos os períodos nos quais a exposição aconteça sejam apropriadamente amostrados. Deve-se determinar a exposição média ponderada no tempo considerando todo o período de trabalho a ser avaliado. No processo contínuo (linha de montagem), o período de exposição geralmente será todo o turno de trabalho. Em outros casos, é possível que a exposição ocorra apenas em um período relativamente curto do turno de trabalho. Há necessidade de determinar a exposição média ponderada no tempo considerando todo o dia de trabalho para estar conforme com as normas relevantes e, além disso, a determinação pode ser útil para comparação da exposição em diversos pontos dentro da planta de produção.

▶ Determinação do tempo linear de exposição

Embora as doenças crônicas geralmente sejam resultado de exposição longa e contínua, níveis agudos de exposição podem ser importantes ao causar efeitos agudos e, talvez, sejam diretamente mais relevantes, mesmo em caso de exposição em longo prazo, do que sua contribuição relativa indicada pela média ponderada no tempo. Em outras palavras, os picos de exposição talvez vençam defesas, como as mucociliares, responsáveis por remover os contaminantes, e podem ocorrer em períodos de esforço máximo e ingestão máxima dos contaminantes suspensos no ar. Os picos de exposição podem ser determinados com uma amostra integrada, por período relativamente curto (durante o desempenho de determinada tarefa, ou por 10 a 15 minutos, no período em que se espera exposição máxima, ou por qualquer período, conforme exigido por norma ou padrão), ou, ainda, utilizando-se instrumentos de leitura direta para medição em tempo real.

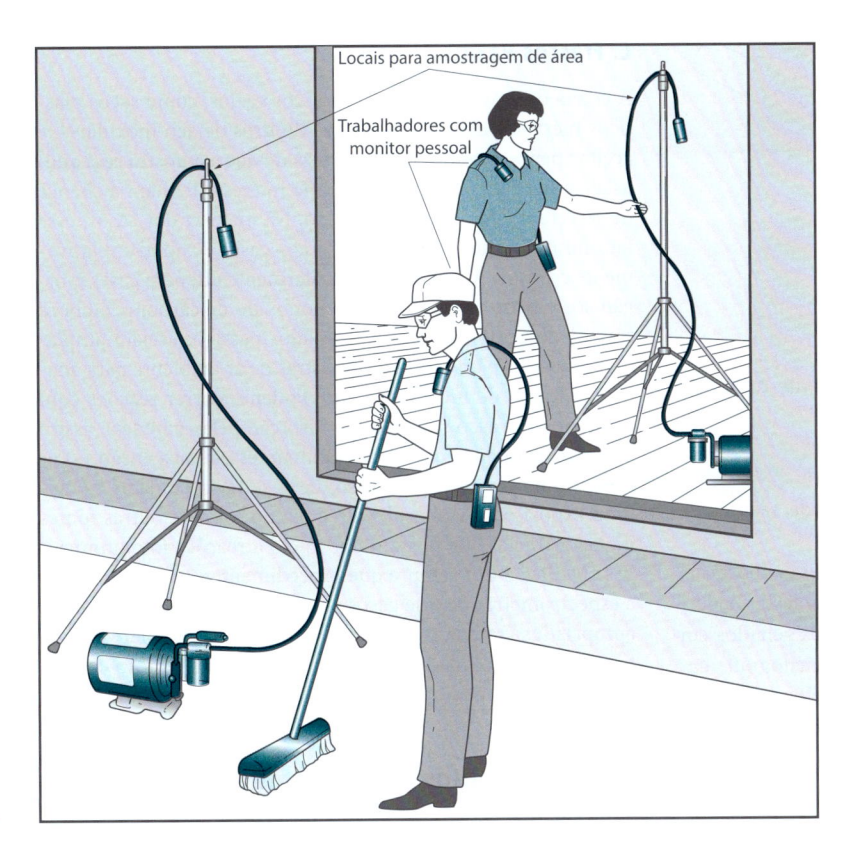

▲ **Figura 39-3** Trabalhador usando monitor pessoal. O higienista industrial está obtendo informação adicional instalando um dispositivo de monitoramento de área.

AMOSTRAS PARA CONTAMINANTES ESPECÍFICOS

As abordagens gerais já citadas anteriormente podem ser aplicadas à definição de agentes ou grupos de agentes específicos. De forma geral, as amostras e os métodos analíticos são divididos entre aqueles para gases e vapores e aqueles para partículas em suspensão.

1. Amostras de gás e vapor

A amostragem de gás e vapor pode ser feita por qualquer um de cinco métodos: (1) coleta ativa, drenando um volume determinado de ar pelo sistema coletor para que seja analisado; (2) coleta passiva, com um dosímetro que atrai moléculas de gás ou de vapor por difusão da atmosfera; (3) coleta por colorímetro em dispositivo no qual a alteração na coloração é proporcional à concentração do contaminante com leitura direta; (4) coleta em frasco vazio, utilizado para carregar uma amostra de ar a um local adequado para análise, e (5) avaliação direta por instrumentos de leitura sensíveis a um ou a diversos gases ou vapores atmosféricos.

Em geral, o primeiro e o quarto métodos – usando dispositivos de coleta ativos com subsequente análise laboratorial – são mais sensíveis e podem ser usados para determinar concentrações mais baixas do que as outras abordagens listadas. Entretanto, os dispositivos de leitura direta (tanto instrumentais quanto com alteração na cor) produzem resultados mais rápidos (imediatos) e são úteis quando se deve avaliar uma ameaça imediata. Os dosímetros passivos oferecem a vantagem de não necessitarem de uma fonte de sucção para retirar o ar para o dispositivo de coleta e, assim, são mais aceitos pelos trabalhadores já que evitam que tenham que carregar uma bomba.

▶ Meio de coleta e análise

Os meios de coleta para gases e vapores podem ser sólidos ou líquidos.

A. Adsorventes sólidos

O adsorvente sólido mais utilizado é o carvão ativado, que pode ser usado para coletar muitos hidrocarbonetos de baixo peso molecular, assim como alguns gases e vapores inorgânicos. O processo analítico mais empregado para determinar as concentrações de gases e os vapores coletados no carvão é a cromatografia gás-líquido (*cromatografia gasosa*). A amostra coletada, contendo moléculas de gás ou de vapor adsorvidas à superfície do carvão, geralmente, é removida do adsorvente com um solvente (frequentemente dissulfeto de carbono) compatível com aqueles a serem determinados. A seguir, ou o extrato solvente do carvão é injetado na coluna de cromatografia a gás, ou o volume

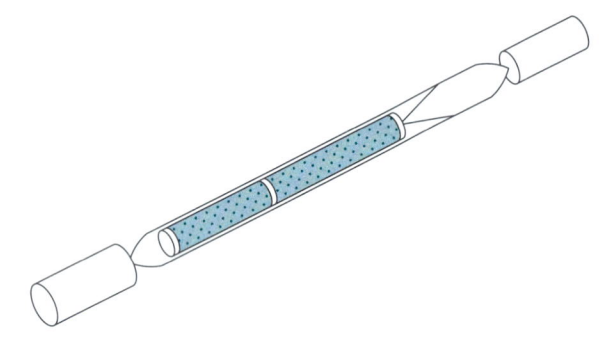

▲ **Figura 39-4** Tubo de carvão. Aproximadamente no tamanho real.

do extrato é reduzido para obter maior sensibilidade, seguido da injeção. (Fig. 39-4).

Em alguns casos, particularmente para espécies de hidrocarboneto oxigenadas, utiliza-se gel de sílica para o teste. A dessorção é feita com água destilada ou solventes oxigenados em geral e, novamente, seguida por análise por cromatografia gasosa ou outra abordagem analítica. Outro grupo de adsorventes é menos usado para amostragem industrial de rotina, mas tem sido aumentado seu uso para avaliação da qualidade do ar em recinto fechado e para coleta de amostras para análise de espécies de alto peso molecular. Tratam-se dos adsorventes sólidos desenvolvidos inicialmente como pacotes de cromatografia gasosa. São exemplos o Tenax e os diversos materiais de Chromosorb. Alguns desses adsorventes podem ser caracterizados como peneiras moleculares e são usados especialmente na coleta de amostras em ambientes em que são encontrados compostos que se ligam ao carvão de forma irreversível. A dessorção com frequência é obtida aquecendo-se o tubo contendo a amostra, enquanto se injeta gás carreador (nitrogênio ou outro gás inerte). Essa abordagem, associada à análise do gás já separado, por cromatografia gasosa, espectrometria de massa ou algum outro método analítico, é usada quando se suspeita de um ambiente complexo com traços de muitos componentes.

B. Meio líquido

Gases e vapores também podem ser efetivamente coletados da atmosfera usando diversos líquidos como meio de coleta. O ar é sugado através do volume medido de líquido para um dispositivo que pode ser denominado *impinger* ou agitador ou um recipiente depurador. A coleção de amostras de gases e vapores em meio líquido tem várias desvantagens quando se deseja determinar as concentrações na zona pessoal de respiração. Alguns dos líquidos recomendados são tóxicos e a aplicação de um frasco de vidro na roupa de um trabalhador é um risco adicional no local de trabalho. Também, há o risco de vazamento do líquido e de sua evaporação, e ambas as situações complicam a avaliação dos resultados.

C. Frascos vazios

A coleta de amostras de ar em frascos vazios, como sacos plásticos inertes, garrafas de vidro e cilindros de aço inoxidável, é aceita apenas quando se tem certeza de que a amostra será analisada antes que os componentes de interesse tenham a chance de sofrerem degradação ou reação. Na maioria dos casos, esse fato limita a utilidade da técnica aos gases e vapores relativamente estáveis. A técnica é particularmente útil para gases inorgânicos e não reativos, como o monóxido de carbono, embora frascos de ácido inoxidável "tornados passivos" sejam amplamente usados para coleta de amostras de ar ambiente para análise de traços de hidrocarboneto. Podem ocorrer reações com a parede do frasco (ou simples adsorção pelas paredes), assim como reações com outros contaminantes em suspensão no ar presente no frasco. Além disso, deve-se ter o cuidado de evitar a exposição do gás coletado à luz do sol ou a outras fontes de luz artificial que possam dar início a reações fotoquímicas. Essa técnica é útil sempre que procedimentos analíticos, como a espectrometria de fase gasosa no infravermelho, pareçam ser apropriados e a análise instrumental laboratorial ofereça vantagens na sensibilidade ou na precisão em comparação com os instrumentos locais de leitura direta.

▶ Instrumentos de leitura direta

Atualmente, há diversos instrumentos de leitura direta, movidos a bateria disponíveis, de forma que é possível realizar medições das concentrações em "tempo real" em ambientes remotos ou isolados (Fig. 39-5). Algumas dessas unidades também medem as concentrações de oxigênio, o que as tornam úteis para avaliar a segurança de entrada em espaços fechados.

Outras unidades medem apenas um ou dois contaminantes, mas são úteis quando o possível contaminante é relativamente bem conhecido.

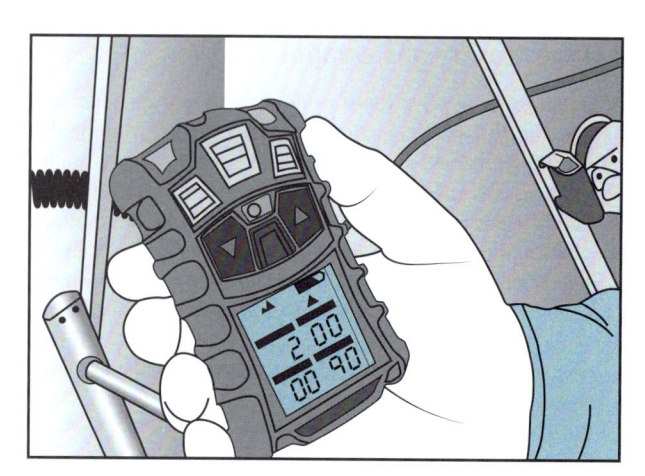

▲ **Figura 39-5** Medidor portátil de 4 gases projetado para medir limites inferiores de explosividade (LIE), monóxido de carbono (CO), oxigênio (O_2) e sulfeto de hidrogênio (H_2S).

Com o advento recente de pequenos *registradores portáveis* capazes de transferir dados para computadores, tornou-se possível registrar a saída em tempo real de instrumentos pequenos de leitura direta. Com isso, foi possível elaborar perfis de exposição química individual ao longo do tempo, pois essas unidades pequenas são facilmente carregadas sem serem inoportunas. Uma aplicação importante dessa abordagem foi os estudos da qualidade do ar em ambientes fechados, a partir dos quais pode-se compreender as contribuições relativas das diversas fontes para a exposição global do monóxido de carbono e de outros gases de interesse.

Outros instrumentos de leitura direta são menos portáteis; porém, mais precisos e permanentemente calibrados. Os princípios de detecção com frequência são os mesmos daqueles usados em instrumentos menores, mas os sistemas de detecção e circuitos eletrônicos associados são mais confiáveis. Os dados de saída podem ser dirigidos a medidores digitais ou analógicos, gravadores em gráficos ou registradores cronológicos.

Diversos tipos de instrumentos de leitura direta respondem a ampla variedade de contaminantes em suspensão no ar, embora com sensibilidades distintas. Todos dever ser calibrados para composições químicas específicas porque cada um pode responder diferentemente.

A. Cromatógrafos portáteis

Uma evolução recente no instrumental de higiene industrial foi a adaptação de cromatógrafos a gás para uso como instrumento portátil. Com esses aparelhos, um volume de gás pode ser introduzido diretamente no instrumento por meio de uma válvula coletora, ou um frasco vazio (com frequência, uma seringa) pode ser usado para coletar uma pequena amostra de ar que é injetada diretamente no instrumento. Esses instrumentos compartilham as vantagens (especificidade e sensibilidade) dos cromatógrafos a gás dos laboratórios, mas com a desvantagem de um esforço considerável para calibração para obter resultados quantitativos. Os detectores usados podem ser selecionados para medir apenas a família dos contaminantes de interesse suspensos no ar.

B. Espectrofotômetros no infravermelho

Esses instrumentos podem ser usados para medir as concentrações de centenas de gases e vapores ao nível ou próximo de 1 ppm. Uma vantagem do instrumento é a possibilidade de correção local para concentrações previamente conhecidas de vapor de água e outros gases e vapores.

C. Instrumentos para leitura direta com detectores específicos

Alguns desses instrumentos podem dar uma resposta em um único número para a totalidade da atmosfera que estão avaliando. Esse número único pode ser imputado, como o "total de hidrocarbonetos" ou de "carbono orgânico volátil" (VOC), com base na resposta do detector. Cada um desses detectores tem características de resposta próprias à composição de hidrocarbonetos presentes no ar, e a comparação dos resultados entre um instrumento (p. ex., detector de fotoionização) e outro (p. ex., detector de ionização por chama) é inapropriada geralmente.

Outros instrumentos especializados podem medir um ou diversos gases ou vapores específicos na atmosfera, como monóxido de carbono, dióxido de enxofre, sulfeto de hidrogênio ou outros semelhantes. Embora esses instrumentos tenham menor probabilidade de serem afetados por outros componentes da atmosfera em comparação aos que pretendem medir os "hidrocarbonetos totais", cada um pode apresentar respostas idiossincrásicas a outros componentes atmosféricos, e a natureza dessas respostas deve ser conhecida.

D. Monitores fixos

Qualquer um dos instrumentos descritos pode se tornar muito mais confiável se for instalado permanentemente alimentado por linha de força. Tais instalações têm sido usadas há muitos anos sempre que há potencial de exposição a gases altamente tóxicos.

E. Indicadores colorimétricos

Podem ser ativos ou passivos. No tipo passivo, um "distintivo", com uma parte que muda de cor quando exposta a gases ou vapores específicos, em dada concentração, por período suficiente, pode ser posicionado na área ou na zona de respiração do trabalhador. O sistema funciona por difusão de moléculas de interesse da atmosfera para o distintivo. Esses dispositivos podem ser úteis para indicar a presença de concentrações potencialmente deletérias de gases sem a presença do higienista industrial no local de trabalho todo o tempo. No tipo ativo, um volume medido de ar é sugado por um tubo de vidro, contendo um reagente (geralmente adsorvido em um suporte sólido) que reage com determinados elementos químicos no ar. O grau de alteração da cor no reagente – seja o tom da coloração ou sua "extensão" ao longo do comprimento do tubo – é proporcional à concentração do contaminante e essa cor pode ser comparada com padrões impressos. O principal perigo no seu uso é a falta de confiabilidade; de forma geral, sua precisão não ultrapassa mais ou menos da metade do valor indicado. Além disso, seu limite de detecção confiável se aproxima do nível em que controles devem ser implementados.

2. Amostragem de material particulado

A medição de contaminação por partículas em suspensão no ar pode ser feita por coleta de amostras integradas com análise subsequente ou usando instrumentos de leitura direta. A coleta de amostra integrada com análise é a modalidade mais comum de avaliação, em razão das dificuldades inerentes às leituras diretas e da maior precisão das análises laboratoriais.

Amostras com filtro

Atualmente, a amostra de partículas em suspensão é feita com filtros. O filtro escolhido deve coletar e reter as partículas de interesse, oferecer resistência suficiente ao fluxo de ar que as bombas não sejam capazes de sugar e, também, ser compatível com o método de análise escolhido.

Seleção da amostra por tamanho

A inalação e a retenção de material particulado nos pulmões dependem do diâmetro aerodinâmico equivalente (AED, *Aerodynamic Equivalent Diameter*) das partículas. Ou seja, apenas as partículas dentro de uma variação específica (de tamanho pequeno, dependendo, também, de sua densidade e do seu formato) serão capazes de penetrar e serem retidas nos espaços aéreos alveolares e bronquíolos menores. As partículas um pouco maiores podem penetrar na cavidade torácica, enquanto aquelas ainda maiores ficarão coletadas nas vias respiratórias superiores (nariz e boca). As partículas muito grandes raramente chegam no interior do nariz e na boca. Assim, as amostras para avaliar riscos associados a agentes como sílica cristalina são feitas com ajuda de um dispositivo que antecede o filtro, separando as partículas por tamanho, em que o material deverá ser coletado para análise. Quando o ar é sugado pelo sistema de amostragem com velocidade apropriada, apenas as partículas suficientemente pequenas para penetrar e ficarem retida nos espaços pulmonares profundos passarão pelo dispositivo separador e serão capturadas pelo filtro para análise. Nos últimos anos, as amostras gerais do ambiente para detecção de partículas também passaram a usar critérios de seleção por tamanho para definir aquelas que tenham maior probabilidade de causar danos em longo prazo ao sistema respiratório.

Os critérios estabelecidos para seleção por tamanho e os dispositivos usados para coleta das partículas dentro da variação definida diferem entre as agências. É importante verificar as normas em vigor e a opinião científica nesse campo, em que ocorrem mudanças tão rapidamente.

Os dispositivos separadores por tamanho usados para amostragem de material particulado são coletores inerciais diretos, como *impingers* e impactadores. O primeiro utiliza um sistema de coleta umidificado, no qual um jato de ar é direcionado contra a superfície coletora imersa em líquido. Enquanto os impingers são efetivos para coleta de partículas grandes, não são particularmente adequados para coletar partículas muito pequenas (<1 μm AED), em razão das limitações das forças inerciais empregadas nesse tipo de coleta. Os impactadores utilizam um sistema de coleta a seco, no qual as partículas são dirigidas em jato de ar contra uma superfície seca (ou, algumas vezes, lubrificada). O estágio final do impactador, geralmente, é um filtro em que as (pequenas) partículas remanescentes são coletadas. Com isso, obtêm-se amostras separadas por tamanho, com mais detalhes do que as obtidas com o primeiro dispositivo.

Modelos especiais de impactadores foram amplamente usados para avaliação de partículas em suspensão viáveis (fungos e bactérias). Os dispositivos com um ou diversos estágios de coleta são projetados para acomodar placas de Petri, com meios de crescimento microbiológicos convencionais, como superfícies coletoras. Após a sucção do ar pelo dispositivo e com o depósito das partículas em suspensão sobre a superfície do meio escolhido, as placas são recolhidas e levadas ao laboratório para permitir o crescimento dos microrganismos da forma comum. As placas são examinadas por microbiologista e os microrganismos são contados e identificados por gênero e espécie, se possível. O número de colônia é relatado por metro cúbico.

Amostragem de material particulado total

Nas situações em que um material biologicamente ativo pode ser absorvido por muitas portas de entrada de forma rápida, a amostragem total das partículas deve ser a abordagem escolhida. Seria o caso, por exemplo, de situações em que haja necessidade de avaliar compostos biologicamente ativos, como os pesticidas organofosforados e carbamatos. Para estes, assim como para diversos outros compostos químicos, é importante coletar todas as partículas em suspensão para avaliar toda a extensão do perigo.

Análise das amostras de material particulado

A análise do material coletado pode ser feita com qualquer técnica apropriada à substância de interesse.

A. Microscopia

Em caso de materiais como o asbesto em que a concentração numérica das partículas no ar é o fator mais importante, a amostra deve ser obtida por passagem de ar por um filtro, e o número de partículas no filtro é contado usando técnicas de microscopia.

O procedimento analítico mais usado para avaliação do asbesto é o que envolve microscópio óptico com contraste de fase, conforme especificado pelo National Institute for Occupational Safety and Health (NIOSH) e pela OSHA. O procedimento é relativamente simples, mas com a desvantagem de que nem todas as fibras de asbesto são visualizadas ou contadas e outras fibras (não asbesto) são contadas. Entretanto, como apenas as fibras com mais de 5 μm são contadas, o método produz um índice imperfeito de exposição para o total de fibras de asbesto.

Quando se deseja informações mais detalhadas sobre toda a população de fibras em suspensão, deve-se utilizar microscopia de transmissão elétrica. Esse método, que permite visualizar todas as fibras de asbesto em suspensão (e diferenciar as fibras de asbesto das demais), é muito mais complexo e seu custo é muito mais elevado. Nos Estados Unidos, em 2012, o custo de cada análise com microscópio de contraste de fase variou entre 15 e 20 dólares por amostra, enquanto o custo da análise por microscópio eletrônico variou entre 100 e 300 dólares por amostra, dependendo do nível de detalhamento necessário nos resultados (e da velocidade da análise).

B. Outras abordagens analíticas

Entre as outras abordagens de análise comumente utilizadas, estão absorção ou espectroscopia de emissão atômica para análise dos elementos das partículas, difração de raios X para identificação de materiais cristalinos e (onde apropriado) qualquer uma das análises orgânicas já mencionadas quando houver compostos orgânicos na forma de partículas.

3. Dispositivos combinados para coleta

Em alguns ambientes, talvez seja apropriado usar dispositivos de coleta que combinam coleta de partículas, gases ou vapores. Talvez, seja o caso nos locais em que há substâncias em forma de partícula na atmosfera, mas, também, há uma pressão de vapor apreciável, de forma que quantidades substanciais podem evaporar após a coleta em filtro. Nesse caso, deve-se usar um material adsorvente de vapor atrás do filtro para assegurar que a coleta seja completa. Esse tipo de abordagem combinada é frequentemente usada para sondagem de pesticidas e hidrocarbonetos aromáticos multinucleares.

4. Avaliação de superfície (*wipe sampling*)

A avaliação da contaminação da superfície pode ser útil como técnica suplementar para auxiliar na definição do potencial de exposição e, particularmente, para avaliação da efetividade das medidas de controle. O método *wipe sampling* é útil para identificar áreas contaminadas em que tenha havido derrame de material potencialmente perigoso (Fig. 39-6). Como exemplo, esse tipo de amostra é usado rotineiramente para avaliar a extensão da contaminação resultante de derrame de materiais, como bifenila policlorada (PCB), pesticidas e outros materiais em que a absorção pela pele é uma via de entrada importante.

Esse tipo de amostragem também pode ser um adjunto útil aos programas usados para avaliar a efetividade das medidas de higiene, particularmente nas manufaturas em que a separação das áreas de produção de cafeterias, escritórios ou vestuários é importante. Nos programas mais usados, preconiza-se *wipe sampling* de áreas idênticas mensal ou trimestralmente.

A amostragem de superfície deve ser feita de acordo com um protocolo bem definido para que tenha relevância nas avaliações em longo prazo. Na maioria dos casos, prepara-se um molde de tamanho definido (em geral, 10 × 10 cm) e procede-se à limpeza no interior da área exposta do molde para garantir uniformidade da amostra. Qualquer elemento adequado pode ser usado para a amostragem de superfície, mas filtros de papel (com baixo teor de cinzas de tipo quantitativo) são os mais usados.

Outros métodos para avaliação de superfícies também podem ser úteis. Por exemplo, observa-se rapidamente a fluorescência dos hidrocarbonetos aromáticos multinucleares quando a superfície é irradiada com luz ultravioleta, e tal característica pode ser usada para pesquisas qualitativas de áreas em que se suspeita de contaminação.

AVALIAÇÃO DE AGENTES FÍSICOS

A avaliação de agentes físicos requer equipamento especializado que não está disponível rotineiramente (exceto medidores de nível sonoro e dosímetros de ruídos). A avaliação de radiação ionizante ou não ionizante requer treinamento específico, mas muitos higienistas industriais desenvolveram *expertise* nessas avaliações.

▶ Avaliação de exposição a ruídos

A avaliação da exposição a ruídos é uma função tradicional do higienista industrial. O equipamento usado pode ser dividido em dois tipos principais.

A. Medidores de nível sonoro

Os medidores de nível sonoro são compostos por um microfone, associado a um circuito elétrico, com um medidor que fornece uma leitura em decibéis. O circuito normalmente contém outros circuitos de filtragem, que permitem avaliar os componentes da exposição no espectro sonoro, ponderados de acordo com seus efeitos sobre a audição. A rede ponderada A foi adotada como padrão para determinação da exposição ao ruído ocupacional. Nesse esquema de ponderação, as frequências muito baixas ou muito altas são suprimidas, e as frequências médias (1.000 a 6.000 Hz) são ligeiramente amplificadas. Assim, dá-se primazia às frequências de vocalização.

Os medidores de nível sonoro podem ser adaptados a circuitos de filtragem para determinação dos níveis de ruídos dentro de determinadas larguras de banda. Circuitos de largura de banda de uma oitava ou (mais raramente) um terço de oitava são empregados com frequência. Com esses dispositivos, é possível isolar e identificar as frequências específicas em que ocorrem os ruídos. Essa identificação das fontes é essencial para o controle de ambientes com ruídos complexos.

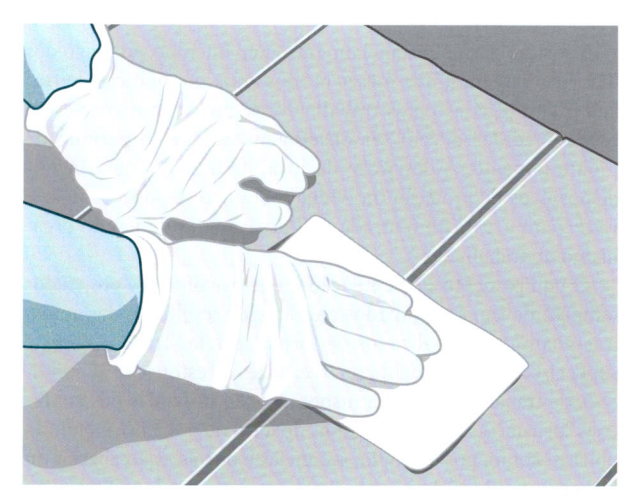

▲ **Figura 39-6** *Wipe sampling* de superfície para determinar o potencial de contaminação por chumbo.

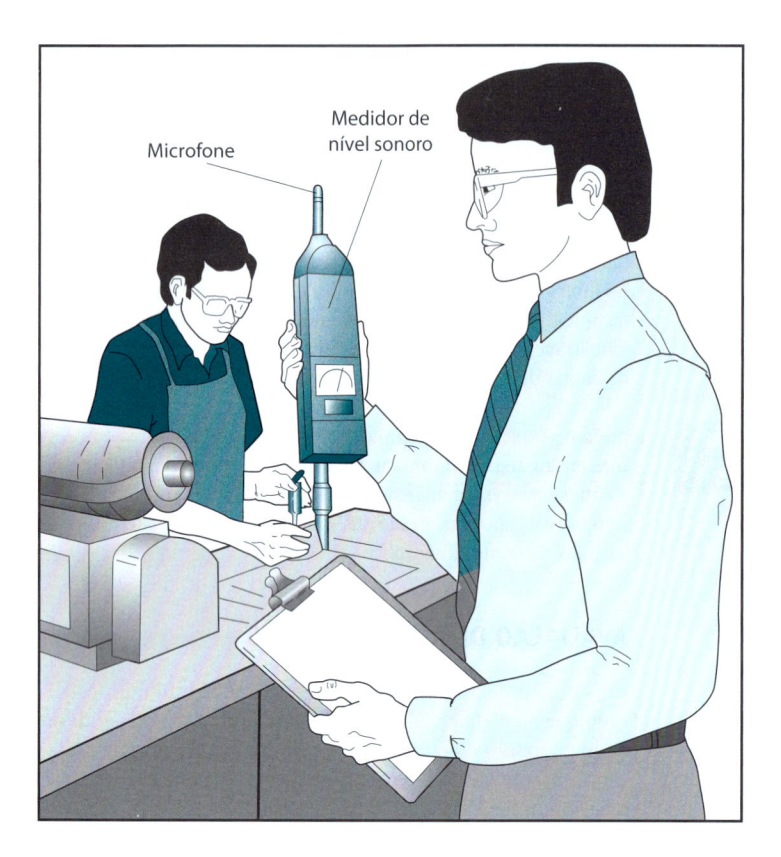

▲ **Figura 39-7** Higienista industrial usando um medidor de nível sonoro na área de trabalho.

A Figura 39-7 mostra um medidor de nível sonoro em uso. Observe que o instrumento é usado para medir a intensidade de ruído em determinada área e, portanto, é análogo à amostragem de agentes químicos por área.

B. Dosímetro de ruído

Os dosímetros de ruído empregam um circuito de registro composto por um pequeno microfone localizado próximo da orelha do trabalhador para registrar a exposição a ruídos. Os dispositivos podem apresentar a integral da exposição média para o período medido ou uma leitura gráfica que mostra a exposição em função do tempo. A dosimetria é a abordagem preferencial porque as exposições mensuradas são específicas e individuais. Também, ela oferece a mesma vantagem sobre a amostragem por área indicada anteriormente para a amostragem em zona de respiração para contaminantes em suspensão no ar. A Figura 39-8 mostra o uso do dosímetro. Observe que o microfone está localizado próximo da orelha do trabalhador.

▶ Avaliação de outros agentes físicos

Os demais agentes físicos geralmente requerem equipamento especializado para avaliação competente. Contudo, muitos higienistas industriais têm experiência na avaliação de agentes como campos elétricos e magnéticos, micro-ondas, estresse por calor, radiação ionizante, radiação ultravioleta e infravermelha. De forma semelhante, a avaliação do local de trabalho para determinar a extensão do risco em razão de estresse, por calor ou frio, geralmente, pode ser feita por um higienista experiente.

OBSERVAÇÃO DAS PRÁTICAS E VARIÁVEIS NOS PROCESSOS DE TRABALHO

A exposição varia substancialmente, com o tempo, ao longo dos dias, das semanas, dos meses ou dos anos. As práticas de trabalho empregadas pelos trabalhadores cujas exposições estão sendo medidas devem ser observadas durante o período de monitoramento. A descrição do local de trabalho deve incluir dispositivos de proteção individual para que se possa estimar a *verdadeira exposição* (entrada real do agente químico no organismo do trabalhador).

O equipamento de ventilação e outros controles projetados também devem ser avaliados para que os resultados das amostras sejam contextualizados de forma correta. Trabalhadores e supervisores normalmente serão capazes de estimar se as condições de trabalho durante a inspeção estão próximas das condições "usuais". As condições gerais do local de trabalho, incluindo objetos, como, por exemplo, se janelas e portas estão abertas ou fechadas, também devem ser avaliadas e registradas. O relatório ideal de higiene industrial deve ser suficientemente detalhado para que outro profissional higienista que entre no local de

HIGIENE INDUSTRIAL (OCUPACIONAL) — CAPÍTULO 39

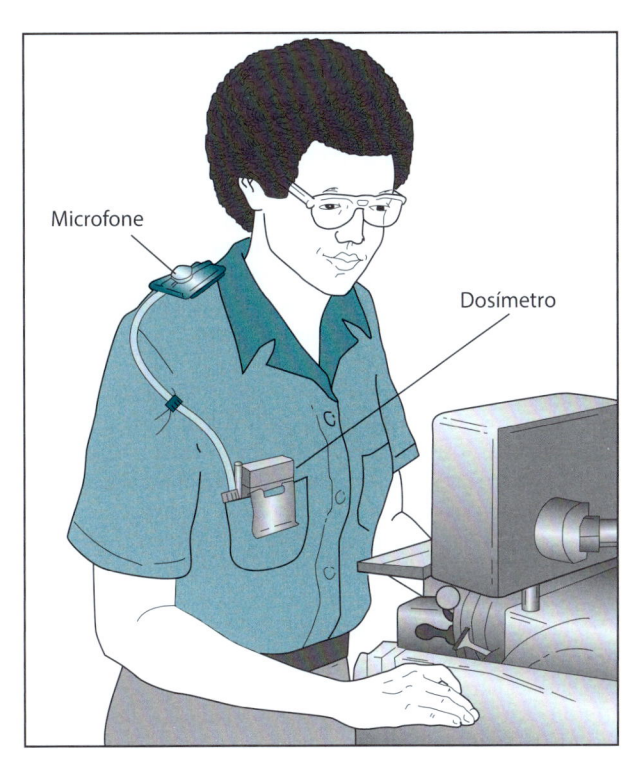

▲ **Figura 39-8** Trabalhador usando um dosímetro de ruído com o microfone localizado próximo de sua orelha.

trabalho depois seja capaz de determinar se as condições são as mesmas ou se mudaram desde a última inspeção.

COMPARAÇÃO COM OS PADRÕES

▶ Considerações estatísticas

O higienista industrial deve determinar se as exposições medidas têm probabilidade de causar dano àqueles expostos. Se o dano parecer provável, devem ser tomadas atitudes para reduzir a exposição a níveis toleráveis ("Controle das ameaças à saúde", adiante). Na maioria dos casos, o higienista industrial consultará um conjunto de padrões para os diversos contaminantes químicos ou agentes físicos. Geralmente, a exposição é considerada aceitável: (1) se as concentrações medidas estiverem abaixo do limite superior permitido e (2) se for improvável que a exposição aumente acima do limite permitido dentro das circunstâncias racionalmente previstas.

Determinadas precauções são necessárias nessas comparações. O processo de monitoramento é um processo de amostragem desde o ponto de vista estatístico. Se os vieses sistemáticos e os erros aleatórios nas medições estiverem dentro de limites aceitáveis, pode-se presumir que as medições são precisas. Ou seja, não apenas os resultados do monitoramento reflitem a média verdadeira – que poderia ser obtida se todos os subgrupos de amostras fossem examinados – mas, também, todas as medições refletem a "verdade" acerca das concentrações às quais os trabalhadores estão expostos.

Entretanto, todas as medições de higiene industrial são até certo ponto imprecisas em razão de erros de amostragem e de análise e não podem ser consideradas fidedignas de todas as condições possíveis no local de trabalho, uma vez que todas condições não podem ser avaliadas em razão dos custos. Sendo assim, é prudente considerar intervalos de confiança para as médias de amostras para que se possa conhecer o intervalo no qual é esperado que a concentração média verdadeira esteja. O limite de confiança superior de 95% deve cair abaixo do limite de exposição permitido para que se possa afirmar, com 95% de certeza, que a concentração média verdadeira encontra-se abaixo desse padrão, considerando que as amostras reflitam as condições normais existentes no local de trabalho.

Vale uma observação de precaução. Considerando a inerente grande dispersão dos dados ambientais, deve-se presumir que os dados estejam distribuídos em *log*-normal e que a transformação logarítmica dos dados individuais deva ser realizada antes que eles sejam avaliados. A média geométrica (o *log* inverso da média dos logaritmos dos pontos de dados), geralmente, é uma medida apropriada da tendência central quando se avaliam dados ambientais, embora a média aritmética convencional represente as exposições da força de trabalho de maneira mais precisa.

▶ Padrões de exposição ocupacional para contaminantes em suspensão no ar

Há listas de padrões de exposição ocupacional para contaminantes em suspensão no ar disponíveis há mais de 65 anos. Os primeiros padrões eram para algumas poucas ameaças à saúde identificadas, como chumbo, mercúrio e benzeno. Atualmente, centenas de agentes químicos e físicos estão regulamentados (p. ex., nos programas federais e estaduais OSHA) ou tiveram recomendações de limites a serem controlados (pelo NIOSH ou por organizações de voluntários). Nos Estados Unidos, os padrões mais importantes têm origem nas seguintes fontes:

1. Valores limite (TLVs – threshold limit values) da The American Conference of Governmental Industrial Hygienists (ACGIH): *Threshold Limit Values and Biological Exposure Indices for 2014*, ACGIH Guidelines for Industrial Hygienists, www.acgih.org/TLV/.

2. Recomendações para níveis de exposição (RELs – Recommended Exposure Levels) do National Institute for Occupational Safety and Health: *NIOSH Pocket Guide to Chemical Hazards (NPG)*, www.cdc.gov/niosh/npg/npg.html.

3. Limites de exposição permitidos (PEIs – Permissible Exposure Limits) da Occupational Safety and Health Administration: *NIOSH Pocket Guide to Chemical Hazards (NPG)*, www.cdc.gov/niosh/npg/npg.html.

Essas listas e outras semelhantes preparadas por alguns programas estatais da OSHA são legalmente cobradas por agências reguladoras. Os TLVs e RELs são considerados consultivos.

Todos esses padrões são baseados em exposição média ponderada no tempo (TWA, do inglês, *time-weighted average*). Ou seja, determinam-se as concentrações médias a cada dia e pondera-se o valor individual em função do período de exposição a cada concentração medida. Também, é possível haver limites máximos de exposição para períodos menores expressos na forma de teto ou limite de exposição em curto prazo (STEL, do inglês, *short-term exposure limit*). Geralmente, determina-se um limite àquelas substâncias para as quais a tolerância à superexposição é baixa e quando as consequências da exposição, mesmo que modestamente acima do limite, sejam desastrosas (um exemplo é o do cianeto de hidrogênio que é regulado mais apropriadamente por limite). O STEL pode ser definido para substâncias cujos efeitos deletérios (mas não letais ou tendentes a produzir incapacidade permanente) possam surgir com exposição breve a concentrações acima do limite de exposição TWA, mesmo se houver tempo suficiente de exposição a concentrações mais baixas para fazer o limite TWA voltar ao limite normal de exposição. Desde o ponto de vista prático, deve-se saber que períodos curtos de exposição intensa a qualquer substância podem produzir efeitos deletérios não antecipados no local de trabalho, e o acúmulo de exposição suficiente para alcançar o TWA em uma hora seria inaceitável.

▶ Valores limiares

Entre os conjuntos de padrões referenciais ao higienista industrial, o mais importante (nos Estados Unidos) é a tabela de TLVs publicada anualmente pelo Threshold Limit Values Committee of the American Conference of Governmental Industrial Hygienists (ACGIH). Essa lista vem sendo publicada, anualmente, desde meados dos anos 1940, e é usada nos Estados Unidos e em outros países. Em 1970, adotou-se um decreto da OSHA, o 1968 TLVs, que recebeu força de lei. Em sua personificação como normas da OSHA, recebeu o nome de PELs. A ACGIH também publica um fichário (periodicamente atualizado) em que estão contidos os dados sobre os quais os TLVs estão baseados.

Nos TLVs, estão incluídos os valores para substâncias químicas e agentes físicos (i.e, calor, radiação ionizante, *lasers*, ruído e vibração, radiação de radiofrequência ou de micro-ondas, radiação ultravioleta e infravermelha e luz visível). Em uma seção recentemente adicionada, encontram-se índices de exposição biológica de cerca de 50 agentes químicos para os quais foram comprovados os níveis aceitáveis da substância química original e de seus metabólitos nos líquidos corporais. Os índices de exposição biológica da ACGIH (BEIs) serão discutidos no Capítulo 42.

Apesar dos avisos em contrário no livro da ACGIH, muitos consideram indevidamente que os TLVs (e PELs) são níveis "seguros", ou seja, que não há dano aos que estão expostos às concentrações abaixo dos TLVs. Entretanto, os TLVs sempre funcionaram como diretrizes para controle da atmosfera no local de trabalho por equipe adequadamente treinada e com experiência em higiene industrial. Segue uma citação (ênfase no original), com origem da publicação da ACGIH, TLVs: *Threshold Limit Values and Biological Exposure Indices for 2012-2013*:

Esses valores devem ser usados apenas e tão somente na prática de higiene industrial como diretrizes ou recomendações para auxiliar no controle de possíveis ameaças à saúde no local de trabalho. Esses valores não representam linhas divisórias sensíveis entre concentrações seguras e perigosas e não devem ser usados por ninguém que não tenha treinamento na disciplina de higiene industrial. É obrigatório que aqueles que utilizarem esses valores leiam a introdução de cada seção do Livro TLV/BEI e esteja familiarizado com a documentação dos TLVs e BEIs antes de aplicar as recomendações.

Com o número excessivo de profissionais (higienistas industriais e outros) interpretando as medições de exposição ocupacional, inferiu-se que a exposição imediatamente abaixo do TLVs seria aceitável. De fato, sempre se considerou boa prática manter a exposição, no mínimo, possível na prática; ou seja, não se deve tolerar qualquer exposição desnecessária a qualquer material tóxico. Em alguns casos, é necessário, por fatores econômicos ou técnicos, expor trabalhadores a níveis acima de zero (ambiente). Nesses casos, os TLVs devem ser usados para orientar o que seja um valor *máximo* tolerável de exposição. Novamente, enfatiza-se que os TLVs – ou os PELS da OSHA e os RELs da NIOSH – representam os *níveis máximos* de exposição permitida ponderados no tempo. O higienista industrial ou o médico do trabalho devem tentar manter as exposições no nível mais baixo que a prática permita ou em um nível em que o risco seja aceitável, tendo em mente que não há ambiente totalmente isento de riscos e que um ambiente "saudável" é aquele em que o nível de risco é aceitável.

Como alguns dos expostos podem desenvolver doença em consequência da exposição por toda a vida, mesmo respeitando os níveis do TLV, muitas organizações adotaram uma política de definir padrões com alguma fração o TLV. Assim, pode-se determinar 10, 25 ou 50% do TLV como limite interno de controle. Algumas companhias chegaram a ponto de tentar remover toda a contaminação da atmosfera do local de trabalho. Nesses casos, qualquer odor ou irritação detectável é considerada inaceitável e medidas de controle são instituídas para reduzir a exposição quando se detecta qualquer exalação no processo de produção.

▶ Limites de exposição permitidos pela OSHA

Os PELs da OSHA foram definidos inicialmente em 1970, quando da implementação da Occupational Safety and Health Act, adotando-se, na totalidade, os TLVs da ACGIH de 1968, assim como outros padrões voluntários do American National Standards Institute. Deve-se reconhecer que os PELs da OSHA não foram significativamente modificados desde 1970. A experiência industrial, as evoluções tecnológicas e os dados científicos disponíveis indicam claramente que, em muitas situações, os limites então adotados estão obsoletos e são inadequados. Além disso, muitos novos materiais tóxicos comumente usados nos locais de trabalho não constam na lista. Tais inadequações são evidenciadas pela redução nos limites permitidos recomendados por muitos técnicos, profissionais, higienistas industriais e organizações governamentais nos Estados Unidos e em outros países.

Poucas substâncias foram adicionadas àquelas regulamentadas e para poucas as exposições permitidas foram reduzidas. No mesmo período, foram feitas modificações substancias e significativas nos TLVs. Assim, algumas das exposições que, em geral, há concordância de serem potencialmente deletérias são oficialmente aceitas pela OSHA. Em 1989, a OSHA tentou atualizar seus PELs por atacado, mas a tentativa foi questionada em tribunais por alguns interesses industriais e os litigantes prevaleceram. Como consequência, a OSHA atualmente tem que justificar, com detalhes minuciosos, qualquer modificação em cada padrão. Desde 1989, poucas dessas mudanças foram feitas.

Muitos Estados (nos Estados Unidos) estabeleceram sua própria lista de exposições permitidas, frequentemente, com base nos TLVs. Essas listas podem ser usadas em detrimento dos PELs federais, desde que sejam, ao menos, tão rigorosas quanto eles.

▶ Limites de exposição recomendados pelo NIOSH

O NIOSH definiu recomendações para muitos agentes químicos e físicos no local de trabalho, desde sua criação, em 1970, coincidentemente, com a criação da OSHA. De fato, o NIOSH foi criado pela mesma lei que fundou a OSHA, com mandato legal de fomentar pesquisas para dar apoio à OSHA. A principal função do NIOSH nos anos 1970 era produzir "documentação criteriosa" acerca de substâncias e agentes sujeitos a recomendações sobre seus limites de exposição relativa (RELs). Nesse conjunto de documentos, o NIOSH produziu uma avaliação da literatura, recomendou medidas de controle e limites máximos de exposição. Desde o início dos anos 1980, poucos desses documentos foram produzidos. Muitas das recomendações sobre exposição permitida do NIOSH são inferiores às recomendadas por TLVs ou PELs para as mesmas substâncias químicas. Em parte, isso resulta da prática do NIOSH de recomendar limites de exposição considerando 10 horas diárias de trabalho, e não, as 8 horas admitidas por ACGIH e OSHA.

▶ Outras fontes de padrões

Há diversas outras referências de limites de exposição disponíveis ao higienista industrial. Entre essas, estão os *Workplace Environmental Exposure Limits*, publicados pela American Industrial Hygiene Association, para diversas substâncias químicas não listadas pelo Comitê TLV. Embora muitos países, além dos Estados Unidos, tenham adotado os TLVs da ACGIH sem modificações substanciais, alguns outros têm comitês que avaliam os limites de exposição. A ACGIH publicou um livro (*Guide to Occupational Exposure Values*, 2012) contendo as concentrações máximas permitidas pelo governo alemão para os TLVs, da ACGIH, os PELs, da OSHA, e os RELs, da NIOSH, os valores publicados no Chemical Abstracts Service (CAS) e o potencial carcinogênico segundo ACGIH, OSHA, NIOSH, Alemanha, IARC, U.S. National Toxicology Program e da U.S. Environmental Protection Agency. Nas situações em que não tenham padrões disponíveis para orientação, haverá necessidade de pesquisa interna para definir as diretrizes. Nos casos em que uma substância química ainda não usada esteja sendo amplamente empregada em determinada indústria, a proposta de uma pesquisa conduzida por uma associação de classe sobre os efeitos dessa substância talvez seja um meio apropriado de realizar esse tipo de estudo. Em razão dos riscos potenciais associados a efeitos sutis sobre a saúde ainda não identificados, esses limites de controle devem ser definidos com grande cautela.

▶ Limites de exposição para turnos de trabalho incomuns ou estendidos

Como observado anteriormente, os limites usuais de exposição foram definidos presumindo turnos de trabalho regulares de 8 horas (ACGIH e OSHA) ou de 10 horas (NIOSH). Nos locais em que o turno de trabalho diferencie significativamente desse padrão, devem ser considerados os efeitos da exposição mais duradoura sobre os trabalhadores. É possível fazer um ajuste mínimo, de forma simples, cortando-se o limite permitido na proporção inversa ao período de trabalho diário ou semanal, como uma fração das 8 horas por dia ou das 40 horas por semana, dependendo do efeito mais preocupante e da meia-vida biológica da substância química. Uma abordagem mais conservadora seria levar em consideração tanto o aumento do turno diário de trabalho quanto a redução no período de afastamento da exposição, mas essa abordagem produz exposições excessivamente baixas e fora da realidade. Por fim, é possível definir modelos farmacocinéticos detalhados com base fisiológica. Esses modelos, embora possam ser os meios mais precisos para modificar os limites gerais de exposição, requerem conhecimento detalhado sobre as vias metabólicas de cada substância a ser regulamentada, incluindo informações sobre a meia-vida biológica de cada substância.

CONTROLE DAS AMEAÇAS À SAÚDE

Ao final da avaliação, o higienista industrial deve ser capaz de recomendar controles apropriados, se necessários. As recomendações devem levar em conta não apenas as condições encontradas na inspeção, mas, também, aquelas que se espera que venham a prevalecer no futuro. Devem ser consideradas as modificações planejadas, e as recomendações devem ser adaptáveis às futuras necessidades. Os controles devem ser suficientes para impedir exposição desnecessária em caso de acidentes ou emergências, assim como durante condições normais de operação. Devem ser considerados controles a prova de falhas na operação; ou seja, os controles recomendados devem sempre atuar para proteção dos trabalhadores, independentemente de flutuações no processo.

Eliminação e substituição

Todas as possibilidades de eliminação total da ameaça ou de substituição por uma substância não tóxica devem ser exploradas. Se um material tóxico pode ser dispensado e substituído por outro menos danoso, isso deve ser feito. A substituição, é claro, só pode ser feita se houver um substituto disponível – algum que seja compatível com os processos vigentes, ou que esses processos possam ser facilmente adaptados. Entretanto, essa abordagem deve ser assumida com cautela porque há várias situações conhecidas em que um substituto aparentemente inofensivo para uma ameaça evidente mostrou-se nocivo mais tarde.

Controles de engenharia

Os controles de engenharia da exposição a tóxicos consistem principalmente de enclausuramento (estruturas construídas ao redor das fontes de emissão), isolamento (colocar os componentes perigosos em áreas com pouco contato humano) e ventilação.

A. Ventilação

A ventilação para controle de ameaças à saúde pode ser feita com exaustão local ou com ventilação geral. A exaustão local está de acordo com o princípio que rege que o controle deve ser feito tão próximo da fonte quanto seja possível. Assim, por exemplo, a aplicação de uma entrada de exaustão sobre uma ferramenta específica, como um esmeril, é inerentemente mais recomendável do que realizar a operação com o esmeril sob uma cobertura ventilada que, por sua vez, é mais recomendável que a instalação de um ventilador geral para o ambiente em que o trabalho será realizado. Em uma situação em que uma substância muito tóxica será manipulada de uma forma em que é possível haver exposição, todos os três sistemas de ventilação devem ser usados. Assim, o operador estaria protegido pela ventilação específica da ferramenta, os trabalhadores próximos (assim como o próprio operador) estariam defendidos pela cobertura e os demais presentes estariam protegidos pelo sistema geral de ventilação. A Figura 39-9 representa um modelo conceitual de operação mostrando as três zonas de controle requeridas.

Por outro lado, quando as fontes são mais difusas ou dispersas ou quando muitos indivíduos devem ser protegidos de níveis relativamente baixos de contaminantes, como ocorre com a qualidade do ar em ambiente fechado, a ventilação geral talvez seja suficiente. Além disso, para controle ou conforto e para provisão de aquecimento ou de resfriamento, a ventilação geral é essencial. De qualquer forma, o sistema de ventilação

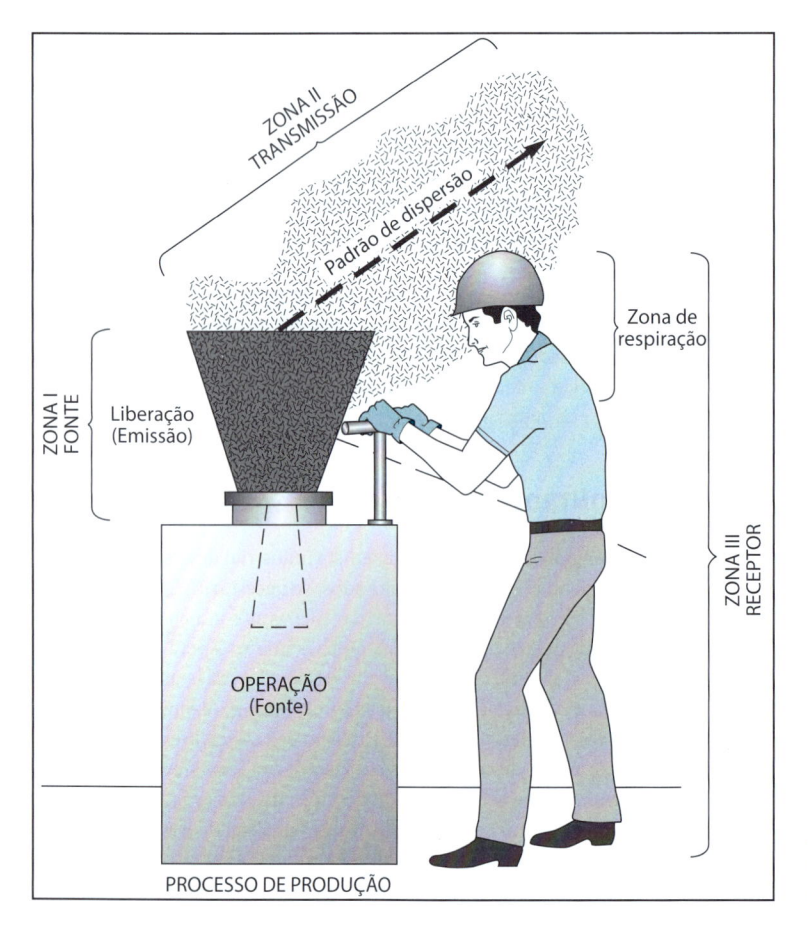

▲ **Figura 39-9** Modelo conceitual das três zonas de influência para controle das ameaças no local de trabalho.

geral deve ser considerado e avaliado quanto a seu potencial de distribuição dos contaminantes pelas instalações ou para outras construções.

Os projetos dos sistemas de ventilação para controle de contaminação não devem ser deixados a cargo exclusivamente dos engenheiros sem experiência ou formação específica. De forma semelhante, o higienista industrial sem formação ou experiência nos processos de controle de produção da engenharia produz projetos insatisfatórios nos processos de controle de produção da engenharia. A ACGIH publica um documento bienal sobre ventilação industrial, no qual há orientações sobre os princípios do controle da ventilação.

B. Outros controles de engenharia

Além de ventilação, enclausuramento e isolamento, alguns controles específicos de engenharia podem ser apropriados em determinados processos. Por exemplo, com frequência, é necessário projetar encanamentos e válvulas para reduzir esguichos e ejeção de químicos tóxicos. Os sistemas de controle que permitem o fechamento organizado e seguro do processo também podem ser benéficos para evitar reações descontroladas.

▶ Controles do comportamento humano

Esses controles do comportamento humano podem ser subdivididos em categorias gerais de controle administrativo e controles das práticas de trabalho.

A. Controles administrativos

O controle dos padrões de comportamento no ambiente de produção inclui, por exemplo, estabelecimento de áreas de acesso restrito, locais onde fumar ou comer são proibidos ou permitidos e vias seguras no ambiente de trabalho. Os controles administrativos também incluem esquemas de trabalho organizados de tal forma a permitir que as tarefas perigosas sejam realizadas nos horários de menor frequência de trabalhadores.

A prática de designar trabalhadores para realizar tarefas por períodos curtos, nas situações em que é possível haver exposição excessiva ao longo de um período maior, é menos desejável. Essa prática já foi comum na indústria de energia nuclear, em que se usavam empregados temporários para realizar tarefas de manutenção em ambientes de alta radiação. Esses empregados eram pagos por dia, embora seu período real de trabalho pudesse ter 15 minutos. Essas práticas, nas quais a exposição a agentes carcinogênicos ou genotóxicos é disseminada a um grupo populacional maior, é inaceitável, embora a exposição individual seja menor. Embora o risco individual possa ser relativamente baixo, o efeito de distribuição da exposição com possíveis efeitos genéticos deletérios a vários membros de uma população é inerentemente insalubre.

Por outro lado, os controles administrativos que incluem regras geralmente são essenciais para o controle do ambiente de trabalho. Um exemplo é a proibição da entrada de pessoal sem treinamento adequado em espaços em que há ameaças à saúde ou à segurança.

B. Controles das práticas de trabalho

O controle das práticas de trabalho implica manter controle sobre o comportamento individual do funcionário ao realizar suas funções. Os detalhes relacionados com o trabalho realizado, como manuseio de ferramentas e utensílios contaminados, estão incluídos nesse tipo de controle. A educação (sobre os riscos a serem evitados) e o treinamento (sobre as práticas desejadas) são, evidentemente, necessários. A supervisão rigorosa dos trabalhadores se faz necessária para reforçar a aderência às práticas apropriadas. Os controles sobre as práticas de trabalho são particularmente importantes nas situações em que os controles de engenharia são adequados ou não são possíveis e onde há potencial significativo de geração de contaminantes suspensos no ar fora dos espaços controlados.

▶ Proteção individual

O uso de equipamento de proteção individual, embora frequentemente essencial, é menos proveitoso que outras abordagens, em razão da dificuldade de assegurar que seja usado de fato e que seja realmente efetivo. Por exemplo, na construção civil, o equipamento de proteção consiste em capacete rígido e sapatos de segurança e, nos ambientes laboratoriais, de proteção para os olhos, luvas e vestimentas de proteção, como jalecos.

Entretanto, há complexidades significativas tanto no desenho quanto na funcionalidade dos dispositivos de proteção usados para reduzir a exposição. Um trabalhador que esteja usando máscara, por exemplo, talvez sinta que está protegido de qualquer ameaça potencial no ambiente de trabalho e, por isso, negligencie o uso dos controles de engenharia, viole as diretrizes de controle administrativo e ignore as práticas de trabalho preconizadas. De fato, sem atenção especial à seleção, adequação, treinamento e manutenção das máscaras, a exposição durante seu uso pode ser tão alta quanto à dos trabalhadores sem proteção.

As máscaras, frequentemente, são distribuídas sem a atenção necessária a qualquer precaução. É comum, por exemplo, encontrar trabalhadores com barba usando máscaras com pressão negativa para purificação do ar em áreas em que há contaminantes em suspensão. Esses dispositivos são, evidentemente, inúteis a não ser que se ajustem com firmeza, o que é quase impossível em quem tem pelos no rosto.

De forma semelhante, as luvas protegem contra exposição a solventes e outros tóxicos desde que seu material seja escolhido com conhecimento de causa sobre o uso em cada caso. O uso prolongado de luvas, nas quais os materiais perigosos tenham penetrado ou vazado por orifícios, pode resultar em exposição substancial do trabalhador (algumas vezes, maior do que seria se não estivesse usando as luvas inadequadas).

▶ Controle integrado

Um programa de controle regulamentado em uma empresa com diversas operações geralmente emprega todos os modos mencionados, além de manutenção do ambiente e descarte de materiais desnecessários. Deve-se enfatizar que a eliminação e substituição deve ser a primeira possibilidade considerada. Nos casos em que nem a eliminação nem a substituição podem ser racionalmente adotadas, o isolamento dos trabalhadores da exposição e o cerceamento do acesso às fontes devem ser considerados. Se nenhum material substituto estiver imediatamente disponível e se o isolamento ou o enclausuramento total não for possível, deve-se considerar a possibilidade de ventilação com exaustão local. A ventilação com exaustão geral é um suplemento útil à exaustão local e deve fazer parte do projeto de ventilação. Quando nenhum desses controles de engenharia for totalmente eficaz para minimizar a ameaça, serão necessários controles administrativos, controles das práticas de trabalho e equipamentos de proteção individual.

Os processos de controle devem ser encarados como um contínuo unitário, no qual os controles existentes estão sendo continuamente avaliados quanto à sua efetividade. Os equipamentos envelhecem, ocorrem mudanças nas equipes, os processos evoluem e o nível de atenção gerencial ao controle varia com o tempo. A avaliação da efetividade é o campo de atuação do higienista industrial que deve envolver médicos, gerentes, engenheiros e trabalhadores.

QUESTÕES EMERGENTES

Entre as novas questões sobre exposição no local de trabalho, estão aquelas relacionadas com nanotecnologia e o uso de partículas extraordinariamente pequenas em processos industriais (Cap. 16). Não está claro quais efeitos nocivos essas partículas tão pequenas podem ter, por isso, os médicos do trabalho e higienistas industriais prudentes devem ser cautelosos tanto na avaliação da aptidão à exposição como na avaliação clínica.

▶ O sistema globalmente harmonizado

O sistema globalmente harmonizado (GHS, *Globally Harmonized System*) de classificação e rotulagem de substâncias químicas é um sistema internacional que define e classifica as ameaças dos produtos químicos, assim como comunica informações sobre saúde e segurança em seus rótulos e folhetos, com dados de segurança. O objetivo é que o mesmo conjunto de regras para classificar ameaças e o mesmo formato e conteúdo de rótulos e folhetos com dados de segurança sejam adotados em todo o mundo. Além disso, o GHS protege a saúde humana e o meio ambiente, fornecendo informações ampliadas e consistentes sobre ameaças químicas aos usuários dos produtos químicos (Cap. 44).

REFERÊNCIAS

NIOSH: Emergency Response Resources. http://www.cdc.gov/niosh/topics/emres/.

NIOSH: *Manual of Analytical Methods*. http://www.cdc.gov/niosh/docs/2003-154/.

NIOSH: *Pocket Guide to Chemical Hazards*. http://www.cdc.gov/niosh/npg/.

OSHA: Personal Protective Equipment. http://www.osha.gov/Publications/osha3151.html.

■ QUESTÕES PARA AUTOAVALIAÇÃO

Escolha a única opção correta para cada questão:

Questão 1: A inspeção direta:
a. é a técnica mais importante usada para identificar ameaças à saúde ocupacional
b. deve ser iniciada com a análise das lesões e doenças ocupacionais
c. é necessariamente retardada para que se prepare um fluxograma simplificado dos processos de trabalho
d. deve terminar no terminal de carga, em que são recebidos os materiais que chegam à instalação

Questão 2: A norma OSHA sobre o direito do trabalhador à informação:
a. alerta os trabalhadores sobre todos os materiais a que serão expostos
b. é baseada na precisão e na clareza dos dados encontrados nos folhetos das substâncias
c. é cumprida quando se realiza inspeção direta
d. especifica que o empregador pode estar sujeito à investigação pelo governo

Questão 3: Sobre a amostragem com análise dos contaminantes em suspensão no ar:
a. descobre principalmente contaminação insuspeita
b. é uma função bem definida do higienista industrial
c. a interpretação dos resultados é responsabilidade apenas do médico
d. é incapaz de medir concentrações muito baixas de materiais perigosos

Questão 4: A microscopia por contraste de fase:
   a. é especificada pela NIOSH como instrumento de análise de todas as fibras inaladas
   b. não é precisa como método gravimétrico
   c. visualiza todas as fibras de asbesto
   d. fornece um índice imperfeito da exposição a todas as fibras de asbesto

Questão 5: A amostragem de superfície:
   a. não seria apropriada para avaliar derrame de PCB
   b. não detecta resíduos de pesticida
   c. é um meio útil de manter o ambiente limpo
   d. deve ser feita diariamente

Questão 6: A medição do nível sonoro:
   a. fornece leitura em decibéis da perda auditiva
   b. avalia a exposição aos componentes do espectro sonoro
   c. substituiu a rede ponderada A
   d. dá prioridade a frequências fora do espectro vocal

Questão 7: TLV, PEL e REL:
   a. representam os níveis de exposição ponderados no tempo *máximo permitido*
   b. protegem totalmente os trabalhadores nas indústrias que seguem a norma
   c. asseguram um ambiente de trabalho livre de riscos
   d. especificam que o nível do risco é aceitável

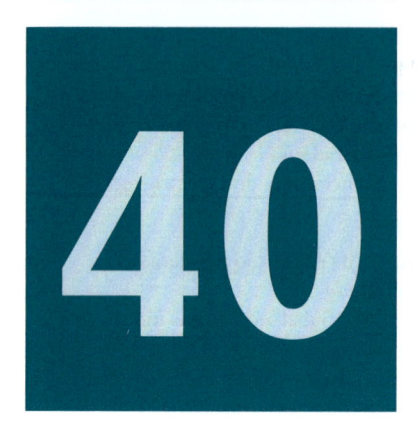

40 Vigilância em saúde

A. Scott Laney, PhD, MPH
Eileen Storey, MD, MPH

No contexto ocupacional, a vigilância em saúde se concentra em doenças agudas e crônicas atribuíveis principalmente ao trabalho. Embora fragmentados e parciais nos Estados Unidos, esses sistemas fornecem informações importantes sobre os padrões de enfermidades ocupacionais, oportunidades de prevenção e padrões para avaliar a efetividade das intervenções. Há interesse crescente em ampliar a vigilância de doenças, focada nas doenças crônicas, as quais interferem na produtividade e aumentam os custos com a saúde. Essa visão enfatiza menos o trabalho como fator causal e amplia a atenção no tipo e no local de trabalho como uma oportunidade de intervenção e prevenção.

Um componente importante da vigilância abrangente de doenças ocupacionais é a vigilância de ameaças, o que inclui monitoramento do ambiente, registro de materiais perigosos, higiene industrial e controles de engenharia. A vigilância também requer ações em resposta às informações obtidas. Isso envolve repassar informações a trabalhadores, empregadores, sindicatos, organizações de saúde e segurança no trabalho, ou intervir para reduzir ou eliminar os riscos que tenham consequências comprovadas; ou, adicionalmente, pode envolver a criação de diretrizes, normas ou políticas específicas.

Os médicos têm papel essencial nos sistemas de vigilância. As informações que registram acerca do estado de saúde dos pacientes, diagnósticos, estado funcional e aptidão ao trabalho são essenciais para que se conheça a situação da população. Em muitos estados, é obrigatório comunicar a ocorrência de doenças e lesões ocupacionais, criando um sistema capaz de alertar as agências de saúde pública sobre a reunião de eventos e riscos emergentes.

OBJETIVOS DA VIGILÂNCIA EM SAÚDE OCUPACIONAL

O principal objetivo da vigilância em saúde ocupacional é a prevenção primária de doenças e lesões ocupacionais. Conforme descrito no *Technical and Ethical Guidelines for Workers' Health Surveillance*, o International Labor Office lista cinco objetivos para os programas de vigilância em saúde do trabalhador cujo objetivo primário seja prevenção:

1. Descrever o estado de saúde da população de trabalhadores e grupos socioeconômicos, estimando a ocorrência de lesões e doenças ocupacionais (frequência, gravidade e tendências à mortalidade e à morbidade).

2. Estimular estudos epidemiológicos ocupacionais e explicar as causas de lesões e doenças, identificando os fatores físicos, comportamentais, organizacionais, psicossociais e ocupacionais de exposição capazes de causar lesões e doenças específicas ou seus respectivos fatores de risco.

3. Predizer a ocorrência de lesões e doenças ocupacionais e sua distribuição nas populações de trabalhadores, a fim de determinar o foco específico para prevenção.

4. Preparar pesquisas orientadas à ação e aos estudos sobre as intervenções para eliminar fatores causais por meio de prevenção e para mitigar suas consequências por meio de atividades curativas e de reabilitação.

5. Avaliar a efetividade das medidas de controle previamente implementadas.

Os sistemas públicos de vigilância em saúde buscam avaliar os encargos e a distribuição das doenças ocupacionais na população. Diferentemente dos programas de vigilância médicos, que têm como alvo grupos específicos de trabalhadores com exposições conhecidas, ou possíveis, a fatores de risco específicos, esses sistemas pesquisam a população em geral para identificar padrões e tendências em indústrias, ocupações e locais de trabalho. A vigilância em saúde ocupacional de base populacional, na maioria das vezes, é conduzida por autoridades de saúde federais, estaduais ou locais com autorização para monitorar e acompanhar a morbidade e a mortalidade relacionadas com o trabalho. O monitoramento médico, na maioria das vezes feito por meio de testes e procedimentos, concentra-se no trabalhador individual e está projetado para avaliar o risco individual de morbidade ocupacional e para o diagnóstico precoce de enfermidades relacionadas com o trabalho. Esse tema é discutido no Capítulo 41.

VIGILÂNCIA EM SAÚDE OCUPACIONAL DE BASE POPULACIONAL

▶ Mortalidade

Nos Estados Unidos, a certidão de óbito é a principal fonte de informação disponível aos pesquisadores para avaliação das causas da morte. Historicamente, não havia uniformização entre os estados nos códigos utilizados nas certidões de óbito para causas ocupacionais e industriais. Em razão das diferenças na forma como as informações eram registradas, frequentemente, não era possível realizar análises agregadas. Assim, os estudos iniciais sobre mortalidade por ocupação utilizando certidões de óbito eram, em grande parte, realizados com base nos dados de cada estado. De fato, em uma pesquisa formal, realizada em 1979, observou-se que, em apenas seis estados, havia códigos para causas industriais e ocupacionais e não se observou uniformidade nos sistemas de codificação. Nos anos 1980, para resolver essa falta de uniformidade na codificação, iniciou-se um grande esforço colaborativo entre o National Institute for Occupational Safety and Health (NIOSH), o National Center for Health Statistics (NCHS) e outras agências federais e departamentos estaduais. Como resultado dessa colaboração, foram criados alguns programas com o objetivo de padronizar e regular o registro de dados industriais e ocupacionais nas certidões de óbito. Em um relatório inicial produzido pelo governo, apresentaram-se os riscos relativos de mortalidade para algumas causas selecionadas de morte relacionadas com a ocupação em 24 estados (http://www.cdc.gov/niosh/pdfs/97-114.pdf). O sucesso dessa colaboração levou à formação do atual National Occupational Mortality Surveillance System (NOMS) (http://www.cdc.gov/niosh/topics/surveillance/noms/). Os dados do NOMS são usados para avaliar tendências e identificar riscos potenciais de mortalidade para doenças agudas e crônicas em grupos industriais e ocupacionais. As análises e os relatórios do NOMS são baseados em dados originados de mais de 11 milhões de registros de óbitos de adultos, com idade igual ou superior a 18 anos que morreram entre 1984 e 1998 em 28 estados norte-americanos. Recentemente, foram coletados, codificados e analisados os dados referentes aos anos 1999, 2003 a 2004 e 2007 a 2010 de cerca de 20 estados. O sítio do NOMS é atualizado periodicamente.

O National Occupational Respiratory Mortality System (NORMS) é um banco de dados e sistema interativo de recuperação de dados desenvolvido e mantido pelo NIOSH. O NORMS é uma extensão do NOMS que utiliza uma compilação dos dados nacionais de mortalidade obtidos anualmente dos registros de causas de óbito do NCHS para algumas doenças respiratórias, incluindo doenças malignas e não malignas, associadas ao local de trabalho (http://webappa.cdc.gov/ords/norms.html). Atualmente, os dados do NORMS são apresentados no relatório do NIOSH denominado WoRLD (do inglês, Work-Related Lung Disease Surveillance Report), com números atualizados na internet. No site, são encontrados o número de mortes e as taxas de mortalidade para todas as pneumoconioses distribuídas por região dos Estados Unidos (http://www2a.cdc.gov/drds/worldreportdata/).

É importante observar que há muitas limitações bem conhecidas relacionadas com o uso dos dados das certidões de óbito para avaliar tendências temporais na mortalidade. Alguns desses são: variabilidade nas práticas de registro ao longo do tempo; revisões no sistema de codificação da Classificação Internacional das Doenças (CID); e a principal medida de efeito, a razão de mortalidade proporcional, que não informa diretamente as taxas de mortalidade. Contudo, há muitas vantagens na vigilância da mortalidade de base ocupacional no cenário contemporâneo. O National Vital Statistics System padronizou a coleta e o registro dos dados sobre morte. À medida que o registro eletrônico foi sendo universalmente adotado, a qualidade e a acessibilidade dos dados aumentaram (http://www.cdc.gov/nchs/nvss/about_nvss.htm). Esses sistemas têm sido mantidos e atualizados e, atualmente, estão amplamente disponíveis em relatórios *online* atualizados.

▶ Pesquisas nacionais

A National Health Interview Survey (NHIS), conduzida pelo National Center for Health Statistics (NCHS) dos CDC, é uma pesquisa transversal permanente realizada com base em entrevistas domiciliares, cujo objetivo geral é monitorar a saúde da população norte-americana. As entrevistas são conduzidas pessoalmente no domicílio dos participantes. Com amostra anual de cerca de 100 mil entrevistas e uma gama de fatores demográficos, de saúde e estilo de vida, a NHIS se mostrou uma fonte inestimável para conhecer a saúde da nação. As práticas industriais e ocupacionais atuais estão codificadas na NHIS e os dados são publicados e estão disponíveis para análise. O NIOSH demandou perguntas suplementares específicas sobre trabalho na NHIS de 1988 e de 2010. Os pesquisadores utilizaram os dados da NHIS para avaliar perda auditiva, síndrome do túnel do carpo, prevalência de tabagismo, prevalência de sono de curta duração e asma relacionada com trabalho. A NHIS também foi usada para avaliar mortalidade por câncer de pulmão relacionada com ocupação, assim como diversos outros estudos ocupacionais. Desde 1957 e em colaboração com o U.S. Census Bureau, a NHIS é uma pesquisa nacional ampla e permanente que se utiliza de uma estratégia de amostragem complexa em múltiplos estágios. Informações detalhadas sobre a metodologia da pesquisa, assim como instruções para acessar os dados da NHIS podem ser encontradas em http://www.cdc.gov/nchs/nhis.htm. Outro suplemento sobre saúde ocupacional está previsto para 2015.

A National Health and Nutrition Examination Survey (NHANES) é um programa de estudos com crianças e adultos cujo objetivo principal é avaliar a saúde e a nutrição dos residentes nos Estados Unidos. O NHANES, conduzido pelo NCHS, examina uma amostra representativa da nação com cerca de 5 mil indivíduos anualmente. A entrevista do NHANES inclui questões demográficas, socioeconômicas, dietéticas e relacionadas com a saúde. O componente do exame é composto por medições médicas, odontológicas e fisiológicas, assim como por testes laboratoriais. Em estudos ocupacionais recentes utilizando o NHANES, observou-se maior prevalência de hipertensão arterial entre trabalhadores de serviços de segurança, maior prevalência de doenças obstrutivas das vias respiratórias na indústria,

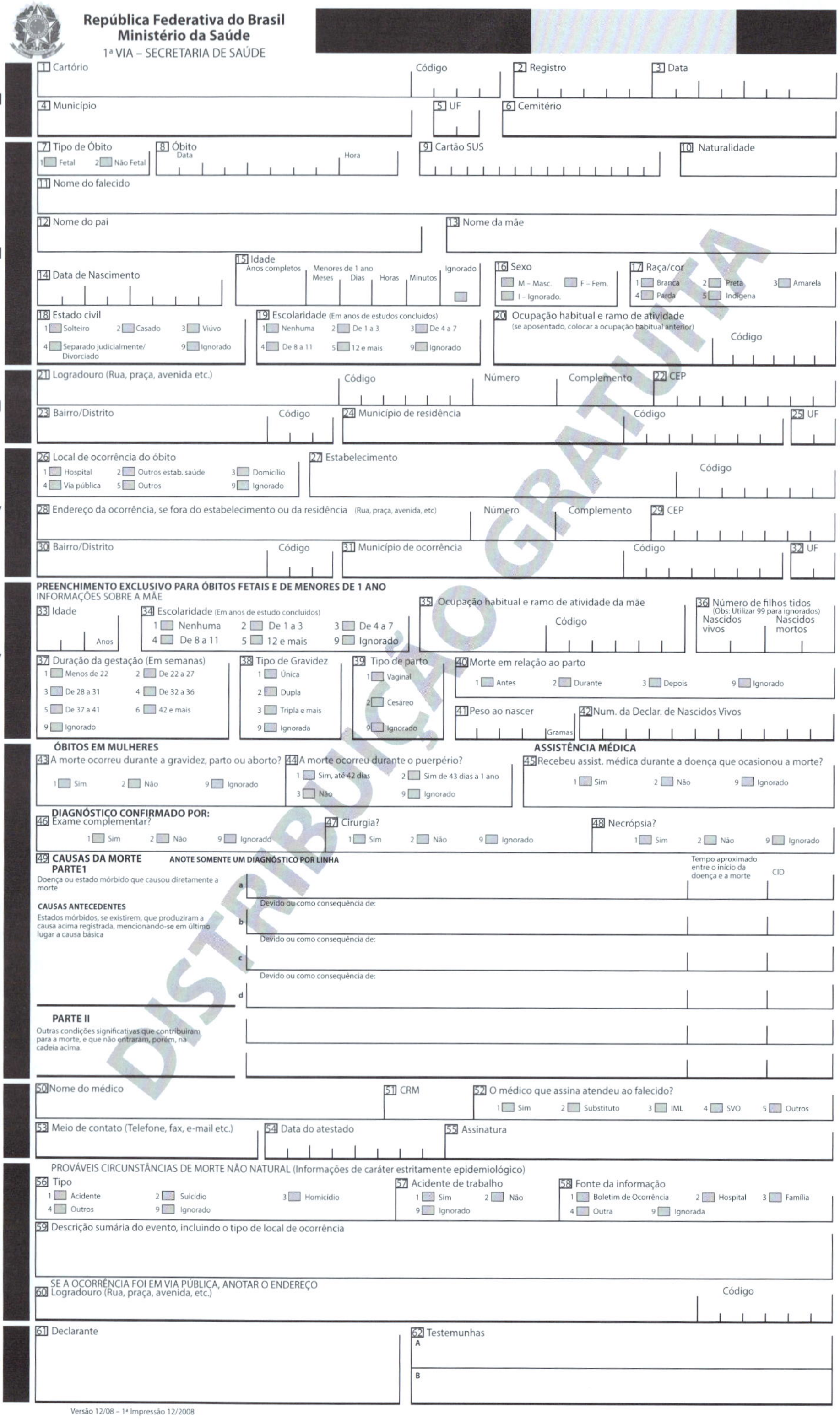

Figura 40-1 Certidão de óbito padrão no Brasil. Disponível em http://www.cdc.gov/nchs/nvss/mortality_methods.htm

padrões de atividade física em relação à função exercida, entre outras observações. Entre 2007 e 2012, foram incluídas questões sobre exposição a tóxicos pulmonares, e a população foi avaliada quanto a sua saúde respiratória.

NHIS e NHANES são boas fontes de dados normativos com propósito de comparação. Frequentemente, é útil usar essas fontes para comparações nas investigações realizadas no local de trabalho para avaliar riscos (http://www.cdc.gov/nchs/nhanes.htm).

▶ Sistemas de base estatal

Muitas secretarias estaduais de saúde e/ou do trabalho conduzem programas de vigilância de doenças ocupacionais. Entre as fontes de dados, estão Behavioral Risk Factor Surveillance System (BRFSS), certidões de óbito, registros de câncer, dados de alta hospitalar, sistemas de indenização do trabalhador*, Survey of Occupational Injuries and Illnesses (SOII), Adult Blood Lead Epidemiology and Surveillance Program (ABLES) e relatórios médicos. Nos últimos 25 anos, o NIOSH garantiu suporte técnico e financeiro a alguns estados para a criação ou o aprimoramento de atividades de vigilância de base estatal em saúde e segurança do trabalho. Em 2010, 23 estados norte-americanos receberam recursos. Todos coletaram, no mínimo, 1 dos 20 indicadores de saúde ocupacional (OHI, *Occupational Health Indicators*), e nove conduziram programas de vigilância e intervenções em áreas específicas.

A. Indicadores de saúde ocupacional

O Council of State and Territorial Epidemiologists (CSTE) e o NIOSH desenvolveram um conjunto de indicadores que os estados podem usar para avaliar a situação da saúde ocupacional. Entre os indicadores, estão medições de efeitos específicos na saúde, exposições, populações em risco e recursos para abordagem de problemas da saúde ocupacional no estado. No Quadro 40-1 e em http://www.cste.org/group/OHIndicators, podem ser encontrados detalhes desses indicadores.

B. BRFSS

O BRFSS é um sistema de pesquisa em saúde com dados coletados pelos estados para avaliar comportamentos de risco, práticas preventivas e acesso aos cuidados da saúde. Alguns módulos obtêm informações relacionadas com trabalho e saúde, e o sistema propiciou conhecimentos importantes sobre asma relacionada com o trabalho, depressão e sofrimento mental causados pelo trabalho, risco de lesão ocular no local de trabalho, perda auditiva induzida por ruído relacionado com o trabalho, alcoolismo e diversos outros fatores de risco para a saúde. Há um projeto em andamento que inclui atividades industriais e outras ocupações na pesquisa em alguns estados.

---

* N. de T. *Worker's compensation system*, nos Estados Unidos, é um seguro com cobertura de ganhos salariais e benefícios médicos aos funcionários que sofreram lesão durante o período de trabalho em troca da renúncia de seu direito de processar o empregador por delito de negligência.

Quadro 40–1 Indicadores de saúde ocupacional

- Lesões não fatais reportadas por empregadores
- Hospitalizações relacionadas com o trabalho
- Lesões fatais relacionadas com o trabalho
- Amputações reportadas por empregadores
- Amputações identificadas nos sistemas de indenização dos trabalhadores
- Hospitalizações por queimaduras relacionadas com o trabalho
- Distúrbios osteomusculares reportados por empregadores
- Casos de síndrome do túnel do carpo identificados nos sistemas de indenização dos trabalhadores
- Hospitalizações por pneumoconioses
- Mortalidade por pneumoconioses
- Intoxicações agudas por pesticidas reportadas aos centros de controle de intoxicações
- Incidência de mesotelioma maligno
- Aumento da dosagem sanguínea de chumbo em adultos
- Trabalhadores empregados em indústrias com alto risco de morbidade ocupacional
- Trabalhadores em ocupações com alto risco de morbidade ocupacional
- Trabalhadores em ocupações com alto risco de mortalidade
- Profissionais de saúde e de segurança ocupacional
- Atividades de fiscalização da OSHA
- Prêmios de indenização de trabalhadores
- Hospitalizações por distúrbios da coluna lombossacra

C. Registros de câncer

Em todos os estados dos Estados Unidos, os serviços médicos (incluindo hospitais, consultórios médicos, serviços de radiologia, centros cirúrgicos e laboratórios de patologia) são obrigados a comunicar casos incidentes de câncer ao serviço de registro central de câncer. Os registros de câncer tratam as informações recebidas sobre todos os tipos de câncer e todos os óbitos por câncer, incluindo a atividade laboral mais constante do paciente. Os CDC administram o programa nacional de registro de câncer (NPCR – National Program of Cancer Registries), que mantém os registros de câncer em 45 estados, representando 96% da população dos Estados Unidos (http://www.cdc.gov/cancer/npcr/).

Combinado ao programa Surveillance, Epidemiology and End Results (SEER), do National Cancer Institute's (http://www.seer.cancer.gov), as estatísticas sobre incidência e mortalidade por câncer são coletadas de toda a população dos Estados Unidos. Os CDC e NCI publicam essas estatísticas anualmente nos Estados Unidos (*United States Cancer Statistics: Incidence and Mortality Report* – http://apps.nccd.cdc.gov/uscs/), e, atualmente, incluem dados de incidência cobrindo 98% da população e dados de mortalidade de todo os Estados Unidos.

Os registros de câncer por estados monitoram as tendências de câncer ao longo do tempo e são fundamentais para conhecer a distribuição da doença em determinadas populações. Esses sistemas permitem identificar grupos preocupantes, avaliar tipos de câncer por ocupação e informar os programas de controle de câncer. Além disso, é possível avaliar a efetividade das intervenções nos programas de registro abrangente de câncer.

D. Dados de alta hospitalar

Os hospitais normalmente mantêm um índice diagnóstico ou resumo de alta que reflete o censo de pacientes internados por quadro de apresentação em um dado período. Em alguns casos, essa informação é agregada para uma área geográfica ampla para refletir o padrão de hospitalizações em diversas instituições. A informação de tais fontes serve como uma ferramenta valiosa para o planejamento da alocação de recursos institucionais ou para caracterizar algumas diferenças entre instituições. Essa informação também pode servir como indicador ou sinal precoce de aviso de problemas de saúde particularmente preocupantes. Entretanto, esse conjunto de informações não permite uma visão ampliada sobre a morbidade da população de interesse. Para muitos quadros, os dados de alta hospitalar tendem a representar os extremos da doença, ou episódios suficientemente graves para requerer internação hospitalar. Nessas informações, também é possível que estejam incluídos muitos relatos de casos de um mesmo indivíduo com episódios recorrentes de doença e não uma única alta hospitalar para cada paciente. É possível que não exista identificadores pessoais para cada caso em razão de problemas de confidencialidade. Esses dados talvez reflitam melhor as necessidades de atenção à saúde de um subgrupo do que a incidência ou a prevalência das doenças de interesse.

E. Dados de indenização dos trabalhadores

Os sistemas de indenização dos trabalhadores são específicos em cada estado. Criados para prover benefícios de saúde e ressarcir perdas pecuniárias causadas por afastamento do trabalho, esses sistemas não foram projetados para vigilância em saúde. Eles documentam muito mais lesões e doenças agudas do que doenças crônicas, que raramente são indenizadas. As definições de casos e os elementos incluídos nos dados variam entre os estados, além das exigências para qualificação. Em 2012, a NIOSH reuniu um grupo de trabalho junto com outras organizações federais, estaduais e privadas, para avaliar como os sistemas de indenização do trabalhador poderiam contribuir para os esforços no sentido de conhecer a carga e os riscos de lesões e doenças ocupacionais (http://www.cdc.gov/NIOSH/docs/2013-147/pdfs/2013-147.pdf). Nessa pesquisa, observou-se que 11 estados usavam esses dados como indicadores de saúde ocupacional.

▶ Notificação obrigatória de doenças por médicos e laboratórios

Em muitos estados, há obrigação legal de notificação de parte ou totalidade das doenças, lesões e exposições ocupacionais, por médicos e/ou laboratórios. As notificações ao estado formaram o conceito de eventos sentinela ocupacionais (i.e., uma doença, incapacidade ou morte precoce relacionada com a ocupação da vítima, e cuja ocorrência possa (1) indicar a necessidade de estudos epidemiológicos ou de higiene industrial ou (2) servir como sinal de alerta para a necessidade de substituição de materiais, controles de engenharia, equipamentos de proteção individual ou atenção médica"). Estes sistemas não têm a finalidade de prover números reais de eventos, mas sim, estimular sua notificação, frequentemente entre "instituições sentinela", que desenvolvem *expertise* na identificação e no controle de doenças ocupacionais. Essas notificações representam oportunidades de trocas com empregadores para identificar riscos e ameaças emergentes nos locais de trabalho. Esses sistemas funcionam independentemente dos sistemas de indenização dos trabalhadores. De fato, as análises da sobreposição entre as notificações médicas e os relatórios dos sistemas de indenização, em alguns estados, demonstram pouca sobreposição e representam oportunidades de estimar a frequência das condições que estejam sendo parcialmente notificadas nos dois sistemas.

A. Vigilância com base em laboratórios

Em vários estados, é obrigatório que laboratórios notifiquem a identificação de agentes, como arsênio, cádmio, chumbo, mercúrio, entre outros metais, e monóxido de carbono. Alguns monitoram indicadores de exposição de substâncias, como os níveis de colinesterase. Com base nessa obrigatoriedade, o Adult Blood Epidemiology and Surveillance (ABLES) é um programa estatal que recebe as notificações laboratoriais para monitorar e intervir na exposição de adultos ao chumbo em 41 estados. O objetivo do programa é reduzir a taxa de adultos com níveis séricos de chumbo (BLL, do inglês *blood lead levels*), com 10 mcg/dL ou mais, por meio de intervenções específicas para reduzir a exposição no ambiente de trabalho. Entre 1994 e 2012, o programa comprovou redução de 50% nas taxas nacionais de prevalência de BLL igual ou superior a 25 mcg/dL. É possível obter mais informações em http://www.cdc.gov/niosh/topics/ABLES/description.html.

B. Notificações médicas

Em muitos estados, é obrigatória a notificação de doenças ou lesões ocupacionais pelos médicos responsáveis pelo diagnóstico. Quadros como pneumoconiose (p. ex., asbestose, pneumoconioses dos mineiros de carvão, silicose), asma relacionada ao trabalho, distúrbios osteomusculares e toxicidade por pesticidas estão entre as mais comuns definidas como de notificação compulsória. Os médicos encontram informações sobre os casos notificados na página da internet do departamento de saúde do seu estado. O Council of State and Territorial Epidemiologists (CSTE) mantém uma página na internet com informações acerca das obrigatoriedades de notificação em todos os estados e territórios. disponíveis em http://www.cste.org/group/SRCSQueryRes.

Além disso, o CSTE produz uma lista de condições que devem ser notificados nacionalmente. Essas condições são relatadas pelos estados para os CDCs, a fim de prover os dados em nível nacional. A lista inclui condições classicamente consideradas ocupacionais, como silicose e doenças relacionadas com pesticidas, assim como doenças como hepatite e antraz associadas à exposição ocupacional.

C. Intervenção e prevenção

Os sistemas de vigilância devem estar unidos a atividades de intervenção para que seja possível prevenir doenças ocupacionais. Os estados têm usado, com sucesso, as informações geradas pelos sistemas de vigilância para identificar novas ameaças e antigas ameaças em novos cenários. Como, por exemplo, a redução da exposição ao chumbo nos operários da construção de pontes, a redução da exposição à sílica entre trabalhadores da construção civil, a maior consciência sobre os riscos da asma associada ao uso de isocianetos em processos recentes, entre outros.

▶ Sistemas de notificação obrigatória baseados no empregador

Uma norma federal (29 CFR Part 1904) requer o registro de todas as fatalidades e da maioria das lesões e doenças relacionadas com o trabalho, envolvendo perda de consciência, restrição da atividade laboral ou transferência de função, afastamento do trabalho ou tratamento médico, além dos primeiros socorros. A maioria dos empregadores com mais de 10 funcionários e os estabelecimentos não classificados como indústria parcialmente isenta deve registrar as lesões e doenças relacionadas com o trabalho, utilizando os formulários OSHA 300, 300A, e 301 (http://www.osha.gov/recordkeeping/RKforms.html). Nesses relatórios, estão incluídos informações sobre onde ocorreu o episódio, descrição da lesão ou doença, número de dias afastado do trabalho e outros dados demográficos e relacionados com a atenção à saúde. É importante observar que os arquivos OSHA são mantidos por empregadores e ficam disponíveis à OSHA mediante requisição. Esses arquivos não contêm informações disponíveis publicamente, e o acesso é restrito à própria OSHA, ao escritório de estatísticas do trabalho (BLS – *Bureau of Labor Statistics*) (de forma modificada), aos funcionários atuais ou antigos, aos representantes pessoais e aos representantes autorizados pelo empregado.

A pesquisa anual sobre lesões e doenças ocupacionais (SOII – Survey of Occupational Injuries and Illnesses) conduzida pelo BLS é uma pesquisa permanente entre 170 a 180 mil estabelecimentos nos Estados Unidos. Desde sua implantação em 1973 até 2008, a SOII só pesquisou estabelecimentos do setor privado. Em 2008, o setor público passou a integrar a pesquisa. O questionário demanda que relatem lesões e doenças diretamente aos arquivos da OSHA. As lesões são mais relatadas do que as doenças, e as doenças crônicas raramente são reportadas. Em 2011, a BLS reportou 3,6 milhões de lesões não fatais contra 208 mil doenças (http://www.bls.gov/iif/oshsum.htm). As enfermidades mais reportadas foram distúrbios ou doenças de pele, doenças respiratórias, intoxicações e perda auditiva. Mesmo para lesões, há preocupação de que uma SOII possa subestimar substancialmente os episódios relacionados com trabalho, e tem havido esforços no sentido de aprimorar o sistema. Em uma investigação governamental oficial conduzida, no ano de 2009, revelou-se que o aprimoramento nos processos de auditoria nos registros da OSHA melhoraria a acurácia dos dados sobre lesões e enfermidades do trabalhador (http://www.gao.gov/products/GAO-10-10).

Para a indústria de mineração, há um sistema paralelo sob um mandato em separado, administrado pela Mine Safety and Health Administration (MSHA). A CFR 30, parte 50, requer que todos os acidentes, as lesões e as enfermidades, ocorrendo na operação da mina, sejam documentados no Formulário 7000-1 (http://www.msha.gov/forms/elawsforms/7000-1.htm). No Brasil, não existe um formulário específico para a mineração. Usa-se o Comunicado de Acidente de Trabalho (Fig. 40-2). A exigência de relato universal de todas as enfermidades relacionadas ao trabalho é a força desse sistema. Relatórios anuais por produto estão disponíveis na MSHA e o acesso aos dados não trabalhados também é público (http://www.msha.gov/ACCINJ/accinj.htm). Embora a notificação de doenças e lesões ocupacionais seja uma exigência legal, há comprovação de subnotificação substancial.

▶ Estudos epidemiológicos

Os estudos epidemiológicos frequentemente são a base dos sistemas de vigilância em saúde ocupacional a serem desenvolvidos e implementados. Além disso, os sistemas de vigilância podem fornecer dados a serem usados em análises epidemiológicas. Alguns estudos longitudinais sobre comportamentos das doenças, fatores de risco, uso de medicamentos e suplementos e efeitos na saúde vêm utilizando coortes ocupacionais por conveniência. Nesses estudos, foram acompanhados médicos, enfermeiros, professores, entre outros. Outras coortes foram acompanhadas em razão da percepção de risco relacionado com o trabalho, como ocorreu no estudo de seguimento em longo prazo realizado no Golfo (GuLF Study), e o estudo sobre saúde na agricultura. A seguir, são descritos três grandes estudos longitudinais em curso utilizando coortes ocupacionais: o estudo sobre saúde na agricultura, o estudo com professores da Califórnia e o estudo GuLF.

O estudo sobre saúde na agricultura é um estudo de coorte prospectivo, com 89.656 aplicadores de pesticidas e seus cônjuges recrutados em Iowa e na Carolina do Norte. O estudo é conduzido conjuntamente pelo National Cancer Institute (NCI), National Institute of Environmental Health Sciences (NIEHS) e pela Environmental Protection Agency (EPA). O estudo é composto fundamentalmente pela coorte prospectiva principal e avalia desfechos de saúde dos grupos câncer e não câncer coletando dados permanentes. Uma parte do estudo envolve a ligação aos sistemas estabelecidos de vigilância em saúde, inclusive registro de câncer, registro de transplantes, estatísticas vitais, entre outros. Foram realizados estudos transversais a partir da coorte, incluindo análises dos dados do questionário, estudos com biomarcadores e estudos geoespaciais. Também, foram realizados estudos de caso-controle, estudos de exposição e estudos de validação. No estudo sobre saúde na agricultura, foram avaliados diversos desfechos em saúde entre trabalhadores da agricultura, incluindo riscos neurológicos, riscos de câncer, lesões e associações genéticas. Uma lista abrangente de publicações com origem nessa grande coorte pode ser encontrada em http://aghealth.nci.nih.gov/study.html.

O estudo com professoras da Califórnia, originalmente custeados por impostos cobrados sobre a venda de cigarros para custeio das pesquisas sobre câncer de mama, é um estudo prospectivo de coorte, de grande porte, composto por 133.479 professoras e administradoras atuantes e aposentadas. O estudo teve início em 1995 e vem acompanhando as taxas de morbidade e de mortalidade da coorte inicial desde então. Com o estudo, observaram-se taxas significativamente maiores de câncer de mama entre professoras em comparação com outras mulheres da Califórnia. O aumento no risco de câncer de mama entre professoras parece ter base sólida e, desde então, também foi observado em professoras escolares canadenses. Além do aumento no risco de câncer de mama, professores de escolas californianas também apresentaram taxas mais altas de cânceres do aparelho

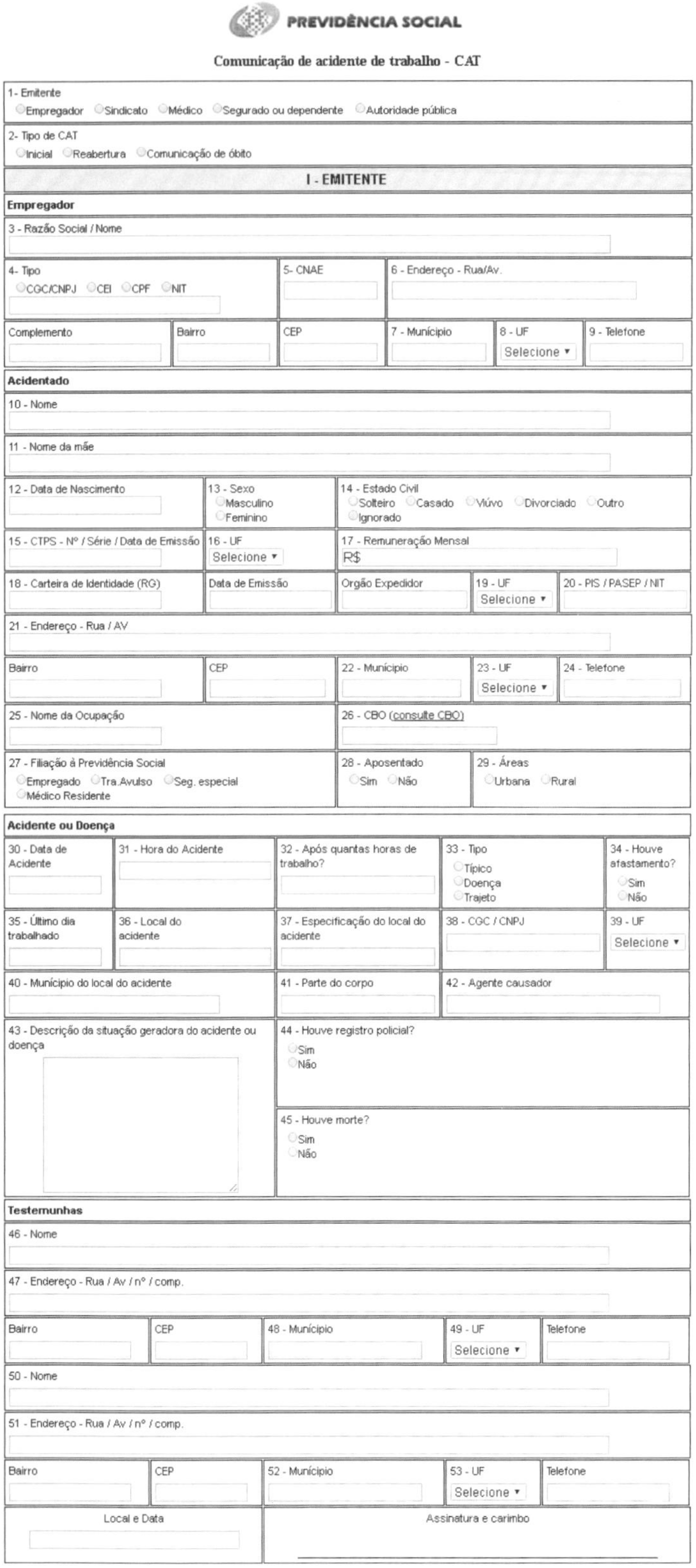

PREVIDÊNCIA SOCIAL

Comunicação de acidente de trabalho - CAT

1- Emitente
○ Empregador ○ Sindicato ○ Médico ○ Segurado ou dependente ○ Autoridade pública

2- Tipo de CAT
○ Inicial ○ Reabertura ○ Comunicação de óbito

I - EMITENTE

Empregador

3 - Razão Social / Nome

4- Tipo ○ CGC/CNPJ ○ CEI ○ CPF ○ NIT | 5- CNAE | 6 - Endereço - Rua/Av.

Complemento | Bairro | CEP | 7 - Município | 8 - UF Selecione | 9 - Telefone

Acidentado

10 - Nome

11 - Nome da mãe

12 - Data de Nascimento | 13 - Sexo ○ Masculino ○ Feminino | 14 - Estado Civil ○ Solteiro ○ Casado ○ Viúvo ○ Divorciado ○ Outro ○ Ignorado

15 - CTPS - Nº / Série / Data de Emissão | 16 - UF Selecione | 17 - Remuneração Mensal R$

18 - Carteira de Identidade (RG) | Data de Emissão | Orgão Expedidor | 19 - UF Selecione | 20 - PIS / PASEP / NIT

21 - Endereço - Rua / AV

Bairro | CEP | 22 - Município | 23 - UF Selecione | 24 - Telefone

25 - Nome da Ocupação | 26 - CBO (consulte CBO)

27 - Filiação à Previdência Social ○ Empregado ○ Tra.Avulso ○ Seg. especial ○ Médico Residente | 28 - Aposentado ○ Sim ○ Não | 29 - Áreas ○ Urbana ○ Rural

Acidente ou Doença

30 - Data de Acidente | 31 - Hora do Acidente | 32 - Após quantas horas de trabalho? | 33 - Tipo ○ Típico ○ Doença ○ Trajeto | 34 - Houve afastamento? ○ Sim ○ Não

35 - Último dia trabalhado | 36 - Local do acidente | 37 - Especificação do local do acidente | 38 - CGC / CNPJ | 39 - UF Selecione

40 - Município do local do acidente | 41 - Parte do corpo | 42 - Agente causador

43 - Descrição da situação geradora do acidente ou doença | 44 - Houve registro policial? ○ Sim ○ Não | 45 - Houve morte? ○ Sim ○ Não

Testemunhas

46 - Nome

47 - Endereço - Rua / Av / nº / comp.

Bairro | CEP | 48 - Município | 49 - UF Selecione | Telefone

50 - Nome

51 - Endereço - Rua / Av / nº / comp.

Bairro | CEP | 52 - Município | 53 - UF Selecione | Telefone

Local e Data | Assinatura e carimbo

▲ **Figura 40-2** Formulário de Comunicação de Acidente de Trabalho (CAT), disponível no site da Previdência Social.

reprodutor, incluindo os de endométrio e ovário, assim como aumento nos cânceres de colo e reto, em comparação com outras mulheres da Califórnia. Recentemente, os dados de mortalidade da coorte de professoras da Califórnia foram disponibilizados. As principais causas de morte foram cardiopatia isquêmica, AVC, câncer de mama e quadros respiratórios, incluindo bronquite/asma e pneumonia/influenza. O estudo com professoras da Califórnia foi inestimável para a identificação de riscos potenciais à saúde associados à docência em escolas públicas. Pode-se encontrar uma lista abrangente de publicações com origem nessa grande coorte em https://www.calteachersstudy.org/.

No estudo GuLF, foram acompanhadas as condições de saúde dos trabalhadores envolvidos no vazamento de petróleo no Golfo do México, na plataforma Deepwater Horizon. Em abril de 2010, aconteceu uma explosão no equipamento de perfuração de petróleo da Deepwater Horizon que levou a 11 óbitos e ao vazamento de estimados 2,2 milhões de galões de petróleo bruto no Golfo do México nos meses seguintes. Nesse período, foram contratados trabalhadores temporários para limpeza do petróleo das praias, das regiões costeiras e de mar aberto. Durante a atividade, há a estimativa de que houve 48 mil trabalhadores envolvidos. O número total de trabalhadores envolvidos em todo o curso é desconhecido, mas, provavelmente, terá excedido 60 mil. Durante o período de resposta, o NIOSH desenvolveu uma escala de trabalho voluntária dos trabalhadores para manter um registro daqueles que participaram das atividades de limpeza que servisse como meio de contato sobre sintomas de enfermidades ou lesões possivelmente relacionadas com o trabalho. O número total de trabalhadores listados foi de 55.512. http://www.cdc.gov/niosh/topics/oilspillresponse/workerroster.html.

As informações dessa escala, assim como os registros da companhia, foram fornecidas ao NIEHS para a condução de um estudo de seguimento em longo prazo entre aqueles envolvidos nos trabalhos de recuperação do vazamento de petróleo. O objetivo do estudo é acompanhar prospectivamente a coorte desses trabalhadores para avaliar os efeitos sobre a saúde em longo prazo da atividade de limpeza do petróleo derramado. Uma ampla variedade de doenças será examinada. A inclusão no estudo está em curso enquanto estão sendo colhidos os dados de base. A meta é incluir 55 mil trabalhadores na coorte. https://gulfstudy.nih.gov/en/index.html.

Grandes estudos epidemiológicos, em particular os de coortes prospectivos, são ferramentas úteis para vigilância, capazes de prover conhecimentos sobre lesões e enfermidades ocupacionais. Eles são particularmente úteis para identificar riscos de doenças ocupacionais de grande latência e para identificar fatores de risco importantes. A vigilância das doenças requer a coleta permanente de informações de saúde. Os estudos epidemiológicos com frequência representam uma das ferramentas mais importantes para atingir esse objetivo.

DESAFIOS PARA A VIGILÂNCIA EM SAÚDE OCUPACIONAL

Não há um sistema nacional abrangente de vigilância para doenças relacionadas ao trabalho nos Estados Unidos. Os dados sobre saúde ocupacional têm origem em numerosos sistemas e estudos descritos neste capítulo. O resultado da natureza fragmentária dos dados é a dificuldade de obter um retrato completo e preciso sobre a incidência e a prevalência das doenças ocupacionais. Cada fonte de dados (p. ex., dados de indenização de trabalhadores, certidões de óbito) é planejada para um propósito distinto e possui seus pontos fortes e limitações. Além disso, as disparidades na saúde ocupacional criam desafios para a vigilância de trabalhadores eventuais, subempregados e grupos vulneráveis, como as minorias étnicas e os idosos.

▶ Subnotificação na vigilância de doenças ocupacionais

Um fator comum à maioria das fontes de dados de vigilância de doenças ocupacionais, há muito tempo identificado, é a perda de sensibilidade em razão de subnotificação primária e, em menor extensão, de erros de classificação. A Figura 40-3 mostra o que deve ocorrer dentro dos sistemas de relato médico para que um caso seja incluído na base de dados oficiais de vigilância de doenças ocupacionais. A notificação precisa depende não apenas de acesso aos cuidados de saúde, mas, também, da percepção do trabalhador e do médico sobre a causa da enfermidade. Em algumas circunstâncias, a relação exposição-resposta associada à instalação aguda e à maior gravidade do quadro aumentam a probabilidade de haver notificação. Por exemplo, um grande derrame de cloro, em um espaço confinado, levando a crises de asma graves e agudas, será identificado em um sistema com base no relato médico provavelmente. Contudo, os casos leves a moderados de asma relacionados com as instalações em razão de ambiente interno úmido (Fig. 40–3) terão chance muito menor de serem notificados, embora a prevalência de asma relacionada com o ambiente seja muito maior do que a da asma associada a derrames industriais acidentais. Esse fato reitera que a subnotificação produz efeitos em todas as enfermidades, mas há diferenças em função do tipo de doença e de exposição.

Em razão das deficiências conhecidas e antigas na vigilância de doenças ocupacionais destacadas nas revisões da National Academy of Science, nas audiências do Congresso e nos relatórios do Government Accountability Office, muita atenção é dada à melhoria dos sistemas de vigilância e à formação de um sistema nacional abrangente de vigilância para doenças e lesões ocupacionais. O Council of State and Territorial Epidemiologists (CSTE) financiou um grupo de trabalho sobre vigilância em saúde ocupacional, em 2009, que apresentou nove recomendações específicas para preenchimento das lacunas de dados e para disseminação das informações ao público.

- Incluir uma pesquisa nacional anual sobre a força de trabalho para identificar lesões e doenças ocupacionais entre os trabalhadores entrevistados como componente essencial para um sistema nacional abrangente.
- Expandir a vigilância de base estatal, utilizando múltiplas fontes de dados, e utilizar os dados de alguns estados e sob condições específicas para prover estimativas periódicas sobre a subavaliação nas pesquisas anuais com base em dados dos empregadores.

VIGILÂNCIA EM SAÚDE

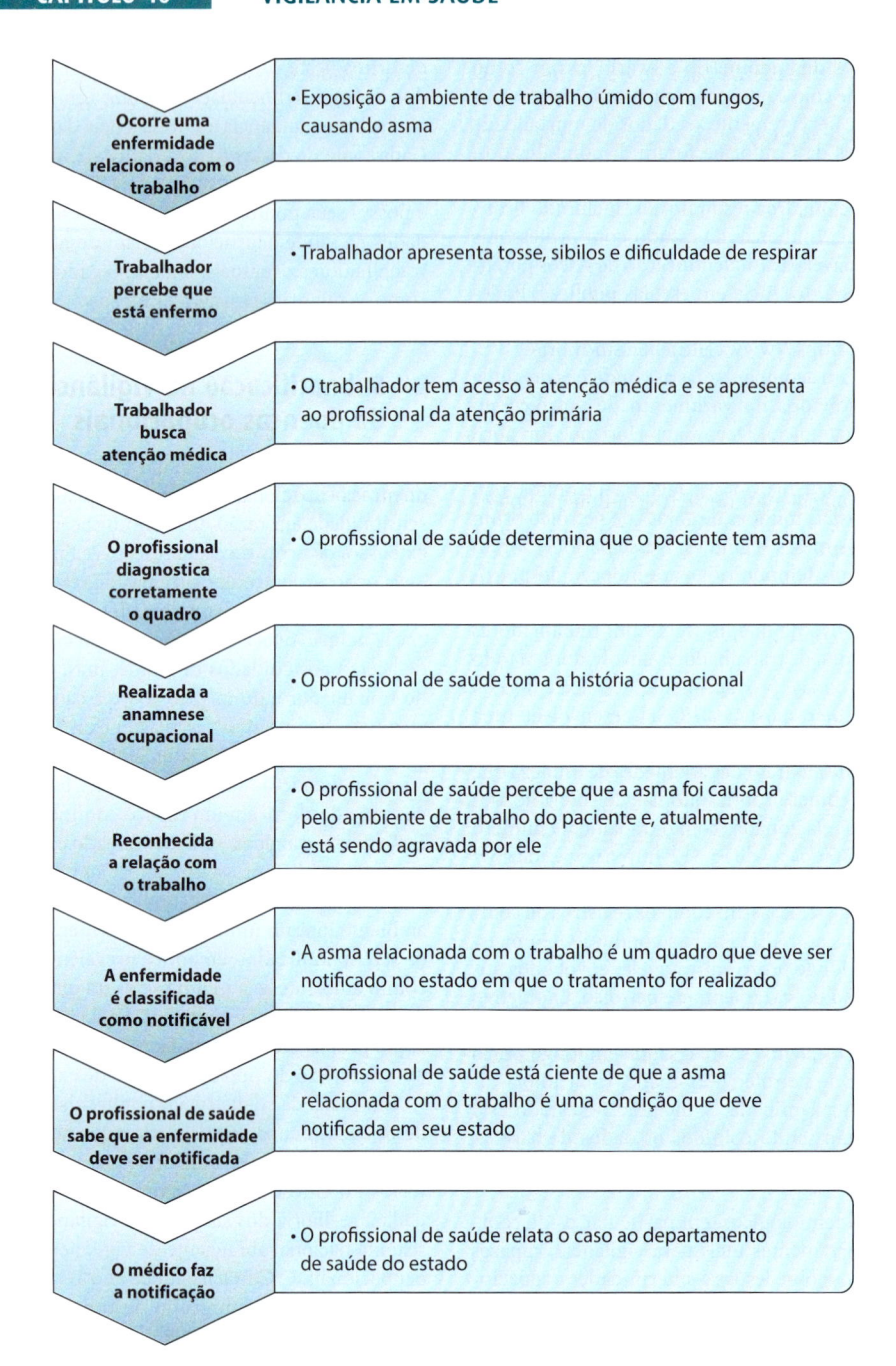

Ocorre uma enfermidade relacionada com o trabalho
- Exposição a ambiente de trabalho úmido com fungos, causando asma

Trabalhador percebe que está enfermo
- Trabalhador apresenta tosse, sibilos e dificuldade de respirar

Trabalhador busca atenção médica
- O trabalhador tem acesso à atenção médica e se apresenta ao profissional da atenção primária

O profissional diagnostica corretamente o quadro
- O profissional de saúde determina que o paciente tem asma

Realizada a anamnese ocupacional
- O profissional de saúde toma a história ocupacional

Reconhecida a relação com o trabalho
- O profissional de saúde percebe que a asma foi causada pelo ambiente de trabalho do paciente e, atualmente, está sendo agravada por ele

A enfermidade é classificada como notificável
- A asma relacionada com o trabalho é um quadro que deve ser notificado no estado em que o tratamento for realizado

O profissional de saúde sabe que a enfermidade deve ser notificada
- O profissional de saúde está ciente de que a asma relacionada com o trabalho é uma condição que deve notificada em seu estado

O médico faz a notificação
- O profissional de saúde relata o caso ao departamento de saúde do estado

▲ **Figura 40-3** Fatores que devem estar presentes no sistema de notificação médica para que um caso seja incluído na base de dados do sistema de vigilância em saúde ocupacional. Exacerbação de asma como exemplo.

- Trabalhar com aqueles que estejam estabelecendo padrões para registro eletrônicos em saúde e defender, junto aos formuladores das políticas, que assegurem que as informações sobre o trabalho e sobre indicadores de relação entre trabalho e condição de saúde sejam coletadas como variáveis padronizadas em todos os registros eletrônicos de saúde.
- Coletar rotineiramente informações sobre ocupações e atividades em todas as pesquisas de morbidade do National Center for Health Statistics, do National Institute of Health e da BRFSS.
- Utilizar dados do sistema de indenização de trabalhadores para suplementar outros sistemas de vigilância.

- Expandir o uso e a utilidade da base de dados nacionais de saúde.
- Divulgar os achados de vigilância de formas criativas e em eventos.
- Prover acesso direto e oportuno aos dados de vigilância disponíveis em formatos acessíveis ao usuário.
- Produzir e distribuir um relatório anual abrangente de vigilância sobre enfermidades e lesões relacionadas com trabalho nos Estados Unidos (http://c.ymcdn.com/sites/www.cste.org/resource/resmgr/OccupationalHealth/SurveillanceMeeting Summary.pdf).

Em um encontro posterior, realizado em 2013, foi comprovado o progresso e programaram-se as etapas seguintes. Não se previu uma pesquisa nacional sobre a força de trabalho, mas há esperança que futuros suplementos do NHIS continuem a obter sucesso sobre fatores de risco ocupacionais e desfechos de saúde. O apoio do NIOSH para vigilância de base estatal foi expandido para incluir 23 estados em 2010. Há um grande esforço em andamento para assegurar a inclusão de informações sobre trabalho nos registros eletrônicos de saúde e para desenvolver ferramentas que tornem essa informação útil aos médicos e aos pacientes. A maioria das pesquisas nacionais de saúde da NCHS coleta informações sobre atividades e ocupações. Esforços vêm sendo envidados para incorporar essas informações como indicador socioeconômico em todas as pesquisas. Essa pesquisa está em curso para incorporar essa informação no BRFSS em diversos estados. Outras áreas abordadas estarão disponíveis em procedimentos a serem publicados na página da internet do CSTE.

▶ Disparidades na saúde ocupacional e vigilância em saúde

Nos últimos anos, muito se pesquisou para identificar e caracterizar as disparidades de saúde entre diversos grupos demográficos e socioeconômicos. Um fator importante na pesquisa sobre disparidades em saúde é estabelecer a relação complexa entre trabalho e saúde em populações já vulneráveis. Barreira de comunicação relacionada com alfabetização ou variações de linguagem, práticas ilegais de contratação, emprego em período parcial, receio de relatar episódios em razão de represálias e outros fatores levam à subnotificação. O problema de subnotificação é maior entre trabalhadores carentes, e os mecanismos que levam à subnotificação diferencial já foram descritos. Em resposta a esse problema, a NIOSH lançou um programa para abordar as disparidades em saúde (http://www.cdc.gov/niosh/programs/ohd/). A missão primária dessa iniciativa é melhorar a vigilância nas populações vulneráveis e identificar métodos de pesquisa, abordagens de intervenção e ferramentas de difusão para alcançar essas populações. Utilizando a National Occupational Research Agenda, a Special Populations at Risk Team desenvolveu agendas de pesquisa e aumentou os fundos de pesquisa com temática voltada a trabalhadores com incapacidades no desenvolvimento, idosos, imigrantes, trabalhadores na agricultura e trabalho infantil (http://www.cdc.gov/niosh/programs/ohd/risks.html). À medida que os atuais sistemas de vigilância em saúde ocupacional evoluem e vão sendo integrados, é importante que sejam coletados dados sobre raça e etnia, atividade e ocupação. Há muitos desafios para caracterizar a extensão do impacto da doença em grupos vulneráveis da população e nível ocupacional, e isto continuará a ser uma área de pesquisa prioritária a avançar.

CONCLUSÃO

Como a maioria dos adultos em idade produtiva passam boa parte de suas horas no trabalho, o impacto das enfermidades ocupacionais sobre o indivíduo, o empregador e a economia em geral é substancial. É importante identificar e tomar medidas para amenizar as doenças e lesões causadas ou agravadas pelo trabalho. Com essa finalidade, os sistemas de vigilância das doenças ocupacionais foram e continuam sendo úteis para o monitoramento da saúde do trabalhador. Esses sistemas evoluíram muito nos Estados Unidos nos últimos 30 anos e são responsáveis pela base de informações que justificam as normas legais para proteção da saúde sob responsabilidade do empregador, assim como os esforços para promoção da saúde. À medida que os registros eletrônicos de saúde estejam plenamente implementados, surgirão novas oportunidades para vigilância mais abrangente em saúde ocupacional. Como os avanços tecnológicos e os processos de trabalho estão em constante mudança, a vigilância de doenças ocupacionais seguirá sendo parte importante da saúde pública.

REFERÊNCIAS

Centers for Disease Control and Prevention (CDC): Current cigarette smoking prevalence among working adults–United States, 2004–2010. *MMWR Morb Mortal Wkly Rep* 2011;60:1305 [PMID: 21956406].

Centers for Disease Control and Prevention (CDC). Work-related asthma–38 states and District of Columbia, 2006-2009. MMWR Morb Mortal Wkly Rep 2012;61:375 [PMID: 22622093].

Davila EP: Prevalence, management, and control of hypertension among US workers: does occupation matter? J Occup Environ Med 2012;54:1150 [PMID: 22885710].

Fan ZJ: Occupation and the prevalence of current depression and frequent mental distress. Am J Ind Med 2012;55:893 [PMID: 22821712].

Knoeller GE: Asthma symptoms among adults with work-related asthma. J Asthma 2013;50:166 [PMID: 23259750].

Largo TW: Michigan work-related amputations, 2008. J Occup Environ Med, 2013;55:280 [PMID: 23439271].

Luckhaupt SE: The prevalence of short sleep duration by industry and occupation in the National Health Interview Survey. Sleep 2010;33:149 [PMID: 20175398].

Luo H: Socioeconomic status and lifetime risk for workplace eye injury reported by a us population aged 50 years and over. Ophthalmic Epidemiol, 2012;19:103 [PMID: 22364578].

Mazurek JM: Occupational Asthma Incidence: Findings from the Behavioral Risk Factor Surveillance System Asthma Call-Back Survey-United States, 2006-2009. J Asthma. 2013;50:390 [PMID: 23394187].

Van Domelen DR: Employment and physical activity in the U.S. Am J Prev Med 2011;41:136 [PMID: 21767720].

QUESTÕES PARA AUTOAVALIAÇÃO

Escolha a única opção correta para cada questão:

Questão 1: Os sistemas públicos de vigilância em saúde:
   a. buscam avaliar a carga e a distribuição das doenças ocupacionais na população
   b. têm como alvo grupos específicos de trabalhadores sabidamente expostos a determinados fatores de risco
   c. pesquisam grupos isolados de trabalhadores para identificar padrões e tendências em atividades, ocupações e locais de trabalho
   d. são criados por autoridades de saúde federais, estaduais ou locais sem autoridade estatutária para monitorar e acompanhar a morbidade e a mortalidade relacionadas com trabalho

Questão 2: As certidões de óbito:
   a. são a única fonte disponível aos pesquisadores para avaliar as causas de morte
   b. garantem uniformidade aos códigos que identificam ocupações e atividades entre os diferentes estados
   c. tornam possíveis as análises agregadas entre estados
   d. estão sendo padronizadas com registro rotineiro da profissão e da atividade

Questão 3: A National Health and Nutritional Examination Survey:
   a. examina uma amostra representativa do país com cerca de mil indivíduos por ano
   b. é um programa de estudos de crianças e adultos cujo propósito primário é avaliar o estado nutricional e de saúde dos residentes nos Estados Unidos
   c. não tem qualquer componente de exame físico
   d. não encontrou aumento na prevalência de obstrução das vias respiratórias relacionado com a ocupação

Questão 4: Os registros de câncer:
   a. acumulam dados de forma voluntária trabalhando com hospitais
   b. trabalham com informações sobre casos selecionados de câncer
   c. excluem informações sobre atividade e ocupação do paciente
   d. existem em 45 estados e representam 96% da população dos Estados Unidos

Questão 5: A Survey of Occupational Injuries and Illnesses:
   a. é conduzida pelo Bureau of Labor Statistics do NIOSH
   b. pesquisa apenas estabelecimentos do setor privado
   c. direciona os trabalhadores a reportar informações sobre lesões e enfermidades diretamente à OSHA
   d. subestima substancialmente os eventos relacionados com trabalho

Vigilância médica

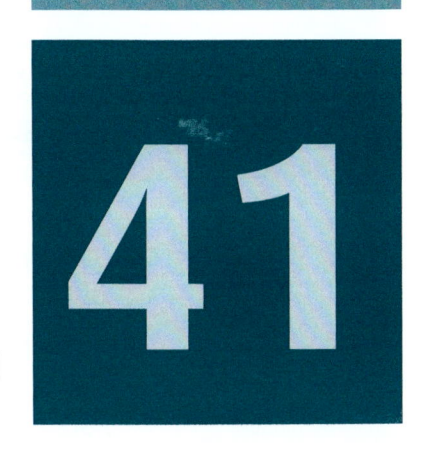

41

James Craner, MD, MPH

A prática da medicina ocupacional se concentra na prevenção de agravos e doenças ocupacionais em trabalhadores expostos a riscos químicos, biológicos e físicos no ambiente de trabalho. A vigilância médica é o foco do serviço de prevenção que produz impactos sobre indivíduos e grupos cuja ocupação os coloque em risco significativo de uma doença controlável, por exemplo.

Os médicos executam serviços de vigilância médica em diversos contextos: realizando exames médicos admissionais, como seria o caso de um trabalhador que venha a ser (ou já está) exposto a uma substância regulamentada, como o chumbo; na qualidade de consultor chamado a interpretar dados de um programa de vigilância médica para identificar tendências ou padrões e fazer recomendações para investigações complementares, ou para controle; ou na qualidade de perito legal revisando um caso para avaliar retrospectivamente os fatores causais e a até que ponto a doença ocupacional foi causada ou agravada por um risco em particular.

Milhões de trabalhadores apenas nos Estados Unidos são regularmente expostos a um ou mais riscos específicos químicos ou físicos cujo controle está regulamentado pela Occupational Safety & Health Administration (OSHA) (29CFR Part 1910.1001-1450). Nos números apresentados na Tabela 41-1 não estão incluídos os trabalhadores em mineração que podem sofrer exposições semelhantes, mas não estão cobertos nas normas específicas de saúde da MSHA (Mine Safety and Health Administration), ou os trabalhadores cobertos por programas de vigilância para substâncias, profissões perigosas ou doenças fora da estrutura de normas específicas da OSHA.

Não há uma definição universalmente aceita de vigilância médica. O National Institute for Occupational Safety and Health (NIOSH) define vigilância em saúde ocupacional como "o acompanhamento de lesões, doenças, riscos e exposições ocupacionais". A Federal Occupational Health define como "a avaliação sistemática de empregados expostos ou potencialmente expostos a riscos ocupacionais". O comitê conjunto da Organização Internacional do Trabalho e da Organização Mundial da Saúde (OIT/OMS) define vigilância em saúde ocupacional como "sistema que inclui capacidade de coletar, analisar e divulgar dados além de manter programas de saúde ocupacional". Algumas instituições diferenciam vigilância de risco de vigilância em saúde – sendo a primeira realizada em grande parte por agências reguladoras governamentais com foco no local de trabalho, e a última com foco nos trabalhadores.

Vigilância *versus* rastreamento (*screening*)

A vigilância médica (em saúde) no local de trabalho é comumente confundida com rastreamento médico (*screening*). Na realidade, o rastreamento médico é parte integrante da vigilância em saúde.

O rastreamento médico é o processo de detecção precoce e tratamento das doenças associadas a ocupações específicas. O foco do rastreamento médico é sobre o *indivíduo* exposto ou trabalhador em situação de risco. O objetivo é detectar aumento de probabilidade de doença, de risco ou alterações fisiopatológicas iniciais ou lesão de órgão-alvo resultando em manifestações clínicas (sinais e sintomas). Isso é feito por meio de exames médicos, monitoramento biológico e/ou outras formas de avaliação fisiológica.

Por outro lado, a vigilância em saúde é o processo em que é possível identificar, quantificar e remover fatores causais que aumentem o risco de doenças ou lesões ocupacionais. A vigilância médica, portanto, inclui, mas *não se limita*, ao rastreamento médico. Ela inclui compilação e análise dos dados de saúde desses indivíduos, enquanto grupo, ao longo de um período. O objetivo da vigilância médica é identificar casos de doença; avaliar as tendências e a eficácia dos controles de exposição; detectar fatores contribuintes que possam afetar os trabalhadores (p. ex., práticas de trabalho), exposições ou fatores interativos; e/ou mensurar o impacto de intervenções como o controle da exposição.

O resultado dessa dicotomia inerente entre rastreamento e vigilância, o papel vital, porém, subutilizado, de análise da informação (dados) e ações corretivas, frequentemente fica para as agências reguladoras (ver o Cap. 42). É importante que os médicos compreendam essa distinção uma vez que pretende-se que a vigilância em saúde seja um processo *ativo e permanente* de

Tabela 41-1 Normas de saúde da OSHA. Estimativa de trabalhadores expostos a riscos químicos ou físicos.

1910.xxxx	Substância/risco	# Trabalhadores	Referência(s) e (ano)
95	Ruídos	30.000.000	OSHA (2009), NIOSH (2009)
120	Materiais e resíduos perigosos	1.758.000	OSHA (1989)
134	Respiradores[1]	4.953.568	OSHA (2009), OSHA (1998)
1001	Asbesto	6.389.586	OSHA (1994)
1003	13 carcinógenos		
1017	Cloreto de vinila		
1018	Arsênio inorgânico	660.000	OSHA (1998)
1025	Chumbo	2.400.000	ATSDR 2005 (1978), OSHA (1993)
1026	Cromo, hexavalente	558.000	OSHA (2006)
1027	Cádmio	524.816	OSHA (1992)
1028	Benzeno		
1029	Emissões de fornos de coque	6.135	OSHA (1998)
1030	Patógenos transmitidos por sangue	5.576.026	OSHA (1991)
1043	Poeira de algodão		
1044	1,2-dibromo-3-cloropropano		
1045	Acrilonitrila		
1047	Óxido de etileno		
1048	Formaldeído	2.156.801	OSHA (1992)
1050	Metilenodianilina	3.836	OSHA (1992)
1051	1,3-butadieno	9.703	OSHA (1996)
1052	Cloreto de metileno	237.496	OSHA (1997)
1450	Produtos químicos de laboratório		
132-138	Todos os EPIs[2] (incluindo respiradores)	11.731.653	OSHA (1994)

[1] Purificador de ar, sistema de adução do ar por ar comprimido ou máscara autônoma; [2]EPIs: Equipamento de Proteção Individual

prevenção *inerentemente ligado a ações corretivas ou preventivas*. Se houver coleta de informações de saúde e de exposição, como a originada no monitoramento clínico, apenas para satisfazer as "obrigações legais" de manutenção de registro, mas nada de substancial for feito com essa informação além de providência quanto à saúde individual do trabalhador, os esforços de vigilância em muitos casos serão ineficazes.

Tipos de vigilância

A. Doenças ocupacionais

Para as doenças ocupacionais resultantes da exposição a riscos químicos, físicos ou biológicos, a forma de vigilância mais comum – assim como ocorre para a maioria das normas de saúde da OSHA – é *específica para cada risco*.

A vigilância médica dos riscos, para os quais não exista qualquer norma de saúde específica (p. ex., sílica ou mercúrio, ou qualquer substância regulamentada pelo MSHA), frequentemente, é realizada pelas companhias ou pelas organizações de forma voluntária utilizando exigências especificadas pela companhia. A vigilância pode ser feita para trabalhadores que tenham *exposição não reprodutível, desconhecida ou variável, mas potencialmente significativa* (frequentemente não mensurável ou quantificável), como descrita no *OSHA Hazardous Waste and Emergency Response Standard*. Embora o ruído seja tecnicamente considerado como padrão "de segurança", ele deve ser considerado padrão de saúde, uma vez que a perda auditiva induzida por ruído é uma das doenças ocupacionais de maior prevalência no mundo. O padrão da OSHA para efeito permitido (a variação de limiar) é estabelecido para indicar a presença da doença e não como um indicador de efeitos precoces.

A vigilância médica também pode ter como alvo *ocupações e atividades específicas* (p. ex., pintores com *spray*) em que há múltiplos riscos ou condições presentes. Para os bombeiros, a exposição não pode ser medida adequadamente em razão da inerente variabilidade nas condições de exposição. Nessas profissões em que o desfecho de doença (p. ex., câncer ou algumas doenças pulmonares) pode estar estabelecido ou ser suspeito, a meta do rastreamento médico é detectar sinais precoces da doença, e a da vigilância é avaliar a extensão em que a doença incide de fato. Uma nova área da vigilância diz respeito aos nanomateriais, uma atividade relativamente recente na qual os desfechos específicos na saúde começaram a ser estudados há pouco tempo.

De forma semelhante, a vigilância pode ter como alvo *uma doença, ou classe de doença específica* (p. ex., câncer de pulmão, asma, beriliose, dermatite de contato, transtornos por trauma cumulativo). Essa abordagem é encontrada em determinadas indústrias com elevado perfil de riscos que são suficientemente robustos e compelidos (por normas ou por sindicatos) a alocar os recursos necessários para coletar e analisar os dados em períodos longos, suficientes para avaliar o risco de doença ocupacional e a eficácia dos métodos de controle de exposição.

B. Lesões ocupacionais

Nos Estados Unidos, as companhias são obrigadas a registrar todas as lesões e doenças agudas relacionadas com o trabalho (sejam elas doenças ocupacionais ou não), e notificá-las às agências federais e estaduais, além de compilá-las e acompanhá-las do ponto de vista estatístico para uso com propósitos regulatórios. A vigilância para lesões agudas no trabalho (p. ex., lombalgia aguda) ou tipo de acidentes (p. ex., acidentes com veículo motorizado) é realizada em algumas indústrias. Para determinadas categorias de distúrbios musculoesqueléticos, como traumas cumulativos, a distinção entre "lesão" e "doença" talvez não seja fácil. Na abordagem à vigilância das lesões *versus* doenças há diversas distinções importantes que estão relacionadas às suas diferentes características e que correspondem à diferença entre segurança e saúde.

Para as lesões, o termo "vigilância" é aplicável quando os dados da lesão são coletados e analisados ao longo do tempo, ou em grupos, a fim de identificar os determinantes que contribuem para esses incidentes, e para mensurar o impacto das intervenções (p. ex., uso de cinto de segurança para prevenção de lesões relacionadas com acidentes de veículos motorizados) ou as taxas de lesões. Os dados normalmente são registrados como variáveis categóricas isoladas (p. ex., lesão musculoesquelética) ou ordinárias (p. ex., dias de trabalho perdidos, fatalidades). Os médicos na prática clínica seriam beneficiados com essas informações, mas eles raramente estão envolvidos na sua coleta enquanto tratam as lesões dos trabalhadores e preenchem os formulários para requisição de indenização por lesão.

JUSTIFICATIVA

Prevenção primária

Os métodos de prevenção primária têm como objetivo minimizar a exposição dos empregados a ameaças e riscos de lesão ou de doença ocupacional. Idealmente, o risco do trabalhador deveria ser reduzido ao ponto em que efeitos adversos à saúde atribuíveis a aquele agente não ocorressem. No que se refere ao local de trabalho/empregador, a prevenção primária inclui o local de trabalho, da atividade ocupacional e das práticas para minimizar ou evitar a exposição dos empregados a riscos por meio de controles de engenharia, administrativos e/ou equipamentos de proteção individual (EPI), treinamentos e monitoramento da exposição. Para muitas das normas de saúde da OSHA (p. ex., chumbo, asbesto, emissões de fornos de coque), o empregador é obrigado a ter um plano de prevenção que aborde todas essas medidas preventivas importantes. O treinamento dos trabalhadores é um elemento essencial para a prevenção primária. Como parte do treinamento, o trabalhador deve ser informado dos riscos e das medidas que o empregador deve tomar para minimizá-los. O trabalhador também deve tomar medidas para sua própria segurança e bem-estar.

O médico normalmente não está envolvido no projeto e implementação da prevenção primária a não ser atuando como consultor da companhia, ou na qualidade de diretor ou empregado do departamento de gerenciamento de risco, segurança e saúde da companhia. O médico que conduz os exames médicos de vigilância tem a responsabilidade de determinar, no momento da admissão, (ou seja, antes de iniciar a função que envolve exposição) que trabalhadores estão sob maior risco ou são mais suscetíveis à doença ou à lesão, e decidir se aquela atividade em particular é ou não segura para o trabalhador, incluindo sua capacidade de usar os EPIs estabelecidos para a função ou tarefa específica. O importante aqui é proteger indivíduos com quadros preexistentes que os tornem mais suscetíveis.

Prevenção secundária

A prevenção secundária implica detecção precoce de exposição e/ou risco de doença ou lesão durante o trabalho em uma função específica. O conceito é se uma doença é evitável ou reversível, é possível a detecção precoce do risco ou dos efeitos adversos à saúde identificando-se o problema nos seus estágios iniciais e intervindo para prevenir doença ou incapacidade "grave" ou irreversível.

O papel do médico na vigilância clínica, particularmente como está especificado nas normas de saúde da OSHA e de outros regulamentos em diversos países, está centrado na prevenção secundária por meio de exames clínicos de vigilância e/ou monitoramento médico, como o monitoramento biológico ou fisiológico (p. ex, provas de função pulmonar+, radiografias).

Prevenção terciária

Há prevenção terciária após superexposição significativa e/ou após ocorrência de lesão/doença. Trata-se do foco principal da medicina clínica moderna, ou seja, tratamento do processo de doença.

Contudo, para muitas doenças ocupacionais a "cura" raramente é viável no lugar da prevenção. Teoricamente, se as medidas de prevenção primária e secundária tomadas por empregador, médico e empregado tiverem sido implementadas corretamente e de forma consistente, esse modo reativo de prevenção deve ter papel mínimo ou inexistente na vigilância médica.

A forma final de prevenção terciária na vigilância médica é o afastamento temporário ou permanente do empregado do trabalho em razão de sinais ou sintomas de doença ocupacional em estágio inicial, superexposição refletida no monitoramento médico, biológico ou qualquer outro monitoramento clínico, e/ou a partir de dados de higiene industrial ou de quadro clínico preexistente que esteja sendo (tenha possibilidade de ser) impactado em razão da exposição ocupacional do empregado.

Na prática, citações e penalidades com base nas normas representam o principal desencadeante para início de prevenção terciária. Ao nível do empregador, após o problema ter ocorrido, há necessidade de dar uma resposta aos riscos, corrigi-los ou prevenir danos ulteriores. A maioria das citações e penalidades tem como base, queixas de empregados sobre as condições do local e trabalho e riscos relatados às agências reguladoras. Como exemplos, estão as lesões e doenças subnotificadas ou não reconhecidas, riscos não corrigidos, restrições médicas não implementadas, ou outros problemas que os empregados vivenciam ou percebem como ameaças a sua saúde. Para determinadas lesões graves ou catastróficas e ameaças à segurança que resultem em grandes incapacidades ou fatalidades, é possível que exista ampla cobertura da mídia e inquérito normativo capaz de identificar falhas para que sejam implementadas ações corretivas.

Por outro lado, as doenças ocupacionais – ou indicadores precoces de maior risco de doença – recebem pouca ou nenhuma atenção do público até que envolvam grupos de trabalhadores com doença em estágio avançado. Consequentemente, no momento em que algumas doenças ocupacionais são finalmente reconhecidas, uma reação para "resolver" as penalidades e intensificar a intervenção reguladora provavelmente será "tardia" para desfazer o dano àqueles expostos. Para o empregador a "resolução tardia" frequentemente tem custo muito maior e consome muito mais tempo do que se o problema tivesse sido prevenido em primeiro lugar. Esse ponto realça a importância vital do papel do médico, tanto para o trabalhador quanto para o empregador, reforçando o papel da vigilância médica para prevenir essas consequências graves e de custo tão elevado.

NORMAS

Normas de saúde

As normas com base em saúde, como as relacionadas com chumbo, asbesto e benzeno, são **determinadas por nível de exposição** e avaliadas com **base no desempenho**. A agência reguladora (p. ex., OSHA) determina um nível admissível de exposição (o limite de exposição permitida, ou PEL – *Permissible exposure limit*) para cada risco químico, físico ou biológico. Esse valor representa a quantidade (em suspensão no ar) máxima permitida (geralmente ponderada no tempo médio ao longo de um turno de trabalho) a que um empregado pode ser exposto com segurança, com ou sem proteção respiratória.

A partir desses padrões, cada companhia ou organização deve elaborar seu próprio *plano de prevenção* específico para suas instalações, que aborde amplamente e avalie como as exposições serão mensuradas e controladas para que se atinjam as metas estabelecidas. O plano de prevenção deve ser revisado e reavaliado a intervalos regulares (no mínimo anualmente) ou quando houver mudanças operacionais, com base em verificações regulares dos resultados da monitoração da exposição e da evolução da saúde dos empregados, ou seja, com base no "desempenho" do plano. Algumas evoluções não determinam mudanças, enquanto outras demandam investigação complementar, alterações na frequência e/ou no conteúdo de algumas atividades dos empregados, ou melhorias nos controles de exposição.

Como as condições e o volume de trabalho, deveres e tarefas e as práticas de trabalho e a saúde dos empregados se alteram com o tempo – algumas vezes, de forma imprevisível, ou de forma sutil ou sem que se possa perceber – as necessidades dos programas de responsabilidade com base em saúde podem ser altamente complexas, como "alvos em movimento" (Tab. 41-2).

A. Normas OSHA

Algumas das normas de saúde OSHA 29CFR1910.1 requerem vigilância médica e/ou monitoramento biológico ou outros exames. Poucas normas específicas determinam o conteúdo mínimo das histórias clínicas (incluindo várias que contêm questionários específicos), exame físico, critérios individuais para afastamento e determinados limiares para monitoramento biológico individual dos trabalhadores. Por outro lado, as normas não fornecem ao médico qualquer direcionamento específico sobre como devem ser conduzidos os exames médicos de vigilância, ou como devem ser interpretados eventuais achados nos exames complementares ou no exame físico (Tab. 41-3).

Tabela 41-2 Variáveis que influenciam a conformidade aos riscos, necessidades e resultados relacionados com a saúde.

Individual (empregado)	Local (local de trabalho)	Tempo (eventos no tempo)
Idade	Tarefas e atividade	Contratação
Sexo	Volume de trabalho	Demissão
Educação	Equipamentos de proteção individual	Transferência/ mudança de função
História ocupacional	Práticas no trabalho	Absenteísmo
Aptidão	Exposição a riscos	Hora extra
Condições de saúde		
Hábitos (fumo, álcool)		
Suscetibilidade individual		
Estilo de vida		

VIGILÂNCIA MÉDICA — CAPÍTULO 41

Tabela 41-3 OSHA 29CFR 1910 subparte Z-substância tóxicas e perigosas.

1910.xxxx	Substância	Questionário específico	Exame físico – sistema orgânico[a]	Conteúdo específico no exame?	Testes em líquidos corporais	RX/Testes fisiológicos RX/PFT
1001	Asbesto	Sim	Cardiovascular, pulmão, gastrointestinal	Não	Nenhum	RX de tórax[1], PFT[2]
1002	Alcatrão de carvão	Não	Nenhum	Não	Nenhum	Nenhum
1003-1016	13 carcinógenos	Não	Nenhum	Não	Nenhum	Nenhum
1017	Cloreto de vinila	Não	Fígado, baço, rins, pele, tecido conectivo, pulmão	Não	Nenhum	Nenhum
1018	Arsênio inorgânico	Não	Nariz, pele	Não	Nenhum[b]	RX de tórax
1025	Chumbo	Não	Dentes, síntese do heme, gastrointestinal, renal, cardiovascular, pulmão, neurológico	Não	PbB[3], ZPP[4], hemograma e plaquetas[5], EQU[6], relação ureia/creatinina	Nenhum
1026	Crômio, hexavalente	Não	Pele, respiratório	Não	Nenhum	Nenhum
1027	Cádmio	Não	Renal, cardiovascular, respiratório, síntese do heme, reprodutivo, musculoesquelético	Não	CdU[7], CdB[8], β_2M[9]; Hemograma e plaquetas, EQU, relação ureia/creatinina	RX de tórax, provas de função pulmonar
1028	Benzeno	Não	Nenhum	Não	Hemograma e plaquetas	Nenhum
1029	Emissões de forno de coque	Não	Pele	Não	EQU, citologia do escarro	RX de tórax, provas de função pulmonar
1030	Patógenos de transmissão sanguínea	Não	Nenhum	Não	HBV, HIV, HCV[14]	Nenhum
1043	Poeira de algodão	Sim	Nenhum	Não	Nenhum	Provas de função pulmonar
1044	1,2 dibromo-3-cloropropano	Não	Genitourinário	Não	Nenhum	Nenhum
1045	Acrilonitrila	Não	Neurológico, respiratório, pele, tireoide	Não	Fezes para OB[10]	RX de tórax
1047	Óxido de etileno	Não	Pulmão, síntese do heme, neurológico reprodutivo, olhos, pele	Não	Hemograma e plaquetas	Nenhum
1048	Formaldeído	Não	Pele, respiratório	Não	Nenhum	Provas de função pulmonar
1050	Etilenodiamina	Não	Pele, fígado	Não	Provas de função hepática[11], EQU	Nenhum
1051	1,3-butadieno	Sim	Fígado, baço, cardiovascular, pele	Não	Hemograma e plaquetas	Nenhum
1052	Cloreto de metileno	Não	Pulmão, cardiovascular, fígado, neurológico, pele	Não	Nenhum	Nenhum

[a] Não incluindo coração, pulmões para adaptação à máscara.
[b] Anteriormente exigia-se citologia do escarro.
[c] Critérios numéricos de monitoramento biológico.
[d] Especifica análise de evolução no hemograma individual, mas não a metodologia.
[1] CXR, radiografia do tórax.
[2] PFT,. Provas de função pulmonar.
[3] PbB, sigla para concentração sanguínea de chumbo (Plumbemia).
[4] ZPP, zincoprotoporfirina
[5] CBC, contagem de células sanguíneas. Hemograma e plaquetas.
[6] UA, Exame Qualitativo de Urina (urianálise)
[7] Cádmio no sangue.
[8] Cádmio na urina.
[9] Beta 2 microglobulina.
[10] Pesquisa de sangue oculto nas fezes.
[11] Testes de função hepática.
[14] Patógenos de transmissão sanguínea, especialmente entre profissionais de saúde. Ministério da Saúde Recomendações para abordagem da exposição ocupacional a materiais biológicos: HIV e hepatites B e C. 2010. Disponível no site http://www.aids.gov.br/sites/default/files/publicacao/2007/suplemento_consenso_adulto_01_24_01_2011_web_pdf_13627.pdf

A vigilância médica é, portanto, um componente importante de muitas exigências nas normas de saúde. A OSHA normalmente determina que a vigilância médica é obrigatória para os funcionários cuja exposição a substâncias regulamentadas excedam o nível denominado "nível de ação" (AL, *action level*), arbitrariamente fixado como metade (50%) do PEL, com algumas exceções. A justificativa para o AL é que a esse nível de exposição, é possível monitorar, detectar e potencialmente prevenir ou reverter sintomas ou sinais indicativos de superexposição ou os efeitos fisiológicos de uma doença ocupacional.

B. Padrões MSHA

Diferentemente da OSHA, a MSHA não tem qualquer padrão específico com base na saúde (exceto ruído que é regulado como padrão de segurança). A cláusula da MSHA Air Quality and Physical Agents* (29CFR Parte 58 Subparte D) determina os limites de exposição para contaminantes em suspensão no ar com base nos valores limites de 1973 da ACGIH, que apenas ocasionalmente são atualizados no processo de regulação. As obrigações são monitorar a exposição "tão frequentemente quanto seja necessário para determinar a adequação dos controles". De forma semelhante, cada companhia mineradora fica responsável por determinar os métodos de controle da exposição de seus empregados aos contaminantes em suspensão no ar.

No que se refere à saúde, os padrões da MSHA para mineração de metais e de não metais não normatizam substâncias ou riscos específicos. Em alguns casos (p. ex., chumbo), a MSHA federal adotou os padrões correspondentes da OSHA como norma de fato. Assim, nos Estados Unidos, além da mineração de carvão, a saúde dos trabalhadores de minas não está especificamente protegida por regulamentos. Portanto, as companhias de mineração têm muito mais liberdade no que se refere a tipo, conteúdo e alcance dos programas de vigilância em saúde que operam. Não obstante, a MSHA tem autoridade para regulamentar essas substâncias na ausência de obrigações regulatórias mínimas específicas.

Impacto da ciência e tecnologia

As normas de saúde, definidas por exposição e avaliadas por desempenho, frequentemente não refletem ou acompanham a evolução do conhecimento científico sobre os riscos de doenças crônicas em níveis abaixo dos limites permitidos ou dos métodos de avaliação médica. Nos Estados Unidos, os métodos e as exigências promulgadas pela OSHA nos anos 1970 (p. ex., padrões para o chumbo) não se modificaram em cerca de 30 anos, apesar da evolução no conhecimento científico sobre a doença. Por exemplo, sabe-se que os efeitos crônicos do chumbo sobre a saúde ocorrem bem abaixo do limiar de 40 ug/dL usado pela OSHA para aumentar a frequência de vigilância médica, enquanto o nível de zincoprotoporfirina (ZPP) – que foi o único método indireto de monitoramento biológico antes da disponibilização comercial da dosagem de chumbo no sangue (plumbemia) – permanece sendo obrigatório a despeito de sua utilidade limitada e altas taxas de resultados falso-positivos. Outro exemplo se encontra nas normas para o arsênio, que continuam a determinar a realização de radiografia periódica do tórax, presumivelmente para rastreamento de câncer de pulmão, enquanto não há obrigatoriedade de um teste de monitoramento biológico amplamente disponível, a dosagem de arsênio na urina.

ELEMENTOS-CHAVE

Todos os programas de vigilância médica compartilham características comuns ideais (teóricas), sendo que algumas ou todas podem ocorrer na prática.

Permanentes

Os programas de vigilância em uma companhia são realizados continuamente enquanto persistirem os riscos, pelo menos até onde as normas exigem. A abrangência do programa de vigilância deve aumentar ou diminuir quando a ameaça, o risco e/ou a população se modificarem. O risco de sofrer os efeitos adversos (seja risco de lesão ou exposição atual a um tóxico) varia em frequência, intensidade e duração dependendo de fatores relacionados com os trabalhadores e com a atividade ocupacional, assim como de outras variáveis menos definidas.

Sistemática

Em teoria, a vigilância deve ser conduzida com abordagem planejada regularmente realizada de acordo com métodos objetivamente definidos. Idealmente, deve incluir muito mais do que avaliações médicas individuais (exames, testes) que são conduzidos com o objetivo de satisfazer exigências regulatórias. A informação deve ser utilizada para avaliações periódicas de sua eficácia preventiva e para atualização do plano.

Na prática, muitos programas de vigilância médica, incluindo aqueles promulgados pela OSHA, consistem em grande parte de monitoramento médico sem previsão ou métodos especificados para análise agregada ou temporal dos dados.

Coleta

Quantidades significativas de dados complexos, inter-relacionados, são coletados por programas de vigilância médica ao longo do tempo. O conteúdo mínimo de informação que deve ser colhido está especificado em algumas poucas normas de saúde da OSHA. Em outros países, as especificações são mais abrangentes. Para um determinado risco ocupacional, a importância, o formato e detalhes dos dados do programa de vigilância (p. ex., chumbo, asbesto) variam significativamente de médico para médico, companhia para companhia (e mesmo dentro de uma mesma companhia), e indústria para indústria.

À medida que funcionários são contratados, transferidos, demitidos, afastados ou reincorporados, as exigências e esquemas do programa devem ser modificados de acordo. Os funcionários expostos ao mesmo risco não são necessariamente igualmente suscetíveis à mesma doença ocupacional. Todos os funcionários devem ser clinicamente examinados e podem apresentar evoluções específicas e requerer atenção individualizada ou em grupo com frequência de acompanhamento variável ou outras exigências imprevisíveis. Por exemplo, os empregados que apresentem determinados quadros clínicos ou hábitos (p. ex., tabagismo) têm maior suscetibilidade de efeitos adversos à saúde, e talvez

---

* N. do T. Qualidade do ar e agentes físicos.

VIGILÂNCIA MÉDICA — CAPÍTULO 41

necessitem de monitoramento adicional, maiores restrições ou aumento da frequência de acompanhamento.

As normas da OSHA exigem que determinadas informações mínimas sejam colhidas pelo médico. Entretanto, ao realizar a vigilância médica o médico não deve ser um receptor passivo de informações. O médico deve buscar informações com funcionários e empregadores – história prévia e quaisquer alterações que tenham ocorrido no intervalo – e determinar em que extensão essa informação pode ter influenciado a saúde do funcionário. O médico deve identificar quando e em que extensão a informação tem falhas, está incompleta ou é incerta, mas deve produzir uma opinião com base na informação disponível. Tudo isso deve ser feito em um período relativamente curto.

A maioria das normas da OSHA requer que os empregadores mantenham dados específicos de cada trabalhador por no mínimo 30 anos após a data de seu desligamento da empresa. Cada uma pode incluir métodos, abordagens e exigências diferentes.

Análise

A informação obtida em um programa de vigilância deve ser usada, no mínimo, para avaliar a saúde e suscetibilidade de cada funcionário, assim como os impactos relacionados com a exposição ocupacional. De forma mais ampla, o verdadeiro propósito da vigilância é avaliar os riscos coletivos e temporais, a evolução e as tendências na saúde. As agências reguladoras tipicamente garantem orientação (na forma de exigências normativas) para a análise individual, mas raramente (ou nunca) para análise agregada.

Os programas de prevenção com base em saúde apresentam exigências de informações *inerentemente complexas, dinâmicas e inter-relacionadas* que incluem operações e condições, dados médicos de exposição e de treinamento; e diversos tipos de dados de evolução (evolução de saúde, dados de testes laboratoriais e de outros exames, dados de exposição, uso de EPI). A variabilidade relacionada com o trabalhador é um determinante chave para exposição e evolução da saúde. As decisões devem ser tomadas com base em uma grande quantidade de dados (brutos ou interpretados), em resultados passados e condições atuais e devem ser reavaliadas periodicamente ou em função de mudanças nas condições existentes.

Tendências e associações temporais entre exposição e dados de saúde devem ser examinadas de forma agregada para identificar tendências significativas, determinar variáveis relacionadas com risco individual *versus* grupal, implementar ações preventivas que reduzam o risco de doença ocupacional do trabalhador e medir seu impacto.

Relatório

O relatório, a preservação e a distribuição dos dados de vigilância médica incluem dados de vigilância de exposição e de treinamento, resultados dos exames médicos e testes individuais dos trabalhadores e análise de dados agregados. Um aspecto chave é a capacidade dos funcionários de compreenderem os resultados de seus exames, testes e opiniões escritas relacionadas com sua saúde atual e futura.

Aquilo que o médico relata ao funcionário – a opinião por escrito do médico na maioria das normas de saúde da OSHA – pode ou não, ser o mesmo que é reportado aos empregadores. O médico deve discernir o tipo de informação que é confidencial e privada. A forma de interpretação das informações de saúde ou como reportá-las não costuma ser estruturada e pode variar muito entre os médicos nas diferentes práticas (inclusive na mesma especialidade).

No que se refere à empresa, a confecção dos relatórios e a preservação dos registros para fins de conformidade com a norma são essenciais para o programa de administração e cumprimento legal. Os empregadores, com exigências a serem cumpridas na área da saúde, têm obrigações específicas quanto à preservação dos registros, o que reflete na grande latência entre exposição e doença. A OSHA determina que os dados médicos e de exposição dos funcionários sejam mantidos no mínimo por 30 anos após o desligamento da empresa. A OSHA tem o direito de requisitar os registros de funcionários de até 5 anos antes na eventualidade de uma inspeção para execução de uma ação legal.

Os métodos de relato e de manutenção dos registros pelo empregador são característicos de cada tipo de empresa. O gerenciamento de horários, prestadores de serviços, relatórios, dados e análises que devem ser constantemente apresentados e disponibilizados representa um grande esforço que demanda muito tempo para muitas empresas que atuam em setores altamente regulamentados, particularmente quando essas tarefas não são automatizadas.

EXIGÊNCIAS E COMPETÊNCIAS

Habilidades e conhecimentos

Superficialmente, a condução de um exame de vigilância médica (tecnicamente um rastreamento clínico), como serviço de prevenção, parece ser algo simples e fácil para o qual haveria necessidade de pouco treinamento formal, particularmente na medida em que não envolve diagnóstico clínico e tratamento médico. Na prática, e se realizado de forma correta e diligente, a vigilância médica é um processo de alta complexidade que requer conhecimentos, habilidades e experiência em muitas disciplinas inter-relacionadas: clínica médica (especificamente medicina interna, medicina do trabalho), saúde pública, bioestatística, epidemiologia, toxicologia, higiene industrial, comunicação de risco e legislação ocupacional.

Para riscos ocupacionais, tanto com efeitos agudos e evidentes sobre a saúde (p. ex., intoxicação aguda por chumbo, intoxicação por solvente, asma ocupacional) quanto para doenças com efeitos cumulativos subclínicos (p. ex., câncer, neurotoxicidade crônica do chumbo, ou enfisema), essa tarefa pode ser bem difícil e demorada. Conhecimento sólido de medicina (i.e., medicina interna), habilidade para esclarecer a história clínica em pouco tempo e capacidade para fazer diagnóstico diferencial são características particularmente valiosas que os médicos devem ter para realizar de forma efetiva esse serviço tão importante.

Na condução da vigilância clínica, os deveres dos médicos incluem muitas das competências listadas na Tabela 41-4.

Qualificações

As normas de saúde da OSHA especificam as exigências mínimas de formação, *expertise* e qualificações dos médicos para que estejam capacitados a conduzir exames de vigilância médica.

Tabela 41-4 Deveres dos médicos na condução de vigilância médica.

- **Compilar e avaliar** informações sobre cada trabalhador realizando anamnese detalhada, avaliando quadros clínicos e sintomas específicos com foco na história ocupacional.
- Realizar **exame físico** com foco nos riscos e nas condições de saúde relacionados especificamente com o paciente; e registrando os dados pertinentes tanto positivos quanto negativos.
- **Interpretar o monitoramento biológico** (p. ex., níveis de chumbo e ZPP no sangue, ou níveis de cádmio na urina ou de β-2 microglobulina) e/ou dados de monitoramento fisiológico (p. ex., provas de função pulmonar, audiometria ou radiografia do tórax, incluindo análise comparativa com testes anteriores e tendência entre grupos com exposição semelhante
- Conhecer os **riscos** incluindo a **toxicologia** relevante.
- **Conhecer as tarefas dos funcionários, as práticas e condições de trabalho, os controles de exposição, incluindo o tipo e uso real dos EPIs (respiradores).** Aqui está incluída pelo menos uma visita *in loco* nas instalações e/ou local de trabalho, e/ou conhecimento sobre a atividade específica, tipo de trabalho ou ocupação.
- Revisar e interpretar os **dados sobre monitoramento (higiene industrial) da exposição**, e identificar sua repercussão e/ou nível de incerteza.
- Conhecer as **leis e normas** aplicáveis (p. ex., padrões) e, se aplicáveis, a política interna da empresa e seus procedimentos com relação aos riscos.
- Formular um **diagnóstico diferencial apropriado** para os sintomas (isoladamente ou em combinação, incluindo a temporalidade), achados ao exame físico e dados laboratoriais e de outros exames complementares para explicar os achados específicos (sintomas, exames e testes) na medida em que estejam relacionados com um risco específico assim como quadros não ocupacionais.
- **Sintetizar e analisar** essa informação para avaliar o estado de saúde e os riscos de cada trabalhador, com sua opinião e recomendações (se necessário) por escrito.
- **Comunicar** sua opinião e explicar os achados, as justificativas e as recomendações ao paciente, ao empregador e a qualquer outra parte interessada, de forma independente e, ainda assim, compassiva que transmita credibilidade, confiança e atenção.
- Assegurar que as recomendações ou informações complementares solicitadas ou obrigatórias tenham sido **seguidas, revisadas e documentadas**.

Para aqueles que realizam exames médicos, a única exigência é que o médico esteja licenciado no estado em que o serviço será prestado. Não se exige, sequer se recomenda, capacitação formal em medicina do trabalho ou em qualquer disciplina relacionada, com poucas exceções. Muitas empresas que realizam monitoramento biológico fora dos requisitos específicos da OSHA jamais envolvem um médico a não ser que surja um "problema".

Nos Estados Unidos, a escolha do médico para realizar os serviços de vigilância médica é determinada exclusivamente pelo empregador. Entre os fatores que interferem na decisão estão disponibilidade (proximidade, horário de trabalho, conveniência do esquema e flexibilidade), preço e conveniência (p. ex., capacidade de realizar outras tarefas, como atendimento de acidentes de trabalho, rastreamento pré-admissional de drogas). Os empregadores talvez não estejam cientes da importância ou da complexidade da tarefa de vigilância médica, particularmente porque as necessidades estão codificadas como normas e, assim, os empregadores talvez presumam que todos os médicos estejam treinados e capacitados a lidar com qualquer problema ou prestar qualquer serviço que seja necessário.

Em muitos casos as empresas contratam médicos de família ou socorristas para prover serviços de vigilância médica. Os exames de vigilância médica realizados em clínicas vêm sendo crescentemente realizados e/ou administrados por profissionais de enfermagem, assim como por enfermeiros do trabalho. As normas de proteção respiratória da OSHA consideram que qualquer "médico ou profissional de saúde licenciado" está capacitado a revisar informações sobre saúde respiratória e definir a aptidão do trabalhador para utilizar respirador. Os padrões da OSHA e da MSHA para níveis de ruído não exigem que um médico interprete as audiometrias a não ser que ocorra um problema ou surja uma dúvida.

A participação e as qualificações de médicos em outros países talvez seja controlada com maior rigor pelas instituições reguladoras.

CONTEÚDO

Informações ao médico

As normas de saúde da OSHA determinam que o empregador "forneça ao médico" uma cópia das normas (incluindo quaisquer apêndices), a descrição da função de cada empregado na medida em que se relacione com sua exposição; o nível medido ou esperado de exposição ao risco; testes anteriores e parecer por escrito no controle do empregador.

Tais exigências ressaltam a discussão prévia acerca do conhecimento do empregador sobre as habilidades necessárias envolvidas e sobre a expectativa original e aprovação da OSHA de que qualquer médico licenciado estaria preparado e capacitado a realizar adequadamente o exame de vigilância (ver a seção Exigências e competências). Na prática, o médico deve estar intimamente familiarizado com as normas ou com o programa de prevenção, assim como com o processo de trabalho específico, limites de exposição (medidos recentemente e dados históricos), práticas de trabalho (e suas variações), EPIs indicados e seu uso, entre outros aspectos relacionados com o local de trabalho e com os riscos, antes de iniciar os exames de vigilância médica. Quando o médico necessita de informações adicionais, a demanda deve ser feita e documentada com clareza ao funcionário encarregado dentro da empresa/organização.

Além dessas informações, os critérios para avaliar as histórias clínicas, realizar exame físico, interpretar dados de exames e tomar decisões são deixados ao critério do médico, e raramente são especificados nas normas.

Exames de vigilância médica

No nível clínico, os médicos participam do processo de vigilância realizando os exames clínicos de vigilância e/ou interpretando os dados de monitoramento biológico ou fisiológico, como provas de função pulmonar, audiometria ou radiografias do tórax. Tais exames e testes podem estar especificados em normas de regulação da atividade e/ou pela política de uma determinada empresa ou indústria. Portanto, o alcance do conteúdo e dos resultados relatados depende dessas exigências.

Há sobreposição de propósitos, assim como objetivos e benefícios distintos para empregado (paciente) e empregador. Entre os objetivos dos exames de vigilância médica estão um ou mais dos seguintes.

A. Identificar as condições de saúde

Para o exame inicial o médico responsável pela vigilância em saúde revisa toda a história de saúde do funcionário (incluindo a história ocupacional) e realiza o exame físico. A história se concentra em doenças não ocupacionais, sintomas não diagnosticados ou fatores de risco (p. ex., história familiar, hábitos ou estilos de vida), que possam aumentar sua suscetibilidade ao risco, ou podem potencialmente piorar ou agravar o resultado da exposição ocupacional ou das condições de trabalho, ou que poderiam prejudicar a capacidade do funcionário de trabalhar com segurança sujeito a um risco em particular. Por exemplo, para um trabalhador exposto ao chumbo, entre os quadros significativos estão doença renal subjacente ou distúrbios do sistema reprodutor; história inexplicável de fadiga e depressão; antecedentes familiares de alguns distúrbios neurológicos ou herança de hemoglobinopatia; ou consumo de metanfetamina ou de maconha que pode afetar a cognição e a afetividade. Em um trabalhador com potencial de exposição ao asbesto, antecedentes de enfisema ou outra doença pulmonar crônica, ou história atual ou passada de tabagismo seriam dados pertinentes da história médica a serem documentados.

O dever do médico é determinar se o indivíduo é capaz de realizar seu trabalho de forma segura, com ou sem restrições, ou com medidas adicionais de proteção ou monitoramento. Quando indicado, o médico deve avaliar periodicamente (p. ex., anualmente) o estado de saúde do funcionário no intervalo em comparação com o período anterior, esclarecendo quaisquer alterações ocorridas e questionando sobre novos sintomas, inclusive se foram ou não diagnosticados, tratados e avaliados quanto a sua possível associação com os riscos ocupacionais em questão. É importante que os médicos saibam que a vigilância em saúde não tem as mesmas funções do exame admissional para determinar se o funcionário está apto a realizar o trabalho (funções essenciais).

O exame de vigilância médica pode ser rotulado pelo empregador ou pelo médico como "exame pré-admissional" ou "admissional" e pode incluir a abordagem da capacitação geral para realizar determinada função, e/ou capacidade de usar EPI, mas desde o ponto de vista normativo e preventivo os dois tipos de exame não devem ser confundidos. Alguns empregadores não realizam a distinção ou sua importância, mas é dever do médico assegurar que o funcionário receba a avaliação apropriada.

No curso de exame médico inicial, é comum que o médico descubra quadros ou sinais e sintomas preexistentes conhecidos ou ainda não identificados, que podem ou não estar relacionados com a exposição no local de trabalho. Por exemplo, hipertensão arterial, sopros cardíacos e lesões cutâneas benignas ou potencialmente malignas. É dever do médico informar o funcionário sobre esses achados, incluindo recomendações para procurar um diagnóstico médico e/ou tratamento fora do trabalho. O médico pode dar informações gerais e orientações acerca dos riscos envolvidos e recomendações sobre mudanças de hábitos e de comportamentos, como tabagismo, dieta, exercícios ou uso de drogas. Essa informação deve ser documentada no prontuário, mas **não** deve ser fornecida ao empregador. Essas advertências constam em algumas normas de saúde da OSHA.

B. Identificar possíveis fontes não ocupacionais (e/ou de ocupações anteriores) de exposição

O exame médico de vigilância deve identificar e, quando possível, quantificar fonte(s), extensão, duração e os possíveis ou atuais efeitos à saúde associados à exposição ao mesmo agente tóxico, ou a outro com ele relacionado, em ocupação anterior ou no meio ambiente (residência, dieta). Por exemplo, a história ocupacional de funcionários que estejam entrando em um programa de vigilância para cádmio ou para chumbo e que já tenham trabalhado para outras empresas no mesmo ramo, deve ser minuciosamente documentada.

Na prática, obter e documentar essa informação pode ser muito difícil para o médico. O empregador frequentemente não tem acesso a essas informações detalhadas, seja do funcionário, do antigo empregador, ou das agências reguladoras governamentais. O empregado pode ou não lembrar-se precisa ou completamente de seu antigo cargo, ou dos resultados de exames, testes de monitoramento biológico ou informações sobre exposição. Em muitos casos, o empregado não terá recebido cópias, ou não as terá preservado, do seu prontuário médico e dos resultados dos testes. Em casos específicos em que um funcionário iniciante for impactado por informações desconhecidas ou incompletas sobre sua ocupação, o médico tem obrigação implícita de requisitá-las e revisá-las – ainda que as agências reguladoras, como a OSHA, não prevejam nem exijam que empregados ou antigos empregadores a fornecê-las. O médico deve documentar minuciosamente no prontuário médico suas requisições, assim como as comunicações seguintes e os achados contidos.

A exposição ambiental a agentes tóxicos pode ocorrer como resultados de condições na residência, hobbies, dieta ou outras atividades recreativas. Questões dessa natureza em questionários padrões podem ou não produzir respostas afirmativas. As questões devem ser cuidadosamente reiteradas e análise detalhada do médico a fim de determinar se, e em que extensão, a informação (ou a falta de informação) é importante naquele momento ou poderá ser no futuro.

Algumas vezes, os testes laboratoriais ou fisiológicos iniciais realizados quando do exame de vigilância médica revela anormalidades que podem refletir quadro clínico ou um fator de risco conhecido ou desconhecido, preexistente ou latente. Por exemplo, um funcionário que inicie em um emprego com função que implique exposição ao chumbo com níveis sanguíneos "basais" de chumbo em 35 μg/dL, ou esteja com anemia microcítica e hipocrômica, pode estar apresentando riscos de saúde agudos e/ou crônicos a refletir exposição ocupacional recente e/ou passada ao chumbo ou perda sanguínea subjacente, ou deficiência na produção de eritrócitos. Esses achados determinam que o médico solicite os registros médicos anteriores. Talvez seja necessária uma avaliação médica que escape ao escopo do exame de vigilância para que se obtenha um diagnóstico que permita ao médico avaliar o risco do funcionário para orientar sobre possíveis limitações ou necessidade de monitoramento. O empregador, com acesso às informações laboratoriais, deve ser notificado sobre a existência de condição prévia que explique a anormalidade, mas por razões de direito à confidencialidade (privacidade) o médico não deve revelar o diagnóstico suspeito ou comprovado.

C. Detectar sintomas ou sinais precoces de exposição excessiva e/ou de efeitos adversos

Provavelmente, a razão e função mais amplamente reconhecidas do exame de vigilância médica é detectar precocemente evidências clínicas – sinais e sintomas – dos efeitos adversos relacionados com a exposição/risco ocupacional.

Alguns programas de vigilância requerem exames periódicos (normalmente anuais), ou essa demanda é disparada quando os resultados dos testes de monitoramento biológico de um funcionário em um dado período excedem o limiar determinado na norma. Muitas das normas de saúde da OSHA preveem que se o funcionário "tiver sinais ou sintomas de intoxicação", ele poderá requisitar um exame médico de vigilância. Há questões óbvias de confidencialidade associadas a delegar a tarefa e depender do funcionário para dar início e documentar uma "queixa" a seu empregador sobre sintomas, ou revelar achados a um médico apontado pela empresa que não tenham sido revelados ao médico particular do funcionário (ver a seção Considerações sobre ética). Não é incomum que um funcionário se apresente para um exame regular de vigilância com queixas de saúde que poderiam – e deveriam – ter sido relatadas mais cedo por notificação ao empregador ou a seu médico. Esses problemas são um dos motivos pelos quais tantas doenças ocupacionais são subnotificadas e diagnosticas tão tardiamente.

As alterações de saúde na maioria dos exames de vigilância são sintomas – isoladamente ou em combinações, cada uma com um padrão de distribuição no tempo a ser caracterizado – ou sinais de doença, como os achados ao exame físico ou nos testes laboratoriais. Os sinais podem ser sintomáticos ou assintomáticos, e os sintomas podem ou não coincidir com as queixas obtidas com a história. Os sintomas podem ou não estar relacionados com o trabalho ou com a exposição no trabalho; e sua causa ou relação com outros sintomas talvez não sejam evidentes ao empregado, ao médico pessoal do funcionário ou ao empregador. Ou alguns sintomas ou "queixas" ou diagnósticos talvez não sejam aqueles que o funcionário deseje voluntariamente relatar a seu empregador ou ao médico.

Quando um funcionário apresenta ao médico um sintoma ou um problema, fazer o diagnóstico correto (ou excluir esta possibilidade) de uma doença ocupacional pode ser um processo difícil, demorado e frequentemente frustrante. Mesmo quando o diagnóstico não é definitivo, tendências sutis na exposição ou efeitos na saúde que talvez não sejam imediatamente identificados ou diagnosticados com precisão apenas em um indivíduo, podem, ainda assim, impactar um grupo de trabalhadores ao longo do tempo, algumas vezes, após longos períodos, ou após o término da exposição. É, especialmente, importante que o médico saiba que determinadas doenças ocupacionais comumente não se apresentam com os sinais e sintomas "específicos" ou "clássicos", particularmente em sua fase inicial ou subaguda.

O processo diagnóstico (retórico) de avaliação de sintomas para identificar uma possível doença/intoxicação ocupacional é parte chave do treinamento em residência de medicina ocupacional. Esse processo deve ocorrer durante o exame de vigilância médica no qual o médico utiliza todas as informações pertinentes disponíveis na história clínica pessoal – revisa/avalia informações prévias de saúde obtidas nos exames iniciais e posteriores; documenta os sintomas atuais (início, evolução, intensidade e associação a outros sintomas) e se o quadro foi ou não diagnosticado ou tratado (por médico, outro profissional de saúde ou pelo próprio paciente); revisa dados de monitoramento biológico ou outros dados; revisa os dados de monitoramento de exposição, levando em consideração o tipo de tarefa atualmente desempenhada pelo funcionário e as práticas laborais e documenta quaisquer mudanças nas práticas de trabalho e no uso dos EPIs.

Para analisar e sintetizar essas informações de forma objetiva é necessário conhecimento profundo do risco em questão, sua toxicologia ou fisiopatologia. O médico deve conhecer a toxicologia, história natural e diversas formas de apresentação clínica das doenças ocupacionais e ser capaz de formular um diagnóstico diferencial relevante e convincente com doenças não ocupacionais, levando em consideração a temporalidade dos achados clínicos em associação aos fatores de risco específicos da atividade ocupacional. O médico deve saber que muitas doenças ocupacionais não se apresentam sinais evidentes ou podem ter efeitos reversíveis que talvez não estejam evidentes por ocasião de um exame isolado. O diagnóstico diferencial deve ser abordado via revisão dos órgãos e sistemas, com interpretação e documentação de pontos positivos e negativos pertinentes. De forma semelhante, o exame físico deve abordar os achados pertinentes positivos e negativos associados à toxicidade, assim como os possíveis diagnósticos diferenciais com doenças e quadros não ocupacionais.

Além dos achados clínicos específicos no funcionário, o médico deve buscar informações objetivas para determinar se sintomas/sinais semelhantes terão ocorrido entre colegas de trabalho (no presente ou no passado). Para tanto, talvez seja necessário coletar e/ou submeter a análises estatísticas os dados agregados e ponderados no tempo que, conforme já se discutiu, podem ou não ser disponibilizados pelo empregador. Se o risco em questão não estiver especificamente regulamentado e/ou se a empresa não tiver um programa de registro da vigilância médica, será necessário obter informações. Se o médico ainda não estiver familiarizado com a empresa, seus processos e, particularmente, com a função específica em questão, haverá necessidade de inspeção local. Dependendo da relação do médico com o empregador, é possível que a empresa não esteja disposta a compensá-lo adequadamente pelo tempo despendido para realizar essa avaliação necessária a uma conclusão bem informada. Essa situação é um exemplo do tipo de dilema ético com o qual é possível se deparar na prática de medicina ocupacional e que a maioria dos médicos de outras especialidades desconhece.

Se o médico determina que um sinal ou sintoma é um efeito de intoxicação ou que resulta do agravamento relacionado com exposição de um quadro clínico subjacente (que pode ou não ter sido previamente documentado), a base dessa conclusão deve ser perfeitamente documentada. O médico deve informar o funcionário sobre os achados, incluindo quais medidas serão recomendadas para minimizar danos adicionais, monitorar a evolução de sua saúde ou corrigir problemas no ambiente de trabalho que estejam causando ou contribuindo para o problema. A empresa também deve ser informada (por escrito) pelo médico, respeitando o direito do funcionário à confidencialidade, particularmente informações da saúde pessoal ou não relacionadas com o problema.

D. Monitorar tendências para avaliar a eficácia dos controles de exposição e a necessidade de modificar o programa

Conforme a definição de vigilância médica, sua principal meta é acompanhar de forma sistemática as informações colhidas ao longo do tempo e entre grupos com exposição semelhante (SEGs, de *similarly exposed groups*) em uma empresa e/ou indústria. Na prática, esse processo raramente é conduzido na abrangência pretendida ao nível clínico. Quando realizado pela empresa, o processo geralmente limita-se a análise de marcadores subsequentes (p. ex., níveis sanguíneos de chumbo) utilizando modelos estatísticos simples e sumários. Os médicos que praticam fora da empresa, mesmo quando realizam exames de vigilância médica, raramente estão envolvidos na avaliação interna da efetividade do programa de vigilância.

As normas de saúde da OSHA, e as normas comparáveis na maioria dos demais países, exigem a definição de parâmetros específicos, como monitoramento biológico ou exames, a serem analisados um a um, funcionário por funcionário. De fato, se o funcionário é "aprovado", a empresa (e o médico) arquivam a informação (em papel ou em meio eletrônico) e ali a deixam até o próximo exame agendado. Além de certos limites, como dados de monitoramento biológico sendo tabulados em planilhas eletrônicas, o restante da informação normalmente é mantida sem utilização a não ser que ocorra um problema específico com algum funcionário.

Tanto a OSHA, quanto MSHA ou NIOSH não exigem ou oferecem orientações sobre ferramentas para que as empresas possam mensurar as evoluções e tendências a fim de avaliar o desempenho do seu programa de prevenção. De forma semelhante, nenhuma organização de profissionais de medicina ocupacional (p. ex., American Medical Association [AMA], American College of Occupational and Environment Medicine [ACOEM]) oferece essas ferramentas aos médicos associados. Os médicos com sua prática em grupos ou clínicas nos quais diferentes médicos – ou outros profissionais de saúde, como enfermeiros – examinam funcionários de uma mesma empresa talvez não tenham sistemas de informação, nem devotem tempo ou recursos para compartilhar informações e identificar problemas comuns potencialmente significativos.

Como já discutido, os empregadores consideram que o gerenciamento permanente das exigências complexas para estar em conformidade com os programas de vigilância em saúde é muito demandante. A administração dos dados dos programas de saúde tende a ser especialmente demorada, ineficiente e propensa a erros. Ela não é sistemática nem automatizada. Erros ou omissões de dados que não forem detectados podem ser transmitidos ao longo do tempo e impactar múltiplos funcionários.

Como o risco e os desfechos de doença não são eventos isolados como um acidente ou um dia de trabalho perdido, a complexidade da informação e sua aplicabilidade a cada funcionário é altamente variável. Consequentemente, a aderência à norma e o acompanhamento dos dados estão sujeitos a erros, enganos, informações perdidas e interpretações equivocadas.

As normas da OSHA foram, em grande parte, desenvolvidas e publicadas nos anos 1970 e início dos anos 1980, antes do surgimento dos computadores pessoais ou dos bancos de dados. Até o momento, a maioria das empresas (e seus prestadores de serviços, incluindo médicos) continuam a gerenciar essas informações em arquivos e pastas de papel, ou em planilhas eletrônicas ou listas de controle para verificar padrões de segurança segundo as especificações. Esses métodos, alguns dos quais estão "computadorizados", não estão automatizados. Eles não são suficientemente robustos ou flexíveis para gerenciar de forma eficiente a conformidade dos programas de saúde e os dados obrigatórios. Por exemplo, eles não são projetados para identificar erros, assinalar e acompanhar automaticamente variáveis ou prover análises estatísticas essenciais a um clique do mouse. Essas limitações criam sérias e indesejáveis vulnerabilidades para o cumprimento das normas pela empresa e seus funcionários.

Há sistemas automatizados específicos para determinadas ameaças (p. ex., chumbo, ruído, proteção respiratória) adaptáveis a empresas e normas reguladoras específicas comercialmente disponíveis para os empregadores. Esses sistemas permitem às empresas gerenciar todas as atividades e dados do programa de prevenção, incluindo horários de trabalho, acompanhamento/seguimento, coleta e análise de dados, e produção de relatórios e documentação, permitindo que a informação seja gerenciada de uma forma verdadeiramente contínua que reduz os riscos de erros e descuidos. As empresas que reconhecem o valor da automação e utilização dos seus dados de saúde e segurança no trabalho para ir "além da conformidade com a norma" certamente poupam tempo e recursos ao mesmo tempo em que protegem melhor a saúde dos seus funcionários, uma vez que adquirem a capacidade de medir a efetividade do seu programa, de identificar áreas que requerem mais atenção e de medir o impacto dos investimentos realizados no controle da exposição.

Os médicos podem ter a oportunidade de avaliar esses sistemas como usuários autorizados. Alguns médicos têm licença de programas que os permite compilar e acompanhar determinados dados, como testes de função pulmonar ou vacinação, mas frequentemente esses programas não fornecem dados úteis aos empregadores (ver o Capítulo 5).

EDUCAR E INFORMAR

O treinamento de funcionários é uma função chave tanto para a segurança quanto para a saúde. Esse componente é, em grande parte, realizado pelo empregador e o papel do profissional médico é comumente limitado ou inexistente nessa área. Entre os métodos disponíveis estão treinamento interno e consultorias, que podem ser feitas com aulas presenciais, vídeos, cursos on-line e/ou materiais impressos. A qualidade e a pertinência do treinamento têm impacto significativo, ainda que mal estudado, sobre a efetividade dos programas. Entretanto, o médico deve usar a oportunidade do exame de vigilância médica para fazer perguntas específicas sobre a saúde individual relacionadas com o programa de prevenção.

O médico também deve usar a oportunidade da consulta individual com o funcionário para fazer perguntas apropriadas e perceber seu nível de conhecimento acerca dos possíveis riscos e controles de exposição, e para revelar informações sobre deficiências ou anormalidades que possam colocá-lo ou a seus colegas em risco de efeitos adversos à saúde.

A maioria dos médicos realiza os exames em seu consultório. Os médicos que possam e estejam dispostos a realizar os exames "*in loco*" agregam credibilidade e ganham conveniência porque sua presença é reconhecida pelos empregados, e porque isso permite que observem ou que investiguem imediatamente eventuais problemas apontados por um funcionário durante o exame.

Monitoramento biológico e outros

Os empregadores em determinadas atividades, seja em função de normas de saúde ou voluntariamente, realizam monitoramento biológico periódico dos biomarcadores ou de função de órgãos (p. ex., hepáticos, renais, sanguíneos) e/ou monitoramento fisiológico, como testes de função pulmonar, radiografia do tórax, citologia do escarro e audiometrias. Esses testes podem ser realizados como parte dos exames médicos diretos, ou de forma independente (p. ex., periodicamente). Algumas empresas consideram que o monitoramento biológico faz parte da vigilância médica. No Capítulo 42 abordamos em mais detalhes o monitoramento biológico.

Como parte da vigilância médica, o médico interpreta os resultados dos testes e sua relação com os riscos e estado de saúde do funcionário. Para algumas normas (p. ex., chumbo, cádmio), há diretrizes (exigências) detalhadas para a interpretação dos resultados individuais dos exames de monitoramento biológico. Outras (p. ex., ZPP) são deixadas em aberto e, portanto, estão sujeitas a interpretações variáveis. A interpretação de exames fisiológicos concomitantes (p. ex., ureia, creatinina e exame qualitativo de urina para função renal) é deixada a critério do médico examinador – ou, algumas vezes, ao encarregado de segurança do trabalho da empresa. Algumas normas permitem ao médico solicitar outros testes que julgar necessários, mas não orientam sobre quais testes seriam, como interpretá-los, ou até que ponto a empresa deve ser responsável por seu pagamento.

A interpretação precisa dos testes de monitoramento biológico e sua relação com a saúde do funcionário e com sua exposição a riscos no trabalho é um componente muito importante, embora raramente investigado, do processo de vigilância médica. Os médicos devem explicar a importância de qualquer anormalidade clinicamente significativa e sua relação com o risco em questão. Os médicos devem saber que as referências genéricas de "valores normais" existentes nos laudos dos laboratórios talvez não reflitam de forma precisa os padrões normatizados e/ou interpretem corretamente um resultado que não esteja sendo comparado a outro prévio ou a tendência entre trabalhadores similarmente expostos.

O momento do teste é muito importante, mas sua determinação frequentemente está além do controle do médico. Os funcionários podem ser testados em intervalos recorrentes ou de forma irregular, e com frequência os trabalhadores não comparecem aos testes agendados. O resultado do teste pode ou não ser um valor representativo da verdadeira exposição interna havido no período decorrido desde o último teste. A interpretação toxicológica deve considerar o risco de efeitos agudos e crônico sobre a saúde. Dependendo do agente tóxico sendo considerado, há algumas variáveis de tempo importantes a serem consideradas pelo médico, incluindo duração da exposição/atividade; intervalos/mudanças de atividade/exposição; e intervalo entre os exames. Por exemplo, um aumento de 5 µg/dL em um trabalhador com exposição recente ao chumbo, três meses após o início das atividades, tem significado diferente de alguém, considerando a mesma mudança, que trabalhe há 20 anos com o mesmo elemento e com uma elevada carga corporal cujas últimas seis dosagens de chumbo estivessem todas entre 25 e 35. Dependendo do uso de EPI, mudanças nos marcadores biológicos podem ou não refletir alterações na exposição externa a uma substância tóxica.

Uma mudança significativa (particularmente no sentido de maior exposição ao tóxico ou de efeitos adversos à saúde) deve sempre determinar avaliação complementar e acompanhamento. Limites regulatórios não devem ser interpretados de forma absoluta; por exemplo, ainda que o limiar da OSHA para exame médico e repetição dos testes seja 40 µg/dL, uma dosagem de 39,9 µg/dL não deve ser considerada "aceitável". Entretanto, resultados anormais devem ser cuidadosamente revistos para determinar sua significância, os médicos devem evitar a prática de "perseguir" resultados anormais sem investigação complementar. A possibilidade de resultados falso-negativos também deve ser considerada quando os dados "não fazem sentido".

Como discutido anteriormente, os dados obtidos nos exames devem ser interpretados não apenas avaliando os resultados individuais (como requerido pela OSHA e pela maioria das agências reguladoras), mas também avaliando as tendências agregadas entre o grupo de trabalhadores similarmente expostos, usando análise estatística apropriada. Na prática, se esse tipo de análise é feita, geralmente é a empresa a responsável, e o médico pode ou não ser solicitado a revisá-la. Essa prática é especialmente importante com o propósito de associar a vigilância médica a uma ação corretiva, seja determinando se os controles de exposição são efetivos, ou avaliando fatores individuais (p. ex., higiene) que possam explicar determinadas anormalidades.

Parecer por escrito

O "parecer" do médico representa seu julgamento clínico sobre a exposição (passada), o estado atual (presente) e o risco de doença ocupacional (futuro). O relatório médico por escrito requer poder de síntese e de análise de uma grande quantidade de dados sintetizados – exposição, exigências da atividade ocupacional, EPI, estado de saúde e dados de monitoramento. O relatório médico tem como objetivo proteger a saúde do funcionário e assegurar que ele esteja ciente de determinados riscos e tome atitudes apropriadas para as situações, seja imediatamente seja permanentemente.

A maioria das normas da OSHA determina especificamente que o médico afirme se o funcionário apresenta um quadro clinico que o coloque em "maior risco de incapacidade", como resultado de exposição a um agente tóxico. A determinação de não revelar o quadro específico, por razão de confidencialidade, deve ser cuidadosamente considerada, uma vez que os empregadores têm o direito de saber o que fazer com a informação. O médico também deve especificar quaisquer medidas especiais de proteção para o funcionário, ou limitações, no que se refere à exposição, incluindo qualquer restrição ao uso de respirador, se aplicável.

Os padrões de saúde da OSHA requerem que o monitoramento biológico ou outros resultados de exames sejam incluídos no relatório. As normas não especificam claramente se apenas o monitoramento biológico, ou se todos os exames realizados, devem ser apresentados ao empregador. Em alguns países, o empregador deve solicitar ao funcionário permissão para receber os resultados dos testes.

O restante da avaliação médica, incluindo os dados da história e do exame físico, assim como qualquer observação, faz parte do registro médico confidencial. O médico tem a obrigação de avisar o funcionário sobre qualquer quadro não ocupacional detectado e documentar esse aviso, mas sem incluí-lo no parecer escrito.

GUARDA DE REGISTROS

Os médicos podem usar qualquer formato que julguem adequado para registro da história clínica, achados de exame físico, resultados e interpretação dos exames complementares, além de seu parecer por escrito. Devem estar cientes de que seu parecer por escrito é parte integrante ao registro oficial da empresa e, nos Estados Unidos, está sujeito a revisão por agências reguladoras como a OSHA. Em outros países, a agência reguladora pode fornecer um impresso específico a ser preenchido pelo médico.

As informações médicas, ainda hoje, são transmitidas em formato "antigo", por exemplo, impressos com resultados escritos, relatórios ditados e documentos que são enviados por correio, por fax ou digitalizados nos consultórios médicos, laboratórios ou em equipamentos diagnósticos como espirômetros, audiômetros ou aparelhos para avaliar a capacidade respiratória. Como essa informação organizada com a finalidade de relato e análise é algo altamente variável, e frequentemente não é especificada por normas ou regulamentos, tipo de ameaça, de atividade e de empresa. Muitas informações são coletadas em arquivos ou pastas tradicionais de papel (isto é, arquivos físicos) ou em planilhas eletrônicas.

Atualmente, algumas indústrias estão adotando sistemas de banco de dados especialmente projetados para gerenciar e acompanhar dados de vigilância em saúde. Quando os médicos migrarem para "prontuários médicos eletrônicos", eles devem considerar a possibilidade de que suas necessidades pessoais de guarda de registros não coincidam com as necessidades das empresas para as quais prestam serviços ou das agências reguladoras.

INTERVENÇÕES

Afastamento do trabalho

Em muitos casos, o funcionário excessivamente exposto (aguda ou cronicamente) e/ou manifestando sinais ou sintomas iniciais de exposição excessiva, pode continuar trabalhando com segurança, algumas vezes, com restrições temporárias ou permanentes, ou com modificações nas práticas de trabalho ou nas funções, enquanto sua saúde e/ou exposição são monitoradas de perto. O período de acompanhamento é imperativo e é dever do médico e do empregador assegurar que seja cumprido. No caso de detecção precoce, o pedido de indenização do trabalhador pode ou não ser justificado, e é possível que não haja incapacidade indenizável.

O afastamento da exposição e/ou do trabalho – temporária ou permanentemente – em razão de diagnóstico de doença ocupacional é uma intervenção terciária definitiva com implicações significativas para o funcionário, para o empregador, para as agências reguladoras e para a relação do médico com todos esses atores. Os médicos que praticam vigilância médica para normas específicas devem conhecer as exigências para o afastamento, assim como as providências para proteção do trabalhador e suas implicações. Há muito espaço para interpretação do significado da expressão "dano material" do trabalhador e para avaliar se os sintomas e o diagnóstico são de fato atribuíveis ao risco específico do local de trabalho.

Algumas normas da OSHA têm cláusulas de "proteção do afastamento" que protegem o emprego, o cargo e os vencimentos do funcionário por período indeterminado durante o afastamento temporário determinado por razões médicas, assim como critérios mínimos para permitir que o empregado reassuma suas funções. Mesmo com essas previsões legais, a recomendação de afastamento impacta a segurança do emprego do funcionário, a responsabilidade do cumprimento por parte da empresa às suas obrigações e a percepção dos colegas de trabalho (inclusive do sindicato, se for o caso), assim como a credibilidade e a relação de trabalho do médico com a empresa. Por outro lado, há muitas empresas de atividades não normatizadas (p. ex., companhias de mineração reguladas pela MSHA e não pela OSHA), que optam por rotineiramente remover seus funcionários do ambiente de exposição mesmo quando não há recomendação médica. Eles assim realizam rotação de seus funcionários em vez de abordar o risco por meio de controle da exposição.

Em última análise, faz-se necessário o julgamento clínico sobre causa e risco a fim de determinar se o afastamento está indicado. Talvez tenha necessidade de testes diagnósticos complementares para um diagnóstico definitivo, ou para excluir outras doenças constantes no diagnóstico diferencial. Se o médico determinar que os sintomas não estão especificamente relacionados à toxicidade ou à exposição excessiva, essa conclusão também precisa ser comunicada ao paciente e ao empregador. O médico pode recomendar acompanhamento a intervalos menores ou regulares, e/ou avaliação do funcionário por especialista ou por seu médico particular. A extensão com que o médico da vigilância deve acompanhar o paciente é uma decisão a ser tomada caso a caso.

Segunda opinião (revisão múltipla)

Dependendo das circunstâncias, incluindo a relação do médico com a empresa e da sua (ou de sua prática) credibilidade e confiança, tanto funcionário quanto empregador podem solicitar uma *segunda opinião*. Em algumas normas da OSHA há previsão para esta segunda opinião e, até mesmo, de uma terceira opinião caso as duas primeiras sejam divergentes. Embora tal avaliação tão extensiva raramente ocorra na prática, sua previsão nas normas reflete a extensão em que os problemas e experiências de toxicidade relacionada a exposição foram controversos antes da instauração dessa legislação, que, em última análise, pretende defender os direitos do trabalhador e do empregador.

Redução da exposição/EPI

Em resposta a quadros clínicos ou queixas de funcionários, resultados anormais em testes, medições elevadas de exposição ocupacional ou intimação ou penalidade, os empregadores podem tomar medidas para reduzir a exposição e/ou para aumentar a proteção dos trabalhadores. O médico deve ser informado sobre qualquer uma dessas intervenções, inclusive sobre as medições do grau de exposição. O médico deve utilizar essa informação para sugerir modificações na frequência dos testes de monitoramento biológico (temporária ou permanentemente), e incorporar essa informação na interpretação dos testes e nos resultados do exame médico. Novamente, para a avaliação de toda a extensão e da distribuição do impacto produzido pela redução da exposição, frequentemente, há necessidade de análise agregada de dados temporais

Os médicos ocupacionais são ensinados que na "hierarquia" dos controles de exposição em primeiro lugar está a engenharia, seguida por medidas administrativas e, por último, os EPIs. Na prática, entretanto, e em muitas atividades, controles adicionais de engenharia talvez não sejam viáveis ou práticos (particularmente se a exposição já tiver sido maximamente controlada por medidas de engenharia). Os EPIs, particularmente os respiradores, com frequência, são essenciais no controle da exposição e na proteção de trabalhadores e funções em muitas indústrias. Portanto, o médico deve estar preparado para recomendar qualquer modificação necessária na escolha ou no uso dos EPIs para garantir a proteção do trabalhador, reconhecendo que esse método tem limitações inerentes e requer observação estrita e avaliação constante (p. ex., teste de compatibilidade) pela empresa.

CONSIDERAÇÕES SOBRE ÉTICA

A prática da medicina ocupacional e, em particular, da atuação em serviço de prevenção no papel de vigilância em saúde envolvendo empregador, empregado e médico, mantendo uma relação de médico-paciente (com o funcionário), e de defensor e consultor (pago) pelo empregador, produz situações éticas inerentes e possíveis conflitos de interesse que devem ser cuidadosamente considerados e abordados. Nessa seção abordamos algumas dessas considerações importantes.

Conflitos entre empregador-médico-funcionário

A vigilância médica é uma das poucas áreas da prática médica em que um indivíduo sem formação médica tem o poder de tomar decisões e praticar ações que podem impactar a saúde de terceiros – nesse caso, dos trabalhadores. Ao mesmo tempo, o empregador pode ser responsabilizado pelas autoridades (*accountability*) e assume total responsabilidade pela saúde dos seus funcionários no que diz respeito a manter um ambiente de trabalho saudável e seguro. Na prática, os profissionais que atuam na vigilância médica, frequentemente, ficam relegados ao papel de produzir rastreamento médico enquanto as decisões sobre os resultados da vigilância e intervenções em benefício de indivíduos ou grupos ficam sob a responsabilidade gerencial do empregador. O representante da empresa que interage com o médico pode ser um profissional de segurança com pouco, muito ou nenhum treinamento ou qualificação; ou um gerente, supervisor ou proprietários sem qualquer formação médica, ou que está localizado em um escritório da corporação, não familiarizado com os detalhes sobre os problemas ou com os processos de produção.

O médico pode testemunhar situações em que problemas identificados são ignorados, minimizados ou deixados sem solução e/ou recomendações feitas são diluídas ou incorretamente implementadas, com impacto direto ou indireto no risco à segurança e à saúde do trabalhador. O médico pode ou não ficar ciente dessas ações e talvez não tenha poder para corrigi-las. Por exemplo, alguns empregadores podem remover temporariamente empregados "excessivamente expostos" que tenham tido um teste com resultado anormal (p. ex., aumento na dosagem sanguínea de chumbo) e colocá-los em outro departamento ou função, em vez de tomar medidas para reduzir a exposição. Eles jogam esse "jogo de enganação" para evitar investir em controle da exposição com métodos de maior custo. Por outro lado, o afastamento inapropriado, ainda que bem-intencionado, de funcionário pelo médico pode resultar em perda do emprego e discriminação, mesmo considerando a legislação de proteção ao afastamento do trabalho.

O médico tem o dever de informar o empregador sobre esses problemas, e tomar medidas razoáveis para assegurar que esteja informado. Como último recurso, o médico cujas opiniões ou recomendações tenham sido ignoradas ou recusadas talvez tenha a obrigação ética de delatar anônima ou abertamente a empresa às agências fiscalizadoras ou reguladoras, ou, quando aplicável, à união. Essa atitude produz um efeito significativo na reputação do médico, da companhia e dos seus funcionários. O médico deve, portanto, ponderar cuidadosamente o valor econômico do contrato de serviço e os riscos envolvidos na relação com determinado tipo de empresa.

Ao mesmo tempo, a confiança e a credibilidade do médico são essenciais para a cooperação dos funcionários e sua comunicação. O médico está prestando um serviço remunerado pela empresa – nunca pelo funcionário-paciente. Se o médico perde a confiança do empregado – seja por ação ou por aceitação passiva de uma situação que coloca em risco um ou mais trabalhadores – ele talvez se torne ineficaz e potencialmente capaz de subverter o objetivo de seus serviços contratados. Até mesmo uma espera inaceitável para ser consultado pelo médico pode fazer com que o empregado "fale mal" do médico para o empregador e/ou para os colegas de trabalho. Nas situações em que o mesmo paciente é visto por vários médicos podem contribuir para a percepção do empregado sobre falta de interesse ou da devida importância. No caso de médicos que sejam sócios ou empregados de clínicas médicas prestadoras de serviços remunerados (p. ex., testes de drogas, cuidados em caso de acidente de trabalho, fisioterapia), as objeções levantadas pelo médico podem ser reprimidas ou minadas por interesses financeiros na manutenção da relação de negócio.

Relação médico-paciente

Os empregados em programa de vigilância médica são encaminhados para o médico como parte das obrigações de trabalho. O médico quase nunca é escolhido pelo paciente. Os empregados podem tomar conhecimento de que o médico pratica uma especialidade desconhecida para eles.

Mesmo considerando que o médico está examinando o funcionário a pedido do empregador, estabelece-se uma relação médico-paciente e aplicam-se as normas padrão de ética na atenção à saúde. A meta é ser imparcial ao mesmo tempo em que produz resultados efetivos em benefício dos trabalhadores e empregadores. Essa dupla ligação cria conflitos inerentes que, se bem gerenciados, podem ser altamente efetivos.

Quando qualquer tipo de avaliação clínica direta está envolvida na vigilância médica, a obrigação ética do médico é defender o paciente. Esse dever traz consigo muitos riscos e há necessidade de desvelar sincera e completamente quaisquer conflitos. O médico deve informar o funcionário sobre qualquer quadro clínico, ocupacional ou não, que determine investigação complementar ou tratamento.

A relação médico-paciente ainda está presente quando o médico revisa o monitoramento biológico de um funcionário ou qualquer outro resultado de teste, mesmo sem ter de fato conhecido ou examinado o trabalhador. Se o médico detectar alguma anormalidade que possa impactar a saúde do funcionário, ele tem a obrigação de informá-lo diretamente e orientá-lo de acordo.

Os médicos que prestam serviço de vigilância médica preventiva devem se manter objetivos e equilibrados entre suas obrigações com seu empregador e com seu paciente-funcionário. Portanto, é de interesse geral que esses profissionais não se tornem médico assistente do funcionário, de forma geral, ou para algum problema específico detectado durante o exame de vigilância clínica. Além disso, embora o exame de vigilância represente uma oportunidade única aos médicos de orientar e informar os pacientes sobre doenças não ocupacionais e estilo de vida – particularmente, para os trabalhadores saudáveis e/ou que não tenham um médico pessoal nem qualquer demanda de saúde perceptível – o exame deve se concentrar nas questões sobre saúde no local de trabalho. Trata-se de conflito de interesses que comumente surge quando profissionais da saúde da família ou internistas são chamados a conduzir exames de vigilância em saúde do trabalho, particularmente em comunidades menores em que a disponibilidade de médicos é limitada.

Confidencialidade

Os médicos que prestam serviços de vigilância clínica devem seguir normas de atenção para a prática médica, assim como todas as exigências e regulamentos de proteção da confidencialidade da informação. Para a OSHA isso inclui regulamentos como o *29CFR1910.20 Access to Employee Exposure and Medical Records*[*], assim como exigências de normas específicas em saúde. Nos Estados Unidos, a *Health Insurance Portability and Accountability Act* (HIPPA) aplica-se a algumas, mas não a todas, as situações envolvendo a liberação e a preservação de informações pessoais de saúde dos funcionários para os empregadores. Os empregados devem ter acesso a todas as informações médicas contidas no seu prontuário de vigilância em saúde.

Os médicos que rotineiramente coletam informações de saúde dos funcionários em um mesmo impresso (papel), em que registram os resultados de exames e testes e suas opiniões, e enviam esse impresso ao empregador estão efetivamente violando o direito à privacidade do funcionário e à confidencialidade do paciente. Até mesmo observações como "aconselhado a parar de fumar" ou "aconselhado a reduzir o consumo de bebidas alcoólicas" têm implicações médico-legais significativas.

---

[*] N. do T. Regulamento que determina que os empregadores proporcionem o direito de acesso dos seus empregados ou seus representantes legais aos seus registros médicos e de monitorização da exposição ocupacional.

O médico também tem o dever de proteger informações confidenciais obtidas sobre a companhia e seus processos e métodos de trabalho. Geralmente, essa informação é protegida por cláusulas contratuais entre a empresa e o médico prestador de serviço.

Para o empregador, a informação médica obtida na vigilância em saúde deve ser mantida em um arquivo separado das informações do funcionário, incluindo rastreamento de drogas.

Indenização do trabalhador

Um trabalhador que desenvolve uma doença ocupacional, ou para determinadas normas, uma "lesão" registrável (p. ex., mudança de patamar segundo o padrão da OSHA para ruído) pode ter direito a uma indenização. A reinvindicação de indenização pelos trabalhadores pode ser influenciada pela evolução do processo de vigilância médica. Os problemas para o diagnóstico de doença ocupacional e as questões relacionadas com a indenização dos trabalhadores estão no Capítulo 6.

PESQUISAS E RESULTADOS

Nos Estados Unidos, milhões de trabalhadores participam isoladamente de programas de vigilância médica. Bilhões de dólares são gastos pela indústria para adequação às normas de saúde e segurança no trabalho, e muito mais em todo o mundo. Ainda assim, há carência de pesquisas formais pelo governo (NIOSH, OMS, OIT) ou entre as organizações de profissionais (p. ex., AMA, ACOEM) acerca da prática clínica de vigilância médica, incluindo conteúdo, métodos, consistência, ou interpretação. Na Europa e em outros lugares, grupos governamentais estão mais regularmente envolvidos em coletas de dados rotineiros para vigilância e com propósitos administrativos. De qualquer forma, os benefícios da vigilância médica continuam em grande parte tão incertos quanto estavam há quase 20 anos.

Mesmo com a crescente tendência na maioria das áreas da medicina clínica em direção a mensurações objetivas de desempenho (i.e., diretrizes "baseadas em evidências"), na prática da vigilância médica avaliação de resultados, efetividade, ou outros indicadores são praticamente inexistentes. Nos Estados Unidos, OSHA, MSHA e NIOSH (cuja missão é avaliar e aprimorar os métodos para saúde e segurança ocupacional) não coletam rotineiramente os dados obtidos com a vigilância médica. Nenhuma dessas agências fornece ferramentas ou diretrizes sobre como os médicos devem realizar os exames de vigilância ou o monitoramento biológico ou qualquer outro. Embora OSHA e MSHA tenham competência legal, elas não têm direito regulador de fato para avaliar os registros médicos sobre conteúdo, excelência, documentação ou outros aspectos do cuidado provido aos trabalhadores. De forma semelhante, tanto a NIOSH quanto do Departamento do Trabalho dos Estados Unidos (U. S. Department of Labor) não reúnem informações sobre trabalhadores e suas funções. As agências federais e estaduais obtêm alguns resultados de testes de monitoramento biológico indiretamente por meio de relatórios dos laboratoriais solicitados pelo Estado, mas esses dados podem não estar diretamente ligados aos exames de vigilância médica, ou a outros componentes inerentes à vigilância médica.

A maior parte da informação que essas agências recebem chega como resposta a problemas que surgem, como exposição excessiva ou relatórios de doença. Não há estatísticas disponíveis sobre o número de exames de vigilância médica ou de monitoramento biológico realizados para qualquer risco regulamentado ou não, exceto, talvez, para os programas federais de indenização, como o de pneumoconiose para os trabalhadores com carvão. A extensão com que as penalidades e citações refletem o baixo desempenho da vigilância médica continua tendo evidências anedóticas e é, em grande parte, desconhecida. A forma reativa requer campanhas para cumprimento legal e criação de regras adicionais. Em grau muito menor, no modo proativo, orientações técnicas podem ser promulgadas, mas geralmente levam muito tempo para serem desenvolvidas e difundidas.

Portanto, os médicos, em grande parte, determinam como conduzir os serviços de vigilância médica. Como as agências federais de saúde e segurança do trabalhador não inspecionam os registros dos médicos para selecionar dados ou medir a qualidade ou a consistência dos pareceres, praticamente não há qualquer supervisão desse serviço.

REFERÊNCIAS

CDC/NIOSH. Surveillance. http://www.cdc.gov/niosh/topics/surveillance/.

Fischman M: NIOSH Nanomaterials and Worker Health Conference–medical surveillance session summary report. J Occup Environ Med 2011;53:S35 [PMID: 21318608].

International Labour Office. Technical and ethical guidelines for workers' health surveillance. Geneva: ILO; 1998. http://www.ilo.org/safework/info/standards-and-instruments/WCMS_177384/lang–en/index.htm.

Money A: Surveillance for work-related audiological disease in the UK. Occup Med (Lond) 2011;61:226 [PMID: 21622911].

Plat MJ: A systematic review of job-specific workers' health surveillance activities for fire-fighting, ambulance, police and military personnel. Int Arch Occup Environ Health 2011;84:839 [PMID: 21318608].

Spee T: A screening program on chronic solvent-induced encephalopathy among Dutch painters. Neurotoxicology 2012;33:727 [PMID: 22664100].

Trout DB: General principles of medical surveillance: implications for workers potentially exposed to nanomaterials. J Occup Environ Med 2011;53:S22 [PMID: 21606848].

U.S. Department of Health and Human Services. Medical Surveillance. http://www.foh.hhs.gov/services/MedSurv/Medical-Surveillance.asp.

Wilken D: What are the benefits of medical screening and surveillance? Eur Respir Rev 2012;21:105 [PMID: 22654082].

Workplace Health and Safety Queensland. Guideliens for workplace health surveillance. Brisbane, Australia; 2010. http://www.deir.qld.gov.au/workplace/resources/pdfs/ddp-guide surveillance.Pdf.

■ QUESTÕES PARA AUTOAVALIAÇÃO

Escolha e única resposta correta para cada questão:

Questão 1: A vigilância médica
  a. é o mesmo que rastreamento médico no local de trabalho
  b. exclui rastreamento médico e inspeções de segurança
  c. inclui compilação e análise de dados de saúde dos trabalhadores ao longo de determinado período
  d. é restrita por lei a médicos e higienistas ocupacionais

Questão 2: A vigilância médica
  a. avalia as tendências dos testes laboratoriais de monitoramento biológico de trabalhadores para avaliar a efetividade dos controles da exposição.
  b. distingue entre efeitos na saúde produzidos por exposição daqueles de quadros clínicos ou hábitos preexistentes.
  c. não é necessária quando a exposição é inferior aos níveis permitidos.
  d. é o processo de identificação, quantificação e remoção de fatores causais que aumentem o risco de doenças ou lesões ocupacionais.

Questão 3: Os métodos de prevenção primária
  a. têm como objetivo minimizar a exposição dos funcionários a ameaças e riscos de lesão ou doença ocupacional
  b. devem reduzir o risco ao ponto de não mais ocorrerem efeitos adversos à saúde atribuíveis ao agente em questão
  c. minimizam ou evitam primariamente a exposição dos funcionários a ameaças por meio de medidas de engenharia
  d. não incluem treinamento do trabalhador nem informações sobre riscos

Questão 4: As normas de saúde
  a. não são determinadas por exposição nem avaliadas por desempenho
  b. nos Estados Unidos, são definidas pela NIOSH e devem ser administradas pela OSHA e pela MSHA
  c. derivam de níveis de exposição permitidos determinados pelo conhecimento científico atual acerca de cada agente tóxico
  d. aplicam-se a substâncias perigosas, como chumbo, asbesto e benzeno

Questão 5: O plano de prevenção da empresa
  a. requer que cada empresa ou organização teste os materiais perigosos
  b. é opcional caso os trabalhadores não reclamem de efeitos adversos à saúde
  c. deve ser revisado e reavaliado a intervalos regulares, no mínimo anualmente
  d. não inclui mensuração de resultados

Questão 6: O nível de ação (AL)
  a. é determinado pela OSHA para funcionários cuja exposição a uma substância regulamentada exceda a PEL
  b. dá início ao processo de vigilância médica
  c. desencadeia o afastamento dos funcionários com efeitos adversos resultantes de exposição excessiva
  d. assegura que os funcionários não sofrerão efeitos adversos com a exposição ao agente tóxico

Questão 7: As normas da OSHA e da MSHA para vigilância médica
  a. especificam que cabe à empresa definir as exigências mínimas para nível de formação, *expertise* ou qualificação do médico para conduzir os exames de vigilância médica
  b. requerem revisão federal das credenciais do médico pela NIOSH
  c. exigem que os empregadores tomem ciência da importância e da complexidade inerentes à vigilância médica
  d. são codificadas na forma de regulamentos de forma que os empregadores podem presumir que todos os médicos estão devidamente capacitados e têm o conhecimento necessário à resolução de qualquer problema ou serviço surgido em sua empresa.

Questão 8: A confidencialidade das informações de saúde do funcionário obtidas pelo médico examinador
  a. não se aplica às informações obtidas durante os exames de trabalhadores que sejam financiados pelo empregador
  b. é dispensada pela OSHA com o objetivo de redução dos riscos que impliquem em participação da empresa
  c. impede que se discuta uso de drogas, tabagismo e consumo de álcool com o paciente
  d. está, geralmente, protegida em cláusulas contratuais entre empregador e médico ou prestador do serviço

Questão 9: A maioria das normas de saúde da OSHA
  a. requer que os empregadores analisem as tendências no tempo e associações entre exposição e dados de saúde utilizando métodos estatísticos para avaliar a eficácia nos métodos de controle da exposição
  b. é atualizada no mínimo a cada 5 anos para refletir o conhecimento científico e a tecnologia atual
  c. é gerenciada de maneira eficiente usando as ferramentas convencionais de negócio e métodos como planilhas eletrônicas, listas de verificação e pastas e arquivos de papel
  d. requer que os médicos avaliem os efeitos na saúde e os riscos de funcionários individualmente e não como grupo

Questão 10: O afastamento temporário de um funcionário do ambiente de exposição pelo médico

a. deve primeiro ser aprovado pela empresa para assegurar que o emprego do funcionário e seu pagamento estejam resguardados
b. faz-se necessário apenas quando os resultados do monitoramento biológico, ou outro teste mais recente do funcionário, tenha excedido o valor limiar permitido
c. pode ser baseado na avaliação do médico sobre o estado médico do funcionário colocando-o em maior risco de feitos adversos à saúde como resultado da exposição
d. é o meio mais efetivo para a empresa de prevenir que funcionários sejam excessivamente expostos a agentes perigosos no ambiente de trabalho

Monitoramento biológico

Rupali Das, MD, MPH

42

Monitoramento biológico ou biomonitoramento é a dosagem de uma substância química, seus metabólitos ou efeito bioquímico em uma amostra biológica com o objetivo de avaliar a exposição. O termo biomonitoramento pode ser usado para a medição de substâncias químicas em organismos não humanos, em medicina legal e no desenvolvimento de medicamentos; neste capítulo o termo será usado em referência ao monitoramento da exposição humana. O biomonitoramento é uma ferramenta importante para identificar a natureza e a quantidade de substâncias químicas no organismo como resultado de exposição ocupacional e ambiental. O biomonitoramento evoluiu de uma ferramenta de pesquisa para um componente essencial na avaliação de exposição. Contudo, o biomonitoramento é usado para acompanhar trabalhadores há décadas, seu uso tem sido crescente em ambientes não ocupacionais.

Enquanto a avaliação clássica de exposição se baseia na dosagem de substâncias químicas no ambiente externo para estimar a dose absorvida, o biomonitoramento proporciona uma medida mais direta na dose interna. Tradicionalmente, a estimativa da dose é feita por meio do monitoramento da exposição no ambiente (externo) utilizando amostras químicas obtidas em ar, água, superfícies sólidas, ou outros meios (p. ex., alimentos), no local de trabalho ou na comunidade. O monitoramento do ambiente revela informações sobre a exposição apenas na fonte externa específica mensurada. Por outro lado, o biomonitoramento nos fornece uma medida da quantidade da substância química absorvida de todas as fontes e por todas as vias de exposição (p. ex., absorção pela derme, inalação e/ou ingestão), e não distingue as fontes de exposição, ou se a exposição ocorreu no local de trabalho, em casa ou em outro ambiente.

As medições feitas no ambiente não refletem a quantidade absorvida pelo organismo e, por diversos motivos, nem sempre mantêm correlação direta com o nível do biomonitoramento. A via primária de exposição pode não ser o meio ambiente mensurado; por exemplo, as medições feitas no ar não indicarão com precisão a absorção caso a via dérmica seja mais importante. Além disso, diferenças individuais nas práticas de trabalho, nível de atividade, genética, características demográficas (p. ex., faixa etária, sexo e etnia), e fatores físicos (p. ex., percentual de gordura corporal) influenciam a absorção, a distribuição, o metabolismo e a excreção da substância química.

A decisão de realizar biomonitoramento é complexa e deve ser tomada com base em múltiplos fatores. Há necessidade de colaboração multidisciplinar incluindo toxicologistas, epidemiologistas, químicos, educadores em saúde e médicos clínicos para a implementação apropriada do programa e para a interpretação dos resultados. Entre as considerações básicas estão disponibilidade de marcadores biológicos apropriados, capacidade de coletar amostras relevantes, disponibilidade de laboratório qualificado, e recursos para planejar e conduzir apropriadamente todas as fases do programa.

MARCADORES BIOLÓGICOS

Marcadores biológicos ou biomarcadores são indicadores de eventos bioquímicos, genéticos, moleculares, imunológicos ou sinais fisiológicos nos sistemas biológicos. O biomarcador ideal deve ser sensível, específico, biologicamente relevante, prático, de baixo custo e disponível. Raramente, um biomarcador reúne todos esses critérios; a maioria representa um ajuste. No que se refere às substâncias químicas, os biomarcadores são assim definidos:

Biomarcadores de exposição são substâncias químicas, seus metabólitos ou produtos de uma reação produzida entre elas e uma molécula alvo (p. ex., metabólitos diacilfosfatos de pesticidas organofosforados ou aductos da hemoglobina a partir da exposição ao óxido de etileno).

Biomarcadores de efeito são alterações bioquímicas, fisiológicas, comportamentais, entre outras, mensuráveis em um organismo e associadas a possíveis efeitos na saúde (p. ex., redução da atividade da acetilcolinesterase como indicador de exposição a pesticidas organofosforados).

Biomarcadores de suscetibilidade são indicadores da capacidade herdada ou adquirida de responder à estimulação por exposição a agentes químicos (p. ex., níveis baixos de paraoxonase-1 [PON-1] estão associados a aumento da suscetibilidade à toxicidade por organofosforados).

MATRIZ BIOLÓGICA

O *meio* ou *matriz biológica* usada para biomonitoramento, geralmente, determina a escolha pelo biomarcador. Embora sangue e urina sejam os mais comumente analisados, o biomonitoramento pode ser feito com qualquer matriz biológica. As matrizes mais usadas serão descritas adiante.

Tecido adiposo

Considerando a invasividade para obtenção da amostra e a evolução no biomonitoramento com outras matrizes biológicas, o tecido adiposo raramente é usado. Entre 1970 e 1989 a National Human Adipose Tissue Survey da Environmental Protection Agency's dos Estados Unidos coletou e analisou amostras de tecido adiposo humano para detectar a presença de substâncias químicas lipossolúveis.

Sangue e soro

O sangue total é o meio mais usado para testar a maioria das substâncias químicas e seus metabólitos, reflete exposição recente e é facilmente coletado, já que a punção venosa é considerada minimamente invasiva. Para substâncias voláteis e outras com meia-vida curta, é possível haver variações consideráveis nos níveis, dependendo do momento da coleta. O sangue total tem aplicação limitada para biomonitoramento, por exemplo, na análise de metais como chumbo, mercúrio total e cádmio. O sangue é uma matriz muito útil para dosagem de aductos de hemoglobina, albumina ou DNA.

O soro é usado para analisar substâncias químicas lipossolúveis (compostos orgânicos persistentes) e seus metabólitos, como dioxinas, furanos, bifenilas policloradas (PCB) e pesticidas organoclorados. Os níveis séricos podem ser apresentados de duas formas: por grama ou lipídeos totais, refletindo a quantidade armazenada desses compostos na gordura corporal, e por peso total do soro. O biomonitoramento com soro requer processamento do sangue total, incluindo centrifugação e análise e correção dos níveis de lipídeos. Entre os problemas para o uso de sangue e soro para biomonitoramento estão certa resistência de participantes à punção venosa e a necessidade de grande volume de amostra para algumas análises (p. ex., dioxinas e furanos).

Leite materno

O leite materno é a matriz ideal para monitoramento dos níveis de poluentes orgânicos persistentes (POP) lipossolúveis no ambiente; é fácil de coletar e fornece informação sobre a exposição das mães e de seus lactentes. Desde 1976, a Organização Mundial da Saúde vem coletando e avaliando informações sobre os níveis dos POP no leite materno humano como indicador importante da contaminação ambiental na União Europeia. Como as participantes dos estudos podem ficar preocupadas com os possíveis impactos adversos da presença de substâncias químicas no leite materno, é essencial estimular o aleitamento e fornecer informações sobre como o leite materno reduz a mortalidade infantil e produz resultados positivos sobre a saúde com repercussões na vida adulta. Tais benefícios superam eventuais riscos de danos ao lactente por exposição a poluentes ambientais com a ingestão do leite materno.

Ar exalado

A dosagem de substância químicas exaladas no ar é adequada para compostos orgânicos voláteis, como benzeno, cloreto de metileno e tolueno. Algumas poucas outras substâncias químicas, como metais, podem ser medidas no ar exalado, mas atualmente esta é uma ferramenta de pesquisa. Entre as aplicações adicionais estão a dosagem do óxido nítrico (NO) exalado, método bem conhecido para avaliar processos inflamatórios nas vias respiratórias. Os benefícios do biomonitoramento do ar exalado são a coleta não invasiva e a possibilidade de comparação direta com as medições feitas no monitoramento do ar.

Pelos

Os pelos estão rapidamente disponíveis e podem ser usados para rastreamento de metais pesados como o mercúrio. Eles também têm sido usados como ferramenta de pesquisa para avaliar a exposição a poluentes orgânicos persistentes. O biomonitoramento com fios de cabelo tem problemas porque as amostras devem estar limpas para reduzir a contaminação por depósitos na superfície e a interpretação dos resultados do biomonitoramento capilar é complexa. Além disso, as dosagens não distinguem imediatamente a exposição ambiental e interna. Outras técnicas de análise, com disponibilidade não imediata, devem ser usadas para obter essa informação essencial.

Saliva

A saliva tem sido avaliada como uma matriz para dosagem de algumas substâncias químicas não persistentes, pesticidas e níveis terapêuticos de medicamentos. Há necessidade de técnicas de análise altamente sensíveis para o biomonitoramento com saliva, uma vez que os níveis das substâncias químicas não persistentes podem ser consideravelmente mais baixos do que os encontrados no sangue. Serão necessárias pesquisas complementares e aperfeiçoamento da técnica antes que a saliva possa ser rotineiramente usada para análise.

Sangue de cordão umbilical

As substâncias químicas que atravessam a placenta podem ser dosadas no sangue do cordão imediatamente após o nascimento. Embora as propriedades do sangue do cordão sejam diferentes daquelas do sangue venoso (p. ex., o conteúdo de lipídeos é menor), de maneira geral, o biomonitoramento usando essa matriz é semelhante ao que foi descrito anteriormente para sangue e soro; e os resultados servem como indicadores da exposição do recém-nascido antes e durante o nascimento.

Urina

A urina é a amostra mais fácil de ser coletada; normalmente, há grandes volumes de urina disponíveis e os participantes aceitam bem sua coleta. A urina é apropriada para o biomonitoramento das substâncias que são excretadas pelos rins, como compostos solúveis não lipídicos (não persistentes) (p. ex., bisfenol A [BPA]) e alguns metais (p. ex., arsênio, cádmio e mercúrio inorgânico). A amostra de urina de 24 horas proporciona a avaliação mais precisa da exposição, mas por razões práticas, geralmente, colhe-se amostra única de urina em horário especificado. Como é possível haver variações significativas nas dosagens ao longo do dia, as amostras de urina devem ser ajustadas em função da densidade da urina ou da creatinina urinária. O ideal é que os resultados laboratoriais devem ser relatados sem correção (microgramas por litro) e corrigidas para a função da creatinina (microgramas por grama). As amostras de urina altamente concentradas (densidade > 1.030 ou creatinina > 3 g/L) ou extremamente diluídas (densidade > 1.010 ou creatinina < 0,3-0,5 g/L), não são adequadas para biomonitoramento e nova amostra deve ser colhida. O monitoramento com urina talvez não seja apropriado para indivíduos com doença renal avançada, já que os resultados tendem a ser inconsistentes e não confiáveis em comparação àqueles com função renal normal.

Outras matrizes menos usadas para biomonitoramento são líquido amniótico, mecônio, unhas e dentes.

MOMENTO DA COLETA DA AMOSTRA

Os *poluentes orgânicos persistentes*, incluindo dioxinas, PCB e inseticidas organoclorados, são rapidamente absorvidos no sangue e distribuídos nas porções adiposas dos tecidos e, em lactantes, no leite materno. Os níveis obtidos com o biomonitoramento de POP indicam a exposição em longo período, acumulada antes da coleta da amostra. Como o metabolismo e a excreção dos POP são muito lentos, eles têm meia-vida longa no organismo, geralmente na ordem de anos. Uma exceção é a lactante, em quem a meia-vida dos POP é de cerca de seis meses, uma vez que os POP lipossolúveis se acumulam no leite materno e são removidos do organismo durante o aleitamento.

Diferentemente dos compostos persistentes, o momento da coleta da amostra em relação à exposição é um determinante crítico para a medida da concentração das *substâncias químicas não persistentes*. As substâncias químicas orgânicas não persistentes, como os inibidores da colinesterase e pesticidas piretroides, ftalatos e hidrocarbonetos aromáticos policíclicos (PAHs), são rapidamente metabolizados e excretados na urina (Fig.42-1). Essas substâncias químicas e seus metabólitos têm meia-vida curta no sangue, na ordem de horas a dias e, a não ser que as amostras sejam colhidas imediatamente após a exposição, as concentrações são normalmente menores do que os níveis dos metabólitos na urina.

A maioria dos indivíduos, seja no trabalho, ou em outros momentos da vida, são expostos repetidamente a agentes químicos. As concentrações das substâncias químicas não persistentes podem apresentar variação considerável ao longo do dia, em razão de exposição repetitiva e metabolismo rápido (Fig. 42–2). Para essas substâncias químicas, uma única amostra talvez não caracterize a exposição média em um dado período; em vez disso, o biomonitoramento fornece um instantâneo no tempo dos níveis dessas substâncias em determinado tecido, e não uma medida estável da "carga corporal total". Essa variabilidade sugere que o biomonitoramento de substâncias não persistentes pode ser particularmente relevante para avaliar a exposição associada a turnos de trabalho em ambiente ocupacional e em ambientes onde as concentrações ambientais da substância, monitoradas no momento da coleta da amostra, são conhecidas. Ao mesmo tempo, é possível haver dificuldades para avaliação da dose interna entre outras populações nas quais a exposição ambiental é variável e menos conhecida.

EXPOSIÇÃO E DOENÇA: INTERPRETAÇÃO DOS RESULTADOS

Na maioria das substâncias químicas atualmente biomonitoradas, as concentrações medidas não mantêm correlação com doença clínica ou com a probabilidade de doença. O Quadro 42-1 lista exemplos de substâncias que são biomonitoradas

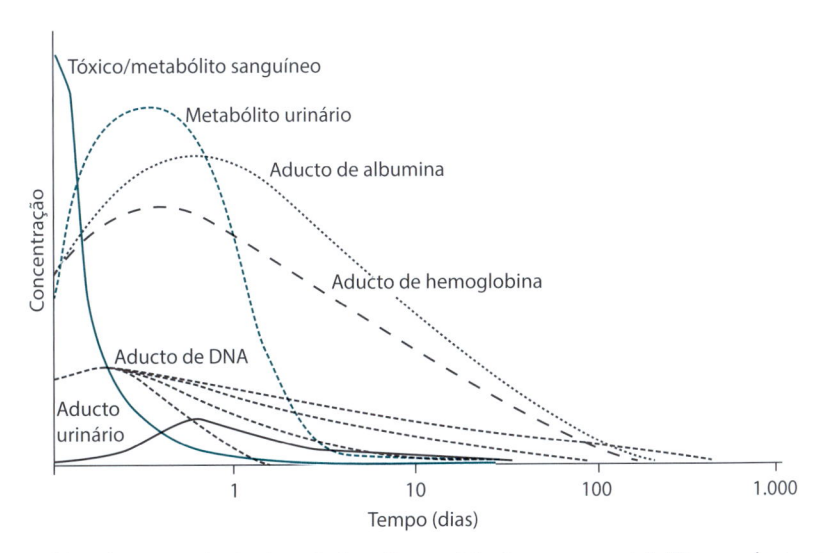

▲ **Figura 42-1** Destino teórico de uma substância química não persistente e seus metabólitos e aductos no sangue e na urina.

MONITORAMENTO BIOLÓGICO

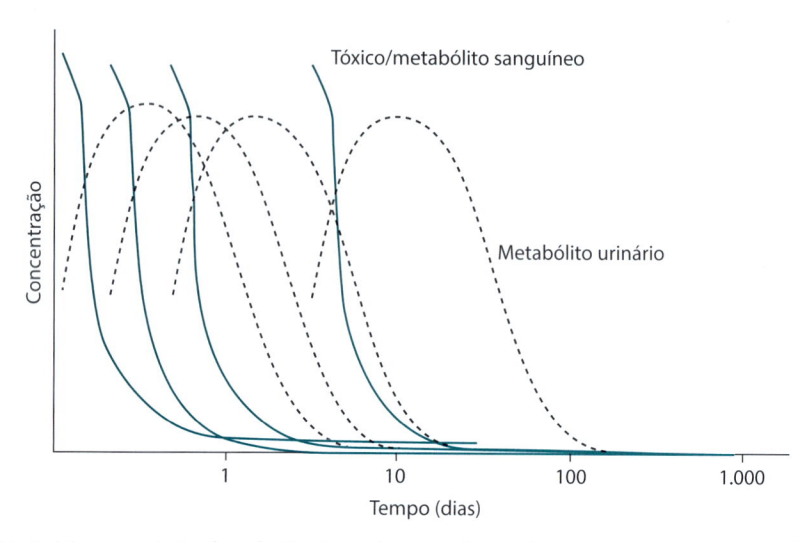

▲ **Figura 42-2** Variação teórica nos níveis de substâncias químicas não persistentes no sangue e na urina por exposição repetida crônica.

Quadro 42-1 Utilidades e efeitos conhecidos e suspeitos na saúde de algumas substâncias químicas que podem ser biomonitoradas em cenários ocupacionais e ambientais

Classe química Exemplos de compostos da classe	Utilidades	Efeitos conhecidos ou suspeitos na saúde
Fenois ambientais		
Benzofenona-3	Usado em filtros solares e plásticos para bloqueio de radiação ultravioleta.	Relatos de fotossensibilização e alergia Possível desregulador endócrino: atividades estrogênica e antiandrogênica fracas.
Bisfenol A (BPA)	Utilizado para coberturas de proteção, p. ex., no interior de latas de metal de alimento para prevenção de ferrugem e corrosão; tijolos de policarbonato.	Desregulador endócrino: possíveis efeitos sobre o desenvolvimento nervoso e sistema imune; pode estimular obesidade. Período pré-natal e primeira infância são janelas de exposição críticas.
Parabenos	Amplamente usados como conservantes em cosméticos, loções, xampus, desodorantes, produtos farmacêuticos, alimentos e bebidas.	Possível desregulador endócrino com efeitos sobre o aparelho reprodutor masculino e baixa atividade estrogênica Suspeita de sensibilização alérgica
Triclosano	Adicionado a sabões e outros produtos de consumo rotulados como "bactericidas" ou "antimicrobianos"	Possível desregulador endócrino e inibidor do metabolismo de outros fenois ambientais. Há preocupação que seu uso disseminado possa estimular o crescimento de organismos resistentes a antibióticos. Suspeita de sensibilização alérgica
Metais		
Arsênio	Usado em semicondutores; historicamente foi usado como pesticida; ocorre naturalmente em alguns alimentos e na água ingeridas em algumas áreas	Inorgânico: carcinógeno humano (pulmão, bexiga, pele) Possível associação com diabetes melito, hipertensão arterial, efeitos no desenvolvimento neurológico da infância
Cádmio	Encontrado na fumaça de cigarro, joias, baterias de níquel-cádmio, algumas tintas e pigmentos	Carcinógeno humano (pulmão); doença pulmonar obstrutiva Tóxico para o desenvolvimento do sistema nervoso Fratura óssea e redução da densidade mineral óssea

(continua)

Quadro 42-1 Utilidades e efeitos conhecidos e suspeitos na saúde de algumas substâncias químicas que podem ser biomonitoradas em cenários ocupacionais e ambientais (*continuação*)

Classe química Exemplos de compostos da classe	Utilidades	Efeitos conhecidos ou suspeitos na saúde
Chumbo	Antigamente usado em tintas e na gasolina; ainda usado em muitos produtos de consumo, incluindo algumas cerâmicas e produtos plásticos; encontrado na poeira e no solo e ao redor de casas construídas antes de 1978 e em locais de trabalho, como pintura de parede, construção civil e reciclagem de baterias	Múltiplos efeitos na saúde, incluindo anemia, toxicidade renal e neurológica; hipertensão arterial em adultos; tóxico para desenvolvimento neurológico da infância.
Mercúrio	Forma inorgânica historicamente liberada no ambiente em atividades de mineração; encontrado em emissões nas plantas de queima de carvão; utilizado nas restaurações dentárias de prata e em lâmpadas fluorescentes; encontrado em alguns cremes antienvelhecimento importados. Mercúrio orgânico encontrado em alguns peixes e frutos do mar.	Inorgânico: distúrbios neurocognitivos e comportamentais; necrose tubular renal; neurotoxicidade periférica Orgânico: toxicidade no sistema nervoso central; déficits no desenvolvimento; efeitos cardiovasculares
Perfluoroquímicos (PFC)	Usados na fabricação de produtos resistentes a óleo, manchas, gordura e água, como carpetes resistentes a manchas, roupas que não amarrotam, e embalagem de alimentos a prova de gordura	Desregulador endócrino: mesmo em níveis muito baixos, possível toxicidade sobre o desenvolvimento e a reprodução; potencialmente carcinogênico. A toxicidade varia entre os diversos congêneres nessa classe
Ftalatos	Usado em vinil para torná-lo suave e flexível; também utilizado em produtos como cortina de chuveiro, pavimentos e tubos de plástico; encontrado em alguns esmaltes de unha e produtos aromatizados	Desregulador endócrino: antiandrogênio e possíveis efeitos estrogênico ou antiestrogênico em níveis muito baixos.
Éteres de difenila polibromados (PBDE) para retardar a propagação do fogo	Usados em produtos como espuma de móveis, têxteis e eletrônicos em obediência aos padrões de controle de incêndio.	Os PBDE menores (<5 átomos de bromo) podem ser tóxicos ao desenvolvimento do sistema nervoso e ao sistema reprodutor, mesmo em doses muito baixas; desregulador do hormônio tireoidiano; alterações na expressão de genes e receptores regulados pelo estrogênio; antiandrogênio.
Hidrocarbonetos aromáticos policíclicos (PAH)	Ocorrem naturalmente nos derivados do petróleo; encontrados na fumaça de cigarros e de madeira e carne grelhada; as fontes incluem erupções vulcânicas e incêndios.	Retardo no crescimento fetal, distúrbios respiratórios e doença cardiovascular após exposição a partículas finas, mas sem que se tenha esclarecido o papel dos PAH em comparação ao de partículas; algumas misturas químicas específicas contendo PAH (p. ex., fuligem, emissão de forno de cozinha, alcatrão de carvão, piche) foram classificadas como carcinógenos humanos.

em cenários ocupacionais ou ambientais e os efeitos à saúde, conhecidos ou suspeitos. Para muitas dessas substâncias, o biomonitoramento ajuda a elucidar a relação entre exposição e doença.

A sequência da exposição para o efeito à saúde é influenciada pela toxicidade da substância química, a quantidade absorvida pelo organismo, pela farmacocinética individual (absorção, distribuição, metabolismo e excreção), e pela suscetibilidade individual. Aqui estão incluídos fatores demográficos (p. ex., faixa etária, etnia), genéticos, estressores ambientais e comportamentais, estado nutricional e de saúde em geral e outras exposições. Como resultado desses fatores, os indivíduos com doença crônica, idosos, lactentes e crianças, e gestantes ou mulheres em idade fértil estão entre as subpopulações consideradas com maior risco para os efeitos adversos da exposição às substâncias químicas.

Embora, o biomonitoramento talvez não permita a predição confiável de efeitos adversos à saúde, os resultados podem ser interpretados usando um de dois métodos comparativos: valores com base na saúde ou valores de referência.

Valores com base na saúde

Os valores com base na saúde são as concentrações químicas abaixo das quais não se espera que um indivíduo sofra efeitos adversos à saúde, ou seja, sinais, sintomas ou testes laboratoriais anormais. Tais valores são baseados na literatura científica publicada ou não; podem incorporar fatores de segurança;

Quadro 42-2 Diretrizes atuais para biomonitoramento ocupacional.

Diretriz	Organização
Índice de exposição biológica (BEI) http://www.acgih.org/tlv/	American Conference of Government Industrial Hygienists
Valores de referência para biomonitoramento (BMGV) http://www.hse.gov.uk/	Health and Safety Executive
Valores de tolerância biológica (BAT) http://onlinelibrary.wiley.com/book/10.1002/9783527666034	Deutsche Forschungsgemeinschaft
Equivalentes de exposição para substâncias carcinogênicas (EKA) http://onlinelibrary.wiley.com/doi/10.1002/9783527666034.ch3/summary	Deutsche Forschungsgemeinschaft
Valores limites para exposição ocupacional (OLEV) http://ec.europa.eu/social/main.jsp?catId=148&langId=en&intPageId=684	Scientific Committee on Occupational Exposure Limits

e comumente são aplicados em ambientes ocupacionais. No Quadro 42–2 são encontrados os atuais valores de referência para exposição ocupacional. Os valores que ultrapassam esses limites implicam aumento do risco de efeitos na saúde e normalmente desencadeiam exigências, como avaliação médica e aumento do monitoramento ambiental e biológico para avaliar a possibilidade de efeitos adversos. Para a população geral, esses valores estão disponíveis para um número restrito de substâncias, ou seja, chumbo e mercúrio; o nível de atividade da acetilcolinesterase e da burilcolinesterase pode ser incluído nesta categoria, mas não são totalmente confiáveis em razão de variações interindividuais.

Nos Estados Unidos, os valores mais usados para orientação do biomonitoramento de exposição ocupacional com base na saúde são os índices de exposição biológica (BEI – *biological exposure indices*) publicados pela American Conference of Governmental Industrial Hygienists. Esses valores são baseados na avaliação crítica da literatura e em estudos submetidos à revisão, com ênfase naqueles que abordam níveis que produziram efeitos mínimos ou nenhum efeito em trabalhadores ou em animais expostos. Quando disponíveis, devem ser priorizados os estudos em seres humanos. Há BEI para mais de 40 substâncias, geralmente representando os níveis em trabalhadores saudáveis expostos aos valores limiares (TLVs – *threshold limit values*) da ACGIH, e indicam as concentrações abaixo das quais não se esperam efeitos adversos à saúde (Tabela 42–1).

Dos demais valores de orientação para monitoramento ocupacional disponíveis, os mais rigorosos são os valores de tolerância biológica (BAT – *biological tolerance values*) para exposição ocupacional a substâncias não carcinogênicas, desenvolvidos pela Fundação de Pesquisa Alemã (DFG – *Deutsche Forschungsgemeinschaft*). Os valores BAT são baseados em dados quantitativos e são, grosso modo, equivalentes aos BEI. Há cerca de 100 valores BAT definidos como as concentrações de uma substância química, de seus metabólitos, ou um indicador de efeito biológico nos quais a saúde dos trabalhadores geralmente não é afetada, mesmo após exposição repetida ou em longo prazo. As substâncias para as quais há evidência de risco de câncer em seres humanos não têm valores BAT, uma vez que não há um nível considerado biologicamente seguro para carcinógenos.

Nesses casos, foram desenvolvidos equivalentes de exposição às substâncias carcinógenas (valores EKA) que permitem calcular as cargas corporais com base nos níveis encontrados no ar.

Valores referenciais

Valores de referência são as medições observadas em dada população e geralmente são expressos na forma do 95º percentil, ou seja, 95% dos valores observados são inferiores a esse nível. Valores que excedem a esses sugerem que a concentração medida em um determinado indivíduo é estatisticamente mais alta que os valores referenciais na população, mas não indicam a probabilidade de ocorrerem efeitos na saúde como consequência da exposição. Como os resultados do biomonitoramento variam em função de fatores demográficos, ocupacionais, entre outros, é imperativo que os valores de referência sejam obtidos por comparação com uma população em que tais fatores sejam semelhantes aos daqueles dos participantes.

O National Biomonitoring Study, também conhecido como Chemical Supplement do National Health and Nutrition Examination Survey (NHANES) do Center for Disease Control and Prevention's (CDC), gera valores de referência para biomonitoramento para a população dos Estados Unidos. Comparações semelhantes para coortes de trabalhadores podem ser geradas por empresas para seus próprios funcionários, mas geralmente não são publicadas. Na Alemanha, a Commission on Human Biomonitoring define os valores de referência com base em estudos realizados na população alemã.

Independentemente da população submetida ao biomonitoramento e do método de comparação empregado, a distinção entre exposição ocupacional e não ocupacional é um desafio, pois o biomonitoramento reflete a exposição de todas as fontes. O uso de questionários de exposição, de monitoramento ambiental e consultas a um higienista industrial podem auxiliar a interpretar os resultados do biomonitoramento. Entre os fatores ligados ao "estilo de vida" que podem influenciar o biomonitoramento ocupacional estão:

- *Tabagismo.* As concentrações de cádmio no sangue e no ar exalado podem ser mais altas em fumantes.

Tabela 42-1 Algumas substâncias químicas para as quais há valores de referência ou valores com base na saúde para orientar o biomonitoramento em cenários ocupacionais e ambientais

Determinante químico[a]	Meio (unidades)	Média geométrica NHANES[b] (IC 95%)	Nível de orientação ocupacional[c]	Momento da amostra relacionada com trabalho[d]	Meia-vida	Comentários
Acetona	Urina (mg/L)	–	50	EOS	3h	Elevada na cetoacidose diabética ou no jejum
	Sangue (mg/dL)	–	–	DS?	4-6h	
	Ar alveolar (mg/m³)	–	–	DS	4h	
Anilina						
p-aminofenol	Urina (mg/L)	–	50	EOS	–	Grande variabilidade individual
Metemoglobina	Sangue (%)	<1%	1,5	EOS	–	Inespecífico
Arsênio						
Arsênio total	Urina (μg/L)	8,64 (7,38-10,1)	35	EWW	2-4 d	Não consumir frutos do mar dois dias antes da coleta
Benzeno	Sangue (ng/mL)	<LOD	–	EOS	8h	
Ácido t,t-mucônico	Urina (μg/g Cr)	–	500	EOS	5h	
Ácido S-fenilmercaptúrico	Urina (μg/g Cr)	–	25	EOS	9h	
1,3-butadieno						
1,2-di-hidroxi-4 (N-acetilcisteinil) butano	Urina (mg/L)	–	2,5	EOS	–	
N-1 e N-2 (hidroxibutenil) valina-aductos de Hb	Urina (pmol/g Hb)	–	2,5	NC	–	
2-butoxietanol						
Ácido butoxiacético	Urina (mg/g Cr)	–	200	EOS	3-6h	
Cádmio	Urina (μg/g Cr)	0,268 (0,225-0,0281)	5	NC	10-30 anos	Reflete exposição cumulativa e concentração renal
	Sangue (μg/L)	0,40 (0,39-0,42)	5	NC	10-15 anos	Reflete exposição recente e cumulativa; níveis em tabagistas podem chegar ao dobro dos não fumantes
Pesticidas carbamatos						
Colinesterase RBC	Sangue (% linha de base)	–	<80%[e]	EOS	1-2h	Efeito inespecífico dessa classe de pesticidas
Carbofurano						
Carbofurano fenol	Urina (μg/g Cr)	<LOD	–	–	6-12h	Exemplo de pesticida dessa classe; metabólito comum de diversos pesticidas dessa categoria

(continua)

Tabela 42-1 Algumas substâncias químicas para as quais há valores de referência ou valores com base na saúde para orientar o biomonitoramento em cenários ocupacionais e ambientais *(continuação)*

Determinante químico[a]	Meio (unidades)	Média geométrica NHANES[b] (IC 95%)	Nível de orientação ocupacional[c]	Momento da amostra relacionada com trabalho[d]	Meia-vida	Comentários
Dissulfeto de carbono Ácido 2-tioxo-tiazolidina-4-carboxílico (TTCA)	Urina (mg/g Cr)	—	0,5	EOS	5h	Elevado após exposição a dissulfiram, fungicidas ditiocarbamatos, e vegetais do gênero brassica, couve-flor, repolho, couve, brócolis
Monóxido de carbono	Ar expirado final (ppm)	<7[f]	20	EOS	5h	Elevado em tabagistas
Carboxi-hemoglobina (HbCO)	Sangue (%)	1-3	3,5	EOS	1-8h	Elevada em tabagistas, após dirigir em vias urbanas e após exposição ao diclorometano
Clorobenzeno	Sangue (ng/mL)	<LOD	—	—	1-2h	
4-clorocatecol	Urina (mg/g Cr)	—	100	EOS, EWW	3h	
p-clorofenol	Urina (mg/g Cr)	—	20	EOS, EWW	7h	
Cromo						Cromo (III) é um oligoelemento essencial na dieta; cromo (VI) é um carcinógeno
Cromo total	Urina (µg/L)	—	25 10	EOS, EWW Aumenta durante o turno	7h	Indica exposição cumulativa e recente Indica exposição diária
Cobalto	Urina (µg/L) Sangue (µg/L)	0,285 (0,259-0,313)	15 1	EOS, EWW EOS, EWW	30h 29h	
Cicloexanona						
1,2-cicloexanodiol	Urina (mg/mL)	—	80	EOS, EWW	14h	
Cicloexanol	Urina (mg/mL)	—	8	EOS	14h	
Diclorometano (cloreto de metileno)	Urina (mg/L) Sangue (ng/mL) Ar expirado final (ppm)	— <LOD —	0,3 — —	EOS EOS	1-8h <1h 10-12h	Não há nível de orientação. Pode ser usado para rastreamento de exposição
Carboxi-hemoglobina (COHb)	Sangue (%)	1-3[g]	3,5	EOS	1-8h	Elevado em tabagistas após dirigir em vias urbanas e após exposição ao monóxido de carbono
N,N-Dimetilacetamida N-Metilacetamida	Urina (mg/g Cr)	—	30	EOS, EWW	16h	
N,N-Dimetilformamida N-Metilformamida	Urina (mg/L)	—	15	EOS	2-5h	

Analito	Matriz (unidade)	Valor	Valor de referência	Código	Tempo	Observações
N-Acetil-S-(N-metilcarbamoil) cisteína	Urina (mg/L)	15	—	EOS	23h	Também metabólito do isotiocianato, um componente do vinho e de vegetais crucíferos
2-etoxi-etanol (etilenoglicol, EGEE) e 2-etoxietil acetato (acetato de éter monoetílico de etilenoglicol [EGEAA])	Urina (mg/g Cr)	100	—	EOS, EWW	22h	
Etilbenzeno	Sangue (ng/mL)	—	0,035 (0,033-0,037)	—	—	Não há nível de orientação. Pode ser usado para rastreamento de exposição
	Ar expirado final	—	—	NC	—	
Ácido mandélico + ácido fenilglioxílico	Urina (g/g Cr)	0,15h	—	EOS, EWW	2-8h	Também metabólito do estireno
Fluoretos	Sangue (mg/L)	2 / 3	—	PTS, EWW	5h	Fontes de exposição incluem água potável, produtos odontológicos, cera de piso
Furfural Ácido furoico	Urina (mg/L)	200	—	EOS	2h	
n-hexano 2,5-hexanediona	Ar expirado final (ppm)	—	—	DS	1-2h	Principal metabólito; também metabólito da metil-N-butil-cetona
	Urina (mg/L)	0,4	—	EOS, EWW	15h	
2,5-dimetilfurano	Urina (ng/mL)	—	<LOD	—	—	Metabólito menor
Chumbo¹	Sangue (μg/dL)	30	1,52 (1,45-1,60)	NC	Sangue 28 d, osso 5-19 anos	CDC recomenda acompanhamento e tratamento de crianças e gestantes > 5 μg/dL (nível de referência)
Zinco protoporfirina (ZPP)	Sangue (μg/dL)	—	—	NC	2-4 semanas	Biomarcador indireto e pouco sensível para o chumbo. Aumento retardado em 2-6 semanas em relação ao chumbo sanguíneo. Anemia ferropriva, porfiria e doenças inflamatórias podem causar elevação
Mercúrio	Sangue, total (μg/L)	—	0,979 (0,860-1,12)	—	—	Causado principalmente por ingestão de frutos do mar contendo mercúrio orgânico
	Sangue (inorgânico) (μg/L)	15	<LOD	EOS, EWW	—	
	Urina (μg/g Cr)	20h	0,508 (0,455-0,566)	PTS	60 d	Melhor indicador de mercúrio inorgânico; níveis maiores quanto maior o número de restaurações dentárias com amálgamas contendo mercúrio

(continua)

Tabela 42-1 Algumas substâncias químicas para as quais há valores de referência ou valores com base na saúde para orientar o biomonitoramento em cenários ocupacionais e ambientais *(continuação)*

Determinante químico[a]	Meio (unidades)	Média geométrica NHANES[b] (IC 95%)	Nível de orientação ocupacional[c]	Momento da amostra relacionada com trabalho[d]	Meia-vida	Comentários
Metanol	Urina (mg/L)	—	15	EOS	1-3h	Presente no aspartame e em alguns alimentos
2-metoxietanol (EGME), Acetato de 2-metoxietila (EGMEA)						
Ácido 2-metoxietila	Urina (mg/g Cr)	—	1	EOS, EWW	77h	
Metil n-butil cetona						
2,5-hexanediona	Urina (g/L)	—	0,4	EOS, EWW	15h	Também metabólito do n-hexano
Metil clorofórmio (1,1,1-tricloroetano)	Ar expirado final (ppm)	—	40	PLS	4h	
	Sangue (ng/mL)	<LOD	—			
Ácido tricloroacético	Urina (mg/L)	—	10	EOW	2-5 d	
Tricloroetanol	Sangue (mg/L)	—	1	EOS, EWW	8h	Metabólito do hidrato de cloral
Tricloroetanol	Urina (mg/L)	—	30	EOS, EWW	7-10h	
Metiletilcetona	Urina (mg/L)	—	2	EOS	3,5h	
Metilisobutilcetona	Urina (mg/L)	—	1	EOS	3,5h	
N-Metil-2-pirrolidona						
5-Hidroxi-N-metil-2-pirrolidona	Urina (mg/L)	—	100	EOS	6,5h	
Molibdênio	Urina (μg/L)	35,9 (34,0-38,0)	—	—	Variável	Oligoelemento essencial
Nitrobenzeno						
p-nitrofenol	Sangue (ng/ml)	<LOD	—	EOS, EWW	60h	Também metabólito do paration
	Urina (mg/g/Cr)	<LOD	5	EOS	1-3h	Inespecífico
Metemoglobina	Sangue (%)	<1%	1,5			
Pesticidas organofosforados						
RBC colinesterase	Sangue (% da linha de base)	—	<80%[e]	NC	20-30 d	Efeitos inespecíficos dessa classe de pesticidas
Clorpirifós						
3,5,6-tricloro-2-piridinol	Urina (μg/g/Cr)	1,49 (1,30–1,71)	—	—	26h	Exemplo de pesticida organofosforado
Paration						
RBC colinesterase	Sangue (% da linha de base)	<20	<70	NC	20-30 d	Exemplo de pesticida organofosforado
p-Nitrofenol	Urina (mg/L)	<LOD	5	EOS, EWW	60h	Também metabólito do nitrobenzeno

Pentaclorofenol	Urina (mg/g Cr) Plasma (mg/L)	<LOD –	2 5	PLS EOS	33h 30-50h	Há muitos agentes químicos nessa classe
Perfluoroquímicos (PFCs) *Ácido perfluorooctanóico (PFOA)* *Ácido perfluorooctanoico sulfônico (PFOS)*	Soro (µg/L) Soro (µg/L)	3,96 (3,67-4,27) 20,9 (19,3-22,5)	– –	– –		
Fenol	Urina (mg/g Cr)	–	250	EOS	3h	Há muitos agentes químicos nessa classe; exemplos são apresentados
Éteres de difenila polibromados (PBDEs) *Éter 2,2',4,4'-tetrabromodifinil (BDE47)* *Éter 2,2',4,4',5-pentabromodifinil (BDE99)* *Éter 2,2',4,4',6-pentabromodifinil (BDE100)*	Soro (ng/g lipídeo) Soro (ng/g lipídeo) Soro (ng/g lipídeo)	19,5 (16,5-23,1) <LOD 3,77 (3,24-4,38)	– – –	NC NC NC	1,8 a 2,9 a 1,6 a	
Bifenilas policloradas (PCBs) *2,3,7,8-tetraclorodibenzo-p-dioxina (TCDD)* *2,3,3',4,4',5-hexaclorobifenila (PCB 156)*	Soro (fg/g lipídeo) Soro (fg/g lipídeo)	<LOD 3,31 (3,05-3,60)	– –	NC NC	8 a 5 a	Há muitos agentes químicos nessa classe
Hidrocarbonetos aromáticos policíclicos (PAHs) *2-hidroxifluoreno* *1-hidroxinaftaleno*	Urina (ng/g Cr) Urina (ng/g Cr)	310 (274-350) 2900 (2590-3250)	– –	– –	<10h <10h	>100 agentes químicos nessa classe Metabólito do naftaleno, é PAH mais abundante na fumaça de cigarro
1-hidroxipireno	Urine (ng/g Cr)	79,1 (73,2-85,4)	–	EOS, EWW	<10h	
2-propanol *Acetona*	Urina (mg/L)	–	40	EOS, EWW	3h	
Piretroides *Cipermetrina, ciflutrina, 3-(2-2' dicloro-vinil)2-2' dimetilciclopropano ácido carboxílico* *Cipermetrina, deltametrina, permetrina* *Ácido 3-fenoxibenzoico*	Urina (µg/g Cr) Urina (µg/g Cr)	<LOD 0,311 (0,271-0,357)	– –	– –	6h 6-24h	
Estireno *Ácido mandélico + ácido fenilglioxílico*	Sangue (mg/L) Urina (mg/g Cr)	<LOD <LOD	0,2 400	EOS EOS	5h 20h	Também metabólito do Etilbenzeno
Tetracloroetileno (percloroetileno)	Sangue (mg/mL) Ar expirado final (ppm)	<LOD <LOD	0,5 3	PTS PTS	96h 64h	

(continua)

Tabela 42-1 Algumas substâncias químicas para as quais há valores de referência ou valores com base na saúde para orientar o biomonitoramento em cenários ocupacionais e ambientais *(continuação)*

Determinante químico[a]	Meio (unidades)	Média geométrica NHANES[b] (IC 95%)	Nível de orientação ocupacional[c]	Momento da amostra relacionada com trabalho[d]	Meia-vida	Comentários
Tetraidrofurano	Urina (mg/L)	–	2	EOS	Altamente variável	
Tolueno	Sangue (mg/L)	0,000114 (0,0001-0,000129)	20	PLS	<5 h	Níveis mais altos em fumantes, após reabastecer com gasolina
Cresol (o-cresol)	Urina (mg/L)	–	0,03	EOS	<5 h	
	Urina (mg/g Cr)		0,3	EOS		
Di-isocianato de tolueno						
Toluenodiamina	Urina µg/g Cr	–	5	EOS	5-11 d	
Tricloroetileno	Sangue (mg/L)	<LOD	–	EOS, EWW	12h	
Tricloroetanol	Sangue (mg/L)	–	0,5	EOS, EWW	30h	
Tricloroetileno	Ar expirado final (ppm)	–	–	EOS, EWW	50-100h	
Ácido tricloroacético	Urina (mg/L)	–	15	EWW		Também metabólito do hexacloroetano
Urânio	Urina µg/g Cr	0,009 (0,007-0,010)	200	EOS	15 d	As fontes não ocupacionais são água potável e raízes comestíveis

Momento da coleta da amostra:
DS *(during shift)*   Durante o turno
EOS *(end of shift)*   Ao final do turno
EWW *(end of workweek)*   Ao final da semana de trabalho
NC *(not critical)*   Não crítico
PTS *(prior to next shift)* Antes do próximo turno
PLS *(prior to last shift of workweek)* Antes do último turno da semana de trabalho

[a] Com determinantes nos referimos a metabólito, produto da decomposição, aducto ou composto relacionado dosado em laboratório.
[b] Exceto onde observado, trata-se de média geométrica (intervalo de confiança de 95%), para faixa etária igual ou superior a 20 anos conforme relatado nos dados mais recentes apresentados no CDC Fourth National Report on Human Exposure to Environmental Chemicals: http://www.cdc.gov/exposurereport/.
[c] Exceto onde assinalado, os níveis representam o índice de exposição biológica (BEI, de *biologic exposure index*) desenvolvido pela ACGIH.
[d] Momento da coleta da amostra:
[e] Com base nas diretrizes estatais (CA, WA):
Medical Supervision (Cholinesterase Monitoring) of Agricultural Pesticide Applicators. Guidelines for Physicians. 4th ed. Office of Environmental Health Hazard Assessment, California Cholinesterase Monitoring For Agricultural Pesticide Handlers. Guidelines for Health Care Providers. Washington Department of Labor And Industries. 2010. http://www.lni.wa.gov/Safety/Topics/AtoZ/Cholinesterase/files/ProvidersGuidelines1.pdf.
[f] Health New Zealand. Testing for Carbon Monoxide in exhaled breath. http://www.healthnz.co.nz/CObreath.htm.
[g] ACGIH BEI 2012 nota de mudança intencional.
[h] Cr, creatinina; d, dias; h, horas; Hb, hemoglobina; sem, semanas; a, anos; <LOD, alta proporção de resultados abaixo do nível de detecção e, assim, o valor não pode ser calculado; –, não medido
[i] Estes indicadores revelam alterações orgânicas resultantes da ação direta ou indireta do chumbo na via metabólica da síntese do heme. Outro indicador disponível é o ácido delta aminolevulínico na urina ALA (U), que começa a se relacionar com a plumbemia a partir de 40µg de µg/dl no sangue. Com o afastamento da exposição, os níveis do ALA-u diminuem e voltam aos valores normais de forma relativamente rápida. Este indicador pode estar aumentado também nas anemias de origem hepática e porfirias. Seu valor de referência é até 4,5 mg/g de creatinina e o seu IBMP = 10mg/g de creatinina. O ZPP começa a aumentar com plumbemia em valores mais baixos e apresenta boa correlação com a plumbemia e o ALA (U), permanecendo elevada mesmo depois que os demais parâmetros bioquímicos se normalizaram.

- *Consumo de frutos do mar.* Os níveis de mercúrio orgânico podem estar aumentados em indivíduos que consomem regularmente frutos do mar; os moluscos podem conter um metabólito do arsênio inorgânico e seu consumo pode causar elevação espúria do arsênio na urina.
- *Água potável.* Certas fontes de água no solo dos Estados Unidos e, principalmente, em outros países (p. ex., Bangladesh, Chile, Índia) apresentam concentrações elevadas de arsênio.

CONSIDERAÇÕES LABORATORIAIS

Os fatores laboratoriais são críticos para a obtenção de resultados precisos e significativos, considerando que no biomonitoramento são dosadas quantidades mínimas de substâncias que podem estar presentes no ambiente, utilizando instrumentos complexos e sensíveis. O envolvimento de profissionais de laboratório no desenho dos estudos de biomonitoramento reduz a possibilidade de erros quando da interpretação dos resultados. Entre as questões que devem ser consideradas antes de se iniciar um programa de parceria com algum laboratório para biomonitoramento estão contaminação, manejo da amostra e garantia de qualidade (GQ) e controle de qualidade (CQ).

Contaminação

A contaminação da amostra é mais preocupante nos estudos de biomonitoramento do que em outros testes clínicos laboratoriais. Entre as fontes de contaminação estão:

- Instrumentos para a coleta das amostras (p. ex., chumbo em agulhas ou tubos de vidro e ftalatos nos frascos de coleta de urina)
- Materiais usados no laboratório (p. ex., triclosano no sabão de lavar mãos)
- Poluentes ambientais, incluindo o ar ambiental no local da coleta ou no laboratório (p. ex., poeira contaminada com éteres de difenila polibromados [PBDEs]); e ar externo (p. ex., pesticidas degradados penetrando por sistema de ventilação inadequado)

Por exemplo, tanto a degradação dos inseticidas clorpirifós e metil clorpirifós no ambiente quanto seu metabolismo humano resultam na formação do metabólito 3,5,6-tricloro-2-piridinol (TCP). Com a simples dosagem de TCP na urina não é possível distinguir a exposição a clorpirifós, metil clorpirifós, ou ao próprio TCP da contaminação da amostra.

Entre os métodos para minimizar e controlar a contaminação estão uso do tipo apropriado de frasco, pré-rastreamento dos materiais das amostras coletadas, obtenção de campo branco para controlar a contaminação de fundo, e realização das análises em salas sem contaminação. Além disso, o aprimoramento da técnica de coleta e processamento e o treinamento das equipes clínicas e laboratoriais para execução apropriada são meios de reduzir a contaminação. Finalmente, o registro de detalhes da coleta, como horário e local da coleta, é essencial para investigar possíveis fontes de contaminação caso os resultados obtidos sejam suspeitos.

Manejo da amostra

O manejo adequado da amostra é necessário para assegurar que as substâncias químicas de interesse não sofram deterioração. São exemplos de erros comuns:

- Mistura de tubos de coleta de sangue contendo o anticoagulante EDTA resultando em coágulos de sangue capazes de sequestrar metais pesados produzindo níveis falsamente baixos
- Temperatura de estocagem ou de transporte excessivamente alta resultando em degradação da acetilcolinesterase, ou excessivamente baixa resultando em hemólise do sangue total
- Demora excessiva para centrifugar o sangue e processar o soro; os coágulos sanguíneos resultantes prejudicam a análise sequestrando lipídeos e substâncias químicas

O respeito aos protocolos detalhados e estritos de processamento, armazenagem e transporte reduz os erros nessa fase. Tanto a clínica em que as amostras são colhidas quanto os laboratórios em que são feitas as análises devem manter e compartilhar protocolos e registro de coleta, armazenamento e transporte.

Garantia de qualidade (GC) e Controle da qualidade (CQ)

Antes de iniciar o programa de biomonitoramento, é essencial confirmar que o laboratório parceiro tem um sistema de supervisão da qualidade que garanta a integridade das amostras, a técnica de análise e os dados gerados. Os laboratórios devem respeitar os padrões estritos de GC e CQ para que seus resultados sejam consistentes e significativos.

A GC refere-se à toda a operação do laboratório, o que inclui programas de testes de proficiência comparando os resultados medidos com os de um laboratório externo, ou com um padrão. Por exemplo, para a certificação de laboratórios respeitando padrões mínimos para dosagem de chumbo no sangue é necessário que amostras cegadas sejam submetidas a outros laboratórios e que os resultados sejam comparáveis com os obtidos no laboratório de referência. A análise de amostra aleatória de espécimes "divididos" por outro laboratório – preferencialmente de referência – é um meio alternativo a um programa interno de garantia da qualidade.

O CQ envolve avaliação interna da acurácia e da precisão, incluindo calibração diária dos instrumentos e análise de amostras controle concomitantemente com amostras de estudo. Espera-se que rotinas de operação sistematizadas existam (SOP – *Standard Operating Procedures*), com especificação da forma de coletar, manusear e transportar a amostra, e da forma de processar, analisar, controlar a qualidade e treinar adequadamente os profissionais. Os laboratórios certificados segundo o Clinical Laboratory Improvement Act de 1988 (CLIA) devem respeitar exigências específicas quanto ao relato dos resultados para que possam ser usados com propósitos diagnósticos (e não apenas para pesquisa).

Escolha do laboratório

Poucos laboratórios apresentam GC/CQ e capacidade de analisar uma gama de substâncias. Mesmo os laboratórios com mais experiência podem não reunir os padrões mínimos e, sem um programa regular de supervisão da qualidade, não é possível assegurar a qualidade da análise. Os laboratórios devem ser analisados com base em sua capacidade de fornecer documentação de validação dos seus procedimentos, incluindo sensibilidade, ou o nível mínimo de um analito que pode ser detectado de forma confiável por um ensaio em particular (LOD – *limits of detection*), e especificidade, ou seja, a capacidade de diferenciar um analito específico de outro com estrutura semelhante. O método de análise deve estar descrito de forma clara e suficientemente detalhada para permitir que outros laboratórios repitam as dosagens. O laboratório deve ter documentados o intervalo analítico, o LOD e outros parâmetros de desempenho, além das SOPS. Laboratório e clínicos devem colaborar para definir a forma apropriada do biomonitoramento das substâncias de interesse; protocolos para coleta, manejo e transporte da amostra; e detalhes sobre o relato dos resultados. Os protocolos para conduta em caso de resultados anormais devem ser estabelecidos antecipadamente. Assim, podem estar previstos repetição do exame com a mesma amostra, obtenção de nova amostra para análise e avaliação de contaminação além da aplicação dos métodos de GC/CQ.

EXECUÇÃO DE PROGRAMAS DE BIOMONITORAMENTO

Independentemente do cenário, a colaboração multidisciplinar é essencial para os programas de biomonitoramento. Médicos, laboratórios, toxicologistas, epidemiologistas, higienistas industriais e bioéticos estão entre os essenciais profissionais a serem incluídos na fase de planejamento de qualquer projeto ou programa de biomonitoramento. Exceto quando claramente associados a uma resposta urgente de saúde pública, os projetos ou programas que envolvam biomonitoramento devem ser revisados e aprovados pelos Comitês de Ética Institucionais (IRB – *Institutional Review Boards**) para proteção dos participantes. Os protocolos devem assegurar que os participantes receberão tratamento ético e que serão totalmente informados acerca dos riscos e benefícios, incluindo a possível impossibilidade de avaliar os impactos clínicos dos resultados e a intenção de armazenar amostras para análise futura, caso isso seja relevante.

Biomonitoramento dos trabalhadores

O biomonitoramento no cenário ocupacional pode ser um componente voluntário ou obrigatório da rotina de vigilância médica, ou do monitoramento do trabalhador durante e após alguma situação de emergência (ver Cap. 41). Nos Estados Unidos, o biomonitoramento para chumbo e cádmio é obrigatório segundo os padrões da OSHA; outras exigências variam entre os Estados e estão estabelecidas para um número muito pequeno de substâncias químicas (p. ex., monitoramento restrito da atividade da colinesterase para determinados trabalhadores na Califórnia e em Washington). De forma semelhante, há grandes variações nas exigências de biomonitoramento no plano internacional. Na vigilância habitual, quando o monitoramento ambiental identifica excesso em um padrão específico (i.e., cádmio, chumbo), é possível que isso desencadeie avaliações clínicas individuais dos trabalhadores, o que inclui obter história ocupacional e ambiental completa a fim de verificar todas as possíveis fontes de exposição, e para biomonitoramento. A decisão de proceder ao biomonitoramento dos trabalhadores como parte da resposta a uma emergência ou a um desastre depende em grande parte da logística e da viabilidade.

Independentemente do cenário em que esteja sendo realizado o biomonitoramento, resultados anormais devem ser confirmados por meio de repetição das medições na amostra ou de obtenção de amostras adicionais. A execução do monitoramento ambiental simultaneamente ao biomonitoramento, comparando com padrões relevantes, é essencial para identificar possíveis fontes de exposição e avaliar a necessidade de introduzir controles, como medidas de engenharia, modificação das práticas de trabalho, proteção respiratória apropriada ou afastamento do trabalho (ver o Quadro 42–2).

O respeito às questões éticas e sociais exigem que sejam estabelecidos protocolos clínicos que assegurem a confidencialidade dos resultados; participação voluntária e, portanto, não obrigatória; e comunicação responsável dos resultados. Os médicos devem estar disponíveis para serem consultados sobre os resultados dos testes e suas implicações clínicas. Os resultados do biomonitoramento, assim como outros registros médicos, devem ser mantidos no mínimo por 30 anos; algumas jurisdições exigem períodos maiores de manutenção.

Biomonitoramento na saúde pública e na pesquisa

As instituições de pesquisa incorporaram o biomonitoramento ao seu trabalho, e as agências governamentais crescentemente aplicam-no nas investigações de saúde pública e nos esforços para prevenção de doenças. Como os programas isolados de biomonitoramento demandam muitos recursos, deve-se considerar a possibilidade de parcerias com outros programas públicos que coletem amostras biológicas. Por exemplo, nas exigências estaduais de notificação compulsória de doenças podem estar incluídas situações que resultem na medição de biomarcadores químicos (p. ex., chumbo, pesticida e intoxicação por monóxido de carbono). Entretanto, para muitas dessas doenças exige-se apenas a notificação do diagnóstico clínico, e não dos resultados do biomonitoramento. No biomonitoramento em saúde pública também é possível utilizar "parte restante de amostras", por exemplo, amostras de sangue seco em testes de rastreamento de recém-nascidos ou rastreamento materno durante a gestação. É imperativo considerar as questões éticas e sociais, e as restrições legais e científicas associadas ao uso de partes restantes de amostras. O Quadro 42–3 apresenta diversos programas de biomonitoramento estabelecidos em saúde pública.

---

* N. de T. No Brasil chama-se Comitê de Ética em Pesquisa (CONEP/CEP), que é um órgão institucional que tem por objetivo avaliar os projetos de pesquisa que envolve a participação de seres humanos, a fim de proteger o bem-estar dos indivíduos pesquisados.

Quadro 42-3 Alguns programas de biomonitoramento em saúde pública

Programa	Populações/substâncias medidas	Propósito	Comunicação dos resultados
Federais (Estados Unidos)			
CDC: National Biomonitoring Program http://www.cdc.gov/biomonitoring/index.html	Substâncias químicas ambientais dosadas no sangue, soro ou urina de um subgrupo do National Health and Nutrition Survey (NHANES), uma amostra randomizada e nacionalmente representativa de adultos e crianças dos Estados Unidos	Rastreamento de saúde pública da população dos Estados Unidos; acompanhamento de tendências de exposição química ao longo do tempo; os dados definem uma população de referência (ou linha de base) e identifica diferenças na distribuição segundo idade, sexo e etnia; os resultados são usados como valores de referência para comparação com outros programas de biomonitoramento/participantes	Os resultados agregados são publicados periodicamente no "National Report on Human Exposure to Environmental Chemicals,http://www.cdc.gov/exposurereport/ Os resultados incluem média geométrica, percentis (50º, 75º, 90º, 95º) dos níveis medidos por sexo, idade e etnia Os resultados com relevância clínica evidente e notificação compulsória (p. ex., chumbo, mercúrio) são comunicados aos participantes
Estaduais[a]			
Califórnia: Biomonitoring California (California Environmental Contaminant Biomonitoring Program) http://oehha.ca.gov/multimedia/biomon/index.html	Substâncias químicas relevantes para a saúde pública em amostras de sangue, soro ou urina da população do estado ou de subpopulações alvo (p. ex., bombeiros, mães e recém--nascidos), conforme recomendação por um Scientific Guidance Panel (painel de orientação científica) independente; entre os grupos químicos estão, fenóis, pesticidas, PAHs, PFCs, retardante de chamas-PBDE	Dosar os níveis de substâncias químicas relevantes em geral ou em populações específicas e acompanhar as tendências no tempo; avaliar os resultados de regulamentos, políticas e práticas sobre a exposição química; dar subsídios para reduzir a exposição danosa	Relatórios da evolução e resultados agregados apresentados em encontros abertos ao público do Scientific Guidance Panel e relatórios sintéticos bianuais apresentados à legislatura estadual Todos os resultados individuais devem ser enviados em termos compreensíveis aos participantes que os solicitarem
Minnesota: Minnesota Biomonitoring Pilot Program http://www.health.state.mn.us/divs/hpcd/tracking/biomonitoring/	MN: níveis sanguíneos, séricos ou urinários de substâncias químicas direcionado a determinadas populações específicas (recém-nascidos, crianças, adultos, gestantes); as substâncias medidas atualmente são arsênio, fenóis ambientais (BPA, Parabenos), mercúrio, PFCs	Identifica diferenças nos níveis de substâncias químicas nas subpopulações; avalia a necessidade de políticas e ações de saúde pública; acompanha as alterações ao longo do tempo para avaliar a eficácia das políticas	Resumo dos resultados relatado ao público; resultados individuais enviados aos participantes que os solicitem
New York: New York State Biomonitoring Program http://www.dec.ny.gov/chemical/23847.html	Níveis sanguíneos, séricos ou urinários de diversas substâncias químicas, inclusive cotinina, metais, GFCs, PBDEs New York City Community Health and Nutrition Examination Survey (CHANES), 2004; impacto da legislação de NY que proibiu o fumo em locais públicos; estudo de Angler; recém-nascidos		Resultados clinicamente relevantes enviados aos participantes (p. ex., elevação de chumbo ou mercúrio)
Washington: Washington Environmental Biomonitoring Survey (WEBS) http://www.doh.wa.gov/DataandStatisticalReports/EnvironmentalHealth/Biomonitoring.aspx	Níveis urinários de arsênio, organofosforados e Pesticidas piretroides em uma amostra representativa da população geral do estado	Aumenta a capacidade de biomonitoramento laboratorial; mede as substâncias químicas específicas nos residentes da cidade de Washington, incluindo aqueles em risco médio e alto de exposição; compara os níveis com a população geral dos Estados Unidos; utiliza as informações para reduzir a exposição	Os resultados de metais na urina são informados aos participantes

(continua)

Quadro 42-3 Alguns programas de biomonitoramento em saúde pública (*continuação*)

Programa	Populações/substâncias medidas	Propósito	Comunicação dos resultados
Outros: diversos estados realizam biomonitoramento como parte do Environmental PublicHealth Tracking Program patrocinado pelas CDC http://www.cdc.gov/nceh/tracking/trackbiomon.htm			
Internacionais			
Canadá: O Canadian Health Measures Survey inclui dados nacionais sobre concentrações basais de substâncias químicas em sangue, soro ou urina http://www.statcan.gc.ca/eng/concepts/index	Substâncias químicas relevantes para a saúde pública do Canadá em uma população randomicamente estratificada vivendo em 10 províncias e 3 territórios	Define os limites de referência para a concentração de substâncias químicas na população do país, para permitir comparação com subpopulações do Canadá e com outros países; define limites basais para as substâncias químicas e acompanha as tendências no tempo; avalia a efetividade dos regulamentos e das ações para gerenciamento de risco ambiental e fornece informações para a definição de prioridades para a redução do risco de exposição às substâncias químicas no ambiente	Os dados agregados sobre a exposição a substâncias químicas ambientais da população do Canadá são apresentados no Report on Human Biomonitoring of Environmental Chemicals in Canada Os resultados individuais para chumbo, mercúrio e cádmio são repassados aos participantes. Todos os demais resultados de testes podem ser enviados, quando solicitados, a Statistics Canada
União Europeia: Consortium to Perform Human Biomonitoring on a European Scale (COPHES) http://www.eu-hbm.info/cophes	A ser definido. Em um estudo piloto, DEMOCOPHES, foram dosados mercúrio, cádmio, ftalatos e fumaça de cigarro no ambiente, no cabelo e na urina de pares de mãe-filho em 17 países	Harmoniza as atividades de biomonitoramento na União Europeia	Os resultados serão enviados aos participantes e os dados agregados serão liberados ao público em geral
Alemanha: (1) A Agência Ambiental Alemã (Umweltbundesamt, UBA), em colaboração com o instituto Robert Koch, conduz a German Environmental Survey (GerES). (2) A Comissão de Biomonitoramento Humano (HBM) da UBA desenvolve critérios com metodologia científica para interpretação do HBM http://www.umweltbundesamt.de/gesundheit-e/monitor/index.htm	(1) A GerES realiza biomonitoramento de sangue e urina em uma amostra significativa da população alemã, o que é uma base importante para definir "valores de referência" no sangue e na urina. Biomonitoramento de fios de cabelo e amostragens do ambiente também foram realizados (2) Os valores HBM são baseados em estudos de toxicologia humana e epidemiologia HBM I: concentração de substâncias em matrizes biológicas humanas abaixo das quais não se esperam efeitos adversos HBM II: concentração de substâncias em matrizes biológicas humanas acima das quais há aumento do risco de efeitos adversos à saúde	(1) Valores de referência caracterizam a exposição de fundo da população geral aos poluentes ambientais em um dado período; são usados para identificar indivíduos ou grupos com maior exposição (2) O HBM-I é um "valor controle"; e o valor HBM-II é um nível indicador de necessidade de intervenção ou ação, acima do qual há necessidade de redução da exposição e de avaliação médica	Os resultados não são sistematicamente informados aos participantes

[a] Diversos estados dos Estados Unidos estão conduzindo estudos de viabilidade ou considerando a implementação de programas de biomonitoramento como os aqui descritos. Apenas os programas já estabelecidos foram apresentados aqui.

Os programas de biomonitoramento em saúde pública são regulados por diretrizes legislativas específicas. Seu escopo é determinado por autoridades estatutárias e por restrições impostas pelas agências de fomento. Os objetivos do biomonitoramento em saúde pública podem ser amplos e estão especificados no Quadro 42-3.

A. Investigações específicas

O biomonitoramento é um adjunto importante às investigações epidemiológicas e pode auxiliar a determinar a extensão da exposição individual ou de toda a comunidade, e a implementar ações que possam garantir a redução da exposição e a proteção da saúde. Alguns exemplos:

- O uso de cremes faciais ilegalmente importados contendo mercúrio, resultou em toxicidade por mercúrio inorgânico de vários membros de uma família e levaram a uma campanha de educação em todo o estado para alertar sobre as fontes de exposição e sobre os riscos à saúde relacionados ao mercúrio.
- Os níveis de perfluoroquímicos (PFC) em adultos habitantes em uma comunidade com água do solo contaminada foram reduzidos após uma campanha para diminuir a exposição à fonte de água potável.

B. Vigilância populacional

Entre as utilidades importantes do biomonitoramento estão: medir a exposição da população ao longo do tempo e do espaço, identificar indivíduos e populações em risco, e avaliar o impacto das políticas públicas. Por exemplo, o Programa de Biomonitoramento Nacional das CDC comprovou o declínio impressionante nos níveis sanguíneos de chumbo na população dos Estados Unidos correspondendo à retirada do chumbo da gasolina. Os estudos de biomonitoramento também demonstraram que os californianos apresentam um dos maiores níveis de retardantes de chamas PBDE do mundo, provavelmente em razão dos regulamentos singulares desse estado que exigem o uso dessas substâncias em espuma de estofados e mobília.

C. Resposta rápida

O biomonitoramento pode ser parte da resposta à exposição química aguda após vazamento descontrolado de substâncias químicas ou outro tipo de incidente. Em caso de exposição química resultante de ingestão de alimentos contaminados, vazamento descontrolado no ar e na água, ou derramamento químico é possível incorporar o biomonitoramento para quantificar a exposição como parte da avaliação clínica para diagnóstico e tratamento médico. Por exemplo, o biomonitoramento conduzido em resposta ao vazamento de mercúrio em uma escola é capaz de assegurar que as crianças não estão expostas a um nível ameaçador da saúde.

D. Recursos para pesquisa

Os programas de biomonitoramento podem começar na forma de pesquisa; aqueles que não começam como pesquisa podem produzir questões que resultem em uma mudança de direção. A revisão e a aprovação pelo Comitê de Ética em Pesquisa são obrigatórias para os programas de pesquisa. Se estiverem previstos projetos de pesquisa, o impresso de consentimento aprovado pelo IRB deve abordar atividades como preferências da comunidade e padrões e práticas de instituições acadêmicas, agências de saúde pública e IRB apropriada. As leis federais, estaduais e locais influenciam as decisões sobre incluir componentes de pesquisa no projeto, como retornar as informações clinicamente indeterminadas aos participantes, arquivamento de amostras residuais para futuros projetos, uso das amostras para apoiar o desenvolvimento de métodos analíticos no laboratório, e compartilhamento de dados e amostras com pesquisadores externos.

COMUNICAÇÃO DOS RESULTADOS

A comunicação apropriada dos resultados é um dos maiores desafios quando se conduz biomonitoramento, uma vez que a capacidade dos laboratórios de dosar substâncias químicas em meios biológicos é muito superior à capacidade de determinar os efeitos na saúde associados aos níveis mensurados. O público, o conteúdo da mensagem e o método de comunicação são determinados por diversos fatores, inclusive propósitos do biomonitoramento, normas legislativas, acordos de consentimento informado e exigências do IRB. O relato dos resultados pode demandar muitos recursos caso inclua relatórios individualizados e encontros presenciais com os participantes. Apesar de suas dificuldades, a comunicação dos resultados é um componente essencial do biomonitoramento ocupacional e da comunidade, e deve ser considerada durante o planejamento do programa.

Um dilema comum durante o biomonitoramento é se os resultados devem ser relatados quando sua importância clínica não pode ser interpretada. Na prática clínica tradicional, os resultados individuais dos testes normalmente são relatados aos participantes por profissionais de saúde quando são considerados clinicamente relevantes com base no julgamento de especialistas, e que os resultados estão associados a efeitos adversos à saúde, ou quando os resultados dão origem à intervenção com base em diretrizes médicas ou em exigências legais. O modelo clínico ainda é a norma para muitos ambientes ocupacionais. Por outro lado, no biomonitoramento em comunidades e para fins de pesquisa é mais provável considerar que os participantes são "donos" de seus dados de biomonitoramento e têm o direito de conhecê-los e de utilizá-los para orientar ações individuais, mesmo quando os efeitos sobre a saúde sejam incertos. Os elementos considerados como parte dos resultados a serem compartilhados durante os estágios de planejamento do programa de biomonitoramento estão listados no Quadro 42–4.

Quadro 42-4 Elementos a serem incluídos na divulgação dos resultados do biomonitoramento aos participantes.

- Descrição dos usos da substância química e como a exposição pode ocorrer
- Razões que justificam o biomonitoramento
- Medidas individuais das concentrações de substâncias químicas
- Variações na dosagem da substância química para a coorte
- Valores de referência relevantes ou padrões conhecidos com base nos efeitos na saúde
- Possíveis implicações dos achados para a saúde
- Possíveis fontes de exposição
- Ações recomendadas a empregadores, comunidade e outros indivíduos

Para as poucas substâncias com valores de alerta para efeitos na saúde, relevância clínica para os níveis biomonitorados e fontes de exposição conhecidos (p. ex., arsênio, cádmio, chumbo, mercúrio), a comunicação dos resultados provavelmente seguirá o modelo clínico. Por outro lado, para a maioria das substâncias biomonitoradas, as quais os efeitos na saúde e a informação sobre a exposição estão mal definidos, o conteúdo da comunicação dos resultados deve ser determinado por uma equipe multidisciplinar, incluindo profissionais de comunicação em saúde. Os representantes da população sendo monitorada também devem ser consultados, seja como membros da equipe de comunicação, ou na forma de grupos focais para testar o material de divulgação e determinar se é efetivo para comunicar a mensagem desejada.

Comunicação dos resultados em ambiente ocupacional

Quando o biomonitoramento é conduzido em locais de trabalho, tanto trabalhadores quanto empregadores devem ser notificados se os níveis encontrados excederem os padrões ocupacionais ou se houver suspeita de efeitos à saúde relacionados com a exposição. As normas federais e estaduais podem especificar os limites para comunicação dos resultados, a quem comunicar e quem é responsável pela comunicação. Historicamente, os trabalhadores não eram notificados sobre o biomonitoramento individual, exceto quando obrigatório por lei. Mesmo quando não há obrigatoriedade de comunicação, é prudente e ético planejar a comunicação dos resultados antes de executar o programa de biomonitoramento.

Essa informação pode servir como base para as tentativas de reduzir a exposição ou para conduzir rastreamentos em saúde a fim de diminuir os riscos de morbidade e mortalidade. Os materiais de divulgação devem abordar o fato de que os resultados do biomonitoramento podem ser influenciados por exposição não ocupacional. Dados do monitoramento de higiene industrial e informações adicionais acerca das possíveis fontes de exposição devem ser usados para distinguir entre as diferentes fontes de exposição.

O biomonitoramento no local de trabalho implica considerações específicas sobre privacidade e responsabilidade legal. Os trabalhadores podem considerar que o biomonitoramento é uma invasão de privacidade e que a empresa pode ter uma atitude discriminatória em função dos resultados. Em contrapartida, a empresa pode ficar preocupada com a possibilidade dos achados do biomonitoramento provocarem reinvindicações de indenização, mesmo nos casos em que as implicações para a saúde sejam incertas e, consequentemente, pode relutar em concordar com sua realização a não ser que seja obrigatória. Os resultados do biomonitoramento devem ser considerados equivalentes a outras informações confidenciais sobre a saúde; os empregadores não devem ser informados sobre resultados individuais. As notificações feitas aos empregadores devem descrever aquilo que excede os limites da norma, ou outros padrões de saúde, e não dados individuais, além das modificações recomendadas para reduzir a exposição no local de trabalho. O biomonitoramento obrigatório no ambiente de trabalho deve ser diferenciado da pesquisa. Os protocolos de pesquisa e os documentos de consentimento informado devem especificar que os resultados identificados com o biomonitoramento conduzido com objetivo de pesquisa nos ambientes de trabalho serão confidenciais, mantidos em local separado dos registros médicos do funcionário e que não serão divulgados a ninguém além do próprio funcionário, a não ser que expressamente consentido.

Comunicação dos resultados na comunidade

Há poucas exigências legais e nenhuma uniformidade nos padrões aceitos para comunicação dos resultados na comunidade ou em ambiente de pesquisa. Embora o modelo de participação comunitária geralmente seja usado para orientar a comunicação dos resultados em cenários não ocupacionais, a abordagem varia.

Quando se considera a comunicação de resultados aos participantes, o direito individual à informação e a tomar as medidas apropriadas para redução da exposição deve ser ponderado contra os seguintes fatores:

- A possibilidade de temor, preocupação ou estigma causados por níveis identificados como altos; porém, com implicações desconhecidas no que se refere à saúde
- Possíveis consequências legais e econômicas, como efeitos sobre seguro de saúde ou valor das propriedades em razão da informação sobre os níveis de substâncias químicas
- A possibilidade de estímulo não intencional de intervenções desnecessárias ou contraproducentes (p. ex., quelação indevida)

Os resultados do biomonitoramento devem ser confidenciais e mantidos da mesma forma que outras informações de saúde protegidas. As informações de saúde pública e de pesquisa devem ser mantidas separadamente dos registros médicos.

REFERÊNCIAS

Bevan R: Reference ranges for key biomarkers of chemical exposure within the UK population. Int J Hyg Environ Health 2013; 216:170 [PMID: 22494935].

Biomonitoring in Public Health. Washington DC: Council of State and Territorial Epidemiologists; 2012. http://www.cste2.org/webpdfs/BioMonISFINAL.pdf.

Brief guide to analytical methods for measuring lead in blood. Geneva, Switzerland: World Health Organization; 2011. http://www.who.int/ipcs/assessment/public_health/lead_blood.pdf.

Clinical and Laboratory Standards Institute: http://www.clsi.org/.

Guidance for laboratory biomonitoring programs. Silver Spring, MD: Association of Public Health Laboratories. 2012. http://www.aphl.org/AboutAPHL/publications/Documents/EH_2012_Guidance-for-Laboratory-Biomonitoring-Programs.pdf.

Haines DA: Reporting results of human biomonitoring of environmental chemicals to study participants: a comparison of approaches followed in two Canadian studies. J Epidemiol Community Health 2011;65:191 [PMID: 20628082].

McClean MD: Using urinary biomarkers of polycyclic aromatic compound exposure to guide exposure-reduction strategies among asphalt paving workers. Ann Occup Hyg 2012;56:1013[PMID: 23002274].

National Report on Human Exposure to Environmental Chemicals. Washington DC: Department of Health and Human Services, Centers for Disease Control and Prevention; 2012. http://www.cdc.gov/exposurereport/.

OSHA List of Laboratories Approved for Blood Lead Analysis. US Department of Labor. http://www.osha.gov/SLTC/bloodlead/index.html.

Roman HA: Evaluation of the cardiovascular effects of methyl mercury exposures: current evidence supports development of a dose–response function for regulatory benefits analysis. Environ Health Perspect 2011;119:607 [PMID: 21220222].

■ QUESTÕES PARA AUTOAVALIAÇÃO

Escolha e única opção correta para cada questão.

Questão 1: Marcadores biológicos são:
a. distintos de *biomarcadores*
b. indicadores ou sinais de eventos bioquímicos, genéticos, moleculares, imunológicos ou fisiológicos em um sistema biológico
c. consistentemente sensíveis, específicos, biologicamente relevantes, práticos e de baixo custo
d. usados principalmente em pesquisas

Questão 2: As dosagens de substâncias químicas no sangue
a. têm valor marginal com os metabólitos químicos
b. refletem mais a exposição crônica do que a aguda
c. têm aplicações ilimitadas no biomonitoramento
d. podem ser matrizes valiosas para medição de aductos de hemoglobina, albumina ou DNA

Questão 3: As medições de substâncias químicas no ar expirado
a. não têm qualquer valor para compostos orgânicos voláteis
b. representam procedimento invasivo
c. podem ser usadas para avaliar inflamação das vias respiratórias
d. não proporcionam a comparação direta com as medições feitas no monitoramento do ar ambiente

Questão 4: Os valores com base nos efeitos na saúde
a. são as concentrações químicas abaixo das quais o indivíduo não apresenta efeitos adversos à saúde
b. podem não incluir os estudos próprios das indústrias
c. podem incorporar fatores de segurança
d. são inapropriados para o ambiente de trabalho

Questão 5: Os índices de exposição biológica (BEI) estão ou são
a. disponíveis para mais de 100 substâncias
b. baseados em estudos que relatam efeitos adversos mínimos ou ausentes em trabalhadores e animais expostos
c. níveis que asseguram trabalhadores saudáveis
d. níveis que indicam concentrações abaixo das quais não ocorrem efeitos adversos à saúde

Questão 6: O biomonitoramento no ambiente ocupacional
a. pode ser um componente voluntário ou obrigatório da vigilância médica habitual
b. é uma exigência das normas da OSHA para chumbo e cromo
c. torna desnecessária a verificação de possíveis fontes de exposição
d. ignora a logística e a viabilidade

Seção VI. Saúde ambiental

Princípios de saúde ambiental

Gina M. Solomon, MD, MPH

43

Cada vez mais os médicos são solicitados a abordar questões relacionadas à saúde ambiental. Poluição do ar e da água, contaminação dos alimentos, emissões de instalações industriais ou depósitos de resíduos e perigos em casa são causas comuns de preocupação entre pacientes, membros da comunidade, mídia e instituições públicas. Todos os profissionais de saúde devem compreender como abordar problemas de saúde pública e clínica na saúde ambiental, bem como as semelhanças e as diferenças entre saúde ocupacional e saúde ambiental.

Embora as questões ambientais sejam importantes no mundo, a gravidade e a natureza do problema diferem geograficamente, com riscos particularmente graves em países de industrialização recente. Muitas nações desenvolvidas tomaram iniciativas significativas, nas últimas décadas, para tratar de problemas universais como poluição do ar e contaminação da água potável. Esses países ainda enfrentam problemas com a segurança dos produtos químicos em produtos de consumo, a herança da contaminação a partir do uso industrial histórico e as preocupações emergentes sobre riscos químicos recentemente identificados. Por outro lado, os países em desenvolvimento têm enfrentado grande aumento da poluição industrial. A expansão mundial de veículos motores, a transferência da produção industrial para países em que as leis ambientais são menos rigorosas e sua aplicação é, muitas vezes, nula, e a prática de transportar resíduos perigosos para países menos desenvolvidos, para reciclagem ou armazenamento, criaram problemas ambientais grandes e relativamente novos em todo o mundo. Em particular, a poluição do ar e a contaminação da água e dos alimentos são preocupações muito sérias nas nações em desenvolvimento. Enquanto isso, ameaças globais como mudanças climáticas, esgotamento de recursos naturais e presença de químicos persistentes bioacumulativos no ambiente ameaçam a saúde mundial.

UMA ABORDAGEM PARA A SAÚDE AMBIENTAL

Embora as exposições no local de trabalho a produtos químicos industriais são, muitas vezes, maiores do que os níveis de poluição ambiental, este último ainda pode ser uma grande preocupação. Exposições a níveis baixos são um problema quando o tamanho da população exposta é suficiente para sugerir que efeitos sobre a saúde, ainda que raros ou sutis, podem ter importância para a saúde pública. Por exemplo, um produto químico que oferece risco de câncer, em condições de exposição ambiental de um caso extra por 10 mil pessoas, é de importância considerável quando a população exposta inclui milhões de pessoas. Da mesma forma, um aumento de 10 µg/dL de chumbo no sangue está associado com uma redução de 2-3 pontos no QI de crianças expostas. Uma ligeira diminuição no QI pode não parecer significativa sobre um único indivíduo, mas em uma população de crianças expostas ao chumbo, tal decréscimo diminui toda a distribuição de pontuações de QI infantil, resultando em um aumento substancial do número de crianças que caem nas categorias que necessitam de serviços de educação especial.

Embora as exposições ambientais sejam, muitas vezes, significativamente menores do que as no local de trabalho, existem muitas exceções. Por exemplo, as populações mais expostas a compostos orgânicos de mercúrio são as que mais consomem peixe, e não os trabalhadores industriais. Com frequência, exposições a arsênio são mais elevadas quando ocorrem por contaminação natural a partir da água potável, do que no local de trabalho. A inalação de gás radônio é um problema, principalmente, no ambiente residencial. Além disso, a popularidade de atividades com uso intenso de produtos químicos pode causar exposições ambientais significativas. Produtos de arte, de reforma para casa, automotivos, soldas, corantes, colas e solventes são utilizados de forma semelhante nos locais de trabalho e em casa; para os de uso doméstico, é menos provável que as pessoas tenham treinamento de segurança adequado, equipamento de proteção, ventilação e práticas de descarte, por isso, as exposições podem ser ainda maiores do que no local de trabalho.

Muitos trabalhadores da indústria quimicamente exposta são homens adultos saudáveis. Em comparação, a população em geral inclui mulheres grávidas, crianças, pessoas com doenças subjacentes ou em mal estado nutricional e idosos. Cada um desses grupos pode enfrentar um risco maior a partir de níveis mais baixos de exposição ambiental. As crianças, por exemplo, são mais expostas a contaminantes porque respiram mais ar, bebem mais água e comem mais alimentos por quilograma de peso corporal do que os adultos. As crianças mais velhas estão em frequente atividade mãos-boca*, o que significa que consomem substâncias contaminantes (como chumbo, pesticidas, hidrocarbonetos aromáticos policíclicos [PAHs] ou retardantes de chama) na poeira ou no solo da casa. Os fetos e as crianças jovens são mais suscetíveis a danos de longo prazo causados por neurotoxinas ou desreguladores endócrinos, por causa das fases críticas de desenvolvimento do cérebro e do sistema reprodutivo durante a gestação e a infância. Sabe-se que exposições de baixo nível a certos carcinogênicos, como radiações ionizantes, apresentam maior probabilidade de causar câncer quando a exposição ocorre durante a infância. Por fim, a criança tem um longo período de vida para manifestar os efeitos tardios sobre a saúde, e há um crescente consenso científico de que numerosas doenças da idade adulta e do envelhecimento têm suas origens nesta fase da vida. Questões de saúde ambiental podem ser muito difíceis de avaliar. Muitas vezes, as exposições são complexas, cumulativas e não quantificáveis; as doenças costumam ser multifatoriais e com longos períodos de latência; frequentemente, as informações importantes são incompletas ou ausentes. Por exemplo, devido a reivindicações sobre informações confidenciais de negócios (CBI, do inglês, *confidential business information*), pode ser difícil ou impossível obter informações sobre todos os ingredientes de muitos produtos de consumo. A legislação em vigor nos estados Unidos não exige testes de toxicidade antes que as substâncias químicas sejam introduzidas nos bens de consumo, assim, mesmo que os ingredientes sejam conhecidos, pouca ou nenhuma informação sobre toxicidade pode estar disponível. Atualmente, dos aproximadamente 100 mil produtos químicos no mercado, cerca de 3 mil são produzidos e utilizados em quantidades superiores a 453 mil quilos por ano, apenas algumas centenas foram testadas para a toxicidade. O relatório padrão de liberação de substâncias químicas no ambiente, a partir da indústria, em países em que o relatório é obrigatório, inclui uma curta lista de centenas de substâncias químicas tóxicas, e testes químicos analíticos do meio ambiente se concentram em um subconjunto semelhante de substâncias químicas. O resultado é que muitas substâncias químicas potencialmente perigosas não foram submetidas a testes de toxicidade, e não são priorizadas para relatórios de emissões ou monitoramento ambiental, e o resultado é a total falta de informações sobre o potencial risco para a saúde a partir desses milhares de produtos químicos.

Além das limitações dos testes de toxicidade em animais, estudos de base populacional em saúde ambiental são difíceis de executar. Estudos retrospectivos quase que universalmente sofrem grande exposição à incerteza, o que tende para resultados inválidos. Estudos prospectivos costumam ser proibitivamente caros, pois exigem o acompanhamento de uma corte de indivíduos durante anos ou décadas para avaliar os efeitos na saúde ao longo do tempo. Estudos de corte transversal, que avaliam o estado de saúde e exposição ao mesmo tempo, podem ser úteis para gerar hipóteses para futuras pesquisas, mas, muitas vezes, estão sujeitos a confusão por múltiplas variáveis, e não podem demonstrar uma relação de causa e efeito.

Os médicos podem encontrar pacientes conhecidos por terem sido expostos a um perigo ambiental ou que acreditam ter sofrido tal exposição. Em alguns casos, uma comunidade inteira pode se preocupar por causa de uma catástrofe natural ou tecnológica ou por causa de uma descoberta como contaminantes presentes no abastecimento de água ou um aparente *cluster*. Essas situações requerem avaliação cuidadosa, incluindo história de exposição e quantificação – sempre que possível – dos níveis de exposição. Uma compreensão básica dos principais problemas em saúde ambiental pode ajudar a tratar pacientes e questões comunitárias, e pode ajudar a identificar potenciais ameaças à saúde pública que podem existir.

A MAGNITUDE DA CONTAMINAÇÃO AMBIENTAL

No ano de 2011, nos Estados Unidos, mais de 1,8 bilhão de quilos de produtos químicos tóxicos foram eliminados ou liberados no meio ambiente (isto é: ar, água ou solo), um aumento de 8% em comparação ao ano de 2010. Embora, em 2010, mais de 92% dos sistemas comunitários de água atendiam às normas de saúde, nos Estados Unidos, 14 milhões de pessoas ainda são abastecidas por um dos 4 mil sistemas de água potável que relataram pelo menos uma violação das normas de saúde para água potável. Embora a qualidade do ar nos Estados Unidos tenha melhorado significativamente nos últimos anos, e as emissões de poluentes no ar tenham caído, no país, quase 124 milhões de pessoas ainda vivem em áreas que contrariam um ou mais dos principais padrões de poluição do ar. Embora muitos depósitos de resíduos tóxicos tenham sido limpos ou controlados, ainda nos Estados Unidos, mais de 9,2 milhões de pessoas residem em bairros até 3 km distância de 413 instalações de resíduos comerciais perigosos. Nos Estados Unidos, as pessoas não brancas têm 1,7 e 2,3 vezes mais probabilidade de morar em um bairro com depósito de resíduos perigosos em comparação com residentes brancos. Disparidades raciais e de renda significativas também têm sido relatadas em proximidade com outros poluentes ambientais.

No mundo, a situação é calamitosa; de acordo com a Organização Mundial de Saúde (OMS), a poluição do ar, a partir de fontes externas, mata cerca de 3 milhões de pessoas por ano, das quais 1,2 milhão está na China, e há uma perda de 25 milhões de anos de vida saudável só nesse país. Estima-se que a poluição do ar em ambientes fechados, pelo uso de combustíveis sólidos, cause mais de 4,5 milhões de mortes anualmente, ou 7% da carga global de doença. Noventa países estão enfrentando escassez de água, com abastecimento poluído ou deficiente. No mundo, 1,2 bilhão de pessoas não dispõem de água limpa, e infecções trazidas pela água são responsáveis por 80% de todas as doenças infecciosas do planeta.

Mais de 1 bilhão de quilos de pesticidas são usados anualmente nos Estados Unidos, e aproximadamente 5,6 bilhões de quilos são usados no mundo. Em muitos países em desenvolvimento, programas para controlar a exposição são limitados ou inexistentes. Estima-se que 25 milhões de trabalhadores agrícolas no mundo, e quantidades desconhecidas de pessoas que se encontrem nas proximidades e consumidores de alimentos, vivenciem intoxicações involuntárias por pesticidas a cada ano. Aproximadamente 40% das mortes mundiais são causadas, de alguma forma, por degradação ambiental.

---

* N. de R. T. A atividade mão-boca relaciona-se com a idade da criança e o seu crescimento psicomotor.

PRINCIPAIS PROBLEMAS DE SAÚDE AMBIENTAL

Muitas questões significativas de saúde ambiental são discutidas em outra parte deste livro. Os capítulos anteriores sobre saúde ocupacional e ambiental internacionais, exposições ambientais e ocupacionais e doenças ambientais e ocupacionais contêm importantes questões de saúde ambiental, assim como todos os capítulos que seguem nesta seção. Várias questões de importância global incluem as muitas preocupações com saúde ambiental. O uso e transporte de energia global são os principais geradores da poluição do ar, do esgotamento de recursos, do aquecimento global e problemas de saúde. O aquecimento global sozinho representa desafios significativos para a saúde humana no planeta. Por fim, alguns contaminantes químicos devem ser considerados uma preocupação global, devido ao fato de terem potencial para exposições muito difundidas e efeitos sobre a população inteira.

Uso e transporte de energia

O desafio ambiental do mundo é evidente a partir do crescimento contínuo da demanda de energia, principalmente nos países asiáticos. O consumo global de petróleo atingiu 88 milhões de barris por dia no ano de 2011, o que equivale a 33,1% do consumo global de energia. O consumo de carvão aumentou para 5,4% em 2011, o que ultrapassou o crescimento do consumo de petróleo, e agora, o carvão representa 30,3% do consumo de energia global, com os maiores aumentos em países asiáticos. O carvão está associado com as maiores emissões de carbono em comparação a qualquer outro combustível fóssil, bem como as maiores emissões de poluentes atmosféricos. Em contrapartida, formas renováveis de energia representaram apenas 2,1% do consumo de energia global em 2011.

Um relatório do National Research Council (NRC) estimou os custos de produção e uso de energia nos Estados Unidos – em especial, os danos à saúde causados pela poluição atmosférica – que não são refletidos nos preços de mercado. A totalidade dos danos, que o conselho foi capaz de quantificar, somou um estimado de $120 bilhões de dólares nos Estados Unidos, no ano de 2005, principalmente a partir dos efeitos da poluição atmosférica sobre a saúde, associados à geração de eletricidade e transporte por veículo motor. O relatório foi incapaz de quantificar danos resultantes das alterações climáticas, prejuízos para os ecossistemas, efeitos de alguns poluentes atmosféricos, como mercúrio, e riscos para a segurança nacional. Os danos anuais totais, causados por dióxido de enxofre, óxidos de nitrogênio e partículas criadas pela queima de carvão em 406 centrais elétricas alimentadas a carvão, que produzem 95% da eletricidade gerada por carvão nos Estados Unidos, foram de aproximadamente $62 bilhões de dólares.

O transporte, que depende quase que exclusivamente de petróleo, é responsável por quase 30% da demanda de energia e 20% das emissões de dióxido de carbono (CO_2) nos Estados Unidos. Os veículos são os maiores colaboradores para a poluição do ar em todo o mundo, representando a maior parte do monóxido de carbono (CO) e dos hidrocarbonetos (HC), óxidos de nitrogênio (NO_x) e partículas em grandes áreas urbanas. O NRC estimou que, nos Estados Unidos, em 2005, os veículos motores produziram $56 bilhões de dólares em danos à saúde e outros danos não relacionados a alterações climáticas. No mundo, a quantidade de veículos motores ultrapassou a marca de 1 bilhão em 2010, e estima-se que mais de 60 milhões de automóveis serão produzidos no mundo em 2012; o uso de veículos motores está aumentando rápido, especialmente, em países industrializados, resultando em efeitos adversos sobre a qualidade do ar e a segurança pública.

Alterações climáticas

Certos gases retêm calor na atmosfera e diminuem a radiação desse calor para o espaço. Embora certa quantidade de retenção de calor seja essencial para a vida na terra, o sistema tem estado em delicado equilíbrio há milênios, e as enormes emissões de "gases de efeito estufa", liberados pelas atividades humanas no último século, estão perturbando esse equilíbrio. Desde a era pré-industrial até o ano de 2010, as concentrações de dióxido de carbono (CO_2) aumentaram globalmente em cerca de 40%; concentrações de metano, um gás de efeito estufa que é 21 vezes mais potente que CO_2, aumentou 158%. Nos Estados Unidos, o total de emissões de gases de efeito estufa, em equivalentes de CO_2, aumentou 8,7% entre a década de 1990 e 2011. Os principais emissores de gases de efeito estufa, no mundo, são a China, os Estados Unidos, a União Europeia, a Índia, a Rússia, o Japão e o Canadá. Em conjunto, essas fontes representam a vasta maioria do total de emissões globais de CO_2.

Duas grandes alterações climáticas são previsíveis com base nessas emissões: aumento geral da temperatura e variabilidade mais extrema no clima devido ao aumento da energia térmica na atmosfera, resultando em efeitos sobre outros sistemas naturais, a partir de fenômenos como seca e inundações.

Espera-se que as temperaturas globais médias aumentem entre 1,4°C e 5,8°C até o fim deste século devido às alterações climáticas. Até agora, as pesquisas focam principalmente nos efeitos do calor sobre a saúde, condições climáticas extremas e doenças infecciosas; alguns estudos também analisaram os efeitos das alterações climáticas sobre o rendimento das plantações, resultando em fome e deslocamentos populacionais. Prevê-se que as alterações climáticas resultarão em aumento significativo do nível do mar e que o número de pessoas em situação de risco por inundações costeiras, causadas por tempestades, aumente dos atuais 75 para 200 milhões em um cenário de alterações climáticas de médio alcance.

Estima-se que o estresse térmico afete substancialmente a capacidade de trabalho, especialmente entre os trabalhadores cujas funções envolvam esforço ao ar livre; espera-se um declínio de 80% da atual capacidade de trabalho no mundo no ano de 2050, devido à queda de produtividade pelo aumento de temperatura, resultando em consequências econômicas. As ondas de calor têm efeitos significativos sobre a saúde, incluindo aumento substancial na mortalidade, internações hospitalares e atendimentos de emergência em dias de calor extremo. As áreas que são normalmente mais frias, em que as pessoas e o ambiente construído são menos aclimatados, têm aumento na morbidade relacionada ao calor extremo durante esses eventos.

> **Gases de efeito estufa**
>
> - Dióxido de carbono é produzido pela queima de combustíveis fósseis; é removido da atmosfera ("sequestrado") quando é absorvido pelas plantas, ou para o oceano, onde reage para formar ácido carbônico, resultando na acidificação do oceano e ameaças para organismos marinhos.
> - A principal fonte de metano é a pecuária, aterros sanitários, compostagem e instalações de tratamento de esgoto. Emissões transitórias de metano também se originam da perfuração de poços de gás natural e transporte por gasoduto. O metano é produzido naturalmente a partir da vegetação em decomposição em áreas pantanosas; espera-se que o derretimento das geleiras do ártico resulte em aumentos significativos na produção de metano ao longo das próximas décadas.
> - Óxido nitroso é emitido a partir do uso de fertilizantes e atividades industriais, bem como durante a queima de combustíveis fósseis e resíduos sólidos.
> - Os hidrofluorcarbonetos, perfluorcarbonetos e hexafluoreto de enxofre são gases de efeito estufa sintéticos poderosos, emitidos a partir de uma variedade de processos industriais. Às vezes, gases fluorados são utilizados como substitutos de substâncias da camada estratosférica deficiente em ozônio (p. ex., clorofluorcarbonetos, hidroclorofluorcarbonos e halons). Normalmente, esses gases são emitidos em quantidades menores, mas como são potentes gases de efeito estufa, às vezes, são chamados de gases de Alto Potencial de Aquecimento Global ("Gases de GWP Elevado" [do inglês, *Global Warming Potential*]).
> - Embora o carbono negro não seja um gás, ele é importante, pois absorve diretamente a radiação solar e a radiação infravermelha. Ele também faz depósito e escurece neve e gelo, aumentando a absorção da luz solar e acelerando o derretimento da neve. A principal fonte de carbono negro são motores diesel, mas ele também se origina da fumaça de lenha, centrais elétricas e outras instalações industriais.

▶ Substâncias tóxicas persistentes e bioacumulativas

Vários produtos químicos e pesticidas industriais são um problema para a saúde humana e para o meio ambiente devido a sua resistência à degradação ambiental e propensão à bioacumulação. Os produtos químicos nessa categoria não são apenas um risco para os trabalhadores e pessoas diretamente expostas, mas também para os ecossistemas e as pessoas distantes dos locais em que essas substâncias químicas são utilizadas ou emitidas. Substâncias químicas que se enquadram na categoria de tóxicos persistentes e bioacumulativos (PBTs) incluem alguns metais, como metilmercúrio, cádmio e chumbo; alguns produtos químicos orgânicos halogenados, como PCBs, dioxinas e difenil éteres polibromados (PBDEs) e pesticidas organoclorados como DDT (diclorodifeniltricloroetano). Outros grupos de substâncias químicas, como certos perfluorados (usados como tira-manchas, agentes impermeabilizantes e revestimentos à prova de óleos), parafinas cloradas de cadeia curta (usadas como retardantes de chama, plastificantes, aditivos em fluidos para trabalho em metal, seladores, tintas e revestimentos) e almíscar xileno (usado como fragrância) também têm sido identificados como PBTs.

Embora alguns PBTs (como a maioria dos derivados halogenados) são lipofílicos e tendem a se acumular no tecido adiposo da biota, em concentrações crescentes pela cadeia alimentar, outros PBTs (como muitos metais) se acumulam nos músculos, ossos ou outros tecidos. Essas substâncias químicas podem ser transportadas globalmente pelo do ar, água e biota, e têm sido detectadas em locais distantes de onde foram produzidas ou utilizadas. Por exemplo, muitas substâncias químicas PBT são encontradas em concentrações elevadas no ártico, e são as principais contaminantes presentes nos mamíferos marinhos e nos ursos polares. Geralmente, as populações inuítes estão entre as mais expostas a esses produtos químicos devido aos seus hábitos alimentares, e efeitos adversos à saúde dessas populações têm sido associados com exposições a PCBs e outros produtos químicos PBT em estudos epidemiológicos. As dioxinas, PCBs e outras substâncias químicas lipofílicas também se concentram nos lipídeos do leite materno, resultando em exposições desproporcionalmente grandes entre lactentes em relação a adultos. O Institute of Medicine (IOM) revisou o consumo de dioxinas e produtos químicos relacionados na dieta, nos Estados Unidos, e concluiu que, embora as concentrações tenham diminuído, de modo geral, os níveis típicos em mulheres em idade reprodutiva ainda são mais elevados do que o aconselhável. As dioxinas são potentes desreguladores endócrinos e carcinogênicos, levantando preocupações sobre a exposição durante o desenvolvimento fetal e a infância. O IOM recomendou esforços educativos direcionados para jovens para incentivá-las a ter uma dieta com pouca gordura animal, como forma de reduzir exposições às dioxinas. Não está claro se essas recomendações têm sido seguidas. As dioxinas não são produzidas intencionalmente, elas são subprodutos da incineração, combustão, alvejantes à base de cloro e outros processos industriais; algumas dioxinas também são produzidas naturalmente em incêndios florestais e erupções vulcânicas.

Muitos produtos químicos PBT estão na lista de substâncias sujeitas a esforços internacionais de redução sob a Stockholm Convention on Persistent Organic Pollutants, em vigor em 2004. Embora os Estados Unidos não tenham ratificado o tratado, ele foi assinado por 178 países e resultou em grande sucesso global reduzindo ou eliminando muitas dessas substâncias químicas.

▶ Desreguladores endócrinos

Em meados da década de 1990, cientistas de diversas áreas começaram a perceber que estavam vendo efeitos tóxicos no sistema endócrino a partir de exposições ambientais. Foi descoberto que algumas substâncias químicas comuns ativam o receptor estrogênico de uma forma que imita o próprio estrogênio. Muitas dessas substâncias químicas foram posteriormente testadas em células de câncer de mama e descobriu-se que promovem sua proliferação; estudos em animais de laboratório, populações de animais selvagens vivendo em áreas contaminadas e até mesmo nos humanos confirmaram efeitos estrogênicos. Nos anos que se seguiram, vários pesticidas e substâncias químicas industriais foram identificadas, incluindo as que são antiandrogênicas, antitireoidianas e outras com efeitos mais complexos nas vias endócrinas. Apesar de haver ceticismo inicial sobre a teoria de que agentes químicos ambientais podem causar perturbações endócrinas na vida selvagem e nos humanos, agora, a existência desse problema é um consenso.

Atualmente, várias substâncias químicas são reconhecidas como desreguladores endócrinos. Agentes com ação hormonal podem ocorrer naturalmente na dieta, como fitoestrogênio coumestrol e isoflavonas como genisteína; esses fitoestrogênios são encontrados na soja, nozes, cereais e leguminosas, com as maiores concentrações nos alimentos como a linhaça e o tofu. Vários estudos têm pesado os riscos e os benefícios dos fitoestrogênios na dieta, com preocupações centradas principalmente em potenciais riscos para mulheres com receptor estrogênico positivo para câncer de mama e para os recém-nascidos consumindo fórmulas à base de soja. Nenhum desses problemas tem sido totalmente resolvido, mas o rápido metabolismo e a excreção dos fitoestrogênios, juntamente com seu efeito modulador sobre estradiol endógeno, tem sugerido que os efeitos dessas substâncias químicas podem ser modestos ou benéficos em muitas circunstâncias. Em contrapartida, algumas substâncias químicas e pesticidas industriais, com atividade endócrina, são mais persistentes no corpo e podem ter maior probabilidade de provocar efeitos adversos em organismos vivos.

A European Commission criou uma lista de substâncias químicas prioritárias e uma estratégia para perturbadores endócrinos, considerando o potencial para exposição e a evidência de atividade desreguladora endócrina. Evidências claras de atividade desreguladora endócrina foram observadas em 66 substâncias químicas, incluindo pesticidas, detergentes, plastificantes e subprodutos da combustão. Os humanos foram considerados suscetíveis de serem expostos a 60 dos 66 produtos químicos. Mais 52 produtos químicos mostraram alguma evidência sugerindo potencial atividade endócrina. Desreguladores endócrinos bem-estabelecidos, com exposições humanas generalizadas, incluem alquilfenóis, bisfenol A, dioxinas, PCBs, difenil éteres polibromados (PBDEs), perclorato, ftalatos e triclosan.

As principais preocupações sobre produtos químicos desreguladores endócrinos referem-se a exposições pré-natal e na infância. O sistema endócrino adulto é relativamente resistente, com hormônios endógenos em concentrações mais elevadas do que as substâncias químicas em questão, e ciclos de retroalimentação que regulam os níveis hormonais. Contudo, no início da vida, os níveis de hormônios sexuais em segundo plano são muito baixos, e os mecanismos endógenos reguladores não estão completamente desenvolvidos. Ao mesmo tempo, órgãos hormonalmente sensíveis, incluindo o cérebro, estão em desenvolvimento ativo e, portanto, são sensíveis a danos permanentes ao desenvolvimento a partir de perturbações biológicas. Como resultado, variações endócrinas bastante sutis na fase fetal e na criança em desenvolvimento podem levar a déficits estruturais e funcionais permanentes. Por exemplo, a exposição pré-natal a ftalato tem sido associada à síndrome de disgenesia testicular, descrita pela primeira vez em 2001, que é a consequência do desenvolvimento gonadal interrompido durante a vida fetal, resultando em sêmen de má qualidade e maiores taxas de criptorquia, hipospádia e câncer testicular. A exposição a substâncias químicas antitireoidianas, como PCBs e PBDEs, tem sido associada com atrasos no desenvolvimento neurológico e redução de QI em crianças.

ABORDAGEM A PROBLEMAS DIFÍCEIS EM SAÚDE AMBIENTAL

▶ Justiça ambiental

Comunidades de baixa renda e não brancos* se tornaram cada vez mais preocupadas com uma carga desproporcional e injusta de risco ambiental. Mesmo um risco relativamente pequeno pode ser visto no contexto de uma história de disparidades raciais e socioeconômicas na distribuição dos riscos ambientais, e é percebido como adição a um risco subjacente já inaceitável. Em meados da década de 1980, uma coalizão surgiu entre os ativistas e ambientalistas dos direitos civis que trabalhavam pelos direitos das comunidades de não brancos e de baixa renda em busca de ambientes limpos e saudáveis; essa colaboração é conhecida como o movimento de justiça ambiental.

Um relatório inovador de 1987, feito pela United Church of Christ's Commission on Racial Justice constatou que três quintos dos afro-americanos ou hispânicos moravam em comunidades com depósitos de resíduos tóxicos descontrolados, e que o indicador mais importante para a localização das instalações de resíduos perigosos em todo o país foi a cor de pele da comunidade local. Nos anos seguintes, vários estudos documentaram a presença de números desproporcionalmente grandes de instalações industriais poluentes, centrais de tratamento de esgoto, estradas movimentadas e outras terras indesejáveis usadas em comunidades de baixa renda povoadas por minorias raciais ou étnicas. Tais comunidades também carecem de opções de alimentos saudáveis, têm maior número de restaurantes *fast food* e lojas de bebidas, poucos espaços verdes, habitação de baixa qualidade e oportunidades de lazer limitadas. Altos níveis de violência e estresse na comunidade aumentam ainda mais o perfil de risco nesses bairros.

Pesquisas nessas áreas têm mostrado que as crianças não brancas sofrem com o fardo desproporcional da doença com potenciais aspectos ambientais, que vão desde intoxicação por chumbo até asma e câncer infantil. Além disso, as crianças afro-americanas estão em maior risco de parto prematuro ou baixo peso ao nascer. Embora essas condições de saúde possam ser causadas ou agravadas por alguns fatores ambientais, as causas são multifatoriais e não podem ser atribuídas a qualquer conjunto específico de condições.

---

* N. de T. *Colored people*, nos Estados Unidos, refere-se aos afro-americanos, latino-americanos, porto-riquenhos e, genericamente, a todos aqueles que não são oficialmente classificados como "brancos".

A Presidential Executive Order sobre justiça ambiental, assinada em 1994, determina que todas as agências federais tenham como missão "alcançar a justiça ambiental". Em um esforço para ajudar a orientar a implementação da Executive Order sobre justiça ambiental, em 1999, a National Academy of Sciences (NAS) produziu um relatório oferecendo orientação para as agências governamentais, cientistas e comunidade médica. O relatório da NAS identificou falta de conhecimento sobre riscos ambientais entre os profissionais da saúde, os pesquisadores e as comunidades, e recomendou "maiores esforços no treinamento de profissionais da saúde e educação do público".

O painel da NAS recomendou que os esforços de comunicação de educação e riscos sejam direcionados para quatro objetivos principais: (1) aumentar a consciência individual e comunitária sobre questões e recursos de saúde ambiental; (2) envolver a comunidade na identificação de problemas relacionados com exposições ambientais; (3) solicitar envolvimento da comunidade em abordagens de pesquisa; e (4) melhorar as relações entre os membros da comunidade, profissionais de saúde e os pesquisadores. Devido ao padrão histórico e nacional de disparidades, qualquer discussão sobre o risco em uma determinada comunidade deve considerar a justiça ambiental.

Comunicação do risco

A comunicação do risco pode ser definida como a troca de informações sobre a natureza, magnitude, importância e controle de risco. Os médicos têm sido como uma das fontes mais confiáveis de informação sobre os riscos ocupacionais e ambientais à saúde.

Compreender diferentes percepções de risco é importante para ajudar a entender como se comunicar sobre ele. Se o médico que está tentando explicar um risco não se dá conta de que o público ou indivíduo pode percebê-lo de forma muito diferente, a comunicação tem menor probabilidade de ser produtiva e eficaz. O não reconhecimento dessas diferenças de percepção e não lidar com elas de forma adequada pode causar falha na comunicação do risco. Fatores que influenciam a percepção de risco incluem diferenças na natureza do risco em si, diferenças entre indivíduos ou grupos, em como eles reagem ao perigo, e fatores relacionados ao contexto social em que ocorre a comunicação do risco.

No cenário de assistência ao paciente, preocupações com a saúde ambiental tendem a se concentrar em perguntas sobre o risco individual. Como a ciência em saúde ambiental não se refere ao risco individual, mas ao populacional, o desafio do profissional de saúde é substancial. Mesmo admitindo que ele esteja familiarizado com os dados científicos relevantes para o assunto em questão, permanece o desafio de traduzir uma combinação de resultados complexos e, por vezes, conflitantes, a partir de uma variedade de fontes, como ensaios *in vitro*, estudos com ratos de laboratório e pesquisa epidemiológica limitada em humanos, até conselhos práticos para a situação individual do paciente. Esse problema é complicado ainda mais por dificuldades na avaliação da exposição, pelo fato de que os indivíduos são expostos, não a um, mas a misturas de produtos químicos, com diferentes efeitos, quando a exposição ocorre em períodos vulneráveis ao longo da vida útil do indivíduo. A discussão resultante deve, portanto, afastar-se de um foco de tentar "responder a pergunta", indo em direção a uma discussão mais aberta de incerteza científica, risco e prevenção.

Os indivíduos podem ir ao médico após um evento adverso (como um aborto espontâneo ou diagnóstico de câncer) ou podem ter preocupações sobre um potencial dano futuro. Eles podem ter sido expostos a um risco ocupacional ou ambiental, ou pode não haver exposições óbvias. Em geral, pacientes que já sofreram um evento adverso focam-se na exploração da causa. Eles podem estar tentando entender o que aconteceu, para atribuir culpa, ou requerer a indenização pelo evento. Os indivíduos que sofreram uma exposição perigosa conhecida, independentemente da dose ou se um evento adverso ocorreu, podem requerer aconselhamento sobre seu risco futuro e podem ter dúvidas sobre monitoramento biológico para o produto químico e possíveis opções de tratamento para reduzir o risco.

Muitos pacientes acreditam que a ciência "aprova" ou "refuta" ligações entre potenciais riscos ambientais e efeitos sobre a saúde. As variantes de incerteza, lacunas nos dados e problemas de qualidade de dados não são questões que a maioria das pessoas enfrenta em suas vidas. Ainda assim, comunicação sobre o risco requer que o médico transmita essas incertezas, como forma de explicar o motivo de não existir respostas claras para a maioria das perguntas.

Muitas ligações científicas entre a exposição e os efeitos adversos são baseadas em estudos toxicológicos realizados em animais. As pessoas respondem aos dados de roedores com base em suas preconcepções sobre risco, algumas delas rejeitando tais resultados, considerando-os irrelevantes para humanos, e outras os consideram alarmantes, independentemente da qualidade dos dados. O médico pode indicar os resultados de toxicologia animal e adicionar avisos adequados à situação, seja para incentivar medidas de precaução para reduzir a exposição, ou para indicar a dificuldade de se estabelecer causalidade com base em dados toxicológicos limitados de animais.

Mesmo quando o risco associado com um agente ambiental é conhecido, a dose que um paciente pode ter recebido é, frequentemente, desconhecida. A via de exposição, dose e tempo de exposição são importantes determinantes de risco. Algumas pessoas podem ser falsamente tranquilizadas aprendendo, por exemplo, que a exposição estava abaixo do limite de exposição permitido (PEL, *Permissible Exposure Limit*) pela Occupational Safety & Health Administration (OSHA), embora esses limites costumem estar desatualizados e não são projetados para proteger contra todos os efeitos sobre a saúde em todas as populações. Outras pessoas podem ficar extremamente preocupadas com uma única dose baixa, exposição a curto prazo e exigem aconselhamento e tranquilização extensos.

Mesmo com substâncias tóxicas bem compreendidas, como chumbo, e níveis conhecidos de chumbo no sangue, ainda é difícil comunicar riscos, uma vez que estudos epidemiológicos permitem previsão de déficits de desenvolvimento neurológico em um âmbito populacional, mas não são preditivos para um indivíduo. Por exemplo, se uma mãe tem um nível de chumbo no sangue de 10 µg/dL, não é possível prever se seu filho vai perder 3 pontos de QI e ser hiperativo, desatento e propenso a um comportamento violento, embora muitos estudos epidemiológicos tenham mostrado essas associações em grau populacional. Devido aos determinantes multifatoriais de saúde, o filho dessa mãe poderia crescer e se tornar um gênio ou sofrer de atraso no desenvolvimento. Deve-se ter muito cuidado ao predizer ou atribuir risco a um indivíduo.

Algumas características de perigo servem para ampliar o risco aparente, independentemente do resultado de sua avaliação. Os perigos que são vistos como potencialmente catastróficos, embora improváveis, geralmente, são percebidos como maiores do que perigos mais prováveis, mas que teriam resultados menos graves ou reversíveis. Por exemplo, o risco de uma central elétrica nuclear pode ser visto como maior que o risco de centrais elétricas de carvão, embora a probabilidade de emissões perigosas para a saúde seja maior em centrais de carvão. Da mesma forma, o risco de resultados terríveis (como câncer, defeitos congênitos ou dano cerebral) é, muitas vezes, visto como pior do que o risco de uma doença que é menos temida universalmente (como doença que atinge fígado, pulmão ou rins). Em geral, perigos desconhecidos são considerados mais arriscados do que os conhecidos, e perigos artificiais podem ser percebidos como mais arriscados do que aqueles que ocorrem naturalmente. A população afetada pelo perigo também é importante. Por exemplo, muitas vezes, um perigo para crianças é considerado pior do que um perigo semelhante para adultos. Por fim, perigos que são involuntários são quase sempre considerados mais graves do que os enfrentados por escolha. Assim, a comparação entre os riscos associados com esquiar ou beber álcool e os riscos de um incinerador de resíduos perigosos não será vista como equivalente porque os primeiros são voluntários e estão sob o controle do indivíduo, enquanto o último é imposto a partir de uma fonte externa e não controlada.

As estimativas de risco usadas para comparação, e a ordem em que são apresentadas podem afetar a forma como os riscos são percebidos. A compressão refere-se à tendência de superestimar a frequência dos riscos que são raros e subestimar aqueles que são frequentes. Disponibilidade refere-se à tendência de basear a probabilidade esperada de um evento na capacidade de recordar as ocorrências de um evento semelhante. Como resultado, eventos que atraem a atenção da mídia tendem a ser percebidos como mais prováveis.

Muitas vezes, diferentes grupos dentro de uma população têm diferentes percepções de risco. Em particular, peritos e cientistas, muitas vezes, consideram alguns riscos como menos importantes do que pessoas sem treinamento técnico. Entre os cientistas e profissionais, em que o trabalho é relevante para a percepção de risco. Por exemplo, os toxicologistas que trabalham para a indústria classificam riscos de substâncias químicas de forma significativamente inferior aos toxicologistas que trabalham em universidades. Os homens, com frequência, avaliam os riscos de forma mais baixa que as mulheres. Essa divergência não é explicada por diferenças na familiaridade com questões científicas, porque a diferença está presente mesmo entre toxicologistas do sexo masculino e feminino. O interessante é que a diferença de gênero na classificação de risco é vista apenas em brancos. Os homens negros, mulheres negras e mulheres brancas classificam os riscos da mesma forma, enquanto homens brancos tendem a classificar praticamente todos os riscos como menos graves.

O contexto social dos esforços de comunicação de risco é extremamente importante para a sua percepção. Se o indivíduo ou a organização que está impondo o risco é considerada confiável pela comunidade (i.e., uma empresa local que tem oferecido empregos durante anos e é bem conhecida), o risco costuma ser percebido de forma mais irrelevante do que se fosse imposto por uma empresa de fora. Da mesma forma, o nível de confiança nos agentes reguladores do governo e no comunicador de risco é importante para sua percepção. Riscos considerados injustos costumam ser classificados como maiores do que aqueles considerados de distribuição justa. Por exemplo, se um indivíduo ou comunidade percebe vantagens significativas ao se submeter a um risco, este parecerá menor do que se os benefícios só atingirem uma corporação distante. Questões de direitos humanos, como o direito à integridade pessoal, à privacidade e ao consentimento informado estão envolvidos na percepção de risco.

▶ *Cluster* de doenças

Às vezes, um *cluster* de doenças pode sinalizar um perigo que necessita de atenção no local de trabalho ou na comunidade. Nos Estados Unidos, os médicos são legalmente obrigados a comunicar doenças ou lesões relacionadas ao trabalho, e alguns estados têm requisitos adicionais. Por exemplo, o Estado da Califórnia exige que profissionais de saúde relatem todas as doenças relacionadas com pesticidas e que os laboratórios relatem para o estado níveis de chumbo no sangue. Da mesma forma, muitos países industrializados exigem notificação de doenças e lesões ocupacionais e alguns têm sistemas de vigilâncias de doenças ocupacionais projetados para registrar eventos sentinela. Programas de vigilância para câncer ou defeitos congênitos também podem, às vezes, ser úteis na avaliação dos padrões de doença. Não há nenhum relato ou sistema de rastreamento para potenciais *clusters* de doenças ambientais, mas esses são frequentemente relatados aos departamentos estaduais ou municipais de saúde, ou para os Centers for Disease Control and Prevention (CDC).

Devido à falta de recursos para investigações, às limitações epidemiológicas que dificultam a análise de pequenas comunidades ou doenças raras e à falta de ferramentas para medir com precisão as exposições de forma retroativa, tem sido difícil para o estado e agências federais esclarecerem as causas de grande parte dos clusters de doenças. A maioria nunca é investigada, e quando são, não conseguem fornecer respostas claras para a comunidade. Muitos especialistas em saúde pública reconhecem que grande parte dos clusters de doenças são suscetíveis de ocorrer ao acaso; as probabilidades estatísticas mostram que os eventos (como taxas de doenças) variam em torno da média e, algumas áreas geográficas, inevitavelmente, terão taxas que estão significativamente acima da média durante certo período de tempo, apenas devido ao acaso. Por outro lado, haverá motivos para taxas estranhamente elevadas de doença durante um período de tempo ou, às vezes, as taxas são tão altas que o acaso é uma explicação improvável. Muitas vezes, é difícil discernir quando um cluster representa uma casualidade estatística e quando representa um evento sentinela que poderia fornecer uma importante pista para fatores e doenças ambientais ou ocupacionais.

Muitos perigos químicos importantes foram inicialmente identificados devido a clusters de eventos adversos. Por exemplo, o pesticida dibromocloropropano (DBCP) foi identificado pela primeira vez no ano de 1977 como uma potente substância tóxica para os testículos, quando um grupo de trabalhadores de uma central de produtos químicos percebeu, por meio de conversas, que todos eram incapazes de ter filhos. Posteriores investigações revelaram que a maioria dos funcionários da produção tinha oligospermia ou azoospermia, e que testes prévios em animais, que identificaram esse efeito em ratos, haviam sido ignorados. Os efeitos teratogênicos e neurotóxicos do metilmercúrio foram descobertos pela primeira vez na década de 1950, quando muitas crianças com graves incapacidades de desenvolvimento nasceram na aldeia de pescadores de Minamata, no Japão, enquanto os gatos locais começaram a exibir comportamentos estranhos e alguns adultos vivenciaram sintomas neurológicos. Inicialmente, suspeitou-se de uma doença infecciosa, mas, no fim, descobriu-se que a causa era eliminação de mercúrio, de uma instalação química próxima, na baía de Minamata, misturado por bactérias nos sedimentos da baía, e concentrado nos peixes que eram a base alimentar na cidade. A toxicidade reprodutiva de diversos éteres glicólicos foi identificada pela primeira vez devido a relatos de abortos espontâneos entre mulheres que trabalhavam nas "salas limpas" das instalações para fabricação de semicondutores. A ligação entre *N*-metil-2-pirrolidona (NMP), um solvente comum usado em muitos produtos de consumo, e natimortos foi descrita pela primeira vez em um relato de caso.

Embora, muitas vezes, seja mais difícil identificar agentes cancerígenos a partir de investigações de *cluster* de doenças, devido à latência geralmente mais longa do câncer em comparação com efeitos reprodutivos, alguns agentes cancerígenos foram identificados dessa forma. Por exemplo, foi demonstrado que cloreto de vinila causa câncer em humanos, por causa de um *cluster* de angiossarcoma, em 1974, em uma instalação de produção de cloreto de vinila, em Louisville, Kentucky. Assim como DBCP, estudos toxicológicos feitos em roedores, anteriormente publicados, demonstraram a toxicidade e tumores hepáticos, porém foram ignorados até que o surgimento de câncer hepático em trabalhadores foi estabelecido e associado ao cloreto de vinila.

Em anos mais recentes, essas investigações relacionaram a exposição a flocos de náilon com doença pulmonar intersticial, e agente aromatizante diacetil com bronquiolite obliterante. Uma análise importante de *cluster* de doenças ocupacionais identificou 87 relatórios que estabeleceram novas conexões doença--agente dos anos de 1775 a 1990. Essa análise apontou que existem algumas vantagens importantes para o local de trabalho na identificação de novas conexões doença-agente, incluindo denominação de limites naturais, exposições compartilhadas, capacidade de formar hipóteses intermediárias e possibilidade de localizar populações comparáveis para o estudo dessas hipóteses.

Alguns pesquisadores, no entanto, chamaram a atenção para o fato de que o número limitado de trabalhadores em qualquer local de trabalho, o período de latência de muitas doenças e a mobilidade da mão de obra fazem com que seja muito difícil identificar eventos sentinela. Para que uma doença seja notada no contexto geral ela precisa ser aguda ou rara, ou o agente causador precisa ser extremamente potente. Substâncias químicas ou outras substâncias que causam aumento sutil de uma doença comum tendem a não ser identificadas por meio de clusters no local de trabalho.

Historicamente, clusters de doença ambiental têm menor probabilidade de produzir respostas que no contexto ocupacional. Nas situações comunitárias, as vias de exposição são mais complexas do que no ambiente de trabalho, geralmente, as exposições são menores e pode ser muito difícil realizar reconstrução da dose em uma investigação. Uma exceção notável foi a descoberta, em 1999, de uma série de casos de câncer de pulmão e doença pulmonar restritiva associados à contaminação por asbestos em uma operação de mineração vermiculita em Libby, Montana. Essa investigação descobriu mortes associadas de cerca de 400 trabalhadores e moradores da comunidade, originou a primeira declaração de emergência de saúde pública, feita pela Environmental Protection Agency (EPA) dos Estados Unidos, e desencadeou uma limpeza que custou centenas de milhões de dólares.

Os profissionais de saúde devem ficar atentos para *clusters* de doenças, já que, às vezes, podem ser eventos sentinela. A decisão de comunicar um potencial problema e intervir pode evitar muitos resultados adversos futuros na população. No entanto, os médicos também devem reconhecer que muitos *clusters* de doenças ocorrem por acaso, e mesmo se houver uma causa ocupacional ou ambiental, as investigações terminam sem respostas claras devido a limitações científicas, como tamanho reduzido da amostra e dificuldade para categorizar a exposição. Como a comunidade empenha-se em trabalhar com os pesquisadores em uma investigação, esses fatores devem ser discutidos no início e, frequentemente, durante o curso da investigação, a fim de preparar a comunidade para a possibilidade de resultados ambíguos ou negativos.

▶ Conhecendo a comunidade

Os médicos devem conhecer potenciais riscos ocupacionais e ambientais nas comunidades, isso serve para estarem mais bem preparados para prevenir e responder a problemas que possam surgir. Por exemplo, os médicos que atuam em comunidades agrícolas devem estar cientes dos cultivos na área e dos pesticidas mais comumente usados, para que consigam reconhecer possíveis sintomas de superexposição aos pesticidas. A familiaridade com as principais indústrias em uma área de bacia hidrográfica pode ser útil para diagnosticar ou tratar adequadamente exposições ocupacionais e ambientais, inclusive em situações de emergência. Orientação antecipada também pode criar uma ligação com as questões locais. Por exemplo, médicos que atuam em áreas em que os níveis de radônio tendem a ser elevados devem estar cientes dessa ameaça para a saúde pública, e devem avisar aos pacientes para fazerem testes para radônio em suas casas, evitando muitos casos de câncer de pulmão.

As fontes de água são um importante problema de saúde ambiental. Nos Estados Unidos, cada abastecimento de água precisa distribuir um relatório anual detalhando os níveis de contaminantes regulados no sistema. Esses relatórios estão disponíveis ao público, e os profissionais de saúde devem verificá-los em busca de quaisquer contaminantes que excedam a Maximum Contaminant Level Goal (MCLG), que é o limite da exposição base saudável e, geralmente, está abaixo do limite legal obrigatório.

Também é importante saber qual fração da comunidade é abastecida por poços privados. Se essa fração for significativa, será importante para identificar se há alguma agência local ou estadual que ofereça teste gratuito ou subsidiado para a água dos poços. Água de poço não é regulada por qualquer agência governamental, e é difícil saber quais contaminantes ela pode conter. Em muitos casos, os indivíduos devem pagar para que sua própria água seja testada por laboratórios particulares; testes desse tipo devem ser feitos em laboratórios certificados pelo governo, e é aceitável analisar coliformes totais, metais e nitratos. Dependendo do uso das terras locais, por vezes pode ser aconselhável também testá-la para pesticidas, solventes clorados ou outros contaminantes.

Em algumas regiões do mundo, não existe um padrão universal para regulação de contaminantes na água potável ou exigências de relatórios. A OMS recomenda padrões de água potável, e o Programa Ambiental das Nações Unidas tem uma base de dados internacional sobre qualidade da água.

Instalações industriais locais podem expor os trabalhadores a perigos e também podem poluir a comunidade. Emissões rotineiras no ar ou na água, armazenamento e transporte de materiais perigosos e liberação acidental são questões que podem causar preocupações com a saúde pública. Nos Estados Unidos, as instalações que emitem qualquer uma das mais de 650 substâncias químicas tóxicas listadas de modo federal, ultrapassando certos limites de quantidade, são obrigadas a relatar as emissões; os quase 20 mil locais, em todo o país, com liberação significativa, estão mapeados e seus dados de emissões estão prontamente disponíveis no *Toxics Release Inventory* (TRI). Para a União Europeia (UE), o European Pollutant Release and Transfer Register (E-PRTR) relata sobre as emissões das instalações industriais, no ar e na água, e mantém seu banco de dados. O relatório da UE abrange mais de 90 poluentes e 29 mil instalações. Outros problemas de qualidade do ar, relacionados com poluentes ambientais, não são emitidos a partir de fontes industriais locais. Por exemplo, partículas em suspensão, ozônio e outras substâncias poluentes provenientes de uma variedade de fontes, incluindo veículos motores. É possível atribuir alertas, a partir do programa AirNow, nos Estados Unidos, ou do programa AirQualityNow, na União Europeia. Essa informação é útil para médicos, uma vez que muitas doenças respiratórias e cardiovasculares graves têm sido associadas, temporariamente, à qualidade do ar. Os prestadores de cuidados com a saúde que estão de acordo com as condições ambientais locais estão melhor posicionados para identificar padrões, antecipar possíveis problemas e responder rápida e adequadamente quando necessário. Felizmente, há muita informação disponível na Internet para que os médicos as obtenham de forma relativamente rápida e fácil.

REFERÊNCIAS

Antao VC: Libby vermiculite exposure and risk of developing asbestos-related lung and pleural diseases. *Curr Opin Pulm Med* 2012;18:161 [PMID: 22139761].

Bellinger DC: Comparing the population neurodevelopmental burdens associated with children's exposures to environmental chemicals and other risk factors. *Neurotoxicol* 2012;33:641 [PMID: 22525934].

Boucher O: Response inhibition and error monitoring during a visual go/no-go task in Inuit children exposed to lead, polychlorinated biphenyls, and methylmercury. *Environ Health Perspect* 2012;120:608 [PMID: 22142904].

Center for Environmental Systems Research. *Water > Severe water stress by country*. University of Kassel, WaterGap 2.1. http://www.NationMaster.com/graph/env_wat_sev_wat_str-environment-water-severe-stress.

EPA: Air Quality Trends, http://www.epa.gov/airtrends/aqtrends.html.

EPA. *Draft Inventory of U.S. Greenhouse Gas Emissions and Sinks*, 2013. http://www.epa.gov/climatechange/ghgemissions/usinventoryreport.html.

EPA: Toxics Release Inventory National Analysis Overview, http://www.epa.gov/tri/tridata/tri11/nationalanalysis/index.htm.

European Union Strategy on Endocrine Disruptors. http://ec.europa.eu/environment/endocrine/strategy/substances_en.htm.

Gilbert ME: Developmental thyroid hormone disruption: prevalence, environmental contaminants and neurodevelopmental consequences. *Neurotoxicol* 2012;33:842 [PMID: 22138353].

Lim SS: A comparative risk assessment of burden of disease and injury attributable to 67 risk factors and risk factor clusters in 21 regions, 1990–2010. *The Lancet* 2012;380:2224 [PMID: 23245609].

Morello-Frosch R: Understanding the cumulative impacts of inequalities in environmental health: Implications for policy. *Health Aff (Millwood)* 2011;30:879 [PMID: 21555471].

National Research Council. Hidden Costs of Energy: Unpriced Consequences of Energy Production and Use, 2010. http://www8.nationalacademies.org/onpinews/newsitem.aspx?recordid=12794.

Strempel S: Screening for PBT chemicals among the "existing" and "new" chemicals of the EU. *Environ Sci Technol* 2012;46:5680 [PMID: 22494215].

■ QUESTÕES DE AUTOAVALIAÇÃO

Selecione uma resposta correta para cada pergunta.

Questão 1: Petróleo
a. representa menos da metade do consumo global de energia.
b. seu consumo é excedido pelo de carvão.
c. cria as maiores emissões de carbono, dentre os combustíveis fósseis.
d. causa as maiores emissões de poluentes do ar.

Questão 2: Transporte
a. depende quase que exclusivamente do petróleo.
b. representa quase 50% da demanda de energia dos Estados Unidos.
c. produz 40% das emissões de dióxido de carbono dos Estados Unidos.
d. por automóveis, está em declínio.

Questão 3: Dioxinas
a. são suspeitas de serem desreguladoras endócrinas e carcinogênicas.
b. são produzidas intencionalmente.
c. são subprodutos de processos industriais.
d. estão excluídas dos esforços de redução internacionais.

Questão 4: Síndrome de disgenesia testicular
a. é resultado do desenvolvimento interrompido da hipófise.
b. pode incluir criptorquia, mas não hipospadia.
c. é uma forma precoce de câncer testicular.
d. tem sido associada com a exposição pré-natal ao ftalato.

Questão 5: Um cluster foi a primeira indicação da ligação entre
a. DBCP e infertilidade masculina.
b. cloreto de vinila e câncer hepático.
c. diacetil e bronquiolite obliterante.
d. mercúrio inorgânico e toxicidade do desenvolvimento neurológico.

Questão 6: Os riscos são considerados mais graves se
a. estão dentro do controle individual.
b. afetam principalmente adultos saudáveis.
c. são impostos por uma empresa local.
d. estão relacionados a uma doença fatal, como câncer.

Questão 7: Justiça ambiental
a. é um movimento puramente social sem relevância significativa para os prestadores de cuidados com a saúde.
b. não é baseada em dados reais, mostrando perigos ambientais desproporcionais em países de baixa renda e comunidades não brancas.
c. não é algo que as agências do governo dos Estados Unidos precisam considerar quando tomam decisões.
d. é algo que o Institute of Medicine recomenda para inclusão na educação de todos os níveis de profissionais da saúde.

Questão 8: Prestadores de cuidados com a saúde não precisam saber
a. se a região pode ter níveis elevados de radônio.
b. quais casas têm detectores de monóxido de carbono.
c. a fonte de água potável local e contaminantes que têm sido relatados na água.
d. as principais indústrias locais e os padrões de uso de pesticidas.

Política internacional de substâncias químicas, saúde e direitos humanos

44

Michael P. Wilson, PhD, MPH
Megan R. Schwarzman, MD, MPH

A INDÚSTRIA QUÍMICA MUNDIAL

Ao longo dos últimos 150 anos, a indústria química desempenhou um papel-chave na economia global. As contribuições da indústria para o crescimento econômico, emprego e melhorias na expectativa de vida, saúde e condições de vida nas sociedades ocidentais são amplamente reconhecidas. As substâncias químicas são a base estrutural para quase todas as atividades industriais e produtivas, e aparecem em milhões de produtos químicos, produtos de consumo e bens duráveis. Noventa por cento das cerca de 100 mil substâncias químicas produzidas pela indústria química e usadas comercialmente são feitas com petróleo, e no espaço de pouco mais de 50 anos, esses produtos químicos constituíram a base material da sociedade.

Não é de admirar que a indústria química global seja enorme e espera-se que continue a crescer no futuro, concomitante com a expansão da economia industrial e do consumo global. Só nos Estados Unidos, a produção e importação de produtos químicos industriais (sem incluir combustíveis, pesticidas, aditivos alimentares e produtos farmacêuticos) é de cerca de 33,3 bilhões de quilos por dia, o equivalente – se convertido para litros de água – a mais de 1 milhão de caminhões-tanque, cada um com 16 mil litros. Se colocados um atrás do outro, esses caminhões ocupariam 16 mil quilômetros; no curso de um ano, dariam cerca de 150 voltas na Terra, na linha do Equador. Na atual trajetória, espera-se que, no futuro, a produção química mundial duplique a cada 24 anos (Fig. 44-1). Cadastrada em 1995, a Organization for Economic Cooperation and Development (OECD) espera que as nações não membros da OECD vivenciem crescimento de 200% na produção de substâncias químicas até 2020 (de $0,5 a 1,5 trilhão de dólares) em comparação com o crescimento de 75% nos países da OECD ($2,0 a 3,5 trilhões de dólares). O crescimento da indústria química no Hemisfério Sul irá, portanto, ultrapassar seu crescimento nos países desenvolvidos da OECD por um fator de cerca de 2,5.

Nos países desenvolvidos e em desenvolvimento, muitas substâncias químicas industriais entram em contato com as pessoas através de exposições que ocorreram no local de trabalho, nas casas e através do ar, alimentos, água e fluxos de resíduos. Por fim, quase todas as substâncias químicas industriais – ou seus subprodutos e resíduos – entram nos ecossistemas finitos da Terra.

Dado o tamanho da indústria química, a natureza onipresente de seus produtos e sua contínua expansão global, é essencial que os governos de todo o mundo tenham papel ativo no desenvolvimento e adoção de políticas químicas abrangentes, com o objetivo de proteger a saúde e os ecossistemas para as gerações presentes e futuras. A adoção de tais políticas é cada vez mais importante entre as nações em desenvolvimento. Entretanto, com a recente exceção da União Europeia (UE), a complexidade, importância econômica e crescimento acelerado da indústria têm dificultado para os governos – incluindo os de países membros da OECD – adotar políticas efetivas para substâncias químicas. Isso teve implicações profundas na saúde pública e no meio ambiente em todo o mundo.

SAÚDE E DANOS AMBIENTAIS

A Organização Internacional do Trabalho (OIT) informa que as doenças ocupacionais levam a óbito mais de 2 milhões de pessoas por ano no mundo, ou cerca de 86% das 2,34 milhões de mortes causadas por acidentes e exposições no local de trabalho. Essas mortes por doença são resultado de exposições a substâncias químicas e pesticidas industriais, bem como sílica, pó de carvão, asbestos e várias poeiras minerais. Esses dados provavelmente subestimam as verdadeiras taxas, dadas as deficiências dos sistemas de notificação de doenças ocupacionais, combinadas com a dificuldade de estabelecer a causa de muitas doenças crônicas, bem como a falta de conscientização sobre doenças ocupacionais entre profissionais de saúde e os próprios trabalhadores.

Os efeitos da poluição química sobre os ecossistemas e os "serviços" que prestam à sociedade não são menos profundos, e esses efeitos não estão contidos dentro das fronteiras nacionais. Embora os modelos variem, estima-se que no século passado, as atividades humanas resultaram entre 100 e 1000 vezes mais

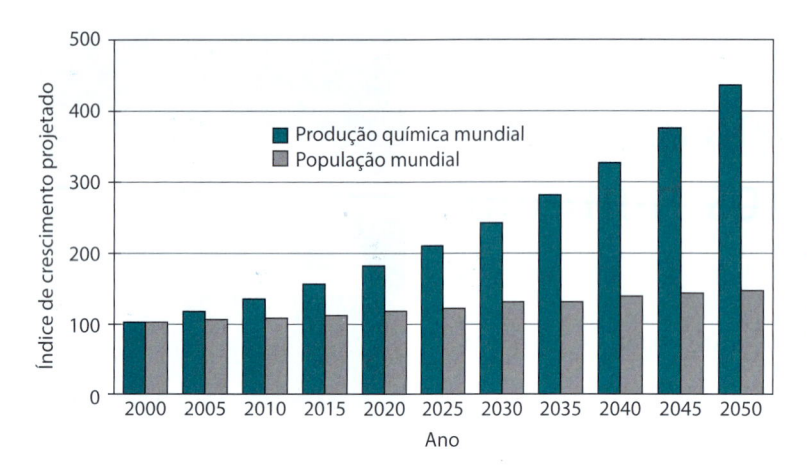

▲ Figura 44-1 O crescimento da produção química supera o crescimento da população. Espera-se que a produção química global cresça 3% ao ano, enquanto a população mundial crescerá 0,77% ao ano. Nessa trajetória, a produção química aumentará 330% até o ano de 2050, em comparação com um aumento de 47% da população, em relação ao ano de 2000.

extinções de espécies do que se esperaria por causas naturais. A taxa de extinções está projetada para aumentar dez vezes até 2050. Os efeitos crônicos da exposição, em segundo plano, a produtos químicos e poluentes industriais – em combinação com a mudança climática, perda de *habitat* e outros fatores de estresse – podem contribuir para a diminuição da reprodutividade das espécies, interrupção de cadeias alimentares, declínio da variabilidade genética por parte das populações e, por fim, perda de espécies inteiras.

A perda resultante da biodiversidade compromete a integridade dos ecossistemas, que, por sua vez, estão ligados intimamente às necessidades humanas básicas, não só por meio do valor intrínseco da natureza, mas através da prestação de serviços que os ecossistemas fornecem. Esses incluem, por exemplo, polinização das plantações, geração de camada superior de solo, controle de pragas, desintoxicação de resíduos, redução da poluição do ar e da contaminação da água, fornecimento de alimentos, fibras e medicamentos e alívio dos efeitos das enchentes, secas e temperaturas extremas. Os muitos avanços possibilitados pela indústria química devem ser compreendidos no contexto dos efeitos da indústria sobre a saúde humana – na forma de doenças ocupacionais, por exemplo – e nos custos em longo prazo para a sociedade, especialmente nos países em desenvolvimento, dos danos resultantes da perda de biodiversidade e integridade do ecossistema.

Os países em desenvolvimento são os que correm maior risco, tanto para os efeitos na saúde quanto para danos aos ecossistemas em longo prazo, que têm probabilidade de ocorrer dada a atual trajetória de crescimento da indústria química. A cada ano que passa, torna-se mais difícil para essas nações absorverem e amenizarem esses danos; soluções baseadas na prevenção primária são, portanto, necessárias agora e nos próximos anos. Os governos dos países em desenvolvimento precisarão de apoio no planejamento e implementação de políticas químicas executáveis e eficazes, baseadas nos princípios da prevenção primária, precaução e direitos humanos, que foram articulados e aceitos na comunidade global durante várias décadas.

PREVENÇÃO PRIMÁRIA COMO VEÍCULO PARA CONQUISTAR DIREITOS HUMANOS

Nos países em desenvolvimento, a vulnerabilidade dos trabalhadores, das comunidades e dos ecossistemas diante dos efeitos nocivos da exposição a substâncias químicas e poluição tem sido reconhecida e expressa durante décadas na comunidade internacional, principalmente por meio de declarações da Organização das Nações Unidas (ONU). Embora essas declarações não tenham a força da lei, elas expressam um consenso internacional sobre o imperativo de proteger a saúde pública e os ecossistemas no contexto dos direitos humanos. Fazem isso de forma direta e implícita, convocando abordagens de *prevenção primária*. Como observado adiante, as declarações recentes pedem estratégias de prevenção da poluição que, por exemplo, procurem evitar a produção de substâncias tóxicas e resíduos perigosos na sua origem, protegendo, assim, o meio ambiente, evitando todas as vias de exposição humana. Dessa maneira, as estratégias de prevenção da poluição facilitam a justiça e a equidade ambientais, já que – por definição – evitam a distribuição desproporcional e inevitável de substâncias tóxicas e resíduos perigosos em comunidades e nações pobres e desfavorecidas.

A prevenção da poluição difere de abordagens terminais (como equipamentos de proteção individual para trabalhadores ou processamento de resíduos perigosos), que – apesar de importantes no curto prazo – em última análise, comprometem a saúde e promovem danos ambientais para as populações mais vulneráveis, perpetuando o racismo e injustiça ambientais. Abordagens terminais são simplesmente incapazes de manter o ritmo com a escala de produção química global e seus impactos concomitantes na saúde e ecossistemas, especialmente no hemisfério sul. A prevenção da poluição, portanto, é uma estratégia de prevenção primária, que se baseia em princípios amplamente aceitos de direitos humanos.

As ligações entre prevenção primária e direitos humanos encontram suas raízes na Declaração Universal dos Direitos Humanos, criada em 1948, que articula elementos chave de proteção à saúde ocupacional e ambiental. Isso inclui o Artigo

21, que estabelece o direito dos indivíduos de trabalhar em condições favoráveis e justas e de formar e aderir a sindicatos. A Assembleia Geral das Nações Unidas, de 1966, adotou o Pacto Internacional sobre Direitos Econômicos, Sociais e Culturais, que reitera a Parte III do Artigo 7 dos direitos de: "trabalhar em condições favoráveis e justas" e "condições de trabalho seguras e saudáveis". O Artigo 8 reafirma: "direito de todos para formar sindicatos", como um veículo para alcançar tais condições, e o Artigo 12 exige: "direito de todos de desfrutar do mais alto padrão alcançável de saúde física e mental [...] a melhoria de todos os aspectos de higiene ambiental e industrial [...]a prevenção, tratamento e controle de doenças epidêmicas, endêmicas, ocupacionais e outras."

A Conferência das Nações Unidas de 1972 sobre o Ambiente Humano relacionou saúde ocupacional e ambiental com direitos humanos na Declaração de Estocolmo, que busca: "defender e melhorar o ambiente humano para as gerações atuais e futuras e que isso deve [...] ser buscado em conjunto [...] e em harmonia com as metas fundamentais e estabelecidas de paz e desenvolvimento econômico e social no mundo todo." Vinte e seis princípios são apresentados na Declaração para orientar os governos e o público no sentido de um "desenvolvimento sustentável", com o objetivo de estabelecer uma "vida saudável e produtiva, em harmonia com a natureza", por meio de esforços que incluem prevenção da poluição, equidade e justiça ambientais e proteção dos ecossistemas e processos ecológicos.

A Convenção para Eliminação de Todas as Formas de Discriminação contra a Mulher, de 1981, faz ligações semelhantes entre saúde ocupacional e bem-estar familiar no que diz respeito à exposição química e poluição. A Parte III, do Artigo 11, afirma o direito à proteção da saúde e segurança no local de trabalho, incluindo a defesa da saúde reprodutiva das mulheres, que pode estar ameaçada por muitas exposições químicas no local de trabalho. O Artigo 10 apela para o direito de acesso às informações necessárias para garantir saúde e bem-estar às famílias. As partes da Convenção escreveram: "uma nova ordem internacional baseada na equidade e na justiça contribuirá significativamente para a promoção da igualdade entre homens e mulheres". A Convenção antecipa evidências científicas das três décadas subsequentes, o que demonstra que a exposição a substâncias tóxicas no local de trabalho – e falta de informações sobre perigo e exposição às substâncias – põe cada vez mais em risco a saúde reprodutiva e o desenvolvimento humano.

Em 1988, as Recomendações de Adelaide sobre Políticas Públicas Saudáveis renovou o compromisso com serviços de atenção primária em saúde estabelecidos pela Declaração de Alma-Ata, em 1978, na União Soviética, dando o próximo passo em declarar que: "a gestão ambiental deve proteger a saúde humana dos efeitos adversos, diretos e indiretos, de fatores biológicos, químicos e físicos, e deve reconhecer que homens e mulheres são parte de um ecossistema complexo". Ela relaciona cuidados primários com prevenção primária e exige estratégias globais, regionais e locais para avançar ambos.

A Conferência das Nações Unidas sobre Meio Ambiente e Desenvolvimento de 1992, no Rio de Janeiro, baseada nessas declarações prévias, declarou que o desenvolvimento econômico deve: "atender imparcialmente às necessidades ambientais e de desenvolvimento das gerações atuais e futuras". A Conferência respondeu ao crescente corpo de dados que havia surgido ao longo dos últimos 20 anos, desde Estocolmo, sobre os efeitos de vários causadores de estresse na saúde e nos ecossistemas, incluindo, por exemplo, produtos químicos industriais, pobreza, destruição da camada de ozônio, privação dos direitos das mulheres, resíduos perigosos e sólidos, escapamento de veículos, aquecimento global e mudanças climáticas. Os representantes reafirmaram que a proteção da saúde e dos ecossistemas é um direito humano, e que está ligado à segurança econômica. A Declaração do Rio de Janeiro exige erradicação da pobreza como objetivo central de desenvolvimento e estabeleceu o Princípio da Precaução como elemento fundamental do processo:

> A abordagem da precaução deve ser amplamente aplicada pelos Estados de acordo com suas capacidades. Onde houver perigos de danos graves ou irreversíveis, a falta de certeza científica absoluta não deverá ser usada como justificativa para o adiamento de medidas eficazes para prevenir a degradação do meio ambiente.

A Convenção da Basileia sobre o Controle de Movimentos Transfronteiriços de Resíduos Perigosos e sua Eliminação, de 1992, sob a proteção do Programa das Nações Unidas para o Ambiente (UNEP), visa prevenir os efeitos nocivos das nações em desenvolvimento, estabelecendo condições para exportação e importação de resíduos perigosos. O tráfico ilegal de resíduos perigosos nas fronteiras é crime sob a Convenção de Basileia. A Basileia incorpora a abordagem de prevenção primária, reconhecendo a importância de:

- Minimizar a geração de resíduos perigosos em sua origem.
- Eliminar resíduos perigosos o mais perto possível da fonte de origem.
- Minimizar o movimento internacional de resíduos perigosos.
- Desenvolver tecnologias menos poluentes, opções de reciclagem, melhorar os serviços de limpeza e os sistemas de gestão para reduzir a geração de resíduos.

O alicerce regulamentar da Basileia é a exigência do Consentimento Prévio Informado para as transferências transfronteiriças de resíduos perigosos entre as partes contratantes, que define regras sobre responsabilidade e compensação por danos. A Basileia tem tido ampla aceitação, com mais de 100 nações signatárias e a UE; contudo, os Estados Unidos não são signatários.

Em 2006, mais de 100 governos, juntamente com organizações ambientais de mão de obra e de saúde, aprovaram a Abordagem Estratégica para a Gestão Internacional de Substâncias Químicas (SAICM) do UNEP, que busca alterar as formas com que substâncias químicas são produzidas e utilizadas a fim de reduzir seus efeitos nocivos à saúde e aos ecossistemas. Como a declaração dos direitos humanos, a SAICM não é obrigatória, mas constitui um consenso político global de que "o ambiente no mundo continua a sofrer por contaminações do ar, da água e do solo, que prejudicam a saúde e o bem-estar de milhões". A SAICM concentra-se principalmente nos países em desenvolvimento e chama a atenção para os efeitos únicos de exposições químicas sobre a saúde de: "crianças, mulheres grávidas, populações férteis, idosos, pobres, trabalhadores e outros grupos e ambientes suscetíveis". A SAICM aponta a necessidade de uma ação sobre problemas como:

- Falta de capacidade para gerir produtos químicos nos países em desenvolvimento e nos países com economias em transição.
- Dependência de pesticidas nos países em desenvolvimento.
- Exposição dos trabalhadores a substâncias químicas nocivas.
- Preocupações com efeitos em longo prazo sobre a saúde.

PROMOVENDO A PREVENÇÃO PRIMÁRIA ATRAVÉS DAS POLÍTICAS DE SUBSTÂNCIAS QUÍMICAS

▶ A Lei de Controle de Substâncias Tóxicas dos Estados Unidos, 1976

As abordagens a políticas a substâncias químicas adotadas pelos Estados Unidos, UE e outros países da OECD, na década de 1970, não atingiu os objetivos de prevenção primária. Em grande parte, permitiram o crescimento desenfreado da indústria química, com praticamente nenhuma supervisão regulatória. O modelo dominante da política de substâncias químicas em todo o mundo desenvolvido, incorporado mais claramente pela Lei de Controle de Substâncias Tóxicas dos Estados Unidos (TSCA), de 1976, representou um avanço na época, em que, antes do desenvolvimento dessas leis na década de 1970, as nações em todo o mundo não tinham inventário de substâncias químicas em circulação comercial e nenhum protocolo para o governo realizar uma avaliação superficial pré-mercado de novas substâncias químicas sendo comercializadas. No entanto, estudos realizados pela National Academy of Sciences (1984), pelo US General Accounting Office (1994), o Congressional Office of Technology Assessment (1995), a organização não governamental Environmental Defense Fund (1997), a US EPA (1998), o US Government Accountability Office (2005), ex-funcionários da EPA e pesquisadores concluíram que, nos Estados Unidos, a TSCA ficou aquém de seus objetivos e provou ser um meio ineficaz para o governo, o público ou a indústria para *avaliar* os perigos de substâncias químicas no comércio ou *controlar* aquelas de maior preocupação.

Nos Estados Unidos (e em países da OECD que adotaram uma abordagem semelhante) os praticantes referem-se a três deficiências subjacentes, ou "falhas", na abordagem adotada na TSCA:

- *A falha nos dados*. Produtores de substâncias químicas não são obrigados a investigar ou divulgar informações suficientes sobre características perigosas dos produtos químicos. Como resultado, o público, o governo e as empresas são incapazes de *conhecer e avaliar* os perigos da grande maioria das substâncias químicas no comércio.

- *A falha na segurança*. Mesmo quando informações sobre perigos e exposições são substanciais, o governo está impedido de agir pelo alto padrão de provas da TSCA, em que o governo carrega o fardo de provar causa e efeito claros entre uma substância química específica e um dano ambiental ou para a saúde. Desde 1976, a EPA atendeu a esse fardo comprobatório em menos de 5 dos 62 mil produtos químicos no inventário original da TSCA.

- *A falha na tecnologia*. Na falta de um marco regulatório claro que iria, por exemplo, dificultar a produção de substâncias altamente tóxicas, a indústria química tem feito apenas investimentos complementares na concepção e fabricação de substâncias químicas mais seguras. Noventa e nove por cento, em peso, dos produtos químicos em uso hoje estava em uso quando a TSCA foi decretada em 1976.

Essas três falhas resultaram em um mercado de substâncias químicas em que a segurança química está **desvalorizada** em relação à função química, preço e desempenho. Isso teve efeitos de longo alcance. Por exemplo, como as empresas não dispõem de informações padronizadas sobre toxicidade e ecotoxicidade, tem sido muito difícil, sob a TSCA, para que elas identifiquem (e reduzam o uso) de substâncias químicas perigosas em suas cadeias de abastecimento. Da mesma forma, as agências governamentais dos Estados Unidos e outros países da OECD não tiveram a informação que necessitavam para identificar sistematicamente e priorizar os riscos químicos no mercado. Eles foram incapazes de satisfazer o ônus da prova necessário para a tomada de medidas, mesmo sobre as substâncias químicas mais perigosas. Os trabalhadores e o público não têm acesso à informação para exigir substâncias químicas mais seguras. A falta de informações químicas enfraqueceu a função restringente de responsabilidade de produtos e sistemas de compensação dos trabalhadores. Na falta de condutores regulatórios e sinais de mercado, a indústria química global tem evitado investir na criação de substâncias mais seguras, o que eliminaria ou reduziria danos ambientais e à saúde na fonte. Como resultado, as substâncias tóxicas permanecem no mercado, com produtores competindo apenas com base na função química, no preço e no desempenho.

Nos países que optaram por adotar uma abordagem baseada na TSCA, danos ambientais e à saúde, causados por exposição a substâncias químicas e poluição, continuaram sendo verificados parcialmente por estratégias terminais que abordam uma parcela das substâncias químicas comercializadas. Nos Estados Unidos, por exemplo, cinco estatutos federais, que dizem respeito a substâncias químicas, se aplicam a apenas 1.134 das 83 mil substâncias em uso comercial, ou cerca de 0,14%. Como resultado, por exemplo, a EPA dos EUA informou que até 2033, 294 mil depósitos de resíduos perigosos vão exigir limpeza no país – a um custo de cerca de $209 bilhões de dólares – além dos 77 mil locais já existentes. A EPA espera que cerca de 600 novos locais apareçam a cada mês e necessitem de limpeza durante esse mesmo período de tempo.

Abordagens à política de substâncias químicas, baseadas na TSCA, têm proporcionado um avanço no inventário de substâncias, mas, em grande parte, impediram progresso substancial na

POLÍTICA INTERNACIONAL DE SUBSTÂNCIAS QUÍMICAS, SAÚDE E DIREITOS... CAPÍTULO 44

proteção da saúde e dos ecossistemas. As abordagens baseadas em TSCA não levam à prevenção primária e seriam bastante ineficazes em produzir proteções muito necessárias para a saúde e os ecossistemas em países em desenvolvimento.

▶ O Regulamento REACH de 2006

Em um contrato com os Estados Unidos, começando no início de 2000, a UE começou a instituir uma série de políticas radicais abrangendo substâncias químicas, incluindo aquelas encontradas em produtos como eletrônicos, automóveis e cosméticos. O mais notável, talvez, seja o Regulamento EC 1907/2006 relativo ao registro, avaliação, autorização e restrição de substâncias químicas (REACH – registo, avaliação, autorização e restrição de substâncias químicas). Embora longe de ser perfeito, o REACH representa uma estratégia de prevenção primária que dá passos importantes na direção da redução das falhas anteriormente mencionadas em abordagens baseadas na TSCA:

- *Ônus da prova.* O REACH transfere a obrigação de fornecer informações sobre os riscos e demonstrar segurança dos órgãos públicos para as empresas (abordando o problema da falha nos dados).
- *Transparência.* O REACH exige comunicação sobre riscos e exposição química nas cadeias de fornecimento, entre empresas e usuários, inclusive em países em desenvolvimento (abordando o problema da falha nos dados).
- *Precaução.* O REACH implementa legalmente o princípio da precaução para certas substâncias persistentes, bioacumulativas e tóxicas (abordando o problema da falha na segurança).
- *Alternativas mais seguras.* O REACH exige o uso de produtos químicos mais seguros para determinadas substâncias consideradas de grande risco (abordando o problema da falha na segurança).

Essas mudanças estão começando a lidar com a longa ausência de transparência e responsabilidade no mercado global de substâncias químicas. Espera-se que a implementação do REACH comece a motivar as empresas em todo o mundo a compreender melhor os riscos de seus produtos e, em alguns casos, desenvolver alternativas mais seguras.

Entre outros benefícios para a saúde e o ambiente, a Comissão Europeia estimou que o REACH evitará cerca de 4.300 casos de câncer ocupacional por ano, em toda a UE, e poupará em torno de €50 bilhões de euros ($60 bilhões de dólares), ao longo de um período de 30 anos, no total de casos evitados de doenças ocupacionais.

O REACH apresenta um modelo de política de substâncias químicas que é mais consistente com os princípios da prevenção primária, quando comparado com a abordagem adotada pela TSCA. Portanto, ele representa uma manifestação política mais concreta, que é consistente com os princípios articulados nas declarações internacionais de direitos humanos. Pode servir como modelo, o que, se alavancado e implementado globalmente, poderia proporcionar benefícios em longo prazo para a saúde pública e os ecossistemas. Esse é particularmente o caso dos países em desenvolvimento, que irão vivenciar um rápido crescimento na indústria química nos próximos anos.

ALAVANCAGEM (APROVEITAMENTO)

Em seu alcance e base, no princípio da precaução, o REACH é verdadeiramente um regulamento referência. É também o resultado de um compromisso político, que, naturalmente, apresenta uma série de limitações:

- *Requisitos de dados não se aplicam a todas as substâncias químicas comercializadas.* Substâncias químicas produzidas ou importadas em quantidades inferiores a uma tonelada por ano (tpa), por produtor, não estão sujeitas a registro. Apenas dados limitados são obrigatórios para as cerca de 17.500 substâncias químicas produzidas ou importadas entre 1-10 tpa por produtor, o que constitui até 60% dos produtos químicos sujeitos a registro.
- *Há avaliação e validação mínimas dos dados enviados pela indústria.* Enquanto a obrigação de oferecer informações sobre riscos e exposição à Agência Europeia dos Produtos Químicos (ECHA) recai sobre a indústria, a ECHA é responsável por avaliar a relevância e a precisão desses dados, com base em avaliações de cerca de 5% das submissões. Mesmo que a fraude completa possa ser improvável, a indústria provavelmente não enfatiza os riscos potenciais de substâncias químicas, especialmente se estão no mercado e geram receita. Utilizar dados fornecidos pela indústria para provar riscos à saúde pública e ambiental provavelmente apresenta desafios para a ECHA.
- *A lista de candidatos para substâncias químicas mais tóxicas é pequena.* A partir de junho de 2013, 144 substâncias foram nomeadas como substâncias que provocam elevado risco (SVHC), uma categoria de substâncias químicas proibidas a menos que as empresas busquem autorização específica de utilização. Na mesma data, a ONG sueca International Chemical Secretariat identificou 626 substâncias que atendem aos critérios das SVHCs.
- *Existe uma brecha para as substâncias químicas mais tóxicas.* Se as empresas podem demonstrar "controle adequado" para usos específicos das SVHCs, ou se podem demonstrar que não existem alternativas adequadas e os benefícios socioeconômicos do uso continuado superam os riscos, elas podem obter autorização da ECHA para continuar vendendo uma SVHC.
- *Há um limite alto para relatar a presença de substâncias químicas nos produtos.* O registro só é necessário para substâncias químicas em produtos se (1) totalizam mais de uma tpa por empresa, (2) estão contidas nos produtos em concentrações superiores a 0,1% em peso e (3) se destinam a serem liberadas do produto durante o uso normal. É provável que esses limites protejam muitas substâncias químicas potencialmente tóxicas das exigências de registro e fiscalização.

China, Índia e Japão estão usando o REACH como modelo para novas políticas de substâncias químicas. Enquanto outros países avançam para desenvolver suas próprias políticas, eles se beneficiam do apoio dos países da OECD na elaboração de estratégias que (1) adotam disposições chave do REACH, (2) alavancam seus produtos de trabalho e (3) tomam medidas para melhorar suas limitações. Essas ações incluem, por exemplo, ter acesso a apresentação de dados químicos através da ECHA e adotar quaisquer ações que a ECHA adote para SVHCs. Os países em desenvolvimento podem tomar medidas para impedir a venda de SVHCs em seus mercados, enquanto essas substâncias estão sendo restritas na UE. Ao abordar as limitações do REACH, as nações em desenvolvimento podem recorrer ao trabalho de organizações não governamentais e associações profissionais em todo o mundo, que desenvolveram estratégias para avançar políticas químicas abrangentes. Recomendamos que os objetivos subjacentes a esses esforços sejam os seguintes:

Acabar com a falha nos dados. Como condição de acesso ao mercado, exigir que fabricantes de substâncias e produtos químicos gerem e divulguem informações sobre a toxicidade química, ecotoxicidade, potencial exposição, utilizações esperadas e vendas e outros dados importantes, priorizando as substâncias de interesse.

Acabar com a falha na segurança. Reforçar os instrumentos do governo para identificar de forma eficiente, priorizando e agindo sobre substâncias químicas de interesse.

Acabar com a falha na tecnologia. Apoiar pesquisa, desenvolvimento, assistência técnica e educação em alternativas mais seguras para substâncias químicas de interesse.

Muitos mecanismos de políticas poderiam ser implantados para atender esses objetivos. Sugerimos que as abordagens mais eficazes incluam elementos dos seguintes princípios:

- Estimular criação de estatutos e programas existentes, como o REACH.
- Aplicação de instrumentos e métodos reconhecidos.
- Colocar o mínimo de exigências sobre órgãos públicos.
- Tranferir os custos para a indústria regulamentada.
- Alavancar forças de mercado.
- Entizar a prevenção primária sobre a mitigação.
- Considerar os impactos das substâncias químicas em todo o ciclo de vida, inclusive entre os trabalhadores.
- Garantir o acesso e a participação da população.
- Assegurar a equidade e a justiça ambientais.
- Incentivar a aprendizagem contínua pela indústria regulamentada.
- Desenvolver consequências significativas para o descumprimento das normas.
- Apoiar a inovação tecnológica e a difusão de substâncias químicas mais seguras.
- Permitir adaptação conforme as mudanças de condições.

CONCLUSÃO

Na atual trajetória, espera-se que, no futuro, a produção química mundial duplique a cada 24 anos. Esse crescimento industrial ocorrerá cerca de 2,5 vezes mais rápido nos países em desenvolvimento no hemisfério sul, em comparação com os países desenvolvidos da OECD e, provavelmente, será acompanhado por um conjunto crescente de problemas de saúde, ambientais e econômicos nessas regiões. A magnitude desses problemas será determinada, em grande parte, pelas decisões políticas que as nações em desenvolvimento tomam agora e nos próximos anos. Para evitar o aumento gradativo de danos à saúde e aos ecossistemas no hemisfério sul, as nações em desenvolvimento se beneficiarão de apoio na elaboração de novas políticas de substâncias químicas que unem o desenvolvimento econômico à prevenção primária de danos à saúde e ao ecossistema, no contexto dos direitos humanos. Esses objetivos têm sido direta ou implicitamente articulados em declarações globais das Nações Unidas desde 1948. Um modelo recente e importante que incorpora esses valores em uma estrutura política e que poderia apoiar esses objetivos pode ser encontrado no regulamento REACH da UE. Embora longe de ser perfeito, o REACH representa a primeira regulamentação de substâncias químicas multinacionais do mundo, que dá passos importantes para incorporar uma abordagem de prevenção primária, e que reflete elementos chave de muitas declarações e acordos globais de direitos humanos. O REACH difere em aspectos fundamentais da abordagem incorporada pela U.S. Toxic Substances Control Act (TSCA) dos Estados Unidos, de 1976, que provou ser um veículo ineficaz para o governo, o público ou a indústria para avaliar os riscos das substâncias químicas no comércio ou controlar aquelas de maior interesse. Os Estados Unidos e outras nações da OECD que adotaram essa abordagem de política de produtos químicos têm sofrido com os efeitos de uma falha nos dados químicos, falha na segurança e falha na tecnologia. Os países em desenvolvimento devem ser apoiados na alavancagem e, sempre que possível, em adotar e fortalecer elementos chave do regulamento REACH, que fornecerão meios para eliminar essas três falhas. A comunidade de saúde pública dos Estados Unidos, inclusive em medicina ocupacional e ambiental, pode desempenhar um papel importante em ajudar nações em desenvolvimento a planejar meios para adotar e fortalecer as estratégias de prevenção primária incorporadas no regulamento REACH, que estão alinhadas com as prioridades de declarações e acordos globais de direitos humanos.

REFERÊNCIAS

Barouki R: Developmental origins of non-communicable disease: implications for research and public health. Environ Health 2012;11:42 [PMID: 22715989].

Crinnion WJ: Maternal levels of xenobiotics that affect fetal development and childhood health. Altern Med Rev 2009;14:212 [PMID: 19803547].

Leith Sly J: Special vulnerability of children to environmental exposures. Rev Environ Health 2012;27:151 [PMID: 23095179].

POLÍTICA INTERNACIONAL DE SUBSTÂNCIAS QUÍMICAS, SAÚDE E DIREITOS... CAPÍTULO 44

Mattison DR: Environmental exposures and development. Curr Opin Pediatr 2010;22:208 [PMID: 20216314].

Schwarzman MR: New science for chemicals policy. Science 2009;326:1065 [PMID: 19965413].

Wilson MP: Toward a new U.S. chemicals policy: rebuilding the foundation to advance new science, green chemistry, and environmental health. Environ Health Perspect 2009;117:1202 [PMID: 19672398].

Relatórios

Center for International Environmental Law. 2013. Stronger Laws for Hazardous Chemicals Spur Innovation. http://ciel.org/Chem/Innovation_Chemical_Feb2013.html.

Denison, R. 2007. High Hopes, Low Marks: A Final Report Card on the HPV Challenge. Washington, D.C.: Environmental Defense Fund. http://www.edf.org/documents/6653_HighHopesLowMarks.pdf.

REACH. 2007. Registration, evaluation, authorisation, and restriction of chemicals. Official Journal of the European Union. http://www.reach-compliance.eu/english/legislation/docs/launchers/launch-2006-1907-EC.html.

EU Commission. 2008. What is REACH? http://ec.europa.eu/environment/chemicals/reach/reach_intro.htm.

U.S. EPA. 2003a. Overview: Office of Pollution Prevention and Toxics Programs. Draft Version 2.0. Washington, DC: U.S. Environmental Protection Agency. http://www.chemicalspolicy.org/downloads/TSCA10112-24-03.pdf.

U.S. EPA. 2007. New Report Projects. Number, Cost and Nature of Contaminated Site Cleanups in the U.S. over the Next 30 Years. Washington, DC: U.S. Environmental Protection Agency, Superfund Program. http://epa.gov/superfund/accomp/news/30years.htm.

U.S. EPA. 2004. Cleaning up the Nation's Waste Sites: Markets and Technology Trends. Washington, DC: U.S. Environmental Protection Agency. pp. vii–x. http://www.clu-in.org/download/market/2004market.pdf.

U.S. GAO. 2005. Chemical Regulation: Options Exist to Improve EPA's Ability to Assess Health Risks and Manage its Chemicals Review Program (GAO 05-458). Washington, DC: U.S. Government Accountability Office. http://www.gao.gov/new.items/d05458.pdf.

U.S. GAO. 2007. Chemical Regulation: Comparison of U.S. and Recently Enacted European Union Approaches to Protect against the Risks of Toxic Chemicals (GAO-07-825) Washington, DC: U.S. Government Accountability Office. http://www.gao.gov/new.items/d07825.pdf.

Wilson M, Chia D, Ehlers B. 2006. Green Chemistry in California: A Framework for Leadership in Chemicals Policy and Innovation. Special Report to the California Senate Environmental Quality Committee and the Assembly Committee on Environmental Safety and Toxic Materials. University of California, Office of the President: California Policy Research Center. http://coeh.berkeley.edu/docs/news/06_wilson_policy.pdf.

■ QUESTÕES PARA AUTOAVALIAÇÃO

Selecione uma resposta correta para cada questão.

Questão 1: As declarações das Nações Unidas
 a. articulam princípios importantes e amplamente reconhecidos para a prevenção de doença ocupacional e ambiental.
 b. fornecem um *conjunto de leis* para proteger a saúde e os ecossistemas.
 c. levam a força da lei a todos os países.
 d. fornecem estratégias de prevenção à poluição que evitem a produção de substâncias tóxicas e resíduos perigosos na fonte.

Questão 2: REACH
 a. representa uma abordagem de prevenção primária que é útil apenas no contexto da União Europeia.
 b. determina o princípio da precaução no que diz respeito a todas as substâncias consideradas persistentes, bioacumulativas e tóxicas.
 c. transfere o ônus da prestação de informações sobre os riscos da exposição e garantia de segurança dos órgãos públicos para as empresas.
 d. requer o uso de substitutos mais seguros para todas as substâncias consideradas de interesse muito elevado.

Questão 3: REACH
 a. exige que os produtores químicos comuniquem ao público os perigos de seus produtos.
 b. pode ser facilmente adotado por nações em desenvolvimento.
 c. foge dos princípios dos direitos humanos.
 d. são regulamentadas por lei.

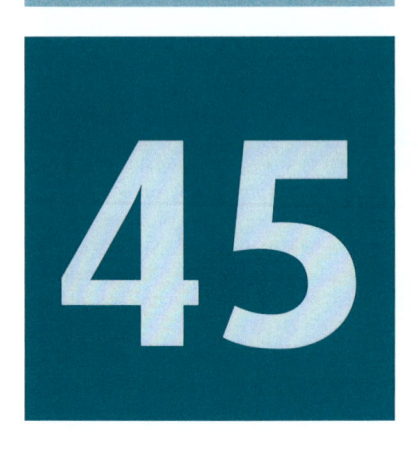

45
Emissões industriais, vazamentos acidentais e resíduos perigosos

Rupali Das, MD, MPH
Melanie Marty, PhD
Marilyn C. Underwood, PhD

EXPERIÊNCIA

Milhões de compostos químicos são conhecidos atualmente. Destes, cerca de 84 mil estão no inventário de substâncias químicas comerciais existentes da U.S. Toxic Substances Control Act (TSCA), e em torno de 1.000-3.000 são introduzidas no mercado a cada ano. Na União Europeia (UE), sob o programa de Registro, Avaliação, Autorização e Restrição de Substâncias Químicas (REACH – *Registration, Evaluation, Authorization, and Restriction of Chemicals*), a fase de registro resultou em 143 mil substâncias químicas registradas para uso no comércio. O processamento, a utilização, o transporte e o descarte dessas substâncias químicas apresentam riscos para a saúde humana. Isso foi ilustrado em 1985, quando um vazamento acidental de isocianato de metila, em Bhopal, na Índia, causou mortes e danos a milhares de pessoas, resultando em maior conscientização do público a respeito dos efeitos dos produtos químicos liberados no ambiente. Esse incidente desencadeou uma série de normas internacionais que visam evitar que uma tragédia semelhante se repita. Continuam acontecendo vazamentos acidentais e de rotina de substâncias químicas perigosas no ar e na água e de resíduos perigosos no solo. Vários incidentes recentes revelam a necessidade crítica de prontidão de emergência para emissões intencionais de agentes químicos perigosos. O tsunami na costa do Japão, em 2011, os furacões que atingiram a Costa do Golfo da América do Norte e Central, em 2005, e a "supertempestade", que atingiu o nordeste dos Estados Unidos, em 2012, causaram grande devastação e destacaram a necessidade de melhor planejamento de emissões de substâncias químicas após catástrofes naturais. Agora, o planejamento em saúde pública e emergências deve voltar sua atenção para "todos os perigos", incluindo ataques químicos, biológicos, radiológicos, nucleares e explosões (CBRNE – *chemical, biologic, radiologic, nuclear, and explosions*).

Os Estados Unidos e a UE têm as mais abrangentes e complexas leis ambientais para a regulamentação da poluição. Tradicionalmente, as leis ambientais têm sido agrupadas de acordo com os meios ambientais e a natureza dos poluentes: poluição do ar, da água e sonora; resíduos perigosos, gestão de materiais perigosos, reparação de solo e águas subterrâneas contaminadas e registro de substâncias tóxicas e pesticidas.

Este capítulo discute os riscos à saúde decorrentes das emissões acidentais e de rotina de substâncias químicas e resíduos perigosos no meio ambiente, e as leis que se destinam a regulamentar indústrias poluentes e prevenir efeitos adversos à saúde. Este capítulo está dividido em três seções: emissões industriais de rotina, vazamentos acidentais e resíduos perigosos. Cada seção discute a regulamentação ambiental relevante baseada em saúde e a avaliação dos potenciais efeitos à saúde.

▼ EMISSÕES INDUSTRIAIS DE ROTINA

Em nossa moderna sociedade tecnológica, as indústrias produzem uma enorme variedade de produtos que utilizam grandes quantidades de substâncias químicas e numerosos processos físicos. Todos os processos industriais estão associados com emissões de substâncias químicas no ar, na água e/ou no solo. Na década de 1970, os Estados Unidos começaram a buscar informações sobre os impactos dessas emissões na saúde humana e ecológica. Esta seção centra-se na informação disponível sobre a extensão e os impactos à saúde pública das emissões atmosféricas nos Estados Unidos.

As emissões industriais incluem uma variedade de substâncias químicas familiares e não familiares, das quais relativamente poucas estão bem caracterizadas toxicologicamente. Enquanto alguns estudos epidemiológicos têm sido úteis para a caracterização da toxicidade e dos impactos na saúde pública de vários poluentes atmosféricos e de uma série de substâncias químicas no ambiente ocupacional, a maioria das informações sobre os potenciais efeitos de substâncias químicas industriais sobre a saúde vem de estudos de toxicologia em animais. Em geral, estudos em animais envolvem a exposição de uma população geneticamente homogênea de roedores a uma substância química por vez. Assim, existe pouco conhecimento direto sobre as interações das substâncias químicas ou as consequências da exposição a muitos produtos químicos simultaneamente em populações humanas genética e socialmente heterogêneas. As fontes de emissões atmosféricas são variadas e vão desde grandes empresas, como refinarias de petróleo, até pequenas fontes, como postos de gasolina, oficinas de funilaria e lavanderias a seco. As emissões são, de certa forma, características de processos industriais específicos e tipos de fontes.

TIPOS DE FONTES E EMISSÕES ATMOSFÉRICAS

Poluentes atmosféricos têm sido caracterizados, com propósito regulamentar, em duas categorias básicas: poluentes atmosféricos regulamentados (CAPs – *criteria air pollutants*) e poluentes atmosféricos perigosos (HAPs – *hazardous air pollutants*) (ou contaminantes atmosféricos tóxicos [TACs – *toxic air contaminants*], em programas da Califórnia). A distinção é um tanto arbitrária, já que ambas as categorias de emissões são tóxicas. Além disso, há uma série de outras substâncias químicas que podem ser emitidas a partir de empresas industriais e são motivo de preocupação devido à toxicidade, mas não estão na lista dos HAPs ou TACs.

▶ Poluentes atmosféricos regulamentados

Poluentes atmosféricos regulamentados (CAPs) são componentes típicos do *smog* e foram identificados pela primeira vez por cientistas ambientais como riscos para saúde pública, na década de 1960. Os CAPs incluem substâncias químicas emitidas em grandes quantidades e a partir de várias fontes, como monóxido de carbono (CO), óxidos de enxofre (SO_x), óxidos de nitrogênio (N_x) e material particulado (menos de 10 e 2,5 μm de diâmetro, ou PM_{10} e $PM_{2,5}$). Os critérios descritivos referem-se às substâncias químicas para as quais existem normas regulamentadoras determinadas pela U.S. Environmental Protection Agency (EPA) ou, na Califórnia, pela Air Resources Board (ARB). As normas são concentrações de ar elaboradas para proteger a saúde pública e que não devem ser ultrapassadas por intervalos de tempo especificados, se uma área estiver em conformidade com a Clean Air Act. A Tabela 45-1 resume as normas federais de qualidade do ar ambiente. As orientações para exposição da população em geral também estão disponíveis pela Organização Mundial de Saúde (OMS). A Tabela 45-2 resume as orientações da OMS para vários poluentes atmosféricos.

▶ Poluentes atmosféricos perigosos

Poluentes atmosféricos perigosos (HAPs) são substâncias químicas emitidas no ar que não são CAPs e para as quais existem algum interesse na regulamentação. A EPA dos Estados Unidos mantém uma lista de substâncias químicas que foram formalmente identificadas como HAPs. Sob a autoridade da EPA, os HAPs estão sujeitos a normas regulamentares específicas. Da mesma forma, a Califórnia tem listado TACs, que incluem todos os HAPs, bem como outras substâncias sujeitas a fontes de emissões fixas e móveis controladas pelo ARB.

Tabela 45-1 Padrões de qualidade do ar ambiente.

Poluente	Tempo médio[a]	Padrões nacionais primários[b,c]
Ozônio	8h	0,075 ppm (147 μg/m³)
Monóxido de carbono	1h 8h	35 ppm (40 mg/m³) 9 ppm (10 mg/m³)
Dióxido de nitrogênio	24h Média anual	0,100 ppm 0,053 ppm (100 μg/m³)
Dióxido de enxofre	1h	0,075 ppm (196 μg/m³)
Partículas inaláveis (PM_{10})	24h	150 μg/m³
Partículas inaláveis finas ($PM_{2,5}$)	24h Média aritmética anual	35 μg/m³ 12 μg/m³
Chumbo	Média móvel em 3 meses	10,15 μg/m³

[a] Padrões nacionais, além de ozônio e aqueles baseados nas médias anuais ou médias aritméticas anuais, não devem ser excedidos mais de uma vez por ano.
[b] Concentração expressa primeiro nas unidades em que foi promulgada. Unidades equivalentes, entre parênteses, são baseadas em uma temperatura de referência de 25°C e uma pressão de referência de 760 mm de mercúrio. Todas as medidas de qualidade do ar serão corrigidas para uma temperatura de referência de 25°C e uma pressão de referência de 760 mmHg (1013,2 mbar); partes por milhão (ppm) nesta tabela referem-se a ppm em volume, ou micromols de poluente por mol de gás.
[c] Padrões Primários Nacionais: Os níveis de qualidade de ar necessários, com margem de segurança adequada para proteger a saúde pública.
Fonte: California Air Resources Board, http://www.arb.ca.gov/research/aaqs/aaqs.htm.

Tabela 45-2 Diretrizes da OMS para poluição atmosférica.

Poluente	Tempo médio	Valor de referência (μg/m³)
PM 2,5	Média anual 24 h	10 25
Ozônio	8h	100
NO_2	Anual 1 h	40 200
SO_2	24 h 10 min	20 500

▶ Tipos de fontes

Há um grande número de fontes de substâncias químicas transportadas pelo ar, que, para fins de regulamentação, são divididas em fontes móveis (principalmente carros, caminhões e ônibus) e fontes fixas.

Fontes móveis são responsáveis pela maioria das emissões de componentes combustíveis e produtos de combustão incompleta, incluindo os CAPs. O restante desta seção aborda fontes fixas de emissões industriais transportadas pelo ar. As principais fontes fixas incluem grandes complexos industriais como refinarias, indústria aeroespacial e empresas para a fabricação de substâncias químicas. As principais fontes costumam ter grandes exigências energéticas e atendem essas exigências por meio da queima de combustíveis, o que resulta em emissões significativas de CAP, incluindo CO, NO_x, SO_x e $PM_{2,5}$. As refinarias estão entre os principais emissores de CAPs, liberando centenas de toneladas de SO_x e NO_x diariamente. O NO_x reage com os hidrocarbonetos emitidos no ar produzindo ozônio em dias quentes de sol. Assim, o ozônio, um componente importante do *smog* fotoquímico, não é emitido diretamente, mas representa um produto da reação de transformação atmosférica.

Pequenas fontes fixas geralmente estão associadas com emissões menores de CAPs do que grandes fontes. No entanto, fontes menores podem ser importantes emissores de TACs, que são dependentes de processo. Pequenas fontes de lavagem a seco emitem tetracloroetileno, um provável carcinogênico humano. Os incineradores, que podem ser encontrados em empresas pequenas e grandes, emitem uma variedade de produtos de combustão incompleta que vão de CO até complexos compostos clorados, como o carcinogênico 2,3,7,8-tetraclorodibenzo-*p*-dioxina (dioxina) e congêneres relacionados, bem como metais e gases ácidos. Os hidrocarbonetos aromáticos policíclicos (PAHs), alguns dos quais são carcinogênicos, são produtos de alto peso molecular da combustão incompleta emitida por incineradores e processos de combustão. Operações de acabamento metalizado (galvanoplastia) em geral são fontes pequenas, mas podem estar associadas com impactos potencialmente significativos sobre a saúde pública. Os agentes carcinogênicos conhecidos para o homem, cromo hexavalente e níquel, são usados extensivamente em operações de acabamento metalizado.

BANCOS DE DADOS DE EMISSÕES

A EPA mantém o *Toxics Release Inventory* (TRI), um banco de dados de emissões de fontes fixas no ar, água e solo, para determinados compostos. Além disso, o Estado da Califórnia mantém bancos de dados de emissões de substâncias químicas tóxicas no ar a partir de fontes fixas. Esses bancos de dados são descritos adiante.

▶ *Toxics Release Inventory* (TRI)

Em 1986, o Congresso dos Estados Unidos promulgou a Superfund Amendments and Reauthorization Act (SARA) e acrescentou o Título III, conhecido como *Emergency Planning and Community Right-to-Know Act* (EPCRA). A Seção 313 da SARA, Título III, criou o TRI e deu à EPA autoridade para coletar informações quantificando as emissões de mais de 682 substâncias químicas e classes de substâncias químicas emitidas por fontes industriais. Determinado número de poluentes atmosféricos perigosos está incluído nos inventários de emissões. A aprovação do Título III da SARA foi estimulada pela tragédia de Bhopal. Parte da premissa do estatuto é que os cidadãos têm o direito de saber sobre materiais tóxicos usados, armazenados e liberados no meio ambiente em suas comunidades. O estatuto também exige planejamento de emergência para acidentes químicos (ver a seção seguinte).

Em geral, as empresas que necessitam relatar emissões para a EPA são as que produzem, importam ou processam 11.250 quilos ou mais de uma substância listada, ou usam, de qualquer forma, 4.500 quilos ou mais de uma substância listada em um determinado relatório anual. As exigências de relatórios para substâncias químicas tóxicas bioacumulativas persistentes (PBT) são 0,1 g para dioxinas e compostos semelhantes à dioxina, e 4,5-45 quilos para outras PBTs. Empresas com obrigatoriedade de apresentar relatórios são aquelas com Standard Industrial Code (SIC) (código industrial padrão) 20-39. Esses são os SICs para empresas envolvidas em fabricação ou que se enquadram em uma das seguintes categorias industriais: mineração de metal, mineração de carvão, serviços elétricos que queimam carvão e/ou petróleo, distribuidores de substâncias químicas por atacado, terminais petrolíferos e empresas de armazenamento de grãos, empresas de eliminação ou tratamento de resíduos perigosos, e todas as empresas federais. Empresas com exigência de emissão de relatórios têm 10 ou mais funcionários em tempo integral.

As emissões atmosféricas, as descargas na superfície da água, as eliminações em aterros sanitários, a introdução de resíduos líquidos em poços subterrâneos, a transferência de resíduos para empresas de tratamento de águas residuais pertencentes ao setor público e as transferências de substâncias químicas para empresas de tratamento, armazenamento ou eliminação, todas, devem ser relatadas. As liberações de rotina e os derramamentos acidentais são abrangidos nos relatórios de emissões. A Pollution Prevention Act, de 1990, adicionou novas exigências de relatórios ao Título III da SARA, que resultaram na capacidade de comparar anos pela variação percentual, e exige que a empresa estime as emissões para os anos futuros. Além disso, o ato modificado permite que as informações sejam obtidas em relação à reciclagem interna ou externa de resíduos químicos e práticas e oportunidades de redução na fonte.

O banco de dados do TRI e o Relatório Anual da EPA estão disponíveis *online* em www.epa.gov/tri/ e por meio do sistema de computador TOXNET da National Library of Medicine. Um mapeamento da função das fontes do TRI para áreas regionais ou locais pode ser encontrado em http://toxmap.nlm.nih.gov/toxmap/main/index.jsp. O relatório anual da EPA inclui dados estaduais e municipais e está disponível em CD-ROM em bibliotecas públicas. A EPA fornece uma ferramenta de busca, o TRI Explorer, em sua página na *web*, que pode consultar o banco de dados para obter informações sobre emissões de substâncias químicas, inclusive a partir de empresas específicas.

Os dados do TRI são usados para uma variedade de propósitos. A EPA, o estado e as agências locais utilizam os dados para identificar possíveis exposições, riscos e oportunidades de redução das emissões e acompanhar o progresso rumo à redução da poluição. Os grupos de interesse público utilizam os dados para ajudar a instruir o público sobre substâncias tóxicas em suas comunidades, para pressionar a indústria a reduzir as emissões tóxicas e influenciar o governo para mudar as políticas. As indústrias utilizam as informações para ajudar nos esforços de redução da poluição.

Em 2011, 20.927 empresas relataram sob o TRI. O total de resíduos produzidos, inclusive os reciclados, queimados para a produção de energia, tratados ou liberados foi 10,24 bilhões de quilos. Desse total de resíduos químicos, 1,84 bilhões de quilos foram liberados no meio ambiente por todas as indústrias do TRI. Dos 26 setores da indústria no TRI que relataram liberações químicas, mineração de metais, serviços elétricos e fabricação de substâncias químicas representam 46, 15 e 12% do total de liberações no TRI, respectivamente. Emissões atmosféricas locais totalizaram 0,36 bilhões de quilos, enquanto na água, na terra e no subterrâneo o total de lançamentos foi, respectivamente, 0,09 bilhões, 1,09 bilhões e 0,09 bilhões de quilos. Algumas das substâncias químicas relatadas sob o TRI são classificadas como persistentes, bioacumulativas, tóxicas ou PBTs. Esses tipos de produtos químicos são preocupantes porque têm meia-vida longa no meio ambiente e podem se acumular nos humanos. Cerca de 453 mil quilos de PBTs foram liberados na atmosfera, com 0,5% do total das libertações ambientais de PBT. Substâncias químicas PBT liberadas na atmosfera incluíram 1,30 quilos de dioxinas e compostos semelhantes à dioxina, 40 mil quilos de mercúrio e seus compostos, 266.850 quilos de chumbo e seus compostos, 144.900 quilos de PAHs e 165,6 quilos de bifenilas policloradas (PCBs).

As emissões das empresas que fazem relatórios de TRI parecem ter diminuído ao longo do tempo. A EPA dos Estados Unidos relata decréscimo de 8% entre os anos de 2003 e 2011, impulsionado, em grande parte, pela queda nas liberações atmosféricas, sobretudo a partir de serviços elétricos. Notavelmente, as emissões de mercúrio têm diminuído em 36% desde 2003, provavelmente devido ao distanciamento das usinas de carvão e à instalação de tecnologias de controle em centrais elétricas abastecidas com carvão. O programa do TRI motiva as empresas a diminuir suas emissões. Relações públicas ruins associadas a ser um emissor, e o desejo de operações mais eficientes, mais recuperação e reciclagem de resíduos, resultaram na diminuição das emissões gerais no ambiente a partir do setor de fabricação.

A Tabela 45-3 apresenta as 15 substâncias químicas mais comuns lançadas na atmosfera a partir de empresas com TRI, nos Estados Unidos, em 2011. Os agentes carcinogênicos com relatos de emissões transportadas pelo ar, totalizando mais de 180 mil quilos, estão apresentados na Tabela 45-4. As substâncias químicas mais comumente emitidas têm critérios de toxicidade desenvolvidos pela EPA ou por agências estaduais. Esses critérios são úteis para estimar perigos à saúde pública por meio de processos de avaliação de risco. Dos agentes carcinogênicos na Tabela 45-4, benzeno, formaldeído, níquel, tricloroetileno, 1,3-butadieno e cloreto de vinila são classificados, pela International Agency for Research on Cancer (IARC), como agentes carcinogênicos humanos conhecidos. Além disso, uma série de profissões que envolvem alto nível de exposição a PAHs estão associadas com risco elevado de câncer de pulmão, e a classificação da benzo(a)pireno foi recentemente atualizada pela IARC para o Grupo 1, carcinogênico humano conhecido.

Os dados do TRI fornecem informações úteis sobre liberações industriais no meio ambiente. No entanto, as limitações para informar podem resultar em falha nos relatórios sobre liberações ambientais totais, em especial na atmosfera, de algumas substâncias químicas. Pequenas empresas podem ser grandes colaboradoras quando suas emissões são somadas. Além disso, muitas empresas grandes liberam substâncias no meio ambiente, mas não se enquadram nas categorias de relatório do TRI. Deve-se notar que fontes móveis contribuem muito para substâncias químicas tóxicas transportadas pelo ar. Por exemplo, emissões de benzeno e 1,3-butadieno, reportadas no TRI, representam uma pequena fração das emissões totais dessas duas substâncias químicas na atmosfera, que ocorre, principalmente, a partir de fontes móveis. Além disso, existem muitas substâncias químicas formadas durante reações de transformação atmosférica. Por exemplo, a maioria dos formaldeídos transportados pelo ar resulta de precursores de transformação atmosférica. Por fim, as substâncias químicas tóxicas liberadas a partir do uso de bens de consumo não são consideradas no TRI.

▶ Air Toxics Hot Spots Inventory, Califórnia

A legislatura da Califórnia aprovou a *Air Toxics Hot Spots* Information and Assessment Act* em 1987 (Health and Safety

Tabela 45-3 As 15 principais substâncias químicas do TRI em volume de emissões atmosféricas relatadas, 2011.

Substância química	Total de emissões atmosféricas relatadas (milhão kg/a)
Ácido clorídrico	73,8
Amônia	52,6
Ácido sulfúrico	52,2
Metanol	47,2
Fluoreto de hidrogênio	14,4
n-Hexano	13,9
Tolueno	11,7
Estireno	10,3
Xileno	5,8
Éteres glicólicos	5,8
Etileno	6,3
Sulfeto de carbonila	6,3
Propileno	4,5
n-Butanol	4,2
Cloro	4,05

---

* N. de R.T. *Hot spots* tóxicos são locais onde as emissões provenientes de fontes específicas, como a água ou a poluição do ar pode expor as populações locais aos riscos de saúde elevados, como o câncer. Essas emissões contribuem para riscos cumulativos para a saúde de emissões de outras fontes próximas.

Tabela 45-4 Carcinogênicos do TRI emitidos no ar em quantidades superiores a 180 mil quilos, em 2011.

Número CAS	Substância química	Total de emissões atmosféricas relatadas (mil kg/a)
100-42-5	Estireno	10.362
75-07-0	Acetaldeído	3.689
75-09-2	Diclorometano	2.908
50-00-0	Formaldeído	2.320
71-42-2	Benzeno	1.756
79-01-6	Tricloroetileno	1.177
100-41-4	Etilbenzeno	1.132
108-05-4	Acetato de vinila	621,45
91-20-3	Naftaleno	561,6
106-99-0	1,3-Butadieno	509,85
—	Compostos aromáticos policíclicos[a]	377,1
107-13-1	Acrilonitrila	327,15
127-18-4	Tetracloroetileno	319,05
7440-02-0	Níquel e seus compostos	285,75
7439-92-1	Chumbo e seus compostos	227,25
75-01-4	Cloreto de vinila	119,35
75-56-9	Óxido de propileno	188,55

[a] Emissões totais relatadas de compostos aromáticos policíclicos incluem uma série de hidrocarbonetos aromáticos policíclicos carcinogênicos; nem todos da classe são conhecidos por serem substâncias carcinogênicas em animais ou humanos.

Code Sections 44300 et seq.), em parte, em resposta à tragédia de Bhopal. A lei prevê que o California Air Resources Board (CARB) gere um inventário completo das emissões de mais de 400 substâncias químicas, incluindo TACs, provenientes de fontes fixas no estado, e a adoção de formas de informação à comunidade. O objetivo da lei é coletar informações para uma redução estadual de riscos tóxicos com melhor custo-benefício, proporcionando aos cidadãos informações sobre substâncias tóxicas emitidas no ar em suas comunidades e exigindo reduções das emissões nas empresas que representam riscos significativos para a saúde pública.

Inventários das emissões são gerados pelas empresas e submetidos ao controle local da poluição do ar do distrito e ao CARB. Os distritos priorizam empresas em categorias de alta, média ou baixa preocupação com base na quantidade de poluentes emitidos, na potência dos poluentes tóxicos e na proximidade com as populações. Empresas na categoria de alta prioridade são obrigadas a realizar uma avaliação quantitativa de risco de suas emissões tóxicas transportadas pelo ar, que inclui modelos de dispersão no ar e estimativas de exposição, bem como uma avaliação quantitativa do risco associado para a saúde de toda a população e individual. Se o distrito considerar a empresa um risco significativo, ela deverá notificar a comunidade e se envolver em atividades de redução de risco. O programa de áreas tóxicas da Califórnia difere do TRI por ter um grande componente de avaliação de risco e notificação pública.

Os relatórios gerados no programa da Califórnia são consideravelmente menores do que os do TRI (exceto os TRI para substâncias químicas PBT); nenhum está acima de 45 kg/ano. Além disso, todos os tipos de empresas relatam suas emissões, não apenas aquelas que se enquadram nas categorias do TRI. A esse respeito, o inventário sobre *hot spots* tóxicos atmosféricos é bastante abrangente para a Califórnia. Os dados estão disponíveis para emissões de pequenas empresas (p. ex., lavanderias a seco e oficinas de funilaria), bem como para grandes empresas complexas, como refinarias. No entanto, ao contrário do TRI, o programa da Califórnia concentra-se apenas nas emissões transportadas pelo ar, e não há dados comparáveis para emissões no solo ou na água da Califórnia. Além disso, as empresas com TRI são obrigadas a apresentar um relatório anual, enquanto o programa da Califórnia só exige um relatório a cada quatro anos.

Das mais de 340 substâncias químicas relatadas como emitidas no ar da Califórnia, em 2011, 80 ocorrem em quantidades superiores a 4.500 kg/ano. A Tabela 45-5 resume as 15 principais

Tabela 45-5 As 15 principais substâncias químicas, ou misturas químicas, em volume de emissões no inventário de fontes fixas da Califórnia, em 2011.

Número CAS	Substância química	Total de emissões atmosféricas relatadas (mil kg/a)
7664-41-7	Amônia	6.526
7783-06-4	Sulfeto de hidrogênio	1.322
14808-60-7	Sílica cristalina, respirável	700,2
50-00-0	Formaldeído	643
115-07-1	Propileno	1.010
108-88-3	Tolueno	549
7647-01-0	Ácido clorídrico	443,2
1330-20-7	Xileno (misto)	418,5
67-63-0	Álcool isopropílico	405,4
—	Vapores de gasolina	360
110-54-3	*n*-Hexano	347,4
127-18-4	Tetracloroetileno	323,1
—	Óleos minerais	301,5
100-42-5	Estireno	230,4
—	Arsênio e seus compostos	189,4

EMISSÕES INDUSTRIAIS, VAZAMENTOS ACIDENTAIS E RESÍDUOS PERIGOSOS — CAPÍTULO 45

Tabela 45-6 Os 15 principais carcinogênicos emitidos por volume no inventário de fontes fixas da Califórnia, em 2011.

Número CAS	Substância química	Total de emissões atmosféricas relatadas (mil kg/a)
14808-60-7	Sílica cristalina, respirável	700,2
50-00-0	Formaldeído	643,5
127-18-4	Tetracloroetileno	323,1
100-42-5	Estireno	230,4
—	Arsênio (e seus compostos)	189,4
71-43-2	Benzeno	182,7
—	Material particulado do escapamento de motor a diesel	144,4
75-09-2	Diclorometano	85,9
100-41-4	Etilbenzeno	72,9
75-07-0	Acetaldeído	67
91-20-3	Naftaleno	31,5
79-01-6	Tricloroetileno	13,9
67-66-3	Clorofórmio	11,7
7440-02-2	Níquel (e seus compostos)	10,8
106-99-0	1,3-Butadieno	9,45

substâncias químicas em volume de emissões; a Tabela 45-6 resume os 15 principais agentes carcinogênicos emitidos por volume. Entre essas substâncias carcinogênicas, sílica cristalina, formaldeído, arsênio, níquel, benzeno, partículas de motores a diesel, tricloroetileno e 1,3-butadieno são classificados pela IARC como carcinogênicos humanos conhecidos. É interessante notar que as substâncias químicas mais problemáticas, emitidas a partir de algumas fontes, podem não ser aquelas com elevado volume de emissões. Por exemplo, as emissões em quilos por ano de cromo hexavalente são relativamente pequenas (93 kg/ano). Ainda assim, devido às estimativas de alta potência desse carcinogênico humano conhecido, as chances de risco de câncer próximo à fonte podem ser relativamente altas. Deve-se notar que as emissões de cromo hexavalente, a partir de fontes fixas, têm diminuído devido aos controles de poluição. Em comparação com o banco de dados da Califórnia, as emissões atmosféricas de tetracloroetileno parecem ser apresentadas de forma atenuada no TRI. Na Califórnia, as que ocorreram a partir de lavanderias a seco e de outras fontes totalizaram quase 323 mil quilos, enquanto o TRI relata apenas 319 mil quilos para todo o país. Isso ocorre, sem dúvida, porque muitas operações menores usam tetracloroetileno e emitem mais, no total, do que aquelas obrigadas a relatar para o TRI.

Empresas com emissões relativamente pequenas podem representar riscos elevados para um pequeno número de pessoas, se as características de dispersão são ruins. Por exemplo, as estimativas de risco de câncer para empresas de lavanderia a seco são, em alguns casos, relativamente grandes para os moradores locais, porque a lavanderia está localizada próxima à habitação, e as emissões de tetracloroetileno dispersam-se pouco. As medidas tomadas na Califórnia para reduzir os riscos de emissões de tetracloroetileno incluem exigir equipamentos de reciclagem de solventes e melhores sistemas de ventilação e dispersão. As regulamentações adotadas em 2007 interrompem a utilização de tetracloroetileno em operações de lavagem a seco até 2023. Emissões relatadas na Califórnia e no TRI caíram pela metade.

Grandes empresas, como refinarias, podem emitir quantidades abundantes de material, mas, em alguns casos, têm estimativas de risco de câncer menores do que em muitas empresas pequenas, porque as residências estão localizadas a uma distância maior, e os materiais são emitidos a partir de pilhas altas, resultando em melhor dispersão. No entanto, o número de pessoas expostas ao risco estimado de câncer pode ser considerável. Assim, a responsabilidade dessas empresas com a população é maior do que a de pequenas empresas que impactam menos pessoas.

▶ Inventário de emissões de poluentes atmosféricos regulamentados da Califórnia

A Califórnia mantém um inventário das emissões de poluentes atmosféricos regulamentados: CO, NO_x, SO_x e material particulado com menos de 10 µm (PM_{10}) e menos de 2,5 µm ($PM_{2,5}$) de diâmetro, bem como emissões de partículas suspensas totais (TSP – *total suspended particulate*), gases orgânicos reativos (ROGs – *reactive organic gases*) e gases orgânicos totais (TOGs – *total organic gases*). ROGs e NO_x se combinam para formar ozônio; rastrear essas duas categorias de emissões é útil para predizer as concentrações de ozônio. A Tabela 45-7 resume o inventário de 2008. A categoria "Fontes fixas" representa uma variedade de fontes industriais. As emissões industriais são responsáveis por uma proporção significativa do total de emissões desses poluentes atmosféricos no estado. Emissões listadas em fontes "área ampla" são dominadas por uso de bens de consumo, revestimentos arquitetônicos, uso de pesticidas e fertilizantes, aquecimento residencial, operações agrícolas e queima e descarte de resíduos. Fontes móveis são uma importante fonte de todos esses poluentes, devido à queima de combustíveis. Além de acompanhar as emissões de poluentes atmosféricos regulamentados, ROGs e TOGs, o CARB também mantém uma rede de monitoramento para medir concentrações dessas substâncias no ar ambiente. Isso ajuda os reguladores a avaliar a qualidade do ar, sobretudo nas áreas metropolitanas do estado, bem como a eficácia dos esforços de controle da poluição. Os dados sobre a qualidade do ar são publicados trimestral e anualmente e estão disponíveis *online* em http://www.arb.com/ca/gov e nos dados do CARB, na publicação intitulada *California Air Quality Data, Air Resources Board, California Environmental Protection Agency*.

Tabela 45-7 Emissões em todo o estado dos principais componentes do *smog* na Califórnia, em 2008 (toneladas/dia).

	Fontes fixas[a]	Fontes por tamanho de área[b]	Fontes móveis[c]	Total no estado
TOG	2.332	2.157	1.243	5.732
ROG	428	652	1.135	2.215
CO	318	1.968	9.041	11.323
NO_x	370	95	2.745	3.210
S_x	109	6	166	281
PM	267	3.290	163	3.720
PM_{10}	161	1.791	160	2.112
$PM_{2,5}$	96	449	133	678

[a] Emissões de fontes fixas incluem aquelas resultantes de processos industriais, queima de combustível, eliminação de resíduos, limpeza e revestimento de superfícies e produção e venda de petróleo.
[b] Emissões de fontes por tamanho de área incluem aquelas resultantes da evaporação de solventes, revestimentos arquitetônicos, pesticidas/fertilizantes, pavimentação de asfalto, refrigeração, queima de combustível residencial, operações agrícolas, construção e demolição, poeira de estrada, incêndios, cozinha e outros diversos.
[c] Emissões de fontes móveis incluem aquelas resultantes de veículos automotores, aeronaves, equipamentos fora da estrada e veículos de passeio, embarcações de passeio e comerciais e navios, armazenamento e manuseio de combustível, trens, equipamentos agrícolas, e outros diversos.
Fonte: From California Emissions Inventory Data and Retrieval System (CEIDARS), www.arb.ca.gov/html/database.htm.

IMPORTÂNCIA DOS PROFISSIONAIS DA SAÚDE

Os estudos epidemiológicos sobre efeitos adversos da poluição atmosférica sobre a saúde têm focado, principalmente, nos maiores componentes do *smog*, como ozônio, material particulado, óxidos de nitrogênio e monóxido de carbono. Uma descrição detalhada dos estudos é apresentada no Capítulo 46. Estudos recentes indicam que as crianças que crescem em áreas de alta poluição dos Estados Unidos (p. ex., a Baía de Los Angeles) apresentam função pulmonar diminuída, aumento das infecções respiratórias e indução e exacerbação da asma. Estudos implicaram ozônio, material particulado, aerossóis ácidos e NO_x nesses efeitos respiratórios. Pesquisas mais recentes sugerem que as emissões relacionadas ao trânsito são a causa de asma em crianças, e que a proximidade com autoestradas é um fator importante para sua saúde respiratória. O ozônio é um componente crítico da *smog* de Los Angeles e contribui para a irritação das vias respiratórias e dos olhos. Em diversas pesquisas, a presença de material particulado está associada com aumento da morbidade e da mortalidade por doenças respiratórias e cardíacas.

Até o momento, existem poucos estudos epidemiológicos publicados sobre a associação entre os efeitos adversos à saúde e a exposição a HAPs. Em grande parte, isso é resultado da dificuldade de tais estudos, incluindo a falta de dados sobre exposição e a confusão com outros poluentes atmosféricos. A maioria dos impactos de HAPs sobre a saúde foi inferida a partir de estudos epidemiológicos ocupacionais e toxicológicos experimentais feitos em animais. Alguns HAPs são carcinogênicos, enquanto outros são irritantes respiratórios ou tóxicos sistêmicos. A exposição a HAPs pode contribuir para doença respiratória, toxicidade sistêmica e carcinogenicidade. Há cada vez mais evidências que ligam a exposição a certos TACs (p. ex., acroleína, formaldeído, PAHs e exaustão de partículas de diesel), com mudanças bioquímicas características de doenças alérgicas das vias respiratórias, incluindo asma, como aumento de citocinas pró-inflamatórias e de células inflamatórias no epitélio bronquiolar, aumento da secreção de mucina e imunoglobulina E específica para antígeno (Ig)E.

Na Califórnia, as avaliações de risco para fontes fixas sob o programa de *hot spots* tóxicos atmosféricos indicam que as emissões de empresas podem contribuir para efeitos adversos à saúde, relacionados ou não com câncer, em comunidades vizinhas. Para alguns processos industriais, as análises de risco estimam riscos relativamente altos (no contexto ambiental) de câncer individual para pessoas que moram nas proximidades. Alguns dos riscos estimados de câncer, a partir de emissões de fontes fixas, têm sido de até 1 em 1.000. Existe um grande número de agentes causadores de câncer, e químicos carcinogênicos liberados no meio ambiente representam uma fonte desses agentes.

REGULAMENTAÇÃO DE FONTES FIXAS

▶ Regulamentações estaduais – Califórnia

A *Toxic Air Contaminants Identification Control Act* (1983) criou o programa da Califórnia para reduzir os riscos de saúde a partir de gases tóxicos. Esse foi o primeiro programa estadual abrangente para tóxicos atmosféricos que avaliou substâncias químicas no ar e as fontes de controle de tóxicos atmosféricos. O CARB lista cerca de 200 substâncias químicas como TACs. As emissões de TACs, a partir de muitas fontes, são identificadas por meio do banco de dados do inventário de emissões de *hot spots* tóxicos atmosféricos e por um programa que testa as emissões dos veículos motores. Existem também monitores do ar ambiente em todo o estado que coletam dados sobre mais de 50 substâncias químicas. Depois de identificar formalmente uma substância como TAC, o CARB investiga a necessidade, a viabilidade e o custo da redução das emissões dessa substância. Esse processo resultou em medidas de controle de substâncias tóxicas atmosféricas (ATCMs) para reduzir emissões das seguintes fontes: postos de gasolina (p. ex., benzeno e outros voláteis), galvanoplastia e anodização (p. ex., cromo hexavalente), torres de resfriamento (p. ex., cromo hexavalente), esterilizantes e aeradores (p. ex., óxido de etileno), incineradores de resíduos médicos (p. ex., dibenzodioxinas policloradas e dibenzofuranos), aplicações de revestimentos com rochas (p. ex., asbestos), lavagem a seco (p. ex., tetracloroetileno), fusão de metal (p. ex., cádmio, níquel e arsênio) e regulamentações para veículos de baixa emissão e combustíveis limpos (p. ex., benzeno e 1,3-butadieno). Um grande esforço contínuo está reduzindo drasticamente as

EMISSÕES INDUSTRIAIS, VAZAMENTOS ACIDENTAIS E RESÍDUOS PERIGOSOS

emissões de motores a diesel, fixos e móveis, resultando em um combustível diesel reformulado e uma série de ATCMs para restringir as emissões de motores a diesel.

As empresas que estão sujeitas a lei de **hot spots** tóxicos atmosféricos e que se enquadram na categoria de alta prioridade devem conduzir uma avaliação de risco de suas emissões para analisar impactos de saúde pública na comunidade próxima. A National Academy of Sciences definiu avaliação de risco à saúde para substâncias tóxicas em quatro etapas: (1) identificação do risco, (2) avaliação da exposição, (3) avaliação da dose-resposta e (4) caracterização do risco. A avaliação de risco é descrita em mais detalhes no Capítulo 50. Existem diretrizes abrangentes para realizar as avaliações de risco desenvolvidas pela Cal/EPA (California Environmental Protection) OEHHA, especificamente para fontes fixas.

Na etapa de identificação e avaliação de risco, o avaliador considera a informação que caracteriza o potencial de toxicidade dos produtos químicos emitidos, incluindo os parâmetros toxicológicos relatados para a substância química. No programa de *hot spots* tóxicos, essa etapa envolve a identificação das substâncias químicas emitidas, com base nos inventários de emissões e nos riscos associados com a exposição.

Para a fase de avaliação da exposição, as emissões estão sujeitas à modelagem pela dispersão no ar, para determinar concentrações ao nível do solo nas comunidades próximas. A área circundante encontra-se dividida em redes e as concentrações são modeladas para cada uma delas, utilizando informações sobre os processos de emissão e *softwares* desenvolvidos pela EPA dos Estados Unidos.

A avaliação dose-resposta envolve a análise aprofundada dos dados humanos e animais disponíveis que descrevem a relação entre a exposição, ou dose, e o grau de resposta. Há uma série de modelos usados para caracterizar a relação dose-resposta. Mais recentemente, a abordagem de dose de referência tem sido utilizada para caracterizar a tendência da linha para ambos os parâmetros toxicológicos carcinogênicos e não carcinogênicos. O *software* de dose de referência está disponível gratuitamente, *online*, pela EPA dos Estados Unidos, em www.epa.gov/ncea/bmds/. A EPA dos Estados Unidos USEPA (US Environmental Protection Agency) e Cal/EPA quantificaram a relação dose-resposta para muitas substâncias químicas. Fatores potencialmente carcinogênicos definidos pela EPA ou pelo OEHHA para agentes carcinogênicos podem ser utilizados em avaliações para estimar o risco de câncer apresentado ao público a partir de exposições aos agentes carcinogênicos HAPs. A EPA tem concentrações de referência (RfCs – *reference concentrations*) e o Estado da Califórnia tem níveis de exposição de referência (RELs – *reference exposure levels*) úteis para estimar os impactos sobre a saúde pública de parâmetros toxicológicos não carcinogênicos. Os RfCs e os RELs podem ser vistos como níveis de exposição limites, ou abaixo dos quais impactos à saúde, adversos e não carcinogênicos, não são esperados. Concentrações atmosféricas modeladas ou medidas são comparadas com RfC ou REL para determinar o potencial do risco. No entanto, não existe um padrão de qualidade obrigatória do ar ambiente para os HAPs ou TACs. Os fatores potencialmente carcinogênicos, os níveis de exposição e concentrações de referência estão disponíveis, pela EPA dos Estados Unidos, em http://www.epa.gov/IRIS/, e no site http://www.oehha.ca.gov/air/hot_spots/index.html, pela Califórnia.

Mais de 875 avaliações de risco realizadas pelos operadores de empresas foram revisadas pelo Office of Environmental Health Hazard Assessment da EPA, na Califórnia. Os riscos de câncer estimados para as empresas variaram de 1 em 1 milhão até 1 em 1.000 para indivíduos expostos a carcinogênicos emitidos. Esse programa demonstrou que um grande número de empresas tinha riscos superiores a 10 em 1 milhão. Normalmente, as agências regulatórias consideram *insignificante* um risco individual de câncer que exceda 1 em 1 milhão de exposições. Em geral, atividades reguladoras como limpeza de depósitos de resíduos perigosos ou controle da poluição atmosférica são provocadas por risco de câncer estimado acima desse nível. Inicialmente, no programa de *hot spots* tóxicos, cerca de 40% das empresas avaliadas representaram risco de câncer estimado superior a 10 em 1 milhão. As principais substâncias químicas que aumentam as estimativas de risco de câncer incluem benzeno, cromo hexavalente, tetracloroetileno, PAHs, cloreto de metileno, arsênio e formaldeído. Muitas empresas tomaram medidas para reduzir suas emissões e os riscos associados. Assim, o programa é uma força motivadora bem-sucedida para que empresas reduzam suas emissões, em parte em razão das notificações públicas.

No âmbito local, fontes novas e modificadas de poluição atmosférica são necessárias para se obter licenças de funcionamento, emitidas pelas agências de controle da poluição atmosférica local. O objetivo é garantir que dispositivos novos e modificados sejam capazes de atender a todos os padrões de qualidade do ar, sem exacerbar os problemas de poluição atmosférica de uma área. Além disso, o programa de *hot spots* tóxicos atmosféricos e provisões de redução de riscos para empresas existentes são impostos pelos distritos locais e resultam em reduções obrigatórias das emissões.

▶ Regulamentações federais

A lei federal *Clean Air Act*, de 1990, representa um abrangente quadro legal concebido para reduzir a exposição geral a TACs, proteger a camada estratosférica de ozônio e reduzir o depósito de elementos ácidos da poluição atmosférica (p. ex., chuva ácida e neve ácida). A *Clean Air Act* prevê a utilização de princípios de mercado e outras abordagens inovadoras para reduzir a poluição atmosférica. Sob o Título III da *Clean Air Act*, a EPA estabeleceu uma lista de 189 HAPs. Esses HAPs são frequentemente citados como *tóxicos atmosféricos*. Padrões baseados em tecnologia têm sido promulgados pela EPA, para controlar emissões de HAPs a partir das principais fontes e "áreas" fontes (definidas pela EPA como fontes menores). O risco residual (risco de câncer e não câncer que permanecem depois que os dispositivos de controle foram colocados em prática) está sendo avaliado após a implementação de padrões de controle da poluição atmosférica baseados em tecnologia. Outras medidas de controle podem ser desenvolvidas se os riscos residuais são considerados desproporcionais pela EPA.

No que diz respeito à utilização das informações do TRI da EPA dos Estados Unidos, a EPA promove a redução da poluição e fornece informação, em seu *website*, sobre as melhores práticas para reduzir a poluição, utilizando exemplos de esforços voluntários da indústria para reduzir suas emissões do TRI. Embora não sejam regulamentares, essas ações por parte da indústria, que incluem alterações de processos, prevenção de vazamentos e modificações das matérias-primas, fazem a diferença nas emissões totais no ambiente. Em 2011, cerca de 2.300 empresas relataram iniciar redução de atividades de emissão nos Estados Unidos.

PERSPECTIVA MUNDIAL

O TRI da EPA dos Estados Unidos atraiu a atenção de outros países e, agora, muitos têm um Pollutant Release and Transfer Register (PRTR). O governo canadense estabeleceu o National Pollutant Release Inventory (NPRI), em 1990, bastante parecido com o TRI. Esse registro relata as emissões no ar, água e solo e as transferências para tratamento e eliminação de mais de 300 poluentes, além de incluir cerca de 8 mil empresas. O NPRI do Canadá forneceu informações sobre as tendências a longo prazo. De 1990 a 2011 ocorreram grandes reduções nas emissões atmosféricas de metais pesados, SO_x e dioxinas devido, principalmente, a ações reguladoras de controle da poluição. Da mesma forma, o México estabeleceu um PRTR. A comissão de três países para a cooperação ambiental publica um relatório periódico compilando informações sobre emissões de poluentes na América do Norte, usando dados do TRI da EPA dos Estados Unidos, NPRI do Canadá e PRTR do México. Embora as substâncias químicas e os processos industriais relatados nos três países não sejam idênticos, o relatório fornece uma comparação entre eles, enfatizando as semelhanças entre os sistemas e fornecendo uma visão continental de liberações de poluentes. O registro mais recente da União Europeia (E-PRTR) inclui relatórios de 27 estados membros, Liechtenstein, Islândia, Noruega, Sérvia e Suíça. Nesse registo de emissões, cerca de 28 mil empresas em nove setores industriais relataram suas liberações de 91 substâncias químicas. Os relatórios são atualizados anualmente. O último traz informações sobre emissões ambientais do ano de 2010 e está disponível em http://prtr.ec.europa.eu/. Esses desenvolvimentos no âmbito internacional, que ocorreram em 50 países, facilitam os esforços de controle da poluição em escala global.

LIBERAÇÕES ACIDENTAIS

Os profissionais da saúde, socorristas e agências de saúde pública podem ser acionados em caso de qualquer acidente de grandes proporções. Os profissionais de saúde reúnem informações essenciais para estimar os efeitos das emissões sobre a saúde pública, durante a avaliação de pessoas potencialmente expostas. Por isso, é essencial que estejam familiarizados com as consequências dessas emissões, das necessidades de relatórios, das legislações pertinentes e das etapas envolvidas na avaliação da saúde pública durante emissões químicas.

▶ Vazamentos químicos acidentais e o papel dos prestadores de cuidados com a saúde

Vazamentos químicos acidentais podem causar uma variedade de efeitos sobre a saúde. No entanto, pode ser difícil relacionar a exposição causada por um vazamento a uma suposta lesão, já que as informações do estado de saúde pré-exposição e seus dados podem não estar acessíveis. Grande parte da informação disponível sobre os efeitos de derramamentos químicos é baseada em revisões de prontuários médicos de visitas clínicas iniciais ou consultas médicas. Além de fornecer cuidados médicos contínuos e imediatos, as informações reunidas podem ajudar a melhorar o conhecimento sobre os efeitos em longo prazo de substâncias químicas liberadas no ambiente. Quando a vítima de uma exposição à substância perigosa é avaliada, as seguintes informações devem ser registradas no prontuário:

- Queixas subjetivas
- História médica geral, incluindo a presença de condições médicas preexistentes, como asma e história de tabagismo
- História ocupacional, incluindo potenciais exposições no local de trabalho, não relacionadas com o vazamento e que podem contribuir para problemas de saúde
- História da exposição
- Localização geográfica e física do indivíduo em relação ao local do vazamento
- Durante o incidente, a estimativa do tempo de permanência, em qualquer local, em relação ao vazamento
- Atividades que podem afetar a dose de exposição à substância química, como exercício extenuante na área do vazamento químico ou consumo de água ou alimentos contaminados
- Tempo de início dos sintomas, relativos a potencial exposição a substâncias químicas acidentalmente liberadas
- Identificação da(s) substância(s) liberada(s)
- Se ocorreram incêndios ou explosões, como resultado do acidente, o que poderia implicar em uma exposição aos produtos da combustão ou pirólise
- Exame físico
- Resultados de testes laboratoriais específicos, como espirometria, caso relevante

O profissional da saúde pode desempenhar múltiplas funções após emissões acidentais de substâncias perigosas. A fim de responder de forma adequada, o profissional de saúde deve:

- Estar preparado para abordar "todos os perigos", baseando-se em princípios gerais de emergência que podem ser aplicados a qualquer incidente natural ou provocado.

EMISSÕES INDUSTRIAIS, VAZAMENTOS ACIDENTAIS E RESÍDUOS PERIGOSOS | CAPÍTULO 45 | 757

- Estar familiarizado com agentes químicos, biológicos, radiológicos, nucleares e explosivos (CBRNE – *chemical, biological, radiologic, nuclear and explosive*) que têm maior potencial de dano.
- Estar ciente da necessidade de relatar síndromes ou doenças para as agências de saúde.
- Desenvolver e aprofundar planos de resposta a catástrofes.

Estatísticas de acidentes

A. Prevalência e causas de vazamentos acidentais

Os padrões de armazenamento e transporte de substâncias químicas perigosas contribuem para o elevado potencial de vazamentos acidentais. Nos Estados Unidos e no mundo, a produção química continua aumentando. Bilhões de quilos de substâncias químicas perigosas são armazenadas em fábricas nos Estados Unidos, e mais de um bilhão de toneladas de produtos químicos perigosos são transportados anualmente por caminhões ou vagões-tanque. Os materiais mais frequentemente transportados por via férrea são gás de petróleo liquefeito, cloro e amônia anidra. A Figura 45-1 mostra a fonte de emissões acidentais.

Durante a década de 2002 a 2012, mais de 370 mil incidentes envolvendo substâncias perigosas, incluindo liberações químicas intencionais, foram relatados ao National Response Center. Apenas em 2012, foram relatados mais de 32 mil incidentes.

B. Consequências dos vazamentos sobre a saúde pública

A Agency for Toxic Substances and Disease Registry (ATSDR) mantém o National Toxic Substance Incidents Program (NTSIP), que colabora com o Departamento de Transportes para rastrear o transporte e os incidentes químicos em empresas fixas. De 2002 a 2012, o NTSIP registrou mais de 117 mil empresas fixas

Quadro 45-1 As 10 substâncias perigosas de liberação mais frequente.[a]

Amônia
Tinta, NOS[b]
Monóxido de carbono
Ácido clorídrico
Dióxido de enxofre
Hidróxido de sódio
Ácido sulfúrico
Mercúrio
Compostos orgânicos voláteis, NOS[b]
Benzeno

[a] Com base em incidentes reportados ao sistema Hazardous Substances Emergency Events Surveillance 2007-2008. http://www.atsdr.cdc.gov/HS/hsees/annual2008.html.
[b] NOS = Não especificado.

e 68 mil incidentes de transporte de substâncias químicas. O NTSIP trabalha com vários parceiros estaduais para rastrear e responder a vazamentos química e oferece ferramentas e recursos para responder a vazamentos de substâncias tóxicas.

De 1990 a 2009, a ATSDR manteve o sistema de Hazardous Substances Emergency Event Surveillance (HSEES) para acompanhar os resultados de vazamentos acidentais sobre a saúde pública nos Estados Unidos. A amônia é a substância mais comumente produzida e liberada nos Estados Unidos (Quadro 45-1). A causa mais frequente de lesão devido a vazamentos acidentais é o cloro, que representa uma pequena proporção dos acidentes e é responsável por um número desproporcionalmente grande de lesões, indicando sua elevada toxicidade aguda. Irritação das vias respiratórias é o tipo mais comum de efeito sobre a saúde relatado após a emissão de substâncias químicas (Tab. 45-8). Trauma é mais comum em incidentes relacionados com transporte e, geralmente, é causado por eventos mecânicos, não pelo vazamento de substâncias perigosas. A maioria das vítimas de incidentes com materiais perigosos é transportada para um hospital e tratada em ambulatório ou no local do acidente. Um em cada 10 indivíduos com doença ou lesão relacionada à emissão de substâncias químicas é internado no hospital. A emissão de materiais perigosos pode resultar em mortes entre os profissionais e os membros do público. Muitas vezes, a morte é resultado de queimaduras ou traumas relacionados ao transporte. A Tabela 45-9 mostra o número de vítimas e as mortes resultantes de incidentes químicos.

Após a emissão acidental de substâncias perigosas, os trabalhadores, incluindo os que atendem ao chamado de emergência (como bombeiros e policiais) são os que mais sofrem lesões, seguidos pelo público em geral. Na maioria dos casos, os socorristas são feridos com menos frequência que outros trabalhadores, em parte porque usam mais equipamentos de proteção. A maioria dos funcionários que atende a chamados não emergenciais (p. ex., limpeza e trabalhadores da construção) e muitos socorristas que são feridos não usam qualquer equipamento de proteção individual. Os socorristas são feridos com mais frequência

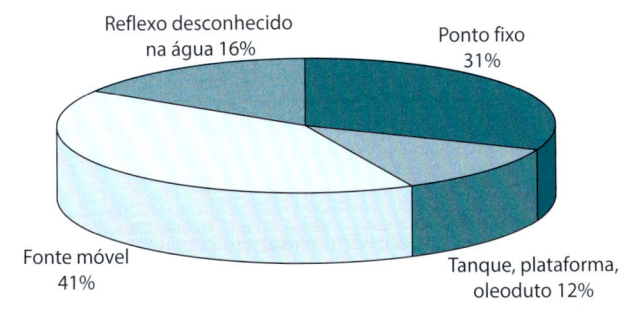

▲ **Figura 45-1** Fonte de substâncias perigosas e emissões de petróleo relatadas ao Sistema de Notificação de Emissões de Emergência, de 2012 (32,551 incidentes relatados). (Reproduzido, com permissão, de RTKNet.org, a Project of the Center for Effective Government, Washington, DC. http://www.rtknet.org/db/erns).

- Reflexo desconhecido na água 16%
- Ponto fixo 31%
- Fonte móvel 41%
- Tanque, plataforma, oleoduto 12%

Tabela 45-8 Tipos de efeitos sobre a saúde relatados após emissões acidentais de substâncias perigosas.[a]

Tipo de lesão	Porcentagem de vítimas[b]
Sistema respiratório	28
Queixa gastrintestinal	13
Cefaleia	13
Tonturas e outros sinais ou sintomas do sistema nervoso central	11
Irritação ocular	11
Irritação cutânea	6
Trauma	5
Outros	13

[a] Com base em eventos reportados ao sistema Hazardous Substances Emergency Events Surveillance, em 2009.
[b] Uma vez que uma pessoa pode ter tido mais de um tipo de efeito sobre a saúde, o número de lesões supera o número de vítimas.

Tabela 45-9 O número de vítimas e mortes relatadas pelo Programa Nacional de Incidentes com Substâncias Tóxicas, 2005-2013.[a]

Indústria	Nº de vítimas	Nº de óbitos
Fabricação	2.501	37
Outros serviços	1.587	79
Serviços educacionais	1.187	0
Transporte e armazenamento	932	98
Acomodação e serviços alimentares	801	4
Imóveis	753	15
Comércio varejista	614	12
Cuidados com a saúde e assistência social	566	3
Artes, entretenimento, recreação	505	16
Agricultura, florestal, pesca	383	5
Serviços de utilidade pública	339	18
Venda por atacado	331	8
Administração pública	280	7
Administrativo, apoio, gerenciamento de resíduos	229	12
Construção	172	5
Informação	122	1
Mineração, pedreira, extração de gás	87	1
Profissional, científico, técnico	85	1
Financeiro e seguros	84	0
Gerenciamento de empresas	3	0
Total	**11.561**	**322**

[a] Dados do National Toxic Substance Incidents Program, em 31 de março de 2013. http://www.atsdr.cdc.gov/ntsip/.

em eventos relacionados ao transporte do que em vazamentos em empresas fixas, enquanto funcionários que não atendem a chamados de emergência são feridos com mais frequência em incidentes em empresas fixas.

▶ Resposta a emissões acidentais

Profissionais fundamentais na resposta a emissões acidentais incluem profissionais de saúde, funcionários de hospitais e socorristas de emergência.

A. Função do profissional de saúde

Além de fornecer informações médicas durante um incidente e tratar as vítimas expostas, os profissionais de saúde podem atuar como porta-vozes confiáveis sobre a potencial ameaça para a saúde, causada por substâncias químicas tóxicas que estão sendo utilizadas ou armazenadas em empresas na comunidade. O fornecimento de informações confiáveis sobre toxicidade aos socorristas e à comunidade, em tempo hábil, deve ser um dos principais objetivos dos profissionais de saúde que responderam a um incidente.

Ao avaliar os indivíduos para uma possível exposição a substâncias químicas acidentalmente liberadas, os profissionais da saúde devem, primeiro, identificar o composto, considerar a descontaminação do indivíduo e decidir medidas de tratamento adequadas. Recursos *online*, material com dados de segurança e centros regionais de controle de intoxicações devem ser consultados para identificação da substância e opções de tratamento médico. Se essas fontes não têm informações adequadas sobre a toxicidade, pode ser necessário entrar em contato diretamente com o fabricante. Eles estão autorizados a recusar ao público segredos comerciais sobre substâncias químicas perigosas, mas são obrigados a fornecer essa informação aos médicos e enfermeiros que necessitam dela para fins de tratamento de vítimas de exposição. Informações específicas das propriedades podem ser legalmente obtidas a fim de adequar os cuidados médicos, mas a pessoa que recebe essa informação deve concordar em mantê-la confidencial.

B. O Papel do hospital

Após grandes incidentes químicos, hospitais locais podem ficar sobrecarregados pelo volume de pacientes que buscam atendimento. Para otimizar a resposta a essas emergências, os hospitais devem estabelecer políticas determinando a extensão e a condução da assistência a ser fornecida na instituição. Isso inclui determinar métodos de triagem de pacientes em categorias de lesões leves, moderadas e graves; estabelecer protocolos de tratamento; especificar métodos de descontaminação que serão usados nas áreas de tratamento; e coordenar com outros hospitais da região e agências locais e estaduais. Materiais de referência toxicológica atuais, incluindo bancos de dados *online* e números de telefone do centro regional de controle de envenenamento devem estar prontamente disponíveis (Quadro 45-2). Informações sobre os serviços de encaminhamento e consulta devem ser atualizadas regularmente.

Hospitais e outros profissionais de saúde são parte de um sistema estadual de cuidados médicos de emergência, que coordena a distribuição de pacientes para os hospitais e monitora os recursos médicos durante os incidentes (Tab. 45-10). O sistema de atendimento médico de emergência também auxilia o planejamento e o treinamento, bem como a certificação de determinados funcionários de atendimento, como paramédicos. Os hospitais e as equipes de emergência devem coordenar exercícios e simulações para garantir uma resposta ideal durante emergência em grande escala.

C. A função do socorrista de chamados de emergência

Bombeiros e técnicos de emergência médica normalmente são os primeiros a chegar à cena de um acidente. Por meio do estabelecimento de protocolos de descontaminação, evacuação ou abrigo no local, a equipe que atende ao chamado de emergência auxilia os feridos, controla a propagação de substâncias químicas e minimiza o impacto na comunidade vizinha. Profissionais de saúde e hospitais devem assegurar que os socorristas estão incluídos em planos de resposta, bem como nos treinamentos.

D. Tratamento

Após a maioria dos casos de exposição acidental, tratamento sintomático será suficiente. Isso implica na escolha de um tratamento de suporte ou paliativo baseado em sinais e sintomas e na via de exposição. Esforços devem ser feitos para distinguir os

---

Quadro 45-2 Recursos para o planejamento e resposta a emissões acidentais de materiais perigosos.

Identificação da substância
- Selos da Agência Nacional de Proteção Contra Incêndios.
- Cartazes do Departamento de Transportes dos Estados Unidos.
- Sistema de rótulos para descrever os perigos químicos.
- Cartazes de advertência para os veículos que transportam materiais perigosos.

Toxicidade e informações de resposta
- Chemical Hazard Response Information System (CHRIS) http://ccinfoweb.com/products/databases/chris.html
- CHEMTREC http://www.chemtrec.com/

- Informações de resposta de emergência, da Guarda Costeira dos Estados Unidos, sobre acidentes de transporte envolvendo produtos químicos perigosos.
- Linha de emergência 24 horas operada pela Associação de Produtores Químicos; fornece informações sobre a identidade e as características perigosas das substâncias químicas; pode colocar a pessoa que liga em contato com representantes da indústria e médicos toxicologistas.
- Informação sobre avaliação de risco de substâncias químicas sobre a saúde, pelos guias de Planejamento da EPA dos Estados Unidos.

- Integrated Risk Information System (IRIS) http://www.epa.gov/iris/
- Guias de planejamento para serviços de emergência médica, departamentos de emergência hospitalar e médicos do departamento de emergência.

- Gerenciamento de Incidentes Com Materiais Perigosos. Volumes I-III ATSDR http://www.atsdr.cdc.gov/MHMI/index.asp
- Informação resumida sobre perigos, armazenamento seguro, controle, primeiros socorros e procedimentos de emergência relativas a substâncias químicas comuns.

- Ficha Técnica de Substâncias Perigosas em Nova Jersey http://web.doh.state.nj.us/rtkhsfs/indexfs.aspx
- Dados toxicológicos do NIOSH para substâncias químicas potencialmente tóxicas, incluindo teste de toxicidade.

- Registry of Toxic Effects of Chemical Substances (RTECS®) http://www.cdc.gov/niosh/rtecs/default.html
- Fornece informações sobre efeitos imediatos para a saúde, necessidade de descontaminação, equipamento de proteção e tratamento específico.

- Centros de controle de envenenamentos

- Toxicology, Occupational Medicine, and Environment Series (TOMES) Plus® System http://www.micromedex.com/products/tomes/
- Sistema proprietário que reúne 14 bancos de dados diferentes contendo informações de toxicidade, sobre o manuseio seguro de substâncias químicas, respostas a vazamentos de substâncias químicas perigosas e avaliação e tratamento de pessoas agudamente expostas.

Relatórios
- Centro Nacional de Resposta http://www.nrc.uscg.mil/nrchp.html
- Sistema de relatórios 24 horas, composto pela Guarda Costeira dos Estados Unidos, que lida com todos os derramamentos significativos de materiais perigosos segundo os acordos com DOT e EPA; repassa as chamadas para as agências relevantes.

Tabela 45-10 Orientação para respostas de emergência.

Plano de resposta	Descrição	Website
Sistema de Comando de Incidente Hospitalar (HICS – *Hospital Incident Command System*)	Plano de gerenciamento de crises com sistema baseado em comando de incidente para uso hospitalar para coordenar sua própria resposta a emergências ou desastres.	http://www.emsa.ca.gov/disaster_medical_services_division_hospital_incident_command_system
Sistema nacional de gerenciamento de incidentes (NIMS – *National Incident Management System*)	Sistema federal que estabelece protocolos e procedimentos padrão para que gestores e responsáveis por atender trabalhem juntos para se prepararem e responderem a todos os incidentes, incluindo desastres naturais e atos de terrorismo.	http://www.fema.gov/national-managemet-system
Estrutura de Resposta Nacional	Estabelece uma abordagem para todos os perigos para gerenciar incidentes domésticos; integra as melhores práticas e procedimentos a partir de disciplinas, como serviços médicos de emergência, aplicação da lei, socorristas, saúde pública e saúde e segurança do trabalhador, em uma estrutura unificada.	http://www.fema.gov/national-response-framework
Sistema padronizado de gerenciamento de emergência (SEMS – *Standardized Emergency Management System*)	Plano com sistema de incidente baseado em comando para gerenciamento de resposta a emergências multiagência e multijurisdição na Califórnia; consiste em cinco níveis organizacionais que são ativados conforme necessário. Os governos locais devem usar o SEMS para serem elegíveis para financiamento dos seus custos de funcionários no âmbito dos programas de assistência a desastres estaduais relacionados.	http://www.calema.ca.gov/planningandpreparedness/pages/standardized-emergency-management-system.aspx

sintomas causados pela ansiedade (hipocondria) daqueles causados por efeitos químicos diretos. Para algumas substâncias, os efeitos clínicos podem não ser imediatamente óbvios, e deve-se considerar toxicidade tardia. Por exemplo, após exposições por inalação de fosgênio, os pacientes devem ser monitorados durante 24 horas devido ao risco de edema pulmonar (ver Caps. 22 e 23 para informações mais detalhadas sobre lesões agudas das vias respiratórias superiores e pulmonares). Raramente, estão disponíveis medicamentos ou antídotos específicos para substâncias químicas. Por exemplo, após a inalação ou exposição cutânea ao ácido fluorídrico, as opções de tratamento podem incluir o uso do gliconato de cálcio via nebulização ou subcutâneo, associado a corticosteroides; a classe de substâncias químicas oxima é antídoto para envenenamento por organofosfatos.

E. Descontaminação

Para minimizar a contaminação dos socorristas e tratar de forma mais eficiente os indivíduos expostos, o responsável em um incidente com materiais perigosos costuma estabelecer um posto de comando e criar zonas de perigo (Fig. 45-2). A zona quente, também conhecida como zona de "exclusão", é a mais próxima do local do acidente, e apenas profissionais vestindo equipamentos de proteção individual devem ser autorizados a entrar. A entrada e a saída são controladas por meio de pontos separados, e somente primeiros socorros rudimentares são fornecidos nessa área. A zona morna fornece uma maneira sistemática para diminuir a exposição ao risco químico, para aqueles que estiveram na zona quente, e também serve para controlar a disseminação da contaminação para a zona fria.

A descontaminação acontece na zona morna e pode estender-se para a zona fria. A zona fria é também denominada zona de

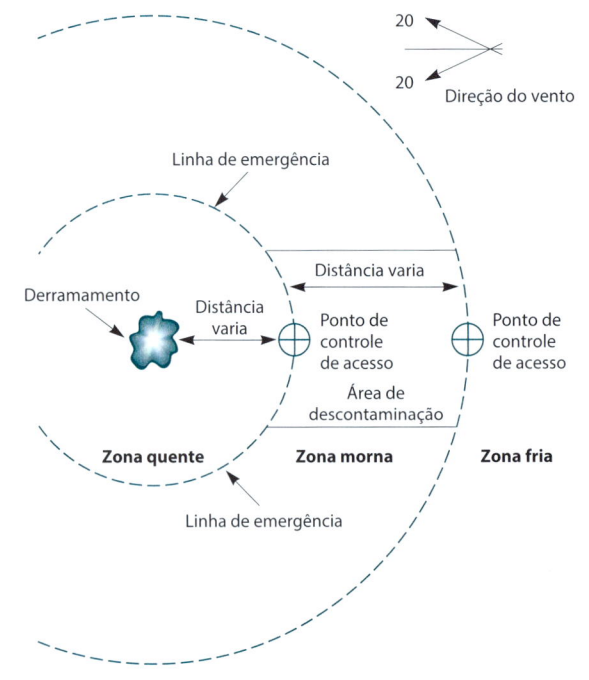

▲ **Figura 45-2** Esquema de zonas quente, morna e fria em um local de derramamento de materiais perigosos.

suporte; teoricamente, essa área está segura do perigo químico e, geralmente, é posicionada a uma distância considerável e em direção contrária ao vento, com relação ao acidente. Atividades de comando e controle, primeiros socorros e planejamento ocorrem na zona fria. O modelo de pluma pode ser utilizado para

EMISSÕES INDUSTRIAIS, VAZAMENTOS ACIDENTAIS E RESÍDUOS PERIGOSOS | CAPÍTULO 45

mapear as concentrações químicas esperadas para determinar as diferentes zonas.

Muitas jurisdições locais desenvolveram equipes para materiais perigosos (HAZMAT – *hazardous materials*), treinadas para identificar e responder a incidentes com esse tipo de material. É mais provável que a descontaminação no campo seja realizada por essas equipes. Existem diretrizes para a descontaminação de equipes de resposta de emergência potencialmente expostas. A Occupational Safety and Health Administration (OSHA) emitiu requisitos para técnicos de emergência médica e outros profissionais de saúde que possam ser solicitados a responder a um derramamento de materiais perigosos. A OSHA também exige que os empregadores forneçam os equipamentos de proteção e treinamento necessários para qualquer funcionário que possa enfrentar uma situação envolvendo materiais perigosos. Também existem diretrizes para a descontaminação da população, mas nenhum procedimento uniforme é recomendado por todas as agências. Como, muitas vezes, o nível de exposição é desconhecido, é considerado uma conduta adequada descontaminar no local do vazamento ou perto dele.

Após a exposição a uma substância perigosa na forma líquida, a descontaminação geralmente envolve a remoção de roupas e o enxágue abundante da pele e dos olhos com água para remover os contaminantes químicos. Derramamentos de materiais oleosos, como petróleo, podem exigir a utilização de sabão. O vazamento de água deve ser contido, se possível, para evitar a contaminação das fontes de água. Descontaminação com água pode ser prejudicial em alguns casos. Por exemplo, na presença de água, fosfetos metálicos como alumínio, zinco e fosfetos hidrolisáveis de magnésio produzem o gás tóxico fosfina. Se houver suspeita de exposição cutânea a um metal em pó, a pele deve ser escovada e as roupas arejadas em uma área ventilada. As roupas devem, então, ser lavadas e a pele contaminada deve ser cuidadosamente lavada com água e sabão.

Outra questão de preocupação ocasional é a contaminação secundária dos locais de assistência à saúde e de trabalhadores por materiais tóxicos na pele ou nas roupas das vítimas de acidentes, ou de vômito tóxico, no caso de ingestão. Um exemplo de uma substância que é de baixo risco de toxicidade, a partir de contaminação secundária, é um gás, como o cloro. As substâncias de alto risco de toxicidade para contaminação secundária requerem proteção das empresas de tratamento e da equipe médica, e incluem ácidos e bases concentrados e potentes agentes químicos carcinogênicos (Quadro 45-3).

F. Abrigar-se no local *versus* evacuar

Em geral, a decisão de instituir ações de proteção imediatamente após um derramamento é feita pelo comandante da resposta de emergência ao incidente, como um chefe dos bombeiros, policial ou oficial da guarda costeira, em conjunto com profissionais de saúde locais e funcionários selecionados. Após vazamentos acidentais, poucas opções estão disponíveis para a proteção dos moradores da comunidade. No caso de um vazamento na água, os moradores podem ser aconselhados a evitar contato ou consumo da fonte contaminada. Com emissões atmosféricas, as duas alternativas de proteção são abrigar-se no local ou evacuar. A decisão de evacuar ou abrigar-se no local envolve ponderar muitos fatores. Por exemplo, as características da substância química, a concentração estimada em função do tempo, a origem, o tamanho e a duração da emissão, as condições meteorológicas, as taxas de infiltração e integridade das estruturas utilizadas para proteção devem ser considerados. Por fim, deve-se considerar a proximidade de instituições que podem exigir atenção especial durante a evacuação e o abrigo no local, como escolas, hospitais e presídios.

Proteção no local é quase sempre melhor do que evacuação. É de grande benefício quando a concentração máxima da substância química, em vez de sua dose cumulativa, apresenta maior toxicidade. Abrigar-se no local deve ser a resposta inicial enquanto qualquer situação está sendo avaliada. Edifícios com sistemas de ventilação desligados, portas intactas e janelas fechadas podem reduzir a exposição à metade em relação às exposições sem proteção ao ar livre. A evacuação pode ser a escolha preferida quando existe a ameaça de um vazamento, embora nenhum tenha ocorrido, ou quando a emissão pode criar uma explosão ou perigo de incêndio. A evacuação geralmente é um processo demorado e confuso, e é a alternativa mais segura apenas quando pode ser concluída antes do momento em que a nuvem tóxica atinge uma área povoada.

A proteção no local e a evacuação são mais eficazes para proteger indivíduos da exposição a substâncias tóxicas quando a população local tiver recebido instruções prévias sobre os procedimentos adequados a serem seguidos em caso de uma emissão acidental. A educação pública sobre acidentes tóxicos deve ser coordenada com instruções sobre planejamento de resposta para outras catástrofes naturais e intencionais. Sessões educativas devem ser realizadas com a plena participação de todos os órgãos que possam responder a um evento real. Planejamento de emergência química é mais eficaz quando a indústria, o

Quadro 45-3 A probabilidade de contaminação secundária de serviços e prestadores de cuidados com a saúde.

Probabilidade de contaminação secundária	Categoria química ou substância
Baixa	Gases: cloro, óxido de etileno Vapores: vapores de ácido sulfúrico; (a menos que tenha havido exposição significativa) Ácidos e bases fracos: hidróxido de sódio A maioria dos produtos de hidrocarbonetos: gasolina
Alta	Ácidos e bases fortes: ácido fluorídrico Líquidos voláteis: isocianatos, formaldeído Pesticidas potentes Carcinogênicos químicos potentes Materiais radioativos Agentes biológicos

governo, a comunidade médica, as organizações comunitárias locais e os grupos de interesse público têm estabelecido relações de trabalho e coordenam seus esforços para abrandar os efeitos de um acidente.

▶ Resposta pública após vazamentos acidentais

A. As quatro etapas de avaliação de risco

Durante um vazamento real de um material perigoso, o profissional de saúde deve estar preparado para avaliar os riscos e ajudar com o atendimento. A National Academy of Sciences definiu a avaliação de risco à saúde para substâncias tóxicas em quatro etapas: (1) identificação do risco, (2) avaliação da exposição, (3) avaliação toxicológica e de dose-resposta e (4) caracterização do risco. A avaliação de risco para a saúde é discutida em mais detalhes no Capítulo 50. Em teoria, a avaliação de risco é separada das decisões de gerenciamento de risco tomadas durante uma emissão acidental. Na prática, no entanto, como limitações de tempo são impostas pela natureza emergente das emissões acidentais, não há separação clara entre essas quatro etapas, e os avaliadores de risco podem influenciar as decisões de gestão com base em dados incompletos disponíveis. As autoridades de saúde pública podem agir como avaliadoras ou gestoras de risco, e envolvimento multidisciplinar e interinstitucional é habitual, mesmo durante acidentes químicos em pequena escala. Um acidente de grandes proporções pode envolver médicos, toxicologistas, epidemiologistas, socorristas e outros funcionários de agências locais, estaduais e federais. As seções seguintes analisam as quatro etapas de avaliação de risco que se aplicam a uma emissão acidental.

1. Identificação dos riscos — A identificação dos riscos envolve descrever as substâncias químicas liberadas e determinar seus riscos relativos, a fim de averiguar os riscos à saúde imediatos, tardios e de longo prazo inerentes à emissão. Deve-se identificar a substância de origem, bem como os produtos da decomposição química e outros ingredientes principais na formulação. Isso pode ser feito por meio de bancos de dados *online* de fabricantes químicos e do governo. A identificação do composto derramado nem sempre pode ser fácil, uma vez que vagões-tanque ferroviários podem estar sem avisos, ou testes inadequados de toxicidade podem levar à falha em classificar, com precisão, um produto químico como perigoso. Para novas substâncias químicas, dados relativos aos efeitos sobre a saúde podem não estar prontamente disponíveis. Deve-se buscar informações sobre os produtos da decomposição química, as interações químicas e os perigos não toxicológicos, como inflamabilidade. Além de lesões térmicas, explosão ou incêndios podem resultar na liberação de uma variedade de produtos tóxicos de combustão incompleta, como benzeno, fosgênio ou dióxido de enxofre.

Quando mais de uma substância é derramada, deve-se avaliar, na medida do possível, as informações sobre potenciais interações químicas.

2. Avaliação da exposição — A avaliação da exposição envolve a caracterização da origem e do local da emissão, as potenciais vias de exposição humana, a população em risco e o nível de exposição. As exposições devem ser avaliadas imediatamente após a emissão, e os níveis devem ser previstos até que a fonte seja contida. Na maioria dos casos, as autoridades de saúde pública contarão com a equipe de emergência para obter informações sobre a localização exata do vazamento, o momento do acidente, se o vazamento foi contido e a quantidade derramada. Muitas vezes, a via de exposição a uma substância perigosa determina os tipos de efeitos sobre a saúde observados após sua emissão acidental. Embora as vias de exposição costumem ser óbvias, como quando a exposição por inalação segue uma emissão maciça na atmosfera, esse nem sempre pode ser o caso. Para qualquer derramamento particular, várias vias de exposição podem ser consideradas.

Sistemas de informação geográfica que levam em consideração o terreno, o clima e os locais residenciais podem ser usados para mapear derramamentos e prever o caminho da pluma química para melhor caracterizar as potenciais exposições e identificar a população em risco. Muitas vezes, porém, no meio da confusão que segue um vazamento acidental, os sistemas de informação geográficos não fornecem dados precisos e oportunos para orientar as decisões de gerenciamento de risco. Monitoramento ambiental de substâncias químicas liberadas e seus produtos de decomposição química, ou outros tóxicos, é importante para determinar com precisão o nível de exposição; controle é essencial no caso de uma fonte de exposição dinâmica. A população em risco de exposição inclui funcionários da empresa ou meio de transporte responsável pela emissão; pessoas em residências e empresas próximas; e pessoas em trânsito, em seus veículos, na área da emissão ou no caminho da pluma química. Embora a equipe que atende aos chamados de emergência tenha maior probabilidade de usar equipamento de proteção pessoal, se comparada com outros trabalhadores ou com o público em geral, costuma correr o maior risco de exposição e efeitos adversos à saúde.

3. Avaliação dose-resposta — A avaliação toxicológica e dose-resposta envolve a caracterização da relação entre a dose de exposição e os efeitos adversos para a saúde. Dados de animais e humanos devem ser consultados, já que testes em humanos são, muitas vezes, insuficientes. Resultados de testes de toxicidade aguda, subcrônica, crônica, carcinogênica e reprodutiva devem ser obtidos. Quando dados humanos quantitativos não estiverem disponíveis, dados de animais estão relacionados com uma dose humana equivalente com base no peso corporal ou na área de superfície.

4. Caracterização e gestão de riscos — A caracterização de riscos envolve a identificação dos efeitos sobre a saúde que podem ser esperados a partir da emissão e sobre indivíduos ou instituições em maior risco de efeitos adversos para a saúde. A gestão de riscos implica instituir níveis de ação de resposta a emergências para proteger os indivíduos de maior exposição ou evitar lesões.

EMISSÕES INDUSTRIAIS, VAZAMENTOS ACIDENTAIS E RESÍDUOS PERIGOSOS | CAPÍTULO 45

A. Efeitos sobre a saúde — Os efeitos à saúde, após emissões acidentais, podem ser classificados em imediatos, tardios e carcinogênicos. A Tabela 45-8 lista os efeitos imediatos à saúde mais comumente relatados como resultado de derramamentos. Enquanto a maioria dos profissionais de saúde avalia e trata pessoas expostas para efeitos imediatos, podem ocorrer condições persistentes ou tardias, após a exposição a compostos acidentalmente liberados. Por exemplo, existem vários relatórios nos quais síndrome de disfunção reativa das vias respiratórias tem sido descrita em policiais após uma única exposição durante acidentes de transporte. Para a maioria das emissões de substâncias perigosas, no entanto, estão disponíveis informações inadequadas sobre os efeitos de exposições agudas a longo prazo.

Após uma exposição de curto prazo (até 2 semanas), pode-se fazer uma avaliação quantitativa de certos efeitos potenciais a longo prazo, como câncer, com base na toxicidade inerente do composto, no nível de exposição e na avaliação dose-resposta. Para a maioria dos compostos, uma exposição de curto prazo resultaria em risco negligenciável de câncer. No entanto, se uma emissão acidental resultar em exposições ambientais ou ocupacionais crônicas, a níveis relativamente baixos de um contaminante, é prudente estimar os riscos de câncer ou outros efeitos a longo prazo para orientar a vigilância, a limpeza e outras medidas de resposta.

Além das consequências físicas da exposição química acidental, o impacto psicológico de liberações acidentais é um fator importante a se considerar. Depressão, raiva e ansiedade são comuns nas comunidades logo após vazamentos acidentais e como consequência prolongada. Os profissionais de saúde e os agentes de saúde pública devem reconhecer que as pessoas expostas podem necessitar de avaliação e tratamento para problemas psicológicos. Além disso, a ansiedade sobre os possíveis efeitos das substâncias químicas liberadas pode aumentar a utilização dos cuidados com a saúde pelos "hipocondríacos", bem como por indivíduos objetivando litígio.

As pessoas que podem ser predispostas aos efeitos adversos após a exposição a substâncias químicas acidentalmente liberadas são denominadas "pessoas sensíveis", algumas das quais são identificadas no Quadro 45-4. As instituições que abrigam essas pessoas, como escolas, hospitais ou empresas de cuidados para idosos, que ficam nas proximidades de uma emissão acidental, podem justificar medidas especiais de mitigação. Autoridades de saúde pública podem precisar informar o público de que certas subpopulações sensíveis podem apresentar risco aumentado de consequências específicas para a saúde.

B. Padrões de resposta a emergências — Níveis de ação de resposta a emergências são utilizados para orientar decisões de abrigo no local ou evacuação; se ocorreu evacuação, esses níveis podem ser usados para determinar quando é seguro para os membros da comunidade regressarem à área. É importante notar que esses níveis não são usados para prever os efeitos sobre a saúde de uma população potencialmente exposta. Em geral, um nível define a concentração e a duração para a qual a maioria das pessoas pode ser exposta sem sofrer de determinado efeito sobre a saúde (p. ex., leve, grave ou com risco de vida). Para obter um nível de resposta de emergência, a dose de exposição máxima que não resulta em efeito de interesse sobre a saúde (nível de efeito não adverso ou com o menor efeito adverso) deve ser dividida em fatores de incerteza, variando de 1 a 10, para responder por inadequações no banco de dados, conhecimento científico incompleto e proteção de subpopulações sensíveis. O uso de fatores de incerteza oferece uma margem de segurança para os profissionais considerarem quando recomendar respostas a emissões acidentais. No caso de uma emissão acidental, pode ser utilizada uma variedade de níveis de referência de exposição. Essas normas variam consideravelmente em sua utilização de métodos científicos precisos e intenção de proteger a saúde pública (Quadro 45-5).

Quadro 45-4 Exemplos de "pessoas sensíveis", com condições predisponentes a efeitos adversos à saúde após exposição a produtos químicos.

Subpopulação sensível	Razão proposta para aumento da sensibilidade	Exemplos químicos
Bebês e crianças	Diferenças relacionadas à idade na anatomia e na fisiologia, suscetibilidade dos órgãos, exposição.	Pesticidas; chumbo
Feto em desenvolvimento	Organogênese cuidadosamente determinada, extremamente suscetível ao rompimento de eventos normais.	Tolueno
Asmáticos	Aumento da sensibilidade a substâncias inaladas	Ozônio
Indivíduos com doença arterial coronariana	Aumento da sensibilidade cardiovascular a substâncias inaladas ou absorvidas no sangue.	Monóxido de carbono

B. Coordenação das respostas de várias agências

Várias agências governamentais e especialidades profissionais provavelmente estarão envolvidas na resposta a qualquer incidente grave. As respostas podem ser confusas, frustrantes e duplicadas. Para agilizar o atendimento de incidentes maiores, as agências devem coordenar esforços para estabelecer planos conjuntos. Vários níveis de resposta podem ser ativados, quando necessário, para oferecer auxílio eficaz para emergências envolvendo várias agências ou jurisdições. Esses níveis são: (1) área atingida, (2) governo local, (3) município, (4) região, (5) estado e (6) governo federal. Equipes conjuntas de gestão de emergência podem operar sob todos os tipos de urgências, incluindo emissões intencionais de substâncias perigosas e desastres naturais. O Quadro Nacional de Resposta baseia-se no National Incident Management System (NIMS), já existente, e no Incident Command System (ICS), que apresenta os princípios orientadores que permitem a todos os parceiros de atendimento se prepararem e oferecerem uma resposta nacional unificada para desastres e emergências, independentemente do tamanho (ver Tab. 45-10).

Quadro 45-5 Hierarquia de padrões de ação de respostas a emergências (1 hora) para orientar ações durante e após emissões acidentais.

Nome do padrão	Agência em desenvolvimento
Níveis preexistentes (preferidos):	
Níveis de orientação emergência pública de curto prazo	National Academy of Sciences
Guia de exposição aguda Nível-2	National Academy of Sciences, http://www.epa.gov/oppt/aegl/
Planejamento de resposta de emergência Diretrizes-2	American Industrial Hygiene Industrial, http://www.aiha.org/
Níveis baseados em análise abrangente da literatura	Agência governamental estadual ou local
Níveis desenvolvidos durante o acidente (caso os anteriores não estiverem disponíveis):	
Níveis com base em breve análise toxicológica	Toxicologistas da Saúde Pública
Se nada mais estiver disponível:	
Valor Limítrofe – limite da exposição de curto prazo	ACGIH, http://www.acgih.org/tlv/
Limítrofe – a média ponderada de tempo multiplicada por 3	ACGIH, http://www.acgih.org/tlv/
Imediatamente perigoso para a vida e valores de saúde divididos por 10	NIOSH, http://www.cdc.gov/niosh/idlh/intridl4.html

▶ Regulamentos

Os profissionais de saúde envolvidos no planejamento ou na resposta a emissões acidentais devem estar cientes dos regulamentos complexos que regem essa área da saúde ambiental e das fontes de dados para emissões de substâncias perigosas.

A. Definição de materiais perigosos

Os materiais perigosos são definidos como materiais ou substâncias em formas ou quantidades que, quando liberados, podem representar risco excessivo para a saúde e segurança ou propriedade. As substâncias químicas listadas na *Comprehensive Environmental Response, Compensation, and Liability Act* (CERCLA), de 1980, também conhecida como Superfundo, são consideradas perigosas. Cerca de 2.400 materiais estão listados e são amplamente classificados em categorias, como explosivos, inflamáveis, corrosivos, combustíveis, venenos, oxidantes, agentes biológicos e materiais radioativos. O transporte de materiais perigosos é regulamentado pelo Department of Transportation (DOT), sob a *Hazardous Materials Transportation Act* (HMTA) de 1975.

1. Acidentes em fontes fixas: regulamentos federais —
Em geral, planejamento e resposta à emissão acidental em fontes fixas estão sob a jurisdição da EPA, e acidentes de transporte sob o DOT. O planejamento obrigatório de emergência e os requisitos de relatórios para produção, armazenamento e transporte de materiais perigosos são determinados por quatro regulamentações federais principais: CERCLA e EPCRA, a HMTA de 1975, conforme retificação, a Clean Air Act Amendments (CAAA) de 1990 e a *Clean Water Act* (CWA).

A CERCLA (Código 42 do Regulamento Federal, Cap. 103) exige que, para cada substância perigosa, a EPA estabeleça uma quantidade reportável (RQ – *reportable quantity*), com base nas propriedades físicas, químicas e toxicológicas da substância, incluindo toxicidade aquática e para mamíferos, inflamabilidade e reatividade, entre outros fatores. Emissões de substâncias perigosas iguais ou superiores à RQ devem ser comunicadas imediatamente ao National Response Center (NRC), bem como aos funcionários de emergência estaduais e locais. Essa notificação é necessária para incidentes de transporte e vazamentos a partir de navios, bem como emergências em fontes fixas. Falha ao reportar vazamentos acidentais podem implicar em penalidades civis e criminais, incluindo multas, prisão ou ambos. Não há nenhuma exigência para relatar substâncias não CERCLA. A última categoria inclui substâncias químicas para as quais existe informação inadequada sobre toxicidade para serem caracterizadas como materiais perigosos. A EPCRA (Código 42 do Regulamento Federal, Parte 355,40), ou SARA Título III, exige que a liberação de uma RQ ou mais de uma substância perigosa que resulte na exposição de pessoas fora dos limites da empresa seja comunicada às autoridades estaduais e locais. A EPCRA também exige que os estados estabeleçam grupos de planejamento de emergência estadual e local, para o desenvolvimento de planos de resposta para emergência química para cada comunidade, e exige que as empresas forneçam fichas com dados de segurança (MSDSs – *material safety data sheets*) ou uma lista de materiais perigosos no local aos estados, planejadores locais e departamento de bombeiros e, por meio deles, ao público. A EPCRA constrói a base do plano de resposta de emergência da comunidade e de diálogo entre público/indústria sobre risco de emissão acidental e redução de riscos. A EPCRA também exige que os operadores das empresas notifiquem a comissão estadual de resposta de emergência (ou seu equivalente) sobre o tipo e a quantidade de materiais perigosos armazenados em quantidades iguais ou superiores à RQ. Esses regulamentos têm resultado em aumento da notificação aos governos local, estadual e federal sobre materiais perigosos armazenados em empresas e melhorou o conhecimento dos padrões de emissões acidentais a partir de fontes fixas e móveis. No entanto, o aumento da preocupação com a segurança, como consequência da ameaça de eventos terroristas, resultou em redução da disponibilidade pública de grande parte dessa informação. Além disso, a obrigação de notificar as agências locais sobre o transporte dessas substâncias por meio de suas jurisdições varia consideravelmente em cada estado.

A HMTA (Hazardous Material Transportation Act) (Código 49 do Regulamento Federal, Parte 171,15) exige que o vazamento

EMISSÕES INDUSTRIAIS, VAZAMENTOS ACIDENTAIS E RESÍDUOS PERIGOSOS | CAPÍTULO 45 | 765

de material perigoso durante o transporte seja comunicado ao NRC, em determinadas circunstâncias, como morte, lesão, danos materiais significativos, evacuação ou fechamento de estrada.

A seção 112r da CAAA contém normas destinadas à prevenção de emissões atmosféricas acidentais de materiais regulamentados e outras substâncias extremamente perigosas para reduzir as consequências de liberações, focando nas medidas preventivas sobre as substâncias químicas que apresentam maior risco. Ela exige que as empresas identifiquem os riscos decorrentes das emissões, para criar e manter empresas seguras, e para minimizar suas consequências, quando ocorrem. Além disso, a CAAA é única entre as normas ambientais pelo fato de exigir proteção não só do meio ambiente e da saúde da população, mas também da saúde e segurança dos trabalhadores. Para proteger os trabalhadores, a OSHA promulgou um padrão de segurança para processos químicos, para proteger os trabalhadores de acidentes químicos em empresas que utilizam substâncias altamente tóxicas, reativas, inflamáveis ou explosivas (Código 29 do Regulamento Federal 1910,119). Para proteger o público, a EPA estabeleceu uma regra que rege os Risk Management Programs for Accidental Release Prevention, (Código 40 do Regulamento Federal, Parte 68). Essa regra exige que as empresas preparem avaliações de risco, estimando efeitos potenciais de uma liberação acidental de qualquer substância regulamentada. Com base nessas avaliações de risco, as empresas devem desenvolver programas voltados para a prevenção e resposta de emergência a vazamentos acidentais.

A CWA (Código 40 do Regulamento Federal, Parte 110,10, Parte 300,300) exige que as liberações de petróleo sejam relatadas ao NRC se a liberação (1) violar os padrões aplicáveis de qualidade da água; (2) formar filme, brilho ou descoloração da água ou margens adjacentes; ou (3) formar lama ou emulsão depositada sob a superfície da água ou nas margens adjacentes.

▶ Perspectiva internacional

Embora acidentes químicos maiores e menores ocorram internacionalmente, um registro exato desses incidentes não está disponível, porque as exigências de relatório e manutenção de registos variam muito entre os países. Além disso, a falta de divulgação pública e a ausência de funcionamento de leis de Direito de saber limitam a informação que está disponível para muitos países.

▶ Europa

A União Europeia (UE) tem uma das abordagens mais coordenadas para rastrear incidentes químicos fora dos Estados Unidos. A Seveso Diretive, de 1982, fornece orientações sobre a gestão de riscos e o planejamento de emergência para a prevenção de acidentes químicos na UE. O objetivo da legislação é duplo: (1) incorporar medidas de controle e segurança no projeto de uma empresa, ou processo, e preparar planos de emergência; e (2) informar o público em geral sobre substâncias perigosas no local e recomendar ações a serem tomadas em caso de acidente. Além disso, oferece notificação às autoridades, caso materiais perigosos sejam armazenados, transportados, utilizados nas operações ou liberados em um acidente. Ao longo dos anos, a legislação foi modificada e, agora, exige provisão ativa de informações ao público em uma base de "Direito de saber", bem como relatórios de segurança, prevenção de acidentes e planos para atender emergências.

O banco de dados do Sistema de Relatos de Acidentes Graves é mantido pela Major Accident Hazards Bureau, na Itália, e contém relatórios de vazamentos acidentais de todas as nações da UE. Os países membros são obrigados a comunicar os acidentes graves, mas a execução da lei é variável e as informações estão incompletas. As nações que não fazem parte da UE, incluindo aquelas da Organization for Economic Cooperation and Development (OECD), podem relatar voluntariamente.

▶ Programas coordenados

O United Nations Environment Program (UNEP) e seus parceiros desenvolveram o programa *Conscientização e Preparação para Emergências em Nível Local* (APELL – Awareness and Preparedness for Emergencies at Local Level) para evitar acidentes e minimizar seus impactos. Embora, inicialmente, destinou-se a vazamentos acidentais de substâncias perigosas provenientes de empresas fixas, o programa ampliou suas aplicações para acidentes de transporte e desastres naturais. Para complementar o programa APELL, o Programa de Acidentes Químico da OECD, em cooperação com a Organização Internacional do Trabalho, o UNEP, a Organização Mundial de Saúde (OMS) e o Banco Mundial, prepararam diretrizes voluntárias, os Princípios orientadores para prevenção de acidentes químicos, a fim de fornecer uma base para impedir, preparar e responder a acidentes químicos no mundo. O documento descreve as funções da indústria, das autoridades públicas, dos funcionários, do público e das organizações para evitar e mitigar os efeitos de acidentes com materiais perigosos. Indica-se que os programas de segurança sejam voltados para prevenir completamente danos à saúde humana, meio ambiente e propriedade ("risco zero"), embora se reconheça que acidentes continuarão a ocorrer. Os Princípios orientadores afirmam que as indústrias dos países da OECD devem operar com essas mesmas diretrizes em suas empresas localizadas em nações não OECD (em desenvolvimento).

ACIDENTES NUCLEARES

Os acidentes nucleares podem ocorrer em qualquer lugar onde materiais radioativos estão em uso, mas são mais prováveis em países com programas nucleares secretos, em que os sistemas de segurança e de alerta podem ser inadequadamente testados ou inexistentes. Em 2011, a inundação da usina nuclear de Fukushima Daiichi, no Japão, foi resultado do terremoto e do tsunami de Tōhoku. A fusão e a liberação de materiais radioativos nucleares foram o maior desastre nuclear desde Chernobyl, em 1986. A radiação ainda está vazando da instalação, com consequências de longo prazo para a saúde pública e para o meio ambiente ainda a serem determinadas. Os acidentes de grande escala são bem divulgados; porém, pequenas exposições acidentais, incluindo militares e hospitalares, são divulgadas apenas vários anos após sua ocorrência. Ao contrário dos vários sistemas de comunicação de emissões acidentais de substâncias químicas, sistemas para registros de acidentes radiológicos, nos Estados Unidos, não são padronizados ou facilmente acessíveis.

Regulamento nuclear nos Estados Unidos

A. Agências envolvidas no atendimento a acidentes

A exposição acidental ao material radiológico pode ser resultado de situações tão variadas como um reator nuclear ou acidentes em usinas nucleares, acidentes de transporte envolvendo material radioativo, reentrada de nave espacial ou precipitação de testes atmosféricos de dispositivos nucleares. Em caso de acidente radiológico, várias agências federais coordenam seus esforços na cena do acidente, sob a égide do Plano de resposta a emergência radiológica federal. A Federal Emergency Management Agency (FEMA) coordena atividades federais e estaduais. A Nuclear Regulatory Commission (NRC) é a principal agência federal em caso de emergência em uma instalação nuclear licenciada. O Department of Energy (DOE) (departamento de energia) é a agência líder em caso de emergência em uma de suas empresas nucleares ou em um acidente de transporte envolvendo material radiológico sob seus cuidados. A EPA é a agência líder em caso de emergência envolvendo radioatividade proveniente de um país estrangeiro ou em um acidente doméstico envolvendo material radioativo não regulamentado. Os governos estaduais e locais são responsáveis pela saúde e pelo bem-estar do público durante uma emergência.

A EPA desenvolveu um sistema de guias de ação protetora (PAGs – *Protective Action Guides*) para ajudar os funcionários a tomar decisões importantes. Essas orientações identificam os níveis de radiação contra os quais as autoridades estaduais e locais devem tomar medidas para proteger a saúde humana em caso de acidente e orientar o desenvolvimento de planos de emergência. As PAGs identificam três fases de uma emergência: inicial, intermediária e tardia. Na fase inicial, que geralmente dura de algumas horas a vários dias, evacuação e abrigo são as principais ações para isolar o público da exposição à radiação direta e inalação de material radioativo transportado pelo ar. Na fase intermediária, que pode durar de semanas a meses, as ações podem incluir consumo limitado de alimentos e água, para diminuir a ingestão de material radioativo, e relocação de pessoas para minimizar a exposição à radiação. A administração de iodo estável também pode ser considerada no início das fases intermediárias. Na fase tardia, que pode durar de meses a anos, as PAGs abordam a descontaminação de materiais. Em caso de emergência real, podem ser necessárias medidas de proteção, além daquelas abordadas pelas PAGs.

B. Acidentes com reatores nucleares

Atualmente, existem mais de 100 reatores licenciados nos Estados Unidos, e a aprovação formal de planos de emergência é uma condição para obtenção e manutenção de licenças de funcionamento para essas empresas. A NRC coordena todos os esforços de preparação para emergências radiológicas externas e avalia planos estaduais e locais. As regulamentações atuais exigem que o planejamento de emergência seja realizado nas empresas, com provisões para respostas externas a emergências, incluindo atendimento médico para os indivíduos feridos ou radiologicamente contaminados e treinamento para aqueles que podem ser chamados a ajudar em caso de emergência.

A NRC tem uma meta de preparação para emergências em usinas nucleares que define objetivos de saúde em termos de probabilidade de ocorrência, em comparação com outros eventos. Por exemplo, a meta de prevenção de acidentes graves é uma frequência de ocorrência de menos de 1 em 1 milhão, por reator, por ano; o risco de um indivíduo, nas proximidades de uma usina nuclear, de morte imediata que pode resultar de acidentes com reatores, não deve exceder 0,1% da soma dos riscos de morte resultantes de outros acidentes; e o risco de mortes por câncer, para uma população na área perto de uma usina nuclear, que poderiam resultar de operações, não deve exceder 0,1% da soma de riscos de morte por câncer resultantes de todas as outras causas.

Coordenação internacional

Há alguns esforços para instituir normas internacionais de segurança para reatores nucleares. Países membros da OECD são responsáveis por aproximadamente 85% da capacidade nuclear instalada do mundo, e a energia nuclear representa cerca de um quarto do fornecimento de energia elétrica para esses países. Atividades de gestão de acidentes existem em países da OECD, embora exista variação significativa entre países membros sobre o que deveria ser classificado como gestão de acidentes graves. A Nuclear Energy Agency, um painel da OECD, destacou programas existentes nos países membros e tem incentivado outros esforços de preparação consistente para emergências. No entanto, entre outras questões, a falta de uniformidade encontrada em reatores mais antigos apresenta problemas na área de regulamentação da segurança internacional.

Existem regulamentações específicas para o planejamento de resposta de emergência para acidentes de transporte envolvendo material radioativo. Estima-se que mais de 40 milhões de remessas de pacotes contendo material radioativo são feitas a cada ano no mundo, embora, até o momento, não tenha havido acidentes de transporte relatados com graves consequências radiológicas. A International Atomic Energy Agency publicou diretrizes que serviram durante anos como base para a regulação do transporte seguro de materiais radiológicos em todo o mundo. Essas recomendações universais são implementadas pelas autoridades locais, levando em conta as estruturas legislativas específicas e carregamentos reais.

RESÍDUOS PERIGOSOS

A preocupação com resíduos perigosos normalmente está no topo da lista quando o público é sondado sobre preocupações ambientais. Cada vez mais as pessoas procuram os médicos para conselhos e respostas. O médico deve ter uma compreensão dos riscos à saúde criados por resíduos perigosos e ser capaz de obter história da exposição. A capacidade de reconhecer quando uma exposição pode estar ocorrendo é fundamental, pois a medicina ambiental, como a medicina ocupacional, é orientada para prevenção.

O material a seguir sobre resíduos perigosos inclui uma visão geral da natureza e da magnitude do problema, o uso da avaliação de exposição e estudos de saúde para analisar o impacto de empresas de resíduos perigosos e uma sinopse da regulamentação e gestão de resíduos perigosos. O foco está nos resíduos químicos; no entanto, de especial interesse para a comunidade dos cuidados com a saúde, também são abordados medicamentos, resíduos radioativos e resíduos médicos regulamentados (materiais de risco biológico). A última parte apresenta uma abordagem sobre questões relativas aos resíduos perigosos no âmbito internacional.

DEFINIÇÃO DO PROBLEMA

O termo *resíduos perigosos* é ambíguo. Mais precisamente, deve referir-se a substâncias químicas perigosas, porque não se sabe quando uma substância química perigosa se torna um resíduo perigoso. Na maior parte, na regulamentação nos Estados Unidos existe controle sobre armazenamento, tratamento e descarte de resíduos perigosos, não de substâncias químicas perigosas. A única exceção é a regulamentação dos tanques de armazenagem subterrânea. Os tipos possíveis de resíduos perigosos são tão variados quanto as possíveis combinações de substâncias químicas perigosas e tóxicas. Esses são subprodutos da indústria, habitação e agricultura ou meio ambiente. Apenas uma pequena fração das substâncias químicas em uso tem dados toxicológicos adequados. Os dados sobre interações entre as diferentes substâncias químicas são ainda mais vagos.

Os resíduos perigosos, conforme definidos pela legislação norte-americana, são um subconjunto de resíduos sólidos que pode incluir, lamas, líquidos e gases em contêiner. Essas definições amplas têm uma série de exceções, muitas sendo resultado da influência política de quem cria os resíduos. Como os seguintes materiais não são considerados resíduos sólidos, não estão listados como resíduos perigosos: esgoto doméstico, alguns resíduos nucleares, resíduos de mineração e celulose e pasta líquida usada na produção de papel. Exclusões de resíduos perigosos incluem resíduos agrícolas utilizados como fertilizantes; excesso resultante de mineração; madeira descartada tratada com arsênio; resíduos de cromo; material contaminado com petróleo a partir da limpeza do tanque; resíduos específicos do processamento de minérios; resíduos específicos de serviços de utilidade pública; exploração, desenvolvimento e produção de resíduos de petróleo e gás; e resíduos de fornos de cimento.

A maioria das substâncias químicas de uso doméstico também é excluída da categorização de resíduos perigosos, embora existam muitas substâncias químicas tóxicas nos produtos comerciais de hoje. Resíduo universal é uma categoria especial de resíduos perigosos encontrados em ambientes domésticos e diferentes tipos de empresas, que não estão autorizados a serem depositados em resíduos sólidos urbanos. Resíduo universal, conforme definido pelo governo federal, inclui pilhas, pesticidas, e equipamentos e lâmpadas contendo mercúrio. Os estados podem adicionar itens à lista. Resíduo universal deve ser coletado separadamente, para facilitar seu envio à reciclagem ou ao descarte adequado. Há interesse em determinados resíduos farmacêuticos serem adicionados à lista de resíduos universais.

É importante observar que os resíduos perigosos também excluem descarte de substâncias químicas diretamente no ar ou na água (i.e., emissões autorizadas por licenças sob os estatutos do controle federal de poluição, como a *Clean Air Act* e a CWA). As empresas que produzem pequenas quantidades de resíduos perigosos podem escapar das exigências de gestão. Resíduos perigosos misturados com combustíveis oleosos podem ser incinerados e liberados no ambiente sem controle adequado.

Os norte-americanos são os maiores produtores de resíduos perigosos por habitante; no entanto, deve-se notar que, apesar de todas as exceções mencionadas anteriormente, a definição de resíduos perigosos nos Estados Unidos engloba muito mais do que a de qualquer outro país. Em 2011, 16.447 geradores de grande quantidade produziram 34 milhões de toneladas de resíduos perigosos, que é cerca de 1 tonelada por 9 pessoas. Empresas fabricantes de produtos químicos e petróleo/carvão foram responsáveis pela maior parte da produção de resíduos perigosos. Tratamento de esgoto e eliminação entraram em segundo lugar. Os estados que geraram a maior parte dos resíduos perigosos foram Texas e Louisiana, que representaram 58% do total nacional gerado.

Estima-se que, nos Estados Unidos, existam 425 mil pontos abandonados de resíduos perigosos, embora a EPA tenha inventariado apenas 46 mil. Em março de 2013, 1.312 locais estavam na National Priorities List (NPL) da EPA. A EPA sugere locais para a NPL, aplicando um sistema de classificação de risco, que é uma avaliação da ameaça que dado local representa para a saúde pública, ambiental e ecológica. Na NPL, há mais de 156 locais pertencentes ao governo federal, principalmente ao departamento de energia e ao departamento de defesa. Esses locais federais representam grande preocupação devido a suas grandes áreas geográficas e à complexa mistura de resíduos que as contaminam.

Resíduos medicamentosos

Resíduos medicamentosos são gerados em hospitais e outras empresas de saúde e distribuídos para uso doméstico, englobando medicamentos com e sem receituário. Estima-se que os hospitais e as instituições de cuidados de longo prazo gerem, no mínimo, 56,25 milhões de quilos de medicamentos por ano. Medicamentos que não são utilizados costumam ser descartados no vaso sanitário ou nos ralos de pias.

Medicamentos eliminados dessa maneira são liberados diretamente no meio ambiente após passarem por estações de tratamento de águas residuais, que, muitas vezes, não são projetadas para remover medicamentos do efluente. Embora não sejam normalmente medidos no monitoramento de águas pluviais, estudos especiais têm demonstrado medicamentos com e sem receituário nos rios dos Estados Unidos.

▶ Resíduos médicos regulamentados

Resíduos médicos regulamentados costumam ser chamados de "risco biológico", já que se referem a resíduos infecciosos ou potencialmente infecciosos. Eles são gerados ou produzidos como resultado de qualquer um dos seguintes: diagnóstico, tratamento ou imunização de humanos ou animais; pesquisas com agentes infecciosos; soros, vacinas, antígenos e antitoxinas; resíduos que apresentam risco biológico; ou "perfurocortantes" – dispositivos com pontas, bordas ou saliências rígidas e agudas, capazes de cortar ou perfurar, incluindo agulhas hipodérmicas, lâminas, agulhas e estilhaços de vidro. Resíduos médicos regulamentados são gerados por consultórios médicos e de dentistas; por clínicas, hospitais, centros de prestação de cuidados especializados, centros de pesquisa, laboratórios de pesquisa, laboratórios clínicos e outras instituições de cuidados de saúde; por usuários de drogas ilícitas; e por diabéticos e outros que dependem de injeções por motivos de saúde.

Os hospitais nos Estados Unidos geram mais de 2 milhões de toneladas de resíduos médicos regulamentados anualmente. Apenas 20% dos resíduos são considerados infecciosos, no entanto, no passado, todos os resíduos eram misturados. Práticas semelhantes foram permitidas em outros contextos de prestação de cuidados de saúde; no entanto, os hospitais, que representam apenas 2% do valor total de geradores, produzem cerca de 77% do total de resíduos infecciosos. Como tem havido crescente dependência da comunidade médica para itens descartáveis, tem havido aumento na quantidade de resíduos médicos regulamentados sendo produzidos.

▶ Resíduos radioativos

A produção de energia e de armas nucleares cria resíduos perigosos a partir de restos deixados nas minas de urânio e resíduos radioativos de rotina em empresas de energia nuclear, de produção de armas, locais para testes de bombas nucleares e limpeza em usinas nucleares desativadas e empresas militares. Resíduos radioativos de baixo nível (aproximadamente 0,65 Ci/)m^3 resultam de utilizações radiológicas em mais de 20 mil empresas em todo o país, como, por exemplo, hospitais, universidades, pesquisas biomédicas, desenvolvimento farmacêutico e outras fontes industriais. Resíduos nucleares civis também originam-se das 104 centrais nucleares nos Estados Unidos. Uma grande usina nuclear produz 460 toneladas de resíduos de baixo nível (cerca de 1,3 Ci/m^3) que inclui lixo contaminado, lamas e resinas do reator e peças gastas do reator. O combustível gasto em uma central elétrica (cerca de 27 toneladas por ano) tem alto nível de radioatividade (896.998 Ci/m^3 de resíduos). Além disso, existem 12 reatores nucleares que estão atualmente desligados e sendo desativados. A desativação das empresas produz combustível irradiado e resíduos de baixo nível (aproximadamente 98,8 Ci/m^3).

A outra grande fonte de resíduos radioativos é proveniente da produção de armas nucleares pelo DOE para o Departamento de Defesa. Resíduos de defesa são divididos em resíduos de baixo nível (1,3 Ci/m^3), resíduos transurânicos (5,2 Ci/m^3) e resíduos de alto nível (cerca de 1.014 Ci/m^3).

Em 1993, foram produzidos cerca de 608.000 m^3 de resíduos radioativos civis de baixo nível e 7.600.000 m^3 de resíduos radioativos militares de baixo nível. Aproximadamente, 6.692 m^3 de resíduos radioativos de baixo nível foram descartados no ano 2000. Em 2005, havia cerca de 52 mil toneladas de combustível nuclear armazenados em reatores comerciais. Nesse mesmo ano, reatores nucleares comerciais produziram 28 mil toneladas de resíduos de alto nível (combustível consumido) que foram responsáveis por 96% da radioatividade total de todos os resíduos nucleares gerados. O exército produziu 30.000 m^3 de resíduos de alto nível e 843.600 m^3 de resíduos transurânicos. Além desses resíduos produzidos como resultado de práticas operacionais típicas, a desativação de reatores civis e bases militares resultou em um montante adicional de resíduos nucleares, principalmente de baixo nível.

AVALIAÇÃO DA EXPOSIÇÃO

A avaliação da exposição é o processo de identificação de todos os indivíduos ou subgrupos populacionais que tenham sido expostos a uma substância química ou mais. Com base nos dados demográficos disponíveis na década de 1980, a EPA estima que cerca de 41 milhões de pessoas vivem dentro de um raio de 6,4 quilômetros de distância de 1.134 locais da NPL. Obviamente, residências próximas a locais de resíduos perigosos ou uma empresa que processa resíduos perigosos não se traduzem, necessariamente, em exposição real a substâncias liberadas no local. Por exemplo, vias de exposição completas foram identificadas em apenas 45% dos locais de resíduos perigosos da NPL. Uma via de exposição completa consiste nos cinco elementos seguintes: uma fonte de contaminação, um meio ambiental, um ponto de exposição, via(s) de exposição e uma população exposta. O Quadro 45-6 lista algumas das vias de exposição que devem ser consideradas.

Em 91% dos locais de resíduos perigosos da NPL com vias de exposição completa, a exposição ocorreu através de águas subterrâneas contaminadas; em 46% dos locais a exposição ocorreu pelo solo contaminado; em 14% dos locais a exposição foi via biota contaminada. No entanto, esses dados precisam ser entendidos no contexto de como são coletados pelas agências de regulamentação. Quando locais de resíduos perigosos são avaliados, quase sempre são recolhidas amostras do solo e das águas subterrâneas; no entanto, monitoramento do ar e amostragem da biota não costumam ser realizados. Além disso, a maior parte dos dados ambientais é coletada do solo que imediatamente compõe o local e não do bairro circundante em que as populações potencialmente expostas moram. É típico que a exposição comunitária seja avaliada com o uso de modelos para estimar o destino e o transporte de substâncias químicas do local para a vizinhança.

EMISSÕES INDUSTRIAIS, VAZAMENTOS ACIDENTAIS E RESÍDUOS PERIGOSOS — CAPÍTULO 45

Quadro 45-6 As 20 principais substâncias perigosas em locais da CERCLA.

Classificação de 2011	Substância perigosa
1.	Arsênio
2.	Chumbo
3.	Mercúrio
4.	Cloreto de vinila
5.	Bifenilpoliclorado
6.	Benzeno
7.	Cádmio
8.	Benzo(*a*)pireno
9.	Hidrocarboneto aromático policíclico
10.	Benzo(*b*)fluoretano
11.	Clorofórmio
12.	Arocloro 1260 (policlorinato de bifenilo)
13.	p,p'-Diclorodifeniltricloroetano (DDT)
14.	Arocloro 1254 (policlorinato de bifenilo)
15.	Dibenzo(*a,h*)antraceno
16.	Tricloroetileno
17.	Cromo hexavalente
18.	Dieldrina
19.	Fósforo branco
20.	Hexaclorobutadieno

Fonte: ATSDR: http://www.atsdr.cdc.gov/SPL/index.html.

Existem mais de 600 substâncias únicas encontradas em locais de depósitos nos Estados Unidos; o Quadro 45-6 apresenta as 20 substâncias principais. A priorização das substâncias é baseada em três critérios: frequência de ocorrência de uma substância tóxica em locais da NPL, toxicidade da substância e potencial de exposição humana. A maioria dos locais de resíduos perigosos está contaminada com uma mistura de substâncias químicas, não com apenas uma, e existe pouca informação toxicológica sobre as misturas.

As pessoas nas comunidades duvidam muito do modelo de exposição e das estimativas de risco utilizadas para avaliar o impacto sobre a saúde. As comunidades próximas a locais de resíduos perigosos estão solicitando cada vez mais investigações de monitoramento biológico para determinar sua exposição.

O monitoramento biológico mede a exposição por meio do controle dos fluidos corporais (geralmente sangue ou urina) para as substâncias químicas de interesse. O monitoramento biológico proporciona a melhor evidência de exposição e evita muitos pressupostos e extrapolações animais-humanos que são usadas na tradicional avaliação exposição/risco. No entanto, dependendo da farmacocinética da substância química, o monitoramento biológico não pode fornecer as informações necessárias sobre a exposição crônica às substâncias químicas a partir de um local de resíduos perigosos. Por exemplo, compostos orgânicos voláteis, como cloreto de vinila, têm meia-vida muito curta (2-4 horas) no sangue e, portanto, uma amostra de sangue analisada para cloreto de vinila pode não refletir a exposição residencial crônica. Ao contrário dos padrões de saúde pública para concentrações lícitas de substâncias químicas na água potável ou solo, não existem diretrizes aceitáveis para a interpretação dos níveis de monitoramento biológico. Os laboratórios que realizam esse tipo de teste definem como "normal", mas os números não foram rigorosamente revisados e, normalmente, são resumidos a partir de um estudo publicado ou de uma enquete com funcionários do laboratório. Por fim, se a substância química é detectada acima do "normal", a interpretação dos resultados para a comunidade ou paciente, como impacto a curto ou longo prazo para a saúde, é uma grande incógnita no momento.

A interpretação do monitoramento biológico dos indivíduos ou comunidades em torno de um depósito de resíduos perigosos é muito facilitada pela disponibilidade de grandes bancos de dados sobre os níveis de substâncias químicas na "população", essencialmente "controles históricos". O CDC publica esses dados como parte da National Health and Nutrition Examination Survey (NHANES), uma pesquisa em andamento sobre a população norte-americana. Agora, mais de 450 substâncias químicas estão sendo medidas no sangue ou na urina de uma amostra aleatória de cerca de 10 mil indivíduos examinados a cada dois anos, os dados mais recentes, que se encontram disponíveis, são de uma amostragem do período de 2009-2010. Essa informação de referência nacional foi útil para descobrir que as concentrações sanguíneas de três perfluoroquímicos foram 2-4 vezes maiores em indivíduos que vivem perto de vários fabricantes de perfluoroquímicos, em comparação com níveis médios encontrados na referência nacional (NHANES). As elevadas concentrações foram consideradas associadas com o fato de beber água pública contaminada ou de poço.

IMPACTO DOS RESÍDUOS PERIGOSOS SOBRE A SAÚDE

Em geral, sabe-se muito pouco sobre a exposição em longo prazo a níveis baixos de contaminação no ambiente. Diversas técnicas têm sido utilizadas para estudar o impacto sobre a saúde. No entanto, o mundo da epidemiologia de pequena-área tem todos os problemas habituais de um estudo descontrolado ou multivariado, bem como vários outros. Por exemplo, a classificação errônea da exposição devido à avaliação inadequada pode predeterminar as conclusões de um estudo sem importância. Esse aspecto de resíduos perigosos não foi adequadamente consolidado. Por exemplo, cerca de $4,2 bilhões de dólares são gastos anualmente com locais de resíduos perigosos nos Estados Unidos, mas menos de 1% foi dedicado ao estudo dos riscos desses locais à saúde.

Muitas vezes, analisar dados existentes de resultados em saúde é o primeiro passo em um local. Os dados podem ser obtidos a partir de bancos de dados de morbidade e mortalidade, estatísticas de nascimentos, registros médicos, registro de tumores e doenças e bancos de dados de vigilância. A análise dessas informações para a população em torno de um local não pode discriminar o risco a partir de uma exposição ambiental a não ser que o risco relativo seja alto, por exemplo, semelhante ao risco relativo de câncer de pulmão provocado pelo tabagismo. No entanto, a análise de fontes de dados disponíveis sobre uma área maior (chamado *estudo ecológico*) encontrou efeitos significativos a partir de fontes de resíduos perigosos: aumento das internações por doença arterial coronariana em áreas próximas aos locais de resíduos perigosos, e aumento do risco de baixo peso ao nascer em mães residindo perto de locais com resíduos perigosos contaminados por bifenilpoliclorado (PCB – *polychlorinated biphenyl*) no Estado de Nova York.

Muitos estudos sobre a prevalência de doenças e sintomas têm sido conduzidos em resposta às preocupações comunitárias sobre morar perto de locais com resíduos perigosos. Desses, muitos não mostram aumentos nos efeitos adversos para a saúde estatisticamente significativos. No entanto, esses estudos são frequentemente perturbados por uma amostra de tamanho inadequado, insuficiência de informações sobre o nível de exposição e tendência a autorrelato. Diversas pesquisas em locais específicos têm documentado uma variedade de sintomas de problemas de saúde em pessoas expostas, incluindo baixo peso ao nascer, anomalias cardíacas, cefaleia, fadiga e doenças respiratórias e uma constelação de problemas neurocomportamentais. É mais difícil encontrar uma associação entre exposição e doença para resultados de saúde que tardam a aparecer, especialmente câncer.

Biomarcadores de efeito podem ser usados para fazer comparações dos eventos pré-clínicos em vez de doença clara. Isso é uma melhoria em relação a longo prazo, agrupamentos de câncer equivocados e ou de outros desfechos de estudos. Marcadores biológicos de efeito são indicadores de mudança ou variação nos componentes ou processos, estruturas ou funções celulares ou bioquímicas que são mensuráveis em humanos e, dependendo da magnitude, são reconhecidos como uma doença ou comprometimento da saúde estabelecido ou potencial. Uma grande limitação da utilidade dos biomarcadores de efeito para verificar o impacto das exposições a locais com resíduos perigosos na saúde é que eles, muitas vezes, não são específicos para substâncias; portanto, o efeito adverso pode ser causado por outros fatores além da exposição em questão.

A avaliação de 7.307 indivíduos que vivem em Superfundo Libby, Montana, encontrou anormalidades radiográficas maiores em ex-funcionários das minas de vermiculita contendo asbestos. As pessoas que vivem com um ex-funcionário e podem ter sido expostas a asbestos, por meio de exposição levada para casa, também tiveram maior associação com anormalidades pleurais. A permanência sobre pilhas de resíduos de minas contendo asbestos e a longa residência em Libby foram associadas com anormalidades pleurais, mesmo depois do controle da exposição ocupacional e da levada para casa.

A falta de informação sobre exposição é comum à maioria dos estudos sobre a saúde de locais com resíduos perigosos. Essa falha reflete as tendências históricas de coleta de dados para estarem de acordo com os esforços de remediação, não com as preocupações com o impacto sobre a saúde. Historicamente, investigações locais têm determinado a extensão da contaminação do solo e das águas subterrâneas apenas no local com resíduos perigosos. Informações sobre a exposição da comunidade podem, então, ser modeladas, ou podem ser usados substitutos para a exposição. Em estudos ecológicos, a exposição pode se equiparar à residência dentro de uma região de recenseamento ou código postal. Em estudos de prevalência de sintomas, a distância do local ou o relato de detecção de odor pode ser usada. Provavelmente, exposição pela contaminação de águas subterrâneas tem sido a mais quantificável, embora essa informação também seja baseada em várias hipóteses. O Departamento de Saúde Pública de Massachusetts construiu um modelo de distribuição de água para recriar a exposição à contaminação por tricloroetileno em dois dos oito poços de água potável municipal, em Woburn, e descobriu uma associação não estatística de exposição à água contaminada durante a gestação e diagnóstico da leucemia para 21 crianças, enquanto a exposição das crianças à água potável contaminada, desde o nascimento até a idade de diagnóstico, não mostrou associação com risco de leucemia.

A maioria dos estudos de locais com resíduos perigosos está limitado pelo pequeno tamanho da comunidade exposta, o que não possibilita um estudo adequado. Para a população geral, a explicação científica justificando se os estudos sobre a saúde são ou não adequados em determinadas situações é muito difícil de entender. Uma ferramenta útil para as comunidades é o site www.communityhealthstudies.org, voltado para leigos, que fornece informações básicas e uma calculadora de tamanho de estudo que ilustra as dificuldades na concepção de um estudo.

Um estudo de tamanho adequado pode ser abordado por meio do uso de uma metanálise para reunir estudos similares ou criar registros de exposição. Metanálise é uma análise quantitativa que reúne estudos semelhantes. A combinação de estudos de pequenas populações em metanálises pode gerar recursos suficientes para se chegar a conclusões, desde que as medidas fundamentais envolvidas sejam comparáveis e que os métodos sejam utilizados em todos os estudos separadamente. A interpretação da metanálise é ajustada pela consciência de que tendências a relato e publicação podem distorcer a amostra de estudos disponíveis para combinação. As metanálises ainda não foram utilizadas para epidemiologia de resíduos perigosos, como foi feito com ensaios clínicos, mas podem ser úteis no futuro, se houver coerência nos estudos ambientais.

A ATSDR foi instituída, em parte, para criar registros de populações expostas a resíduos perigosos e para acompanhar essas populações ao longo do tempo, observando os efeitos associados à saúde. A ATSDR tem desenvolvido vários registros especializados para estudar os efeitos a longo prazo da exposição a substâncias químicas específicas em locais com resíduos perigosos, com a intenção de combinar dados de vários locais onde ocorreram exposições semelhantes, para atingir populações grandes o suficiente para que os efeitos associados à saúde possam ser detectados. Quatro substâncias perigosas foram selecionadas para registro químico específico: tricloroetileno (TCE), 2,3,7,8-tetraclorodibenzo-p-dioxina (dioxina), benzeno e tricloroetano. A ATSDR também estabeleceu dois registos adicionais: indivíduos que vivem em Libby, Montana (exposição a asbestos contendo vermiculita) e pessoas mais diretamente afetadas pelo colapso do World Trade Center.

Uma condição emergente relatada em comunidades que vivem próximas a locais com resíduos perigosos é a *sensibilidade a substâncias químicas*. Essa condição, frequentemente chamada de *sensibilidade química múltipla* (MCS – *multiple chemical sensitivity*), caracteriza-se por uma grande variedade de sintomas em resposta a níveis muito baixos de sustâncias quimicamente não relacionadas e do dia a dia. Os sintomas mais comuns são fadiga, mudanças de humor e dificuldades de memória e concentração, seguidos de diversas queixas musculares, das vias respiratórias, relacionadas com cefaleia e irritação ocular. Foram relatadas mais de 120 substâncias, variando desde fumaça de churrasco e desinfetante de banheiro até detergentes, tinta de jornal e canetas marca-texto, que desencadearam esses sintomas. Não existem sinais físicos geralmente reconhecidos ou testes laboratoriais para descrever essa condição; assim, MCS, como diagnóstico médico, é muito controverso (ver Cap. 49).

Efeitos sobre a saúde psicológica são alguns dos mais importantes observados em pessoas que vivem próximas a locais com resíduos perigosos ou a uma grande empresa que os processa. Embora tenha havido alguns esforços para estudar cientificamente os efeitos sobre a saúde física de viver ao lado de empresas com resíduos perigosos, os efeitos psicológicos não são quantificados e comprovados, exceto para descrição empírica. Pesquisas sobre o impacto psicológico dos desastres criados pelo homem, como os efeitos do acidente com a *Exxon Valdez*, têm mostrado que os membros do grupo com maior exposição eram 3,6 vezes mais propensos a desenvolver transtorno de ansiedade generalizada e 2,9 vezes mais propensos a terem transtorno de estresse pós-traumático (TEPT). Esse grave incidente ambiental se assemelha mais a um desastre natural do que ao impacto de um estresse de longo prazo, causado por se viver ao lado de um problema de saúde permanente, real ou potencial, de um local abandonado com resíduos perigosos.

As comunidades que sofrem estresse crônico por viverem perto de locais com resíduos perigosos sofrem ainda mais na incerteza do que aquelas envolvidas em uma grande catástrofe, pois há muitas incógnitas sobre como a saúde será afetada no futuro. Há também o sentimento de perda total de controle sobre o ambiente e suas casas, que uma vez foram refúgio e, posteriormente, causam insegurança. Além disso, ao contrário de um desastre natural, essas comunidades são vistas como hipersensíveis, pois estão sempre preocupadas com o próximo desastre que pode acontecer. A documentação dos efeitos psicossociais crônicos de morar perto de locais com resíduos perigosos ainda não está disponível; portanto, essas comunidades são negligenciadas. Em vez de se unirem para reagir a um desastre agudo, as comunidades tendem a se fragmentar, e indivíduos que não são diretamente afetados consideram que aqueles que estão sofrendo sintomas exageram. Muitas vezes, sistemas de apoio comunitário falham nessas situações.

A maioria das leis federais e estaduais não fornece mecanismo para compensar os indivíduos que desenvolveram doenças a partir de exposições ambientais a locais com resíduos perigosos. Em vez disso, as pessoas devem mover ações por lesões pessoais contra os "responsáveis" pela eliminação dos resíduos e devem provar que um resíduo específico causou a doença. Apesar de essas ações serem difíceis de vencer, milhares de queixosos estão fazendo tais reivindicações nos Estados Unidos e em muitos outros países.

▶ Resíduos medicamentosos

Acredita-se que beber água contaminada com medicamentos seja a principal via de preocupação, após eliminação imprópria no vaso sanitário ou pelo ralo. Isso pode estar ocorrendo já que grande parte das centrais de tratamento de água não é projetada para tratar resíduos medicamentosos, e, se a eliminação ocorrer em água potável, não há requisitos de teste ou limites de segurança para medicamentos.

Riscos para a saúde resultantes de água potável contaminada por medicamentos incluem aumento do risco de desenvolver câncer (medicamentos para quimioterapia ou hormônios), comprometimento reprodutivo (hormônios) e seleção e desenvolvimento de bactérias resistentes a antibióticos. Algumas pessoas argumentam que as baixas concentrações de medicamentos nas águas pluviais/potável não representam risco significativo quando avaliadas medicamento a medicamento. No entanto, uma mistura de medicamentos pode representar risco para a saúde. Se os animais são sinalizadores dos impactos sobre a saúde humana, os efeitos de compostos de estrogênicos foram relacionados, em vários estudos, a características intersexo encontradas em peixes de várias águas.

▶ Resíduos médicos regulamentados

Os principais riscos para a saúde associados com resíduos infecciosos do sistema de saúde são resultado de exposição ocupacional para aqueles que lidam com eles, não a população em geral. Tratar resíduos do sistema de saúde descartados em aterros representa alguns dos mesmos potenciais impactos de resíduos sólidos se o aterro não é mantido adequadamente. A contaminação do ar pode surgir a partir da incineração de resíduos do sistema de saúde. O inventário da EPA, de 1995, sobre as emissões de dioxinas estimou que a incineração de resíduos do sistema de saúde foi a terceira maior fonte de dioxinas e furanos do país. Em grande parte, a responsabilidade é da prevalência de produtos plásticos contendo cloreto de polivinila clorado (PVC) nos resíduos hospitalares.

A propagação do vírus da hepatite B (HBV) e do vírus da imunodeficiência humana (HIV) por meio dos resíduos do sistema de saúde tornou-se um temor público. Devido à viabilidade extremamente limitada do HIV fora do hospedeiro vivo, o potencial para o desenvolvimento de infecção por HIV a partir de resíduos do sistema de saúde é remoto. Já o HBV tem viabilidade mais longa no ambiente e, por isso, apresenta um risco ligeiramente maior de infecção a partir de resíduos hospitalares. Objetos perfurocortantes representam a maior preocupação devido a sua capacidade de perfurar a pele e proporcionar uma porta de entrada para a transmissão de doenças.

Resíduos radioativos

Para as comunidades que vivem próximas a empresas de tratamento de resíduos nucleares envolvidos em energia nuclear, produção de resíduos ou armas, as vias primárias de exposição são resultado do uso de água contaminada para beber, tomar banho ou fazer atividades de lazer; comer peixes que habitam águas contaminadas; ou consumir plantas comestíveis que foram irrigadas com água contaminada e absorveram algumas das substâncias radioativas. Além disso, existem pequenas emissões de radioatividade no ar a partir da maioria das empresas que geram resíduos nucleares.

O principal efeito à saúde associado com a exposição à radiação é o câncer. Em geral, os tecidos com alta taxa de renovação são mais suscetíveis aos efeitos da radiação ionizante. Assim, tireoide, pulmão, mama, estômago, colo e medula óssea têm alta sensibilidade.

Outro grupo de células de crescimento rápido sensíveis à radiação ionizante é o das células germinativas. Existem algumas evidências mostrando que a exposição parental à radiação ionizante pode resultar em aumento de câncer nos filhos. A exposição a radiações ionizantes *in utero* também tem sido associada com aborto espontâneo, retardo de crescimento e defeitos congênitos.

REGULAMENTAÇÃO DE RESÍDUOS PERIGOSOS

Tradicionalmente, reconhecer problemas ambientais nos Estados Unidos tem sido um processo retrógrado. A reação à hospitalização de várias pessoas em 1972, em Minnesota, resultante de beber água de poço que tinha sido contaminada com resíduos de arsênio, resultou na primeira legislação para tratar resíduos perigosos: a Resource Conservation and Recovery Act (RCRA), de 1976. A RCRA exige que os resíduos perigosos sejam identificados e rastreados conforme são gerados, garantindo que sejam contidos e transportados adequadamente, e regula o armazenamento, descarte e/ou tratamento de resíduos perigosos. Isso foi denominado *rastreamento de resíduos perigosos do berço ao túmulo*.

Em 1999, 1.575 empresas de tratamento, armazenamento ou descarte sujeitas às normas de licença da RCRA gerenciaram 26,3 milhões de toneladas de resíduos perigosos. O descarte terrestre representou 69% do total. No âmbito nacional, 16 milhões de toneladas de resíduos perigosos foram eliminados em poços de introdução subterrânea, 1,4 milhões de toneladas foram depositados em aterros, 705 mil toneladas foram contidas na superfície e 30 mil toneladas foram geridas por tratamento de solo (lavoura). Operações de recuperação (reciclagem), incluindo resíduos de petróleo, solvente e metais, foram responsáveis por 8% do total nacional, e tratamento térmico foi responsável por 11% do total nacional.

Como resultado da descoberta do local de descarte no Love Canal, em 1975, o público ficou preocupado com a má gestão de resíduos perigosos. A pressão pública passou a pesar sobre o governo federal, exigindo que fossem tomadas medidas regulamentares para proteger a saúde pública. As autoridades e os profissionais de saúde pública foram pressionados a identificar os problemas reais e potenciais, que eram associados com locais de depósitos de resíduos perigosos abandonados. A CERCLA (Superfundo) foi criada em 1980 para atender locais inativos ou abandonados com resíduos. O Superfundo deriva seu nome de um grande fundo fiduciário federal capitalizado com imposto especial sobre insumos químicos e petrolíferos, apropriações federais, multas cobradas de empresas consideradas responsáveis pela contaminação e juros auferidos sobre o saldo do fundo. A provisão para recolher esse imposto terminou em 1995 e não há fundos no Superfundo. Os custos de limpeza da USEPA são pagos pelo fundo geral até que os custos possam ser recuperados a partir das partes responsáveis.

Enquanto a RCRA é um programa de regulamentação que trata de armazenamento, tratamento e descarte atuais de resíduos perigosos, a CERCLA lida com depósitos abandonados de resíduos perigosos. A maior parte do programa CERCLA exige que as partes privadas remedeiem locais de depósito existentes. A CERCLA também faz com que os produtores de resíduos perigosos exerçam grande cuidado na eliminação desses resíduos para evitar a criação de um futuro local de Superfundo.

Muitos estados têm desenvolvido seus próprios programas de Superfundo, frequentemente criando novas agências de proteção ambiental. Locais de programas estaduais de resíduos perigosos foram amplamente modelados depois do programa Superfundo.

Resíduos medicamentosos

A descoberta de uma variedade de produtos farmacêuticos na superfície, no solo e na água potável em todo o país está levantando preocupações sobre as consequências ambientais potencialmente adversas desses contaminantes. Concentrações mínimas de substâncias químicas conhecidas como desreguladores endócrinos, algumas das quais são medicamentos, estão tendo efeitos negativos sobre as espécies aquáticas e, possivelmente, sobre a saúde e o desenvolvimento humanos. O aumento consistente na utilização de fármacos potentes, impulsionado pelo desenvolvimento de medicamentos e envelhecimento da população, está criando aumento correspondente na quantidade de resíduos medicamentosos gerados. Alguns resíduos medicamentosos são explicitamente listados ou qualificados com base em suas características como resíduos perigosos sob a RCRA. Diagnósticos específicos de cuidados com a saúde e agentes quimioterápicos precisam ser tratados como resíduos radioativos (veja adiante). Enquanto há uma crescente preocupação de que outros resíduos farmacêuticos também precisam ser regulamentados, neste momento, há pouca legislação. Algumas comunidades têm programas de devolução voluntária para tentar reduzir a quantidade de medicamentos que estão sendo descartados no vaso sanitário. Alameda County, um dos condados da Baía de São Francisco, emitiu um decreto para criar um programa de devolução em todo o município, a ser financiado pelas empresas farmacêuticas; no entanto, ainda não foi implementado devido à contestação judicial por parte da indústria farmacêutica.

Resíduo médico regulamentado

No final do verão de 1987, um trecho de 48 a 64 quilômetros das praias de Long Island e New Jersey foi afetado por lixo. O aparecimento de seringas e outros resíduos do sistema de saúde na costa causou grande alarme e resultou no fechamento de algumas praias. A Medical Waste Tracking Act de 1988 foi aprovada pelo Congresso e configura um projeto de demonstração de dois anos, incluindo um sistema de rastreamento para resíduos do sistema de saúde e com participação voluntária do estado. Embora os aspectos normativos da Medical Waste Tracking Act tenham expirado em 1999, o descarte de resíduos do sistema de saúde é regulamentado sob a autoridade de cada estado.

Resíduos radioativos

Após o acidente na Three Mile Island, em 1979, as pessoas tornaram-se muito preocupadas com a radioatividade. A eliminação de resíduos nucleares se tornou uma responsabilidade para os poucos estados que vinham aceitando resíduos provenientes de outros estados. No final de 1979, duas das três empresas de resíduos de baixo nível nos Estados Unidos anunciaram sua intenção de fechar as portas para resíduos nucleares provenientes de outros estados. Em resposta ao acúmulo de resíduo nuclear iminente, a Low-Level Radioactive Waste Act, um mandato federal que definiu a responsabilidade dos estados para resíduos de baixo nível produzidos dentro das suas fronteiras, foi aprovada pelo Congresso em 1980. A Low-Level Radioactive Waste Amendment Act, de 1985, colocou os estados em pactos regionais com a finalidade de compartilhar a carga de eliminações e definir marcos para a construção de repositórios regionais. Existem 10 acordos compostos de 44 membros. Seis estados e o Distrito de Columbia e Porto Rico não são afiliados a um acordo. Em teoria, no âmbito de cada acordo, tem de haver, pelo menos, um local desenvolvido para a eliminação de resíduos de baixo nível. Nesse momento, existem apenas quatro locais licenciados ativos para descarte de baixo nível: Barnwell, Carolina do Sul; Hanford, Washington; Clive, Utah e Andrews County, Texas. Inaugurado em 2012, o local de Andrews County, Texas, é o primeiro ponto de eliminação comercial.

A Nuclear Waste Policy Act de 1982 especifica a abordagem detalhada para eliminação de resíduos radioativos de alto nível, com o DOE tendo responsabilidade operacional e a NRC tendo responsabilidade regulamentar pelo transporte, armazenamento e eliminação geológica dos resíduos. Essa legislação requer que a saúde e o impacto ambiental de locais de eliminação de alto nível sejam aceitáveis durante milhares de anos. Os locais de eliminação devem estar em forma sólida, em estrutura profunda licenciada, estável e geológica. A Nuclear Waste Policy Amendments Act de 1987 designou um local candidato para repositório de resíduos de alto nível em Montanha Yucca, Nevada. O DOE considerou o local viável e recomendou ao presidente que fosse desenvolvido. Em 2002, o Congresso aprovou seguir em frente com a Montanha Yucca.

Em junho de 2008, o Departamento de Energia apresentou um pedido de licença para a Comissão de Regulamentação Nuclear para um repositório geológico permanente na Montanha Yucca.

Em março de 2010, o DOE retirou o pedido. No entanto, em junho de 2010, um painel de Comissão de Regulamentação Nuclear de Juízes Administrativos declarou que a proposta do DOE de retirar o pedido de construção de um repositório de resíduo nuclear de alto nível na Montanha Yucca fosse negado. Espera-se que o DOE recorra da decisão, que será ouvida no circuito DC.

RESÍDUOS PERIGOSOS E SAÚDE PÚBLICA

Estudos toxicológicos feitos em animais para examinar o mecanismo, a farmacocinética e o impacto de resíduos perigosos sobre células e órgãos normalmente são realizados em instituições acadêmicas de pesquisa, geralmente financiados pelo National Institute for Environmental Health Sciences (NIEHS) ou pela EPA. Por outro lado, estudos de resíduos perigosos baseados em humanos são realizados na área da saúde pública, tradicionalmente, pelas secretarias estaduais de saúde. As funções dos diversos níveis de saúde pública do governo em responder à preocupação sobre o impacto de resíduos perigosos na saúde dos cidadãos serão descritas nesta seção. Pesquisas epidemiológicas sobre resíduos perigosos também estão sendo realizadas por clínicas de saúde ambiental e ocupacional em instituições acadêmicas.

Departamentos de saúde locais estão na linha de frente, junto com os médicos, em resposta a preocupações ambientais e com a saúde pública levantadas pelos cidadãos. A resposta ambiental e de saúde pública, em âmbito local, é multifacetada, e tem como aspecto as questões sobre resíduos perigosos. Abordar questões de armazenamento subterrâneo, rastrear os cuidados com a saúde e licenciar e inspecionar as empresas RCRA são algumas das responsabilidades que, geralmente, devem ser regulamentadas pelos departamentos de saúde locais. Além disso, essas mesmas organizações, muitas vezes, não devem ser apenas reguladoras, mas também autoridades de saúde pública. Em caso de dúvidas e problemas fora de suas competências ou habilidades de financiamento, a equipe do departamento local de saúde encaminha as questões para a secretaria de saúde do estado.

Muitas secretarias estaduais de saúde têm uma equipe especializada para lidar com questões sobre resíduos perigosos, como toxicologistas ambientais, epidemiologistas, educadores de saúde, coordenadores comunitários e médicos. Secretarias estaduais de saúde desempenham papel de apoio para os departamentos de saúde local, além de investigar ocorrência de casos de câncer e outras doenças em torno de resíduos perigosos.

Desde 1987, a ATSDR apoia os funcionários estaduais para fornecerem supervisão em saúde pública para locais com resíduos perigosos, principalmente os locais do Superfundo, em todos os estados. Esse financiamento tem aumentado a capacidade e a eficácia do estado para resolver questões de saúde que se confrontam com locais do Superfundo ou outras emissões de resíduos perigosos.

No governo federal, há vários grupos que se preocupam com os efeitos dos resíduos perigosos sobre a saúde. Esses incluem o NIEHS, o National Center for Enviromental Health (NCEH) e a ATSDR. A legislação do Superfundo (CERCLA) criou a ATSDR para abordar questões de saúde de resíduos perigosos para complementar o mandato de regulamentação dado à EPA para supervisionar a limpeza. Essa combinação de agência não regulamentar, científica e examinadora de fatos com uma agência regulamentar foi feita anteriormente com o National Institute of Occupational Health and Safety (NIOSH) e a OSHA.

A abordagem multifacetada da ATSDR para lidar com locais de resíduos perigosos inclui revisar e avaliar o real impacto de cada local sobre a saúde, realizar ou patrocinar estudos epidemiológicos e de saúde das comunidades expostas, educar a comunidade e os profissionais de saúde sobre exposição a resíduos perigosos e potencial impacto sobre a saúde, revisar a literatura e identificar as lacunas nas informações toxicológicas sobre resíduos perigosos de substâncias químicas.

FONTES DE DADOS

Fontes de informação sobre resíduos perigosos geralmente se enquadram em duas categorias: aquelas que lidam com empresas ou locais e aquelas que lidam com substâncias químicas consideradas perigosas (ver Quadro 45-7). Para avaliar se um local pode estar causando efeitos sobre a saúde de um indivíduo que mora

Quadro 45-7 Bancos de dados de resíduos tóxicos.

Nome/localização do banco de dados	Descrição geral do banco de dados	Campos específicos no banco de dados
Hazardous Substance Release Effects Database (HazDat) (Banco de Dados dos Efeitos da Emissão de Substâncias Perigosas) www.atsdr.cdc.gov	Banco de dados científico e administrativo desenvolvido pela ATSDR que fornece informações sobre a libertação de substâncias perigosas provenientes de locais de Superfundo, ou de situações de emergência, e informações específicas das substâncias para a Lista de Prioridade de Substâncias Perigosas da ATSDR (atualmente, 250 substâncias perigosas + 11 misturas químicas).	Características do local, atividades e eventos, contaminantes encontrados, meio contaminante e níveis máximos de concentração, impacto sobre a população, preocupações com a saúde da comunidade, categorização de ameaça à saúde pública da ATSDR, recomendações da ATSDR, destino ambiental de substâncias perigosas, vias de exposição, riscos físicos. Efeitos para a saúde por via e duração da exposição, metabólitos, interações das substâncias, populações suscetíveis e biomarcadores de exposição e efeitos.
Toxic Release Inventory (TRI) www.rtknet.org	Lançamentos anuais autorrelatados, acidentais e autorizados, a partir de empresas industriais para o ar, água, solo ou introdução subterrânea de mais de 666 substâncias e categorias químicas. TRI é construído e mantido pela EPA e é autorizado pela Emergency Planning and Community Right-to-Know Act, de 1986, e se expandiu pela Pollution Prevention Act, de 1990.	Nome e endereço da empresa; latitude-longitude; empresa de origem; descrição da fabricação, processamento ou uso da substância química que ocorreu na empresa; a quantidade e o tipo de emissões químicas na atmosfera, solo, introdução subterrânea, descarte na água de superfície, uma empresa de tratamento de propriedade pública (sistema de esgoto) ou transferência externa para eliminação ou tratamento; descrição do método de tratamento no local, incluindo tratamento de emissões atmosféricas tratamento biológico, químico, físico ou térmico.
Hazardous Substances Database (HSDB) (http://toxnet.nlm.nih.gov	Informação sobre toxicidade para mais de 450 substâncias químicas. Banco de dados também contém outras informações específicas de substâncias químicas. O arquivo está devidamente referenciado e revisado. O arquivo é construído e mantido pela National Library of Medicine e Cosupported da ATSDR.	Contém 150 campos de dados organizados em grandes categorias: identificação da substância; informação de produção/uso; propriedades químicas e físicas; segurança e manuseio; efeitos de toxicidade/biomédicos; farmacologia; destino ambiental/potencial de exposição/padrões e regulamentos de exposição; métodos de monitoramento e análise.
Biennial Reporting System (BRS) www.rtknet.org	O banco de dados da EPA e informações sobre 19.024 geradores de grande quantidade de resíduos perigosos, 2.499 empresas que estão autorizadas a tratar, armazenar ou descartar e 18.860 carregadores de resíduos perigosos (os números são de 2001).	Nome da empresa, tipo de resíduo produzido, tonelagem de RCRA, gestão de resíduos, isenção de gestão de resíduos e estado dos resíduos gerenciados.
Comprehensive Environmental Response, Compensation, and Liability Inventory System (CERCLIS) www.rtknet.org	Banco de dados da EPA de locais com resíduos perigosos que são recomendados para estudo adicional e para eventual inclusão na NPL. Em outubro de 2005, existem 12.178 locais no CERCLIS.	Resumo e localização; atividades de fiscalização, eventos e despesas financeiras da EPA.
Lista de reatores nucleares www.nrc.gov	O banco de dados da Nuclear Regulatory Commission contendo informações sobre os 104 reatores de energia nuclear e 36 reatores sem energia localizados nos Estados Unidos.	Estatísticas das empresas, informação de resposta de emergência, descrição resumida da central, diagramas do sistema simplificados das centrais, dados detalhados do sistema da central.

perto de uma instalação, é necessário, primeiro, estabelecer quais produtos químicos podem ser armazenados, tratados ou liberados do local e se existe a possibilidade de que esses produtos químicos migraram para fora dele. Informações sobre o local de exposição podem ser obtidas a partir de bancos de dados gerados a partir de sistemas de relatórios do governo, que estão disponíveis para o público. Esses bancos de dados incluem o TRI, o Sistema de Relatório Bienal, a lista do Sistema de Informação de Resposta Ambiental, Compensação e Responsabilidade Globais (CERCLIS – *Comprehensive Environmental Response, Compensation, and Liability Information System*) e a lista de reatores nucleares. Depois que a exposição aos produtos químicos de preocupação foi estabelecida, pode ser necessário pesquisar informações toxicológicas sobre os produtos químicos. Enquanto informações toxicológicas básicas podem ser encontradas por meio de bancos de dados Medline ou periódicos de medicina, existem várias fontes que compilam informações toxicológicas e outras informações específicas para substâncias químicas em formato facilmente acessível e bem organizado. Esses bancos de dados toxicológicos incluem o Banco de Dados de Efeitos da Liberação de Substâncias Perigosas e o Banco de Dados de Substâncias Perigosas (Quadro 45-7).

PRÁTICAS DE GESTÃO DE RESÍDUOS PERIGOSOS

A gestão de resíduos perigosos é uma tentativa de alcançar um equilíbrio entre o mínimo impacto na saúde e no ambiente e os custos de uma sociedade industrial e os custos econômicos e sociais envolvidos na concretização desses objetivos. A gestão de resíduos perigosos envolve reciclagem, tratamento de resíduos para reduzir seu volume ou nível de perigo e descarte. Todas essas atividades são regulamentadas, mas ainda pode haver algum risco potencial para a saúde. Além disso, ainda existe a má gestão da eliminação e/ou a liberação acidental contínua exercidas por alguns usuários de resíduos perigosos.

Leis de resíduos perigosos são baseadas no conceito jurídico de que seus geradores são responsáveis pelo impacto de longo prazo das suas práticas de gestão de resíduos, incluindo as práticas antigas. Como resultado, tem havido incentivo para mudança na área de gestão de resíduos. Uma estimativa coloca o custo de limpeza de resíduos perigosos em 10-100 vezes maior do que o custo do tratamento inicial de forma mais eficiente. Agora, a maior parte dos geradores se esforçam para minimizar os resíduos, e muitos fabricantes até compartimentalizam sua gestão no ciclo de vida de seus produtos (da pesquisa até a fabricação, utilização pelo consumidor e, por fim, descarte).

Redução, reutilização e reciclagem dos resíduos industriais estão sendo ativamente buscados por muitas empresas. Essa abordagem holística de gestão de resíduos perigosos é denominada *ecologia industrial*. A ecologia industrial movimenta nossos sistemas industriais e econômicos buscando conexão com a relação mútua dos sistemas naturais da Terra. Ecologia industrial é uma organização que engloba uma série de abordagens diferentes, incluindo termos como prevenção da poluição, minimização de resíduos e química verde. A química verde centra-se na criação, no projeto e na aplicação de produtos e processos químicos para reduzir ou eliminar o uso e a geração de substâncias nocivas ou perigosas. Concentra-se nas propriedades perigosas intrínsecas dos produtos e das transformações químicas. A USEPA promove o conceito de "Química Verde" como maneira de projetar produtos e processos que previnam ou minimizem a geração de resíduos perigosos (ver http://www.epa.gov/greenchemistry/). Por exemplo, quando a Pfizer se preparava para produzir Viagra, seus químicos projetaram uma nova estratégia de reação que reduziu a quantidade de solvente necessário, cortou os reagentes de cloreto de estanho, um poluente ambiental, e de peróxido de hidrogênio, que é um risco de incêndio e transporte, e produziu apenas um quarto dos resíduos do processo original.

A redução de resíduos requer mudanças como formulação do produto, modificação de processos, remodelação de equipamentos, recuperação de resíduos materiais para reutilização e separação dos resíduos para troca ou revenda. Redução de resíduos pode incluir substituição de materiais, modificação de processo, modificação de equipamento ou reciclagem de pessoal para se livrar de hábitos de desperdício e outras práticas de administração interna. A reciclagem consiste na recuperação e no tratamento de resíduos, e reutilização significa recuperação, sem tratamento adicional, de resíduos perigosos que, em seguida, podem ser utilizados pela indústria geradora do resíduo ou por outro setor. Agora, a reciclagem de águas residuais, solventes e óleo usado é comum. Assim como aumentaram os custos das matérias-primas, do tratamento de resíduos e do descarte, também aumentou a popularidade na ecologia industrial. Troca de resíduos e câmaras de compensação que facilitam o uso efetivo de resíduos entre várias indústrias começaram a aparecer no final da década de 1980.

▶ Tratamento de resíduos perigosos

O tratamento de resíduos perigosos que não podem ser reutilizados ou reciclados e a remediação de locais contaminados com resíduos perigosos envolvem uma variedade de métodos: tratamentos físico, químico, biológico e térmico. O tratamento físico não reduz a toxicidade dos resíduos, mas não os transfere para outro meio ou evita que migrem. Remoção com ar é um dos processos físicos mais comuns utilizados para remediar lençóis de águas subterrâneas contaminados com compostos orgânicos voláteis e é um processo de transferência em massa que melhora a volatilização dos compostos da água pela passagem de uma corrente de ar para melhorar a transferência entre as fases de ar e água. O vapor pode ser lançado sem tratamento ou pode ser passado por carvão ativado antes do lançamento. Da mesma forma, solos contaminados podem ser limpos utilizando extração de vapor do solo, que consiste em fazer passar uma corrente de ar no solo contaminado com compostos orgânicos voláteis, transferindo os contaminantes da matriz do solo para a corrente de ar.

O tratamento químico é utilizado para alterar a estrutura química dos componentes dos resíduos, reduzindo a toxicidade dos materiais. O exemplo mais simples é a neutralização de um fluxo de resíduos ácidos ou alcalinos. Oxidação química utilizando ozônio, peróxido de hidrogênio e cloro é capaz de destruir uma grande variedade de moléculas orgânicas, incluindo compostos orgânicos voláteis, metilmercaptano, fenóis e substâncias inorgânicas, como cianeto. Outros métodos de tratamento químico incluem precipitação, troca iônica e uso de cloro.

Estabilização, solidificação e fixação são métodos físico-químicos utilizados para estabilizar os resíduos antes da eliminação, facilitando o manuseio e, também, como corretivo em locais de resíduos perigosos abandonados que, basicamente, evitam que o material migre e diminua a permeabilidade, reduzindo a lixiviação.

Tratamento biológico é a degradação dos resíduos orgânicos pela ação de microrganismos com o objetivo de alterar a estrutura molecular para criar menos metabólitos tóxicos ou quebrar completamente a molécula de dióxido de carbono, água e resíduos inorgânicos inertes. O tratamento biológico de praticamente qualquer material orgânico pode ser feito, pois quase todos os compostos orgânicos podem ser desintegrados, se boas comunidades microbianas são estabelecidas, mantidas e controladas. O tratamento biológico tem sido usado por muitos anos com fluxos de resíduos industriais e urbanos. Biorremediação *in situ* significa que o tratamento biológico é usado para limpar lençóis de águas subterrâneas contaminadas e contaminantes de superfície em que são encontrados sem escavar o solo sobrejacente. *Atenuação natural* refere-se ao uso de bactérias que ocorrem naturalmente para a correção, enquanto a *biorremediação aumentada* refere-se à adição de nutrientes ou bactérias especificamente escolhidas ou geneticamente modificadas para o solo ou água. Muitas vezes, atenuação natural é a opção para limpeza de lençóis de águas subterrâneas contaminados por petróleo de baixo nível.

Métodos térmicos como incineração e dessorção térmica envolvem o uso de calor para limpar solos contaminados. A incineração utiliza temperaturas muito elevadas (870-1.370°C) para alterar a estrutura molecular e reduzir a toxicidade de forma ideal. Geralmente, o solo se transforma em cinzas. A incineração altera as moléculas de hidrocarbonetos em dióxido de carbono e vapor de água. A combustão de resíduos contendo enxofre produz dióxido de enxofre e trióxido de enxofre. Resíduos contendo halogênio produzem o gás halogênio ácido correspondente (p. ex., ácido clorídrico ou ácido bromídrico). Metais não podem ser destruídos e são oxidados. A volatilidade do arsênio, antimônio, cádmio e mercúrio oxidados pode criar problemas na passagem de gás. Devido à forte regulamentação para incineração das emissões atmosféricas e a preocupação das comunidades, incineradores raramente são escolhidos como solução em locais com resíduos perigosos.

Dessorção térmica utiliza temperaturas entre 93,3 e 537,8°C para extrair compostos pouco voláteis do solo contaminado. Os compostos são, então, presos, resfriados e recuperados para o descarte adequado. Diferentemente da incineração, o solo permanece intacto com a dessorção térmica.

ELIMINAÇÃO DE RESÍDUOS PERIGOSOS

Eliminação significa armazenamento de longo prazo em aterros, poços de introdução subterrânea ou descarte no oceano. Depósitos de superfície, como poços, lagos e lagoas, são empresas de armazenagem, não terras de eliminação.

No passado, era barato e simples dispensar resíduos não tratados no solo e cobri-los com terra para proteger da chuva. No entanto, substâncias químicas nos resíduos lixiviavam dos aterros, resultando na contaminação das águas subterrâneas e da água potável nos Estados Unidos. Os aterros sanitários ainda são o método mais popular para descarte, mas, agora, existem normas rígidas para sua construção. O regulamento federal exige que aterros para resíduos perigosos sejam duplamente revestidos, tenham um sistema de coleta de lixívia para a migração inevitável de líquido através do revestimento e um sistema de monitoramento das águas subterrâneas para verificar se há falha no sistema de coleta de lixívia. Além disso, os resíduos podem ser descartados em um aterro se atendem a determinados critérios relacionados com corrosividade, reatividade, inflamabilidade e toxicidade. Assim, os resíduos podem ser tratados antes de serem depositados no aterro sanitário. O método de tratamento também pode gerar um subproduto que deve ser eliminado como resíduo perigoso (p. ex., poeira de incineração). Como resultado, embora um aterro de resíduos perigosos seja desencorajado, sempre haverá a necessidade de alguns.

Introdução de resíduos em poços subterrâneos também é utilizada para descarte de resíduos perigosos. Geralmente, a introdução ocorre abaixo do lençol freático de água potável mais profundo (304,8 a 3.048 m). Poços modernos profundos utilizam recursos de segurança como cobertura dupla ou tripla e sistemas de detecção de vazamento. No entanto, mesmo se o vazamento for detectado, solucionar o problema pode ser impossível.

Descarte no oceano tem sido o método de escolha para eliminação de despojos de escavação, resíduos industriais, lamas de estações de tratamento de águas residuais e resíduos radioativos, mas, atualmente, está sendo desencorajado por causa da preocupação com dano ecológico e contaminação das cadeias alimentares marinhas.

▶ Resíduos medicamentosos

Resíduos medicamentosos que estão cobertos pela RCRA devem ser descartados como resíduos perigosos oficiais. Normalmente, esse fluxo de resíduos é incinerado, e as cinzas descartadas em um aterro de resíduos perigosos. Muitos outros medicamentos devem ser tratados da mesma forma, mas, como não são oficialmente considerados resíduos perigosos, costumam ser descartados no esgoto ou com resíduos sólidos e depositados em aterros. Programas de devolução, bem como uma redução no número e no tamanho dos receituários médicos, podem ajudar a reduzir a quantidade de medicamentos sendo indevidamente descartados. Medicamentos recebidos em programas de devolução são incinerados.

▶ Resíduos do sistema de saúde

Anteriormente, cada hospital tinha um incinerador para queimar resíduos infecciosos e não infecciosos que eram gerados

EMISSÕES INDUSTRIAIS, VAZAMENTOS ACIDENTAIS E RESÍDUOS PERIGOSOS CAPÍTULO 45

dentro do hospital. No entanto, esses incineradores tinham apenas dispositivos rudimentares de controle da poluição atmosférica, o que pode ter resultado na emissão de metais pesados, gases ácidos e dioxinas. Com o advento de leis mais rigorosas para poluição do ar, muitos incineradores hospitalares foram desativados. Estima-se que houve 6.200 incinerações no sistema de saúde em 1988 e, em 2003, houve cerca de 100.

Muitos geradores de resíduos do sistema de saúde estão usando esterilização a vapor, que não cria emissões de partículas, mas gera odores significativos. Além disso, não pode ser usada para tratar resíduos mistos, ou seja, infecciosos, radiológicos e químicos. Desde 1999, tem havido aumento significativo no uso de tecnologias alternativas para o tratamento de resíduos do sistema de saúde: aquecê-los com micro-ondas e ondas de rádio; expô-los a substâncias químicas, alvejante ou dióxido de cloro; sujeitá-los a substâncias químicas aquecidas; ou expô-los a fontes de irradiação.

▶ Resíduos radioativos

Resíduos radioativos não respondem suficientemente a estabilização por agentes químicos, físicos ou processos biológicos. Só o tempo pode processar os resíduos radioativos. No momento, o armazenamento parece ser o único meio de resolver o problema de descarte de forma bem-sucedida.

Combustíveis utilizados de reatores nucleares podem ser reprocessados. Isso implica na extração de urânio e plutônio, mas esse método resulta em resíduos que são produto do processo de desintegração do núcleo atômico e que também exigem descarte. Além disso, devido à preocupação de que o plutônio, um subproduto do reprocessamento, possa ser desviado para a produção de armas nucleares, o reprocessamento de elementos de combustíveis nucleares foi descontinuado nos Estados Unidos.

Resíduos radioativos requerem confinamento por períodos de tempo mais curtos ou longos, dependendo das características dos radioisótopos contidos dentro deles. A radioatividade de resíduos de baixo nível irá diminuir para níveis seguros em aproximadamente 200-300 anos, enquanto os resíduos de nível intermediário precisarão de confinamento seguro durante milhares de anos. Resíduos de alto nível, com meias-vidas de milhões de anos, necessitam de tratamento especial.

Eliminações de resíduos de baixo nível costumam envolver instalações próximas à superfície. Elas precisam ser cobertas com uma capa impermeável que não permitirá emissões atmosféricas e impedirá que as águas das chuvas sofram filtragem através dos resíduos. Ainda assim, o mecanismo mais provável para a emissão de radioisótopos no meio ambiente é o transporte em águas subterrâneas.

Ainda não existe qualquer instalação de armazenamento para alto nível ou combustível usado nos Estados Unidos ou no mundo. As quantidades produzidas até agora estão sendo armazenadas, temporariamente, no local em que foram geradas. Algumas opções têm sido propostas para armazenamento de resíduos de alto nível; atualmente, os Estados Unidos estão revisando suas opções para lidar com resíduos radioativos de alto nível, já que o repositório proposto na Montanha Yucca está sendo fechado.

PERSPECTIVAS INTERNACIONAIS

Todos os países estão lidando com resíduos perigosos. O tipo e o tamanho da resposta de cada país a esses problemas variam de acordo com as políticas sociais e econômicas do governo e do povo. Analisar a abordagem de cada país a resíduos perigosos está fora do objetivo deste capítulo; no entanto, as respostas podem ser revisadas de acordo com países desenvolvidos e democratizados, países em desenvolvimento na Europa central e oriental e outros países em desenvolvimento.

É provável que a atual regulação de resíduos perigosos e a proteção da saúde pública para esses grupos de países mude muito nos próximos anos, com a globalização das empresas e a liberalização do comércio. Existe a preocupação de que a liberalização do comércio encoraje os países a definir níveis baixos de proteção, normas e aplicação ambientais para reduzir os custos de produção e incentivar investimento estrangeiro. Em essência, regulamentações negligentes poderiam ser vistas como um subsídio à produção. Outros veem a saúde e a proteção do ambiente como barreiras não tarifárias.

▶ Nações desenvolvidas

A maioria dos países industrializados estabeleceu um programa regulatório nacional que tem como objetivo a proteção da saúde humana e do ambiente contra a má gestão de resíduos perigosos. Os principais elementos em um sistema nacional de controle da gestão de resíduos perigosos são os seguintes:

- Desenvolver uma definição administrativa para identificar e classificar resíduos perigosos, no nível particular de detalhe necessário para apoiar seus procedimentos legais.
- Definir as responsabilidades do gerador dos resíduos.
- Registrar ou licenciar os envolvidos na coleta, transporte, armazenamento intermediário, tratamento e eliminação de resíduos perigosos.
- Controlar o transporte, incluindo importação e exportação, usando a teoria envolvendo um sistema manifesto.
- Licenciar empresas para tratamento ou descarte.
- Desenvolver uma estratégia nacional ou um plano para estabelecer empresas.
- Lidar com locais antigos ou abandonados.

Na maioria dos países desenvolvidos, a responsabilidade para o gerenciamento de um sistema nacional de controle é compartilhada entre os governos nacionais, regionais e locais. Enquanto os detalhes diferem de um país para o outro, o governo nacional, em geral, é responsável por estabelecer normas, diretrizes ou códigos de conduta. Os governos regionais e locais são, muitas vezes, responsáveis pela aplicação e o licenciamento das atividades.

Embora a maioria das nações industrializadas/desenvolvidas tenha criado sistemas de gestão de resíduos perigosos que incluem os elementos anteriormente mencionados, existem diferenças na forma como esses elementos são implementados. Sem analisar o sistema de cada país em detalhes, a essência das diversas diferenças pode ser representada por exemplos listados.

Cada sistema nacional difere no método detalhado para definir resíduos perigosos e na amplitude de resíduos incluídos. Por exemplo, no Japão, *resíduos especificamente controlados* é o termo usado para resíduos perigosos. O Japão classifica menos itens como resíduos perigosos do que qualquer outro país desenvolvido.

- A União Europeia tomou medidas ousadas para abordar a saúde humana e os impactos ambientais de todas as substâncias químicas. Nas legislações aprovadas pela UE, em 2006, o REACH (Registration, Evaluation, Authorization, and Registration of Chemical Substances) exige que as empresas registrem as substâncias químicas em uma nova agência, com sede na Finlândia. Por meio do REACH, a UE incentivará a sustentabilidade.
- Produção mais limpa é um termo introduzido pelo United Nations Environmental Program (UNEP) em 1989, que é análogo ao conceito de prevenção da poluição nos Estados Unidos.
- É extremamente difícil comparar quantidades de resíduos industriais perigosos ou em diferentes países, não apenas em razão das várias definições, mas também devido aos dados estatísticos inconsistentes. Por exemplo, lodo de esgoto está especificamente excluído na definição de resíduos perigosos de alguns países (p. ex., nos Estados Unidos), mas não em outros.
- Na maioria dos países desenvolvidos, coleta e transporte de resíduos perigosos são realizados por empresas privadas. Na Suécia, a coleta e o transporte de resíduos perigosos são feitos por meio de empresas de serviços públicos locais, administradas pelo município.
- Na maioria dos países desenvolvidos, os resíduos perigosos podem circular livremente através das fronteiras internas dentro do país. Na Alemanha, uma autorização especial é necessária antes que o carregamento de resíduos perigosos possa atravessar fronteiras estaduais.
- O Reino Unido é bem conhecido por sua defesa da coeliminação de resíduos perigosos em aterros municipais.
- A Holanda tem quase total ausência de locais adequados para aterro; assim, aterros de resíduos perigosos são proibidos, a menos que isenção específica seja concedida.
- No Japão, terrenos vagos são raros, assim, incineração de resíduos urbanos e perigosos é um meio comum (78% dos resíduos) de eliminação.
- Na maioria dos países desenvolvidos, o principal meio de incentivar a prevenção de resíduos ou reciclagem é a imposição de controles rígidos sobre a eliminação de resíduos perigosos, acompanhados da cobrança de uma taxa rigorosa.
- A maioria dos países têm desenvolvido um programa nacional de inventário e limpeza de depósitos de resíduos perigosos velhos ou abandonados. Uma exceção é o Japão, onde não existe uma lei geral que rege a identificação, avaliação e limpeza de solos contaminados, embora tenham sido identificados muitos casos de tal poluição.

▶ Países em desenvolvimento

Estima-se que os países em desenvolvimento gerem 20 milhões de toneladas de resíduos perigosos por ano. Desse montante, cerca de 15 milhões de toneladas são produzidas pelos países da Europa central e oriental. As três principais fontes de resíduos perigosos nos países em desenvolvimento são os resíduos gerados por empresas estrangeiras, estatais ou empreendimento conjunto; resíduos gerados por pequenos empresários, fazendeiros e chefes de família; e resíduos importados de outros países, geralmente mais desenvolvidos. Em geral, grandes corporações assumiram a responsabilidade por seus próprios resíduos. No entanto, nos casos em que as indústrias são pequenas ou de propriedade local, a responsabilidade adequada para tratamento e descarte não foi assumida. Os países em desenvolvimento não têm recursos para lidar efetivamente com qualquer uma dessas fontes.

Treinamento, especialização técnica, criação de empresas, legislação e instituições governamentais necessárias são inadequados, em diferentes graus, nos países em desenvolvimento. Pode-se esperar que as empresas multinacionais ajudem, mas elas têm um investimento que pode interferir na capacidade de lidar com o problema de forma eficaz. Muita assistência terá de ser fornecida por países desenvolvidos.

Para começar a preencher o vazio organizacional nesses países, foi criada a troca de informações por nações desenvolvidas e organizações internacionais. Por exemplo, a United Nations Environment Programme (UNEP) desenvolveu um Registro Internacional de Substâncias Químicas Potencialmente Tóxicas para identificar todos os produtos químicos que tenham sido proibidos ou gravemente restringidos em cinco ou mais países e, atualmente, está preparando diretrizes para ajudar os países a desenvolver uma legislação de proteção ambiental.

A democratização e o fim do regime de partido único na maior parte da Europa oriental são considerados impactos importantes sobre as questões de resíduos perigosos desses países em desenvolvimento. A maioria dos antigos países socializados têm serviços de saúde ocupacional bem desenvolvidos e serviços de saúde ambiental e de gestão de resíduos perigosos pouco desenvolvidos. A ideologia dos governos comunistas anteriores pode explicar esse padrão: o bem-estar do trabalhador era mais valorizado do que a qualidade ambiental, e a maior parte da indústria era propriedade e operada pelos governos nacionais. Toxicologia, medicina ocupacional clínica e alguns aspectos de higiene industrial têm sido relativamente fortes em muitos países da Europa oriental, enquanto epidemiologia, engenharia ambiental, avaliação de risco e comunicação de risco não.

EMISSÕES INDUSTRIAIS, VAZAMENTOS ACIDENTAIS E RESÍDUOS PERIGOSOS — CAPÍTULO 45

Ao contrário dos países industrializados e em desenvolvimento da Europa oriental, as preocupações com resíduos perigosos são um fenômeno relativamente novo nos países em desenvolvimento da África, Ásia, América Central e América do Sul. No entanto, isso está mudando, principalmente como resultado da exportação de resíduos perigosos e transferência de indústrias perigosas dos países desenvolvidos para os países em desenvolvimento. A exposição ambiental a substâncias químicas perigosas está aumentando nos países em desenvolvimento. Em muitos países do mundo, não há regulamentação ambiental para resíduos perigosos ou, se existem, há pouca ou nenhuma fiscalização. As lutas diárias de sobrevivência são o foco principal. Acordos políticos entre países em desenvolvimento e industrializados são fundamentais para garantir que a proteção ambiental e da saúde humana ocorram em países em desenvolvimento. Os esforços a nível internacional têm se centrado em controlar indústrias e resíduos perigosos.

A cada ano, milhares de toneladas de resíduos perigosos são enviados internacionalmente. Em 1989, 35 países e a comunidade europeia concordaram com a Convenção de Basileia, o primeiro passo para a regulamentação do transporte internacional de resíduos perigosos. Atualmente, 163 países ratificaram a Convenção de Basileia. Os Estados Unidos assinaram, mas não ratificaram. Esse tratado exige notificação de intenção de transporte internacional de resíduos perigosos e consentimento prévio informado (PIC – *prior informed consent*) pelo país receptor. A convenção original permitia que o transporte de resíduos perigosos continuasse. Em março de 1994, foi feito um acréscimo à Convenção de Basileia, proibindo imediatamente a exportação de resíduos perigosos para países em desenvolvimento, para incineração ou aterro, e a exportação de resíduos perigosos para "reciclagem" foi proibida desde 31 de dezembro de 1997.

A Convenção de Lome IV também proibiu a exportação de resíduos perigosos entre os mais de 80 países da África, Caribe, Europa e Pacífico. Essa cooperação internacional pode ser ilusória. Há relatos de países redefinindo resíduos perigosos, a fim de evitar o cumprimento do acordo de Basileia. Essa é outra razão pela qual esforços como aqueles em andamento pela OECD, para harmonizar as definições de *resíduos perigosos* em um padrão internacional, são tão importantes.

A transferência de tecnologias de resíduos perigosos para países em desenvolvimento é uma consequência dos regulamentos industriais e ambientais rígidos e dos crescentes custos de mão de obra no mundo industrializado. Como alternativa, os países em desenvolvimento são atraentes pela mão de obra barata e pela falta (ou má aplicação) de regulamentações trabalhistas, ambientais e industriais. Também tem havido esforços, por parte das organizações internacionais, para afetar o comportamento ético na exportação de tecnologias perigosas para países em desenvolvimento: *Diretrizes para Empresas Multinacionais* da OECD, *Código de Conduta para Empresas Transnacionais* das Nações Unidas e a *Declaração Tripartite de Princípios que Dizem Respeito a Empresas Multinacionais e Política Social* da Organização Internacional do Trabalho (OIT). Esforços para lidar com resíduos perigosos transfronteiras e outros tipos de poluição foram conduzidos pela Organização das Nações Unidas, a OMS, a OIT, a Comunidade Econômica Europeia e a OECD.

▶ Resíduos do sistema de saúde

A preocupação com a contaminação atmosférica proveniente da incineração de resíduos do sistema de saúde ocorre em outras nações desenvolvidas. Na verdade, foi a pesquisa na Alemanha que mostrou que os níveis de dioxinas e furanos nas cinzas coletadas de incineradores de resíduos do sistema de saúde poderiam ser duas vezes mais que os níveis encontrados nas cinzas de incineradores de resíduos municipais. Pensava-se que os resíduos do sistema de saúde pudessem conter maior porcentagem de plástico (~30%) que resíduos municipais (~7%) ou que os incineradores de resíduos municipais foram equipados com melhor controle da poluição atmosférica e operados por profissionais mais bem treinados. Em 2000, limites mais restritos para emissões de resíduos incinerados do sistema de saúde foram introduzidos na UE, o que resultou no fechamento de muitos incineradores. Embora tecnologias alternativas de tratamento estejam crescendo em número, a incineração ainda é o método predominante.

Nos países em desenvolvimento, há preocupações adicionais, ou seja, exposição a resíduos do sistema de saúde sem tratamento por aterros e catadores. A OMS indica que existem muitos relatos de acidentes com agulhas que afetam trabalhadores e catadores em aterros. Recentemente, crianças brincando em latas de lixo, perto de um centro de saúde na Rússia, encontraram pequenas ampolas descartadas de vacina para varíola e foram infectadas com a cepa viva da vacina do vírus. É necessário tratamento de resíduos de saúde antes de sua eliminação para evitar tais riscos.

▶ Resíduos radioativos

De acordo com a International Atomic Energy Agency, cerca de 10.000 m^3 de resíduos radioativos de alto nível se acumulam a cada ano, em 25 países, com 437 reatores nucleares. Essa enorme quantidade de material radioativo não tem um local permanente. Nenhum país implementou um plano de longo prazo para sua eliminação; cada um conta com medidas provisórias. A maioria dos países está esperando eliminar os resíduos de alto nível na profundidade do subsolo, em áreas geologicamente estáveis; atualmente, oito países estão em fase de caracterização de local para desenvolvimento de uma instalação de armazenamento subterrânea. Outras considerações para eliminação de resíduos radioativos de alto nível incluem armazenamento subterrâneo permanente, enterro no fundo do mar e transmutação nuclear. No passado, a Rússia usou despejo no oceano extensivamente e é responsável pela maioria dos locais radioativos nos oceanos do mundo. Embora a Rússia não esteja oficialmente eliminando resíduos, ela tem importado e armazenado grandes quantidades de resíduos de alto nível, com as quais não é capaz de lidar.

Historicamente, o principal mecanismo de eliminação de resíduos radioativos de baixo nível por outros países era eliminação no mar. No entanto, a prática foi interrompida em 1983, em parte devido à oposição da opinião pública e à resolução generalizada não obrigatória aprovada pelos signatários da London Dumping Convention, que colocou em prática uma moratória sobre eliminação no mar.

REFERÊNCIAS

Agency for Toxic Substances and Disease Registry: National Toxic Substance Incidents Program. http://www.atsdr.cdc.gov/ntsip/.

American Industrial Hygiene Association. Emergency Response Planning Guidelines. http://www.aiha.org/INSIDEAIHA/GUIDELINEDEVELOPMENT/ERPG/Pages/default.aspx.

Centers for Disease Control and Prevention. Fact Sheets on Specific Chemical Agents. http://www.bt.cdc.gov/chemical/factsheets.asp.

Commission for Environmental Cooperation. *Taking Stock–North American Pollutant Releases and Transfers*, 2012. www.cec.org.

Lim SR: Priority screening of toxic chemicals and industry sectors in the U.S. Toxics Release Inventory. *J Environ Manage* 2011;92:2235 [PMID: 21561706].

Organization for Economic Cooperation and Development. Risk Management of Installations and Chemicals. The Chemicals Accidents Program. http://www.oecd.org/chemicalsafety/risk-management/thechemicalaccidentsprogramme.htm.

The Right to Know Network. Spills and Accidents Database. http://www.rtknet.org/db/erns.

United Nations Environment Program–Awareness and Preparedness for Emergencies at the Local Level. http://www.unep.org/resourceefficiency/Business/CleanerSaferProduction/SaferProduction/APELL/APELLProgramme/tabid/78883/Default.aspx.

U.S. Environmental Protection Agency. Acute exposure guideline levels (AEGLs). http://www.epa.gov/oppt/aegl/.

U.S. Environmental Protection Agency: TRI National Analysis Dataset, 2011. http://www.epa.gov/tri/tridata/tri11/nationalanalysis/index.htm.

U.S. National Library of Medicine. Toxicology Network. Toxic Release Inventory. http://toxnet.nlm.nih.gov/cgi-bin/sis/htmlgen?TRI.

■ QUESTÕES PARA AUTOAVALIAÇÃO

Selecione uma resposta correta para cada questão.

Questão 1: Poluentes atmosféricos regulamentados (CAPs)
 a. compõem todos os componentes de *smog*.
 b. representam alguns riscos à saúde pública.
 c. incluem monóxido de carbono (CO), óxidos de enxofre (SO_x) e óxidos de nitrogênio (NO_x).
 d. são produtos químicos para os quais não há regulamentação padronizada.

Questão 2: Os *hazardous air pollutants* (HAPs)
 a. são CAPs emitidos no ar.
 b. são substâncias químicas para as quais não há preocupações de regulamentação.
 c. são formalmente identificados pela EPA.
 d. obtêm vantagem de requisitos regulamentares específicos.

Questão 3: A *Superfund Amendments and Reauthorization Act* (SARA)
 a. substituiu a *Emergency Planning and Community Right-to-Know* (EPCRA).
 b. dá autoridade ao estado acima da EPA.
 c. autoriza os cidadãos a bloquear o uso de materiais tóxicos em suas comunidades.
 d. ordena planejamentos de emergência para acidentes químicos.

Questão 4: O impacto dos HAPs sobre a saúde
 a. não pode ser inferido a partir dos estudos epidemiológicos ocupacionais.
 b. não pode ser inferido a partir dos estudos toxicológicos experimentais em animais.
 c. não envolve irritantes respiratórios ou tóxicos sistêmicos.
 d. inclui doença respiratória, toxicidade sistêmica e carcinogenicidade.

Questão 5: A *Federal Clean Air Act*, de 1990,
 a. não consegue reduzir a exposição global de poluentes tóxicos atmosféricos.
 b. ignora a camada de ozônio estratosférica.
 c. coloca uma tampa sobre os depósitos de ácidos constituintes da poluição atmosférica.
 d. supre a utilização de princípios baseados em mercado e outras abordagens inovadoras para reduzir a poluição atmosférica.

Questão 6: Equipes para materiais perigosos (HAZMAT — *hazardous materials*)
 a. são licenciadas pela OSHA.
 b. respondem a incidentes com materiais perigosos.
 c. preferem realizar descontaminação em hospitais.
 d. primeiro removem a roupa e lavam a pele com água.

Questão 7: Níveis de ação de respostas a emergências
 a. são usados para orientar abrigo no local ou decisões de evacuação.
 b. determinam quando é seguro para as equipes HAZMAT entrarem na área.
 c. definem a dose fatal a que os indivíduos são expostos.
 d. oferecem segurança absoluta para funcionários responsáveis.

EMISSÕES INDUSTRIAIS, VAZAMENTOS ACIDENTAIS E RESÍDUOS PERIGOSOS

Questão 8: Guias de ação protetora (PAGs)
a. ajudam os funcionários a tomar decisões críticas após acidente nuclear.
b. designam autoridades estaduais e municipais que irão tomar providências para salvaguardar a saúde humana durante um acidente nuclear.
c. estabelecem autoridade da EPA no caso de acidente nuclear.
d. desencorajam ações de proteção que não foram abordadas pelas PAGs.

Questão 9: Resíduos perigosos
a. são internacionalmente definidos para incluir sólidos, lamas, líquidos e gases em contêiner.
b. incluem esgotos domésticos, alguns resíduos nucleares e resíduos de mineração.
c. excluem resíduos agrícolas utilizados como fertilizantes.
d. incluem a maioria dos produtos químicos de uso doméstico.

Questão 10: A Agency for Toxic Substances and Disease Registry (ATSDR)
a. foi estabelecida para reembolsar as populações expostas a resíduos perigosos para seus respectivos efeitos sobre a saúde.
b. tem desenvolvido vários registros especializados para estudar os efeitos em longo prazo da exposição a substâncias químicas específicas em locais com resíduos perigosos.
c. selecionou quatro substâncias perigosas para registros de substâncias químicas específicas: tricloroetileno, dioxinas, benzeno e PCBs.
d. tem estabelecido protocolos para monitorar mineradores residentes em Montana e indivíduos mais diretamente afetados pela contaminação química do Love Canal.

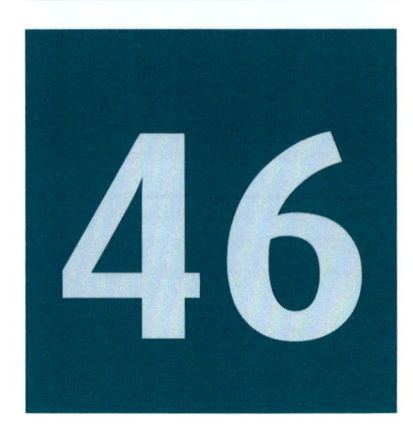

46 Poluição atmosférica

John R. Balmes, MD

Os episódios dramáticos de poluição atmosférica que ocorreram no início do século XX, no Vale do Meuse, na Bélgica; em Donora, na Pensilvânia e Londres, na Inglaterra, provavelmente não ocorreriam hoje. Esses episódios foram causados pela queima de carvão em grande escala, na presença de condições meteorológicas "ideais" – inversão atmosférica que resultou em uma massa de ar estagnado. Um evidente excesso de mortalidade foi observado durante e após esses episódios. As atuais normas de qualidade do ar na América do Norte evitam a ocorrência de episódios dessa magnitude. No entanto, alguns poluentes atmosféricos ambientais, como ozônio e partículas respiráveis, alcançam níveis que podem causar efeitos respiratórios agudos e crônicos. Além disso, em alguns países da Europa Oriental e da Ásia, onde combustíveis contendo enxofre são queimados sem obedecer às normas adequadas para qualidade do ar, os níveis de poluição atmosférica podem atingir níveis semelhantes aos que foram associados ao excesso de mortalidade.

REGULAMENTO DE POLUENTES ATMOSFÉRICOS

A *Clean Air Act* (CAA) foi aprovada pelo Congresso dos Estados Unidos em 1970 e alterada pela última vez em 1990. Essa é a principal regulamentação federal abordando qualidade do ar. A CAA exige que a Environmental Protection Agency (EPA) liste os poluentes para os quais há evidência científica suficiente, documentando risco para a saúde pública a partir da exposição não regulamentada. Para alcançar esse objetivo, a EPA periodicamente revisa pesquisas científicas sobre os efeitos adversos dos poluentes sobre a saúde. Os documentos subsequentes são usados no desenvolvimento de um National Ambient Air Quality Standard (NAAQS) para cada um dos chamados poluentes regulamentados. A Tabela 46-1 enumera os seis critérios de poluentes atmosféricos, suas NAAQSs e os principais efeitos adversos sobre a saúde.

A CAA ordena que as principais NAAQS sejam definidas para proteger a saúde de todos os grupos sensíveis da população. A EPA tem identificado crianças, pessoas com doença respiratória crônica, como asma, e pessoas com doença arterial coronariana como parte de grupos sensíveis (i.e., que demonstram uma resposta a um poluente em um nível inferior ou em grau maior do que a resposta média da população geral).

TIPOS E FONTES DE EXPOSIÇÃO

O ar atmosférico contém uma variedade de poluentes que ocorrem naturalmente, incluindo sujeira, poeira, pólen e fungos. Além disso, a atividade humana gera misturas complexas de poluentes. Grande parte do esforço regulador e das pesquisas científicas têm se concentrado nos componentes individuais dessas misturas complexas. Este capítulo discute os poluentes regulamentados (Tabela 46-1) e aerossóis ácidos, um poluente ainda não regulamentado. Este capítulo não discute poluentes atmosféricos altamente tóxicos, os chamados tóxicos atmosféricos, que são emitidos por fontes pontuais e que estão presentes em baixas concentrações no meio ambiente (ver Capítulo 45).

As fontes de poluição atmosférica normalmente são classificadas como fixas ou móveis. As fontes fixas são, principalmente, centrais elétricas ou fábricas e, são responsáveis pela maioria das emissões de dióxido de enxofre (SO_2), bem como quantidades consideráveis de óxidos de nitrogênio (NO_x) e material particulado. No leste dos Estados Unidos e no Canadá, a acidez atmosférica é causada, em grande parte, pela oxidação de SO_2 em ácido sulfúrico (H_2SO_4) e outras espécies de sulfatos ácidos. A queima de combustível fóssil é a causa mais importante de emissões de fontes fixas, embora a liberação de compostos orgânicos voláteis (VOCs) por várias instalações industriais possa contribuir para a geração de ozônio (O_3) na atmosfera.

Em contrapartida com a poluição de fontes fixas, que caracteriza o leste da América do Norte, o *smog* (poluição) do sul da Califórnia é derivada, principalmente, por emissões de automóveis ou de fontes móveis. Uma grande fração do O_3 no ambiente é produto de reações fotoquímicas complexas envolvendo NO_x e VOCs emitidos pelos escapamentos dos automóveis. Ácido nítrico (HNO_3) é o contribuidor mais importante para a acidez atmosférica que H_2SO_4 no sul da Califórnia e é formado na

Tabela 46-1 Poluentes atmosféricos regulamentados.

Poluente atmosférico	Padrão	Principal efeito adverso à saúde
Ozônio	0,075 ppm a uma concentração média de 8h	Aumento dos sintomas respiratórios Diminuição da função pulmonar Inflamação das vias respiratórias Aumento da sensibilidade das vias respiratórias a estímulos inespecíficos
Dióxido de nitrogênio	0,053 ppm como concentração média aritmética anual e 100 ppb como concentração média em 1h	Aumento de sintomas e doenças respiratórias em crianças
Partículas inaláveis (PM_{10})	150 $\mu g/m^3$ como concentração média em 24h	Aumento de sintomas respiratórios Aumento de doenças respiratórias Aumento da morbidade respiratória em pessoas com asma e DPOC
Partículas inaláveis finas ($PM_{2,5}$)	12 $\mu g/m^3$ como concentração média aritmética anual e 35 $\mu g/m^3$ como concentração média em 24h	Aumento da morbidade cardiovascular em pessoas com doença cardíaca isquêmica Aumento da mortalidade cardiopulmonar em pessoas idosas
Dióxido de enxofre	0,5 ppm como concentração média em 3h e 75 ppb como concentração média em 1h	Aumento dos sintomas respiratórios Aumento da morbidade e mortalidade respiratória Diminuição da função pulmonar em pacientes asmáticos
Chumbo	0,15 $\mu g/m^3$ como concentração média trimestral	Déficits cognitivos em crianças
Monóxido de carbono	9 ppm como concentração média em 8h e 35 ppb como concentração média em 1h	Aumento de resultados reprodutivos adversos Diminuição da capacidade de exercício em adultos saudáveis Menor tempo para início e aumento da duração de angina em pessoas com DAC

DPOC, doença pulmonar obstrutiva crônica; PM_{10}, partículas finas com <10 μm de diâmetro; $PM_{2,5}$, partículas finas com <2,5 μm de diâmetro; ppb, partes por bilhão; ppm, partes por milhão; DAC, doença arterial coronariana

atmosfera a partir da reação de N_x com o radical hidroxila (OH^-). As emissões dos veículos motores também são responsáveis por grande parte do monóxido de carbono e de poluentes particulados. Uma importante história de sucesso no controle de poluentes regulamentados envolve a grande diminuição das concentrações de chumbo no ar de cidades dos Estados Unidos, obtida como resultado da remoção de chumbo tetraetila da gasolina.

EXPOSIÇÃO INDIVIDUAL

Estações centrais monitoram o ar ambiente para concentrações dos poluentes regulamentados. No entanto, as concentrações regionais médias obtidas em tais estações podem não caracterizar adequadamente exposições individuais. Por exemplo, as condições locais irão afetar as concentrações de poluentes já que áreas a favor do vento, em relação aos grandes congestionamentos de trânsito, podem ter níveis mais elevados do que aquelas nas imediações do congestionamento. O tempo gasto ao ar livre é um determinante importante da exposição individual. A maioria das pessoas passa a maior parte do tempo em ambientes fechados, em que as concentrações de poluentes costumam ser mais baixas do que ao ar livre. A concentração de NO_2, no entanto, pode ser maior em ambientes fechados, como resultado de fogões a gás natural. Pessoas que passam muito tempo ao ar livre, especialmente se estão aumentando sua absorção, por causa do aumento da ventilação por minuto a partir do exercício, podem ter exposições relativamente mais altas a poluentes como O_3 e material particulado. Por isso, a exposição individual total deve ser considerada; ela é calculada pela soma dos produtos das concentrações dos poluentes nos diferentes microambientes associado ao tempo de permanência em cada um.

▶ Princípios de lesão inalatória

Para qualquer indivíduo, a dose potencial total de um poluente pode variar dependendo dos fatores prévios. Além disso, poluentes no ar inalado são gases ou aerossóis – gotículas ou partículas suspensas no gás – e seu local de deposição, após a inalação, é determinado, em grande parte, por seu caráter hidrossolúvel. Gases que são extremamente solúveis em água, como vapores de SO_2 e HNO_3, são depositados e removidos principalmente pelo trato respiratório superior. Portanto, esses gases solúveis em água induzem, principalmente, efeitos tóxicos sobre as vias respiratórias altas e só danificam o pulmão distal quando inaladas em altas concentrações. Em contrapartida, os gases que são relativamente pouco hidrossolúveis, como NO_x e O_3, podem lesionar, predominantemente, o pulmão distal. Quanto menos solúvel for o gás, maior é o potencial de dano ao nível alveolar.

A deposição de aerossóis é determinada por uma série de fatores, incluindo o tamanho e as características químicas do aerossol, a anatomia do trato respiratório e o padrão de respiração da pessoa exposta. O tamanho das gotículas ou partículas geralmente é o principal fator que afeta a deposição, embora a natureza química dos poluentes inalados possa ser importante, principalmente se for um aerossol ácido hidrossolúvel e que pode ser neutralizado por amônia oral, como névoas de H_2SO_4.

A maioria das partículas inaladas, com um diâmetro aerodinâmico médio de massa (MMAD) de mais de 10 μm, são depositadas na nasofaringe e não penetrarão abaixo da laringe. As partículas na faixa de 2,5-6 μm depositam-se, principalmente, nas vias respiratórias inferiores abaixo da laringe, e as partículas na faixa de 0,5-2,5 μm depositam-se, principalmente, nas vias respiratórias distais (bronquíolos) e nos alvéolos. Muitas partículas com um MMASD inferior a 0,5 μm não se depositam nos alvéolos e são exaladas. Partículas com menos de 0,1 μm são chamadas *ultrafinas*; essas são de considerável interesse, porque há evidências de que são especialmente tóxicas.

O local de depósito de partículas também é influenciado pelo crescimento higroscópico no ambiente úmido das vias respiratórias, pela forma e dimensão da árvore respiratória, pelo padrão respiratório (frequência e volume respiratórios), pela respiração oral *versus* nasal e pela quantidade e natureza das secreções do trato respiratório. As doenças do trato respiratório podem afetar a deposição de partículas, alterando as dimensões das vias respiratórias, o padrão de fluxo ou as secreções respiratórias. O exercício aumenta a respiração oral, ignorando o mecanismo de clearance nasal, e aumenta a ventilação por minuto, aumentando, assim, a velocidade das partículas e a deposição por inércia. Essas mudanças resultam em maior deposição de partículas nas vias respiratórias inferiores.

A eliminação de poluentes inalados ocorre por meio de vários mecanismos. Em geral, partículas e gases altamente solúveis em água são absorvidos pela da camada epitelial para a corrente sanguínea, perto de onde foram depositados. A eliminação de partículas insolúveis depende de onde elas impactam. Aquelas depositadas na cavidade nasal anterior são expulsas por espirros ou rinorreia, enquanto o restante das partículas depositadas no nariz é eliminado, posteriormente, para a faringe. Partículas depositadas na traqueia, brônquios, bronquíolos em que há o sistema mucociliar (epitélio ciliado e uma camada de muco), são transportadas até serem expelidas pela tosse ou deglutição. Partículas depositadas nos bronquíolos terminais são eliminadas pelos macrófagos alveolares e/ou dissolvidas. Os macrófagos alveolares irão ingerir as partículas e migrar pelo sistema mucociliar ou para o sistema linfático. Uma pequena fração das partículas depositadas nos alvéolos migra através da camada epitelial alveolar diretamente para a circulação linfática.

POLUENTES ATMOSFÉRICOS ESPECÍFICOS

No período de 2006-2009, cerca de 33% da população norte-americana vivia em condados com a medida da qualidade do ar acima das NAAQSs primárias e/ou em áreas com exposição ao tráfego pesado. Assim, a partir de uma perspectiva clínica e de saúde pública, tais exposições continuam a ser relevantes. Os efeitos dos poluentes atmosféricos sobre a saúde foram compilados pela interpretação de estudos toxicológicos (i.e., estudos feitos em animais, *in vitro* e de exposição humana controlada) e estudos epidemiológicos (i.e, modelos ecológicos, transversais e longitudinais). Esta seção descreve, individualmente, cada um dos principais poluentes atmosféricos; no entanto, deve ser entendido que as exposições costumam ocorrer para uma mistura de poluentes e, frequentemente, não é possível separar a contribuição individual de cada um.

▶ Ozônio

O O_3 é um gás incolor, penetrante e relativamente insolúvel em água que ocorre com outros oxidantes fotoquímicos e partículas finas para formar *smog*. O O_3 na troposfera, ou O_3 no nível do solo, é um poluente atmosférico ambiental e é distinto do O_3 estratosférico que ocorre em altitudes superiores a 10 km acima da superfície da terra. O O_3 é gerado por uma série de reações conduzidas pela luz solar envolvendo NO_x e VOCs de fontes predominantemente móveis (veículos motores), mas, às vezes, fixas. As condições meteorológicas que tendem a favorecer a geração de ozônio normalmente estão presentes no final da primavera e início do outono. O pico de concentração máxima de O_3 normalmente ocorre no meio da tarde, depois da hora do *rush* matinal e de várias horas de luz solar brilhante. Fontes interiores de O_3 incluem equipamentos de escritório com motores elétricos ou luz ultravioleta, como fotocopiadoras, dispositivos de eletrostática, como purificadores de ar e geradores de íons.

Enquanto O_3 tem sido associado com *smog* do sul da Califórnia, muitas outras áreas da América do Norte também vivenciaram altas concentrações desse poluente, especialmente Houston, Cidade do México e cidades do leste dos Estados Unidos e Canadá durante os meses de verão. Nessas áreas, há muitos dias por ano em que as recentes NAAQSs para O_3 não são atingidas.

O ozônio é um poderoso oxidante e é capaz de reagir com uma grande variedade de moléculas intracelulares e extracelulares. Quando essas moléculas são lipídeos insaturados, são gerados radicais livres e produtos intermediários tóxicos e podem levar a dano ou morte celular. Embora citotoxicidade direta seja, claramente, um mecanismo necessário de lesão tecidual induzida por O_3, podem ocorrer danos secundários decorrentes da resposta inflamatória.

Estudos dosimétricos indicam que grande parte do O_3 inalado é depositado na parte superior e inferior proximal das vias respiratórias. No entanto, devido a sua relativa insolubilidade na água, uma parcela considerável penetra nas vias respiratórias distais e nos alvéolos, e a dose no nível tecidual é maior nesses locais. O fluxo inspiratório aumentado, como durante o exercício físico, pode superar os "mecanismos de clearance" das vias respiratórias superiores e provocar maior deposição de O_3 no pulmão distal.

A maioria das pesquisas sobre os efeitos de O_3 na saúde tem se centrado na exposição em curto prazo. A inalação de O_3 por indivíduos saudáveis causa diminuições significas no volume expiratório forçado no 1º segundo (FEV_1) e na capacidade vital forçada (FVC), que se correlacionam com a concentração, duração da exposição e ventilação por minuto. Essas diminuições na função pulmonar são resultado, principalmente, da capacidade inspiratória reduzida, em vez de obstrução das vias respiratórias. O mecanismo da capacidade inspiratória diminuída parece ser inibição involuntária, neuralmente mediada, do esforço inspiratório que envolve estimulação das fibras C nos pulmões. Com alguma surpresa, idosos e tabagistas demostraram menor diminuição da função pulmonar induzida por O_3 do que indivíduos saudáveis. Em contrapartida, indivíduos que não possuem a enzima antioxidante glutationa S-transferase mu1 (GSTM1) parecem ter maior sensibilidade para efeitos de O_3 sobre a função pulmonar aguda. Essas diminuições agudas na função pulmonar geralmente desaparecem dentro de 24 horas.

Sintomas respiratórios parecem estar associados a essas diminuições significativas da função pulmonar. Existe uma correlação entre a diminuição no FEV_1 e a probabilidade de desenvolver sintomas do trato respiratório inferior (p. ex., desconforto subesternal torácico, tosse, respiração ofegante e dispneia). Outro efeito adverso da exposição em curto prazo a O_3 é melhor receptividade das vias respiratórias a estímulos inespecíficos como metacolina e histamina. Esse efeito pode persistir mais tempo do que a diminuição aguda na função pulmonar e pode ocorrer em indivíduos que não apresentaram declínio do FEV_1.

Alterações inflamatórias nasais, lesão nas células das vias respiratórias (ciliares e alveolares tipo I), infiltração da mucosa das vias respiratórias por neutrófilos e aumento de neutrófilos e mediadores inflamatórios no lavado broncoalveolar (BAL) também têm sido observados após a exposição. Lavado broncoalveolar com evidência de inflamação tem sido demonstrado em doses admissíveis sob a atual NAAQS para O_3. Evidências de maior inflamação das vias respiratórias têm sido relatadas em indivíduos sem GSTM1.

Os efeitos da exposição crônica ao O_3 em humanos não foram bem estudados como os efeitos agudos de exposições de curto prazo. Existe a hipótese de que a exposição crônica pode levar a enfisema ou alterações fibróticas do parênquima pulmonar; no entanto, até hoje, estudos toxicológicos feitos em animais não conseguiram fundamentar a indução de doença difusa após exposição de longo prazo a concentrações ambientais. Estudos em macacos Rhesus recém-nascidos têm mostrado que a exposição crônica ao ozônio leva ao desenvolvimento anormal das vias respiratórias de condução, especialmente com coexposição a ácaros da poeira. Além disso, existem vários estudos epidemiológicos com adultos sugerindo que a residência por longo prazo quando crianças em um ambiente com O_3 elevado pode ter resultado na remodelação das pequenas vias respiratórias. Por fim, em um estudo coorte da American Cancer Society, foi relatado que a exposição crônica a O_3 aumenta o risco de morte, principalmente por doença respiratória.

Por causa de sua tendência à broncoconstrição na inalação de estímulos nocivos, as pessoas com asma, geralmente, são mais sensíveis à inalação de substâncias irritantes. Embora estudos de indivíduos asmáticos e atópicos não conseguiram demonstrar respostas espirométricas aumentadas à inalação de O_3 em curto prazo, há indícios de que os asmáticos possam enfrentar maior resposta inflamatória à exposição. Além disso, existem vários estudos epidemiológicos que mostram que as altas concentrações ambientais de O_3 estão associadas a um aumento na taxa de crises de asma e internações/visitas de emergência por causa de doenças respiratórias, incluindo asma. Além da exacerbação da asma preexistente, também há evidência de que praticar esportes ao ar livre, em um ambiente com elevada concentração de O_3, pode levar ao aparecimento de asma.

Nas últimas duas décadas, vários estudos epidemiológicos, na Europa e nos Estados Unidos, relacionando o ambiente com a mortalidade têm sido relatados. No entanto, o mecanismo subjacente dessa associação não está claro. A evidência limitada, de estudos controlados de exposição humana, sugere que a exposição ao O_3 pode diminuir a variabilidade da frequência cardíaca e aumentar o estresse oxidativo sistêmico e a inflamação.

A toxicidade do ozônio pode ser aumentada pela coexposição a outros poluentes, como outros oxidantes, partículas e acidez atmosférica comumente vistas no *smog* urbano. Os mecanismos pelos quais esses cofatores podem potencializar a toxicidade do O_3 são pouco compreendidos.

Em resumo, dezenas de milhões de pessoas nos Estados Unidos estão expostas a níveis de O_3 acima da atual NAAQS. Essa exposição é capaz de induzir diminuições agudas da função pulmonar e sintomas respiratórios. Embora esses efeitos sejam transitórios, a inflamação aguda do trato respiratório também pode ser induzida por exposição em curto prazo a concentrações ambientais de O_3, durante o exercício. As consequências desse tipo de resposta inflamatória aguda em longo prazo não são bem compreendidas, mas existe evidência epidemiológica consistente com a remodelação das vias respiratórias. Como a inalação de O_3 pode induzir à inflamação e aumentar a sensibilidade das vias respiratórias, é razoável esperar que as pessoas com asma tenham maior susceptibilidade a esse poluente. Está se acumulando evidências de que a exposição a níveis ambientais de O_3 está associada com aumento do risco de mortalidade. O ozônio raramente é o único poluente de preocupação no *smog* urbano, e é provável que cofatores ambientais aumentem sua toxicidade.

▶ Dióxido de nitrogênio

A maior parte do dióxido de nitrogênio (NO_2) no ambiente é gerado pela queima de combustíveis fósseis, durante a qual o oxigênio e o nitrogênio reagem para formar óxido de nitrogênio (NO), que reage ainda para formar NO_2 e outro NO_X. A principal fonte de NO_2 na atmosfera são as emissões de veículos motores, mas as centrais elétricas e instalações industriais de queima de combustíveis fósseis também contribuem. Na maioria das áreas urbanas dos Estados Unidos, os níveis de NO_2 ambiente variam de acordo com a intensidade do tráfego. Concentrações anuais médias variam de 0,015-0,035 ppm (parte por milhão), abaixo da atual NAAQS anual. A NAAQS de 1 hora foi promulgada em 2010 para proteger as pessoas com asma de vivenciar exacerbações agudas.

Em contrapartida com outros poluentes regulamentados, o NO_2 é um contaminante comum do ar em ambientes internos, que costumam exceder àqueles encontrados ao ar livre. Fontes internas de NO_2 incluem fogões de cozinha a gás, fornos a gás e aquecedores a querosene. Como a maioria dos lares nos Estados Unidos têm fogões a gás e os americanos passam grande parte do tempo em suas casas, o ambiente doméstico é um importante contribuinte para a exposição total a NO_2. Altas concentrações podem ser geradas em uma cozinha com um fogão a gás em uso. O ácido nitroso (HONO) e outro NO_x são emitidos por fogões a gás, de modo que os efeitos para a saúde associados ao uso desses eletrodomésticos podem não ser resultado de NO_2 sozinho.

O dióxido de nitrogênio, como O_3, é um oxidante, mas é quimicamente menos reagente e, portanto, costuma ser considerado menos potente. Embora ambos os poluentes sejam relativamente insolúveis em água, a solubilidade de NO_2 é um pouco mais elevada. Quando NO_2 é absorvido nas superfícies úmidas do trato respiratório, ele pode ser hidrolisado, evoluindo para formas ácidas, como HONO e HNO_3. O potencial para NO_2 provocar a geração local de hidrogênio nas vias respiratórias pode ser uma característica importante de sua toxicidade. Dióxido de nitrogênio e O_3 são copoluentes frequentes no *smog* do sul da Califórnia.

Os resultados de estudos controlados da exposição humana não demonstraram decréscimos significativos na função pulmonar em indivíduos normais e saudáveis, após a exposição a NO_2 em baixas concentrações. Estudos de exposição controlada de indivíduos com asma, no entanto, têm demonstrado que a exposição a NO_2 pode aumentar a sensibilidade das vias respiratórias. Talvez a descoberta mais intrigante dos estudos controlados de indivíduos asmáticos seja o aumento das respostas broncoconstritoras ao alérgeno inalado após a exposição a NO_2. Há também estudos com animais que suportam efeito adjuvante da exposição a NO_2 sobre respostas alérgicas das vias respiratórias.

Os efeitos tóxicos da exposição a NO_2 têm sido estudados extensivamente. Existem dados toxicológicos abundantes em animais e relatos de exposição humana acidental indicando que a inalação de curto prazo de altas concentrações de NO_2 pode produzir lesão bronquiolar terminal e alveolar difusa; exposição de humanos a concentrações muito altas (i.e., > 150 ppm NO_2) geralmente resulta em óbito. No entanto, em contrapartida com o que é visto com O_3, a exposição de curto prazo a NO_2, em concentrações ambiente, não induz inflamação das vias respiratórias.

Tem sido demonstrado que a exposição crônica de animais a altas concentrações de NO_2 causa danos estruturais aos alvéolos, com aumento do espaço aéreo, que é, de certo modo, semelhante ao enfisema humano. A unidade terminal do pulmão é o local de maior lesão induzida por NO_2. Estudos de infectividade feitos em animais, após exposição a NO_2, demonstraram que concentrações elevadas podem prejudicar a defesa do trato respiratório contra algumas bactérias e vírus. Os mecanismos de infectividade microbiana aumentada por indução de NO_2 não são claramente compreendidos, mas provavelmente são causados por disfunção de macrófagos alveolares. Enquanto alguns estudos epidemiológicos têm demonstrado uma associação positiva entre NO_2 de ambientes internos e doenças respiratórias, outros não conseguiram demonstrar esse achado. Uma metanálise, utilizando 11 estudos transversais e prospectivos de concentrações residenciais de NO_2 em crianças, estimou um aumento de 20% no risco de doença respiratória por incrementos de 15 ppb em exposição de longo prazo a NO_2. Um estudo mais recente dos níveis de NO_2 em ambientes internos e sintomas respiratórios não conseguiu demonstrar uma associação entre esses fatores. A inconsistência dessa associação em estudos epidemiológicos pode ser, em parte, resultado de fatores metodológicos como diferenças no poder estatístico, fatores de confusão e erros de classificação.

Surpreendentemente, dada sua menor potência como gás oxidante, em comparação ao ozônio, o NO_2 ambiente foi significativamente associado com uma taxa menor de crescimento da função pulmonar em um grande estudo longitudinal de crianças em idade escolar que vivem em 12 comunidades no sul da Califórnia. Conforme descrito anteriormente para o ozônio, vários estudos epidemiológicos têm demonstrado associações entre NO_2 no ambiente, internações hospitalares e visitas à emergência por causa de asma.

Em resumo, NO_2 é um poluente que é um componente ubíquo do *smog* urbano. Ele é gerado pela queima de combustíveis fósseis derivados, tanto de fontes móveis quanto fixas. Exposições em ambientes internos também são importantes por causa do uso de fogões a gás. O NO_2 inalado penetra profundamente no pulmão por causa de sua hidrossolubilidade relativamente baixa. Talvez o efeito mais importante, observado em estudos de exposição humana controlada a NO_2, seja o aumento da broncoconstrição para o alérgeno inalado em indivíduos asmáticos especificamente sensibilizados. A exposição crônica de animais de laboratório a altas concentrações de NO_2 tem provocado mudanças semelhantes a enfisema e diminuição da resistência à infecção bacteriana. A aplicabilidade desses achados para a exposição ambiente dos humanos não é direta. Vários estudos epidemiológicos mostram associações entre as exacerbações da asma ou redução do crescimento da função pulmonar e níveis ambiente de NO_2. Atualmente, alguns pesquisadores acreditam que essas associações refletem os efeitos adversos da poluição relacionada ao tráfego sobre a saúde e que NO_2 é apenas um bom marcador de tal poluição.

▶ Partículas, dióxido de enxofre e aerossóis ácidos

Partículas, óxido(s) de enxofre e aerossóis ácidos são discutidos como um grupo porque, normalmente, ocorrem em conjunto como componentes de uma mistura poluente complexa. Sua produção é, principalmente, resultado da queima de combustíveis fósseis contendo enxofre.

Partículas e dióxido de enxofre (SO_2) são os principais produtos da combustão, e os aerossóis ácidos são formados por reações químicas atmosféricas subsequentes. Essa mistura de partículas sólidas e líquidas em suspensão no ar é denominada material particulado (PM); as partículas constituintes diferem em tamanho e composição. Partículas com um diâmetro aerodinâmico superior a 10 μm (PM_{10}) são foco de interesse, porque as partículas desse diâmetro podem penetrar e se depositar nas vias respiratórias do trato respiratório inferior e nas regiões de troca de gases do pulmão. Em geral, aerossóis ácidos são uma mistura complexa e variável e incluem poluentes gasosos dissolvidos.

O dióxido de enxofre é um dos principais poluentes do ar em muitas áreas urbanas. O gás é emitido por usinas de energia a carvão e petróleo e por processos industriais envolvendo a queima de combustíveis fósseis. Isso leva à formação secundária de aerossóis ácidos. Como carvão rico em enxofre permanece sendo um combustível relativamente barato nas regiões em que é extraído, as emissões de SO_2 têm sido mais problemáticas no leste dos Estados Unidos do que no sul da Califórnia, em que o *smog* é, principalmente, resultado de reações fotoquímicas envolvendo emissões de veículos motores. Infelizmente, a construção de altas chaminés para reduzir as concentrações locais de SO_2, em torno de centrais elétricas do centro-oeste e do leste dos Estados Unidos, levou ao transporte dos poluentes de óxidos de enxofre e seu derivado, sulfato ácido, para Nova Inglaterra e Canadá (a chamada chuva ácida). Felizmente, grande progresso tem sido feito ao longo das últimas décadas na redução das emissões de óxidos de enxofre a partir de centrais elétricas nos Estados Unidos.

As emissões de óxido de enxofre nos Estados Unidos aumentaram de forma constante durante o século XX para um pico de 32 milhões de toneladas em 1970. A exposição a altas concentrações de SO_2 está altamente localizada nas imediações (cerca de 20 km) das principais fontes fixas. As pistas iniciais de que SO_2 pode ser um poluente atmosférico capaz de causar efeitos respiratórios adversos, surgiram a partir dos episódios graves de poluição que ocorreram no início deste século. Durante esses episódios, altas concentrações ambientais de SO_2, partículas e aerossóis ácidos, claramente, foram associadas ao aumento da mortalidade, principalmente entre pessoas com doença cardiopulmonar preexistente. Durante o episódio de poluição do ar de 1952, em Londres, houve uma estimativa de 4 mil mortes excedentes. Mais recentemente, vários estudos epidemiológicos têm demonstrado uma associação entre baixos níveis de poluição por partículas e aumento da mortalidade diária por doença cardiopulmonar. Com o achado consistente dessa associação em estudos realizados em diferentes épocas e em diversas localizações geográficas, é provável que exista uma relação causal verdadeira entre PM respirável e mortalidade diária. No entanto, o mecanismo biológico subjacente dessa associação permanece desconhecido, especialmente devido à ausência de toxicidade dos níveis ambientais de PM em estudos feitos com animais.

Morbidade aguda associada à poluição por partículas de nível mais baixo tem sido analisada por meio de uma variedade de indicadores, incluindo medidas de utilização de serviços de saúde por populações expostas, o estado de saúde dos indivíduos expostos, questionários de sintomas e testes de função pulmonar. A utilização desses indicadores tem demonstrado que a exposição a partículas tem sido associada com aumento nos atendimentos de emergência para doenças respiratórias, como asma e pneumonia; maiores taxas de internações por doenças respiratórias e cardiovasculares; e aumento da mortalidade em decorrência de doenças cardiovasculares e respiratórias em idosos.

Estudos epidemiológicos também mostram associações entre a exposição a partículas e relatos de sintomas respiratórios graves o suficiente para restringir a atividade. Em tabagistas com DPOC, o declínio da função pulmonar e as visitas diárias à emergência devido a exacerbações agudas, foram positivamente associadas com a poluição do ar por partículas. Em crianças, os estudos mostraram associações com concentrações de partículas, em níveis comumente encontrados hoje, com doenças respiratórias, diminuição da função pulmonar e agravamento de crises de asma. Em pessoas idosas ou pacientes com doença cardíaca isquêmica, diminuição da variabilidade da frequência cardíaca (um indicador de prognóstico negativo), aumento da angina e das arritmias têm sido associados com PM ambiente.

Os efeitos crônicos da poluição do ar por partículas sobre a saúde são um resultado mais difícil de estudar. Apesar disso, uma série de estudos mostra associação entre os níveis de PM e os seguintes: relatos de bronquite crônica, diagnóstico médico de asma e, em vários estudos prospectivos nos Estados Unidos, aumento nas taxas de mortalidade cardiopulmonar específica para determinadas cidades. O mesmo estudo de crianças em escolas do sul da Califórnia, que observaram efeito de NO_2 sobre o crescimento da função pulmonar, também demonstrou efeitos semelhantes de PM e vapor de ácido nítrico. Um relatório recente, de um estudo prospectivo nos Estados Unidos, também demonstrou que o aumento do risco de câncer pulmonar está relacionado com a residência em áreas metropolitanas com mais partículas de poluição.

Do ponto de vista toxicológico, SO_2, partículas e aerossóis ácidos têm diferentes mecanismos de ação. O dióxido de enxofre é altamente solúvel em água e é absorvido, principalmente, nas vias respiratórias superiores. Embora o nariz remova efetivamente a maior parte do gás inalado, quantidades significativas podem penetrar nas grandes vias respiratórias. Aqui, moléculas irritantes podem agir diretamente no músculo liso ou nas fibras nervosas sensoriais aferentes, causando broncoconstrição reflexiva. Em altas concentrações, SO_2 pode causar descamação epitelial na traqueia e nas vias respiratórias proximais, resultando em patologia semelhante à bronquite. Apesar do potencial irritante de SO_2, os estudos não conseguiram demonstrar efeitos sobre a mecânica respiratória (em níveis até 1,0 ppm) de pessoas saudáveis. No entanto, em pacientes asmáticos, exposição a baixos níveis provoca broncoconstrição. Essa broncoconstrição aguda é observada poucos minutos após a exposição e desaparece até 1 hora após sua interrupção. Embora o mecanismo de broncoconstrição induzida por SO_2 não seja totalmente compreendido, um mecanismo reflexo envolvendo os nervos eferente colinérgico e aferente vagal é postulado.

A toxicidade de partículas inaláveis é determinada pela natureza química e física das partículas, a física de sua deposição e a distribuição no trato respiratório, bem como o(s) efeito(s) biológico(s) da exposição. A toxicidade de partículas é, muitas vezes, complicada pela presença de outros poluentes atmosféricos, que podem causar efeitos interativos. Acredita-se que o tamanho das partículas seja um determinante decisivo de toxicidade. Após a exposição de animais a partículas ultrafinas (aquelas com um diâmetro de 0,2 μm ou menos), foi observada inflamação pulmonar aguda. Estudos *in vitro* da citotoxicidade de partículas, coletadas a partir do ar urbano poluído, também têm demonstrado que elas podem ser altamente tóxicas para os macrófagos alveolares. A toxicidade relativa das partículas estudadas dependia do metal e componente orgânico derivado da combustão das partículas.

Um tipo específico de partículas ambientais, partículas de exaustão do diesel (DEPs), tem sido o foco de atenção em pesquisas. Vários estudos envolvendo modelos animais de doenças alérgicas das vias áreas documentaram um efeito adjuvante das DEPs na hiper-responsividade das vias respiratórias induzida por antígeno e inflamação das vias respiratórias. A instilação nasal de DEPs em humanos com rinite alérgica confirma o aumento da inflamação induzida por antígeno. Um estudo recente também mostrou que uma variação genética comum de uma enzima antioxidante (GSTM1), resultando na ausência da proteína, é um determinante importante desse efeito das DEPs. O que não está claro sobre as DEPs é a importância da exposição a concentrações ambientais com relação a alergias e asma na população geral. Além disso, existem evidências consideráveis de que a exposição às emissões dos escapamentos de motores diesel pode causar efeitos cardiovasculares agudos, como isquemia do miocárdio e disfunção endotelial.

Em resumo, partículas, SO_2 e aerossóis ácidos são um grupo complexo de poluentes atmosféricos que compartilham uma origem comum. Estudos epidemiológicos têm mostrado consistentemente que eles exercem efeitos adversos sobre a saúde, morbidade e mortalidade respiratória e cardiovascular. Estudos *in vitro* e *in vivo* tentaram analisar o(s) mecanismo(s) de tais efeitos, mas sua interpretação é complicada pela dificuldade em separar as contribuições individuais e as potenciais interações sinérgicas dos componentes.

▶ Chumbo

O chumbo continua a ser reconhecido como um tóxico significativo e por ter efeitos adversos sobre a saúde de seres humanos de todas as idades (ver Capítulo 30). No entanto, nos Estados Unidos, a eliminação gradual do chumbo tetraetila, aditivo da gasolina, como resultado da CAA, tem sido associada com diminuição da concentração de chumbo no ambiente e nos níveis de chumbo no sangue da população. Assim, a exposição generalizada ao chumbo transportado pelo ar deixou de ser um problema de saúde nos Estados Unidos. Chumbo transportado pelo ar continua a ser um grave problema em muitos países em desenvolvimento.

▶ Monóxido de carbono

O monóxido de carbono (CO) é um gás incolor, inodoro e não irritante gerado pela queima incompleta de combustíveis contendo carbono, como petróleo, gasolina, carvão e madeira. Devido a essas propriedades, a exposição ao CO pode ser insidiosa; na verdade, a exposição a altos níveis de CO é a principal causa de mortes por envenenamento nos Estados Unidos. Níveis de poluição atmosférica têm pouca chance de causar toxicidade aguda e morte, embora a exposição em doses baixas possa estar associada com efeitos adversos à saúde. A fonte mais comum de exposição em indivíduos não tabagistas é a partir de emissões dos escapamentos dos veículos. O escapamento do motor pode causar acúmulo local de CO, especialmente durante períodos de tráfego intenso. Nas avaliações de exposições no trânsito, os indivíduos que circulam demonstraram ser expostos a níveis elevados. De fato, em um estudo de passageiros, foram registrados níveis tão elevados como 50 ppm, com médias de 10 a 12 ppm. Emissões provenientes de fontes não veiculares, como aparadores de grama, serras elétricas, aquecedores e briquetes de carvão, também contribuíram para exposição ambiente a CO.

A toxicidade do CO reside na sua capacidade de se ligar fortemente à hemoglobina e interferir no transporte de oxigênio dos alvéolos aos tecidos (ver Capítulo 33). O grau de exposição ao CO pode ser determinado pela medição do nível sanguíneo da carboxi-hemoglobina. Os níveis normais em não tabagistas variam de 0,3 a 0,7%*. A NAAQS é de 9 ppm em média de 8 horas, não podendo ser excedida mais de uma vez por ano.

Como o CO não tem efeito direto sobre os pulmões, seus principais efeitos adversos para a saúde são por meio de sua capacidade de causar ou agravar doenças associadas com o fornecimento de oxigênio. Têm sido descritos efeitos sobre o desenvolvimento fetal, doença cardiovascular, doenças respiratórias crônicas e doenças do sistema nervoso.

Estudos feitos em animais mostram que a exposição a baixos níveis de CO pode ter efeitos sobre o desenvolvimento fetal durante a gravidez. Tem sido observado baixo peso ao nascer, poucas gestações bem-sucedidas e aumento da mortalidade fetal e neonatal. Uma série de estudos epidemiológicos realizados na área de Los Angeles demonstrou associações entre concentrações de CO ambiente e resultados adversos ao nascimento (p. ex., baixo peso ao nascer, parto prematuro e malformações cardíacas).

Em humanos saudáveis, estudos de exposição controlada mostraram que a exposição a baixos níveis de CO diminuíram a capacidade de exercício. Tem sido observado em indivíduos com doença cardíaca isquêmica expostos a baixos níveis de CO_2, um período mais curto para início e aumento da duração da angina, bem como alterações ST-T mais precoces (uma medida objetiva de isquemia miocárdica). Não foi demonstrado de forma consistente que níveis de CO no ambiente causam arritmias ventriculares. Vários estudos epidemiológicos mostram uma associação entre altos níveis ambientais de CO e internações hospitalares cardiorrespiratórias e mortes cardíacas.

Em resumo, CO em níveis ambientais de exposição pode agravar a doença cardíaca isquêmica, aumentar a morbidade cardiorrespiratória e a mortalidade cardíaca e levar a maiores resultados reprodutivos adversos.

---

* N. de R.T. No Brasil, conforme o Quadro 1 da Norma Regulamentadora Nº 7 (Portaria GM nº 3.214, de 08 de junho de 1978) o valor de referência de normalidade é 1% e o Índice Biológico Máximo Permitido (IBMP) é 3,5%, em não tabagistas.

REFERÊNCIAS

Alexis NE: The glutathione-S-transferase mu 1 (GSTM1) null genotype and increased neutrophil response to low-level ozone (0.06 ppm). J Allergy Clin Immunol 2013;131:610 [PMID: 22921799].

American Lung Association. State of the Air. http://www.stateoftheair.org.

Belanger K: Household levels of nitrogen dioxide and pediatric asthma severity. Epidemiology 2013;24:320 [PMID: 23337243].

Brook RD: Particulate matter air pollution and cardiovascular disease. Circulation 2010;121:2331 [PMID: 20458016].

EPA: National air quality standards. http://www.epa.gov/air/criteria.html.

Jerrett M: Spatial analysis of air pollution and mortality in California. Am J Respir Crit Care Med 2013;118:593 [PMID: 23805824].

Kim CS: Lung function and inflammatory responses in healthy young adults exposed to 0.06 ppm ozone for 6.6 hours. Am J Respir Crit Care Med 2011;183:1215 [PMID: 21216881].

Lim SS: A comparative risk assessment of burden of disease and injury attributable to 67 risk factors and risk factor clusters. Lancet 2012;380:2224 [PMID: 23245609].

Nishimura KK: Early life air pollution and asthma risk in minority children. Am J Respir Crit Care Med 2013;188:309 [PMID: 23750510].

Yip FY: Unhealthy air quality–United States. MMWR Surveill Summ 2011;60:28 [PMID: 21430616].

■ QUESTÕES PARA AUTOAVALIAÇÃO

Selecione uma resposta correta para cada pergunta.

Questão 1: A Clean Air Act (CAA)
a. é o principal padrão internacional abordando a qualidade do ar atmosférico.
b. exige que todos os países listem os poluentes para os quais existe evidência científica suficiente documentando risco para a saúde pública da exposição não regulamentada.
c. aplica-se aos países com agências de proteção ambiental.
d. é o principal padrão federal abordando a qualidade do ar nos Estados Unidos.

Questão 2: A National Ambient Air Quality Standard (NAAQS)
a. é produzida pela Agência de Proteção Ambiental dos Estados Unidos para todos os poluentes.
b. protege a saúde de todos os grupos sensíveis da população.
c. limita a proteção aos grupos sensíveis (i.e., que demonstram uma resposta a um poluente, em nível inferior ou em maior grau do que a média da população geral).
d. é definida para proteger a saúde de todos os grupos sensíveis da população.

Questão 3: Fontes fixas de poluição atmosférica
a. são, principalmente, centrais elétricas ou fábricas.
b. são responsáveis por uma pequena parte das emissões de dióxido de enxofre (SO_2).
c. são responsáveis por pequenas quantidades de óxidos de nitrogênio (NO_x) e material particulado.
d. libertam ozônio (O_3) diretamente na atmosfera.

Questão 4: Ozônio
a. é um gás incolor, irritante, relativamente insolúvel em água.
b. reage com outros oxidantes fotoquímicos e partículas finas para formar "*smog*".
c. só é encontrado na estratosfera em altitudes superiores a 10 km acima da superfície da Terra.
d. é liberado principalmente a partir de fontes fixas.

Questão 5: Sobre o dióxido de nitrogênio
a. é um contaminante comum do ar em ambientes internos e, muitas vezes, esses níveis excedem os encontrados ao ar livre.
b. fontes internas podem incluir fogões elétricos, fornos e aquecedores.
c. é um oxidante mais potente que o ozônio.
d. solubilidade em água é mais baixa que a do ozônio.

Questão 6: Sobre o dióxido de enxofre
a. é um dos principais poluentes atmosféricos em áreas rurais.
b. é emitido apenas por centrais elétricas a carvão e petróleo.
c. conduz à formação secundária de aerossóis ácidos.
d. emissões das centrais elétricas nos Estados Unidos estão aumentando progressivamente.

Questão 7: Monóxido de carbono
a. é um gás incolor, inodoro e irritante.
b. não tem efeito direto sobre os pulmões.
c. provoca ou agrava doenças associadas à hipertensão.
d. não tem efeito sobre o desenvolvimento fetal.

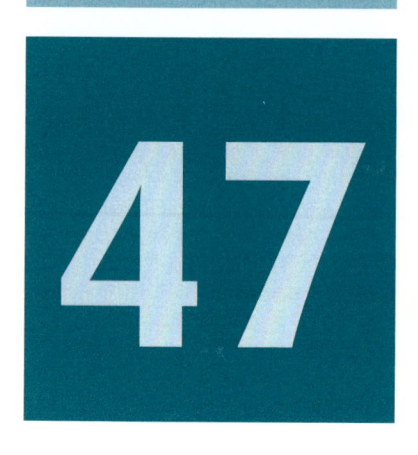

47 Doenças associadas às edificações

Michael L. Fischman, MD, MPH

A *Clean Air Act* (Lei do ar limpo), aprovada em meados da década de 1960, concentrou a atenção nacional na pureza do ar atmosférico, mas direcionou pouco interesse no sentido de melhorar a qualidade do ar em ambientes internos – embora as pessoas passem apenas 10-20% do seu tempo ao ar livre e o restante em casa ou no trabalho. Estudos conduzidos durante as últimas três décadas confirmam que problemas com a qualidade do ar em ambientes internos (IAQ – *indoor air quality*) podem causar ou contribuir para uma variedade de sintomas e, por vezes, doenças nos ocupantes dos edifícios, bem como reduções na produtividade. As concentrações de alguns poluentes no interior de edifícios podem exceder as normas estabelecidas para as concentrações ao ar livre.

O termo *doenças associadas às edificações* é reservado para problemas de saúde que se desenvolvem em cenários não industriais, habitualmente não considerados perigosos, como casas, escolas e escritórios. A contaminação do ar de ambientes internos está associada a uma variedade de materiais de construção e bens de consumo.

TIPOS DE DOENÇAS ASSOCIADAS ÀS EDIFICAÇÕES E PREOCUPAÇÕES COM A SAÚDE

É possível dividir doenças associadas às edificações em duas categorias: (1) doenças agudas de curta latência, e (2) doenças potencialmente crônicas de longa latência. A natureza das exposições que podem dar origem a cada tipo de doença difere substancialmente. A Tabela 47-1 apresenta o esquema de classificação para doenças associadas às edificações. O foco principal deste capítulo são doenças agudas de curta latência.

As doenças de curta latência incluem síndrome dos edifícios doentes, doença psicogênica em massa, doenças específicas resultantes de fontes identificáveis de materiais nocivos, certas doenças infecciosas, pneumonite por hipersensibilidade relacionada às edificações e exacerbações da asma associadas à umidade. Essas condições são caracterizadas por um início relativamente agudo, estreitamente relacionado ao tempo que o indivíduo permanece dentro do prédio e, muitas vezes, são aliviadas pela remoção da exposição. Algumas das doenças relacionadas às edificações não desaparecem imediatamente após a pessoa deixar o ambiente. Em 1987, uma comissão para a qualidade do ar interior para o National Research Council definiu *doenças relacionadas às edificações* como as síndromes clínicas específicas decorrentes da exposição a contaminantes do ar em ambientes internos, por exemplo, pneumonite por hipersensibilidade ou doença do legionário. Em contrapartida, *síndrome dos edifícios doentes* refere-se à ocorrência, em mais de 20% da população empregada, de uma variedade de sintomas inespecíficos e conclusões objetivas insuficientes ou inexistentes, em que não é possível fazer um diagnóstico específico.

Em contrapartida, as doenças de longa latência incluem câncer e doenças pulmonares crônicas, talvez resultantes de exposições de longo prazo a baixos níveis de contaminantes presentes no ar dos ambientes internos. Devido aos longos períodos de indução de latência para essas condições e a sua origem multifatorial, é muito mais difícil estabelecer o nexo causal com a exposição em uma edificação. Os agentes no ar de ambientes internos que podem ser responsáveis por essas doenças incluem: fumaça de cigarro, asbesto, gás radônio, óxidos de nitrogênio, hidrocarbonetos aromáticos policíclicos e inseticidas hidrocarbonetos clorados.

Em geral, a relação das doenças de longa latência com a poluição em ambientes internos é especulativa. Estimativas de risco, muitas vezes, baseiam-se nas extrapolações matemáticas de altas doses de exposições industriais ou experimentais em animais ou de substâncias encontradas em doses bem mais baixas em ambientes fechados. Há mais dados que sugerem o problema com o tabagismo do que com outros agentes (ver Cap. 40). A exposição ao asbesto nos ambientes internos ocorre em níveis muito baixos, a menos que os materiais de isolamento sejam rompidos ou inadequadamente removidos. Exposição a baixos níveis de radioatividade ocorre na forma de gás radônio a partir de materiais de construção e porões ou fundações subjacentes. Os hidrocarbonetos aromáticos policíclicos são liberados no ar a partir da queima de lenha em lareiras e outras fontes. Com base no aumento do risco de câncer de pulmão em pessoas muito mais expostas que trabalham com o asbesto, mineradores de urânio e cozinheiros, respectivamente, existe certa preocupação sobre o impacto desses agentes na incidência de câncer de pulmão na população geral.

DOENÇAS ASSOCIADAS ÀS EDIFICAÇÕES — CAPÍTULO 47

Tabela 47-1 Tipos de doenças relacionadas às edificações

Doença de curta latência
  Síndrome dos edifícios doentes
  Doença psicogênica e massa
  Pneumonite por hipersensibilidade associado às edificações
  Exacerbações da asma associada à umidade
  Infecções associadas às edificações
    Doença do legionário
    Febre de Pontiac
    Febre Q
  Doenças associadas a contaminantes específicos
    Formaldeído
    Monóxido de carbono
Possíveis doenças de longa latência
  Câncer de pulmão
  Doença respiratória crônica não maligna

Certos produtos de combustão, como óxidos de nitrogênio de aparelhos a gás sem ventilação, podem representar riscos para a saúde em longo prazo. Há evidência epidemiológica limitada sugerindo aumento das infecções respiratórias, piora da asma sintomática e redução do desempenho em testes de função pulmonar associado à exposição de emissões do fogão a gás.

NATUREZA, FONTES E CONCENTRAÇÕES DAS EXPOSIÇÕES

Potenciais fontes de contaminantes do ar interior podem ser classificadas da seguinte forma: (1) contaminantes liberados a partir das edificações ou de seu conteúdo, incluindo asbesto, formaldeído e radônio; (2) contaminantes gerados por diversas atividades humanas como cozimento, aquecimento, tabagismo e limpeza; e (3) contaminantes infiltrados, ou seja, os agentes entram na casa ou edifício, juntamente com o ar externo, mas em menor concentração (normalmente de 25-75%).

A concentração de contaminantes é influenciada não apenas pela fonte de exposição, mas também pela taxa de troca entre ar interno e externo. A introdução de ar externo para dentro de casa ou prédio ocorre pela ventilação ou por infiltração. A infiltração ocorre através de rachaduras ou outras fendas na estrutura ou por portas e janelas abertas. A quantidade de infiltração depende do tipo de edifício, do isolamento e outras condições de impermeabilização e climáticas. Ventilação, por exemplo, pelo aquecimento por ar forçado ou sistemas de ar-condicionado, pode fornecer quantidades substanciais de ar externo, mas também pode ser planejada para recircular o ar pré-condicionado com entrada mínima de ar fresco.

A quantidade de troca de ar geralmente é expressa em trocas de ar por hora (ACH). ACH pode variar de 0,2, em casas hermeticamente fechadas, para 0,7, em uma casa média, até 60 ou mais em alguns locais industriais com ventilação complementar. Alternativamente, com ventilação complementar, a quantidade de ar externo fornecido pode ser expressa em metros cúbicos por minuto (cfm, do inglês, *cubic feet per minute*) por ocupante ou litros por segundo por ocupante.

A concentração de contaminantes presentes em qualquer local dentro de um edifício será influenciada pela localização da fonte e pelo grau de mistura de ar. No caso de contaminantes reativos ou particulados, a concentração será afetada pela taxa de reação química ou de deposição, respectivamente.

AVALIAÇÃO DE DOENÇAS ASSOCIADAS ÀS EDIFICAÇÕES

Avaliação adequada das doenças relacionadas à qualidade do ar interno envolve a avaliação dos sintomas, geralmente por um médico, e a avaliação do ambiente de trabalho, geralmente por um higienista industrial. Um questionário de sintomas pode ser útil para estabelecer a natureza, a cronologia e a frequência das queixas; a relação temporal de permanência no edifício; os locais em que as queixas surgem; quaisquer incidentes ou atividades que precederam as queixas; e a coexistência de quaisquer problemas médicos ou fatores de risco que podem ser responsáveis por alguns dos sintomas. Alternativamente, ou em complemento, entrevistas pessoais de funcionários afetados podem ser úteis; exames físicos específicos têm menos utilidade. Análise dos sintomas e agrupamento deles em categorias, além de busca de fatores associados com a ocorrência do sintoma em toda a população, são essenciais.

A avaliação da higiene industrial deve começar com a coleta de informações sobre o edifício, como sua idade, tipo de construção, sistema de ventilação e história de problemas, renovações e reparos. Uma pesquisa detalhada permitirá a avaliação da planta e a localização física onde os sintomas têm ocorrido, bem como a inspeção do sistema de ventilação e eventuais fontes de contaminantes do ar, por exemplo, máquinas *blueprint*, materiais de limpeza, áreas de crescimento microbiano e cafeteiras e exaustores (inclusive odores de cozinha). A busca por evidências ou um histórico de infiltração que poderia levar ao aparecimento de mofo também é adequada. Uma linha de orientação elaborada conjuntamente pelo National Institute for Occupational Safety and Health (NIOSH) e pela Environmental Protection Agency (EPA) fornece uma discussão aprofundada dos métodos para a prevenção, investigação e gestão de problemas da qualidade do ar interno.

A American Society of Heating, Refrigerating e Air Conditioning Engineers (ASHRAE) emitiu as diretrizes mais recentes para controle da temperatura e da umidade em 2004, destinadas a promover conforto para a maioria (80%) dos ocupantes. A faixa de temperatura aceitável varia de acordo com a umidade relativa (RH – *relative humidity*) do ar. Sendo assim, para trabalhadores de escritório, com umidade relativa do ar de 30%, a temperatura aceitável se situa entre 20,5 e 25,5°C, durante o verão, e entre 24,5 e 28°C durante o inverno. A umidade relativa desejada está entre 30 e 60%. Níveis de umidade relativa abaixo de 20%, muitas vezes, resultam no ressecamento das membranas mucosas, com desconforto associado, enquanto níveis acima de 60% favorecem o aparecimento de mofo. Dependendo do sistema de ventilação, poderá haver áreas localizadas no interior dos edifícios que se enquadram fora da faixa confortável, embora o resto do edifício seja adequadamente controlado.

A ASHRAE também publicou as diretrizes de suprimento de quantidades adequadas de ar fresco do lado de fora. Na atual diretriz sobre ventilação de 2004, o ar externo deve ser fornecido em áreas de escritórios em uma taxa de 17 cfm por ocupante (um pouco menor que a diretriz anterior de 20 cfm por ocupante), que soma cerca de 8,5 L/s por ocupante de ar externo. Alguns consensos de recomendações mais recentes recomendam entrada muito maior de ar fresco em escritórios, até 25 L/s.

O monitoramento ambiental limitado pode ser útil na avaliação da adequação da ventilação – incluindo a extensão de ar fresco *versus* recirculado – e controle de temperatura e umidade. Os equipamentos mínimos necessários para esse monitoramento são um termômetro ambiental e um medidor da umidade relativa, tubos de fumaça para avaliar a movimentação do ar e tubos detectores colorimétricos de leitura direta de dióxido de carbono.

Como o dióxido de carbono é um produto do metabolismo respiratório, seu acúmulo em prédios de escritórios reflete o equilíbrio entre a geração pelos ocupantes do edifício e a remoção por ventilação e introdução de ar fresco externo. A medida dos níveis de emissão de CO_2 auxilia a avaliar se quantidades suficientes de ar fresco estão sendo introduzidas no edifício. As concentrações externas de CO_2 variam geralmente de 250 a 350 ppm. A presença de CO_2 em concentrações acima de 1.000 ppm no interior do edifício sugere ventilação inadequada de ar fresco. Antes dos inquéritos para edificações, níveis acima de 1.000 ppm costumavam ser associados com percepções de má qualidade do ar e queixas de cefaleia e irritação das membranas mucosas. Embora o CO_2, por si só, não seja claramente responsável por esses sintomas, uma concentração alta sugere que outros níveis de contaminantes do ar provavelmente também estarão aumentados; em outras palavras, o nível de CO_2 serve como uma medida substituta da adequação da ventilação de ar fresco e a presença de outros contaminantes, ainda não identificados, que possam ser a causa desses sintomas. Uma taxa de ventilação de 15 cfm por pessoa geralmente manterá os níveis de CO_2 abaixo de 1.000 ppm. As queixas sobre a qualidade do ar interno ocorrem ocasionalmente com concentrações de CO_2 baixas, como 700-800 ppm. Aumentar a ventilação de ar fresco e a taxa de 25 cfm por pessoa reduzirá a concentração do CO_2 abaixo deste nível, muitas vezes, resultando em abrandamento de sintomas. A Tabela 47-2 lista algumas orientações para fatores que têm impacto na qualidade do ar interno.

Em muitos casos, conduzir essas avaliações e medições simples será suficiente para avaliar prováveis fontes de problemas. Mais amostragens de ar específicas devem ser realizadas, caso fontes significativas de contaminantes do ar sejam identificadas ou suspeitas. Na ausência dessas fontes pontuais, no entanto, é bastante improvável que uma ampla amostra de higiene industrial identificará um contaminante não reconhecido em concentrações suficientes para causar sintomas. Além do mais, em parte devido à sensibilidade muito elevada da metodologia analítica disponível, a amostragem invariavelmente detecta alguns contaminantes, muitas vezes em ppb baixo. Esses resultados provavelmente levantarão preocupações nos ocupantes da construção, mas não são suscetíveis de explicar sintomas ou

Tabela 47-2 Diretrizes relevantes para a qualidade do ar em ambientes internos.

Fator	Diretriz/achado dos estudos	Comentário
Temperatura	Ver texto 22°C	Padrão ASHRAE 55, 2004 Diminuição da prevalência de sintomas da síndrome dos edifícios doentes
Umidade relativa	30-60%	Padrão ASHRAE 55, 2004
Ar fresco externo	17 cfm por ocupante ou 8,5 L/s Até 25 L/s	Padrão ASHRAE 62.1, 2004 Sundell, 2011
Dióxido de carbono	×1000 ppm –650 ppm	Percepção da qualidade ruim do ar e aumento dos sintomas Maior satisfação dos ocupantes
Monóxido de carbono	9 ppm (8 horas)	Padrão do ar atmosférico NAAQS/EPA
Compostos orgânicos voláteis totais (TVOCs)	Sem diretriz	
Formaldeído	0,1 ppm 0,05 ppm	Diretriz da qualidade do ar residencial do Health Canada Residential N.R: http://www.hc-sc.gc.ca/ewh-semt/air/in/res-in/index-eng.php Nível residencial para evitar irritação em pessoas alérgicas e asmáticas do California Air Resources Board
Partículas <2,5 μm <10 μm	65 μg/m³ durante 24h 150 μg/m³ durante 24h	Padrão do ar atmosférico de NAAQS/EPA

identificar a causa do problema da edificação. Os investigadores devem tentar resistir às crescentes demandas dos indivíduos afetados por amostragem de higiene industrial completa, em parte, pois é pouco provável que seja produtiva e provavelmente se tornará muito cara.

RESULTADOS DAS INVESTIGAÇÕES DE EDIFICAÇÕES

A análise da experiência acumulada a partir de vários estudos IAQ facilita a compreensão da frequência relativa de diferentes fatores causais, permitindo a priorização da construção de abordagens de investigação. Pesquisadores do NIOSH relataram os resultados de mais de 400 avaliações, realizadas durante a década de 1980, de edifícios com problemas de qualidade do ar interno. Embora datada, a análise continua a ser a maior compilação publicada de investigações de edificações. Apesar de terem reconhecido que alguns dos problemas podem ter causas múltiplas, os investigadores do NIOSH foram capazes de classificar os resultados pela causa primária identificada. Em 32% das avaliações, a ventilação do prédio foi considerada inadequada, conforme evidenciado por entrada inadequada de ar fresco, má distribuição e mistura do ar, ausência de correntes de ar, controle inadequado da temperatura e da umidade, diferenças de pressão entre os espaços de escritórios ou problemas de filtragem de ar. Contaminação interna a partir de vários tipos de copiadoras, aplicação inadequada de pesticidas, uso indevido de produtos de limpeza como xampu para carpete, fumaça de cigarro, gases de combustão (p. ex., a partir de cafeteiras) e outros foram responsáveis por 17% dos problemas. Esses contaminantes estavam presentes em níveis secundários acima do normal, mas muito abaixo de qualquer limite de exposição permitido. Fontes de contaminação externas foram o principal fator em 11% das investigações, geralmente resultado de entrada de ar externo contaminado como consequência de saídas de escape e entradas mal localizadas ou geração de contaminantes perto das entradas de ventilação. Uma fonte comumente identificada foi a entrada de gases do escapamento de veículos motores, dos estacionamentos para as entradas de ventilação. Outros contaminantes incluíram gases de caldeiras, ar previamente dissipado e asfalto em operações de cobertura. Contaminação microbiológica foi responsável por 3% dos problemas decorrentes da água parada em componentes do sistema de ventilação ou de danos causados pela água em carpetes ou outros móveis. Uma variedade de doenças – incluindo pneumonite por hipersensibilidade, febre do umidificador, rinite alérgica, asma e conjuntivite alérgica – pode surgir a partir de contaminantes microbianos. Materiais de construção foram a fonte de contaminantes em 3% das investigações, incluindo coisas como painéis de partículas, madeira compensada e algumas colas e adesivos. Em 12% das investigações, o fator ou fatores envolvidos permaneceram desconhecidos. Não existem dados recentes para estabelecer a frequência atual de fatores causais, embora relatórios individuais mais atuais não sugiram uma distribuição substancialmente diferente de causas.

Apesar de não ser listada como causa primária, os pesquisadores do NIOSH indicaram que o tabagismo pode ter sido um dos principais contribuintes para os problemas de qualidade do ar interno, em grande parte porque o cigarro contém inúmeros compostos odoríferos e irritantes. Devido às políticas antitabagismo implementadas em muitos locais de trabalho e outros locais nos últimos anos, a fumaça de tabaco ambiental é, agora, um colaborador menos frequente para problemas de qualidade do ar interno em edifícios não residenciais.

DOENÇA DE BAIXA LATÊNCIA

▶ Síndromes dos edifícios doentes

O termo *síndrome dos edifícios doentes* (SBS – *sick-building*; anteriormente conhecida como *síndrome dos edifícios fechados* ou *síndrome dos edifícios apertados* e, por vezes, considerada *doença inespecífica associada às edificações*) denota um conjunto de sintomas característicos, geralmente cefaleia e irritação das mucosas, reconhecido entre os ocupantes de edifícios não industriais, como escritórios e escolas. Apesar do nome, são os ocupantes que apresentam sintomas ou ficam doentes, com algum fator sobre o edifício sendo o culpado.

Em um esforço para conservar energia, na década de 1970 e 1980 foram construídas muitas estruturas fechadas com ventilação controlada centralmente. Inicialmente, a SBS ocorria nesses edifícios sem janelas funcionais. No entanto, problemas com SBS continuam a ocorrer, apesar das mudanças de engenharia em edifícios mais recentes para melhorar a ventilação do ar externo.

A. Ocorrência e etiologia

A incidência de SBS é desconhecida, mas os surtos frequentemente relatados de doença em conformidade com essa condição sugerem que é a doença mais comum associada a edificações. Os sintomas que os ocupantes relacionam com a edificação são comuns, mesmo em edifícios sem problemas reconhecidos e com parâmetros IAQ normais. Por exemplo, em um estudo utilizando questionários em quatro prédios estaduais, no Estado de Washington, 55% dos 646 entrevistados relataram sintomas respiratórios superiores recentes, temporariamente relacionados à permanência no trabalho, incluindo olhos secos, sintomas nasais e garganta seca ou inflamada. Quarenta e oito por cento relataram sintomas do sistema nervoso central, incluindo cefaleia, cansaço anormal, tensão e fadiga mental. Esses sintomas foram estatisticamente associados com fatores como percepção do ar muito seco, percepção de pouca circulação do ar e de um espaço de trabalho barulhento. Os sintomas não se correlacionaram com os níveis medidos de contaminação do ar.

Surtos de edificações têm ocorrido principalmente em repartições públicas, escritórios comerciais e escolas ou faculdades. Há uma série de fatores conhecidos e suspeitos que contribuem para o desenvolvimento da SBS.

1. Fatores físicos — Uma característica comum presente na maioria dos edifícios atingidos é um sistema de ventilação central que depende de uma proporção significativa de ar recirculando. Historicamente, esses edifícios costumavam ter baixas taxas de ventilação de ar externo, abaixo de 20 cfm por ocupante (ou cerca de 10 L/s por ocupante). No entanto, a SBS ocorre em prédios que atendem às normas atuais de ventilação e controle de temperatura. Uma teoria amplamente aceita é que a ventilação em alguns casos abaixo dos padrões permite o acúmulo de níveis baixos de muitos contaminantes – compostos orgânicos voláteis (não reativos, como tolueno, e reativos, como formaldeído, ozônio, fumaça de cigarro, poeira, incluindo partículas finas de ultrafinas), contaminantes microbianos, e assim por diante – que, juntos, induzem os sintomas. Contaminantes com baixo limiar de odor podem, particularmente, contribuir para os sintomas, mesmo quando as concentrações no ar estão bem abaixo dos limites de irritação.

Uma ampla revisão recente, de 2011, concluiu, a partir de uma revisão de 27 estudos propriamente conduzidos, estudos de revisão por pares, incluindo vários experimentais, que o aumento das taxas de ventilação de ar fresco reduz a frequência e a intensidade dos sintomas da SBS. Além disso, taxas mais baixas de ventilação parecem estar associadas com inflamação das vias respiratórias, infecções respiratórias, sintomas de asma e afastamento por doença. Achados similares foram relatados em uma declaração consensual da EUROVEN, publicada em 2002. Esses resultados tendem a apoiar a hipótese de que com baixas taxas de ventilação externa, aumentos nessas taxas reduzirão os níveis de contaminantes, sintomas e condições potencialmente respiratórias. As conclusões desses estudos foram, em grande parte, consistentes, mas não universalmente. A consistência incompleta provavelmente reflete as diferenças substanciais entre os edifícios e a multiplicidade de fatores, além da taxa de ventilação do ar externo, que podem afetar a qualidade do ar interno.

O consenso EUROVEN também informou que a presença de um sistema de ar condicionado foi associada em seis de sete estudos com maior relato de sintomas de SBS, quando comparados com edifícios de ventilação natural ou mecânica. O consenso, no entanto, aponta alguns possíveis fatores de confusão, como idade da edificação, os materiais de construção e as janelas funcionais que provavelmente estão associadas com presença (ou ausência) de ar condicionado. O consenso observou que um documento de um grande estudo realizado pela NIOSH, de 80 edifícios, encontrou uma associação entre aquecimento, ventilação e ar condicionado sujo (HVAC) e sintomas de SBS. Esse achado pode refletir o impacto dos aumentos resultantes em concentrações de partículas no ar interno.

Há evidências consistentes que apoiam a associação de aumento da temperatura ambiente com sintomas da SBS, incluindo ressecamento e irritação dos olhos e das mucosas. Há uma forte relação inversa das mudanças de temperatura, mesmo dentro da "zona de conforto", sobre os sintomas. Um grande estudo sugere que a elevação de temperatura no inverno pode ser particularmente problemática. No entanto, os autores também encontraram sintomas crescentes e diminuição de conforto térmico quando os edifícios foram excessivamente refrigerados no verão. Assim, há uma necessidade de se considerar o impacto da temperatura em todos os estudos observacionais e experimentais que avaliam a qualidade do ar interno.

A secura do ar interno, tanto a percebida quanto a real, pode contribuir para alguns dos sintomas da SBS. A sensação de secura, em muitos casos, reflete a presença de temperaturas mais altas e, provavelmente, poeira e contaminantes do ar, com menos impacto de umidade relativa inferior. Em alguns casos, o aumento da umidade do ar, quando a umidade relativa é baixa, tem reduzido a sensação de secura e os sintomas relacionados à secura. Secura do ar interno parece interagir com as atividades de trabalho, como uso prolongado de computador/monitor e baixos níveis de contaminantes químicos, aumentando a frequência das queixas oculares. Uma vez que a umidade relativa frequentemente diminui em ambientes fechados durante o verão, a baixa umidade pode desempenhar um papel significativo no desencadeamento dos sintomas de SBS (em particular sintomas da membrana mucosa), em algumas situações. Por outro lado, RH elevada pode resultar em impactos adversos aparentes, observados em alguns estudos, e no aumento de fungos, de outros microrganismos e no crescimento de ácaros, que podem contribuir para sintomas de SBS e outros problemas. Umidificadores proporcionam um local potencial para o crescimento de microrganismos. Assim, níveis moderados de umidade relativa, no intervalo de 35-45%, aparecem como mais desejáveis.

2. Fatores químicos — Parece que baixos níveis de contaminantes químicos presentes no ar interno contribuem, em alguns casos, para SBS, mas nenhuma causa química específica foi identificada. Apesar de medidas amplas para uma variedade de possíveis contaminantes, não foram encontradas substâncias consistentemente presentes em concentrações consideradas suficientes para induzir sintomas, como irritação da mucosa.

A única exceção a essas descobertas pode ser a presença de formaldeído (e, potencialmente, outros contaminantes biológica e quimicamente reativos), que pode estar presente no ar interno, em concentrações que demonstraram causar irritação da mucosa, por exemplo, 50-100 ppb de formaldeído. Esses sintomas têm sido documentados em estudos epidemiológicos em casas móveis e outras estruturas. O formaldeído está presente em resinas (e vai evaporar a partir delas), em aglomerados e compensados (usados em móveis e materiais de construção), e mobiliário (incluindo tapetes e cortinas), bem como no isolamento de espuma de ureia formaldeído, antigamente utilizado para isolar casas.

Há uma série de outras fontes potenciais de contaminantes do ar no ambiente corporativo. Compostos orgânicos voláteis (VOCs – *volatile organic compounds*) podem evaporar a partir de colas de carpete e secagem de tintas. As emissões de fotocopiadoras, incluindo ozônio, e de outros equipamentos de escritório, também podem contribuir para os sintomas. Estudos sugerem que misturas complexas de VOCs, em concentrações relativamente baixas, podem levar a sintomas de irritação das mucosas e, talvez, outros sintomas como cefaleia. Alguns estudos de edifícios têm sugerido uma correlação entre a exposição a misturas de VOC de baixo nível, sobretudo aquelas química e biologicamente reativas, e sintomas irritantes. Há evidências de que esses VOCs reativos, incluindo formaldeído e terpenos (liberados de móveis e óleos cítricos e de pinheiro utilizados em produtos para limpeza), reagem quimicamente com ozônio e óxidos de nitrogênio no ar interno para formar substâncias oxidadas mais irritantes.

Além disso, odores de substâncias químicas, incluindo VOCs, e provenientes de outras fontes, como mofo ou outro crescimento microbiano (como VOCs microbianos), podem contribuir de forma independente para sintomas da SBS. Odores desagradáveis são relatados com frequência por ocupantes de edifícios com problemas. Os odores são conhecidos por serem capazes de causar irritação, cefaleia, náuseas e outros sintomas na ausência de concentrações toxicologicamente significantes, com mecanismos que podem incluir incômodo ao odor, ansiedade sobre sua origem e potenciais perigos associados e respostas condicionadas. Ao contrário da indução da irritação causada por VOCs em ambientes internos ou outros contaminantes, para os quais existe uma latência que requer exposição prolongada, odores podem induzir sintomas imediatamente após a entrada em um ambiente.

A presença de bastante poeira no ambiente interno tem sido associada com o aumento de relatos de sintomas da SBS em alguns estudos. Por exemplo, um grande estudo entre trabalhadores de escritório em 14 edifícios em Copenhagen relatou que sintomas de irritação das mucosas, cefaleia e fadiga foram significativamente correlacionados com algumas medidas de contaminação por poeira ou seu acúmulo. Estudos de coorte transversal não têm documentado uma correlação entre a concentração de partículas transportadas pelo ar, pelo menos na faixa típica, e sintomas da SBS. Há alguma sugestão de que os sintomas podem estar associados a práticas de limpeza inadequadas, bem como evidências de que a limpeza completa do escritório pode reduzir os sintomas da SBS. No entanto, algumas intervenções para reduzir a poeira, como filtro de HEPA no ar, não demonstraram reduzir os sintomas de SBS.

3. Fatores biológicos — Há alguma evidência de que a exposição a edifícios úmidos e ao mofo pode ser um contribuinte para sintomas de SBS. Alguns estudos indicam associação entre umidade e certos sintomas não específicos, como cefaleia e fadiga. Outros estudos têm sido realizados sobre o potencial da exposição ao mofo e seus produtos – glucanos fúngicos e VOCs microbianos (responsáveis por parte do odor do mofo) – na indução de sintomas da SBS. Esses resultados sugerem possível influência da umidade e do mofo na indução de sintomas da SBS, pelo menos em edificações com problemas de umidade. Laumbach e Kipen, em uma revisão recente, concluíram que há evidências sugestivas de uma associação de bioaerossóis com o desenvolvimento da SBS. No entanto, eles concluíram que o papel das exposições ao mofo, incluindo o de micotoxinas e VOCs microbianos, ainda não está claro, citando, entre outras coisas, limitações significativas dos estudos existentes e considerações de dose-resposta. Dadas as muitas publicações leigas relatando (e, às vezes, exagerando) os riscos para a saúde da exposição ao mofo, ansiedade sobre o impacto de odores de mofo também pode contribuir para os sintomas.

4. Fatores do hospedeiro — Indivíduos com atopia parecem desenvolver mais sintomas de irritação das mucosas, uma observação sustentada por estudos de câmara, demonstrando reações a baixas concentrações de irritantes em comparação com indivíduos não atópicos. Usuários de lentes de contato tendem a ser mais propensos a irritação ocular. As mulheres tendem a relatar sintomas de SBS com mais frequência do que os homens, quando ambos estão presentes em um edifício com problemas.

5. Organização do trabalho e fatores psicossociais — Estudos, incluindo o de Copenhagen, observaram que uma variedade de aspectos da organização do trabalho e psicossociais, incluindo invariabilidade do trabalho, insatisfação com o supervisor, pouca influência sobre a organização, alto ritmo de trabalho, estresse geral e no trabalho, foram associados com a prevalência de sintomas de irritação das mucosas. No entanto, no estudo dinamarquês, esses fatores não puderam explicar completamente as diferenças observadas nos sintomas relatados; fatores relacionados ao clima em ambientes fechados mantiveram-se fortemente associados aos sintomas. Outros fatores que têm sido identificados como influentes na percepção do ambiente interno incluem ruído, superlotação, grau de resposta da administração às queixas sobre a IAQ e sensação de dificuldade para ser ouvido ou realizar mudanças.

Um estudo de coorte transversal e longitudinal baseado em questionário, de mais de 1.400 pessoas, realizado na Dinamarca e publicado em 2006, avaliou fatores de ambiente interno autorrelatados e sintomas de saúde, incluindo sintomas esperados e "fictícios" não esperados. Foi descoberto que mais de 20% dessa população vivenciou sintomas nas membranas mucosas e "fictícios" no início do estudo, enquanto 9-15% apenas desenvolveram esses sintomas ao final do período de acompanhamento de um ano. Após ajuste, os autores encontraram, no estudo de coorte transversal, associações estatisticamente significativas entre alguns fatores ambientais relatados, por exemplo, ar seco ou abafado, corrente de ar e ruído, e sintomas nas membranas mucosas, como também encontraram essas associações com sintomas "fictícios". Esses fatores, no início do estudo, também foram associados com sintomas irritantes, mas, em alguns casos, com sintomas "fictícios". Inesperadamente, também encontraram associações "inversas" e estatisticamente significativas entre a presença de todos os tipos de sintomas no início do estudo e a incidência de exposições autorrelatadas no acompanhamento durante 1 ano. Os autores concluíram:

> ... [Os] sintomas tradicionais da SBS e outros preveem futuras queixas sobre o ambiente interno. Além disso, a percepção do ambiente interno está relacionada não só com os sintomas que podem estar biologicamente associados a ele, mas também com outros. Os resultados indicam uma confusão de caminhos entre os sintomas e as exposições percebidas e que é difícil determinar o que aconteceu primeiro: o resultado ou a exposição. Isso não exclui o fato de que os problemas em ambientes internos podem

ter efeitos adversos sobre a saúde, mas sugere que há um alto risco de viés na avaliação de sintomas não específicos. Assim, muitas das associações encontradas em estudos de coorte transversal prévios possivelmente podem ser explicadas pelo viés de informação.

É provável que exista uma interação complexa desses vários fatores na indução de sintomas da SBS, por exemplo, a presença simultânea de baixos níveis de umidade, temperatura mais elevada, níveis baixos de vários contaminantes do ar (durante períodos prolongados) e odores, bem como fatores de organização do trabalho e fatores psicológicos (incluindo medo das exposições e respostas comportamentais condicionadas). Esses estudos reforçam a visão predominante de que a maioria dos episódios de SBS é de etiologia multifatorial. Algumas associações significativas nesses estudos podem não ser causais, em razão das inter-relações entre as diversas variáveis e a probabilidade de que alguns fatores são apenas substitutos para o problema subjacente real. A Tabela 47-3 lista os possíveis fatores causais para SBS.

Tabela 47-3 Postulado causal ou fatores que contribuem para a síndrome dos edifícios doentes.

Categoria	Fator
Fatores da edificação	Contaminantes
	Compostos orgânicos voláteis
	Formaldeído
	Odores
	Poeira
	Agentes microbianos
	Outros contaminantes
	Ventilação inadequada de ar fresco
	Sistema de ventilação central sem janelas funcionais
	Umidade relativa reduzida ou elevada
	Altas temperaturas
	Carpete
	Ruído
Fatores do hospedeiro	Atopia (febre do feno/asma)
	Uso de lentes de contato
	Sexo feminino
	Doenças psicológicas
Fatores do trabalho	Estresse no trabalho
	Falta de controle do trabalho/ambiente
	Insatisfação com o supervisor
	Invariabilidade do trabalho
	Satisfação diminuída pela quantidade de trabalho
	Alto ritmo de trabalho
	Pouca influência sobre a organização

B. Achados clínicos

Os sintomas mais comuns são aqueles associados à irritação das membranas mucosas e às cefaleias. Irritação ocular, dificuldade em usar lentes de contato, irritação e congestionamento nasal e dos seios da face, irritação na garganta, aperto ou ardor no peito, náuseas, tontura e fadiga são queixas comuns. Como citado anteriormente, alguns sintomas podem ser de origem psicofisiológica. É de se destacar que muitos desses sintomas são inespecíficos, com múltiplas causas potenciais (incluindo fatores do hospedeiro e não relacionados à edificação), embora a associação temporal com a permanência no ambiente de trabalho sugira que há alguns fatores etiológicos do local.

Os sintomas geralmente ocorrem após a entrada no prédio e são aliviados após a saída. Achados físicos são inexistentes ou mínimos, compostos, talvez, de congestão leve da orofaringe ou da mucosa conjuntival. Estudos de laboratório, incluindo espirometria e radiografia de tórax, são normais. Em geral, indivíduos atópicos, com história ou achados compatíveis, com rinite alérgica ou asma, parecem ser mais propensos a desenvolver sintomas em associação com problemas da qualidade do ar interno.

C. Avaliação, tratamento e prevenção da edificação

Uma compreensão de potenciais fatores contribuintes fornece a justificativa para uma abordagem multidisciplinar orientada para a avaliação do edifício. A abordagem adequada a um edifício problemático individual envolve abordagem iterativa. Deve-se começar com as atividades mais simples, como entrevistas com os funcionários afetados e uma análise do prédio para avaliar a ventilação e procurar potenciais fontes de exposição, conforme discutido anteriormente na seção sobre avaliação do edifício.

Para o paciente, o tratamento consiste em tranquilização, com explicação da aparente fonte e natureza benigna dos sintomas, e o afastamento temporário do ambiente, caso necessário. O medo sobre possíveis exposições, incertezas sobre sua importância para a saúde e rumores sobre doenças graves supostamente relacionadas com a edificação, em uma população que, muitas vezes, é médica e toxicologicamente pouco informada, pode levar a considerável ansiedade, que, por sua vez, pode ampliar ou prolongar os sintomas.

Os achados dos estudos citados anteriormente, que foram razoavelmente consistentes, sugerem possível benefício de certas intervenções no edifício. Assim, pode-se considerar a redução da temperatura ambiente, até a extremidade inferior da zona de conforto. Se a taxa de ventilação externa está baixa (abaixo de 10 L/s, ou cerca de 20 cfm por ocupante), poderiam ser considerados esforços para aumentar a entrada de ar fresco. As recomendações para a taxa ideal de ventilação de ar fresco variam. Os comentários discutidos anteriormente recomendam taxas de ventilação de ar externo de até 25 L/s por ocupante, embora os autores reconheçam que esta medida aumentaria significativamente os custos de energia. Existe algum apoio para a realização de uma limpeza completa nas áreas de escritório, de preferência durante os períodos de baixa ocupação, e usando materiais de limpeza com baixa volatilidade e odor. Informações limitadas sugerem benefício com a limpeza da sujeira e detritos de sistemas de HVAC sujos. Especialmente com edifícios novos ou recém-renovados, há algum suporte empírico para "purificar" o edifício, ou seja, ampliar a ventilação com o sistema definido para entrada máxima de ar fresco e, talvez, aumentar as temperaturas no edifício, enquanto está desocupado. Além de reduzir a ocorrência de sintomas, há evidências limitadas de que as intervenções para melhorar a qualidade do ar tenham levado a melhorias na produtividade. Há uma série de outros estudos que demonstram que a ocorrência de sintomas relacionados com a edificação tende a reduzir medidas subjetivas e objetivas de produtividade e aumentar o absentismo. Esses resultados, caso confirmados, sugerem que as intervenções para melhorar a qualidade do ar podem ser justificáveis não apenas para aumentar o conforto dos ocupantes, mas também por razões custo-benefício.

Dependendo da natureza do problema identificado, outras mudanças podem ser necessárias, como transferência de aberturas para entrada de ar ou alteração das práticas de aplicação de pesticidas ou limpeza. Ao projetar sistemas de ventilação, a prevenção parece exigir equilíbrio entre energia e conservação, com a necessidade de assegurar uma taxa adequada de entrada de ar fresco.

A comunicação aberta dos resultados e quaisquer planos de remediação para o grupo e a capacidade de atender às preocupações dos funcionários devem ser consideradas intervenções importantes para SBS. Deve-se tentar seguir as recomendações gerais para a comunicação de riscos à saúde nessas situações.

▶ Doença psicogênica em massa

Doença psicogênica (ou sociogênica) em massa é uma doença de origem psicofisiológica que ocorre simultaneamente em um grupo de indivíduos. Termos menos satisfatórios incluem *histeria em massa* e *contágio comportamental*.

A. Ocorrência e etiologia

Episódios que representam doença psicogênica em massa associada às edificações ocorreram em prédios de escritórios, instalações industriais pequenas e centrais eletrônicas. A incidência dessas doenças é desconhecida. As causas precisas, embora desconhecidas, parecem envolver a ocorrência de um estímulo apropriado ou aparecer em uma população psicologicamente suscetível. O aparecimento com frequência é um odor sem explicação aparente. A preocupação de que o odor representa um gás tóxico ou outra ameaça pode iniciar sintomas psicofisiológicos em alguns indivíduos. As pessoas percebem a ameaça e acreditam que serão afetadas. Uma vez que o causador pode ser níveis baixos de um irritante respiratório ou um odor desagradável, os sintomas da SBS podem ocorrer simultaneamente. Assim, SBS e doença psicogênica em massa podem ocorrer ao mesmo tempo ou em sequência no mesmo incidente em um edifício.

Enquanto os sintomas de SBS tendem a ocorrer em indivíduos que parecem estar mais expostos aos fatores causais suspeitos do ambiente, a doença psicogênica em massa associada às edificações é transmitida dentro de algumas redes sociais específicas no local de trabalho. Em outras palavras, amigos dos indivíduos inicialmente afetados (caso índice) têm maior probabilidade de serem afetados.

Episódios de doença psicogênica em massa têm ocorrido em grupos de trabalhadores de baixa renda, que percebem suas funções como estressantes, muitas vezes, com trabalho repetitivo e estresse físico. Algumas evidências sugerem que indivíduos que viveram e trabalharam sob altos níveis de estresse e ansiedade, às vezes, muito antes do surto da doença, podem ser mais propensos ao desenvolvimento de doenças psicogênicas em massa. Essas pessoas atribuem erroneamente seus sintomas de origem psicofisiológica a um possível risco tóxico de um edifício com problemas ou a um odor nocivo. Desde os ataques às Torres Gêmeas, em setembro de 2001, preocupações com ameaças terroristas por meio de produto químico ou biológico natural desencadearam episódios de doença psicogênica em massa, mesmo quando não existia ameaça real.

B. Achados clínicos

Os sintomas mais comumente relatados nas investigações do NIOSH sobre surtos de doença psicogênica em massa incluem cefaleia, vertigem, tontura, sonolência e náuseas; boca e garganta secas; irritação dos olhos, nariz e garganta e aperto no peito; e fraqueza, dormência e formigamento. Pode ser difícil atribuir sintomas específicos a qualquer incidente para doença psicogênica em massa em vez de SBS. Cefaleia, tontura, náuseas e dormência tendem a predominar sobre os sintomas de irritação das membranas mucosas na doença psicogênica em massa, quando comparados com sintomas clássicos de SBS. Em doenças psicogênicas em massa, os sintomas são diferentes nos indivíduos do grupo e ocorrem ou se repetem quando o grupo está junto, dentro e fora do edifício. Há poucos ou nenhum achado físico ou laboratorial. Pode-se observar que alguns indivíduos hiperventilam. É de se destacar que a doença no caso, ou casos, pode ser resultado de uma exposição real a um odor desagradável, ou substância nociva, ou a uma causa não ocupacional, por exemplo, síndrome viral.

Em contrapartida com a SBS, os sintomas em geral não desaparecem imediatamente quando o indivíduo sai do prédio. Deve-se ter cuidado na aplicação do rótulo de doença psicogênica em massa a um surto de sintomas relacionados às edificações, dada a semelhança dos sintomas com a SBS e a ocorrência frequente de sintomas psicofisiológicos na SBS.

Determinadas características sugerem o diagnóstico de doença psicogênica em massa. Os sintomas são difíceis de explicar em uma base orgânica e não são consistentes com as propriedades toxicológicas de qualquer contaminante suspeito. Há um alto nível de ansiedade no grupo. A taxa de crise geralmente é maior entre mulheres do que homens. Existe uma cadeia de transmissão visual ou auditiva. Em outras palavras, os indivíduos, geralmente, não adoecem a menos que vejam ou ouçam que outras pessoas estão adoecendo. Um recente relatório identificou que episódios de doença psicogênica em massa, aparentemente, se alastraram por meio das informações transmitidas em página sociais da internet, e outros meios de telecomunicação, potencialmente eliminando a necessidade de contato visual ou auditivo diretos. Apesar da aparente gravidade e do início súbito da doença, ela é sempre benigna e sem sequelas.

C. Tratamento

São indicadas investigações do edifício para excluir a presença de contaminantes significativos. O alcance dessa investigação dependerá das fontes potenciais de exposição, que geralmente são limitadas em um escritório. Uma pesquisa exaustiva para cada substância química mensurável é um esforço caro e de baixo rendimento. Como, normalmente, leva tempo para conduzir uma investigação e obter resultados, poderá ser necessário considerar o fechamento do edifício, ou de um espaço, durante um tempo, se os sintomas e preocupações exigirem. Retirar os funcionários da área de afetada também pode reduzir a ansiedade e a transmissão dos sintomas para outros.

O tratamento envolve, principalmente, tranquilidade em um ambiente de apoio. É importante a comunicação precoce, aberta e frequente com pessoas preocupadas. Deve-se dar ênfase à falta de achados físicos e outras anormalidades, à ausência de evidências sugerindo uma exposição tóxica significativa e à natureza benigna dos sintomas. Como muitos indivíduos podem não aceitar que seus sintomas eram psicológicos, é importante ser cauteloso sobre atribuí-los a fatores psicológicos ou de ansiedade.

▶ Pneumonite por hipersensibilidade associada às edificações

Pneumonite por hipersensibilidade (HP – *hypersensitivity pneumonitis*) é uma forma de doença pulmonar intersticial caracterizada patologicamente por infiltração linfocítica e granulomatosa das paredes alveolares que resulta da inalação de uma grande variedade de poeiras orgânicas. Consulte os Capítulos 17 e 23 para informações mais detalhadas sobre pneumonite por hipersensibilidade, incluindo fatores etiológicos, mecanismos, achados clínicos, diagnóstico e tratamento. Pneumonite por hipersensibilidade tem sido relatada em vários indivíduos em residências ou escritórios em que se deixou crescer mofo ou bactérias sobre umidificadores ou ar condicionado. As taxas de surtos variam de 1 a 71% na população exposta. Há poucas informações sobre a incidência de HP associada às edificações, mas parece ser uma condição rara.

A. Ocorrência e etiologia

Pneumonite por hipersensibilidade é um distúrbio imunológico desencadeado pela inalação repetida de um antígeno estranho que provavelmente resulta de uma combinação de mecanismos imunopatogênicos. Certo número de agentes e antígenos estão implicados na pneumonite por hipersensibilidade associada às edificações, incluindo bactérias (actinomicetos termófilos como *Thermoactinomyces vulgaris* e *Micropolyspora faeni*), fungos (*Aspergillus*, *Penicillium*, *Alternaria* e outros) e amebas (*Naegleria* e *Acanthamoeba*). A fonte de antígenos geralmente são sistemas de ventilação contaminados. Menos comumente estão implicados carpetes, móveis e superfícies persistentemente úmidas devido a infiltrações em áreas ocupadas.

B. Achados clínicos

Os sintomas, sinais e achados laboratoriais e de imagem em HP relacionada às edificações não são diferentes de outros tipos de HP, e os sinais e sintomas da fase aguda da HP estão temporariamente relacionados com a permanência no edifício afetado.

C. Diagnóstico

A presença de anticorpos precipitantes no soro para antígenos microbianos suspeitos é de utilidade limitada, já que documenta exposições intensa e extensa, mas não indica a presença de doença pulmonar clínica. Esses anticorpos podem ser vistos em indivíduos assintomáticos, e alguns com pneumonite por hipersensibilidade podem ter testes de precipitina negativos.

Em um estudo de pneumonite por hipersensibilidade em funcionários de escritório expostos a um sistema de refrigeração de ar contaminado, falta de ar e febre estavam presentes em todos os indivíduos afetados. Se o aparecimento desses dois sintomas foi em estreita relação temporal com a exposição no local de trabalho, esses achados são ainda mais sugestivos de pneumonite por hipersensibilidade. Como dispneia e febre são raras na SBS, a presença desses sintomas em um ou mais indivíduos em um edifício deve gerar preocupação sobre possível pneumonite por hipersensibilidade. Do mesmo modo, achados anormais em procedimentos de imagem do tórax ou testes de função pulmonar (em especial no que se refere à redução da capacidade de difusão do monóxido de carbono), em indivíduos cujos sintomas respiratórios estão temporariamente relacionados à permanência em um edifício, devem sugerir fortemente esse diagnóstico. Esses achados não poderiam ser esperados com a maioria dos outros tipos de doenças associadas às edificações, incluindo SBS.

D. Tratamento

Evitar exposição adicional afastando-se do ambiente geralmente resulta no desaparecimento dos sintomas e anormalidades, a menos que a doença tenha evoluído para uma fase crônica. Abordagens de tratamento são discutidas no Capítulo 23. Em alguns surtos, extensos esforços de limpeza, incluindo remoção de itens contaminados e alteração de sistemas de ventilação, permitiram o retorno dos trabalhadores afetados, sem recorrência dos sintomas.

O papel da umidade, de ácaros e mofo das edificações na indução de asma e sintomas ou doenças respiratórias

Umidade em edifícios resulta em condições que favorecem o crescimento de ácaros e mofo. A exposição a alérgenos provenientes de ácaros, principalmente em residências, está associada com a ocorrência de alergias em pessoas suscetíveis. O mofo é onipresente nos ambientes externos e internos, inclusive no ar. Recentemente, tem aumentado consideravelmente o interesse nos possíveis efeitos sobre a saúde da umidade e do mofo no interior dos edifícios. *Cladosporium*, *Penicillium*, *Aspergillus* e *Alternaria* são os gêneros mais comuns de mofo identificados no interior dos edifícios durante investigações, dos quais provavelmente todos são decorrentes de fontes externas, mas se proliferam em ambientes fechados na presença de umidade ou danos causados pela água. Deve-se observar que alergias a fungos (manifestando-se como rinite alérgica e/ou asma), conforme demonstrado por meio de testes que indicam a presença de anticorpos IgE para alguns bolores, são relativamente comuns, talvez ocorrendo em 5% da população geral. Provavelmente algumas e talvez a maioria dessas alergias resultem da exposição ao mofo transportado pelo ar em ambientes externos (*versus* internos), embora em geral não seja possível identificar definitivamente a fonte responsável.

A recente análise da Organização Mundial de Saúde (OMS), amplificando uma análise anterior no ano de 2004 feita pelo Institute of Medicine (IOM) da National Academy os Sciences, concluiu:

> Existe evidência epidemiológica suficiente das associações entre umidade ou mofo e desenvolvimento da asma, exacerbação da asma, asma atual, infecções respiratórias (exceto otite média), sintomas do trato respiratório superior, tosse, respiração ofegante e dispneia.

Ao mesmo tempo, os autores afirmaram, no que diz respeito à relação causal (em oposição às associações):

> A evidência epidemiológica não é suficiente para concluir relações causais entre umidade ou mofo em ambientes internos e qualquer efeito específico para a saúde humana, embora os achados de um estudo epidemiológico de intervenção, juntamente com outros estudos disponíveis, sugira que umidade ou mofo agrava asma em crianças.

O relatório da OMS denominado *Sufficient evidence of an association* diz que são evidências científicas em um nível inferior ao da determinação de uma associação causal, embora as associações observadas não pareçam ser devido a fatores casuais, viés ou confusão. Estudos epidemiológicos subjacentes geralmente indicam associações estatisticamente significativas entre umidade ou mofo visíveis e sintomas respiratórios superiores, tosse, respiração ofegante e exacerbações da asma, com aproximadamente 1,3 a 1,7 vezes mais risco.

Uma limitação para as conclusões é que os indicadores de crescimento da umidade e do mofo e as medidas sanitárias foram autorrelatadas na maioria dos estudos em adultos. Os investigadores foram incapazes de concluir qual agente ou fator associado com a umidade levou aos efeitos sobre a saúde, embora evidências disponíveis costumem implicar sensibilização a ácaros e exposição a mofo. Não está clara a medida adequada da umidade para avaliar riscos à saúde.

Novamente, de acordo com o relatório da OMS, "existe evidência clínica suficiente de associações entre fungos e outros agentes microbiológicos associados à umidade e pneumonite por hipersensibilidade, alveolite alérgica e infecções por mofo em indivíduos suscetíveis, e febre do umidificador e por inalação. Essa é a única conclusão baseada principalmente na evidência clínica e também a única conclusão que se refere explicitamente a agentes microbianos, ao contrário de fatores relacionados com a umidade."

Outra revisão/metanálise recente atualizou a literatura epidemiológica relevante sobre as associações entre umidade ou mofo e infecções respiratórias. Essa revisão também apoiou a presença de uma associação, mas não estabeleceu causalidade, entre umidade e mofo e infecções respiratórias. As infecções associadas foram comuns, como resfriados, sinusite e bronquite, com risco aumentado de aproximadamente 1,5. É interessante notar que com condições comuns (como infecções respiratórias), para as quais existe pequeno aumento aparente do risco, não é possível atribuir com precisão uma determinada infecção em um indivíduo à umidade ou mofo.

Sabe-se que muitos mofos, sob determinadas circunstâncias, produzem toxinas, conhecidas como micotoxinas, que, às vezes, podem ser transportadas pelo ar. Tem havido investigação científica e especulação consideráveis, atenção de notícias da mídia e litígio sobre exposição a micotoxinas em edifícios e supostas doenças. Alguns fungos de ambientes internos produzem micotoxinas, incluindo as espécies *Aspergillus*, *Cladosporium*, *Penicillium* e *Stachybotrys*. Essas micotoxinas são de alto peso molecular e não são significativamente voláteis; a exposição requer aerolização de esporos ou de fragmentos fúngicos. Enquanto a exposição a espécies de *Stachybotrys*, o chamado mofo preto ou "tóxico", tem gerado grande interesse, não há evidências científicas sugerindo um maior potencial para causar toxicidade. Refletindo efeitos adversos toxicologicamente mediados e reconhecidos de micotoxinas, a partir da ingestão de grandes doses, tem havido preocupação de que a exposição por inalação dessas toxinas possa causar sintomas ou doenças. A dose de micotoxinas à qual alguém pode ser exposto em um ambiente interno é, no entanto, muito menor do que a absorvida a partir da ingestão de alimentos contaminados. A esse respeito, as conclusões da OMS e da IOM, a partir de suas análises, são as mesmas, indicando que não se estabeleceu que as micotoxinas no ar de ambientes internos provocam doença em humanos. A OMS examinou as conclusões dos autores: "Embora as micotoxinas possam induzir uma gama de efeitos adversos à saúde, tanto nos animais como nos humanos, as provas de que elas desempenham papel importante nos problemas de saúde relacionados ao ar de ambientes internos são extremamente fracas."

A. Avaliação da edificação para exposição ao mofo

É muito importante investigar corretamente umidade, danos causados pela água e problemas de crescimento de mofo. A abordagem inicial envolve uma vistoria completa do edifício, em busca de fontes de infiltração e evidência visível de crescimento de mofo nas superfícies, como paredes. A amostragem de contaminação suspeita, como, por exemplo, nas superfícies das paredes, pode confirmar a presença e o tipo de fungo presente. Investigações adicionais podem não ser necessárias, especialmente se os fatores causadores da infiltração podem ser corrigidos e o crescimento do mofo pode ser prontamente identificado e solucionado.

Embora possa ser feita uma amostragem do ar, normalmente não é necessário. Existem dois métodos principais de amostragem do ar, teste viável e não viável, cujos resultados são expressos em esporos e unidades formadoras de colônias (CFUs – *colony-forming units*) por metro cúbico de ar, respectivamente. A amostragem do ar tem custo alto e requer técnica. Pode ser útil confirmar uma fonte documentada de hipersensibilidade em um indivíduo. Existem limitações significativas na interpretação dos resultados, incluindo a falta de limites de exposição para fungos transportados pelo ar e a ausência de relações dose-resposta conhecidas para efeitos sobre a saúde. A opinião que prevalece, informada pela American Conference of Governmental Industrial Hygienists (ACGIH) e outras autoridades, é a de que não é possível estabelecer limites de exposição interna para fungos transportados pelo ar, com base nas informações científicas disponíveis atualmente. Em uma revisão recente, Eduard, um pesquisador do Nacional Institute of Occupational Health na Noruega, sugeriu, com base em estudos epidemiológicos em populações altamente expostas a mofo transportado pelo ar, que nenhum nível de efeito adverso afetou a função pulmonar, e inflamação das vias respiratórias e sintomas respiratórios caíram na faixa de 10^5 esporos/metro cúbico, concentrações que são substancialmente mais elevadas do que aquelas em geral documentadas em residências ou escritórios. Ele indicou que há evidências de que os efeitos provavelmente ocorrem em concentrações de ar inferiores em indivíduos hipersensíveis. Além disso, concluiu que os estudos em populações expostas em ambientes internos típicos são insuficientes para estabelecer relações dose-efeito. Reconhecendo a incerteza dessa área, uma abordagem de consenso, neste momento, é que um achado de concentrações mais elevadas de fungos em ambientes internos, em comparação com a amostragem externa concomitante, sugere que há uma fonte de biomagnificação/crescimento no interior do edifício que pode exigir correção.

B. Achados clínicos e diagnóstico

Os achados clínicos e o diagnóstico de exacerbações de asma (e, potencialmente, recorrência de asma) relacionadas à umidade e à exposição a ácaros e mofo são idênticos aos de outros tipos de asma, conforme discutido nos Capítulos 17 e 23. O diagnóstico pode ser auxiliado pela realização de testes cutâneos para detectar IgE específicos para alérgenos fúngicos ou teste sorológico para detecção de anticorpos IgE para alérgenos fúngicos, embora esses testes sejam limitados pela disponibilidade de antígenos fúngicos padronizados, reatividade cruzada entre fungos e a ocorrência de testes falso-positivos e falso-negativos. Esses testes precisam ser interpretados com cuidado em conjunto com a história e achados físicos. Documentação, por meio de testes apropriados da edificação e da suposta exposição ao tipo de fungo para o qual parece haver hipersensibilidade mediada por IgE, pode fornecer evidência adicional de uma conexão entre a exacerbação da asma e o edifício. Normalmente, não há uma base inicial de resultados pré-doença para determinar se a hipersensibilidade foi causada pela exposição ao edifício ou, alternativamente, por alguma exposição anterior. Resultados de investigação clínica e do edifício em casos de pneumonite por hipersensibilidade ou infecções fúngicas oportunistas do trato respiratório, e normalmente em indivíduos imunocomprometidos, possibilita a atribuição a uma fonte da edificação, embora essas doenças normalmente sejam raras.

Uma vez que outros sintomas e doenças potencialmente associados com a exposição ao mofo, como sintomas respiratórios superiores ou infecções comuns do trato respiratório, ocorrem com frequência na população geral e não são específicos para a etiologia do mofo, não é possível confirmar definitivamente que o mofo transportado pelo ar ou a umidade da edificação é a causa em um caso particular. Vale observar que estudos laboratoriais para detecção de antígenos fúngicos ou toxinas ou IgG ou outros anticorpos estão sujeitos a uma série de problemas técnicos e de interpretação e não demonstraram ser úteis na confirmação de uma etiologia fúngica para uma doença.

C. Tratamento e remediação da edificação

O tratamento da asma envolveria as mesmas abordagens terapêuticas empregadas em outros casos de asma. O afastamento de exposição também pode ser justificado, pelo menos até que a reparação seja feita. Não há tratamento específico para outros potenciais efeitos adversos da exposição ao mofo transportado pelo ar, como irritação das vias respiratórias. Deve-se considerar o afastamento da exposição dos indivíduos sintomáticos com base na gravidade dos sintomas e no nível de sua preocupação, mas nem sempre é justificado, especialmente se a remediação pode ser efetuada rapidamente.

O potencial de que sintomas respiratórios e infecções, alergia/asma e pneumonite por hipersensibilidade podem resultar de exposições substanciais a partículas transportadas pelo ar, além do impacto antiestético e dos odores desagradáveis associados ao crescimento de mofo em ambientes internos, exige intervenções imediatas para corrigir os problemas subjacentes. Reparação dos problemas estruturais em um edifício com infiltração é essencial, ou o problema provavelmente se repetirá.

Remediação de qualquer crescimento de fungos, identificado por pessoas devidamente treinadas usando equipamentos e práticas de trabalho adequadas, é muito importante. Uma recente revisão de Cochrane concluiu que havia "evidência de qualidade moderada a muito baixa de que reparar casas e escritórios deteriorados pelo mofo diminui os sintomas relacionados à asma e infecções respiratórias em comparação com nenhuma intervenção em adultos."

▶ Outras doenças e perigos associados às edificações

Algumas doenças infecciosas não contagiosas podem ser transmitidas no ar de ambientes internos. A doença do legionário – uma doença multissistêmica dominada pela pneumonia – é causada pelo organismo bacteriano *Legionella pneumophila* e, ocasionalmente, por outras espécies de *Legionella*. Febre de Pontiac, também causada por *L. pneumophila*, é uma doença semelhante à gripe e caracterizada por febre, calafrios, cefaleia, mialgias e, às vezes, tosse e dor de garganta. A maioria dos casos relatados são esporádicos, com apenas cerca de 11% associados a um surto de doença.

Mais comumente, surtos associados às edificações resultam de aerossóis contaminados, em geral disseminados no sistema de ventilação de torres de resfriamento, evaporação dos condensadores, umidificadores e aparelhos de ar condicionado. Outras fontes de aerossóis incluem fontes decorativas, banheira de hidromassagem e borrifadores de verduras. Espécies de *Legionella* podem ser cultivadas em até 40% das torres de resfriamento, embora as infecções resultantes da exposição aos aerossóis sejam relatadas com pouca frequência. Bactérias *Legionella* crescem em sistemas de água quente mantida a temperaturas entre cerca de 26,7 e 48,9°C. Limpeza e manutenção adequadas dessas potenciais fontes é fundamental na prevenção de surtos de doença do legionário.

A investigação e a gestão adequadas de um edifício e seus ocupantes, quando se descobre que um ou mais indivíduos têm infecção por *Legionella*, descobrirão, muitas vezes, que a fonte de exposição está na comunidade fora do local de trabalho. No entanto, é apropriado começar uma investigação no edifício e obter informações sobre doenças compatíveis em outros ocupantes, encaminhando aqueles com sintomas para receberem cuidados médicos. Investigação do edifício envolve a identificação de elementos relevantes nos sistemas de água e ventilação, particularmente aqueles a partir dos quais pode ter ocorrido aerolização, e teste da água para cultura de *Legionella*. Qualquer fonte provável, então, deve ser devidamente limpa e descontaminada com cloro ou outros biocidas. Se essa descontaminação puder ocorrer prontamente, a empresa pode permanecer aberta e operacional, enquanto a investigação prossegue. A caracterização de organismos isolados dos sistemas de água e do paciente, por espécie e sorogrupo, pode fornecer evidências a favor ou contra uma ligação com o edifício.

Febre Q, causada pelo organismo rickettsia *Coxiella burnetii*, tem sido responsável por vários surtos associados às edificações. Os reservatórios animais para essa infecção normalmente são ovelhas, cabras e gado e, menos comumente, gatos, cães e coelhos. Transmissão de organismos transportados pelo ar, a partir de excrementos de animais e de produtos do parto para humanos, ocorreu por meio de sistemas de ventilação em instalações para manipulação de animais e pesquisas médicas.

Alguns materiais perigosos, cuja presença não é suspeita rotineiramente em edifícios não industriais, têm sido associados a sintomas ou doenças relacionadas às edificações. Monóxido de carbono em edifícios pode ser a causa de sintomas leves, como cefaleia e náuseas, ou intoxicação mais grave e potencialmente mortal. A combustão incompleta em fornos a gás com defeito ou fogões a gás e outros aparelhos sem ventilação, normalmente em residências, pode ser fonte de emissões internas significativas de monóxido de carbono. Em adição à possibilidade de intoxicação aguda, exposição de baixo nível em longo prazo pode causar sintomas recorrentes subagudos, como cefaleia. Atenção a esses sintomas, quando temporariamente relacionados à permanência no edifício, pode ajudar a identificar e eliminar fontes de exposição de CO previamente não reconhecidas. Menos frequentemente, o monóxido de carbono pode ser trazido a partir do ar exterior, por meio de entradas de ar nas imediações dos galpões de carregamento de veículos.

REFERÊNCIAS

Bartholomew RE: Mass psychogenic illness and the social network: is it changing the pattern of outbreaks? J R Soc Med 2012;105:509 [PMID: 23288084].

Eduard W: Fungal spores: a critical review of the toxicological and epidemiological evidence as a basis for occupational exposure limit setting. Crit Rev Toxicol 2009;39:799 [PMID: 19863384].

Fisk WJ: Association of residential dampness and mold with respiratory tract infections and bronchitis. Environ Health 2010;15:72 [PMID: 21078183].

Mendell MJ: Indoor thermal factors and symptoms in office workers: findings from the US EPA BASE study. Indoor Air 2009;19:291 [PMID: 19302503].

NIOSH/EPA: Building air quality: a guide for building owners and facility managers. http://www.epa.gov/iaq/largebldgs/baqtoc.html.

Sauni R: Remediating buildings damaged by dampness and mould for preventing or reducing respiratory tract symptoms, infections and asthma. Evid Based Child Health 2013;8:944 [PMID: 23877912].

Sundell J: Ventilation rates and health: multidisciplinary review of the scientific literature. Indoor Air 2011;21:191 [PMID: 21204989].

White SK: Work-related peak flow and asthma symptoms in a damp building. Occup Med 2013;63:287 [PMID: 23599177].

WHO Guidelines for Indoor Air Quality: Dampness and Mould. Geneva: World Health Organization; 2009 [PMID: 23785740]. http://web.jrc.ec.europa.eu/radpar/docview.cfm?docid=104.

■ QUESTÕES PARA AUTOAVALIAÇÃO

Selecione uma resposta correta para cada questão.

Questão 1: Doenças de curta latência
a. incluem síndrome dos edifícios doentes, doença psicogênica em massa, mas excluem doenças específicas resultantes de fontes identificáveis de materiais nocivos
b. incluem certas doenças infecciosas, pneumonite por hipersensibilidade associada às edificações, mas excluem exacerbações da asma associadas à umidade
c. são caracterizadas por início relativamente lento
d. estão estreitamente relacionadas ao tempo que o indivíduo permanece dentro do prédio e, muitas vezes, são aliviadas pela remoção da exposição

Questão 2: Doenças de longa latência
a. incluem câncer e doenças pulmonares crônicas, talvez resultantes de exposição de longo prazo a baixos níveis de contaminantes presentes no ar dos ambientes internos
b. geralmente têm história de exposição que estabelece claramente uma ligação causal com a exposição no edifício
c. apresentam pouca dificuldade em estabelecer nexo de causalidade com a exposição no edifício se os dados de higiene industrial estiverem disponíveis
d. podem ser causadas por agentes no ar interior, como tabagismo, asbesto, gás radônio e dióxido de carbono

Questão 3: Síndrome dos edifícios doentes
a. é um termo mais definitivo do que doença não específica associada às edificações
b. denota um conjunto de sintomas característicos, geralmente cefaleia e irritação das membranas mucosas, reconhecidos entre os ocupantes de edifícios não industriais, como escritórios e escolas
c. é um termo usado quando os ocupantes estão doentes, mas nenhum fator aponta o edifício como possível culpado
d. resulta, sem exceção, de estruturas fechadas com ventilação centralmente controlada

Questão 4: Doença psicogênica em massa
a. não deve ser confundida com doença sociogênica, histeria em massa ou contágio comportamental
b. é uma doença de origem psicofisiológica que ocorre simultaneamente em um grupo de indivíduos
c. ocorreu em edifícios de escritórios, mas não em instalações industriais leves e centrais eletrônicas
d. é desencadeada somente em uma população psicologicamente suscetível ou ansiosa

Questão 5: Monóxido de carbono em edifícios
a. pode ser a causa de sintomas leves, como cefaleia e náuseas, mas nunca é fatal
b. resulta apenas de uma combustão incompleta em fornos a gás com defeito
c. não causa sintomas recorrentes subagudos
d. pode ser trazido a partir do ar exterior, por meio de entradas de ar nas imediações dos galpões de carregamento de veículos

Poluição da água

Craig Steinmaus, MD

48

Um abastecimento de água limpo e adequado é essencial para a vida e boa saúde. Além disso, é necessário também para a agricultura e o desenvolvimento sustentável. Devido às diferenças nas distribuições de água doce no planeta e nos padrões climáticos, como as secas, muitas partes do mundo sofrem com a falta de abastecimento adequado. Em outras áreas, o abastecimento é abundante, mas a contaminação ou a poluição os tornam inseguros para beber ou para a agricultura. Mais recentemente, existe a preocupação de que o aquecimento global pode adicionar crescentes pressões sobre a capacidade dos países para manter o abastecimento de água seguro e adequado. O consumo de água doce triplicou nos últimos 50 anos, e a estimativa é que a demanda de água para sustentar a população mundial duplique até o ano de 2025. Até essa data, cerca de metade da população mundial, estimada para mais de seis bilhões, estará vivendo em países em que a quantidade ou a qualidade do abastecimento de água terá diminuído para níveis que vão de inadequados até economicamente incapazes.

BIOCONTAMINAÇÃO DOS ABASTECIMENTOS DE ÁGUA

A biocontaminação da água utilizada ou destinada ao consumo humano representam a ameaça mais imediata à saúde. Cerca de 80% das doenças em países em desenvolvimento estão associadas com água, causando cerca de três milhões de mortes prematuras. A crescente compreensão das características epidemiológicas e dos padrões de doença associada a patógenos humanos distribuídos na água potável levou ao desenvolvimento de uma infraestrutura para água potável e recolhimento de águas residuais, armazenamento, tratamento, desinfecção e distribuição nas áreas urbanas dos países mais desenvolvidos. Como a integridade microbiológica do abastecimento de água potável melhorou, ocorreu uma redução significativa na doença humana causada por patógenos transportados pela água. No entanto, a experiência recente tem demonstrado que o abastecimento de água potável em todo o mundo está sempre em risco. Graves epidemias de doenças transportadas pela água com patógenos reconhecidos e novos continuam ocorrendo nos países desenvolvidos e em desenvolvimento.

No mundo, o excessivo crescimento demográfico, aumento da pobreza, migração urbana e aumento de viagens internacionais afetam o risco de exposição a doenças infecciosas transportadas pela água. Essas doenças emergentes incluem criptosporidíase diarreica e cólera transportadas pela água, distúrbios diarreicos provocados por *Escherichia coli*, complexo *Mycobacterium avium*, espécies de *Legionella*, *Helicobacter pylori* e espécies de *Cyanobacteria*. Espécies de *Cyclospora*, *Cryptosporidia* e *Giardia* continuam sendo ameaças parasitárias ao abastecimento de água potável. Coccidia e outros protozoários são patógenos comuns transportados pelos alimentos e pela água em todo o mundo. Toxoplasmose tem sido identificada como resultado de *Toxoplasma gondii* transportado pela água. Febres hemorrágicas, tuberculose e infecções por hantavírus podem ter fontes aquáticas. Os abastecimentos municipais de água potável também podem ser contaminados por vírus, tanto de águas pluviais quanto de fontes não identificadas. Esses vírus incluem hepatite A, enteroviroses, echovirus, coxsackie vírus, norovirus, rotavírus, calicivírus e adenoviroses.

O efeito mais comum da biocontaminação transportada pela água é a doença diarreica aguda. Essa doença caracteriza-se por fezes amolecidas ou líquidas e, muitas vezes, é acompanhada de vômito e febre. Muitos desses episódios de diarreia são resultados de infecção transportada pela água por bactérias, vírus ou parasitas ou a ingestão de suas enterotoxinas. Cólera, shigelose, salmonelose, coliformes, yersinose, giardíase, campilobacteriose, criptosporidíase e gastroenteropatias virais produzem sinais e sintomas de diarreia. Avaliação cuidadosa do paciente e do abastecimento de água, com uso de novos testes de laboratório, permite o diagnóstico etiológico correto da diarreia em mais de 70% dos casos em países em desenvolvimento. Infelizmente, os recursos e equipamentos para essas avaliações, muitas vezes, não estão disponíveis.

Em países menos desenvolvidos, a proximidade de residência, a agricultura, a criação de gado e as fontes de água potável desprotegidas geralmente são a causa de doenças epidêmicas transportadas pela água. Grandes mudanças climatológicas, como secas e inundações, também contribuem para a interrupção do abastecimento normal de água em todos os países. Eventos anormais, como terremotos, furacões, tornados, tempestades de neve e fenômenos semelhantes provocam a interrupção do abastecimento de água potável normal e podem resultar em doença epidêmica em seres humanos. Em todos esses eventos são indicadas maior vigilância do abastecimento de água e resposta rápida como as medidas adequadas de saúde pública. Essas respostas incluem avisos de "ferver água", mudança temporária de abastecimento de água para fontes não contaminadas e avaliação microbiológica do abastecimento para contaminação viral, bacteriológica, parasitológica e helmíntica. Além disso, as instalações e os abastecimentos para avaliação imediata e tratamento das vítimas de epidemias transportadas pela água, que podem incluir febre tifoide, cólera, hepatite e outras doenças, devem estar preparados e disponíveis.

Métodos eficazes de tratamento químico e microbiológico e fiscalização do abastecimento de água estão de acordo na maioria dos países desenvolvidos. No entanto, o processo de desinfecção da água não é feito sem riscos. Embora seja vital para o fornecimento de água potável estar livre de patógenos, desinfecção da água pode produzir subprodutos que podem carregar riscos de doenças crônicas e longo prazo, incluindo câncer (discutido em detalhe na seção Subprodutos da Desinfecção). Em países menos desenvolvidos e em desenvolvimento e em áreas rurais de países desenvolvidos, e que são usadas fontes naturais ou sem tratamento de águas pluviais ou subterrâneas como água potável, o controle eficaz da contaminação microbiológica da água nem sempre é garantido. Apesar da sofisticação tecnológica da engenharia civil para o abastecimento de água e sistemas de drenagem das águas residuais, surtos de doenças transportadas pela água ocorrem com frequência em países desenvolvidos e em desenvolvimento. As epidemias de doença transportada pela água podem ser o resultado de falhas técnicas ou eventos climatológicos imprevistos ou incomuns que perturbam o abastecimento normal de água potável. Por exemplo, no subcontinente indiano, a substituição da tecnologia de poço tubular por águas pluviais como fonte principal de água potável, para reduzir o risco de doenças de patógenos transportados pela água, resultou no uso de grandes abastecimentos de água subterrânea com níveis excessivamente elevados e tóxicos de arsênio de ocorrência natural.

Em algumas áreas, a utilização de águas residuais contendo excrementos humanos, como água para a irrigação agrícola, aumenta o risco de contaminação do abastecimento de água potável local e a transmissão de doenças entéricas e outras doenças por meio do consumo de alimentos contaminados com patógenos. O uso de águas residuais para irrigação é recomendado em determinadas áreas do mundo em que os recursos hídricos são muito limitados. Usina de tratamento de esgoto pode ser uma maneira eficiente e econômica de descartar águas residuais urbanas. Águas residuais são aplicadas nos campos, em que os processos biológicos naturais purificam a água antes que ela chegue aos rios e retorna como um recurso para obtenção de água potável. Enquanto existirem terras agrícolas suficientes nas proximidades de grandes centros urbanos, esse sistema é útil. No entanto, conforme a proximidade da agricultura e da vida urbana diminui, a utilidade de usinas de tratamento de esgoto também diminui. Se corretamente aplicadas, usinas de tratamento de esgoto podem ser seguras e economicamente rentáveis. As diretrizes da *Engelberg* para qualidade microbiológica de águas residuais tratadas para irrigação das plantações foram desenvolvidas pela Organização Mundial da Saúde (OMS) para uso em áreas de desenvolvimento em que a escassez de água determina a reutilização das águas residuais para fins agrícolas. As diretrizes sugerem que uma média geométrica de 1.000 coliformes fecais por 100 mL de água de irrigação para uso em plantações é segura, com base em resultados de estudos epidemiológicos. As diretrizes também estabelecem controles adequados sobre a presença de ovos de helmintos na água de irrigação. Diferentes requisitos de cada país podem alterar a adequação das águas residuais tratadas ou parcialmente tratadas para fins de irrigação, mas alterar os procedimentos sazonais da estação de tratamento pode oferecer uma oportunidade para fornecer segurança e irrigação rica em nutrientes para fins agrícolas.

CONTROLE DE CONTAMINAÇÃO MICROBIOLÓGICA DA ÁGUA

BOD, COD, TOC & TSS

A gestão convencional de água potável e dos abastecimentos de águas residuais envolvem a separação do fluxo de dois cursos de água e proteção do abastecimento de água potável da contaminação a partir do conteúdo do fluxo de águas residuais. Sistemas convencionais de tratamento de águas residuais são desenvolvidos para remover matéria orgânica dessas águas em função da sua demanda bioquímica de oxigênio (BOD – *biochemical oxygen demand*) ou demanda química de oxigênio (COD – *chemical oxygen demand*). A BOD é uma medida da carga colocada sobre o oxigênio dos recursos das águas receptoras, geralmente como resultado de crescimento microbiológico. A eficácia do tratamento é avaliada com base na remoção da BOD pela instalação de tratamento. Salvo indicação do contrário, a BOD significa exigência bioquímica de oxigênio durante cinco dias a 20°C.

A BOD é útil para determinar a medida em que o oxigênio pode ser usado por um abastecimento de vida microbiana. O teste é mais importante na gestão de águas residuais e na fabricação de alimentos e instalações de preparo de água potável. Altas concentrações de oxigênio dissolvido predizem que o consumo de oxigênio por microrganismos é baixo e a decomposição, por microrganismos, das fontes de nutrientes na água também é baixa. Baixas concentrações de oxigênio dissolvido significam altas demandas de microrganismos e implicam na contaminação da água.

A COD também é utilizada na avaliação da qualidade da água. Esse teste determina a quantidade de material oxidável na água. Ele varia de acordo com a composição, temperatura, concentração do reagente, período de contato e outros fatores da água. Em geral, a COD, BOD e o carbono orgânico total (TOC – *total organic carbon*), um método rápido para estimar a contaminação orgânica de água, estão correlacionados. Instalações de tratamento também são projetadas para remover sólidos suspensos totais (TSSs – *total suspended solids*) a um nível microbiológico e esteticamente aceitável. Recentemente, instalações de tratamentos terciários foram projetadas para melhorar a remoção de patógenos para produzir água com contagem muito baixa.

Água e tratamento de águas residuais

Tratamento convencional de sistemas de águas residuais que empregam sedimentação, lamas ativadas, biofiltração, aeração e oxidação, combinados com desinfecção química, produzem água com contagens muito baixas de coliformes. Na ausência de uma etapa de desinfecção, baixas contagens de coliformes podem não ser alcançadas. Sem filtragem lenta com areia da água e das águas residuais, protozoários, vírus e outros patógenos também podem ficar na água final. O uso de filtragem lenta com areia deve controlar a propagação de diversos vírus da hepatite, incluindo hepatite E, transportada pela água, que é, atualmente, um grande problema em muitas partes do mundo.

A intensidade do tratamento da água para um determinado abastecimento e área de distribuição deve depender da natureza e da qualidade da fonte. O grau de contaminação determinará o tratamento necessário. Várias barreiras de tratamento são recomendadas pela OMS para fontes de água contaminada para evitar a propagação de patógenos.

O processo de tratamento típico de águas urbanas extraídas de planícies inclui represamento e armazenamento no reservatório. Caso necessário, pré-desinfecção é aplicada durante o represamento. Represamento e armazenamento em reservatórios podem resultar em uma redução de 99% no indicador de bactérias fecais, *Salmonella* e enterovírus. Durante o armazenamento e o represamento, o ambiente microbiológico muda como resultado da sedimentação natural, do efeito letal da luz ultravioleta sobre as camadas superficiais da água, da privação de nutrientes necessários para os organismos e da predação. Após represamento e armazenamento, são utilizados coagulação, floculação, sedimentação ou flotação para remover os sólidos. Filtragem e desinfecção completam o ciclo de tratamento típico das águas urbanas. Aeração para melhorar a qualidade estética do produto final também pode ser usada. Esse sistema típico atende a vários requisitos de barreira das Diretrizes sobre a Qualidade da Água da OMS.

Em áreas rurais e remotas, vários conceitos de barreira também podem ser utilizados. Os protocolos característicos exigem represamento e proteção da água, sedimentação e filtragem, pré-filtragem com cascalho e filtragem lenta com areia e uma etapa final de desinfecção.

Pode-se esperar que a eficácia desses protocolos de tratamento seja alta, e é provável que a qualidade da água final seja excelente. O acompanhamento dos resultados do tratamento das águas urbanas é requerido sob a Safe Drinking Water Act nos Estados Unidos e em diversas regulamentações estaduais e locais. Em outros países, estão sendo aprovadas diretrizes específicas para monitoramento de águas tratadas. A OMS recomenda que o abastecimento público de água seja amostrado mensalmente. O número de amostras varia de acordo com o tamanho do sistema de abastecimento de água.

Uma variedade de pequenos filtros de água é vendida para uso doméstico e inclui modelos em garrafa, encaixe em torneira, de bancada, sob a pia e para toda a casa. Esses utilizam diferentes tecnologias para remover agentes potencialmente tóxicos da água, e a eficácia de cada um depende dos agentes sendo tratados. Filtros de carvão ativado usam carvão com carga negativa ativada por oxigênio para ligar-se quimicamente aos agentes contaminantes. Diferentes tipos de filtros de carbono ativado removem diferentes agentes, mas, em geral, são mais eficazes na eliminação de compostos orgânicos como subprodutos da desinfecção do cloro, pesticidas ou solventes. Eles também podem ajudar a melhorar a aparência, odor e sabor da água. A eficácia dos filtros de carbono ativado varia muito e alguns não são eficazes para remover microrganismos ou substâncias químicas inorgânicas, como arsênio, fluoreto e nitrato. Os filtros de osmose inversa utilizam o processo de osmose natural para filtrar água através de uma membrana semipermeável que bloqueia partículas muito maiores do que as moléculas de água. Esses filtros podem ser menos eficazes para remover sulfetos de hidrogênio, tri-halometanos (THM) e alguns pesticidas, solventes e outros compostos orgânicos voláteis, mas podem remover uma variedade de contaminantes que não foram removidos pelo carbono ativado, incluindo arsênio, chumbo, flúor, cromo, nitratos e percloratos. O desperdício de água pode ser elevado com filtros de osmose inversa. Alguns sistemas oferecem uma combinação de carbono ativado e osmose inversa, e esses podem apresentar as vantagens de ambas as tecnologias. Amaciantes de água usam um processo de troca iônica que substitui íons indesejados por íons mais desejáveis (p. ex., sódio por cálcio e magnésio). Eles são usados principalmente para reduzir os níveis de cálcio e magnésio ("dureza da água") que podem se acumular na tubulação e nos acessórios. Eles geralmente não são eficazes para remover a maioria dos outros agentes. Os filtros mecânicos, como filtros de cerâmica, contêm muitos pequenos orifícios que removem contaminantes maiores, como cistos e sedimentos, mas podem não ser eficazes para agentes menores como produtos químicos inorgânicos. A destilação envolve o aquecimento da água, o suficiente para que ela evapore e, em seguida, condense o vapor novamente em água. O processo elimina minerais, muitos microrganismos e alguns produtos químicos que têm um ponto de ebulição mais elevado que a água.

Pontos importantes sobre filtros de água caseiros são que algumas tecnologias são mais eficazes na remoção de alguns agentes do que outras, e sua eficácia para qualquer agente pode variar drasticamente. Como tal, o filtro doméstico mais eficaz dependerá, em grande parte, dos agentes de maior preocupação para o fornecimento de água daquela casa específica. Outro ponto importante é que muitos filtros requerem manutenção de rotina, e o uso e manutenção incorretos podem impactar drasticamente em sua eficácia. Os custos dos diversos filtros podem variar de menos de $20 dólares para mais de $500 aproximadamente. A certificação de filtros de água domésticos é feita pela National Sanitation Foundation (NSF), e as substâncias químicas e outros agentes que são removidos em um nível que atende as normas da NSF, para um grande número de filtros de água atualmente disponíveis, podem ser encontrados online em: http://www.nsf.org/certified/consumer/listings_results.asp.

REQUISITOS PARA A ÁGUA POTÁVEL HUMANA

A ingestão de água pelos seres humanos geralmente é feita a partir de uma dessas três fontes: água potável pura (geralmente chamado de consumo "direto" de água); consumo de água pura que foi acrescentada para fazer outros alimentos ou bebidas, como chá, café ou sopas (geralmente chamado de consumo "indireto" de água); ou a água que é inerente no metabolismo dos alimentos ou produzida a partir dele. Uma pessoa de médio porte, com 70 kg, vivendo em um clima temperado e em repouso, geralmente, consome cerca de 1.200 mL de água pura, como água direta ou indireta, 500 a 1.000 mL, como água nos alimentos, e de 300 a 400 mL de água produzido a partir da oxidação dos alimentos por dia. Em um adulto pesando 70 kg, uma ingestão de 1.200 mL/d de água direta e indireta corresponde a um consumo de água potável de cerca de 17 mL/kg/d. Para equilibrar esse consumo, 800 a 1.000 mL de água são perdidos no ar exalado, e cerca de 200 mL é evaporado como suor a cada dia. Um total de 100 a 200 mL de água é perdido nas fezes, e 1.000 a 2.000 mL de urina é produzida diariamente. Assim, um equilíbrio em 2.100 a 3.400 mL de ingestão e débito de água é normal. Em condições de trabalho pesadas e em climas quentes e úmidos a perda de água pela transpiração e evaporação pode aumentar potencialmente para vários litros por hora.

A quantidade de água potável consumida pelas crianças é menor do que a dos adultos. Por exemplo, uma criança com idade entre 0 a 12 meses, que não é amamentada com leite materno, normalmente consome menos de 500 mL de água direta e indireta por dia. No entanto, as *taxas* de água consumidas (a quantidade da ingestão por quilo de peso corporal) em crianças são consideravelmente mais elevadas do que nos adultos. Por exemplo, enquanto um adulto pode ter uma taxa de água consumida de cerca de 17 mL/kg/d, esse consumo em crianças geralmente fica entre 20 e 100 mL/kg/d dependendo da idade (crianças menores têm maiores taxas de consumo de água). As razões para isso são o aumento das necessidades fisiológicas associadas com o rápido crescimento e desenvolvimento da criança. O significado dessa diferença para a saúde é que em dada concentração de contaminantes tóxicos na água, uma criança pode, às vezes, receber uma dose muito mais alta do contaminante por peso corporal do que um adulto. Uma vez que a dose interna em relação ao peso corporal é maior na criança, qualquer toxicidade resultante daquele contaminante também pode ser potencialmente maior. Outras pessoas com aumento das necessidades de água incluem pessoas que permanecem ou vivem em climas quentes ou úmidos, pessoas submetidas a cargas de trabalho estressantes com bastante suor e perdas por evaporação, mulheres grávidas e lactantes. As necessidades de água podem aumentar em 20 a 50% durante a gravidez e a lactação.

O desenvolvimento do feto pode ser afetado por agentes tóxicos na água que a mãe bebe. Um dos papéis da placenta humana é proteger o feto dos insultos tóxicos que ocorrem na mãe. No entanto, muitas substâncias químicas tóxicas na água potável, incluindo arsênio, chumbo e mercúrio, têm demonstrado atravessar a placenta humana, e podem interferir no desenvolvimento e na saúde do feto.

Alguma ingestão de água também pode ocorrer como resultado da inalação de vapores de água, aerossóis e *sprays*, no banho, ou outras fontes. Além disso, pequenas quantidades de água sobre a pele podem ser absorvidas. Enquanto essas fontes contribuem relativamente pouco para o consumo total de água de uma pessoa, podem ser uma via importante de exposição para algumas substâncias químicas tóxicas. Por exemplo, solúveis orgânicos e inorgânicos na água inalada podem aumentar substancialmente a dose de material tóxico que é absorvido pelo sistema respiratório. Compostos orgânicos de absorção cutânea também podem contribuir significativamente para a dose total dessas substâncias absorvidas a partir de fontes de água contaminada. A Agency for Toxic Substances and Disease Registry (ATSDR) estima que, em circunstâncias em que os seres humanos utilizam água contaminada com materiais orgânicos parcialmente solúveis, como hidrocarbonetos halogenados, para todos os propósitos domésticos usuais, como para consumo, cozinha e higiene, um terço da dose absorvida desses materiais provém da água que ingerem, um terço da inalação de vapores de água e aerossóis e um terço do contato com a pele. Em alguns casos, a dose de hidrocarbonetos absorvida por inalação de água contaminada usada para banho de chuveiro ou banheira pode exceder a dose consumida pelos mesmos indivíduos em intensidade.

O CICLO DA ÁGUA E AS FONTES DE ÁGUA POTÁVEL PARA SERES HUMANOS

Em 2005, a U.S. Geologic Survey estimou que 410 bilhões de galões de água são usados a cada dia nos Estados Unidos. Desses, aproximadamente 80% é extraído de águas pluviais, como lagos ou rios, e 20% é extraído de águas subterrâneas. A maior parte não é utilizada para beber. Cerca de 49% das águas retiradas nos Estados Unidos, equivalente a 201 milhões de galões por dia, são usadas para o resfriamento de centrais termelétricas. Outras categorias de uso da água incluem irrigação agrícola (31% do total), utilização pública da água (11%), uso industrial (4%) e utilização de poços particulares, pecuária e mineração (1% ou menos). A maioria das pessoas nos Estados Unidos obtém água a partir de fornecedores de água potável pública. Podem ser utilizadas águas pluviais, como rios, riachos, lagos e reservatórios, e águas subterrâneas rasas e profundas. Um sistema público de água é comumente definido como um sistema que fornece água para, pelo menos, 15 ligações de serviços individuais ou, regularmente, para pelo menos 25 pessoas durante, no mínimo, 60 dias por ano. Cerca de 42,9 milhões, ou 14% da população dos Estados Unidos, obtêm água potável a partir de poços domésticos privados que são utilizados apenas por algumas pessoas ou famílias. A distinção entre os sistemas públicos de água e os poços domésticos privados tem implicações importantes em alguns países como os Estados Unidos, uma vez que as regulamentações obrigatórias para água potável normalmente só se aplicam ao abastecimento público, não privado.

A água da Terra está constantemente em um ciclo de evaporação e precipitação. Uma vez depositada na superfície da terra, a água escoa, é represada ou infiltra-se através de várias camadas de solo, areia e rocha para se tornar água de fluxo livre ou confinada. Aquíferos profundos, muitas vezes, estão confinados. Eles não participam no ciclo de evaporação e precipitação, a menos que a zona de confinamento acima deles tenha sido penetrada e fluidos tenham sido extraídos. A evaporação de fontes salinas de água, os oceanos, e grandes pântanos de água salgada também contribui para o vapor de água total no ar que, por fim, pode se precipitar na superfície da Terra. O processo de evaporação e precipitação tem o potencial para purificar a água de contaminantes orgânicos e inorgânicos, assim como a percolação da água através da areia e do solo e a ação de bactérias húmicas e outros mecanismos.

PRINCIPAIS FONTES E ENTRADAS DE POLUENTES EM ÁGUAS PLUVIAIS E SUBTERRÂNEAS

Água da maioria das fontes contém pelo menos alguns produtos químicos ou outros agentes. Alguns desses agentes são minerais que ocorrem naturalmente, e abastecimentos de água são altamente variáveis em seus teores de minerais. Minerais de ocorrência natural podem incluir cálcio, selênio, zinco, flúor, magnésio e outros. A maior parte da água potável contém concentrações de minerais que são baixas o suficiente para não afetar a saúde da maioria das pessoas e podem, na verdade, proporcionar algum efeito benéfico. Por exemplo, o cálcio e o magnésio são importantes para a saúde óssea e outros processos fisiológicos, e selênio é importante na função antioxidante geral e na saúde do sistema imunológico. Vários estudos, exceto alguns, têm identificado associações entre o aumento da dureza da água (normalmente medida como concentrações de carbonato de cálcio ou de cálcio e magnésio), e menores taxas de mortalidade por doença cardiovascular. Alguns relatos sugerem que a evidência mais forte para isso seja o teor de magnésio. Em alguns casos, os minerais são intencionalmente adicionados ao abastecimento de água, a fim de tirar partido de seus efeitos benéficos. Um exemplo disso é o fluoreto, que é, por vezes, intencionalmente adicionado ao abastecimento de água para ajudar a prevenir cáries dentárias. Dessalinização da água do mar está se tornando uma fonte crescente de água potável em várias áreas sem fontes de água doce em abundância, em áreas muito secas, como Israel e no norte do Chile. Esse processo pode resultar em desmineralização substancial da água e em perda subsequente de quaisquer efeitos benéficos dos minerais normalmente presentes em outras fontes. Misturar água dessalinizada com água da fonte ou a adição de minerais, às vezes, é feito para alcançar um conteúdo mineral equilibrado em águas dessalinizadas.

Muitas fontes de água contêm agentes tóxicos ou concentrações tóxicas de agentes que são, de outra forma, benignos em concentrações mais baixas. A contaminação química da água é um problema mundial. Fontes de contaminação podem ser naturais ou artificiais. Um exemplo de um agente tóxico que ocorre naturalmente é o arsênio, que está presente mundialmente em muitos abastecimentos de água, e que tem sido associado a câncer e a outros efeitos adversos. Muitas fontes de contaminação são artificiais e resultado da poluição industrial. A Figura 48-1 demonstra muitas das entradas e saídas do ciclo da água. Substâncias químicas agrícolas, químicos industriais, resíduos de mineração, tanque séptico e vazamento de aterros e eliminação direta de esgoto nas águas pluviais ou subterrâneas podem contaminar as fontes de água potável. Isso pode ocorrer em grande ou pequena escala. Em Henderson, Nevada, resíduos contendo perclorato, foram lançados a partir de uma única central de fabricação de substâncias químicas, alcançaram o solo nas proximidades e acabaram formando uma pluma de material que, lentamente, se espalhou a partir de sua fonte original para sistemas de água nas proximidades. Essa única fonte acabou resultando em 450 kg de perclorato por dia entrando no Lago Mead e no Rio Colorado, que são as principais fontes de água potável para grandes partes do sudoeste dos Estados Unidos.

Fontes de contaminação de quintais e garagens em menor escala podem ser igualmente importantes. Embora geralmente não reconhecida e não declarada, essas emissões aparecem depois do abastecimento de água dos distritos locais. Entradas em pequena escala de produtos químicos agrícolas a partir do gramado doméstico e jardinagem com herbicidas, como ácido 2,4-diclorofenoxiacético (2,4-D), pode poluir grandes quantidades de água potável. No início da década de 1970, o ácido 2,4,5-triclorofenoxiacético (2,4,5-T), um herbicida fenoxietanol intimamente relacionado com 2,4-D, que era um componente do Agente Laranja, o desfolhante utilizado no Vietnã pelas forças militares americanas, foi removido do registro para cuidados domésticos de gramados por causa de seu potencial de contaminação da água que acreditava-se ser teratogênicos ou embriotóxicos para os humanos. Solventes halogenados, tintas e vernizes, produtos de limpeza de carburadores e gasolina podem se tornar problemáticos se lançados em águas subterrâneas ou pluviais, em quantidades abaixo daquelas reguladas e reportáveis. Essas substâncias químicas podem ser uma fonte significativa de poluição local e regional de águas pluviais e subterrâneas.

A extensa contaminação dos recursos hídricos com substâncias químicas orgânicas persistentes é um problema mundial. Os grandes lagos norte-americanos e muitos rios e córregos locais foram bastante poluídos com compostos policlorados. Esses compostos incluem bifenilas policloradas e polibromadas amplamente utilizadas em processos industriais do século XX. Ocorreram grandes gastos para remover e corrigir essas águas, e mais estão encaminhados. A remoção final desses materiais do ambiente vai demorar muitos anos. O problema não se limita à América do Norte ou Europa Ocidental.

Material particulado conduzido pelo ar, produzido pela queima de combustíveis fósseis, pode transportar cargas elevadas de óxido de enxofre. Esses compostos de enxofre são absorvidos para o núcleo das partículas ou dissolvem-se nos aerossóis produzidos pela combustão oxidante. Partículas de ácido contribuem com uma carga ácida para a água atmosférica, que pode tornar-se precipitação ácida. Uma vez que esses materiais ácidos

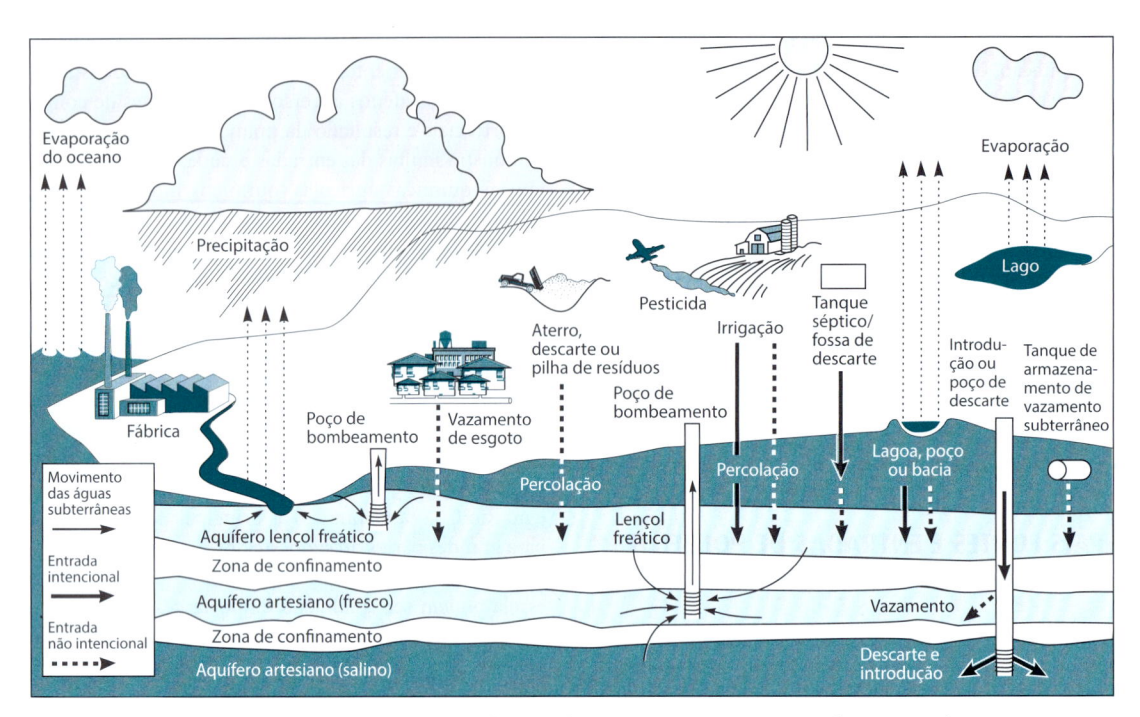

▲ **Figura 48-1** Como as práticas de eliminação de resíduos podem contaminar o sistema de águas subterrâneas.

são bastante estáveis na água, eles progressivamente acidificam as águas subterrâneas e pluviais em que são misturados. Fumaças, aerossóis, *sprays* e vapores podem contribuir com materiais orgânicos e substâncias inorgânicas de importância toxicológica variável para a atmosfera. Nas proximidades de algumas usinas de energia movidas a carvão e algumas outras empresas movidas a combustível sólido ou beneficiado, cinzas alcalinas são depositadas, o que produz alcalinização paradoxal do solo e das águas pluviais e subterrâneas adjacentes. Grande parte da carga de partículas ligadas é parcialmente solúvel em água. Elas vão reprecipitar para a superfície da terra, conforme as condições atmosféricas mudam e a chuva cai. Orgânicos oxinotrogenados, orgânicos polinucleares parcialmente solúveis e metalo-orgânicos podem participar do ciclo de evaporação-precipitação para contaminar águas pluviais e subpluviais.

Um fenômeno que recebe atenção recente é a contaminação das fontes de água com produtos farmacêuticos, para seres humanos ou animais, bem como seus metabólitos relacionados. Fontes humanas incluem descarte intencional de medicamentos no vaso sanitário, lavar medicamentos de aplicação tópica na banheira ou pia, ou excreção de medicamentos na urina ou fezes. A maioria das estações de tratamento de águas residuais não são projetadas para remover esses produtos e, portanto, eles podem passar por essas estações de tratamento e, por fim, acabar em fontes de água. Um exemplo disso é o lindano. Ele é um tratamento tópico utilizado na eliminação de piolhos e sarna e pode causar irritação cutânea, tontura, cefaleia, diarreia e outros sintomas gastrointestinais em exposições elevadas. Níveis elevados de lindano foram notificados no efluente de várias grandes centrais de tratamentos de águas residuais na área de Los Angeles. Felizmente, esses níveis têm diminuído depois que leis estaduais baniram o uso medicamentoso desse agente. Pouco se sabe sobre os efeitos na saúde como consequência da exposição em longo prazo a baixas concentrações de medicamentos nos seres humanos e organismos aquáticos. O princípio da precaução – ou possíveis novos dados científicos – pode dar origem a exigências mais rigorosas para o tratamento de águas residuais no futuro. Uma combinação de tratamento biológico com elevada permanência em sedimentação e ozonização do efluente parece ser a tecnologia mais promissora para controlar a contaminação por produtos medicamentosos.

A contaminação de águas pluviais e subterrâneas, a partir de práticas de eliminação da indústria, era comum nos Estados Unidos até a aprovação da *Clean Water Act*. Antes disso, havia eliminação desenfreada de muitos compostos orgânicos persistentes em abastecimentos de águas pluviais e subterrâneas. Nos últimos anos, o descarte de substâncias químicas agrícolas e industriais tem sido reduzido. No futuro, novos grandes problemas de poluição podem não ocorrer como resultado de práticas de eliminação deliberada nos Estados Unidos por causa da aplicação dessa lei.

O direito de eliminar materiais no ambiente é concedido mediante um processo de licenciamento que é administrado por autoridades estaduais, locais e federais. As autorizações concedidas especificam as quantidades de poluentes que podem ser descartadas, as condições e o momento para fazê-lo. Elas também estabelecem o monitoramento e outras atividades que devem ser realizadas para garantir o cumprimento da licença.

Essas licenças do National Pollutant Discharge Elimination System (NPDES) são projetadas para manter o fluxo de informações sobre a contaminação ambiental. Elas ajudam a garantir que um padrão responsável seja aplicado uniformemente a todos os que eliminam materiais perigosos e contaminam as fontes de água, solo ou ar.

Contaminantes químicos específicos

Arsênio

No passado, o arsênio foi utilizado como veneno eficaz porque é inodoro, insípido e claro na água, e, em doses muito elevadas, pode causar sintomas gastrointestinais, danos ao fígado e rins, hemólise e, por fim, morte. Arsênio inorgânico na água pode ocorrer em vários estados de valência (p. ex., As[III] e As[V]), mas têm pouco impacto sobre a saúde humana uma vez que são, essencialmente, intercambiáveis no corpo humano.

Dezenas de milhões de pessoas em todo o mundo são expostas ao arsênio na água potável, incluindo cerca de 50 milhões em Bangladesh, 30 milhões na Índia, 15 milhões na China e milhões nos Estados Unidos, Europa e América do Sul e Central. A maior parte desse arsênio é de ocorrência natural, embora alguma contaminação industrial também ocorra. Embora essas exposições sejam menores do que aquelas que podem provocar intoxicação aguda e morte rápida, vários efeitos importantes sobre a saúde, dessas exposições menores, têm sido identificados.

Talvez, com mais importância, estudos epidemiológicos de grandes populações de Taiwan, Japão, Argentina, Chile, e outras localidades com arsênio de ocorrência natural na água potável (p. ex., principalmente 200-1.000 μg/L) identificaram associações entre essas exposições e aumento das taxas de vários cânceres. A International Agency for Research on Cancer, classificou arsênio ingerido como causa de câncer de pulmão, bexiga, pele e, possivelmente, rins nos seres humanos. O arsênio é bastante incomum no sentido de que é o único agente químico que causa câncer de pulmão após ingestão. Na verdade, o câncer de pulmão parece ser a causa mais comum de morte relacionada ao arsênio ingerido. Não é incomum ele causar câncer em seres humanos, com exposições a níveis muito mais baixos do que em animais de laboratório. Lesões patognomônicas por arsênio incluem hiperceratose das palmas das mãos e regiões plantares dos pés e uma hipo e hiperpigmentação geralmente envolvendo o tórax, mas essas lesões geralmente ocorrem apenas com exposições muito altas (> 200 μg/L), e mesmo assim, a suscetibilidade a essas lesões varia amplamente. Pesquisas recentes também relacionaram exposições ao arsênio por meio da água com doença isquêmica cardíaca; doença vascular periférica, incluindo "doença do pé preto"; diabetes; doença renal crônica; doença pulmonar não maligna, incluindo bronquiectasia, sintomas respiratórios como tosse e dispneia, e diminuição da função pulmonar; bem como efeitos reprodutivos e do desenvolvimento em crianças com baixo peso ao nascer, aborto espontâneo e diminuição da função cognitiva. O risco de beber água contaminada por arsênio pode ser alto. Em um estudo recente, em Bangladesh, descobriu-se que a exposição a concentrações de arsênio na água superiores a 150 μg/L está associada com aumento de 68% na mortalidade global.

A atual norma regulamentadora para arsênio na água em muitos países e a recomendação da OMS é de 10 μg/L. Muitos países não seguem ou aplicam essa norma devido à falta de fontes alternativas de água e ao alto custo da remoção do arsênio na água. A maior parte do arsênio ingerido é excretado na urina até duas semanas após a ingestão, e concentrações de arsênio na urina são as melhores medidas para avaliação da exposição. Análise válida de urina deverá incluir arsênio inorgânico e seus principais metabólitos metilados e excluir formas orgânicas de arsênio que se originam, predominantemente, de frutos do mar e, na maioria das vezes, são atóxicas. A maioria das pessoas ingere algum arsênio em alimentos como arroz, frutas e vegetais, e níveis de urina de arsênio inorgânico e seus metabólitos em pessoas sem qualquer contaminação pela água costumam ser inferiores a 10 μg/L. Níveis nos cabelos e unhas dos pés também podem ser medidos, mas contaminação externa e ampla variabilidade interindividual pode limitar sua utilidade. Tratamento de exposição a arsênio, a partir da água, envolve, principalmente, a remoção da exposição. A quelação pode ser utilizada para toxicidade aguda por arsênio, mas, normalmente, isso é reservado apenas para exposições muito altas (agudas), como acidentes de trabalho ou ingestão acidental (em geral por crianças) de pesticidas contendo arsênio. A quelação não tem demonstrado reduzir os resultados de saúde naqueles com exposições menores; porém, mais crônicas e comuns à água potável.

Perclorato

A estrutura química do perclorato é ClO_4^-. Ele tem sido utilizado industrialmente como oxidante, na propulsão de foguetes de combustível sólido, pasta explosiva, sinalizador e sistemas de enchimento de *airbags*. Exposição ambiental humana pode ocorrer por meio dos alimentos ou da água após contaminação industrial a partir de indústrias que utilizam ou fabricam perclorato (p. ex., água do Rio Colorado) ou a partir de perclorato que ocorre naturalmente (p. ex., norte do Chile). Em duas recentes pesquisas de representatividade nacional nos Estados Unidos, concentrações detectáveis de perclorato foram relatadas na urina de cada pessoa testada, sugerindo que basicamente todos tiveram alguma exposição ao perclorato.

Altas doses da substância têm demonstrado inibir competitivamente a captação de iodeto pelo simportador sódio-iodo na glândula tireoide. Esse efeito é importante, uma vez que iodeto é um componente-chave do hormônio da tireoide, e o bloqueio da captação tireoidiana de iodeto pode diminuir a produção hormonal. No passado, perclorato foi utilizado de forma terapêutica no tratamento do hipertireoidismo até que alternativas mais seguras foram encontradas. As concentrações de perclorato na água potável geralmente são menores do que as anteriormente utilizadas no tratamento do hipertireoidismo. No entanto, diversos estudos têm relatado as ligações entre perclorato na água potável e a diminuição dos hormônios tireoidianos, principalmente em grupos sensíveis, como crianças, aqueles com baixa ingestão de iodeto e aqueles expostos a outros agentes que trabalham com o mesmo mecanismo (p. ex., nitrato e tiocianato), embora esses achados não sejam consistentes em todos os estudos.

Os efeitos potenciais do perclorato na tireoide podem ter importantes implicações para a saúde pública, pois hormônio tireoidiano exerce um papel fundamental em muitas funções fisiológicas. No feto e na criança, o hormônio da tireoide é fundamental para o desenvolvimento cerebral e neurológico normal, e diversos estudos têm relatado ligações entre diminuição dos hormônios tireoidianos durante a gravidez e o desenvolvimento cognitivo e o QI subsequentes dos filhos. Os resultados de alguns estudos têm sugerido que esses efeitos podem ocorrer até mesmo com pequenas reduções no hormônio da tireoide, e com reduções que ocorrem nos valores de referência normais. Alguns autores têm sugerido que a toxicidade por perclorato pode ser evitada, garantindo uma adequada ingestão de iodeto a populações expostas. No entanto, isso não foi confirmado e a alta ingestão de iodeto também está associada a alguma toxicidade (p. ex., hipotireoidismo paradoxal em algumas pessoas).

Uma vez ingerido, o perclorato geralmente não é metabolizado e é excretado na urina após alguns dias. Níveis urinários de perclorato são as melhores medidas para avaliar exposição recente. Em populações sem uma fonte óbvia de exposição, as concentrações de perclorato na urina costumam ser de 5-10 µg/L.

Cromo

Cromo (Cr) no meio ambiente está presente em vários estados de valência, mas aqueles considerados biologicamente mais importantes são Cr(III) e Cr(VI). O Cr(III) é um nutriente essencial encontrado em alimentos, como pães, cereais e vegetais, enquanto o Cr(VI) é um agente carcinogênico. Exposição ao cromo pode ocorrer por meio da inalação, ingestão ou absorção dérmica. O Cr(VI) tem sido usado na cromagem, produção de corantes cromados, produção têxtil, curtumes, cimento, fabricação de aço inox e solda, tratamento de madeira e outras indústrias. O cromo também pode ser liberado no ambiente a partir da queima de gás natural, petróleo ou carvão. Emissões provenientes dessas indústrias ou provenientes de aterros sanitários podem contaminar o ar local, e cromo no ar pode permanecer no solo ou no abastecimento de água. Também pode ocorrer contaminação da água por cromo que ocorre naturalmente, lixiviado a partir do solo e das rochas.

Os problemas de saúde mais comuns em trabalhadores expostos ao cromo envolvem o sistema respiratório e inclui irritação das vias respiratórias, rinite, asma, bronquite, ulceração da mucosa nasal, tosse, falta de ar e respiração ofegante. Os trabalhadores também desenvolveram alergias e sensibilização aos compostos do cromo, o que pode provocar dificuldades respiratórias e erupções cutâneas. Também pode ocorrer dermatite de contato irritante e alérgica e toxicidade renal e hepática. Irritação gastrintestinal, danos ao esperma e anemia têm sido encontrados em animais de laboratório. Normalmente, efeitos sobre a saúde ocorrem em um grau muito maior com Cr(VI) do que com Cr(III). Para os trabalhadores, a inalação de Cr(VI) é um agente carcinogênico humano estabelecido e tem sido associado a câncer de pulmão, nasal e dos seios da face.

A questão se Cr(VI) provoca câncer após ingestão de água potável tem sido altamente controversa. Alguns autores têm argumentado que a maioria do Cr(VI) ingerido é convertido para Cr(III), que é menos tóxico e menos facilmente absorvido no trato gastrintestinal e, por conseguinte, não é absorvido em doses suficientes para causar câncer. No entanto, estudos em animais e em seres humanos têm mostrado que ingestão de Cr(VI) resulta em maiores níveis de cromo no sangue e nos tecidos e aumento da meia-vida urinária em comparação com Cr(III). Além disso, estudos realizados em animais de laboratório pelo National Toxicology Program têm mostrado evidentes aumentos de adenomas ou carcinomas intestinais em ratos após ingestão de Cr(VI). Na província de Liaoning, na China, os resíduos de uma empresa de produção de ferrocromo contaminaram o abastecimento de água local com concentrações de Cr(VI) de até 5.000 µg/L começando em meados da década de 1960. As investigações nas áreas expostas durante 1970 a 1978 mostraram evidências de aumento da mortalidade para câncer de estômago e de pulmão. Em outro estudo, no município de Oinofita, na Grécia, as associações foram relatadas entre exposições a Cr(VI) na água (concentrações de até 44-156 µg/L) e aumento da mortalidade por câncer hepático. Os resultados de outros estudos epidemiológicos têm sido predominantemente negativos. No entanto, os estudos de Cr(VI) em água e câncer em seres humanos são difíceis, uma vez que Cr(VI) provoca descoloração da água e se torna desagradável para beber acima de determinada concentração. Como resultado, grandes populações expostas a concentrações de Cr(VI) altas o bastante para causar aumentos de câncer o suficiente para serem detectados em um estudo epidemiológico com poder estatístico considerável, são difíceis de identificar. Além disso, para a maioria das substâncias químicas que causam câncer, o período de latência entre o momento em que a exposição inicia e o momento em que o câncer é diagnosticado clinicamente costuma ser de várias décadas, dificultando a identificação do nexo. Na maioria dos casos, os registros de exposição anteriores não estão disponíveis.

A maior parte do Cr(VI) absorvido é convertido em Cr(III) e excretado na urina até um dia depois da ingestão. O cromo pode ser medido no sangue ou na urina, mas ambos representam apenas a exposição mais recente. Sem fontes óbvias de exposição, os níveis sanguíneos são, em geral, inferiores a 3,0 µg/100 mL e os níveis de urina são, em geral, inferiores a 10 µg/L. Para exposições crônicas de baixa dosagem, que normalmente ocorrem com ingestão de água potável, nenhum antídoto está disponível e o tratamento envolve, basicamente, remoção da exposição.

Nitrato e nitrito

Nitrato e nitrito são unidades químicas nitrogênio-oxigênio cujas estruturas são NO_3^- e NO_2^-, respectivamente. O nitrato é formado naturalmente quando o nitrogênio se combina com oxigênio e ozônio. O nitrato é o composto mais estável e é uma planta nutriente importante. Para a maioria das pessoas, a comida é a principal fonte de nitrato. Nitratos e nitritos são comumente encontrados em folhas e outros vegetais (alface, espinafre, couve-flor) e muitos outros alimentos. O nitrato pode ser convertido em nitrito por redução microbiana ou no corpo humano. O nitrito também é usado como conservante de carnes curadas.

Para algumas pessoas, a exposição à água potável pode ser uma fonte de nitrato importante. Os nitratos na água potável podem resultar de fontes naturais ou artificiais. O nitrogênio de fontes que incluem fertilizantes, resíduos de animais e de seres humanos, óxidos de nitrogênio de serviços públicos e automóveis, e algumas plantações podem ser transformados em nitrato por meio de vários processos. O maior uso industrial de nitratos é como fertilizante. A contaminação da água potável com nitrato pode ocorrer a partir de escoamento de fertilizantes agrícolas, vazamento de resíduos provenientes de fossas sépticas, descarte inadequado no esgoto, erosão de depósitos naturais, escoamento a partir de currais de engorda animal, resíduos industriais, resíduos de processamento de alimentos ou outras vias. Poços de água domésticos e particulares, especialmente os mais rasos, em zonas rurais agrícolas parecem ser especialmente vulneráveis. Em um relatório da União Europeia, os níveis de nitrato superiores aos recomendados pela OMS, de 50 mg/L, foram relatados em cerca de 30% de todas as massas de água subterrânea para as quais medições estavam disponíveis. Além de ser ingerido nos alimentos e na água, o nitrato também é formado endogenamente no corpo humano como parte do metabolismo normal.

Uma vez ingerido, o nitrato é reduzido a nitrito, que pode se ligar à hemoglobina nos eritrócitos para formar metemoglobina. A metemoglobina se liga ao oxigênio com mais força do que a hemoglobina e, portanto, é menos eficaz na liberação de oxigênio para os tecidos. Em lactentes, níveis elevados de metemoglobina (geralmente superior a 10%) podem causar cianose e dificuldade para respirar, a chamada "síndrome do bebê azul". Outros sintomas podem incluir taquipneia, vômito e diarreia. Análise do sangue do paciente revela uma coloração marrom-chocolate. Os lactentes que bebem água contendo altas concentrações de nitrato podem ficar gravemente doentes e, se não forem tratados, podem morrer. Acredita-se que lactentes sejam especialmente suscetíveis por uma variedade de motivos, incluindo seus mecanismos de reparação e desintoxicação menos desenvolvidos e eficazes; diferenças no pH e na microbiota intestinal que podem permitir uma conversão mais eficaz de nitrato para nitrito; uma presença maior da hemoglobina fetal que pode ser mais facilmente oxidada em metemoglobina; e maior consumo de água, com base referente ao peso corporal comparado aos adultos. Fatores de risco comuns para a síndrome do bebê azul incluem idade inferior a 3 meses, uso de mamadeira (no caso de lactentes), deficiência da glicose-6-fosfato desidrogenase (G6PD), infecções do trato gastrointestinal (que podem aumentar a conversão de nitrato em nitrito), uso de poço privado e níveis de nitrato na água superiores a 50 mg/L.

A maioria das normas regulamentadoras para nitrato na água potável é destinada a prevenção da síndrome do bebê azul, embora, cada vez mais, a atenção está sendo direcionada também para outros possíveis efeitos adversos à saúde, incluindo câncer e deficiência da tireoide. Agentes nitrosantes que surgem a partir do nitrito sob condições ácidas, como, por exemplo, aqueles encontrados no estômago, podem reagir com aminas e amidas secundárias e outros compostos nitrosáveis e formar compostos potencialmente carcinogênicos e N-nitrosos. Os cânceres mais frequentemente estudados incluem gástrico, esofágico, cerebral e do trato urinário, mas, até o momento, uma clara associação causal entre nitrato em água potável e câncer não foi estabelecida em seres humanos. Em sua mais recente revisão sobre o tema (2010), a International Agency for Research on Cancer concluiu que houve evidência inadequada em seres humanos ou animais para a carcinogenicidade de nitrato em alimentos ou água potável, evidências limitadas em seres humanos para carcinogenicidade de nitritos em alimentos (principalmente para câncer de estômago) e evidências suficientes em animais de experimentação para carcinogenicidade de nitrito em combinação com aminas e amidas.

Em estudos de laboratório, os nitratos têm demonstrado bloquear a absorção de iodeto na glândula tireoide. Como o iodeto é um componente-chave do hormônio tireoidiano, isso pode levar à diminuição da produção hormonal da tireoide e ao hipotireoidismo. Esse mecanismo tem levantado preocupações sobre os potenciais efeitos de beber água potável contendo nitrato sobre a função tireoidiana. Diversos estudos, principalmente de áreas agrícolas na Europa oriental, têm relatado associações entre as exposições a nitratos na água e diversos efeitos sobre a tireoide, incluindo aumento tireoidiano e bócio, e alterações nos níveis de hormônios da tireoide. No entanto, em muitos desses estudos não está claro se os pesquisadores desconheciam o estado de exposição ao nitrato ao avaliar o tamanho da tireoide dos indivíduos. Além disso, ingestão de iodo pode não ter sido adequadamente controlada em alguns estudos. O consumo inadequado ou excessivo de iodo também pode causar hipotireoidismo. Em alguns estudos, concentrações de nitratos em água de poço estavam bem acima das normas recomendadas (i.e., >50 mg/L de nitrato ou 10 mg/L medido como nitrogênio). Em um estudo experimental, indivíduos que receberam 15 mg de nitrato de sódio por quilograma de peso corporal (três vezes mais a ingestão diária aceita [ADI] pela OMS e pelas Comissões Europeias), por um período de 28 dias, não demonstraram alterações nos hormônios tireoidianos ou diminuições na captação de iodeto na tireoide. Em geral, pesquisas com seres humanos sobre o efeito inibidor de nitratos na tireoide, em níveis normalmente encontrados na água, são mistas e inconclusivas.

Cerca de 60 a 70% do nitrato ingerido é excretado na urina dentro de 24 horas, e os níveis de nitrato podem ser medidos no sangue ou na urina. Quando se avalia os níveis de nitrato no sangue ou na urina, é importante considerar que ele pode ser proveniente de várias fontes, incluindo alimentos, água e produção endógena. O tratamento para a síndrome do sangue do bebê, devido aos nitratos, pode incluir azul de metileno e tratamento de suporte. A maioria dos métodos de prevenção incluem: gestão adequada das práticas agrícolas e dos animais de fazenda, para evitar escoamento para os recursos hídricos das proximidades; colocação cuidadosa, gerenciamento e a manutenção de estações de esgoto; e testes das fontes de águas subterrâneas, especialmente no meio rural agrícola.

Fluoreto

Fluoreto (F^-) é um ânion monovalente derivado do elemento flúor. O fluoreto pode combinar-se com íons positivos, como cálcio ou sódio, para formar compostos estáveis, como fluoreto de cálcio ou fluoreto de sódio. Esses compostos podem ser naturalmente liberados no ambiente, na água e no ar. Os compostos de fluoretos também são produzidos por alguns processos industriais que utilizam o mineral apatita, uma mistura de compostos de fosfato de cálcio. Em seres humanos, o fluoreto é encontrado em tecidos calcificados, como ossos e dentes, pois tem uma grande afinidade com cálcio.

Muitas vezes, o fluoreto ocorre naturalmente nas fontes de água potável e em alguns alimentos e bebidas, incluindo aqueles feitos com água fluoretada dos municípios. As análises da U.S. Food and Drug Administration identificaram níveis elevados de fluoreto em alguns chás, frutos do mar, passas, vinho, suco de uva e outros alimentos. O fluoreto também é usado em alguns produtos dentários, como creme dental, e é frequentemente adicionado à água potável para ajudar a evitar cárie, e as evidências disponíveis sugerem que é eficaz.

Apesar da sua eficácia em reduzir cárie dental, tem havido grande preocupação de que o fluoreto adicionado à água, em programas de fluoretação, pode provocar câncer ou outros efeitos graves para a saúde. A primeira pesquisa a levantar essa preocupação foi uma análise ecológica das taxas de morte por câncer no período de 1940 a 1969, comparando 20 grandes cidades dos Estados Unidos com e sem fluoretação da água. Antes do início da fluoretação (1952-1956), as taxas de mortalidade por câncer foram aumentando em taxas similares em ambos os conjuntos de cidades. Esse aumento foi esperado, já que as populações foram envelhecendo e os relatos de câncer foram progredindo. No entanto, imediatamente após o início da fluoretação, as taxas de câncer pareceram chegar a um platô em cidades sem acréscimo de fluoreto à água, mas continuou subindo nas cidades com fluoretação. Depois de 1960, as taxas voltaram a crescer da mesma forma em ambos os conjuntos de cidades. Os autores dessa análise concluíram que as diferenças observadas foram relacionadas à fluoretação. No entanto, os principais fatores de risco de mortalidade, como o tabagismo, variáveis socioeconômicas, raça e idade não foram considerados ou foram rudimentarmente analisados. Além disso, a constatação de que as taxas de câncer diferiam quase imediatamente após o início da fluoretação é incomum, já que a maioria dos carcinogênicos químicos conhecidos leva muitos anos para aumentar as taxas de câncer. É importante destacar que múltiplas análises subsequentes, nos Estados Unidos e em outros países, não conseguiram confirmar esses achados. Um estudo de 1990, feito pelo U.S. National Toxicology Program relatou um pequeno aumento de osteossarcoma, adenomas da tireoide e carcinomas em machos de rato, embora não tenha sido observado nenhum aumento em fêmeas de rato ou em camundongos, e vários estudos de acompanhamento em animais não mostraram aumento de câncer. Mais recentemente, um estudo de caso-controle envolvendo 103 casos de osteossarcoma infantil relatou probabilidade de 4 no sexo masculino e nenhum no sexo feminino, com exposições elevadas a fluoreto, porém, muitos dos detalhes do projeto e a análise estatística desse estudo não foram fornecidos. Além disso, um estudo maior de acompanhamento não encontrou nenhuma associação. No geral, a maioria das grandes autoridades, incluindo o U.S. National Research Council, concluiu que, atualmente, não há evidências suficientes para concluir que fluoreto adicionado à água, para prevenir cáries dentárias, causa câncer.

O consumo excessivo de fluoreto pode aumentar as fraturas ósseas e causar dor e sensibilidade nos ossos, condição chamada fluorose esquelética. No entanto, fluorose esquelética grave é relativamente rara e, normalmente, só é de preocupação para aqueles que vivem em áreas com elevados níveis naturais de fluoreto na água ou aqueles com elevado consumo de fluoreto em suas dietas. Também tem havido alguma preocupação em relação à fluorose dental, uma descoloração (manchas brancas ou marrons) e corrosão do esmalte dos dentes devido ao fluoreto. Fluorose dental afeta principalmente crianças com menos de 8 anos de idade, quando os dentes estão crescendo. Cristais de apatita nos dentes em desenvolvimento podem ligar-se e integrar-se aos íons fluoreto na rede cristalina do dente, e falha na cristalização do esmalte dos dentes pode levar a sinais de fluorose. Dados recentes sugerem que alguns casos de fluorose dental podem ocorrer mesmo em níveis de consumo bastante comuns de fluoreto (p. ex., 0,05 mg/kg), embora a grande maioria dos casos seja leve e apenas uma preocupação estética menor. Recentemente, em uma tentativa de maximizar o benefício da fluoretação da água para prevenir fluorose dentária e, ao mesmo tempo, limitando seus riscos, o U.S. Department of Health and Human Services (HHS) propôs baixar seu limite máximo recomendado de fluoreto na água de 1,2 para 0,7 mg/L.

Subprodutos da desinfecção

Formas gasosas ou líquidas de cloro são frequentemente adicionadas à água potável como um agente de desinfecção. Na água, esses agentes reagem para formar ácido hipocloroso ou ácido hipobromoso (na presença de bromo), e são muito eficazes para matar bactérias, protozoários e vírus nocivos. Essa forma de uso de cloro revolucionou a purificação da água e reduziu a incidência de infecções e doenças transmitidas pela água em todo o mundo, e cloração e/ou filtragem da água potável tem sido chamada de uma das maiores conquistas da saúde pública no século XX. Outros agentes de desinfecção adicionados à água potável incluem cloraminas, dióxido de cloro e ozônio. Na presença de material orgânico, como plantas ou algas em decomposição, uma variedade de agentes potencialmente tóxicos pode ser formada quando se adiciona cloro à água. Desses, os mais comuns são os tri-halometanos (THM) e ácidos haloacéticos (HAAs), embora muitos outros compostos em quantidades menores também possam ser formados. Coletivamente, são conhecidos como subprodutos da desinfecção (DBPs) e outras centenas podem ocorrer em água clorada, embora, a maioria ocorra em níveis muito baixos. As formas mais comuns de tri-halometanos incluem clorofórmio (CHCl$_3$), bromodiclorometano (BDCM) (CHCl$_2$Br), dibromoclorometano (DBCM) (CHClBr$_2$) e bromofórmio (CHBr$_3$). As formas mais comuns de HAAs na água potável e daqueles cinco compostos regulamentados pela U.S. Environmental Protection Agency (US EPA) (EPA dos Estados Unidos), incluem ácido monocloroacético (MCA) (CH$_2$Cl-COOH), ácido dicloroacético (DCA) (CHCl$_2$COOH), ácido tricloroacético (TCA) (CCl$_3$COOH), ácido monobromoacético (MBA) (CH$_2$BrCOOH), e ácido dibromoacético (DBA) (CHBr$_2$COOH). Nos Estados Unidos, estima-se que 200 milhões de pessoas, ou mais, são abastecidas por sistemas de água que aplicam desinfetantes, como cloro. Além de ingestão, exposição significativa a DBPs de água também pode ocorrer a partir do banho de chuveiro ou banheira, como resultado da inalação ou absorção cutânea.

Os DBPs têm sido associados a uma variedade de efeitos sobre a saúde, incluindo anemia; toxicidade do fígado, rins e sistema nervoso central; efeitos reprodutivos e sobre o desenvolvimento; e câncer, embora os achados para alguns desses resultados não sejam consistentes em todos os estudos e muitos podem ser apenas observados em níveis de exposição muito mais elevados do que aqueles comumente encontrados na maioria das fontes de água potável. Baseado principalmente em evidências de estudos com animais mostrando aumentos de tumores nos rins, fígado ou outros, a International Agency for Research on Cancer (classificou clorofórmio, bromodiclorometano, ácido dibromoacético e ácido dicloroacético como possíveis carcinogênicos para os seres humanos (Grupo 2B). Mais recentemente, em 2011, uma análise de três grandes estudos de caso-controle, na Europa, relatou uma associação estatisticamente significativa entre níveis totais de THM superiores a 50 µg/L na água residencial e câncer de bexiga, mas apenas no sexo masculino. Uma série de outros estudos epidemiológicos humanos relataram associações entre vários DBPs na água e câncer de bexiga e do trato gastrintestinal, mas os resultados não são consistentes em todos os estudos e questões, como dificuldades em avaliar as exposições históricas, dificuldades em isolar os efeitos de um único agente ou alguns combinados quando vários agentes químicos estão presentes, e potenciais fatores de confusão torna difícil de interpretar alguns achados. A EPA dos Estados Unidos não regula THMs ou HAAs individuais, mas regula esses agentes como THMs totais e HAAs totais.

Radionuclídeos

Extração mineral radioativa utilizada durante as atividades militares da guerra fria e com finalidade de abastecer usinas nucleares levou à contaminação de águas pluviais e subterrâneas com radionuclídeos. Esses materiais radioativos incluem rádio, urânio e seus produtos de decomposição. Em algumas áreas, a água foi significativamente contaminada com trítio e emissores alfa, como resultado dessas atividades. Em determinas localidades, alguns acreditam que essas concentrações elevadas de radionuclídeos transportados pela água possam ser responsáveis por altas taxas de leucemia infantil.

A erosão de depósitos naturais também leva à contaminação de águas subterrâneas e fontes de água potável. Beber água contaminada por derivados naturalmente radioativos da decomposição de urânio e tório é responsável apenas por uma parcela muito pequena da dose anual total de radiação para a maioria dos seres humanos. Em algumas situações, o risco de leucemia e outros tipos de câncer pode estar elevado para aqueles que vivem acima ou bebem de fontes subterrâneas que contêm produtos de decomposição de radionuclídeos acima do normal, incluindo radônio. Tem sido feito um extenso estudo sobre o risco quantitativo de câncer associado ao radônio na água potável subterrânea. Em alguns estudos, o risco é considerado imenso. Atualmente, a EPA dos Estados Unidos tem normas regulamentares para a água potável para partículas alfa (15 pCi/L), partículas beta e emissores de fótons (4 *millirems* (mrem) por ano), rádio 226 e 228 (5 pCi/L combinado) e urânio (30 µg/L), todos baseados em possíveis aumentos dos riscos de câncer.

Substâncias químicas agrícolas

No mundo, a agricultura é responsável por 70% de todo o consumo de água, em comparação com 20% para a indústria e 10% para uso doméstico. Nas nações industrializadas, no entanto, outros usos, como resfriamento de centrais elétricas, são grandes consumidores. A agricultura é o setor da indústria com o acesso mais direto aos recursos de águas pluviais e subterrâneas. O uso de pesticidas para controlar ervas daninhas, insetos e outras pragas resultou no aumento da produção de alimentos e redução de doenças transmitidas por insetos, mas como a agricultura é universal e quimicamente intensiva, e as substâncias químicas geralmente são aplicadas em solução, suspensão ou concentrados pós úmidos, os químicos agrícolas podem produzir graves problemas de poluição da água. Nos últimos 50 anos, o desenvolvimento da agricultura quimicamente intensiva em cada país levou à contaminação dos abastecimentos de água com muitas substâncias evanescentes e persistentes.

Na década de 1960, a poluição da água por fungicidas organomercuriais para revestir sementes, utilizados no subcontinente indiano, levou à contaminação do atum em alto-mar, com níveis de mercúrio que eram inaceitáveis para países ocidentais. A fonte desse mercúrio orgânico foi o uso de fungicidas aplicados nas sementes de arroz. Como o uso de organomercuriais gerou aumento dramático na produção de arroz por hectare, era inevitável que os países do subcontinente indiano, que dependem do arroz para evitar a fome, continuassem a usar os mercuriais. Só recentemente, o escoamento dos rios da Ásia teve níveis reduzidos de mercúrio. Contaminação por mercúrio orgânico a partir de fungicidas para revestir sementes, fungicidas para polpa de celulose e biocidas para resfriamento de torres têm sido uma das principais causas da poluição da água no Japão, no Oceano Índico e na Escandinávia. Fungicidas contendo mercúrio são proibidos nos Estados Unidos e em alguns outros países.

Talvez de importância ainda maior atualmente seja a contaminação generalizada, com herbicidas químicos, da água potável e das fontes de águas subterrâneas de poços e rios em toda a

Europa, Ásia e América do Norte. Em uma análise em escala nacional feita pela Pesquisa Geológica dos Estados Unidos (USGS), de 1992 a 2001, pelo menos um pesticida foi encontrado em cada fluxo testado e na maioria de todas as fontes de água subterrânea testadas, incluindo um terço de todos os poços profundos. Em um relatório mais recente da USGS, pesticidas comuns, detectados nos fluxos em áreas agrícolas, incluíram clorpirifós, azinfosmetil, atrazina, *p,p*'-DDE e alaclor. Em córregos urbanos, os pesticidas comuns foram simazina, prometon, metolacloro, diazinon, carbaril e fipronil. O uso de pesticidas e a contaminação da água varia por região, e mapas regionais do uso estimado de centenas de diferentes pesticidas nos Estados Unidos estão disponíveis pela USGS em http://water.usgs.gov/nawqa/pnsp/usage/maps/compound_listing.php.

A atrazina, um herbicida triazina usado para controle de ervas daninhas, aparece em praticamente todos os poços em todas as áreas dos Estados Unidos, em que tem sido usada. Em muitas partes do mundo, a contaminação das águas subterrâneas por dibromocloropropano (DBCP) ocorreu como resultado da injeção direta desse composto carcinogênico no solo para o controle de nematódeos em bananas, abacaxis e beterrabas. Dibromocloropropano provoca esterilidade masculina em trabalhadores agrícolas e industriais que o produzem ou aplicam. A contaminação generalizada de águas subterrâneas com essa toxina reprodutiva tem sido relatada na Costa Rica, Honduras, Filipinas, Costa do Marfim e Califórnia.

Algumas pesquisas em seres humanos têm associado a exposição a pesticidas com uma variedade de efeitos sobre a saúde, incluindo câncer e impactos adversos sobre o neurodesenvolvimento infantil, mas a maior parte dessa pesquisa foi feita em aplicadores de pesticidas ou em outros trabalhadores rurais e suas famílias, em que exposições globais provavelmente são maiores do que aquelas normalmente encontradas na água potável. Até hoje, não foram estabelecidas claras associações entre efeitos sobre a saúde e níveis mais baixos comumente relatados de pesticidas na água, embora poucos estudos amplos e abrangentes tenham sido feitos. Dada essa incógnita, e a toxicidade documentada de muitos desses agentes com exposições mais elevadas, continua sendo prudente limitar, tanto quanto possível, a contaminação dos recursos hídricos por esses agentes. Uso de peróxido e o tratamento com luz ultravioleta das águas residuais degradam significativamente os resíduos de pesticidas. Em domicílio, dispositivos como filtros de carvão e de osmose reversa, também podem ser usados para remover ou minimizar alguns pesticidas na água potável.

Outros agentes tóxicos na água

Uma variedade de outros agentes pode ser encontrada em fontes de água. Cobre na água potável pode resultar de lixiviação de canos de cobre. O cobre é um nutriente necessário e suas deficiências podem levar a anormalidades hematológicas (anemia, neutropenia e leucopenia), osteoporose e mieloneuropatia. No entanto, com exposições altas, o cobre na água tem sido comumente associado com sintomas de desconforto gastrintestinal, incluindo náuseas, vômito e dor abdominal, especialmente em crianças pequenas. Nefropatias induzidas por cádmio, e *itai-itai* ("dói-dói"), uma doença sistêmica induzida por cádmio, ocorreu no Japão como resultado da contaminação de águas estuarinas que forneciam a maioria dos peixes na dieta de uma grande população. Na Croácia, Sérvia, Bósnia, e em algumas aldeias rurais na Romênia, nefropatia endêmica dos Bálcãs é uma doença renal crônica associada com carcinomas do trato urinário superior, que, no passado, acreditou-se ser resultado de certos contaminantes da água. No entanto, estudos recentes indicam que é uma intoxicação alimentar crônica por ácido aristolóquico, uma substância química comumente encontrada em chás de ervas chinesas.

Indústrias específicas têm sido associadas com a contaminação de água local. Por exemplo, algumas operações de mineração foram associadas com drenagem ácida de minas. Além disso, altas concentrações de chumbo, zinco, níquel, vanádio, manganês, mercúrio e ferro foram encontradas em águas pluviais e subterrâneas adjacentes e um córrego a partir das minas, instalações de extração mineral ou pilhas de resíduos de mineração. Na indústria de papel e celulose, a eliminação de 2,3,7,8-tetraclorodibenzo-*p*-dioxina (2,3,7,8-TCDD) e seus congêneres, a partir de centrais de clareamento de celulose à base de cloro, contaminou córregos e rios próximos nos Estados Unidos. Esses compostos orgânicos altamente persistentes são transferidos para o lodo, sedimentos e biota. A partir do lodo, as substâncias tóxicas são transferidas para peixes no ecossistema dos córregos. Esses poluentes podem, então, ser concentrados dentro dos peixes antes que os seres humanos ou animais consumam as substâncias químicas. Quando desportistas ou pescadores de subsistência consomem peixes contaminados, podem concentrar ainda mais essas toxinas.

O vazamento de produtos de gasolina, a partir de instalações de armazenamento subterrâneo, introduz continuamente quantidades significativas de hidrocarbonetos tóxicos e carcinogênicos como benzeno, tolueno, xileno e MTBE (éter metil *tert*-butílico) em abastecimentos de águas subterrâneas que podem ser usados para beber. Esses hidrocarbonetos voláteis também são liberados no ar das casas de pessoas que vivem acima de plumas de águas subterrâneas contaminadas. Plumas contaminantes podem ser a causa de doenças, como comprometimento imunológico, déficits neurológicos e cognitivos, defeitos congênitos e câncer característicos da exposição a essas substâncias em níveis elevados.

As indústrias de alta tecnologia, como fábricas de semicondutores, utilizam grandes quantidades de compostos orgânicos halogenados, como tricloroetileno (TCE), tricloroetano, percloroetileno e tetracloreto de carbono. Outras substâncias químicas usadas incluem compostos orgânicos e metais complexos e metaloides como arsênio, selênio, berílio, cádmio e chumbo. Esses materiais podem entrar nos sistemas de descarga de águas residuais das instalações ou nos abastecimentos de águas subterrâneas locais por planejamento ou por engano (p. ex., vazamento de instalações de armazenamento subterrâneo). Problemas de contaminação das águas subterrâneas, em especial contaminação por 1,1,1-tricloroetano, TCE e outros compostos orgânicos voláteis, ocorreu no Vale do Silício, na Califórnia. Baseadas principalmente em estudos realizados em trabalhadores altamente expostos, várias metanálises recentes têm ligado TCE com câncer dos rins e outros órgãos.

Uma grande quantidade de água é usada nos Estados Unidos e em outros lugares para resfriar centrais movidas a carvão e outros combustíveis fósseis. Essas instalações tratam essa água com certas substâncias químicas para ajudar a evitar a corrosão das torres de resfriamento e para interromper o crescimento de bactérias na água de resfriamento. Durante muitos anos, os principais materiais utilizados para evitar a corrosão das torres de resfriamento foram compostos Cr(VI). Mercuriais orgânicos foram usados como biocidas em torres de resfriamento. Esses materiais não são mais utilizados para tal finalidade nos Estados Unidos, mas continuam sendo usados em outras partes do mundo. Essas substâncias altamente tóxicas podem ser eliminadas diretamente nos sistemas de água. Na melhor das hipóteses, são represadas e evaporadas. A partir de lagos represados podem alcançar águas subterrâneas após lixiviação subsequente, causada pela chuva e escoamento superficial. Na Califórnia, o fornecimento de água subterrânea de pelo menos uma comunidade foi severamente contaminado pela prática de descarte de resíduos de resfriamento contendo Cr(VI), a partir de uma central de compressão de gás natural para lagos, sem revestimento, de águas residuais nas proximidades.

O mercúrio é um elemento que ocorre naturalmente, mas os processos industriais, como a geração de energia a carvão, incineração de resíduos e fundição, também podem liberar mercúrio no ar, e pode, por fim, depositar-se em lagos, rios e oceanos. Uma vez na água, as bactérias na areia ou na lama podem convertê-lo em metilmercúrio. Os peixes absorvem esse metilmercúrio quando comem organismos menores. Como ele é excretado muito lentamente, pode se acumular ao longo do tempo, e sofrer bioacumulação quando peixes maiores e mais velhos comem peixes menores e outros organismos. Uma consequência é que os níveis de metilmercúrio geralmente são mais elevados nos peixes no topo da cadeia alimentar. A eliminação do mercúrio das hidrovias contaminadas pode levar muitos anos. Por exemplo, estudos de trutas e percas na Escandinávia mostram que a diminuição na concentração de mercúrio nos tecidos, desde a proibição de 1970 do uso de fenil mercúrio na produção de celulose e papel, tem sido muito lenta. Embora um hábitat de rio esteja envolvido nesses estudos, são necessários 15 anos para que os níveis de mercúrio na truta indo rio abaixo em águas poluídas por mercúrio a partir de uma fábrica de pasta de celulose caiam para um nível igual ao da truta de águas rio acima da fábrica. O metilmercúrio parece ser especialmente tóxico para o desenvolvimento do sistema neurológico e estudos em populações com grande consumo de frutos do mar, nas Ilhas Seychelles, Ilhas Faroé e em outros lugares, identificaram associações entre o consumo de mercúrio em mães e o desenvolvimento cognitivo adverso nos filhos, incluindo diminuição da capacidade de aprendizagem, habilidades de linguagem, atenção e memória. Com base nesses estudos, muitas agências estaduais e locais fornecem informações sobre os níveis de mercúrio em peixes da região e produzem alertas em relação ao número máximo de refeições contendo peixes que devem ser consumidas por semana, especialmente por mulheres grávidas, e esses alertas locais podem, muitas vezes, ser encontrados *online* nos *sites* da EPA dos Estados Unidos ou de vários órgãos estaduais.

O bisfenol A (BPA) é um composto sintético a base de carbono usado para fazer plásticos de policarbonato utilizados em embalagens de alimentos e garrafas de água. Em uma grande pesquisa nacional, realizada de 2003 a 2004 nos Estados Unidos, foi detectado BPA na urina de 93% de todos os indivíduos testados. O BPA tem levantado preocupações porque parece imitar os efeitos do estrogênio, e alguns estudos com animais identificaram ligações entre a exposição ao BPA e uma variedade de efeitos relacionados com alterações neurais e de comportamento, lesões potencialmente pré-cancerosas na próstata e glândulas mamárias, desenvolvimento alterado da próstata e do trato urinário, e início precoce da puberdade no sexo feminino. O BPA continua a ser usado, mas, por causa dessas preocupações, alguns países já proibiram seu uso em produtos específicos, como mamadeiras.

Extração de gás natural

Depósitos muito grandes de xisto contendo petróleo e gás natural estão enterrados no subsolo de várias partes dos Estados Unidos e outros países. Antigamente, era difícil e muito caro ter acesso a esses depósitos. No entanto, recentes avanços na perfuração horizontal e a fratura hidráulica (ou "fraturação") tornaram mais viável extrair gás natural e petróleo a partir dessas fontes. O processo envolve, inicialmente, a perfuração para baixo, geralmente de 1,5 a 3 quilômetros de profundidade. Uma vez que o depósito é alcançado, o poço é, então, perfurado horizontalmente por vários milhares de metros. Um invólucro de cimento e aço é inserido para evitar vazamentos. Fluido contendo água, areia e várias substâncias químicas é bombeado para o poço sob uma pressão extremamente elevada, e esse líquido de alta pressão fratura a rocha circundante. Essa fratura libera gás e petróleo que são bombeados de volta pelo poço juntamente com o fluido utilizado para fraturar a rocha (do inglês, *flowback*). O volume do fluido bombeado para cada poço é de 2 a 7 milhões de galões. Parte desse líquido é reciclado e parte é bombeada para poços de descarte ou outros depósitos de resíduos. Esse processo provocou um grande aumento na produção de gás natural nos Estados Unidos. Em 2010, o gás de xisto contribuiu com 23% da produção nacional de gás natural, em comparação com apenas 2% em 2000.

Infelizmente, esse processo também levou a várias preocupações ambientais, incluindo o uso tremendamente elevado de água, a produção de grandes quantidades de águas residuais contendo uma variedade de materiais potencialmente tóxicos e a possível contaminação da água subterrânea local usada para consumo pelos moradores que vivem perto dos poços. Um grande número de produtos químicos é adicionado aos fluidos de fraturação de modo a ajudar a iniciar as fissuras na rocha, manter as fraturas abertas, prevenir a corrosão dos canos, diminuir o atrito de bombeamento e como agentes gelificantes, bactericidas, biocidas, estabilizantes de barro, inibidores de escamas e surfactantes. As substâncias químicas encontradas em águas de fraturação ou residuais incluem ácido hidroclorídrico, etilenoglicol, xileno, metanol, metais, bem como vários agentes carcinogênicos conhecidos como formaldeído e benzeno. Mais de 600 substâncias químicas diferentes foram identificadas como utilizadas em fluidos de fraturação. No entanto, as substâncias químicas utilizadas em qualquer poço particular são consideradas, por algumas empresas, informações confidenciais e não são divulgadas. Tem havido preocupações sobre a contaminação da água subterrânea local a partir de sais, substâncias químicas e materiais radioativos naturalmente presentes no *flowback*, que costuma ser temporariamente bombeado para lagoas de águas residuais e, em seguida, transferido para fora, onde é reintroduzido no solo ou transferido para instalações de tratamento de águas residuais para tratamento e descarte. A maioria dos *flowbacks*, que não são eliminados em poços de introdução, são tratados em instalações centralizadas de tratamento de resíduos (CWT), que são projetadas para tratar águas residuais industriais, e que podem ser, então, eliminadas em esgotos ou águas pluviais.

Atualmente, não existe regulamentação federal exigindo que as empresas de gás natural divulguem informações sobre as substâncias químicas utilizadas em fluidos de fratura hidráulica. Fratura hidráulica e relato das substâncias químicas utilizadas na fraturação de fluidos estão isentos do US Emergency Planning and *Community Right-to-Know Act* (EPCRA). A seção 313 da EPCRA criou o Toxic Release Inventory (TRI), que exige que as empresas que fabricam e/ou usam substâncias químicas tóxicas comuniquem sobre os químicos, incluindo as identidades e as quantidades que são armazenadas, libertadas, transferidas ou utilizadas de alguma forma. Em 2005, o Congresso aprovou a Energy Policy Act isentando fraturação da regulamentação sob a *Safe Drinking Water Act* (SDWA) de 1974. Alguns estados estão tentando regulamentar a indústria de fraturação, mas, até o momento, a eficácia desses esforços não está clara.

CONSIDERAÇÕES REGULAMENTARES

Vários países têm estabelecido normas regulamentares para a manutenção da qualidade e segurança da água potável. Muitas delas são semelhantes (ou baseadas) às diretrizes recomendadas para qualidade da água desenvolvidas pela OMS. A edição mais recente (quarta) das diretrizes da OMS foi lançada em 2011 e está disponível no site da OMS. Essas diretrizes incluem uma variedade de recomendações para operações, gestão, vigilância e tratamento de sistemas de água, e também inclui informações químicas descrevendo a ocorrência, efeitos sobre a saúde e valores de referência para um grande número de contaminantes da água potável, incluindo agentes microbianos, substâncias químicas orgânicas e inorgânicas, pesticidas e radionuclídeos.

Nos Estados Unidos, as normas regulamentares para a qualidade da água potável são guiadas, principalmente, pela SDWA de 1974. A SDWA foi originalmente aprovada pelo Congresso em 1974 e com suas várias alterações ao longo dos anos foi projetada como uma série de regulamentos destinados a proteger as fontes de água potável e garantir abastecimentos públicos seguros e de alta qualidade. Essa lei é diferente da *Clean Water Act* de 1972, que visa principalmente a redução das eliminações de poluentes nas águas pluviais (em vez de se concentrar especificamente na qualidade da água utilizada para beber). A SDWA foi originalmente aprovada depois de grandes problemas com a qualidade da água, e tornaram-se aparentes os riscos para a saúde a partir de instalações inadequadas e em mal funcionamento e a gestão de algumas fontes públicas de água potável. A lei original deu a EPA dos Estados Unidos a autoridade para estabelecer padrões mínimos de água potável para contaminantes presentes nos sistemas públicos e exigir que os proprietários ou operadores desses sistemas cumpram com essas normas. Atualmente, existem mais de 170 mil sistemas públicos de água nos Estados Unidos. As principais alterações da SDWA incluíram as 1.986 emendas que exigiram que a EPA dos Estados Unidos promulgasse normas regulamentares para contaminantes adicionais, além dos 22 agentes para os quais as normas foram previamente estabelecidas, definindo novas regras para desinfecção e filtragem da água de abastecimento público e proibindo o uso de canos de chumbo e solda de chumbo em novos sistemas de água potável. A alteração de 1996 estabeleceu novas normas que exigem análises de custo-benefício quando novas regulamentações são passadas, novos regulamentos sobre contaminantes microbianos e subprodutos da desinfecção, certificação de operadores, financiamento de infraestrutura ou gestão de melhorias e requisitos para relatórios de confiança do consumidor (CCRs). Os CCRs são relatórios anuais elaborados pelos fornecedores de água destinados a informar os consumidores sobre a qualidade da água que fornecem e os níveis de várias substâncias químicas e outros agentes medidos na água do fornecedor. Essas informações podem ser obtidas entrando em contato com os fornecedores de água locais e muitas estão disponíveis *online*, pela EPA dos Estados Unidos, em http://water.epa.gov/drink/local/index.cfm.

Nos Estados Unidos, as normas jurídicas primárias para contaminantes da água potável são os Níveis Máximos de Contaminantes (MCL, *maximum contaminant levels*). Eles são definidos pela EPA dos Estados Unidos sob a autoridade da SDWA e são a concentração máxima de um químico ou outro agente que é legalmente permitido na água fornecida por um sistema da rede pública. Conforme mencionado, esses regulamentos se aplicam apenas às fontes públicas de água potável, não às privadas. Atualmente, a EPA dos Estados Unidos tem aproximadamente 88 MCL, incluindo microrganismos, como *cryptosporidium*, *giardia lamblia* e coliformes totais; substâncias químicas usadas para desinfetar a água potável, como cloro ou cloraminas; subprodutos de desinfecção, como bromato, ácidos haloacéticos e tri-halometanos; substâncias químicas inorgânicas, como arsênio, cromo total, fluoreto, chumbo, mercúrio, nitrato e selênio; substâncias químicas orgânicas, como benzeno, dioxina, bifenilas policloradas (PCBs) e vários pesticidas; e radionuclídeos. Em geral, os contaminantes são selecionados para serem considerados para a regulação com base em seus potenciais riscos à saúde e na medida em que eles são encontrados em águas de abastecimento público. Os estados podem estabelecer seus próprios padrões de água potável, mas são obrigados a ser, pelo menos, tão rigorosos quanto as normas nacionais.

Ao criar um MCL, os reguladores comumente começam por estabelecer uma Meta Máxima de Nível de Contaminantes (MCLG). Essa é uma concentração não obrigatória de um contaminante na água potável, para o qual se desconhece que possa ocorrer qualquer efeito adverso conhecido ou esperado sobre a saúde humana ao longo de uma vida de consumo e que permite uma margem de segurança adequada. A MCLG é estabelecida após uma revisão completa dos dados em estudos em animais, em seres humanos, e de pesquisas relevantes sobre a exposição, absorção, distribuição, metabolismo e toxicidade do agente. Para não carcinogênicos, os dados relevantes dessa avaliação são usados para identificar um nível de efeito adverso não observado (NOAEL), nível mais baixo de efeito adverso observado (LOAEL) ou uma dose de referência, e uma MCGL é estimada após a aplicação de fatores de incerteza adequados (anteriormente chamados de "fatores de segurança"), se necessário. Para agentes carcinogênicos, acredita-se que não existe um nível totalmente seguro ("sem limiar"). Ou seja, mesmo com níveis muito baixos de exposição a uma substância carcinogênica acredita-se que há sempre algum risco associado, embora esse risco possa ser bastante baixo em exposições pequenas. Para esses agentes, um nível aceitável de risco é estabelecido, geralmente de 1:10000 ou 1:1000000 de excesso de risco de câncer, e os dados de dose-resposta dos estudos ou série de estudos mais relevantes são utilizados para estimar a concentração do carcinogênico que provavelmente está associada a esse risco aceitável. Devido às limitações de poder estatístico e outras questões, a maioria dos estudos de investigação envolve níveis de exposição muito elevados e os riscos de câncer associados são muito maiores do que esses níveis de risco aceitáveis. Como tal, o processo de estimar as concentrações químicas associadas aos níveis aceitáveis de risco envolve, tipicamente, extrapolação substancial a partir dos dados de dosagem mais elevada, que estão disponíveis. Esse processo pode ser altamente controverso, uma vez que é desconhecido se a extrapolação deve ser linear, sublinear (p. ex., um efeito limítrofe) ou alguma outra forma, e essa forma e o método de extrapolação podem ter impactos marcantes sobre o quão alta ou baixa será a MCLG estimada.

Nos Estados Unidos, a EPA é solicitada a realizar uma análise de custo-benefício antes que qualquer MCL novo seja propagado. Isso pode incluir uma avaliação do número de pessoas suscetíveis à exposição, os efeitos sobre a saúde provavelmente associados a essas exposições, o número de pessoas suscetíveis de desenvolver esses efeitos, as tecnologias disponíveis para monitoramento e remoção ou redução do contaminante e os custos financeiros e outros para os fornecedores de água e pagadores de taxas de implementação da norma proposta (p. ex., os custos de novas tecnologias ou instalações de tratamento e manutenção anual). A avaliação dos riscos, para a saúde para muitas substâncias químicas avaliadas pela EPA dos Estados Unidos, pode ser encontrada no Sistema Integrado de Informação de Riscos (IRIS), acessível *online*. No geral, o objetivo desse processo é estabelecer uma MCL obrigatória, próxima da MCLG não obrigatória, como tecnicamente viável, mas por razões financeiras e tecnológicas, as MCL para muitas substâncias químicas estão acima de suas respectivas MCLG.

REFERÊNCIAS

Agency for Toxic Substances and Disease Registry (ATSDR): Case Studies in Environmental Medicine, 2008. Chromium Toxicity. What Are the Physiologic Effects of Chromium Exposure? http://www.atsdr.cdc.gov/csem/csem.asp?csem=10&po=10.

Agency for Toxic Substances and Disease Registry (ATSDR): Case Studies in Environmental Medicine. Nitrate/Nitrite Toxicity, 2007. http://www.atsdr.cdc.gov/csem/csem.asp?csem=9&po=0.

Alavanja MC: Increased cancer burden among pesticide applicators and others due to pesticide exposure. CA Cancer J Clin 2013;63:120 [PMID: 23322675].

Hanjra MA: Wastewater irrigation and environmental health: implications for water governance and public policy. Int J Hyg Environ Health 2012;215:255 [PMID: 22093903].

Korfmacher KS: Public health and high volume hydraulic fracturing. New Solut 2013;23:13 [PMID: 23552646].

Meeker JD: Exposure to environmental endocrine disruptors and child development. Arch Pediatr Adolesc Med 2012;166:952 [PMID: 23367522].

Monarca S: Review of epidemiological studies on drinking water hardness and cardiovascular diseases. Eur J Cardiovasc Prev Rehabil 2006;13:495 [PMID: 16874137].

Moore MN: Marine Board-ESF Working Group on Oceans and Human Health. Oceans and Human Health (OHH): a European perspective from the Marine Board of the European Science Foundation (Marine Board-ESF). Microb Ecol 2013;65:889 [PMID: 23503989].

National Research Council: Fluoride in Drinking Water: A Scientific Review of EPA's Standards Committee on Fluoride in Drinking Water, 2006. http://www.nap.edu/catalog/11571.html.

Naujokas MF: The broad scope of health effects from chronic arsenic exposure: update on a worldwide public health problem. Environ Health Perspect 2013;121:295 [PMID: 23458756].

Richardson SD: Occurrence, genotoxicity, and carcinogenicity of regulated and emerging disinfection by-products in drinking water: a review and roadmap for research. Mutat Res 2007;636:178 [PMID: 17980649].

United States Environmental Protection Agency: Fish Consumption Advisories. http://www.epa.gov/hg/advisories.htm.

United States Environmental Protection Agency: Integrated Risk Information System. http://www.epa.gov/IRIS/.

Warren JJ: Considerations on optimal fluoride intake using dental fluorosis and dental caries outcomes–a longitudinal study. J Public Health Dent 2009;69:111 [PMID: 19054310].

World Health Organization. Guidelines for Drinking-Water Quality. 4th ed. Water Sanitation Health, 2011. http://www.who.int/water_sanitation_health/publications/2011/dwq_guidelines/en/index.html.

■ QUESTÕES PARA AUTOAVALIAÇÃO

Selecione uma resposta correta para cada questão.

Questão 1: Demanda bioquímica de oxigênio (BOD)
   a. é a medida do crescimento de algas na água.
   b. significa exigência bioquímica de oxigênio durante 5 dias a 20°C.
   c. prevê o consumo de oxigênio por microrganismos.
   d. implica na contaminação irreversível da água.

Questão 2: Demanda química de oxigênio (COD)
   a. é superior à BOD na avaliação da qualidade da água.
   b. determina a quantidade de material oxidável na água.
   c. varia de acordo com a composição da água, não sua temperatura.
   d. difere do carbono orgânico total (TOC)

Questão 3: Fluidos de fratura hidráulica (fraturação)
   a. situam-se entre 2 e 7 milhões de galões de água por poço.
   b. são misturados com areia, mas isolados a partir de substâncias químicas.
   c. estão diminuindo em quantidade com a melhoria das normas.
   d. não têm impactos ambientais e de saúde comprovados.

Questão 4: Safe Drinking Water Act (SDWA)
   a. concentra-se na restrição de eliminações de poluentes nas águas pluviais.
   b. estabelece normas reguladoras que se aplicam aos poços domésticos privados.
   c. permite que a EPA dos Estados Unidos estabeleça regulamentações para substâncias químicas na água potável.
   d. torna opcional para as empresas de água publicarem os relatórios de confiança do consumidor.

Questão 5: A Meta Máxima de Nível de Contaminantes (MCLG)
   a. é definida em uma concentração que se espera que cause efeitos adversos para a saúde ao longo da vida de consumo de água.
   b. tem uma margem de segurança substancial.
   c. é um padrão obrigatório.
   d. tem uma penalidade financeira avaliada por violação da concentração da MCLG.

Questão 6: Subprodutos da desinfecção incluem
   a. arsênio, fluoreto, cálcio e magnésio.
   b. tri-halometanos e ácidos haloacéticos.
   c. microrganismos, como bactérias, protozoários e vírus.
   d. apenas agentes que claramente não causam câncer.

Sensibilidade química múltipla

49

Robert J. Harrison, MD, MPH

Os médicos têm sido desafiados por indivíduos com várias queixas referentes a baixos níveis de exposição ocupacional ou ambiental. Pacientes relatam sintomas respiratórios, do sistema nervoso central (SNC), musculoesqueléticos, gastrintestinais e sistêmicos após exposição a irritantes ambientais comuns, como perfumes, fumaça de cigarro, mobília de casa ou escritório, produtos de limpeza doméstica e uma série de outros produtos petroquímicos. Predominam os sintomas de vias respiratórias superiores (p. ex., congestão, ressecamento ou ardência nasal), do SNC (p. ex., problemas de concentração, dificuldades de memória, insônia, sonolência, irritabilidade e depressão) e vegetativos (p. ex., fadiga, cefaleia, artralgias e mialgias). Os sintomas ocorrem com exposições bem abaixo dos limites permitidos pelas agências de regulamentação estaduais ou federais, causando efeitos agudos adversos nos seres humanos e resultando em incapacidade significativa, perda de tempo de trabalho, perda do emprego ou repercussões sociais e familiares. Os indivíduos podem relatar o início dos sintomas após exposições ambientais ou ocupacionais, agudas ou crônicas, de baixo nível, com sintomas persistentes que são desencadeados por subsequentes contaminantes ambientais. Muitas vezes, os pacientes procuram ajuda de vários profissionais de saúde, que sugerem etiologia ou tratamento psiquiátrico, realizam baterias de exames imunológicos ou toxicológicos, ou iniciam uma variedade de tratamentos empíricos. As indenizações ou alegações de incapacidade, por parte dos trabalhadores, costumam ser contestadas e, os empregadores podem ter dificuldade em aceitar as solicitações, do médico ou do paciente, de mudança de ambiente de trabalho. Como resultado, frustração, raiva, hostilidade e desconfiança podem confrontar o médico quando o comprometimento significativo persiste apesar de longas e dispendiosas investigações.

Algumas controvérsias ainda envolvem a etiologia, definição de caso, diagnóstico e tratamento de indivíduos com *sensibilidade química múltipla* (MCS, *multiple-chemical sensitivity*). A especialidade de ecologia clínica, que emergiu na década de 1960, adotou as teorias da causalidade que diferem das tradicionais de alergia, imunologia e toxicologia, estabelecendo, assim, a base para disputas médicas e legais em relação a formas legítimas ou aceitáveis de tratamento ou de reembolso do seguro de acidentes de trabalho e benefícios por incapacidade. Como resultado, alguns médicos acreditam que teorias etiológicas, diagnóstico e tratamento clínico de MCS são inconsistentes com a ciência médica. Em anos mais recentes, no entanto, foram feitos progressos importantes na elucidação e definição da natureza dessa condição. Os esforços combinados de várias disciplinas, incluindo toxicologia, psicologia e fisiologia, sugeriram uma explicação multifatorial para esta condição. Para orientar a avaliação clínica dos indivíduos com esse transtorno ou para responder aos pedidos de investigação epidemiológica, os profissionais de saúde devem estar cientes das atuais polêmicas, incluindo lacunas de conhecimento e necessidade de mais pesquisas.

EPIDEMIOLOGIA E DEFINIÇÕES DE CASOS

O termo "sensibilidade química múltipla" foi definido em 1987 como um distúrbio adquirido, caracterizado por sintomas recorrentes atribuídos a vários órgãos e sistemas, ocorrendo em resposta à exposição demonstrável a muitos compostos quimicamente não relacionados, em doses muito inferiores àquelas estabelecidas para causar efeitos nocivos na população geral. Estes sete critérios devem ser atendidos:

1. A condição é adquirida em relação a alguma(s) exposição(ões), lesão(ões) ou doença(s) ambiental(is) documentável(is).
2. Os sintomas envolvem mais de um órgão ou sistema.
3. Os sintomas recorrem e diminuem em resposta a estímulos previsíveis.
4. Os sintomas são desencadeados pela exposição a diversas classes de substâncias químicas e formas de ação.
5. Os sintomas são desencadeados por exposições demonstráveis (mesmo que em níveis baixos).
6. As exposições que provocam os sintomas devem ser muito baixas, o que significa que os desvios-padrão abaixo de "média" de exposição são conhecidos por causar efeitos adversos em seres humanos.

7. Não há um teste de funções orgânicas, único e amplo, disponível para explicar os sintomas.

As definições anteriores para esse transtorno incluem *hipersensibilidade ambiental* e *doença ambiental*. *Hipersensibilidade ambiental* foi definida como um distúrbio multissistêmico crônico (i.e., continuado por mais de três meses), geralmente envolvendo sintomas do SNC e, pelo menos, um outro sistema. Frequentemente, as pessoas afetadas são intolerantes a alguns alimentos e reagem mal a alguns produtos químicos e agentes ambientais, isoladamente ou em combinação, em níveis geralmente tolerados pela maioria. As pessoas afetadas têm diferentes graus de morbidade, de um leve desconforto até invalidez total. Ao exame físico, o paciente geralmente está livre de quaisquer achados anormais objetivos. A melhora está associada com evitar os agentes suspeitos, e os sintomas recorrem com reexposição. O termo "doença ambiental" (EI, "*environmental illness*") tem sido descrito como uma doença adquirida caracterizada por uma série de sintomas causados e/ou agravados pela exposição a agentes ambientais. Os sintomas envolvem vários órgãos e sistemas neurológico, endócrino, geniturinário e imunológico.

Um painel da Organização Mundial de Saúde (OMS) recomendou que os termos MCS e EI sejam substituídos por *intolerância idiopática ambiental* (IEI, "*idiopathic environmental intolerance*"), argumentando que o uso da palavra sensibilidade pode ser interpretado como conotação de causa alérgica e que a relação entre os sintomas e a exposição não é comprovada. Na literatura, outros nomes têm sido utilizados para este distúrbio, incluindo *intolerância química* e *perda da tolerância induzida por substâncias tóxicas*. No entanto, nenhum desses termos tem sido adotado universalmente.

Pacientes com MCS devem ser distinguidos daqueles com doenças ocupacionais graves, como intoxicação aguda por solvente, asma ocupacional e rinite/sinusite alérgica. Nessas condições, geralmente, existem achados objetivos, e a relação entre a condição e a exposição é mais aparente. Várias organizações médicas, incluindo a American Academy of Allergy and Immunology, do American College of Physicians, American College of Occupational and Environmental Medicine e Council of Scientific Affairs of the American Medical Association emitiram declarações de posicionamento sobre a etiologia causal da MCS. Essas organizações não encontraram evidências para relacionar MCS com exposições químicas tóxicas e sugeriram que MCS é, essencialmente, um problema psicológico ou comportamental.

As definições epidemiológicas e de casos clínicos para MCS têm sido aperfeiçoadas pelos pesquisadores ao longo dos últimos anos, e determinadas questões podem fornecer alta especificidade para o diagnóstico. Em um estudo, as combinações de quatro sintomas (ter o olfato mais apurado que outros, sentir-se entorpecido, sentir-se "desorientado" e ter dificuldade de concentração) discriminaram com sucesso pacientes com MCS dos controles. Em outro estudo, reações autorrelatadas a emissões de máquinas de fotocópias, canetas marca-texto, loção pós-barba, produto para limpeza de vidros, tecido de náilon, produtos com essência de pinho e seda artificial foram significativas em uma análise pareada discriminante de casos de MCS e controles. Outros estudos relatam sobreposição entre esses sintomas e aqueles relatados por pacientes com outras condições de etiologia inexplicável, como síndrome da fadiga crônica, fibromialgia, síndrome do intestino irritável e disfunção temporomandibular. O Inventário Rápido de Sensibilidade e Exposição Ambiental (QEESI, *Quick Environment Exposure Sensitivity Inventory*) pode ser utilizado para avaliar intolerância química. Em um estudo de uma população na atenção básica, um a cada cinco entrevistados atendeu aos critérios para intolerância química utilizando o QEESI. Essas pessoas tinham taxas significativamente maiores de comorbidades alérgicas e possíveis transtornos de depressão, pânico, ansiedade generalizada, abuso de álcool e somatização. Um Inventário de Sintomas de Intolerância Ambiental Idiopática (IEISI, *Idiopathic Environmental Intolerance Symptom Inventory*) também tem sido sugerido como uma ferramenta confiável, válida e rápida para o estudo de prevalência de sintomas específicos em IEI.

Um estudo de base populacional no Estado da Califórnia constatou que 6,3% relataram diagnóstico médico de "doença ambiental" ou "sensibilidade química múltipla", e 15,9% relataram ser "alérgicos ou excepcionalmente sensíveis a substâncias químicas do dia a dia". A etnia hispânica foi associada com MCS diagnosticada por médico, e o sexo feminino foi associado com sensibilidade autorrelatada. O comprometimento funcional significativo, em termos de funcionamento físico, ocupacional e social, foi relatado entre indivíduos com MCS. Outra pesquisa de base populacional na Geórgia constatou que 12,6% relataram aumento da sensibilidade. Entre esses indivíduos que relataram hipersensibilidade a substâncias químicas usuais, os desencadeantes mais comuns de sintomas foram produtos de limpeza, fumaça de cigarro, perfume, pesticidas e exaustão de automóveis. Modificações no estilo de vida foram relatadas com frequência, incluindo troca de produtos de limpeza doméstica/higiene pessoal, de sistemas domésticos de filtragem de água e/ou ar e local de residência. Sensibilidade química autorrelatada foi encontrada em 9% dos entrevistados no estudo de base populacional na Alemanha.

Nenhuma exposição química individual ou processo no local de trabalho é mais prevalente em associação com o aparecimento de MCS. Relatórios baseados em registros de uma prática clínica em alergia, em medicina ocupacional e centro de saúde ambiental sugerem que os indivíduos com MCS são predominantemente do sexo feminino (70-80%), na faixa etária de 30 a 40 anos de idade, predominantemente oriundo de serviços industriais. Nesses relatórios, os pacientes com MCS tendem a ser de *status* socioeconômico maior, apresentar maior grau de instrução e com diversidade de exposições ocupacionais e ambientais. Em um estudo canadense, sintomas como dificuldade de concentração, fadiga, esquecimento e irritabilidade foram relatados no início da doença. Sintomas relacionados com irritação respiratória, como espirros, prurido ou ardência nos olhos, rouquidão ou perda da voz, foram relatados após exposição a irritantes ambientais. Identificou-se que várias populações podem desenvolver sintomas de MCS, incluindo trabalhadores da indústria, ocupantes de "locais fechados", como funcionários de escritório e crianças na escola, moradores de comunidades cujo ar ou água está contaminado por substâncias químicas e indivíduos com exposições exclusivas e pessoais a várias substâncias químicas no ar doméstico interno, pesticidas, drogas ou bens de consumo. Exposição no local de trabalho ao ar de má qualidade, exposição a pesticidas e remodelamento têm sido associados com o aparecimento de MCS. Outros diagnósticos foram relatados entre os indivíduos com síndrome psico-orgânica associada a solventes, cefaleia química e intolerância a solventes.

Os sintomas de MCS também se assemelham aos da "síndrome dos edifícios doentes", uma constelação de sintomas relacionados ao trabalho em locais fechados, associados a um ambiente interno de escritório (p. ex., cefaleia; irritação dos olhos, nariz e garganta; fadiga e tontura) sem uma etiologia identificável. A MCS tem sido relatada após exposição a pesticidas entre os funcionários de um cassino e entre vários trabalhadores de escritório após uma crise em larga escala de síndrome dos edifícios doentes. Vários sintomas incluídos na definição de caso dos Centers for Disease Control and Prevention (CDC) para síndrome da fadiga crônica (i.e., fadiga, confusão, perda de memória, dificuldades para dormir, mialgias e cefaleias), também são comuns entre indivíduos com MCS, e os indivíduos afetados podem estar preocupados com etiologias ocupacionais e ambientais de síndrome da fadiga crônica. Atualmente, além da sobreposição de sintomas, não há nenhuma evidência ligando síndrome da fadiga crônica com exposições ocupacionais ou ambientais a substâncias químicas.

Uma série de pesquisas epidemiológicas foi realizada entre veteranos sintomáticos da Guerra do Golfo e de operações de pacificação do Camboja. Na maioria dos estudos, os veteranos relatam pior estado geral de saúde, mais dificuldades cognitivas e maior prevalência de síndrome da fadiga crônica, transtorno de estresse pós-traumático, síndrome do intestino irritável e MCS. Um estudo relatou prevalência de sintomas compatíveis com MCS em 13,1% dos veteranos da Guerra do Golfo. Outro estudo desses veteranos mostrou maior prevalência de MCS do que entre militares que não estiveram na Guerra do Golfo (5,4% vs. 2,6%), com maior sensibilidade a substâncias químicas orgânicas, exaustão de veículos, cosméticos e *smog*. A prevalência de MCS entre veteranos britânicos da Guerra do Golfo foi significativamente associada com a exposição a pesticidas. Entre veteranos de operações de pacificação do Camboja, significativamente mais indivíduos com MCS relataram ter usado repelentes de insetos que continham N,N-dietil-meta-toluamida (DEET). No entanto, a proporção de veteranos de operações de pacificação do Camboja com sintomas de MCS foi relativamente baixa.

Em uma pesquisa prospectiva de uma amostra da população sueca, queixas de saúde subjetivas elevadas, alto nível de estresse na vida cotidiana e uma situação de trabalho cansativo aumentaram o risco de desenvolvimento de irritação a fatores ambientais. Os resultados desse estudo sugerem que a saúde subjetiva reduzida, ao longo do tempo, pode ser atribuída a fatores ambientais. Vários estudos clínicos também demonstram acentuado prejuízo funcional em pacientes com MCS, consistente com relatos de dificuldades em trabalhar e cuidar de suas casas e famílias, e apoiam o conceito de avaliação abrangente, tratamento médico e suporte social e financeiro para evitar a deterioração da função associada à doença prolongada.

ETIOLOGIA

As principais teorias da patogênese da MCS podem ser divididas entre as que se concentram em um mecanismo fisiológico ou toxicológico e as que atribuem MCS a determinantes psicológicos ou comportamentais.

▶ Mecanismos toxicológicos

Estudos de sintomas em pacientes com MCS estão focados em respostas inferiores àquelas observadas em exposições com doses mais elevadas, já que exposições ambientais ou no local de trabalho, nessa população, são consideravelmente menores do que as com probabilidade de causar toxicidade a órgãos-alvo com base em relações dose-resposta conhecidas. Em alguns estudos, não foram encontradas, em ambientes controlados, reações específicas ao tipo ou nível de exposição química, o que sugere que os mecanismos de excitação autonômica, respondendo aos odores, podem desempenhar um papel importante na mediação de sintomas. Nesses estudos, os indivíduos com MCS não demonstraram menor limiar de sensibilidade olfativa ou maior capacidade de identificar odores com precisão. Isso sugere que fatores não sensitivos (p. ex., atenção, predisposição e personalidade) podem alterar o impacto autorrelatado de exposição a substâncias químicas voláteis. Em um estudo recente comparando veteranos da Guerra do Golfo com sensibilidade química com veteranos saudáveis, os indivíduos com MCS expostos a baixos níveis de substâncias químicas (i.e., vapor de diesel com acetaldeído) relataram sintomas significativamente maiores como desorientação, desconforto respiratório e mal-estar.

Para examinar os parâmetros genéticos e metabólicos na MCS, os pacientes e a população controle foram divididos em quatro grupos de gravidade de sensibilidade química. Quando o genótipo foi realizado para as variantes nos genes que codificam citocromo P450 2D6, arilamina N-acetiltransferase 2, paraoxonase 1, metileno tetra-hidrofolato redutase e o receptor colecistoquinina 2, nenhuma diferença significativa foi consistentemente confirmada.

▶ Mecanismos psiquiátricos

Vários estudos sugerem que a ansiedade e a depressão contribuem significativamente para sintomas físicos e cognitivos de indivíduos com MCS. Os dados de alguns estudos clínicos e epidemiológicos mostram uma associação entre transtorno psiquiátrico crônico, especialmente transtornos do humor, ansiedade, somatoformes e de personalidade. Muitos pacientes com MCS relataram ter transtornos psiquiátricos (p. ex., psicoses, transtornos afetivos ou de ansiedade, ou transtornos somatoformes – somatização, conversão e hipocondria) com sintomas bem antes do diagnóstico da doença relacionada ao meio ambiente. Alguns pacientes com sintomas persistentes ou recorrentes sem explicação médica podem ter um transtorno de estresse pós-traumático atípico, em que sintomas somáticos específicos e recorrentes aparecem após exposições químicas agudas ou crônicas, com experiência subsequente de sintomas repetidamente desencadeados após exposição a baixos níveis de irritantes ambientais.

Os pacientes com MCS apresentam ansiedade alta e, em resposta à inalação de dióxido de carbono no laboratório, tendem a vivenciar crises intensas de ansiedade e pânico. Aqueles com sensibilidade química autoidentificada exibiram resposta sintomática positiva ao lactato de sódio em comparação ao placebo, sugerindo que MCS pode ter uma base neurobiológica semelhante à do transtorno do pânico. Em um estudo, indivíduos com MCS tiveram pontuações significativamente maiores do que os controles em questionários psicológicos padronizados para condições agorafóbicas e de agorafobia. Outro estudo demonstrou uma prevalência bem maior de transtorno do pânico associado a CCK-B alelo 7 em indivíduos com MCS. Em um recente estudo dinamarquês, houve associações positivas e estatisticamente significativas entre sofrimento psicológico e IEI, as quais se mantiveram significativas após ajuste dos principais eventos de vida e apoio social.

Sintomas físicos prolongados e sensibilidade a irritantes ambientais comuns têm sido descritos como uma resposta comportamental condicionada ou uma "crise de pânico desencadeada por odor". Vários autores sugerem que o desenvolvimento de MCS em alguns indivíduos pode ser resultado de, pelo menos em parte, processos de condicionamento de Pavlov, em que a expressão de sintomas evidentes para certas substâncias reflete respostas classicamente condicionadas a estímulos previamente neurais olfativos e contextuais. Intervenções cognitivas e comportamentais específicas, como dessensibilização sistemática, técnicas de relaxamento, auto-hipnose e *biofeedback* têm sido sugeridas como estratégias de tratamento para esses pacientes. Alguns pacientes com MCS foram descritos principalmente como ideacionais (obsessivo-compulsivo) ou de caráter fóbico, exigindo uma abordagem psicoterapêutica diferente, focando nos efeitos dos sintomas físicos sobre a função psicológica, no estresse associado ao isolamento físico e interpessoal ou na frustração de várias consultas médicas.

Medidas neuropsicológicas (p. ex., eletrencefalografia [EEG], eletromiografia do couro cabeludo e resistência cutânea) durante o relaxamento de indivíduos que atribuem sintomas médicos e psicológicos a exposição química, foram comparadas a indivíduos com distúrbios psicológicos e com um grupo controle. Pacientes com MCS não diferiram dos indivíduos com distúrbios psicológicos, e ambos foram significativamente diferentes dos controles, sugerindo que indivíduos com MCS podem ter distúrbios emocionais, de ansiedade, de atenção ou de personalidade. O grupo MCS teve uma pontuação maior de somatização em um inventário padrão de sintomas autorrelatados, e um grupo desses pacientes tinha história de abuso sexual infantil. Pacientes recrutados a partir da prática de um alergista comunitário, com diagnóstico relatado de sensibilidade química, foram comparados com pacientes-controle em uma clínica universitária para lesões musculoesqueléticas ocupacionais e das costas. Os indivíduos com MCS relataram maior prevalência de sofrimento psicológico atual (i.e., depressão, ansiedade e somatização) e sintomas de somatização anteriores ao aparecimento dos sintomas de sensibilidade. O desempenho neuropsicológico não diferiu quando ajustado para o nível de sofrimento psíquico.

Em uma série de casos de pacientes encaminhados para avaliação ambulatorial de MCS, três quartos atenderam aos critérios do DSM-IV para pelo menos um transtorno psiquiátrico, e mais de um terço tinha transtornos somatoformes. Indivíduos com diagnóstico de doença ambiental apresentaram maior prevalência de transtornos afetivos (particularmente depressão profunda), ansiedade e transtornos somatoformes, em comparação com os controles, e mais indivíduos com doença ambiental atenderam aos critérios para um transtorno mental grave. Indivíduos asmáticos e com MCS tiveram desempenho superior aos controles em escalas de intolerância química a odores e sensibilidade à ansiedade; ansiedade e depressão contribuíram significativamente para sintomas físicos e cognitivos de indivíduos com MCS. As pessoas com doença ambiental preenchendo pedidos de indenização ocupacional tiveram maior prevalência de morbidade psiquiátrica prévia (i.e., traços de ansiedade, depressão e somatização) e medidas autorrelatadas mais elevadas de somatização e hipocondria.

Apesar de muitos estudos constatarem que MCS é um distúrbio psicológico com um sistema de crenças caracterizado pela atribuição tóxica de sintomas e incapacidade, alguns estudos sugerem que os transtornos psiquiátricos e psicológicos podem ser uma consequência, e não uma causa, de MCS. Entre os indivíduos encaminhados a uma clínica de medicina ocupacional, que atendiam as definições de caso para MCS, a avaliação psiquiátrica não sugeriu qualquer diagnóstico psiquiátrico pré-mórbido ou tendência pré-mórbida de somatização. Sintomas psiquiátricos clinicamente significativos de depressão e ansiedade estavam presentes na maioria dos indivíduos, e uma parte apresentou resultados ruins em testes de desempenho verbal. Apesar da preponderância dos sintomas psiquiátricos entre pacientes com MCS, diagnósticos psiquiátricos foram raros, e a maioria não sofria de uma doença psiquiátrica diagnosticável. Em um estudo de base populacional de residentes na Geórgia, entre indivíduos que relataram hipersensibilidade a substâncias químicas comuns, apenas 1,4% tinha história de problemas emocionais anteriores, enquanto 37,7% desenvolveu esses problemas depois que os sintomas físicos começaram. Em um estudo destinado a testar a hipótese de que os sintomas de IEI resultaram de condicionamento clássico a odores temidos, a parcela de medo condicionado na IEI foi apenas parcialmente satisfatória como explicação dos sintomas.

▶ Mecanismos imunológicos

Exposições químicas ocupacionais e ambientais podem afetar o sistema imunológico, com uma variedade de efeitos imunológicos celulares e humorais estabelecidos em animais e seres humanos. Xenobióticos podem produzir imunossupressão e alterar a resistência do hospedeiro em animais experimentais após exposição aguda ou subcrônica, e os efeitos imunológicos em seres humanos têm sido relatados em associação com poeira (p. ex., sílica e asbestos), hidrocarbonetos aromáticos polihalogenados (p. ex., dioxinas, furanos e bifenilos policlorados), pesticidas, metais (p. ex., chumbo, cádmio, arsênio e metilmercúrio) e solventes. No entanto, nem disfunção imune experimental nem evidência epidemiológica da imunidade alterada têm sido correlacionadas com doença clínica.

A MCS tem sido postulada como uma doença imunológica, com desregulação imunológica generalizada em resultado da geração de radicais livres e de alquilação, alteração estrutural dos antígenos ou reações hapteno/portador. Hipoteticamente, substâncias químicas devem alterar as respostas imunológicas, desencadeando linfocinas e levando a sintomas clínicos de resposta imune mediada por células. É relatado que pacientes quimicamente sensíveis têm contagens alteradas de linfócitos T e B, taxas anormais de supressores-auxiliares e anticorpos para uma variedade de substâncias químicas. Tem sido relatado que pacientes com doenças relacionadas às edificações têm uma resposta anormal de anticorpos e imunidade celular alterada para formaldeído, embora esses resultados não tenham sido confirmados usando controles, e a correlação clínica esteja ausente. Também existe a hipótese de que MCS seja resultado de uma interação entre os sistemas nervoso e imunológico.

Estudos de pacientes com MCS não encontraram nenhuma anormalidade compatível em imunoglobulinas, complemento, linfócitos ou subconjuntos de células T ou B. Um estudo de pacientes com MCS não encontrou evidências de aumento de autoanticorpos, contagem de linfócitos, células auxiliares ou supressoras, células B ou T, ou células TAI ou interleucina-2-positivas em comparação com os controles. A ausência de provas objetivas para anormalidade imunológica distingue pacientes com MCS daqueles com outros distúrbios alérgicos, doenças autoimunes e imunodeficiências congênita ou adquirida.

▶ Mecanismos respiratórios

Muitos indivíduos com MCS relatam olfato mais apurado ou desenvolvem sintomas em baixos níveis de exposição a irritantes ambientais. Há a hipótese de que MCS representa uma amplificação da resposta imune não específica de exposições a baixos níveis de irritantes. É postulado que função alterada das fibras C do epitélio respiratório ou a interação neuroepitelial resultam em aumento de sintomas relatados, associados à anormalidade fisiológica. Inflamação neurogênica mediada por enzimas da superfície celular poderia desempenhar um papel nos sintomas respiratórios superiores relatados por pacientes com MCS. Existem relatos de que indivíduos com MCS tiveram diminuição significativa nos valores de fluxo com rinomanometria anterior, independentemente da substância ou dosagem, em comparação com os controles. Indivíduos com MCS apresentaram maiores escores de sintomas respiratórios com exposições controladas a substâncias irritantes. A inalação de capsaicina provocou mais sintomas respiratórios em indivíduos com MCS do que nos controles, sugerindo, portanto, que fatores neurogênicos podem ser importantes. Descobriu-se por meio de rinolaringoscopia que pacientes com MCS têm infiltração de tecido linfoide evidentes na faringe posterior, base da língua ou em ambos. Em um estudo de resposta quimiossensível (CR, do inglês, "*chemosensory responsivity*") ambiental e a relação com traços de personalidade, estados afetivos e percepção de odor, os limiares de CR e de odores previram classificações perceptivas de odores, e CR alta foi associada com traços afetivos não quimiossensíveis. Para testar o conceito de que MCS pode ser uma função de aprendizagem de sintoma, uma evidência experimental em voluntários saudáveis sugeriu que a expectativa consciente, que pode ser modulada pela qualidade do odor, determinou se sintomas aprendidos desenvolveram-se em resposta a um odor específico ou para o contexto geral.

▶ Mecanismos Olfatórios-Límbicos

A MCS tem sido classificada como resultado da exposição química ambiental, com o desencadeamento ou a perpetuação de transtornos afetivos e cognitivos, bem como disfunção somática em indivíduos vulneráveis, por meio de sensibilização do sistema nervoso central. O modelo de sensibilização neural pode incorporar estressores físicos e psicológicos que são desencadeados após exposição química. Essa teoria propõe que a MCS pode resultar de sensibilização neural, com atividade excessiva ou alterada dos neurotransmissores e/ou alterações da barreira hematencefálica. Existem ligações anatômicas entre o nervo olfativo, o sistema límbico e o hipotálamo que poderiam explicar como odor ou irritação do trato respiratório resultam, indiretamente, em sintomas em múltiplos órgãos. Modelos animais têm sido desenvolvidos recentemente para estudar os efeitos da exposição repetitiva ao formaldeído sobre o eixo hipotálamo-hipófise-suprarrenal e sensibilização comportamental. Também foi postulado que as interações entre substâncias químicas ambientais e o órgão vomeronasal desempenham um papel na função quimiossensitiva alterada.

O *kindling* é um tipo de sensibilização tempo-dependente dos neurônios olfatório-límbicos induzida por estímulos medicamentosos ou não, com ativação de estruturas neurais, como a amígdala e o hipotálamo. Estruturas límbicas estão entre as mais suscetíveis a convulsões induzidas por *kindling*, e sequelas cognitivas e emocionais persistentes têm sido associadas com epilepsia do lobo temporal em seres humanos, e *kindling* em animais. Os receptores vaniloides, também foram propostos como possíveis alvos do SNC na MCS. Nesse modelo de MCS, a sensibilização a alimentos ou substâncias químicas compara o fenômeno da sensibilização tempo-dependente a partir de estressores medicamentosos ou não, com maior sensibilidade aos estímulos, melhora gradual após retirada e reativação de sintomas após reexposição. A sensibilização tempo-dependente tem sido estudada como um possível modelo para cacosmia (sentido subjetivo de sentir odores desagradáveis) entre populações não pacientes, que podem ter relevância para sintomas semelhantes relatados por pacientes com MCS. Também foi levantada a hipótese de que indivíduos tímidos podem ter sistemas límbicos hiper-reativos e podem autorrelatar sintomas maiores da doença devido à exposição química. Estudos de laboratório demonstraram sensibilização em indivíduos com MCS para variáveis como atividade eletrencefalográfica e aumento da frequência cardíaca e da pressão arterial. Em um pequeno estudo, a exposição química causou deficiência neurocognitiva e disfunção cerebral em SPECT, particularmente nas áreas de processamento de odores. Nesse modelo, a exposição a baixos níveis de substâncias químicas entre indivíduos suscetíveis pode resultar em transtornos do espectro afetivo com vários sintomas cognitivos e somáticos. Essa teoria tenta unificar as teorias fisiológicas e psicológicas, sugerindo que a atividade alterada dos neurotransmissores pode ser o mecanismo subjacente para sintomas afetivos e somáticos vistos entre pacientes com MCS.

TRATAMENTO CLÍNICO

▶ Anamnese e exame físico

Uma história psicossocial detalhada da exposição é fundamental. Embora a etiologia da MCS seja controversa, o paciente pode estar sofrendo de sintomas incapacitantes e frustrado com a falta de respostas definitivas dos médicos e, por vezes, está procurando desesperadamente conselhos e orientações sobre o tratamento. Abordar a história com a suspeita de que o paciente com MCS, que está sofrendo de um transtorno psiquiátrico, está fingindo ou buscando benefícios monetários, não é útil para estabelecer uma relação terapêutica. O reconhecimento dos sintomas e o estabelecimento de uma relação de confiança não deve, necessariamente, ser evitado porque a etiologia é incerta ou suspeita-se da motivação do paciente. Às vezes, quando o diagnóstico é suspeito ou duvidoso, uma relação conflituosa pode surgir no contexto profissional-paciente, o que pode corroer a confiança, desafiando a capacidade do profissional para tratar do paciente e, interferir com os objetivos terapêuticos.

Uma história deve ser obtido sobre o início dos sintomas em relação a exposições agudas ou crônicas. O QEESI pode auxiliar os médicos na avaliação de pacientes e populações para a sensibilidade química. Deve-se prestar atenção aos sintomas respiratórios, cutâneos, neurológicos e sistêmicos. A maioria dos pacientes com MCS relata sintomas sistêmicos gerais, como dificuldade de concentração, fadiga, letargia, esquecimento e irritabilidade. Mialgias, queixas gastrointestinais, cefaleia, ardência nos olhos e rouquidão ou perda de voz também são comumente relatados. Esses sintomas são provocados pela exposição a baixos níveis de contaminantes atmosféricos, como perfumes, colônias, produtos de limpeza, fumaça, gasolina, gases de escape e tintas de impressão. A duração e a gravidade dos sintomas devem ser registradas, particularmente em relação a exposições repetidas no ambiente ou local de trabalho (p. ex., melhora quando está fora do ambiente de trabalho ou nos fins de semana/férias com piora dos sintomas no trabalho). Uma história ocupacional deve ser obtida, incluindo emprego prévio e exposição a produtos químicos, poeiras ou gases. Exposições recentes e antigas a substâncias químicas devem ser identificadas, por nome de produtos ou ficha de dados de segurança, e quaisquer dados de monitoramento ambiental devem ser revistos, se disponíveis.

Os sintomas de cefaleia, fadiga, letargia, mialgias e dificuldade de concentração podem persistir por horas, dias ou mesmo semanas, com "reações" típicas relatadas após exposição a substâncias químicas ambientais. Muitas vezes, o indivíduo com MCS já terá identificado uma variedade de substâncias químicas que resultam em sintomas e terá iniciado um regime de prevenção. Diferentes graus de restrições nas atividades sociais e de trabalho podem ser relatados, incluindo problemas de condução de automóvel, fazer compras, usar certos tipos de roupas ou afastar-se de edifícios de escritórios ou outros locais de trabalho.

O exame físico, muitas vezes, é frequente em pacientes com MCS, mas uma atenção especial deve ser dada ao exame do trato respiratório, pele e sistema nervoso.

▶ Testes diagnósticos

Embora as avaliações laboratoriais de rotina normalmente não revelem quaisquer anormalidades diagnósticas consistentes, é essencial descartar outras doenças não ocupacionais por meio de uma história abrangente, revisão de registros anteriores e estudos diagnósticos adequados. A presença de asma e/ou doenças alérgicas deve ser cuidadosamente considerada e um exame completo adequado deve ser feito. Alguns pacientes podem ter maior sensibilidade das vias respiratórias e desenvolver sintomas de aperto no peito ou falta de ar durante a exposição a baixos níveis de contaminantes ambientais. Testes de função pulmonar, como o teste de provocação não específico das vias respiratórias, podem ser indicados dependendo da história e dos sintomas. Conforme sugerido pela história clínica, a confirmação sorológica e/ou teste cutâneo para alérgenos comuns pode ser útil. Se houver suspeita de dermatite de contato, teste de sensibilidade cutânea (*patch test*) deve ser realizado.

Se uma alteração neurológica focal for sugerida pela história e pelo exame físico, podem ser indicados testes neurodiagnósticos adicionais. Um paciente com sintomas de sensibilidade olfatória alterada tinha papiledema e defeito do campo visual, devido a um meningioma tratável no lobo occipital. Estudos de tomografia computadorizada por emissão de fóton único ou tomografia computadorizada por emissão de pósitrons da perfusão cerebral, eletrencefalografia computadorizada ou potencial visual evocado e exame do potencial evocado auditivo do tronco encefálico, não revelaram alterações cerebrais neurotóxicas ou neuroimunológicas consistentes em pacientes com MCS e devem ser utilizadas, principalmente, para confirmar os achados clínicos.

Avaliação psicológica adicional deve ser considerada se a história sugerir a presença de transtorno psiquiátrico significativo. Consulta e/ou tratamento psiquiátrico pode ser aconselhado, independentemente da etiologia de MCS, porque muitos pacientes podem ter morbidade psiquiátrica significativa com esse transtorno. Aconselha-se precaução na interpretação dos resultados dos testes neuropsicológicos, pois essas técnicas são muito sensíveis, mas não específicas. Os resultados anormais de testes podem ocorrer devido a um transtorno neurológico, médico ou neuropsiquiátrico. Estudos neuropsicológicos não demonstraram diferenças significativas entre pacientes com MCS e controles em testes de aprendizagem verbal, funcionamento da memória e desempenho psicomotor.

O teste de inalação de capsaicina tem sido utilizado para avaliar a hiper-reatividade sensitiva em pacientes com MCS, mas esse teste não está amplamente disponível para uso de rotina, e sua correlação com os sintomas e a resposta ao tratamento não é confiável para diagnóstico de MCS. A concentração de capsaicina provocando cinco acessos de tosses ou mais (C5) pode ser usada para verificar a presença de sintomas das vias respiratórias inferiores relacionadas com substâncias químicas odoríferas.

Não há nenhuma evidência convincente de que a MCS é causada por um distúrbio da síntese heme, e testes para o metabolismo da porfirina nas amostras de sangue, urina ou fezes não foram correlacionados com sintomas clínicos.

Várias técnicas controversas têm sido empregadas para o diagnóstico de MCS, incluindo testes de provocação-neutralização química, alimentar e de inalação, testes sorológicos para anticorpos do vírus Epstein-Barr e vários autoanticorpos, exame de sangue para detecção de hidrocarbonetos orgânicos e pesticidas e testes de fio de cabelo para metais pesados. Muitos desses testes não têm utilidade diagnóstica. Não há evidência ligando MCS a uma infecção passada com o vírus Epstein-Barr. Não há associação entre MCS e níveis de hidrocarbonetos orgânicos ou pesticidas no sangue ou no tecido adiposo, e conhecimento da presença de resíduos dessas substâncias químicas pode servir apenas para enganar e alarmar o paciente. A não ser que se suspeite de exposições específicas, o uso de biomarcadores (p. ex., perfis detalhados de toxinas solúveis em lipídeos séricos e seus metabólitos ou metais pesados na matriz do cabelo) tem pouca utilidade no diagnóstico de pacientes com MCS. Esses testes não foram correlacionados com quaisquer consequências patológicas em MCS ou grupos de controle.

Testes cegos de provocação têm sido empregados em estudos de investigação, mas não foram rigorosamente avaliados como técnica diagnóstica útil para pacientes individuais. Em um estudo placebo duplo-cego controlado, os pacientes com MCS e os controles foram submetidos a sessões de exposição (mistura de solvente e ar limpo em ordem aleatória, duplo-cego) em uma câmara de provocação. Não houve diferença entre os grupos com relação à sensibilidade, especificidade e precisão. O desempenho cognitivo não foi influenciado pela exposição a solventes, e não diferiu entre os grupos. Do mesmo modo, o teste imunológico não demonstrou ser diagnóstico para exposição química específica ou doença associada.

Na ausência de outras condições médicas concomitantes sugeridas pela história, exame físico ou testes laboratoriais de rotina, o diagnóstico de MCS baseia-se na história do paciente de múltiplos sintomas desencadeados por exposição química de baixo nível.

Tratamento

Pacientes com MCS devem ser avisados de que, assim como com uma doença crônica, o tratamento não é direcionado para uma "cura", mas sim para o controle da doença. Os cuidados devem enfatizar o alívio dos sintomas e um retorno ao trabalho e à vida doméstica. Essas estratégias de tratamento implicam em uma aliança entre o paciente e o médico, sem juízo de valor sobre a etiologia da MCS. Estudos etnográficos têm demonstrado que muitos pacientes com MCS controlam seus sintomas por meio de uma combinação de prevenção, desintoxicação e autocuidado emocional. Além dos sintomas e da dificuldade progressiva de viver com essa condição, as relações sociais e a vida cotidiana podem ser muito afetadas. Para alguns indivíduos, a educação sobre princípios gerais de toxicologia (p. ex., vias de exposição e de eliminação de substâncias químicas tóxicas) pode ser reconfortante, caso estejam preocupados com o armazenamento em longo prazo de substâncias químicas no corpo e temem dano permanente. Eliminação de exposições em casa, no trabalho ou na escola por meio de uma variedade de estratégias (incluindo filtros de ar ambiente), muitas vezes, é implementada pelos pacientes. Em uma série de casos de pacientes com MCS, de uma prática de saúde ocupacional, melhora dos sintomas foi associada com o autorrelato de evitar contato com substâncias ou materiais específicos. Dois dos três tratamentos mais relatados por uma grande série de pacientes com MCS foram criar um espaço livre de substâncias químicas e evitá-las. Embora muitos pacientes relatem melhora empírica dos sintomas, evitar a exposição a baixos níveis de irritantes não foi testado em estudos científicos controlados. Em alguns pacientes, isso pode reforçar a noção de deficiência e levar a um maior isolamento, impotência e desânimo.

Embora não esteja claro se os sintomas psicológicos são a causa de MCS ou simplesmente acompanham o diagnóstico, intervenções cognitivas e comportamentais específicas podem ser mais úteis no tratamento de MCS. Um modelo biopsicossocial da doença conceitua uma estreita correlação entre doença física e psicológica. A MCS pode ser um transtorno heterogêneo, com mais de um mecanismo causal. Sintomas psicofisiológicos significativos podem ocorrer após exposição a baixos níveis de compostos voláteis em pessoas com e sem doença psiquiátrica coexistente ou preexistente. Semelhante às técnicas utilizadas em outras síndromes funcionais, estratégias comportamentais como resposta de prevenção, dessensibilização sistêmica, regimes graduados de exercício e relaxamento progressivo podem ajudar os pacientes a recuperar suas atividades normais, minimizar comprometimento de função e reduzir comportamentos doentes.

Pode ser útil melhorar a compreensão do paciente sobre a função do estresse na doença e melhorar os mecanismos de enfrentamento para o impacto na vida diária. Treinamento de relaxamento assistido por *biofeedback* e reestruturação cognitiva foram relatados com algum sucesso em pacientes com MCS. Adultos com MCS que completaram um programa de terapia cognitiva baseada em atenção plena (MBCT, do inglês *mindfulness-based cognitive therapy*) de oito semanas, em geral, relataram benefícios em termos de melhoria nas estratégias de enfrentamento e qualidade do sono. Tratamentos com eficácia demonstrada em transtorno do pânico também podem ser benéficos na MCS e, inversamente, tratamentos que reforçam a ansiedade antecipatória e o comportamento de fuga podem ser prejudiciais.

O tratamento farmacológico para sintomas específicos sugestivos de depressão ou ansiedade, em conjunto com outras técnicas comportamentais, pode oferecer algum alívio, como parte de um programa global de tratamento. Além disso, os antidepressivos, por vezes, aliviam os sintomas somáticos (principalmente dor e insônia) e podem melhorar o estado funcional de alguns pacientes com MCS. Um relato de caso demonstrou melhora dramática em um paciente com MCS que recebeu um inibidor da recaptação seletiva da serotonina.

Os pacientes nos quais as respostas de pânico são, possivelmente um fator que contribui para os sintomas, podem responder à intervenção com psicoterapia para possibilitar sua dessensibilização ou descondicionamento de respostas a odores ou outros gatilhos. Esses pacientes também podem ser ajudados por medicamentos ansiolíticos, relaxamento e terapia para gerenciamento de estresse.

Vários métodos controversos têm sido utilizados para o tratamento de MCS, incluindo dietas de exclusão ou diversificadas, vitaminas ou suplementos nutricionais, oxigênio, agentes antifúngicos e antivirais, hormônio da tireoide, estrogênio ou testosterona, fator de transferência, desintoxicação química por meio de exercício e sauna, gamaglobulina intravenosa e neutralização intracutânea ou subcutânea. Uma unidade de controle ambiental, especialmente projetada e livre de substâncias químicas, tem sido utilizada como método para diminuir os níveis sanguíneos de pesticidas e melhorar os sintomas, bem como a função intelectual e cognitiva. Métodos de tratamento controversos oferecem esperança de melhora para muitos indivíduos com MCS, e alguns pacientes relatam melhora dos sintomas com o passar do tempo. Muitos desses métodos de tratamento são caros e raramente são cobertos pelos planos de saúde. Esses métodos de tratamento não foram validados por meio de ensaios controlados e cuidadosamente projetados, podem ter efeitos colaterais indesejados e servir para reforçar comportamentos contraproducentes. Os pacientes devem ser advertidos de que tais tratamentos são controversos, não foram submetidos a testes clínicos controlados e não são recomendados pela maioria das organizações médicas profissionais.

Estudos de acompanhamento indicam que até metade dos pacientes com MCS pode melhorar ao longo de um período de anos, mas a maioria continuará sintomática com um impacto importante sobre a vida pessoal e profissional e outras atividades comuns do dia a dia.

REFERÊNCIAS

Andersson MJ: The idiopathic environmental intolerance symptom inventory: development, evaluation, and application. J Occup Environ Med 2009;51:838 [PMID: 19542897].

Berg ND: Genetic susceptibility factors for multiple chemical sensitivity revisited. Int J Hyg Environ Health 2010;213:131 [PMID: 20185366].

Eis D: The German Multicentre Study on Multiple Chemical Sensitivity (MCS). Int J Hyg Environ Health 2008;211:658 [PMID: 18502687].

Katerndahl DA: Chemical intolerance in primary care settings: prevalence, comorbidity, and outcomes. Ann Fam Med 2012;10:357 [PMID: 22778124].

McGraw DJ: Multiple chemical sensitivities–modern medical conundrum or old story with a new title? J Occup Environ Med 2011;53:103 [PMID: 21217468].

Shah R: Unproved and controversial methods and theories in allergy-immunology. Allergy Asthma Proc 2012;33:100 [PMID: 22794702].

Skovbjerg S: Mindfulness-based cognitive therapy to treat multiple chemical sensitivities: a randomized pilot trial. Scand J Psychol 2012;53:233 [PMID: 22530938].

■ QUESTÕES PARA AUTOAVALIAÇÃO

Selecione uma resposta correta para cada questão.

Questão 1: Sintomas de sensibilidade química múltipla (MCS)
   a. normalmente aparecem após exposição a pesticidas.
   b. são úteis no diagnóstico de síndrome da fadiga crônica.
   c. ocorrem, invariavelmente, devido à exposição química ocupacional ou ambiental.
   d. se assemelham aos da síndrome dos edifícios doentes.

Questão 2: Intolerância idiopática ambiental (IEI)
   a. é um termo preferido pelo NIOSH sobre a sensibilidade química múltipla.
   b. conota uma causa alérgica.
   c. denota que a ligação entre os sintomas e a exposição não é causada por alergia clássica.
   d. é um termo que tem sido adotado universalmente.

Questão 3: O Inventário Rápido de Sensibilidade e Exposição Ambiental (QEESI — Quick Environmental Exposure and Sensitivity)
   a. pode ser utilizado para avaliar intolerância química.
   b. constata que a maioria dos entrevistados atende aos critérios para intolerância química.
   c. identifica os indivíduos com baixos índices de comorbidade alérgica.
   d. deixa passar transtornos de somatização.

Avaliação de risco para a saúde

50

Michael J. DiBartolomeis, PhD

INTRODUÇÃO

A maioria das pessoas geralmente está ciente de que exposição voluntária ou involuntária a substâncias químicas e outras substâncias perigosas pode causar danos a própria saúde, à saúde de seus filhos ou ao feto durante a gestação. Utilizadas em doses mínimas necessárias, no entanto, algumas substâncias químicas, como medicamentos, também são benéficas para a saúde humana. A fabricação de substâncias químicas já resultou em alguns dos novos produtos e tecnologias que, discutivelmente, trouxeram benefícios para a sociedade como um todo, criando novos empregos, desenvolvendo bens de consumo materiais de construção mais baratos e duráveis e melhorando a comunicação e o transporte. No entanto, o verdadeiro custo da produção, utilização e eliminação dessas substâncias químicas sintetizadas para o meio ambiente e para a saúde humana é desconhecido e difícil de quantificar. Além disso, sabe-se que riscos no local de trabalho, associados com exposição química, muitas vezes, são maiores do que os riscos da exposição a poluentes ambientais. Muitos outros fatores também desempenham papel importante, incluindo a pobreza e a condição de emprego, que afetam a nutrição e o acesso aos cuidados de saúde, além da violência, do tabagismo e do uso de drogas. Os cientistas e responsáveis pelas políticas na área ainda não sabem até onde se pode atribuir problemas de saúde humana à poluição ambiental, bem como o quanto deve ser atribuído a outros fatores ambientais ou opções de estilo de vida.

No início da década de 1970, o nível de preocupação com a segurança de alimentos, ar, água potável e ambiente de trabalho se intensificaram, e novas leis foram aprovadas e regulamentos promulgados para ajudar a controlar e restringir o nível de poluentes lançados no meio ambiente. Muitos desses regulamentos eram baseados em efeitos observados ou previstos, sobre a saúde humana, a partir da exposição a materiais perigosos no meio ambiente, nos alimentos, nos suprimentos de água ou no local de trabalho. Apesar desses esforços, alguns alegam que não se faz o suficiente para limpar e manter um ambiente saudável, enquanto outros acreditam que essas preocupações são exageradas ou injustificadas.

Dadas as incertezas científicas envolvidas na avaliação do impacto dos estressores ambientais sobre a saúde humana, é prática de saúde pública prudente reduzir ou eliminar exposições a substâncias perigosas quando uma atividade aumenta o risco de danos à saúde humana ou ao meio ambiente, mesmo se a relação de causa-efeito ainda não foi completamente estabelecida. Esse é o princípio que norteia a abordagem de precaução para a gestão de riscos, um componente conhecido da legislação ambiental internacional e europeia. Além disso, programas de proteção ambiental devem afetar o empoderamento nos indivíduos e das comunidades e aumentar a consciência sobre sua saúde, seu ambiente e questões multiculturais. Nos Estados Unidos, isso é particularmente importante, dada a rápida evolução demográfica da nação, os problemas em andamento relacionados com a poluição do ambiental e o aumento da produção e utilização de substâncias químicas.

RISCO COMO FATOR DE TOMADA DE DECISÃO

Os processos de tomada de decisão ambiental são multidimensionais. As políticas e as leis que são criadas para abordar as preocupações de poluição ambiental, os riscos ocupacionais e a proteção da saúde humana geralmente contam com informações obtidas a partir de uma variedade de fontes, algumas são baseadas em processos, e outras, em valor ou em uma análise sistemática. O Quadro 50-1 fornece exemplos de alguns fatores que podem ser considerados na elaboração de uma decisão sobre um problema ambiental.

Embora seja apenas uma ferramenta que pode ser utilizada em todo o processo de tomada de decisão, os órgãos do governo costumam considerar o risco como primeiro aspecto quando tomam decisões sobre mitigação, controle, execução ou regulamentação de substâncias químicas liberadas no meio ambiente. Por definição, o *risco* é a probabilidade ou possibilidade de que uma ação, uma circunstância ou um evento desejado ou indesejado resulte em perda ou dano. Pode aplicar-se a quase qualquer atividade ou evento, como a probabilidade de lesão na prática

Quadro 50-1 Exemplos de fatores de tomada de decisão que podem ser considerados na formulação de uma política ambiental

Processo	Baseado em valor	Análise
Negociação (consenso e compromisso)	Opinião popular (p. ex., a partir de contas, pesquisas e inspeções)	Disponibilidade ou falta de dados científicos relevantes
Voto (i.e., número de votos, maioria *versus* minoria)	Diversidade cultural (p. ex., tradições, crenças, religião)	Dados demográficos da área impactada
Aplicação das leis existentes, mandatos legais ou precedência jurídica	Considerações éticas (p. ex., quem se beneficia e quem é prejudicado?)	Localização geográfica da área impactada
Pressão política (p. ex., *lobby*, contribuições de campanha)	Percepção pública	Exposições quantificadas (medida dos níveis ambientais, biomonitoramento)
Precaução (realizar todas as medidas necessárias para proteger contra danos potenciais ou conhecidos)	Educação (apresentação de dados reais que elevem o nível de conhecimento sobre um assunto específico)	Risco (absoluto, excessivo ou relativo)
Sustentabilidade (preservação de recursos para futuras gerações)	Qualidade de vida (p. ex., estética, paz de espírito, estado de saúde)	Economia (análise de custos e benefícios)
Urgência (p. ex., resposta a uma emergência)	Voluntário *versus* involuntário (em termos de uso da exposição)	Viabilidade técnica (p. ex., capacidade laboratorial, existência de tecnologia de mitigação eficiente)
Unificação (p. ex., ativismo comunitário e da mão de obra)	Justiça (aplicação das leis e práticas independentemente da condição socioeconômica, etnia, sexo, etc.)	Prevenção (p. ex., reduzir ou eliminar exposições)
História ou convenção (continuar as práticas que foram utilizadas no passado)	Direito de saber (conhecimento é poder)	Desenvolvimento e utilização de tecnologias alternativas (mais seguras)

esportiva ou ao dirigir um carro, a chance de desenvolver uma doença a partir da exposição a patógenos ou químicos ou a possibilidade de danos à propriedade a partir de uma catástrofe natural. Este capítulo concentra-se em riscos para a saúde humana e em como avaliá-los. A metodologia de avaliação de risco também tem sido desenvolvida e aplicada para avaliar o impacto da poluição sobre o meio ambiente e os ecossistemas e, em menor grau, sobre a qualidade de vida. No contexto da saúde humana, o risco é a probabilidade de que efeitos adversos para a saúde, que vão desde morte até sutis alterações bioquímicas, possam ocorrer por causa da exposição a uma substância perigosa. Risco também pode ser considerado voluntário ou involuntário. Tabagismo, por exemplo, é um risco voluntário e involuntário. É voluntário porque o tabagista escolhe começar a fumar. É involuntário porque a fumaça pode causar danos aos não fumantes e também porque a nicotina causa vício, sendo difícil cessar o tabagismo mesmo se o usuário quiser.

A avaliação de riscos é um meio ou método para quantificar os riscos, mas é importante reconhecer que é um processo e não uma ciência. O processo de avaliação de risco usa dados científicos, estatística e metodologia matemática e julgamento de especialistas para caracterizar a probabilidade de um resultado adverso. Em sua forma mais básica, a avaliação de risco é o processo através do qual dados de toxicologia, recolhidos a partir de estudos com animais e estudos de exposição humana, são combinados com informações sobre o grau de exposição para prever a probabilidade de determinada resposta adversa ser vista em um indivíduo ou população.

Historicamente, os resultados das avaliações de risco têm sido usados para regular a produção, o uso e a libertação de substâncias químicas no meio ambiente ou nos suprimentos alimentares. Por exemplo, as metodologias de avaliação de risco têm sido utilizadas para definir padrões para resíduos de pesticidas nos alimentos, contaminantes químicos na água potável, padrões de ar ambiente e limites de exposição a contaminantes encontrados em bens de consumo e outros meios. No entanto, os riscos podem ser avaliados de forma diferente entre as agências e, na verdade, existem poucas "agências ambientais" que avaliam riscos ambientais ou ocupacionais para a saúde. Essas agências tentam tomar decisões com base em dados com comprovação científica. Algumas são obrigadas a considerar riscos futuros ou múltiplos. Com a exceção da aplicação de pesticidas na agricultura, a avaliação de risco não tem sido muito utilizada como base na definição de normas de exposição no local de trabalho.

PROCESSO GERAL DE AVALIAÇÃO DE RISCO

▶ Elementos do modelo

O modelo baseado em risco para definição de prioridade ambiental geralmente segue uma abordagem em três níveis. O primeiro nível é avaliar o tamanho e o alcance da situação potencialmente perigosa e quantificar a condição de risco representado (avaliação de risco). O Conselho de Pesquisa Nacional define *avaliação de risco* como um processo de quatro etapas

Quadro 50-2 Etapas para a realização de uma avaliação de risco para a saúde

Etapa da avaliação de risco	Exemplos de perguntas feitas ao avaliador de risco
Identificação do risco	Que substâncias prejudicam os humanos, e que tipo de dano é esse? De todas as substâncias envolvidas em uma área problemática (p. ex., poluição atmosférica), que substâncias serão analisadas?
Avaliação dose-efeito	O que poderia acontecer com os humanos se fossem expostos a diferentes níveis desses compostos? Quais são os efeitos carcinogênicos e não carcinogênicos?
Avaliação da exposição	Quais são as origens e a duração da exposição a essa substância? Quantas pessoas são expostas à substância perigosa? Qual a taxa de dosagem que receberam?
Caracterização do risco	Levando em conta tudo o que se aprendeu até agora, quais são os impactos das atuais exposições sobre a saúde humana? Qual é o risco individual? Qual é o risco para uma população inteira? Algumas subpopulações são mais afetadas do que outras? Quão confiante se está na análise global?

desenvolvido para auxiliar na avaliação da segurança do uso de substâncias químicas sintéticas ou na exposição de humanos a substâncias químicas no ambiente. As quatro etapas da avaliação de risco são: identificação do perigo, avaliação dose-efeito, avaliação da exposição e caracterização do risco. Para realizar avaliação do risco para a saúde, são feitas várias perguntas características sobre cada problema ambiental (Quadro 50-2).

Os resultados de uma avaliação de risco são, em seguida, utilizados para ajudar a determinar que riscos precisam ser abordados ou gerenciados. Esse segundo nível é chamado de *gerenciamento de risco* e usa uma abordagem baseada em valor para determinar que grau de risco para a saúde humana será considerado significativo, bem como para formular opções para identificar, selecionar e implementar ações que previnam, reduzam ou mantenham os riscos abaixo desse padrão. Gestão de risco considera o risco com outros fatores técnicos (como viabilidade técnica ou metodológica), econômicos, jurídicos e sociais.

O terceiro nível do modelo de avaliação de risco, a *comunicação de risco*, foi adicionada mais tarde com a intenção de estabelecer uma ligação entre os avaliadores de riscos e o público, por meio da apresentação de informações de forma mais eficaz. Ao comunicar risco ao público, algumas perguntas que podem ser feitas incluem: a informação é relevante e clara para o público afetado? A informação atende às preocupações dos cidadãos? Quais são as limitações da avaliação de risco? Apesar dos melhores esforços dos avaliadores do risco para comunicar os resultados de uma avaliação ao público, é evidente que a comunicação é uma reflexão tardia no processo. Mais recentemente, como a ênfase para abordar questões ligadas à poluição ambiental tem sido colocada sobre as comunidades afetadas (isto é, riscos desproporcionais e justiça ambiental), foi percebida a importância de envolver o público no início do processo.

▶ Âmbito da avaliação de risco

A avaliação de riscos para a saúde pode ser conduzida para qualquer perigo para o qual não existem dados toxicológicos (de exposições animais ou humanas) ou epidemiológicos adequados e exposição medida ou estimada em um indivíduo ou uma população. O espectro dos efeitos sobre a saúde, descrito em estudos toxicológicos e epidemiológicos, é bastante amplo e pode incluir efeitos agudos, subcrônicos e/ou crônicos após exposição a uma substância ou mistura química. Efeitos adversos agudos para a saúde são normalmente observados poucas horas após uma única exposição de alta intensidade (ou dose) ou depois de várias exposições de alta intensidade ao longo de um curto período de tempo. Embora alguns efeitos sobre a saúde, como neuropatia tardia ou toxicidade do desenvolvimento, possam ser observados dias ou, até mesmo, meses após uma única exposição de alta intensidade a uma substância química, efeitos crônicos sobre a saúde geralmente são observados após repetidas exposições de baixa intensidade ao longo de muitos anos (até uma vida inteira, em animais), efeitos subcrônicos são normalmente observados a partir de doses repetidas, durante 30 a 90 dias, em animais, e cerca de 1 ano em humanos.

O Quadro 50-3 apresenta alguns pontos toxicológicos típicos utilizados para avaliação de risco. Deve ser mencionado que, para alguns efeitos tóxicos, a extensão e o nível de exposição podem não estar limitados a uma categoria e, de fato, há certa sobreposição. Como regra, a avaliação de risco não exclui qualquer efeito toxicológico que seja claramente causado pela exposição química. Nos casos em que houver ambiguidade nos dados ou os dados estiverem incompletos, em geral, é uma abordagem responsável assumir que o efeito sobre a saúde está relacionado à exposição química até que mais dados fiquem disponíveis para mostrar uma causa alternativa do efeito adverso à saúde.

Essa abordagem a testes de toxicidade exige grande quantidade de recursos, consome muito tempo e não pode efetivamente estimar a toxicidade de misturas complexas. Além disso, os resultados de testes de toxicidade animal fornecem poucas informações sobre a variabilidade na susceptibilidade humana e o mecanismo pelo qual uma substância química exerce seus efeitos tóxicos. Por essas e outras razões, a demanda por testes completos de toxicidade para dezenas de milhares de substâncias químicas no comércio não está sendo atendida. Propostas para resolver as deficiências do atual sistema de testes incluem concentrar-se em eventos bioquímicos e alterações celulares que possam levar a efeitos observáveis em estudos animais. Com o

Quadro 50-3 Desfechos toxicológicos comuns relatados em estudos de exposição humana e em animais que são utilizados para avaliação quantitativa de riscos para a saúde

Desfecho Toxicológico	Duração da exposição		
	Aguda	Subcrônica	Crônica
Sinais clínicos e anormalidades na aparência geral do teste animal (mal-estar geral)	++	++	++
Sinais e sintomas clínicos (relatados em exposições em humanos)	++	++	+
Resultados anormais de exames patológicos e histopatológicos macroscópicos	+	++	++
Efeitos neurológicos: (a) Sinais colinérgicos, inibição da colinesterase, tremor, incoordenação (b) Neuropatia tardia[a] (c) Efeitos comportamentais (p. ex., déficit de atenção, letargia)	++	++	++
Mudanças no peso corporal absoluto ou ganho de peso corporal	+	++	+
Disfunção e/ou irritação das vias respiratórias	++	±	±
Irritação ou abrasão dérmica ou ocular	++	+	-
Sensibilização (dérmica ou nas vias respiratórias superiores)	+	+	±
Mudança no peso corporal absoluto ou relativo a órgão	-	++	++
Do desenvolvimento (p. ex., defeito congênito, toxicidade franca, menor peso corporal, aborto espontâneo)	-[b]	++	±
Efeitos reprodutivos (p. ex., diminuição da fertilidade, atrofia ou degeneração testicular)	-	++	++
Mudanças na fisiologia e função normais (p. ex., alterações na produção hormonal, efeitos transitórios ou irreversíveis sobre o sistema imunológico)	-	++	++
Valores clínicos de laboratório alterados: (a) Bioquímico (p. ex., alterações nos níveis de enzimas hepáticas) (b) Sangue (p. ex., aumento da contagem de leucócitos) (c) Urina (p. ex., proteinúria ou hematúria)	-	++	++
Evidência de degeneração celular, mudanças na atividade metabólica celular	-	+	++
Genotoxicidade[c]	+	±	±
Aumento da incidência de tumores	-[d]	-[e]	++
Diminuição da sobrevida: (a) Estudos de letalidade (b) Aumento da morbidade, morte prematura (diminuição da sobrevida)	++	+	+

Legenda: +, Parte comum do exame e resultado frequentemente observado para esse tipo de estudo; ++, parte comum do exame e resultado frequentemente observado para esse tipo de estudo, e o desfecho é, muitas vezes, o mais sensível para a avaliação de riscos; ±, pode ser parte do exame e o resultado pode ser relatado para esse tipo de estudo, mas não com frequência; -, geralmente, não é parte do exame e não costuma ser relatado para esse tipo de estudo.
[a] Por definição, o efeito é adiado, mas, geralmente, é resultado de uma exposição aguda de alto nível.
[b] Não costuma ser relatado/observado após uma exposição aguda, no entanto, uma única exposição *in utero*, em um momento específico durante a gravidez, pode resultar em defeito congênito.
[c] Desfechos de toxicidade genética costumam ser usados na avaliação de risco como dados complementares, mas não como desfechos quantitativos. No entanto, existem numerosos ensaios *in vitro* e *in vivo* para avaliar o potencial genotóxico de uma substância química que, normalmente, se encaixam em três categorias: (1) mutações em genes normalmente em células de mamíferos, bactérias, moscas-da-fruta ou levedura; (2) efeitos cromossômicos geralmente em células de mamíferos; e (3) danos ao DNA (geralmente avaliados pela medição da taxa de reparação não programada de DNA).
[d] Irradiação de dose única pode ser oncogênica (p. ex., leucemia em vítimas da bomba atômica de Hiroshima).
[e] Ocorrência incomum, mas pode ser início precoce causado por, por exemplo, exposição *in utero* ao dietilestilbestrol (DES).

uso de ensaios preditivos, de alto fluxo *in vitro*, substâncias químicas individuais e misturas químicas poderiam ser avaliadas para perturbações relevantes de alterações bioquímicas precoces e celulares-*chave* que se acredita darem início às "vias de toxicidade" levado a alterações patológicas macroscópicas e doença. Se essa visão for implementada, os modelos atuais de testes de toxicidade seriam eliminados, enquanto métodos novos, rápidos e com alto rendimento seriam desenvolvidos, resultando em testes mais eficientes de todas as substâncias químicas em tempo hábil e com bom custo benefício.

ETAPAS DA AVALIAÇÃO DE RISCO

▶ Identificação do risco

Para iniciar uma avaliação de risco, a identificação do perigo é a etapa que determina se a exposição a um agente poderia (em qualquer dosagem) causar aumento na incidência de efeitos adversos para a saúde (p. ex., câncer, defeitos congênitos ou neurotoxicidade) em humanos. Muitos fatores são analisados para essa determinação e, dependendo do desfecho toxicológico considerado, poderão haver fatores específicos adicionais a serem ponderados. As propriedades físicas e químicas de um composto precisam ser conhecidas para ser possível avaliar seu destino, no ambiente e nos sistemas biológicos (p. ex., estabilidade, meia-vida de eliminação), o potencial de bioacumulação, as possíveis rotas no metabolismo e a provável toxicidade do composto. Além disso, fatorar o potencial para exposição de humanos e suas prováveis vias é importante para priorizar substâncias químicas para a avaliação de riscos.

Se as exposições e toxicidade humanas são bem documentadas, a identificação do risco é relativamente fácil; ela pode ser mais complicada quando apenas dados experimentais em animais estão disponíveis. Em geral, os critérios utilizados na avaliação de risco para identificar uma ameaça à saúde humana, a partir de dados animais, incluem o número de espécies animais afetadas, a dose em que os animais são afetados, a existência de uma relação dose-efeito, a gravidade do efeito e, para alguns agentes, se a toxicidade observada em animais é relevante para humanos.

Para substâncias químicas individuais e misturas químicas, vários efeitos sobre a saúde costumam ser observados após a dosagem em animais ou exposição de humanos. Por exemplo, como exigido pela Federal Insecticide, *Fungicide and Rodenticide Act* (FIFRA), os inscritos devem apresentar dados de uma bateria-padrão de testes de toxicidade, que incluem toxicidade aguda, subcrônica, crônica e estudos de todos os ingredientes pesticidas ativos. Cada pesticida normalmente apresenta alguns efeitos toxicológicos consistentes, em diferentes espécies, que estão relacionados, ou não, com a ação pesticida da substância química. Além disso, também pode haver toxicidade inespecífica ou específica a espécies, que ocorrem em doses comparáveis ou superiores ou, ainda, inferiores do que os efeitos toxicológicos consistentes.

O espectro da toxicidade exibida por uma substância química, em uma bateria de testes, pode ser considerado um "perfil de perigo", que pode, ou não, ser compatível com outras substâncias químicas estruturalmente relacionadas ou que exibem mecanismos de ação comparáveis.

Para alguns desfechos toxicológicos, consideração adicional deve ser dada para caracterizar ou traçar o perfil de perigo. Para carcinogênicos, também é importante considerar o número e os tipos de tumores que ocorrem nos animais, os órgãos-alvo afetados, a incidência passada (geralmente considerada como controles históricos), a resposta tempo-tumor (do inglês *time-to-tumor response*), a formação de lesões pré-neoplásicas e a genotoxicidade (incluindo mutagenicidade) das substâncias químicas. Para carcinogênicos, pode não haver coerência entre as espécies sobre o tipo de tumor e pode haver dados positivos em uma espécie e negativos em outra. Dependendo da utilização final de uma avaliação de risco, muitas vezes, é prudente aceitar os resultados dos estudos positivos, mesmo se houver estudos negativos, como uma abordagem de precaução para proteger a saúde pública.

Para resolver o problema de dados equivocados, uma abordagem de "grau de evidência" poderia ser adotada. Essa abordagem considera o conjunto completo de dados (incluindo todos os resultados positivos e negativos), como um todo, para obter uma apreciação da certeza científica do processo de identificação. Esse processo inclui todos os dados disponíveis, independentemente da fonte, e avalia os resultados dos estudos de maneira qualitativa para desenvolver um raciocínio de consistência ou inconsistência no conjunto de dados. Uma abordagem de metanálise, por outro lado, envolve a compilação de dados a partir de experimentos comparáveis (isto é, projeto experimental semelhante, poder estatístico, relato de detalhes e qualidade global) e avaliar o conjunto de dados em um contexto quantitativo e estatístico. Às vezes, dados epidemiológicos de vários estudos comparáveis são examinados utilizando metanálise, assim como são os dados de múltiplos bioensaios carcinogênicos em animais.

Na fase de identificação de perigo em uma avaliação de risco para a saúde, muitas vezes, há necessidade de separar a significância estatística do significado biológico. A significância estatística pode excluir efeitos de significância biológica e, no caso em que vários estudos demonstram efeitos biológicos comparáveis com diferente significância estatística, o efeito ainda pode ser considerado para avaliação de riscos. Na etapa de avaliação dose-efeito, outros critérios seriam aplicáveis para ajudar a diferenciar o mecanismo de ação tóxica e a utilização dos dados para fins quantitativos. Além disso, existem desfechos toxicológicos para os quais a relevância biológica não é conhecida ou difícil de definir (p. ex., maior atividade imunológica sem sinais clínicos óbvios de toxicidade). Portanto, o avaliador de risco pode tentar definir o termo *efeito adverso* ou, pelo menos, isolar um efeito que é claramente adverso a partir do qual os dados estão equivocados. A validade desse exercício está aberta para debate científico, e há muitos exemplos em que a diferença entre os efeitos adversos e não adversos não estão claros para um desfecho de toxicidade.

Avaliação dose-efeito

Avaliações dose-efeito definem a relação entre a dose de um agente e a observância ou ocorrência esperada de efeito toxicológico específico. Uma avaliação dose-efeito, geralmente, requer extrapolação, a partir de doses administradas em animais de experimentação, para exposições esperadas, a partir de contato humano com o agente no ambiente ou no local de trabalho. Quando se avalia efeitos toxicológicos em animais, geralmente, se assume que, a uma determinada dose, a resposta animal a uma substância química será quase idêntica à resposta humana. Essa abordagem é razoavelmente precisa para substâncias químicas que exibem uma curva dose-resposta limítrofe e que são eliminadas do corpo muito rapidamente (isto é, meia-vida biológica curta). Caso disponível, dados de exposição/dosagem humana, a partir de exposições ocupacionais ou ambientais, podem ser úteis para melhor caracterizar a relação dose-efeito de uma substância química e seu efeito tóxico. Dados de estudos com voluntários humanos sobre exposição a substâncias perigosas são menos desejáveis, devido ao desfavorável projeto de estudo, do viés inerente dos indivíduos ou dos investigadores, do menor poder estatístico e do questionável contexto ético.

Acredita-se que essas substâncias químicas apresentem dois tipos de relação dose-efeito, aquelas que exibem e aquelas que não exibem limiar de toxicidade. Para as substâncias químicas que exibem limiar, o princípio básico é que um nível de dose específica pode ser identificado abaixo do qual nenhum efeito tóxico seria observado. A abordagem convencional para selecionar os níveis de dosagem e para avaliação de risco de substâncias químicas que exibem limiar para toxicidade, é, primeiro, identificar o desfecho mais sensível, a partir de todos os estudos e, em seguida, identificar o nível maior de efeito adverso não observado (NOAEL, do inglês *No-observes-Adverse-Effect Level*), para desfecho dos dados coletados em outros estudos comparáveis. Se nenhum NOAEL puder ser identificado (por causa de uma seleção de dose que não encontrou um nível de dosagem em que nenhum efeito foi observado), então, o nível mais baixo de efeito adverso observado (LOAEL, do inglês *Lowest Observed Adverse Effect Level*) é substituído. No caso em que um LOAEL, não NOAEL, é utilizado para avaliação de riscos, incerteza adicional é inerente no cálculo de risco que deve ser considerado na etapa de caracterização do risco (ver "Caracterização do Risco").

Alternativamente, para substâncias químicas que apresentam limiar de toxicidade, a metodologia de dose de referência (BMD, do inglês *BenchMark Dose*) poderia ser melhor adaptada com alguns conjuntos de dados em que o NOAEL não pode ser claramente estabelecido. Nesse método, um efeito toxicológico é identificado pela primeira vez, como uma porcentagem de animais exibindo resposta ou porcentagem de aumento ou diminuição de atividade enzimática. Em segundo lugar, um nível de resposta referência é selecionado (p. ex., uma taxa de resposta de 5 ou 10%), e um modelo matemático é aplicado aos dados. A curva adequada é, então, usada para designar a BMD correspondente. Muitas vezes, um limite inferior no nível de confiança da BMD é escolhido como o NOAEL equivalente. Esse nível de confiança é, então, utilizado para cálculos de avaliação de risco, por meio da aplicação dos fatores adequados de segurança/incerteza.

Os métodos para extrapolação dose-efeito utilizados para carcinogênicos são diferentes. É bem assumido que, para substâncias químicas que induzem tumores, não existe limiar de toxicidade. No entanto, não se compreende plenamente o(s) mecanismo(s) de ação para todos os carcinogênicos químicos. Os iniciadores e promotores químicos foram identificados em estudos experimentais e, para esses, um mecanismo de ação genotóxico postulado parece ser razoável. Para outras substâncias químicas que induzem tumorigênese em animais de laboratório, as evidências que sustentam um mecanismo de genotoxicidade são duvidosas ou negativas, e outros mecanismos, como citotoxicidade ou rupturas em processos fisiológicos que afetam os níveis hormonais ou a resposta imunológica, têm sido postulados.

Para descrever a curva dose-resposta dos carcinogênicos, em doses baixas esperadas para exposições humanas ocupacionais ou ambientais, muitas vezes, é necessário extrapolar a partir das doses relativamente elevadas utilizadas em bioensaios de câncer (normalmente em roedores).

A maior parte dos modelos de extrapolações de baixas doses são derivados das suposições da distribuição estatística de dados (p. ex., registro de *probit*, *Mantel-Bryan*, *logit* e *Weibull*), mecanismo postulado de carcinogenicidade (p. ex., *linear one-hit*, *gama multihit* e *Armitage-Doll* de estágios múltiplos) ou algum outro parâmetro (p. ex., tempo de tumor, farmacocinética e base biológica). Em geral, o processo carcinogênico é descrito matematicamente por um conjunto de eventos biológicos rudimentares, na maioria das vezes, como parte de um processo de estágios múltiplos, e se presume que o efeito dos carcinogênicos sobre esses processos é o mais simples possível (p. ex., descrito por uma taxa de reação química). Portanto, a relação dose-efeito descrita por esses modelos matemáticos normalmente serão tão arbitrárias quanto às suposições feitas para os processos biológicos.

Existem vários modelos matemáticos que normalmente vão se encaixar nos dados do bioensaio de câncer animal. Como esses modelos usam fórmulas e pressupostos diferentes para prever o potencial carcinogênico da substância química, podem produzir resultados diferentes com as doses para as quais os humanos são expostos, dependendo das características da curva dose-efeito e do suposto mecanismo de carcinogenicidade (Fig. 50-1). Para a maioria dos carcinogênicos, os modelos *one-hit* e linearizado de estágio múltiplo são aplicados, aos dados de bioensaio de câncer, em animais, para estimar o potencial carcinogênico em humanos. Esses modelos foram desenvolvidos com base na compreensão de que radiação ionizante e químicos genotóxicos exibem resposta linear, ou quase linear, na região de dosagem baixa. Ao apresentar os resultados da avaliação dose-efeito para carcinogênicos, é fornecido o limite superior de risco, a partir de modelos de câncer, bem como os limites superior e inferior de risco. O objetivo das técnicas de estabelecimento de limites é tentar responder pela incerteza estatística nos resultados dos testes em animais.

Existem substâncias químicas com dados positivos de bioensaio de câncer, mas com dados negativos ou equívocos de genotoxicidade. Existe um debate em andamento na comunidade científica sobre o mecanismo de tumorigênese desses agentes.

AVALIAÇÃO DE RISCO PARA A SAÚDE — CAPÍTULO 50

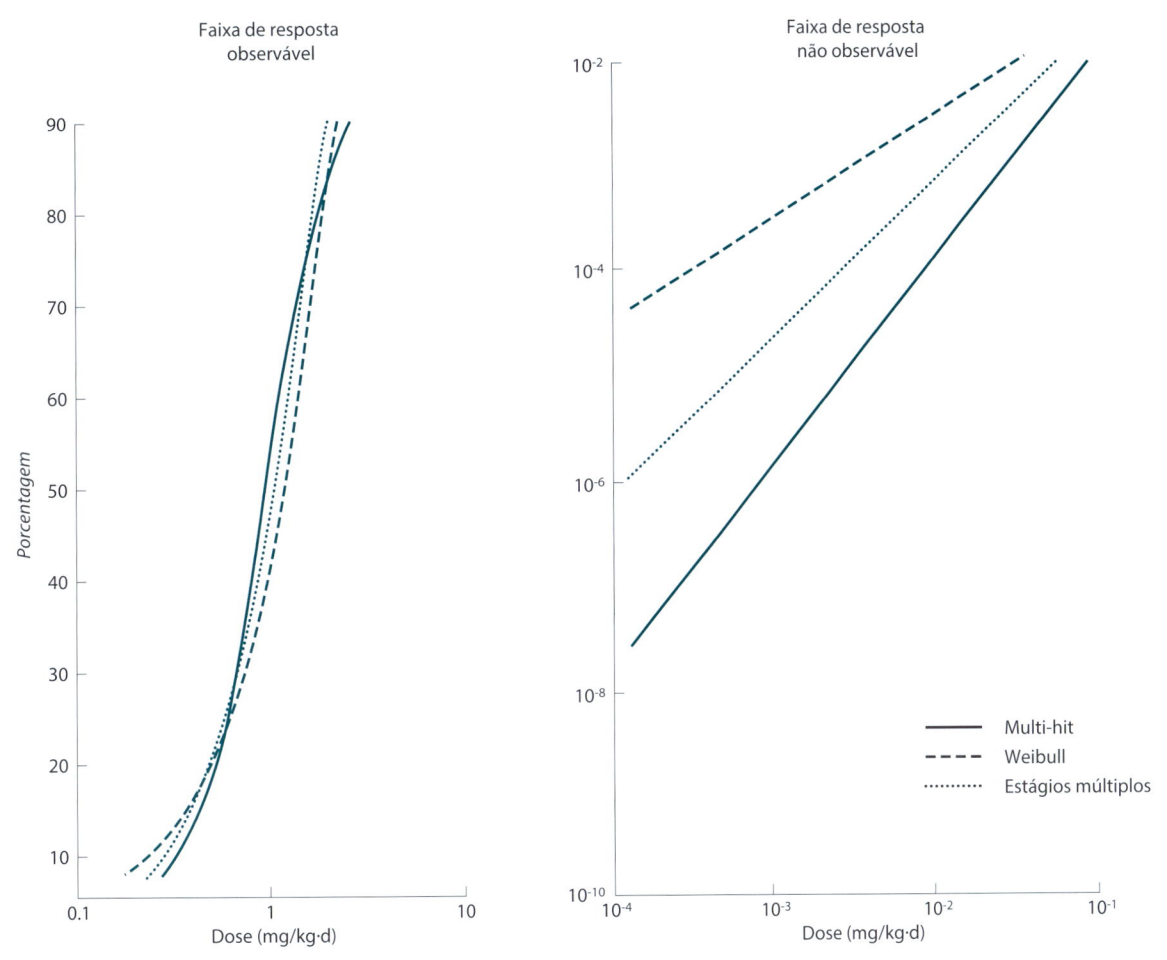

▲ **Figura 50-1** O ajuste da maioria dos modelos de dose-efeito para dados na faixa observável é, geralmente, semelhante (*gráfico da esquerda*). No entanto, por causa das diferenças nos pressupostos em que se baseiam as equações, as estimativas de risco, em doses baixas, podem variar muito entre os diferentes modelos (*gráfico da direita*).

Por exemplo, herbicidas cloro-s-triazina (p. ex., atrazina, simazina e cianazina) induzem tumorigênese mamária, porém, os dados de toxicidade genética são equivocados. Há alguns indícios de que essas substâncias químicas perturbam a função endócrina no nível do eixo hipotálamo-hipófise-ovário, embora não liguem receptores de estrogênio. Portanto, tem sido proposto um limiar dose-efeito para herbicidas triazina, mas nenhum mecanismo evidente de ação tem sido demonstrado. Outros exemplos de substâncias químicas carcinogênicas, para as quais há um debate em curso sobre o mecanismo de ação, incluem solventes clorados, como clorofórmio e compostos aromáticos policíclicos clorados, como 2,3,7,8-tetraclorodibenzo-*p*-dioxina.

Modelos farmacocinéticos fisiologicamente baseados (PBPK) são usados por alguns avaliadores de riscos para predizer a resposta humana a partir de dados de roedores. Esses modelos tentam considerar quantitativamente as várias diferenças entre as espécies de teste e os humanos, considerando peso corporal, capacidade e produtos metabólicos, frequência respiratória, fluxo sanguíneo, teor de gordura e vários outros parâmetros (Fig. 50-2). Convicção nos resultados de modelos farmacocinéticos fisiologicamente baseados, muitas vezes, baseia-se em alguns pressupostos não testáveis, como a dose administrada de um metabólito instável em um órgão-alvo. Enquanto modelos PBPK têm sido desenvolvidos para uma variedade de químicos industriais (p. ex., solventes clorados) e pesticidas (p. ex., malatião), a aplicação dos resultados dessas análises para a avaliação de risco ainda não está claramente definida. Também, estão sendo desenvolvidas abordagens biologicamente baseadas para estimar riscos de câncer, permitindo a incorporação de fatores biológicos, como o número de mutações necessárias para malignidade e o papel dos processos de nascimento e morte de células-alvo no acúmulo dessas mutações. Um elemento-chave é uma descrição quantitativa da forma como o carcinogênico afeta as taxas de nascimento, morte e mutação celular. Nesse momento, no entanto, a maior parte da informação necessária para executar essas análises ainda não está disponível.

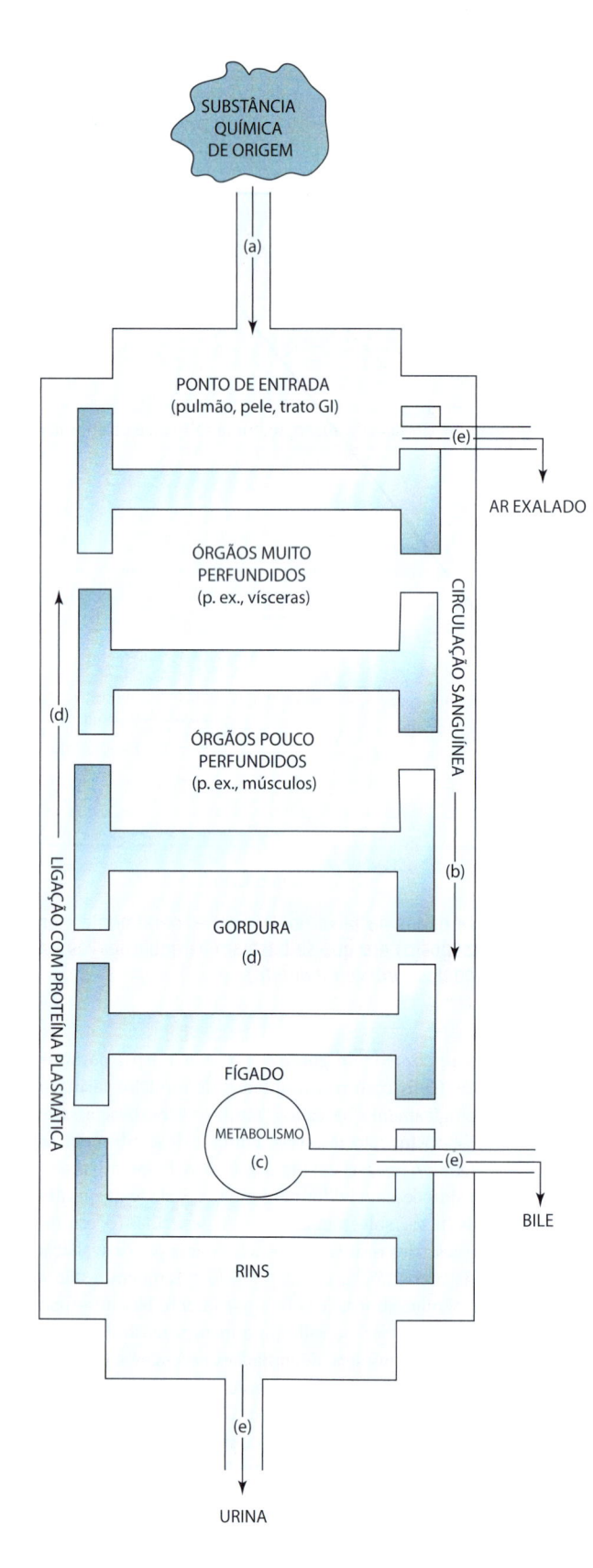

▲ **Figura 50-2** Diagrama simplificado da divisão geral de um modelo farmacocinético fisiologicamente baseado. (a) Absorção, (b) Distribuição, (c), Metabolismo, (d) Armazenamento e (e) Eliminação de um xenobiótico internalizado são descritos por uma série de inter-relações matemáticas. Modelos farmacocinéticos fisiologicamente baseados produzem informação, como a mudança prevista na quantidade de uma substância química em determinado órgão ao longo do tempo, dependendo dos dados inseridos (p. ex., taxas constantes para transporte, distribuição, respiração, metabolismo e excreção, bem como as propriedades físicas e químicas da substância). Os compartimentos são destinados a representar, da melhor maneira possível, as estruturas anatômicas reais, definidas em relação aos seus volumes, fluxos de sangue (taxa de perfusão), características de ligação química (partição) e capacidade de metabolizar e excretar a substância química de interesse. Para fins de avaliação de risco, esses modelos são usados principalmente para prever e comparar doses-alvo em tecidos para diferentes situações de exposição em diferentes espécies animais.

Os resultados de estudos da exposição humana (p. ex., epidemiologia) também podem fornecer dados úteis para completar os dados de bioensaio de câncer animal ou oferecer avaliação independentemente da dose-resposta de uma substância química e seus efeitos nos humanos. O projeto de estudos da exposição humana, no entanto, muitas vezes, limita os resultados de tais estudos com finalidade de avaliação de riscos, pois o grau de incerteza na estimativa das exposições é maior, e o poder estatístico dos estudos geralmente é menor do que para estudos experimentais em animais.

▶ Avaliação da exposição

Para haver um risco para a saúde, deve haver toxicidade inerente e exposição a uma substância química. Em outras palavras, a prevenção ou eliminação da exposição a uma substância tóxica resultaria em risco zero. Como a eliminação total da exposição química, muitas vezes, não é possível ou prática, a etapa de avaliação da exposição, em uma avaliação de risco, é utilizada para estimar a magnitude e a probabilidade de absorção, a partir do ambiente, por qualquer combinação de vias de exposição oral, inalatória e dérmica. Os resultados da avaliação da exposição são doses quantitativas apresentadas na quantidade da substância química por unidade de peso corporal por unidade de tempo (p. ex., mg/kg por dia).

No início da avaliação da exposição, a população em situação de risco tem de ser identificada pela determinação de quem estaria exposto às substâncias químicas de interesse. O tamanho da população exposta depende da proximidade da população com a fonte. Por exemplo, existe um grande potencial para expor um grande número de pessoas se a substância química está na água potável ou no ar. Por outro lado, se a contaminação estiver confinada a uma área fechada (p. ex., ambiente de trabalho fechado), a população afetada provavelmente será menor. Para caracterizar uma população exposta, é importante considerar idade, sexo, estado de saúde, raça e diversidade cultural, porque os indivíduos diferem no grau de sensibilidade e susceptibilidade ao risco químico.

As principais vias de exposição a substâncias químicas no ambiente são inalação de partículas, poeira e vapores; contato cutâneo com superfícies contaminadas (p. ex., solos ou vegetação contaminada); utilização de bens de consumo (p. ex., tintas e recipientes de plástico); e ingestão de alimentos, água e superfícies contaminados (isto é, transferência mão-para-boca). As exposições no trabalho também resultam de inalação, ingestão e contato não apenas com material contaminado, mas, também, com soluções concentradas ou misturas de substâncias químicas industriais. Apesar dos recentes avanços no vestuário e equipamentos de proteção, nas instruções dos rótulos e em sistemas de ventilação devidamente projetados, o potencial para exposições no local de trabalho ainda é significativamente maior que a maioria das exposições ambientais.

As estimativas da exposição humana podem ser baseadas em medidas analíticas de amostras colhidas a partir do monitoramento ambiental ou do local de trabalho, medidas diretas da exposição humana ou modelos matemáticos (previsão). Embora medidas diretas da exposição humana sejam os métodos mais precisos de detecção de uma exposição individual ou populacional, eles são caros, requerem instrumentos especializados e consomem muito tempo. Mais frequentemente, as estimativas de exposição são baseadas em modelos matemáticos. Inúmeras metodologias para estimar o consumo humano de contaminantes têm sido propostas e refinadas nos últimos anos. Modelos têm sido desenvolvidos e utilizados para prever o movimento de substâncias químicas no meio ambiente (p. ex., no ar, águas subterrâneas ou pluviais), a transferência a partir de superfícies contaminadas (p. ex., tapetes ou roupas, mão-para-boca) e a deposição em frutas e legumes comestíveis. Modelos farmacocinéticos fisiologicamente baseados também são usados para classificar a taxa de absorção, metabolismo e distribuição de uma substância química no corpo. Alguns estudos retrospectivos da exposição humana dependem de pesquisas e da revocação de pessoas expostas. Esse último método, embora seja necessário em muitos casos é o menos confiável e um dos motivos pelos quais os dados de alguns estudos epidemiológicos nem sempre podem ser usados para avaliação quantitativa dos riscos.

Em doses de exposições quantificadas, é descrito o número de pessoas expostas em cada um dos níveis de dose previstos, bem como as estimativas de exposição superior e média. A melhor abordagem é desenvolver cenários de exposição que analisam uma série de exposições potenciais ou reais para indivíduos, populações e subpopulações. Dependendo do uso da avaliação de risco, pode ser adequado estimar apenas doses a partir de uma única exposição química e de uma única fonte. Mais frequentemente, várias exposições químicas provenientes de várias fontes devem ser avaliadas e agregadas, apesar da relativa complexidade de realizar tais ações.

As fórmulas para estimar exposições, a partir de substâncias químicas ambientais e do local de trabalho, podem ser aplicadas para quantificar os níveis de dose para a avaliação de riscos. Essas fórmulas exigem inserção de valores para parâmetros fisiológicos e de atividade, como frequência respiratória (repouso e/ou ao esforço), ingestão diária de água, ingestão de alimentos, peso ou tamanho corporal e outros fatores que dependem de idade, sexo, bem-estar físico e hábitos do indivíduo. Fatores como interações medicamentosas, debilidade física, estágio de desenvolvimento (p. ex., feto, perinatal ou infância) e tabagismo, por exemplo, podem aumentar a suscetibilidade e a sensibilidade para uma exposição química e devem ser documentados e considerados na avaliação da exposição, se possível. Valores para peso corporal, frequência respiratória e tamanho do corpo são obtidos a partir de tabelas que normalizam os dados e apresentam limites estatísticos médios para eles. Muitas vezes, os valores de parâmetros, como ingestão de água e de alimentos, são obtidos a partir de pesquisas regionais ou, até mesmo, nacionais e, portanto, não são específicos para uma determinada comunidade, etnia ou estilo de vida. Para uma avaliação mais definida ou precisa da exposição para uma população específica ou individual, é necessário coletar dados mais precisos para inserir nas fórmulas de exposição.

A aplicação de análises estatísticas para o conjunto de dados expostos poderá ser necessária para determinar a distribuição dos dados, pois dados ambientais e ocupacionais podem ser distribuídos de forma *log*-normal, em vez de obedecer a uma distribuição de Gauss.

Dependendo da população exposta e do problema, as estimativas de exposição podem precisar ser feitas a partir de diferentes subpopulações (p. ex., crianças e lactentes, mulheres grávidas e enfermos), já que esses indivíduos são diferencialmente suscetíveis, apresentam diferentes padrões de atividades ou são especialmente sensíveis por vários motivos. Para uma descrição meramente estatística de uma população, abordagens estocásticas ou "probabilidade de riscos" foram desenvolvidas para caracterizar as exposições utilizando modelos que replicam a aleatoriedade da exposição. As técnicas probabilísticas podem caracterizar uma variedade de potenciais exposições e sua probabilidade de ocorrência.

Algumas substâncias químicas persistem por muitos anos no ambiente, enquanto outras degradam rapidamente. O destino ambiental das substâncias químicas depende de vários fatores, como, por exemplo, as propriedades físicas e químicas da substância, o potencial de circulação por meio de diferentes meios ambientais (p. ex., águas subterrâneas e solos porosos), ou armazenamento (p. ex., ligação de químicos aos sedimentos), a taxa de degradação no meio ambiente (p. ex., pela luz do sol, microrganismos do solo e da água e evaporação) e o potencial de bioacumulação e bioamplificação. Algumas substâncias químicas, como hidrocarbonetos aromáticos policlorados (p. ex., bifenilas policloradas e diclorodifeniltricloroetano [DDT]), podem persistir no ambiente por 50 ou mais anos, enquanto outras substâncias químicas (p. ex., alguns pesticidas organofosforados) degradam relativamente rápido e permanecem por semanas ou meses. Químicos lipofílicos (p. ex., metilmercúrio), no meio ambiente, são armazenados nos tecidos dos animais (principalmente peixes) e aumentam por meio de um processo chamado *bioamplificação* (às vezes, para concentrações centenas de vezes maiores do que os níveis ambientais originais), conforme as substâncias químicas armazenadas sobem na cadeia alimentar. Portanto, embora exposições humanas diretas a contaminantes químicos possam ser reduzidos quando as substâncias químicas são degradadas rapidamente, certamente há potencial significativo de exposição para aquelas que permanecem apenas durante alguns dias no meio ambiente (p. ex., trabalhadores agrícolas) ou que iniciam em baixas concentrações, mas sofrem bioacumulação na cadeia alimentar (p. ex., peixes contaminados).

Novas tecnologias e novos avanços na instrumentação e metodologias analíticas possibilitam a detecção de quantidades muito pequenas de químicos exógenos (xenobióticos) no sangue, na urina, nos cabelos, nas fezes, no ar exalado, no tecido adiposo e em outros tecidos (isto é, biomonitoramento). A medida dos resíduos químicos, em níveis de partes por trilhão (ppt), e até menores, é possível em tecidos biológicos (bem como no meio ambiental). Para muitas substâncias químicas, os resultados do biomonitoramento representam um indicador direto de exposição aguda ou crônica a uma substância química. Essas medidas diretas oferecem uma alternativa melhor para avaliação da exposição do que o uso de quaisquer modelos matemáticos. Além disso, o monitoramento ambiental também tem se beneficiado com tais avanços na tecnologia, embora a presença de misturas de substâncias químicas e as matrizes em que esses químicos residem tendem a complicar e interferir com as medições ambientais em níveis baixos. Como as técnicas de medição em campo são mais refinadas, haverá menos dependência de modelos matemáticos para prever a distribuição de substâncias químicas no ambiente.

▶ Caracterização do risco

Na caracterização do risco, o avaliador resume e interpreta as informações coletadas a partir das três etapas anteriores, apresenta estimativa quantitativa do(s) risco(s) para a saúde humana e identifica (e quantifica, quando possível) as incertezas nessas estimativas. Esse processo permite que o avaliador de risco identifique o maior risco para a saúde individual e da população e estabeleça níveis de ação baseados em saúde para proteger os indivíduos e as populações de exposição adicional ou para evitar dano imediato ou em longo prazo. Os riscos estimados dependem da duração da exposição medida ou estimada e podem ser calculados retrospectivamente (isto é, a liberação do químico ou a exposição já ocorreu) ou prospectivamente (isto é, como meio de evitar que aconteça uma liberação ou exposição). É adequado e muitas vezes necessário, na caracterização do risco, estimar riscos carcinogênicos e não carcinogênicos para uma exposição química e avaliar vários cenários de exposição para auxiliar na determinação das etapas de atenuação necessárias.

Para desfechos de toxicidade química que claramente exibem um limiar da curva dose-efeito, os níveis de exposição referência (RELs, do inglês *Reference Exposure Levels*), definidos como níveis de exposição limítrofes, abaixo dos quais nenhum efeito adverso para a saúde é esperado, podem ser calculados. Esses níveis de referência são comparáveis com as doses referência (RfDs, do inglês *Reference Doses*) ou concentrações de referência (RfCs, do inglês *Reference concentrations*) da EPA.

Os RELs são obtidos por meio da identificação e divisão do NOAEL (ou BMD) pelos fatores de incerteza, para responder por inadequações no banco de dados, conhecimento científico incompleto e proteção de indivíduos mais sensíveis (Tab. 50-1). A aplicação de fatores de incerteza oferece uma margem de segurança a ser considerada ao desenvolver opções de mitigação ou normas regulamentadoras. Alguns fatores de incerteza podem ser considerados valores-padrão quando informação fisiológica ou toxicológica adequada não existe para fornecer uma estimativa mais precisa de incerteza.

Para agentes carcinogênicos, a menos que o limiar de toxicidade seja claramente demonstrado, presume-se que a dose-resposta é linear sem nível "sem risco". Para esses agentes químicos, um potencial carcinogênico é calculado, e a probabilidade de excesso de câncer individual é estimada com base em estimativas de exposição. A determinação do que é um risco de câncer "aceitável" (ou mínimo) é uma decisão baseada em valores e, com frequência, uma faixa de risco é apresentada para fins comparativos.

Tabela 50-1 Fatores de incerteza que podem ser aplicados no cálculo dos níveis de exposição com base nos riscos

Lacuna de dados ou consideração metodológica	Fator de incerteza (variação)
Extrapolação de dados de agudo a crônico	100
Extrapolação de dados de subcrônico a crônico	10
Variabilidade humana (intraespécies)	10
Variabilidade animal para humana (interespécies)	10
Aumento da sensibilidade ou suscetibilidade (p. ex., crianças)	(1-10)
Conversão de LOAEL para NOAEL	(3-10)
Evidência de genotoxicidade (sem dados carcinogênicos)	(1-10)
NOAEL relatado pode ser um LOAEL	(1-10)
Extrapolação de subcrônico para agudo	1
Relação estrutura atividade	Varia de acordo com a potência
Projeto experimental inadequado	(1-10)
Correções farmacocinéticas	Varia de acordo com o parâmetro medido ou modelado

As diferenças documentadas na fisiologia e toxicologia entre espécies podem ser utilizadas para modificar RELs e, em menor grau, as estimativas de risco de câncer, para refletir melhor a exposição humana e prever a resposta à substância química. No entanto, ainda deve se aplicar o conceito de garantir uma margem de segurança entre exposição e toxicidade, mesmo quando uma estimativa mais precisa de incerteza pode ser feita. Em particular, algumas subpopulações (p. ex., o feto em desenvolvimento, lactentes e crianças) podem ser sensíveis ou diferencialmente suscetíveis a uma exposição química. É difícil prever com precisão os efeitos de uma exposição química para tal indivíduo em comparação com a média de adultos saudáveis na população. Frequentemente, sexo, raça ou outras características genéticas também podem afetar a sensibilidade individual. A etapa da caracterização de risco deve levar em consideração as diferenças das pessoas e subpopulações e as incertezas nos dados e na metodologia.

De modo geral, uma caracterização completa do risco também deve discutir as concentrações secundárias da substância química no meio ambiente e em tecidos humanos, as diferenças farmacocinéticas entre os testes em animais e humanos (os resultados de um PBPK ou outro modelo biologicamente baseado são úteis aqui), o efeito da seleção de parâmetros específicos de exposição, o nível de incerteza nos métodos (isto é, cálculos e análises estatísticas) e outros fatores que podem influenciar na magnitude dos riscos calculados. Além disso, as áreas para as quais é necessária investigação adicional também devem ser identificadas (p. ex., lacunas de dados).

EXEMPLOS DA APLICAÇÃO DA METODOLOGIA DE AVALIAÇÃO DE RISCO

A abordagem geral para calcular o risco para desfechos cancerígenos e não cancerígenos é ilustrada adiante para pesticidas e contaminantes ambientais dibromocloropropano (DBCP). A Califórnia promulga níveis máximos de contaminantes (MCLs, do inglês *Maximum Contaminant Levels*) para a água potável, que são baseados, em parte, nas metas de saúde pública. Para deduzir um MCL, que é uma norma regulamentadora, custos, benefícios e viabilidade técnica (p. ex., de detecção ou mitigação) devem ser considerados. Uma meta de saúde pública é desenvolvida com base em um cálculo de risco, consideração da incerteza nos métodos e dados e considerando os indivíduos mais sensíveis ou suscetíveis (p. ex., lactentes e crianças). A meta de saúde pública é desenvolvida para proteger a saúde pública, mas não é uma norma regulamentadora como um MCL e, portanto, não pode ser imposta.

Nos Estados Unidos, DBCP foi muito utilizado como fumigante e nematicida no solo, até 1977, quando seu registro como pesticida foi suspenso. Embora não seja mais fabricado comercialmente ou usado nesse país, a contaminação das águas subterrâneas ainda existe no Vale de San Joaquin e outras regiões agrícolas na Califórnia. A exposição ao DBCP ocorre a partir da utilização de água de torneira como fonte de água potável, bem como para preparar alimentos e bebidas. Ela também é usada para banho de banheira ou chuveiro, em banheiros e para outros usos domésticos, o que resulta em potenciais exposições cutâneas e inalação.

▶ Efeitos não carcinogênicos

O DBCP induz dano testicular e infertilidade, conforme evidenciado por inúmeros estudos de exposição ocupacional descritos, como contagem de espermatozoides reduzida (oligospermia) ou nula (azoospermia), motilidade espermática alterada, danos nos túbulos seminíferos e perturbação hormonal. A toxicidade testicular é relatada com maior frequência e parece ocorrer com exposições mais baixas do que as de outros desfechos não carcinogênicos (isto é, sendo o desfecho de toxicidade não cancerígena mais sensível). Em estudos experimentais em animais, o maior NOAEL, de 0,025 mg/kg por dia, é identificado para efeitos adversos testiculares em coelhos machos. Usando essas informações, o cálculo de um REL (ou meta de saúde pública), nesse caso, definido como C mg/L, para um efeito não carcinogênico de DBCP, segue a equação:

$$C = \frac{NOAEL \times BW \times RSC}{UF \times W}$$

$$= \frac{0,025 \text{ mg/kg} \cdot d \times 70 \text{ kg} \times 0,8}{1.000 \times 6 \text{ Leq}}$$

$$= 2,3 \times 10^{-4} \text{ mg/L} = 0,2 \text{ ppb (rounded)}$$

em que NOAEL é o nível de efeito adverso não observado, BW é o peso corporal (é usado um valor-padrão de 70 kg para um homem adulto), RSC é a fonte de contribuição relativa (a única fonte antecipada de exposição é água subterrânea e, portanto, 80% é utilizada como entrada para DBCP), UF é o fator de incerteza (10 para contabilizar extrapolação interespécies, 10 para uso de NOAEL subcrônico e 10 para subpopulações humanas potencialmente sensíveis) e W é a taxa de consumo diário de água (um taxa de consumo diário de água de 6 litros equivalentes [Leq] é usada porque a ingestão direta representa aproximadamente um terço do total da exposição, a partir do uso doméstico de água contaminada por DBCP, e os dois terços restantes são da exposição cutânea e por inalação).

O risco de efeitos não carcinogênicos sobre a saúde, por se beber água contaminada com DBCP, pode ser determinado pelo cálculo do índice de risco, que é a razão da exposição humana ao REL. Se o índice de perigo é menor que 1, existe uma margem de segurança adequada. Se o índice de risco é igual ou maior que 1, a exposição estimada é igual ou maior que o REL, e é necessária uma análise mais aprofundada das implicações à saúde pública. Aplicar esse método para DBCP alcançaria um índice de perigo maior do que 1 quando os níveis da água potável excedessem 0,2 ppb.

▶ Efeitos carcinogênicos

DBCP também causa câncer em animais de laboratório, e há alguma evidência sugestiva a partir de estudos de exposição humana. Para fins de avaliação de risco, o desenvolvimento de carcinoma de células escamosas do estômago, em ratos fêmeas, é usado para calcular um potencial carcinogênico de 7 $(mg/kg \cdot d)^{-1}$. Para calcular o potencial carcinogênico, o modelo de estágios múltiplos ajustou-se aos dados de carcinogenicidade dose-efeito em animais, e foi utilizado o limite superior de confiança de 95% sobre o termo linear (q1*). Em animais, essa estimativa é ajustada para uma potência vitalícia, supondo que a potência tende a aumentar com a terceira potência do tempo de observação em um bioensaio. A estimativa de potência cancerígena animal vitalícia é convertida para uma estimativa da potência em humanos pelo fator (70 kg/peso corporal animal)$^{1/3}$. Essa conversão resulta da premissa de que a taxa de dose calculada como ingestão diária de DBCP, dividida por (peso corporal)$^{2/3}$, tem a mesma potência em roedores e humanos. Usando essa potência carcinogênica, o cálculo de um REL (C) para DBCP, na água potável, usando o desfecho de câncer, segue a equação:

$$C = \frac{R \times BW}{CSF \times W}$$

$$= \frac{10^{-6} \times 70 \text{ kg}}{7 \, (mg/kg \cdot d)^{-1} \times 6 \text{ Leq/d}}$$

$$= 1,7 \times 10^{-6} \text{ mg/L} = 1,7 \text{ ppt}$$

em que BW é o peso corporal adulto (o padrão de 70 kg para um homem adulto), R é o nível mínimo para excesso individual vitalício de risco de câncer (um padrão de 10^{-6}), CSF é a potência de câncer (q1*) de 7 $(mg/kg\text{-}d)^{-1}$ para o desenvolvimento de carcinoma de células escamosas do estômago em ratos fêmeas e W é o volume diário de água consumida em litros equivalentes (Leq) por dia.

Portanto, para DBCP, um excesso individual de risco de câncer de 1 x 10^{-6} (1 em 1 milhão) seria ultrapassado quando os níveis de água potável estivessem acima de 1,7 ppt. Fica claro, a partir dos resultados dessa avaliação de risco, que o nível de água potável considerado mais protetor da saúde é o que se baseia no desfecho de câncer.

DISCUSSÃO

A avaliação quantitativa de riscos tem sido a base para a tomada de decisões ambientais nos Estados Unidos, há quase 40 anos. Se a avaliação e a gestão de riscos devem permanecer, os fatores-chave na tomada de decisões ambientais, escolhas "valiosas" no processo de avaliação de risco devem ser explicitadas, e os formuladores de políticas devem reconhecer as limitações da avaliação quantitativa de riscos. Além disso, o projeto e os resultados da avaliação de riscos devem ser descritos claramente no contexto do problema ambiental. Em outras palavras, o contexto em que a "ciência" de avaliação de risco é realizada deve moldar como a informação científica é usada e interpretada.

▶ Limitações do uso da avaliação de risco para a tomada de decisões ambientais

Existe um debate em andamento sobre as limitações do uso de resultados de avaliação de risco na tomada de decisões ambientais. As queixas principais incluem:

1. A avaliação de risco não é exclusivamente "baseada na ciência", mas incorpora juízos e valores que são limitados por um elevado grau de incerteza.

2. Métodos convencionais de avaliação de risco não levam em conta os encargos de perigos desproporcionais suportados por determinadas comunidades, nem os impactos das exposições cumulativas e múltiplas em *hotspots* tóxicos ou para grupos de pessoas (p. ex., trabalhadores rurais e suas famílias).

3. A avaliação de risco, como uma abordagem de dois níveis, separa a avaliação da gestão, como forma de isolar a "objetividade" da avaliação de risco a partir de decisões de gestão carregadas de valor. Essa abordagem é criticada por cientistas e filósofos da ciência por ser "surreal" no aspecto de que nenhuma prática científica é puramente objetiva. Alguns cientistas sociais argumentam que os avaliadores de risco não podem ser completamente imunes aos fatores políticos das instituições em que atuam.

4. Avaliação de risco leva a atrasos regulamentares; isto é, "paralisia por análise".

5. Focar os aspectos quantitativos do risco não fornece informações suficientes sobre os aspectos qualitativos, como a ansiedade com o futuro, a involuntariedade da exposição e as preocupações com a equidade.

6. Avaliação de risco é usada, principalmente, para justificar certas quantidades de poluição, considerando que a meta deve ser sua eliminação, sua prevenção ou sustentabilidade ambiental (isto é, deixar recursos suficientes e um ambiente limpo para as gerações futuras).
7. O processo é enfraquecedor (não democrático) e, muitas vezes, ignora a participação do público e os valores sociais necessários para tomar boas decisões sobre prioridades ambientais. A inclusão de "comunicação de risco" nas últimas fases do processo de avaliação não só é um mau uso de um importante recurso de informação (isto é, a comunidade afetada propriamente dita), mas, também, obscurece o processo, tornando-o difícil de compreender e reproduzir.
8. Decisões ambientais baseadas na comparação de risco com referências regulamentares costumam ser vistas com ceticismo pelos mais afetados. Isso é especialmente problemático quando aqueles que estão em maior risco não se beneficiam substancialmente do estressor.

A dose realmente faz o veneno?

Os alunos de toxicologia provavelmente lerão em algum livro didático que "a dose faz o veneno". Embora existam aplicações em que essa afirmação é verdadeira, de modo geral, é simplificar demais o que se sabe da toxicidade das substâncias químicas nos organismos vivos. Muitas vezes, isso leva a um entendimento equivocado pela população leiga ou um uso indevido, por parte de alguns, na tentativa de minimizar o impacto dos poluentes ambientais e outros químicos em humanos. Embora a frase "a dose faz o veneno" tenha aplicabilidade em experimentos de laboratório, em que todas as variáveis são rigorosamente controladas, existem algumas exceções notáveis. O momento da exposição durante a gravidez, em vez da dose, é mais importante para as substâncias químicas que causam defeitos congênitos; portanto, é o momento que faz com que uma substância seja um veneno. Conforme observado anteriormente, acredita-se que substâncias químicas carcinogênicas, que provocam danos genéticos ou mutações no DNA, não têm uma dose segura; portanto, qualquer dose pode ser o veneno para essas substâncias químicas. Outros químicos acionam receptores nas células em doses muito baixas e podem alterar suas atividades ou os sinais de outras células.

Para humanos, existem outras razões pelas quais a declaração "a dose faz o veneno" não contempla adequadamente os riscos de danos para a saúde. Por exemplo, a afirmação não responde pela ampla variação na população humana, incluindo populações ou indivíduos sensíveis, suscetíveis e vulneráveis. Os mecanismos de reparação e defesa humanos, por exemplo, variarão dependendo de fatores como idade, estado físico, sexo, etnia, estado nutricional, etc. Portanto, a dose tóxica efetiva pode variar de um indivíduo para o outro. Além disso, nenhuma pessoa é exposta a uma única substância química, a partir de uma única fonte e uma única via de exposição com a mesma dose, durante toda a vida. As pessoas são expostas a múltiplos químicos em um número ilimitado de combinações e doses diárias, de modo que, ao longo da vida (a começar, pelo menos, no momento da concepção), é provável que as doses necessárias, para uma substância química individual exercer toxicidade, serão altamente variáveis.

Por fim, agentes carcinogênicos e algumas substâncias químicas que causam efeitos não carcinogênicos sobre a saúde, mesmo com doses mais baixas (p. ex., chumbo), não apresentam limites de toxicidade. Para esses químicos, determinar um nível que "não vai prejudicar ninguém" exige avaliação baseada em risco (baseada em probabilidade) e, por definição, é uma determinação subjetiva (sem base científica). Ela deve levar em conta o sistema de valor da pessoa sendo impactada. Em outras palavras, as pessoas, legitimamente, terão opiniões diferentes sobre qual nível de risco é aceitável para elas, dependendo de seus próprios valores. Sob essas circunstâncias, a "dose que faz o veneno" é subjetiva e depende da tolerância e aceitação pessoal do próprio indivíduo.

Riscos individuais *versus* populacionais

Algumas avaliações de risco, ou decisões baseadas nessa avaliação, contam com medidas da população em perigo; isto é, as medidas da incidência adicional de alguns impactos adversos na população afetada. Nesse caso, avaliar e comparar riscos de uma situação potencialmente perigosa, usando apenas o risco populacional, pode não identificá-la como prioridade ambiental. Por exemplo, se arsênio sofrer lixiviação a partir de aterros abandonados para um canal próximo poderá apresentar riscos individuais assustadoramente elevados. O risco populacional total associado a essa situação, no entanto, pode ser muito pequeno se apenas poucas pessoas dependiam daquele suprimento de água. Uma imagem circular emerge: aterros e instalações industriais que, muitas vezes, estão localizados em comunidades carentes e *Colored people*[*] não estão sujeitos a rigorosas medidas corretivas ou de intervenção, porque o risco populacional (ao contrário de riscos individuais das pessoas expostas) é considerado mínimo. Usando o risco populacional como referência, os pequenos benefícios da mitigação, para a população em geral, podem justificar a falta de ação dos responsáveis pelas políticas na área. Usar o risco populacional médio para classificar sem olhar para o risco individual máximo é uma escolha econômica ou política, não uma decisão "científica".

O uso de estatísticas agregadas e medidas de risco populacional não incluem, rotineiramente, os *hotspots*, ou seja, áreas geográficas em que os moradores vivenciam maior risco ambiental ou locais onde várias exposições a substâncias perigosas e riscos associados ocorrem ao longo do tempo. Além disso, as avaliações de risco não costumam considerar as diferenças individuais de suscetibilidade a substâncias tóxicas e interações químicas em misturas. Algumas tentativas foram feitas pela EPA para desenvolver diretrizes para incorporar essas e outras considerações no processo de avaliação de risco. No entanto, a inclusão dessas questões ainda não é bem praticada.

---

[*] N. de T. *Colored people*, nos EUA, refere-se aos afro-americanos, latino-americanos, porto-riquenhos e, genericamente, a todos aqueles que não são oficialmente classificados como "brancos".

Participação do público

A colaboração entre a comunidade empresarial e o setor industrial, a população em geral e as agências do governo é necessária para a participação efetiva dos cidadãos. Embora participação pública seja geralmente aceita em diversos campos da política, ainda não é tratada adequadamente na tomada de decisão ambiental baseada em ciência, como avaliação e gestão de riscos.

Órgãos ambientais devem desenvolver e implementar planos para envolver o público no processo de tomada de decisão e reconhecer que essa participação pode ser vista como uma solução para alguns problemas ambientais por si só, mas somente quando o público está envolvido como um parceiro integral e igualitário, não como adversário. Isso inclui aumentar a participação significativa na revisão das atividades e nos progressos das agências em alcançar objetivos de promover planejamento de longo prazo, para sustentar um meio ambiente e local de trabalho saudáveis. Para isso, a participação do público tem de ser iniciada precocemente no processo de avaliação do risco e integrada ao processo de tomada de decisão. Além disso, a educação é um componente fundamental para a participação efetiva do público e, portanto, informações técnicas devem estar facilmente acessíveis e traduzidas, se necessário, para o(s) idioma(s) principal(is) dos moradores e trabalhadores.

Necessidades de pesquisa

É preciso fazer mais pesquisas para compreender melhor os riscos representados pela poluição ambiental e no local de trabalho, incluindo:

1. Completar o banco de dados de toxicidade para muitas substâncias liberadas em grandes quantidades na atmosfera, na água, no solo e no local de trabalho ou como contaminantes em alimentos e outros bens de consumo.
2. Disponibilizar dados descrevendo as exposições humanas reais e a maioria dos poluentes.
3. Desenvolver mais métodos de avaliação de risco. Por exemplo, métodos para avaliar risco cumulativo de várias exposições químicas e os efeitos das substâncias sobre o sistema endócrino, nervoso e imunológico são necessários para compreender melhor o espectro de riscos representados pelos poluentes ambientais e riscos ocupacionais.
4. Levar em consideração as subpopulações que trazem riscos desproporcionais (i.e., *hot spots*), que devem ser incorporados em todas as avaliações de risco novas e/ou existentes específicas para um local.
5. Desenvolver métodos para avaliar a distribuição social dos riscos ambientais e ocupacionais no contexto de atingir justiça ambiental.
6. Dedicar recursos para medir as exposições populacionais a substâncias tóxicas, incluindo microambientes, a partir de liberações acidentais e entre grupos muito expostos.
7. Aumentar a capacidade de identificar e evitar futuros impactos sobre a saúde pública e meio ambiente causados por novos riscos.

Outros modelos para tomada de decisão ambiental

Aplicar conhecimento e juízo científico para abordar as questões ambientais requer estratégias universais, bem como algumas mudanças fundamentais no *status quo* do processo de tomada de decisão ambiental. Em outras palavras, mais atenção deve ser dada às ciências alternativas ou aos processos baseados em valores propostos ou utilizados para abordar os riscos ambientais e ocupacionais.

Um modelo alternativo utilizado para apoiar o processo de decisão ambiental, predominante em países europeus, é o princípio da precaução. Essa abordagem não exclui fazer estimativas de risco, mas o ônus da prova é cobrado sobre o poluidor em vez do público afetado. De fato, tem sido argumentado que o princípio da precaução deve ser visto como um complemento para a ciência e deve ser invocado quando a falta de evidências científicas significa que os resultados são incertos. No que diz respeito à aplicação do princípio da precaução, aspectos éticos e baseados em valor devem ser igualmente ponderados com a ciência. O elemento-chave para o princípio da precaução é que devem ser tomadas medidas para enfrentar a incerteza em vez de adiar a ação até que mais "provas" sejam geradas.

Outras opções incluem abordagens baseadas em tecnologia que exigem reequipamento ou reformulação dos processos industriais para usar menores quantidades de materiais perigosos ou substituí-los por alternativas mais seguras. A EPA já tem a incumbência para integrar a prevenção da poluição em seus planos de implementação sob a *Toxic Substances Control Act* e a *Clean Air Act*, enquanto a redução ou eliminação do uso de pesticidas perigosos tem ficado para trás. Essas abordagens aplicam os princípios de identificação de risco sem, necessariamente, depender de uma avaliação, pois o objetivo final é conseguir eliminação de materiais perigosos e prevenção de exposições ambientais e no local de trabalho. No que se refere à proibição de substâncias químicas DDT (dicloro-difenil-tricloroetano), bifenilas policloradas (PCB) e chumbo na gasolina, a prevenção da poluição é alcançada sem a possibilidade de algum nível de "risco negligenciável".

A pressão pública, as leis do direito de saber e os processos civis também têm alcançado certo grau de sucesso em influenciar o processo de tomada de decisão ambiental. Por exemplo, a Proposta 65, da Califórnia, aprovada por uma ampla margem em 1986, como uma iniciativa para resolver as crescentes preocupações sobre as exposições a substâncias químicas tóxicas, é um exemplo de lei do direito de saber público que também capacita os cidadãos a denunciar os poluidores. Atualmente, mais de 700 substâncias químicas são listadas como tóxicos reprodutivos ou do desenvolvimento ou carcinogênicos. A Proposta 65 é um mecanismo eficaz para reduzir determinadas exposições que podem não ter sido controladas adequadamente sob as leis federais ou estaduais existentes. Ela também fornece um incentivo baseado em mercado para os fabricantes removerem químicos listados de seus produtos. Além disso, em virtude da Proposta 65, informações sobre os perigos da exposição a certas substâncias químicas, em subpopulações mais suscetíveis, são muito disseminadas. Em 2005, a Califórnia criou outra lei do direito de saber, a California Safe Cosmetics Act, que é a primeira lei do país exigindo que os fabricantes de cosméticos divulguem publicamente ingredientes perigosos usados em seus produtos. Quase 100 substâncias químicas conhecidas ou suspeitas de causar câncer, efeitos reprodutivos e/ou defeitos congênitos são usadas em formulações de cosméticos.

REFERÊNCIAS

Biomonitoring California: http://oehha.ca.gov/multimedia/biomon/index.html.

California Safe Cosmetics Program: http://www.cdph.ca.gov/programs/cosmetics/Pages/default.aspx.

Cote I: Advancing the next generation of health risk assessment. Enviorn Health Perspect 2014;120:1499 [PMID: 22875311].

Mumtaz, M: Application of physiologically based pharmacokinetic models in chemical risk assessment. J Toxicol 2012;2012:904603 [PMID: 22523493].

National Toxicology Program, High Throughput Screening Initiative: http://ntp.niehs.nih.gov/?objectid=05F80E15-F1F6-975E--77DDEDBDF3B941CD.

Office of Environmental Health hazard Assessment. Public health goals for drinking water. http://www.oehha.ca.gov/water/phg/allphgs.html.

Proposition 65: http://www.oehha.ca.gov/prop65.html.

Steenland K: Risk estimation with epidemiologic data when response attenuates at high-exposure levels. Environ Health Perspect 2011;119:831 [PMID: 21220221].

U.S. Environmental Protection Agency, Cancer Risk Assessment Guidelines: http://www.epa.gov/cancerguidelines/.

U.S. Environmental Protection Agency, Environmental Laws and Regulations: http://www.epa.gov/lawsregs/index.html.

■ QUESTÕES PARA AUTOAVALIAÇÃO

Escolha a única opção correta para cada questão:

Questão 1: Risco:
a. é a ansiedade de que um evento resultará em perda ou dano
b. pode ser considerado voluntário, mas não involuntário
c. não inclui a probabilidade de efeitos adversos à saúde
d. pode ser aplicado a praticamente qualquer atividade ou evento

Questão 2: Avaliação de risco:
a. é somente "baseada na ciência"
b. incorpora apenas valores com elevado grau de certeza.
c. evita atrasos na regulamentação
d. é um processo, não uma ciência

Questão 3: Avaliação da exposição:
a. é utilizada para estimar a magnitude e a probabilidade de absorção, a partir do ambiente, por qualquer combinação de vias de exposição oral, inalatória ou dérmica
b. apresenta resultados em termos qualitativos, não quantitativos
c. identifica a população em risco, determinando quem tem elevados níveis sanguíneos de substâncias químicas tóxicas
d. não necessita considerar a proximidade da população com a fonte

Questão 4: Uma abordagem de precaução para a tomada de decisão:
a. evita longos atrasos em agir quando há incerteza sobre dados existentes
b. substitui a avaliação de risco como um fator de tomada de decisão para os reguladores federais
c. exige que os governos provem o dano antes de agir
d. é apoiada pela indústria química

Questão 5: Uma decisão de gestão de risco:
a. implica avaliar o impacto da avaliação de risco no financiamento da investigação médica
b. é baseada exclusivamente em dados empíricos gerados por cientistas e analistas imparciais
c. requer uma população ou um indivíduo afetado para atribuir um fator de risco aceitável de sua exposição
d. considera risco com custos, viabilidade técnica, benefícios sociais e fator político

Questão 6: Os níveis de exposição de referência (RELs):
a. são definidos como nível de exposição mediana, abaixo destes não é esperado nenhum efeito adverso para a saúde
b. são derivados da identificação e divisão do NOAEL (ou BMD) por fatores de incerteza
c. não são modificados por diferenças na fisiologia e toxicologia entre espécies
d. são baseados exclusivamente em dados empíricos gerados por cientistas e analistas imparciais

Apêndice A: Bioestatística e epidemiologia

Marc B. Schenker, MD, MPH

É evidente que para quem lê a literatura médica hoje, é necessário algum conhecimento de bioestatística e epidemiologia. Isso é verdadeiro em especial na saúde ocupacional e ambiental, na qual muitas das descobertas são baseadas nos estudos epidemiológicos de sujeitos expostos a baixos níveis de um agente. A pesquisa se tornou mais rigorosa na área do delineamento do estudo e da análise, e os relatórios de pesquisa clínica e epidemiológica contêm quantidades crescentes de métodos estatísticos. Este Apêndice fornece uma breve introdução de alguns princípios básicos da epidemiologia e da bioestatística.

▼ I. BIOESTATÍSTICA

ESTATÍSTICA DESCRITIVA

▶ Tipos de dados

Os dados coletados em uma pesquisa médica podem ser divididos em três tipos: nominais (categóricos), ordinais e contínuos.

Dados nominais (categóricos) são aqueles que podem ser divididos em duas ou mais categorias não ordenadas como gênero, raça ou religião. Na medicina ocupacional, por exemplo, muitas medidas de saída, como taxas de câncer, são consideradas separadamente para diferentes categorias de gênero e raça.

Dados ordinais são diferentes dos dados nominais no sentido de que existe uma ordem pré-determinada subjacente às categorias. Exemplos de dados ordinais incluem gravidade clínica, *status* socioeconômico (SSE) ou a extensa categoria da Organização Internacional do Trabalho (OIT) para pneumoconiose nas radiografias peitorais.

Dados contínuos são dados mensurados em uma escala aritmética. Exemplos incluem: altura, peso, níveis sanguíneos de chumbo ou volume expiratório forçado. A exatidão do número registrado depende do instrumento de mensuração, e a variável pode assumir um número infinito de valores dentro de uma amplitude definida. Por exemplo, a altura de uma pessoa pode ser registrada como 72 polegadas ou 72,001 polegadas ou 72,00098 polegadas dependendo da exatidão do instrumento de mensuração.

▶ Resumindo os dados

Uma vez coletados os dados da pesquisa, o primeiro passo é resumi-los. As duas formas mais comuns de resumir os dados são determinar medidas de localização ou de tendência central e medidas de dispersão ou variação.

A. Medidas de tendência central

1. Média — A média ($\bar{x}$) é o valor típico de um conjunto de dados. Ela é calculada usando a seguinte equação:

$$\bar{x} = \frac{\sum_{i=1}^{n} x_i}{n}$$

em que n é o tamanho da amostra e x_i é a variável, tal como a altura, com $i = 1, ..., n$.

A média pode ser bastante afetada por valores extremos nos dados. Se uma variável tiver uma distribuição aproximadamente simétrica, então a média pode ser utilizada como uma medida apropriada de tendência central.

2. Mediana — A mediana é a observação "central" ou o 50º percentil; isto é, metade das observações está acima da mediana; e metade abaixo. Ela pode ser aplicada a dados intervalares ou ordinais. Quando existe um número ímpar de observações, a mediana é simplesmente a observação do meio. Por exemplo, para a seguinte série de observações dos pesos de sujeitos (em libras): 124, 138, 139, 152 e 173, a mediana é 139. Quando existe um número par de observações, a mediana é a média dos dois valores do meio. Utilizando um exemplo similar de pesos de sujeitos: 124, 138, 139, 152, 173 e 179, a mediana é (139 + 152)/2 = 145,5. A mediana não tem a exatidão matemática da média, mas não é suscetível a valores extremos como a média. Se a variável sendo medida tem uma distribuição assimétrica – isto é, se existem alguns valores extremos em uma das caudas da distribuição – a mediana é um descritor melhor do "centro" da distribuição do que a média.

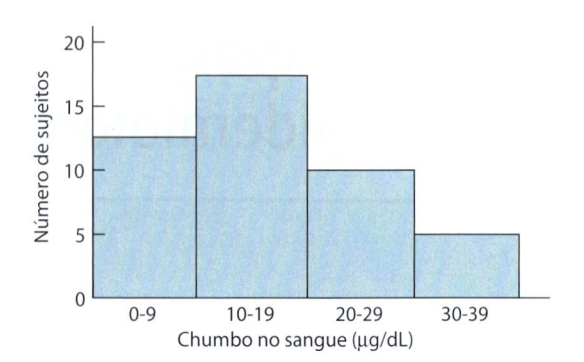

▲ **Figura A-1** Distribuição da frequência dos sujeitos por categoria de chumbo no sangue.

o quão agrupadas estão as informações em torno da média de um conjunto de dados.

$$s = \sqrt{\frac{\sum_{i=1}^{n}(x_i - \bar{x})^2}{n-1}}$$

Veja a Tabela A-1 para exemplos do cálculo da média, mediana, moda, variância e desvio-padrão.

A variabilidade nos dados pode ser o resultado da distribuição natural dos valores ou de fatores aleatórios produzidos por erros na mensuração. A variância ou desvio-padrão não distingue entre diferentes fontes de variabilidade.

3. Moda — A moda é a observação mais recorrente. Ela é raramente usada, exceto quando existe um número limitado de resultados possíveis.

4. Distribuição de frequências — Na discussão de medidas de posição ou dispersão geralmente nos referimos à distribuição de frequência dos dados. Uma distribuição de frequências consiste em uma série de intervalos pré-determinados (no eixo horizontal) junto com o número (ou percentual) de observações cujos valores estão naquele intervalo (no eixo vertical). Um exemplo de distribuição de frequências está apresentado na Figura A-1.

B. Medidas de variação

1. Amplitude — A amplitude é a medida de variação mais simples e é definida como a diferença entre os valores mais alto e mais baixo. As desvantagens da amplitude são que ela é sensível a um único valor extremo e ela tende a aumentar em valor à medida que o número de observações aumenta. Além disso, a amplitude não fornece informação sobre a distribuição dos valores dentro do conjunto de dados. A amplitude interquartílica (25 - 75º percentis) é, algumas vezes, usada porque ela é menos influenciada por valores extremos.

2. Variância — A variância da amostra (s^2) é uma medida de dispersão sobre a média obtida pelo cálculo da soma dos desvios ao quadrado em relação à média e dividida pelo tamanho da amostra menos 1. A equação para se determinar a variância da amostra é a seguinte:

$$s^2 = \frac{\sum_{i=1}^{n}(x_i - \bar{x})^2}{n-1}$$

A variância pode ser pensada como a média que os quadrados dos desvios estão da média ou, de forma mais simples, ela diz o quão espalhada está a distribuição das observações.

3. Desvio-padrão — O desvio-padrão da amostra (s) é igual à raiz quadrada da variância da amostra. Basicamente, ele informa

Tabela A-1 Cálculo da média, mediana, moda, variância e desvio-padrão (n = 10 trabalhadores).

Trabalhador	x_i = número de anos de exposição ao amianto		
	X_i	$(X_i - X)$	$(X_i - X)^2$
1.	X_1 = 4,0	−2,2	4,84
2.	X_2 = 4,5	−1,7	2,89
3.	X_3 = 5,0	−1,2	1,44
4.	X_4 = 5,0	−1,2	1,44
5.	X_5 = 6,0	−0,2	0,04
6.	X_6 = 6,5	+0,3	0,09
7.	X_7 = 7,0	+0,8	0,64
8.	X_8 = 7,5	+1,3	1,69
9.	X_9 = 8,0	+1,8	3,24
10.	X_{10} = 8,5	+2,3	5,29
Total:	$\sum X_i$ = 62,0		$\sum(X_i - X)^2$ = 21,6

Média: $\bar{x} = \frac{62,0}{10} = 6,2$

Variância = $\sum(x_i - x)^2/(n - 1) = 21,6/9 = 2,4$

Desvio-padrão = $\sqrt{2,4} = 1,55$

Mediana:

1. Ordenar a observação da mais baixa para a mais alta.

2. Mediana = ½ $\left(\left[\frac{n}{2}\right]\text{observação} + \left(\left[\frac{n}{2}\right]+1\right)\text{observação}\right)$ = 1/2 (5ª observação + 6ª observação)

3. Portanto, mediana = ½ (6,0 + 6,5) = 6,25

Modo:

A observação mais recorrente é 5, pois ela ocorre duas vezes e todas outras somente uma vez.

Amostra *versus* estatística descritiva da população

A estatística descritiva discutida até agora é de estimativas amostrais dos parâmetros da população. Pelo fato de não termos os recursos para medir as variáveis de interesse em populações inteiras, selecionamos uma amostra da população de interesse e, então, estimamos a média da população a partir da média da amostra, ou a variância da população a partir da variância da amostra. A média da população geralmente é representada pela letra grega µ, e a variância da população pela letra grega σ^2. Quase nunca conhecemos os parâmetros, isto é, os valores populacionais verdadeiros e quase sempre conduzimos pesquisas amostrais para estimá-los.

A Distribuição normal

A distribuição de probabilidade contínua mais importante é a normal, ou a distribuição Gaussiana, também conhecida como a *curva em forma de sino*. Muitas variáveis quantitativas seguem uma distribuição normal e ela tem papel central nos testes de hipóteses. Mesmo quando retiramos amostras de uma população cuja forma não é a de distribuição normal, sob certas condições gerais, ela ainda forma a base dos testes de hipóteses.

Em geral, transformamos dados para torná-los normalmente distribuídos. A distribuição normal tem várias propriedades interessantes que a tornam receptiva à análise estatística e as variáveis que seguem a distribuição normal são, por esse motivo, preferidas. Por exemplo, em estudos de exposições ocupacionais, o logaritmo da dose é geralmente utilizado em vez da dose real, pois o logaritmo da dose se aproxima mais de uma distribuição normal. Uma distribuição normal particular é definida pela sua média e variância (ou desvio-padrão). Duas distribuições normais com médias diferentes, mas com a mesma variância irão diferir quanto à localização, mas não quanto à forma (Fig. A-2). Duas distribuições normais com a mesma média, mas variâncias diferentes terão a mesma localização, mas formas diferentes, ou "espalhamento", em relação à média (Figura A-3). Observe que a distribuição normal é unimodal (tem um valor que ocorre mais frequentemente), tem forma de sino e é simétrica em relação à média.

Os valores incluídos em um desvio-padrão (σ), em cada lado da média em uma população normalmente distribuída, representarão aproximadamente 67% das observações daquela população (Fig. A-4); os valores entre 2σ em cada lado da média representarão aproximadamente 95% de todas as observações; e o intervalo de 3σ em cada lado da média incluirá mais do que 99% de todas as observações da população (ver Fig. A-4). Essa propriedade da distribuição normal é particularmente útil quando um pesquisador ou médico está tentando identificar pacientes com valores altos ou baixos na resposta a um determinado teste. Se ele conhece a média para aquele teste em particular e tem uma boa estimativa do desvio-padrão, a amplitude na qual esperaria estar (digamos) 95% dos pacientes pode ser determinada, e um paciente com valores fora dessa amplitude deve ser examinado com mais cuidado.

Para se usar essa propriedade da distribuição normal, a amostra deve ser grande o suficiente para fornecer estimativas razoáveis da média e do desvio-padrão.

Exemplo I: *Se o valor do hematócrito médio em uma população clínica é de 42% com desvio-padrão de 3% – e assumindo que os valores dos hematócritos seguem uma distribuição normal – iríamos esperar que 95% da população clínica tivesse valores de hematócritos entre 42% ± (2×3%) ou no intervalo (36,48%). Um paciente que estiver fora dessa amplitude pode ser identificado para testes adicionais.*

Outro princípio relevante da distribuição normal é o teorema central do limite, que diz que independentemente da distribuição subjacente de *x*, a variável de interesse, a média amostral ($\bar{x}$) terá distribuição normal se o tamanho da amostra (*n*) for grande o suficiente. Portanto, se $\bar{x}$ provém de uma população com um valor médio µ e um desvio-padrão *s*, então, $\bar{x}$ (calculado em uma amostra com *n* suficientemente grande) terá distribuição normal com a mesma média populacional µ e um desvio-padrão igual a $\sigma/\sqrt{n}$. Podemos; então, testar hipóteses com respeito a

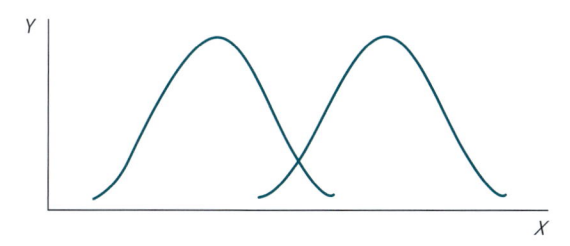

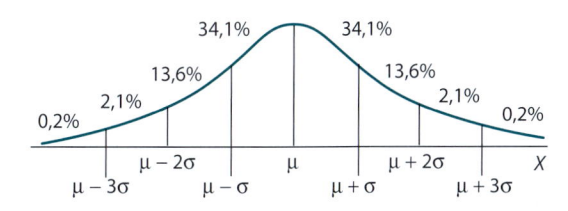

▲ **Figura A-2** Duas distribuições normais com médias diferentes, mas mesmos desvios-padrão.

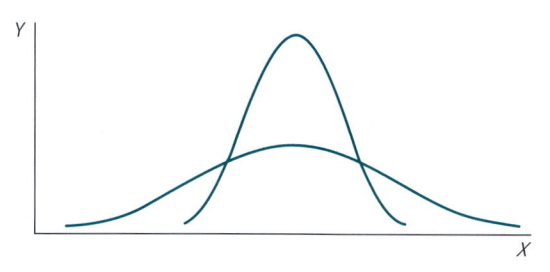

▲ **Figura A-3** Duas distribuições normais médias iguais, mas desvios-padrão diferentes.

▲ **Figura A-4** Distribuição normal.

média amostral $\bar{x}$ porque sabemos que ela tem distribuição normal e sua média e desvio-padrão são também conhecidos. O desvio-padrão de $\bar{x}$ é denominado *erro padrão da média* (EPM).

Pelo fato de estarmos preocupados em estimar a média μ da população a partir da média amostral $\bar{x}$, é importante saber o quão boa é a estimativa amostral da média populacional. Cada vez que uma amostra de tamanho *n* é selecionada da população e $\bar{x}$ é calculada, um valor diferente de $\bar{x}$ será obtido e, portanto, uma estimativa diferente de μ. Se isso for feito repetidas vezes e muitos valores de $\bar{x}$ forem gerados, então os próprios valores $\bar{x}$, teriam distribuição normal centrada com um desvio-padrão igual a σ/$\sqrt{n}$. Na prática, não calculamos vários valores de $\bar{x}$ para estimar μ; somente um é calculado. O EPM quantifica a certeza com a qual esta única média amostral estima a média da população. A certeza com a qual estimamos a média da população aumenta com o tamanho da amostra e pode ser visto que o erro-padrão diminui à medida que *n* aumenta. Pode também ser visto que o erro-padrão aumenta à medida que σ aumenta. Isso significa que quanto maior for a variabilidade da população subjacente, mais variável será a estimativa de μ. O EPM "verdadeiro" é σ/$\sqrt{n}$ e a estimativa amostral do erro-padrão da média é $s/\sqrt{n}$, em que *s* é o desvio-padrão da amostra. Um pesquisador que quiser uma estimativa mais precisa da média (EPM menor) deve aumentar o tamanho da amostra *n*, uma vez que não é possível diminuir σ.

Muitos pesquisadores resumem a variabilidade dos seus dados com o erro-padrão porque ele é menor em valor do que o desvio-padrão. Entretanto, o erro-padrão não quantifica a variabilidade na população; ele quantifica a incerteza da estimativa $\bar{x}$ da média da população. Um pesquisador que descreve a população amostrada deveria usar o desvio-padrão para descrever a população. O EPM é usado para testar hipóteses sobre a média da população.

Exemplo II: *Suponha que o chumbo no sangue seja mensurado em 20 pacientes. Assuma que a média amostral ($\bar{x}$) seja igual a 20 μg/dL e que o desvio-padrão da amostra (s) é igual a 5 μg/dL com um tamanho da amostra (n) de 20. Se o chumbo no sangue tem distribuição normal nessa amostra, esperaríamos que 95% da população estaria entre 2s da média. Portanto, se a amostra do pesquisador era representativa, 95% da população terá chumbo no sangue entre 20 ± (2×5) (i.e, entre 10 e 30 μg/dL). Esses números resumem a distribuição e dão ao leitor (pesquisador ou médico) uma amplitude para ser comparada com seus pacientes. Entretanto, os pesquisadores geralmente resumem seus dados com a média e o erro-padrão da média e relatam: "O chumbo no sangue desta amostra da população foi de 20 ± [2 × (5/$\sqrt{20}$)]". Isso leva o leitor a acreditar que 95% dos valores do chumbo no sangue são esperados a estar entre 17,8 e 22,2 μg/dL, se não soubermos a diferença entre o desvio-padrão e o erro-padrão da média. Na realidade, 17,8 e 22,2 μg/dL descrevem a quantidade conhecida como o intervalo de 95% de confiança para a média verdadeira do chumbo no sangue; ela não descreve a amplitude dos valores esperados. O leitor do relatório geralmente quer comparar o chumbo no sangue do paciente com uma amplitude esperada de valores para o chumbo no sangue, isto é, a média ± 2s.*

ESTATÍSTICA INFERENCIAL

Em geral, existem dois passos a serem seguidos na análise de dados. O primeiro é descrever os dados usando estatísticas descritivas como a média, a mediana, a variância e o desvio-padrão. O segundo passo é testar hipóteses específicas que foram formuladas antes do projeto de pesquisa ser conduzido. Isso é feito formulando uma hipótese nula e uma hipótese alternativa, em que a hipótese nula é "não existe diferença" e a hipótese alternativa é "existe diferença".

Um exemplo de uma hipótese nula poderia ser: "Não existe diferença na função pulmonar entre grupos de mineiros de subterrâneos e mineiros de superfície." A hipótese alternativa poderia ser: "Existe uma diferença entre os dois grupos."

Uma vez formulada as hipóteses, o teste estatístico apropriado pode ser executado. Alguns dos métodos mais comumente usados são discutidos adiante.

▶ O caso dos dois grupos: o teste *t*

Em muitos casos um pesquisador está interessado na comparação de dois grupos para determinar se eles diferem na média para algumas variáveis contínuas. Por exemplo, um pesquisador pode estar interessado em determinar se a exposição a solventes orgânicos tem efeito no desenvolvimento psicomotor como o tempo de reação. Para fazer isso, selecionamos e testamos uma amostra de um grupo de pintores industriais que estão expostos a tais solventes e os comparamos ao desempenho em um mesmo teste com os do grupo de trabalhadores que não estão expostos a tais solventes. Obviamente, mesmo que não existam verdadeiramente diferenças entre esses dois grupos de trabalhadores quanto ao desempenho no teste, a média amostral dos escores entre eles provavelmente será diferente pela flutuação aleatória.

A principal questão é: "a diferença é maior do que a que esperaríamos, se por acaso, verdadeiramente não existe diferença nos tempos de reação?" – isto é, as amostras provêm de uma mesma população subjacente e não de duas? A hipótese nula, nessa situação, é a de que a média do tempo de reação no grupo dos pintores expostos é igual a média do tempo de reação do grupo de trabalhadores não expostos.

A hipótese alternativa é que as médias não são iguais. Isso geralmente é chamado de hipótese alternativa *bilateral* porque não estamos especificando a direção da desigualdade. No exemplo, o tempo de reação médio do grupo dos pintores pode ser mais rápido ou mais lento do que o tempo de reação médio do grupo de não pintores. As diferenças em ambas as direções são examinadas testando a hipótese nula.

O teste estatístico apropriado nessa situação é o teste *t* de duas amostras. Duas amostras independentes foram coletadas; isto é, os indivíduos em uma amostra são independentes dos indivíduos da outra amostra. O teste *t* tem a seguinte forma:

$$t = \frac{\bar{x}_1 - \bar{x}_2}{SE(\bar{x}_1 - \bar{x}_2)}$$

em que $\bar{x}_1$ é a média amostral do grupo 1 e $\bar{x}_2$ é a média amostral do grupo 2.

Observe que o numerador é a diferença das médias amostrais e o denominador é o erro-padrão dessa quantidade. Dividindo pelo erro-padrão, padronizamos a diferença nas médias amostrais pela variabilidade presente nos dados. Se a diferença nas médias era muito grande, mas os dados dos quais ela foi calculada eram muito variáveis, a estatística t refletiria isso e seria ajustada de acordo.

O uso da estatística t assume que as duas amostras apresentam a mesma variância da população subjacente s_p^2. Assim, uma estimativa agrupada da variância é calculada e substituída na estatística t. A estimativa agrupada s_p^2 tem a seguinte forma:

$$s_p^2 = \frac{(n_1-1)s_1^2 + (n_2-1)s_2^2}{(n_1+n_2-2)}$$

Portanto, a estatística t de duas amostras é a seguinte:

$$t = \frac{\bar{x}_1 - \bar{x}_2}{\sqrt{\left(\frac{s_p^2}{n_1}\right) + \left(\frac{s_p^2}{n_2}\right)}}$$

Observe que a estimativa agrupada da variância é simplesmente uma média ponderada das variâncias da amostra 1 e amostra 2. Portanto, se uma amostra é muito maior do que a outra, mais peso é dado à sua estimativa de σ^2 porque é presumido ser mais confiável, dado que é baseado em um tamanho maior da amostra. Observe ainda que, se as duas amostras são do mesmo tamanho, a variância agrupada é simplesmente a soma das duas variâncias amostrais dividida por 2. Do formato do teste t, podemos ver que, se as duas médias amostrais são similares em valor, o numerador de t será próximo de zero – e, consequentemente, o valor de t será pequeno – levando a conclusão de que a hipótese nula é verdadeira e que existe provavelmente somente uma distribuição subjacente da qual vieram as duas amostras. Se obtivermos um valor grande para a estatística t, é provável que as duas amostras venham de diferentes distribuições subjacentes e, portanto, iremos rejeitar a hipótese nula.

O quão grande deve ser o t para que a hipótese nula seja rejeitada? Tabelas da estatística t indicam qual é o valor de t que irá motivar a rejeição da hipótese nula. Mesmo quando a hipótese nula é verdadeira e realmente não exista diferença entre os grupos sendo comparados, existe a possibilidade de que um valor grande de t possa ocorrer somente devido ao acaso. A probabilidade dessa ocorrência deve ser pequena, isto é, menor do que 5%.

Para encontrar um valor de coorte apropriado de t (rejeitar a hipótese nula) para um estudo em particular, é necessário conhecer os graus de liberdade. Os graus de liberdade são iguais a $(n_1 + n_2 - 2)$. Isso pode ser considerado como o número de observações que são livres para variar uma vez conhecida a média. Uma vez conhecidos os graus de liberdade, o valor de t pode ser obtido da tabela t e comparado com a estatística t calculada no estudo. Se a estatística t do estudo é maior do que o ponto de coorte da tabela, podemos concluir que é improvável que ela tenha acontecido sob a hipótese nula, e podemos, portanto, rejeitá-la.

Tenha em mente que a hipótese alternativa era a bilateral, significando que as médias dos dois grupos eram simplesmente diferentes, mas a direção da diferença não estava especificada. Por consequência, na tabela t, os dois pontos de coorte realmente foram obtidos, pois valores muito grandes negativos e valores muito grandes positivos de t são de interesse. A distribuição t é simétrica, assim os dois pontos de coorte são simplesmente $\pm t$. Se o valor t do estudo é maior do que $+t$ ou menor do que $-t$, a hipótese nula é rejeitada.

O exemplo III dá uma ideia do teste t e com ele é usado.

Exemplo III: *Testes t de duas amostras. A tabulação seguinte apresenta a mudança da média na concentração de colinesterase plasmática a partir dos níveis básicos para 15 aplicadores de pesticidas e 14 controles não expostos.*

	N	Declínio da média (%)	Desvio-padrão
Aplicadores	15	25	11
Controle	14	10	8

Os dados apresentam evidência suficiente para concluir que o declínio da média na colinesterase é diferente para os dois grupos?

A hipótese nula é que não existe diferença da alteração na colinesterase entre os dois grupos. A hipótese alternativa é que existe uma diferença na alteração na colinesterase entre os dois grupos.

Primeiro calculamos S_p^2:

$$s_p^2 = \frac{(n_1-1)s_1^2 + (n_2-1)s_2^2}{(n_1+n_2-2)}$$
$$= \frac{(15-1)11^2 + (14-1)8^2}{(15+14-2)}$$
$$= 90,21$$

Substituindo na fórmula para t:

$$t = \frac{\bar{x}_1 - \bar{x}_2}{\sqrt{\left(\frac{s_p^2}{n_1}\right) + \left(\frac{s_p^2}{n_2}\right)}}$$
$$= \frac{25-10}{\sqrt{\left(\frac{90,21}{15}\right) + \left(\frac{90,21}{14}\right)}}$$
$$= \frac{15}{\sqrt{12,458}}$$
$$= 4,25$$

Portanto, t = 4,25 e gl = $n_1 - n_2 - 2$ = 27.

O valor t do estudo de 4,25 com 27 graus de liberdade é comparado com o valor t tabulado de ±2,05, que tem uma chance de 5% de ocorrer quando a hipótese nula é verdadeira. Pelo fato de +4,25 ser maior do que +2,05, a hipótese nula é rejeitada; isto é, existe uma diferença estatisticamente significativa na média da alteração na colinesterase plasmática a partir da base entre os dois grupos do estudo. Em outras palavras, essa diferença é improvável que tenha acontecido por acaso.

Esse resultado também pode ser expresso como um intervalo de confiança ou amplitude máxima da alteração na colinesterase. Nesse caso, o intervalo de confiança de 95% é 16,5-33,5. Expressa de outra forma, a probabilidade é de aproximadamente 0,95 de que o intervalo 16,5-33,5 contenha a média real do declínio da concentração na colinesterase plasmática dos aplicadores.

▶ Teste *t* pareado

A discussão anterior relaciona-se ao teste *t* de duas amostras, que é apropriado para a situação na qual dois grupos independentes estão sendo comparados. Outra situação comum ocorre quando existem amostras pareadas, isto é, as duas observações não são independentes uma da outra.

Por exemplo, suponha que um pesquisador está mensurando a alteração na função pulmonar (p. ex., volume expiratório forçado em 1 segundo [VEF_1]) durante o turno de trabalho e tem 20 sujeitos no estudo (ver exemplo adiante). O pesquisador mede o VEF_1 entre os sujeitos antes e depois do turno de trabalho. Evidentemente, as mensurações de antes e depois não são independentes e poderíamos tirar vantagem do fato de que todas as características (não exposição) dos indivíduos foram controladas. Para fazer isso, a diferença no VEF_1 (antes - depois) é calculada para cada sujeito. Pelo fato de a diferença ser a única observação feita por sujeito, o conjunto de dados foi de 40 observações (2 por sujeito) para 20 observações (1 por sujeito). Se não tiver efeito do turno de trabalho no VEF_1, poderíamos esperar que a diferença no VEF_1 para cada sujeito fosse pequena no valor ou próxima de zero. Se a hipótese nula não é verdadeira e a exposição ao turno de trabalho, de fato, muda o VEF_1, as diferenças não estarão próximas a zero. A estatística *t* calculada nessa situação é conhecida como estatística *t* pareada e tem a seguinte forma:

$$t = \frac{\bar{D}}{(s_D/\sqrt{n})}$$

em que $\bar{D} = \frac{\Sigma D_i}{n}$ = diferença média e

s_D = desvio-padrão das diferenças.

$$= \sqrt{\frac{\sum_{i=1}^{n}(D_i - \bar{D})^2}{n-1}}$$

A hipótese nula apropriada é que a média verdadeira das diferenças é zero, e a hipótese alternativa apropriada é que a verdadeira média das diferenças não é zero. Novamente, é uma alternativa bilateral e estamos procurando por grandes diferenças positivas ou negativas. Valores absolutos pequenos da estatística *t* indicam que a hipótese nula é provavelmente verdadeira e valores absolutos grandes de *t* levariam à rejeição da hipótese nula. Vamos à tabela *t* ou a um programa de computador para determinar o tamanho de *t* necessário para rejeitar a hipótese nula. Para obter o valor correto, precisamos saber os graus de liberdade apropriados. Na situação do *t* pareado, existem $n - 1$ grau de liberdade, ou o número de pares menos um.

Erros comuns no uso de teste *t*

EXEMPLO: Teste *t* pareado
Um estudo com pintores envolveu a mensuração da função pulmonar (VEF, L) no início (A) e final (B) do turno de trabalho. Os resultados são os seguintes:

Caso#	A_1	B_1	$D_1 = (A_1 - B_1)$	$(D_1 - \bar{D})$	$(D_1 - \bar{D})^2$
1	3,14	3,01	0,13	0,10	0,010
2	2,85	2,80	0,05	0,02	0,000
3	2,50	2,30	0,20	0,17	0,029
4	3,01	3,15	–0,14	–0,17	0,029
5	1,55	1,55	0,00	–0,03	0,001
6	2,21	2,15	0,06	0,03	0,001
7	2,81	2,68	0,13	0,10	0,010
8	3,25	3,34	–0,09	–0,12	0,014
9	2,66	2,56	0,10	–0,07	0,029
10	1,95	1,90	0,05	–0,02	0,000
11	3,50	3,46	0,04	0,01	0,000
12	3,95	4,06	–0,11	–0,14	0,020
13	4,10	3,90	0,20	0,17	0,029
14	3,60	3,56	0,04	0,01	0,000
15	2,80	2,90	–0,10	–0,13	0,017
16	2,50	2,50	0,00	–0,03	0,001
17	2,10	2,16	–0,06	–0,09	0,008
18	3,70	3,61	0,09	0,06	0,004
19	2,92	2,86	0,06	0,03	0,001
20	3,31	3,42	–0,11	–0,14	0,020
			0,54		0,198

$$\bar{D} = \frac{\Sigma D_i}{n} = \frac{0,54}{20} = 0,027$$

$$s_D = \sqrt{\frac{\sum_{i=1}^{n}(D_i - \bar{D})^2}{n-1}}$$

$$= \sqrt{\frac{0,198}{19}} = 0,102$$

$$t = \frac{\bar{D}}{(S_D/\sqrt{n})} = \frac{0,027}{0,102/\sqrt{20}} = 1,18$$

Compare o *t* calculado de 1,18 ao *t* da tabela de 2,093. Visto que o *t* calculado é menor do que o da tabela, a hipótese nula (de nenhuma mudança na função durante o turno de trabalho) não pode ser rejeitada.

Um erro comum cometido com o teste *t* é conhecido como o *problema da comparação múltipla*. O problema surge quando um pesquisador tem vários grupos para comparar e segue comparando-os em grupos de dois, usando o teste *t* a cada vez. Em outras palavras, o grupo 1 é comparado com o grupo 2 usando o teste *t*, então o grupo 2 com o grupo 3, então o grupo 1 com o grupo 3, e assim por diante. O problema em proceder dessa forma é que, geralmente, existe *mais* do que 5% de chance de rejeitar erroneamente a hipótese nula mesmo tendo somente 5% de chance de cometer este erro em cada comparação individual. Essa probabilidade aumentada de cometer um erro ocorre porque múltiplos testes aumentam a possibilidade de que um erro ocorra. Assim, a chance de rejeitar erroneamente a hipótese nula é maior do que o risco de 5% de rejeitar por engano cada comparação, mesmo que todas as hipóteses sejam verdadeiras. Existem várias maneiras de ajuste para essa situação conhecidas como *procedimentos de comparações múltiplas*. O que é importante lembrar é que se fizermos muitas dessas comparações de dois grupos, a probabilidade de rejeitar de forma incorreta a hipótese nula, pelo menos uma vez, aumenta com o número de tais comparações feitas e pode ser bem maior do que os 5%, a não ser que o pesquisador use um ajuste apropriado para comparações múltiplas.

▶ Análise de variância

Quando as variáveis do estudo são contínuas na natureza e existem mais do que dois grupos sendo estudados, o pesquisador geralmente está preocupado se as médias nos grupos são diferentes uma das outras. Um método estatístico apropriado para responder esta questão é o uso da *análise de variância* (ANOVA – *Analysis of variance*).

Suponha que estamos estudando três grupos de trabalhadores expostos, na sua ocupação, a três gases diferentes. Queremos testar se esses gases em particular afetam os níveis médios do VEF_1 de forma diferente nos três grupos. Nesse exemplo, valores individuais do VEF_1 são ajustados para determinantes de não exposição (i.e., idade, gênero, altura ou raça). A hipótese nula é que as médias dos grupos para VEF_1 são iguais, isto é, uma exposição em particular não tem efeito nos valores do VEF_1. Obviamente, existirão diferenças entre as médias da amostra em cada grupo devido a oscilações aleatórias no VEF_1 entre os indivíduos.

As diferenças observadas nas médias da amostra são meramente um resultado de oscilações aleatórias ou são consequências de diferenças verdadeiras no VEF_1 causadas pela exposição ao gás? Para responder essa pergunta, examinamos se os dados são consistentes com a suposição de que a exposição ao gás não tem efeito e os três grupos são realmente amostras aleatórias da mesma população subjacente. A hipótese nula assume que quaisquer diferenças observadas nas médias das amostras e os desvios-padrão são devidas simplesmente a amostragem aleatória. A ANOVA testa essa hipótese nula, estimando a variância da população de duas maneiras diferentes e compara essas duas estimativas da variância. Se as três amostras realmente provêm da mesma população subjacente, essas duas estimativas da variância serão muito aproximadas em valor. Se nem todas as três amostras provêm da mesma população subjacente, essas duas estimativas estarão distantes em valor e é essa variação que esperamos detectar.

Certas suposições são feitas quando um teste ANOVA é executado em um conjunto de dados: (1) é suposto que os grupos tenham sido designados aleatoriamente para receber o tratamento ou exposição e que os grupos são independentes; (2) a variância subjacente (σ^2) em cada grupo é suposta ser idêntica (mesmo que as médias do grupo possam ser diferentes e as variâncias amostrais possam diferir levemente); e (3) a variável aleatória em estudo, por exemplo, VEF_1, tem distribuição normal.

Conceitualmente, o método da ANOVA procede da seguinte maneira: uma vez formulada a hipótese nula, a variância amostral (s^2) é calculada dentro de cada grupo de exposição e cada uma dessas estimativas s^2 não é afetada pelas diferenças entre as médias dos grupos. Calcula-se a média dessas estimativas s^2 para obter uma estimativa da variância "intragrupos". Os valores das médias dos grupos de indivíduos expostos são, então, usados para chegar a uma segunda estimativa da variância "entre grupos" de σ^2. Nessa estimativa "entre grupos" de σ^2, as diferenças (ou variabilidade) entre as médias dos grupos afetarão a estimativa geral de σ^2. Por exemplo, se uma exposição a gás em partícula não tem efeito no VEF_1, ambas as estimativas de σ^2 devem ser similares. Para testar a hipótese nula, uma estatística conhecida como a estatística F é calculada. O valor de F é simplesmente a razão das estimativas das variâncias "entre grupos" e "intragrupos". Pelo fato de que ambos os dois valores estimam o mesmo parâmetro (σ^2), se a hipótese nula for verdadeira, o valor de F deve estar próximo de 1. Se F for significativamente maior do que 1, você deve rejeitar a hipótese nula e concluir que os grupos expostos são diferentes em relação ao VEF_1.

Como podemos determinar o quão grande F deve ser para rejeitar a hipótese nula? Em razão das flutuações aleatórias nos dados é possível que uma estatística F grande possa resultar mesmo quando a hipótese nula for verdadeira. Entretanto, esperamos que a chance de isso acontecer seja muito pequena. As tabelas da estatística F estão disponíveis para auxiliar o pesquisador na seleção de um valor de F com o qual a estatística F calculada dos dados possa ser comparada. O valor tabelado de F é um que ocorre menos do que 5% do tempo se a hipótese nula for verdadeira. Se a estatística F calculada dos dados do pesquisador é maior do que um encontrado na tabela, os resultados são menos do que 5% prováveis de ter ocorrido por acaso, mesmo se a hipótese nula (nenhuma diferença nos grupos da amostra) for verdadeira. Pelo fato de que os resultados observados são, portanto, muito improváveis de acontecer por acaso sob a hipótese nula, o pesquisador pode rejeitar justificadamente a hipótese nula e dizer que existe uma diferença entre os grupos. O ponto de coorte de 5% é arbitrário e, dependendo da situação individual, podemos estabelecer o ponto de coorte a um ou a 10%; entretanto, o ponto de coorte convencional é de 5%.

Quando estamos estudando mais do que dois grupos e os dados envolvidos são contínuos (p. ex., VEF_1 ou concentração de chumbo no sangue) e a questão de interesse é se todos os grupos vêm da mesma população subjacente, isto é, têm a mesma média para a variável de interesse, a ANOVA é o método mais apropriado a ser usado para o teste inicial da hipótese nula. Se fracassarmos na rejeição da hipótese nula com a estatística F, não é necessário executar mais testes. Não existem diferenças entre os grupos. Por outro lado, se executarmos uma ANOVA nos dados e rejeitarmos a hipótese nula, então as diferenças no resultado (VEF_1 ou nível de chumbo no sangue) entre os grupos do estudo estão associadas com uma exposição em particular que possa existir. Podemos, então, usar testes de comparações múltiplas para identificar exatamente qual grupo ou quais grupos são significativamente diferentes.

Essa é uma discussão simplificada da ANOVA, cujo propósito é somente introduzir o conceito desse método estatístico importante. Não fornecemos muitos detalhes para o leitor ser capaz de executar esse teste com precisão. O propósito é identificar situações nas quais a ANOVA é apropriada como procedimento analítico inicial (ver Referências).

▶ Analisando razões e proporções: o teste do qui-quadrado

Nas seções anteriores descrevemos os métodos de análises para dados do tipo contínuo. Esta seção inicia a discussão da análise de dados categóricos. A seguinte tabela do histórico de fumantes e controles (pessoas sem câncer) e casos de câncer de pulmão ilustra um exemplo de dados categóricos.

	Câncer de pulmão	Controles
Fumantes	450	225
Não fumantes	20	225
Total	470	450

É aparente, sem necessidade de realizar testes estatísticos, que existe uma associação do hábito de fumar com o câncer de pulmão. A variável da linha fumo está associada com a variável da coluna câncer de pulmão. Um cálculo simples das proporções dos casos de câncer de pulmão e os casos de controle tabagistas confirma essa associação. Dos casos de câncer de pulmão, 450/470 = 95,7% fumaram, enquanto que 225/450 = 50% dos controles fumaram.

Entretanto, suponha que a tabela seja de mesotelioma (um tipo raro de câncer de pulmão) e do hábito de fumar. Os seguintes resultados foram obtidos: ácido acetilsalicílico

	Mesotelioma	Controles
Fumantes	80	200
Não fumantes	40	104
Total	120	304

Nesse exemplo, as razões dos fumantes para não fumantes entre os casos de mesotelioma (80/120 = 66,6%) e controles (200/304 = 65,8%) são quase iguais, com aproximadamente o dobro de fumantes do que não fumantes, tanto para o grupo sendo testado quanto para o grupo-controle. Nesse caso, poderíamos dizer que não existe associação entre a variável da coluna (mesotelioma) e a variável da linha (fumo). A hipótese nula nesse exemplo seria que não existe uma associação entre mesotelioma e fumo e não poderíamos rejeitar a hipótese nula devido a similaridade das proporções de fumantes nos grupos do mesotelioma e controle.

A maioria das situações com dados categóricos não são tão nítidas como esses dois exemplos. Na maioria dos casos, não podemos simplesmente visualizar os dados para determinar se as duas variáveis são independentes ou não. O teste estatístico que usamos para determinar se existe ou não uma associação em tais dados é conhecido como *teste do qui-quadrado*. O exemplo IV é uma situação na qual o teste do qui-quadrado é aplicado.

Exemplo IV: *Três grupos de trabalhadores de fazenda são estudados quanto a ocorrência de novas erupções cutâneas durante a estação de plantio. Os três grupos estão envolvidos no plantio e colheita de (1) uvas, (2) cítricos e (3) tomates. Os trabalhadores são acompanhados na estação de plantio e a ocorrência de novas erupções nos três grupos é comparada para determinar se existe uma associação entre a exposição (colheita) e o resultado (erupção).*

Colheita 1, N = 100
Colheita 2, N = 200
Colheita 3, N = 200

Resposta	Exposição (Colheita)			Total
	1	2	3	
Erupção	30	40	32	102
Sem erupção	70	160	168	398
Total	100	200	200	500

A hipótese nula nessa situação é, novamente, de que "não existe diferença"; somente que ela é formulada como não existe associação entre a variável da linha (erupção) e a variável da coluna (colheita).

Podemos rapidamente obter, da tabela, que o percentual, com erupção, que trabalha na colheita 1 é 30/100 = 30%; na colheita 2 é 40/200 = 20%; e na colheita 3 é 32/200 = 16%. Observando rapidamente os dados podemos pensar que a colheita 1 é diferente das colheitas 2 e 3. Entretanto, a hipótese nula é a de que não existe associação entre o tipo de colheita e o desenvolvimento de erupção. Assim, a questão é se as diferenças observadas na resposta são simplesmente resultado da variação aleatória nos dados ou são maiores do que esperaríamos pelo acaso se a hipótese nula fosse verdadeira. Para testar isso, a estatística qui-quadrado é calculada. Assim como com o teste t e o teste F, determinamos se o valor do qui-quadrado é improvável de ter ocorrido por acaso sob a hipótese nula. O cálculo do qui-quadrado envolve, em primeiro lugar, determinar o valor "esperado" para cada célula da tabela. O valor esperado é o valor que iríamos "esperar" ver na célula se não houvesse associação entre as variáveis da linha (erupção) e da coluna (exposição à colheita), isto é, o valor que iríamos "esperar" ver se a hipótese nula fosse verdadeira. O valor esperado é obtido como segue.

De acordo com a hipótese nula, esperaríamos que a mesma proporção desenvolvesse erupção em cada grupo. Se isso for verdadeiro, a melhor estimativa da proporção esperada com erupções em cada grupo exposto vêm da informação geral dada pelo número total de trabalhadores com erupções dividido pelo número total de trabalhadores no estudo; seria 102/500 = 0,204. Então, para a colheita 1, esperamos que 0,204 das 100 pessoas no grupo 1 da exposição à colheita desenvolvesse erupções, isto é, 20,4% das pessoas; para a colheita 2, esperaríamos que 0,204 das 200 pessoas trabalhando com a colheita 2 desenvolvessem erupções, isto é, 40,8 pessoas e para a colheita 3, esperaríamos que 0,204 das 200 pessoas desenvolvessem erupções, isto é, 40,8 pessoas. Em outras palavras, pelo fato de que sob a hipótese nula não existe associação entre a exposição e o percentual de desenvolvimento de uma erupção, esperamos que o mesmo percentual responda de modo favorável (ou de modo não favorável) em cada grupo. A proporção esperada de trabalhadores que não desenvolveram erupções é obtida da mesma forma. A melhor estimativa da proporção dos que não desenvolveriam uma erupção, em cada grupo, é o número total dos que não desenvolveram uma erupção dividido pelo número total de trabalhadores, que é igual a 398/500 = 0,796. Isso fornece uma frequência percentual esperada de 79,6, que trabalharam na colheita 1 e não desenvolveram erupções, 159,2 que trabalharam na colheita 2 e não desenvolveram erupções e 159,2 que trabalharam na colheita 3 e não desenvolveram erupções. Colocando os valores esperados em parênteses junto com os valores observados, a tabela fica como a seguinte:

Resposta	Exposição (Colheita)			Total
	1	2	3	
Erupção	30 (20,4)	40 (40,8)	32 (40,8)	102
Sem erupção	70 (79,6)	160 (159,2)	168 (159,2)	398
Total	100	200	200	500

Para testar a hipótese nula, olhamos os valores observados e esperados em cada célula para ver o quão próximo eles estão. Se os valores estiverem próximos, podemos decidir que a hipótese nula não seja rejeitada. Se eles são muito diferentes, podemos decidir que a hipótese nula não é verdadeira. Para decidir se os valores observados e esperados estão próximos, a estatística qui-quadrado é calculada. Ela tem a seguinte forma:

$$\chi^2 = \sum_{i=1}^{n} \left[\frac{(O_i - E_i)^2}{E_i} \right]$$

em que Ei é o valor esperado na célula i, Oi é o valor observado na célula i, $i = 1, ..., n$, e que n é o número de células na tabela.

Valores altos do qui-quadrado indicam falta de concordância entre os valores observados e esperados; valores baixos do qui-quadrado indicam boa concordância.

Como podemos determinar o que constitui um valor alto do qui-quadrado? Como nas discussões anteriores sobre os testes t e F para dados contínuos, consultamos uma tabela dos valores do qui-quadrado. A tabela identifica o valor do qui-quadrado que irá ocorrer menos do que 5% das vezes se a hipótese nula (nenhuma associação) for verdadeira e isso é comparado com o valor do qui-quadrado do estudo. Se o valor do qui-quadrado do estudo for maior do que o valor de coorte da tabela, a hipótese nula é rejeitada porque isso ocorrerá menos de 5% das vezes quando a hipótese nula for verdadeira. Se o qui-quadrado do estudo é menor do que o valor de coorte da tabela, a hipótese nula não é rejeitada. De forma alternativa, podemos calcular a probabilidade exata, ou valor-p, da estatística qui-quadrado do estudo. Para usar a tabela do qui-quadrado, é necessário o grau de liberdade para selecionar o valor apropriado. O grau de liberdade, nessa situação, é igual ao (número de linhas – 1) × (número de colunas – 1). Como temos duas linhas e três colunas, na tabela, o grau de liberdade é (2 – 1) × (3 – 1), que é igual a 2. O que deve ser lembrado é que a estatística qui-quadrado funciona somente quando a amostra é grande o bastante. A regra prática é que o teste qui-quadrado produz bons resultados quando os valores esperados em cada célula forem maiores ou iguais a 5.

Calculando a estatística qui-quadrado para o exemplo anterior obtemos o seguinte resultado:

$$x^2 = \frac{(70-79,6)^2}{79,6} + \frac{(160-159,2)^2}{159,2}$$
$$+ \frac{(168-159,2)^2}{159,2} + \frac{(30-20,4)^2}{20,4}$$
$$+ \frac{(40-40,8)^2}{40,8} + \frac{(32-40,8)^2}{40,8}$$
$$= 8,08$$

O valor tabulado do qui-quadrado ao qual o valor calculado é comparado é 5,99. Como 8,08 é maior do que 5,99, a hipótese nula é rejeitada.

Calcular a estatística qui-quadrado é somente um método para analisar os dados categóricos. Ele é, entretanto, um dos testes mais comuns encontrados na literatura médica.

▶ O valor *p* e significância estatística

Uma quantidade importante em todos os testes de hipóteses é o valor *p*. O valor *p* é a probabilidade de observar um resultado de um estudo em particular (p. ex., a estatística t calculada dos dados do estudo) somente por acaso quando a hipótese nula for realmente verdadeira.

Nos exemplos, até agora, o valor p da estatística teste foi usado sem calcular seu valor exato. O procedimento tem sido calcular, por exemplo, a estatística t dos dados do estudo. Um programa de computador, então, compara a estatística t observada com a estatística t que tem o valor de p igual a 5%.

Se a estatística t calculada a partir da amostra é mais extrema do que o valor correspondente a 5%, a hipótese nula é rejeitada. Quando a estatística t calculada a partir da amostra não tem um valor mais extremo do que o valor correspondente a 5%, a hipótese nula não é rejeitada. O valor p aproximado da estatística t da amostra pode ser obtido, também, de valores tabulados de modo que possamos observar valores menores do que outros valores de coorte, por exemplo, 1% ($p < 0,01$). Quando o valor p for menor do que 5%, o resultado é comumente referido como sendo *estatisticamente significativo*. Entretanto, a significância estatística pode não ser a mesma da significância clínica ou de saúde pública, pois a última é afetada pelo tamanho da população do estudo e pode refletir diferenças que não tenham importância biológica.

Outra maneira de expressar a significância estatística de um resultado observado é com o intervalo de confiança (IC – *confidence interval*). O IC fornece uma faixa de valores com probabilidade conhecida de que entre esses valores esteja a média da população. Por exemplo, um intervalo de 95% de confiança é calculado como sendo a média da amostra mais ou menos dois erros-padrão da média. O IC é interpretado como tendo uma probabilidade de 95% de incluir a média da população. Um intervalo de 99% de confiança é a média da amostra mais ou menos dois e meio erros-padrão da média.

Deve ser observado que a amplitude do IC irá diminuir à medida que o tamanho da amostra aumentar; isto é, estaremos mais confiantes na estimativa da média da população quando ela for obtida de uma amostra grande. O grau de certeza está, também, inversamente relacionado com a amplitude do intervalo de confiança. Por exemplo, podemos ser mais precisos (IC menor) estimando com um intervalo de 95% de confiança do que com um intervalo de 99% de confiança para o mesmo tamanho da amostra.

O IC é geralmente preferido ao valor p porque ele fornece a amplitude dos valores observados com um nível selecionado de confiança (p. ex., 95%) e não apenas uma determinação de que o resultado observado tem uma determinada probabilidade de ocorrer.

O pesquisador em um estudo típico está interessado em comparar um grupo exposto a um grupo de controle e usar a diferença observada em proporções ou valores médios para estimar o efeito da exposição. Por exemplo, digamos que estamos interessados em determinar delta (δ), em que δ é igual ao valor verdadeiro da média da concentração de esperma entre trabalhadores expostos a metais pesados menos o valor médio verdadeiro da concentração de esperma em trabalhadores não expostos. Queremos testar se $\delta = 0$; isto é, queremos determinar se a proporção (verdadeira) com a doença de uma exposição é igual a proporção (verdadeira), com a doença sob uma segunda exposição ou controle. Podemos calcular δ como a diferença entre essas duas proporções, novamente, testando para ver se $\delta = 0$.

Mesmo se os grupos do tratamento e do controle do estudo estão sendo realmente amostrados de uma mesma população subjacente (isto é, se não existe uma diferença real entre o tratamento e o controle), algumas diferenças entre os dois grupos ocorrerão somente por acaso. Se a diferença observada nas médias da amostra ou as proporções tem probabilidade pequena de ocorrer por acaso (assumindo que não exista diferença verdadeira subjacente), então a hipótese nula de que $\delta = 0$ é rejeitada. A "regra" para decidir o quão pequena deve ser essa probabilidade antes de se rejeitar a hipótese nula é conhecida como o *nível de significância* do teste e é representada por alfa (α).

Assim, o procedimento em um estudo típico é formular uma hipótese nula (H_0), e geralmente,

$$H_0: \mu_1 = \mu_2$$
$$\text{também escrito como } H_0: \delta = \mu_1 - \mu_2 = 0$$

por exemplo, H_0: média da concentração do esperma com exposição 1 (metais pesados) = média da concentração de esperma com exposição 2 (nenhuma exposição) ou

$$H_0: p_1 - p_2 = 0$$
$$\text{também escrito como } H_0: \delta = p_1 - p_2 = 0$$

em outras palavras H_0: proporção com a doença na exposição (P_1) = proporção com a doença na exposição (P_2).

A hipótese alternativa (bilateral) é

$$H_A: \mu_1 \neq \mu_2$$
$$\text{também escrito como } H_A: \delta = \mu_1 - \mu_2 \neq 0$$

isto é, H_A: médias das concentrações de esperma não são iguais nos tratamentos 1 e 2 ou

$$H_A: p_1 \neq p_2$$
$$\text{também escrito como } H_A: \delta = p_1 - p_2 \neq 0$$

isto é, H_A: as proporções com doença não são iguais nos tratamentos 1 e 2 ($P_1 \neq P_2$).

Após o término do estudo, estimativas amostrais de μ (ou p) são calculadas para os dois grupos expostos. A probabilidade de que uma diferença tão grande quanto à observada no estudo irá ocorrer se a hipótese nula for verdadeira é o valor p do teste. Se o valor p for menor do que (o nível de significância do teste), a hipótese nula é rejeitada. Um IC pode ser calculado para as proporções como pode ser calculado para as médias e podemos determinar a probabilidade de que o IC contenha a proporção verdadeira.

TIPOS DE ERROS QUE PODEMOS COMETER EM UMA PESQUISA

Existem duas categorias de erros que podemos cometer ao se fazer inferências em um estudo típico de pesquisa. Eles são conhecidos como *erros do tipo I e do tipo II*.

Erro do tipo I

Um erro do Tipo I ocorre se decidimos rejeitar a hipótese nula e declaramos que os dois grupos são diferentes quando, na verdade, eles são da mesma população subjacente. O erro do tipo I é igual ao nível de significância α, e o nível de significância deve ser estabelecido antes de o estudo ser conduzido. Assim, α é igual à probabilidade de se rejeitar a hipótese nula quando a hipótese nula é verdadeira; isto é, o pesquisador decide que chance de cometer esse tipo de erro é aceitável e estabelece o nível α de acordo. Por exemplo, um pesquisador pode decidir que é extremamente importante não declarar que uma doença (p. ex., câncer) está associada com uma exposição a não ser que exista uma evidência decisiva de uma associação a partir do estudo. Nesse caso, o nível α deve ser estabelecido a 1% em vez de 5%; entretanto, na maioria dos estudos o valor usado para α é de 5%.

Erro do tipo II

Um erro do tipo II ocorre se um pesquisador decide não rejeitar a hipótese nula quando, na verdade, existe uma diferença entre os dois grupos; isto é, uma diferença verdadeira entre os dois grupos foi ignorada. A probabilidade de se cometer o erro do tipo II é geralmente representada por β.

Em um estudo de pesquisa, o erro do tipo II geralmente não é um valor único. Se a hipótese nula é falsa, significa que os resultados vistos no grupo da exposição não são equivalentes àqueles visto no grupo-controle; isto é, δ não é igual a 0. Existe um número infinito de valores que essa diferença poderia assumir. Para cada valor da diferença δ entre os grupos da exposição e controle, existe um valor diferente para o erro do tipo II. Se estivermos interessados em determinar a probabilidade que iríamos ignorar a diferença verdadeira entre os grupos da exposição e controle, o valor exato da diferença sendo examinada deve ser especificado. Uma vez feito isso, a probabilidade de não ser possível rejeitar a hipótese nula, dado a diferença verdadeira não ser zero entre os dois grupos, pode ser calculada.

O poder de um estudo

Uma das quantidades mais importantes calculadas para um estudo de pesquisa é o poder de um estudo em particular. O poder é a probabilidade de se rejeitar corretamente a hipótese nula quando a hipótese nula é realmente falsa. Em outras palavras, o poder é a probabilidade de corretamente reconhecer a verdadeira diferença entre dois grupos. O poder de um estudo é, na verdade, o complemento do erro do tipo II, cuja probabilidade é β, isto é, o poder = 1 − β. Dessa forma, o poder de um estudo é diferente para cada valor diferente de β que ocorre. Para calcular o poder, devemos especificar uma alternativa em particular. O poder é importante sobretudo quando estamos avaliando um estudo negativo − um estudo que não encontra diferenças entre os grupos.

Suponha que o poder de um estudo específico seja de 40%. Isso significa que o pesquisador tem somente uma probabilidade de 40% de discernir que uma diferença verdadeira existe entre os grupos de exposição. Portanto, se não for encontrada diferença entre os grupos de exposição e o poder do estudo for relatado como de 40%, um leitor pode imaginar se aquele estudo, em particular, teve alguma chance de encontrar a diferença entre as exposições mesmo se as exposições estivessem verdadeiramente associadas com os diferentes resultados. Na prática, é muito mais comum se usar 80 ou 90% para o poder de um estudo de modo que se tenha uma probabilidade razoável de detectar uma diferença entre as exposições se uma realmente existir.

O poder de um teste estatístico é determinado ou afetado por três quantidades: (1) a magnitude do erro do tipo I, α; (2) o tamanho do efeito da exposição δ, que o pesquisador está interessado em detectar; e (3) o tamanho da amostra do estudo. As quantidades (1) e (2) podem ser usadas para estimar o tamanho da amostra necessário em um estudo para um poder especificado.

À medida que o tamanho do erro do tipo I se torna menor, o poder do estudo também se torna menor. Lembre, o erro do tipo I é a probabilidade de declarar incorretamente uma diferença quando, na verdade, ela não existe. À medida que se torna menos provável de cometer esse erro (isto é, α é menor), se torna menos provável a rejeição da hipótese nula em geral e o poder corretamente rejeita a hipótese nula.

Quando um estudo é estabelecido para procurar por um efeito de exposição muito grande δ, é relativamente fácil detectar este efeito grande, e as chances são grandes de que a hipótese nula será corretamente rejeitada. O oposto ocorre quando estamos procurando por um δ muito pequeno. O poder aumenta à medida que δ aumenta.

À medida que o tamanho da amostra aumenta, a variabilidade da medida do efeito da exposição diminui. Consequentemente, a estatística-teste aumenta em valor, tornando fácil exceder o ponto de corte para rejeitar a hipótese nula. Isso aumenta as chances de corretamente rejeitar a hipótese nula e, assim, o poder aumenta à medida que o tamanho da amostra aumenta.

Uma tabela útil para lembrar as quantidades discutidas nesta seção é exibida adiante:

	H_0 verdadeira (nenhuma diferença)	H_A verdadeira (existe diferença)
H_0 do estudo (declara nenhuma diferença)	Decisão correta	Erro do tipo II, β
H_0 rejeitada (declara uma diferença)	Erro do tipo I, α	Poder 1 − β

REFERÊNCIAS

Centers for Disease Control and Prevention: www.cdc.gov/publications.htm (free software download: epi info, epi map).

Minitab: www.minitab.com (a general statistical program, used for teaching and research; good graphics; PC and Mac).

Stata (Stata Corporation): www.stata.com (general purpose statistical software; PC and Mac).

Statistics.com: www.statistics.com (free software, commercial products, and Web-based resources).

University of Glasgow Department of Statistics: www.stats.gla.ac.uk/cti/links_stats/software.html.

II. EPIDEMIOLOGIA

A epidemiologia é o estudo da distribuição e dos determinantes das condições relacionadas à saúde e à doença na população. Ela diz respeito tanto às condições epidêmicas (excesso da expectativa normal) como às endêmicas (sempre presente).

A premissa básica da epidemiologia é que a doença não é aleatoriamente distribuída na população. Não somente é importante conhecer que tipo de doença uma pessoa em particular tem, mas é também necessário saber que tipo de pessoa tem uma doença, em particular. Enquanto muito da prática da medicina ocupacional está preocupada com a patogênese (desenvolvimento) da doença e do tratamento dos indivíduos com a doença, o foco da epidemiologia ocupacional é com grupos de indivíduos – com ou sem doenças – em uma tentativa de inferir as causas que precedem as condições de uma doença específica e determinar qual a ocupação ou outros fatores do estilo de vida que podem ser manipulados para eliminar doenças específicas ou reduzir a prevalência da doença.

Existem três tipos de estudos epidemiológicos: descritivo, analítico e experimental.

Os *estudos epidemiológicos descritivos* caracterizam a pessoa, o lugar e o tempo: (1) Pessoa: quais são as características da pessoa que contrai uma doença em particular (p. ex., idade, raça, gênero, ocupação, *status* socioeconômico, *status* imunológico)? (2) Lugar: onde mora, trabalha ou viaja (p. ex., internacional, nacional e comparações locais; populações urbanas *versus* rurais; clima; altitude)? (3) Tempo: quando a doença ocorre? (p. ex., variação temporal, flutuações sazonais)? Os estudos descritivos não são usados para testar hipóteses, mas mesmo assim, são poderosos para caracterizar associações e as distribuições da doença.

Os *estudos analíticos* tentam determinar os fatores etiológicos associados com a doença ao calcular estimativas de risco: (1) Que exposições as pessoas com a doença têm em comum (p. ex., fumo, uso de hormônios exógenos, dieta, exposição a radiação ou amianto)? (2) O quanto o risco da doença é aumentado por essas exposições (usando o risco relativo como uma medida do excesso de risco)? (3) Quantos casos poderiam ser evitados se a exposição fosse eliminada (usando risco atribuível como a medida apropriada)? Os estudos analíticos envolvem o teste de hipóteses específicas.

MORTALIDADE E MORBIDADE

As duas medidas básicas da doença em uma população são as taxas de mortalidade (morte) e morbidade (doença). A Tabela A-2 fornece exemplos de tipos diferentes de taxas de mortalidade e como cada uma é calculada. A morbidade é medida calculando tanto as taxas de prevalência ou incidência. A *prevalência* é o número de casos existentes de uma doença em um tempo determinado dividido pela população em risco daquela doença naquele tempo determinado. Esse resultado é comumente multiplicado por 100.000 para derivar a taxa de prevalência para a população.

Para os fins da etiologia, a *taxa de incidência* é a medida mais importante da morbidade e é igual ao número de novos casos de uma doença que ocorre durante um intervalo definido

Tabela A-2. Medidas de mortalidade.

$$\text{Taxa bruta de morte} = \frac{\text{Número de mortes no ano (todas as causas)}}{\text{Total da população}} \times 1.000$$

p. ex., EUA 1977 = 8,8 ÷ 1.000 habitantes ou 878,1 ÷ 100.000 habitantes

$$\text{Causa – taxa específica de morte} = \frac{\text{Número de mortes de causa específicas no ano}}{\text{Total da população}} \times 100.000$$

p. ex., câncer nos EUA 1977 = 178,7 ÷ 100.000 habitantes

$$\text{Idade – taxa específica de morte} = \frac{\text{Número de morte entre pessoas de um grupo específico de idade no ano}}{\text{População em um grupo específico de idade}} \times 100.000$$

p. ex., câncer no grupo de idade de 1-14 anos = 4,9 ÷ 100.000

$$\text{Taxa de mortalidade infantil} = \frac{\text{Número de mortes entre crianças com menos de 1 ano de idade em um ano}}{\text{Número de nascimentos em um ano}} \times 1.000$$

p. ex., EUA 1977 = 14,1 ÷ 100.000 nascidos vivos (12,3 para brancos, 21,7 para afrodescendentes e outros) de tempo dividido pelo semi-intervalo da população em risco para aquela doença (multiplicado por 100.000).

Enquanto dados mundiais sobre a mortalidade estão disponíveis – em vários graus de precisão dependendo da qualidade do sistema de registro de mortes – as taxas de incidência podem ser calculadas somente para aquelas doenças para as quais existem registros baseados na população ou para as quais estudos especiais foram conduzidos. O National Cancer Institute tem um programa de registro de casos de câncer que ocorrem no país, que fornece informações sobre a incidência da doença de aproximadamente 10% da população dos Estados Unidos. A enumeração precisa da população em risco – disponível dos dados do Censo – é vital para a derivação de estimativas válidas para as taxas de mortalidade e morbidade. As taxas podem ser específicas para qualquer subgrupo de interesse, definidas por idade, gênero, raça ou outras características. Por exemplo, a taxa de incidência ajustada à idade para o câncer cervical entre mulheres brancas nos Estados Unidos era de 8,7 por 100.000, comparado com 1,1 por 100.000 entre mulheres afrodescendentes e 15,8 por 100.000 entre mulheres hispânicas. Devemos lembrar que quando calculamos a taxa, os eventos no numerador devem ser coletados da população especificada no denominador; isto é, aqueles no denominador devem estar em risco para a doença. Assim, para o câncer cervical, os homens não devem ser incluídos no denominador.

Alguns problemas sobre algumas fontes de dados de doenças atuais incluem:

1. O único registro completo de doença com causa específica é a morte, e o registro no atestado de óbito é geralmente impreciso. Além disso, para uma doença cuja razão de caso-fatalidade é baixa (isto é, uma doença improvável de levar a morte quando ocorre), a taxa de morte é uma subestimação bruta da incidência da condição na comunidade. Um exemplo é o câncer de pele não melanoma, que tem incidência alta, mas taxa de mortalidade baixa.
2. Relatórios de morbidade, mesmo quando legalmente compulsórios, como é o caso para certas doenças infecciosas (p. ex., tuberculose e doenças sexualmente transmissíveis), geralmente são incompletos em razão da falta de registros.
3. Registros completos e precisos da morbidade populacional são limitados na cobertura geográfica.

AJUSTE DAS TAXAS

Na tentativa de se comparar as taxas da doença ao longo de todos os grupos da população ou avaliar mudanças nas taxas ao longo do tempo, o efeito das distribuições diferenciais da idade em duas populações cujas taxas estão sendo comparadas deve ser levado em consideração. O risco da doença quase sempre é uma função da idade; diferenças nas taxas brutas (i.e., taxas não ajustadas para a idade) populacionais podem refletir diferenças nas idades, em vez de diferenças nos fatores ocupacionais ou ambientais de interesse.

Taxas específicas para a idade não estão sujeitas a esse problema, desde que a amplitude de cada grupo ou estrato etário seja relativamente pequena. É complicado, entretanto, comparar taxas entre populações ao longo de muitos estratos etários. O ajuste da idade ou a padronização fornece uma medida resumo do risco da doença para toda a população, que não é influenciada pelas variações na distribuição das idades.

Existem dois métodos para o ajuste da idade: um direto, que se aplica a taxas de morte ou doença em idades específicas observadas de uma população-padrão, e um método indireto que se aplica a taxas de morte ou doença em idades específicas de uma população-padrão para a distribuição da idade de uma população observada. Na discussão dos métodos para se ajustar taxas, o câncer será utilizado como a doença de interesse.

O método direto de ajuste da idade é apropriado quando cada uma das populações sendo comparadas é grande o suficiente para gerar taxas de idade específicas, ou estáveis. Por exemplo, o método direto é usado para a comparação das taxas de câncer, ao longo do tempo, nos Estados Unidos. Taxas de mortalidade brutas exibindo aumento significativo do câncer ao longo de algumas décadas parecem fornecer forte evidência de uma epidemia de câncer. É necessário confirmar, contudo, até que ponto a idade da população do país tem contribuído para a aparente epidemia, ou até que ponto outros fatores, como o aumento de agentes ambientais causadores do câncer, podem ser responsáveis.

As três primeiras colunas da Tabela A-3 mostram as distribuições das idades reais, da população americana, em 1940 e 1970, o percentual da população em cada grupo nos dois períodos, o número correspondente atual de mortes por câncer e as taxas de mortes em idades específicas. Taxas de mortalidade brutas por 100.000 habitantes foram de 120,2 em 1940 e de 163,2 em 1970, com um aumento de mais de 30%. A comparação das taxas em idades específicas, contudo, mostra somente um pequeno aumento entre os dois períodos. Deve ser observado que o percentual da população em todos os grupos etários acima dos 40 anos era mais alto em 1970 do que em 1940.

Para remover o efeito variável da idade usando o método direto de ajuste, uma população "padrão"é escolhida. O número de pessoas em cada grupo etário da população-padrão é multiplicado pela taxa etária específica e apropriada em cada uma das populações do estudo. Isso gera o número de mortes ou casos de doença que esperaríamos em cada grupo, se as populações tivessem distribuições etárias similares. O número esperado de morte ou casos de doença em todos os grupos etários é, então, somado; a soma é dividida pelo total da população-padrão; e o resultado é multiplicado por 100.000. A escolha de uma população-padrão é arbitrária; pode ser a combinação da população dos dois grupos cujas taxas estão sendo comparadas, somente uma dessas populações ou qualquer outra população.

No nosso exemplo, o padrão foi a combinação da população dos Estados Unidos em 1940 e 1970, exibida na coluna 5 da Tabela A-3. As taxas de morte em idades específicas, para

Tabela A-3. Ajuste etário, pelo método direto, usando os dados da mortalidade por câncer dos EUA, 1940 e 1970.

Grupo etário	População atual (1)	(2)	Número de mortes por câncer (3)	Taxas de mortes em idades específicas por 100.000 (4)	População padrão (5)	Número esperado de mortes por câncer (6)
1940						
<40	87.737.829	66,7	10.283	11,72	217.093.330	25.443
40-49	17.053.068	13,0	18.071	105,97	41.149.961	43.607
50-59	13.100.511	10,0	33.279	254,03	34.177.557	86.821
60-69	8.534.997	6,5	43.686	511,85	24.143.606	123.579
70-79	4.073.514	3,1	38.160	936,78	13.352.179	125.080
80+	1.139.143	0,9	14.721	1.292,29	4.934.355	63.766
Totais	131.639.062	100,0	158.200[b]		334.850.988	468.296[b]
1970						
<40	129.355.501	63,7	16.096	12,44	217.093.330	27.006
40-49	24.096.893	11,9	26.075	108,21	41.149.961	44.528
50-59	21.077.046	10,4	61.143	290,09	34.177.557	99.146
60-69	15.608.609	7,7	90.099	577,24	24.143.606	139.367
70-79	9.278.665	4,6	88.826	957,31	13.352.179	127.821
80+	3.795.212	1,9	49.333	1.299,87	4.934.355	64.140
Totais	203.211.926	100,0	331.572[a]		334.850.988	502.008[a]

[a] Taxa bruta de morte = [soma da coluna 3 ÷ soma da coluna 1]x10^5 = 163,2 por 100.000 habitantes. Taxa de morte ajustada em idade específica = [soma da coluna 6 ÷ soma da coluna 5]x10^5 = 149,9 por 100.000 habitantes.

[b] Taxa bruta de morte = [soma da coluna 3 ÷ soma da coluna 1]x10^5 = 120,2 por 100.000 habitantes. Taxa de morte ajustada em idade específica = [soma da coluna 6 ÷ soma da coluna 5]x10^5 = 139,8 por 100.000 habitantes.

cada período (coluna 4), foram aplicadas para cada grupo etário para a população-padrão, o que gerou o número esperado de mortes exibido na coluna 6. As taxas etárias ajustadas, então, foram calculadas dividindo a soma das mortes esperadas para cada período pelo total da população-padrão. As taxas ajustadas resultantes são 139,8 por 100.000 para 1940 e 149,9 por 100.000 para 1970. Assim, a magnitude do aumento nas taxas brutas foi reduzida de aproximadamente 30% para apenas 7%. Podemos concluir que a idade é um fator importante para as taxas crescentes de câncer nos Estados Unidos, embora somente a idade não explique inteiramente as mudanças ao longo do tempo.

Quando o grupo de interesse é relativamente pequeno e, portanto, é provável que se tenha taxas de idades específicas instáveis, é mais apropriado usar o método indireto de ajuste etário do que o direto. Com frequência, é esta a situação com a investigação da mortalidade de causas específicas em uma coorte ocupacional. O método indireto é empregado, frequentemente, para comparar a incidência de câncer ou a experiência do acompanhamento de um grupo de estudo, com o esperado com base na experiência, em uma população maior ou uma série de pacientes. Com o método indireto, as taxas em idades específicas de uma população-padrão são multiplicadas pelo número de anos em risco da pessoa em cada grupo nas séries do estudo. O número de mortes observadas, então, é comparado com o número esperado por meio de uma razão.

A razão padronizada da mortalidade (RPM) é um exemplo de padronização indireta. No cálculo da RPM, as taxas etárias específicas da população-padrão (p. ex., município, Estado ou país) são multiplicadas pelos anos em risco da pessoa da população em estudo (p. ex., trabalhadores da indústria) para dar o número esperado de mortes. O número observado de mortes dividido pelo número esperado (vezes 100) é a RPM (ver exemplo na Tab. A-4). Uma RPM também pode ser controlada, pela padronização indireta, por taxas de mortalidade específicas por tempo.

Tabela A-4. Ajuste etário, pelo método indireto, no cálculo da razão padronizada da mortalidade (RPM)

Idade (anos)	Mortes observadas (1)	Pessoa ano (2)	Taxas da população dos EUA (por 10⁵) (3)	Mortes esperadas = (2) x (3)
20–29	1	500	20,6	0,1
30–39	0	1.500	22,7	0,3
40–49	4	6.000	45,3	2,7
50–59	2	4.000	94,3	3,8
60–69	12	7.000	224,4	15,7
Σ Obs = 19			Σ Esp = 22,6	

RPM = ΣObs/ΣEsp = (19/22,6) = 84%

Portanto, a equação para a RPM é a seguinte:

$$\text{RPM} = \left[\frac{\Sigma\, a_i}{\Sigma\, E(a_i)}\right] \times 100$$

$$= \left[\frac{Observado}{Esperado}\right] \times 100$$

em que a_i é o número de pessoas com uma causa específica de morte no *i-ésimo* estrato de idade e $E(a_i)$ é o número esperado de mortes baseado nas taxas de idades específicas na população de referência.

O resultado é expresso em percentual, assim, quando as mortes observadas são iguais às mortes esperadas, a RPM é 100% e as diferenças de 100% representam a diferença percentual na mortalidade na população do estudo comparada com a população de referência.

A padronização indireta também pode ser usada para ajustar taxas de incidência para a idade ou outros fatores. Assim, os casos de incidência de uma doença em um local de trabalho podem ser expressos como a razão padronizada da incidência (RPI), da seguinte forma:

$$\text{RPI} = \left[\frac{\text{Número observado de casos novos}}{\text{Número esperado de casos novos}}\right] \times 100$$

Embora seja mais comum ajustar as taxas para a idade e o tempo, os métodos diretos e indiretos de ajustamento podem ser usados para compensar as diferenças nas populações e, também, em outros fatores, como o gênero, a raça, o *status* socioeconômico (SSE) e o estágio da doença.

▶ Estratégia de delineamento para estudos analíticos e experimentais

A epidemiologia descritiva calcula taxas da doença para diferentes grupos. Ela identifica segmentos da população – por idade, gênero, ocupação, estado civil, área geográfica de residência, ou outros parâmetros – cuja experiência única sugere uma hipótese etiológica digna de ser pesquisada por meio de estudos analíticos rigorosos. A epidemiologia descritiva diz quem contraiu a doença, onde e quando e é a base da epidemiologia analítica, que, por sua vez, foca em questões específicas, com as seguintes:

- Que tipo de exposição pessoas com a doença possuem em comum com pessoas sem a doença?
- Por que a exposição induz ou produz a doença?
- Quanto o risco da doença aumenta por tal exposição?
- Quantos casos poderiam ser evitados se a exposição fosse eliminada?

A última pergunta diz respeito ao objetivo primordial da pesquisa epidemiológica: identificar os fatores de risco de modo que a intervenção possa prevenir a ocorrência da doença (prevenção primária) ou levar a detecção precoce (prevenção secundária).

As três estratégias básicas para a epidemiologia analítica são (1) o estudo de coorte, (2) o estudo de caso-controle e (3) o estudo experimental (ensaio clínico).

Os estudos de coorte e caso-controle são observacionais: o pesquisador não controla a exposição nem modifica o comportamento dos sujeitos do estudo. No estudo experimental, o investigador intervém introduzindo um tratamento ou outras exposições para verificar seu impacto no desenvolvimento da doença.

TIPOS DE ESTUDOS EPIDEMIOLÓGICOS

1. Estudo de Coorte

No delineamento de um estudo de coorte, um grupo de indivíduos sem a doença (uma coorte) caracterizados pela experiência em comum ou exposição de interesse é identificado e acompanhado ao longo do tempo, ou prospectivamente, para determinar se a doença ocorre a uma taxa diferente do que na coorte sem a exposição. O risco relativo (RR) da doença associado com a exposição, então, pode ser calculado:

$$RR = \frac{\text{Taxa de incidência no grupo exposto}}{\text{Taxa de indicidência no grupo não exposto}}$$

Um exemplo frequentemente citado de delineamento de coorte prospectivo é o estudo de acompanhamento dos médicos britânicos cujos hábitos de fumar foram verificados por um questionário enviado pelo correio. Os médicos foram agrupados de acordo com os hábitos de tabagismo e suas mortes foram subsequentemente, monitoradas. As taxas de câncer de pulmão para aqueles expostos a vários níveis do fumo foram, então, comparadas com as taxas dos não fumantes por meio do risco relativo. Outros exemplos de estudos de coorte incluem investigações em longo prazo da incidência do câncer entre os sobreviventes da bomba atômica expostos a vários graus de radiação e as mortes entre os mineradores de carvão britânicos.

Teoricamente, o estudo de coorte prospectivo é ideal porque a causa hipotética ou a exposição precede o efeito ou a doença. Ele também é importante porque as taxas da doença e riscos relativos podem ser calculadas diretamente, desde que um grupo de comparação adequado seja formado dentro do estudo ou, de qualquer forma, esteja disponível para o cálculo de taxas em uma população não exposta. Além disso, a exposição de interesse pode ser registrada precisamente no tempo da exposição; ela não é baseada na lembrança de eventos passados. Essa abordagem tem sido popular nos estudos ocupacionais nos quais a experiência da doença de trabalhadores expostos a substâncias presumidamente perigosas tem sido comparada com aquela de trabalhadores não expostos ou comparada com a população em geral.

Na prática, entretanto, por causa da exposição do tempo envolvido e do número de sujeitos necessários, o modelo prospectivo do estudo de coorte é relativamente raro. Para evitar essas restrições, pode ser executado um estudo histórico de coorte no qual um grupo de pessoas, que no passado teve a exposição de interesse, seja identificado e investigado e sua doença registrada até o presente. Um exemplo é o acompanhamento da mortalidade dos trabalhadores com isolamento térmico que foram expostos ao amianto. A população do sindicato dos trabalhadores em isolação térmica, no ano de 1940, foi identificada, e as taxas da causa específica de morte, até o ano de 1970, foram determinadas. As taxas de mortalidade por câncer do pulmão e por outras causas, nessa população, foram tabuladas e comparadas com as esperadas com as de quaisquer homens americanos. Pelo fato de o estudo histórico de coorte ser, realmente, uma abordagem retrospectiva, os termos *estudo de coorte* e *estudo prospectivo* não devem ser usados como sinônimos.

▶ Medidas de associação em um estudo de coorte

As medidas de associação ilustram o relacionamento estatístico entre duas ou mais variáveis, e três medidas importantes de associação serão discutidas usando os símbolos e números fornecidos nas Tabelas A-5 e A-6. Vamos assumir que estamos executando um estudo sobre fumantes e não fumantes e os seguindo para ver quem desenvolve câncer do pulmão ao longo de um período de tempo definido.

Tabela A-5. Apresentação dos dados de um estudo de coorte

		Doença		
		Presente	Ausente	
Exposição	Sim	a	b	a + b
	Não	c	d	c + d

Tabela A-6. Exemplo de dados coletados em um estudo de coorte de câncer de pulmão e fumo.

	Desenvolveu câncer de pulmão	Não desenvolveu câncer de pulmão	
Fumantes	63	99.937	100.000
Não Fumantes	7	99.993	100.000

A. Risco relativo

O *risco relativo* (RR) é o risco de uma doença entre as pessoas expostas a um fator relativo ao risco entre pessoas não expostas e é uma medida da força da associação entre uma exposição e a doença.

$$RR = \frac{\text{Taxa da doença na população exposta}}{\text{Taxa da doença na população não exposta}}$$

$$= \frac{\frac{a}{a+b}}{\frac{c}{c+d}} = \frac{\frac{63}{10^5}}{\frac{7}{10^5}} = 9$$

Um RR maior do que 1 implica uma associação positiva de uma doença com a exposição de interesse; um RR menor do que 1 implica uma associação negativa (ou efeito protetor) entre a doença e a exposição.

Os resultados do exemplo anterior sugerem que o risco de câncer do pulmão entre fumantes é nove vezes maior do que o risco para não fumantes. O RR é importante para testar hipóteses epidemiológicas.

B. Risco atribuído

O *risco atribuído* (RA) é a taxa na população exposta menos a taxa na população não exposta.

$$RA = \frac{a}{a+b} - \frac{c}{c+d}$$

$$= \frac{63}{10^5} - \frac{7}{10^5} = \frac{56}{10^5}$$

Ele indica a taxa de ocorrência de morte ou doença que é causada pelo fator específico da exposição.

Das 63 mortes por câncer do pulmão que ocorre anualmente entre 100 mil fumantes, 56 (89%) são atribuídas ao fumo. Pelo fato de que a doença possa ter fatores múltiplos de risco que interagem uns com os outros, a soma dos riscos atribuídos pode ser maior do que 100%.

O RA pode ser uma ferramenta importante para o aconselhamento de indivíduos com fatores de risco específicos porque ajuda a dar uma ideia sobre a magnitude da doença que pode ser evitada reduzindo os fatores de risco em indivíduos.

C. Percentual de risco atribuível na população

O *percentual de risco atribuível na população* (RAP) é a proporção de uma doença em uma população relacionada a (ou "atribuível a") uma exposição dada.

$$RAP = \frac{p_e(RR-1)}{p_e(RR-1)+1}$$

em que P_e é a proporção da população exposta ao fator de risco e RR é o risco relativo.

Assumindo que 40% da população fuma (*Pe*) e que o risco relativo (RR) de câncer do pulmão associado com o fumo é 9, então

$$= \frac{0,4(9-1)}{0,4(9-1)+1} = \frac{3,2}{4,2} = 76,2\%$$

Isso quer dizer que 76% dos casos de câncer do pulmão, na população geral, são atribuídos ao tabagismo. O RAP é importante para uma política e um planejamento de saúde pública, isto é, estimando qual o percentual de casos, em uma população, que poderiam ser eliminados removendo a exposição.

2. Estudo de caso-controle

O estudo de caso-controle é um delineamento frequentemente usado na epidemiologia analítica. Ele determina os fatores de risco associados com uma doença, em particular, comparando um grupo de sujeitos que têm a doença (casos) com um ou mais grupos compostos de sujeitos que não têm a doença (controles). Os fatores de risco estudados podem ser permanentes, como gênero ou raça; podem ser atuais, como o uso de drogas no presente; ou podem ser históricos, como um emprego anterior. A diferença na frequência da distribuição dos fatores de risco entre o caso e os grupos do controle é examinada, e a magnitude da associação desses fatores com a doença sob estudo é estimada.

Os estudos de caso-controle são um delineamento comumente usado na epidemiologia ocupacional para avaliar múltiplas exposições associadas com um único resultado. Por exemplo, um pesquisador pode estar interessado nas muitas causas ocupacionais e não ocupacionais de câncer do pulmão. Inversamente, um estudo de vários resultados da saúde associado com uma única exposição ou um local de trabalho seria mais bem investigado usando um estudo de coorte.

O estudo de caso-controle é sempre retrospectivo. O pesquisador inicia investigando indivíduos doentes e não doentes (i.e., o efeito) e verifica o passado para a presença ou ausência de exposições (i.e., as causas) nessas pessoas.

Por exemplo, para estudar o relacionamento entre a exposição ao amianto e o mesotelioma, um estudo de caso-controle compara o histórico da exposição ao amianto em um grupo de pacientes com mesotelioma ao histórico de exposição a este material em um grupo de sujeitos que não têm o mesotelioma. O estudo de coorte, ao contrário, primeiro identifica um grupo de indivíduos sem a doença classificados pela ausência ou presença do fator de risco ou exposição de interesse e, então, segue esses indivíduos por um período de tempo para comparar a incidência da doença nos grupos expostos e não expostos. Um estudo de coorte do relacionamento entre a exposição ao amianto e o mesotelioma iria, em primeiro lugar, classificar um grupo de pessoas sem a doença de acordo com sua exposição ao amianto e as seguiria para determinar se os sujeitos expostos ao amianto tinham incidência mais alta de mesotelioma ao longo do tempo do que os sujeitos não expostos.

Os estudos de caso-controle em geral podem ser executados mais rapidamente e de modo menos dispendioso do que os estudos de coorte. O tempo requerido para completar o estudo é o tempo necessário para reunir os dados; o pesquisador não precisa esperar que os casos da doença apareçam. Isso geralmente resulta em custos mais baixos porque poucos funcionários e sujeitos são necessários para testar as hipóteses.

Por exemplo, suponha que metade da população em geral está exposta a um fator de risco (p. ex., tabagismo) e a outra metade não está. Se uma doença (p. ex., câncer do pulmão) tem a taxa de incidência anual de 100 por 100 mil na população exposta e 10 por 100 mil na população não exposta, um estudo de 100 casos e 100 controles provavelmente revelaria o risco aumentado da doença associado à exposição ao fator. Descobrir 100 casos da doença em um estudo de coorte significa ter acompanhado 10.000 pessoas expostas por 10 anos. Quanto mais rara a doença, maior a vantagem relativa do estudo de caso-controle.

▶ Fonte e seleção de casos

Na definição de um caso, o critério do diagnóstico deve ser claro e permitir a seleção de um grupo de casos homogêneo. Por exemplo, nos estudos de câncer, a confirmação por microscópio da presença da doença e critérios claramente definidos para a classificação, por um patologista, do tipo do câncer, aprimora muito a validade e a generalização das descobertas do estudo. O caso de grupo geralmente é composto de (1) todas as pessoas com a doença examinadas em um consultório médico em particular ou grupo de consultórios em um período especificado ou (2) todas as pessoas com a doença encontradas em uma comunidade ou na população geral em um período específico. Qualquer que seja a fonte dos casos, eles devem ser casos (ou incidentes) novos diagnosticados da doença. A inclusão de casos de prevalência (diagnosticados no passado) aumentará o tamanho da amostra, mas pode complicar a análise e a interpretação dos resultados. Casos de prevalência são "sobreviventes" e, portanto, podem não ser representativos de todas as pessoas que desenvolvem uma determinada doença. A inclusão de casos de prevalência inadvertidamente pode identificar fatores que resultam da doença em vez de fatores que estão relacionados de forma causal ao seu desenvolvimento.

▶ Fonte e seleção de controles

As quatro fontes mais comuns do grupo-controle são (1) a população geral, (2) pacientes de hospitais, (3) familiares dos casos e (4) associados ou amigos dos casos.

O grupo de controle da população em geral é apropriado se todos ou a maioria dos casos ocorrem em uma área geográfica específica (p. ex., um país), porque nessa situação os controles representam a mesma população-alvo que a dos casos. Usar controles da população em geral, entretanto, apresenta certos problemas: potencialmente taxas mais baixa de respostas do que os outros tipos de grupos-controle e do grupo dos casos, diferença na qualidade da informação se a configuração da entrevista difere dos casos e dos controles e custos altos para a obtenção da informação.

O grupo-controle de pacientes de hospital é selecionado dos pacientes no mesmo hospital ou clínica que os casos frequentam. Esse grupo-controle pode dividir os fatores seletivos que influenciaram os casos a procurar um hospital ou clínica em particular, como residência, etnia ou renda. Esses pacientes (controles) estão prontamente disponíveis, geralmente têm tempo para acolher os entrevistadores do estudo e podem cooperar mais. A desvantagem do grupo-controle do hospital é que ele é composto de pessoas, com uma doença, que podem diferenciar-se da população geral no que diz respeito aos fatores geralmente associados com a doença, como hábitos de fumo e/ou uso de drogas. Além disso, os fatores que levam os pacientes a frequentarem um hospital, em particular, podem não ser os mesmos para todas as doenças. Por exemplo, um hospital com uma reputação nacional de tratar a doença de Hodgkin pode ter pacientes de todas as partes do país com esta doença, enquanto que sua população de pacientes com doença arterial coronariana pode vir somente dos arredores do hospital; assim, os dois grupos de pacientes podem ser muito diferentes. De forma similar, pessoas saudáveis que frequentam uma clínica de seleção do hospital podem diferir acentuadamente nos fatores étnicos, socioeconômicos ou outros da população de pacientes internados naquele hospital. Uma consideração na seleção dos controles é se os coletamos de toda a população de pacientes do hospital ou se excluímos os pacientes que têm doenças relacionadas aos fatores de exposição em estudo. Por exemplo, em um estudo de caso-controle do relacionamento entre câncer de pulmão e tabagismo, pode parecer lógico excluir do grupo-controle pessoas que têm enfisema, pois o enfisema está relacionado ao fumo, o fator de exposição em estudo. Pode também ser um problema a falta de conhecimento de que os fatores sendo estudados estejam relacionados às doenças presentes nos controles do hospital. A seleção de controles com tipos diferentes de doenças iria minimizar esse problema.

Parceiros e filhos são os familiares mais requisitados como controle em razão da similaridade na etnia e ambiente com o grupo de casos. Além disso, os familiares-controle são geneticamente similares aos casos. Os parceiros-controle são apropriados se existe um número aproximadamente igual de casos masculinos e femininos e se a faixa etária dos casos é tal que uma proporção alta de parceiros esteja provavelmente viva. Quando os filhos são o controle, um filho deve ser selecionado por caso; usar todos os filhos disponíveis fará o grupo-controle ter muitas características relacionadas ao tamanho da família, o que pode confundir as associações observadas entre o fator de exposição e a doença. Em contrapartida, casos sem filhos devem ser excluídos do estudo por falta de um controle equivalente, o que pode acabar em resultados tendenciosos.

Um grupo-controle de associados dos casos, como vizinhos, colegas de trabalho, amigos ou colegas de escola têm a vantagem de ser composto de indivíduos geralmente saudáveis que são similares ao grupo dos casos em relação às características de estilo de vida; por exemplo, vizinhos-controle têm normalmente os mesmos SSE do que os casos. Entretanto, esses associados podem ser mais similares aos casos do que membros da população em geral em relação aos fatores de risco sob investigação, dessa maneira prejudicando a habilidade do estudo de detectar diferenças verdadeiras na exposição entre pessoas com e sem a doença. Outras desvantagens de associados como controles são o esforço necessário para identificá-los, taxa de resposta diferente da dos casos e prováveis variações na qualidade da informação obtida entre casos e controles.

Amostragem

Uma vez que a fonte do grupo do controle foi determinada, devemos decidir o método de seleção dos controles. Todos os indivíduos elegíveis são selecionados de um grupo específico – embora isso não seja normalmente requerido – ou uma amostra é selecionada. Sempre que a amostragem é empregada, seu protocolo deve ser definido e utilizado por todo o período da amostragem. Exemplos de estratégias comuns de amostragens são (1) aleatória, (2) sistemática e (3) pareada.

Na amostragem aleatória, cada membro do grupo-fonte tem chance igual de ser representado no grupo-controle. Por exemplo, é atribuído a todos os indivíduos um número, e a amostra é selecionada usando uma tabela de números aleatórios.

Na amostragem sistemática, o grupo-fonte dos controles têm uma sequência ordenada e cada *n-ésimo* indivíduo é selecionado. Enquanto a sequência do grupo-fonte não estiver relacionada a uma variável importante do estudo (p. ex., a idade), as características resultantes de uma amostra sistemática são similares a uma amostra aleatória.

Além da aleatória e da sistemática, um método popular de selecionar controles é a amostragem pareada. Nela, um ou vários controles são selecionados para cada caso com base em um relacionamento pré-definido ao caso. Por exemplo, se os controles do hospital são usados, a pessoa que foi admitida imediatamente antes ou depois do caso pode ser escolhida para o grupo-controle. O pesquisador pode escolher selecionar para cada caso um ou mais controles que são individualmente compatíveis com o caso em características como gênero, idade ou SSE – que, se não for controlado, pode levar a associações espúrias nos resultados finais. Por exemplo, como controle de vizinhança, o morador mais próximo à direita da residência do caso e que seja do mesmo gênero e idade (±5 anos) do caso pode ser selecionado. Essa combinação no início do estudo é uma maneira de levar em consideração as variáveis que sabemos estar associadas com a doença e a exposição de interesse.

Fontes de Tendenciosidade

A *tendenciosidade* deve ser reconhecida como assunto potencial para quase cada tipo de delineamento de estudo epidemiológico. Ela é definida como erro sistemático no delineamento, execução ou análise de um estudo que resulta em uma estimativa errônea do efeito de uma exposição de interesse para o risco de um resultado ou doença.

Enquanto a tendenciosidade é mais comum nos estudos de caso-controle, ela também pode ocorrer em estudos de coorte; por exemplo, a informação sobre medidas de resultados pode ser obtida de forma diferente em sujeitos expostos e não expostos. Entretanto, o princípio subjacente é o mesmo: qualquer diferença na forma como a informação é obtida nos grupos de estudo pode influenciar os resultados.

Existem duas categorias principais de tendenciosidade que devemos estar cientes: tendenciosidade na seleção e tendenciosidade na informação (ou erro de mensuração).

A. Tendenciosidade na seleção

O grupo-controle apropriado deve ser escolhido criteriosamente, porque quando um erro sistemático é cometido na seleção de um ou mais grupos de estudo, pode resultar na tendenciosidade da seleção. Sob a hipótese nula, casos e controles têm sido "expostos" igualmente ao fator do estudo. Portanto, a seleção dos casos e controles deve ter um critério similar de elegibilidade para assegurar que ambos os grupos são comparáveis e, portanto, mais prováveis de serem representativos da mesma população subjacente, de modo que, se rejeitarmos a hipótese nula e determinarmos que os casos diferem dos controles no fator do estudo, não será porque os selecionamos para serem diferentes usando um procedimento tendencioso. Em razão de o grupo dos casos ser normalmente escolhido primeiro, a tendenciosidade na seleção será evitada por uma escolha cuidadosa do grupo-controle apropriado.

Como um exemplo da forma que uma seleção tendenciosa pode ocorrer, suponha que o estudo seja sobre o relacionamento entre a doença de Alzheimer e a prévia exposição ao chumbo. O grupo dos casos é escolhido da população de pacientes internos de um hospital privado e o grupo-controle de pacientes externos da clínica do mesmo hospital. Uma vez selecionados os casos e os controles, descobriu-se que eles diferem radicalmente em relação ao SSE - a população de pacientes internos é predominantemente de classe média alta e a população da clínica de classe baixa. Assim, se o estudo descobre que os casos e o controle diferem em termos de exposição prévia ao chumbo, não saberíamos se essa diferença é verdadeira ou se é uma consequência de fatores relacionados ao SSE.

A tendenciosidade na seleção também pode ocorrer se o grupo-controle é composto de voluntários para o estudo, porque os voluntários diferem de maneira significativa dos não voluntários; por exemplo, eles podem ser mais educados, mais ativos nos assuntos comunitários ou menos prováveis de serem fumantes.

B. Tendenciosidade na informação

Na entrevista de sujeitos do estudo sobre exposições ou eventos passados, o entrevistador que conhece o *status* da doença do indivíduo (caso ou controle) pode propor inconscientemente questões ou sondar por respostas de uma forma diferente, comumente conhecido como *tendenciosidade do entrevistador*. Por exemplo, em um estudo caso-controle de fatores relacionados ao câncer de pulmão, um entrevistador pode questionar com mais detalhamento os casos do que dos controles sobre a exposição ao amianto quando estiver lidando com histórias de trabalho ou meio ambiente.

Para evitar tendenciosidade, o procedimento usado para coletar informação deve ser idêntico, tanto para os casos quanto para os controles. De forma ideal, o coletor de dados não deve conhecer a hipótese testada e se o sujeito é um caso ou um controle; entretanto, na coleta de informação de natureza médica ou pessoal, geralmente é difícil evitar saber o *status* da doença da pessoa. Cada esforço, portanto, deve ser feito para manter as entrevistas tão comparáveis quanto possível (p. ex., local, extensão e formato do questionário; tentativas para conseguir cooperação e informação precisa; e outros aspectos da entrevista) e cada entrevistador deve ver um número igual de casos e controles.

Outra fonte de tendenciosidade na informação pode ocorrer quando for solicitado a um sujeito do estudo que se lembre de exposições ou eventos passados, porque a lembrança pode depender do atual *status* da doença da pessoa. Por exemplo, uma pessoa com linfoma tem mais probabilidade de lembrar a exposição remota a pesticidas do que um sujeito-controle sem câncer. Para minimizar a lembrança tendenciosa, nessa situação, devemos tentar obter uma verificação independente da exposição prévia. É também vantajoso usar informação registrada antes do período do diagnóstico, sempre que possível. Na utilização de dados de entrevistas, quando o caso tem uma doença séria e o controle não tem, os itens nos quais os casos e os controles podem ser comparados com maior confiança são aqueles menos sujeitos a lembranças tendenciosas. Por exemplo, uma cirurgia anterior é um evento relatado com mais objetividade do que o uso prévio de drogas.

A classificação inadequada dos sujeitos também pode influenciar os resultados do estudo, devido a imperfeições nos métodos pelos quais os dados são coletados ou aos métodos pelos quais a informação é abstraída de várias fontes. A classificação inadequada tendenciosa vem em duas formas – diferencial e não diferencial. A classificação inadequada tendenciosa diferencial que está relacionada à doença ou ao *status* da exposição pode levar a um relacionamento aparente entre exposição e doença em que realmente não existe ou, talvez, ainda mais preocupante, ela pode mascarar uma associação verdadeira. Uma classificação inadequada não diferencial não está relacionada à exposição ou a doença e tende a atenuar qualquer associação entre exposição e doença.

▶ Confundimento

O fenômeno do *confundimento* é outra explicação para uma aparente associação entre exposição e doença e pode também levar a não se encontrar uma associação quando uma, de fato, existe. Assim como ocorre com a tendenciosidade, o confundimento pode acontecer em qualquer tipo de estudo epidemiológico. Por definição, o fator que está associado com a exposição de interesse e é também uma causa independente da doença sendo estudada é um confundidor. Quando o confundimento ocorre, uma associação observada entre uma exposição e uma doença é, de fato, devido totalmente ou em parte à associação da exposição com o fator de confundimento, que por outro lado, é, ele próprio, a causa da doença. Se o confundidor suspeito não está associado diferencialmente com os sujeitos expostos ou não é a causa da doença, ele não pode ser considerado um fator de confundimento.

Um exemplo de um fator de confusão é o tabagismo em um estudo de uma exposição ocupacional e câncer do pulmão, o qual é uma causa conhecida do câncer do pulmão. Se a prevalência do tabagismo for maior (ou menor) na população exposta ao agente de exposição ocupacional, a falha no controle do tabagismo, no delineamento do estudo ou na análise levará a uma associação aparentemente maior (ou menor) entre a exposição ocupacional e o câncer do pulmão.

Análise dos estudos de caso-controle

Os dados de um estudo de caso-controle são convencionalmente ordenados de modo que os casos e os controles possam ser comparados na exposição a um fator etiológico hipotético:

		Status da doença	
		Casos	Controles
Exposição	Sim	*a*	*b*
	Não	*c*	*d*
		a + c	*b + d*

A incidência da doença entre os expostos e os não expostos não pode ser calculada usando os dados do caso-controle porque os casos e os controles do estudo raramente refletem as proporções verdadeiras das pessoas doentes e não doentes da população. (O pesquisador em geral seleciona aproximadamente o mesmo número de casos [*a + c*] e controles [*b + d*] para o estudo, enquanto é mais provável que existam mais pessoas não doentes do que doentes na população). Portanto, o risco relativo (RR) da doença, associado com a exposição, não pode ser calculado diretamente em um estudo de caso-controle, como foi feito para o estudo de coorte. Entretanto, uma estimativa do RR, conhecida como *razão de chances* (RC), pode ser calculada se a proporção de pessoas doentes na população é pequena comparada com a proporção de não doentes (quase sempre verdadeiro). Lembre que o RR verdadeiro usando dados de um estudo de coorte ou de incidência é o seguinte:

$$RR = \frac{\frac{a}{a+b}}{\frac{c}{c+d}}$$

em que *a* é o número de casos entre o grupo exposto em um estudo de coorte, *b* é o número de não casos entre o grupo exposto, *c* é o número de casos entre o grupo não exposto e *d* é o número de não casos entre o grupo não exposto.

Em um estudo de coorte, como ocorre na população, *a* é muito pequeno em relação a *b*. De forma similar, *c* é muito pequeno em relação a *d*. Assim, na população geral (e no estudo de coorte usual), $a/(a + b) \approx a/b$ e $c/(c + d) \approx c/d$. Consequentemente, a fórmula para o risco relativo se reduz a:

$$\frac{\frac{a}{b}}{\frac{c}{d}} = \frac{ad}{bc} = \text{razão de chances (risco relativo estimado)}$$

Exemplo: Cem homens com câncer de pulmão e 100 controles são entrevistados sobre o histórico do hábito de fumar:

	Casos	Controles
Fumantes	80	30
Não Fumantes	20	70
	100	100

$$\text{Razão de chances} = \frac{ad}{bc} = \frac{80 \times 70}{30 \times 20} = \frac{5.600}{600} = 9,3$$

Pelo fato de que a RC é uma estimativa do RR, podemos concluir que esses dados mostram um risco nove vezes maior de câncer do pulmão em fumantes comparados com não fumantes.

PAR (i.e., a proporção de todos os casos da doença na população que pode ser atribuído à exposição de interesse) pode ser estimada dos estudos de caso-controle usando a seguinte equação:

$$PAR = \frac{p(OR-1)}{p(OR-1)+1}$$

em que *p* é a proporção na população com a exposição de interesse (estimada dos controles como *b* ÷ [*b + d*]) e RC é o RR (RC) estimado associado com esta característica.

Estudos de casos-controle pareados

Os controles com frequência são selecionados em um estudo de caso-controle para serem individualmente pareados aos casos em características como idade, o gênero, raça ou SSE que se sabe estarem relacionadas à doença. Parear ajuda a formar dois grupos similares em relação aos fatores em vez da exposição de interesse no estudo e, assim, serve para reduzir a probabilidade de associações espúrias. O pesquisador deve ter cuidado para não parear casos e controles nos fatores relacionados à exposição de interesse, pois pode reduzir artificialmente e, até mesmo, eliminar as diferenças da exposição verdadeira entre indivíduos doentes e não doentes no estudo. Deve ser óbvio que casos e controles não podem ser comparados na análise em relação a quaisquer características nas quais eles foram pareados.

Os dados na análise dos pares são organizados como o exibido adiante:

		Controles	
		Expostos	Não Expostos
Casos	Expostos	r	s
	Não Expostos	t	u

em que *r* é o número de pares nos quais ambos caso e controle são expostos ao fator (concordante), *s* é o número de pares nos quais o caso, mas não o controle é exposto ao fator (discordante), *t* é o número de pares nos quais o controle, mas não o caso, é exposto ao fator (discordante), e *u* é o número de pares nos quais ambos o caso e o controle não são expostos ao fator (concordante).

Para calcular a RC (RR estimado) de um estudo de pares somente os pares discordantes entram no cálculo:

$$\text{Razão de chances} = \frac{s}{t}$$

onde $t \neq 0$.

Exemplo: *Cento e setenta e cinco crianças com idades entre 5 e 15 anos admitidas no hospital em 1968 com asma aguda foram pareadas quanto à idade, gênero e data de admissão a 175 controles. Todas as crianças no estudo ou seus pais foram entrevistados sobre hábitos pessoais e as características das suas casas durante o mês precedente à admissão. Os resultados com respeito à exposição ao fumo no meio ambiente (EFM) foram o seguinte:*

		Controles		
		Sim EFM	Não EFM	Total
Casos	Sim EFM	10	57	67
	Não EFM	25	95	108
		35	152	187

$$\text{Razão de chances} = \frac{s}{t} = \frac{57}{25} = 2,3$$

Esses dados mostram que as crianças com asma têm 2,3 vezes mais chances de exposição ao fumo no ambiente do que as crianças sem uma admissão de asma aguda. Mostre o cálculo de como você chegou à resposta por meio de um exemplo.

3. Estudo experimental

O estudo experimental é o tipo de delineamento mais familiar aos investigadores clínicos, mas é raramente encontrado na epidemiologia ocupacional. Diferente dos estudos de coorte e de caso-controle, que são observacionais por natureza (i.e., o investigador observa indivíduos expostos para o desenvolvimento da doença ou indivíduos doentes para exposições passadas), em um estudo experimental, o pesquisador manipula exposições e estudos de impacto na doença. A intervenção pode ocorrer em pontos diferentes no curso natural da doença. Os sujeitos são normalmente designados de modo aleatório a diferentes intervenções em um estudo experimental. De forma ideal, os resultados do estudo devem também ser determinados por indivíduos cegos ao *status* da exposição dos sujeitos.

Ensaios clínicos experimentais geralmente são realizados entre indivíduos com a mesma doença que são designados a grupos de tratamento diferentes. Um exemplo é o estudo Ensaio de Eficácia Caroteno e Retinol (CARET – *Carotene and Retinol Efficacy Trial*), no qual homens com exposição ao amianto, que estão com um risco aumentado de câncer de pulmão, foram designados aleatoriamente a receber betacaroteno ou um placebo. O estudo foi realizado para determinar se o betacaroteno diminui o risco de desenvolver câncer do pulmão.

De maneira alternativa, a intervenção pode ocorrer na forma de um programa de rastreamento oferecido a um grupo de pessoas em risco de contrair a doença e não oferecido a outro grupo similar. Um exemplo desse tipo de estudo de intervenção é o rastreamento cooperativo do National Cancer Institute para o Programa precoce de câncer de pulmão. Homens com 45 anos ou mais com história de tabagismo pesado foram designados a um grupo de exame duplo recebendo radiografias do peito e análise citológica da saliva ou a um grupo recebendo somente radiografias do peito. O objetivo era determinar se a adição da análise da saliva à radiografia regular do peito resultava em uma detecção precoce e melhorava a taxa de sobrevivência do câncer de pulmão.

ASSOCIAÇÃO CAUSAL

Um estudo epidemiológico pode demonstrar uma associação que não é válida devido ao acaso, tendenciosidade ou confundimento, como discutido anteriormente. Se acreditarmos que a associação é válida, isto é, a ocorrência da doença não é, de fato, igual entre os sujeitos expostos e não expostos – e o observado não pode ser explicado por acaso, tendenciosidade ou confusão –, o pesquisador deve considerar se os dados suportam uma associação de causa e efeito.

Esse processo envolve a consideração do próprio estudo e de todos os dados existentes sobre o sujeito. Os fatores que devem ser considerados para avaliar se a associação é causal incluem (1) a força da associação, (2) se relacionamentos dose-resposta estão presentes, (3) a consonância com o conhecimento existente (i.e., outros estudos demonstrando a mesma descoberta), (4) a plausibilidade biológica (i.e., se existe mecanismo biológico proposto) e (5) a sequência temporal dos eventos (i.e., causa precede o efeito).

Enquanto incertezas sempre existirão no processo de um estudo epidemiológico, as ações nas descobertas de um estudo dependerão, em parte, do quanto os dados sustentam uma associação causal e da necessidade de ação *versus* consequências de obter mais dados.

REFERÊNCIAS

▶ *Softwares* de Epidemiologia

Epi Info 6, Epi Map 2, www.cdc.gov/epiinfo/Epi6/EI6.htm (Epi Info is designed for public health professionals. It is easy to use and comes free from CDC. The package includes word processing, data management, and epidemiologic analysis programs. Epi Map is a program for displaying counts or rates on geographic maps. For PC only).

EpiCalc 2000,:www.brixtonhealth.com/ (An easy-to-use statistical calculator; can be customized for languages other than English. For PC. Available for free with other epidemiologic and statistical programs).

Vitalnet, www.ehdp.com/vitalnet/index.htm/ (A data-analysis program for analysis of mortality and population data. It provides the data analysis/data dissemination infrastructure for a national, state, or city. Runs locally or over the Internet).

The R Project for Statistical Computing, R 2.2.1, www.-r-project.org/ (R is a free software environment for statistical computing and graphics. It compiles and runs on a wide variety of UNIX platforms, Windows, and Mac OS).

Apêndice B: Respostas às questões de autoavaliação

Capítulo 1

1. c. Lesões e doenças ocupacionais estão entre as cinco principais causas de morbidade e mortalidade nos Estados Unidos e na maioria dos outros países.
2. b. Os médicos do trabalho desempenham importante papel na prevenção, reconhecimento e tratamento de lesões e doenças.
3. c. A avaliação do IME é geralmente o nível mais elevado de avaliação que o trabalhador encontrará.
4. a. Os médicos reconhecidos pelo Conselho geralmente apresentam atividades práticas e habilidades mais diversificadas, com maior envolvimento no tratamento, atividades orientadas pela saúde pública e toxicologia.

Capítulo 2

1. c. A saúde ocupacional deverá ter alta prioridade na agenda internacional; porém, a saúde ocupacional e as leis de segurança abrangem apenas aproximadamente 10% da população dos países em desenvolvimento.
2. d. O aumento na migração relacionada com o trabalho gerou sérias consequências para muitos países. A mais distinta característica desses trabalhadores é a sua concentração em poucas ocupações que envolvem trabalhos manuais ("*blue collar*") – carpinteiros, pedreiros, eletricistas, bombeiros, motoristas de caminhões, mecânicos e operadores de equipamentos pesados.
3. c. O trabalho infantil é uma realidade econômica e social em diversos países em desenvolvimento. As crianças poderão contribuir com 25% ou mais da renda familiar e muitas culturas tradicionais incluem uma parte integrante da socialização da criança e da obtenção de status na comunidade local. Os governos poderão considerar o trabalho infantil como um fator importante para manter a sua economia competitiva por meio da provisão de trabalho barato.
4. c. A globalização beneficia os países que são competitivos na economia do conhecimento, que recompensa habilidades e instituições que promovem inovações tecnológicas de ponta, ou a economia de baixos salários, que utiliza a tecnologia amplamente disponível para desempenhar tarefas rotineiras com menor custo possível. Os países de média renda não apresentaram desempenho tão bom nos mercados globalizados quanto os países mais ricos ou mais pobres.
5. b. A Organização Mundial de Saúde (OMS) é responsável pelos aspectos técnicos de segurança e saúde ocupacional e pela promoção de serviços médicos e padrões higiênicos.
6. a. A OMS estima que, bem mais de 100 milhões de casos de doenças ocupacionais ocorrem a cada ano em todo o mundo. Ainda está sendo feito muito pouco esforço para se prevenir as doenças ocupacionais nos países em desenvolvimento.
7. c. A OIT é uma tríplice organização que envolve o governo, o empregador e representantes dos trabalhadores, que desenvolve as declarações, convenções, recomendações e normas de políticas por meio de um processo consensual em que a concordância geral é o "padrão mínimo" de saúde e segurança ocupacional.
8. a. Acidentes ocupacionais causam incapacidades permanentes e perdas econômicas que atingem até 4-6% dos rendimentos nacionais. Bem mais de dois milhões de pessoas são levadas a óbito pelo seu trabalho a cada ano.
9. b. As convenções da OIT orientam todos os países na promoção da segurança do trabalho e no controle da saúde ocupacional e dos programas de segurança. As convenções da OIT e as recomendações sobre segurança e saúde ocupacional são acordos internacionais dotados de poder legal, caso sejam ratificados pelo parlamento nacional.
10. a. O trabalho na agricultura é o tipo de emprego que mais predomina no mundo. Especialmente, nos países em desenvolvimento, o desempenho do setor de agricultura depende de condições externas ao alcance dos formadores de políticas.
11. d. Os pesticidas são essenciais para a agricultura moderna – mais de 2 milhões de toneladas dos pesticidas mais amplamente utilizados são altamente tóxicas. Muitos desses pesticidas são banidos ou severamente restritos nos países desenvolvidos, ainda que sejam legalmente vendidos aos fazendeiros nos países em desenvolvimento.

12. b. A indústria da construção contribui com aproximadamente 7% da empregabilidade mundial; porém, com 30-40% das lesões fatais em todo o mundo. As quedas de alturas causadas pelo uso de andaimes inadequados e pela falta de proteção básica, o soterramento em escavações e o esmagamento por veículos ou materiais de construção são as causas mais comuns de lesões fatais.
13. d. A Regulação, Avaliação e Autorização de Substâncias Químicas (REACH) restringe o uso de carcinógenos, agentes mutagênicos, substâncias tóxicas ao aparelho reprodutor e de substâncias persistentes e bioacumulativas. As Diretivas para o Descarte de Equipamentos Elétricos e Eletrônicos (WEEE) encorajam a elaboração e a produção de equipamentos eletrônicos para facilitar o desmonte e a recuperação, em particular a reutilização e a reciclagem de equipamentos eletrônicos, componentes e materiais necessários para a proteção da saúde humana e do ambiente.

Capítulo 3

1. a. O número de migrantes transnacionais mais do que duplicou ao longo dos últimos 50 anos.
2. b. O número de migrantes internos, indivíduos que se movimentam no interior de um país, excedeu em muito o total global dos migrantes transnacionais.
3. a. Os trabalhadores imigrantes se agregam de forma desproporcional em ocupações de alto risco, em que estão sujeitos a perigos e exposições que podem levar às lesões, doenças e a óbito.
4. a. Um perfil de saúde de um trabalhador migrante pode ser usado para alertar a equipe para as necessidades de saúde características da população de imigrantes.
5. d. Como os trabalhadores imigrantes estão super-representados em ocupações onde existem riscos de doenças crônicas e enfermidades conhecidas, é altamente provável que eles sofram mais problemas de saúde relacionados com o trabalho do que os trabalhadores nativos.

Capítulo 4

1. a. A história ocupacional/ambiental deverá incluir informações sobre o emprego atual e anterior de forma sistemática.
2. b. Fichas de dados de segurança fornecem informações sobre as propriedades de substâncias químicas nocivas e de como elas afetam a saúde e a segurança no local de trabalho.
3. d. Um SHE(O) (do inglês, "*Occupational Sentinel Health Event*") pode originar investigações de saúde pública ou regulamentadoras que poderão levar ao controle imediato de novos danos.

Capítulo 5

1. d. O registro eletrônico de saúde (EHR) permite o acesso às partes do registro pelo paciente, de modo que ele possa funcionar como um membro ativo da equipe de tratamento de saúde.
2. d. Alguns PHRs (do inglês, "*Personal Health Records*"), especificamente aqueles que não são oferecidos pelas entidades cobertas pelo HIPAA (do inglês, "*Health Insurance Portability and Accountability Act*"), poderão estar fora do escopo de proteção do HIPAA.
3. a. Embora as normas de privacidade do HIPAA excluam os registros de emprego mantidos por uma organização de tratamento de saúde na sua capacidade como empregador, existem atos e regulamentações federais que orientam o controle dos registros de saúde do empregado (ADA, FMLA e OSHA).
4. b. Os incentivos nacionais, os padrões e o apoio técnico são fatores fundamentais que ajudaram a promover a adoção de EHRs em todo o mundo.

Capítulo 6

1. d. O empregador é responsável por fornecer o tratamento médico e os benefícios de compensação ao empregado lesado.
2. c. Uma lesão de trabalho que ativa ou agrava uma condição preexistente é compensável. A recorrência de uma lesão compensável anterior também é compensável.
3. a. A grande maioria das lesões ocupacionais são menores por natureza. Bem mais de 90% das lesões ocupacionais são casos de incapacidade temporária.
4. c. Existe um período de espera para esse tipo de compensação; porém, será pago de forma retroativa se o indivíduo não puder trabalhar durante determinado número de dias ou se a hospitalização for necessária.
5. b. A incapacidade total permanente se refere aos trabalhadores que ficam tão incapacitados que não mais serão capazes de trabalhar em um mercado de trabalho aberto e para os quais o tratamento posterior não oferece esperança de recuperação.
6. d. Apenas os grandes empregadores são classificados pela experiência. Pequenos empregadores são em geral assegurados em grupos de companhias semelhantes.
7. b. As seguradoras de muitos Estados pedem ao médico para determinar o grau de "comprometimento" (medido pela perda anatômica ou funcional), que as seguradoras irão encaminhar para os avaliadores de incapacidade, juízes da compensação dos trabalhadores, comissionados ou auditores.
8. c. Muitos Estados reescreveram suas leis de compensação dos trabalhadores, dificultando ainda mais que os trabalhadores lesados recebam a compensação.
9. c. A distribuição se aplica apenas à incapacidade permanente.
10. b. As determinações de compromisso e de liberação são atualmente aceitas pela compensação dos trabalhadores em quase todos os Estados. Tais determinações permitem o pagamento de benefícios em um montante fixo, em vez de uma série de pagamentos durante períodos mais longos de elegibilidade. A determinação representa um compromisso da parte do requerente e da seguradora ou empregador, embora seja mais provável que ela beneficie os dois últimos em longo prazo. Os acordos envolvem em geral uma liberação parcial ou total do empregador e da seguradora de uma posterior responsabilidade pela lesão.

Capítulo 7

1. d. Um pequeno grupo; porém, importante, desenvolveu uma incapacidade prolongada no trabalho. Embora esses indivíduos representem apenas uma pequena porcentagem de todos os trabalhadores com limitações de trabalho relacionadas com a saúde, eles são responsáveis pela maioria do total de dias perdidos no trabalho devido às condições de saúde.
2. c. Os dois métodos mais amplamente utilizados para a determinação da capacidade funcional são testes baseados no desempenho; em geral, usando equipamento específico e instrumentos de avaliação física ou de simulação do trabalho e autoavaliações por meio de questionários.
3. d. A reabilitação vocacional pode gerar instabilidade e incompatibilidade no trabalho, em que poderá ocorrer desencontro entre a habilidade do indivíduo e os deveres requeridos pela descrição do emprego.
4. c. Uma avaliação ou cálculo de risco à saúde (HRA, do inglês "*Health Risk Appraisal or Assessment*") é uma ferramenta de seleção amplamente utilizada que, por meio de um questionário autoaplicável, poderá obter dados sobre o estilo de vida (como o uso do tabaco, álcool e/ou drogas), histórico médico pessoal (incluindo o uso de medicamentos prescritos), autoavaliação da função física (como audição, visão, sono, fadiga, sintomas depressivos) e dados fisiológicos (como altura e peso).
5. d. Um estudo comparativo de resultados que examinou uma intervenção de terapia comportamental cognitiva (CBT, do inglês "*Cognitive Behavioral Therapy*"), com foco no trabalho e uma intervenção de CBT regular entre os empregados que se encontravam em licença por doença devido a distúrbios mentais comuns (incluindo depressão e ansiedade) concluiu que os empregados que receberam CBT com foco no trabalho retomaram o trabalho mais cedo do que aqueles que receberam CBT regular.
6. c. Dois métodos para identificar bandeiras azul e preta no contexto de dor lombar incluem: (1) o uso do cenário de entrevista clínica ou (2) o uso de questionários, tais como o Questionário de Dor Musculoesquelética de Orebro (OMPQ, do inglês, "*Orebro Musculoskeletal Pain Questionnaire*").

Capítulo 8

1. a. O teste funcional, incluindo tarefas simples realizadas durante atividades da vida diária, é útil para avaliar a gravidade da lesão.
2. a. As TCs representam o método mais eficaz para visualizar qualquer patologia óssea, incluindo morfologia de fraturas.
3. b. A artrocentese deverá ser realizada imediatamente para descartar a ocorrência de uma infecção, na presença de dor aguda do joelho com efusão e inflamação e se o paciente for incapaz de flexionar ativamente a articulação.
4. d. O trauma acumulativo poderá envolver a extremidade (normalmente mão, pulso, cotovelo ou ombro) ou o tronco (região lombar).

Capítulo 9

1. a. A articulação glenoumeral é envolvida por um aro fibrocartilaginoso que ajuda a aprofundar e a estabilizar a articulação. Os exsudatos que ocorrem sobre a parte superior do labrum são conhecidos como lesões do tipo SLAP, ou lesões labrais superiores anteriores a posteriores e se manifestam geralmente em atletas arremessadores de peso.
2. a. Uma força excessiva aplicada em qualquer direção poderá causar deslocamento do ombro.
3. a. Lesões da articulação acromioclavicular poderão resultar de quedas ou de trauma direto no braço ou ombro.
4. b. A síndrome do desfiladeiro torácico é um conjunto de sintomas e sinais causados pela compressão de estruturas neurovasculares que passam para fora do tórax e do pescoço e abaixo da clavícula em direção à axila.
5. c. A epicondilite umeral lateral pode ocorrer entre trabalhadores que realizam apertos enérgicos repetidos.
6. d. A compressão do nervo radial no cotovelo, também chamada de síndrome do túnel radial, poderá ser considerada em casos de epicondilite lateral resistente.
7. c. A compressão do nervo no canal poderá estar relacionada com lesões antigas do cotovelo com osteófitos aumentados, cúbito valgo ou subluxação do nervo para fora do sulco.
8. d. A tenossinovite de De Quervain envolve o primeiro compartimento dorsal do pulso. O aparecimento é geralmente associado ao uso excessivo do polegar e do pulso, particularmente com desvio radial, como nos casos repetidos de martelamento, levantamento ou ato de pipetar.
9. d. A tenossinovite estenosante do tendão flexor para um dedo ou do flexor longo do polegar para o polegar pode produzir dor quando o dígito ou o polegar são forçosamente flexionados ou estendidos.
10. d. A repetição ou sustentação da apreensão forte ou movimentos repetidos do pulso ou dos dedos envolvidos no trabalho foram associados à síndrome do túnel do carpo.
11. d. O diagnóstico da síndrome do túnel do carpo é confirmado por estudos eletrodiagnósticos do nervo mediano (estudos de condução nervosa e EMG).
12. c. A neuropatia ulnar do pulso pode ser causada por uma lesão ampla na área do canal de Guyon.
13. a. A síndrome de vibração mão-braço envolve sinais e sintomas tanto neurológicos quanto vasculares associados ao uso de ferramentas manuais elétricas e de vibração pneumática.

Capítulo 10

1. b. Aproximadamente 80% dos episódios de dor lombar se resolvem em 2 semanas e 90%, em 6 semanas.
2. d. A estenose espinal pode se apresentar com sintomas de claudicação neurogênica ao caminhar.
3. d. O disco L5-S1 é afetado em 90% dos casos de hérnia de disco lombar.
4. a. Fraturas do quadril deverão ser cirurgicamente reparadas assim que possível (em 24 horas).

5. c. A osteoartrite envolve uma degeneração da cartilagem articular.
6. d. O ligamento cruzado anterior leva imediatamente (ou em 4 horas) ao edema agudo.
7. a. A lesão do ligamento colateral é causada por um trauma em valgo ou varo ou um estresse no joelho.
8. a. Entorses invertidos do tornozelo poderão levar à instabilidade crônica.

Capítulo 11

1. c. A dor apresenta uma qualidade sensorial e um aspecto afetivo, requer a atenção de nossas mentes e inclui um forte direcionamento comportamental no sentido da homeostase.
2. d. Conforme a dor persiste, seu circuito desenvolve um estado de hipersensibilidade, com a própria dor funcionando como uma indicação condicionadora preditiva de si mesma.
3. b. As medicações opioides para dor, além do alívio que proporcionam, sendo particularmente eficazes no caso de dor aguda, são tanto recompensadoras quanto indutoras de reforço comportamental.
4. a. A depressão é mais comum em pacientes com dor crônica do que nos controles saudáveis e a dor é mais comum nos pacientes deprimidos do que nos indivíduos não deprimidos.
5. c. Tratamentos farmacológicos da dor crônica são geralmente mais eficazes quando combinados com outras estratégias de tratamento.
6. c. O objetivo da CBT é ajudar aos pacientes a identificar padrões de pensamentos destrutivos e a aprender a gerar um maior número de padrões de pensamentos construtivos.
7. a. Técnicas de estimulação previnem esses períodos de super ou subrreatividade ensinando os pacientes a avaliar as tarefas com antecedência e a planejar a quantidade de tempo que pretendem gastar com uma atividade.

Capítulo 12

1. a. O glaucoma de ângulo aberto contribui para a maioria dos casos de perda visual por glaucoma (90%).
2. c. Os campos visuais devem ser testados, especialmente em pacientes com suspeita de lesão na cabeça ou que apresentem redução significativa da acuidade visual.
3. b. Bases e ácidos fortes podem causar as mais severas e perigosas lesões químicas aos olhos e pálpebras.
4. a. A iridoplegia é causada pela lesão ao esfíncter pupilar.
5. b. A hemorragia secundária frequentemente prossegue até que a câmara anterior esteja completamente preenchida com sangue, período durante o qual a pressão intraocular poderá se elevar até 50-60 mmHg (normal 12-20 mmHg).
6. c. Essa radiação é gerada pelo arco de soldador e lesa o epitélio exposto da córnea e da conjuntiva.
7. d. A oftalmia do simpático poderá causar perda completa da visão de ambos os olhos, quando não for reconhecida e tratada no início de seu curso.

Capítulo 13

1. d. Em um audiograma clínico, as perdas de condução são indicadas por uma "lacuna de ar-osso", na qual o limiar da condução do ar excede o limiar da condução óssea.
2. c. O limiar de recepção da fala (SRT, do inglês "*Speech Reception Threshold*") é a intensidade (em decibéis) na qual o ouvinte é capaz de repetir 50% de palavras dissílabas compostas conhecidas como *palavras compostas por aglutinação*. A faixa normal para adultos jovens se situa entre 0 e 20 dB.
3. b. Testes como esses são atraentes porque utilizam o modo de falar mais realístico do que os testes fonoaudiológicos convencionais (frases em vez de palavras isoladas) e incorporam o ruído de fundo, que é importante em alguns tipos de trabalho.
4. d. A ARHL apresenta amplo componente genético; a hereditariedade se situa próxima a 50%.
5. a. A ISSHL é diferenciada pelo aparecimento repentino, geralmente se desenvolvendo em 24 horas, na ausência de fatores desencadeadores.
6. a. A NIHL resulta mecanicamente de um trauma ao epitélio sensorial da cóclea e metabolicamente da geração de espécies reativas de oxigênio.
7. d. Como o reflexo acústico é mediado de forma neural, ele tem aparecimento retardado por um período que oscila entre 25 e 150 ms, dependendo da intensidade do som.
8. a. A OSHA regulamenta a exposição ao ruído durante uma média ponderada de tempo (TWA, do inglês "*Time-Weighted Average*") igual ou superior a 8 horas para 85 dBA, o limiar biológico aproximado acima do qual é possível sofrer deslocamentos permanentes na audição.
9. a. Quando os níveis de ruído de uma TWA de 8 horas são iguais ou superiores a 85 dBA (uma dose de ruído de 50%); porém, inferiores a 90 dBA (uma dose de ruído de 100%), dispositivos de proteção auditiva (HPDs) *deverão* ser disponibilizados para os trabalhadores expostos.
10. a. A perda auditiva ototóxica resulta da exposição às substâncias químicas que lesionam a cóclea.

Capítulo 14

1. a. A hipotermia sistêmica é a redução da temperatura central do corpo para menos de 35ºC.
2. d. A morbidade ou mortalidade induzida pelo calor pode resultar de lesões cerebrais, cardiovasculares, hepáticas ou renais.
3. c. Exposição repentina à energia elétrica intensa poderá causar não apenas a destruição e necrose do tecido pelo calor e queimação, como também a despolarização dos tecidos eletricamente sensíveis como os nervos e o coração.
4. d. Alguns pacientes com síndrome da radiação aguda passam por quatro fases: pródromo, fase latente, doença e recuperação.
5. d. A maioria dos casos da doença de descompressão ocorreu após a rápida ascensão a partir de mergulhos profundos

a mais de 9 metros ou após súbita perda de pressão na cabine em altitudes superiores a 7.000 m.

6. d. Os *lasers* da classe 3b e os mais fortes apresentam duas formas de risco: o nível de potência poderá lesar um olho antes que uma piscada de reflexo ofereça qualquer proteção e mesmo a reflexão difusa de um feixe errante poderá causar lesão ocular.

7. c. Lesões de injeção de alta pressão em geral requerem desbridamento extenso com tamponamento tardio.

Capítulo 15

1. c. A cabeça acompanha o alvo visual. Portanto, a localização do alvo visual determina a rotação e a flexão da cabeça.

2. c. As ferramentas de avaliação de risco como o limite de exposição ocupacional (TLV) da ACHIG para o limite de atividade manual (HAL) ou o índice de tensão estimam o risco da ocorrência de distúrbios da mão, pulso, antebraço e cotovelo.

3. d. A mais importante regra de projeto físico para um trabalho sedentário, em uma mesa ou bancada, estabelece que o trabalhador deva ser capaz de alcançar todos os itens usados com frequência (p. ex., peças, equipamentos, teclados, ferramentas e controles), sem ter que se deitar, inclinar ou girar sua cintura.

4. b. Para evitar o atrito de contato com as mãos, os cabos das ferramentas deverão ser projetados de modo que a área em que se aplica a força seja tão grande quanto praticável e não existam cantos ou extremidades pontiagudas.

5. a. Os usuários de óculos bifocais irão olhar para a tela apenas através da parte inferior de seus óculos. Portanto, a fim de prevenir a extensão da cabeça, a tela deverá ser colocada em posição inferior ao que é normalmente recomendado.

6. c. A equação de levantamento de peso da NIOSH pretende fornecer os limites de peso recomendados (RWLs) como protetores para pelo menos 75% das mulheres trabalhadoras e 99% dos homens trabalhadores.

7. a. O TLV da ACGIH para o levantamento de peso recomenda os limites superiores nos casos de levantamento repetitivo, com o objetivo de permitir que a maioria dos trabalhadores realize as tarefas sem desenvolver distúrbios na coluna.

8. a. A síndrome de vibração mão-braço (HAVS) envolve a lesão dos pequenos vasos sanguíneos e dos nervos dos dedos.

9. c. O levantamento máximo permitido definido pela equação de levantamento de NIOSH é de 23 kg.

10. a. Os alvos visuais primários (telas e cópias impressas) deverão ser posicionados à frente do operador, entre 0 e 30 graus abaixo do nível do olho e a aproximadamente 48-72 cm de distância.

11. c. Forças de preensão palmar repetidas superiores a 1 kg estão associadas a um maior risco de ocorrência da síndrome do túnel do carpo.

12. d. Mulheres de tamanho médio (50%) podem alcançar horizontalmente apenas cerca de 74 cm e mulheres pequenas (5%), apenas 68 cm, situação avaliada a partir do encosto da cadeira quando estão sentadas em posição ereta.

Capítulo 16

1. a. As nanopartículas são estruturas fabricadas com tamanho inferior a 100 nm.

2. d. A toxicidade é afetada pela pressão atmosférica, temperatura e umidade.

3. b. A deficiência de G6PD é um distúrbio recessivo ligado ao X.

4. a. A biotransformação ocorre no fígado por hidrólise, oxidação, redução e conjugação.

5. d. O *clearance* não representa uma medida de como os muitos miligramas de toxina estão sendo eliminados e sim do volume de fluido do agente tóxico que é liberado por unidade de tempo.

6. d. Os resultados da análise capilar são de difícil interpretação porque as amostras capilares estão sujeitas à contaminação externa.

7. a. O tratamento da toxicidade aguda consiste na remoção da exposição, no tratamento dos sintomas e no tratamento de apoio.

Capítulo 17

1. c. Os linfócitos são responsáveis pelo reconhecimento específico inicial do antígeno.

2. b. As células T *"killer"* ou citotóxicas são responsáveis pela defesa contra patógenos intracelulares (p. ex., vírus), pela imunidade tumoral e pela rejeição do transplante de órgãos.

3. c. Os macrófagos estão envolvidos na ingestão, processamento e apresentação de antígenos para a interação com os linfócitos.

4. a. Os eosinófilos desempenham um papel pró-ativo e modulador da inflamação.

5. a. As reações de hipersensibilidade imediata ou anafiláticas do tipo I são iniciadas pela interação do antígeno com anticorpos IgE específicos aderidos aos mastócitos e basófilos com a subsequente liberação de mediadores inflamatórios.

6. b. A síndrome da disfunção reativa das vias respiratórias é uma síndrome caracterizada pelo aparecimento agudo de hiper-reatividade brônquica e de sintomas de asma, após exposição aguda a altos níveis de substâncias irritantes respiratórias, geralmente substâncias químicas, fumaça ou partículas.

7. d. A dermatite de contato alérgico (DCA) é um distúrbio de hipersensibilidade retardada do tipo IV, causada por uma variedade de agentes no ambiente ocupacional, incluindo látex, níquel, formaldeído, dicromato de potássio, mistura de thiuram, resinas de epóxi, mercaptos, parabenos, quaternium-15, etileno-diamina e cobalto.

8. a. A síndrome de reação sistêmica tardia ("*TMA flu*") é caracterizada por tosse, pieira ocasional, dispneia e sintomas sistêmicos de mal-estar, calafrios, mialgia e artralgia.

9. b. Os testes de contato são úteis na avaliação da sensibilidade de contato com a pele (hipersensibilidade retardada do tipo IV).

10. a. Os testes de desafio por inalação são conduzidos expondo-se o trabalhador ao antígeno suspeito.

Capítulo 18

1. d. A metemoglobina é perigosa devido à sua incapacidade de se ligar ao oxigênio e porque aumenta a afinidade do oxigênio dos grupos heme restantes no tetrâmero da hemoglobina reduzindo, portanto, a liberação de oxigênio para os tecidos.

2. d. Clinicamente, a porfiria sintomática pode resultar da função enzimática deficiente em qualquer passo da biossíntese do radical heme ou da estimulação excessiva e inadequada da ácido δ-aminolevulínico sintase, geralmente no contexto da concentração de heme reduzida.

3. c. As principais diferenças entre as duas doenças são (1) um aumento nos sinais neuropsiquiátricos na porfiria intermitente aguda quando comparados com a intoxicação por chumbo e (2) anemia, que está presente na intoxicação por chumbo; porém, praticamente ausente na porfiria.

4. c. Anemia aplásica, ou aplasia medular, é uma anormalidade adquirida das células progenitoras hematopoiéticas pluripotentes que leva à pancitopenia (anemia, neutropenia e trombocitopenia).

5. b. As síndromes mieolodisplásicas são um grupo de distúrbios genéticos adquiridos das células formadoras de sangue semelhantes ao câncer e caracterizadas pela hematopoiese deficiente, levando clinicamente à anemia, neutropenia, trombocitopenia ou a uma combinação de citopenias.

6. c. O mieloma múltiplo é caracterizado por anemia, doença óssea osteopênica e lítica dolorosa, produção de imunoglobulina monoclonal (no soro ou na urina ou em ambos), hipogamaglobulinemia e sobrevida curta.

Capítulo 19

1. c. Em ambos os modelos de câncer, animal experimental e humano com causas conhecidas, é necessário um intervalo de tempo significativo a partir da primeira exposição ao agente etiológico para o desenvolvimento da malignidade. Esse intervalo é conhecido como o período de indução-latência (ou algumas vezes apenas latência) ou incubação.

2. a. Estudos epidemiológicos fornecem as mais fortes evidências da carcinogenicidade humana.

3. d. Um dos testes de curto prazo mais bem estudado e mais realizado é o teste de Ames, que usa uma cepa mutante de *Salmonella typhimurium* que é deficiente nas enzimas necessárias para a síntese de histidina e que não crescerão, a menos que esse aminoácido seja adicionado ao meio de cultura.

4. a. Os testes para o reparo do DNA podem demonstrar que sua lesão ocorreu após a exposição a uma substância química.

5. a. Os adutos de DNA ou de proteína representam uma ferramenta potencialmente importante na avaliação de níveis de carcinógenos específicos ligados de forma covalente ao DNA ou às proteínas.

6. c. O câncer de pulmão é uma doença importante relacionada com o asbesto, representando 20% de todos os óbitos nas coortes expostas a ele.

7. d. A exaustão de motores a diesel contém diversos nitroarenos, que são derivados de hidrocarbonetos aromáticos policíclicos (arenos) com substituições no grupamento nitro.

8. d. Várias exposições ocupacionais distintas estão ligadas ao câncer da cavidade nasal e dos seios paranasais.

9. d. A NIOSH concluiu que todos os corantes derivados da benzidina devem ser considerados como carcinógenos humanos em potencial.

10. d. Os cânceres de pele causados pela exposição ao arsênio tendem a ser múltiplos e a se apresentarem em pacientes mais jovens do que aqueles atribuídos à luz UV.

11. b. As duas principais formas de leucemia que têm sido relacionadas com o trabalho são a leucemia não linfocítica aguda (LNLA) – incluindo a mielodisplasia e a pré-leucemia – e a leucemia mieloide crônica (LMC).

Capítulo 20

1. c. A MERS (Síndrome Respiratória do Oriente Médio) é causada por um coronavírus.

2. d. A região africana apresenta aproximadamente um quarto dos casos mundiais e as mais elevadas taxas de casos e óbitos relativos à população.

3. d. O teste TST é considerado positivo em grupos ocupacionais de alto risco com reação igual ou superior a 10 mm.

4. d. A transmissão após a exposição da membrana mucosa é rara, sem transferência aparente após exposições da pele intacta.

5. a. A hepatite A é uma hepatite viral transmitida pela via fecal-oral.

6. a. A infecção de brucelose ocupacional é sistêmica e poderá levar ao comprometimento gástrico, intestinal, neurológico, hepático ou musculoesquelético.

Capítulo 21

1. a. A dermatite de contato irritante é uma forma comum de doença cutânea ocupacional e, nos Estados Unidos, representa quase 80% de todas as dermatites ocupacionais.

2. d. A ICD é uma reação cutânea não imunogênica às substâncias tóxicas, tanto em baixa quanto em altas concentrações.

3. b. Diversos fármacos sistêmicos podem causar reações fototóxicas.

4. c. O sítio primário de leucoderma é geralmente as mãos e antebraços.

5. d. A ACD é uma reação imunológica classificada como uma hipersensibilidade retardada do tipo IV ou mediada por células, distinguindo-se das reações do tipo I, que são imediatas e mediadas por anticorpos.

6. c. A ACD apresenta uma intensidade de reação consideravelmente variável, dependendo da área do corpo afetada.

7. a. O desenvolvimento da sensibilização à ACD requer pelo menos 4 dias.

8. a. A chave para o diagnóstico da dermatite alérgica de contato é o teste diagnóstico com adesivos.
9. b. Reações fotoalérgicas são de origem imunológica.
10. b. Com o desafio adequado, quase todos os indivíduos expostos irão desenvolver urticária de contato não alérgica. A sensibilização prévia não é necessária.
11. c. As reações da urticária alérgica de contato são reações de hipersensibilidade imediata do tipo I mediadas pela imunoglobulina E (IgE) e parecem ser mais comuns em atópicos.
12. d. A neurite periférica e a hepatotoxicidade podem apresentar cloracne, sugerindo toxicidade sistêmica.
13. d. A admissão de indivíduos com dermatite atópica ativa nas indústrias de alimentos e no tratamento hospitalar de pacientes poderá necessitar de restrições.
14. c. O tratamento de infecções micobacterianas atípicas com rifampicina ou etambutol é geralmente eficaz.
15. a. A privação, a substituição por substâncias químicas menos alergênicas, a modificação de atividades de trabalho e as medidas de proteção representam a melhor estratégia de controle.
16. c. A prevenção de distúrbios cutâneos ocupacionais requer a cooperação estreita entre o empregador, empregados, médicos da companhia, dermatologistas e outras partes interessadas relevantes como as associações de trabalhadores.

Capítulo 22

1. b. Um número crescente de evidências relaciona o desenvolvimento da rinite com a asma, tornando a prevenção (e o reconhecimento precoce) da inflamação das vias respiratórias superiores uma prioridade.
2. d. Os alérgenos do local de trabalho responsáveis pela rinite alérgica podem ser os alérgenos normalmente encontrados, cuja exposição poderá ser incidental ao ambiente de trabalho (p. ex., exposição de um jardineiro de paisagismo aos grãos de pólen), ou agentes raros encontrados apenas nos ambientes industriais (p. ex., exposição de trabalhadores da indústria de plásticos ao anidrido trimelítico).
3. c. A obstrução nasal de alto grau (uma resposta reflexa aos irritantes e alérgenos) predispõe à respiração oral, ignorando as funções de filtração e de condicionamento de ar das vias respiratórias superiores. Esse pode ser um dos mecanismos de associação da gravidade da rinite e da asma.
4. d. A hiper-reatividade nasal é uma característica que define a rinite vasomotora; porém, pode ser observada em uma subpopulação (~40%) que apresente rinite alérgica.
5. a. A sinusite tem sido relacionada com a incidência e a gravidade da asma.

Capítulo 23

1. b. A capacidade difusora do pulmão para o monóxido de carbono (DL_{CO}) está intimamente relacionada com a capacidade dos pulmões em absorver oxigênio.
2. a. Os testes de broncoprovocação são úteis no diagnóstico da asma ocupacional.
3. b. O local de deposição de um gás inalado é determinado primariamente pela sua solubilidade em água.
4. a. A asma ocupacional causada por agentes diversos como os di-isocianatos, caranguejos e cedro vermelho ocidental apresenta persistência de sintomas e hiperresponsividade inespecífica das vias respiratórias por períodos de até 6 anos após o afastamento do agente agressor.
5. c. A pneumonite por hipersensibilidade, também conhecida como alveolite alérgica extrínseca, se refere a uma doença inflamatória do parênquima pulmonar mediada pelo sistema imune, induzida pela inalação de poeiras orgânicas que contém uma variedade de agentes etiológicos (p. ex., bactérias, fungos, amebas, proteínas animais e várias substâncias químicas de baixo peso molecular).
6. b. A silicose é uma doença do parênquima pulmonar resultante da inalação de dióxido de silicone, ou sílica, em sua forma cristalina.
7. c. A pneumoconiose dos trabalhadores de carvão pode levar à fibrose maciça progressiva, idêntica à observada na silicose.
8. a. Na broncoconstrição reflexa, os neurorreceptores das vias respiratórias são estimulados por agentes como ar frio, poeiras, névoas, vapores e fumaças.

Capítulo 24

1. a. A exposição crônica ao dissulfito de carbono parece acelerar a aterosclerose e/ou precipitar os eventos isquêmicos coronarianos agudos.
2. d. A exposição ao monóxido de carbono pode agravar ou induzir arritmias cardíacas.
3. d. Os estudos de caso-controle sugerem aumento de 2,5 a 4 vezes no risco de morte cardiovascular em trabalhadores que lidam com explosivos.
4. a. A intoxicação por inseticidas com organofosfatos e carbamatos pode produzir diversos distúrbios cardiovasculares, incluindo taquicardia e hipertensão, bradicardia e hipotensão, bloqueio cardíaco e taquicardia ventricular.
5. a. O gás arsina causa hemólise dos eritrócitos.

Capítulo 25

1. a. As hepatotoxinas ou seus produtos metabólicos lesam o hepatócito e suas organelas por meio de um efeito físico-químico direto, tal como a peroxidação dos lipídeos da membrana, a desnaturação de proteínas ou outras alterações químicas que levam à destruição ou à distorção das membranas celulares.
2. a. Hepatotoxinas diretas são antimetabólitos e compostos relacionados que produzem lesão hepática por interferência nas vias metabólicas.
3. b. O papel estratégico do fígado como a defesa primária contra os xenobióticos dependerá amplamente dos sistemas enzimáticos celulares (oxidases de função mista [OFMs]).

4. d. A insuficiência hepática poderá aparecer alguns dias após a manifestação da lesão hepática por tetracloreto de carbono e, na verdade, tem sido a causa do óbito na maioria dos casos fatais.
5. b. A TASH (do inglês, "**T**oxicant-**A**ssociated **S**teato**H**epatitis") tem sido recentemente usada para descrever esteatose hepática, inflamação e fibrose entre os indivíduos que trabalham na produção de cloreto de vinil.
6. a. Enquanto a água e o alimento contaminado representam fontes epidêmicas comuns, a hepatite A é transmitida primariamente pelo contato interpessoal, em geral através de contaminação fecal.
7. b. A transmissão ocorre pelas vias percutânea ou permucosa quando ocorre a exposição ao sangue ou aos fluidos corporais potencialmente infectados; o HBV não é transmitido por via fecal-oral ou pela contaminação de alimentos ou água.
8. c. O HCV se espalha primariamente por meio de exposições parenterais a partir de transfusões sanguíneas ou do uso intravenoso de drogas.
9. c. No ambiente ocupacional, têm sido utilizadas medidas da capacidade funcional hepática a nível epidemiológico para demonstrar a disfunção hepática na ausência de anormalidades clínicas ou sorológicas.
10. a. O uso de Citoqueratina 18 (CK18) tem sido recentemente explorado como uma ferramenta para avaliar a doença hepática ocupacional.

Capítulo 26

1. a. Os rins são especialmente vulneráveis às exposições ocupacionais e ambientais.
2. d. No comprometimento renal agudo, os pacientes poderão necessitar de diálise até que a função renal se recupere.
3. d. A maioria das doenças renais crônicas associadas às exposições aos agentes como chumbo ou cádmio se apresenta com nefrite intersticial crônica caracterizada por proteinúria tubular (geralmente <2 g/24h) e um sedimento urinário sem a presença de quaisquer elementos celulares.
4. a. A nefropatia endêmica dos Balcãs (BEN) é atualmente considerada como uma forma de nefropatia pelo ácido aristolóquico.
5. c. A ultrassonografia renal da nefropatia por chumbo evidencia em geral rins pequenos e contraídos.
6. a. A nefropatia severa por chumbo é uma das poucas doenças renais previsíveis.
7. b. Uma vez alcançada uma concentração crítica de 200 μg/g de córtex renal, os efeitos renais do cádmio, como a síndrome de Fanconi, se tornam evidentes.
8. a. A exposição maciça à sílica pode levar à doença sistêmica generalizada que lembra a doença vascular do colágeno, tais como o lúpus eritematoso sistêmico.
9. c. A causa da epidemia de insuficiência renal crônica na América Central é desconhecida. Ela afeta desproporcionalmente os agricultores de altitudes mais baixas e de temperaturas quentes.
10. c. A inalação de tolueno é uma causa clássica de acidose tubular renal distal.

Capítulo 27

1. c. Encefalopatia é um termo geral que se refere a uma disfunção difusa do sistema nervoso central. As manifestações clínicas poderão ser diversas. A redução do nível de consciência é comum, assim como o são os sintomas psiquiátricos e cognitivos. Outras manifestações dependerão da seletividade da lesão. Por exemplo, algumas toxinas podem causar lesão mais seletiva ao sistema vestibular ou ao cerebelo levando ao desequilíbrio, vertigem e ataxia de marcha ou membros. Outras poderão afetar os gânglios basais causando uma síndrome extrapiramidal abrangendo bradicinesia, tremores e rigidez.
2. a. A avaliação de queixas cognitivas deverá incluir pelo menos um exame mínimo do estado mental.
3. b. Distúrbios do sistema nervoso periférico levam aos distúrbios sensoriais e à fraqueza, geralmente acompanhados pelo comprometimento dos reflexos do tendão profundo evidenciado no exame físico.
4. c. A principal característica da maioria das neuropatias é a distribuição distal dos sintomas e sinais clínicos.
5. c. A neuropatia periférica poderá advir de uma ampla faixa de condições sistêmicas. Apesar dos contínuos avanços, as causas de muitas neuropatias permanecem elusivas independentemente dos testes.
6. a. A neuropatia focal é uma condição na qual um único nervo é afetado. Os sintomas se originam nas fibras motoras e sensoriais do nervo afetado, em geral levando à fraqueza e perda sensorial em uma distribuição anatômica restrita.
7. c. Uma neuropatia pode se desenvolver como uma manifestação retardada poucas semanas após uma exposição aguda à acrilamida ou insidiosamente após uma exposição crônica.
8. d. A exposição crônica leva a uma polineuropatia sensorimotora mais insidiosa, embora não haja consenso em relação a um limiar.
9. a. Como muitas outras toxinas, o envenenamento por mercúrio causa encefalopatia difusa.
10. b. A intoxicação severa por organofosfatos pode causar convulsões, coma, paralisia muscular e parada respiratória.

Capítulo 28

1. a. Exposições químicas durante a 1ª e 2ª semanas pós-concepção podem levar ao aborto prematuro, caso interfiram no transporte através da trompa, na implantação ou no controle endócrino, ou se forem citotóxicas ao próprio feto.
2. c. Exposições químicas após o primeiro trimestre podem induzir pequenas anormalidades morfológicas ou defeitos no crescimento.
3. b. Substâncias químicas que desregulam o sistema endócrino são agentes hormonalmente ativos.

4. c. Solventes, tais como: percloroetileno, cloreto de metileno, tolueno, xileno e éteres de glicol têm sido associados à elevação concomitante no risco SAB.
5. d. O tabagismo está associado à infertilidade, aos distúrbios menstruais e à menopausa precoce.

Capítulo 29

1. d. As anormalidades do sêmen podem incluir azoospermia (ausência completa de espermatozóides), oligospermia (contagem reduzida de espermatozóides), teratospermia (espermatozóides de forma anormal) e astenospermia (espermatozóides com mobilidade reduzida).
2. d. A maioria dos eventos ocupacionais envolvendo exposições de alto nível e efeitos adversos ao sistema reprodutor documentados ocorreu em trabalhadores do sexo masculino expostos ao DBCP e aos estrogênios exógenos.
3. d. A fertilidade reduzida foi observada entre trabalhadores com alterações testiculares e as maiores elevações do FSH foram encontradas em trabalhadores que não se recuperaram após período sem exposição.
4. c. O chumbo inorgânico se manifesta em alguns homens como alterações endócrinas (níveis de testosterona reduzidos e de LH aumentados).
5. d. Os ftalatos podem causar comprometimento no sistema reprodutor masculino humano a níveis observados na população em geral.

Capítulo 30

1. d. A inalação crônica de arsênio pode causar câncer de pulmão e a sua ingestão crônica pode causar câncer de pele, pulmão e bexiga.
2. b. A beriliose crônica pode se desenvolver após meses ou anos de exposição ou após uma única exposição aguda.
3. a. O teste de proliferação de linfócitos berílio-específico (BelLPT) confirma a sensibilização.
4. c. A disfunção tubular renal resultante da exposição crônica ao cádmio pode levar à nefrolitíase e à osteomalacia.
5. c. Tosse, dor torácica e dispneia podem ser indicativas da exposição a níveis irritantes de compostos solúveis de cromo ou do desenvolvimento de asma induzida pelo cromo.
6. a. A exposição aguda a altas doses de chumbo pode induzir uma anemia hemolítica (ou anemia com basófilos pontilhados, em caso de exposição subaguda).
7. c. Aproximadamente 90% de todos os níveis sanguíneos elevados de chumbo observados entre adultos nos Estados Unidos estão relacionados com o trabalho.
8. d. Em 2010, o CDC estabeleceu normas recomendando o afastamento médico da exposição no local de trabalho de qualquer mulher que apresentasse um nível sanguíneo de chumbo pré-natal igual ou superior a 10 µg/dL.
9. c. A exposição ao manganês pode levar a uma síndrome clínica que é semelhante ao parkinsonismo idiopático, com fala arrastada, facies típicas mascaradas, bradicinesia, disfunção da marcha e microfagia.
10. d. A liberação de mercúrio na atmosfera, tanto a partir de fontes naturais como vulcões quanto a partir de emissões industriais acarretou a distribuição global deste elemento.
11. b. O níquel é uma causa comum de dermatite alérgica de contato.

Capítulo 31

1. a. A exposição ocupacional ao ácido hidrofluórico (fluoreto de hidrogênio) pode ocorrer tanto a partir do contato direto com a pele quanto pela inalação de vapores.
2. d. O formaldeído é um produto intermediário da combustão incompleta de hidrocarbonetos e é encontrado em pequenas quantidades na descarga de automóveis e na fumaça do cigarro.
3. a. Os sintomas da doença aguda por nitroglicerina incluem perda de consciência, dor de cabeça severa, falta de ar, pulso fraco e palidez.
4. a. PCP é usado na madeira como preservativo, herbicida, esfoliante e fungicida.
5. c. Os PCBs são transportados de maneira eficiente pela placenta e foram observados efeitos reprodutores adversos a eles em diversas espécies animais.
6. b. A exposição crônica ao estireno pode causar fraqueza, dor de cabeça, fadiga, memória fraca e tontura.
7. a. A doença do cloreto de vinil é uma síndrome que se manifesta pelo fenômeno de Raynaud, acroosteólise, dor articular e dor muscular, deposição aumentada de colágeno, rigidez das mãos e alterações cutâneas semelhantes ao escleroderma.

Capítulo 32

1. c. Os solventes podem ser classificados como aquosos (à base d'água) ou orgânicos (à base de hidrocarbonetos).
2. b. As taxas de absorção cutânea variam amplamente entre indivíduos em pelo menos um fator de 4.
3. a. Um isômero do h o n-hexano, causa neuropatia periférica.
4. d. Os hidrocarbonetos aromáticos causam efeitos anestésicos agudos, irritação do trato respiratório e dermatite e estão associados à disfunção neurocomportamental.
5. c. A irritação do trato respiratório e dos olhos geralmente ocorre em concentrações mais baixas do que a depressão do sistema nervoso central e, portanto, funciona como uma útil forma de aviso.
6. c. O cloreto de metileno é único no sentido de que é metabolizado a monóxido de carbono, com a formação de carboxihemoglobina.

Capítulo 33

1. a. A exposição de alta intensidade aos gases tóxicos e a outras substâncias tóxicas transportadas pelo ar podem originar achados clínicos em segundos, minutos ou horas.

2. d. Asfixiantes simples incluem o gás metano, argônio, dióxido de carbono e nitrogênio.
3. c. O metano também é liberado em ambientes de extração de carvão e de outros combustíveis fósseis e na presença da quebra de material orgânico (incluindo aterros).
4. d. Embora o dióxido de carbono seja considerado um asfixiante simples, em altas concentrações também age como potente depressor do sistema nervoso central.
5. a. O monóxido de carbono compete com o oxigênio pelos sítios de ligação da hemoglobina, reduzindo assim a capacidade carreadora de oxigênio do sangue.
6. a. O principal uso industrial atual do cianeto é nas operações de metalização e na extração de sais de prata e ouro dos minérios.
7. a. Como o cianeto, o sulfeto de hidrogênio exerce sua toxicidade bloqueando a utilização do oxigênio através da via da citocromo oxidase.
8. d. Achados clínicos advindos da lesão por inalação de fumaça podem incluir características tanto de lesões asfixiantes quanto irritantes.
9. a. O gás arsina pré-formado, geralmente armazenado sob pressão em grandes quantidades, é usado como um dopante na indústria de microeletrônicos.
10. d. Nos casos de exposição de baixo nível ao gás fosfina, a toxicidade pulmonar poderá ser a manifestação primária, marcada por dispneia, tosse, dor torácica e edema pulmonar de aparecimento tardio nas horas após a exposição.

Capítulo 34

1. a. Nos Estados Unidos, a Agência de Proteção Ambiental (APA) regulamenta o registro, a venda e as condições de uso de todos os pesticidas.
2. b. A potência dos organofosfatos depende de sua capacidade de ligação à molécula de colinesterase.
3. c. Os carbamatos diferem dos organofosfatos por causarem inibição reversível, e não irreversível, da colinesterase e apresentarem em geral um curso clínico breve.
4. d. O diagnóstico inicial pode ser feito apenas com base clínica, a partir do envio de amostras ao laboratório e de uma injeção de uma dose teste de atropina. Uma dose de sulfato de atropina produz sinais de atropinização branda em um adulto normal; ela não surte efeito em um indivíduo envenenado por organofosfatos.
5. d. Os organoclorados são altamente lipossolúveis e se distribuem no tecido adiposo, fígado e sistema nervoso.
6. a. Os fumigantes apresentam em comum pressões inatas de alto vapor ou produtos intermediários com alta pressão de vapor.
7. d. Os fumigantes de hidrocarbonetos halogenados compartilham muitos dos efeitos dos solventes de hidrocarbonetos halogenados, incluindo a sensibilização cardíaca, a toxicidade celular direta ao fígado e rins e a carcinogenicidade em animais de laboratório.

Capítulo 35

1. d. A principal característica da depressão grave é um humor severamente deprimido durante pelo menos 2 semanas.
2. a. O distúrbio bipolar é um distúrbio clínico de humor envolvendo pelo menos um episódio de elevação anormal do nível energético e do humor, que geralmente é alternado com um ou mais episódios de depressão.
3. c. A maioria dos indivíduos submetidos aos efeitos dos turnos de trabalho ou às alterações relacionadas aos fusos horários em seus períodos de sono e vigília geralmente apresenta algum grau de sintomas depressivos.
4. b. A interrupção extensa na função circadiana ocorre sabidamente entre pacientes com distúrbio bipolar.
5. a. Determinar se um empregado se torna ou não violento tem menos relação com o seu perfil estático do que a observação de uma série de variáveis dinâmicas (comportamentos).

Capítulo 36

1. a. Transtornos por uso de substâncias geralmente são acompanhados por declínio na função social e ocupacional, tornando o local de trabalho um bom lugar para que se observe este comportamento no desempenho de um indivíduo e para que se encaminhe o trabalhador para o tratamento apropriado.
2. d. Os critérios básicos de um diagnóstico de transtorno por uso de substâncias incluem tolerância, abstinência, desejo ou vontade de usar, falha em cumprir as principais obrigações no trabalho, na escola e em casa, e uso compulsivo apesar das sérias questões criadas pelo uso da substância.
3. b. O alcoolismo é de longe o problema mais sério de dependência química encontrado no local de trabalho.
4. c. O questionário CAGE é uma ferramenta altamente eficiente para se estabelecer um diagnóstico de transtorno pelo uso do álcool.
5. c. O tetra-hidrocanabinol (THC), o ingrediente ativo da maconha, cria um sentimento de euforia e relaxamento; porém, também compromete o sentido de julgamento e a coordenação motora.
6. a. A maconha é a substância mais comumente encontrada nos testes de urina nos locais de trabalho.
7. c. A cocaína produz uma intensa descarga adrenérgica, levando à taquicardia, hipertensão e midríase.
8. c. Os sintomas de abstinência da anfetamina incluem disforia, irritabilidade, fadiga extrema, agitação psicomotora, aumento de apetite e sonhos vívidos.
9. a. Opioides produzem profunda lentidão mental e psicomotora que irão interferir em quase todas as tarefas do trabalho.

Capítulo 37

1. b. Os efeitos oculares de um agente que atua sobre o sistema nervoso incluem miose, lacrimejamento, injeção conjuntival, dor e visão embaçada ou turva.

2. b. A mostarda é uma molécula altamente reativa e atua como um agente alquilante para causar lesão tecidual celular.
3. a. O antraz é uma doença infecciosa que afeta animais e humanos.
4. a. O antraz adquirido por inalação se inicia com sintomas inespecíficos de mal estar, fadiga, mialgia e febre.
5. a. O antraz cutâneo surge inicialmente como uma pequena pápula que progride para uma vesícula contendo fluido soro-sanguíneo.
6. b. O antraz gastrintestinal se apresenta com sintomas inespecíficos de náuseas, vômito e febre.
7. d. A toxina botulínica ataca o terminal pré-sináptico dos nervos periféricos bloqueando a liberação de acetilcolina e inibindo a contração muscular.
8. c. A ricina é uma toxina celular que inibe a síntese de proteínas se ligando e modificando cataliticamente os ribossomos.
9. d. Após a inalação de ricina, poderão se desenvolver a hemoptise e o edema pulmonar durante as próximas 18-36 horas, levando à insuficiência respiratória e ao óbito.

Capítulo 38

1. c. O Profissional de Segurança Certificado (CSP) é a mais elevada designação profissional reconhecida pelo BCSP.
2. b. A segurança e o sistema de tratamento de saúde orientam a organização para (1) prevenir lesões e doenças relacionadas com o trabalho, (2) obedecer aos regulamentos aplicáveis de saúde e segurança e (3) minimizar lesões/doenças, custos e violações de conformidades relacionadas e regulamentadoras.
3. a. Os programas de Prevenção de Lesões e Doenças (IIP) representam intervenções universais que podem reduzir substancialmente o número e a gravidade das lesões e aliviar as despesas financeiras associadas no local de trabalho.
4. c. Os procedimentos de avaliação de danos devem ser parte de um programa efetivo do IIP.
5. a. Um dano pode causar prejuízo ou efeitos adversos aos indivíduos, como os efeitos sobre a saúde ou às organizações, como perdas de propriedades e equipamentos.
6. a. A OSHA e outras agências regulamentadoras exigem que os empregadores, em quase todos os casos, preparem e implementem uma EAP para situações de emergência.
7. b. Todos os empregadores que possuem substâncias químicas nocivas em seus locais de trabalho deverão apresentar rótulos e fichas de segurança para seus empregados expostos e treiná-los para lidar com as substâncias químicas segura e apropriadamente.
8. d. Os registros da exposição consistem no monitoramento da segurança e/ou da higiene do ar industrial e de dados de monitoramento biológico.
9. b. A prevenção e o controle dos danos confirma que os procedimentos de correção dos danos estão implantados.
10. b. A Análise de Segurança na Função (JSA) expõe os danos inerentes ao ambiente de trabalho, à tarefa ou atividade e recomenda as estratégias de controle.

Capítulo 39

1. a. Uma pesquisa completa é a primeira e mais importante técnica usada para identificar os danos à saúde ocupacional.
2. d. A atual regulamentação da OSHA a respeito do direito de conhecimento dos trabalhadores explicita (e submete à investigação do governo) o dever de bom senso do empregador para informar aos seus trabalhadores a natureza e os perigos de materiais a que estão expostos.
3. b. A coleta e a análise de contaminantes transportados pelo ar é uma função definitiva do higienista industrial.
4. d. A microscopia de contraste de fase fornece um índice imperfeito de exposição no que se refere à totalidade das fibras do asbesto.
5. c. Uma amostragem do lixo pode ser uma ajuda útil aos programas usados para avaliar a eficiência das medidas de manutenção, particularmente em instalações de fabricação em que se faz necessária a separação das áreas de fabricação das cafeterias, escritórios ou vestiários.
6. b. Os audiômetros contêm em geral circuitos de filtração que permitem a avaliação de exposições aos componentes do espectro de ruído, consideradas em relação aos seus efeitos sobre a audição.
7. a. As TLVs – ou as PELs da OSHA e as RELs da NIOSH – representam os níveis *máximos permitidos* de exposição relacionados com o tempo.

Capítulo 40

1. a. Os sistemas de vigilância de saúde pública procuram avaliar o impacto e a distribuição das doenças ocupacionais na população.
2. d. Para resolver a falta de uniformidade na codificação, uma ampla iniciativa colaborativa estabeleceu diversos programas para padronizar o registro rotineiro da indústria e a das certidões de óbito.
3. b. O National Health and Nutrition Examination Survey (NHANES) é um programa de estudos de crianças e adultos cujo objetivo primário é avaliar o estado de saúde e nutrição dos residentes nos Estados Unidos.
4. d. O CDC administra o Programa Nacional de Registros de Câncer (NPCR), que abrange os registros centrais de câncer em 45 Estados representando 96% da população dos Estados Unidos.
5. d. Mesmo em casos de lesões existe a preocupação de que a SOII subestime substancialmente os eventos relacionados com o trabalho.

Capítulo 41

1. c. A vigilância médica vincula a compilação e a análise de dados da saúde dos trabalhadores durante um período de tempo.
2. d. A vigilância médica é o processo de identificação, quantificação e remoção dos fatores responsáveis pelo aumento do risco de doenças ou lesões ocupacionais.

3. a. Os métodos de prevenção primária pretendem minimizar a exposição do empregado aos perigos e ao risco de lesão ou doença ocupacional.
4. d. As regulamentações da saúde se aplicam às substâncias nocivas como chumbo, asbesto e benzeno.
5. c. O plano de aplicação deverá ser revisto e reavaliado em intervalos regulares de pelo menos um ano.
6. b. O nível de ação inicia a vigilância médica.
7. d. Os padrões de saúde da OSHA são codificados como regulamentações, de modo que os empregadores deverão assumir que todos os médicos são treinados e conhecedores de qualquer problema ou serviço que eles ou suas instituições ofereçam.
8. d. O médico possui o dever de proteger as informações confidenciais obtidas sobre a companhia e seus processos e métodos. Geralmente, essa informação é protegida em um acordo contratual estabelecido entre o empregador e o médico ou a unidade médica.
9. d. Os padrões de saúde da OSHA exigem apenas que os médicos avaliem individualmente os efeitos sobre a saúde e riscos dos empregados, e não em relação a um grupo.
10. c. A remoção temporária de um empregado da exposição pode ser baseada em uma avaliação médica de sua condição clínica, que o submeta a um elevado risco de efeitos adversos à sua saúde resultantes desta exposição.

Capítulo 42

1. b. *Marcadores biológicos* ou *biomarcadores* são indicadores de sinais de eventos bioquímicos, genéticos, moleculares, imunológicos ou fisiológicos nos sistemas biológicos.
2. d. O sangue pode ser uma matriz valiosa para medir os níveis de hemoglobina, albumina ou DNA.
3. c. Medições de substâncias químicas no ar expirado incluem a medição do óxido nítrico expirado (NO), um método bem conhecido para a avaliação da inflamação das vias respiratórias.
4. c. Os valores baseados na saúde podem incorporar fatores de segurança.
5. b. BEIs se baseiam em uma avaliação crítica da literatura e em estudos submetidos para revisão, com ênfase nos estudos que tratam de efeitos adversos mínimos ou ausentes sobre a saúde em trabalhadores e animais expostos.
6. a. O monitoramento biológico no ambiente ocupacional pode ser um componente exigido ou voluntário da vigilância médica rotineira, assim como o monitoramento do trabalhador durante e após a resposta de emergência.

Capítulo 43

1. a. O consumo de óleo global alcançou 88 milhões de barris por dia em 2011, o que representa 33,1% do consumo global de energia.
2. a. O transporte, que se baseia quase exclusivamente no óleo, representa quase 30% da demanda de energia e 20% das emissões de dióxido de carbonos nos Estados Unidos.
3. c. As dioxinas não são produzidas intencionalmente; porém, são produtos intermediários da incineração, combustão, clareamento por cloro e outros processos industriais. As dioxinas são conhecidas como carcinógenos humanos e são perturbadores endócrinos bem estabelecidos.
4. d. A exposição pré-natal ao ftalato tem sido associada à síndrome da disgênese testicular, uma condição inicialmente descrita em 2001 resultante da interrupção do desenvolvimento das gônadas durante a vida fetal, levando à produção de um sêmen de qualidade ruim e a taxas mais elevadas de criptorquidia, hipospadias e câncer testicular.
5. c. Embora os *clusters* malignos induzidos pelo DBCP e pelo cloreto de vinil nos trabalhadores tenham representado as primeiras evidências em humanos, ambos estes *clusters* foram precedidos (em alguns casos, de até uma década) por evidências significativas a partir de testes toxicológicos de infertilidade masculina e câncer hepático, respectivamente. A ligação entre o diacetil (aromatizante da manteiga artificial) e a bronquiolite obliterante foi inicialmente observada no local de trabalho. O desastre em Minamata, Japão, envolveu o envenenamento pelo metilmercúrio (orgânico).
6. d. Os riscos tendem a ser percebidos como mais sérios quando estão fora do controle individuais, são menos familiares ou ligados a uma doença temida e quando afetam crianças. Se os benefícios forem considerados como direcionados a uma corporação distante em vez de uma companhia local e familiar, os riscos também tenderão a ser considerados como mais sérios.
7. d. O registro de consensual do Instituto de Medicina, "*Toward Environmental Justice: Research, Education and Health Policy Needs*," recomendou a educação ambiental relevante à justiça ambiental para todos os profissionais de saúde. A justiça ambiental é um movimento social que se baseia em evidências empíricas e que é muito relevante para os profissionais de saúde, pois se refere às disparidades da saúde e à comunicação do risco.
8. b. Os profissionais de saúde deverão estar familiarizados com algumas informações básicas sobre a região na qual atendem, incluindo se os níveis basais do radônio natural podem se encontrar elevados, de modo que possam recomendar às pessoas que monitorem suas casas; fontes locais de água potável e indústrias locais e o uso de pesticidas também são fatores relevantes para serem conhecidos a fim de melhor diagnosticar uma doença potencial ocupacional ou ambiental, de informar aos pacientes e de reagir rapidamente em caso de um incidente. Os profissionais de saúde deverão também considerar uma subscrição a um alerta da qualidade do ar, de modo que tomem conhecimento quando os níveis de poluição do ar se encontrarem perigosamente elevados. Embora os médicos devam recomendar aos pacientes que tenham detectores de monóxido de carbono em suas casas, eles não precisam controlar que domicílios os possuem.

APÊNDICE B

Capítulo 44

1. a. As declarações das Nações Unidas, embora não regulamentadas por lei, articulam princípios importantes e amplamente reconhecidos para prevenir doenças ocupacionais e ambientais.
2. c. As Estratégias Raciais e Étnicas para a Saúde Comunitária (REACH) transferem a responsabilidade de fornecer informações sobre perigos e de garantir a segurança pelas agências públicas para os produtores das substâncias químicas.
3. d. As REACH são regulamentadas por lei.

Capítulo 45

1. c. CAPs incluem substâncias químicas emitidas em grandes quantidades e a partir de diversas fontes como monóxido de carbono (CO), óxidos de enxofre (SO_x), óxidos de nitrogênio (NO_x) e matéria particulada (<10 e 2,5 μm de diâmetro, ou PM10 e PM2,5).
2. c. Os Estados Unidos mantêm uma lista de substâncias químicas que foram formalmente identificadas como HAPs.
3. d. O Superfund Amendments and Reauthorization Act (SARA) comanda um planejamento de emergência para acidentes químicos.
4. d. A exposição às RAPs pode contribuir para a insuficiência respiratória, toxicidade sistêmica e carcinogenicidade.
5. d. O *Clean Air Act* se refere ao uso de princípios baseados no mercado e a outras estratégias inovadoras para reduzir a poluição do ar.
6. b. Diversas jurisdições locais treinaram equipes para lidar com materiais nocivos (HAZMAT), a fim de identificar e tomar providências em incidentes com materiais perigosos.
7. a. Níveis de ação de resposta de emergência são usados para orientar decisões de evacuação ou de abrigo no local; em caso de evacuação, esses níveis podem ser usados para determinar quando será seguro que os membros da comunidade retornem à área.
8. a. A APA desenvolveu um sistema de normas de ação de proteção (PAGs) para ajudar aos funcionários a tomar decisões críticas após um acidente nuclear.
9. c. Os descartes nocivos incluem resíduos da agricultura usados como fertilizantes.
10. b. A ATSDR desenvolveu vários registros especializados para estudar os efeitos sobre a saúde da exposição por longo prazo às substâncias químicas específicas em locais de descartes nocivos, com a intenção de combinar dados de diversos locais onde tenham ocorrido exposições semelhantes, para atingir populações suficientemente amplas para que os efeitos associados sobre a saúde possam ser detectados.

Capítulo 46

1. d. O Clean Air Act (CAA) é o principal modelo federal que lida com a qualidade do ar ambiental nos Estados Unidos.
2. d. O CAA indica que a NAAQS primária seja estabelecida para proteger a saúde de todos os grupos sensíveis dentro de uma população.
3. a. Fontes estacionárias de poluição do ar são primariamente usinas de energia ou de fabricação e são responsáveis pela maior parte das emissões de dióxido de enxofre (SO_2), assim como por quantidades consideráveis de óxidos de nitrogênio (NO_x) e material particulado.
4. a. O ozônio é um gás incolor, pungente e relativamente hidrossolúvel.
5. a. Em contrapartida com outros critérios de poluentes, NO_2 é um contaminante comum do ar interno e seu nível interno geralmente excede aqueles observados em áreas externas.
6. c. O dióxido de enxofre leva à formação secundária de aerossóis ácidos.
7. b. Como o CO não apresenta efeito direto sobre os pulmões, seus principais efeitos adversos à saúde atuam por meio de sua capacidade em causar ou exacerbar doenças associadas ao comprometimento da liberação de oxigênio.

Capítulo 47

1. d. Doenças com curto período de latência são caracterizadas por um surgimento relativamente agudo, intimamente relacionado com o período de permanência do indivíduo no interior do prédio e, geralmente, aliviado pela prevenção de uma posterior exposição.
2. a. Doenças com longo período de latência incluem câncer e doenças pulmonares crônicas, provavelmente resultantes de exposições prolongadas a baixos níveis de contaminantes em ambientes internos.
3. b. O termo síndrome do edifício doente (previamente conhecida como síndrome do edifício fechado ou síndrome do edifício apertado ou algumas vezes referida como uma doença inespecífica associada ao edifício) abrange um conjunto de sintomas característicos, em geral dor de cabeça e irritação da membrana mucosa, reconhecida entre ocupantes de prédios não industriais, tais como escritórios e escolas.
4. b. A doença psicogênica (ou sociogênica) grave é uma doença de origem psicofisiológica que ocorre simultaneamente em um grupo de indivíduos.
5. d. O monóxido de carbono pode penetrar nos edifícios a partir do meio externo por meio de entradas de ar, nas proximidades de carregamentos de veículos.

Capítulo 48

1. b. Exceto quando definido de outra forma, BOD significa a exigência bioquímica de oxigênio durante 5 dias a 20°C.
2. b. COD determina a quantidade de material oxidável na água.
3. a. Durante o fraturamento hidráulico ("*fracking*"), uma mistura de fluido é bombeada profundamente na camada subterrânea, onde fratura a pedra para liberar gás natural aprisionado. Os fluidos do fraturamento representam entre 2 e 7 milhões de galões por poço.
4. c. O Safe Drinking Water Act autoriza a APA dos Estados Unidos a estabelecer e a reforçar regulamentações para substâncias químicas e outros agentes tóxicos na água potável.

5. b. A APA dos Estados Unidos estabelece dois padrões para cada poluente regulamentado. O primeiro padrão, chamado de objetivo de nível máximo de contaminante (MCLG) é estabelecido em uma concentração que não deva causar efeitos adversos á saúde, durante um período de vida com consumo de água naquela concentração. Uma margem substancial de segurança para este MCLG é incluído em cada padrão inexequível.
6. b. Os produtos intermediários de desinfecção mais comuns são os tri-halometanos e os ácidos haloacéticos e alguns estudos estabeleceram ligação entre estes e o câncer.

Capítulo 49

1. d. Os sintomas de MCS lembram aqueles observados na síndrome do edifício doente, uma constelação de sintomas excessivos relacionados com o trabalho realizado em um ambiente interno de escritório (p. ex., dor de cabeça, irritação dos olhos, nariz e garganta, fadiga e tontura), algumas vezes sem que seja identificada uma etiologia.
2. c. Um painel da Organização Mundial de Saúde (OMS) recomendou que os termos MCS e EI sejam substituídos por intolerância ambiental idiopática (IAI), argumentando que o uso da sensibilidade da palavra pode ser entendido como relativo a uma causa alérgica e que a ligação entre os sintomas e a exposição não foi provada.
3. a. O Quick Environmental Exposure and Sensitivity Inventory (QEESI) pode ser usado para avaliar a intolerância química.

Capítulo 50

1. d. O risco pode se aplicar a quase toda atividade ou evento, tais como a probabilidade de lesão quando se está praticando um esporte ou dirigindo um carro, a chance de se desenvolver uma doença a partir da exposição aos patógenos ou às substâncias químicas, ou a possibilidade de um dano na propriedade devido a uma catástrofe natural.
2. d. A avaliação de risco é um meio ou uma metodologia para quantificar o risco; porém, é importante reconhecê-la como um processo e não como uma ciência.
3. a. O passo da avaliação da exposição em uma avaliação de risco é usado para estimar a magnitude e a probabilidade de captação do ambiente por meio de qualquer combinação das vias de exposição oral, por inalação e pela pele.
4. a. O principal elemento em favor do princípio da precaução é que a ação deverá ser executada na presença da incerteza, em vez de retardar a ação até que sejam geradas mais "evidências".
5. d. Controladores de risco usam uma estratégia repleta de valores para considerar o risco, juntamente com outros fatores, na determinação do nível de risco aceitável e no desenvolvimento de medidas que previnam, reduzam ou mantenham o risco naqueles níveis.
6. b. RELs se originam a partir da identificação e divisão do NOAEL (ou BMD) por fatores incertos que contribuem para as ineficiências na base de dados, o conhecimento científico incompleto e a proteção de indivíduos mais sensíveis.

Índice

Nota: Números de páginas seguidos por *f* e *t* indicam figuras e tabelas, respectivamente.

1,1,1-Tricloroetano, 720*t*

1,1,2,2-Tetracloro-2,2-difluoroetano, propriedades, limiares de odor, limites de exposição, 527*t*

1,1,2,2-Tetracloroetano, propriedades, limiares de odor, limites de exposição, 527*t*

1,1,2-Tricloroetano, propriedades, limiares de odor, limites de exposição, 527*t*

1,2-Dicloroetano, 752*t*

1,2-Diclorotetrafluoroetano, propriedades, limiares de odor, limites de exposição, 527*t*

1,3-Butadieno, 717*t*, 752*t*

1,3-Dicloropropeno, 605

1,4-Diclorobenzeno, 397*t*

1,4-Fenilenodiamina, 495

1-Bromopropano, exposição ocupacional, 528*t*, 555

2,2-Diclorovinil dimetilfosfato, trombocitopenia e, 273, 273*t*

2,3,7,8-Tetraclorodibenzo-*p*-dioxina (2,3,7,8-TCDD)
 exposição ambiental, 518
 exposição ocupacional, 518
 mecanismo de ação, 518
 usos, 517-518

2,4-Ácido diclorofenoxiacético (2,4-D), efeitos adversos sobre o sistema reprodutor masculino 457*t*

2,5-Hexanediona, 719*t*–720*t*

2-Bromopropano, exposição ocupacional, 555

2-Butoxietanol, 717*t*
 propriedades, limiares de odor, limites de exposição, 526*t*

2-Etoxietanol, propriedades, limiares de odor, limites de exposição, 526*t*

2-Mercaptobenzotiazol, 332*t*

2-Metoxietanol, propriedades, limiares de odor, limites de exposição, 526*t*

2-Propanol, 721*t*

3-Quinuclidinil benzilato, 569

4,4-Metilenobis(2-cloroanilina) (MBOCA), 495-496

4-Fenilenodiamina, alergia, 332*t*

4-*tert*-butilfenoformaldeído, resina (PTBP), 332*t*

5-Cloro-2-metil-4-isotiazolina-3-ona, 332*t*

A

Aborto espontâneo (SAB), 443*t*, 444, 451*t*, 501, 504

Abrasões da córnea, 145-146

Absorção de agentes tóxicos, 227-228

Absorção gastrintestinal, de agentes tóxicos, 227

Absorção ocular de agentes tóxicos, 228

Absorção percutânea de agentes tóxicos, 227-228

Absorção pulmonar
 de agentes tóxicos, 227
 de solventes, 528

Abuso de substâncias, 570

Abuso de inalantes, 570-571

Abuso/uso recreacional de inalantes, 570-571

Ação reguladora, carcinogenicidade e, 285-286

Ácaros, infecção cutânea e, 341

Acefato dose letal, 584*t*

Acetamiprida, 598*t*

Acetato de etila, propriedades, limiares de odor, limites de exposição, 526*t*

Acetato de *N*-metila, propriedades, limiares de odor, limites de exposição, 526*t*

Acetato de *N*-amila, propriedades, limiares de odor, limites de exposição, 526*t*

Acetato *N*-butil, propriedades, limiares de odor, limites de exposição, 526*t*

Acetazolamida, 270

Acetilcolina, reação com acetilcolinesterase, 586*f*

Acetilcolinesterase (AChE), 641
 reações, 585-586, 586*f*

Acetileno, exposição ocupacional, 558-559

Acetona, 717*t*, 752*t*
 efeitos adversos sobre o aparelho reprodutor masculino, 457*t*
 propriedades, limiares de odor, limites de exposição, 526*t*

ACGIH. *Ver* American Conference of Governmental Industrial Hygienists

Acidentes nucleares, 765-766

Acidente(s). Ver também Lesões
 estresse e, 622
 incidentes vs., 661
 investigação de, 661, 661*t*
 nuclear, 765-766
 prevenção, estratégias de tratamento, 660-662
  análise de segurança dos sistemas, 660
  análise de segurança do trabalho, 660
  identificação e controle da causa original, 660-661
  investigação de acidente e incidente, 661
  objetivos e indicadores do desempenho da segurança, 661-662

Ácido abiético, 249

Ácido aminocaproico, para hifema, 144

Ácido arquidônico, metabólitos, 238

Ácido aristolóquico, nefropatia e, 419

Ácido crômico
 exposição ocupacional, 487
 produção, 486
 usos, 486-487

Ácido D-glutárico urinário (UDGA), função hepática e, 411-412

Ácido fórmico, propriedades, limiares de odor, limites de exposição, 526*t*

Ácido fosfórico
 exposição ocupacional, 486
 produção, 486

usos, 486
Ácido hidroclórico
 exposição ocupacional, 487
 produção, 487
 usos, 487
Ácido hidrofluórico
 exposição ocupacional, 487
 produção, 487
 usos, 487
Ácido mandélico na urina, exposição ao estireno e, 516
Ácido nítrico
 exposição ocupacional, 487
 produção, 487
 usos, 487
Ácido plicático, 249
 alergia ao, 253
Ácido propriônico, propriedades, limiares de odor, limites de exposição, 526t
Ácido(s)
 carcinogenicidade, 488
 definição de, 486
 efeitos sistêmicos, 488
 exposição aguda, 487-488
 exposição crônica, 488
 exposição ocupacional, 486-487
 inorgânico, 486-487
 mecanismo de, 487
 propriedades, limiares de odor, limites de exposição, 526t
 segurança com, 488-489
 usos, 486-487
Ácidos acéticos, propriedades, limiares de odor, limites de exposição, 526t
Ácidos biliares séricos, avaliação dos, função hepática e, 411
Ácidos clorofenoxiacéticos, 612, 614-615
Ácidos inorgânicos, 486-487
Ácidos orgânicos
 exposição ocupacional, 487, 550
 produção, 487
 usos, 487
Ácido sulfúrico
 exposição ocupacional, 486
 produção, 486
 usos, 486
Ácido tânico, 399

Ácido tetrônico, derivados, como inseticidas, 602
Ácido tricloroacético, 720t, 722t
Aclimatização, 174
Acne do McDonald, 337
Acne ocupacional, 325t, 326t, 337
Acne oleosa, 337
Acne tropical, 337
ACOEM. Ver "American College of Occupational and Environmental Medicine"
Acrilamida
 distúrbios neurológicos causados por, 429
 exposição ambiental, 491
 exposição ocupacional, 491
 mecanismo da, 491
 na polineuropatia tóxica, 428t
 neurotoxicidade, 491-492
 usos, 491
Acrilonitrila, 493-494, 752t
 câncer pulmonar e, 291
 exposição ambiental, 493
 exposição ocupacional, 493
 mecanismo da, 493
 usos, 493
Acroleína, 604t
 exposição, 563, 565t
Acro-osteólise, 521
Acuidade visual, 137
 teste de, 139-140, 140f
Acupuntura, para dor crônica, 131
Adenocarcinoma, 294
Adoção, EHRs, 34, 35f
Adsorventes, sólidos, 669-670
Adutos proteicos, avaliação, em estudo de câncer ocupacional, 283
Aerossol ácido
 exposição a, 563
 poluição do ar e, 786-788
Aerossol(óis)
 definição, 558t
 exposição ocular, 146
Afacia, 183
Aflatoxina, 399
Agências internacionais, 9-12
Agency for Toxic Substances and Disease Registry, ATSDR, 27
 informações de contato, 30

Agentes biológicos, 644-649
Agentes de controle de multidões, 568-569
Agentes/materiais tóxicos
 absorção, 227-228
 absorção gastrintestinal, 227
 absorção pulmonar e, 227
 ao sistema reprodutor feminino, 440t
 biodisponibilidade, 227
 classificação dos, 223, 226
 clearance, 229
 curvas dose-resposta, 230-232, 230f, 231f
 distribuição, 228
 efeitos, 223, 226
  aparecimento, 226
  reversibilidade, 226
  testes, 229
 eliminação dos, 233
 estado físico, 223
 estrutura química, 223
 excreção, 228-229
 exposição às altas vs. baixas doses, 232
 exposição, duração, frequência e via, 226
 fatores ambientais e, 226
 mecanismo de ação, 226
 meio, 223
 metabolismo, 228
 na lactação, 439
 permeabilidade da membrana celular e, 227-228
 resposta aos, 226
 sítio de lesão por, 226
 suscetibilidade, 226
 tamanho de, 223
 volume de distribuição, 229
Agentes mutagênicos terapêuticos, leucemia e, 270
Agentes nervosos, 640-643, 641t
 sinais clínicos de exposição, 642t–643t
 toxicidade, 641
 usos, 641
Agentes polimerizadores, trombocitopenia e, 273, 273t
Agentes quelantes, 233
Agentes químicos
 carcinogenicidade, 280
 como alérgenos, 253-254
 distúrbios de hipersensibilidade ocupacional e, 253-254

no terrorismo, 640-644, 641*t*

oxidantes, metemoglobinemia e hemólise por, 260-264

toxicidade hepática e, 397*t*, 398-400, 398*t*

usos e efeitos sobre a saúde dos, 714*t*–715*t*

valores de referência/valores normais para, 717*t*–722*t*

Agricultura

empregados como isentos, 46

nos países em desenvolvimento, 12-13

Água potável

agentes tóxicos na, 814-815

biocontaminação da, 803-804

ciclo da água/fontes de, 806-807

considerações regulatórias para, 816-817

desinfecção de produtos intermediários para, 812-813

exigências da, 806

Aids. *Ver* Infecção pelo HIV

Ajuste da escala de peso, à classificação da redução de ruído, 163

Alacloro, 613*t*

Alcalase, alergia, 252

Álcali(s)

definição, 490

exposição aguda, 490

exposição crônica, 490

exposição ocupacional, 490

lesões oculares, 140

mecanismo do, 490

queimaduras, 490-491

Alcanos, exposição ocupacional, 539

Alças fluxo-volume, 366

Alças, instrumento, projeto adequado, 207-208

Alcatrão de carvão, 513

câncer ocupacional e, 514

Álcool da lã, alergia, 332*t*

Álcool etílico, propriedades, limiares de odor, limites de exposição, 525*t*

Alcoolismo, 631-632

Álcool isopropílico, câncer nasal e, 295

Álcool(óis)

efeitos sobre a saúde, 544

efeitos sobre o aparelho reprodutor masculino, 457*t*

exposição ocupacional, 543-544

propriedades, limiares de odor, limites de exposição, 525*t*

usos, 544

Álcool metílico, propriedades, limiares de odor, limites de exposição, 525*t*

Álcool *N*-butílico, propriedades, limiares de odor, limites de exposição, 525*t*

Álcool propílico, propriedades, limiares de odor, limites de exposição, 525*t*

Aldeído-desidrogenase, 387

Aldicarb, dose letal, 584*t*

Alemanha, história da indenização de acidente do trabalho na, 40

Alérgenos

exposição ocupacional, 26

no teste de adesivos, 331-332, 332*t*

no teste de T.R.U.E, 332*t*

Alergia à colofônia, 253, 332*t*

Alergia ao látex, 252, 336

Alergia ao pó de farinha, 253

Alergia por resina epóxi, 332*t*

Alfa-naftilenetioureia (ANTU), como rodenticida, 608*t*

Aliete/fosetil-A1, 610*t*

Alodinia, 427

Alopécia, tálio e, 478

Alquenos, exposição ocupacional, 539-540

Alquílico de mercúrio, 476-477

Alquinos, exposição ocupacional, 539-540

Alterações olfativas, 358-359

Alterações pigmentares, 328-329, 329*f*

Alterações sensoriais (olfativas), 358-359

Altretamina, 453*t*

Alumínio

porfiria adquirida e, 267

soldagem, 482

Amálgamas dentários, 476

AMA. *Ver* American Medical Association

Ambiente

e lesões ocupacionais, 215-219

infecções causadas pelo ambiente dos trabalhadores, 311-312

American Board of Preventive Medicine (ABPM), 3

American College of Occupational and Environmental Medicine (ACOEM), 56

American Conference of Governmental Industrial Hygienists (ACGIH)

orientações de elevação, 212-213, 213*t*

valores limiares, 175

American Medical Association (AMA), 45

American Recovery and Reinvestment Act (ARRA), 34

American Thoracic Society (ATS), 363, 371

Aminas aromáticas

câncer de bexiga e, 495

doença hepática e, 495

exposição aguda, 495

exposição crônica, 495

exposição ocupacional, 494-496

mecanismo das, 495

metabolismo, 495

metemoglobinemia/anemia hemolítica e, 262

Aminotransferases séricas, doença hepática e, 396-397

Amitrol, 613*t*

Amônia, 751*t*

exposição, 563

Amostra do lixo, 673, 673*f*

Análise citogenética, dos distúrbios hematológicos, 269-270

Análise citológica, nasal, 359

Análise de segurança do trabalho (AST), 660

Análise de variância (ANOVA), 849-850

Anatomia ocular, 135-137, 136*f*

Anemia

de envenenamento por chumbo, 473

induzida por solvente, 536

Anemia aplásica

benzeno e, 271, 272*t*, 536

radiação ionizante e, 271

relacionada com o trabalho, 270-272

substâncias químicas causadoras, 272*t*

Anemia do corpo de Heinz, 260

Anencefalia, incidência, 451*t*

Anestesia do nervo trigêmeo, tricloroetileno e, 532

Anestesia, efeitos adversos ao aparelho reprodutor feminino, 440*t*

Anfetamina, 633-634

Angina peitoral, exposição a nitratos e, 505

Angiossarcoma hepático, 298-299, 403
Anidrido-hexa-hidroftálico (HHPA), reação de hipersensibilidade ao, 254
Anidridos
  reação de hipersensibilidade aos, 253
Anidridos ácidos, asma ocupacional e, 372
Anidrido trimelítico (TMA), 245, 248
  asma ocupacional e, 373t
  reação do tipo imediata, 253
  síndrome da insuficiência pulmonar-anemia e, 254
  síndrome respiratória irritante e, 254
Anilina, 717t
  metemoglobinemia/anemia hemolítica e, 262-263, 262t
  perda auditiva e, 166
  usos, 495
Animal(is), infecções transmitidas por, aos humanos, 320
Anomalias congênitas, 443t
Anomalias cromossômicas, agentes ambientais e, 269-270
Anosmia, 348
Anticoagulantes, como rodenticidas, 609
Anticorpos, estrutura e função, 242-243, 242f
Antígenos, 235-236
  eliminação, mecanismos humorais, 243
  processamento e apresentação, 240-241
  resposta aos, 240-243
Anti-Lewisite britânico, 422
Antimônio
  anormalidades cardiovasculares e, 394
  exposição ocupacional, 378
  exposição ocupacional e ambiental, 479
  usos, 479
Antraceno, 513
Antraz cutâneo, 645
Antraz gastrintestinal, 645
Antraz na guerra biológica, 644-646
Aparelhos auditivos, 164-165
Aplasia medular. Ver Anemia aplásica
Aprisionamento do nervo ulnar no cotovelo, 79t, 81-82, 81f
Aprisionamento do túnel radial no cotovelo, 79t, 80-81
Aquecedores de orelha, 162, 163f
Aquecimento, ou trabalho no frio, 170t

Aracnoide, 136f
Arbovírus, 408
Ar, expirado, monitoramento biológico do, 712
Argentina, condições de trabalho na, 5
ARHL. Ver Perda auditiva relacionada com a idade
Aromáticos substitutos, 610t, 611
Aromatizante de manteiga, exposição ocupacional, 383
Arritmia(s) cardíaca(s)
  hipotermia e, 171
  tóxica, agentes causadores, 387t
Arsênio, 271-272, 272t, 717t, 753t
  absorção de, 464-465
  anormalidades cardiovasculares e, 387t, 394
  câncer de pele e, 300-301, 338
  câncer hepático e, 397t
  câncer pulmonar e, 290
  compostos, 752t
  contaminantes na água, 809
  distúrbios neurológicos causados por, 429
  efeitos adversos sobre o aparelho reprodutor feminino, 440t
  exposição aguda, 465
  exposição ocupacional, 464
  exposição subaguda e crônica, 465
  na dieta, 464-465
  na polineuropatia tóxica, 428t
  perda auditiva e, 166
  prevenção de exposição, 465
  tratamento por envenenamento, 465-466
  uso e efeitos sobre a saúde, 714t
  usos, 464
Arsina
  anormalidades cardiovasculares e, 394
  disfunção renal aguda e, 418
  exposição ocupacional, 566-567
  hemólise induzida por, 264-265
  mecanismo de ação, 566
Artéria ciliar, 136f
Artéria ciliar posterior longa, 136f
Artéria/veia retinal central, oclusão da, 147-148
Arteríolas retinais, 136f
Artrocentese, em lesões musculoesqueléticas, 68-69
Artrose, definição, 70

Asbesto
  câncer de laringe e, 296
  câncer de pulmão e, 289
  definição de, 289
  mesotelioma e, 292-293
Asbesto crisotila, 293
Asbestose, 380-381, 380f
Asfixia do miocárdio, agentes tóxicos causadores, 387t
Asfixiante, 558t
  químico, 559-566, 565t
  simples, 558-559
Asparaginase, 399
Assento
  inclinação para frente, 204
  projeto correto, 204
Assentos inclinados para frente, 204
Astenopia, 183
Astenospermia, 457t
  agentes causadores, 246t–248t, 367t
  alérgica, 249
  algoritmo para investigação clínica, 370f
  alterações morfológicas, 370f
Asma
  atopia e, 371
  cedro vermelho e, 253
  diagnóstico, 369-371, 370f
  di-isocianatos e, 372
  fisiopatologia da, 368, 369f, 370f
  gravidade, 372
  incidência, 2
  induzida por agente sensibilizante, 367
  ocupacional, 254
  prevenção, 368-369
  prognóstico, 371-372
  reações possíveis da inalação de alérgeno com, 365f
  sintomas, 369-370
  soldagem e, 483
  tratamento, 371
Atendentes de necrotério, 339
Aterogênese, acelerada, dissulfeto de carbono e, 386-387
Atividade enzimática sérica, doença hepática e, 409
Atividade física, usos terapêuticos, 56
Ato de empurrar
  biomecânica, 208-211

ÍNDICE 883

princípios, 209, 211*f*
Ato de fumar. *Ver* Tabagismo
Ato de piscar, mecanismo, 135
Ato de puxar
  biomecânica, 208-211
  princípios, 209, 211*f*
Atrazina, 613*t*
Atropina, 233
ATSDR. *Ver* Agency for Toxic Substances and Disease Registry
Audição
  avaliação, 151-152, 153*f*, 154*f*, 155*f*, 156*f*, 157*f*, 158
  fisiologia, 151
  porcentagem de, 166-167
Audição no teste de ruído (HINT), 158
Audiometria
  para programas de conservação de audição, 163
Audiometria da fala, 152
Audiometria da resposta evocada, 158
Audiometria de Bekesy, 152
Audiometria de tons puros, 152
Audiometria do tronco cerebral, 158
Audiometria por imitância, 152, 158
Audiometria por impedância, 152, 158
Ausência, estresse e, 624
Autoapoio de tratamento, para dor crônica, 129
Autosseguro, compensação do trabalhador e, 47
Avaliação da capacidade funcional, 56-57
Avaliação do pico de fluxo, inspiração nasal, 359, 359*f*
Avaliação do risco, 831. *Ver também* Avaliação do risco de saúde
  caracterização, 836-837, 837*t*
  definição, 829
  dose-resposta na, 832-835
  escopo, 829
  etapas envolvidas na, 831-837
  exposição na, 835-836
  identificação do risco, 831
  incertezas na, 230
  metodologia na, 837-838
  padrões de respostas de emergência, 763, 763*t*–764*t*

saúde, 755, 762-763, 827-841
toxicologia, 229-230
Avaliação do risco de saúde, 58-60, 827-841. *Ver também* Avaliação do risco
  finalizações toxicológicas usadas na, 830*t*
  indivíduo vs. população, 839-840
  passos envolvidos na, 829*t*
  processo, 828-831
  tomada de decisões ambientais e limitações na, 838-839
    envolvimento público, 840
    modelos, 840-841
Avaliação dose-resposta, 230, 762, 829*t*, 832-835, 833*f*
Avaliação do sistema reprodutor
  toxicologia do sistema reprodutor feminino e, 446-448
  toxicologia do sistema reprodutor masculino e, 459-461
Avermectinas, 599
Axonopatia, distal periférica central, 532
Azadiractina, 600
Azinfos-metil, dose letal, 584*t*
Azoospermia, 451*t*, 457*t*, 500
Azoxistrobina, 610*t*
Azul de metileno, redução da metemoglobina e, 262, 263

B

Babesiose, 312
Bacillus anthracis, 645
Bacillus subtilis, 252
Bagaçose, 250, 373*t*
Bálsamo do Peru, alergia, 332*t*
BAL. *Ver* Lavado broncoalveolar
Bancos, cadeiras vs., 204
Bancos de dados *online*, 30
Bário, 378
Barreira hematencefálica, 228
Barreira sangue-testículos, 228
Barreiras celulares, 227-228
Barreiras, para diagnóstico, 28*t*
Basófilos, 236, 243, 249
Bayleton, 610*t*
Baytan, 610*t*
BeLPT (teste de proliferação do linfócito estimulados pelo berílio), 467

Bendiocarb, dose letal, 584*t*
Benefícios de pagamento, tipos de, 42-44
Benomil, 453*t*, 611
Benzeno, 717*t*
  anemia aplásica e, 271, 272*t*, 536
  aplicação, 541
  leucemia e, 304-305
  limites de exposição, 271
  mielodisplasia e, 272
  mieloma múltiplo e, 272-273
  perda auditiva e, 166
  polineuropatias tóxicas, 428*t*
  potencial para o câncer, 537
  propriedades, 525*t*
  toxicologia do sistema reprodutor masculino e, 453*t*
Benzidina, câncer de bexiga e, 297
Benzo(*a*)pireno, 513
Benzocaína, alergia, 332*t*
Benzofenona-3, 714*t*
Berílio, 377-378
  absorção, 466
  câncer de pulmão e, 290
  doença hepática e, 397*t*
  doença renal e, 422
  excreção, 466
  exposição ocupacional e ambiental, 466
  metabolismo, 466
  usos, 466
Beriliose, 467
Betume, 513
  exposição ocupacional, 514
Bifenis policlorados (PCBs), 721*t*
  efeitos adversos sobre o sistema reprodutor feminino, 440*t*
  exposição ambiental, 511
  exposição ocupacional, 511
  hepatotoxicidade, 397*t*
  mecanismo de ação, 511
  na polineuropatia tóxica, 428*t*
  usos, 511
Bifenox, dose letal, 613*t*
Bilirrubina, doença hepática e, 410
Biodisponibilidade, 227
Bioensaios animais
  correlação de, com efeitos em humanos 281-282

de carcinogenicidade, 281-282
interpretação, 281
limitações, 282
Biologia molecular, estudos de câncer ocupacional e, 283-284
Biomagnificação, 836
Biomarcadores, 711
Biomecânica, 208-211
Biomonitoramento de exposições aos pesticidas, 578
BioThrax, 645
Bisfenol A (BPA), 714t
Bissinose, 372
Blefarospasmo, 145, 146, 644
Bloqueio β-adrenérgico, diisocianato de tolueno e, 253
BOD. *Ver* Demanda bioquímica de oxigênio
Bomba de fumaça, 569
Bomba de Hiroshima, 303
Bomba de Nagasaki, 303
Boratos, 602
Boro, efeitos adversos sobre o sistema reprodutor masculino, 457t
Borracha
estireno na, 515
natural, alergia à, 252, 252t
Borracha, solvente, propriedades, 525t, 543t
BPCs. *Ver* Bifenis policlorados
Branqueamento, 265
Brasil, condições de trabalho no, 5
BRFSS (sistema de vigilância do fator de risco comportamental), 685
Brilho da tela, eliminação, 206
Bromacil, sal de lítio, 453t
Bromato de potássio, perda auditiva e, 166
Brometalina, 608t
Brometo de metila, 604t, 604-605
distúrbios neurológicos causados por, 432
exposição ocupacional, 568
limites de exposição, 568
na polineuropatia tóxica, 428t
Brometo de *n*-propila, 555
Brometo isopropílico, 555
Bromo
exposição, 563

vapor, efeitos adversos ao sistema reprodutor masculino, 457t
Bromossulfaleína (BSP), teste de *clearance*, função hepática e, 410
Broncoprovocação, teste, 364
Broncoprovocação, teste de desafio, 255
Bronquiolite obliterante, 366-367, 383, 490
Bronquite crônica, 382-383, 382t
Brotoeja, 342
Brucelose, 320
Budesonida, alergia, 332t
Buracos de cromo, 470
Burkholderia mallei, como agente de guerra biológica, 646-647
Burkholderia pseudomallei, como agente de guerra biológica, 646-647
Bursite, 70
Bursite do olécrano, 70, 79t, 82
Bursite subacromial, 71-73
Butano, limites de exposição, 570

C

Cabos de ferramentas, projeto adequado, 207
Cadeira(s)
inclinação frontal, 204
na estação de trabalho do computador, ajuste da, 205
projeto, 204
reclinação, 204
seleção, 204
vs. bancos, 204
Cadeiras reclináveis, 204
Cádmio, 717t, 723
absorção, 468
anormalidades cardiovasculares e, 394
câncer de pulmão e, 290-291
doença renal e, 421
efeitos adversos sobre o sistema reprodutor masculino, 440t, 457t
exame médico para exposição, 469t
excreção, 468
exposição ocupacional, 378
exposição ocupacional e ambiental, 468
metabolismo, 468
monitoramento biológico, 469t

toxicologia do sistema reprodutor masculino e, 453t
uso e efeitos sobre a saúde, 714t
usos, 467-468
Cálice ótico, 138
California Medical Association Scientific Board Task Force on Clinical Ecology, 257
California Office of Environmental Health Hazard Assessment (OEHHA), 30
Calor
distúrbios causados pelo, 174-179, 176f
distúrbios cutâneos causados por, 179
efeitos adversos sobre o sistema reprodutor masculino, 457t
emergências, algoritmo de tratamento, 178f
exposição ao, valores limites para, 175
radiação infravermelha e, 183
Calor, brotoeja, 179
Calor, câimbras, 175t, 177-179
Calor, exaustão, 175t, 177
Calor, gráfico de índice de, com distúrbios associados causados pelo, 176f
Calor, insolação, 174-177, 175t, 176f, 178f
Calor, síncope, 179
Calor, urticária, 179
Calos, 341-342
Campo elétrico, componentes, de radiação, 181f
Campo magnético, componentes, de radiofrequência, 181f
Campos eletromagnéticos (EMF), efeitos adversos ao sistema reprodutor feminino, 440t
Campos magnéticos
carcinogenicidade, 182
leucemia e, 304
toxicologia do sistema reprodutor feminino, 440t
Campos visuais, teste de, 140
Câncer
ácidos e, 488
acrilamida e, 492
adutos proteicos e, 283
cérebro, 305-306
clorofluorocarbonetos e, 554
colônias, 288
colorretal, 277

cromo e, 470
de laringe, 296
   éteres de clorometil e, 290
   etiologia do, 289-291
   exaustão de diesel, 290
   gás mostarda e, 291
   hidrocarbonetos aromáticos policíclicos e, 290
   incidência do, 289
   níquel e, 291
   ocupações em risco para, 288-289
   patologia do, 291
   prevenção do, 291-292
   prognóstico, 292
   radônio e, 289-290
   sintomas, 291
   soldagem e, 483
   tratamento, 292
determinação de causas relacionadas com o trabalho, 286-288
estágios de desenvolvimento do tumor, 276-278, 277f
exposição aos pesticidas e, 581-582
exposição química e, 2
fármacos, exposição ocupacional aos, 274
fatores para, 276
formaldeído e, 503-504
implicações na prática clínica, 286-288
incidência de, 276
iniciadores vs. promotores no, 278, 278t
inseticidas e, 591
leucemia, 302-305
   anemia aplásica não linfocítica aguda, 270
   exposição tóxica e, 270
   mielodisplasia e, 272
limiares do, 278-279
linfoma, não Hodgkin, 510
mecanismo de, 276-278, 277f, 278t
mesotelioma
   achados laboratoriais, 294
   curso e prognóstico, 295
   detecção por imagem, 294
   diagnóstico, 292
   diagnóstico diferencial, 294
   etiologia, 292-293
   ocupações em risco para, 292
   patogênese do, 293
   patologia, 293
   prevenção, 294
   relacionado com asbesto, 2, 292-293
   sinais, 293-294
   sintomas, 293
   solitário benigno, 293
   tratamento, 294-295
ocupacional, 276-306
óxido de etileno e, 501
período de incubação para, 278
período de indução-latência, 278-279
solventes e, 537
Câncer de bexiga
   achados clínicos, 298
   aminas aromáticas e, 495
   etiologia, 297
   gênero e, 297
   ocupações em risco de, 297
   patogênese, 297
   patologia, 298
   prevenção, 298
   tratamento, 298, 496
Câncer de pele
   achados clínicos, 302
   etiologia, 300-301
   hidrocarbonetos aromáticos policíclicos e, 338
   induzido por arsênio, 300-301, 338
   ocupacional, 338
   ocupações em risco para, 300
   PAHs e, 276, 300
   patologia, 301
   prevenção, 302
   radiação ionizante e, 301
   radiação UV e, 300, 338
Câncer de próstata, 594
Câncer de pulmão
   acrilonitrila e, 291
   arsênio e, 290
   asbesto e, 289
   berílio e, 290
   cádmio e, 290-291
   clorometil éteres e, 290, 499
   cromo e, 291
   CYP1A1 e, 284
   etiologia do, 289-291
   exaustão de diesel, 290
   gás mostarda e, 291
   hidrocarbonetos aromáticos policíclicos e, 290
   incidência do, 289
   níquel e, 291
   ocupações em risco para, 288-289
   patologia do f, 291
   prevenção do, 291-292
   prognóstico, 292
   radônio e, 289-290
   sintomas, 291
   soldagem e, 483
   tratamento, 292
Câncer do fígado, 298-299, 397t, 403-404, 607
Câncer nasal, 295-296
Câncer sinunasal, 351t, 358
   formaldeído e, 503-504
"*Candida*, hipersensibilidade", 257, 258t
Candida, infecção, 340
Caolina, fibrose parenquimatosa pulmonar e, 381
Capacidade de trabalho, estimando a, 214-215, 215t
Capacidade vital forçada (CVF), 363-364, 370-371
Capsaicina, 569
Cápsula do cristalino, 136f
Capsulite adesiva, 74
Captação de oxigênio, máxima, 215t
Captafol, 610t, 611
Captano, 581, 610t, 611
Caracterização do risco, 230, 836-837, 837t
Carbamatos, inseticidas inibidores de colinesterase, 584t
   carcinogenicidade, 591
   colinesterase e, 587-588
   diagnóstico diferencial para envenenamento, 588
   doença cardiovascular e, 393
   efeitos agudos, 583
   efeitos crônicos, 583
   exposição ocupacional, 585
   exposição, teratogenicidade, 591
   usos, 584-585
Carbamatos, manifestações neurológicas, 433t
Carbamatos, pesticidas, 717t

ÍNDICE

Carbaril
  dose letal, 584t
  efeitos adversos sobre o sistema reprodutor masculino, 457t
Carbendazim, 611
Carbofenotiona, dose letal, 584t
Carbofurano, 717t
  dose letal, 584t
Carbonato de potássio
  produção, 490
  usos, 490
Carbonato de sódio
  produção, 490
  usos, 490
Carboneto de tungstênio, 377
Carbono orgânico total (COT), 804-805
Carboxi-hemoglobina, 718t
  exposição ao monóxido de carbono e, 268-269, 390, 390t
Carcinogênese, propriedades fundamentais, 276-278, 277f, 278t
Carcinogenicidade
  ação reguladora e, 285-286
  da radiação de frequências extremamente baixas, 182
  medicina preventiva e, 285-286
  testes de curto prazo e, 282-283
  vigilância médica para, 286, 286t
Carcinógeno(s), 233
  bioensaios animais de, 281-282
  cromo como, 470
  curva dose-resposta, 279
  doses limiares para, 278-279
  ensaios epidemiológicos, 280-281
  vigilância médica requerida, 287t
Carcinógenos animais, pesticidas, 581-582
Carcinoma(s) hepatocelular(es), 403-404
Carfentanil, 569
Carrapatos, doenças transmitidas por, 312
Carrinho(s) de mão, projeto e tamanho do trabalhador, 211f
Carvão ativado, 669-670, 670f
Caso sentinela, registro, 29
Catarata(s)
  congênita, 148
  definição, 148
  radiação ultravioleta e, 185
  relacionada com a idade, 148
  secundária, 149
  tipos, 148-149
  traumática, 148
Cataratas, por substâncias tóxicas, 149
CBRNE (química, biológica, radiológica, nuclear e explosiva), prevenção, 640-652
  biológica, 651
  profissionais de saúde e, 652
  radiação e energética, 651-652
  treinamento médico, 652
CD8, células regulatórias, 236
Cedro vermelho, alergia, 253
Cefaleia, nitroglicerina e, 505
Cegueira, metil álcool e, 544
Célula falciforme, presença, resposta aos agentes tóxicos, 226
Células apresentadoras de antígenos, 240
Células de Kupffer, 240
Células dendríticas, 238
Células efetoras
  e hipersensibilidade, 238
  imunológicas, 235-238
Células *"natural killer"* (NK), 237
Células pilosas, 165
Células sanguíneas, formação e morfologia, distúrbios que afetam 269-270
Células T, 236-237
Centers for Medicare and Medicaid Services (CMS), 35
Centros de controle de envenenamento, 30
Cepa, definição, 69
Cepas, índice, 200
Certidão de óbito ("National Center for Health Statistics"), 684f
Certified Electronic Health Record Technology (CEHRT), 35
Certified health IT product list (CHITPL), 35
Cetonas
  exposição ocupacional, 546-547
  propriedades, limiares de odor, limites de exposição, 526t
CFCs. *Ver* Clorofluorcarconetos
CH^2OPD^2 mnemônica, 29
Chernobyl, efeitos sobre o sistema reprodutor masculino, 457t
China
  condições de trabalho na, 5
  globalização e, 5
Chumbo, 749t, 752t
  absorção, 472
  aguda, 472-473
  anemia hemolítica e, 265
  anormalidades cardiovasculares e, 394
  compostos, 752t
  distúrbios neurológicos causados por, 430-431
  doença renal e, 419-420
  efeitos adversos sobre o sistema reprodutor feminino, 440t
  efeitos adversos sobre o sistema reprodutor masculino, 456, 457t, 458
  excreção, 472
  exposição ocupacional e ambiental, 471-472, 472t
  fontes, 471t
  metabolismo, 472
  na polineuropatia tóxica, 428t
  perda auditiva e, 166
  poluentes do ar, 783t, 788
  porfiria adquirida e, 268
  prevenção de exposição, 473-474
  toxicologia do sistema reprodutor masculino e, 453t
  uso e efeitos sobre a saúde, 715t
  usos, 471
  vigilância médica, 474t
Cianeto
  acrilonitrila e, 493
  perda auditiva e, 166
Cianeto de hidrogênio
  exposição ocupacional, 561-562
  limites de exposição, 561, 565t
Cianeto de sódio, 608t
Cianose, metemolgobinemia e, 261, 261f
Cicasina, 399
Cicloexanona, 718t
Ciclo-hexano, propriedades, limiares de odor, limites de exposição, 525t, 526t
Ciclo-hexilamina, propriedades, limiares de odor, limites de exposição, 527t
Ciclo menstrual, 437-438, 443
  disfunção, 443t

Cicloparafinas, exposição ocupacional, 540-541

Ciclo reprodutor feminino, 437-438

Cidofovir, 453t

Ciflutrina, 595, 595t

Cimento, queimaduras por, 328

Cipermetrina, 595t

Cirrose, 402-403

Cistite hemorrágica, exposição às aminas aromáticas e, 495

Cisto ganglionar, 84-85

Citocinas, 239, 240t

Citologia do escarro, mesotelioma e, 294

Citologia nasal, 359

Citomegalovírus, infecção, doença hepática ocupacional e, 404t, 408

Citoqueratina 18, doença hepática e, 412

Citotoxicidade dependente do anticorpo, 243

Classificação da experiência, e seguro de compensação dos trabalhadores, 44

Classificação de redução de ruído (CRR), 163-164

Clean Air Act, 294

Clioquinol, 332t

Cloracne, 337, 614
    2,3,7,8-tetraclorodibenzo-p-dioxina (2,3,7,8-TCDD) e, 518
    bifenilos policlorados (PCBs) e, 511

Cloramfenicol, 270

Clordecona, efeitos adversos sobre o sistema reprodutor masculino, 457t

Cloreto de etila, 752t

Cloreto de hidrogênio, limites de exposição, 565t

Cloreto de metila, 604t

Cloreto de metileno, 718t
    excreção, 552
    exposição ocupacional, 553
    propriedades, limiares de odor, limites de exposição, 527t

Cloroacetofenona, 569

Clorobenzeno, 718t

Clorodifluorometano, propriedades, limiares de odor, limites de exposição, 527t
    anormalidades cardiovasculares e, 392-393, 392f

Clorofluorocarbonetos (CFCs),
    exposição ocupacional, 554
    propriedades, limiares de odor, limites de exposição, 527t
    usos, 554

Clorofacinona, 608t

Clorofenotano, perda auditiva e, 166. Ver também DDT

Clorofórmio
    disfunção renal aguda e, 417
    excreção, 552
    exposição ocupacional, 553
    hepatotoxicidade, 399
    propriedades, limiares de odor, limites de exposição, 527t

Clorometil éteres
    câncer de pulmão e, 290
    exposição ambiental, 499
    exposição ocupacional, 499
    usos, 499

Cloroneb, dose letal, 610t

Cloropentafluoroetano, 527t

Cloropicrina, 606, 608

Clorotalonila, 610t

Clorpicrina, 604t

Clorpirifós, 720t
    dose letal, 584t

Clorssulfurona, 453t

Clostridium botulinum, 649

Clotianidina, 598t

Cobalto, 718t
    alergia e, 332t
    anormalidades cardiovasculares e, 394
    em metal pesado, 377
    perda auditiva e, 166

Cobre
    anemia hemolítica e, 265
    como corpo estranho intraocular, 144

Cocaína, 633

Coccidioidomicose, no ambiente de trabalho, 311

COD. *Ver* Demanda química de oxigênio

Colchicina, 453t

Colecalciferol, 608t

Cólicas, calor, 175t

Colinesterase, 717t, 720t
    envenenamento, 586

Colinesterase RBC, 717t, 720t

Commotio retinae, 143

Compensabilidade, das doenças ocupacionais, 46

Complemento, cascatas do, 239

Complexo de histocompatibilidade principal (MHC), 241

Complexo fibrocartilaginoso triangular, lacerações 91

Complexo imune, reações do, 245f, 248

Compostos ciano, 604t

Compostos do ftalimido, 610t, 611

Compostos orgânicos perfluorados, 445

Compostos orgânicos voláteis (COVs), 671, 794-795

Comprometimento
    avaliação, 45-46
    vs. incapacidade, 45

Comprometimento auditivo hereditário (CAH), 159

Condições de saúde mental no local de trabalho, 619

Condições de trabalho universais, 5

Condições ortopédicas, definições, 69-70

Condutividade elétrica do corpo, 179

Confusão, 861-862

Conjuntiva, 135, 136f
    exame, 137-138

Conjuntivite alérgica, 250

Conselho de compensação dos trabalhadores, nas disputas e reivindicações, 48

Constante de carga, 212

Consulta psiquiátrica, 625-626, 625t

Contagem de espermatozoides, 457t, 460

Contaminantes de vapores, amostras de, 669-671

Contaminantes transportados pelo ar
    amostragem de partículas, 671-673
    amostragem e análise, 667
    estratégias de monitoramento, 667-668, 668f, 669f
    padrões de exposição ocupacional, 675-676

Contratura de Dupuytren, 92

Controle endócrino do ciclo reprodutor feminino, 438
    bifenil policlorado, 512

efeitos adversos reprodutivos masculinos, 458-459
interferentes endócrinos
pesticidas como, 580-583
toxicologia do sistema reprodutor feminino e, 444-445
Controles administrativos do ruído, 162
Controles, máquina, localização dos, 203-204
Controles tecnológicos
de ruído, 162
para solventes, 538
Coproporfirina III, 265
Coração, defeitos, toxicologia do sistema reprodutor masculino e, 451t
Coração, exposição ao dissulfeto de carbono e, 497
Corantes à base de bezidina
exposição ocupacional, 496
usos, 494
Córnea, 135, 136f
exame, 138
opacidade, nas queimaduras químicas, 141
Corioide, 136, 136f
Corporações multinacionais, 6
Corpos estranhos
intraoculares, 144-145
superficiais, no olho, 145-146
Corrente alternada, 179
Corrente direta, 179
Corticosteroides
para dermatite de contato alérgica, 335
para pneumonite por hipersensibilidade, 375
Corti, órgão de, 151
Cotovelo
deslocamento do, 79t, 83-84
fratura do, 79t, 83-84
lesões do, 77-84, 78f
osteoartrite do, 83
Cotovelo de jogador de golfe, 79t, 80
Cotovelo de tenista, 79-80, 79t
COT. Ver Carbono orgânico total
Coumafuril, 608t
CO. Ver Monóxido de carbono
Coxiella burnetii, 320, 801
doença hepática ocupacional e, 404t, 408
Cremes de barreira, 335

Creosoto, usos, 513
Crescimento fetal, 443t
Cresol, propriedades, limiares de odor, limites de exposição, 526t
Cristalino, 136f
Cromatografia, 669-670
Cromo, 718t
absorção, 470
câncer de pulmão, 291
câncer nasal e, 295
contaminantes da água, 810
excreção, 470
exposição ocupacional, 378
exposição ocupacional e ambiental, 470
metabolismo, 470
usos, 469-470
Cuidados paliativos, 47
Cumeno, propriedades, limiares de odor, limites de exposição, 525t
Curva dose-resposta, 230-232, 230f, 231f
inalantes e, 557-558
para carcinógenos, 279
Custo-benefício, de atividades preventivas, 198-199
CVF. Ver Capacidade vital forçada
CYD-X, 599
CYP1A1, enzima, 284

D
Dados antropométricos, uso no planejamento do local de trabalho/equipamentos, 200-201
Dalapon, 613t
Dazomet, 607
DBCP. Ver Dibromocloropropano
DCA. Ver Dermatite de contato alérgica
DCI. Ver Dermatite de contato irritante
DDE. Ver Diclorodifenil dicloroetileno
DDT (clorofenotano, diclorodifeniltricloroetano), 272t, 592-594, 592t
efeitos adversos sobre o sistema reprodutor feminino, 440t, 445
efeitos adversos sobre o sistema reprodutor masculino, 457t
trombocitopenia e, 273, 273t
Dedo de Mallet, 93, 93f
DEET. Ver Dietiltoluamida

Defeitos cardíacos conotruncais, incidência, 451t
Defeitos do nascimento, toxicologia do sistema reprodutor masculino e, 451t
Deficiência nutricional, e resposta à exposição tóxica, 226
Deltametrina, 595t
Demanda bioquímica de oxigênio (BOD), 804-805
Demanda química de oxigênio (COD), 804-805
Dentes, exposição aos ácidos e, 488
Depressão, 123
Derivados do petróleo, nos olhos, 146
Dermatite
acneiforme irritante, 325
aminas aromáticas e, 495
clorofluorcarbonetos e, 554
de contato, 249
alérgica, 251, 251t, 329-336, 330f, 331f
berílio, 467
exposição aos pesticidas e, 580
níquel, 480
excicação eczematoide, 325
fibra de vidro, 328
irritante, 251
irritante aguda tardia, 325
irritante em *tandem*, 326
irritante traumática, 325
polímero acrilamida e, 491
pustular irritante, 325
resina epóxi, 333
solventes e, 529-530
transportada pelo ar, 326
Dermatite alérgica de contato (DAC), 251, 251t, 329-336, 330f, 331f
Dermatite causada pela fibra de vidro, 328
Dermatite de contato
alérgica, 251, 251t, 329-336, 330f, 331f
berílio, 467
irritante (DCI), 324-329, 325t, 327f
mecanismo de, 249
níquel, 480
tipos, 324f
Dermatite eczematoide, excicação, 326
Dermatite por irritante acneiforme, 325
Dermatite por irritante aguda tardia, 325

Dermatite por irritante em *tandem*, 326
Dermatite por irritante pustular, 325
Dermatite por irritante transportada pelo ar, 326
Dermatite por irritante traumática, 325
Dermatite por resina epóxi, 333
Dermatófitos, infecção, 340-341, 341*f*
Descarte farmacêutico, 767-768, 771, 772, 776
Descarte radioativo, 768, 772, 773, 777, 779-780
Desclassificação, da classificação de redução de ruído, 164
Descontaminação, 644, 760-761, 760*f*, 761*t*
  para exposição aos pesticidas, 579-580
DES, efeitos adversos ao sistema reprodutor masculino, 458
Desenvolvimento da célula germinativa
  feminina, 437-438
  masculina, 451, 452*f*
Desenvolvimento do bebê, 439
Desenvolvimento fetal, 438-439, 438*f*
Desfobrilação, para hipotermia, 172*f*
Deslocamento do limiar temporário (DLT), 160, 359
Deslocamento permanente do limiar (DPL), 160
Destilados do petróleo
  exposição ocupacional, 542-543
  propriedades, 525*t*
Diabetes melito, perda auditiva e, 159
Diacetona álcool, 526*t*
Diagnóstico
  de doenças ocupacionais, 45-46
    barreiras ao, 28*t*
  de efeitos tóxicos, 232
Diálise peritoneal, para hipotermia, 173
Diâmetro aerodinâmico equivalente (DAE), 672
Diarreia, 803
  do viajante, 319-320
Diazinona, dose letal, 584*t*
Diborana, exposição, 563
Dibrometo de etileno, 604*t*
  efeitos adversos sobre o sistema reprodutor masculino, 457*t*
  toxicologia do sistema reprodutor masculine e, 453*t*

Dibromocloropropano (DBCP, 1,2-dibromo-3-cloropropano), 604*t*
  efeitos adversos sobre o sistema reprodutor masculino, 454, 456, 457*t*, 582-583
  efeitos carcinogênicos, 838
  efeitos não malignos sobre a saúde, 837-838
  exposição ocupacional ao, 500
Dicamba, 613*t*
Dicloreto de etileno, disfunção renal aguda e, 417
Diclorodifenil dicloroetileno (DDE), 445
Diclorodifeniltricloroetano. *Ver* DDT
Diclorodifluorometano, propriedades, limiares de odor, limites de exposição, 527*t*
Diclorometano, 718*t*
Diclorvos, dose letal, 584*t*
Dicofol, 592*t*
Dicromato de potássio, alergia, 332*t*
Dicumarol, 608*t*
Dieldrin, 273*t*
Dienes, exposição ocupacional, 539-540
Dietanolamina, propriedades, limiares de odor, limites de exposição, 527*t*
Dietilamina, propriedades, limiares de odor, limites de exposição, 527*t*
Dietiltoluamida (DEET), 595, 601
Difacinona, como rodenticida, 608*t*
Difenacoum, 608*t*
Difenil éteres polibromados (PBDEs), 715*t*, 721*t*
  toxicologia do sistema reprodutor feminino e, 445
Difetialona, 608*t*
Diglicidil éter, propriedades, limiares de odor, limites de exposição, 526*t*
Di-isocianatos, asma ocupacional e, 247*t*, 372
Dimensões corporais
  femininas, 202*f*
  masculinas, 201*f*
Dimetilamina, propriedades, limiares de odor, limites de exposição, 527*t*
Dimetilaminopropionitrila, 500
Dimetilformamida, 719*t*
  exposição ocupacional, 555
  lesão hepática aguda e, 397*t*, 401, 535
  propriedades, limiares de odor, limites de exposição, 528*t*

Dimetilnitrosamina (DMA), 397*t*, 398-399, 398*t*
Dimetilsulfóxido
  exposição ocupacional ao, 555
  perda auditiva e, 166
Dimetoato, dose letal, 584*t*
Dinamite, 505
Dinitrofenol
  insuficiência renal aguda e, 418
  perda auditiva e, 166
Dinitro-*o*-Cresóis, insuficiência renal aguda e, 418
Dinitrotolueno
  efeitos adversos sobre o sistema reprodutor masculino, 457*t*
  toxicologia do sistema reprodutor masculino e, 453*t*
Dinoseb, 453*t*
Dinotefurano, 598*t*
Dióis, exposição ocupacional, 544-545
Dioxano
  insuficiência renal aguda e, 417
  propriedades, limiares de odor, limites de exposição, 526*t*
Dióxido de carbono, exposição ocupacional, 558-559
Dióxido de enxofre (SO_2, 604*t*, 611, 749*t*, 783*t*, 786-788
Dióxido de nitrogênio (NO_2), 749*t*
  limites de exposição, 563, 565*t*
  poluentes do ar, 783*t*, 785-786
Dioxinas
  doença hepática e, 397*t*
  efeitos adversos sobre o sistema reprodutor feminino, 440*t*
  em polineuropatias tóxicas, 428*t*
Dipiridis, 615-617
Dipropileno glicol monometil éter, propriedades, limiares de odor, limites de exposição, 526*t*
Diquat, 613*t*, 615-617
Direitos humanos, 742-744
Disbarismo, 191-193
Disco ótico, 136, 136*f*, 138
Discordâncias e reivindicações
  doenças profissionais e, 47-49
  reabertura, 49

ÍNDICE

Disfunção da corda vocal (DCV), 358
Disfunção/insuficiência renal, aguda, 416-419
Disfunção sexual
　dimetilaminopropionitrila e, 500
　masculina, 450
　masculina, agentes causadores, 457*t*
Disfunção tubular renal, 536
Dispositivo indicador, posicionamento de, 206
Dispositivo(s) apontador(es)
　alternativa, 206
　posicionamento, 206
Dispositivos de acesso, posição, 206
Dissulfeto de carbono, 497-498, 718*t*, 751*t*
　anormalidades cardiovasculares e, 386-387
　diretrizes de exposição da OSHA, 387
　distúrbios neurológicos causados por, 429-430, 497-498
　doença cardíaca e, 497
　doença renal e, 423
　efeitos adversos sobre o sistema reprodutor feminino, 440*t*
　efeitos adversos sobre o sistema reprodutor masculino, 457*t*
　exposição ambiental, 497
　exposição ocupacional, 497
　limiar de odor, 497
　mecanismo de ação, 497
　na polineuropatia tóxica, 428*t*
　perda auditiva e, 166, 497
　toxicologia do sistema reprodutor masculino e, 453*t*
　usos, 497
　visão e, 497
Dissulfiram, 610
Distribuição, de responsabilidade financeira por incapacidade, 44
Distúrbio bipolar, 620
Distúrbio da ansiedade generalizada, 621
Distúrbio de estresse pós-traumático, 621-622
Distúrbio depressivo principal, 619-620
Distúrbios da pele
　causados pelo calor, 342
　causados pelo frio, 342
　causas físicas, 341-343
　de origem viral, 340
　exame e diagnóstico, 343-345
　fricção e, 341-342

incapacidade e, 344
infecções bacterianas, 338-340
infecções fúngicas, 340-341, 341*f*
ocupacional, 324-345
parasitoses, 341, 341*f*
prevenção, 345
radiação e, 342-343
tratamento dos, 345
Distúrbios de hipersensibilidade imunológica
　borracha e, 252, 252*t*
　classificação, 244*f*–245*f*
　ocupacional, 249-251
　　antígenos indutores, 251-254
　　tratamento, 257
　produtos animais e, 251-252
　produtos vegetais e, 252-253
　substâncias químicas e, 253-254
　testes para, 255-257
Distúrbios do movimento repetitivo, 45
Distúrbios metabólicos, perda auditiva e, 159
Distúrbios musculoesqueléticos, fatores de risco físico para, 199-200
Distúrbios neurológicos, toxinas específicas e, 429-434
Distúrbios pleurais, 383
Distúrbios psicogênicos em massa, 797-798
Ditiocarbamatos, 610*t*
d-Limoneno, 555
DLT. *Ver* Deslocamento do limiar temporário
Documentos, colocação dos, nas estações de trabalho, 205-206
Doença ambiental idiopática (DAI). *Ver* Sensibilidade química múltipla
Doença cardíaca isquêmica não ateromatosa, agentes tóxicos causadores, 387*t*
Doença cardiovascular
　antimônio e, 394
　arsênio, 394
　arsina e, 394
　cádmio e, 394
　chumbo e, 394
　clorofluorocarbonetos e, 392-393, 392*f*
　cobalto e, 394
　dissulfeto de carbono e, 386-387
　metais pesados e, 393-394
　monóxido de carbono e, 388-390, 389*f*, 389*t*, 390*t*

nitratos orgânicos, 390-392, 391*f*
organofosforados e, 393
poluição do ar e, 394
solventes, 534-535
　agentes causadores, 386
solventes hidrocarbonetos e, 392-393, 392*f*
tóxica
　agentes causadores, 387*t*
　avaliação, 386
Doença da artéria coronária, tóxica, agentes causadores, 387*t*
Doença da descompressão, 191-193
Doença de Caisson, 191-193
Doença de compressão, 193
Doença de Itai-Itai, 421
Doença de Kienbock, 91-92
Doença de latência curta, 793-801
Doença de Lyme, 312, 341
Doença de Ménière, perda auditiva e, 160
Doença de Minamata, 476
Doença do criador de pombo, 250
Doença do dedo branco induzida por vibração, 193-194, 219
Doença do legionário, 801
Doença do metal pesado, 377
Doença do neurônio motor, sintomas e sinais, 427*t*
Doença do óleo de arroz, 511
Doença dos seios paranasais, 356-359
Doença, estresse e, 623-624
Doença hepática
　achados clínicos, 400-401
　agentes causadores, 400*t*
　agentes infecciosos e, 404
　aguda, 400-401, 412-413
　aminas e, 495
　atividade enzimárica do soro e, 409
　bilirrubina da urina e, 410
　bilirrubina sérica e, 410
　carcinoma, 403-404
　causada por substâncias químicas, 397*t*
　cirrose, 402-403
　crônica, 402, 413
　detecção da, 396
　diagnóstico diferencial, 412
　esteato-hepatite associada às substâncias tóxicas, 402

esteatose, 403
evidências epidemiológicas da, 396-398
exame físico, 412
exposição ao cloreto de vinil e, 521
fibrose, 402-403
fosfatase alcalina e, 409-410
granulomatosa, 403
hepatite A, 404-405, 404t
hepatite B, 405-407
hepatite C, 407-408
histórico ocupacional e médico, 412
induzida pelo tetracloreto de carbono, 401
induzida por xenobiótico, 401
lactato desidrogenase sérica e, 410
mecanismo de toxicidade, 398-400, 398t
morfologia, 400, 400t
necrose hepática subaguda, 402
neoplasia, 403-404
solventes e, 535
tratamento, 412-413
vigilância médica para, 408-409
Doença pulmonar
asbesto e, 380-381
avaliação, 362-364
berílio e, 377-378
distúrbios pleurais, 383
exame físico, 362-363
induzida por metais, 377-378
lesão por inalação tóxica, 364-367, 366t
ocupacional, 2, 260-385
sílica e, 378-380
soldagem e, 483
técnicas de imagem, 363
Doença pulmonar intersticial (DPI), fibras de flocos de náilon e, 381-382
Doença pulmonar obstrutiva crônica, 382-384
Doença renal
arsina e, 418
berílio e, 422
cádmio e, 421, 469
chumbo e, 419-420, 473
crônica, 419-423
dinitrofenóis e, 418
dinitro-o-cresóis e, 418
dioxano e, 417
disfunção renal aguda, 416-419

dissulfeto de carbono e, 423
etileno glicol e, 417
exposição aos solventes e, 535-536
fenol e, 417
fósforo e, 418
hidrocarbonetos halogenados alifáticos e, 417
mercúrio e, 421-422
metais pesados e 416
nefropatia analgésica, 419
nefropatia causada por vegetais, 419
nefropatia endêmica dos Balcãs, 418-419
pentaclorofenol e, 417
pesticidas e, 418
sílica e, 422-423
solventes orgânicos e, 416-418, 423
tetracloreto de carbono e, 416
tolueno e, 417
urânio e, 422
Doença renal terminal (DRT), 415, 423
Doenças associadas aos edifícios, 790-801
avaliação das, 791-793, 792t
investigações de, 793
natureza, fontes e concentrações de exposição para, 791
tipos de, 790-791, 791t
Doenças atópicas, 237
Doenças cutâneas de origem viral, 340
Doença sinusal, paranasal, 356-359
Doença sistêmica, cataratas e, 149
Doença(s) ocupacionais
brucelose, 320
coccidioidomicose, 311
diagnóstico, 45-46
barreiras ao, 28t
doença crônica e, 22, 23t
febre Q, 320-321
hantavírus, 311-312
HBV, 315-317
HCV, 317
HIV, 317-318
incidência, 2, 42
infecção pelo vírus B, 321-322
influenza, 311
patógenos causadores relacionados com o trabalho, 309t–310t
período de latência das, 2

prevenção primária, 695
prevenção secundária, 695
prevenção terciária, 696
recuperação tardia das, 52-54
transmitidas por carrapatos, 312
tuberculose, 313-315
universais, 5
Doença ulceroglandular, 649
Dor
crônica, 120-133
estratégia multimodal, 133
inventário para, 126f–127f
neurologia da, 120-123, 121f
nutrição para, 133
psicologia da, 123-124
terapias baseadas no movimento, 130-131
terapias complementares, 131-133
terapias farmacológicas, 125, 128t, 129-130
terapias intervencionais, 131
tratamento da, 120-133
joelho, 105-106, 106t
pescoço, 101-102, 102t
região lombar, 97-99, 98t, 99t
Dor da mão, 84
Dor do antebraço, 84
Dor lombar, 97-99, 98t, 99t
Dor nas costas, exame, 98t
Dor no pescoço, 101-102, 102t
Dor patelofemoral, 114-115
Dosimetria do ruído, 674, 675f
Doutor(es). *Ver* Médico(s)
Doxorrubicina hidrocloreto, 453t
Dura, 136f
Duração do limite de exposição, 171

E

ECI. *Ver* Examinador clínico independente
Ecologia, clínica, 257
Edema de Berlin, 143
Edema, de retina, 144
Edema pulmonar, 366
EDF. *Ver* Escore de discriminação da fala
Efeitos agudos sobre o sistema nervoso central, solventes, 530-531
Efeitos crônicos sobre o sistema nervoso central, solventes, 531-532

ÍNDICE

Efeitos neurocomportamentais, do envenenamento por organofosfatos, 590-591
Efusões pleurais benignas, 383-384
Ehrlichiose, 312
EHRs. *Ver* Registros eletrônicos de saúde
EIA (imunoensaio enzimático), 317
Eixo hipotalâmico, hipofisário-ovariano, regulação de *feedback*, 437f
Elevação, 199t
 biomecânica, 208-211
 diretrizes da ACGIH, 212-213, 213t
 equação de elevação da NIOSH, 212, 213f
 princípios, 208-209, 208f
 psicofísica e, 213-215, 214t
 segurança, 210f
 técnicas adequadas, 208f, 209f
ELF. *Ver* Carcinogenicidade da radiação de frequência extremamente baixa
Eliminação, de substâncias tóxicas, 233
ELISA. *Ver* Ensaio de imunoadsorção ligado à enzima
Êmbolo de cristais de colesterol, 147
Emissões de indústrias
 acidentes nucleares, 765-766
 bases de dados, 750-754
 perspectiva mundial, 756
 profissionais de saúde e, 754
 regulação das, 754-756
 rotina, 748-766
 substâncias químicas/descartes nocivos, acidentais, 756-765
 tipos, 749-750
Emissões otoacústicas (EOAs), 158
Emolientes, para dermatite de contato alérgica, 335
Empregadores
 padrões ergonômicos e diretrizes para, 199t
 reivindicações e exigências, 47-48
 responsabilidades dos, 46-49
Empregado(s)
 isenção da compensação do trabalhador, 46
 recusa de tratamento pelo, 45
 treinamento, 704
Emprego
 Estados Unidos, 1
 gravidez e, 444
Empresas de pequeno e médio porte (SMEs), 7
Encefalopatia
 aguda, sintomas e sinais da, 427t
 chumbo, 431
 crônica, 427t
 mercúrio, 431
Endoftalmite, 147
Endoscopia nasal, 359t
Endossulfano, 592t
Endotélio da córnea, queimaduras químicas e, 140
Endotoxina, 249
Engenharia de fatores humanos, 197-219
 padrões e diretrizes, 199t
Ensaio de imunoadsorção ligado à enzima (ELISA), 245
Ensaio do cometa, 269
Ensaio dos micronúcleos, 270
Ensaios de Liberação de Gama-Interferon (IGRAs), 314
Entorse de punho, 90
Entorse(s), definição, 69
Environment Protection Agency (EPA)
 regulamentações de pesticidas, 573, 575t
 sistema de classificação de pesticidas, 582t
Enxofre, 604t, 610t, 611
Enxofre elementar, 611
Enxofre inorgânico, dose letal, 610t
Enzimas
 doença hepática e, 410
 e asma, 247t
EOAs. *Ver* Emissões otoacústicas
Eosinófilos, 236, 238
EPA. *Ver* Environment Protection Agency
Epicloro-hidrina, 453t
Epicondilite lateral, 79-80, 79t
Epicondilite medial, 79t, 80
Epidemiologia/estudos epidemiológicos, 854-861
 consistência na, 280
 da doença hepática, 396-398
 de carcinogenicidade, 280-281
 força na, 280
 limitações, 281
 para sistemas de vigilância de doenças, 687, 689
 temporalidade na, 280
 toxicologia do sistema reprodutor feminino e, 441-444
 toxicologia do sistema reprodutor masculino, 453-456
Epitélio da córnea, lesões, 145-146
EPN, dose letal, 584t
Equilíbrio hormonal, do ciclo reprodutivo masculino, 451, 457t, 459
Equipamento de proteção individual (EPI), 658-659
Equipamentos de proteção auditiva, 162-163, 163f
 combinados, 164
 provisão vs. aplicação, 164
Ergonomia, 197-219
 definição de, 197
 estrutura de programa, 197-198, 198f
 padrões e normas, 199t
Eritema, 185
Eritema *ab igne*, 179
Eritrócitos, sobrevida reduzida, distúrbios das, 260-268
Eritropoietina, 271
ERP. *Ver* Escore de reconhecimento da palavra
Ervas nefropáticas, 419
Escabiose, 341
Escala PEG, 125f
Esclera, 136f
Esclerose hepatoportal, 403
Escore de discriminação da fala (EDF), 152
Escore de reconhecimento da palavra (ERP), 152
Esfenvalerato, 595t
Espectro da radiação eletromagnética, 181f
Espectrofotômetros de infravermelho, 671
Espermatogênese, 451, 452
Espinha bífida, incidência, 451t
Espinosade, 599
Espírito mineral, propriedades, 525t, 543t
Espirometria, 363-364
Esporotricose, 340
ESRD. *Ver* Lesão renal em fase terminal
Estações de trabalho

computador, 205-206, 205f
projeto, 200-205
Estados Unidos
doenças/insuficiências crônicas associadas ao trabalho em fazendas nos, 23t
emprego, 1
trabalhadores migrantes internacionais nos, 20t, 21, 21t
histórico da compensação dos trabalhadores no, 41
Estanho, exposição ocupacional ao, 378
Estatística descritiva, 843-846
Estatística inferencial, 846-852
Estatuto de limitações, 47
Esteato-hepatite associada às substâncias tóxicas (TASH), 402
Esteatose, 403
Estenose espinal, 100
Esterase neurotóxica (ENT), 586
Ésteres
exposição ocupacional, 547
propriedades, limiares de odor, limites de exposição, 526t
Esteroides, anabólicos, 453t
Estimulantes, distúrbio pelo uso de, 633-634
Estireno, 721t, 751t, 752t, 753t
efeitos adversos sobre o sistema reprodutor masculino, 457t
exposição ambiental, 515
exposição ocupacional, 515
perda auditiva e, 166
propriedades, limiares de odor, limites de exposição, 525t
usos, 515
Estirofos gardona, dose letal, 584t
Estratégias de contenção de custos, 47
Estreptozocina, 453t
Estresse
efeitos adversos sobre o sistema reprodutor feminino, 440t
Estresse de contato, redução do, 200
Estresse ocupacional, 622-625
Estresse pelo frio, diretrizes, 170
Estriquinina, como rodenticida, 608t
Estrobilurina, compostos, 610t, 612
Estrogênio(s), efeitos adversos sobre o sistema reprodutor masculino, 457t

Estudo de caso-controle, 859-861
Estudo em coorte, 857-859
Estudos de mortalidade em coorte, 398
Etalfuralina, 613t
Etano, exposição ocupacional, 558-559
Etanol, hepatotoxicidade e, 399-400
Éter de petróleo, propriedades, 543t
Éter etílico, propriedades, limiares de odor, limites de exposição, 526t
Éter fenilglicidílico, propriedades, 526t
Éter metil terc-butílico (MTBE), propriedades, 526t
Éter monometílico propilenoglicol, propriedades, limiares de odor, limites de exposição, 526t
Éteres, exposição ocupacional, 547-548
Éteres glicidílicos, 550
exposição ocupacional, 550
propriedades, limiares de odor, limites de exposição, 526t
Etilamina, propriedades, limiares de odor, limites de exposição, 527t
Etilbenzeno, 719t, 752t, 753t
propriedades, limiares de odor, limites de exposição, 525t
Etileno, 751t
Etileno-bis-ditiocarbamatos (EBDCs), 610, 610t
Etileno cloro-hidrina, disfunção renal aguda e, 417
Etilenodiamina, propriedades, limiares de odor, limites de exposição, 527t
Etilenoglicol
acetatos, 752t
exposição ocupacional a, 548-549
propriedades, limiares de odor, limites de exposição, 526t
Etilenoglicol
anemia aplásica e, 272t
derivados alquil, insuficiência renal aguda e, 417
propriedades, limiares de odor, limites de exposição, 525t
toxicologia do sistema reprodutor masculino, 453t
Etilenoglicol dinitrato
exposição ocupacional, 505
usos, 505

Etilenoglicol, éteres
efeitos adversos sobre o sistema reprodutor feminino, 440t
efeitos adversos sobre o sistema reprodutor masculino, 457t
Etilenoglicol monoetil éter, 719t
Etileno tioureia (ETU), 610
Etionina, 399
Exame dermatológico, 343-345
Exame dos vasos retinais, 138
Exame oftalmoscópico, 138
Examinador clínico independente (ECI), 2, 46
Exaustão, calor, 175t
Exaustão do diesel, 753t
câncer de pulmão e, 290
exposição ocupacional, 514
Excreção de agentes tóxicos, 228-229
Exercício(s)
evitando posições estáticas do corpo e, 204-205
monóxido de carbono e, 389t
Exposição a óxidos, 604t
Exposição, avaliação, 27-28, 230, 768-769, 829t, 835-836
Exposição, história da, 27f
Exposição, limites de exposição ao calor, 175
Exposição, monitorando o período de, 668
Extremidades, hipotermia, 173-174

F

Fabricação de contraceptivos orais, efeitos adversos sobre o sistema reprodutor masculino, 457t
Fadiga ocular, 183
Farmacocinética
de solventes, 528-529
modelo com base fisiológica, para avaliação de risco, 834f
Farmacogenômica, 283-284
Fármacos anticancerígenos, exposição ocupacional, 274
Fármacos antineoplásicos, efeitos adversos sobre o sistema reprodutor feminino, 440t
Fatalidades ocupacionais, 2, 43
Fatores genéticos, e resposta à exposição tóxica, 226

Fazendeiros, e exposição aos pesticidas, 581
FCE. *Ver* Avaliação da capacidade funcional
Febre
   inalação, 375-377, 376*t*
   vapor de metal, 376, 376*t*, 483, 484
   vapor de polímeros, 376, 376*t*
Febre amarela
   doença hepática ocupacional e, 408
   viagem e, 319
Febre de Pontiac, 801
Febre do grão, 376*t*
Febre do malte. *Ver* Brucelose
Febre do moinho, 376*t*
Febre do vale, 311
Febre do vapor de metal, 376, 376*t*, 483, 484
Febre do vapor de polímero, 376, 376*t*
Febre maculosa das Montanhas Rochosas, 312
Febre ondulante. *Ver* Brucelose
Febre Q, 312, 320-321, 801
Febre recorrente, transmitida por carrapatos, 312
"Federal employees Compensation Act" (FECA), 41
"Federal Inseticide, Fungicide and Rodenticide Act", 573
FEF. *Ver* Fluxo expiratório forçado
Fenacetina, necrose papilar e, 419
Fenarimol, 610*t*
Fenbuconazol, 610*t*
Fenilbutazona, 270
Fenil-hidroxilamina, 262
Fenitoína
   anemia aplásica e, 270
   lesão hepática e, 398*t*
Fenóis, 721*t*
   exposição ocupacional, 545-546
   insuficiência renal aguda e, 417
   propriedades, limiares de odor, limites de exposição, 526*t*
Fenômeno de Raynaud, 342, 506, 521
   na síndrome de vibração mão-braço, 194
Fentiona, dose letal, 584*t*
Ferbam, 610*t*
Ferormônio, produtos, 599-600, 600*t*

Ferramentas manuais, projeto e seleção, 207-208
Ferritina, soro, função hepática e, 410
Ferro
   como corpo estranho intraocular, 144
   doenças pulmonares e, 378
   sobrecarga, e porfiria, 267
Fibras de flocos de nylon, doença pulmonar intersticial e, 381-382
Fibrilação ventricular, hipotermia e, 171
Fibrose, hepática, 402-403
Fibrose maciça progressiva (FMP), na silicose, 379
Fichas de dados de segurança de material (MSDSs), 29, 666, 680
Fipronil, 602
Flash do soldador, 145, 185, 482-484
Flonicamida, 598*t*
Fluoretos, 719*t*, 812
Fluorocarbonetos, 752*t*
Fluoxastrobina, 610*t*
Folpet, 610*t*
Foliculite. *Ver* Acne oleosa
Folpet, 610*t*
Força de trabalho, expansão da, 1
Formaldeído
   alergia, 332*t*
   câncer nasal e, 295
   exposição ambiental, 503
   exposição ocupacional, 247*t*, 503
   limites de exposição, 563, 565*t*
   mecanismo de ação, 503
   olhos e, 146
   usos, 502-503
Formato de etila, propriedades, limiares de odor, limites de exposição, 526*t*
Formato de metila, propriedades, limiares de odor, limites de exposição, 526*t*
Fosetil-A1, 610*t*
Fosfatase alcalina, doença hepática e, 409-410
Fosfeto de alumínio, 604*t*
Fosfina, exposição, 567, 604*t*
Fosfonato, herbicidas, 617
Fósforo
   disfunção renal aguda e, 418

doença hepática ocupacional e, 397*t*
Fosgênio, exposição, 563-564
Fosmete, dose letal, 584*t*
Fotoceratite, região, 482-484
Fotoceratoconjuntivite, 145, 185
Fotodermatite, 515
Fotossensibilidade, à radiação ultravioleta, 185
Fototoxicidade 326
Fóvea, 138
Fragrâncias, alergia a, 332*t*
Francisella tularensis, como agente de guerra biológica, 648-649
Fraturas
   clavicular, 75-76
   do cotovelo, 83-84
   do osso temporal, 165-166
   do quadril, 102-104, 103*t*
   do rádio, 94
   escafoide, 93
   falangeal, 93-94
   metacarpal, 93-94
   proximal umeral, 76
   ulnar, 94
Fraturas umerais proximais, 76
Fricção, 326
Fricção, distúrbios cutâneos e, 341-342
Frieira (geladura), 173, 342
"*Frostbite*" (lesões por frio), 173-174
Ftalatos, 715*t*
   efeitos sobre o sistema reprodutor, 440*t*, 458
Fuligem, 513-514
Fumaça do tabaco. *Ver* Tabagismo
Fumaça. *Ver também* Tabagismo
   definição, 558*t*
   exposição ocular, 146
   exposição ocupacional, 564-566
   limites de exposição, 565*t*
Fumigantes, 604*t*, 602-608
Fumigantes de fosfeto, 607
Fumo, definição, 558*t*
Função modificada, 47
Fundos de segunda lesão, 43-44
Fundos de seguros estaduais, compensação dos trabalhadores e, 46-47

Fungicidas, 609-612, 610t
  porfiria adquirida e, 265-267, 266t
Furfural, 604t, 719t

G

Galactosamina, 399
Gama-glutamil transferase sérica (SGGT), doença hepática e, 410
Gama-glutamil transpeptidase, 408, 418, 637
Ganciclovir sódico, 453t
Ganho secundário, perda auditiva e, 160
Gás cloro, exposição, 563
Gás(es)
  amostragem, 669-671
    instrumentos, 670f
  definição, 558t
  dose-resposta, 557-558
  nobre, 558-559
  tempo de efeito, 557-558
  via de exposição, 557
Gases lacrimogêneos, 569
Gases nervosos, 569, 584
Gases nobres, exposição ocupacional, 558-559
Gás natural, extração, poluição das águas subterrâneas pelo, 815-816
Gatilho, dedo/polegar, 207
Gatilho, dígitos ação, 86-87
Gemfibrozil, 453t
Glaucoma de ângulo aberto, 139
Glaucoma de ângulo fechado, 138-139
Glaucoma de recessão do ângulo, 139
Glicol(óis), 544-545
Glicose-6-fosfato desidrogenase (G6PD), deficiência
  anemia do corpo de Heinz e, 260
  azul de metileno e, 262, 263
  e prevenção de hemólise oxidativa, 263
  e resposta aos agentes tóxicos, 226
Glifosato, 613t, 617
Globalização, 5-7
Glufosinato, 613t
Glutaraldeído, exposição ocupacional, 247t
Gonadotrofo, 452f
Goserelina acetato, 453t
Grã-Bretanha. Ver Reino Unido

Gradiente biológico, 280
Grafite, fibrose do parênquima pulmonar e, 381
Gravidez,
  alterações fisiológicas da mãe e, 439
  desenvolvimento fetal na, 438-439, 438f
  emprego e, 444
  peso no nascimento e, 442
  prevalência de resultado adverso, 437t
  resultados adversos, 443t
Gripe
  aviária, 310-311
  vírus, 310
Gripe sazonal, 310
Grupamentos sulfidrila, 463

H

Haloalcanos, 399
Halotano, lesão hepática e, 397t, 399
HAPs. Ver Hidrocarbonetos aromáticos policíclicos
HAVS. Ver Síndrome de vibração mão-braço
"Hazard Evaluation System and Information Services" (HESIS), 30
HBV. Ver Infecção pelo vírus HBV
HCFCs. Ver Hidroclorofluorocarbonetos
Health Assessment Questionnaire (HAQ), índice de incapacidade, 59
Health Information Technology for Economic and Clinical Health (HITECH) Act, 26
Health Insurance Portability and Accountability Act (HIPAA), 36
Hematologia, ocupacional, 260-274
Hematotoxicidade, 260
Hematuria, câncer de bexiga e, 298
Heme, via biossintética, 265, 266f
Hemoglobina, oxidação, pela via de Embden-Meyerhof, 261f
Hemólise
  arsina e, 264-265
  induzida por chumbo, 265
  induzida por metais, 264-265
  oxidativa, 260-264
Hepatite B, vacina, 316
Hepatotoxicidade, 397t, 398-400, 398t
  direta, 399
  indireta, 399
  vias de exposição, 398

Heptano, propriedades, limiares de odor, limites de exposição, 525t
Herbicidas, 612-614, 613t
  2,3,7,8-tetraclorodibenzo-p-paradioxina nos, 518
  distúrbios neurológicos causados por, 432-433
  porfiria adquirida e, 266t, 267
Hérnia de disco lombar, 100-101
Heroína, 634, 635
Herpes-vírus simples, 340
Hexacarbonetos, neurotoxicidade, 428t, 430, 433-434
Hexaclorobenzeno (HCB), 592t, 610t, 611
  porfiria adquirida e, 265-267, 266t
Hexaclorociclohexano, trombocitopenia e, 273, 273t
Hexametilfosforamida, 453t
Hidrametilnona, 453t
Hidrazina, doença hepática ocupacional e, 397t
Hidrocarbonetos
  alicíclicos, exposição ocupacional, 540-541
  alifáticos
    exposição ocupacional, 538-540
    halogenados, disfunção renal aguda e, 417
  aromáticos, 541-542
  câncer nasal e sinusal e, 295
  cíclicos, 540-541
  clorados
    exposição ocupacional, 551-553
    propriedades, limiares de odor, limites de exposição, 527t
    usos, 552
  leucemia e, 304
Hidrocarbonetos aromáticos policíclicos (PAHs), 715t, 721t
  câncer de pele e, 276, 300, 338
  câncer de pulmão e, 290
  efeitos sobre o aparelho reprodutor, 440t
  produção, 513
  usos, 513
Hidrocarbonetos clorados
  exposição ocupacional, 551-553
  propriedades, limiares de odor, limites de exposição, 527t
  usos, 552

Hidrocarbonetos halogenados, 604t, 604-606
   disfunção renal aguda e, 416-417
Hidrocloreto de amiodarona, 453t
Hidrocloreto de idarrubicina, 453t
Hidroclorofluorocarbonetos (HCFCs)
   exposição ocupacional, 554
   hepatotoxicidade, 399
   lesão hepática aguda e, 401
Hidropisia endolinfática, perda auditiva e, 160
Hidroxicobalamina, 233
Hidróxido de potássio
   exposição ocupacional, 491
   produção, 490
   tratamento de exposição, 491
   usos, 490
Hidróxido de sódio
   inalação, 490
   produção, 490
   tratamento da exposição, 491
   usos, 490
Hifema, 144
Higiene, hipótese, imunológica, 237
Higiene industrial, 665-681
Higiene ocupacional, 665-681
HIPAA. *Ver* Health Insurance Portability and Accountability Act
Hiperemia, 185t
Hiperpatia, 427
Hiperresponsividade brônquica, avaliação, nos distúrbios de hipersensibilidade, 255
Hipersensibilidade ambiental, 820
Hipersensibilidade, distúrbios
   borracha e, 252, 252t
   classificação, 243-249, 244f–245f
   ocupacional, 249-251
      antígenos indutores, 251-254
      diagnóstico, 254-257
      tratamento, 257
      produtos animais e, 251-252
      produtos vegetais e, 252-253
      substâncias químicas e, 253-254
      testes para, 255-257
Hipersensibilidade, pneumonites, 251
   agentes causadores, 373t
   associada ao edifício, 798

   definição, 373
   diagnóstico, 374-375
   incidência, 2
   patogênese da, 374
   prevenção, 374-375
   prognóstico, 375
   tratamento, 375
Hipersensibilidade, reações de
   células efetoras nas, 236
   imediata, 238-245, 238t, 244f
   mediadores das, 238-239, 239t
   tardia, 245f
   testes de adesivos para, 332t
   tipos, 244f–245f
Hipertensão
   exposição ao chumbo e, 420
   tóxica, agentes causadores, 387t
Hipertermia, 174-179
Hipnoterapia, para dor crônica, 130
Hipófise, sistema reprodutor masculino e, 451, 452f
Hipotálamo
   regulação do calor e, 174
   sistema reprodutor masculino e, 451, 452f
Hipotermia, 169-174
   algoritmo de tratamento, 172f
   das extremidades, 173-174
   sistêmica, 169-173
Histamina, 238
História
   ocupacional, 27-29, 27f
   seleção da, 26-27
História médica
   distúrbios cutâneos e, 343-344
   e doença pulmonar, 362
   estabelecendo etiologia, 29
   etiologia do câncer e, 287
   exposição tóxica no, 426
   fatores ambientais no, 29
   ocupacional, 26-30, 27f, 28t
      para doenças de hipersensibilidade, 254-255
   olhos e, 137
   toxicologia do sistema reprodutor masculino e, 459
Histórico ocupacional, 27f, 28t
   estabelecendo a etiologia, 29

   história médica anterior, 27
HIV. *Ver* Vírus da imunodeficiência humana, infecção
HPS (síndrome pulmonar por hantavírus), 311-312
HPV. *Ver* Papilomavírus humano

I

IARC. *Ver* International Agency for Research on Cancer
ICRU (International Commission on Radiological Units and Measurements), 188
Icterícia colestática, aguda, 402
Idade da puberdade, 443t
Identificação do perigo, 665-666, 829t
   após vazamentos acidentais, 762
   na avaliação de risco, 831
   toxicológica, 230
IGRAs (ensaios de liberação de gama-interferon), 314
ILO. *Ver* International Labor Organization
Iluminação
   faixas recomendadas, 217t
   prevenção de lesão ocupacional e, 216
Imazalil, 610t
Imidacloprida, 598t
Imunidade adaptativa, 235
Imunidade celular, 245f, 248-249
Imunidade inata, 235
Imunização. *Ver também* Vacinas
   ocupacional, 322
Imunoensaio enzimático (EIA), 317
Imunogenicidade, 235
Imunógenos, 235-236, 240-241
Imunoglobulina, prevenção para o vírus da hepatite A, 405
Imunoglobulinas, 242-243, 242f
Imunologia, 235-259
Inalação, de antraz, 645-646
Inalação, febres, 375-377, 376t
Inalação, testes de desafio, 256-257
Inalantes
   definições, 558t
   dose-resposta, 557-558
   duração do efeito, 557-558
Incapacidade

avaliação, 45-46
definição, 51
distúrbios cutâneos e, 344
prevenção, 51-60, 58-60
tratamento, 51-60
tratamento clínico, 54-58
   atividade física, usos terapêuticos, 56
   avaliações de capacidade funcional, 56-57
   programas de condicionamento físico, 57
   reabilitação vocacional, 57-58
vs. comprometimento, 45
Incapacidade parcial permanente, 42-43
Incapacidade parcial temporária, 42
Incapacidade total permanente, 43
Incapacidade total temporária, 42
Inculpabilidade, 41
Índia
   condições de trabalho na, 5
   setor informal na, 7
Índice de elevação, 212
Índice de vento frio, 170
Indução da enzima microssomal, 397
Indústria da construção, 13-14
Indústria de alimentos, alérgenos na, 246t–247t
Indústria de couro, 265
Indústria de eletrônicos, 14-16
Indústria de semicondutores
   câncer ocupacional e, 305-306
   saúde do sistema reprodutor feminino e, 445-446
Indústria química, 741-746, 742f
Indústria têxtil, câncer de laringe na, 296
Infecção estafilocócica, cutânea, 338-339
Infecção estreptocócica, cutânea, 338-339
Infecções
   associadas à viagens, 318
   emergentes, 308-310
   hepatotóxicas, 404, 404t
   ocupacionais, 308-323
      ambiente do trabalhador, 311-312
      brucelose, 320
      coccidioidomicose, 311
      exposição aos tecidos de pacientes infectados, 312-313
      febre Q, 320-321
      hantavírus, 311-312
      HBV, 315-317
      HCV, 317
      HIV, 317-318
      influenza, 311
      patógenos causadores relacionados com o trabalho, 309t–310t
      pelo vírus B, 321-322
      Staphylococcus aureus resistente à meticilina, 312-313
      transmitidas por carrapatos, 312
      tuberculose, 313-315
Infecções bacterianas, cutâneas, 339
Infecções fúngicas, 340-341, 341f
Infecções helmínticas, 341
Infecções micobacterianas
   atípicas, 339-340, 339f
   cutâneas, 339
   silicose e, 379
Infertilidade
   definição, 443t
   incidência, 437
Inflamabilidade de solventes, 524
Inflamação, 823
Influenza aviária, 310-311
Inglaterra. *Ver* Reino Unido
Inseticidas
   biológicos, 598-602
   carbamato, 393, 583-592
   doença cardiovascular e, 393
   neonicotinoides, 597-598, 598t
   organoclorados, 592-594, 592t
   sistêmicos vs. de contato, 584-592
   trombocitopenia e, 273, 273t
Inseticidas organofosfatos, 584t
   carcinogenicidade, 591
   diagnóstico diferencial para exposição, 588
   efeitos agudos, 583
   efeitos crônicos sobre a saúde, 590-592
   efeitos cutâneos, 590
   efeitos neurocomportamentais, 590-591
   exposição
      e neuropatia, 584t
      teratogenicidade, 591
   exposição ambiental, 585
   exposição ocupacional, 585
   mecanismo de ação, 585-588
   sintomas de envenenamento, 587t
Inseticidas piretroides, 595t
Insolação, 176f
Inspeção direta, 666
Instabilidade multidirecional do ombro, 75
Instituto do Trabalho, estatísticas de doenças ocupacionais do, 41
Inteligência, exposição ao chumbo e, 431
Interferentes endócrinos, questões de saúde ambiental por, 734-735
International Agency for Research on Cancer (IARC)
   definição de carcinogenicidade em animais experimentais, 280-281, 284
   sistema de classificação de pesticidas, 582t
International Commission on Radiological Units and Measurements ICRU), 188
International Labor Organization (ILO), 8, 9-11, 363
Interósseo anterior, 82-83
Intertrigo, 342
Intervalo de confiança (IC), 852
Intolerância adquirida aos solventes orgânicos, 531
Intoxicação aguda por chumbo, 472-473
Intoxicação sistêmica, pentaclorofenol e, 509
Iodeto de metila, 604t, 606
   distúrbios neurológicos causados por, 432
Iodo, perda auditiva e, 166
Iprodiona, 611
Iprodiona-imidazolidina, 610t
Iridoplegia, 142
Íris, 136f, 142-143
Irritação acumulativa, 325
Irritação sensorial, 325
Irritação suberitematosa, 325
Irritação subjetiva, 325
Irritante(s)
   ambiental, 353t
   ocupacional, 354t
   percepção dos, 348-349
   tolueno di-isocianato e, 253
   transportados pelo ar, hidrossolubilidade e sítio de impacto, 350f
Irritantes inalados, efeitos dos, 366t
Isocianato de metila, exposição, 563
Isotiocinanato de metila (MITC), 604t, 606-608
Isocianatos, reação de hipersensibilidade aos, 253, 373t

J

Joelhos
  dor, 105-106, 106t
  exame, 108t–111t
  osteoartrite, 115-116

K

Kara yara, 265

L

Laceração da pálpebra, 142
Lactação, 439
Lactato desidrogenase sérica, insuficiência hepática e, 410
Lágrimas labrais, 73
Lâmina crivosa, 136f
Larva migrans, 341
Laser(s)
  lesões, 190-191
  valores limiares, 191
Lavado broncoalveolar, 251, 374
Lectinas, 249
Lei, compensação dos trabalhadores, 40
Leishmaniose cutânea, 341, 341f
Leite materno
  contaminação, 519
  monitoramento biológico do, 712
Leptospira icterohaemorrhagiae, infecção, doença hepática ocupacional e, 404t, 408
Lesão do ligamento colateral, 107, 112
Lesão do ligamento colateral ulnar, 79t
  do polegar, 90-91
Lesão do ligamento cruzado anterior, 106-107
Lesão do ligamento cruzado posterior, 112-113
Lesão do miocárdio, agentes tóxicos causadores, 387t
Lesão por frio, 169-174, 342
Lesão por inalação de substâncias tóxicas, 364-367, 366t, 783-784
Lesão renal
  arsina e, 418
  berílio e, 422
  cádmio e, 421, 469
  chumbo e, 419-420, 473
  crônica, 419-423

  dinitrofenois, 418
  dinitro-o-cresóis e, 418
  dioxano e, 417
  disfunção renal aguda, 416-419
  dissulfeto de carbono e, 423
  ervas nefropáticas, 419
  etilenoglicol e, 417
  fase terminal, 415, 423
  fenol, 417
  fósforo e, 418
  hidrocarbonetos halogenados alifáticos e, 417
  mercúrio e, 421-422
  metais pesado e, 416
  nefropatia por uso de analgésicos, 419
  pentaclorofenol e 417
  pesticidas e, 418
  silicose e, 422-423
  solvente e, 535-536
  solventes orgânicos, 416-418, 423
  tetracloreto de carbono e, 416
  tolueno e, 417
  urânio e, 422
Lesões, 622
  compensabilidade das, 46
  musculoesqueléticas, 63-70
  não programadas, 43
  ocupacionais, 197-219
  por eletricidade, 179-180
  por radiação
    localizadas agudas, 189
    não ionizantes, 180-186
  programadas, 42-43
Lesões de avulsão, da pálpebra, 142
Lesões do esforço repetitivo, definição das, 70
Lesões do menisco, 113
Lesões do olho por impacto, 146
Lesões fóticas, do olho, 149
Lesões mecânicas
  da pele, 341-342
  olhos e das pálpebras, 142-146
Lesões musculoesqueléticas, 63-70
  achados clínicos, 63, 64t–68t
  considerações gerais, 63
  custos indiretos das, 199
  exposição e, 483

  indicação para referência, 69
  técnicas de imagem, 68
  testes especiais, 68
  tratamento, 69
Lesões ocupacionais
  compensabilidade das, 46
  em trabalhadores migrantes, 22
  fatores ambientais e, 215-219
  incidência, 2
  na indústria de construções, 13-14
  não programadas, 43
  prevalência de, 2
  prevenção, 197-219
  programadas, 42-43
  recuperação tardia das, 52-54
  universais, 5
Lesões por contusão do olho, 139, 143-144
Lesões por injeção de alta pressão, 194-195
Leucemia, 302-305
  achados clínicos, 305
  anemia aplásica não linfocítica aguda, 270
    exposição tóxica e, 270
  benzeno e, 304-305
  etiologia, 303-304
  mielodisplasia e, 272
  ocupações com risco para, 302
  óxido de etileno e, 304
  prevenção, 305
  radiação e, 303, 305
  tratamento, 305
Leucemia não linfocítica aguda (LMA), anemia aplásica e, 270
Leucoderma, 328, 328t
Leucotrienos, 238
Leuprolida, acetato, 453t
Limiar de recepção da fala (LRF), 152
Limiares, em carcinogênese, 278-279
Limitações funcionais, 56
Limite da atividade manual, 199t, 200
Limites de alcance, nas áreas de trabalho, 203, 203f
Limpeza da pele, para dermatite de contato alérgica, 335
Limpeza de energia nuclear, efeitos adversos no sistema reprodutor masculino, 457t

Linfócitos, 236-237, 516
Linfócitos B, maturação, 237
Linfócitos T
   ativação, 241
   citotóxicos, 241
   auxiliares, 243
Linfócitos T supressores, 236
Linfoma, não Hodgkin, 510
Linuron, 613*t*
Líquen simples, 326
Litigação, profissionais de saúde na, 2
Lítio, perda auditiva e, 166
Local de trabalho
   avaliação, 27-28
   perigos à saúde no
      antecipação, 665
      avaliação, 666-668
      identificação, 665-666
      modelo controle do, 678*f*
   violência, 42, 626-628, 626*t*
      comportamentos de advertência, 626-627, 627*t*
      intervenção traumática, 627-628
      prevenção da violência, 627
LRF. *Ver* Limiar de recepção da fala
Luz
   ultravioleta
      lesões pela, 184*t*
      trabalhadores expostos à, 184*t*
   visível, lesões pela, 149, 183-184
Luz solar
   lesões causadas por, 184*t*
   trabalhadores expostos à, 184*t*

M

Macrófagos, 237
Mácula, 136*f*
   exame, 138
Mácula de carvão, 381
Magneto oftálmico, 144
Malária, profilaxia, para viagens, 319
Maneb, 610*t*
Manejo do paciente, 214
Manganês
   absorção, 475
   distúrbios neurológicos causados por, 431
   efeitos adversos sobre o sistema reprodutor masculino, 457*t*
   excreção, 475
   exposição ocupacional e ambiental, 475
   manifestações neurológicas, 433*t*
   uso, 475
Manuseio de materiais, avaliação do, 212
Mão, lesões da, 84-94
Mão(s), usando como ferramenta, evitando, 207-208
Marcadores biológicos, 711
Massagem terapêutica, para dor crônica, 131, 133
Mastócitos, 237, 243, 249, 368
Materiais perigosos
   definição de, 764-765
   vazamento acidental (*Ver* Vazamentos acidentais, de substâncias químicas/materiais perigosos)
Materiais vegetais, e rinite e asma, 246*t*
Matéria particulada
   limites de exposição, 565*t*
   poluentes do ar, 783*t*, 786-788
Matriz biológica, 712-713
MDA. *Ver* Metileno dialnilina
MDR-TB (TB resistente às múltiplas drogas), 315
Mecanismo de ação, do tálio, 478
Mediadores enzimáticos, 238*t*
Mediadores quimiotáticos, 238*t*
Medicina ocupacional
   EHRs e, 35-37, 36*t*
   ensino da, 2-3
   oportunidades na, 1-3
   prática da, 1-2
   treinamento na, 3
Medicina preventiva, carcinogenicidade e, 285-286
Médico(s)
   considerações para o tratamento de migrantes, 22-24
   ocupacional
      certificação, 3
      escassez de, 1
      papel do, 44-46
   questões de compensabilidade e, 46
   vigilância médica e, 700, 700*t*
Médicos ambientais, escassez, 1
Medidores de nível do som, 673-674, 674*f*
Meditação *mindfulness*, para dor crônica, 129-130
Medula óssea
   análise citogênica e, 270
   éteres de glicol e, 549
   exposição ao benzeno e, 271
Meia-vida, definição, 229
Meio-tempo, definição, 229
Melationa, dose letal, 584*t*
Melioidose, 646-647
Menopausa, 438, 443*t*
Mercapto, alergia ao, 332*t*
Mercaptopurina, 399
Mercúrio, 611, 719*t*, 727
   absorção, 476-477
   alquil, 476-477
   distúrbios neurológicos causados por, 431-432
   doença renal e, 421-422
   efeitos adversos sobre o sistema reprodutor feminino, 440*t*
   efeitos adversos sobre o sistema reprodutor masculino, 457*t*
   excreção, 476-477
   exposição ocupacional e ambiental, 476
   monitoramento biológico, 478*t*
   na polineuropatia tóxica, 428*t*
   perda auditiva e, 166
   pneumonite e, 378
   uso e efeitos sobre a saúde do, 715*t*
   usos, 476
Mercúrio inorgânico, efeitos adversos sobre o sistema reprodutor masculino, 457*t*
MERS (síndrome respiratória do Oriente Médio), 308
Mesotelioma
   achados laboratoriais, 294
   curso e prognóstico, 295
   diagnóstico, 292
   diagnóstico diferencial, 294
   etiologia, 292-293
   ocupações em risco de, 292
   patogênese do, 293
   patologia, 293

prevenção, 294
relacionado com o asbesto, 2, 292-293
sinais, 293-294
sintomas, 293
solitário benigno, 293
técnicas de imagem, 294
tratamento, 294-295
Metabolismo
  de 2,3,7,8-tetraclorodibenzo-p-dioxina (2,3,7,8-TCDD), 518
  de ácidos, 487
  de acrilamida, 491
  de acrilonitrila, 493
  de álcalis, 490
  de aminas aromáticas, 495
  de dissulfeto de carbono, 497
  de formaldeído, 503
  de nitrosaminas, 507
  de óxido de etileno, 501
  de pentaclorofenol, 509
  de substâncias tóxicas, 228
  do monômero do cloreto de vinil, 520
Metacolina, 371
Metacolina, teste de desafio, nos distúrbios de hipersensibilidade, 255
Metacrilato de metila, nas polineuropatias tóxicas, 428t
Metais pesados
  anormalidades cardiovasculares e, 393-394
  disfunção renal aguda e, 416
Metalaxi-alanina, derivado, 610t
Metal(is)
  exposição ocupacional, 247t–248t
  hemólise e, 264-265
  uso do(s), 463
Metame de sódio, 604t, 607
Metamidofos, dose letal, 584t
Metano, exposição ocupacional, 558-559
Metanol, distúrbios neurológicos causados por, 432
Metemalbumina, 264
Metemoglobina, 260, 261-262
Metemoglobinemia
  crônica, 263
  exposição à amina e, 495
  sais de cloro e, 263-264
  sintomas, 263t

substâncias causadoras, 262t, 495
substâncias químicas oxidantes e, 260-264
tratamento, 496
Metidationa, dose letal, 584t
Metilamina, 527t
Metilciclopentadienil manganês tricarbonil (MMT), 431
Metil clorofórmio, 720t
  neuropatia periférica e, 532
  propriedades, limiares de odor, limites de exposição, 527t
Metileno dianilina (MDA), 495, 496
  doença hepática ocupacional e, 397t
  hepatotoxicidade, 398t
  icterícia colestática aguda e, 402
Metiletilcetona, 720t
  propriedades, limiares de odor, limites de exposição, 526t
Metilisobutilcetona, 720t
  propriedades, limiares de odor, limites de exposição, 526t
Metilmercúrio, 166
Metil n-butil cetona, 720t
Metil paration, dose letal, 584t
Métodos de reaquecimento interno, ativos, para hipotermia, 171, 172f, 173
Métodos de resfriamento, para hipertermia, 177
Métodos externos de reaquecimento, ativos, para hipotermia, 171, 172f
Metomil, dose letal, 584t
Metotrexato, 399
Mevinfos, dose letal, 584t
Mica, fibrose parenquimatosa pulmonar, 381
"MICE", mnemônica, 69
Miclobutanil, 453t
Micotoxina, 249, 799
Mieloma múltiplo, 272-273
Mieloneuropatia, sintomas e sinais, 427t
Migração
  ambiental, 20
  causas da, 19-21
  consequências da, 24
  saúde ocupacional e, 19-24
Migrantes, 19-24
  internacionais, 19t, 21
  internos, 19

transnacionais, 19
Miliaria, 179, 342
"Mine Safety and Health Administration" (MSHA), 697-698
Mioglobinuria, 180
MMT. Ver Metilciclopentadienil manganês tricarbonil
Mofo, e a doença associada ao edifício, 799-801
Molibdênio, 720t
Monitoramento ambiental, 711
Monitoramento biológico, 704-705, 711-729
  achados laboratoriais, 723-724
  coleta da amostra, 713
  comunicação do resultado, 727-728, 727t
  interpretação do resultado, 713-723
  normas de orientação atuais, 716t
  programas, 724-727, 725t–726t
Monitoramento do ruído, 162
Monitor, computador
  brilho da tela, eliminação, 206
  posicionamento correto, 205-206
Monobutil éter, anemia aplásica e, 272t
Monócitos, 237
Monoterpenos, 528t
Monóxido de carbono (CO), 718t, 749t
  anormalidades cardiovasculares e, 388-390, 389f, 389t, 390t
  capacidade de exercício e, 389t
  distúrbios neurológicos causados por, 430
  efeitos adversos sobre o sistema reprodutor feminino, 440t
  eliminação do corpo, 390
  em polineuropatias tóxicas, 428t
  envenenamento, 268-269
  exposição ocupacional, 26, 559-561
  limites de exposição, 565t
  perda auditiva e, 166
  poluentes do ar, 783t, 788
  prevenção da exposição, 390
Monuron, 613t
Morbidade, 854-855
Morfina, abuso do opioide e, 635
Morfologia dos espermatozoides, 457t
  anormal, 451t
Mormo pulmonar, 646-647, 647t
Mortalidade, 854-855, 854t

ÍNDICE

Morte súbita por aspiração de drogas, 534
Mostarda, agentes, 643-644
Mostarda, gás
  agente de guerra química, 643-644
  câncer de pulmão e, 291
  câncer nasal e, 295
Motilidade ocular, teste de, 138
Mouse (computador), posicionamento do, 206
Movimentação rápida, redução da, 207
Movimentos repetidos, redução dos, 207
MSHA, formulário 7000-1, 688*f*
MSHA ("Mine Safety and Health Administration"), 697-698
Mulheres
  dimensões corporais, 202*f*
  limites de alcance, 203
  toxicologia do sistema reprodutor (*ver* Toxicologia do sistema reprodutor feminino)
Músculo reto lateral, 136*f*
Músculo reto medial, 136*f*

N

Naftaleno, 513
  metemoglobinemia/hemólise oxidativa e, 262*t*
Nafta, propriedades, 525*t*
Naftenos, exposição ocupacional, 540-541
Naftilaminas, limites de exposição, 495
Naled, dose letal, 584*t*
Nariz, irritantes inalados e, 348-349, 349*f*
National Academy of Sciences, 199
National Institute for Occupational Safety and Health (NIOSH), 1, 28, 793
  EHRs e, 36
  equação de elevação, 212, 213*f*
  fatores de risco físico associados aos distúrbios musculoesqueléticos, 199-200
  informação do contato, 28
  limites de exposição recomendado, 677
  programas de treinamento, 3
  regulamentações de pesticidas, 573, 575
  sobre a incidência de câncer de pulmão, 2
National Toxicology Program of Department of Health and Human Safety, 281

National Weather Service (serviço de meteorologia americano), 176*f*
Navegação de cabotagem, exposição tóxica e, 426
N-butilamina, propriedades, limiares de odor, limites de exposição, 527*t*
Necrose cardíaca, 388
Necrose hepática, subaguda, 402
Necrose papilar, 419
Nefrite intersticial, 421
Nefropatia
  analgésica, 419
  causada por vegetais, 419
  endêmica dos Balcãs, 418-419
Nefropatia da erva chinesa, 419
Nematócitos, 604*t*, 602-606
Neoplasia, 403
Nervo lombossacral, distúrbios do, 98*t*
Nervo ótico, 136, 136*f*, 145
Nervos cranianos, solventes e, 532-533
Neuropatia
  induzida por solvente, 532-533
  ótica, isquêmica anterior, 147
Neuropatia do plexo branquial, 77
Neuropatias, periférica, definição, 70
Neuropatia tardia induzida por organofosfatos, 586
Neuropatia ulnar no punho, 88-89
Neurotoxicidade, 641-642
  associada à acrilamida, 491-492
  do estireno, 516
  do óxido de etileno, 501
  nas porfirias, 265
Neurotoxicologia, 425-434
Neutrófilos, 237-238
Névoa, definição, 558*t*
New Jersey State Health Department, 30
N-hexano
  neuropatia periférica e, 532
  propriedades, limiares de odor, limites de exposição, 525*t*
Nicotinamida adenina dinucleotídeo fosfato (NADPH), redução da metemoglobina e, 262, 262*f*
    metemoglobina redutase (NADH citocromo b_5 redutase), deficiência congênita, 261, 261*f*

Nifedipina, 453*t*
NIHL. *Ver* Perda auditiva induzida por ruído
NIOSH. *Ver* National Institute for Occupational Safety and Health
Níquel
  câncer de pulmão e, 291
  câncer nasal e sinusal e, 295
  compostos, 752*t*, 753*t*
  exposição ocupacional e ambiental, 480
  pneumonite tóxica e, 378
  reação de hipersensibilidade ao, 254
  usos, 480
N-isopropil-*N*-fenil-4-fenilenodiamina (IPPD), 332*t*
Nistagmo optocinético, 139-140
Nitrato, contaminantes da água, 810-811
Nitratos
  exposição ocupacional, 505
  metemoglobinemia/hemólise oxidativa e, 262*t*
Nitratos orgânicos, anormalidades cardiovasculares e, 390-392, 391*f*
Nitrito, 810-811
Nitroanilina, metemoglobinemia/hemólise oxidativa e, 262*t*
Nitrobenzeno, 720*t*
Nitrofurantoína, 453*t*
Nitrogênio, exposição ocupacional, 558-559
Nitroglicerina
  dores de cabeça e, 505
  exposição ocupacional, 505
  produção, 505
  usos, 505
Nitropropano, 397*t*
Nitrosaminas
  exposição ocupacional, 507
  mecanismo de ação, 507
  produção, 507
  uso, 507
Nitrosobenzeno, 262
Nível de isolamento da roupa, 171
Nível de pressão sonora, 151
Nível mais baixo observado de efeitos adversos, 832
N-metil-2-pirrolidona (NMP), exposição ocupacional à, 555
N-metilformamida, 719*t*

ÍNDICE

N,N-dimetilacetamida, 719*t*
N-nitrosodimetilamina (NDMA), 506-508
Nobel, Alfred, 505
Nonano, propriedades, limiares de odor, limites de exposição, 525*t*
Noz de bétel, 301

O

"Oak Ridge Institute for Science Education", recurso de emergência em acidentes de radiação, 186
Obesidade, suor e, 174
Óbito, benefícios, 43
Óbito, trabalhador, 2, 40
Obrigação, modificada, 47
Occupational Safety and Health Administration (OSHA), 1, 28, 30, 654
   concordância, 662
   diretrizes de exposição ao sulfeto de carbono, 387
   EHRs e, 36
   exigência de descontaminação, 761
   limites de exposição permitidos, 676-677
   política, 11
   padrões de saúde, 694*t*, 696-697, 697*t*, 700, 705
Octano, propriedades, limiares de odor, limites de exposição, 525*t*
OEHHA. *Ver* California Office of Environmental Health Hazard Assessment
Oftalmia do simpático, 147
Olefinas, exposição ocupacional às, 539-540
Olhos
   absorção de toxinas através dos, 228
   anatomia e fisiologia, 135-137, 136*f*
   contusões, 139, 143-144
   corpos estranhos nos, 137, 144-145
   dissulfeto de carbono e, 497
   exame, 137-140
   exposição à radiação e, 148-149
   globo rompido ou lacerado, 143
   hifema, 144
   isquemia, 140
   lasers e, 191
   lesões, 135-149
   lesões do epitélio da córnea, 145-146
   lesões indiretas, 146-147
   lesões mecânicas, 142-146
   lesões orbitais, 145
   pentaclorofenol e, 509
   produtos do petróleo nos, 146
   queimaduras químicas, 137, 140-142, 141*t*
   queimaduras térmicas, 142
   radiação ultravioleta e, 148, 185, 185*t*
   radiação visível (luz) e, 149
   tratamentos de emergência, 141, 141*t*
"Olhos avermelhados", 481
Oligospermia, 457*t*, 500
Ombro
   deslocamentos do, 74-75
   exame físico do, 64*t*–68*t*
      sinal de choque de Hawkins, 67*t*
      sinal de choque de Neer, 66*t*
      teste da pressão no estômago, 66*t*
      teste de apreensão, 67*t*
      teste de carga e elevação, 67*t*
      teste de elevação, 66*t*
      teste de força do manguito rotador, 65*t*–66*t*
      teste de O'Brien, 68*t*
      testes de choque, 66*t*–67*t*
      testes de estabilidade, 67*t*–68*t*
   instabilidade multidirecional, 75
   lesões do, 71-77
   osteoartrite, 74
Ombro congelado, 74
Ondas sonoras, 151
Operadoras de seguros particulares, 47
Operadores de veículos, vibração e, 219
Opiatos, abuso, 634-635
Ora serrata, 136*f*
Órbita, olho
   exame, 137
   lesões, 145
Orf, 340
Organização Mundial de Saúde (OMS), 9
Organofosfato(s)
   anormalidades cardiovasculares e, 393
   distúrbios neurológicos causados por, 432-433
   na polineuropatia tóxica, 428*t*
   reação com acetilcolinesterase, 586*f*
Organogênese, 439
Organotina, manifestações neurológicas, 433*t*
Órgão de Corti, 151
Órgãos reprodutores, testes para efeitos tóxicos sobre, 229
Orizalina, 613*t*
OSHA. *Ver* Occupational Safety and Health Administration
Osso temporal, fratura, perda auditiva e, 165-166
Osteoartrite
   do cotovelo, 79*t*, 83
   do joelho, 115-116
   do ombro, 74
   do quadril, 104-105
   dos dedos ou punho, 92-93
Otite média, em crianças, 358
o-Toluidina, usos, 495
Ouvidos, exposição ao dissulfeto de carbono e, 497
Oxadiazina, 613*t*
Oxidases de função mista (OFMs), xenobióticos e, 399-400
Oxidemeton metil, 453*t*
Óxido de cálcio, 490
Óxido de etileno
   câncer ocupacional e, 501
   efeitos adversos sobre o sistema reprodutor, 440*t*
   exposição ambiental, 501
   exposição ocupacional, 501
   leucemia e, 304
   manifestações neurológicas, 433*t*
   mecanismo de ação, 501
   na polineuropatia tóxica, 428*t*
   usos, 501
Óxido de mesitil, propriedades, limiares de odor, limites de exposição, 526*t*
Óxido de propileno, 752*t*, 753*t*
Óxido nítrico, limites de exposição, 565*t*
Óxido nitroso
   distúrbios neurológicos causados pelo, 432
   exposição ocupacional, 558-559
   limites de exposição, 570
Ozônio (O_3)
   exposição, 564
   poluentes do ar, 783*t*, 784-785

ÍNDICE

P

Paclitaxel, 453*t*

Países em desenvolvimento
  saúde e segurança ocupacional nos, 5
  setor informal, 7

Pálpebras, 135
  exame, 137
  laceração, 142
  queimaduras causadas pela temperatura, 142

Pandemia, *influenza*, 310-311

Papilomavírus humano (HPV), 340

Parabeno, alergia ao, 332*t*

Parabenos, 714*t*

Paradiclorobenzeno, metemoglobinemia/hemólise oxidativa e, 262*t*

Parafinas, exposição ocupacional, 539

Parapoxivírus, 340

Paraquat, 613*t*, 615-617

Parasitoses, 341, 341*f*

Parationa, 720*t*
  dose letal, 584*t*

Parkinsonismo, sintomas e sinais, 427*t*

Partículas de exaustão do diesel (DEP), efeitos biológicos das, 254

PASN. *Ver* Perda auditiva sensorineural

Patologia da laringe, 358

PCP. *Ver* Pentaclorofenol

p-Diclorobenzeno, 604*t*

Pé de imersão, 173

Pé de trincheira, 173

Pele
  absorção, de agentes tóxicos, 227-228
  absorção de solvente pela, 528
  acrilamida na, 492-493
  cromo e problemas com, 470
  distúrbios, causados pelo calor, 179
  exposição aos ácidos e, 487, 488
  inseticidas organofosfatos e, 590
  irritantes, 325*t*
  pentaclorofenol e, 509
  pesticidas e, 577, 578
  queimaduras alcalinas, 491
  radiação ultravioleta e, 185-186
  saúde da, solvente afeta com, 529-530

"Pembe yara", 265

Penalidades, para falta do seguro de compensação dos trabalhadores, 47

Pentaclorofenol (PCP), 721*t*
  anemia aplásica e, 272*t*
  doença renal e, 417
  exposição ambiental, 509
  exposição ocupacional, 509
  mecanismo de ação, 509
  usos, 509

Pentacloronitrobenzeno, 610*t*, 611

Pentadecilcatecol, 253

Pentano, propriedades, limiares de odor, limites de exposição, 525*t*

Percepção do odor, 348, 358-359

Perclorato, contaminantes da água, 809-810

Percloroetileno
  efeitos adversos sobre o sistema reprodutor masculino, 457*t*
  exposição ocupacional, 553
  propriedades, limiares de odor, limites de exposição, 527*t*

Perda auditiva, 151-167
  avaliação da, 166-167
  avaliação do comprometimento, 167
  compensação para ocupacional, 167
  condutiva, 165-166
  de origem infecciosa, 159
  diagnóstico diferencial, 158-160
  distúrbios metabólicos e, 159
  funcional, 160
  hereditária, 159
  hidropsia endolinfática e, 160
  induzida pelo ruído, 160-165
    achados clínicos, 161
    etiologia e patogênese, 160-161
    prevenção, 162-163
    prognóstico, 165
    tratamento, 164-165
    trauma acústico, 161
  não ocupacional, 158-160
  não orgânica, 160
  ototóxica, 166
  por trauma físico, 165-166
  prevenção, 162-163
  questões médico-legais da, 166-167
  relacionada com a idade, 159
    achados clínicos, 161

  sensorineural, 158-160, 166
  solventes e, 532
  súbita, 159
  tumores de ângulos cerebelopontinos e, 159-160

Perda auditiva sensorial súbita idiopática, 159

Perda auditiva neurossensorial (PASN), 158-160, 166

Perigo
  avaliação do, 657*t*
  fatores ambientais e, 215-216
  físico(s), 169-195
  hierarquia e controles, 659, 659*f*
  inspeção e monitoramento, 659
  prevenção e controle, 659
  saúde (*Ver* Perigos à saúde)

Perigos ao sistema reprodutor, 457*t*

Perigos à saúde
  controle, 677-680
  no local de trabalho
    antecipação, 665
    avaliação, 666-668
    identificação, 665-666

Perigos ocupacionais. *Ver* Perigo(s)

Período de latência, em carcinogênese, 287

Permeabilidade da membrana celular

Permetrina, 595*t*

Perniose. *Ver* Frieira

Peso no nascimento, 442, 451*t*

Peste
  bubônica, 648
  na guerra biológica, 647-648
  pneumônica, 647-648
  septicêmica, 648

Pesticidas, 573-617.
  asma e, 367*t*
  biomonitoramento, 578
  câncer e, 581-582
  categorias de uso, ingredientes e estrutura química, 574*t*
  como carcinógenos animais, 581-582
  como interferentes endócrinos, 580-583
  consumidor, 576
  descontaminação para, 579-580
  disfunção renal e, 418

distúrbios neurológicos causados por, 432-433

efeitos dermatológicos, 577, 578

elementos estruturais e carcinogenicidade, 582

fazendeiros e, 581

grupos de alto risco para exposição, 576-577

grupos regulamentadores federais e estaduais, 573, 575

padrão de proteção do trabalhador, 573

palavras sinalizadoras, 576t

prevenção da exposição, 579

regulação do uso, 573-575

rotulagem dos, 573, 576t

sistêmicos, 576

situações de exposição, 575-576, 577t

toxicidade sobre o sistema reprodutor masculino, 582-583

toxinas do sistema reprodutor, 440t, 580-583

tratamento de apoio, 580

vias de exposição, 577

Pesticidas organofosfatos, 720t

Pesticidas piretroides, 721t

Petição para reconsideração, da decisão de compensação dos trabalhadores, 49

Pia, 136f

Pictorama, dose letal, 613t

Pindona, 608t

Piperonil butóxido, 596-597

Piraclostrobina, 610t

Piretrina
  nas polineuropatias tóxicas, 428t
  trombocitopenia e, 273t

Piretrum, 594-596, 595t

Piridoxina, na polineuropatia tóxica, 428t

Placas pleurais, 384

Plano de ação de emergência (PAE), 657-658

Plaquetas, 238, 273-274

Plasmócitos, 272

Plástico, produção, efeitos adversos sobre o sistema reprodutor masculino, 457t

Plásticos, trombocitopenia tóxica e, 273, 273t

Plausibilidade biológica, 280

Pleurisia, 294

Pneumoconiose, 378-382

exposição ao cloreto de vinil e, 521

óbitos dos trabalhadores por, 2

trabalhadores de carvão, 381

Pneumonite, hipersensibilidade, 250, 251
  agentes causadores, 373t
  associada aos edifícios doentes, 798
  definição, 373
  diagnóstico, 374-375
  incidência da, 2
  patogênese da, 374
  prevenção, 374-375
  prognóstico, 375
  tratamento, 375

p-Nitrofenol, 720t

Pó da juta, asma ocupacional e, 372

Pó de cânhamo, asma ocupacional e, 372

Pó de linho, asma ocupacional e, 372

Pó de madeira
  alergia, 253
  asma ocupacional e, 372-373
  câncer nasal e sinusal e, 295

Poeira do algodão, e asma ocupacional, 367t, 372

Poeira(s)
  chumbo na, 472
  definição, 558t
  exposição ocular, 146
  incômodo, análise do, 667f
  interpretação da radiografia de tórax, 363

Poeiras vegetais, asma ocupacional e, 372

Polegar de Skier, 90-91

Polegar do guarda caça, 90-91

Polineuropatias,
  sintomas e sinais, 426-427, 427t

Polineuropatias tóxicas, 427-429, 428t

Política ambiental, fator de tomada de decisão, 827-828, 828t

Políticas das substâncias químicas, 744-745

Polivinil cloreto, angiossarcoma hepático e, 299

Poluentes
  orgânicos não persistentes, 713, 713f–714f
  orgânicos persistentes, 713

Poluição, 754t, 782, 784

Poluição da água, 803-817

considerações regulamentadoras para, 816-817

controle microbiológico da, 804-806

Poluição de águas subterrâneas, 807-816, 807f

Poluição do ar
  anormalidades cardiovasculares e, 394
  critérios para, 783t
  exposição pessoal à, 783-784
  externa, 782-788
  normas da OMS para, 749t
  poluentes, 749
  regulação da, 782
  tipos/fontes de exposição da, 782-783

Poluição química, efeito sobre a saúde e ambiente, 741-742

Pólvora, cefaleia de, 505

Porfiria cutânea tardia, 519

Porfiria(s), 265-268
  alumínio e, 267
  chumbo e, 268
  cloreto de vinil e, 267-268
  desinfetantes e, 267
  fluorescente, 265
  hepática, 403
  herbicidas e, 267
  neurotoxicidade na, 265
  sintomática, 267
  sobrecarga de ferro e, 267
  substâncias tóxicas associadas à, 266t
  tratamento da, 268
  vs. envenenamento por tálio, 479

Posição de segurança estática, 207

Posições estáticas do corpo, evitando, 204-205

Posturas, dificultosas, redução das, 200

Potassa. *Ver* Carbonato de potássio, usos

Pott, Percival, 514

Pralidoxima, 233
  reação com acetilcolinesterase, 586f

Práticas de trabalho, 674-675

Práticas não comprovadas, 257, 258t

Presbiacusia, 159

Pressão intraocular, 138-139

Pressão sanguínea, exposição a nitratos e, 505

Prevenção, de incapacidade, 51-60

Primina, alergia, 332t

Produtividade, estresse e, 624
Produtos animais
  e distúrbios ocupacionais de hipersensibilidade, 251-252
  rinite e, 351t
Produtos farmacêuticos, e rinite e asma, 248t
Produtos intermediários da cloração, efeitos adversos no sistema reprodutor, 440t
Produtos vegetais, distúrbios de hipersensibilidade ocupacional e, 252-253
Produtos vegetais, doença renal e, 419
Profam, 613t
Profilaxia. *Ver também* Vacinas
  de viagem, 319-320
  ocupacional, 322
Profissional de revisão médica, 637
Programa de trabalho modificado, 53
Programas de assistência do empregado, 637-638
Programas de condicionamento físico, 57
Programas de prevenção de lesões e de doenças (IIP), 656-657, 657t
Programas orientados pela clínica, 53
Projeto, de estações de trabalho, 200-205
Projeto de trabalho, 197
Proliferação de linfócitos em resposta ao berílio (BeLPT), 467
Prometon, 613t
Pronamida, 613t
Propanil, 613t
Propano, exposição ocupacional, 558-559
Propilenoglicol, perda auditiva e, 166
Propoxur, dose letal, 584t
Prostaglandinas, 238
Proteínas animais, asma e, 367t
Protoporfirina IX, 265
Psicofísica, elevação e, 213-215, 214t
Psicose do manganês, 475
Pulmão de fazendeiro, 250, 373t
Pulmão do criador de pássaro, 373t
Pulmão do gorgulho do trigo, 373t
Pulmão dos trabalhadores com cogumelos, 250, 373t
Pulmão dos trabalhadores de grão, 373t
Pulmão dos trabalhadores de malte, 250

Pulmão do trabalhador exposto ao detergente, 373t
Pulmão do umidificador 250, 373t
Punho
  dor, 84
  entorse do, 90
  lesões do, 84-94
  osteoartrite do, 92-93
Pupila, 136f, 138
PVC. *Ver* Polivinil cloreto;

Q

Qualidade de vida, rinoconjuntivite alérgica e, 250
Quaternium, alergia, 332t
Queda dos pés, 431
Queimadura de sol, 185
Queimadura(s)
  álcalis, 490-491
  cimento, 328
  do olho e pálpebra, 142
Queimaduras por eletricidade, 179-180
Queimaduras químicas
  achados clínicos, 140-141
  álcalis, 140
  do olho, 137, 140-142, 141t
  etiologia e patogênese, 140
  prevenção, 141
  prognóstico, 142
Queimaduras térmicas
  distúrbio cutâneo e, 342
  do olho e pálpebra, 142
Queixas cognitivas, avaliação das, 427
Querosene, propriedades, 525t, 543t
Questionário CAGE, 631, 631t
Questionário, histórico ocupacional, 27f, 28t
Questões legais
  toxicologia do sistema reprodutor feminino, 448
  toxicologia do sistema reprodutor masculino, 461-462
Questões ocupacionais, 310
Quimioterapia
  exposição ocupacional, 274
  leucemia e, 270
  mesotelioma e, 295
Quizalofop-etil, 453t

R

Radares, trabalhadores, câncer cerebral nos, 305-306
Radiação
  baixas doses, efeitos, 190
  de frequência extremamente baixa, carcinogenicidade, 182
  diretrizes pós-evento de radiação, 652t
  efeitos tardios de altas doses, 190
  espectro eletromagnético, 181f
  lesões
    localizadas agudas, 189
    não ionizantes, 180-186
  lesões oculares por, 148-149
  leucemia e, 303, 305
  micro-ondas
    efeitos adversos sobre o sistema reprodutor masculino, 457t
    exposições ocupacionais, 180t
    lesões por, 180-183, 180t, 181f
  mieloma múltiplo e, 273
  na região, 482t
  ultravioleta
    câncer de pele e, 300, 338
    lesões, 184-186
  visível, lesões, 149, 183-184
Radiação de frequência extremamente baixa (ELF), carcinogenicidade, 182
Radiação de radiofrequência
  componentes do campo elétrico/magnético, 181f
  exposições ocupacionais, 180-182, 180t
  lesões, 180-183, 181f
Radiação infravermelha, 181f
  lesões pela, 183
  nos olhos, 149
  na soldagem, 482t
Radiação ionizante, 181f
  anemia aplásica e, 271
  câncer de pele e, 301
  distúrbios cutâneos e, 342-343
  efeitos adversos sobre o sistema reprodutor feminino, 440t
  efeitos adversos sobre o sistema reprodutor masculino, 457t
  efeitos clínicos, 187t
  exposições ocupacionais à, 186t

lesões a partir de, 186-190
lesões oculares por, 148
limites de exposição, 189*t*
mielodisplasia e, 272
leucemia, 304, 305
Radiação ultravioleta (UV)
  câncer de pele e, 300
  câncer de pele ocupacional e, 338
  e lesões oculares, 148
  lesões causadas por, 184-186, 184*t*
  na soldagem, 482*t*
  trabalhadores expostos à, 184*t*
Radiação UV. *Ver* Radiação ultravioleta
Radiodermatite, 190, 342, 343
Radionuclídeos, 813
  contaminação, 189-190
Radioterapia
  leucemia e, 270
  mesotelioma e, 295
Radônio, câncer de pulmão e, 289-290
Raios actínicos, 145, 148
Raios X, e exposição à radiação, 186
RAST. *Ver* Teste radioalergoabsorvente
Reabertura de reivindicações, 49
Reabilitação vocacional, 43, 57-58
REACH, regulamento de 2006, 745-746
Reações anafiláticas, 243-245, 244*f*
Reações citotóxicas, 244*f*
Reações de fotoirritação, 326, 328, 328*t*
Reações fotoalérgicas, 333, 334*f*, 334*t*
Reações fototóxicas, 328, 328*t*
Reações inflamatórias, não imunológica, 249
Reaquecimento passivo, 173
Receptor de rianodina, inseticidas, 602
Recuperação tardia fatores de risco, 52-54
Recusa de tratamento, 45
Rede de citocinas, 368
Redução da força manual, 207
Reflexos neurogênicos, nas vias respiratórias superiores, 353
Reflexo vermelho, 138
Registro clínico computadorizado do paciente (CPR), 32
Registro médico eletrônico (EMR), 32
Registro pessoal de saúde (RPS), 32

Registros eletrônicos de saúde (EHRs), 26, 32-38
  aceitação dos, 32-33
  benefícios dos, 33-34
  critérios, 34-35
  funcionalidade dos, 33
  futuro dos, 37-38
  na medicina ocupacional, 35-37, 36*t*
  para adoção, 34
  perspectiva global, 37, 37*f*
Reguladores do crescimento, 600-601
Reino Unido, histórico da compensação dos trabalhadores no, 40
Reivindicações, queixas
  profissional de saúde ocupacional e, 47-49
  reabertura, 49
Renovações de ar por hora (ACH), 791
Repelentes, inseto, 601
Resíduos com risco biológico, 768, 771-772, 773
Resíduos eletrônicos, 14-16
  exportação, 15
  processamento dos, 14-15
  regulação, 15-16
Resíduos infecciosos, 776-777, 779
Resíduos perigosos, 767-780, 769*t*
  eliminação, 776-777
  fonte de dados, 774-775, 774*t*
  impacto sobre a saúde, 769-772
  perspectivas internacionais, 777-780
  práticas de gestão 775-776
  regulamentados, 772-773
  saúde pública e, 773-774
  tratamento, 775-776
Resina, dermatite, 333
Resinas de epóxi, 550
  asma ocupacional e, 372
Resistência das vias respiratórias nasais (RVN), valores, 360
Resmetrina, 595*t*
Responsabilidade, sem falha, 41
Resposta imune, 236*f*, 240*f*
  humoral, 241
Resposta imunológica, aos antígenos, 240-243
Resposta virológica sustentada (RVS), 317
Ressuscitação cardiopulmonar (RCP), para hipotermia, 172*f*

Restrições do trabalho, 45
Retina, 136*f*
  edema, 144
  lesões, 143
Retorno ao trabalho (VAT), 52-54
  capacidade funcional e, 56-57
  fatores que afetam, 53-54
  papéis do local de trabalho/empregador, 52-53
  precoce, 45
  tardia, 52-54
Revisão da literatura, e etiologia do câncer, 287
Rhus, 251, 253
Ribavirina, 453*t*
Ricina, 650-651
Ridomil, 610*t*
Rinite
  alérgica, 250, 349-352, 351*t*
  irritante, ocupacional e ambiental, 352-355, 352*f*
  materiais ligados à, 246*t*–248*t*
  não alérgica, ocupacional e ambiental, 355-356
  ocupacional, 250
  síndromes não ocupacionais, 355
Rinite endócrina, 355
Rinoconjuntivite, 249
Rinomanometria, 360
Rinometria acústica, 360
Risco atribuível (AR), 858-859
Risco relativo (RR), 858
Risco toxicológico, avaliação, 229-230
Ritmos circadianos, 623
Rodenticidas, 608-609, 608*t*
Rotenona, 600-601
Rótulos, de pesticidas, 573, 576*t*
Roupas protetoras, para dermatite de contato alérgica, 335
Ruído
  como perigo, 216
  controles administrativos do, 162
  controles científicos do, 162
  critério preferido, 217*t*
  educação do trabalhador sobre, 162
  exposição máxima ao, 216*f*
  intensidade do normal, 161*t*
  monitoramento do, 162

S

Sais clorados, metemoglobinemia/hemólise por, 263-264

Sais de metal
   asma ocupacional e, 372
   reação de hipersensibilidade aos, 254

Sais de platina, reações de hipersensibilidade aos, 254

Saliva, monitoramento biológico da, 712

Sangue
   cânceres do, 302-305
      destino de substâncias químicas não persistentes no, 713f–714f
      exposição ao solvente e, 536
      monitoramento biológico do, 712

Sangue de cordão umbilical, monitoramento biológico do, 712

Sarcoidose, 377-378

Sarcoma, tecido mole, 2,3,7,8-tetraclorodibenzo-p-dioxina e, 519

Saturação de oxigênio, reduzida, distúrbios associados com, 268-269

Saúde ambiental
   histórico da, 29
   interferentes endócrinos para, 734-735
   internacional, 5-18
   magnitude de contaminação, 732-733
   principais questões de, 733-735
   princípios da, 731-739
   problemas estratégicos de, 735-739
   uma estratégia para, 731-732

Saúde mental ocupacional, 619-628

Saúde ocupacional
   disparidades do trabalhador imigrante na, 21-22
   migração e, 19-24

Saúde ocupacional internacional, 5-18
   agências na, 9-12

Saúde pública, descarte perigoso e, 773-774

Schlemm, canal de, 135, 136f

"SEADS" mnemônico, 63

Sedativos, distúrbios pelo uso de, 635-636

Segurança ocupacional, 654-664
   concordância da OSHA com, 662
   controle de caso, 662-663
   equipamento de segurança pessoal, 658-659
   perda do controle, 662

profissionais de segurança
   certificação e carreiras, 655
   qualificações, 654-655
   responsabilidades, 655
   sistema de segurança, 655-658, 656t

Seguro, 43
   fundos estaduais, 46-47
   operadoras privadas, 47

Seguro social, compensação dos trabalhadores e, 40

Seio(s) nasal(is), câncer, 295-296

Seleção
   histórico, 26-27
   para carcinogenicidade, 287t
   vs. vigilância médica, 693-694

Selênio, 480-481

Sêmen, análise, 459-460

Sêmen, qualidade deficiente, 454, 456

Sensibilidade química múltipla (SQM), 819-826
   epidemiologia e definições de caso, 819-821
   etiologia, 821-824
   tratamento clínico, 824-826

Sensibilização cardíaca, solventes e, 534

Separação da articulação acromioclavicular, 76-77

Serralheria de madeiras, alergias ocupacionais na, 253

Sesquiterpeno lactona, 332t

"Seveso Directive", 765

Siderose, soldagem e, 483

Sílica cristalina, 752t, 753t

Sílica, exposição, 379

Silicose, 378-380, 379f
   doença renal crônica e, 422-423

Simazina, 613t

Sinal de choque de Hawkins, 67t

Sinal de choque de Neer, 66t

Síncope, calor, 174

Síndrome da disfunção das vias respiratórias reativas (RADS), 249, 367

Síndrome da radiação aguda, 187-189

"Síndrome da sensibilidade química múltipla", 257

Síndrome da vibração, 342
   da mão-braço, 89-90

Síndrome de Caplan, 381

Síndrome de doença pulmonar-anemia, 254

Síndrome de Down, incidência, 451t

Síndrome de Fanconi, 468

Síndrome de vibração mão-braço (HAVS), 89-90, 193-194, 219

Síndrome do canal torácico, 77

Síndrome do desconforto respiratório aguda (SDRA), inalantes irritantes e, 365-366

Síndrome do edifício doente, 349, 790, 793-797, 796t

Síndrome do impacto, 71-73

Síndrome do martelo hipotenar, 88-89, 207

Síndrome do nervo interósseo anterior, 79t

Síndrome do pronador, 79t, 82-83

Síndrome do solvente fetal, 537

Síndrome do túnel cubital, 79t, 81-82, 81f

Síndrome do túnel do carpo, 45, 87-88, 88f, 200

Síndrome do túnel radial, 79t, 80-81

Síndrome látex-frutas, 252

Síndrome pulmonar por hantavírus (SPH), 311-312

Síndrome respiratória aguda grave (SRAS), 308

Síndrome respiratória do Oriente Médio (MERS), 308

Síndrome respiratória irritante, anidrido trimelítico e, 253-254

Síndromes mielodisplásicas, 272

Síndrome tóxica da poeira orgânica (STPO), 376-377, 376t

Sistema administrado pelo tribunal, para discordâncias, 48

Sistema administrativo total, para disputas e reivindicações, 48

Sistema cardiovascular, emergências devidas ao calor e, 178f

Sistema de combinação, para discordâncias e reivindicações, 48-49

Sistema de segurança
   controle, 655-656, 656t
   elementos, 656-658
      comunicação do perigo, 658
      exposição do empregado e registros médicos, 658
      plano de ação de emergência, 657-658
      proteção contra fogo, 659-660

segurança da frota de veículos, 660
segurança e confiabilidade do produto, 660
Sistema de vigilância do fator de risco comportamental (BRFSS), 685
Sistema globalmente harmonizado (SGH), 680
Sistema hematológico, emergências causadas pelo calor e, 178f
Sistema imune, 2,3,7,8-tetraclorodibenzo-p-dioxina e, 518
Sistema nervoso
  dissulfeto de carbono e, 497-498
    doença, perda auditiva e, 159-160
    neurotoxicologia e, 426-427, 439
    solventes e, 552-553
  periférico, na neurotoxicologia, 427-429
Sistema nervoso central (SNC)
  neurotoxicologia e, 426-427
  solventes e, 530-532
Sistema nervoso periférico
  em neurotoxicologia, 427-429
  exposição a solventes e, 532-533
Sistema neurológico, emergências relacionadas com o calor e, 178f
Sistema pulmonar, emergências causadas pelo calor e, 178f
Sistema renal, emergências causadas pelo calor e, 178f
Sistema reprodutor
  cloreto de vinil e, 521
  éter glicólico e, 549
  exposição ao dissulfeto de carbono e, 498
  feminino, toxicologia, 436-448
    agentes adversos, 440t
    avaliação da exposição, 441-442
    avaliação de risco, 447
    estudos epidemiológicos e, 441-444
    interferentes endócrinos e, 444-445
    população em risco para, 436
    questões legais e, 448
    resultados, 437
  masculino, 450-462, 452f
    agentes, 453t, 457t
    agentes selecionados e, 457t
    dibromocloropropano e, 582-583
    éter glicólico e, 549
    eventos adversos, prevalência, 451t

fisiologia, 451-452, 452f
inseticidas de carbamato e, 592
inseticidas inibidores da carbamato colinesterase e, 592
inseticidas organoclorados e, 594
organofosfato inseticida e, 592
pesticidas e, 582-583
questões legais e, 461-462
resultados, 450
óxido de etileno e, 501
solventes e, 537
Sistema reprodutor masculino, 450-462, 452f
  agentes, 453t, 457t
  agentes selecionados e, 457t
  dibromocloropropano e, 582-583
  estudos epidemiológicos e, 453-456
  eventos adversos, prevalência, 451t
  glicol éteres e, 549
  inseticidas carbamatos inibidores da colinesterase, 592
  inseticidas organoclorados e, 594
  pesticidas e, 582-583
  prognósticos do, 450
  questões legais e, 461-462
Sistemas de comunicação baseados em empregador mandatado, 687, 688f
Sistemas de vigilância de doenças, 682-692
  de água potável, 812-813
  desafios nos, 689-691
  desinfetantes
    notificação, 690f
    notificação obrigatória, 686-687
    ocupacional com base na população, 683-689
    porfiria adquirida e, 267
    sistemas com base estadual, 685-686, 690f
    subnotificação, 689, 691
Sistemas de vigilância de saúde. Ver também Sistemas de vigilância de doenças
  indicadores, ocupacional, 685, 685t
  ocupacionais, propósito dos, 682-683
SNC. Ver Sistema nervoso central.
Sobreviventes, benefícios, 43
Social Security Disability Insurance (SSDI), 43
Soldagem
  cobertura e contaminantes na, 483t
  contaminantes do ar, 482t

efeitos adversos sobre o sistema reprodutor masculino, 457t
perigos à saúde, 482-483, 482t
Sólidos suspensos totais (SSTs), 804-805
Solubilidade, solventes e, 524
Solventes
  absorção cutânea, 528
  absorção pulmonar dos, 528
  controles científicos, 538
  destilados do petróleo, 543t
  distribuição, 529
  distúrbios cutâneos e, 529-530
  efeitos adversos sobre o sistema reprodutor feminino, 445-446
  efeitos no fígado, 535
  efeitos no sangue, 536
  efeitos no sistema nervoso central, 530-532
  efeitos sobre a saúde, 529-537
  efeitos sobre o sistema reprodutor, 537
  estrutura química, 524, 528
  excreção de, 529
  farmacocinética, 528-529
  intolerância, 531
  intoxicação, 530-531
  metabolismo dos, 529
  petróleo refinado, 542-543
  propriedades, 525t–528t
  proteção pessoal, 538
  sistema nervoso periférico e, 532-533
  solubilidade dos, 524
  toxicidade, prevenção da, 537-538
  trombocitopenia e, 273, 273t
Solventes hidrocarbonetos, anormalidades cardiovasculares e, 392-393, 392f
Solventes orgânicos
  disfunção renal aguda e, 416-418
  efeitos adversos sobre o sistema reprodutor feminino, 440t
  insuficiência renal crônica e, 423
  neurotoxicidade, 433
Soro, monitoramento biológico, 712
Sprays de tinta, exposição ocular, 146
SQM. Ver Sensibilidade química múltipla
SRAS (síndrome respiratória aguda grave), 308
SSDI. Ver Social Security Disability Insurance
SSTs. Ver Sólidos suspensos totais

Staphylococcus aureus resistente à meticilina (MRSA), 312-313

STPO. *Ver* Síndrome tóxica da poeira orgânica

Substâncias intoxicantes hidrossolúveis transportadas pelo ar, 563

Substâncias intoxicantes insolúveis em água transportadas pelo ar, 563-564

Substâncias químicas oxidantes, metemoglobinemia e hemólise por, 260-264

Substâncias químicas perfluoradas (PFCs), 715*t*, 721*t*, 727

Substâncias químicas relacionadas com a agricultura, poluição de águas subterrâneas por, 813-814

Substâncias tóxicas transportadas pelo ar, irritantes, 563-564

Substância tóxicas irritantes transportadas pelo ar, 563-564

Sudorese, 174, 342

Sulfamato de amônia, 613*t*

Sulfasalazina, 453*t*

Sulfato de cobre, 611-612

Sulfato de neomicina, alergia, 332*t*

Sulfato de níquel, alergia, 332*t*

Sulfeto de hidrogênio
  exposição ocupacional, 562-563
  limites de exposição, 562

Sulfluramida, 602

Sulfuril fluoreto, 604*t*, 606

Surdez. *Ver* Perda auditiva

Surfactantes, exposição ocular, 146

T

Tabaco, ato de mascar, 301

Tabaco, trabalhadores, alérgenos e, 246*t*

Tabagismo
  asma e, 250
  cádmio e, 421, 723
  câncer de bexiga e, 297
  câncer de pulmão e, 289
  desenvolvimento do bebê e, 439
  efeitos adversos sobre o sistema reprodutor feminino, 440*t*, 446
  metabolismo xenobiótico e, 400
  monóxido de carbono e, 388
  nitrosaminas e, 507
  otite média e, 358

  sinusite e, 357
  toxicologia do sistema reprodutor masculino e, 453*t*

Tabagismo passivo, 446

Tálio
  diagnóstico diferencial, 479
  exposição ocupacional e ambiental, 478
  manifestações neurológicas, 433*t*
  metabolismo, 478
  na polineuropatia tóxica, 428*t*
  usos, 478

Tamanhos de partículas, na deposição no trato respiratório, 350*f*, 363*t*

Tampas de canal, 162

Tampões de ouvido, 162, 163*f*

Tarefas de manuseio de material manual, avaliando, 212

TASH (esteato-hepatite associada às substâncias tóxicas), 402

Taxa de filtração glomerular (TFG), 415, 416

Taxa de pico de fluxo expiratório (PEFR), 364, 371, 371*f*

Taxas de doenças, ajuste das, 855-857, 856*t*, 857*t*

TB resistente às múltiplas drogas (MDR-TB), 315

TCC. *Ver* Terapia cognitiva comportamental

TCI. *Ver* Troca da cromátide-irmã, teste para

TDI. *Ver* Tolueno di-isocianato

TDVs. *Ver* Terminais de *display* de vídeo

Tecido adiposo, monitoramento biológico, 712

Teclado
  alternativo, 206
  posicionamento do, 206

Tecnologia da informação na saúde (Health IT), 32, 34-35

Telhado, trabalhadores, câncer de pulmão nos, 290

Telúrio, exposição ocupacional, 481

Temperatura
  ambiente, 170
  medição da, 170
  na insolação, 175
  prevenção de lesão ocupacional e, 216, 218
  zona de conforto térmico, 218*f*

Tendenciosidade da informação, 861

Tendenciosidade de seleção, 861

Tendinite do extensor do punho, 86, 86*f*

Tendinite supraespinhal, 71-73

Tendinopatia, definição, 69

Tendinose
  bicipital, 73
  definição, 69
  manguito rotador, 71-73

Tenossinovite
  definição, 69
  estenosante, 207

Tenossinovite de De Quervain, 85-86

Tenossinovite do primeiro compartimento extensor dorsal do punho, 85-86

Tenossinovite estenosante, 86-87

Terapia cognitiva comportamental (TCC), 59
  para dor crônica, 129

Terapia de aceitação e compromisso, para dor crônica, 129

Terapia por hidromassagem, para ulcerações, 174

Terapias, não provadas e inadequadas, 257, 258*t*

Teratogênese
  radiação de frequência extremamente baixa e, 182
  testes para, 229

Teratogenicidade, de inseticidas, 591

Teratógenos animais, 580-583

Teratologia, desenvolvimento da célula progenitora e, 452

Teratospermia, 457*t*

Terbutrina, 613*t*

Terminais de *display* de vídeo (TDVs)
  distúrbios cutâneos ocupacionais e, 342
  efeitos adversos sobre o sistema reprodutor feminino, 440*t*
  uso, efeitos do, 149

Terminais de vídeo, localização, 203-204

Terra de diatomácea, fibrose do parênquima pulmonar e, 381

Terrazol, 610*t*, 611

Teste cutâneo
  alergia, 359*t*
  distúrbios de hipersensibilidade, 255-256
  epicutâneo (picada), 255-256
  intradérmico, 255-256
  tolueno di-isocianato e, 253

ÍNDICE

Teste da articulação patelofemoral, 114
Teste de adesivos, 256, 332t, 333f, 344
   códigos de interpretação, 332t
   para dermatite de contato alérgica, 331-332
Teste de Ames, 283
   alifáticas, exposição ocupacional, 550-551
   Aminas
      propriedades, limiares de odor, limites de exposição, 527t
Teste de apreensão, 67t
Teste de carga e deslocamento, 67t
Teste de *clearance* do verde de indocianina, função hepática e, 410-411
Teste de Cozen, 79, 79f
Teste de difusão em gel de Ouchterlony, 256
Teste de elevação vertical, 66t
Teste de Finkelstein, 85, 85f
Teste de força do manguito rotador, 65t–66t
Teste de função pulmonar, 363-364
   de distúrbios de hipersensibilidade, 255
Teste de gaveta anterior, 116, 117t
Teste de Hawkins-Kennedy, 72f
Teste de inclinação subtalar, 116, 117t
Teste de Lachman, 108f
Teste de McMurray, 110t–111t, 113
Teste de O'Brien, 68t
Teste de pressão do estômago, 66t
Teste de proliferação linfocitária (TPL), para sensibilização ao berílio, 378
Teste de puntura e teste aberto, urticária de contato 337
Teste de reflexo acústico, 158
Teste de Rinne, 152
Teste de Stenger, 158
Teste de Thessaly, 111t, 113
Teste do *clearance* de antipirina, 411
Teste do estresse da rotação externa, 117t, 118
Teste do odor de cafeína, função hepática e, 411
Teste do qui-quadrado, 850-851
Teste do reflexo, acústico, 158
Teste epicutâneo de contato (*"prick test"*), 255-256
Teste radioalergoabsorvente (RAST), 245, 253
Teste respiratório com aminopirina, função hepática e, 411

Testes
   cutâneo da tuberculina, 313-314
   método em "dois passos", para tuberculose, 313-314
   não provados e inadequados, 257, 258t
   sorológicos, hepatite B, 317t
   testes sanguíneos para TB, 314
Testes com diapasão, 152
Teste(s) cutâneo(s) intradérmico(s), 255-256
Testes de anticorpos *in vitro*, de distúrbios de hipersensibilidade, 256
Testes de *clearance* endógeno, função hepática e, 411-412
Testes de *clearance* exógeno, função hepática e, 410-411
Testes de *clearance* mucociliar, 360
Testes de curto prazo, de carcinogenicidade, 282-283
Testes de desafio
   broncoprovocação, 255
   metacolina, nos distúrbios de hipersensibilidade, 255
Testes de drogas, 636-637
Testes de estabilidade, para lesões no ombro, 67t–68t
Testes de estresse, 63
Testes de função hepática, 409-412, 409t
Testes de impacto, 66t–67t
Testes de pré-colocação de força, 214
Testes em animais, de efeitos tóxicos, 229
Testes funcionais, 63
Testes provocativos, 63
Testes sintéticos de função hepática, 410
Teste *t* pareado, 848-849
Teste T.R.U.E, 331, 332, 332t
Testosterona, 451
Tetrabrometo de carbono, lesão hepática aguda e, 399, 401
Tetraciclina, 399
Tetracloreto de carbono, 604t
   disfunção renal aguda e, 416
   exposição ocupacional, 553
   hepatotoxicidade, 397t, 398, 398t
   insuficiência hepática aguda e, 397t, 401
   perda auditiva e, 166
   propriedades, limiares de odor, limites de exposição, 527t

Tetracloroetano, 752t, 753t
   disfunção renal aguda e, 417
   hepatotoxicidade, 397t, 398
Tetracloroetileno, 721t
   lesão hepática aguda, 401
Tetra-hidrocanabiol (THC), 632
Tetra-hidrofurano, 721t
   propriedades, limiares de odor, limites de exposição, 528t
Texas, compensação dos trabalhadores no, 47
TFG. *Ver* Taxa de filtração glomerular
Tiacloprida, 598t
Tiametoxam, 598t
Timpanometria, 152
   impedância, 359t
Tiocarbamato, compostos, 610-611
Tiofanato metil, 453t
Tiram, 610t
Tiuram, alergia, 332t
Tixocortol, 332t
TLVs. *Ver* Valores limiares
TMA, gripe, 253
TMA. *Ver* Anidrido trimelítico
TNT. *Ver* Trinitrotolueno
Tolueno, 722t, 751t, 752t
   efeitos sobre o sistema reprodutor, 537
   insuficiência renal aguda e, 417
   limites de exposição, 570
   manifestações neurológicas, 433t
   perda auditiva e, 166
   propriedades, limiares de odor, limites de exposição, 525t
Tolueno diamina, efeitos adversos sobre o sistema reprodutor masculino, 457t
Tolueno di-isocianato (TDI), 722t
   efeito irritante, 253
   trombocitopenia e, 273, 273t
Toluidina, metemoglobinemia/hemólise oxidativa e, 262t
Tomografia computadorizada, para doença pulmonar ocupacional, 363
Toracentese, mesotelioma e, 294
Tório, perda auditiva e, 166
Tornozelo
   entorses, 116t, 117-118, 117t
   lesões, 116-117

ÍNDICE

Torradores de café, alérgenos e, 246t
Torsão, 210f
Toxic Release Inventory (TRI), 750-753, 751t–752t, 756
Toxicidade do órgão alvo, de inalantes, 557
Toxicidade do sistema reprodutor, de pesticidas, 580-583
Toxicidade dos metais, 463
Toxicidade, testes para, 229
Toxicocinética, 227-229
Toxicodinâmica, 227-229
Toxicologia, 223-233
 cardiovascular, 386-394
 controle de efeitos tóxicos, 233
 curvas dose-resposta na, 230-232, 230f, 231f
 hepática, 396-414
 neurotoxicologia, 425-434
  avaliação da exposição, 454-455
 renal, 415-423
Toxicologia do sistema reprodutor feminino, 436-448
 agentes adversos, 440t
 avaliação da exposição, 441-442
 avaliação de risco na, 447
 estudos epidemiológicos e, 441-444
 interferentes endócrinos e, 444-445
 população em risco de, 436
 questões legais e, 448
 resultados, 437
Toxicologia do sistema reprodutor masculino, 450-462
 agentes, 453t, 457t
 agentes selecionados e, 457t
 avaliação da exposição, 454-455
 dibromocloropropano e, 582-583
 estudos epidemiológicos e, 453-456
 eventos adversos, prevalência, 451t
 interferentes endócrinos e, 458-459
 pesticidas e, 582-583
 prognósticos do, 450
 questões legais e, 461-462
Toxinas, 644-651
 botulínica, 649-650
 ricina, 650-651
Trabalhador(es)
 educação sobre ruído para, 162

 exposição às substâncias químicas para, 2
 infecções causadas por patógenos relacionadas com o trabalho, 309t–310t
 medidas do corpo, projetos de carrinhos de mão e, 211f
 migrantes, 19-24
  perfis de saúde, 23
 proteção pessoal, 679
 tráfico de, 20-21, 23-24
"Trabalhadores azuis", trabalhadores de campo, 260
Trabalhadores, biomonitoramento dos, 724
Trabalhadores casuais, 46
Trabalhadores da área de saúde, infecções por patógenos relacionadas com o trabalho, 309t–310t
Trabalhadores de forno de coque
 câncer de pulmão nos, 514
 mortalidade por câncer nos, 289
Trabalhadores de fundição de alumínio, mortalidade do câncer em, 514
Trabalhadores de hospitais
 alérgenos e, 246t–248t
 infecções por patógenos relacionadas ao trabalho, 309t
Trabalhadores de laboratórios clínicos, 309t
Trabalhadores de panificações, alergias ocupacionais dos, 253
Trabalhadores domésticos, 46
Trabalhadores, programas de compensação, 2, 40-49
 características dos, 41-44
  benefício, 42-44
  classificação da experiência, 44
  distribuição, 44
  princípio sem culpa e recurso exclusivo, 41
  questões de compromisso e liberação, 44
  testes de etiologia, 41-42
 considerações éticas e, 708
 custos dos, 46-47
 deficiências dos, 40
 demonstração de capacidade para pagar, 46-47
 disputas e reivindicações, 47-48
 empregados isentos, 46

 escolha do médico e, 45
 lei, 40
 papel do médico nos, 44-46
 penalidades para a falta de, 47
 perda auditiva, 167
 porcentagem de força de trabalho coberta, 46
 responsabilidades dos empregadores, 46-49
 seguro social e, 40
 tipos de benefício, 42-44
 validade das reivindicações, 47
Trabalho
 ausência do, e incapacidade, 51
 volta ao
  "alertas azuis", 55t
  precoce, 45
  tardio, 52-54
Trabalho em ambiente externo, no frio, programa de aquecimento para, 170t
Trabalho infantil, 8-9
Transtorno por consumo de maconha, 632-633
Tratamento de águas residuais, 805-806
Trato respiratório
 2,3,7,8-tetraclorodibenzo-p-dioxina (2,3,7,8-TCDD) e, 518
 ácidos e, 486-488
 exposição a aminas armáticas, 495
 formaldeído e, 504
 óxido de etileno e, 501
 solventes e, 533-534
 superior
  anatomia e fisiologia do, 348-349, 349f
  condições ocupacionais e ambientais, 349-356, 351t
  funções do, 349t
  percepção irritante no, 348-349
  técnicas diagnósticas, 359-360, 359t
Trauma
 perda auditiva e, 165-166
 perda auditiva induzida pelo ruído e, 161
Trauma acústico, 161
Trauma profundo do cotovelo, 83-84
Treinamento
 falta de, na medicina ocupacional, 3

ÍNDICE

na enfermagem ocupacional, 3
na medicina ocupacional, 3
Triadimefon, 453t
Triazol, compostos, 610t, 611
Triclorion, dose letal, 584t
Tricloroetano
  distúrbios neurológicos causados por, 433t
  exposição ocupacional, 553
  lesão hepática aguda e, 401
Tricloroetanol, 720t
Tricloroetileno, 722t, 752t, 753t
  doença hepática ocupacional e, 397t
  exposição ocupacional, 552-553
  na polineuropatia tóxica, 428t
  neuropatia periférica e, 532
  propriedades, limiares de odor, limites de exposição, 527t
Triclorofluorometano, propriedades, limiares de odor, limites de exposição, 527t
Triclosan, 714t
Trietilamina, propriedades, limiares de odor, limites de exposição, 527t
Trifeniltina, 610t
Trifloxiestrobina, 610t
Trifluralin, 613t
TRI (Toxics Release Inventory), 750-753, 751t–752t, 756
Trimetilamina, propriedades, limiares de odor, limites de exposição, 527t
Trinitrotolueno (TNT)
  anemia aplásica e, 271, 272t
  hepatotoxicidade, 397t, 398
  metemoglobinemia/hemólise oxidativa e, 262t
Troca da cromátide-irmã, (TCI), teste para, 269, 282-283
Trombocitopenia tóxica, 273-274, 273t
Tuberculina, teste cutâneo, 313-314
Tuberculose, 313-315
  bovina, 339
  controle e tratamento, 314-315
  da pele, 339
  incidência, 313
  silicose e, 379
  testes
    método de "dois passos", 313-314, 314f
    sanguíneo, 314
    teste cutâneo da tuberculina, 313-314
Tuberculose, bacilo, 313
Tularemia, 312
  na guerra biológica, 648-649
Tularemia tifoide, 649
Tumores, desenvolvimento, estágios, 276-278, 277f
Tumores do ângulo do ponto cerebelar, perda auditiva e, 159-160
Túnica albugínea, 452f
Turno de trabalho, 623-624, 677
Turpentina
  exposição ocupacional, 555
  propriedades, limiares de odor, limites de exposição, 528t
  trombocitopenia e, 273, 273t

U

Umidade
  prevenção de lesão ocupacional e, 216, 218
  regulação do calor e, 174
Umidade relativa, 174
Unidades de amostras de ar, 667f
University of Pennsylvania Smell Identification Test (UPSIT), 360
Uracila, mostarda, 453t
Urânio, 722t
  doença renal crônica e, 422
Ureia, 415
Ureia, no sangue, 415
Urina
  destino de substâncias químicas não persistentes na, 713f–714f
  monitoramento biológico da, 712-713
Uroporfirina III, 265
Urticária
  imunológica (alérgica) de contato, 336
  não imunológica (não alérgica) de contato, 326, 336
  por calor (colinérgica), 179
Urticária de contato, 336-337, 336f
Usinas de tratamento, 804
Uso de substâncias, distúrbios pelo, 629-638
  critérios de diagnóstico, 630, 630t
  resposta organizacional, 636-638

V

Vacinas. *Ver também* Imunização
  febre amarela, 319
  hepatite B, 316, 405-407
  viagem, 318-320
Vacor, 428t
Valgo, teste de estresse do, 109f, 112
Validade das reivindicações, 47
Valor de p, 851-852
Valores limiares (TLVs)
  higiene industrial e, 676
  para elevação, 212-213
  para ruído, 216f
  para solventes, 525t–528t
Vanádio, exposição ocupacional, 481
Vapor(es), definição, 558t
Varfarina, como rodenticida, 608-609, 608t
Variação de tarefas, 204-205
Varo, teste de estresse do, 110f, 112
Vaso deferente, 452f
Vazamentos acidentais, de substâncias químicas perigosas, 756-765, 757t
  casualidades, 758t
  efeitos sobre a saúde, 758t
  estatística, 757-758
  fonte, 757f
  papel do profissional de saúde, 756-757
  regulação, 764-765
  resposta, 758-763, 759t–760t
Veia retinal, central, oclusão da, 147-148
Veia vorticosa, 136f
Veneno, de hera e carvalho, 253, 330
Verruga do prossector, 339
Verruga necrogênica, 339
Verrugas de origem viral, 340
Via de Embden-Meyerhof, 261f
Viagem, doenças infecciosas à, 318
Vias respiratórias, reativas, 591
Vibração, 199t
  distúrbios causados pela, 193-194
  prevenção de lesão ocupacional e, 218-219
  visão e, 219
Vibração do corpo inteiro, 214f, 219
Vigilância biológica, ocupacional, 322
Vigilância médica, 693-710

características, 698-699
conservação dos registros na, 705
considerações éticas, 706-708
da exposição à 2,3,7,8-tetraclorodibenzo-*p*-dioxina, 520
da exposição à acrilamida, 492
da exposição à amina, 496
da exposição à crilonitrila, 494
da exposição à nitrosamina, 508
da exposição ao alcatrão de carvão, 514-515
da exposição ao cloreto de vinil, 522
da exposição ao clorometil éter, 500
da exposição ao dissulfeto de carbono, 498
da exposição ao estireno, 517
da exposição ao formaldeído, 504
da exposição ao pentaclorofenol, 510
da exposição aos ácidos, 489
da exposição aos álcalis, 491
da exposição aos bifenis policlorados, 512
da exposição aos pesticidas, 579
da hepatotoxicidade ocupacional, 408-409
definição, 693
deveres do médico na, 700, 700*t*
distúrbios cutâneos e, 344
educação e informação, 704-705
exame, 700-704
exigências e competências, 699-700
intervenções, 705-706
padrões da MSHA, 697-698
padrões da OSHA, 696-697, 697*t*
para carcinogenicidade, 286, 286*t*, 287*t*
para óxido de etileno, 502
para trabalhadores expostos ao chumbo, 474*t*
pesquisa e prognósticos, 708

racional para, 695-696
regulamentações, 696-698
tipos, 694-695
variáveis de aceitação baseadas na saúde, 696*t*
vs. seleção médica, 693-694
Vinil, acetato de, 752*t*
Vinil, cloreto de
 câncer hepático e, 298, 299, 397*t*
 efeitos adversos sobre o sistema reprodutor masculino, 457*t*
 porfiria adquirida e, 267-268
 trombocitopenia e, 273, 273*t*
Vinil, cloreto de, doença, 521
Vinil, cloreto de, monômero, 520-522
 exposição ambiental, 520
 exposição ocupacional, 520
 mecanismo de ação, 520
Vinilideno, cloreto de, disfunção renal aguda e, 417
Violência, local de trabalho, 42
Vírus B, infecção pelo, 321-322
Vírus da hepatite A (HAV), infecção pelo, doença hepática ocupacional e, 404-405, 404*t*
Vírus da hepatite B (HBV), infecção pelo, 315-317
 doença hepática ocupacional e, 405-407
 teste sorológico, 316, 317*t*
 transmissão, 315-316
Vírus da hepatite C (HCV), infecção pelo, 317, 407-408
Vírus da hepatite E, 805
Vírus da imunodeficiência humana (HIV), infecção pelo, 317-318, 771-772
 tuberculose e, 339
Vírus, gripe, 310

Visão
 20/20, 139
 vibração e, 219
Vitamina B_{12}, deficiência, exposição ao óxido nítrico e, 432
Vítreo, 136*f*
Volatilidade, solventes e, 524

W

Weber, teste de, 152

X

Xenobióticos
 insuficiência renal de estágio terminal e, 423
 metabolismo hepático, 399
Xileno(s), 752*t*
 propriedades, limiares de odor, limites de exposição, 525*t*

Y

Yersinia pestis, como agente de guerra biológica, 647-648
Yu-cheng, 511
Yusho, 511

Z

Zinco, cloreto de, 569
Zinco, fosfeto de, 604*t*
Zinco, fotoporfirina (ZPP), 719*t*
Zinco, manifestações neurológicas, 434
Zineb, 610*t*
Ziram, dose letal, 610*t*
Zona de conforto térmico, 218*f*
Zônula, 136*f*
Zoonoses, 320

IMPRESSÃO:

Pallotti
GRÁFICA EDITORA
IMAGEM DE QUALIDADE

Santa Maria - RS - Fone/Fax: (55) 3220.4500
www.pallotti.com.br